"十三五"国家重点出版物出版规划项目 |

国际交通医学

INTERNATIONAL TRAFFIC MEDICINE

主编

王正国

副主编

周继红　尹志勇
张连阳　都定元

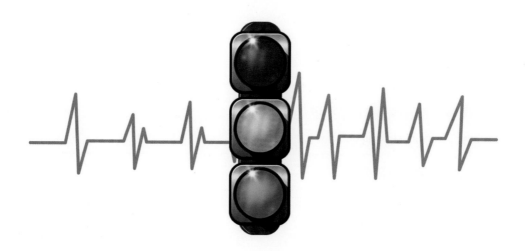

长江出版传媒　🄚湖北科学技术出版社

图书在版编目（CIP）数据

国际交通医学／王正国主编. —武汉：湖北科学技术出版社，2020.11

ISBN 978-7-5352-8251-4

Ⅰ. ①国…　Ⅱ. ①王…　Ⅲ. ①交通运输—医学　Ⅳ. ①R8

中国版本图书馆 CIP 数据核字（2020）第 077224 号

国际交通医学

Guoji Jiaotong Yixue

责任编辑：赵襄玲　冯友仁　刘　辉	封面设计：胡　博
责任校对：王　梅　陈横宇	督　　印：刘春尧

出版发行：湖北科学技术出版社	电话：027-87679468
地　　址：武汉市雄楚大街 268 号	邮编：430070
（湖北出版文化城 B 座 13-14 层）	
网　　址：http://www.hbstp.com.cn	
印　　刷：湖北金港彩印有限公司	邮编：430023

880×1230	1/16	69.5 印张	2100 千字
2020 年 11 月第 1 版		2020 年 11 月第 1 次印刷	
			定价：980.00 元

《国际交通医学》
编　委　会

王耀丽　中国人民解放军陆军特色医学中心
毛庆祥　中国人民解放军陆军特色医学中心
尹　怡　中国人民解放军陆军军医大学第一附属医院
尹志勇　中国汽车工程研究院股份有限公司
尹昌林　中国人民解放军陆军军医大学第一附属医院
邓　进　贵州医科大学附属医院
邓世雄　重庆医科大学
叶　剑　中国人民解放军陆军特色医学中心
田李星　中国人民解放军陆军特色医学中心
冯　华　中国人民解放军陆军军医大学第一附属医院
冯成建　中国人民解放军陆军第九五八医院
朱　刚　中国人民解放军陆军军医大学第一附属医院
朱长举　郑州大学第一附属医院
刘　智　中国人民解放军陆军军医大学第一附属医院
刘　鹏　中国人民解放军陆军特色医学中心
刘少章　中国人民解放军陆军特色医学中心
刘宏亮　中国人民解放军陆军军医大学第一附属医院
刘良明　中国人民解放军陆军特色医学中心
刘凯军　中国人民解放军陆军特色医学中心
刘盛雄　重庆理工大学
刘瑶瑶　中国人民解放军陆军特色医学中心
江　军　中国人民解放军陆军特色医学中心
江　楠　中国汽车工程研究院股份有限公司
许民辉　中国人民解放军陆军特色医学中心
许凯羿　中国汽车工程研究院股份有限公司
严　治　四川大学华西医学中心
李　飞　中国人民解放军陆军军医大学第一附属医院
李　伟　中国汽车工程研究院股份有限公司
李　奎　中国人民解放军陆军特色医学中心
李帅峰　中国人民解放军陆军特色医学中心
李志刚　中国人民解放军陆军军医大学第二附属医院
李彦章　成都医学院
杨　傲　中国人民解放军陆军特色医学中心
杨玉林　贵州省兴义市人民医院

杨宁康　重庆市公安局交巡警总队车管所
杨光瑜　重庆市安心司法鉴定中心
杨秀华　中国人民解放军陆军特色医学中心
肖仁举　贵州省兴义市人民医院
肖喜娥　中国人民解放军陆军特色医学中心
吴　南　中国人民解放军陆军军医大学第一附属医院
吴晓平　中国人民解放军陆军特色医学中心
邱　俊　重庆市急救医疗中心/重庆大学附属中心医院
邱金龙　中国人民解放军陆军特色医学中心
何宇桐　上海联合道路交通安全科学研究中心
何娅妮　中国人民解放军陆军特色医学中心
何海峰　中国汽车工程研究院股份有限公司
何海燕　中国人民解放军陆军特色医学中心
余洪俊　中国人民解放军陆军军医大学第一附属医院
汪　方　上海市第一人民医院
汪　琴　中国人民解放军陆军军医大学第一附属医院
张　良　中国人民解放军陆军特色医学中心
张　松　贵州医科大学附属医院
张连阳　中国人民解放军陆军特色医学中心
张其庸　贵州医科大学附属医院
张岫竹　中国人民解放军陆军特色医学中心
张树林　安徽三联事故预防研究所，
　　　　　国家车辆驾驶安全工程技术研究中心
陈　志　中国人民解放军陆军军医大学第一附属医院
陈　佳　中国人民解放军陆军特色医学中心
陈力勇　中国人民解放军陆军特色医学中心
陈东风　中国人民解放军陆军特色医学中心
陈图南　中国人民解放军陆军军医大学第一附属医院
陈海斌　中国人民解放军陆军特色医学中心
陈继川　中国人民解放军陆军特色医学中心
陈渝杰　中国人民解放军陆军军医大学第一附属医院
林江凯　中国人民解放军陆军军医大学第一附属医院
明健雄　中国人民解放军陆军特色医学中心
金会庆　安徽三联学院，国家车辆驾驶安全工程技术研究中心

周　健　中国人民解放军陆军特色医学中心

周继红　中国人民解放军陆军特色医学中心

赵　辉　中国人民解放军陆军特色医学中心

赵玉峰　中国人民解放军陆军特色医学中心

赵军霞　中国汽车工程研究院股份有限公司

赵新才　重庆市安全生产事故研究会

胡　荣　中国人民解放军陆军军医大学第一附属医院

胡　超　中国人民解放军陆军军医大学第二附属医院

胡胜利　中国人民解放军陆军军医大学第一附属医院

度学文　上海市松江区医疗急救中心

宫宝利　中国汽车工程研究院股份有限公司

姚　远　中国人民解放军联勤保障部队第九〇三医院

姚　娟　中国人民解放军陆军特色医学中心

姚元章　中国人民解放军陆军特色医学中心

都定元　重庆市急救医疗中心/重庆大学附属中心医院

殷　翔　中国人民解放军陆军特色医学中心

高　铃　中国人民解放军陆军特色医学中心

高阳春　中国汽车工程研究院股份有限公司

郭庆山　中国人民解放军陆军特色医学中心

唐　昊　中国人民解放军陆军特色医学中心

崔高宇　中国人民解放军陆军军医大学第一附属医院

梁华平　中国人民解放军陆军特色医学中心

梁泽平　中国人民解放军陆军特色医学中心

蒋东坡　中国人民解放军陆军特色医学中心

储卫华　中国人民解放军陆军军医大学第一附属医院

雷剑梅　中国汽车工程研究院股份有限公司

谭　亮　中国人民解放军陆军军医大学第一附属医院

谭颖徽　中国人民解放军陆军军医大学第二附属医院

熊　雁　中国人民解放军陆军特色医学中心

前　言

全球每年有大约 125 万人死于道路交通事故,遭受交通伤害者超过 5 000 万。第二次世界大战以来,道路交通伤亡人数远远超过同期战争和冲突导致的伤亡人数。道路交通伤害是一个持续存在的严重全球性公共卫生问题。

道路交通事故的预防、发生、救援到结局,其最重要的核心都是人。道路交通事故的成因中 90%以上与人有关,事故伤害的核心对象是人,导致的后果与持续影响的核心对象还是人。通过从人的角度研究道路交通事故的预防、控制与救治,是真正实现安全交通的核心和关键。

交通医学就是从人的角度出发研究交通事故及其伤害发生规律和防治的一门学科,它以人员交通伤害的发生、特点、救援、治疗与结局为线条,贯穿交通伤害的预防控制、急救治疗、结局与管理等,是涉及预防医学、临床医学、基础医学、法医学、生物医学工程、灾难医学、车辆设计、管理学等众多学科的医、工、理相互交叉的边缘性学科。

1997 年 8 月,天津科学技术出版社曾出版了我国第一部《交通医学》专著(王正国主编)。在 2011 年,重庆出版社又出版了《现代交通医学》(王正国主编),更新了交通医学的最新进展与成果。由于道路交通的高速发展,促进了交通医学的快速进步。在过去的 9 年中,交通医学在众多方面又有了日新月异的发展。为此,本书努力尽可能展现近年国际上在交通医学领域中的新领域、新进展和新动向,能为读者提供更多的启发和帮助。

本书对交通医学的内涵和外延、历史与发展、世界各国的道路交通安全概况等进行了较全面的阐述,并对道路交通事故和人员伤害的预防、控制、急救、治疗、康复及相关政策法规进行了广泛深入的介绍。其内容主要包括以下几方面:交通安全因素(如驾驶人健康、交通心理学、车内环境与乘员健康、少年儿童、青年、老年、酒精与药物、疾病、道路交通安全因素等),交通医学研究技术与平台(如交通事故和交通伤数据库、交通伤评分、道路交通伤实验研究技术、交通伤生物力学研究、死因分析等),交通伤救治(如交通伤救治体系、交通伤救治中的信息化技术、交通伤急救与转运、损伤控制技术、各专科救治理论与技术、康复与护理等),道路交通事故的深度调查,法医学鉴定,交通伤防控策略与措施等。

过去的几十年中,交通医学研究促进了交通安全的进步与发展,在减少道路交通事故与伤亡、降低严重交通伤的死亡率等方面都获得显著的成效。世界上越来越多的人在交通事故方面获得了更好的保护,在受伤后获得越来越规范和高效的救治。相信这本《国际交通医学》的出版将在推动交通医学发展、促进交通安全和交通伤的救治方面起到积极的作用。

在本书出版之时,感谢参加本书撰写的全国各位专家,你们在百忙中精心展示了贵专业领域的最新进展和成果;特别还要感谢主编助理张良副教授,为本书出版做了大量认真细致的工作;感谢湖北科学技术出版社的领导和编辑为本书出版付出了辛勤的汗水。

中国工程院院士

主　编

2020 年 6 月　于重庆

目　录

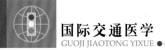

第一章 交通医学绪论

Abstract

This chapter includes the definition, main contents, task and the research scope of traffic medicine. In addition, the development of traffic medicine is also presented.

Traffic medicine is a multidisplinary and comprehensive subject pertaining to the development of crash injury, its characteristics, and classification of crash injury, injury severity, injury mechanism, analysis of death causes, emergency treatment, the epidemiology of crash injury and its prevention. In the mean time, the psychology of road users is also included.

Traffic medicine includes not only medical aspects but also science and engineering.

The first fatal crash occurred in 1896 in London. Since then, about 30 million people have died of motor vehicle crashes. In recent years, traffic safety has been improved significantly in developed countries, while in developing countries, the number of traffic deaths is still continuously increasing.

近几十年来,随着全球城市化进程的加速和机动车等现代化交通工具数量的急剧增多,交通伤害已成为威胁人类生命安全和健康的最严重公害之一。2016 年全球因道路交通伤害致死者约 135 万人,是全球死亡原因中的第 8 位,死亡人数高于艾滋病、结核和腹泻。交通伤害更是 5~29 岁儿童、青年的首位死因,带来的社会负担更加严重。据世界灾难伤亡统计表明,交通伤害每年造成的伤亡人数远远超过地震、洪水、风暴等自然灾难造成伤亡的总和。

诚然,交通伤害与经济发展、车辆增多、城市人口增加等因素密切相关,但其间并无直接的对应关系。近 10 余年道路交通伤害死亡人数浮动不大,略有上升;而 10 万人口死亡率在缓慢下降,由 2000 年的 18.8 降至 2016 年的 18.2;机动车数由 2000 年的 8.5 亿辆增加至 2016 年的 21 亿辆,而 10 万车辆死亡率由 135 降至 64。统计资料显示,机动化程度越高的国家,道路交通死亡率反而最低,并且还在继续下降;相反,机动化程度较低的国家,万车死亡率却有所增加。这就给我们以很好的启示:如果政府、民间团体、企业以至所有道路使用者都注意交通安全,进行相关的研究,提出相应的安全措施,建立周密的交通安全法规并严格执法,加强全民的交通安全教育,车祸和交通伤害是可以大大减少的。

1997 年,瑞典国会通过一项交通过程中无死亡无重伤的"零死亡"(vision zero)计划,其基本理念原则是:①维护人的生命和健康是第一要旨;②所有道路交通的管理者和使用者都要分担交通安全的职责;③总体上说,人犯错误是难免的,因此,交通系统应重视这些错误,并使其发生的概率及造成的伤害最小;④道路交通管理者和使用者密切合作,其中任何一方为了达到安全目的都要准备调整自己。

实行这一计划后,瑞典的交通安全已有很大的改善,有的城市已基本接近这一目标(受伤人员中死亡率已降至 0.5% 以下),其他许多国家也相继效仿。

展望未来,改善交通安全,减少伤亡,实现世界卫生组织提出的"交通安全无事故"(traffic safety is no accident)是大有希望的。

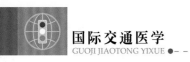
第一节 交通医学的研究内容

一、交通医学的含义

交通医学(traffic medicine)是研究交通伤害发生规律和防治的一门分支学科。具体地说,它的研究内容包括交通伤害的伤情特点、分类、严重程度的判定、发生机制、死因分析、急救和治疗,同时还要研究交通伤害的流行病学和预防,以及道路使用者的心理素质和状态等。交通医学涉及预防医学、临床医学和基础医学的内容,此外,还与法医学、生物医学工程、灾难医学、车辆设计等密切相关或交叉,它是随着交通的发展应运而生的,因此又是一门理、工、医交叉的边缘性学科。

二、交通医学的任务与研究范围

(一) 交通事故流行病学

交通事故流行病学就是以流行病学的理论为指导,应用流行病学的研究方法,对人群中交通事故的分布及其决定因素进行调查统计和分析,通过对其发生特点、危害程度和危害因素的深入研究,提出相应的预防措施和对策。就其任务和研究范围而言,主要涉及以下几个方面。

1. 交通事故的类型 通常将道路交通事故分为3种碰撞类型:①机动车与机动车相碰撞(机、机相撞);②机动车与非机动车相碰撞(机、非机相撞);③机动车与自行车或机动车与行人相碰撞(机、单车相撞,机、人相撞)。第一种类型又称碰撞型,第二、三种类型又称冲击型。此外,还有根据车祸的性质、伤亡和财产损失程度、第一当事人错误性质等进行分类。

2. 交通事故的成因 主要研究人、车、路系统在特定环境中的平衡状态。正常情况下,三者是相互配合的,形成一种动态的平衡。一旦失去平衡,就会发生意外事故。

人的因素中,主要包括驾驶员的生理条件和心理状态;驾驶员操作技术、经验与反应能力;行人和骑自行车人的安全意识和对交通法规的熟悉情况;骑自行车人的骑车技术和遇险情时的反应力;特殊人群(如儿童、老人、残疾人)的生理心理情况和适应性等。

车辆因素中,主要包括车辆的驾驶视野(直接的和间接的)、制动性、操作稳定性、照明、报警装置、碰撞时的保护能力以及驾驶空间的舒适程度。

道路因素中,主要包括道路的设计和质量,如车道和路肩(公路两边未筑路面的部分,一般宽0.5～2.5m,用作路面的侧向支承和行车停歇的地带)的宽度、交叉路口的设计、坡度等;安全设施情况,如路面标示、交通标志、防护栏和夜间照明等;车祸好发路段,如叉道、弯道、坡道、无护栏险道等。

环境因素中主要包括气象条件(气温、雨、雪、雾、风等)、能见度、交通量、安全交通管理水平等。

在上述诸因素中,人的因素最为重要。因为,车辆由人驾驶,道路由人使用,恶劣的环境条件下能否开车和如何开车也由人来决定。由此可见,在事故的成因中,人的因素常常起主导作用。

3. 流行病学特征 为了对交通事故进行对比和分析,必须选用一定的测量指标。交通部门常选用以下4个绝对数:车祸的发生数、死亡人数、受伤人数和直接经济损失。由于基数不同,绝对数常无法反映车祸的发生强度,而一些应用频数指标,如车祸发生率、车祸死亡率、车祸致伤率和综合事故率等,则能较准确地反映车祸的发生强度和趋势。此外,一些平均数,如日均车祸发生数,日均伤亡人数,平均每宗车祸的致死、致伤人数等,也有较大的参考价值。

车祸在一段时间内的发展趋势是其流行病学重要特征之一。一般来说,一个国家的机动化程度直接影响车祸的伤亡情况。机动化水平较低,则交通安全水平较差,而人身安全水平却较好;随着机动化程度的提高,而道路改善的程度却相对较慢时,则交通安全水平可能会有所改善,但人身安全水平却可能有所恶化。

另一个流行病学特征是车祸在人群中的分布情况。各个国家的统计虽有所差异,但大体上是一致的,即男性多于女性,约(2~3):1,主要受害者是 16~45 岁的人,特别是 25 岁以下的青少年。

就时间分布而言,据我国统计资料,每年 2 月、3 月,事故死亡数最少,11 月、12 月最多;一周中以周末最多;一天中以上午 9 时前后和下午 2 时前后最多。

就交通方式的资料分析,因机动车驾驶员及乘员致死的人数略多于 80%,其中汽车约占 70%,摩托车和拖拉机分别略多于 5%,骑自行车人和行人分别略少于 10%。

4. 危险因素分析 深入研究易于引起交通事故的各种危险因素,有助于采取相应的预防措施。危险因素有物质和意识两个方面,物质指道路交通综合系统中的物质条件,意识指道路使用者的意识状态。两者相比,前者较固定,后者差异极大,因此一般侧重于意识危险因素的分析。

对驾驶员危险因素的分析中,发现 6%~8% 的驾驶员存在着事故倾向性,他们有不同程度的生理缺陷(如色盲、视力不良、动作不协调等)和心理障碍(如情绪不稳、自控能力差、反应迟钝等)。

不同年龄段的人群,其生理和心理特征不同,事故发生率也不相同。年轻人心理上不够成熟,易发生事故;年老人听力和视力减退,反应较慢,但较谨慎,很少开快车,因此既有危险因素的一面,又有安全因素的一面。

驾驶员的驾驶经验与车祸发生率有一定关系,据部分统计资料,在有 6 年以上驾驶经验的人群中,车祸发生的比例随驾驶年数的增加而减少。

驾驶员的不良行为(如超速、违规超车、超载、越线行驶、不当操作、酒后开车、疲劳开车等)是交通事故最主要的危险因素。此外,个体素质和生活情况(如大量吸烟,长时间看电视后开车,服用某些兴奋性或抑制性药物,噪声环境等)也有一定关系。

驾驶员有无防护,其结果大不相同。实践证明,车上人员佩戴安全带后,伤亡减少 20% 以上,小儿采用防护装置后,死亡率减至未用防护装置时的 1/11。

摩托车驾驶员的致死性危险为小轿车司机的 12 倍,其危险因素有无证开车、未受过专门训练开车、不遵守分道行驶、超速、超载乘员、不戴安全头盔驾驶等。

骑自行车人发生车祸的危险性约为机动车驾驶员的 2 倍以上,死伤的概率为机动车驾驶员的 4.5 倍。在各种危险因素中,最主要的是不遵守交通规则,如快车道骑行、逆行、攀附汽车、冲抢、猛拐、互相追逐等;其他如技术不佳、遇紧急情况心慌意乱,或是在风雨天、下雪天穿戴较多,致使操作不便,甚至妨碍视线,均属危险因素。

行人中主要的危险因素是缺乏安全知识和安全意识。据交通部门统计,行人途经十字路口能按交通信号行动的仅占百分之几。我国各大城市中,经常有成千上万的流动人口,其中很大一部分来自农村。他们大多不熟悉城市交通规则。有些行人,边走路边考虑问题,或是边走边谈,或是边走边看书,或是边走边看手机。有些特殊人群(如儿童、老年人、残疾人)不能很好地适应繁忙交通时的行路。上述情况均增加了事故的危险性。

环境危险因素有两类:一是自然生态环境;二是社会生态环境。前者主要指恶劣气候(如雨、雾、风、雪等),后者主要指道路质量、交通量、交通秩序等影响驾驶员情绪和技术发挥的诸因素。

5. 交通伤的流行病学调查分析 这是须由医疗卫生人员来完成的工作,它包括交通伤的个案调查(如事故情景调查、伤亡情况调查、损失程度调查等)、社区调查(交通伤的发生情况、分布、临床资料分析等)、原因和危险因素调查(病例对照研究、随访研究等)、类实验研究(对照比较法、时间系列法、对照系列法等)、生态学研究(研究交通事故与某些社会生态或自然生态特征间的关系)、临床流行病学研究(诊断研究及其评价、治疗效果研究及其评价、预后研究及其评价等)以及对各种资料进行统计和分析。

以上主要介绍的是道路交通事故的流行病学及道路交通伤的流行病学调查分析,有关铁路、航空及水运交通伤的流行病学,将在第五章中介绍。

（二）交通伤的伤情特点、发生机制和死因分析

1. **伤情特点** 不同的道路使用者，其伤情特点有所不同。机动车驾驶员常见的损伤为颅脑、肺、肝、脾损伤，骨折以股骨、桡/尺骨、踝部、足部、胫/腓骨和腕部多见。前排乘员的颅脑伤较驾驶员更为多见，其死亡率约为后排乘员的 3 倍。后排乘员的颅脑和胸腹部损伤较多，脊柱和下肢损伤较少。

摩托车驾驶员行驶时除头盔部外，上半身基本无保护，故易受伤。少数在骑座上受伤，多数被抛至一定距离后致伤。头颈部伤常是摩托车车祸致死致残的主要原因。致死的摩托车驾驶员中，80％有颅脑伤，其发生率高于汽车内的致死人员。此外，下肢伤亦较汽车内人员多见。

骑自行车人损伤多见于相互碰撞或与机动车相撞时。自行车相撞时，主要发生摔伤，表现为表皮擦伤、皮下出血、骨折等；易受伤部位为上下肢，其次为胸部和头部；骨折多见于上下肢，其次为脊椎。自行车与机动车相撞时，主要发生冲撞伤、辗压伤和摔伤，易受伤部位依次为头部和上下肢，骨折多见于上下肢，其次为胸骨、肋骨和锁骨，颅骨骨折较为少见。

行人损伤情况依受伤方式不同而有很大的差异。一般性损伤的好发部位依次为小腿、头部、臂部，其余各部较少；致死者严重损伤的好发部位依次为头部、胸部和腹部。自行车碰撞造成行人损伤时，好发部位依次为下肢、上肢、头部、胸部、脊柱、骨盆部和腰腹部。

2. **发生机制** 采用高速摄影等技术对汽车撞击时车内假人活动做了详细的记录。结果显示，未防护的汽车内前排乘员，或飞机上向前撞击的乘客，先是下半部向前抛掷，膝部可能会碰到仪表板的下缘，然后身体被向上抛，头撞到挡风玻璃上，腹部可撞击到驾驶盘下缘或操纵杆；头部弹回后，胸部又与方向盘相接触，继而头部再次撞至挡风玻璃上。司机旁的乘员，因其前方无驾驶盘或操纵杆，故更易被抛向挡风玻璃。汽车后排乘员和飞机上的乘客，可能被向前抛掷，此时头、面、胸撞击到前座的后面或前一排乘员的背部；或继续向前，撞至前方的部件而受伤；或被抛至车外。

对心脏撞击伤的研究显示，舒张期末受到撞击时较收缩期末受撞击更易于发生心脏破裂，这可能与舒张末期时心室壁薄、质软、心腔内血液多和压力低等因素有关。

肝脏受撞击后损伤的程度取决于撞击速度和被压缩的程度，即躯干变形的瞬间速度（v）与被压缩程度（C）的最大乘积，亦称为黏度损伤标准（viscous injury criterion）。

3. **死亡原因** 因车祸致死的人员中，多数有严重的多发伤，因此有时难以确定哪一部位的损伤是主要的致死原因。一般来说，早期死亡的主要原因是颅脑伤和大出血，主要的致死性损伤是严重的颅脑伤和胸部伤，分别占 2/3 和 1/3，其中约有 1/4 为头胸部均有严重损伤。

颅脑伤有两种类型：一是脑干部直接受撞击而产生的直接致命性脑挫伤，它常是伤后早期呼吸和心搏骤停的原因；二是继发于硬脑膜下出血、额叶和颞叶挫伤后出现的颅内压增高，由此引起致死性的中脑幕疝。

胸部伤主要为心、肺、主动脉破裂引起的大出血和呼吸、心搏骤停。

稍晚期，可因严重感染或内脏并发症而致死。

（三）创伤评分与急救

1. **创伤评分** 从 20 世纪 50 年代起，一些创伤医学专家就试图制订一种准确而实用的创伤严重度评分法。交通伤的不断增多，更增加了这一工作的紧迫性。因为，它既可作为创伤急救、转运、治疗和预测伤员预后的依据，又可作为评定救治工作质量的基础。1969 年，美国医学会和美国机动车医学促进会邀请了各专科医学专家，结合他们自己的实践经验，查阅对比了数千例不同类型的创伤资料，制订出一个简明创伤定级标准（AIS），构成了现代医院内创伤评分的基础。现已经过多次修订，出版了《简明损伤定级标准》（AIS2005），并有中译本。

目前评分标准可分为两大类，即医院前评分和医院内评分。医院前评分常用的有创伤指数、CRAMS 评分法、创伤计分法、修正创伤计分法等几种。医院内评分一般均采用 AIS-ISS 法，在此基础上，又形成了 TRISS 法，加强监护病房（ICU）内多采用 APACHE 评分法。

2. 急救　交通伤发生以后,医疗救助的第一件事就是急救。急救是否及时妥善,直接关系到伤员的生命安全。正确而及时的压迫止血、伤口包扎、骨折的初步固定、适当的搬动和护送等,虽然措施简单,却可大大减轻病人痛苦,预防和减少并发症,提高治愈率,降低残废率和死亡率。据报告,上海交通伤致死者中,医院前死亡约占 2/3;东北某地区报告,现场死亡约占 50%,途中约占 15%,急诊室和住院期死亡约占 25%;联邦德国的资料表明,20 世纪 70 年代前因交通伤而致死的人员中,有 2/3 死于事故发生后 25 分钟内,其重要原因之一就是现场救护和转运不及时或不恰当。因此,现场急救中要牢记"时间就是生命"和"先救后送"的原则。

在美国等一些发达国家,已建立了先进的急救医疗服务体系(emergency medical service system,EMSS),包括现代化的通信设备、先进的现场急救技术和快速的后送工具(救护车、直升机、快艇等)。救护车内通常有两名训练有素和熟练掌握各种急救技术的急救医士(emergency medical technician-para-medic,EMT-P),到达现场和转运途中,他们都可给伤员进行及时而有效的救治。在执行任务时可随时与医院进行电话联系,一般在 8 分钟内就可到达现场并开展急救工作。在巴西新建的高速公路上,设立了道路使用者传呼(SOS)系统。公路上设有急救系统中心,有一名医生负责,配有两辆救护车和两名司机,每 12 小时轮流值班,车内配有做截肢等手术的设备,并配有急救箱。此外,每 30km 配有一辆救护车,车上有一名受过训练的急救人员和一般急救器材,24 小时值班。通常,事故发生后 1~2 分钟就可出动救护车,5~8 分钟后到达现场,现场抢救时间 2~8 分钟,运送途中可吸氧和吸引血液分泌物,到达医院的时间平均为 15 分钟。

我国近 10 多年来,在各地交通和卫生部门的共同努力下,初步形成了"急诊医疗体系",其中包括院前急救、医院急诊室、加强监护病房(ICU)三部分,既有分工,又有密切联系。急诊医疗体系组织全城的医院急救网络,每家医院负责一个区域的伤员接收,以缩短抢救半径。

院前急救,主要由急救总站或急救指挥中心负责,其任务是指挥与组织现场急救及安全护送。发生事故后,可立即向总站或中心呼救,全国统一的急救通信号码为"120",拨此号码就直通当地的急救总站或急救指挥中心。总站或中心接到呼救信号后,立即指令离现场最近的分站或分中心,派出救护车前往急救。在现场对伤员进行初步急救后,随即按总站或中心协调后发出的指令,护送至急救网络中的某医院。护送途中,急救医士给伤员继续治疗。

医院急诊室接收交通伤伤员后,对其进行初步的诊断和分类。如伤势较轻,仅做一般处理后就离开医院;稍重者或伤情不稳定,可在观察室内观察一段时间;如伤情严重,可边检查,边抢救,采取各种急救措施(如气管内插管、气管切开、静脉输液、给予强心药等)以确保呼吸道通畅和维持心功能。如有进行性内出血时,应做急诊手术。

加强监护病房主要接收须继续做心肺脑复苏的伤员。对这些伤员,应严密观察其生命指征和主要生理参数的变化,以便采取相应的救治措施。

与发达国家相比,我国在急救网的覆盖面和完善程度、通信联络、急救装备和转运工具等方面,仍存在较大的差距。不少地区,在现场不做任何急救,只管运送,耽误了抢救的黄金时间。伤员从受伤到医院诊治的时间(即所谓"反应时间")还较长。据重庆一组 841 例交通伤统计,平均反应时间为 3.76 小时,一些危重伤员因抢救不及时而死在途中。因此,建立完善的医疗急救网,不断提高医院前、急诊室和加强监护病房各级的救治水平,是提高交通伤治愈率和降低死亡率的关键,也是今后长期的奋斗目标。

(四) 交通伤的诊断、治疗与护理

1. 诊断　交通伤的诊断主要依靠受伤史和体检。对伤情的判断则以创伤严重度评分为主要参考。需要强调的是,了解车祸发生的具体情况及伤员在受伤当时和入院前的状态,对诊断有重要帮助。例如,车祸为何种方式?是车撞车还是车撞行人?伤员受伤时的身份是什么?是汽车驾驶员,前排乘员,还是后排乘员?是摩托车驾驶员,骑自行车人还是行人?被撞击时是否碰撞到坚硬物体?是否被抛掷一段距离?受伤后的意识状态如何?现场和运送途中有何急救措施?到达医院的"反应时间"是多久?等等。

入院后应抓紧时间进行必要的检查,以便立即着手救治。重伤员意识障碍时可从陪同人员处获得有关资料,凭借医生的经验和有限的临床表现可做出初步诊断。

全身检查中,最主要的是生命体征的观测,如呼吸是否过快或过慢,有无呼吸困难、发绀、呼吸浅表?呼吸道是否通畅?心搏是否微弱,脉搏是否摸不清,收缩压是否降低(<90mmHg)?如有这些改变,应进一步查明有无内出血。此外,如有语言应答或对疼痛刺激反应迟钝时,应考虑有颅脑损伤。

局部检查时,对开放性伤口要观测其大小、形态、深度以及出血、污染和异物存留情况,同时要注意下位或邻近组织的损伤。对闭合性损伤,可酌情采用试验穿刺、X线透视或拍片、超声检查、导管术检查、内窥镜检查、血管造影、CT、磁共振(MRI)以及探查手术。

根据伤情可酌情做生化、血液和尿液等项检查。

2. 治疗 仅有浅而小的伤口做局部消毒包扎即可;对较大且污染严重的伤口必须做清创术,包括反复冲洗伤口、清洁和消毒周围皮肤,彻底止血,清除异物和失活组织,引流,给予抗生素等,酌情做初期或延期缝合。如创面较大,无法缝合者,须做皮肤移植,或先暂时用生物敷料、合成敷料等皮肤替代物覆盖。

全身治疗时要优先处理危及生命的损伤,必要时可同时在两个以上部位做手术。术前尽可能给予充分的循环和呼吸支持,以维持其正常功能。有创伤性休克时,应彻底止血,扩充血容量,在血容量基本充足的基础上酌情给予血管活性药物,如间羟胺、多巴胺等。如有呼吸道阻塞,应及时解除。经鼻(口)气管内插管或气管切开是维持呼吸道通畅的有效措施。发生开放性气胸时,在现场就应堵塞胸壁伤口,使之成为闭合性气胸。入院后做清创缝合,排出胸腔气体用闭式引流使肺复张。有外伤性血气胸时先做胸腔穿刺抽血,酌情再做闭式引流或开胸手术以止血。多处肋骨骨折引起反常呼吸运动,先做加压包扎,限制部分胸壁活动,继而用肋骨外固定或内固定(用机械性正压通气),以保障呼吸和骨质愈合。外伤性膈疝时腹腔脏器可进入胸腔,如发生呼吸困难,可先插入气管导管施行人工呼吸,接着做手术整复。如伤员无自主呼吸,或有肺顺应性降低,须给予呼吸支持。

此外,还应采取有力措施,积极防治休克,早期预防伤口和全身感染,加强营养供给,预防脏器功能衰竭等内脏并发症。

3. 护理 现代医学已形成医学－心理学－社会－生物学模式,认为健康是人们身体、心理及社会因素三方面的完好状态。因此,对交通伤的护理工作也提出了更高的要求:一方面,护理人员要积极配合医疗,保证各项治疗措施和医嘱的落实,并要密切观察伤情变化,一旦发现异常变化,要及时向医生报告,或立即采取相应措施;另一方面,要随时注意伤员的思想情绪变化,了解家庭、周围环境和社会给伤员带来的思想负担和不利影响,与家属一起,共同做好伤员的心理护理工作,使其配合治疗,消除对麻醉、手术和其他治疗的疑虑及恐惧,安慰他们的伤痛,鼓励他们以坚强的毅力和乐观情绪与伤病做斗争,从而调动伤员自身的免疫力和增强恢复健康的信心。

交通伤伤员常要先做急救处理,因此护士要在熟悉急救知识、掌握一般病情变化规律的基础上做到动作敏捷,处理准确。在整个护理过程中要做到细心、精心和耐心。

(五)交通伤的防护

30多年来,特别是近10多年来,交通医学最显著的进步就是汽车驾驶人员、乘员和飞机乘客广泛配有安全带。汽车上佩戴安全带后,伤亡减少非常明显。

安全带主要起固定作用,同时还可使撞击力分散到更大范围的体表上,由此使被撞击部位的受力大为削弱。

安全带的种类较多,民航飞机多采用简单的腰带,汽车司机和前排乘员多采用单个斜跨安全带或腰带加斜跨安全带,赛车上常采用腰带加双肩安全带。1992年11月15日,我国公安部发布通告,决定从1993年7月1日起,驾驶小型客车的驾驶员和前座乘客必须使用安全带。

近几年投放市场的汽车,均须有气囊安全装置。当发生意外碰撞事故时,此装置会迅速充气,将司机与驾驶盘、前排乘员与挡风玻璃及仪表板分隔开,从而避免损伤。

此外,车体内衬以软质材料,也可减轻碰撞时造成的损伤。

(六)交通事故预防策略和措施

交通事故的发生,虽然有一定的随机性和偶然性,但总体上说,是有其必然性的原因的,也就是说,有许多不安全的危险因素存在。为此,一些发达国家成立专门的研究机构,研究交通事故发生的原因、过程和规律,据此提出防范的策略和措施。

1. 交通安全管理与教育 交通管理的基本策略是制订具体的安全目标和有效措施。在目标上要做到量化和符合实际,并建立贯彻落实目标的责任制和全面质量管理体系,要把"预防为主"作为管理工作的基点和指导方针。教育方面要着眼于提高全民的交通安全意识,发动群众自觉遵守交通法规,要牢固地树立"安全第一"的思想,克服麻痹和侥幸心理。为此,可采取各种形式,针对不同层次的人群和对象,进行交通安全的宣传教育。

2. 交通工程 包括人体工程、车辆工程、道路工程和环境工程四个方面。

人体工程主要包括驾驶员的选拔与培训两个方面。选拔驾驶员时要进行灵敏度、判断能力、应变能力等适应性检测,查出有事故倾向性的人,将其排除或给予重点培训,选出符合条件的人担任驾驶员。培训驾驶员时要有统一的和规范化的教学内容与方法,并有明确的标准。

车辆工程主要包括能动性安全技术策略(如车上安装感应式后视镜,当后面车辆接近到一定距离时会发出信号;又如车窗下设数字式速度计,使司机能经常了解车速而不必把视线下移到车速表上)和被动性安全技术策略(如通过碰撞安全标准检验,使用安全带或气囊),其基本目的就是减少事故,减少伤残。

道路工程不仅研究道路的土木工程建设问题,而且还研究道路与人、车、环境的关系,使道路功能得到最佳的发挥,达到安全、畅通的目的。为此,要有整体的道路网规划,道路设计上要考虑有一定的曲线和上下起伏地带,交叉路口设计要现代化,如建立立体交叉等。

环境工程主要指道路的辅助设施,如醒目、明了、夜间可见的标志、标线和信号等。近年来出现的新的安全装置很多,如路面反光标志和标线、塑料嵌钉道路标线、自动路面灯光标志等,均属此类。

3. 交通事故预防心理学 交通事故预防心理学是交通医学中的一个易被忽视但却十分重要的组成部分。有的学者认为,交叉路口对驾驶员来说是进行高度信息处理的场面之一,智能与交叉路口事故间存在着有意义的负相关。诸多研究提示,知觉运动功能(如反应速度、反应准确性等)与交通事故有关。对性格与态度的分析表明,事故者的主要特征为:①情绪不稳定。神经质、过度紧张、情绪多变、抑郁性、感情易冲动。②自我中心性。不协调、主观、缺乏同情心、攻击性、无视规章制度。③冲动性。缺乏自我控制能力、轻率、冒险。智力功能、知觉运动功能和性格与态度是评价心理特性的 3 个主要方面,但三者是相互交错起作用的。一项心理测试研究表明,无事故驾驶员能较客观地认识自己性格上的长处和短处,并能考虑在性格方面取得平衡;而事故驾驶员则过分强调自己的长处,对缺点认识不足,主观、性格方面缺少平衡。

车祸后伤员的心理状态,有以下几种表现:

(1)车祸初期的"情绪休克"。这是急性心理创伤后的防御反应。

(2)惊恐。大哭大叫,四肢乱舞,甚至出现短暂的精神错乱,做出过激或失去理智的反应。

(3)焦虑。心神不宁,无故发怒。

(4)忧郁。因感到外伤给自己造成的损失而出现各种精神忧郁反应,甚至企图轻生。

(5)索赔及惩罚。90％以上的车祸伤伤员有此种心理。

(6)夸张病情。自觉症状与外伤程度不相称,自认为伤情更重,恢复也较慢。

(7)恢复期心理。外伤所致的伤残愈重,影响功能活动愈明显,产生心理反应愈大。

对有心理障碍的驾驶员和伤员,应进行适当的心理治疗。

三、交通医学与相关学科的关系

交通医学可被认为是现代医学模式的一个典型。交通伤的防治是一项极其复杂的系统工程,需要建筑工程学、机械制造学、医学、交通管理学、地质学、气象学、电子学、无线电通信、心理学、社会教育学等诸多学科的共同努力和密切协作才有可能完成。

例如,每次道路交通事故都是由于人-车-路-环境系统平衡破坏所致。通常在分析交通事故时,容易直观地把事故的原因归咎于驾驶员,但实际上还有许多伴随因素。一份 1 064 起道路交通事故原因分析报告指出,道路条件差与不良气候影响是下列事故的伴随原因:驾驶员的操作错误(违章超车)占 41%;对交通情况的判断错误(过高车速、误判制动距离)占 34%;汽车故障占 37%。交通理论专家赫塔教授认为:"不管各方面的意见如何,只有驾驶员一方面的错误,决不会引起最严重后果的事故。事故的主要部分往往是不安全与危险的道路条件引起的。"

如前所述,交通医学的内涵已在一定程度上突破了传统的医学范畴,而要完成交通安全的最终目标——控制和消灭交通事故及其所造成的伤亡,绝非交通医学单一学科所能完成的。为此,必须发挥各相关学科之长,进行综合治理,即运用各相关学科的优势和手段,从特定的角度和领域进行深入的研究,分工协作,彼此呼应,必要时通过行政手段将其统一或串联起来,有计划地形成目标集中的主次方向,使整个交通科学不断发展,在发挥现代交通给人类造福的过程中,最大限度地克服或消除其弊端。

第二节　交通医学发展简史与现状

交通医学是在交通事故和交通伤不断增多的情况下发展起来的。因此,在回顾交通医学的发展过程时,必须要了解交通事故和交通伤在各个时期中的发生情况。

道路交通事故和道路交通伤的出现和增多与机动车的发展过程密切相关。

汽车最早出现于 18 世纪,它经历了蒸汽汽车、电动汽车和汽油汽车三个阶段。1769 年,英国瓦特(James Watt)发明了蒸汽机。不久,法国炮兵技术士官尼古拉斯·约瑟夫·克格诺特(Nicolas Joseph Cugnot)首次制成用蒸汽驱动的汽车,这是一种两缸前轮驱动的三轮汽车,该车在运行中撞到了墙壁,历史上把它说成是世界上最早出现的一起汽车事故。

1820 年,英国的蒸汽汽车和蒸汽火车同时进入了实用阶段。由哈可克(Walter Hancock)等制作的公共汽车正式营业。1850 年,少数富豪已拥有私人汽车。由于蒸汽汽车逐渐增多,1858 年英国公布了世界上最早的道路交通法规,即"红旗法"。当时规定郊外时速限制在 6.4km 以内,市内时速限制在 3.2km 以内。在汽车开动时,在其前几米处要有一名男士举红旗先行,以便使人知道有"危险物"将至。

1896 年,蒸汽汽车因其喷冒大量黑烟、巨大噪声、效率低和使用不便等原因而停止使用。经过短暂的电气汽车阶段后,不久就进入了汽油汽车阶段,即现代汽车时代。

在汽车和马车共用同一条道路的交替时期,常因汽车的强噪声而引起马惊,由此导致道路交通事故和造成人员伤亡。

世界上第一例机动车致死的案例发生在英国。1896 年 8 月 17 日,44 岁的布里吉特·德里斯科尔(Bridget Driscoll),两个孩子的母亲,成为世界上第一个被机动车撞死的人。她和她十几岁的女儿正走在去看舞蹈演出的路上,当她们穿过伦敦市水晶宫前的广场时被一辆汽车撞倒。目击者陈述,那辆汽车"开得飞快",车速可能达到每小时 12.8km,但按规定车速不应超过每小时 6.4km。一位年轻人坐在驾驶座上让人免费乘车以炫耀这种新发明,按某些人的说法,他还试图让一位年轻的女乘客留下深刻印象。在验尸时,验尸官说:"这样的悲剧不应该再发生了。"可是,自 1792 年美国最早生产蒸汽汽车以来,至 1965 年为止,因汽车事故死亡的总人数达 150 万,超过了美国建国以来在战争中战死的人数总和。车祸引起的人员伤亡使人们非常惊恐,因而当初曾有人将汽车称为"行驶的棺材"。

20 世纪,自汽车批量生产到 80 年代末,全世界死于道路交通事故的人数达 3 200 万,而同一时期内死于战争的人数为 2 350 万,自 70 年代起,全世界每年死于道路交通事故的人数达 35 万以上,伤 1 000 万人以上。20 世纪 90 年代后每年死亡人数达 70 万,现已达 120 万。亦有人认为,由于亚洲、非洲和拉丁美洲缺乏全面而准确的统计数字,因此每年实际死于车祸的人数可能多达 300 万人。

在美国,20 世纪初,创伤和其他意外事故是第 7 位死亡原因,极少因车祸致死者。20 世纪 60 年代中期后,创伤已成为第 4 位死因,其中交通伤占 50% 以上。在 1～37 岁人群中,创伤是致死的首要原因,其中主要是交通伤。

现在,在全世界的道路上,每天多达 14 万人受到伤害,造成 3 000 人以上死亡,1.5 万人以上终生致残。据粗略估计,全球约 1 亿个家庭面对其成员最近或过去在道路交通事故中致死或致残的问题。预计到 2020 年,全球道路上发生的死亡人数将增加 60% 以上(表 1-1),因道路交通伤害引起的 85% 的死亡以及 90% 的伤残调整寿命损失年(disability adjusted life years lost,DALYs)发生在低收入和中等收入的国家中。值得注意的是,不少机动化程度高的国家,道路交通死亡率已有逐渐降低的趋势(图 1-1),年死亡率多在 15 人/10 万人口以下,并还在继续下降。而许多发展中国家机动车死亡率超过 14 人/10 万人口,甚至高达 29.3 人/10 万人口(表 1-2、表 1-3)。

表 1-1 1990—2020 年世界各地区道路交通伤死亡情况及预测

地 区	国家数	1990 年(千人)	2000 年(千人)	2010 年(千人)	2020 年(千人)	变化(%)2000—2020 年	死亡率(死亡数/10 万人口)	
							2000 年	2020 年
东亚和太平洋区	15	112	188	278	337	79	10.9	16.8
欧洲和中亚	9	30	32	36	38	19	19.0	21.2
拉美和加勒比	31	90	122	154	180	48	26.1	31.0
中东和北非	13	41	56	73	94	68	19.2	22.3
南亚	7	87	135	212	330	144	10.2	18.9
撒哈拉以南非洲	46	59	80	109	144	80	12.3	14.9
小计	121	419	613	862	1 124	83	13.3	19.0
高收入国家	35	123	110	95	80	—27	11.8	07.8
合计	156	542	723	957	1 204	67	13.0	17.4

资料来源:WHO,2004。

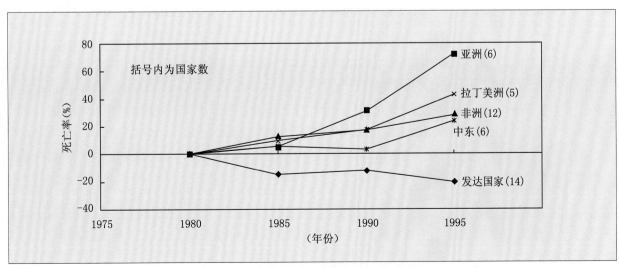

图 1-1 交通伤死亡率的变化(与 1980 年比)

表1-2　全球不同地区道路交通伤害死亡率　　　　　　　　　　人/10万人

地　区	低收入国家	中收入国家	高收入国家	每10万居民死亡率
非洲区	23.6	29.3	—	26.6
美洲区	18.3	—	11.8	15.6
东南亚区	—	—	—	20.718
欧洲区	14.4	—	5.1	9.3
东地中海区	—	—	—	18
西太平洋区	—	—	—	16.9

资料来源:WHO,2018年全球道路安全报告。

表1-3　部分国家或地区道路交通死亡率

国家或地区	每10万居民死亡率
澳大利亚	5
欧盟国家*	64.3
英国	2.8
日本	3.7
荷兰	3.6
瑞典	2.7
美国	11.6

资料来源:2018年IRTAD道路安全例行报告。

* 含奥地利、比利时、丹麦、芬兰、法国、德国、希腊、爱尔兰、意大利、卢森堡、荷兰、葡萄牙、西班牙、瑞典和英国。

　　2016年WHO全球健康评估报告中全球全因死亡原因中,道路交通伤害位列第8位(表1-4),较2004年上升1位。

表1-4　全因死亡原因排序(2016)

谱序	全因死亡原因	占总死亡比例(%)
1	缺血性心脏疾病	16.6
2	脑卒中	10.2
3	慢性阻塞性肺炎	5.4
4	下呼吸道感染	5.2
5	阿尔茨海默症及其他痴呆疾病	3.5
6	肺癌(含气器、支气管癌)	3.0
7	糖尿病	2.8
8	道路交通伤害	2.5
9	腹泻疾病	2.4
10	结核	2.3

资料来源:WHO,2016年全球健康评估。

我国道路交通事故数随着经济快速发展和机动车拥有量的不断增加,多年来呈显著上升趋势,据公安部公布的数据,在 2002 年后,由于采取了不少安全措施,交通事故增长的速度受到一定程度的遏制(图 1-2)。但也有文献报道,交通事故实际伤亡是统计年报的 2~3 倍以上,上升情况虽有缓和,但基本情况尚未得到根本改善。

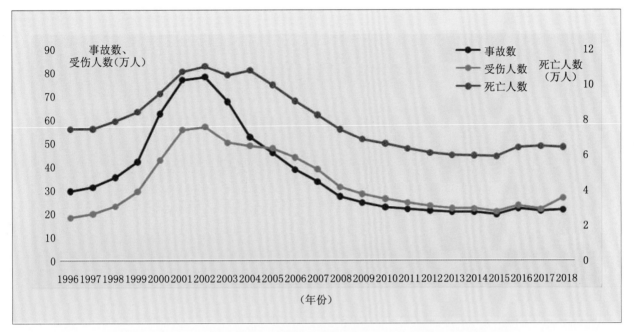

图 1-2 　1996—2018 年中国机动车数、交通事故起数、死亡及受伤人数变化趋势

我国历年道路交通事故数、死伤人数、万车死亡率和 10 万人口死亡率见表 1-5。

表 1-5 　中国历年道路交通事故统计数据

年份	事故起数	死亡人数	受伤人数	损失折款(元)	万车死亡率	10 万人死亡率
1951	5 922	852	5 159		137.64	0.15
1952	4 702	675	4 026		101.81	0.12
1953	8 744	1 200	7 255		153.65	0.20
1954	8 467	917	5 762		102.46	0.15
1955	9 249	955	5 463		94.18	0.16
1956	11 332	1 126	6 364		95.91	0.18
1957	14 980	1 219	6 789		96.75	0.19
1958	26 938	3 009	13 259		174.33	0.46
1959	37 126	4 901	19 038		232.61	0.73
1960	33 634	5 762	18 637		257.46	0.87
1961	22 358	4 436	14 355		184.83	0.67
1962	21 238	3 908	14 879		157.58	0.58
1963	18 212	2 648	10 789		101.34	0.38
1964	18 157	2 253	10 490		81.60	0.32
1965	20 967	2 382	11 949		79.53	0.33

续表

年份	事故起数	死亡人数	受伤人数	损失折款(元)	万车死亡率	10万人死亡率
1966	27 367	3 466	17 639		102.18	0.46
1967	29 264	5 728	18 517		172.48	0.75
1970	55 437	9 654	37 128		227.63	1.16
1971	69 975	11 331	52 119		229.19	1.33
1972	77 465	11 849	58 738		205.21	1.36
1973	71 192	13 215	53 827	37 666 779	196.45	1.48
1974	81 672	15 599	66 498	44 704 449	198.51	1.72
1975	91 606	16 862	71 776	51 363 635	183.86	1.82
1976	101 878	19 441	81 908	55 673 377	156.62	2.07
1977	112 222	20 427	84 779	62 953 015	145.45	2.16
1978	107 251	19 096	77 471	56 412 909	120.20	1.98
1979	117 848	21 856	80 855	53 742 835	119.62	2.24
1980	116 692	21 818	80 824	49 602 939	104.47	2.21
1981	114 679	22 499	79 546	50 837 376	95.85	2.25
1982	103 777	22 164	71 385	48 594 796	85.32	2.81
1983	107 758	23 944	73 957	58 358 392	84.35	2.33
1984	118 886	25 251	79 865	73 363 944	42.99	2.43
1985	202 394	40 906	136 829	158 696 425	62.39	3.89
1986	295 136	50 063	185 785	240 180 000	61.12	4.70
1987	298 147	53 439	187 399	279 389 380	50.37	4.94
1988	276 071	54 814	170 598	308 613 669	46.05	5.00
1989	258 030	50 441	159 002	335 984 528	38.26	4.54
1990	250 297	49 271	155 072	363 548 114	33.38	4.31
1991	264 817	53 292	162 019	428 359 749	32.15	4.60
1992	228 278	58 729	144 264	644 829 636	30.19	5.00
1993	242 343	63 508	142 251	999 070 121	27.24	5.36
1994	253 537	66 362	148 817	1 333 827 223	24.26	5.54
1995	271 843	71 494	159 308	1 522 665 624	22.48	5.90
1996	287 685	73 655	174 447	1 717 685 165	20.41	6.02
1997	304 217	73 861	190 128	1 846 158 453	17.50	5.97
1998	346 129	78 067	222 721	1 929 514 015	17.30	6.25
1999	412 860	83 529	286 080	2 124 018 089	15.45	6.82
2000	616 971	93 853	418 721	2 668 903 994	15.60	7.27
2001	754 919	105 930	546 485	3 087 872 586	15.46	8.51
2002	773 137	109 381	562 074	3 324 381 078	13.71	8.79
2003	667 507	104 372	494 174	3 359 146 852	10.81	8.08
2004	517 889	107 077	480 864	2 391 410 103	9.93	8.24
2005	450 254	987 38	469 911	1 884 011 686	7.57	7.60

续表

年份	事故起数	死亡人数	受伤人数	损失折款(元)	万车死亡率	10万人死亡率
2006	378 781	89 455	431 139	1 489 560 352	6.16	6.84
2007	327 209	81 649	380 442	1 198 783 999	5.10	6.21
2008	265 204	73 484	304 919	1 009 721 687	4.33	5.56
2009	238 351	67 759	275 125	914 368 329	3.63	5.10
2010	219 521	65 225	254 075	926 335 315	3.15	4.89
2011	210 812	62 387	237 421	1 078 730 349	2.78	4.65
2012	204 196	59 997	224 327	1 174 896 013	2.50	4.45
2013	198 394	58 539	213 724	1 038 966 445	2.34	4.32
2014	196 812	58 523	211 882	1 075 429 349	2.22	4.28
2015	187 781	58 022	199 880	1 036 916 560	2.08	4.22
2016	212 846	63 093	226 430	1 207 599 161	2.14	4.56
2017	203 049	63 772	209 654	1 213 113 459	2.06	4.59
2018	207 797	63 194	258 532	1 384 559 321	1.93	4.53

资料来源:公安部交通管理局. 中华人民共和国道路交通事故统计年报(2018),缺1968年和1969年数据。

(王正国　周继红)

参 考 文 献

[1] 王正国. 交通医学[M]. 天津:天津科学技术出版社,1997:1-26.

[2] 王正国. 现代交通医学[M]. 重庆:重庆出版社,2011:5.

[3] 周继红. 交通伤流行病学[M]//王正国. 创伤学:基础与临床. 武汉:湖北科学技术出版社,2007:438-475.

[4] 公安部交通管理局. 中华人民共和国道路交通事故统计年报[R]. 1994—2018.

[5] ADNREASSON B. International Association for Accident and Traffic Medicine 1960—1985[J]. J Traffic Medicine, 1985,13(1-2):2-10.

[6] 公安部交通管理局. 中华人民共和国道路交通事故统计年报[R]. 1994—2018.

第二章　各国道路交通安全概况

Abstract

According to World Health Organization (WHO) report (2015), there're 1.25 million people who died by road traffic accident in 2013, up to 50 million people were injured, globally an estimated 3% of GDP is lost to road traffic deaths and injuries. Road traffic casualty is 2.4% of world total death and 27% of world total casualty. Globally, road traffic crashes are a leading cause of death among young people, and the main cause of death among those aged 15-29 years. Per the prediction to 2030, world annual road traffic death will reach 2.4 million; the road traffic casualty are predicted to become the seventh leading cause of death by 2030. Among the world road traffic casualty, almost 62% happened in the following 10 counties in turn by death number, they are: India, China, Brazi, USA, Russia, Indonesia, Iranl, Mexico, South Africa and Thailand. The risk of a road traffic death varies significantly by region, and there has been little change in the regional rates of death since 2010, WHO region in turn by road traffic fatality rates per 100 000 population, they are: African Region, Eastern Mediterranean Region, World, Western Pacific Region, South-east Asian Region, Region of the Americas, European. This article briefly introduced almost 180 countries' road traffic safety situation, analyzed road traffic safety trend of Asia, America, Latin America, Europe, Oceania and Africa. Also introduced road traffic safety related to drink driving, safety belt usage and road traffic death definition. Presently, the main factors to impact road traffic safety situation analysis are statistical accident number hard to completely master and statistical criterion varies. Mainly due to road traffic crash death definition disunity among countries, the article also introduced WHO, International Road Traffic and Accident Database (IRTAD), Community Database on Accidents on the Roads in Europe (CARE), European Union(EU), European Conference of Ministers Transport (ECMT), Organization for Economic Co-Operation and Development (OECD) trend to unify it.

道路交通安全的历史就是车辆发展的文明史。1769年,英国的詹姆士·瓦特(James Watt)发明了蒸汽机,法国炮兵技术士官尼古拉斯·约瑟夫·克格诺特(Nicolas Joseph Cugnot)制成了用蒸汽驱动的三轮车,即通常认为的世界上第一辆机动车。据称,尼古拉斯·约瑟夫·克格诺特的三轮车撞到了兵营的墙上,发生了世界上第一起机动车交通事故。1820年以后,英国蒸汽汽车和蒸汽火车均达到实用阶段,Walter Hancock等制造的公共蒸汽汽车开始营业。由于蒸汽汽车的普及,与马车的冲突越来越多,为了交通安全,1858年,英国实施了世界上最早的交通安全法"红旗法"。1885年,Carl Benz试制成功三轮汽车,并于1886年1月26日批准获得发明专利,史称世界上第一辆汽车。

但是,无论是第一辆机动车,还是第一辆汽车,在整个车辆的发展、普及过程中,都始终贯穿着无数的发明和创造,都始终牵涉交通安全问题。自从有了机动车、汽车,因此而丧失生命或者终生伤残的人数已不计其数,财产损失更是巨大。交通安全问题已涉及政治、经济和社会问题,各国政府均已高度重视机动车交通安全。本章就世界主要地区或者国家道路交通安全总体进行介绍,交通安全具体特征,参见本书有关章节。

第一节　全球道路交通安全形势

根据世界卫生组织(World Health Organization,WHO)2015 年全球道路安全形势报告,全球 180 个国家和地区事故统计,每年有超过 125 万人死于道路交通事故,2 000 万～5 000 万人在道路交通事故中受到伤害,经济损失占大多数国家国内生产总值的 3％。道路交通事故已成为 15～29 岁年龄段人群的主要死因,预计到 2030 年,全球每年道路交通事故将成为全球第七大死因。

一、世界各国道路交通事故死亡概况

根据 WHO 全球道路安全形势报告(2015),在世界各国的道路交通事故死亡中,近 31.23％发生在事故死亡最多的前 10 个国家,按死亡数量依次为印度、中国、巴西、美国、俄罗斯、印度尼西亚、伊朗、墨西哥、南非和泰国,这 10 个国家人口占了世界人口的 64.50％(表 2-1)。但是,按模型计算的事故死亡最多的前 10 个国家分别是中国、印度、巴西、印度尼西亚、尼日利亚、美国、俄罗斯、巴基斯坦、伊朗和泰国。

表 2-1　道路交通死亡前 10 个国家交通死亡、注册机动车等情况*(WHO,2015)

国家	人口*	GNI 人均值(美元)**	注册机动车	报道的道路交通死亡数量***	模型估计道路交通死亡数量	预计每 10 万人道路交通死亡率
印度	1 252 139 596	1 570	159 490 578	137 572	207 551	16.6
中国	1 385 566 537	6 560	250 138 212	62 945	261 367	18.8
巴西	200 361 925	11 690	81 600 729	41 059	46 935	23.4
美国	320 050 716	53 470	265 043 362	32 719	34 064	10.6
俄罗斯	142 833 689	13 850	50 616 163	27 025	27 025	18.9
印度尼西亚	249 865 631	3 580	104 211 132	26 416	38 279	15.3
伊朗	77 447 168	5 780	26 866 457	17 994	24 896	32.1
墨西哥	122 332 399	9 940	35 005 913	17 139	15 062	12.3
南非	52 776 130	7 190	9 909 923	13 802	13 273	25.1
泰国	67 010 502	5 340	32 476 977	13 650	24 237	36.2

* 表中数据为 2013 年数据。

** GNI 指国民总收入,Gross National Income,2013 年数据。

*** 以 30 日死亡进行修正后的数据。

尽管道路交通死亡突出,但是,世界各国自 20 世纪 70 年代以来,道路交通事故死亡总体呈不断下降的趋势(表 2-2)。英国、美国、德国、瑞典、瑞士、澳大利亚、比利时、奥地利、意大利、丹麦、法国等国家自 1970 年以来,交通事故死亡均呈持续下降的趋势。世界各国自 2000 年以后,均出现了大幅度的事故死亡下降,美国、西班牙、日本等国 2008 年比 2007 年大比例下降,分别为 9.7％、18.9％、9.3％,美国从 2008 年的死亡 37 261 人下降到 2015 年的 32 675 人。

表 2-2　30 国 1970—2015 年长期平均年度变化趋势

国家	1970—1980 年 百分比(%)	1980—1990 年 百分比(%)	1990—2000 年 百分比(%)	2000—2008 年 百分比(%)	2008 年 死亡数	2015 年 死亡数
澳大利亚	−1.5	−3.3	−2.5	−2.6	1 466	1 207
奥地利	−2.5	−2.5	−4.6	−4.4	679	475
比利时	−2.4	−1.9	−2.9	−5.7	922	755
加拿大	0.7	−3.2	−3.0	−2.6	2 371	1 908
捷克共和国	−4.4	0.2	1.4	−4.0	1 076	732
丹麦	−5.4	−0.8	−2.4	−2.5	406	180
芬兰	−6.3	1.7	−4.8	−1.7	344	269
法国	−2.0	−1.8	−3.2	−7.6	4 275	3 464
德国	−3.4	−3.0	−3.8	−6.3	4 477	3 475
希腊	2.8	3.6	−0.1	−3.3	1 553	805
匈牙利	0.0	4.1	−6.8	−2.3	996	647
冰岛	2.3	−0.4	2.9	−11.5	12	16
爱尔兰	0.4	−1.6	−1.4	−4.8	279	166
以色列	−2.0	−0.2	0.8	−1.2	412	322
意大利	−1.8	−2.5	−0.1	−4.9	4 731	3 381
日本	−6.3	2.5	−3.3	−6.6	6 023	4 859
韩国	6.2	8.2	−3.2	−6.7	5 870	4 621
卢森堡	−2.9	−3.2	0.7	−9.2	35	36
马来西亚	—	—	—	1.0	6 527	
荷兰	−4.6	−3.7	−2.4	−5.7	677	531
新西兰	−0.9	2.0	−4.5	−2.9	366	320
挪威	−4.3	−0.9	0.3	−3.6	255	118
波兰	5.7	2.0	−1.5	−1.8	5 437	2 938
葡萄牙	4.8	0.3	−3.5	−8.9	885	638
斯洛文尼亚	−1.0	−0.8	−4.9	−4.7	214	120
西班牙	1.8	3.3	−4.4	−7.5	3 100	1 688
瑞典	−0.3	−0.9	−2.6	−4.9	397	259
瑞士	−3.0	−2.6	−4.4	−6.1	357	253
英国	−2.3	−1.3	−4.0	−3.7	2 645	1 854
美国	0.3	−1.3	−0.6	−1.5	37 261	32 675

资料来源:IRTAD,2015。

二、国民收入与交通事故死亡率

世界银行(World Bank)按人均国民生产总值多少,将世界各国划分为高收入国家,人均国民生产总值在 12 745 美元以上;中等收入国家,人均国民生产总值在 1 046~12 745 美元;低收入国家,人均国民生产总值在 1 045 美元以下(2015)。在这些不同国民收入的国家中,中低收入国家事故死亡率比高收入国家事故死亡率高,高、中、低收入国家交通事故死亡比例分别为 10%、74%、16%,90%的道路交通事故死亡发生在中低收入国家,而其机动车仅占 54%;10 万人口死亡率在高、中、低收入国家分别为 9.2、18.4、

24.1(表2-3)。在中低收入国家中,有50%的死亡是行人、自行车使用者、两轮机动车等"易受伤害的道路使用者",而美洲地区的高收入国家有55%的死亡是机动车乘用者,西太平洋地区86%是易受害人群。

表2-3　世界各区域国家国民收入与10万人口道路交通死亡率*

区域	高收入国家	中等收入国家	低收入国家	总体比例
非洲区域	22.9	23.3	29.2	26.6
美洲区域				15.9
东南亚区域		17.2	15.3	17.0
东地中海区域				19.9
欧洲区域				9.3
西太平洋区域	—	24	22.4	17.3
全球比例	9.2	18.4	24.1	17.4

*死亡指事故后30天内死亡。

三、道路交通伤与疾病、暴力死亡

据2018年WHO数据,道路交通伤害占全球总死亡的2.4%(1.35/56.9)。据2014年WHO公布的伤害与暴力事实真相数据,道路交通死亡占全球伤害总死亡的24%(图2-1)。WHO报告显示,道路交通伤害已经处于世界前20位死亡原因的第8位。

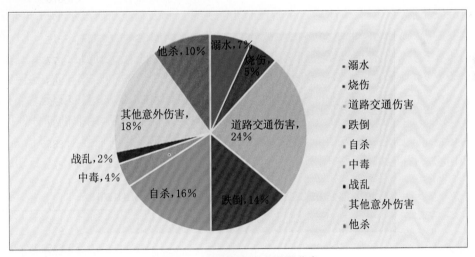

图2-1　全球伤害死亡原因分布

四、世界各国道路交通事故死亡定义

世界各国道路交通伤亡数据难以全面掌握,影响全球道路交通安全形势的准确评估。与此同时,世界各国道路交通事故死亡的定义差距也很大,同样影响道路交通安全的结果。目前还没有全球统一的道路交通事故死亡的定义,有采用现场死亡作为交通事故死亡的,也有采用24小时、3日、7日、15日、30日内死亡的,还有采用1年或者只要是交通事故受伤死亡的都计入道路交通事故死亡的。道路交通事故死亡的定义,直接影响一个国家的交通事故死亡统计数字和反映一个国家的道路交通安全状况,不同的死亡定义也直接影响国际间的事故比较、分析和研究。目前,在WHO 178个国家的事故数据中,有80个国家(45%)采用30日作为道路交通事故死亡时段的定义。WHO和IRTAD(International Road Traffic and Accident Database)等组织或道路交通数据系统都采用事故后 30 日内死亡作为道路交通事故死亡的定义,从而建立统一的安全评价体系。对非 30 日死亡的道路交通事故死亡,采用相关校正参数予以修正(表 2-4)。

表 2-4 事故死亡定义与相关组织修正因子*（WHO,2009）

事故死亡定义	占 30 日权重	修正因子
现场或 24 小时	77%	1.30
3 日	87%	1.15
6 日	92%	1.09
7 日	93%	1.08
30 日	100%	1.00
365 日	103%	0.97

* ECMT(European Conference of Ministers Transport)标准。

五、世界各国交通安全预防行动与目标

道路交通安全问题是一个公共卫生问题,也是一个社会平等问题,自 20 世纪 60—70 年代以来,已逐步引起世界各国政府的高度重视,尤其是 2000 年以来,各国政府从观念、政府力量的组织,非政府机构和企业的大量参与,使得道路交通安全问题得到长足的进步与发展,一些国家、研究机构、非政府组织和企业等在道路交通安全领域做出了极大的贡献。30 年前,美国 William Haddon 提出了著名的"哈顿矩阵模型",阐明了事故发生前、发生时、发生后三个阶段的相互关系。澳大利亚新南威尔士州 20 世纪 80 年代开始加强酒后驾驶的呼气测试,降低了 20% 的事故死亡。荷兰道路安全研究学会、英国 TRL 有限公司(前身为英国运输研究实验室)、德国汉诺威和澳大利亚阿德莱、墨尔本的大学研究机构、美国北卡罗来纳州高速公路安全研究中心、密歇根大学运输研究院等都做出突出贡献。1997 年,瑞典提出道路交通安全"零死亡"目标;1998 年荷兰实施"可持续的安全"项目,战略目标是至 2010 年,道路交通死亡下降 50%,受伤减少 40%;澳大利亚维多利亚州在道路安全与伤害赔偿之间建立伙伴关系,南非的部分省借鉴澳大利亚的办法。英国运输部鼓励建立地方当局、警察部门、法院、卫生等部门共同加强限速等措施,有效地减少了事故死亡和伤害。目前,世界不少国家或者地区,已制定有道路交通安全控制目标与行动计划(表 2-5)。

表 2-5 部分国家道路交通安全行动计划与目标（WHO,2015）

国家或地区组织	行动计划起始年	目标年	死亡
澳大利亚	2011	2020	减少 30%
奥地利	2011	2020	减少 50%
加拿大	2001	2015	保持持续减少趋势
丹麦	2013	2020	≤129 人
欧盟	2000	2010	减少 50%
芬兰	2010	2020	≤136 人
法国		2020	减少 50%
希腊	2010	2020	减少 50%
爱尔兰	2013	2020	25 人/百万人口
意大利	2011	2020	减少 50%
马来西亚		2020	减少 50%

续表

国家	行动计划起始年	目标年	死亡
荷兰	2010	2020	≤140人
波兰	2010	2020	减少50%
沙特阿拉伯	2000	2015	减少30%
瑞典	2007	2020	减少50%
英国		2020	37%～60%
美国	1996	2008	减少20%
俄罗斯	2012	2020	8 000人

第二节　亚洲道路交通安全

亚洲(Asia)是全世界人口最多的地区,也是道路交通安全形势最为严重的地区,在世界道路交通事故死亡前10个国家中,亚洲有印度、中国、伊朗或者巴基斯坦、印度尼西亚,且印度、中国的道路交通事故死亡是占绝对多数的。亚洲部分国家近年道路交通事故情况如表2-6所示。

表2-6　亚洲部分国家近年道路交通事故情况

国家	年份	报告死亡数	人均国民收入(美元)	注册机动车(万辆)	法定BAC(mg/100ml)	道路交通死亡定义(d)
印度	2013	137 572	1 570	15 949.1***	30	30
印度尼西亚	2013	26 416	3 580	10 421.1		30
韩国	2013	5 092	25 920	2 315.1	50	30
日本	2013	4 373	46 330	9 137.7	30	1
巴基斯坦	2013	7 636	1 360	908.0**		现场
中国	2013	58 539****	6 560	25 013.8	20	7
菲律宾	2013	1 513	3 270	769.0	50	任何时间
新加坡	2013	159	54 040	97.4	80	30
沙特阿拉伯	2013	7 661	26 260	659.9*		30
马来西亚	2013	6 915	10 430	2 381.9	80	30
哈萨克斯坦	2013	3 233	11 550	392.6		30
约旦	2013	768	4 950	126.3	80	30
科威特	2013	487***	45 130	184.1		任何时间
卡塔尔	2013	204	86 790	64.7		30
也门	2013	2 494	1 330	120.1		1
泰国	2013	14 059***	5 340	3 247.6***	50	任何时间
尼泊尔	2013	1 744	730	117.8		35
以色列	2013	277	33 930	285.1		30
伊朗	2013—2014	17 994	5 780	2 686.6		30

续表

国家	年份	报告死亡数	人均国民收入（美元）	注册机动车（万辆）	法定 BAC（mg/100ml）	道路交通死亡定义（d）
伊拉克	2013	5 963	6 720	451.5		任何时间
阿富汗	2013	1 392	690	65.5		现场
阿曼	2013	913	25 150	108.3		30
土耳其	2013	3 685	10 970	1 793.9	50	现场
阿联酋	2013	651	38 360	267.5	10	30

资料来源：WHO，2015。

＊2010 年数据。

＊＊2011 年数据。

＊＊＊2012 年数据。

＊＊＊＊中国国家统计局，2008 年数据。

一、日本

日本（Japan），高收入国家，人均国民收入 38 913 美元（2016）。2017 年注册机动车 9 140 万辆，其中汽车占 67％，二、三轮机动车占 28％。自 1990 年至 2016 年，道路交通事故死亡下降了 67.8％，交通事故受伤人员下降了 22.4％，10 万人口死亡率下降了 68.7％，万车死亡率下降了 73.2％。2000 年以后，交通事故死亡减少了 54.9％，10 万人口死亡率下降了 54.9％，万车死亡率下降了 56.2％（表 2-7）。日本道路交通安全水平非常高，2016 年的万车死亡率为 0.5，大大低于很多机动化程度很高的国家。

表 2-7　日本 1970—2016 年道路交通事故受伤和死亡情况

年份	死亡	受伤	10 万人口死亡率	10 亿车千米死亡率	万车死亡率
1970	21 795	718 080	21.01	96.43	7.68
1990	14 595	643 097			
2000	10 403	931 934	8.2	13.4	1.17
2001	10 060	947 169			
2002	9 575	936 721			
2003	8 877	947 993			
2004	8 492	952 191			
2005	7 931	933 828			
2006	7 272	886 864			
2007	6 639	832 454			
2008	6 023	766 147	4.7	8.7	0.66
2010	5 828	725 924	4.6	8.0	0.6
2015	4 885	536 899	3.8	6.7	0.5
2016	4 698	499 201	3.7	6.4	0.5
2015—2016 变化百分比	−3.8％	−7％	−3.7％	−3.7％	−3.8％
2010—2016 变化百分比	−19.4％	−31.2％	−18.7％	−19.8％	−20.2％
2000—2016 变化百分比	−54.9％	−46.4％	−54.9％	−52.0％	−56.2％
1990—2016 变化百分比	−67.8％	−22.4％	−68.7％	−72.3％	−73.2％

资料来源：IRTAD，2018。

在 2017 年报告的道路交通事故死亡中,汽车驾驶人占 21%,行人死亡占 33%,摩托车骑车人死亡占 16%,自行车骑车人死亡占 15%,其他死亡占 11%。日本道路交通事故死亡定义是事故后 30 日内死亡(警方数据)。日本人口统计采用国际疾病分类(international classification of diseases,ICD)方式进行统计,2017 年日本按照 ICD 条件道路交通事故死亡为 4 431 人。

日本 2002 年 6 月实行新的酒后驾驶限制规定,机动车驾驶人血液酒精浓度标准为 30mg/100ml,从以前的 50mg/100ml 降至 30mg/100ml。2008 年,酒后驾驶导致的交通事故下降了 17.7%。自 1985 年以来,前排座位和后排座位都必须佩戴安全带。6 岁以下的儿童必须坐在专用的儿童约束系统中。前座乘客安全带佩戴率高,后排乘客安全带佩戴率低。2017 年,在乡村公路上只有 36% 的后排乘客系安全带,在高速公路上 74% 的后排乘客系安全带。2017 年前排司机安全带使用率为 99%,前排乘客安全带使用率为 95%,高速路司机安全带使用率为 99%。2017 年所有人后排安全带使用率为 36%,后排儿童的安全带使用率为 64%。日本强制所有的摩托车和脚踏车骑车人佩戴头盔,头盔佩戴率为 99%,没有法律规定骑自行车的人必须强制戴头盔。

自 1971 年以来,日本政府实行每 5 年一个道路交通安全计划,这为日本的道路交通安全起到了基础保障作用,也是日本在道路交通安全方面取得巨大成就的关键。

二、韩国

韩国(Korea),高收入国家,2016 年人均 GDP 27 539 美元。2017 年注册机动车 2 540 万辆,其中汽车占 68%,货车占 14%,摩托车占 9%,公共汽车占 4%。自 1970 年以来,道路交通事故死亡波动很大。1970 年交通事故死亡 3 529 人,之后大幅度上升,到 1990 年达 14 174 人,1991 年达 13 429 人。1991 年到 2016 年,交通事故死亡持续降低,但仍维持较高水平,到 2016 年仍比 1970 年高出 21.62%。交通事故受伤人员 2016 年比 1970 年高出 493.18%。1990 年到 2016 年 10 万人口死亡率下降 74.7%,万车死亡率下降 94.0%(表 2-8)。

表 2-8　韩国 1970—2016 年道路交通事故受伤和死亡情况

年份	死亡	受伤	10 万人口死亡率	10 亿车千米死亡率	万车死亡率
1970	3 529	37 243	11.0		
1980			16.9		67.9
1990	14 174	255 303	33.1		28.9
2000	10 236	290 481	21.8	49.5	6.9
2001	8 097	260 579			
2002	7 222	231 026			
2003	7 212	240 832			
2004	6 563	220 755			
2005	6 376	214 171			
2006	6 327	213 745			
2007	6 166	211 662			
2008	5 870	215 822	12.1	20.1	2.9
2010	5 505	226 878	11.3	18.7	2.6
2015	4 621	232 035	9.1	15.5	2
2016	4 292	220 917	8.4	13.8	1.7
2015—2016 变化百分比	−7.1%	−4.8%	−7.5%	−11.0%	−10.6%
2010—2016 变化百分比	−22.0%	−2.6%	−25.6%	−26.1%	−33.9%
2000—2016 变化百分比	−58.1%	−23.9%	−61.5%	−72.1%	−74.5%
1990—2016 变化百分比	−69.7%	−13.5%	−74.7%		−94.0%

资料来源:IRTAD,2016。

查阅最新报告:韩国在 2018 年道路交通事故死亡报告中,2018 年韩国机动车乘客死亡占 19%,行人死亡占 39%,摩托车骑车人死亡占 17%,自行车骑车人死亡占 5%,助力车驾驶员死亡占 3%,其他死亡占 17%。

韩国国家限制酒后驾驶机动车,机动车驾驶人血液酒精浓度标准为 50mg/100ml。1990 年强制前排乘客使用安全带,2008 年强制快车道上机动车后排乘客使用安全带,2017 年高速路乘用车前排乘客安全带使用率为 86%,后排乘客安全带使用率为 49%。

韩国制定了系统的国家道路交通安全计划目标体系。

三、印度

印度(India),中等收入国家,人均国民收入 1 570 美元。2012 年注册机动车 15 949.1 万辆,其中二轮机动车占 72.4%,汽车占 24%,客车占 1.1%,大货车占 2.5%。2006 年报告的道路交通事故死亡 105 725 人,受伤 452 922 人。在死亡人员中,汽车、出租车乘客死亡占 15%,二、三轮机动车骑车人死亡占 27%,行人死亡占 13%,其他死亡占 29%。印度道路交通事故死亡定义是事故后 30 日内死亡。

印度法律规定限制酒后驾驶机动车,机动车驾驶人血液酒精浓度标准为 30mg/100ml。

四、马来西亚

马来西亚(Malaysia),中等收入国家,人均国民收入为 9 850 美元。2016 年注册机动车为 2 761.3 万辆,其中汽车和四轮轻型汽车占 47.53%,电动二、三轮车占 45.91%,重型卡车占 4.31%,公共巴士占 0.22%,其他占 2.03%。1998 年至 2008 年,马来西亚道路交通事故死亡上升了 13.7%,受伤下降 48.5%。10 万人口死亡率下降 7.11%,万车死亡率下降 41.1%(表 2-9)。

表 2-9　马来西亚 1970—2011 年道路交通事故受伤和死亡情况

年份	死亡	受伤	10 万人口死亡率	10 亿车千米死亡率	万车死亡率
1998	5 740	49 964	25.3	28.75	6.28
2000	6 035	44 165	26.0	26.25	5.7
2001	5 849	44 624	25.1	23.93	5.17
2005	6 200	40 812	23.7	19.58	4.18
2006	6 287	29 138	23.6	18.69	3.98
2007	6 282	27 717	23.1	17.60	3.73
2008	6 527	25 747	23.5	17.30	3.70
2010	6 877	—	23.80	16.20	3.40
2011	6 872	—	—	14.70	3.20
2007—2008 变化百分比	3.90%	−7.11%	1.73%	−1.7%	−0.80%
1998—2008 变化百分比	13.71%	48.47%	−7.11%	−38.78%	−41.10%
2000—2011 变化百分比	14.00%	—	−8.00%	−44.00%	−44.00%
2010—2011 变化百分比	0.10%	—	—	−6.00%	−9.00%

资料来源:IRTAD,2013。

在 2008 年报告的道路交通事故死亡中,行人死亡占 9%,摩托车造成的死亡占 60%,汽车造成的死亡占 20%,自行车造成的死亡占 3%。马来西亚道路交通事故死亡定义是事故后 30 日内死亡。

马来西亚限制酒后驾驶血液酒精浓度标准为 80mg/100ml。1978 年强制前排乘客使用安全带,2009 年强制后排乘客使用安全带。1973 年强制摩托车骑车人佩戴头盔。

马来西亚国家制定有道路交通安全计划目标。

五、中国

中国(China),中等收入国家,人均国民收入 9 732 美元(2018)。2013 年注册机动车 25 013.8 万辆,其中汽车占 54.9%,货车占 2.0%。2009 年报告道路交通事故死亡 67 759 人,其中行人死亡占 24.62%,汽车乘客死亡占 34.16%,非机动车乘客死亡占 1.31%,自行车骑车人死亡占 7.85%。中国道路交通事故死亡定义是事故后 7 日内死亡。

中国道路交通事故自 1970 年以后持续不断上升,到 2002 年左右达到顶峰,之后逐步降低,万车死亡率从 1970 年开始持续性大幅度降低,但是,10 万人口死亡率与万车死亡率呈反相关关系,从 1970 年的较低水平,直线上升,在 1994 年左右与万车死亡率相交。可以解释的是,随着机动车的大幅度增长,万车死亡率可以在死亡数不变或者死亡数小幅增长的情况下,持续下降。相反,由于中国的人口严格控制,且人口基数巨大,每年人口基数的变化可以忽略不计,从而事故死亡数的增长直接拉高 10 万人口死亡率(表2-10,图 2-2、图 2-3)。

表 2-10　中国 1970—2016 年道路交通事故情况

年份	事故起数	死亡人数	万车死亡率	10 万人口死亡率
1970	55 437	9 654	227.63	1.16
1980	116 692	21 818	104.47	2.21
1990	250 297	49 271	33.38	4.31
2000	616 971	93 853	15.6	7.27
2001	754 919	105 930	15.46	8.51
2002	773 137	109 381	13.71	8.79
2003	667 507	104 372	10.81	8.08
2004	517 889	107 077	9.93	8.24
2005	450 254	98 738	7.57	7.6
2006	378 781	89 455	6.16	6.84
2007	327 209	81 649	5.1	6.21
2008	265 204	73 484	4.33	5.56
2009	238 351	67 759	3.63	5.1
2010	219 521	65 225	3.15	4.89
2011	210 812	62 387	2.78	4.65
2012	204 196	59 997	2.5	4.45
2013	198 394	58 539	2.34	4.32
2014	196 812	58 523	2.22	4.28
2015	187 781	58 022	2.08	4.22
2016	212 846	63 093	2.14	4.56

资料来源:中国道路交通事故统计,2016。

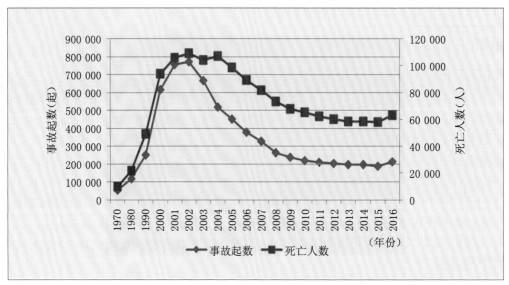

图 2-2 1970—2016 年中国道路交通事故起数和死亡人数

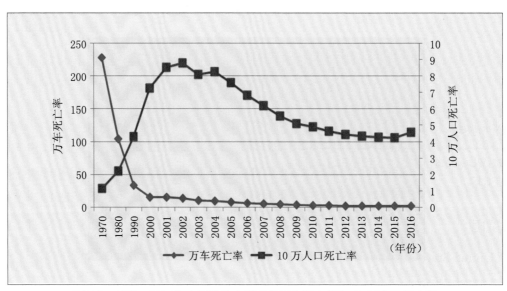

图 2-3 1970—2016 年中国道路交通事故万车死亡率和 10 万人口死亡率

中国限制酒后驾驶机动车,分为饮酒后驾驶和醉酒驾驶。机动车驾驶人血液酒精浓度达到 20mg/100ml 以上,为饮酒后驾驶;血液酒精浓度达到 80mg/100ml 以上为醉酒驾驶,将受到限制人身自由的处罚。1989 年强制摩托车骑车人和乘坐者佩戴头盔;1993 年机动车驾驶人和前排乘客强制使用安全带,目前没有全国安全带使用和头盔佩戴情况的调查或者统计。

第三节 美洲和拉丁美洲道路交通安全

美洲和拉丁美洲在全球道路交通事故死亡最多的 10 个国家中占了 3 个,美国、巴西、墨西哥是该地区道路交通事故死亡最多的国家。美国、加拿大等保持较低的万车死亡率。表 2-11 为美洲和拉丁美洲部分国家道路交通事故情况。

表 2-11　美洲和拉丁美洲部分国家 2013 年道路交通事故情况

国家	年份	报告死亡数	人均国民收入 （美元）	注册机动车 （万辆）	法定 BAC （mg/100ml）	道路交通死亡 定义（d）
美国	2013	32 719	53 470	26 504.3*	80	30
加拿大	2013	2 077*	52 200	2 236.6*	80	30
墨西哥	2013	17 653*	9 940	3 500.6		任何时间
巴西	2013	42 291	11 690	8 160.1		任何时间
阿根廷	2013	5 209	6 290	2 312.0	50	30
秘鲁	2013	3 110	6 270	426.4	50	现场
智利	2013	1 623	15 230	426.3	30	1
古巴	2013	918*	5 890	62.8	10	365
哥斯达黎加	2013	644	9 550	175.9	50	365
哥伦比亚	2013	6 219	7 590	973.5	20	任何时间
玻利维亚	2013	1 848	2 550	120.7	50	现场
巴巴多斯	2013	18	15 080	11.2		365
尼加拉瓜	2013	577	1 790	56.7	50	无
巴拿马	2013	386	10 700	100.5	50	30
巴拉圭	2013	1 114	4 010	122.7	0	30
乌拉圭	2013	567	15 180	199.2	30	30
巴哈马	2013	52	21 570	14.4	80	365
特立尼达和多巴哥	2013	151	15 760		80	365

资料来源：WHO，2015。

* 2012 年数据。

一、美国

美国（United States of America，USA），高收入国家，人均国民收入 57 638 美元。2015 年注册机动车 28 131.2 万辆，其中汽车占 94.0%，货车占 4.0%，二、三轮机动车占 3.1%。自 1990 年至 2016 年，美国道路交通事故死亡下降 16.0%，10 万人口死亡率下降 35.2%，万车死亡率下降 46.3%。1990—2006 年，美国道路交通事故死亡相对稳定在 4 200 人左右；2007 年交通事故死亡人数开始下降，达 41 259 人；2010 年达到 1970 年以来交通事故死亡最少人数，32 999 人，下降了近 37.3%（表 2-12）。对 2007 年以来的交通事故死亡下降情况，分析认为，由于经济危机，美国人的车千米旅行距离下降所致，也就是车辆出行减少所致。

在 2017 年报告的道路交通事故死亡中，汽车乘客死亡占 36%，行人死亡占 16%，自行车骑车人死亡占 2%，助力车驾驶员死亡占 0%，摩托车骑车人死亡占 14%，其他未知类别死亡占 32%。美国道路交通事故死亡定义是事故后 30 日内死亡。

美国各州立法限制酒后驾驶机动车，2005 年 10 月，美国所有 50 个州和哥伦比亚特区、波多黎各均颁发法律规定，机动车驾驶人血液酒精浓度不得超过 80mg/100ml。2005 年 1 月美国还有 32 个州的法律规定机动车驾驶人血液酒精浓度大于 80mg/100ml。2008 年，32% 的严重碰撞事故驾驶人的血液酒精浓度在 80mg/100ml 以上。美国各州安全带使用率不尽相同，2017 年全国安全带总的使用率为 89.7%，略低于 2016 年的 90.1%。自 2000 年以来，安全带的使用呈上升趋势，而在日间因使用安全带而意外死亡的乘用车乘客所占的百分比则稳步下降。在美国，安全带的使用率继续上升。2017 年，符合 DOT 安全标准的摩托车头盔的平均佩戴率为 65.2%。使用不符合规定的头盔的比例为 7.1%(与 2016 年相比有所下降),27.7%的人没有佩戴头盔。在有普遍头盔法的州中,87%的人戴着符合规定的头盔,另外 9.9%的人戴着不符合规定的头盔。在没有普遍头盔法的州,43.7%的人戴符合规定的头盔,另有 4.3%的人戴不符合规定的头盔。

表 2-12　美国 1970—2016 年道路交通事故受伤和死亡情况

年份	死亡	受伤	10 万人口死亡率	10 亿车千米死亡率	万车死亡率
1970	52 627	1 774 612	25.80	29.64	
1990	44 599	2 122 000	17.88	12.92	
2000	41 945	2 070 000	14.87	9.49	1.93
2001	42 196	2 003 000			
2002	42 815	1 929 000			
2003	42 643	1 925 000			
2004	42 636	1 816 000			
2005	43 510	1 816 000			
2006	42 708	1 746 000			
2007	41 259	1 711 000			
2008	37 261	1 630 000	12.25	7.91	1.44
2010	32 999	1 572 400	10.7	6.9	1.3
2015	35 485	1 747 933	11.1	7.1	1.3
2016	37 461		11.6	7.3	1.3
2015—2016 变化百分比	5.60%		4.80%	2.90%	3.10%
2010—2016 变化百分比	13.50%		8.70%	6.10%	1.40%
2000—2016 变化百分比	−10.70%		−22%	−22.70%	−32.70%
1990—2016 变化百分比	−16%		−35.20%	−43.30%	−46.30%

资料来源:IRTAD,2016。

二、加拿大

加拿大(Canada),高收入国家,人均国民收入 42 190 美元(2016)。2015 年注册机动车 2 392.4 万辆,其中汽车占 92.6%,二、三轮机动车占 3.0%,货车占 4.4%。自 1990 年至 2016 年,道路交通事故死亡下降了 52%。1990 年以后道路交通事故死亡逐年持续下降,到 2016 年,10 万人口死亡率下降了 63.4%,万车死亡率下降了 66.5%(表 2-13)。

在 2017 年的道路交通事故死亡中,机动车乘客死亡占 61%,行人死亡占 16%,摩托车骑车人死亡占 11%,自行车骑车人死亡占 3%,助力车驾驶员死亡 0%,其他未知类别死亡占 9%。加拿大道路交通事故死亡定义是事故后 30 日内死亡。

加拿大国家法律限制酒后驾驶机动车,机动车驾驶人血液酒精浓度标准为 80mg/100ml。2014 年,28%的严重碰撞事故与酒后驾驶有关。1976 年,加拿大有一个省首先强制前后排乘客使用安全带。在过去的几年里,加拿大的安全带使用率约为 95%。2016 年加拿大城市对前排座位乘客的调查显示,安全带使用率为 97.5%。然而,2015 年遇难的乘客中,有近 29%的乘客在事故发生时没有系安全带。这比 2011 年略有改善,2011 年 31%的死者没有系腰带。所有的摩托车骑车人均强制佩戴头盔。

表 2-13　加拿大 1970—2016 年道路交通事故受伤和死亡情况

年份	死亡	受伤	10 万人口死亡率	10 亿车千米死亡率	万车死亡率
1970	5 080	124 200			
1990	3 963	181 960	9.79		2.33
2000	2 927	155 842	9.52	9.38	1.64
2001	2 774	151 395			
2002	2 932	156 444			
2003	2 768	152 959			
2004	2 722	147 686			
2005	2 905	148 162			
2006	2 895	145 118			
2007	2 769	140 939			
2008	2 371		7.18	7.18	1.12
2010	2 238	125 636	6.6	6.7	1
2015	1 860	118 060	5.2	5.1	0.8
2016	1 898	117 673	5.2	5.1	0.8
2015—2016 变化百分比	2.00%	−0.30%	0.30%	−0.90%	0.10%
2010—2016 变化百分比	−15.20%	−6.30%	−20.50%	−24.00%	−23.70%
2000—2016 变化百分比	−34.60%	−24.50%	−44.70%	−45.70%	−51.80%
1990—2016 变化百分比	−52.00%	−35.30%	−63.40%		−66.50%

资料来源：IRTAD，2016。

三、墨西哥

墨西哥(Mexico)，中等收入国家，人均国民收入 8 555 美元(2016)。2016 年注册机动车 4 290 万辆，其中汽车占 68%，二、三轮机动车占 7%，货车占 24%。2016 年报告的道路交通事故死亡 16 185 人，受伤 78 395 人。在死亡人员中，机动车乘客死亡占 15%，行人死亡占 27%，二、三轮机动车骑车人死亡占 11%，自行车骑车人死亡占 1%。墨西哥道路交通事故死亡定义是事故后任何时间死亡。

四、巴西

巴西(Brazil)，中等收入国家，人均国民收入 11 690 美元。2016 年注册机动车 9 386.7 万辆，其中汽车占 67.03%，二、三轮机动车占 26.97%，货车占 5.95%。据报告，2015 年道路交通事故死亡 38 651 人，其中，二、三轮机动车驾驶员死亡占 31%，四轮车和轻型货车驾驶员死亡占 23%，行人死亡占 18%，重型卡车乘客和驾驶员死亡占 2%，公共汽车驾驶员和乘客死亡 <1%，自行车骑车人死亡占 3%，其他不知类别死亡占 21%。巴西道路交通事故死亡定义是事故后任何时间死亡。巴西自 20 世纪 80 年代以来，道路交通事故 10 万人口死亡率徘徊在 17～22。

巴西国家法律限制酒后驾驶机动车，机动车驾驶员血液酒精浓度标准为 20mg/100ml。国家强制使用安全带和头盔，安全带使用率为 60%，头盔佩戴率为 88%。

五、阿根廷

阿根廷(Argentina)，中等收入国家，人均国民收入 12 851 美元(2017)。2017 年注册机动车 2 312.0

万辆。2006 年报告的道路交通事故死亡为 5 611 人。在死亡道路交通事故中,机动车乘客死亡占 30%,行人死亡占 11%,二轮摩托车骑车人死亡占 40%,自行车骑车人死亡占 3%。阿根廷道路交通事故死亡定义是事故后 30 日内死亡。

阿根廷国家法律限制酒后驾驶机动车,机动车驾驶人血液酒精浓度标准为 50mg/100ml。国家强制使用安全带和头盔,头盔佩戴率为 13%,安全带使用率为 48%。

第四节 欧洲道路交通安全

1970 年以后,欧洲各国均加强了道路安全立法和道路交通安全改善计划,各国的道路交通安全死亡率持续大幅度下降(表 2-14)。1990 年以来,欧洲道路交通事故死亡总体呈下降趋势,改善最大的有:西班牙下降 70%,葡萄牙下降 67%,瑞士下降 66%,法国下降 65%。欧盟要求其成员国 2000 年到 2010 年,各国道路交通事故死亡下降 50%。

表 2-14　1970—2008 年欧洲国家 10 万人口和 10 亿车千米交通事故死亡率

国家	10 万人口死亡率					10 亿车千米死亡率				
	1970 年	1980 年	1990 年	2000 年	2008 年	1970 年	1980 年	1990 年	2000 年	2008 年
奥地利	34.5	26.5	20.3	12.2	8.15	109	56.2	27.9	13.2	
比利时	31.8	24.3	19.9	14.4	10.08	105	50.0	28.1	16.3	
捷克共和国	20.0	12.2	12.5	14.5	10.37		53.9	48.3	37	19.45
丹麦	24.6	13.5	12.4	9.3	7.37	51	25.0	17.3	10.7	8.22
芬兰	22.9	11.6	13.1	7.7	6.49		20.6	16.3	8.5	
法国	32.6	25.1	19.8	12.9	6.91	90	43.6	25.7	15.1	8.12
德国	27.7	19.3	14.0	9.1	5.45		37.4	20.0	11.3	6.49
希腊	12.5	15	20.1	18.7	13.84					
匈牙利	15.8	15.2	23.4	12	9.92					
冰岛	9.8	11	9.5	11.5	3.81		21.1	13.5	16.0	3.87
爱尔兰	18.3	16.6	13.6	11.0	6.34		28.4	19.2		5.66
意大利		16.4	12.4		8.68					
卢森堡		27.0	18.8	17.5	7.23					
荷兰	24.6	14.2	9.2	6.8	4.13		26.7	14.2	8.5	
挪威	14.6	8.9	7.8	7.6	5.38		19.3	12.0	10.5	
波兰	10.6	16.8	19.2	16.3	14.26					
葡萄牙	18.6	27.7	28.3	18.1	8.7					
斯洛文尼亚	35.8	29.2	25.9	15.8	10.4	167	96.1	65.1	26.7	
西班牙		17.7	23.2	14.5	6.85					
瑞典	16.3	10.2	9.1	6.7	4.32	35	16.4	12.0	8.5	7.6
瑞士	26.6	19.2	13.9	8.3	4.7	56.5	30.9	18.5	10.4	5.59
英国	14.0	11.0	9.4	6.1	4.31				7.4	5.2

资料来源:IRTAD,2009。

一、法国

法国(France),高收入国家,人均国民收入 38 125 美元(2016)。注册机动车 4 300 万辆,其中汽车占 75%,货车占 15%,二轮摩托车占 10%。该国自 1970 年以来,道路交通事故死亡持续性大幅度降低,1970 年道路交通事故死亡 16 445 人,至 2016 年道路交通事故死亡 3 477 人,比 1970 年下降 78.86%(表 2-15)。2007 年,法国总统萨科齐确定的交通事故死亡减少目标是,到 2012 年死亡 3 000 人。

表 2-15　法国 1970—2016 年道路交通事故受伤和死亡情况

年份	死亡	受伤	10 万人口死亡率	10 亿车千米死亡率	万车死亡率
1970	16 445	235 109	32.55	90.36	
2000	8 170	121 223	12.9	15.1	2.4
2001	8 253	116 745			
2002	7 742	105 470			
2003	6 126	90 220			
2004	5 593	85 390			
2005	5 318	84 525			
2006	4 709	80 309			
2007	4 620	81 272			
2008	4 275	74 487	6.9	8.1	1.1
2010	3 992	67 288	6.4	7.1	1
2015	3 461	56 603	5.4	5.9	0.8
2016	3 477	57 522	5.4	5.8	0.8
2015—2016 变化百分比	0.50%	1.60%	0.10%	−2.00%	−0.30%
2010—2016 变化百分比	−12.90%	−14.50%	−15.40%	−18.60%	−18.70%
2000—2016 变化百分比	−57.00%	−52.50%	−60.80%	−62.80%	−64.10%
1990—2016 变化百分比	−69%	−64.60%	−72.80%	−78.30%	−77.80%

资料来源:IRTAD,2016。

在 2017 年的道路交通事故死亡中,机动车乘客死亡占 51%,摩托车骑车人死亡占 20%,行人死亡占 14%,助力车死亡占 3%,自行车骑车人死亡占 5%。法国道路交通事故死亡定义是事故后 30 日内死亡。

法国法律限制酒后驾驶机动车,驾驶人血液酒精浓度标准最高为 50mg/100ml,客车驾驶人和新驾驶人为 50mg/100ml。16% 的严重碰撞事故和 27% 的交通事故死亡与酒后驾驶有关。国家强制使用安全带和摩托车头盔,安全带使用率和摩托车头盔佩戴率非常高,2017 年农村地区道路机动车驾驶人安全带使用率为 99%,城市地区机动车驾驶人安全带使用率为 98%;摩托车头盔佩戴率几乎是 100%。

二、德国

德国(Germany),高收入国家,人均国民收入 42 321 美元(2016)。注册机动车 5 760 万辆,其中汽车占 79%,货车占 8%,摩托车占 7%。德国自 1970 年以来,道路交通事故持续大幅度降低,交通事故死亡从 1970 年的 21 332 人降至 2016 年的 3 206 人,下降幅度高达 84.97%。10 万人口死亡率从 1990 年的 14.0 降至 2016 年的 3.9,万车死亡率从 1990 年的 2.6 降至 2016 年的 0.6(表 2-16)。

表 2-16　德国 1970—2016 年道路交通事故受伤和死亡情况

年份	死亡	受伤	10 万人口死亡率	10 亿车千米死亡率	万车死亡率
1970	21 332	414 362			
1990	11 046	389 350	14.0	20.0	2.6
2000	7 503	382 949	9.1	11.3	1.5
2001	6 977	375 345			
2002	6 842	363 054			
2003	6 613	354 534			
2004	5 842	339 310			
2005	5 361	336 619			
2006	5 091	327 984			
2007	4 949	335 845			
2008	4 477	320 614	5.5	6.5	0.8
2010	3 648	288 297	4.5	5.2	0.7
2015	3 459	305 659	4.3	4.6	0.6
2016	3 206	308 145	3.9	4.2	0.6
2015—2016 变化百分比	−7.30%	0.80%	−8.40%	−9.30%	−8.70%
2010—2016 变化百分比	−12.10%	6.90%	−12.50%	−19.50%	−18.80%
2000—2016 变化百分比	−57.30%	−19.50%	−57.30%	−63.10%	−59.90%
1991—2016 变化百分比	−71.60%	−20.00%	−72.50%	−78.80%	−77.50%

资料来源:IRTAD,2016。

在 2016 年的道路交通事故死亡中,机动车乘客死亡占 84%,二轮机动车骑车人死亡占 17%,行人死亡占 15%,自行车骑车人死亡占 12%,其他占 6%。德国道路交通事故死亡定义是事故后 30 日内死亡。

德国法律限制酒后驾驶机动车,机动车驾驶人血液酒精浓度标准为 50mg/ml。1976 年强制机动车前排乘客使用安全带,1984 年强制机动车后排乘客使用安全带,城市道路机动车驾驶人安全带使用率 2000 年为 90%,2017 年为 97%,农村道路机动车驾驶人安全带使用率 2000 年为 95%,2017 年为 99%;所有摩托车骑车人需要佩戴摩托车头盔,但是法律没有强制,2008 年摩托车骑车人头盔佩戴率 97%,乘客头盔佩戴率为 98%;2008 年自行车骑车人头盔佩戴率为 10%。德国没有国家减少交通事故死亡的具体数字目标,但是,有交通安全行动计划,确保交通安全。

三、英国

英国(United Kingdom),高收入国家,人均国民收入 39 825 美元(2016)。2016 年注册机动车 3 840 万辆,其中汽车占 83%,货车占 12%,摩托车占 3%。

英国自 1970 年至 2016 年,道路交通事故死亡下降了 76.05%,人员受伤下降了 47.63%。1990 年 10 万人口死亡率为 9.4,2016 年为 2.8,10 万人口死亡率下降了 70.40%;1990 年万车死亡率为 2.2,2016 年为 0.58,万车死亡率下降了 77.4%(表 2-17)。在 2017 年报告的道路交通事故死亡中,机动车乘客死亡占 44%,行人死亡占 26%,摩托车骑车人死亡占 19%,自行车骑车人死亡占 6%,助力车死亡占 0%,其他不知类别死亡占 5%。英国道路交通事故死亡定义是事故后 30 日内死亡。

表 2-17　英国 1970—2016 年道路交通事故受伤和死亡情况

年份	死亡	受伤	10 万人口死亡率	10 亿车千米死亡率	万车死亡率
1970	7 771	272 765	14.0		5.3
1980			11.0		3.3
1990	5 402	265 600	9.4		2.2
2000	3 580	242 117	6.1	7.4	1.2
2001	3 598	236 461			
2002	3 581	228 535			
2003	3 658	220 079			
2004	3 368	213 043			
2005	3 336	213 043			
2006	3 298	194 789			
2007	3 059	188 105		5.7	
2008	2 645	176 723	4.3		0.8
2010	1 905	160 080	3	3.8	0.5
2015	1 804	146 203	2.8	3.4	0.5
2016	1 860	142 846	2.8		0.5
2015—2016 变化百分比	3.10%	−2.30%	0.90%		0.90%
2010—2016 变化百分比	−2.40%	−10.80%	−7.90%		−10.50%
2000—2016 变化百分比	−48.00%	−41.00%	−54.00%		−59.90%
1990—2016 变化百分比	−65.60%	−46.20%	−70.40%		−77.40%

资料来源：IRTAD，2016。

　　英国法律限制酒后驾驶机动车，机动车驾驶人血液酒精浓度标准为 80mg/100ml，估计 17% 的严重碰撞事故与酒后驾驶有关。1983 年强制前排乘客使用安全带，1989 年强制后排乘坐的儿童使用安全带，1991 年强制后排成人使用安全带。2014 年，汽车驾驶人安全带使用率为 98%，汽车前排乘客安全带使用率为 96%，后排成人安全带使用率为 69%，后排儿童安全带使用率为 81%。应该认为，英国安全带使用率不算理想。1973—1974 年英国强制摩托车骑乘人员佩戴头盔，1977 年强制脚踏车骑车人佩戴头盔，不强制要求自行车骑车人佩戴头盔。英国政府有全面的交通安全目标措施。

四、西班牙

　　西班牙（Spain），高收入国家，人均国民收入 26 639 美元（2016）。注册机动车 3 490 万辆，其中汽车占 67%，货车占 15%，摩托车占 10%。西班牙自 1970 年至 2016 年，交通事故死亡下降了 66.83%，但是有较大的波动，1970 年死亡 5 456 人，之后，有所上升；至 1989 年，达到顶峰，死亡人数为 9 344 人。2000 年以后，持续下降，2000—2016 年，交通事故死亡下降了 68.1%。10 万人口死亡率从 1990 年的 23.2 下降为 2016 年的 0.5，下降了 89.60%。但是，西班牙 1970—2008 年的道路交通事故受伤人数增加了 61%（表 2-18）。

　　在 2017 年报告的道路交通事故死亡中，机动车乘客死亡占 44%，摩托车骑车人死亡占 20%，行人死亡占 19%，脚踏车骑车人死亡占 3%，自行车骑车人死亡占 4%，其他死亡占 10%。西班牙道路交通事故死亡定义是事故后 30 日内死亡。

表 2-18　西班牙 1970—2016 年道路交通事故受伤和死亡情况

年份	死亡	受伤	10 万人口死亡率	万车死亡率
1970	5 456	57 968	16.03	12.4
1980			17.65	6.4
1990	9 032	101 507	23.2	5.8
2000	5 776	101 729	14.5	2.5
2001	5 517	100 393		
2002	5 347	98 433		
2003	5 399	99 987		
2004	4 741	94 009		
2005	4 442	91 187		
2006	4 104	99 797		
2007	3 823	100 508	8.6	1.3
2008	3 100	93 161	6.8	1.0
2010	2 478	85 503	5.3	0.7
2015	1 689	97 756	3.6	0.5
2016	1 810	102 362	3.9	0.5
2015—2016 变化百分比	7.20%	4.70%	7.20%	5.00%
2010—2016 变化百分比	−27.00%	19.70%	−26.90%	−28.50%
2000—2016 变化百分比	−68.70%	0.60%	−73.00%	−76.40%
1990—2016 变化百分比	−80.00%	0.80%	−83.20%	−89.60%

资料来源:IRTAD,2016。

　　西班牙国家法律限制酒后驾驶,机动车驾驶人血液酒精浓度标准为 50mg/100ml,新驾驶人和职业驾驶人血液酒精浓度为 30mg/100ml。2008 年,31% 的驾驶人死亡其血液酒精浓度在 30mg/100ml 以上。1974 年法律强制城市区域以外道路,前排乘坐人使用安全带。1992 年城市区域,前后排乘坐人均强制使用安全带。二轮摩托车和自行车骑车人均强制佩戴头盔。2008 年,城市区域安全带使用率为 80%,摩托车头盔佩戴率为 99%,脚踏车头盔佩戴率为 97%;城市区域以外,安全带使用率为 95%,摩托车头盔佩戴率为 100%,脚踏车头盔佩戴率为 97%。

　　西班牙制定有国家道路交通事故控制目标,至 2008 年,交通事故死亡比 2003 年下降 40%,而实际达到 43%。欧盟要求其成员国 2000 年到 2010 年,各国道路交通事故死亡下降 50%。

五、波兰

　　波兰(Poland),中等收入国家,人均国民收入 13 811 美元(2017)。2016 年注册机动车 2 730 万辆,其中汽车 79%,货车 12%,摩托车占 5%。2001—2008 年,道路交通事故死亡基本平稳。1990 年交通事故死亡达到 7 333 人,2000 年交通事故死亡 6 294 人,之后死亡下降,维持在 5 243~5 827 人。10 万人口死亡率从 1970 年的 10.6 上升至 1990 年的 19.2,2016 年下降至 8,1990 年至 2016 年下降了 58.70%;万车死亡率从 1990 年的 8.1 下降至 2016 年的 1.1,下降 86.3%;同期机动车增长 485%(表 2-19)。

　　在 2017 年报告的道路交通事故死亡中,乘客死亡占 46%,行人死亡占 31%,自行车骑车人死亡占 8%,摩托车骑车人死亡占 8%,脚踏车骑车人死亡占 2%,其他占 5%。波兰道路交通事故死亡定义是事故后 30 日内死亡。

表 2-19　波兰 1970—2016 年道路交通事故受伤和死亡情况

年份	死亡	受伤	10 万人口死亡率	10 亿车千米死亡率	万车死亡率
1970	3 446	41 813	10.6		12.1
1980			16.8		10.9
1990	7 333	50 532	19.2		8.1
2000	6 294	57 331	16.3	12.4	4.5
2001	5 534	53 799			
2002	5 827	53 559			
2003	5 640	51 078			
2004	5 712	51 069			
2005	5 444	48 100			
2006	5 243	46 876			
2007	5 583	49 536			
2008	5 437	49 054	14.3	9.1	2.8
2010	3 908	38 832	10.2		1.8
2015	2 938	32 967	7.7		1.1
2016	3 026	33 664	8		1.1
2015—2016 变化百分比	3.00%	2.10%	3.10%		−1.40%
2010—2016 变化百分比	−22.60%	−13.30%	−22.20%		−37.30%
2000—2016 变化百分比	−51.90%	−41.30%	−51.50%		−75.20%
1990—2016 变化百分比	−58.70%	−33.40%	−58.70%		−86.30%

资料来源:IRTAD,2016。

波兰国家法律限制酒后驾驶机动车,机动车驾驶人血液酒精浓度标准为 20mg/100ml,14% 的道路交通事故死亡与酒精有关。1991 年国家强制机动车前后排乘坐人使用安全带,前排乘坐人安全带使用率为 78% 左右,后排乘坐人安全带使用率为 47% 左右。1997 年法律强制摩托车和脚踏车骑车人佩戴头盔。自行车骑车人佩戴头盔不强制。

第五节　大洋洲道路交通安全

大洋洲的道路交通安全以澳大利亚为先导,充分发挥了国家道路交通安全预防的作用,使道路交通事故死亡降低到很低的程度(表 2-20)。

表 2-20　大洋洲部分国家近年道路交通事故情况

国家	年份	报告死亡数	人均国民收入(美元)	注册机动车(万辆)	法定 BAC(mg/100ml)	道路交通死亡定义(d)
澳大利亚	2013	1 192	65 390	1 718.1	49	30
新西兰	2013	253	35 550	325.0*	50	30
汤加	2013	8	4 490	0.815 4	30	365
斐济	2013	41	4 370	8.7	80	30

资料来源:WHO,2015。

* 2012 年数据。

一、澳大利亚

澳大利亚(Australia),高收入国家,人均国民收入 50 811 美元(2016)。2017 年注册机动车 1 880 万辆,其中汽车占 75%,二、三轮摩托车占 5%,货车占 20%。自 1970 年到 2016 年,澳大利亚道路交通事故持续减少,道路交通事故死亡下降了 65.88%,10 万人口死亡率从 1990 年的 13.66 下降至 2016 年的 5.3,下降了 60.9%;万车死亡率从 1970 年的 2.3 下降至 2016 年的 0.7,下降了 69.5%。2000 年至 2016 年,道路交通事故死亡下降了 28.7%(表 2-21)。

表 2-21　澳大利亚 1970—2016 年道路交通事故受伤和死亡情况

年份	死亡	受伤	10 万人口死亡率	10 亿车千米死亡率	万车死亡率
1970	3 798		30.38	49.27	7.96
1990	2 331		13.66	14.4	2.3
2000	1 817	26 963	9.5	9.1	1.5
2001	1 737				
2002	1 715				
2003	1 621				
2004	1 583				
2005	1 627				
2006	1 602				
2007	1 603				
2008	1 466		6.86	6.53	0.96
2010	1 351	32 775	6.1	5.9	0.8
2015	1 206	37 082	5.1	4.9	0.7
2016	1 296		5.3	5.2	0.7
2015—2016 变化百分比	7.50%		5.60%	5.40%	5.20%
2010—2016 变化百分比	−4.10%		−13.00%	−12.60%	−16.20%
2000—2016 变化百分比	−28.70%		−44.00%	−43.50%	−52.00%
1990—2016 变化百分比	−44.40%		−60.90%	−64.00%	−69.50%

资料来源:IRTAD,2016。

值得注意的是,澳大利亚道路交通事故死亡水平已控制在非常低的水平,2000 年以后每年的交通事故死亡人数变化波动不到 100 人,在交通事故死亡水平很低的情况下,事故死亡仍然在下降,澳大利亚政府所采取的措施值得借鉴研究。

在 2016 年报告的道路交通事故死亡中,机动车乘客死亡占 47%,二轮摩托车骑车人死亡占 19%,行人死亡占 14%,自行车骑车人死亡占 2%。澳大利亚道路交通事故死亡定义是事故后 30 日内死亡。

澳大利亚国家法律限制酒后驾驶机动车,机动车驾驶人血液酒精浓度标准为 49mg/100ml,新驾驶人、货车驾驶人、公共汽车驾驶人和出租车驾驶人血液酒精浓度标准为 0mg/100ml。29% 的驾驶人和骑车人死亡与酒后驾驶有关。1970 年,澳大利亚在全国所有的州强制使用安全带,前排乘客安全带使用率通常在 95%,后排乘客安全带使用率通常在 80% 以上。澳大利亚政府制定了非常完善的道路交通安全措施计划和道路交通事故死亡减少目标。

二、新西兰

新西兰(New Zealand),高收入国家,人均国民收入 39 414 美元(2016)。2017 年注册机动车 3 800 万

辆,其中汽车占 80%,货车占 16%,二、三轮机动车占 2%。自 1990 年到 2016 年,道路交通事故死亡从
729 人下降到 327 人,下降了 55.10%;受伤从 12 818 人下降到 9 968 人,下降了 22.20%;10 万人口死亡
率从 21.4 下降到 7,下降了 67.40%;万车死亡率从 3.3 下降到 0.9(表 2-22)。

表 2-22 新西兰 1970—2016 年道路交通事故受伤和死亡情况

年份	死亡	受伤	10 万人口死亡率	10 亿车千米死亡率	万车死亡率
1970	655	13 297	23		5.4
1980			18.9		3.3
1990	729	12 818	21.4		3.3
2000	462	7 830	12.1	12.4	1.8
2001	455	8 865			
2002	404	10 162			
2003	461	10 615			
2004	436	10 368			
2005	405	10 849			
2006	393	11 293			
2007	421	12 043			
2008	366	11 647	8.6	9.1	1.1
2010	375	10 886	8.6	9.4	1.2
2015	319	9 737	6.9	7.3	0.9
2016	327	9 968	7	7.2	0.9
2015—2016 变化百分比	2.50%	2.40%	0.40%	−1.50%	−2.00%
2010—2016 变化百分比	−12.80%	−8.40%	−18.80%	−23.00%	−23.50%
2000—2016 变化百分比	−29.20%	27.30%	−41.80%	−49.60%	−47.40%
1990—2016 变化百分比	−55.10%	−22.20%	−67.40%	−73.00%	

资料来源:IRTAD,2016。

在 2018 年报告的道路交通事故死亡中,机动车乘客死亡占 67%,行人死亡占 12%,自行车骑车人死
亡占 1%,摩托车骑车人死亡占 16%,助力车驾驶员死亡占 1%,其他不知类别死亡占 3%。新西兰道路交
通事故死亡定义是事故后 30 日内死亡。

新西兰法律限制酒后驾驶机动车,机动车驾驶人血液酒精浓度标准为 50mg/100ml,28% 的驾驶人死
亡与酒后驾驶有关。1972 年强制前排乘客使用安全带,1979 年强制后排乘客使用安全带。1956 年,强制
行驶速度在 50km/h 以上的摩托车骑车人佩戴头盔;1973 年对各种行驶速度的摩托车骑车人和脚踏车骑
车人均强制佩戴头盔。1994 年,自行车骑车人强制佩戴头盔。2008 年,前排乘客安全带使用率为 95% 左
右,后排乘客安全带使用率为 87% 左右;自行车骑车人头盔佩戴率为 92%;5 岁以下儿童安全装置使用率
为 90%。

第六节　非洲道路交通安全

在有报告的非洲地区 41 个国家中,没有高收入国家,中等收入国家 11 个,低收入国家 30 个,41 个国
家道路交通事故估计 10 万人口死亡率为 32.2。南非、埃及、埃塞俄比亚、尼日利亚等是非洲道路交通事

故死亡最多的国家。按 30 日内死亡修正因子计算,2007 年南非交通事故死亡 16 113 人,埃及死亡 15 983 人;2006 年尼日利亚交通事故死亡 4 673 人,埃塞俄比亚死亡 2 517 人(表 2-23)。

表 2-23 非洲部分国家近年道路交通事故情况

国家	年份	死亡	人均国民收入（美元）	注册机动车（万辆）	法定 BAC（mg/100ml）	道路交通死亡定义(d)
南非	2013	13 802**	7 190	990.9	50	30
尼日利亚	2013	6 450	2 710	579.1	80	30
安哥拉	2013	4 305	5 170	58.2	60	现场
刚果	2013	206	2 590	10.0	80	30
博茨瓦纳	2013	411	7 770	52.1	50	365
布隆迪	2006	65	110	5.94	10	任何时间
喀麦隆	2013	1 095	1 290		80	任何时间
埃塞俄比亚	2013	3 362	470	47.8	80	30
佛得角	2007	49	2 430	5.4	80	30
中非	2013	45	320	3.7	80	现场
乍得	2013	1 420	1 020	62.2	80	7
冈比亚	2013	115	500	5.4	80	30
加纳	2013	2 240*	1 770	153.2*	80	30
肯尼亚	2013	3 191	1 160	201.2	80	30
莱索托	2013	327	1 500	12.3	80	30
马达加斯加	2013	609	440	21.9	80	1
马里	2013	529	670	28.9	30	30
摩洛哥	2013	3 832	3 020	328.6	禁止	30
马拉维	2013	977	270	43.7	80	30
纳米比亚	2013	308	5 870	28.1	79	1
尼日尔	2013	806	400	31.6		现场
埃及	2013	6 700	3 140	703.8		现场

资料来源:WHO,2015。

* 2012 年数据。

** 2010 年数据。

一、南非

南非(South Africa),属于中等收入国家,人均国民收入 6 170 美元(2017)。2016 年注册机动车 1 200 万辆,其中汽车占 58%,二、三轮机动车占 3%,货车占 32%。该国自 1970 年代初以来,道路交通事故死亡人数一直处于较高水平,1972—1982 年间略有降低,10 万人口死亡率在 25～32 波动;1982—1992 年间居高不下,10 万人口死亡率在 33～37 波动;1992 年之后有大幅度下降,2000 年到最低,10 万人口死亡率低至 19;2002 年以后交通事故死亡又开始上升,至 2016 年 10 万人口死亡率为 25.0。

2017 年,南非报告的道路交通事故死亡 14 050 人,受伤 11 437 人。在死亡人员中,行人死亡占 38%,四轮车乘客死亡占 33%,二、三轮摩托车骑车人死亡占 26%,自行车死亡占 3%。南非道路交通事故死亡定义是事故后 30 日内死亡。

在南非,国家建立了国家道路交通安全战略和目标措施以及安全经费,立法限制车速、限制饮酒驾驶、强制使用安全带和头盔以及儿童安全装置。车辆驾驶人血液酒精浓度限制是50mg/100ml,60%的道路交通事故死亡与酒后驾驶有关。车辆前排安全带使用率为50%,后排安全带使用率为8%。摩托车骑车人头盔佩戴率为95%,搭乘人员头盔佩戴率为90%。

二、埃及

埃及(Egypt),中等收入国家,人均国民收入3 140美元。2013年注册机动车703.8万辆,其中汽车占54.7%,二、三轮机动车占26.8%,货车占14.9%。该国缺乏长期系统的道路交通安全数据。2007年报告的道路交通事故死亡12 295人,受伤145 000人,10万人口死亡率41.6。在死亡人员中,四轮车乘坐人死亡占48%,行人死亡占20%,自行车死亡占2%,摩托车骑车人死亡不足1%,其他情况死亡占30%。埃及道路交通事故死亡定义是事故现场死亡。

埃及没有明确的国家交通安全措施目标和经费,有限制酒后驾驶的法律规定,但是没有明确的血液酒精浓度标准。制定有摩托车头盔和安全带使用法规,乘客安全带使用率为7%,摩托车骑车人头盔使用率为70%。没有儿童安全装置强制使用的法律。

三、尼日利亚

尼日利亚(Nigeria),低收入国家,人均国民收入2 178美元(2016年)。2013年注册机动车579.1万辆,其中二轮机动车占43.6%,四轮机动车占56.4%。该国自1970年以来,交通事故死亡持续增加,事故死亡人员从1970年的3 000余人,增长至1980年的11 000余人,之后有所下降,至2019年,事故死亡5 121人。2006年报告的道路交通事故死亡4 673人,10万人口死亡率为31.6。尼日利亚道路交通事故死亡定义是事故后30日内死亡。

尼日利亚立法限制车速、限制酒后驾驶、强制使用安全带和摩托车头盔,没有强制使用儿童安全装置的规定。车辆驾驶人血液酒精浓度限制是80mg/100ml,10%以下的道路交通事故死亡与酒后驾驶有关。摩托车头盔佩戴率不足5%,前排安全带使用率为70%。

四、埃塞俄比亚

埃塞俄比亚(Ethiopia),低收入国家,人均国民收入470美元。2013年注册机动车47.8万辆,其中汽车占58.7%,二、三轮机动车占12.1%,货车占19.3%。该国自1998年以来,道路交通事故死亡缓慢上升,10万人口死亡率从1998年的28~29上升至2006年的30.3。2006年报告道路交通事故死亡2 517人。埃塞俄比亚道路交通事故死亡定义是事故后30日内死亡。

埃塞俄比亚建立有国家道路交通安全对策和目标措施及安全基金。国家立法限制车速和限制酒后驾驶,血液酒精浓度为80mg/100ml;没有强制使用安全带等安全措施的规定。10%的道路交通事故死亡与酒后驾驶有关,摩托车头盔佩戴率为60%,安全带使用率为20%。

五、肯尼亚

肯尼亚(Kenya),低收入国家,人均国民收入1 160美元。2013年注册机动车201.2万辆,其中汽车占47.8%,二、三轮机动车占36.7%,货车占7.8%。该国自1970年以来,道路交通事故死亡数持续大幅上升,从1970年的1 000余人持续上升至1998年的3 000人;1998年以后略有下降,至2006年达2 700人左右。2007年报告的道路交通事故死亡2 893人,受伤12 470人,10万人口死亡率34.4。在死亡人员中,行人死亡占47%,四轮车乘客死亡占33%,自行车死亡占9%,四轮车驾驶员死亡占9%。肯尼亚道路交通事故死亡定义是30日内死亡。

肯尼亚建立有国家道路交通安全战略、目标措施和经费。国家立法限制车速、限制酒后驾驶、强制使用安全带,驾驶人血液酒精浓度标准是80mg/100ml。

(赵新才)

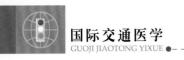

参 考 文 献

［1］公安部交通管理局.中华人民共和国道路交通事故统计年报(2016 年度)[R].2017.

［2］公安部交通管理局.中华人民共和国道路交通事故统计年报(2009 年度)[R].2010.

［3］杨钧.国内外道路交通事故预防研究[M].北京:机械工业出版社,2009.

［4］Australian Transport Safety Bureau. 2008 Annual Review:Safe Transport[R]. 2008.

［5］European. Road Safety Observatory. Annual statistical report[R]. 2007.

［6］European. Road Safety Observatory. Annual statistical report[R]. 2008.

［7］M PEDEN,R SURFIELD, D SLEET. World report on road traffic injury prevention. World Health Organization. 2004.

［8］Organization for Economic Co-Operation and Development. International Road Traffic and Accident Database:Road safety annual report[R]. 2009.

［9］Organization for Economic Co-Operation and Development. International Road Traffic and Accident Database:Road safety annual report[R]. 2010.

［10］Organization for Economic Co-Operation and Development. International Road Traffic and Accident Database:Road safety annual report[R]. 2018.

［11］World Health Organization. Global status report on road safety:time for action[R]. 2009.

［12］World Health Organization. Global status report on road safety 2015[R/OL]. http://www. who. int/about/licensing/copyright_form/en/index. html.

［13］World Health Organization. The top 10 causes of death[R/OL]. http://www. who. int/mediacentre/factsheets/fs310/en/index1. html.

［14］World Health Organization. WHO methods and data sources for country-level causes of death 2000-2015[R/OL]. http://www. who. int/gho/mortality_burden_disease/en/index. html.

［15］World Health Organization. Global status report on road safety[R]. 2018.

第三章　道路交通安全因素

Abstract

Road traffic accident is a special social problem affected by many complicated factors. There are four basic key factors in road traffic safety modeling and dynamic road traffic system organization: human, vehicles, road conditions and environment.

All road traffic activities are completed by human, so human is the major factor in road traffic safety, and the only subjective one. Various properties of road users including drivers, passengers and pedestrians, such as personal quality and morality, traffic activities, physiologic factors, mainly referring to health status, vision, audition, gender and age, character trait and status, intelligence and education, driving experience and skills, will significantly affect road traffic safety.

Vehicle is another important factor because it is the main carrying agent of human beings. The safe function, mechanical function and status of car duction and braking, initiative and passive safe system of cars can affect road traffic safety directly.

Road is the foundation and one of the supporters for road traffic. After further analyses of the causes of road crashes, we can find that many road crashes are associated with road conditions, such as road surface, road line, road construction, and the quality and quantity of road safety equipments, which affect road traffic safety in various degrees.

All road traffic activities occur in certain environment. The weather (rainy, snowy, foggy, windy, etc), traffic environment (road equipments and traffic situation), society, culture, policy and safety education for road traffic safety in a country or region will directly or indirectly affect road traffic safety.

道路交通是一类受多种复杂因素影响的社会活动,在道路交通安全模式中"人-车-道路-环境"构成一个动态的道路交通系统,人、车、道路和环境四类因素是道路交通安全的核心基础因素。

人是道路交通活动的主体和执行者,是交通安全因素中唯一具有主观能动性的最主要因素。道路使用者(机动车和非机动车驾驶人、乘客、行人)的素质、道德、道路交通行为、生理因素(视觉、听觉、性别、年龄、健康状况等)、心理及性格特征与状态、智力与受教育水平情况、驾驶技能及经验等对道路交通安全均有重要影响。

车辆是道路交通的另一重要环节,是交通活动中人员的主要承载体之一,其安全性设计、转向和制动等机械性能及状态、主动和被动安全系统等直接影响着道路交通安全。近年兴起的自动驾驶机动车涉及的人工智能实质上属于车辆的主动、被动安全系统的集合。

道路是交通的基础和另一承载体,通过事故原因深层次分析发现,大量的交通事故原因背后隐藏着道路相关的因素。在道路因素中,路面条件、道路线形及线形组合、道路安全设施的数量和质量等对交通安全都有不同程度的影响。

道路交通活动都是在一定的背景环境中完成的,自然界中的雨、雪、雾、风、高温等天气环境,道路硬件设施、通行条件等通行环境,社会、人文环境和家庭环境,以及国家和地区的道路交通相关政策、安全教育环境等都会对交通安全产生直接或间接的影响。

道路交通是一类受多种复杂因素影响的社会活动,其安全主要受到人、车辆、道路、环境四个大类因素的影响,这四大类因素相互交叉、关联,构成一个动态的道路交通系统。理想的道路交通安全模式是"人-车-道路-环境"处于一种高度和谐的状态,也即是当整个系统处于稳定、协调状态时对道路交通安全产生良性影响,促使道路交通活动顺利进行;但作为一个动态的系统,没有绝对的安全,从系统整体性原则来看,其中任何一个要素的变化都有可能影响到整个系统的稳定和安全,并造成系统平衡的破坏,打破"人-车-道路-环境"的和谐状态,从而产生道路交通事故隐患,甚至导致交通事故的发生。分析道路交通安全影响因素的目标就是要建立和维护"人-车-道路-环境"之间的和谐平衡,将交通事故的发生降到最低,预防道路交通伤害的发生、减轻道路交通事故的后果。

从另外一个角度来看,影响道路交通安全的因素可以分为两个方面:物质的危险因素和人的危险因素。前者是指车辆、道路和环境中的物质条件,属于外在物质因素,相对固化和稳定;后者是指由于人生理或心理上的缺陷、主观自控能力和道德修养水平等所导致的意识能动性方面的不足或障碍,其在交通活动中表现最为直接、活跃和复杂,具有易变性、复杂性和能动性的特点,在道路交通活动中起主导作用,对道路交通安全起着至关重要的作用。

第一节 人 的 因 素

人是交通活动的主体,作为道路交通活动的执行者,是交通安全影响因素中唯一具有主观能动性的要素,因此在人、车、道路和环境因素中,人是最主要的因素,是影响道路交通安全的第一要素。有学者报道,在道路交通事故中80%~95%的交通事故直接或间接与机动车驾驶人有关;美国、英国和澳大利亚专家在经过大量的道路交通事故原因研究后发现,在所有事故原因中与人有关的占91%~94%;另有学者提出在影响交通事故的因素中,人的因素占95%;从我国1996年至2016年的道路交通事故年报数据来看,我国仅机动车驾驶人导致的事故比例就在90%左右,并呈逐年增加的趋势,2016年其所致事故比例达91.23%,这些数据均表明人是影响道路交通安全的最主要的因素。目前世界各国公认,人的因素,特别是驾驶人失误,是引发交通事故的主要原因,其所致事故占到总事故数的55%~90%。

参与道路交通活动的人员包括机动车驾驶人、非机动车驾驶人、行人和乘员等,其主要通过在交通活动中的个体行为、生理条件、个体素质和心理状态等对道路交通安全产生重要的影响。

一、人的行为因素

在道路交通活动中,驾驶机动车和非机动车、操作交通工具、乘坐交通工具、路上行走或其他使用交通设备与设施等的主体都是人。在道路交通事故中,人的行为主要包括交通参与者的各种过失、过错行为,比如:在交通活动中违反规定、疏忽大意、操作不当等具体行为。其中,违反规定是指不按交通法规和其他安全规定行驶或行走,如超速行驶、占道行驶、酒后开车、违章穿行车道等;疏忽大意是指道路使用者没有正确观察和判断外界事物而导致事故发生;操作不当是指由于驾驶车辆人员技术不熟练,经验不足,对车辆、道路情况不熟悉,在遇突发情况时惊慌失措,做出错误反应。这些行为是最具主观能动性的因素,同时也是个人生理和心理状态的外在表现,直接对道路交通安全产生重大的影响。

(一)机动车驾驶人的行为因素

机动车驾驶人是交通工具的主要操作者,在道路交通活动中是最活跃的因素。在道路交通行为过程中,机动车驾驶人处于强势地位,对道路交通安全的影响相对强于其他所有人员,其驾驶行为直接关系到道路交通的流畅和安全后果。遵守交通安全法规和操作规程的驾驶行为是道路交通活动安全进行的重要保证之一,违反交通安全法规和操作规程的行为是导致交通事故发生和造成交通隐患的最直接原因。在机动车驾驶人中,影响交通安全的行为主要有以下一些行为:

1. 主观违法驾驶行为　这类行为往往是为了一时的便利或寻求刺激,漠视道路上其他交通参与者的存在和道路交通法规的尊严,故意违反法律法规的禁令。在我国机动车驾驶人具体的违法行为以不按规定让行、超速行驶、未保持安全距离、违法转弯、违法占道行驶、逆向行驶、违法超车、闯红灯等违反《道路交通安全法》和其他安全法规的行为较为常见。这些行为是导致我国道路交通事故的主要原因,具有主观故意的特点,较易发现,常引起交通安全管理和研究人员重视,并可以通过教育、管理进行防范。

2. 攻击性驾驶行为　又称寻衅性驾驶,指机动车驾驶人在驾驶过程中故意以违反交通法规或驾驶道德的行为对他人身体、心理或情感进行伤害的行为,是一种较严重的主观违法驾驶行为。主要表现为故意尾随、堵截、违章超车、超速行驶、频繁变换车道、闯红灯、叫骂、鸣笛、应用大灯闪射别人等。具有攻击性驾驶行为的人往往不顾道路交通中他人的权利和安全,采用自私、冒险、出风头的方式驾驶机动车,以对他人情感造成伤害为乐趣。比如在城市道路上飙车、高速穿插等就是较为常见的攻击性驾驶行为,这类行为本身极易导致事故的发生,同时也容易引起他人的恐慌而引发他人判断或操作失误,从而导致交通事故发生。极端的攻击性驾驶可超出一般的交通过错,表现为驾驶暴力,体现为以机动车作为武器对他人进行身体伤害或毁坏车辆的行为,演变为一种犯罪性侵犯。

在男性人群中,文化程度较低、有过犯罪史、有饮酒或服用违禁药物等嗜好的青年为攻击性驾驶的好发人群;在女性人群中,35 岁以下、单身、大专文化程度以下、中等收入者为攻击性驾驶的好发人群。对于发生攻击性驾驶行为者,常与人的先天性格因素有关,如有的人天生具有较强攻击性,也与后天遭遇存在一定关联,比如行为受挫、需求受阻、成长于单亲家庭、受过虐待等。随着现代道路交通的拥挤、交通环境日益复杂,攻击性驾驶问题愈来愈突出,其已经和酒后驾驶一样,成为威胁交通安全的另一重要因素。美国汽车协会 1997 年调查发现,在美国每年平均至少有 1 500 人因攻击性驾驶受伤或致死;调查中 30% 的人认为威胁交通安全的主要原因是攻击性驾驶,有 67% 的人认为在过去的一年中受到过攻击性驾驶的威胁。由于攻击性驾驶行为通常介于违反交通法规和社会道德之间,较难准确界定,因此国内部分道路交通管理者和交通安全研究者还没有充分认识和理解这类驾驶行为对道路交通安全的影响,需要在国内交通安全研究和管理中给予足够的重视。

3. 过失性驾驶行为　过失性行为是指机动车驾驶人在驾驶过程中注意力不集中、认为能侥幸避免、反应不及时、操作失误等行为。因机动车驾驶是一项对社会安全具有潜在的威胁的活动,要求驾驶人在整个驾驶过程中必须保持高度集中的注意力,因此任何的过失行为都会对道路交通安全产生一定的影响。过失性驾驶行为与机动车驾驶人的驾驶技能、生理和心理状态、驾驶环境等因素存在一定的相关性,其具有发生的不确定性和易被忽略等特点,因此较主观违法驾驶行为更难防范。

4. 酒后驾驶　酒后驾驶是导致道路交通事故的重要危险因素之一。饮酒后导致的交通事故大多与驾驶者反应时间延长有关,酒精使驾驶人对情况的判断迟缓、不能及时有效地进行合理处置。当驾驶人体内酒精浓度达到一定量时,酒就对驾驶人的色彩、感觉、触觉、反应时间、肢体配合协调的灵敏度和精确度产生影响。有研究表明,随着血液酒精浓度的升高,中枢神经系统对光学刺激的反应逐渐下降;血液酒精浓度在 0.18～0.49g/L 时,简单反应时和选择反应时略有缩短;但当血液酒精浓度达到 0.5～0.7g/L 时,简单反应时和选择反应时均较饮酒前延长,且错误反应也增加为 46%,左、右手配合运动的灵敏性和精确性也有显著差异。当血液中酒精浓度为 0.3g/L 时,驾驶能力下降 10%;当血液酒精浓度为 0.8g/L 时,操作失误率高出常人的 16%;当血液酒精浓度＞0.9g/L 时,判断能力比正常下降 25%,表现为驾驶人发现道路标志的能力差,对速度、距离、信号灯和停车标志错误判断增多,知觉能力下降;当血液酒精浓度＞1.5g/L 时,判断能力下降 30%,操作失误率超过正常情况的 30%,运动协调能力受到损害。总的来说,酒精可通过以下几个方面对驾驶安全产生影响:①麻痹中枢神经系统,使驾驶人兴奋亢进、胡言乱语、胆大妄为、争强好胜、富于冒险,或处于抑制状态、知觉和行为能力明显减弱,甚至出现意识障碍。②降低驾驶人对视觉信息的感知和判断能力,包括对道路标志标线、速度、距离、信号灯、周围环境事物等信息的识别和判断能力降低;视野减少,特别是可产生隧道视觉;有效分配注意能力显著下降。③触觉、嗅觉及听觉等敏感性下降,对车辆及环境的变化等不能及时感知,增加了事故的危险性,特别是手的触摸感觉能力极低时,使人拿不住东西,两手软弱无力。④注意力涣散,注意力和分配能力降低,判断能力下降。⑤记忆力减退,情绪极不稳定,喜怒无常。

酒后驾驶不仅会显著增加交通事故发生的概率和严重性,而且对交通事故伤害后果也有明显影响。研究发现:如以不饮酒者发生交通事故的危险程度为 1,则当血液中酒精浓度为 0.5g/L 时,死亡事故的危险程度为 2.53,受伤事故危险程度为 2.21,损物事故危险程度为 1.43;当血液中酒精浓度为 1.0g/L 时,死亡事故的危险程度为 6.40,受伤事故危险程度为 4.50,损物事故危险程度为 2.04;当血液中酒精浓度为 1.5g/L 时,死亡事故的危险程度达 16.21。另有研究也显示血液中酒精含量每增加 0.02%,发生危及生命的交通事故危险就增加 1 倍。

虽然不同民族、不同个体对酒精的耐受性存在差异,如当血液酒精浓度为 0.8g/L 时,平常仅微量饮酒者驾驶能力下降 68%,中等量饮酒者下降 47%,习惯饮酒者驾驶能力下降 40%;但当血液酒精浓度大于 1.0g/L 后,不同人群间的差异就变小了。

由于饮酒后驾驶对道路交通安全有极大的危害性,世界上大多数国家都规定了酒后驾车标准。比如:瑞典、荷兰和英国规定当驾驶人血液酒精浓度分别大于等于 0.2g/L、0.5g/L 和 0.8g/L 时为酒后驾驶;我国规定驾驶人血液酒精浓度≥0.2g/L,且＜0.8g/L 时为酒后驾车,当血液酒精浓度≥0.8g/L 时为醉酒驾车。在很多国家,酒后驾车已成为影响道路交通安全的主要因素之一,有调查显示在一些低收入国家,33%～69%的死亡驾驶人和 8%～29%的受伤驾驶人与酒精有关。在我国 2016 年事故年报中,因酒后驾驶所致的交通事故占到总事故的 3.72%,其导致的人员死亡和受伤分别占 4.38%和 3.22%,从这些数据来看我国总体酒后驾车所致事故及伤亡比例较国外低,一方面可能是因为我国酗酒的总体概率相对比国外低,另一方面可能是因为我国很多地区交通管理者对酒后驾驶的检测设备数量和检测能力不足,导致酒后驾车的认定相对较少。但近年来由于社会经济和业余生活的日益丰富,在部分地区、部分人群(部分受过较高教育人群和较富裕阶层)中其行为比例有增加的趋势。比如,2009 年杭州市道路交通事故和死亡人数呈下降态势,但因酒后驾驶引发的机动车事故不降反升,酒后驾车引发的道路交通事故较 2008 年上升了 7.69%。

5. 服用药物后驾驶　近年来有关药物对驾驶能力影响的研究已越来越受到各国有关学者和交通管理者的重视。德国一项研究发现,有 11%的交通事故与驾驶人服用镇静剂、安眠药、降压药、止痛药等有关。在美国的一项调查中发现,1 245 名长期服用药物的驾驶人在两年中,有 77%的人发生过一起以上的交通事故,而对照驾驶人只有 20%发生过一起交通事故。

服用兴奋剂或镇静剂对驾驶具有同样的危险性。兴奋剂一般有咖啡因、可卡因、安非他明等,虽然它们可能使中枢神经系统保持较长时间的兴奋状态,很快使睡意消失、降低疲劳感、增强活动能力、缩短简单反应和复杂反应时间,但同时可使人情绪急躁、影响判断力、易于冲动、过分自信,可卡因还会使人产生狂妄的感觉,丧失警惕性和过高估计自己的能力,置危险于不顾。镇静剂类有氯苯那敏、苯巴比妥等,这类药物可以抑制中枢神经系统,副作用较大,可使人产生睡意、疲乏、眩晕、情绪消极、反应时延长、注意力分配不足、知觉功能受损、损伤动态视力等,对驾驶技能有严重影响。另外,很多治疗感冒及胃、肠、呼吸和血液循环系统的药物,其副作用会使人感到乏力、注意力减退、视敏度降低、视力减退和视野范围缩小、反应灵敏度下降等,对安全驾驶极为不利。

世界卫生组织曾在 1980 年建议驾驶员服用以下 7 类药物后不驾驶车辆:①对神经系统有影响的药物;②催眠药物;③使人恶心的和产生变态反应的药物;④止疼药物;⑤兴奋剂;⑥治疗癫痫的药物;⑦治疗高血压的药物。

6. 其他不良驾驶行为　高速运行的机动车极易受到一些习惯性行为的影响。较为常见并不被重视的习惯性行为,如驾车时交谈、驾车时听音乐、灯光使用不当等;其他被法律或法规禁止,但驾驶人存在侥幸心理易犯的行为,如驾车时使用手机、抽烟、不系安全带等。这类行为有的属于普通生活习惯,其与道路交通安全没有明显的直接关系,有的习惯在发生事故前易因侥幸心理而疏于防范,但这些不良的驾驶行为均是酿成交通事故的潜在因素,甚至可能转化为道路交通事故的直接原因或加重事故伤害后果的关键因素。

目前国内边开车边吸烟的现象还很普遍,虽然香烟有提神的作用,但对大脑的兴奋作用时间很短,随后便很快会进入抑制状态,并且烟雾可造成视力明显下降;另外,取烟、递烟、接烟、点烟等动作将分散注意力,而且吸烟过程中还会发生烟头烧着手、烟灰被吹进眼里等许多不可预见的情况,如道路上再有意外情况发生,其后果将不堪设想。有研究表明,吸烟的驾驶员发生的事故比不吸烟的驾驶员多40%。

现代社会手机的使用比例越来越高,在驾驶过程中使用手机的人也越来越多、越来越频繁,但驾驶人员使用手机对驾驶安全的影响却并没有得到大众的认识,未引起人们足够的重视。驾驶人使用手机可以分散其驾驶注意力,有研究显示使用手机可以延长驾驶人的反应时间0.5~1.5秒。加拿大的Donald A等研究也发现,驾驶过程中用单手使用手机,甚至不用手使用手机时,驾驶员的反应时间都明显延长,分别为对照的148%和128%。也就是说,当汽车以112.6km/h行驶时,正常情况下对某对象做出反应时车已驶过31m;当用单手使用手机时,车已经驶过了45m;即使使用手机未占用手,车也已驶过39m。使用手机对驾驶过程的其他影响还包括影响驾驶人对行驶车道、车速、不同车辆间安全距离等的判断和保持,国外研究显示,驾驶中使用无绳电话发生交通事故及其伤亡的相关风险高出未使用者4倍。世界上至少有35个国家和地区已经禁止驾驶时使用手机,我国虽然道路交通安全法没有明确的禁止规定,但一些法规将其归类为“其他影响安全的行为”加以禁止,但对这一行为禁止的公众普及力还有很大的欠缺。

另外,驾驶过程中灯光的使用习惯对交通安全也有一定影响,一项关于我国驾驶人驾驶行为的调查发现,国内驾驶人在雨雪天气使用行驶灯的比例几乎为0,大约只有40%的驾驶人在变道行驶时使用转向灯,灯光的使用和正确使用比例较发达国家低,这些行为使自身被注意的可能性大大降低,成为道路交通安全的隐患。

(二)非机动车驾驶人的行为因素

非机动车方便灵活,购买和使用随意性相对较强,其驾驶人在驾驶过程中的行为是影响道路交通安全的另一活跃因素。在我国道路交通事故原因统计中非机动车驾驶人违反交通法规的驾驶行为是其所致事故的主要原因,较为常见的是未按规定让行、违法占用机动车道行驶、逆向行驶、违反交通信号、超速行驶(违反非机动车限速规定)、违法与机动车抢行、违法超车等。

非机动车驾驶人安全措施的使用对交通安全也有较大影响。就我国普及率较高的自行车来说,安全头盔的使用能减少88%的颅脑损伤,可我国自行车驾驶人极少佩戴安全头盔。国外一项关于自行车安全头盔保护作用的研究发现,骑自行车时使用安全头盔对不同伤害的有效比值分别是:头部0.4、大脑0.42、面部0.53。目前一些发达国家已经立法规定,骑自行车必须使用安全头盔,以提高骑自行车时安全头盔的使用率,在一些没有这项法规的国家,骑自行车时安全头盔的使用率通常不到10%。

另外,由于非机动车稳定性相对较差,其驾驶人的一些不良习惯性行为是导致事故的重要原因。比如:驾驶过程中使用手机、攀扶、交谈、酒后驾驶、手中持物驾驶、单手或撒开双手驾驶等,极易引发事故的发生,对其自身的交通安全造成较大影响。

(三)乘客及行人的行为因素

虽然因乘客行为而导致的道路交通事故比例较少,但作为道路交通参与者,其行为对道路交通安全也会造成明显影响。较为明显并引起重视的行为是乘客违法上下车。另外,乘客的一些其他行为,如与驾驶人交谈、不系安全带、车上纠纷以及其他妨碍驾驶的行为等都是比较常见的,是引发交通事故的潜在因素,甚至是加重事故伤害后果的直接因素。

行人在道路交通中处于弱者的地位,是最容易受到伤害且所受到的伤害往往是最严重的群体。在欧洲和北美,道路交通伤死亡者中约20%是行人。我国公安部公布的2016年统计数据中,行人占所有交通伤死亡人数的 26.51％。与此同时,在很多行人道路交通事故中,行人又是交通事故的肇事者。在重庆市的一项调查结果显示,行人违章原因所致事故占到 10％左右,导致行人伤亡的前 6 位事故原因中就有 2 个是行人的原因:违章穿行车道(第 2 位原因,占 25.0％)和不靠边/不走人行道(第 6 位原因,占 2.3％);而在致行人死亡的事故原因中,违章穿行车道和不靠边/不走人行道分别位于事故原因的第 1 位和第 4 位。

一般而言,行人的危险行为主要有:违反交通信号横穿马路、横穿马路不走人行横道、跨越中央隔离带,甚至行走于高速公路等行为。违章穿行车行道是最易导致事故的行为,研究显示行人违章穿行车行道的事故风险是合法穿行车行道的 8 倍;其次是在路上行走不靠边/不走人行道行为,具体包括在路上行走时嬉戏、随意跨入车行道、高速公路上行走等行为;其他比如行走时看书、聊天、思考问题等注意力转移等行为也导致对紧急情况的避让不及,易导致事故的发生。有调查显示在发展中国家,并非所有行人不懂道路交通法规,而是部分行人习惯于既往的行路方式,对于行人的这些不良习惯性行为,不仅需要进行教育,而且应结合惩戒才能排除这些不良行为对交通安全的影响。

另外,行人饮酒也是引发事故和加重交通伤害的又一重要因素,但其与机动车驾驶人饮酒的区别主要是对自身交通安全的影响更大。Clayton 等人认为当行人血液酒精含量超过 0.1g/L 时,其所面临的道路交通事故死亡危险远大于酒精含量为 0 的人。同时,澳大利亚一项研究表明,20％～30％的伤亡行人中血液酒精含量达 0.15g/L,在南非高达 61％的道路交通事故行人死亡与酗酒有关,英国一项研究也发现死于交通伤害的行人中有 48％的人使用过酒精,这些研究结果均显示饮酒与行人道路交通安全,特别是行人交通伤害后果具有较大关系。

二、人的生理因素

(一)视觉因素

在驾驶车辆时,驾驶人所捕获的外界信息中 90％以上是通过视觉获得的。驾驶人通过视觉系统来识别物体的大小、形状、位置、颜色等信息,借以确定自己的方位、速度及目标物体的位置、状态,并据此采取各种措施以保证交通安全。驾驶人良好的视觉功能是保证行车安全的重要生理基础。

1. 视力　视力是人体视觉的主要指标,指分辨细小的或遥远的物体及细微部分的能力,视力的基本特征在于辨别两点之间距离的大小。与道路交通安全关系密切的视力包括静视力、动视力和夜视力。

(1) 静视力。是指人和观察对象都处于静止状态下检测到的视力,也是指人在静止状态下对静止物体的辨别能力。静视力与交通事故之间存在明显关系,优秀的驾驶人通常都具有较好的静视力。同时许多国家都把驾驶人静视力作为申领驾驶证的考核指标之一,在我国《城市机动车驾驶人考试暂行办法》规定,机动车驾驶人两眼的视力或矫正视力均须在 0.7 以上,对矫正者矫正前视力必须在 0.4 以上。

(2) 动视力。是指当人和物一方或双方处于运动状态时人对物体的分辨能力。在道路交通活动中的一方或多方总是处于运动状态,驾驶人总是处于绝对或相对运动状态看目标物体,95％的视觉信息都是动态信息,这时需要的视力就是动视力。反映对相对运动物体辨别能力的动视力在一定程度上较静视力对交通安全的影响更大。有研究结果显示驾驶人理想的动视力应在 0.5 以上。一般而言,动视力比静视力低 10％～20％。在驾驶过程中动视力与速度成反比,车速越快,动视力下降越多。例如当时车辆速度为 60km/h 时,视认距离约为 240m;但时速增加到 80km 时,视认距离减少到大约 160m。动视力的好坏不是固定的,它受到很多因素的影响,如相对运动的速度、静态视力、视标物的颜色、道路状况、照度、环境因素以及驾驶人的生理状态等;同时,动视力具有可变性,随着生理年龄增长而变化,而通过训练可以得到一定程度的提高。

(3) 夜视力。是指在夜间或光线阴暗条件下对物体的分辨能力。夜视力强的人在夜间或照明条件差时能准确看清目标物体,而夜视力低的人则会觉得视物模糊,甚至视物困难或完全看不清楚。夜视力是评价驾驶人夜间视觉功能的重要指标,其对夜间驾车或参与其他交通活动具有至关重要的意义。现实生活中可能会有些驾驶人在白天或照明良好时视力正常,可在阴天或夜间开车时视物困难,进而常引发交通安全问题。夜视力低下是引发部分夜间道路交通事故的重要原因。

2. 立体视觉 立体视觉是指视觉器官对三维空间各种物体的远近、前后、高低、深浅和凸凹的感知能力,是人和高等动物特有的一项高级视觉功能,有助于人对目标物体,特别是运动物体位置的准确判断。拥有良好的立体视觉者能快速准确地判断运动车辆和相对运动物体的距离和空间位置;若立体视觉较差,也就是常说的立体盲,则难以判断立体物体的准确位置、距离及与车辆间的关系,甚至对距离和速度判断产生错误,在高速行驶时很容易发生交通事故。有不少研究发现,事故多发驾驶人的立体视觉阈值显著高于安全驾驶人,表明立体视觉对安全行车是非常重要的。合格的驾驶人要求其动态立体视觉偏差小于 7mm。通过对实际交通事故原因的深入研究分析显示,立体视觉障碍是部分驾驶人发生事故的原因之一,特别是在追尾事故中,立体视觉差的驾驶人占很大比例。立体视觉随物体相对运动速度的加快而变弱,车辆速度越快,驾驶人立体视觉下降也越快。我国部分城市调查结果显示:立体盲的患病率为2.6%,而立体视觉异常者高达 30%。

3. 视觉适应 视觉适应分为明适应和暗适应。明适应是指当人从黑暗处初来到强光下时,起初感到一片耀眼光亮,不能看清物体,稍待片刻后才恢复视觉的过程,明适应的过程大约在 1 分钟内即可完成。暗适应是当人们从明亮的地方进入黑暗环境,最初任何物体都看不清楚,经过一段时间的适应后,才能逐渐看清暗处物体的过程。明适应对机动车驾驶有一定的影响,但相对来说暗适应对安全驾驶的影响更大一些。暗适应的产生机制与视网膜上视色素在暗处的合成有关,强光下视锥细胞和视杆细胞内的视色素都有分解,但剩余的量不同,视杆细胞内的视色素剩余量较少,已达不到兴奋的程度;而视锥细胞内的视色素分解与合成处于动态平衡之中,以维持明视觉。因此,进入黑暗环境中的暗适应过程分两个阶段:一是视锥细胞的快暗适应过程,此生理过程的完成需要 7～8 分钟;二是视杆细胞的慢暗适应过程,此过程的完成需要 20～30 分钟。随着视紫红质浓度逐渐增高,视网膜对光的敏感性也进一步升高,才能在暗处看清物体。暗适应主要是人在由明变暗过程中的适应过程,对隧道路段驾驶安全特别重要,合格的机动车驾驶人要求暗适应时间≤12 秒。

4. 视野 当我们向正前方注视一个物体时,在不转动眼球的情况下,我们在看见目标的同时,也能看见目标物体周围的景象;当我们旁边有物体时,并不需要转过头去,只需用眼角的余光一扫,也能看得见。这种眼睛能看到的空间范围,就称为视野。视野分为静态视野和动态视野。视野大小决定在交通活动中获得周围信息的多寡,对道路交通安全具有重要意义。如果机动车驾驶人视野缺损,就意味着他的缺损区无法感知交通信息,容易造成交通事故。通常静态视野可达 200°,而动态视野与行车速度有密切关系,车速越快,视野越窄。例如,当时速为 40km 时,视野为 100°,而当时速增加至 100km 时,视野仅为 40°左右,这时两边的景物无法看清,这就是所谓的"隧道型视野"。合格驾驶人要求动态视野 1～7 区不能缺损。由于在高速行驶时,驾驶人视野范围明显缩小,对公路两旁的突发事件观察将更为困难,故驾驶人应重视有针对性的训练,通过转动眼球或头部来进行观察,以扩大和改善周边视野。另外,驾驶人的动视野还受光线、警觉性等因素的影响,因此在视野条件不佳时应适当降低车速,牢记"安全第一"的行车宗旨。

5. 色觉 是外界不同波长的光线作用于视网膜而在人脑引起的感觉,色觉是视觉系统的基本功能之一,对于图像和物体的检测具有重要意义。人眼一般可辨出包括紫、蓝、青、绿、黄、橙、红七种主要颜色在内的 120～180 种不同的颜色。道路交通系统中的人、车、路障等事物具有自身的颜色,需要行人和驾驶人加以辨认,更重要的是交通控制信号灯和交通标志、标线是以不同的颜色显示和标注的,基本是红色表示"禁止"、绿色表示"允许"、黄色表示"警告或提醒"。如果道路交通参与者色觉出现障碍,对周围事物颜色的感知和辨别能力下降或缺失就极易导致交通事故的发生。日常生活中红色盲和绿色盲较为多见,习惯上统称红绿色盲,患者不能分辨红、紫、青、绿各色,仅能识别整个光谱中的黄、蓝两色,不能辨别交通信号和标志、标线的颜色,这类人员不适合驾驶车辆。

驾驶人视觉功能低下或存在缺陷,就不能及时对道路交通信息做出准确判断,极易导致交通事故。尽管各国现行的交通法规都对驾驶人的视觉功能有严格的要求,但由于科研、临床的限制,目前还没有哪个国家制定出非常合理的视觉功能要求标准,在我国机动车驾驶人视觉检测也只停留在静视力和色觉检测上,其他项目缺乏检测标准和方法。

(二)听觉因素

听觉系统是驾驶人获得道路交通环境信息的另一重要器官,仅次于视觉系统获得的信息量。对于所有的道路交通参与者来说,听觉是正确感知交通环境及其变化,并做出正确判断、采取措施的生理基础之一。对于驾驶人而言,听觉不仅能帮助其了解车辆外的环境信息,还有助于了解车辆机械状况,促进早期发现潜在的车辆安全问题,驾驶人听力要求为其双耳语频听阈均值≤25dB。

(三)性别因素

2015 年全球道路交通所致 25 岁以下青年男性死亡率为 9.125/10 万,死于此年龄段交通事故的男性几乎是女性的 3 倍。从道路交通安全后果来看,不同性别之间存在差异,此结果与参与道路交通活动的男性数量多于女性有关。但是经过反推研究也发现驾驶人性别因素对道路交通事故也存在一定影响。

1. 驾驶操作规范差异　男性驾驶人在驾驶中易形成非规范性习惯,而女性驾驶人则能相对遵守操作规范。调查显示男性驾驶人开车时喜欢单手操作方向盘,有 46% 的男驾驶人习惯将另一只手放在变速杆上;女性驾驶人大多双手紧握方向盘,只有 31% 的驾驶人习惯将另一只手放在变速杆上。男性驾驶人开车时喜欢东张西望,女性驾驶人则更多地将注意力集中在车辆驾驶上。

2. 遵守交通法规差异　男性驾驶人对交通法规的遵守差于女性,男性驾驶人闯红灯、超速行驶、强行超车、酒后驾驶等违反交通法规的行为较多,而女性在驾驶车辆时能较好地遵守交通法规,谨慎驾驶。

3. 驾驶技能差异　从普遍意义上来看男性驾驶人驾驶技能优于女性,从驾驶应变能力来看男性强于女性,在对紧急情况处置上,多数男性驾驶人能果断迅速采取正确措施,而女性驾驶人往往陷入恐慌,不能采取适宜的措施。

4. 事故后果差异　女性驾驶人在停车场发生的碰撞事故相对较多,但男性驾驶人发生重大交通事故的较多,其肇事致行人死亡的数量远比女性驾驶人多。调查显示约有 98% 的危险驾驶记录是由男性驾驶人造成的。

(四)年龄因素

年龄也是影响驾驶人和行人交通安全的因素之一。不同年龄段人员在交通活动中的心理、行为和反应均有明显不同。2015 年全球道路安全现状报告显示 15～44 岁年龄段发生交通事故导致死亡者占 48%。年龄较小的人员由于生理和心理功能不够成熟,不能对交通环境及其变化做出正确的感知和判断,在交通活动中往往不能及时采取措施规避危险,极易成为事故的受害者;青年时期人员随着生理和心理功能趋于成熟,往往过于自信,富有冒险性、爱刺激的心理特点,在交通活动中易采取冒险的操作和冲动的行为,常常成为事故肇事好发人群,国内外对驾驶人经验因素与行车安全的调查结果都表明 24～27 岁的驾驶人事故率最高,达 8.03%,随着年龄的增长事故率逐渐下降;进入老年以后,人的生理功能逐渐下降,比如视力下降、听力下降,更突出的是反应能力降低,此时动作迟缓、反应变慢,无论是驾驶人还是行人,都导致其在面对突发交通情况时难以快速做出正确的判断、采取正确的措施,因而导致交通事故和交通伤害的发生,极易成为事故的受害者。

不同年龄人员发生交通事故的伤害后果也存在明显差异,事故人员伤亡存在一定的年龄分布特点。在我国超过 50% 的交通事故致死人员年龄段为 26～45 岁,且近年 41 岁以上人员因事故致死的比例呈上升趋势;最近全军交通医学研究所的一项事故伤亡调查结果显示,20 岁以下人员死亡比例占 10% 左右,65 岁以上老年人死亡比例接近 20%。这些年龄分布特点一方面与不同年龄人群的生理、心理与行为特点有关,同时也与其参加道路交通活动的社会特征有关。如,青壮年参与交通活动比例较高,故发生事故的机会也多些;而近年我国机动车驾驶年龄限定的变动,60 岁以上人员驾驶机动车参与交通活动的机会也越来越多,外出参加社会活动的老年人也明显增加,使其受到道路交通伤害的机会也显著增加。

（五）身体健康因素

强壮健康的身体是安全地参与道路交通活动的基础，当身体处于疾病状态时极易诱发事故，目前已知六大类疾病与交通事故的发生有密切关系。

1. 心脏病 在一项 1 000 多位驾驶人员体验中，发现驾驶人心脏病的发病率比一般人群高 20% 以上，同时患有心脏病的驾驶人发生车祸的危险性比身体健康的驾驶人高 20%，尤其是心功能异常，有心律不齐的驾驶人容易发生事故。

2. 高血压病 据调查，患高血压病的驾驶人发生车祸的危险比正常人高 30%～40%，当收缩压超过 180mmHg，大脑的思维能力明显下降，犹如醉酒一样，对车辆操控能力和应对交通环境变化的能力下降，极易发生交通事故。

3. 眼病 在汽车追尾事故中，大约 5% 的肇事驾驶人存在立体视觉障碍，特别是 35 岁以上的驾驶人，有 14% 的人存在视力异常。眼底黄斑变性、眼底出血，都会严重影响视力，从而引发事故。

4. 消化系统疾病 包括胃炎、胃溃疡、十二指肠溃疡、痔疮等疾病，如在驾驶过程中发作导致上腹部不适或疼痛，或肛门部位瘙痒疼痛，都会影响驾驶人的注意力和驾驶操作，进而引发交通事故。

5. 肝病 有 6%～7% 的驾驶人患有肝病，其中 1/3 的人存在肝功能异常。过去人们并不了解肝病与交通事故的关系，在一次对发生过事故的驾驶人体验时发现，这些驾驶人患肝病的比例高达 15%。进一步分析发现，患肝病的驾驶人容易在夜间或凌晨发生车祸，这可能与肝病患者夜视力较差，身体容易疲劳有关。

6. 帕金森病 是一种中枢神经退化性疾病，主要临床症状是记忆减退，上肢肌肉不自主震颤，四肢活动不灵活。国外研究证实，帕金森病患者驾驶汽车发生事故的危险比正常健康人高 2～3 倍。

三、人的素质因素

在人的因素中，个人素质是决定其交通行为的最基础、最关键因素。人的素质是指个体在先天禀赋基础上，受社会生活环境及教育影响后逐渐形成的个人基本观念、基本品质、基本能力的总称。

（一）国民素质

从国家、社会整体层面来说，人的素质的综合体系为国民素质。国民素质反映一个国家总体社会、经济、环境、教育发展水平，对道路交通安全具有明显的影响。通过对国民素质国际竞争力排名与道路交通事故发生率的比较，发现国民素质国际竞争力较低的国家道路交通安全状况也较差。同样，国民素质存在差异的不同地区之间道路交通安全状态也明显不同。如，在我国西部经济和社会发展相对落后地区交通事故百事故死亡率明显高于中东部发展较快地区。在我国法律意识、生命意识、交通安全意识淡薄、交通安全知识缺乏的国民素质状况，对道路交通安全整体状况的影响十分显著，是道路交通事故高发的重要因素，特别是对生命意识的相对淡薄、交通安全意识淡薄、交通安全知识缺乏是影响我国道路交通安全的一个致命的国民素质弱点。国民素质是决定道路交通安全水平的最基本的因素之一，只有国民素质提高了才能从根本上提高我国道路交通安全水平。

（二）个人素质

具体个人的素质体现为个人心理状态、性格、情感、感知能力、智力等。国内外对个性、心理特点与交通事故的关系进行了大量的调查与研究，其结果表明，驾驶人的社会适应性、个性倾向性、感知与注意等方面的个性特征，与安全行车的关系十分明显，对具体单个交通行为和小范围交通安全具有较大影响。

1. 心理特点与状态 有研究表明 70% 的道路交通事故与驾驶人的心理状态有关。人的心理活动是有节律的，比如情绪的波动以 28 天为一个循环周期，智力以 33 天为一个循环周期。当人的心理周期处于中等以上水平，同时生理状态处于较好状态时，人表现得精力旺盛、生机勃勃、心情愉快、思维敏捷、记忆效果好，对交通紧急事件较易做出正确的判断和处理；如果各种周期处于中等以下水平时，人容易感到疲倦、精神恍惚、智力下降，甚至喜怒无常；如果各个循环周期处于从中等水平往低潮过渡的状态，则人处于临界期,这时人的生理、心理均处于频繁的变化状态,体质下降,办事粗心,情绪激动或低落。在驾驶人导致的责任事故中有 50%～70% 是在临界期发生的。国外很多研究表明,事故驾驶人在临床心理上有一定的特征,常表现出缺乏控制能力、敌对态度、紧张的承受限度低、神经质水平高、易产生挫折感、责任感低;具体表现为情绪不稳定、易紧张、偏执、偏激、自私、幻想、疑心、压抑、有犯罪倾向、过分自信等。

在心理学上,心理特征可以分为外倾性和内倾性两种类型。外倾性是指个体将心理活动经常指向外在事物的个性,这类人具有好社交、善表达、寻求刺激、冒风险、喜热闹等特点。内倾性是指个体将心理活动经常指向自己的内心世界,内倾性的人具有不善社交和言语表达、办事谨慎、不合群等特征。在对安全驾驶人和事故驾驶人的比较研究中,事故驾驶人在内倾性和外倾性两个方面的得分均倾向于两个极端,即极端内向和极端外向,特别是外倾性性格与交通事故发生率间明显相关。从性格特征而言,内倾性和外倾性各有长短,内倾性驾驶人发生交通违章和事故的频次比较低,而外倾性驾驶人在反应敏捷性上胜过内倾性驾驶人。安全驾驶人相对于事故驾驶人更多表现出有自制力、责任心强、重实际、易与人相处、乐于助人、紧张程度高、爱思考、冷静、独立性强等特点。

与其他心理异常性疾病不同,驾驶人变态性心理是指驾驶人在受到某些因素的影响和刺激后,导致驾驶行为偏离规范的不良心理状态,比如侥幸、冒险、冲动、麻痹、报复、恐惧等。当驾驶人自认为驾驶技能高超时,往往产生骄傲自满、盲目自信和侥幸心理,而驾驶技能生疏或低下者,可能会有拘谨和忧虑的情绪;部分社会关系较多、保险较全的人可能会产生胆大、肆意违章的优越感和对交通安全无所谓的态度;处于商业竞争中的驾驶行为,可能会相互争抢,甚至争斗、报复;当工作、家庭、社会关系不协调时,当事人可能会产生情绪不稳定和易冲动的心理。这些心理状态极易影响驾驶人的驾驶行为、影响其驾驶技能的发挥,甚至可能使驾驶人在驾驶过程中采取极端行为,导致道路交通事故的发生。如发生攻击性驾驶行为的人大多具有变态性心理。

行人的心理对道路交通安全也会产生一定的影响。各地的行人因其所处环境的社会道德观、价值观等的差异,其行走心理有一定的差异,但总的来讲仍有很多共性。如,一般行人都有走近路、省时间和体力的心理,因而常常为了方便而违反交通法规随意穿行车道;对生命价值不够珍视,缺乏相互理解和谦让精神,认为车辆不敢也不会撞自己,在公路上大摇大摆,我行我素;无所事事或对某事特别专注的人,常会在公路上漫步和游览,而忘记自身已处于滚滚车流之中的危险;有的行人则在过公路时,面对来往车辆惊慌失措,或目空一切、急奔于车流之中,或犹犹豫豫、忽前忽后、行踪难定,或随大流人走我走、人停我停、不看交通指示。这些都是极其危险的行为。

2. **性格特点** 不同的人具有不同的性格特点,不同的性格会对人的心理、行为等产生明显影响。其中,驾驶人的性格特点对道路交通安全具有较大影响。

从驾驶人的个性特征可以将驾驶人分为内向型、外向型和标准型三种类型,前两种类型对道路交通安全的影响相对较大。外向型驾驶人喜好社交、善于言辞、动作快、反应快,同时也具有寻求刺激、喜欢冒风险的性格特点,这种性格的人在驾驶时虽然反应敏捷,但常常由于情绪兴奋而采取冒险行为,比如超速行驶、强行超车等,因而事故多发。内向型驾驶人不善于社交,办事严谨、小心,力求稳妥,这种类型驾驶人在驾驶时循规蹈矩,具有避风险和严于自我监督的特点,有利于安全行车;但这类人员感知较迟钝,动作反应敏捷性相对较差,易出现延误性错误,而导致事故的发生。内向型驾驶人发生交通违法或事故的频次比外向型者低得多。

另外,人员个性的社会适应性与道路交通安全也有明显关系。具有较好社会适应性个性人员在生活中小心谨慎、忍耐、礼让他人,其在驾驶过程中也会遵章守纪、礼让行车,不易发生交通事故;相反个性社会适应性差,甚至有偏离社会规范性格的人员开车带有冒险性,其在驾驶中往往无视交通规则,不顾他人安全,常用冒险动作迫使对方避让自己,这类人员的事故率明显较前者高。有研究发现:在押驾驶人的平均交通违章次数是普通驾驶人的 3.25 倍,平均致死事故是普通驾驶人的 19.5 倍,犯罪次数多的驾驶人,其交通违章次数亦多。

3. **感知能力** 感知是人类感觉和知觉的合称,是人们通过感觉器官对外部客观事物的要素及特性在头脑中所做出的反应,是人的感觉和知觉系统对事物做出的综合判断。对行人而言,感知能力也是影响其交通安全的重要因素,特别是行人对车辆速度、通行距离的感知与其安全通行紧密相关;对驾驶人来说,感知能力是安全行车的认识基础,其对车体、车速、车距、道路、交通信息、车辆操控等六方面的感知能力,对道路安全行车具有非常大的影响。从人的角度分析事故诱因可知,驾驶人感知觉错误和紧急状态下的操作失误是造成驾驶人责任事故的主要原因。大量的资料表明,因驾驶人的感知错误造成的交通事故大约占 40%,日本某项事故研究表明感知错误所致事故高达 53.7%。对个体而言,感知能力并不是一成不变的,个人感知能力强弱与其感觉灵敏度、驾车经历、行车经验、社会阅历、既往交通安全历史等因素有关,随着年龄增大,人的阅历不断增加、经验不断丰富,感知能力也逐渐增强,进入老年以后伴随生理功能的退化,感知能力也会逐渐降低。

在实际交通活动中各参与者的感知能力综合体现在对交通安全和危险度的感知上。从总体来说,危险度是客观评价危险性的标准,是交通环境中客观存在的交通安全状态,而危险感是人在接受外界道路交通信息后主观上对危险度的感知,包括对安全的认同、对危险程度的预判和对危险的心理感受,如紧张、不安、恐惧等。虽然危险度与事故发生概率在一定情况下存在正相关,但危险感与交通安全的关系更密切。危险感与个人的能力和经验密切相关,不同人员存在很大差异,对危险度的感知越迟钝就越容易发生交通事故。

道路交通危险可以分为第一类危险和第二类危险。第一类危险是在长期经验积累基础上认识到规律,通过发现情况能即刻做出判断识别危险。如急弯道路、行人穿行交叉道口等交通状态,因经验积累和思维定式的形成,这类危险的情况发现与危险感知,两步几乎变成一个步骤。第二类危险是表面看似平常的情况而实际蕴含着危险。如在道路交叉口遇同向或异向低速运动体时,超车时同向与异向运动体三者处于同一水平线时,这些情况的发现与感知其危险具有一定的时间推移,且这类危险往往是动态的,有的时候转瞬即逝,因此常常从看似安全的状态瞬间转化成危险,发生重大交通事故。

对危险程度的感知分为主动观察型和被动观察型。主动观察型的人员在交通活动中能主动积极地摄取交通信号、交通标志、交通环境的实时变化等信息,对各种复杂信息较敏感,能从纷繁复杂的交通环境中较准确地辨别出交通参与者的动态,并能有预见性地做出反应规避危险;被动观察型的人员对交通信息的摄取相对迟钝,对交通信息和其他交通参与者的动态预判需要较长时间,其做出正确反应的时间也较长、反应动作相对迟缓,容易发生交通事故。

4. 智力与受教育程度 智力是认识客观事物的各种能力,又是改造客观事物的各种能力,它包括观察力、记忆力、想象力和思维力,而思维力是其核心。正常的智力是人进行生活、学习、工作的最基本的心理基础。如交通法规的理解、标注标线的解读都需要一定的智力水平。因此交通参与者的智力在一定程度上影响着道路交通安全,低学历者对安全驾驶的认知程度较低,其在交通活动中易于发生安全事故。

有学者对事故驾驶人的智力水平进行比较研究后认为,事故驾驶人的智力普遍较无事故驾驶人低。马良等研究显示,优秀司机的智力水平明显高于肇事司机和一般司机,其中智商大于 90(IQ>90)的人数,在优秀司机组占到 77.9%,在一般司机组为 62.0%,在肇事司机组为 54.7%。金会庆等的研究发现,事故多发驾驶人在图画补缺、积木图案和操作的智商得分显著低于安全驾驶人,但言语智商和综合智商得分差异无显著意义。因此有的国家,比如日本交通法就规定"智能低下者属驾驶不合格者"。有趣的是国外也有研究显示高智商的(高于平均值 20%)驾驶人也同样是事故多发者,即智力过高的驾驶人事故发生率也高,而智力中等者事故发生率比较低。对这一现象,一般的解释是,智能低下者判断能力差,对复杂交通信息判断不准、注意转移缓慢、反应迟钝、对外界信息的把握不准,难以应对外界复杂的道路环境,使其交通事故的发生概率增大;而智力水平高的人,常不满足或不安心于中规中矩的驾驶,或对驾驶技术过于自信,在驾驶过程中对危险的准备性不足,且易于违章驾驶,使得其驾驶的风险概率增大。另外,人员受教育程度与交通活动安全也有一定关系。我国 2000—2008 年道路交通事故伤亡人员中受教育程度相对低的人群占绝对多数。以色列的一项研究结果显示,受教育水平低的人群发生事故和受损伤的概率较受教育程度高的人群高。20 世纪 90 年代新西兰一项队列研究也发现就业地位和教育水平低下的驾驶人危险性最高。因此可以看出,驾驶人员的智商、受教育程度与交通事故之间的确存在一定的关系。

四、人的其他因素

(一)驾驶技能及经验

驾驶技能是机动车驾驶人在交通活动中对交通工具的操控能力,是参与交通活动的基础能力,是影响交通安全的重要因素。操作技能是通过人体神经、肌肉和骨骼的协调活动完成对车辆操控的能力,是可以通过不断练习和巩固养成一种自动的行为方式。当驾驶人驾驶技能高时可以自如、正确地操控车辆,在危险环境中或遇道路交通条件突然急剧改变时能采取正确的措施规避危险。相反,驾驶技能低下的驾驶人在遇突发情况时往往不能采取正确的措施,甚至出现误操作而导致事故的发生。

机动车的驾驶在某种程度上可以认为是一种技术逐渐熟练的工作,随着驾驶时间的增加,驾驶经验可得到不断积累、驾驶技能不断提高。因此,驾驶技能成熟是一个渐进的经验积累过程,需要经过一定驾驶里程和驾驶经历积累,随着驾驶经验的积累和技能的提高,发生事故的机会也会逐渐降低。事实上,在肇事驾驶人中驾驶技能不熟练的低驾龄驾驶人相对较多,据公安部统计资料表明,2016 年,全国 1 年以下驾龄机动车驾驶人肇事占驾驶人肇事的 11.00%,3 年以下驾龄驾驶人肇事占 23.22%。另有研究表明年龄大的新驾驶人驾驶危险远远高于那些具有几年驾驶经验的同龄人,不管是在发达国家还是在发展中国家许多新驾驶人的年龄并不年轻,其对交通安全的影响须引起重视。

总的来说,驾驶机动车辆时间越长,驾驶技能越熟练,遇到紧急特殊情况时心理更为稳定,环境和情绪对驾驶行为的干扰越小,发生交通事故的危险性就越低。但不能仅重视驾驶技术的水平和能力,同时也应重视心理等因素对驾驶安全的影响。如不少驾驶人在有 1~3 年驾驶经验后,逐渐技术熟练,又无事故历史等,因而麻痹大意,对交通法规漠然视之,加之驾驶心理仍不够稳定,极易导致重大交通事故的发生。

(二)注意品质

人的注意品质(能力)是心理活动和意识对一定事物的指向和集中。驾驶人的注意品质直接影响驾驶技能和车辆的安全行驶。有 16%~34% 的交通事故是和注意品质相关的。驾驶人在行驶过程中,会遇到不同的道路、车辆和其他很多刺激物,但他只是有选择性地关注少数几种。此时,驾驶人的感知器官指向这些事物,并集中在这些事物上,表现出全神贯注、聚精会神等,被关注的事物就被感知得比较清晰、完整和正确,而未被注意的事物就被感知得比较模糊。正是由于驾驶人在行车过程中,其注意对一定事物具有指向性和集中性的特点,驾驶人才能及时、有效地获得各种相关重要的交通信息,经过信息加工,采取适宜的驾驶行为,保障行车安全。

根据有无目的性和意志努力的程度可把注意分为无意注意和有意注意。有意注意是有目的的,须做出一定意志努力的注意,它贯穿于驾驶过程的始终。驾驶人对当前对象的视知觉、对潜在危险的感知和预测、驾驶中避让动作的完成都是有意注意的结果。无意注意是事先没有预定的目的,也不需要意志努力的注意,驾驶人是不由自主地把感受器官朝向这些刺激,如驾驶中对道路前方、左右车辆和行人的注视。正确处理好两者间的关系是安全驾驶的保证。

驾驶人注意品质取决于注意的广度、注意的分配、注意的稳定和注意的转移。其中,注意广度即注意的范围,是指在同一时间内驾驶人所能感知的对象数量;注意分配是指在一定事物上注意所能持续的时间;注意转移是在同时进行两种或两种以上活动时,把注意指向不同的对象;注意稳定是指有目的地、及时地把注意从一个对象转移到另一个对象。只有保持足够的注意广度,才能从中选择有效信息,及时发现和预防事故隐患;只有将注意合理有效地分配于不同的对象之上,才能做出适当和及时的反应。如不能保持注意的稳定性,当道路上突然出现意外情况时将难以应付;若注意转移速度慢,将影响操纵动作速度和准确性,影响车辆正常运行。

影响驾驶人注意的因素主要有两个方面:一是刺激物的特点,刺激物的强度、形状、大小、颜色、持续时间等都是引起驾驶人注意的重要原因,如穿着举止奇异的行人和艳丽醒目的广告等都会引起驾驶人的注意。另一个方面,驾驶疲劳会导致警戒水平降低,注意范围变窄、注意稳定下降、注意转移速度变慢等。

(三)判断能力

判断能力是交通参与者对各交通因素的正确估计能力,包括对车辆、行人的位置判断,车辆、行人移动速度判断,道路形状、线型、通行条件判断等。判断能力以个人对交通环境的感知为基础,同时也是后续采取正确措施的基础,是交通安全的中间环节,判断错误极易诱发事故的发生。调查显示判断错误导致的事故仅次于感知错误,在日本这类事故占交通事故总数的35%左右,澳大利亚、德国报道的这类事故比例也与此相近。判断错误主要包括:过分自信对行人状态判断错误、忽视客观环境及由于复杂环境的干扰导致的判断失误、对道路线型和路面条件等的估计和判断错误等。

对于特殊人群而言,判断能力对交通安全的影响极为重要。比如,老年人由于全身器官功能、体力及思维的减退,反应迟钝、行走犹豫、行动迟缓,对交通变化动态反应缓慢,判断准确性较差,躲避危险的能力差,他们容易因为不能及时发现来往车辆并对危险做出正确的判断而发生事故。儿童活泼好动,同时生活经验缺乏、缺少交通安全意识、危险感受差、注意力易分散、正确判断复杂交通环境的能力弱,因而成为交通事故的重要受害人群之一。特别是14岁以下的儿童,常在道路上打闹、追逐,喜欢突然横穿公路,事故发生率特别高。残疾人群,由于其视力、听力、智力或肢体残疾,导致其对交通环境中危险判断能力明显低于正常人,因而成为道路交通事故中的弱者。

(四)反应能力

在道路交通活动中,正确交通行为的做出,除了需要正确的感知和判断外,反应能力的高低也起着重要作用。反应分为简单反应和选择反应(复杂反应)两种。简单反应是对单一预知刺激所进行的反应,由于该刺激预知而且是单一的,基本不需进行判断直接做出反应;选择反应是在各种不同刺激当中,选择出某一种或几种刺激做出反应,必须经过分析判断才能做出正确的反应。在交通活动中参与者需要在复杂的道路交通环境中选择与行车安全相关的信息进行反应,也即是需要在获得交通信息(获得外界刺激)、感知判断以后采取措施应对情况变化,从而规避危险。这种反应能力是体现生理、心理行为最重要的基础指标,与交通安全呈正相关。反应能力越强的人,在道路交通活动中越安全;反之则易发生事故,特别是驾驶人驾车中的反应多为选择反应,其能力是衡量驾驶人安全行车的重要内容。

反应能力的主要指标是反应时间,指从刺激开始到人体做出反应开始的时间,它包括刺激被感官感知所需要的时间,大脑加工所需要的时间,神经传导所需要的时间,以及肌肉反应所需要的时间。反应时间常被用作反映信息处理能力的标准。有研究表明反应时间与交通事故的发生有明显的关系。金会庆等的研究显示,事故组驾驶人的简单反应时间和选择反应时间的平均数均长于安全组驾驶人(表3-1),且错误反应次数多于安全驾驶人。在复杂的信息条件下,驾驶人的误操作次数多、复杂反应判断能力差、对客观信息处理较慢,是引发交通事故的重要因素。美国的一项研究提示,高事故率的驾驶人信息处理的速度较慢,反应时间长。在驾车过程中反应时间也可转化为反应距离,反应时间越短相应反应距离也就越短,应对驾驶突发情况越及时,驾驶也就越安全。当汽车高速行驶时,驾驶人的反应时间每延误0.1秒,汽车的制动距离就会增加数米。有统计数据表明,约40%的撞车和撞人事故都是在0.1秒的瞬间发生。反应距离不仅与人的个体因素相关,也与驾驶速度正相关,车速越快,反应距离越长,危险越大。在时

表3-1 事故驾驶人与安全驾驶人反应时间比较 　　　　　　　　　　　　　　　(ms)

分组	简单反应时间		选择反应时间			
	视觉	听觉	红	绿	蓝	白
事故驾驶人	298.8	270.0	594.4	582.6	601.2	599.0
安全驾驶人	237.3	207.0	501.0	498.1	509.7	495.7

速为 60km 时,人的反应距离为 16.7m,而当时速为 100km 时,人的反应距离增加至 27.8m。

影响驾驶人反应能力的因素很多。如随着年龄的增长,驾驶人信息处理能力逐渐降低,反应时间延长,操作错误也将增加;车速过快而视野过小时,在发生意外事件的情况下,驾驶人反应时间延长,易引发事故;另外,高温、寒冷、疲劳、饮酒以及服用部分药物,均可导致反应时间延长。

(五) 驾驶道德

车辆驾驶是高风险的社会活动,不管是职业的还是非职业的驾驶行为对社会来说均属于高危行为,该行为的道德对其安全性具有很大的影响。驾驶道德包括对法律法规的遵守、对交通对方或第三方的爱护、对生命的尊重。在具体驾驶行为上,主要体现在驾车过程中礼貌行车、谦虚礼让。在我国目前对驾驶行为的主要规范是道路交通法规,缺乏社会层面有约束力的道德规范;同时对驾驶人的培训要求中也以技能为主,缺乏驾驶职业或行业道德的培训和教育。在某些地区特别是某些阶层人群和职业性驾驶人群的驾驶道德水平较低,经济利益大于人的生命,甚至对生命采取漠视的态度,因此争道强行、不按规定让行、人行横道加速行驶等现象和行为屡见不鲜。全军交通医学研究所的调查发现,在我国行人伤亡事故中,发生于人行横道线上的伤亡事件高达 20% 左右,可见行人的路权没有得到足够的尊重和重视。

而对于非机动车驾驶来说,驾驶道德对其自身的安全也很重要,比如部分非机动车驾驶人对自身的生命珍视不够,总认为"汽车不敢碰我",心中无法,目中无车,随意在大街或道路上穿行、与机动车抢行、强占中心车道、故意不避让机动车等;很多年轻人还有喜欢骑快车、喜欢超车的心理,在公路上互相追逐、猛冲、猛闯、急拐弯、相互迂回超车等。这些不顾及其他道路使用者的行为往往是造成其自身伤害的重要原因。

因此,加强驾驶道德层面的教育、规范各类驾驶培训机构的教育体制和内容、针对不同道路使用者特点在全社会普及交通安全道德教育、加强驾驶人驾驶职业和行业道德修养,是一个亟须加强的重要课题。

第二节　车 的 因 素

车辆是道路交通的另一重要环节,是人操纵以实现交通活动的工具,也是交通活动中人员的主要承载体之一,其安全性设计、机械性能及状态、安全系统配置情况、车内环境等直接影响着道路交通安全。随着当今科学技术的不断发展,车辆本身安全性能不断得到提高,因而因车辆本身的故障而引发的交通事故逐渐在减少,但由车辆因素导致的事故仍占一定比例。不同国家、不同地区、不同阶段车辆因素所致事故比例各有不同,比如在高收入国家车辆设计缺陷造成的交通事故通常占 3% 左右,在肯尼亚该比例占 5% 左右。我国由车辆原因导致的事故比例也占 3% 左右。但从总体分析显示,有 7%~13% 的事故原因中包括了车辆因素。车辆因素中,车辆机械性能、车辆安全系统以及逐渐兴起的自动驾驶系统对道路交通安全影响最大。

(一) 机械性能

车辆机械性能指车辆各机械部件的性能及其运行状态,是车辆安全运行的基础,其故障是导致事故的主要车辆原因,也是部分重特大事故的直接原因。常见机械性能故障包括:爆胎、制动故障、转向系统故障、传动系统故障、发动机故障、冷却系统故障、电路系统故障及附件不全等,其中前三种故障最为常见。

1. 爆胎　是导致事故的最常见车辆故障原因之一,也是最难预防的突发性、恶性交通事故发生的重要原因,其导致的事故占车辆原因事故的 19%。轮胎爆裂的发生与轮胎材料质量、轮胎充气压力过高或过低、轮胎承受压力过大等直接相关,也与轮胎在运行过程中与道路摩擦和反复变形材料内部摩擦温度升高有关。爆胎对车辆驾驶的直接影响是由此引起的方向操纵失控,从而导致事故的发生。此类原因在高速行驶时较多见,特别是在高速公路事故中占到车辆原因事故的首位。据统计,在我国高速公路事故中 70%是由爆胎引发,在美国该比例高达 80%。

随着轮胎工业的发展,现在无内胎轮胎使用越来越多,这种轮胎有较高的弹性和耐磨性,并有良好的附着力和散热性能,比一般内胎式轮胎厚得多,且表面又有一层优质橡胶,充气后外表张力增大,在内表面形成一定的压力,提高了对破口的自封能力,当轮胎出现破口时,胎内气体不会像普通车胎那样在瞬间全部泄完,会持续一定的时间,保障了高速行车时的安全。

2. 制动系统 汽车的制动系统是降低车速、停止车辆的控制与安全机构,是汽车行车安全的核心部件之一,是保证安全行车的最重要的机构。制动系统异常是常见导致道路交通事故的车辆故障之一,其常见异常有制动力不足、制动无"点刹"、放开制动踏板后不能迅速地解除制动、制动器发咬、气压和气压表指示故障、制动跑偏等。这些情况反映在制动效果上主要为制动失灵、跑偏、制动距离延长、制动侧滑,甚至导致车辆不能及时停止而发生事故。制动系统异常主要由制动系统机件损坏,包括:制动管路破裂、各种接头漏油、漏气,制动泵损坏,制动皮碗老化、损坏,制动摩擦片磨损或其他部件损坏;制动条件不良,包括:制动液不足,制动管阻塞,制动管进气,制动摩擦片油污或受潮,制动蹄片与制动毂间隙不匀,制动片和制动毂过热失效等。这些制动系统有故障或隐患若不及时采取修理补救措施,极易造成事故。

3. 转向系统 转向系统是控制车辆驾驶过程中车行方向的关键部件,包括车辆操纵和稳定性控制两部分,其正常工作是车辆安全行驶的基本保障之一。转向系统异常会导致车辆方向控制困难和稳定性下降,比如车辆的转向器和传动机构的机件变形、调整不当或间隙过小,就会出现转向沉重;如行驶时前轮摆动,就会造成车辆操纵不稳,高速行驶时会出现蛇行轨迹;如前束调整不当、方向盘自由转动量过大等将会造成行驶摆头。而驾驶过程中转向系统失控的直接结果是车辆驾驶方向失控而导致交通事故,有文献报道转向系统失控占车辆故障事故的首位。转向系统故障是导致转向系统失控的主要原因,具体包括转向传动机构球节松脱、独立悬架摆臂球节松脱、转向节臂折断、转向机构材料质量不良,等等。

另外,车辆装载情况和车辆运行速度对车辆机械性能和运行状态具有明显的影响。超载时车辆负荷过度增加,会加大转向负荷和轮胎承载负荷,可能导致转向系统故障,影响制动系统性能或导致故障,甚至直接导致轮胎爆裂;车速过快时会降低转向效率,影响制动性能,延长制动距离,同时高速行驶会增加轮胎温度,可能导致轮胎爆裂。

（二）车辆安全系统

车辆安全系统分为被动安全和主动安全系统,其在事故时保护车内乘员,甚至可以预防事故的发生。随着车辆设计和制造技术的发展,其对交通安全的作用越来越明显和重要。但从预防事故的观点来考虑,在车辆设计和制造中并不希望消除驾驶过程中的危险感,只需降低车辆的实际危险度,即安全的汽车应该是危险性小,但同时又能给驾驶人造成一定危险感的汽车。

1. 车辆被动安全系统 是指在事故发生时履行对车内乘员保护的装置,坚实、稳固的被动安全系统相当于人体防卫的天然屏障,是保护乘员生命、降低损伤发生率、减少由事故所造成损害的重要系统,在汽车安全中起主要作用。被动安全系统主要包括以下几个方面。

（1）车体结构。车体结构是一辆车的"骨架",是人们认识车辆安全性时易被忽略,但却是车辆被动安全系统中最重要的部分,其在车辆碰撞中比安全气囊和安全带具有更重要的保护作用。车体结构主要分为 2 类:①非承载式车身。此种汽车具有刚性车架、车身等总成用悬架固定在车架上,碰撞时能量主要由车架吸收,车身变形相对较小。此种车身比较笨重,质量大,平稳性和安全性相对较好,但高速行驶稳定性较差,一般用于货车、客车以及越野车上,部分高级轿车也使用这种车身。②承载式车身。此种汽车没有独立刚性车架,但加强了车头、车身侧位、车尾、底板等部位,发动机、传动系统等总成直接装配在车身上,车身除用于承载机件和乘员以外还要承受各种负荷,比如碰撞能量的吸收和消减。此种车身质量小、高度低、装配容易,公路高速行驶稳定性好,并随着设计和制造工艺的进步,承载式车身在安全性和稳定性上都有很大的提高,特别是全金属封闭笼形承载式车身有较强的撞击抵抗力,在遇到碰撞时笼形车身能分散受力,保持箱体较小变形,保护乘员免受伤害。

（2）其他车身结构。除车体结构外,其他车身结构在抵抗碰撞力、吸收碰撞能量上也起很大的作用。这些车身结构主要有:①前后保险杠。前后保险杠在遇碰撞时可以抵抗撞击力,同时吸收部分能量,特别是保险杠内的高强度方形封闭钢管,能够抵挡时速低于 8km 的撞击而不受损坏。②吸能块与溃缩式副车架。车辆出现正面碰撞时继前保险杠后车舱前部吸能块可以吸收撞击能量;如遇巨大撞击时副车架折断,发动机向下脱落,从而减少对车内乘员的损伤。③发动机舱加强支架。是在车舱内发动机左右各一条 V 形钢梁做三角形加固支架,其不仅能对发动机舱进行额外加强,还可增加来自正面和前部斜、侧面的撞击抵抗力。④前后门侧面防撞杆。在车辆设计和制造中针对常见的侧撞,增加坚硬的 4 门防撞加强钢杆,能抵御硬物侵入车厢伤害乘员,同时能减轻车门变形,尽量保证撞击后车门的完整与开启。

（3）安全带。是一项看似简单,但效果最好的安全配置,也是人们在车辆安全配置中提得最多和最重视的安全装置。随着技术的发展,安全带的功能也越来越先进。目前大部分车型的安全带都有预收紧功能,也就是在碰撞时随身体移动安全带猛然一拉时紧急锁止,起到固定乘员位置的作用。安全带具有公认的保护乘员安全的作用,全球道路交通安全报告（2015）指出,使用安全带可以将交通事故中驾驶员和前排座位人死亡率降低 45%～50%,降低轻度伤害风险 20%、严重伤害风险 45%,后座安全带使用降低致命和严重伤害风险 25%、轻度伤害风险高达 75%。另有研究发现安全带的佩戴在各类事故中均有防护作用,见表 3-2。美国道路交通安全部国家统计分析中心 2003 年的数据也显示,使用安全带驾驶人无伤的占 67.3%、死亡的占 0.6%,而未使用安全带驾驶人无伤的仅占 27.6%、死亡的占 6.9%。重庆市的一项汽车伤亡乘员安全带使用调查结果显示佩戴安全带的前排乘员死亡率明显较未佩戴者低,仅为 2.8%。这些数据一方面反映了安全带的保护功能,也说明了安全带的使用是另一个重要的交通安全影响因素。在佩戴安全带相关法规实行较早的国家其使用比例较高,比如美国在安全带强制使用法实施后,其使用率明显提高了 20%;而我国新的道路交通安全法实施后也规定了驾驶人和前排乘客都须佩戴安全带,但一项关于南京市和舟山市 2005—2007 年安全带使用的调查显示,两座城市驾驶人佩戴安全带的比例不到 50%;而前排乘客佩戴安全带比例更低,分别为 9% 和 1%;绝大部分后排乘客没有安全带佩戴意识。

表 3-2 安全带在各类事故中的防护效果 （%）

事故类型	事故发生率	佩戴安全带驾驶人防护效果
正面碰撞	59	43
侧面碰撞	14	27
非侧面碰撞	9	39
追尾	5	49
翻车	14	77

（4）安全气囊。是除了安全带之外人们认识较多的一项被动安全措施。安全气囊的作用是在车辆碰撞时充气弹开,防止乘员与车内部件碰撞致伤,然后通过缓慢匀速放气吸收碰撞能量达到保护车内乘员的作用。安全气囊自 20 世纪 80 年代商业应用于汽车安全领域以来,逐渐成为汽车安全标准装置,并逐渐从驾驶座单个气囊增加到副驾驶气囊、侧面安全气囊和膝部气囊,这项配置可以对车内乘员提供尽可能多的身体保护。正确使用安全气囊可以对人员机体带来充分保护。有统计显示其可将车辆正面相撞致死的风险降低 30%,可降低乘客受伤的程度高达 64%,从预防各类撞车总的效果来看,气囊可以减少 8%～14% 的事故死亡。但是,不正确的使用则可能对人员造成伤害。如,若以时速 60km 行驶的汽车突然发生碰撞,并在 0.2 秒之内停下,此时气囊会以大约 300km/h 的速度弹出,可产生约有 180kg 的撞击力,这对于头部、颈部等人体较脆弱的部位是很难承受的。因此安全气囊只是辅助装置,只有配合安全带的使用才能防止人员过早地与气囊发生冲击,达到保护的功能;另外安全气囊巨大的弹射力对儿童是一严重的致伤因素,因此儿童最好不要使用安全气囊。

（5）其他被动保护装置。除上述装置外还有其他一些汽车保护装置可以对乘员提供保护,比如,座椅可以包裹乘员,在发生碰撞时起到缓冲的作用并吸收部分能量;可溃缩式转向柱和踏板在碰撞中可以防止方向盘和踏板对人员胸部和脚踝发生碰撞而致伤。

2. **车辆主动安全系统** 从提高道路交通安全的角度来说,预防交通事故的发生比在事故发生后减轻交通伤害具有更重要的意义。因此可以预防事故发生的主动安全装置越来越受到汽车设计者、制造商的重视。目前常见的主动安全系统主要包括以下几类。

(1) 刹车防抱死系统(anti-lock brake system,ABS)。是目前车辆主动安全系统中应用和配置最常见的安全装置。该系统依靠装在车轮上的转速传感器以及车身上的车速传感器,通过计算机对制动力进行控制;在车辆紧急制动时,ABS系统一旦发现某个车轮抱死,计算机立即指令压力调节器对该轮的制动分泵减压,使车轮恢复转动;ABS的工作过程实际上是"抱死-松开-抱死-松开"的循环工作过程,相当于不停地刹车、放松,也就是"点刹",使汽车轮胎始终处于临界抱死的间歇滚动状态,可以有效克服紧急制动轮胎抱死时的"跑偏、侧滑、甩尾"等情况。ABS系统能避免在紧急刹车时车轮被锁死,提高刹车效率到90%以上,同时还能减少刹车消耗,延长刹车轮毂、碟片和轮胎使用寿命两倍以上。装有ABS的车辆在干柏油路、雨天、雪天等路面防滑性能分别达80%～90%、30%～10%、15%～20%。

(2) 电子制动力分配系统(electric brakeforce distribution,EBD)。当车辆行驶在摩擦系数不均匀的路面时4个车轮附着地面条件不同,此时刹车,由于4个车轮与路面摩擦力不同,4个车轮同时制动容易产生打滑、倾斜和侧翻等现象。EBD的作用就在汽车制动的瞬间高速计算出4个轮胎由于附着不同而导致的摩擦力数值差异,然后调整制动装置,使其按照设定的程序在运动中高速调整,达到制动力与摩擦力匹配,从而保证车辆的平稳和安全。另外在紧急刹车的时候,当车轮快要抱死了,EBD在ABS开始工作之前就已经平衡了每一个轮的有效地面抓地力,可以防止出现甩尾和侧移,并缩短汽车制动距离。因此EBD实际上也是ABS的功能辅助装置,它可以明显提高ABS的效率。

(3) 驱动防滑系统(traction control system,TCS)。也称为驱动轮防滑系统(acceleration slip regulation,ASR),TCS连接电子传感器,它可以探测驱动轮与从动轮速度,如果判断出从动轮速度低于驱动轮(打滑)就会发出指令调节点火时间、减小气门开度和油门、降挡,甚至制动车轮,从而调整驱动轮和从动轮的速度保持一致,终止车轮打滑。当TCS和ABS两个系统同时存在时,它们可共用车轴上的轮速传感器并与行车电脑连接,不断监视各车轮转速,当出现低速打滑时,TCS会通知ABS动作来减低此车轮的打滑,当出现高速打滑时,TCS会立即向行车电脑发出指令,降低发动机转速或降挡,终止车轮打滑。实际行车中,当车辆起步、突然加速、急弯行驶或湿滑路面行驶时,驱动轮均有打滑的可能,而TCS的上述功能可防止这样的情况发生,同时TCS对汽车行驶稳定性、加速性、爬坡能力也有提高作用。

(4) 电子稳定程序(electronic stability program,ESP)。是ABS和TCS这两种系统功能上的延伸,实质上一套电脑程序加上控制单元、转向传感器(监测方向盘的转向角度)、车轮传感器(监测各个车轮的速度转动)、侧滑传感器(监测车体绕垂直轴线转动的状态)、横向加速度传感器(监测汽车转弯时的离心力)等,它通过对从各传感器传来的车辆行驶状态信息进行分析并做出判断,然后向ABS、TCS发出纠偏指令,来帮助车辆维持动态平衡。ESP对过度转向和不足转向感觉的灵敏度超过了世界上最优秀的赛车手,ESP可以使车辆在各种状况下保持最佳的稳定性,在转向过度或转向不足的情形下效果更加明显。ESP只有在装置有ABS和TCS的汽车上发挥其功能,但ABS及TCS只能被动地做出反应,而ESP则能够探测和分析车况并纠正驾驶错误,防患于未然,其安全防护更加主动。特别是在恶劣天气时ESP防护效果尤其明显,瑞典一项评估显示ESP的使用在结冰和雪天可以使伤害事故分别减少32%和38%。

(5) 汽车碰撞预警系统。这是目前最新的汽车安全主动系统,它可以预测行车危险并在碰撞危险发生前2.7秒向驾驶人发出警报,预防交通事故发生,被称为永不疲倦的第三只眼。该系统是通过动态视频摄像技术和计算机图像处理技术来实现预警功能的,主要有三大预警作用:①前碰撞预警。可以在发生正面碰撞前2.7秒发出警报,提醒车辆制动,同时车尾灯不停闪烁,提醒后面汽车注意,避免追尾。②车道偏离预警。能在无意识发生车道偏离前0.5秒发出警报,提醒保持在原车道上安全行驶,此功能对长时间驾车及疲劳驾车具有重要的安全意义。③车距监控和预警。能让驾驶人始终保持安全的行车距离,并能在车距存在危险时发出警报,防止碰撞发生。

汽车碰撞预警系统的试验结果表明,其可以避免 90% 以上的追尾事故发生。因此,该系统已在欧美多家知名汽车制造商的多款车上开始应用。

(三)自动驾驶系统

自动驾驶技术自 20 世纪开始研发,到 21 世纪初自动驾驶系统的研发逐渐趋向实用。自 2012 年起美国部分州先后颁发了自动驾驶车辆上路许可证,国内一些省市也出台了自动驾驶车辆测试的管理办法或实施细则。引导自动驾驶技术进入道路试验阶段。

车辆自动驾驶技术是通过视频摄像头、车身雷达传感器、车轮传感器、激光测距器采集车辆行驶中周围的交通环境、突发情况等信息,并通过详尽的地图和后台数据中心进行行驶线路规划;在车辆控制上涉及车辆转向系统、速度控制系统、主动安全系统等;再通过软件将上述各信息、系统串联整合起来,实现道路环境与车辆信息的自动采集,该信息的自动判断与处理,并依据该判断与处理做出操作指令,最终自动完成该操作指令。

车辆自动驾驶技术本质上是车辆驾驶的人工智能。一旦车辆实现了可靠的智能驾驶:驾驶的整体效率将得到大幅度提高,能源消耗将会明显降低;那么政府对车道、护栏、减速带等道路交通标志性设施的建设和维护投入将可以降低;行驶车道的宽度将相对缩窄,相同面积的交通用地将可能建设更多的道路,交通运输效率将会得到提高。

更重要的是,自动驾驶技术中交通信息的采集、判断与处理、驾驶操作的执行由软件和硬件系统完成,基本上不会出现驾驶人在信息采集、判断和操作上的主观性错误和失误,也可以避免人员心理和意识对驾驶的影响。所以,从某种意义上说自动驾驶技术对道路交通安全的作用是正向提升,有助于道路交通安全的改善,并将使那部分由驾驶员过失导致的、90% 以上的交通事故人员伤亡明显降低,甚至减为 0。

美国汽车工程师协会(Society of Automotive Engineers,SAE)将自动驾驶技术进行了分级,见表 3-3。

表 3-3 自动驾驶技术分级(SAE 分级)

自动驾驶分级	称呼	SAE 定义	主体			
			驾驶操作	周边监控	支援	系统作用域
0	无自动化	由人类驾驶者全权操作汽车,在行驶过程中可以得到警告和保护系统的辅助	人类驾驶者			无
1	驾驶支援	通过驾驶环境对方向盘和加减速中的一项操作提供驾驶支援,其他的驾驶动作都由人类驾驶者进行操作	人类驾驶者+系统	人类驾驶者	人类驾驶者	部分
2	部分自动化	通过驾驶环境对方向盘和加减速中的多项操作提供驾驶支援,其他的驾驶动作都由人类驾驶者进行操作				
3	有条件自动化	有条件自动化,由自动驾驶系统完成所有的驾驶操作。根据系统要求,人类驾驶者需要在适当的时候提供应答	系统	系统	系统	
4	高度自动化	由自动驾驶系统完成所有的驾驶操作,根据系统要求,人类驾驶者不一定需要对所有的系统请求做出应答,包括限定道路和环境条件等				
5	完全自动化	在所有人类驾驶者可以应付的道路和环境条件下均可以由自动驾驶系统自主完成所有的驾驶操作				全域

自动驾驶技术处于 0 级或 1 级时,人类作为驾驶主体,即我们现阶段所有商品化的量产机动车的驾驶状态。当自动驾驶技术处于 2～4 级时,自动驾驶技术可以对道路交通安全程度的提高起到良好的促进作用。当自动驾驶技术处于 5 级时,即完全真正的"无人驾驶",机动车驾驶实现完全智能化,此时自动驾驶可以把机动车驾驶者因素对道路交通的影响降为 0。

但目前人类研发的自动驾驶技术还在 3 级以下,处于试验阶段,且不成熟,仅 2015 年中涉及谷歌公司自动驾驶汽车的事故就达 8 次,而 2018 年 3 月美国亚利桑那州发生的因自动驾驶机动车碰撞行人的事故成了首次致行人死亡的事故。因此自动驾驶技术对道路交通安全的完美影响至少还须等待数年,甚至更长的时间。

第三节　路的因素

从交通事故原因分析来看,有的研究者认为道路原因占到 19％,也有研究者分析认为占 29％～35％,这些数据一方面可能反映该地区、该时段道路本身导致事故的程度,另一方面可能因为是研究者在分析中将道路因素作为单一的独立因素进行研究,没有从更深层次对其进行分析,所以数据偏低。这些数据也直接导致了在实际事故原因分析和事故处理中对道路因素的重视程度偏低。而事实上道路是车辆的载体与行驶的基础,其在影响道路交通安全的人-车-路-环境因素中,道路因素处于基础地位,其对道路交通安全具有巨大的影响。

欧洲联合经济委员会报告显示,70％的交通事故是由于道路缺陷所致,法国国家保险公司在 1 000 多起事故原因分析后发现,那些通常被认为是驾驶人错误所致事故背后往往隐含着相当比例的道路因素。国内一课题组在 2007 年对中国道路交通安全进行详尽分析后发现:很多表面上看似直接由驾驶人失误和操作不当造成的事故中,由道路因素引发的事故占相当大的比例,按照国际经验折算下来,至少 40％以上的事故与道路条件相关。在对事故原因进行深层次分析后发现,有相当多的交通事故背后隐含着道路因素的影响,大多数时候道路因素是引发事故的最深层次的基本原因,它会直接或间接引发交通事故,虽然唯一由道路环境因素引发的道路交通事故所占比例较小,但是与道路环境因素有关的道路交通事故所占比例却很高。

在道路交通中,道路因素主要以 3 种形式影响道路交通安全:第一种是道路条件,直接引发交通事故,影响交通安全,这是一般统计中所指的单纯道路因素引起的交通事故,较易引起人们的注意并纳入事故影响因素中分析;第二种是道路因素作用于驾驶人而间接引发交通事故;第三种是道路因素作用于车辆而引发交通事故。后两种方式的影响相对较为隐蔽,常常为人们忽略。具体影响交通安全的道路因素主要有以下几个方面。

(一) 路面条件

我国的道路路面根据道路类型和等级分别由沥青、水泥、沙石、泥土等构成,各种路面的附着程度直接影响车辆制动和转向,是影响交通安全的主要道路因素。路面附着性能直接体现为车辆与路面摩阻性能(路面抗滑能力),其与车辆轮胎条件、车速等存在一定关系,但与路面本身的附着性能关系最为密切。摩阻系数较大、抗滑性能好的道路能有效地发挥车辆制动能力、辅助车辆转向;相反摩阻系数小、光滑路面易使行驶车辆制动距离增加,车行方向控制困难(方向发飘),增加车辆制动和转向中的侧滑概率,并导致事故的发生。

路面的粗糙程度、湿滑度、清洁度等通行条件对路面附着性能有明显影响。比如纯沥青路面因其路面光滑、摩阻系数小而降低附着性能,因此在道路建设中往往向沥青中加入直径约 1.5cm 的碎石,通过增加路面粗糙程度加大摩阻系数,提高路面附着能力;干燥路面能正常发挥其附着性能,当路面湿滑时其附着能力明显下降并易导致事故的发生。有调查显示潮湿路面发生事故是干燥路面的 2 倍,积雪路面是干燥路面的 5 倍,结冰路面是干燥路面的 8 倍。当路面积尘过多、覆盖细小沙土粒、尾气尘埃过多时易在路面与车轮之间形成介质膜,降低道路表面粗糙度,从而降低路面摩阻系数,增加事故发生的可能性。

除路面抗滑性能外,路面平整性、耐磨性等对道路交通安全也有一定影响。平整的路面可降低车辆磨损、降低油耗、提高行驶舒适性,相反路面坑洼、粗糙度过大时会增加噪声、造成不适影响安全驾驶。因此宽度符合国家标准、附着性能好、平整、清洁、坚实的路面可以给道路交通提供安全、舒适的道路通行条件。

(二)道路线形

道路线形包括平面线形和纵断面线形。前者是指公路线路在平面的投影,后者是公路线路空间位置在立面上的投影。公路的线形最终以立体线形的形式由驾驶人感知。驾驶过程中,驾驶人通常是通过对道路立体线形的判断,然后决定其采用的行车速度。因此道路线形对行车速度有较大影响,同时道路线形对行车安全和舒适性也有较大影响。常见的道路线形主要有以下几种。

1. 直线 直线是道路设计中使用最多的道路线形,具有建设和行车里程最短、方向明确的优点。但过长的直线路段易使驾驶人因视线和景观单调而产生疲劳,长时间直线驾驶还易使驾驶注意力分散、反应迟缓,同时驾驶人在长直路上容易开快车、易超速行驶,如遇紧急情况常常来不及反应和采取措施,从而易发生事故。因此过长的直线路段不利于道路交通安全。目前公认较好的道路一次直线路段长度应小于 3 分钟车程,我国大多数道路设计和建设时充分考虑了直线影响因素。但在有的地区和路段存在一次直线线程过长的现象,比如在平原地区有的高速公路路段一次直线长度可达 10km,远远超过了高速公路最高限速(120km/h)的 3 分钟车程。

2. 曲线 曲线是道路设计和建设中比较常用的一种道路线形,可以调整道路前进方向使之适应地形变化,并与其他线形形成连续的道路,特别是在高速公路设计和建设中曲线是一种重要线形。由于不同半径的平曲线和竖曲线及其组合的多样性,使曲线对道路交通安全的影响比较复杂。

(1)平曲线。平曲线即弯道,其与道路交通事故存在很大关系。美国公路部门统计显示,在弯道上发生的事故约占全部事故的 10% 以上。平曲线与交通事故的关系是:曲率越大,事故率越高。当平曲线半径小于 100m 时事故率随曲率的增大急剧增加,在高速公路上当曲线半径小于 400m 时事故率显著增加。曲率对事故的影响一方面是因为曲率越大时车辆转弯半径越小,其所受到的横向离心力也越大,易发生侧滑导致事故;另一方面,曲率越大,转弯视线盲区越大、视距越短,特别是中央分隔带上防眩物易引起曲线外侧的左侧车道视距不足,从而增加事故可能性。

但是曲线并不一定带来事故,最近有研究显示弯道事故率较平直路段低,在一定范围内,每千米道路出现曲线的频率越多,则交通事故发生率越小,其原因是频繁出现的曲线能提高驾驶者注意力,让驾驶者更加小心谨慎。这也是实际道路设计特别是高速公路设计中频繁采用曲线路段的原因之一。

(2)竖曲线。竖曲线是两相邻坡段的曲线,它可以缓和纵向变坡处行车动量变化产生的冲击,增加纵向行车视距。由于离心力的作用,车辆在凹形竖曲线行驶会产生增重,必须设置适当的凹形曲线半径防止离心力过大,以保证行车舒适性;凸形竖曲线主要是通过影响视距而影响交通安全的,当其半径过小时易造成驾驶人视野缩小、视距变短,甚至出现盲区而诱发事故。美国加利福尼亚一项调查也证实:在凸形曲线上半径越小、视距越短,则事故发生也越频繁。

3. 坡道 因地形地貌原因,道路坡道建设不可避免。有调查显示坡道是事故好发路段,在山区和丘陵地区发生于坡道的交通事故分别占 25% 和 18%,即使在平原地区也有 17% 的事故发生在坡道上。坡道中无论是上坡还是下坡,对道路交通事故都有直接影响。车辆上坡时由于坡度阻力的影响,车辆行驶速度会下降。随着坡度加大和坡道长度增加,车速下降越快,此时如果牵引力不够或制动不良极易造成溜车而引发交通事故;车辆下坡行驶时,由于重力作用,车行速度会越来越快,为降低车速频繁制动易导致制动热衰减,此时如发生制动不良或操作失当更易导致事故的发生。坡道因素中对交通安全产生实质影响的是坡度,虽然上坡路段坡度的增加对事故率影响不大,但在下坡路段当坡度大于 5% 时事故率急速增加。德国一项高速公路事故调查结果显示当坡度大于 4% 时,百万车千米事故率从 70 以下急剧上升至 190 左右。因此在道路设计和建设中降低坡度有利于道路交通安全。

4. 线形组合　由于地理因素特点决定一条道路不可能由单一线形构成,不同线形的组合协调性对道路交通安全有较大影响。实际交通活动中行车安全性的大小与不同线形之间的协调组合具有密切的关系,不良的线形组合往往是导致事故发生的重要原因。公路建设中常见的隐患线形组合有:线形骤变,不同线形道路连接缺乏过渡,特别是急弯道路与其他线形的组合,如长直线＋急弯曲线、坡道＋急弯曲线等,使发生事故的可能性骤增;坡道上连续反弯,易使驾驶人视觉负荷过重,造成视觉错误;两同向弯曲圆曲线中间夹短直线,此种"断背"曲线易使人产生错觉,将两同向曲线看成反向而酿成事故;多个短纵坡相连,道路出现锯齿形纵断面,造成行车频繁颠簸,甚至可能产生颠簸的叠加与共震,危及安全,在视觉上,这种线形使驾驶人产生路线不连续、线形破碎的感觉,影响安全驾驶;其他线形组合,如平曲线上有多个变坡点、竖曲线内有多个平曲线、凹曲线设置小半径平曲线起点、凸曲线顶部或凹曲线底部设置反向平曲线拐点等。因此在道路设计和建设中,在考虑道路线形与地形、环境协调基础上,更多地注意不同线形的合理衔接,使道路在平缓过渡的同时还能在视觉上构成平顺优美的线形,同时要避免使用上述不合理的线形组合,杜绝隐性道路安全隐患的存在。

(三) 交通安全设施

交通安全设施是道路范围内为交通参与者参与交通活动提供服务的所有设施,包括:照明设施、防护设施、交通标识、标线、中央分隔带、绿化及美化工程、服务设施等。其中有的设施可以引导交通,辅助维持交通秩序,比如交通标志与标线;有的设施可以防止和减少事故的发生,比如照明设施、绿化及美化工程;有的设施可以在事故发生后减少损失和伤亡,比如防护设施、服务设施等。完善、合理的交通安全设施可以防止和减少交通事故的发生,降低和减轻事故后果。例如,在美国、英国和瑞士高速公路安装路灯后事故下降了 40%～60%,一般公路安装路灯后事故下降了 30%～70%,城市道路安全路灯则使事故下降了 20%～50%;同时在高速公路或快速路上安装护栏能有效抑制行人横穿公路,减少行人事故的发生。如在国道 319 线重庆市武隆区境内路段安装防撞护栏后事故数降低了 43.62%,重大以上事故减少了 66.67%。

交通安全设施的合理性和便利性对交通安全也具有较大影响,特别是针对行人和自行车的便利设施。在高收入国家的现代交通体系主要是为适应机动车用户而设计;而在低收入国家应多考虑行人和骑车者的安全交通体系,但多数国家缺乏系统的设计和建设。因此道路交通设施的设计和建设合理性、科学性值得商榷。比如,如果为行人和自行车设置的安全过街通道中台阶过多、绕路太远、路口光线太暗、通道维护混乱,则人们大多不愿意使用这样的通道,而位置不当的过街天桥对改变行人交通行为、减少交通事故和伤害的发生效果甚微。在一项对车祸中幸存行人的调查中发现,过街天桥的不合理或不安全是导致违章穿行道路的主要原因。

第四节　环　境　因　素

环境因素包含部分道路的因素,因此有的学者在进行道路交通事故原因分析时将道路与环境看作一类因素进行分析,并发现道路环境因素所致事故占 20% 左右。但影响交通安全的环境因素是指交通环境,其范畴包括道路环境、天气环境、社会人文环境、车内工作环境等。按不同的分类方法可以将交通环境分为硬环境和软环境。前者包括:交通标识、安全设施、天气情况等。后者包括:政策、措施以及管理体制、社会环境等。也有学者将交通环境分为静态交通环境和动态交通环境。前者主要指道路环境、车辆环境,后者主要指气候环境、流动的人车环境等。不管按照哪一种标准和方法进行分类,总的说来交通环境指的是围绕交通有关的所有外周情况。从交通工程学原理出发分析认为绝大部分交通事故都是由于驾驶人不能适应交通环境所导致的,事实上环境因素较少对交通安全产生直接作用,其往往是通过对其他人、车或路的相关因素产生影响而作用于道路交通,其影响大多是间接的、隐蔽的,但环境因素的任何一个方面都会对道路交通安全产生或多或少的影响。

一、气候环境因素

恶劣的气候极易对人们的生产生活造成不利影响,是最易引起重视的环境因素之一,其对道路交通安全的影响是最常出现和最明显的。据美国国家公路交通安全管理局数据显示,在 2001 年美国所有交通事故中,与不良天气条件有关的事故 140.8 万起,占 22.3%,其中 6 918 人在事故中丧生,占 16.4%;61.5 万人不同程度地受伤,占 20.3%。同年在我国交通事故中,14.5 万起发生于恶劣天气条件下,死亡1.3 万人,致伤 7.6 万人,分别占总数的 18.7%、12.3% 和 13.9%。对道路交通造成严重影响的常见气候环境情况主要有大雾、雨雪天气、大风和高温等。

(一)大雾

雾是在秋冬季,特别是低洼河谷地带极易出现的一种自然气候现象。雾是由悬浮在空气中的小水滴或冰晶组成的水汽凝结物聚集形成的。悬浮的小水滴能吸收光线、对光线发生散射,使目标物体轮廓模糊,行车能见度下降,驾驶人不能看清前方和周围情况,难以识别交通标识、标线,难以辨别行人和路面障碍;雾水与路面灰尘混合,造成路面湿滑状态,降低轮胎与路面附着系数,使车辆制动距离延长,易出现行驶打滑、制动跑偏等现象;另外,在大雾笼罩的环境中,驾驶人心理压力增大,易感到紧张,并对周围情况难以把握和正确判断。研究显示,75% 的驾驶人在进入雾区时会出现心理过度紧张,80% 的驾驶人在雾天开车易感到疲劳,85% 的驾驶人在雾天开车会经常变换驾驶姿势。大雾天气对道路交通的上述影响使事故概率较晴朗天气高出几倍,且大雾天气极易导致严重交通事故发生,特别是在高速公路上,其所致事故损失在 10 万元以上的占到近 75%,事故严重程度是正常情况下的 7~8 倍。1975 年美国加利福尼亚到纽约的高速公路因大雾致 300 多辆汽车相撞,伤亡 1 000 多人,成为世界上最大的交通事故。国内因大雾也常造成严重的交通事故,如 2006 年 12 月 25 日,大雾致长潭高速公路接连发生 10 多起事故,造成 60 多辆车受损、5 人当场死亡;2007 年 2 月 11 日,大雾致沪昆高速发生 22 起连环撞车事故,造成 82 辆车受损、10 人死亡。由这些惨痛的教训可以看出大雾是影响交通的最恶劣气象条件,必须加强雾天行车管控。

(二)雨雪天气

一方面,雨雪天气通过降低交通环境能见度影响交通安全。在雨、雪天气里,雨和雪本身会降低环境能见度,使视野模糊;同时当雨量和雪量过大时车辆雨刮器不能及时有效地清理玻璃上的雨水和雪水,进一步造成驾驶人视线模糊。此时周边能见度大大降低,驾驶人的可视距离大大缩短;行人及骑自行车者多注意路面情况,加之伞帽等的遮挡、雨声的干扰等,对来往的车辆注意不够;行驶在积雪道路上时,由于雪光反射驾驶人视力极易疲劳,对路面情况识别困难,易发生事故。

另一方面,雨雪天气明显增加道路湿滑程度,对交通安全造成影响。雨、雪天气路面积水会在车轮与路的接触面形成水膜,水膜能将路面微小坑洼填平,并成为轮与路之间的润滑剂,这种现象常被称为"水垫",可以明显降低车轮与路面之间的摩擦力,甚至使之趋近于零。比如,普通小汽车在 0.8cm 厚的水膜路上行驶,车速达到 90km/h 时,摩擦系数仅为 0.15,当车速超过 100km/h 时,摩擦系数接近于零。同时道路积雪经车辆压实后行车冰雪层,加重路面湿滑程度,特别是在路面积雪 5~10cm、气温 0℃ 时,极易出现"夜冻昼化"状态。此状态使轮胎与路面附着系数极度下降,制动距离显著延长,例如:40km/h 速度行驶的汽车在干沥青路上的制动距离为 10.5m,在干水泥路上的制动距离是 9.0m,而在雪路上的制动距离达 31.5m,在冰路上的制动距离为 63.0m,与此同时还容易发生前轮滑溜、后轮滑溜、动力滑溜、横向滑溜等事故。

降雨降雪不仅极易导致交通事故的发生,而且其事故的严重程度往往也很高。美国威斯康星州1999—2005年雨天发生的事故中人员伤亡事故达3 047起,占全部雨天事故的37%,该比例甚至高于雾天的伤亡事故比例。

(三)大风

人们熟知风对车速有较大影响,但其对道路交通安全的影响常为驾驶人所忽视。事实上大风对道路交通有较大影响。一方面,大风常刮起落叶、沙尘使驾驶能见度瞬间下降,诱发交通事故,同时大风可能造成树枝、电线杆或其他物体的倒塌和脱落,造成打砸等交通意外;另一方面,横向风可以增加行驶车辆的横向力,降低行驶稳定性,由于车体迎风面本身不够规则,加上车身结构存在一定的缝隙,当风吹到车身上时快速空气流在车体中会形成不同的阻力,易造成车身摆动,如果遇风力较强时,甚至导致车行线路的偏移。经测算显示,普通轿车在10m/s横向风中行驶时,如果车速达100km/h,其在100m行程内会偏离中心线4~5m;大型客车或货车的偏移量会更大,甚至会出现翻车事故。有学者经研究发现风力与货车翻车之间存在一定的关系。

(四)高温

高温天气对道路交通安全的影响主要是间接作用,主要是通过对车、路、人的影响所致。在高温环境下,车辆发动机冷却系统散热性能减弱,行驶中易出现发动机过热而出现故障。环境温度的升高也使制动器散热减少,导致制动器热量积聚而降低制动效力。高温环境会使轮胎内气压升高,在轮胎与路面摩擦热不易散发的同时极易导致轮胎爆裂而导致事故。高温会加速车辆线路的老化,降低物件与燃点的温差,较易出现车辆自燃事故。同时高温会对路面产生影响,高温条件加上阳光照射,路面结构易发生软化,降低车轮与路面的摩擦系数。经测试,正常沥青路面摩擦系数会随着路面温度升高而直线降低,当路面温度升至30℃时,如车速达60km/h则摩擦系数降低1/3。另外,高温对人的生理和心理状态造成明显影响,一般情况下,随着环境温度的升高,人易出现恶心、头晕、疲乏等生理改变,同时容易出现烦躁、易激惹、易发怒等心理情绪改变,这些变化促使驾驶人和行人的判断力、反应力和灵敏度明显下降,从而易导致事故发生。

二、道路环境因素

(一)硬件设施环境

道路硬件设施环境包括以道路为中心的道路和周边多种环境因素,对交通安全有明显的影响。比如:道路的宽窄,是否有路肩,车行道是否有隔离及其隔离方式,是否有人行道护栏,标志、标线是否完整合理,道路是否渠化、渠化是否科学合理,道路中及路旁是否有障碍、施工工地,周围树木是否影响驾驶人的视距,是否有悬崖峭壁、防撞护栏等。其中安全设施既作为道路本身的硬件设施保护交通安全,同时也构成道路环境影响交通安全。另外,安全防护设施的材料特性对交通安全也具有一定的影响,坚硬物体可能会加重事故伤害,对其进行改进可以加强交通安全。比如,美国和英国清除道路两侧坚硬物体和安全路障,在代之以防撞安全垫后,事故现场的死亡和严重伤害比例分别下降了75%和53%。上述这些因素都不同程度地影响了道路交通安全。

我国近年比较重视安全设施建设,但在交通安全设施建设方面相对滞后。主要存在两方面问题:一是交通安全设施短缺,特别是低等级道路,因管理和经费等原因致使设施不健全;二是交通安全设施设置不科学、不合理、不完善、缺乏养护,特别是在低偏远地区、农村地区或山区,交通标志不规范,不清晰明显,防护装置不牢固,破损严重。这样的道路环境在特定的地点极易成为行车"交通安全黑点"。如曾经在国道319线2 182~2 183km路段(重庆武隆区蒋家沱)反复发生过多起严重车辆相撞的恶性交通事故,但经过道路环境的改造治理后,此处的交通安全情况得到改善。典型案例:1998年1月1日,彭水县王某某驾驶小汽车由武隆驶往江口,会车中与对向车行道上余某某驾驶的中客相撞,导致1人死亡、8人重伤、两车严重损坏的重大道路交通事故。2001年6月26日16时40分,陈某某驾驶小轿车,会车中与对面开来的大客车相撞,造成当场死亡4人、小轿车报废的特大交通事故。这些事故从主观上与驾驶人超速占道行驶有关,但与此同时,此路段的道路和环境客观条件也起着不可忽视的作用。其主要表现在以下几方面:①在道路线形上,事故发生地处于两长直线相接的急弯处。从武隆向彭水方向为一长直线下坡接急弯,而由彭水向武隆方向为长直线微坡接急弯。因此车辆进入此急弯时,车速大多过快。经现场测试,转弯处车速很多都达70~80km/h。②在道路环境方面,道路一侧为悬崖(悬崖下是乌江),另一侧为峭壁(峭壁似半边隧洞)。虽然悬崖侧安装了"W"防撞护栏,但车速较快的情况下,由于心理作用,彭水向武隆开来的车辆必然尽量向内侧行驶,造成占道;而武隆向彭水方向,峭壁伸向道路中央,给人一种压抑和可能挂车的感觉,当车速较快时,驾驶人很自然地会尽量靠外行驶,最终也导致占道行驶。③在标志、标线方面,弯道标志设在弯道处,且标志偏小,而弯道两侧长直线路段上无弯道提示标志和限速标志,弯道处中心实线距离较短(约10m),且为白色实线(应为黄实线)。因此,驾驶人通常不能得到提前减速和严禁占道行驶的信息。

(二) 通行环境

混合交通极度不利于道路交通安全,不同类型、不同性能的车辆混行时会产生相互干扰,互成障碍。研究表明在同一条道路上,交通事故的多少与单车车速的关系不大,而与道路上的不同类型、不同性能车辆之间速度离散程度成正比。另外缺乏人行道护栏、人车混行路段极易发生行人交通事故。比如1994年重庆市很多路段无人行护栏时,交通事故受伤和死亡人员中行人分别占48.0%和82.9%,2001年通过增设人行道护栏、行人天桥、人行横道线和人行道等措施,使行人事故数、行人死亡人数和受伤人数分别较前一年下降了3.5%、12.3%和4.6%。而全军交通医学研究所最近的一项事故调查显示,在推广人行护栏人车分流后的2000—2006年受伤行人平均占25.27%,死亡行人平均占52.35%。因此改善通行环境可以明显提高道路交通安全水平。另外,英国伦敦的一个研究表明,从人行横道线行走是较安全的,而且人行过街管理设施越完善的地方越安全。因此在人车分流、人行设施完善的交通环境,行人的交通安全可以得到最大限度地保障。

三、社会环境因素

道路交通活动是一种社会活动,其所有交通参与者都是社会的个体,各参与者的行为、习惯等均受其生活的社会环境影响。社会环境主要有两类,一类是一般社会生活环境,另一类是家庭生活环境。

(一) 一般生活环境

无论是驾驶人还是行人和乘客均是社会的一员,在生活中不可避免地要与周围组织和个人发生关系,因此交通参与者的周围社会环境将对其交通活动产生影响。当驾驶人与左邻右舍相处不好,经常发生纠纷、口角,或在单位与同事关系不融洽、经常受领导批评、指责,就会引起驾驶人心理失衡,长期下去可能会导致驾驶人心理疲劳,甚至产生反社会心理,从而危及行车安全。

(二) 社会交通氛围

社会交通氛围主要指社会总体交通安全状态、遵守交通法规习惯和风气,对交通安全也有一定影响。不管是驾驶人、行人还是乘客在交通活动中常有从众的心理,当周围人员都处于遵守交通法规,重视交通安全的状态,那么行为人也会自觉采取守法行为以保证交通安全;相反,如果周围人员都不按交通法规行事,甚至将违法穿行等行为当成习惯,那么行为人就会效仿,并将违法行为当成习惯,极易导致事故发生。有研究发现在发展中国家行人道路交通伤害有一个特点就是:有的行人并非不懂交通规则,而是习惯于以往的行路方式而受到伤害。

(三) 家庭环境

家庭是社会的组成单元,故家庭环境也是社会环境中的一个重要组成部分。这里的家庭环境主要是指家庭中各成员之间的关系处理情况。当家庭成员之间关系和谐,家庭环境就健康协调,成员工作起来心情舒畅,并富有责任感。反之,当驾驶人家庭不和、与家庭成员之间经常发生争吵,驾驶人工作情绪就会受到影响,其在工作时心情烦躁、情绪低落、精力分散,这种心理状态即是交通安全隐患,并且长此以往驾驶人对交通环境的反应和判断灵敏性都会受到影响,极易酿成行车事故。另外不良的睡眠环境也会影响交通安全,比如,当驾驶人休息环境不好时,其睡眠质量下降,易引起疲劳,当睡眠时间不能保证 6~8 小时,易使人在工作时处于似睡非睡状态、注意力不集中,如遇到紧急情况动作迟缓,极易引发交通事故。

另外,有研究显示个人家庭生活环境会通过人的性格而影响道路交通安全。比如,当一个人从小生活在家庭不和睦或离婚家庭中,或者儿童时期受到恐吓、虐待等,可能会生成对家庭、社会和他人不负责任的性格,表现在道路交通中即可能会有冲动、好斗,甚至攻击性驾驶行为,进而成为交通事故的好发者。

四、政策与教育因素

交通活动的参与者——人是最活跃因素,一方面其通过活动直接参与交通行为,另一方面其通过对车辆、道路的操控和管理参与交通活动中。因此,对人行为的教育、规范与管理,可以对道路交通安全产生影响。

(一)政策因素

交通安全政策包括各种交通安全法规和交通管理规章等,其对道路交通安全具有重要的影响。道路交通涉及多个管理部门众多人员,靠部门行业的规章、条例进行管理明显存在缺陷,比如我国道路交通监管涉及公安交警、交通运输行政、交通安全监察等部门,各个部门执法监管权力存在分割,这种管理条块的分割导致对的交通违法行为不能进行有效的责任追究,甚至在有的时候存在管理脱节和管理盲区,不利于道路交通安全。以法律的形式规范道路交通行为,运用法律法规管理道路交通是大势所趋,并能起到良好的效果。如,美国安全带强制使用法实施后,驾驶人和前排乘客安全带的使用率提高了 20%,1984 年新西兰安全带法实施后其致死性事故的比例直接降低了 15.6%,澳大利亚维多利亚州在 1971 年初施行要求前排乘客强制使用安全带法律后,当年就使汽车乘客死亡降低 18%。我国自 2011 年 5 月实施新的《中华人民共和国道路交通安全法》使我国的道路交通安全管理从部门"条例时代"进入了国家"法律时代",给各管理部门提供了道路交通安全管理的法律依据。

完备的道路交通安全法律为依法管理和规范道路交通提供了法律依据,但最终的管理需要通过法律的执行来实现,因此严格执法是道路交通安全的有机组成部分,对道路交通安全具有明显的影响。加拿大的一项研究发现,严格的交通执法降低了高机动化国家致死性交通事故的发生频率;全球每年都有数千人的事故致死与执法力度不够或执法标准前后不一致有关。加强交通执法主要是需要执法力度持续巩固,对违章应当予以迅速、有效的处罚,对特殊危险行为选择特殊执法策略提高执法效率,在交通法律宣传中要增强交通执法的后果,目的在于要实现其现实交通法律法规的威慑力,要让人感觉到违章后受到处罚的危险性很高,并自觉地遵守法律。比如对于酒后驾车违法行为来说,如果驾驶人认为酒后驾车被发现和处罚的可能性不大,即使对酒后驾车进行严厉的处罚,效果也不好。实际交通执法可以采用雷达或仪器动态检测,也可以由警察在固定点进行监测。一项关于农村道路限速执法研究发现,静态和动态执法结合可以让死亡事故和伤害事故分别减少 14% 和 6%。

目前我国在交通安全法规建设上有很大进步,但还存在一定的问题,一是我国目前交通安全法比较单一,只有一部道路交通安全法,缺乏安全带、气囊、行人及乘客行为相关的专门法律,因此对安全带、气囊的生产和使用,行人及乘客交通行为等的规范力度不够;二是我国目前法律执行力度不够,在有的地方有的时候存在执法不严的情况,另外大众对法律的重视和执行意识比较欠缺,如我国新的道路交通安全法对安全带的使用做了规定,但 2005—2007 年在江苏省南京市和浙江省舟山市的一项调查显示驾驶人系安全带的比例仍不到 50%,前排乘客安全带佩戴比例更低。因此我国有必要制定道路交通安全相关的专门法律,同时普及法律教育,提高人们对法律的认识和遵守意识。

(二)教育因素

道路交通安全教育在提升道路交通安全水平上具有重要作用。从国外道路交通安全水平比较高的国家的安全教育形式和内容来看,从小抓起的安全教育对其交通安全水平产生了良好的影响。比如瑞典从 2 岁幼儿就开始进行最基本知识教育;丹麦在幼儿两岁半时就进行安全教育并邀请参加儿童交通俱乐部;英国从 1970 年就开始对全国中小学学生开展交通安全教育,并教授避免交通伤害方法;在日本还开展了体验式教育,使儿童在"交通安全指导日"参加交通安全活动;澳大利亚甚至设立了"如何骑自行车"和"如何过马路"的交通安全课程,并让学生亲自体验。

而在我国交通安全教育不力是导致道路交通安全形势严峻的一个重要因素。在交通安全教育上目前我国采取的是学校教育和社会教育相结合的形式。学校教育方式是交通民警作为交通安全辅导员到学校讲课,对学生进行交通安全、交通标志、标线、交警指挥手势等讲解,借以普及交通安全知识和常规。社会教育形式相对多样,一是交通管理部门用标语、电子显示屏等方式的交通安全宣传;二是管理部门依托社会单位、社区对相关人员和普通民众进行交通法规宣传讲解和突出案例警示;三是对初次申领机动车驾驶证人员的教育、培训和考核;四是阶段性的交通综合治理和突击整顿,在安全教育的同时针对交通违法行为进行突击纠正和处理。

无论上述哪一种方式的教育都存在以下问题:一是教育流于形式没有形成制度化,有的教育活动开展时轰轰烈烈,随后偃旗息鼓不加重视;二是教育主体不明确、教育内容模糊、教育行为随意性大,教育流于形式,效果不明显;三是教育具有突击性、阶段性特点,不能持之以恒,很难对大众交通安全意识提高产生良好作用;四是教育重点存在偏差,比如在对驾驶人进行培训时各培训学校看重的是驾驶技术的培训,对交通法规教育流于形式,更少对驾驶道德进行教育和考核,导致目前我国不少驾驶人在驾驶过程中缺乏礼让行为,更严峻的是我国行人在人行横道线上的通行优先权没有得到很好保护,比如全军交通医学研究所最近的一项调查发现有 10%～20% 的行人伤亡发生在人行横道线上,值得我们重视。因此要从全民水平提高道路交通安全意识,有必要学习国外先进经验,将我国的道路交通安全教育制度化、社会化、系统化,采用多种形式进行常规教育;同时改变我国目前驾驶人员培训方式,在重视驾驶技能培训基础上加强驾驶道德的教育和培养。

(邱　俊　周继红)

参 考 文 献

［1］李昌吉. 汽车驾驶人的人为因素与交通安全. 疾病控制杂志[J]. 2004,8(6):576-578.

［2］赵新才,蒋志全,汤建国,等. 重庆市机动车驾驶人和前排乘员交通伤与安全带使用情况分析[J]. 中华创伤杂志,2005,21(6):452-454.

［3］谢龙利,龙云. 机动车驾驶人心理障碍危险因素的病例对照研究[J]. 中国行为医学科学,2003,13(3):330-331.

［4］CLAIRE LN, URS M, FRANCOIS B, et al. Wireless telephones and the risk of road crashes [J]. Accid. Anal. Prev, 2003,35:649-660.

［5］ELURU NAVEEN, BHAT CR. A joint econometric analysis of seat belt use and crash-related injury severity [J]. Accid. Anal. Prev,2007,39:1037-1049.

［6］EBY DW, MOLNAR LJ, OLK ML. Trends in driver and front-right passenger safety belt use in Michigan:1984-1998 [J]. Accid. Anal. Prev. 2000,32:837-843.

［7］EVANS L. Restraint effectiveness,occupant ejection from cars and fatality reductions [J]. Accident Analysis and Prevention,1990,22:167-175.

［8］FACTORA R, MAHALELA D, YAIR G. Inter-group differences in road-traffic crash involvement [J]. Accid. Anal. Prev,2008,40:2000-2007.

［9］HAYNES R, JONES AP, KENNEDY V, et al. District variations in road curvature in England and Wales and their association with road traffic crashes [J]. Environ. Plan,2007,39:1222-1237.

［10］JUNG S, QIN X, NOYCE DA. Rainfall effect on single-vehicle crash severities using polychotomous response models [J]. Accid. Anal. Prev,2010,42(1):213-224.

［11］KING MJ, SOOLE D, GHAFOURIAN A. Illegal pedestrian crossing at ignalized intersections: Incidence and relative risk[J]. Accid. Anal. Prev,2009,41:485-490.

[12] VIRGINIA ROUTLEYA,JOAN OZANNE-SMITHA,DAN LI,et al. China belting up or down? Seat belt wearing trends in Nanjing and Zhoushan [J]. Accid. Anal. Prev,2008,40:1850-1858.

[13] YOUNG RK,LIESMAN J. Estimating the relationship between measured wind speed and overturning truck crashes using a binary logit model [J]. Accid. Anal. Prev,2007,39:574-580.

[14] ZHANG W,HUANGYH,ROETTING M,et al. Driver's views and behaviors about safety in China-What do they NOT know about driving? [J]. Accid. Anal. Prev,2006,38:22-27.

第四章 道路交通事故和交通伤数据库

Abstract

Road crashes and injuries are a global public health problem. Studies on road traffic safety, strategy and policy development, and traffic injury management promotion must be based on scientific and comprehensive data on road crashes and injuries. In recent years, database is more and more extensively used in studying road traffic crashes and injuries. Many international or regional traffic databases, such as the International Road Traffic and Accident Database (IRTAD), the Asia-Pacific Road Accident Database (APRAD), the International Traffic and Accident Database and the Western Australia Road Traffic Injury Database, have been established in some countries. These databases include the data of road crashes and injuries extensively, and play important roles in road traffic injury study and road crash precaution.

In China, more and more attentions have been paid to the study and establishment of road crash databases. Besides the Road Traffic Accident Database of Traffic Management Bureau, the Road Accident Database, the Express Way Accident Database, the Road Traffic Crashes and Road Traffic Injuries Database were established by Tongji University, College of Traffic, Jilin University and the Institute for Traffic Medicine of PLA/Chongqing, respectively. Studies based on these databases promote the development and improvement of studies on road traffic safety and injuries in China.

道路交通事故和交通伤害已成为全球性的公共卫生问题,科学全面的交通事故和交通伤数据资料是开展道路交通安全研究、制定道路交通安全政策和策略、促进交通伤救治进步和发展的重要基础。近些年来,数据库技术在交通事故和交通伤的研究中得到越来越广泛的应用。国际上一些组织和国家纷纷建立了区域性或国家性的交通事故数据库,比如经合组织的"国际道路交通事故数据库"、亚太经社委员会的"亚太道路交通事故数据库"、德国公路研究中心的"国际交通和事故数据库"、澳大利亚的"西澳大利亚道路交通伤数据库"等。这些数据库广泛收集道路交通事故和交通伤害数据,对交通事故及其伤害研究和预防措施的研究起到重要的作用。

在中国,除了公安部交通管理局建立了交通事故数据库外,越来越多的研究单位也在不断研究和建设相关的道路交通事故数据库。如同济大学的"道路交通事故数据库"、吉林大学交通学院的"高速公路交通事故数据库"、中国人民解放军/重庆市交通医学研究所研制的"道路交通事故与交通伤数据库"等。这些数据库的建设和在其基础上的大量研究,为我国交通安全和交通伤的发展起到了积极的推进作用。

随着汽车工业的进步和道路的发展,道路交通给人们的生产和生活带来了前所未有的便利,但同时道路交通也给人类社会带来了伤害和死亡。据 2015 年全球道路安全现状报告,全球每年因道路交通事故致死的人数达 125 万人,致伤 3 000 万~5 000 万人,每天因道路交通事故有 140 000 人受伤、3 400 多人死亡、15 000 多人残疾。世界卫生组织(World Health Organization,WHO)预计,至 2020 年,道路交通伤害在全球疾病与伤害负担和伤残调整寿命年原因排序中将升至第 3 位。早在 2003 年底,联合国通过的《全球道路安全危机》决议草案中就指出:道路交通伤害是一个全球性的公共卫生问题。因此道路交通安全已成为一个关系到人类健康和发展的严重问题。

中国作为最大的发展中国家,随着其经济的快速发展,公路基础建设速度不断加快,2016年我国公路里程已达469.63万km,是1996年千米总里程的3.96倍,同时我国机动车保有量也快速增加,2016年达29 469.45万辆,是1996年的8.16倍。伴随公路建设加快和机动化程度提高,更凸显出交通安全问题的严峻形势。虽然自2004年起国家公布的交通事故致死人数下降至10万人以下,并呈逐年下降的态势,但据Lancet最近的一篇文献报道我国每年因交通伤害实际死亡人数平均在27.39万人以上,特别是自2000年后道路交通伤害已成为我国各种伤害的第1位死因。这些数据再一次向我们警示:在我国,交通伤害是威胁人民群众健康的严峻社会问题。

联合国在《全球道路安全危机》决议草案中指出:道路交通事故和伤害是可以预防的。交通事故和伤害的预防是一个高度政治性的问题,需要以严谨和科学的态度对待,要解决这个课题的第一步就是要获得科学、准确的道路交通事故及其伤害的数据资料,了解掌握其现况和发展动态。目前人们普遍接受的交通事故及其伤害信息来源于新闻轶事或媒体的相关报道,但这些报道易传递错误、夸大或片面的信息,不利于对道路交通事故现况进行全面掌握和预防工作的开展。要实现对道路交通事故和伤害有效预防的基础之一就是要了解各区域实际道路交通事故和交通伤害现状,掌握事故和伤害发生与救治的实际数据,并进行跟踪,建立相关数据和信息采集系统。现代医学核心是在循证基础上探索规律,促进医疗实践的进步。循证的基础就是需要不断总结和加强公共卫生干预的证据,各个国家或地区的道路安全策略和干预措施的制定都需要以循证为基础。同时,道路交通事故和伤害数据资料的采集也是开展道路交通安全研究所必需的基础条件之一,是评价一个国家或地区道路交通安全状况和制定道路交通安全政策的依据。

数据库是按照数据结构来组织、存储和管理数据的仓库,是储存和管理数据的集合。它产生于50余年前,并随着计算机科学的发展,在20世纪60年代数据库技术作为一门新兴的信息管理自动化学科独立出来,并成为计算机科学的一个重要分支,特别是20世纪90年代以后,数据管理不再仅仅是存储和管理数据,而转变成用户所需要的各种数据管理的方式。

数据库是数据管理的产物,同时数据管理也是数据库的核心任务。数据管理主要包括对数据的分类、组织、编码、储存、检索以及维护。应用数据库对数据进行管理可以实现:①数据共享。数据共享包含所有用户可同时存取数据库中的数据,也包括用户可以用各种方式通过接口使用数据库,并提供数据共享。②减少数据的冗余度。同文件系统相比,由于数据库实现了数据共享,从而避免了用户各自建立应用文件。减少了大量重复数据,减少了数据冗余,维护了数据的一致性。③保证数据的独立性。数据的独立性包括数据库中数据库的逻辑结构和应用程序相互独立,也包括数据物理结构的变化不影响数据的逻辑结构。④实现数据集中控制。文件管理方式中,数据处于一种分散的状态,不同的用户或同一用户在不同处理中其文件之间毫无关系。利用数据库可对数据进行集中控制和管理,并通过数据模型表示各种数据的组织以及数据间的联系。保证数据一致性和可维护性,以确保数据的安全性和可靠性。⑤实现故障恢复。由数据库管理系统提供一套方法,可及时发现故障和修复故障,从而防止数据被破坏。

数据库技术从诞生和发展给计算机信息管理带来了一场巨大的革命。在不到半个世纪的时间里,形成了坚实的理论基础、成熟的商业产品和广泛的应用领域,吸引越来越多的研究者加入。30多年来,已经开发建设了成千上万个数据库,它已成为企业、部门乃至个人日常工作、生产和生活的基础设施。同时,随着应用的扩展与深入,数据库的数量和规模越来越大,数据库的研究领域也已经大大地拓广和深化了。

进入21世纪后,社会对信息和数据的收集、管理和分析已成为主要的社会活动之一。同时数据库技术也从人工管理阶段、文件系统阶段进入数据库系统阶段,并将计算机科学、信息学和统计学等学科融合发展,在社会很多行业和领域广泛应用。道路交通安全是政府部门、社会团体和组织以及个人关注的重要问题。要了解和处理好这一重要问题需要大量确实的数据和证据。虽然不同的使用者对数据的需求和来源各不相同,但可靠的数据,包括事故发生率、发生种类、事故伤害情况等数据,是详细了解道路交通肇事的背景和环境,描述道路交通伤害负担、评估危险因素、制定并评估相应的干预策略、向决策部门和公众提供信息的基础。在交通安全领域,数据库技术凸显其作用和优点,因此道路交通事故和交通伤害数据库建设逐渐被引起重视并得到发展。

第一节　国外道路交通事故数据库建设情况

一、区域性道路交通事故数据库建设

目前一些国际组织发起并建立一些区域性的数据库系统,比如,经济合作与发展组织支持并使用了"国际道路交通事故数据库"。该数据库是目前覆盖面最广的数据库,数据来源范围包括英国、法国、德国、日本、澳大利亚、美国等29个国家。该数据库包括500多个数据项,主要内容包括:不同公路的道路事故及人员伤害,不同道路使用者的年龄、性别、伤亡、住院治疗等,事故车辆类型与特征等。该数据库在作为区域性数据库收集道路交通事故数据信息的同时,还提供标准化的交通事故、伤害以及其他一些基本的交通统计数据和安全信息。该数据库成立于1988年,大多数经合组织国家的代表分别是其国家的协调中心,同时该数据库也向非经合组织国家开放。联合国亚太经社委员会也建立了"亚太道路交通事故数据库",提供亚太地区部分国家的交通事故、伤害及基本交通信息。欧洲在自己地区建立了"社区事故数据库",收集欧洲道路交通事故和伤害数据,同时也包括了一些未经汇总的单个碰撞事故的具体数据。另外德国公路研究中心也建立了"国际交通和事故数据库"(www. bast. de),收集了许多国家有关道路交通各方面的相关数据。这些国际和地区的交通事故和伤害信息数据库系统汇总了区域性的道路交通事故和伤害信息,并向社会提供公开服务,也为区域道路交通安全策略提供信息支持,同时帮助成员国家规范数据的范围、种类和格式。国际组织建立的区域性数据库也存在一定的局限性,比如有的国家根本就不报告道路交通事故,这些国家的数据是推测计算得到的,导致数据库中相对准确的数据样本量较小。这就导致了基于这些数据库的地区道路交通形势分析和预测可能会出现偏差。

二、国家道路交通事故数据库建设

在区域性交通事故数据库建立的同时,一些经济发达国家和机动化程度较高的国家也将数据库技术与道路交通事故和交通伤的研究紧密地结合起来,建立了协调统一的数据库管理系统。比如,美国的全国汽车抽样系统,整合了死亡分析报告系统、总体估计系统、事故价值数据系统、碰撞事件伤害研究和工程网络数据库系统等四个系统,广泛采集道路交通相关数据,进行交通伤害相关研究,并从国家级层面为政策制定者和决策者提供全面信息;澳大利亚建立的"西澳大利亚道路交通伤数据库",收集了1987—1996年386 132例道路交通事故数据和142 308例交通伤数据;从1949年起,英国政府就开始采用国家道路交通事故伤害报告系统,记录和收集事故情况、车辆信息和伤亡信息,在此基础上逐渐形成数据库,并应用在各级政府的道路安全工作中;瑞典的"瑞典交通事故数据库"不仅记录了道路交通事故的数据,还记录了与事故相关的其他数据资料,同时还可提供警察和医院对每起道路交通事故的详细事故报告,这些信息通过一定的渠道向社会公开并用于研究;日本在道路交通安全研究中也建立了自己的道路交通事故数据库,记录道路、事故、车辆和伤亡相关信息,并以此为基础进行了相关的分析和研究,探寻提高交通安全的措施和策略。

在大多数发展中国家,缺乏准确的道路交通事故定性和定量数据,没有建立道路交通事故数据库,一定程度上导致了这些国家道路交通安全研究能力和研究水平远远落后于发达国家。近年来不少国家的相关部门和研究机构注意到此问题的存在,部分中低收入国家也开始进行道路交通事故的监测和数据收集。如哥伦比亚、南非、尼加拉瓜、泰国等都建立了自己的伤害监测系统,检测包括道路交通伤害在内的所有伤害信息,并对道路交通事故和伤害数据进行汇总。

三、道路交通事故数据来源

国外道路交通事故数据库中道路交通伤害数据的来源主要有以下几个方面。

（一）警察部门

来源于警察部门的数据主要包含：交通事故总数、死亡和伤害总数、事故伤亡人员类别、伤亡者年龄和性别等个人信息、事故车辆情况、事故原因、事故点道路情况等。来源于警察部门的上述数据相对较全面，特别是关于事故现场情况记录较为详细。由于所关注的焦点和核心等原因，警察部门所记录的数据内容与其他机构和部门记录的数据内容存在一定差异，伤亡数据等也存在一定差异，因此事故及伤亡记录的详细情况有待提高；同时由于警察部门工作和管理特殊性，有的警察记录无法获得。另外，警察记录与实际事故发生情况存在一定差异，漏报现象较普遍。如英国警察漏报的交通事故死亡可达 36%，在中低收入国家的漏报可高达 50%。

（二）卫生机构

通过医院住院病历、急诊室记录、创伤登记以及相关诊疗记录是获得道路交通事故伤亡信息的良好途径，通过该途径可以获得事故伤亡人员损伤的详细信息、伤亡人员性别及年龄等个人信息、伤害救治时间、费用等相关信息。但各级医疗机构的设置和制度不同，导致对交通伤害的记录也不一样；创伤登记制度并没有在全部的国家、地区和机构中施行，导致难以获得全面的交通伤害数据。

（三）保险公司

因自身行业特点，大多保险公司记录了道路交通事故的人员伤亡基本信息、车辆损坏情况、事故赔偿费用等信息。但各保险公司只记录自己公司承保的车辆事故数据，数据来源存在局限性；同时，由于公司对于自身商业利益保护的影响，各公司之间的数据以及公共部门之间数据难以真正共享。

（四）政府部门和社会机构

根据工作和研究需求，政府部门和其他社会机构会组织调查登记人口参数、社会总体经济指标、道路交通事故情况、事故伤害信息、事故车辆情况甚至事故人员心理因素等信息。但不同部门和机构之间由于工作的目的和出发点不同，记录目标数据存在很大差异，同时大多数据具有很强的区域性和阶段性。

第二节　我国道路交通事故数据库建设

一、我国道路交通事故数据库研究情况

我国道路交通安全研究总体起步较晚，研究方法和手段相对落后，在道路交通安全相关方面研究的可用资料不足，部分管理部门和研究机构长期以来对交通安全资料的收集不够重视，收集的数据不全面、欠准确。目前使用较多的数据主要是交警部门的事故报告，仅靠这些资料不能支持更深层次的道路交通安全研究，由此获得的研究成果对道路交通安全管理的指导和决策参考作用较小。近年随着我国对公共安全的重视，道路交通安全问题也越来越受到重视，不少机构也认识到道路交通数据资料是深入开展交通安全研究所必需的基本条件之一。在道路交通事故和交通伤研究中引入数据库技术可以提高数据采集和处理效率，避免人为的失误，使对交通事故和交通伤数据的处理更科学、准确和合理，利用交通事故与交通伤数据库平台，将有利于对交通事故和交通伤研究和交通伤害预防的深入开展。因此，越来越多的地区、部门或研究机构开始进行道路交通数据库建设的探讨和研究。

公安交通管理部门为了实现对道路交通的有效管理，建立了独立的道路交通事故登记系统，记录全

国每天发生的一般以上事故情况,主要涉及事故一般情况、伤亡人员类别、伤亡总数、道路条件、车辆一般信息等数据。中国人民解放军/重庆市交通医学研究所周继红教授在 20 世纪 90 年代以重庆市部分抽样地区 1988—1997 年的道路交通事故和交通伤数据为基础建立了区域性道路交通事故数据库,并进行交通安全现状和特点的研究。大众汽车集团(中国)与同济大学联合启动了"中国道路交通事故研究",该项目在上海嘉定区与警察合作采集交通事故数据,建立数据库,进行整体事故分析、事故个案分析等研究。吉林大学交通学院针对高速公路交通特点,利用地理信息系统(GIS)的可视性、MapInfo 的空间数据可视化、Oracle8i 的广泛兼容性、动态分段技术的查找灵活性构建了高速公路交通事故数据库,收集高速公路交通事故数据、道路条件数据和交通环境数据,应用该数据库可进行高速公路事故分析、事故黑点确定、高速公路安全评价等研究。

与交通密切相关的道路信息也是重要的交通安全数据。有学者和组织也针对道路信息的采集进行了研究。比如:为了促进中国道路建设中的道路交通安全审计,同济大学张兰芳等从收集道路及其环境信息、交通设施方面信息出发,开展了道路交通事故数据库建设的相关研究。河北省在其科技资源数据库下建立了交通资源基础信息数据库,分设公路路线数据库、公路交通设施数据库、桥梁数据库、隧道数据库、涵洞数据库、路面数据库、特殊路基数据库、道路交通事故数据库等 8 个子库,收录了该省各级道路的交通基础设施的基础数据,其中道路交通事故数据库是记录河北省道路交通事故基本信息的数据库,该数据库收集了河北省道路交通事故的类型、事故损失、事故原因等基本信息,通过使用该数据子库可实现对交通事故信息的浏览查询。受国家测绘局委托,陕西省测绘局用 GEOSTAR 建立了道路交通数据库,该数据库包括从地图上提取的道路交通信息、遥感影像解译得到的数据、GPS 实地采集的空间要素及其属性信息,以及更大比例尺地形图上采集的相关信息等一般道路地理信息,方便了道路及其附属设施的管理与查询。

以上这些数据库研究工作对我国的道路交通事故数据库的建设和发展、道路交通安全的进步都做出了一定的贡献。由于不同部门和组织之间缺乏统一的事故记录和报告标准,加之在数据采集中关注重点的不同导致了其采集数据在完整性和一致性上存在差异。如警察部门和医疗部门对交通事故数据的采集就存在明显差异,工程学领域和医学领域数据库中数据信息项目存在明显差异;公安部门数据库以外的其他数据库大多是阶段性和区域性数据库,除医学研究所建设的数据库外大多数的数据库中缺乏人员伤害与救治的详细信息;不同部门和机构的数据库中数据信息内容和质量参差不齐,且有限的数据资料分属不同的部门,难以相互共享。

二、道路交通事故与交通伤数据库建设

道路交通事故和伤害除带来经济损失外,更严重的是危害人的生命和健康。因此它不仅是一个公共安全问题,也是一个严重的公共卫生问题,对其研究和预防离不开医疗机构和医学研究组织。从许多中低收入国家收集的道路交通事故数据质量来看,其信息资料缺乏系统性,道路交通死亡和重伤数据漏报现象非常普遍。由于医疗机构具有伤害数据来源的优势和医学研究组织对损伤的关注优势,卫生部门承担着建设道路交通事故伤害数据库的重要责任。由医学相关组织联合交通管理部门进行交通伤害数据库的建设具有比较明显的优势。因此中国人民解放军/重庆市交通医学研究所在早期道路交通事故数据库工作的基础上重新进行道路交通事故与交通伤数据库研究和建设。在数据内容、数据库结构、数据来源规范的基础上收集道路交通事故数据,建立数据来源准确、较为全面、完整、具有交通伤详细内容的道路交通事故与交通伤数据库,为进行道路交通安全深入研究提供数据积累和平台。

本数据库数据来源主要有 3 个方面:一是通过交通管理部门收集的全国整体交通事故数据;二是通过事故调查采集的事故和伤亡个案数据;三是通过医疗机构创伤登记获得的交通事故伤亡及救治数据。

(一)全国道路交通事故总体数据收集

公安交通管理部门是我国道路交通管理和事故处理的法定机构,其工作特点决定了其拥有我国目前

相对最全面的国家整体道路交通事故数据,定期通过公安交通管理部门收集数据是获得全国整体数据最有效的途径。因此在数据库建设中,全国整体数据采集以通过公安交通管理部门获取国家道路交通事故年报的方式为主。全国整体数据获取的具体流程见图4-1。

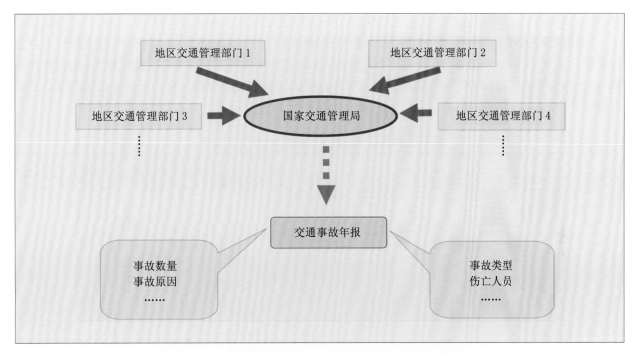

图4-1　中国道路交通事故和交通伤数据收集流程示意图

(二)地区道路交通事故个案数据采集

道路交通事故个案数据包含事故时间、地点、道路及环境、车辆、人员伤亡等详细信息,只有通过对单个事故进行数据调查和采集才能获得这些详细信息。下面就中国人民解放军交通医学研究所建立的"交通事故和交通伤数据库"的工作为例做一简要介绍。

1. 道路交通事故调查表的设计　设计合理的调查表一方面可以为事故个案调查提供工具,另外,也是确定数据库数据内容和结构,进行数据库管理软件设计和内容编写的第一步。

(1)调查表内容设计。调查表分地区年度道路交通事故调查表和道路交通事故个案调查表两部分。

1)地区年度道路交通事故调查表:地区年度调查表项目包括:地区人口、经济等一般情况,各级公路和城市道路年度事故发生情况,道路交通管理人员和法医工作量情况,交通安全宣教情况等。

2)道路交通事故个案调查表:参考"道路交通事故信息采集表(2003版)"、"道路交通事故信息采集表(2003版)使用手册"、交警事故处理案卷以及中国人民解放军交通医学研究所"道路交通事故调查表(1997版)"的项目设计本调查表项目。

调查项目包括:单次事故一般情况、事故现场及环境情况、事故原因及责任、车辆及驾驶人情况、伤亡情况等信息。

(2)调查表修改与确定。

1)意见征询:将进行内容设定的调查表发放给事故处理的相关交警人员,就调查项目的合理性、科学性、必要性和可得性征求意见。

2)调查测试:就地区年度人口和经济等一般信息、事故总体信息进行测试采集,同时通过交警抽调3份一般事故和3份重大事故档案,分别进行事故个案信息测试采集,从调查项目合理性、可得性角度出发,详细记录待修改的调查项目和内容。

3) 调查表修改：根据意见征询获得的待修改意见和测试调查结果分别修改和调整"地区年度道路交通事故调查表"和"道路交通事故个案调查表"的调查项目内容、项目顺序、具体项目选项等详细内容。

4) 调查表确定：重复上述步骤，直至调查表经相关事故处理人员确认合理、可行，并通过测试调查所收集的相关信息基本能反映地区年度事故发生情况和个案道路交通事故和交通伤全貌和特点，形成调查终表。

"地区年度道路交通事故调查表"共包含 3 个部分信息。①地区一般情况：经济、人口、面积、道路建设里程等；②年度事故信息：年度事故及伤亡概况，各级公路和城市道路事故发生数、致死人数、致伤人数、经济损失等；③其他相关信息：道路交通管理警力配备、法医工作量情况、交通安全宣教情况等。具体样表见表 4-1。

表 4-1 地区道路及道路交通事故一般情况表（年）

_____年	_____省/市/自治区_____市/县/区____队
地区人口数量_____万人	地区面积_____km²
地区 GDP _____万元	地区人均收入_____元
机动车保有量_____万辆	总车千米_____万
交通事故次数_____起	尸检次数_____人次
地区公路建设里程_____万 km	城市道路_____万 km
高速公路_____万 km	一级公路_____万 km
二级公路_____万 km	三级公路_____万 km
四级公路_____万 km	等外公路_____万 km
标志/标线公路_____km	中央隔离带公路_____km
人行天桥公路_____万 km	人行横道_____km
交警数量_____人	协勤/义交数量_____人
交通违章次数_____起(机动车)_____起(非机动车)_____起(行人和乘车人)	
交通违章处理人次_____人(机动车)_____人(非机动车)_____人(行人和乘车人)	
道路交通事故数(轻微)_____(一般)_____(重大)_____(特大)_____起(登录/受理)	
(一般)_____(重大)_____(特大)_____起(上报)	
道路交通事故死亡人数_____人(登录/受理)_____人(上报)	
道路交通事故受伤人数_____人(登录/受理)_____人(上报)	
直接经济损失_____万元(登录/受理)_____万元(上报)	
高速公路事故数_____(一般)_____(重大)_____(特大)_____起(登录/受理)	
(一般)_____(重大)_____(特大)_____起(上报)	
高速公路事故死亡人数_____人(登录/受理)_____人(上报)	
高速公路事故受伤人数_____人(登录/受理)_____人(上报)	
直接经济损失_____万元(登录/受理)_____万元(上报)	
一级公路事故数_____(一般)_____(重大)_____(特大)_____起(登录/受理)	

_____（一般）_____（重大）_____（特大）_____起(上报)

一级公路事故死亡人数_____人(登录/受理)_____人(上报)

一级公路事故受伤人数_____人(登录/受理)_____人(上报)

直接经济损失_____万元(上报)_____万元(登录/受理)_____万元(上报)

二级公路事故数_____（一般）_____（重大）_____（特大）_____起(登录/受理)

_____（一般）_____（重大）_____（特大）_____起(上报)

二级公路事故死亡人数_____人(登录/受理)_____人(上报)

二级公路事故受伤人数_____人(登录/受理)_____人(上报)

直接经济损失_____万元(登录/受理)_____万元(上报)

三级公路事故数_____（一般）_____（重大）_____（特大）_____起(登录/受理)

_____（一般）_____（重大）_____（特大）_____起(上报)

三级公路事故死亡人数_____人(登录/受理)_____人(上报)

三级公路事故受伤人数_____人(登录/受理)_____人(上报)

直接经济损失_____万元(登录/受理)_____万元(上报)

四级公路事故数_____（一般）_____（重大）_____（特大）_____起(登录/受理)

_____（一般）_____（重大）_____（特大）_____起(上报)

四级公路事故死亡人数_____人(登录/受理)人_____(上报)

四级公路事故受伤人数_____人(登录/受理)_____人(上报)

直接经济损失_____万元(登录/受理)_____万元(上报)

等外公路事故数_____（一般）_____（重大）_____（特大）_____起(登录/受理)

_____（一般）_____（重大）_____（特大）_____起(上报)

等外公路事故死亡人数_____人(登录/受理)_____人(上报)

等外公路事故受伤人数_____人(登录/受理)_____人(上报)

直接经济损失_____万元(登录/受理)_____万元(上报)

法医出现场次数_____次　　验伤例数_____人　　尸检例数_____人

道路交通事故排除条件(排除者打＊)：乡道事故、拖拉机事故、铁路道口汽车与火车相撞_____

　其他：

_____

_____

_____

本地区交通安全宣教措施(实施者打＊)：定期学校交通安全讲座(　次数/年)，

　定期交通安全宣传(　次数/年)

　其他：

_____

"道路交通事故个案调查表"共包含5个部分信息。①一般情况:事故发生时间及地点、事故等级、事故伤亡概况、环境及天气情况、道路照明、控制、线形、类型、分隔情况等道路情况、事故形态等;②事故原因:道路因素、车辆因素、机动车和非机动车驾驶人原因、行人及乘客原因、其他因素等;③车辆信息:肇事车辆牌照及型号、保险及审验情况、车辆类型、车辆装载、碰撞部位、事故车损坏情况、车辆属地、车辆行为、驾驶人性别、年龄、民族、驾照类型、驾驶年限、责任划分等;④伤亡人员情况:伤亡人员姓名、年龄、性别、损伤等级、损伤部位及 AIS 分值、后送医院、伤亡人员类别等;⑤尸检情况:死亡人员性别、年龄、死亡时间、死亡地点、损伤部位及 AIS 分值、损伤脏器、死亡直接原因等。具体样表见表4-2。

表4-2　交通事故调查表

数据编号:

一般情况

＿＿＿＿省(市、自治区)＿＿＿＿市、区、县＿＿＿＿交警支队＿＿＿＿交警大队　记录:＿＿＿年＿＿＿月＿＿＿日

事故时间:＿＿年＿＿月＿＿日＿＿时＿＿分;星期＿＿;肇事车辆数:＿＿＿　事故分类:1.特大　2.重大　3.一般　4.轻微

死亡情况	司机	乘客	行人	照明条件:	道路描述:	道路类型:	路口:	交通控制:
死亡				1.白天	1 直线平坦	公路:	1.三支分叉口	1.民警指挥
天气:				2.拂晓/黄昏无路灯	2.一般弯	1.一级	2.四支分叉口	2.信号灯
1.晴　2.雾/薄雾　3.雨　4.尘土/烟　5.雪　6.阴　7.大风　8.沙尘　9.其他	机动车道路分隔: 1.无中央分隔物 2.有中央分隔物 车道分隔: 1.机动车道 2.非机动车道 人行道分隔: 1.车行道 2.人行道			3.拂晓/黄昏路灯亮　4.拂晓/黄昏路灯没亮　5.夜间无路灯　6.夜间路灯不亮　7.夜间路灯亮 交通动向: 1.单行线 2.双行线 道路施工: 1.无施工现场 2.施工现场有人 3.施工现场无人	3.急弯　4.陡坡　5.一般弯坡　6.急弯陡坡　7.一般坡急弯　8.一般弯陡坡　10.桥 现场: 1.原始 2.变动 3.逃跑 4.无现场	2.二级　3.三级　4.四级　5.等外　6.高速路　7.汽车专用路 城市道路: 8.快速路　9.主干路　10.次干路　11.支路　12.其他	3.多支分叉口　4.环行交叉　5.立体交叉　6.铁路道口　7.非规划路口 路段: 1.隧道　2.桥梁　3.窄路　4.高架路段　5.变窄路段　6.其他	3.标志标线　4.民警及信号灯　5.信号灯及标志标线　6.其他安全设施　7.无控制 驾机动车人类型: 1.职业驾驶员　2.非职业驾驶员　3.非驾驶员
路肩: 1.有路面　2.无路面　3.无路肩				路宽:＿＿m 路肩宽:＿＿m		事故形态: 1.正面相撞　6.同向刮擦　11.失火 2.侧面相撞　7.其他刮擦　12.撞固定物 3.尾随相撞　8.碾轧　13.二次碰撞 4.直角相撞　9.翻车　14.撞静止车辆 5.对向刮擦　10.坠车　15.其他		
路面类型: 1.沥青　4.平坦土路　2.水泥　5.不平坦土路　3.沙石　6.其他				路面情况: 1.潮湿　5.泥泞　9.塌陷 2.积水　6.翻浆　10.路障 3.漫水　7.泛油　11.平坦 4.冰雪　8.坑槽　12.其他				

续表

事故原因

车1 车2 乘客 行人 其他

<table>
<tr><td rowspan="2">机动车</td><td>1.制动失效
2.制动不良
3.转向失效
4.灯光失效
5.爆胎
6.其他机件故障</td><td rowspan="2">机动车驾驶员</td><td>7.酒后驾车
8.疲劳驾车
9.超速行驶
10.逆向行驶
11.违章超车
12.违章会车
13.违章转弯
14.违章装载
15.违章倒车
16.违章停车
17.违章掉头
18.违章滑行</td><td>19.疏忽大意
20.判断错误
21.措施不当
22.违章操作
23.违章变更车道
24.不按规定让行
25.违章占道行使
26.违章使用灯光</td><td>27.纵向间距不够
28.人工直接供油
29.准驾车型不符
30.违反交通信号
31.违反交通标志线
32.其他</td><td rowspan="2">非机动车驾驶人</td><td>33.醉酒驾车
34.违章装载
35.突然猛拐
36.攀扶行驶
37.逆向行驶
38.抢道行驶
39.追逐曲折竞驶
40.违章占用机动车道
41.畜力车驭手其他违章
42.违反交通信号
43.其他</td><td rowspan="2">行人乘车人</td><td>44.违章穿行车行道
45.不靠边/不走人行道
46.违章拦车、扒车
47.违章跳车
48.违章跨越隔离设施
49.违反交通信号
50.其他</td><td>道路</td><td>51.非法占用、挖掘道路
52.视距不足
53.路拱不符
54.超高不符
55.路面光滑
56.其他</td></tr>
<tr><td>其他</td><td>57.指使、强迫
58.管理人员
59.其他</td></tr>
</table>

伤亡人员情况

驾乘人员														
姓名	身份证号	车辆号码	性别	年龄	死亡情况	位置	安全措施	酗酒	行为	伤后姿势	意识状况	急救	后送方式	后送医院	后送时间
			男/女		现场/后送/医院										
			男/女		现场/后送/医院										
			男/女		现场/后送/医院										
			男/女		现场/后送/医院										

伤亡行人													
姓名	身份证号	性别	年龄	死亡情况	位置	学生	行为	伤后姿势	意识状况	急救	后送方式	后送医院	后送时间
		男/女		现场/后送/医院									
		男/女		现场/后送/医院									
		男/女		现场/后送/医院									
		男/女		现场/后送/医院									

受伤部位： 1.头/颈部 2.面部 3.胸/背部 4.腹/腰部 5.上肢 6.下肢 7.体表 8.其他	乘客位置： 1.驾驶座 2.副驾驶座 3.后排座 4.摩托车乘客 5.自行车乘客 6.大客车(立/坐) 7.卡车驾驶室 8.卡车后厢 9.人货混装 10.其他 安全措施： 1.系安全带/戴头盔 2.未系安全带/戴头盔	酗酒： 1.醉酒 2.饮酒 3.未饮酒 4.不明 乘客行为： 1.上车 2.下车 3.从车上摔下 4.其他不明	行人行为： 1.站坐于马路 2.横穿马路 3.在路上走 4.在路边玩 5.在便道上走 6.不明	行人位置： 1.有人行横道 2.有安全岛 3.在路中间 4.在便路/绿化带 5.不明 学生： 1.在上放学路上 2.非上放学路上 3.不明	伤后姿势： 1.坐 2.仰卧 3.俯卧 4.左侧卧 5.右侧卧 6.蜷缩 7.其他	意识状态： 1.清醒 2.不清醒 急救： 1.自救 2.互救 3.医务人员 4.警察 5.其他	后送方式： 1.过往车辆 2.救护车 3.警车 4.徒步 5.其他 后送医院： 1.院(校)或中心 2.市级医院 3.县级医院 4.乡镇医院 5.其他

注:受伤部位、乘客位置等,将序号分别填入相应空格内即可。

车辆情况

车 1/车 2 车 3/车 4	车辆保险:有/无 第三者保险:有/无	车检:有/无　有效期:	司机 1	姓名: 身份证号:
生产厂家:　　型号:		出厂日期:　　车牌号:	性别:　男/女　年龄:　民族:	

车类: 1.自行车 2.三轮车 3.手推车 4.残疾人专用车 5.畜力车 6.助动自行车 7.电动自行车 8.大型客车 9.中型客车 10.小型客车 11.微型客车/小型货车 12.重型货车 13.中型货车 14.轻型货车	15.微型货车 16.重型半挂牵引车 17.中型半挂牵引车 18.轻型半挂牵引车 19.大型专项作业车 20.中型专项作业车 21.小型专项作业车 22.微型专项作业车 23.重型专项作业车 24.大型轮式拖拉机 25.小型轮式拖拉机 26.手扶拖拉机 27.手扶变形运输机 28.三轮农用运输车	29.四轮摩托车 30.三轮摩托车 31.两轮摩托车 32.轻便摩托车 33.无轨电车 34.有轨电车 35.重型全挂车 36.中型全挂车 37.轻型全挂车 38.重型半挂车 39.中型半挂车 40.轻型半挂车

驾照种类:
1. 正式驾照
2. 实习驾照
3. 学习驾照
4. 没有驾照
5. 扣证期间开车

准驾车型: A1、A2、A3、B1、B2、C1、C2、C3、C4、D、E、F、L、M、N、P、其他

限制:

车辆地区: 本地/外地

驾驶年限:

司机伤情: 死/重伤/轻伤/无伤

车属单位:
1. 公路运输　　6.外资企业　　11.国家机关　　16.农业
2. 公共交通　　7.其他专业运输　12.社会团体　　17.外国驻华机构
3. 出租汽车公司　8.科研单位　　13.军队　　18.无业
4. 商业服务公司　9.文教卫生　　14.武警　　19.其他
5. 中外合资企业　10.其他事业单位　15.个体

受伤部位:
1. 头/颈部
2. 面部
3. 胸/背部
4. 腹/腰部
5. 上肢
6. 下肢
7. 体表
8. 其他

驾驶员责任:
1. 无责任　　10.失控
2. 经验不足　11.用灯不当
3. 注意力分散
4. 超速　　12.攀扶车辆
5. 距离太近
6. 未给信号　13.骑车带人
7. 非法超车
8. 非法转弯　14.占线
9. 疲劳　　15.其他

车辆行为:
1. 右转　6.超车　11.突然停止
2. 左转　7.直行　12.路外停车
3. 掉头　8.倒车　13.路内停车
4. 汇流　9.横穿抢行　14.躲避路中障碍
5. 分流　10.突然起动　15.其他

车辆损坏情况: 6.右侧
1. 无损坏　7.左后
2. 左前　8.右后
3. 右前　9.正后
4. 正前　10.多处受损
5. 左侧　11.其他

酒后开车:
1. 醉酒　　2.饮酒
3. 未饮酒　4.不明

碰撞方式:
1. 头—头
2. 头—尾(前行车)
3. 头—尾(尾随车)
4. 侧—侧

碰撞部位:

装载:
1. 合法装载　5.超宽
2. 超载　　6.超高
3. 装载不当　7.其他
4. 超长

车灯故障:
1. 无
2. 前灯
3. 尾灯
4. 刹车灯
5. 转向灯
6. 多灯

酒精含量:

出行目的:
1. 上、下班　7.文娱活动
2. 道路作业　8.观光旅游
3. 联系工作　9.购物
4. 运输　　10.闲游
5. 上、下学　11.其他
6. 社交活动

责任类型:
1. 全部
2. 主要
3. 同等
4. 次要
5. 无责任

其他故障:
1.无 2.车刹 3.转向 4.轮胎 5.减震系统 6.拖挂系统 7.直流供电 8.多处 9.其他

尸检情况　　　　　　　　　　　　　　　　　　　　　　　　数据库号:

序号:

姓名:　性别:男/女　年龄:　岁　类别:司机/乘客/行人/其他　肇事车号:

职业:
1. 工人　　5.一般职员
2. 农民　　6.进城务工人员
3. 学生　　7.军人
4. 公务员　8.其他

死亡时间:
1. 事故即刻　2.事故后
　天　小时　分

死亡地点
1. 事故现场　3.后送路上
2. 医院

受伤部位:
1. 头/颈部　5.上肢
2. 面部　　6.下肢
3. 胸/背部　7.体表
4. 腹/腰部　8.其他

损伤脏器:
1. 脑　　5.脾脏
2. 肺　　6.肾脏
3. 心脏　7.血管
4. 肝脏　8.其他

死亡直接原因:
1. 脏器损伤
2. 失血
3. 感染
4. 其他

备注

2. 道路交通事故调查数据库软件编制　为了实现交通事故和交通伤信息的结构化和数字化管理,方便后续的查询、统计和分析。根据前期调查表的内容、结构以及实际调查流程,编制"道路交通事故调查数据库软件"。

(1) 软件编制及要求。根据前期调查表调查项目的具体内容及其关系,确定数据库表、表间结构、字段及其具体选项。

Access 数据库是美国 Microsoft 公司于 1994 年推出的微机数据库管理系统。它具有界面友好、易学易用、开发简单、接口灵活等特点,是典型的新一代桌面数据库管理系统。其主要特点如下:①完善地管理各种数据库对象,具有强大的数据组织、用户管理、安全检查等功能;②强大的数据处理功能,在一个工作组级别的网络环境中,使用 Access 开发的多用户数据库管理系统具有传统的 XBASE(DBASE、Fox-BASE 的统称)数据库系统所无法实现的客户服务器(Cient/Server)结构和相应的数据库安全机制,Access 具备了许多先进的大型数据库管理系统所具备的特征,如事务处理/出错回滚能力等;③可以方便地生成各种数据对象,利用存储的数据建立窗体和报表,可视性好;④作为 Office 套件的一部分,可以与 Office 集成,实现无缝连接;⑤能够利用 Web 检索和发布数据,实现与 Internet 的连接。Access 主要适用于中小型应用系统,或作为客户机/服务器系统中的客户端数据库。基于这些特点,考虑到本数据库后续功能的发展,选用 Access 数据库平台进行后台数据管理,并用 V. B. Scrip 语言编制本数据库软件。

作为数据库软件要求"道路交通事故调查数据库软件"能够完整、准确地记录道路交通事故和交通伤数据信息,并能实现对数据的查询、汇总。

软件需要能在较低配置要求下流畅运行,其运行平台要求如下:

操作系统:简体中文版 Windows 98/98SE;Windows ME;Windows 2000 Professional;Windows XP Home/Professional。

最低配置 CPU:奔腾 200MHz 或更高;硬盘:5M 以上的剩余空间;内存:128M 以上。

(2) "道路交通事故调查数据库软件"的编制。根据道路交通事故调查表和软件编制的要求,编制了"道路交通事故调查数据库软件"。本数据库软件分"地区事故登录"和"事故个案登录"两部分。"地区事故登录"部分字段记录内容包含"地区年度道路交通事故调查表"的所有调查项目,记录地区年度事故发生概况;"事故个案登录"部分字段记录内容包含全部"道路交通事故个案调查表"的调查项目,记录各道路交通事故个案详细信息,具体见图 4-2~图 4-4。

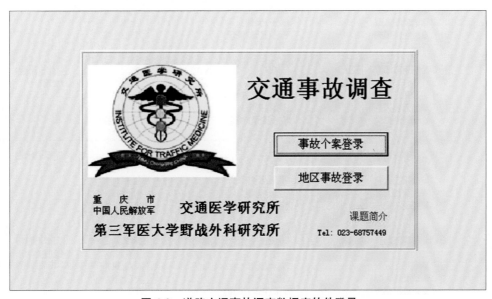

图 4-2　道路交通事故调查数据库软件登录

地区道路交通事故年度表　　　　　　　　　　　　　　　　　新建　删除　查询　**保存**

　　　　年　　　省/市/自治区　　　市/县/区　　队　记录号：　　　　　录入者：

地区人口数量　　万人　　　地区面积　　平方千米
地 区 GDP　　　万元　　　地区人均收入　　元
机动车保有量　　万辆　　　总车千米　　万

交通事故次数　　　　　　　尸检次数　　人次

地区公路里程　　万千米　　城市道路　　千米

高 速 公 路　　万千米　　城市快速路　　千米
一 级 公 路　　万千米　　城市主干路　　千米
二 级 公 路　　万千米　　城市次干路　　千米
三 级 公 路　　万千米　　城市支路　　千米
四 级 公 路　　万千米　　单位自建路　　千米
等 外 公 路　　万千米　　其他城市路　　千米

标志标线公路　　千米　　中央隔离带公路　　千米
人行天桥公路　　千米　　人行横道　　千米

交 警 人 数　　　　　　协勤/义交人数

交 通 违 章 起 数　　（机动车）　　（非机动车）　　（行人和乘车人）
交通违章处理人次　　（机动车）　　（非机动车）　　（行人和乘车人）

道路交通事故起数　（轻微）　（一般）　（重大）　（特大）　〈登录/受理〉
　　　　　　　　　（轻微）　（一般）　（重大）　（特大）　（上报）
　事故死亡人数　　　　（登录/受理）　　　人（上报）
　事故受伤人数　　　　（登录/受理）　　　人（上报）
　直接经济损失　　万元（登录/受理）　　万元（上报）

高速公路事故起数　（轻微）　（一般）　（重大）　（特大）　（登录/受理）
　　　　　　　　　（轻微）　（一般）　（重大）　（特大）　（上报）
　事故死亡人数　　　　（登录/受理）　　　（上报）
　事故受伤人数　　　　（登录/受理）　　　（上报）
　直接经济损失　　万元（登录/受理）　　万元（上报）

一级公路事故起数　（轻微）　（一般）　（重大）　（特大）　（登录/受理）
　　　　　　　　　（轻微）　（一般）　（重大）　（特大）　（上报）
　事故死亡人数　　人（登录/受理）　　人（上报）
　事故受伤人数　　　　（登录/受理）　　　（上报）
　直接经济损失　　万元（登录/受理）　　万元（上报）

二级公路事故起数　（轻微）　（一般）　（重大）　（特大）　（登录/受理）
　　　　　　　　　（轻微）　（一般）　（重大）　（特大）　（上报）
　事故死亡人数　　　　（登录/受理）　　　（上报）
　事故受伤人数　　　　（登录/受理）　　　（上报）
　直接经济损失　　万元（登录/受理）　　万元（上报）

三级公路事故起数　（轻微）　（一般）　（重大）　（特大）　（登录/受理）
　　　　　　　　　（轻微）　（一般）　（重大）　（特大）　（上报）
　事故死亡人数　　　　（登录/受理）　　　人（上报）
　事故受伤人数　　　　（登录/受理）　　　人（上报）
　直接经济损失　　万元（登录/受理）　　万元（上报）

四级公路事故起数 (轻微)＿＿＿ (一般)＿＿＿ (重大)＿＿＿ (特大)＿＿＿ (登录/受理)
(轻微)＿＿＿ (一般)＿＿＿ (重大)＿＿＿ (特大)＿＿＿ (上报)
　　　　事故死亡人数 ＿＿＿＿(登录/受理) ＿＿＿＿(上报)
　　　　事故受伤人数 ＿＿＿＿人(登录/受理) ＿＿＿＿人(上报)
　　　　直接经济损失 ＿＿＿＿万元(登录/受理) ＿＿＿＿万元(上报)

等外公路事故起数 (轻微)＿＿＿ (一般)＿＿＿ (重大)＿＿＿ (特大)＿＿＿ (登录/受理)
(轻微)＿＿＿ (一般)＿＿＿ (重大)＿＿＿ (特大)＿＿＿ (上报)
　　　　事故死亡人数 ＿＿＿＿人(登录/受理) ＿＿＿＿(上报)
　　　　事故受伤人数 ＿＿＿＿人(登录/受理) ＿＿＿＿(上报)
　　　　直接经济损失 ＿＿＿＿万元(登录/受理) ＿＿＿＿万元(上报)

城市快速路事故起数 (轻微)＿＿＿ (一般)＿＿＿ (重大)＿＿＿ (特大)＿＿＿ (登录/受理)
(轻微)＿＿＿ (一般)＿＿＿ (重大)＿＿＿ (特大)＿＿＿ (上报)
　　　　事故死亡人数 ＿＿＿＿(登录/受理) ＿＿＿＿(上报)
　　　　事故受伤人数 ＿＿＿＿(登录/受理) ＿＿＿＿(上报)
　　　　直接经济损失 ＿＿＿＿万元(登录/受理) ＿＿＿＿万元(上报)

城市主干路事故起数 (轻微)＿＿＿ (一般)＿＿＿ (重大)＿＿＿ (特大)＿＿＿ (登录/受理)
(轻微)＿＿＿ (一般)＿＿＿ (重大)＿＿＿ (特大)＿＿＿ (上报)
　　　　事故死亡人数 ＿＿＿＿(登录/受理) ＿＿＿＿(上报)
　　　　事故受伤人数 ＿＿＿＿(登录/受理) ＿＿＿＿(上报)
　　　　直接经济损失 ＿＿＿＿万元(登录/受理) ＿＿＿＿万元(上报)

城市次干路事故起数 (轻微)＿＿＿ (一般)＿＿＿ (重大)＿＿＿ (特大)＿＿＿ (登录/受理)
(轻微)＿＿＿ (一般)＿＿＿ (重大)＿＿＿ (特大)＿＿＿ (上报)
　　　　事故死亡人数 ＿＿＿＿(登录/受理) ＿＿＿＿(上报)
　　　　事故受伤人数 ＿＿＿＿(登录/受理) ＿＿＿＿(上报)
　　　　直接经济损失 ＿＿＿＿万元(登录/受理) ＿＿＿＿万元(上报)

城市支路事故起数 (轻微)＿＿＿ (一般)＿＿＿ (重大)＿＿＿ (特大)＿＿＿ (登录/受理)
(轻微)＿＿＿ (一般)＿＿＿ (重大)＿＿＿ (特大)＿＿＿ (上报)
　　　　事故死亡人数 ＿＿＿＿(登录/受理) ＿＿＿＿(上报)
　　　　事故受伤人数 ＿＿＿＿(登录/受理) ＿＿＿＿(上报)
　　　　直接经济损失 ＿＿＿＿万元(登录/受理) ＿＿＿＿万元(上报)

单位自建路事故起数 (轻微)＿＿＿ (一般)＿＿＿ (重大)＿＿＿ (特大)＿＿＿ (登录/受理)
(轻微)＿＿＿ (一般)＿＿＿ (重大)＿＿＿ (特大)＿＿＿ (上报)
　　　　事故死亡人数 ＿＿＿＿(登录/受理) ＿＿＿＿(上报)
　　　　事故受伤人数 ＿＿＿＿(登录/受理) ＿＿＿＿(上报)
　　　　直接经济损失 ＿＿＿＿万元(登录/受理) ＿＿＿＿万元(上报)

城市其他道路事故起数 (轻微)＿＿＿ (一般)＿＿＿ (重大)＿＿＿ (特大)＿＿＿ (登录/受理)
(轻微)＿＿＿ (一般)＿＿＿ (重大)＿＿＿ (特大)＿＿＿ (上报)
　　　　事故死亡人数 ＿＿＿＿(登录/受理) ＿＿＿＿(上报)
　　　　事故受伤人数 ＿＿＿＿(登录/受理) ＿＿＿＿(上报)
　　　　直接经济损失 ＿＿＿＿万元(登录/受理) ＿＿＿＿万元(上报)

　　　　法医出现场次数 ＿＿＿＿ 验伤例数 ＿＿＿＿ 尸解例数 ＿＿＿＿人

□ 乡道事故　　　□ 拖拉机事故　　　□ 铁路道口汽车与火车相撞
其他 ＿＿＿＿＿＿＿＿＿＿＿＿＿＿＿＿＿＿＿＿＿＿

□ 定 期学校交通安全讲座(＿＿次数/年)　□ 定期交通安全宣传(＿＿次数/年)
其他 ＿＿＿＿＿＿＿＿＿＿＿＿＿＿＿＿＿＿＿＿＿＿

图 4-3　地区道路交通事故登录

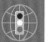
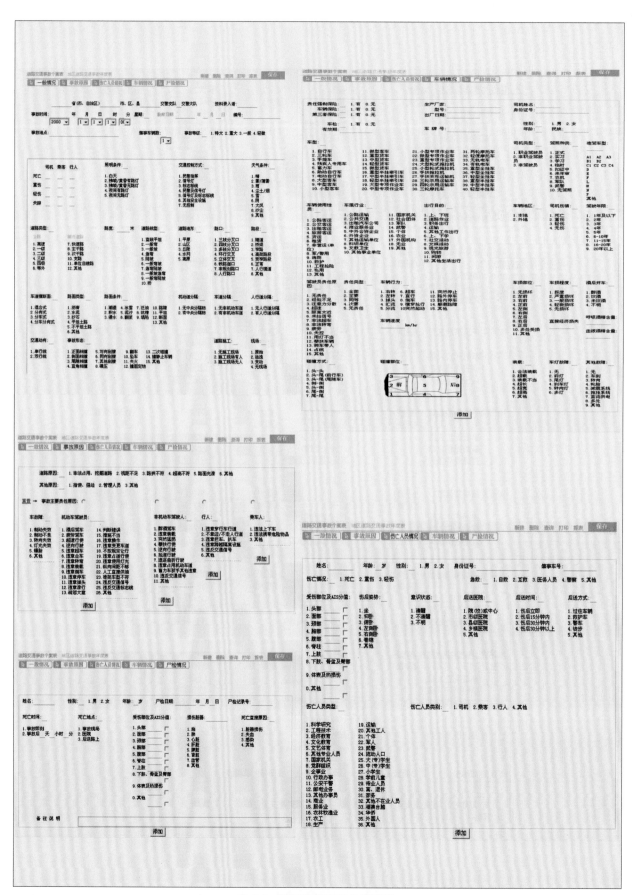

图4-4 道路交通事故个案登录

本数据库软件含 10 个表,384 个字段,其中"地区事故登录"共含 1 个表,235 个数据字段,"事故个案登录"含 9 个表,149 个数据字段。软件数据登录界面简洁、操作简便、运行稳定,能准确地记录地区道路交通事故概况和事故个案详细信息,具有查询、汇总等功能,可实现对库中数据方便的管理。能满足建立道路交通事故与交通伤数据库的需求。已获国家版权局著作权保护,版权登记号:2008SR05320。

3. "创伤数据库系统"软件修改 为了实现医院内救治交通伤伤员损伤相关信息的记录,借用"中华创伤数据库"(Chinese Trauma Data Bank,CTDB)平台进行道路交通事故人员损伤及其救治信息的记录,在"创伤数据库系统"软件基础上,对其进行了修改,强化了与道路交通事故伤有关的事故类型、碰撞细节、人员安全措施等信息的记录。经过修改后的创伤数据库系统可以记录交通伤人员的基本信息、受伤情况(含事故类型、碰撞部位、交通方式、事故对方情况等)、损伤严重程度、院前急救情况、院内救治情况、具体诊疗措施、救治质量、治疗结局等详细信息。具体见图 4-5。

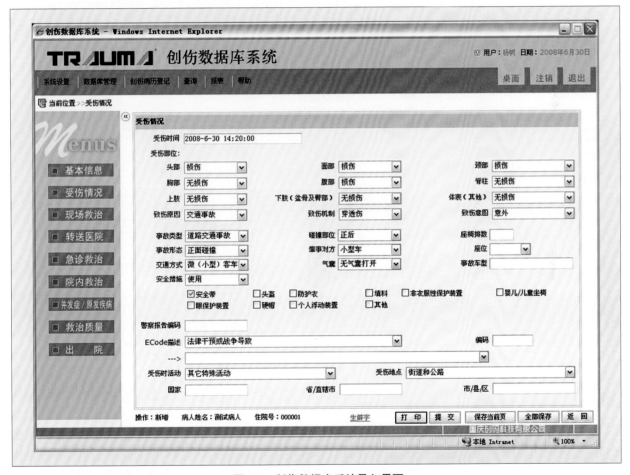

图 4-5 创伤数据库系统录入界面

4. 道路交通事故和交通伤个案数据采集

(1)数据采集流程与方式。

1)抽样数据采集:通过交警部门协调,选择数个交警支队作为道路交通事故和交通伤数据采集源。首期数据采集以各数据采集源支队 2000—2006 年发生的所有一般以上道路交通事故为基础,通过查阅各数据源支队在 2000—2006 年事故档案,采集各辖区年度事故发生情况和一般以上道路交通事故及伤亡个案数据,采集项目以数据库软件登录项目为准。数据采集中排除交警定性的轻微或相当事故、路外事故,但包含了因车辆机械原因导致的事故。具体数据采集流程见图 4-6。

2)交通伤救治数据采集:将"创伤数据库系统"软件安装于相关交通伤救治医疗机构,与医院信息系统(HIS)并行运行,由临床医生或相关人员对交通伤员的基本信息、受伤情况、院前急救、院内救治、救治结局等信息进行采集,所得交通伤数据定期导入数据库中心。

(2) 抽样调查数据采集和录入人员选择。选择 4 名医学相关专业、有流行病学调查经验的工作人员参与道路交通事故和交通伤数据采集工作。

(3) 数据采集和录入人员培训。在数据采集和数据录入前对相关人员进行培训,培训内容主要包括:①让每个数据采集和录入人员了解道路交通事故数据库建设的目的、方法及步骤,特别是道路交通事故数据调查表("道路交通事故数据库软件")记录的相关数据项目和内容;②对数据采集过程中涉及的项目术语、概念进行了统一的定义和解释;③对数据采集和录入的关键和重点项目进行了界定和规范,根据创伤评分方法与国家轻伤与重伤判断标准判断交通伤伤情严重程度;④统一讲解了"道路交通事故调查数据库软件"的使用,并统一了数据项来源与数据入库标准;⑤针对医院交通伤信息采集人员,主要是对相关信息采集人员进行"创伤数据库系统"软件使用的培训,对数据采集标准进行统一和规范。

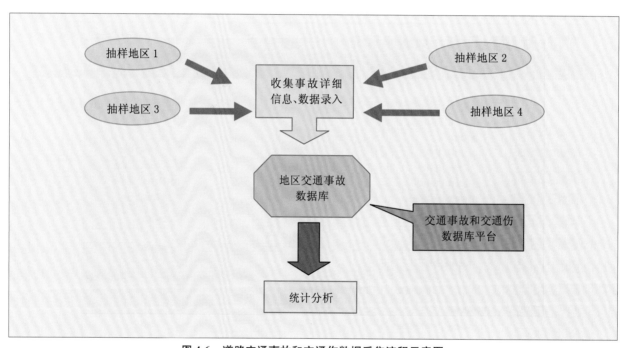

图 4-6　道路交通事故和交通伤数据采集流程示意图

(三) 道路交通事故与交通伤数据库的建立

本数据库根据道路交通事故通常受多因素影响的特点,从整体和局部详细记录了道路交通事故和伤亡数据。其中国家事故整体数据:包括全国道路交通事故总数、死亡人员总数、受伤人员总数、事故总体原因分类、伤亡人员类别、事故及伤亡人员地区分布、各类型责任者事故及人员伤亡情况、不同驾龄人员肇事等信息;道路交通事故与交通伤个案数据来自道路交通事故原始档案和医疗机构救治记录:包括了每个事故个案的一般情况、事故环境状况、事故发生过程及相关的人-车-路信息、事故责任与损失、伤亡人员的损伤部位与严重程度、交通伤救治及其结局等详细信息。

通过道路交通管理部门和交通伤救治机构等多种渠道。获得了全国 1950—2008 年道路交通事故的总事故数、受伤、死亡、经济损失等主要数据和 1996—2008 年国家年度道路交通事故总数、交通事故原因分布、责任分类、事故地区和道路分布、事故车辆基本情况、事故道路及环境基本信息、交通伤亡人员基本情况等交通事故和交通伤整体数据信息。同时采集了 2000—2006 年 3 个抽样地区年度道路交通事故数据信息,含道路交通事故个案 31 641 起(一般事故 30 113 起、重大事故 1 499 起、特大事故 29 起),交通伤亡人员 52 047 例(轻伤 47 403 例、重伤 2 828 例、死亡 1 816 例),数据库录入 31 641 条交通事故及伤害数据。

本数据库运用"创伤评分系统"软件对道路交通事故伤害整体严重程度进行判断,对具体交通伤害运用 AIS2005 进行部位划分和伤情记录,强化交通伤害细节信息的记录;中华创伤数据库中的创伤登记是道路交通事故与交通伤数据库的有力补充,故本数据库借用了"中华创伤数据库"平台,对交通伤人员的详细救治情况、救治质量与结局等信息进行采集。保证了所采集数据的完整性、科学性和准确性,为后续的道路交通事故分析和研究提供了良好的平台和数据源。

（四）存在的问题及前景

中国道路交通事故及其伤害研究起步较晚,同时我国道路交通安全相关数据资料和质量严重不足。究其原因,与我国道路交通事故数据库建设滞后有很大的关系。国内部分机构和个人对数据库的研究和建设做出了很大的努力,但目前我国道路交通事故相关数据库存在一些问题:数据库建设相关人员稳定性差,缺乏固定的人才队伍,大多现有人员队伍以课题组的形式存在,只有极少数的专业研究机构设有数据库建设小组;数据库建设缺乏稳定、固定的经费投入,相关数据库的研究和建设经费主要来源于部分科研机构的研究经费;国内大多数道路交通事故数据库,包括本道路交通事故和交通伤数据库的数据来源依托研究课题的专项调查,从数据来源上看还是存在阶段性的特点,没有形成长期、持续数据采集机制;不同地区、不同部门和机构都在建立自己的数据库,在数据库建设中呈各自为政的状态,其数据存在区域性缺点,不同数据库之间数据范围、结构、格式和标准存在较大差异,导致不同部门之间数据不能充分共享,一方面使数据的共享困难,另一方面导致大量人力、财力的不必要耗费;同时由于"中华创伤数据库"正处于建设起始阶段,还没有在中国建立创伤登记制度,大部分交通伤害病例仅仅存在于医疗机构中,甚至存在丢失的情况,导致医疗机构中相关交通伤数据流失于道路交通事故和交通伤数据库之外。虽然亟须建设全国性的道路交通事故及其伤害数据库,但目前我国道路交通事故和交通伤数据库建设缺乏长效机制和可持续发展策略及条件,从总体来说我国道路交通事故数据库建设还处于起步阶段,存在很多的问题亟待解决。

可喜的是在我国越来越多的科研机构和工作者开始关注道路交通事故和交通伤数据库建设,比如中国人民解放军/重庆市交通医学研究所建立了数据来源和层次相对全面的"道路交通事故和交通伤数据库",同时组织和带领全国其他地区多个交通伤救治中心共同参与道路交通事故数据的采集和数据库的建设,相信在不久的将来,中国将建立科学、完善的、样本覆盖全面、统一的国家级交通事故和交通伤数据库。

（邱　俊　周继红）

参 考 文 献

［1］ MARGIE P,RICHARD S,DAVID S. 世界预防道路交通伤害报告［M］. 刘光远,译. 北京:人民卫生出版社,2004.

［2］ 张兰芳,方守恩. 道路交通事故数据库的研究［J］. 中国公路学报,2001,14(12):97-100.

［3］ 周继红,王正国,朱佩芳,等. 重庆市近十年交通事故抽样调查分析［J］. 解放军医学杂志,2002,27(1):44-45.

［4］ APTEL I,SALMI LR,MASSON F,et al. Road accident statistics:discrepancies between police and hospital data in a French island［J］. Accid. Anal. Prev,1999,31:101-108.

［5］ BROWN JK,JING Y,WANG S,et al. Patterns of severe injury in pediatric car crash victims:Crash Injury Research Engineering Network database［J］. J Pediatr Surg,2006,41:362-367.

［6］ DERRICK GL,DIANA LR,GEORGE AJ,et al. Complementing police road-crash records with trauma registry data-an initial evaluation［J］. Accid. Anal. Prev,2000,32:771-777.

［7］ DIANA L. ROSMAN. The Western Australian Road Injury Database (1987-1996):Ten years of linked police,hospital and death records of road crashes and injuries［J］. Accid. Anal. Prev,2001,33:81-88.

［8］ LUPTON,BOLSDON D. An object-based approach to a road network definition for an accident database. Comput［J］. Environ. and Urban Systems,1999,23:383-398.

［9］ OHTANI，H，KOBAYASHI，M. Statistical analysis of dangerous goods accidents in Japan［J］. Safety Science，2005，43 (5-6)：287-297.

［10］ VINAND MN，DAVID AS，MICHAEL RR，et al. The global challenge of road traffic injuries：Can we achieve equity in safety? ［J］. Inj Control Saf Promot，2003，10：3-7.

［11］ WANG SY，LI YH，CHI GB，et al. Injury-related fatalities in China：an under-recognised public-health problem［J］. Lancet，2008，372(9651)：1765-1773.

［12］ World Health Organization. Road safety is no accident：a brochure for World Health Day［R］. Geneva：WHO，2004.

第五章　交通伤流行病学

Abstract

Epidemiology of traffic injuries is a branch of epidemiology. With the principles and methods of epidemiology, it focuses on the distribution and determinants of traffic crashes and injuries from the perspective of groups. In this discipline, traffic injuries are considered as a kind of "social disease". The characteristics, risk factors, hazard levels, prevention and treatment of traffic crashes and injuries are explored in order to achieve a better understanding of the occurrence of traffic injuries. Meanwhile, this discipline discusses the roles of social causes, ecological environment, physical environment, management and treatment in the process of traffic crashes and emergency care and raises reasonable preventive measures so as to provide a scientific basis for management and prevention of traffic safety, decrease of traffic crashes, as well as improvement of treatment and rehabilitation of traffic injuries. In this chapter, the author firstly describes the research approaches from the aspect of epidemiological statistics and methods and explains the basic concepts, measurement indices and research designs of this discipline. Then, the author introduces the basic concepts, current situation and characteristics of epidemiology of different traffic injuries, including road traffic injuries, rail traffic injury, air traffic injury and waterway traffic injury.

交通伤流行病学(epidemiology of traffic injuries)是流行病学的一个分支,它是应用流行病学的原理和研究方法,从群体的角度来研究交通事故及交通伤的分布规律及其决定因素的一门交叉学科。交通伤流行病学将交通伤看作一种"社会疾病"对象进行研究,通过对交通事故和交通伤发生的规律和特点、危险因素、危害程度、伤害救治以及其预防等方面的分析研究,深入认识和阐明交通伤的发生规律,探讨其社会原因、生态环境、自然环境以及管理等在事故发生及救治过程中的作用及关系,提出合理的防范对策与措施,为交通安全管理、预防和减少交通伤的发生以及交通伤的救治和康复提供科学的依据。

早在 19 世纪末,由于西方工业革命的迅速发展,现代机器的发明和应用引起的工矿事故迅猛增加,也就促生了事故流行病学的产生。最初人们普遍认为机器及工作条件的不安全因素是引发事故的唯一原因。随着事故研究工作的不断深入,特别是对交通事故的广泛研究,到了 20 世纪 20 年代,人们发现事故原因不仅仅是机器或车辆的原因,即使在同样的机器(或车辆)和同样的工作(行驶)条件下,不同的人使用,事故发生情况并不相同,也就是说还存在着机器和车辆以外的原因。到了 1931 年,海因瑞切(Heinrich)提出了人的行为致因理论。他认为 85% 的工业事故是由人的行为因素引起的,仅 15% 的工业事故是由于缺乏安全保护措施或机器(车辆)本身缺陷所致。同期,格林伍德(Greenwood)、纽波德(Newbold)、法默(Farmer)等也都先后证实人群中确实存在一小部分事故多发人群,并称他们为"事故倾向性人群",从而正式引入事故倾向性(accident proneness)的概念。

到 20 世纪 60 年代,由于世界汽车工业的高速发展,以及交通伤伤员的大量发生,使得医学界对交通伤倍加关注,交通伤的研究更加活跃。据美国医学会报告,20 世纪 60 年代中后期,创伤已跃居死亡原因的第 4 位,其中交通伤占 50% 以上;特别在 7~37 岁人群中,以交通伤为主的创伤是致死的第 1 位死因。

与此同时,流行病学研究方法不断完善,流行病学研究领域也在逐渐扩大,交通伤流行病学研究也逐渐兴起。1964年美国哈登(Haddon)撰文《事故研究:方法和途径》中明确提出运用流行病学方法研究事故伤害是一种行之有效的方法,并于20世纪70年代初提出著名的事故预防理论模型之一的Haddon模型。随后,西欧、大洋洲、阿拉伯等国家和地区也都相继开展了道路交通事故流行病学研究。WHO地区性专刊(欧洲系列)在1976年第2期上发表了题为《交通事故流行病学研究》的专题报告。

交通伤流行病学是在流行病学的基础上发展和分化出来的,并通过与其他众多学科之间相互渗透而不断得到发展和壮大。由于自然灾害及意外事故的不断发生,灾害及事故造成的危害日趋严重,从而推动着灾害医学、创伤医学的快速发展。流行病学研究方法的广泛应用,使伤害流行病学、交通伤流行病学逐渐成为流行病学的新分支。国际上多种相关学术团体的成立极其广泛的学术交流,如国际交通医学学会、国际交通与安全科学学会、国际汽车安全联合会等,都促进了交通伤流行病学的进步与发展。

第一节　交通伤流行病学主要统计学指标与研究方法

一、主要统计学指标

很多时候政府部门常用道路交通事故的发生数、死亡人数、受伤人数和直接经济损失这四个绝对数指标来描述交通事故的严重程度。由于各地区的人口、车辆、道路、交通流量等的基数各异,使得这些绝对数不能正确反映交通事故发生的强度,更不能反映不同地区之间或同一地区不同时期道路交通事故与交通伤的情况与差异。只有通过相关的率及相对比值的比较,才能有效地反映交通事故和交通伤的人群、地区和时间分布特点与变化规律。

因此,在交通伤流行病学研究过程中,通常将有关的绝对数据转换为率和比的指标,如死亡率、伤残率等,以更好地反映交通伤流行病学特征。

(一)交通事故及交通伤频率指标

在交通伤流行病学研究中,常采用的频率指标主要有两类:分别是率(rate)和构成比(proportion)。

率是说明某事件在总体中发生的概率或强度的频率指标,它是指某事件实际发生数与可能发生事件总数之比,一般可用百分率、千分率或十万分率等来表示。其计算公式为:

$$率 = \frac{某事件实际发生的频数}{可能发生该事件的总数} \times K \quad (K=100\%,或1\ 000\%······)$$

在率的对比过程中应注意:资料是否存在偏性,客观条件是否发生了变化,对比资料内部的构成是否相同,观察数量是否足够等多种因素的影响。

只有通过频率指标才能确切地评价交通事故及交通伤发生的强度、水平及其变化趋势,比如万车死亡率、百万人伤亡率、综合事故率等。在率的计算中,可以采用年、月等为时间单位,也可以根据研究需要另行规定时间单位。计算频率指标分子应有确切的定义或标准。研究过程中还应注意只有在同质的基础上才能进行相互对比。

构成比也是交通伤流行病学研究中常用的指标之一。构成比是以说明某一事物内部各组成部分所占的比重,属于构成指标。它是事物内部某一组成部分的个体与同一事物各个组成部分的个体总数之比,常以百分数表示,故通称之为百分比,如交通伤人员的性别构成比、年龄构成比等。它能清楚地显示某成分在其总体内所占的份额比例,但不能说明其发生的频率和强度。

采用相对比,如相对危险度可用来表示某种因素导致交通事故伤发生的危险性大小;采用平均数,如每年的日均交通事故发生数、月均伤亡人数,或平均每起交通事故致人员伤亡数等,可用来表示交通事故危害的严重程度。

交通事故及交通伤流行病学研究中常用的频率指标主要有以下 6 个。

1. **机动车车辆密度** 主要有人口车辆密度和千米车辆密度,是用来衡量一个国家或地区机动化程度的指标。

人口车辆密度指一个国家或一个地区人均机动车辆拥有量,通常以每千人机动车拥有数量来表示。

$$人口车辆密度 = \frac{某地某时期内机动车辆拥有数}{该地同期平均人口数} \times 1\,000\,‰$$

千米车辆密度指一个国家或一个地区每千米公路里程的机动车辆拥有量。

$$千米车辆密度 = \frac{某地某时期内机动车辆拥有数}{该地同期公路里程数}$$

2. **道路交通事故发生率** 可用来描述交通事故的分布,探索交通事故的成因,评价交通事故预防措施的效果等。是一定时期内发生的事故次数与同期机动车辆数量或该时期平均人口数、机动车总行驶千米数之间关系的相对数指标。

$$车辆交通事故发生率 = \frac{某地全年交通事故发生次数}{该地同期机动车拥有量} \times K \quad (通常\ K = 10^4/万辆)$$

$$人口交通事故发生率 = \frac{某地全年交通事故发生次数}{该地同期年平均人口数} \times K \quad (通常\ K = 10^4/万人)$$

$$行驶里程交通事故发生率 = \frac{某地交通事故发生次数}{该地同期机动车行驶里程} \times K \quad (通常\ K = 10^8/亿\ km)$$

平均人口数常用年终人口数或年初与年末人口数之和除以 2,也可用当年 7 月 1 日零时的人口数表示。上述各指标还可按不同特征(如性别、年龄、民族、职业等)分别计算其率的指标。

3. **道路交通事故死亡率** 是用来衡量某时期某地区人群因交通事故致死的危险性(机会)大小的指标,主要包括人口死亡率、车辆死亡率、行程死亡率等。它们分别指某一地区的人群在某一时期内因交通事故死亡人数与该地区同期平均人口数、机动车拥有数或机动车行驶千米数之间的比例。

$$人口死亡率 = \frac{某地交通事故致死亡人数}{该地同期平均人口数} \times K \quad (通常\ K = 10^5/10\ 万)$$

$$车辆死亡率 = \frac{某地交通事故致死亡人数}{该地同期机动车辆数} \times K \quad (通常\ K = 10^4/万)$$

$$行程死亡率 = \frac{某地交通事故致死亡人数}{该地同期机动车行驶里程} \times K \quad (通常\ K = 10^8/亿\ km)$$

上述 3 个指标中,人口死亡率是以人口数量为基数,多以 10 万人死亡率表示,显示人身安全的水平,死亡率越高,说明人身安全性越差;车辆死亡率是以机动车拥有量为基数,常以万车死亡率表示,反映交通安全的水平,其死亡率越高,表明交通安全的水平越低;行程死亡率是以机动车全年行驶的千米总数为基数,通常以每亿千米死亡率表示,反映一个地区机动车在行驶过程中发生交通事故的频率。

4. **道路交通事故致伤率** 是综合反映一个国家或地区交通事故对人群健康状况损伤的严重程度、道路交通管理状况和医疗急救水平等的指标。它是指某一地区的人群在某一时期内因交通事故受伤人数与该地区同期平均人口数、机动车拥有数或机动车行驶千米数之间的比例。

$$人口致伤率 = \frac{某地因交通事故受伤人数}{该地同期平均人口数} \times K \quad (通常\ K = 10^5/10\ 万)$$

$$车辆致伤率 = \frac{某地因交通事故受伤人数}{该地同期机动车辆数} \times K \quad (通常\ K = 10^4/万)$$

$$行程致伤率 = \frac{某地因交通事故受伤人数}{该地同期机动车行驶里程} \times K \quad (通常\ K = 10^8/亿\ km)$$

5. **交通伤致残率和致死率** 是反映道路交通事故对人群健康及生命威胁的严重程度,同时也反映该地区的医疗技术水平及交通伤的急救治疗水平的指标。

$$交通伤致残率＝\frac{交通伤致残疾人数}{同期交通伤人数}\times100\%$$

$$交通伤致死率＝\frac{交通伤致死人数}{同期交通伤人数}\times100\%$$

6. 标准化死亡率和标准化死亡比　标准化方法是在一个指定的标准构成条件下进行率的对比的方法。当两个或数个内部构成存在差别的主体进行频率指标的比较时,通过率的标准化可消除两组(或两组以上)对象内部构成存在的差别对结论的影响。率标准化的计算方法有直接标准化法和间接标准化法两种方法。如标准化死亡率、标准化伤亡率、标准化致残率等。

标准化死亡率也叫调整死亡率,就是利用某一指定的标准人口构成,消除不同地区在人口构成指标(如年龄、性别等)方面的差别,即计算按标准人口构成校正之后的率。其方法就是用标准化法消除人口年龄、性别等构成的差别对死亡率的影响。

标准化死亡比是一种计算死亡比值的方法,是一种替代率的办法。如利用标准化死亡比分析研究某特殊人群交通伤流行病学特点时,先列出该观察人群各年龄组的人数,然后以该地某年全部人口同年龄组交通伤死亡率作为标准,算出该观察人群各年龄组的理论交通伤死亡人数,即预期死亡人数,用观察人群中实际交通伤死亡人数除以预期死亡人数就是标准化死亡比。

$$标准化死亡比＝\frac{观察交通伤死亡人数}{同期预期交通伤死亡人数}\times100\%$$

(二) 交通伤的伤害程度测量指标

交通事故对人员伤害程度的测量通常采用创伤评分或功能评分的方法进行测量。在交通伤流行病学研究中,常采用的交通伤害程度测量指标主要有以下几个。

(1) 创伤指数(trauma index,TI)。

(2) 创伤评分(trauma score,TS)。

(3) 修正的创伤评分(revised trauma score,RTS)。

(4) CRAMS 评分(CRAMS)。

(5) 急性生理学和慢性健康状况评分(acute physiology and chronic health evaluation,APACHE)。

(6) 胸部穿透伤进程评分(penetrating trauma course score,PTTCS)。

(7) 简明损伤定级(abbreviated injury scale,AIS)。

(8) 损伤严重度评分(injury severity score,ISS)。

(9) 新损伤严重度评分(new injury severity score,NISS)。

(10) 穿透性腹部创伤指数(penetrating abdominal trauma index,PATI)。

(11) 国际疾病诊断编码基础上的损伤严重程度评分(international classification based injury severity score,ICISS)。

(12) 创伤和损伤严重程度(TRISS)评分〔$Ps_{(TRISS)}$〕。

(13) ASCOT 评分〔$Ps_{(ASCOT)}$〕。

(14) 功能独立评分(founctional independence measure,FIM)。

以上指标的计算方法与意义请参见本书"第十五章　交通伤评分"。

(三) 交通事故造成损失的测量指标

交通事故导致的经济损失包括直接经济损失和间接经济损失两大部分。直接经济损失包括在交通事故中用于人员伤害救治的费用和车辆及公共建筑物损毁的物质价值等;间接经济损失是指交通事故伤害导致因短期或永久性伤残乃至死亡等所致的收入减少等。前者常用货币数量来表示;后者的计算是非常复杂的,且不同国家和地区计算方法及标准均有一定的差异。

随着交通伤流行病学研究的发展,对交通事故致人群生命质量损失的评估出现了一系列新的评价指标。这些指标主要有以下几种。

1. 潜在寿命损失年数(years of potential life lost,YPLL) 又被称为剩余寿命(余命)或剩余年龄(余年)的总和,是指死亡时的实际年龄与期望寿命之差的总和,即某交通事故伤害致使人群中未到预期寿命而死亡所损失的寿命年数。该指标可以直观地反映交通事故危害的严重程度,是衡量健康水平的重要指标之一。

$$YPLL = 期望寿命 - 死亡时的实际年龄$$

在对人口构成比不同的地区进行比较分析时,应在比较前对其进行标准化。其计算和标准化方法如下。

(1) 某例交通伤死亡的潜在寿命损失年数(YPLLa)。

$$YPLLa = 期望寿命 - 死亡时的实际年龄$$

例如,某人因交通伤死亡时是 30 岁,而社会期望寿命是 80 岁,那么他的潜在寿命损失年数就为 50 年。

(2) 某年龄组交通伤死亡的潜在寿命损失年数(YPLLi)及标准化(SYPLLi)。

$$YPLLi = \sum YPLLa$$

$$SYPLLi = YPLLi \times 校正系数$$

$$校正系数 = 标准化人口某年龄人口构成/观察点某人年龄人口构成$$

(3) 平均潜在寿命损失年数 $= \sum YPLL/$同期交通事故死亡人数(人年)。

2. 潜在工作损失年数(working years of potential life lost,WYPLL) 是指一个人应该工作的年限与其死亡时实际已经工作的年数之差,即相当于在其应该退休之前死亡所损失的工作年限。

$$WYPLL = 应该工作年数 - 实际已工作年数$$
$$= 退休年龄 - 实际年龄$$

3. 潜在价值损失年数(valued years of potential life lost,VYPLL) 是指一个人在其有生之年的社会价值损失的大小,即是通过以死亡为终点比较社会所给予他及他对社会的贡献,来评价死亡时所损失的价值年数。

生命的不同阶段的价值是不同,因此可将人的一生分为三部分:

(1) 投资阶段(0~20 岁)。包括未投资年数 I_0 和已投资年数 I_1。

(2) 生产阶段(21~60 岁)。包括未生产年数 P_0 和已生产年数 P_1。

(3) 消费阶段(61 岁~预期寿命)。包括未消费年数 C_0 和已消费年数 C_1。故而:

$$VYPLL = (I_1 + C_1 - P_1) + (P_0 - I_0 - C_0)$$
$$= (P_0 - P_1) - (I_0 - I_1) - (C_0 - C_1)$$

VYPLL 值越大,表示死亡所造成的价值损失越大;值越小,则说明该死亡所造成的价值损失越小。

4. 伤残调整寿命年(disability adjusted life year,DALY) 指对健康不利事件从发生到引起死亡所损失的全部健康寿命年,包括因早死所致的寿命损失年数(years of life lost,YLL)和因伤残所致的健康寿命损失年数(years lived with disability,YLD)两部分。它是一个定量计算因交通事故造成的死亡和伤残对健康寿命年损失的综合指标,可以反映交通事故危害健康的严重程度。

(四) 交通事故危害程度的安全评价指标

通常所采用的交通事故危害程度的安全评价统计学指标如下。

(1) 交通事故的年发生率和日均发生数。指某地在一年中交通事故的发生数和其平均每天的交通事故发生数。

(2) 交通事故死亡率、致伤率和交通事故日均死(伤)人数。

(3) 交通事故的年龄死亡率和交通事故的潜在寿命损失年数(YPLL)。

(4) 死亡指数。可反映交通伤人员伤亡的严重程度、医疗救治水平等。

$$死亡指数 = 死亡数/所有伤亡数 \times 100$$

(5) 交通事故的经济损失。包括直接经济损失和间接经济损失。

(6) 交通安全和人身安全。交通安全和人身安全之间的关系受到机动化程度的制约。通常，交通安全用万辆车交通事故死亡人数表示；人身安全用每 10 万人口交通事故死亡人数表示；机动化程度是指一个国家或地区人均机动车拥有量，常用每千人拥有机动车辆数表示。

人身安全(死亡人数/10 万人口)＝交通安全(死亡人数/万辆车)×机动化程度(车辆数/千人)×100

虽然通过上述一系列指标可对交通安全情况进行多方面的评价，但要确切地比较不同国家和地区的交通事故危害程度仍是很困难的，这是因为还有很多因素会对这些指标产生影响。如：很多国家对交通伤死亡的定义有所不同，有的是指在交通事故发生后 1 天内死亡者为交通伤死亡，而有的是 7 天内、有的是 30 天内等；机动车的定义也有区别，如有的国家将摩托车划归机动车，而有的国家则定义为非机动车；各地区的人口年龄、性别、营养健康状况等构成不同；各国交通事故相关数据统计的方法及准确性差异较大等。因此，在实际交通安全评价中，要注意到各相关因素的影响，通过各指标的标准化等手段，使数据之间更具可比性。

二、研究方法

(一) 交通伤流行病学科研设计原则

1. **生命伦理学原则**　交通伤流行病学研究中，研究对象是人与交通事故，特别在交通伤员救治研究过程不少研究涉及新药物、新治疗手段的有效性和安全性的系统性医学科学研究，这些研究是推动交通医学的发展、增加积累相关科学知识的基础，将有利于交通伤预防和诊治以及身心健康的服务等。但在涉及流行病学和临床救治的研究中，受试者可能要接受有效性和安全性尚待证明的新措施、新方法，以及新药物的干预，或使用没有效果的方法措施，或没有效果的药理作用之安慰剂的治疗等。因此参加研究的受试者可能不仅是受益者，还可能遭受到风险和不便，他们是在为医学科学事业做贡献。

生命伦理学是解决或解答生命科学、生物技术和卫生保健领域中的问题，即是要弄清楚应该做什么和如何来做，以保护人类的利益、权利、尊严和生态环境。生命伦理学的原则是实验与理论相结合的产物，是在了解和解决实践中的问题或教训的过程中产生的，它的产生有其理论来源。伦理学会随着社会经济、科学文化、价值的改变而发展，但它的一些基本价值不会改变。为此，在交通伤流行病学研究过程中我们必须遵守伦理学的三大基本原则：尊重、慈善和公正。

2. **随机化原则**　随机化是交通伤流行病学研究的重要方法和基本原则之一，其主要有随机抽样和随机分组两种形式。实施随机化的原则中，最重要的是防止对研究对象的选择或分组分配时人为主观因素的干扰，其干扰来自研究者和被研究者两个方面。不要使随机化成为"随意"，更不能成为"随便"。

常用的随机化方法主要有：

(1) 简单随机法，包括抛硬币法、抽签法、掷骰子法、查随机数字法等。

(2) 电子计算机随机分配法。利用计算机或计算器的随机分配系统进行随机编号进行随机分组。如设 0.500 以下的编号为对照组(编号为 0.001～0.500)，则大于 0.500 的就属于对照组(0.501～0.999)。

(3) 分层随机分配法。主要用于中小样本量的试验，是在设计中将相关因素作为分层因素，将研究对象先做分层，然后将其分别进行随机分组。此方法具有既保证试验组间样本在数量上力求一致，又能够消除干预后有关影响结局的试验外因素的干扰，增强组间基线可比性的作用特点。

(4) 系统随机抽样法。是面对大量的研究个体或组群单位，需要抽样调查总体量的一部分(如10%或30%)，以抽样样本量的情况作为总体有关状况的代表。

(5) 多级随机抽样法。多用于大范围的调查，以反映该范围的总体状态和问题，可为交通伤的防治决策提供良好的信息。它是将调查的单位和地区按所属建制体系从上到下的单位进行分级，逐级地按设计要求进行随机抽样，直至最终的独立调查单位为止。

(6) 半随机法。是按入组研究对象生日的奇数或偶数，或按照住院号或门诊号的奇数或偶数，分别纳入试验组或对照组。此法虽然有随机的意思,但并不完全随机,所以被称为半随机法。

3. 对照原则　在交通伤流行病学研究设计中,要依据课题的研究性质设计好对照组。只有科学地设计好了对照组,才能客观准确地比较各种条件因素、预防与救治措施干预结果的效果与差别,才能排除相应的一些干扰因素与条件的影响。

常采用的对照组设置主要有:同期随机对照、前后对照与交叉对照、配对对照、非随机对照、历史对照等。

4. 盲法原则　盲法的主要目的是使研究的观察执行者和受试者均不知其接受干预试验的组别和干预措施的具体内容,使他(她)所反映和观察记录的相关现象和资料以及分析的结果都不受主观意愿所左右,能实实在在地记录下客观而真实的状况,保障研究结果的真实性。

常用的盲法主要有随机三盲法、双盲法、单盲法。

（二）交通伤流行病学常用研究方法

交通伤流行病学研究质量与水平,除了与正确地选题和立题的科学基础有关外,如何选择与课题性质相适应的科学性强和可行性好的设计方案,是保证高质量成功完成研究目标的最重要的关键因素。因此,交通伤流行病学研究设计要根据具体情况,采用最合理、最科学的研究方法,才能获得最佳的研究结果。

传统的流行病学将其研究设计分为实验性研究与观察性研究(非实验性研究)。实验性研究的论证强度(设计的科学性和结果的可靠性)较高,但是其实施条件要求高、难度大,研究费时间、费人力、花费高,而且常会存在医德问题等。观察性研究容易实施,条件要求较低,但是存在很多难以控制的偏倚,影响研究结果的真实性和可靠性,故其论证强度相对较低。常用的流行病学研究方法及论证强度见表 5-1。

表 5-1　常见的流行病学设计方案及论证强度

设计方案的类型	论证强度
实验性研究	强
随机对照试验	
半随机对照试验	
交叉试验	
自身前后对照试验	
非随机对照试验	
序贯试验	
非实验(观察)性研究	中
分析性研究	
队列研究	
前-后对照研究	
病例-对照研究	
描述性研究	
现况研究	
综述或专家评论	
病例报告	低

如果依照流行病学研究设计的科学论证强度和研究者是否能主动控制试验因素为标准,可将其分为 4 个级别,每一级别中的各种设计方案间的论证强度仍有一定的差异。

一级设计方案:为前瞻性随机研究设计方案,具有对照组。研究者通过设计可以主动控制可能影响研究结果的有关因素,论证强度高。主要包括有随机对照试验、半随机对照试验、组群随机对照试验、交叉试验、单个体的随机对照组试验等。

二级设计方案:属前瞻性研究方案,有对照组。研究者不能主动控制试验干预措施,亦不能有效地控制若干偏倚因素对研究观测结果的影响。主要包括队列研究设计和前后对照试验。

三级设计方案:多设有对照组,研究者是不可能主动控制试验干预或影响因果效应的因素的。主要包括横断面研究、病例-对照研究、非传统的病例-对照研究、非随机同期对照试验。

四级设计方案:为叙述性研究,含临床系列病例分析、个案总结以及专家评述等。这些均为非严格科研设计的产物,而系观察性的经验描述或评述,所以科学论证强度通常弱。

下面就交通伤流行病学科研常用的几种研究方法进行简单介绍。

1. 实验性研究

(1)随机对照试验。随机对照试验是采用随机的方法将符合要求的研究对象分别分配到试验组或对照组,然后分别给予试验措施,在一致的条件下和一致的环境下同步进行观察和研究试验效应,并用客观的效应指标对试验结果进行测量和评价的一组试验设计方案。

随机对照试验方法的精髓在于它尽可能地避免和消除了一些人为的、已知的或未知的偏差因素的影响,使研究的结果具有良好的真实性,使有效的、可信的防治措施可应用于临床实验,为伤员带来真正的好处,减少对伤员的伤害。

(2)半随机对照试验。半随机对照试验除其研究对象分配方式采用半随机的方式以外,其他设计模式与随机对照试验设计一样。半随机分配方式即是按被研究对象的生日、住院日期或住院号尾数的奇数/偶数等,将研究对象分别分配到对照组和试验组,然后分别实施相应的试验措施、进行观察研究。

由于分配关系的缘由,各组的患者数量不一定相同,其基线情况也很难平衡,受人为选择的偏倚影响机会较大;虽然其主要的设计内容和模式与随机对照试验相似,但其研究结果的可靠性却较完全的随机对照试验逊色。而半随机对照研究所花费的精力并不亚于随机对照试验,因此与其做半随机对照试验,不如做完全的随机对照试验。

(3)综合治疗干预方案研究。是采用多种干预措施或药物对交通伤进行预防、治疗的研究,这些干预措施的共同组合就被称为“综合干预性方案”。在综合性干预方案设计中,一定要有非综合干预或者单一干预措施相比较,而且要有其显著优势水平(疗效差异的显著水平)的科学假设。

综合性干预方案最大的优点是适合于复杂因素的伤病救治研究,这是单一性干预研究所不能解决的问题,它可发挥多种有效综合干预的优势,同时在这个基础上又增加创新干预措施,这既可保证研究对象的安全,也可促进创新性进步,同时它在研究实践中也有良好的可行性。

2. 分析性研究

(1)队列研究。队列研究是经典的前瞻性研究,是从因到果的研究。其目的是验证某种暴露因素对某种伤病的发病率或死亡率的影响。被观察的人群按其是否暴露于可能的致病因素或危险因素,自然形成暴露组与非暴露组,经一段时期的随访后,分别确定两个群体中发生目标疾病的病例数或某种不良反应的例数,并对其差别进行比较分析。此过程中,研究者对观察人群既不能随机分配暴露因素,也不能加以控制。

队列研究在临床研究中属二级设计方案。在其研究开始时,正确掌握作为分母的被观察群体的确切数据非常重要,特别是从过去时点开始的回顾性队列研究。

队列研究的方法又可分为:

1)前瞻性队列研究:前瞻性队列研究是从现在时间点开始,随访一定的时期,比较两队列间对目标伤病的发生率或死亡率的差异,以明确该暴露因素与目标伤病之间的关系。随访过程可同期进行并可选用最佳的检测方法,按时记录,采用统一的判断标准,使两队列间具有很好的可比性。同时还可以观察其他次要因素对被观察对象伤病发生和过程的影响。

2)回顾性队列研究:回顾性队列研究又称历史性队列研究,是从现在开始回顾性地追踪到过去某个时间作为研究起始点,对研究对象进行的队列研究;研究对象的分组是依据当时在群体中是否暴露于致病因素而确定;研究的结局在目前开始研究时已经发生,从而探讨过去的暴露因素与目前发生某种伤病之间的因果关系。由于现在所观察的目标伤病已经发生,对过去的检查诊断方法或暴露因素的强度等都没有选择的余地,因此本研究结论的准确性会受到一定的影响。

3) 回顾-前瞻性队列研究:回顾-前瞻性队列研究是从过去时间点开始直到现在,又从现在时间点开始继续做同期随访到将来某个时期为止。这种方法在人力、财力和时间方面都可节约很多,且具有观察时间很长的优点。

(2) 前-后对照研究。前-后对照研究是一种前瞻性研究,属于二级设计方案。它是将两种不同的处理措施或两种治疗方法,在前、后两个阶段分别应用于被观察对象,然后对其结果进行比较,而不是同一措施的重复应用。

前-后对照研究多应用于治疗性研究,比较两种不同治疗效果,其中还可对同一方案使用前后的差别进行比较。观察对象可以是同病例(自身前-后对照研究),是对受试者自身在前、后两个阶段暴露于不同条件下的结果或接受不同处理措施的效果进行比较;也可以是不同的病例(不同病例前-后对照研究)。

(3) 病例-对照研究。病例-对照研究是一种具有对照的回顾性调查研究方法,是分析性研究中常用的一种设计方案,属于三级设计方案。

本研究调查是在患有某种伤病的病例组和未患有该伤病的对照组,或在具有某项特征的病例与不具有某项特征的病例中进行,调查过去或最近有无暴露于某疑为和该伤病的发生有联系的因素;或调查是否存在某疑为与伤病某项特征有联系的因素。然后比较两组的暴露情况或具有某因素的情况,验证某因素与伤病是否确实存在联系、联系的性质和强度,是否存在统计学显著性差异,以确定暴露因素与伤病之间的联系因果关系,同时还要考虑偏倚的影响。

病例-对照研究是一种从果至因的回顾性调查研究,可用于伤病的致病因素或危险因素的调查、药物或措施作用的研究、对伤病预后的影响因素的探讨,为病因学研究、防治研究和预后研究提供重要信息。如果要确切地论证其病因学的因-果联系,还需要做进一步的前瞻性研究。

3. 描述性研究　描述性研究是将既成事实的现成交通伤防治资料加以叙述描写、统计分析,得出结论。论文形式包括一般的病例分析、现况调查、个案报告、专题评论或评述、编者的话、专家经验等。

描述性研究方案可用来探讨交通伤的发生原因、分析交通伤的临床特征、评价某种预防和治疗措施的效果等,但科研论证力弱,研究结论可能有较大偏倚,往往不容易重复验证。然而对于大型的叙述性研究的报道却有重要的参考价值。

按照研究内容与形式可将描述性研究分为4类。

(1) 横断面调查研究。横断面调查是在某个时间点或较短时间内调查和收集一个特定人群中伤病和健康状况,及其与一些因素的相关关系,可以得到伤病的患病率,又被称为现况研究或患病率调查,依据调查所需的时间不同,分为时点患病率和时期患病率。

横断面调查是一种疾病防治研究设计的常用方法,也是流行病学研究的基础方法。它可以将伤病或健康情况以地区间、时间、人群间统称"三间"的情况展现出来,又可以取得"三间"分布与哪些因素存在相关关系的信息。由于疾病或健康状况与相关因素是在一次调查中得到的,不存在先后的时间顺序。

横断面调查可用于:①了解伤病的现况和描述伤病的分布;②了解影响伤病分布和健康状况的相关因素;③衡量人群患病程度和健康水平,可得到某种伤病的患病率和发生率,可早期发现患者或可疑病例,包括临床前期者,为早期治疗、改善疾病预后、保障人群提供了条件;④了解伤病和人群健康水平的变动趋势,并可就致病因素对人群的危害做出估计;⑤评价伤病防治和有害健康行为干预措施的效果;⑥为卫生决策的制定和卫生资源的合理利用提供依据。

横断面研究主要研究方法包括:

1) 普查:指为了早期发现伤员或某些因素,于一定时间内对一定范围的人群中每一个成员所做的调查。它强调对限定人群中每一个成员均要做调查;一定时间是指在较短时间内,可以是某个时点或数日内完成,大规模的普查也应以 2～3 个月为限,否则就失去横断面调查的原本意义。普查的优点是某一个人群的所有成员均得到检查,确定调查对象非常简单,而且可以免去只调查部分人而必须做的解释工作和可能产生的负面影响。但是普查的检查对象多,调查的时限又短,易发生漏查;通过参与调查的人员多、技术与能力参差不齐等会影响其调查结果的精确度。

2) 抽样调查:指为了对人群某种伤病的患病率、特征等做出估计,提示伤病的分布规律,只对一部分有代表性的人群(即样本人群)进行的调查,根据调查的结果估计该人群的患病率水平和伤病的分布特征。它是以小窥大,以局部估计总体的调查方法。抽样调查首先必须采用随机抽样的方法,使目标人群中的每一个单元(个体、集合体等)都以同等机会和概率被选作样本,以取得有代表性的样本人群;其次,是要按照计算样本大小所规定的条件确定能够保证调查研究精确度的最小样本含量,即是要保证有足够的样本含量。抽样调查的优点是既节省人力、物力和财力,又能在较短的时间内取得精确度较高的研究结果。

(2) 从果到因的描述性研究。属于回顾性的研究,常用于交通伤的后果、临床特殊症状和体征等的观察,分析可能的发生原因、防治措施效果和不良反应,或总结防诊治经验等。由于本研究为收集和整理的现存临床资料,难免残缺与受偏倚的影响,故质量难以保证,以致研究结论的论证力较差。

(3) 从因到果的描述性研究。可以是回顾性研究,也可是前瞻性研究。如观察某一人群接触了某种交通事故危险因素,观察引起的交通伤的结果和伤害程度等。由于在其设计中,没有对照组,更没有随机分配患者,仅是单纯观察某种措施的结果,研究结果缺乏可比性,故结论的论证力亦差。

(4) 专家评论。专家们在医学期刊中,针对某种或某些公众关心的热门问题,各抒己见、详述各自观点,以综述有关研究的新进展、新方法,或者对某种有争议性问题开展讨论与辩论。这些内容尽管不是作者自我研究的结果和发现,但往往给读者带来启迪,对人们思想创新或思维方向往往有重大影响。

描述性研究具有容易收集资料,短时期内即可获得研究结果;患者都接受了研究措施,无违反医德问题等优点,是常见的研究方式。但是此方法由于没有对照组,使其结果缺乏可比性;同时研究资料易受偏倚、混杂等因素干扰,重复性差,因此研究结论的论证力弱。

第二节　道路交通伤流行病学

道路交通伤流行病学研究首先要抓住交通事故流行病学的特征,它是交通伤流行病学研究的起始点和研究关注的焦点。交通伤流行病学特征主要指道路交通事故和交通伤的群体现象和特征,包括不同地域、时间、人群、伤害类型及医疗救治的频率和特征等的描述等。通过这些群体特征的研究,可以揭示引起道路交通伤的人、车、环境、社会因素、医疗救治之间的相互关系及其产生的影响和作用。

一、道路交通事故的分类与定义

准确而统一的交通事故和交通伤分类标准和判断标准是交通伤流行病学研究的首要条件和基础。通常,根据交通事故造成的损失、伤害结果、发生地点、责任性质等不同,可将道路交通事故及损伤程度分为不同的类别。

(一) 根据道路交通事故伤亡损失的大小分类

我国公安部根据道路交通事故伤亡损失的大小将道路交通事故分为 4 级。

1. 轻微事故(slight crash)　是指一次造成轻伤 1～2 人,或者财产损失在机动车事故不足 1 000 元,非机动车事故不足 200 元的事故。

2. 一般事故(mild crash)　指一次造成重伤 1～2 人,或轻伤 3～10 人,或财产损失不足 3 万元的

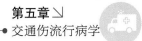

事故。

3. 重大事故(serious crash) 指一次造成死亡1～2人,或重伤3～10人,或财产损失3万～6万元的事故。

4. 特大事故(very serious crash) 指一次造成死亡3人以上或重伤11人以上,或者死亡1人同时重伤8人以上,或者死亡2人同时重伤5人以上,或财产损失6万元以上的事故。

(二)按道路交通事故的责任分类

在我国,按道路交通事故当事人所承担的责任大小不同,可将事故分为全部责任事故、主要责任事故、同等责任事故、次要责任事故。

1. 全部责任事故 完全由于一方当事人的违章行为而直接导致交通事故发生,该当事人应负全部责任的责任事故。

2. 主要责任事故 由双方当事人的违章行为共同造成的交通事故,违章行为在交通事故中作用大的一方当事人所应负的责任事故。

3. 次要责任事故 由双方当事人的违章行为共同造成的交通事故,违章行为在交通事故中作用小的一方当事人所应负的责任事故。

4. 同等责任事故 由双方当事人的违章行为共同造成的交通事故,而双方当事人的违章行为在交通事故中的作用又基本相当,各方当事人所应负的责任事故。

(三)按主要责任者的内在原因分类

按道路交通事故第一当事者或主要责任者的内在原因,可将之分为3类。

1. 观察错误 由于心理或生理的原因,驾驶人对外界环境的客观信息没有正确的观察,因观察错误而导致的事故。据国外统计,此类事故约占全部事故的60%左右。

2. 判断错误 由于对其他车辆的行动和速度、道路的形状和线形、自己车辆性能和速度、车距及车身安全空间等的判断错误等而导致的事故。此类事故约占道路交通事故总数的35%。

3. 操作错误 由于技术不熟练,遇到紧急情况时发生操作错误而导致的交通事故。

(四)按道路交通事故的对象分类

1. 机动车辆间事故 即车辆与车辆之间发生的事故。又可分为正面碰撞、追尾碰撞、侧面碰撞等。

2. 机动车辆对行人的交通事故 指车辆对行人冲撞、轧压等所致道路交通事故。

3. 机动车对自行车的事故 指车辆对自行车的冲撞、轧压等所致道路交通事故。

4. 机动车自身的事故 是指与机动车自身原因所导致的事故,主要指汽车翻车、坠车等。

5. 机动车与固定物体的碰撞事故 是指机动车与道路中或道路旁的固定物体之间发生的事故。固定物包括道路上的作业结构物、路肩上的水泥杆(灯杆、交通标志、广告牌杆等)、建筑物以及路边的树木等。

6. 铁路道口事故 指道路与铁路的平面交叉处发生的事故。

(五)按违反交通法规的对象分类

1. 机动车驾驶人员事故 因机动车驾驶人员的原因而发生的道路交通事故。其中包括:驾驶人无证驾驶、判断失误、疲劳驾驶、超速行驶、饮酒后驾车、占道行驶、争道抢行以及驾驶人的心理和生理方面原因引起的道路交通事故。

2. 骑自行车人交通事故 骑自行车人员违反交通法规而引发的道路交通事故。如骑自行车人在快车道上骑车、逆行、骑快车、闯红灯、双手或一只手离开车把骑车、刹车不灵、雨天骑车打伞、骑车带人等。但自行车的事故一般同时与机动车有关。

3. 行人交通事故 由于行人违反交通法规而发生的道路交通事故。行人违反交通规则主要包括:无视交通信号、不走人行道而在机动车道上行走、随意横穿和斜穿马路、儿童在街上玩耍、行人在路上打闹、行人在路上作业或走路时精神不集中、违章拦车、扒车、跳车等。这类事故在我国的道路交通事故中占有较高的比例。

(六)按交通事故发生的地点分类

按事故发生在哪种道路进行分类。我国公安部将道路主要分为 11 类:高速公路、一级公路、二级公路、三级公路、四级公路、等外公路、快速路、城市主干道、城市次干路、支路和其他城市道路。国外对交通事故的发生地点分为一般道路上的事故和高速公路上的事故两种情况。

二、道路交通伤的分类

交通伤的损伤程度从总体上可分为轻伤、重伤和致死性伤。但不同部门所采用的标准略有差异,另外各国的标准也不尽相同,因此在相互比较和研究过程中应予以注意。

(一)我国交通管理部门和法医学标准

目前我国交通管理部门和法医鉴定对交通伤的判定是以最高人民法院、最高人民检察院、公安部、司法部联合发布的《人体重伤鉴定标准》和《人体轻伤鉴定标准(试行)》等为标准,根据人体的受伤部位、损伤程度及治愈时间将交通伤员的伤情分为轻伤、重伤、死亡。

1. 轻伤(slight injuries) 是指在外力的作用下使人体组织或器官受到损害,但后果轻微的损伤。一般是指造成表皮挫裂伤、皮下溢血、轻微脑震荡,经医生诊断需休息 3 天以上者为轻伤。

2. 重伤(severe injuries) 是指在强大外力作用下使人体组织或器官受到结构上的破坏,并引起机体组织或器官一系列生理功能的障碍、紊乱,甚至危及生命的严重损伤。通常下列情况之一者为重伤:①经医生诊断已成为残疾者,或可能成为残疾者。②伤势严重,需要进行较大手术方能挽救生命者。③人身体的要害部位严重烧伤、烫伤,或非要害部位烧伤、烫伤面积达全身体表面积的 1/3 者。④严重骨折,如:胸骨、肋骨、脊椎骨、锁骨、肩胛骨、腕骨、腿骨和脚骨等骨折,或严重脑震荡等。⑤眼部严重受伤,有失明可能者。⑥手部受伤,如大拇指折断一节;中指、食指、无名指、小指任何一指折断两节或任何两指各折断一节;局部肌腱受伤,引起功能障碍,有不能自由伸屈的残疾可能者。⑦腿部受伤,如脚趾断 3 个以上;局部肌腱受伤甚剧,引起功能障碍,有不能行走自如的残疾可能者。⑧内部伤害,内脏损伤,或内出血、腹膜伤害。⑨不属上述范围内的伤害,但经医生诊断为受伤较重的,可根据实际情况,参考上述各条进行确定。

3. 死亡(death) 我国公安部规定:交通事故所致死亡是指发生交通事故后当场死亡或伤后 7 天内抢救无效死亡者。

各个国家对于道路交通事故所致死亡的定义有所不同。大部分国家是依照维也纳道路交通协定,定义为发生交通事故后在 30 天内死亡者均为交通事故死亡。但有部分国家是采用自己的标准。如中国、意大利为发生交通事故后当场死亡或伤后 7 天内抢救无效死亡者;法国为 6 天;希腊、奥地利是 3 天;西班牙、日本和中国台湾地区为 1 天;比利时、葡萄牙、巴西是现场死亡;而南非则为 90 天。由于世界各国对道路交通事故死亡的定义不一样,因此,在对各国道路交通事故死亡率进行比较时,就需要对数据进行校正。目前多采用欧洲运输部长会议(european conference of ministers of transport,ECMT)标准化 30 天道路事故校正系数(表 5-2)进行修正,即采用校正系数乘以其死亡率后,再进行死亡率的比较。

表 5-2 交通事故死亡国际标准校正系数

交通事故死亡时间(d)	365	30	7	6	3	1/现场
时间系数	1.03	1.00	1.08	1.09	1.15	1.30

各国卫生部门统计的道路交通事故死亡人数远高于由警察或运输部门统计的数字,这是因为卫生部门统计交通事故死亡多是以 1 年作为标准。因此,卫生部门的道路交通事故死亡人数字要比警察部门或

运输部门的统计数字要高。

各国的道路交通伤的伤情的判定也是有一定差异的，如英国交通警察所采用的标准为：①轻伤，指扭伤、擦伤和轻度切割伤；②重伤，指需住院治疗的损伤或有以下的各种损伤及并发症：骨折、震荡伤、内脏伤、挤压伤、严重切割伤、严重撕裂伤和严重休克；③死亡，指事故发生后 30 天内死亡者。另外，在各国统计交通伤人数中还存在一个范围问题，中国交通管理和运输部门从本身管理权限的角度考虑，有 7 个方面所发生的道路死亡事故不纳入统计范围。而在国际上，一般只要警察所管辖的道路，包括铁路道口等所发生的交通事故伤亡都作为交通事故伤亡进行统计。因此，在对各国的交通伤数据进行分析比较时，要考虑到这些方面的差异。

（二）交通伤的临床分类方法与标准

在交通伤的医疗救助和治疗过程中，合理的伤情分类不仅有利于以后的伤情统计分析，而且对促进和提高交通伤的急救与治疗水平也有着重要的意义。在临床上，一般将皮肤的小擦伤和轻微挫伤等定为轻微伤；造成一定程度的软组织损伤、脱位者为轻伤；造成严重大面积的撕脱伤、骨折、视力和听力丧失、内脏破裂、内出血等损伤者为重伤；直接导致死亡的损伤为致命伤。目前，临床上有多种伤情判定的方法和标准，这些方法与标准之间存有一定的差异，各有长短。国内外采用较多的是通过各种创伤评分方法对交通伤的伤情进行评定和分类，但对其具体的伤情划分标准尚存在一些不同看法。具体可参见"第十五章　交通伤评分"的相关内容。

采用创伤指数(trauma index，TI)者，当创伤指数的总分≤9 分时为轻伤或中度伤，总分在 10～16 分者为重度伤，当总分≥17 分时属危重伤。

采用院前指数(prehospital index，PHI)时，总分为 0～3 分为轻伤，总分在 4～20 分为重伤。

运用病伤严重度指数(illness injury severity index，IISI)时，总分 0～6 分定为轻伤；7～13 分定为重伤；14～24 分定为极重伤；25 分以上的伤员救治难度极大。

运用 CRAMS 评分时，通常将 CRAMS≤6 分者定为重度损伤。

运用简明创伤评分(abbreviated injury scale，AIS)时，其分类标准为：1 分为轻度伤，2 分为中度伤，3 分为较重损伤，4 分为严重损伤，5 分为危重损伤，6 分为最危重的损伤(存活可能性极小)。当为多发伤时，多采用 AIS 衍生的损伤严重度评分(injury severity score，ISS)，通常将 ISS≤16 分者定为轻伤，ISS 在 17～24 分者为重伤，ISS≥25 分者为严重损伤。

三、道路交通伤流行病学特征

（一）道路交通伤的时间分布特征

交通伤的发生在时间上具有一定的规律性，表现在随着汽车、道路、经济等的发展而逐年增多，随着汽车安全设计、道路和环境的完善、管理的进步等而逐渐稳定并趋于降低；而在每一年、每一月、每一周、每一天内，又分别因不同地区人群的社会活动、环境、气候、管理等因素的不同而各自具有不同的时间分布特点。

从 1889 年发生第一例道路交通事故致人死亡以来，交通伤人数逐年增加。到 2015 年全球因交通伤而致死的人数已达 130 万人以上，成为全球的第 10 位死因，占全球总死亡人数的 2.3%，并仍然呈现出继续增加的趋势；因交通事故受伤的人员也达 3 000 万～5 000 万人。到 20 世纪末，全球因交通伤死亡总人数已超过 3 000 万人，远远超过同期因战争而死亡的人数。据 WHO 预测，到 2030 年，交通伤将成为全球第 5 位疾病损伤的死亡原因，将占到全球死亡总人数的 3.6%。

在发达国家，交通伤数量变化规律最初呈现为从无到有，从少到多，逐渐增加；但当其数量达到一定高度后，又呈现为逐渐稳定，然后渐渐下降的趋势。如美国，在 1900 年时，交通伤死亡人数仅数百人，但它随着时间的流动在逐渐地增加，在 20 世纪 20—30 年代交通伤死亡人数迅速增加，在经过一个相对稳定期后，60—70 年代又出现一次快速增加期。这些与美国汽车工业的快速发展、工业化进程等有密切关系。

1972 年,美国交通伤死亡人数为 54 589 人,达到其历史最高值。随后出现逐渐回落趋势,1975 年,美国交通伤死亡人数为 44 525 人,到 2017 年,其交通伤死亡人数降到 37 133 人(图 5-1)。美国交通伤死亡人数的逐渐下降是通过其 70 年代后政府和社会普遍重视交通安全,并通过汽车和道路环境的安全设计、科学的管理等技术手段而实现的。

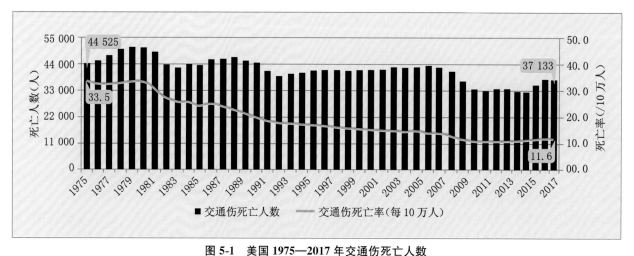

图 5-1 美国 1975—2017 年交通伤死亡人数

数据来源:美国国家公路交通安全局(NHTSA),2017 年交通死亡概述。

对于发展中的国家,随着国家经济的发展与腾飞,交通伤也随之迅速增加,但交通发展与其相伴的交通伤变化都存在自身一定的规律性,相信发展中国家交通伤在达到一定的极限后,也会像发达国家一样会得到有效的控制,并逐渐减少。以中国为例,在 1951 年,全年交通伤死亡者不足千人,但在 20 世纪 70 年代以后,特别是 80 年代改革开放后,伴随着经济的高速增长与腾飞、道路建设和汽车工业的飞速发展,交通伤也以令人吃惊的速度成倍地增长,到 2002 年道路交通事故数量、致死人数、致伤人数达到高峰,分别为 77.31 万起、10.94 万人和 56.21 万人;但随后呈现逐年减少趋势,至 2016 年道路交通事故数降至 21.28 万起,交通事故致死和致伤人员数量分别降至 6.31 万人和 22.64 万人(图 5-2);同样,我国交通伤所致的每 10 万人口死亡率也是先呈逐年增加趋势,2002 年达到最高,为 8.79 人/10 万人,随后出现逐渐下降的趋势,到 2016 年降到 4.56 人/10 万人(图 5-3)。

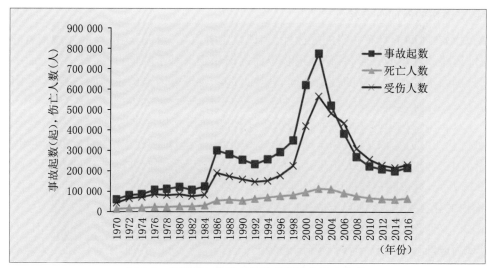

图 5-2 中国历年道路交通事故起数和伤亡人数

数据来源:中国公安部交通管理局道路交通事故年报。

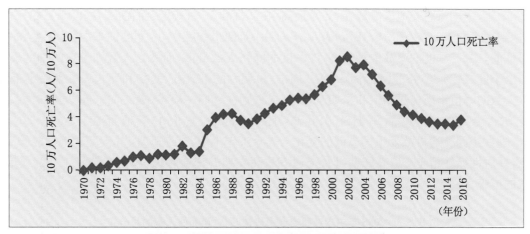

图 5-3　中国 1970—2016 年每 10 万人口死亡率

数据来源:中国公安部交通管理局道路交通事故年报。

　　交通伤数量的变化和发展与机动车的发展有着密切的关系。随着机动车数量的增加,人们面对车辆的机会增多,发生交通伤的概率也随之增加。但随着汽车性能和安全性的不断改进、人们的安全意识不断提高、交通管理方法与手段的不断完善和科学,人们在面对同样多的机动车辆的情况下,安全性仍然大大提高了。从图 5-4 可以看出,随着社会的发展与进步,每万辆车所致交通伤死亡人数呈逐年降低的趋势。虽然我国每万辆车死亡人数也呈逐年降低的趋势,2015 年已降到每万辆车死亡 2.08 人,仅为 1960 年历史高点的 0.81%,但仍仅相当于美国 20 世纪 70 年代初的水平。这意味着我国交通安全工作还有大量工作需要我们去做。

　　在一定的时间段内,如在一年中、一个月中、一周中或一天中,在社会活动、气候、驾乘人员身心变化、管理等因素的作用下,不同地区交通伤的发生也都各有一定的规律和特点。

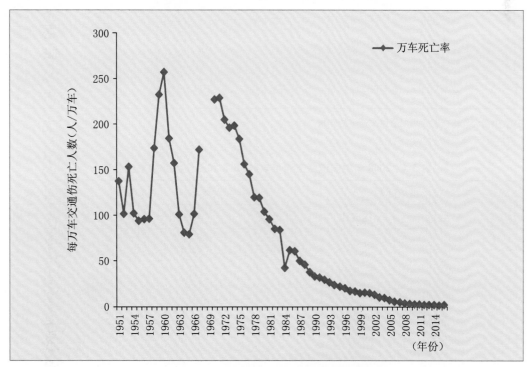

图 5-4　中国历年每万车交通伤死亡人数

数据来源:中国公安部交通管理局道路交通事故年报。

如 2008 年,中国道路交通事故数在 12 月最高,在 2 月和 10 月较低;而在 12 月和 11 月的死亡人数最多,分别达到全年的 11.62% 和 10.12%(表 5-3)。在一年四个季度中,一季度的事故数、死亡和受伤人员数均是最低的,二、三季度的事故数量较高;二季度的受伤人数最多,而死亡人数则是在四季度最高,远高于其他三个季度,达到 30.48%(表 5-4)。在一周中,星期六的事故数、受伤和死亡人数都是最低的,事故数和死亡人数的峰值出现在星期二和星期三,受伤人数则在星期一最多(表 5-5)。在 24 小时内,事故数、死亡和受伤人数都在 5:00 后不断逐步升高,直到 21:00,它们的峰值都在 19:00—20:00 左右(图 5-5)。这些道路交通事故发生率高低的变化与大众工作生活、交通管理、气候变化等的规律有密切关系,因此有针对性抓好相应交通高峰期以及交通事故高发期的交通管理、预防和疏导工作将是有效降低交通事故的措施。

表 5-3 2008 年中国道路交通事故数、死亡和受伤人数的月分布

时间	事故起数		死亡人数		受伤人数	
	数量	构成比	数量	构成比	数量	构成比
1 月	21 654	8.17%	5 927	8.06%	24 291	7.97%
2 月	19 765	7.45%	5 202	7.08%	24 604	8.07%
3 月	21 558	8.13%	5 202	7.08%	24 477	8.03%
4 月	23 232	8.76%	5 708	7.77%	27 025	8.86%
5 月	22 421	8.45%	5 648	7.69%	26 185	8.59%
6 月	23 091	8.71%	5 656	7.70%	27 284	8.95%
7 月	21 598	8.14%	5 708	7.77%	25 522	8.37%
8 月	21 748	8.20%	5 807	7.90%	26 279	8.62%
9 月	21 675	8.18%	6 225	8.47%	25 254	8.28%
10 月	20 588	7.76%	6 426	8.74%	23 336	7.65%
11 月	22 733	8.57%	7 439	10.12%	24 612	8.07%
12 月	25 141	9.48%	8 536	11.62%	26 050	8.54%
合计	265 204	100.00%	73 484	100.00%	304 919	100.00%

数据来源:中国公安部交通管理局道路交通事故年报。

表 5-4 2008 年中国道路交通事故数、死亡和受伤人数的季度分布

时间	事故起数		死亡人数		受伤人数	
	数量	构成比	数量	构成比	数量	构成比
一季度	62 977	23.75%	16 331	22.22%	73 372	24.07%
二季度	68 744	25.92%	17 012	23.16%	80 494	26.40%
三季度	65 021	24.52%	17 740	24.14%	77 055	25.27%
四季度	68 462	25.81%	22 401	30.48%	73 998	24.26%
合计	265 204	100.00%	73 484	100.00%	304 919	100.00%

数据来源:中国公安部交通管理局道路交通事故年报。

表 5-5　2008 年中国道路交通事故数、死亡和受伤人数的周分布

时间	事故起数		死亡人数		受伤人数	
	数量	构成比	数量	构成比	数量	构成比
星期一	39 496	14.89%	10 349	14.08%	46 010	15.09%
星期二	39 859	15.03%	10 704	14.57%	45 365	14.88%
星期三	39 621	14.94%	10 704	14.57%	44 746	14.67%
星期四	39 415	14.86%	10 583	14.40%	45 010	14.76%
星期五	36 122	13.62%	10 492	14.28%	41 243	13.53%
星期六	32 804	12.37%	10 012	13.62%	38 179	12.52%
星期日	37 887	14.29%	10 640	14.48%	44 366	14.55%
合计	265 204	100.00%	73 484	100.00%	304 919	100.00%

数据来源:中国公安部交通管理局道路交通事故年报。

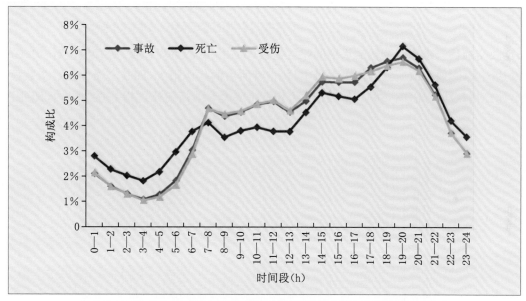

图 5-5　2008 年中国道路交通事故数、死亡和受伤人数 24 小时的构成分布

数据来源:中国公安部交通管理局道路交通事故年报。

(二)道路交通伤的地区分布特征

很多因素影响道路交通事故发生数量的高低,其中一个地区的自然、政治、管理和社会因素也对其有非常重要的影响。比如,一个地区所处的自然地理位置不同,如平原、山谷、湖泊、沙漠、森林等;或气候环境等的不同,如降雨、降雪、温度、湿度、海拔高度等的不同;以及地区间科技、文化、风俗、经济活动、政治与管理等的差异等,均对交通伤的发生及救治有明显的影响。因此,通过对不同行政地区和不同自然环境条件地区等的交通伤流行病学研究,可反映不同地区交通伤的分布特点、易发因素及原因等,有助于制定有针对性的有效防治措施与方法,促进其交通安全的进步。

世界上各国家和地区,因经济发展程度、教育和管理水平等的差异,交通事故和交通伤发生的数量和比例均有明显的差异。在发达的高收入国家拥有的机动车数量很多,2015 年高收入国家拥有的机动车数占到全球机动车总量的 46%,人口占全球人口的 18%,但道路交通事故致死人数却仅占到 10%;中等收入国家的人口占全球总人口的 70%,车辆占 53%,死亡人数占 74%;而低收入国家人口占 12%,车辆仅占 1%,可死亡人数却占到 16%。可以看到,全球道路交通事故死亡人员中,超过 90%发生在低收入和中等收入的国家,然而他们的车辆只有世界车辆总数的 54%。即使按 10 万人道路交通事故死亡率来计算,低

收入和中等收入国家的 10 万人死亡率(分别为 22.08 人和 17.5 人)也显著高于高收入的国家(9.2 人)(表 5-6)。若按万车死亡数计算,各国间差异可在 100 倍以上。也就是说,车多者,交通伤的发生率不一定高;而车辆数量少,交通伤也不一定少,其交通伤的发生还与其他众多因素有关。

表 5-6　全球按地区和收入分类的道路交通事故死亡率　　　　　　　　　(人/10 万人)

地区	高收入国家	中等收入国家	低收入国家	合计
美洲地区			—	15.9
欧洲地区				9.3
东南亚地区	—			17.0
东地中海地区	22.4			19.9
西太平洋地区		24		17.3
非洲地区	—			26.6
全球	9.2	17.5	22.08	17.4

数据来源:WHO。

分析反映交通伤严重程度及救治水平的死亡指数(death index)(死亡数/所有伤亡数×100),可以注意到:在发达国家,交通事故所致的伤亡人员中,死亡者所占的比例很少,即其交通伤死亡指数很低;而发展中国家,死亡指数却很高(图 5-6)。如英国、日本和加拿大等国家的死亡指数在 2 以内,即死亡者占所

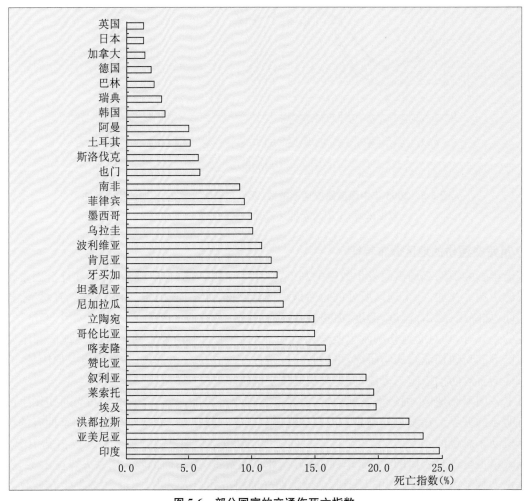

图 5-6　部分国家的交通伤死亡指数

有交通事故伤亡人员的比例在 2% 以内,而洪都拉斯、亚美尼亚、印度等国的死亡指数在 20 以上,即死亡者占所有交通事故伤亡人员的比例在 20% 以上。发展中国家死亡比例高的原因主要是:①急救服务覆盖差;②医疗设备差;③对创伤处理的技术差;④对乘车人防护不规范;⑤机动车过于拥挤;⑥行人过多等。另外,发展中国家政府公布的发生创伤的交通事故数往往比实际数少,如巴基斯坦交警报告的伤亡数仅为交通伤住院人数的 14%～39%,故实际数字可能还更高。

在我国不同的城市和地区,交通伤的发生规律及后果也各有特点。如在 2016 年度,死亡指数最高的城市上海达 76.38%,南昌和石家庄也分别达 51.45% 和 45.41%;同一时期,贵阳、银川和海口仅为 9.18%、10.71% 和 11.89%(图 5-7),但仍明显高于西方发达国家的死亡指数。提示在交通伤急救组织、措施、手段以及医疗救治水平等多方面还有很多问题需要深入地研究。

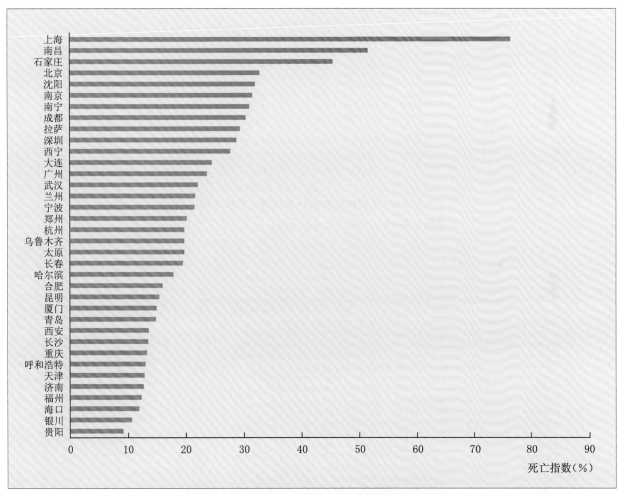

图 5-7 中国部分大中城市 2016 年度的伤亡指数
数据来源:中国公安部交通管理局道路交通事故年报。

在各个省市之间,因其地理环境、经济发展程度、管理和文化教育等的差异,其道路交通伤流行病学也各具特点。如对我国部分省市 2016 年交通伤数据进行分析的结果显示,浙江的机动化水平最高,百人机动车数达到 30.01 辆,而西藏、黑龙江等地每百人口却只有 12.69 辆和 13.08 辆机动车,是全国最低的两个省和地区(图 5-8);青海的万车死亡率和 10 万人口死亡率却位居全国榜首,分别达到 4.73 人/万车和 8.92 人/10 万人口;而全国万车死亡率和 10 万人口死亡率最低的河南省却分别只有 0.91 人/万车和 2.05 人/10 万人口(图 5-9)。总体上看,沿海经济发达地区的机动化水平较高,而西部欠发达地区的机动化水平要低得多;但西部欠发达地区的万车死亡率却位居全国各省市的前列(图 5-10)。

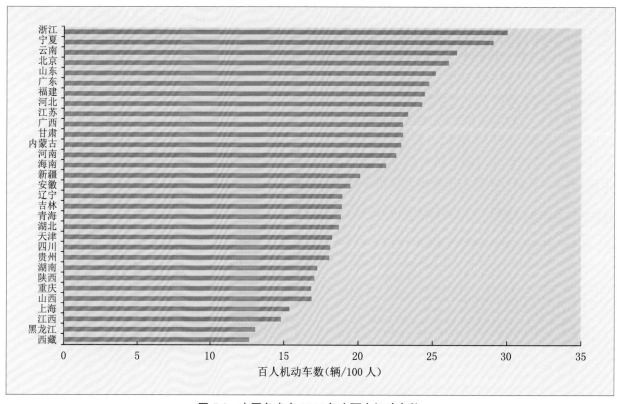

图 5-8　中国各省市 2016 年度百人机动车数

数据来源:中国公安部交通管理局道路交通事故年报。

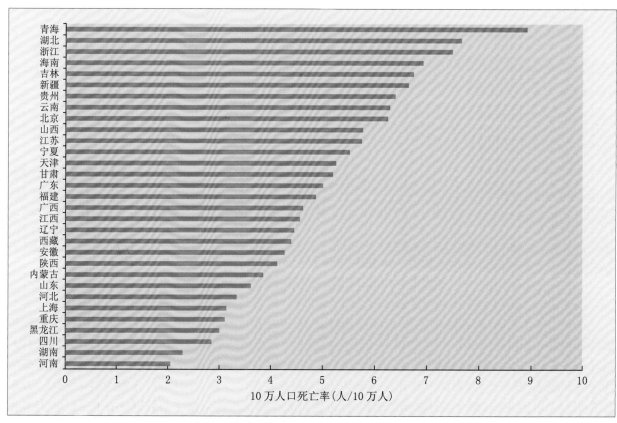

图 5-9　中国各省市 2016 年度 10 万人口死亡率

数据来源:中国公安部交通管理局道路交通事故年报。

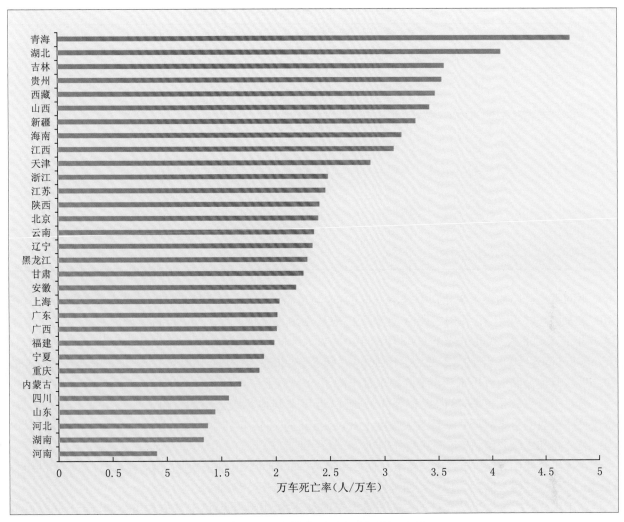

图 5-10　中国各省市 2016 年度万车死亡率
数据来源：中国公安部交通管理局道路交通事故年报。

在这些流行病学特点后面，都存在很多已知和未知的缘由，通过对这些原因的深入调查和研究，必将会对改善其交通安全状况、促进交通医学的发展和进步起到有力的推动作用。

（三）道路交通伤的道路分布特征

不同类型的公路，因其道路和道路环境的差异、车流量及道路管理的方法和力度的不同，使其交通事故和交通伤的发生特点和规律有明显的差异；而且，随着道路建设与管理、车辆的发展，其交通伤流行病学特点也在不断发展变化之中。

例如，我国在 1999—2016 年中，公路建设的总里程以每年 10% 以上的速度增加。到 2016 年我国公路建设里程达 469.63 万 km，在所有公路中四级公路里程最多，其他各级公路里程从多到少依次是等外公路、三级公路和二级公路。各种公路的总里程和所占百分比分别为：高速公路 130 973km（占 2.79%）、一级公路 99 152km（占 2.11%）、二级公路 371 102km（占 7.90%）、三级公路 424 443km（占 9.04%）、四级公路 3 200 874km（占 68.16%）、等外公路 469 719km（占 10.00%）。60% 以上的道路交通事故发生在二级和三级公路，约 20% 的发生在一级公路和四级公路。

1999—2008 年，各级公路百千米事故率均呈波动下降，但不同公路单位里程事故率差异明显，其中最高的是一级公路，其他依次为高速公路、二级公路、三级公路、等外公路和四级公路（表 5-7）。

表 5-7　1999—2008 年中国各级公路百千米事故率　　　　　　　　　　　　　　　起/100km

年份	高速公路	一级公路	二级公路	三级公路	四级公路	等外公路
1999	108.87	202.75	68.59	25.95	3.59	8.37
2000	103.69	238.38	92.32	37.78	5.04	14.03
2001	126.38	214.43	90.77	39.00	5.47	10.46
2002	117.83	212.23	84.75	37.46	5.45	9.00
2003	121.89	167.96	67.05	30.76	3.95	7.54
2004	71.35	123.51	47.10	23.66	3.23	7.65
2005	44.31	88.61	37.76	20.51	2.95	8.79
2006	31.83	63.98	29.20	15.64	1.63	1.91
2007	22.93	49.51	23.54	12.88	1.31	1.74
2008	17.99	37.54	18.13	10.00	0.95	1.51

　　不同类型公路的百千米死亡率是不一样的,这与道路的状况、车流量、车速、道路安全管理等都有密切的关系。1996 年以来,我国道路百千米死亡率呈逐渐下降的趋势。其中,高速公路百千米死亡率由 1996 年的 39.68 人/100km 降至 2008 年的 10.02 人/100km,一级公路的百千米死亡率从 1996 年 44.47 人/100km 降至 2008 年的 12.68 人/100km,二级公路 2008 年的百千米死亡率也下降至 1996 年的 29.01%,其他公路的百千米死亡率降幅也都下降了 50% 以上。

　　而对于百事故死亡率,除四级和等外公路外,近年来其他各级公路的百事故死亡率呈上升的趋势。高速公路事故的百事故死亡率持续大幅度上升,2008 年为 1996 年的 4.38 倍,达 55.70 人/100 事故;其次为一级公路和二级公路,13 年间涨幅分别达 38.31% 和 17.44%。

　　在各级道路中,2008 年高速公路事故伤死率最高(29.01%),其他依次是二级公路(21.73%)、一级公路(20.87%)、三级公路(20.17%)、四级公路(19.17%)和等外公路(17.88%)。

　　在中国,由于二、三级公路机动车通行量大于四级公路,其总里程长于其他各级公路,因此 60% 以上的事故和人员死亡发生在里程数大约 27% 的二级公路和三级公路上,其他发生事故和人员伤亡较多的依次是一级公路、四级公路、等外公路和高速公路。一级公路承担了大量的运输任务,其通行量大、车速较快,而安全条件相对不够完善,如没有中央隔栏等,使其发生事故的概率较高。另外,其总里程相对较少,体现出其单位里程事故率最高。其他道路的单位里程事故率由高到低依次是高速公路、二级公路、三级公路、四级和等外公路。因此实际上交通事故最易发生在一级公路上,其他依次是高速公路、二级公路和三级公路,四级和等外公路发生事故相对较少。与发生事故概率相似的是各级公路事故单位里程死亡率。在 2016 年的中国,二级公路的事故单位里程死亡率最高,即最易发生人员死亡,其次是三级公路,再次是四级公路。

　　中国的各级道路事故严重度与其通行条件反相关,发生在高速公路上事故所致人员伤害最严重,其他二级、一级、三级、四级和等外公路事故严重度依次减弱。此事故严重度排序说明在我国事故严重度不仅与道路通行条件相关,与车辆速度相关性更大,较高车速不仅与较高的事故发生可能性有关,而且导致了事故人员更重的伤亡。适当降低部分道路的限速标准将可能有效地降低该道路事故的严重程度。

　　我国高速公路通车里程已超过西方发达国家,2016 年我国高速公路通车里程已超过 13 万 km,同时高速公路事故致死人员比例逐年增加,其百事故死亡率也呈持续大幅度上升。此特点除与高速公路里程增加,相应车辆通行率也增加,且该公路限速明显高于其他公路,导致发生事故的可能性增加相关外,同时还与中国特色的高速公路通行状况密切相关,在我国高速公路封闭不严或设施被破坏、行人行走或穿行于高速公路等现象较为常见,此现状是导致目前我国高速公路交通事故烈度强、死亡率高、死亡人员比例高等特点的重要原因之一。

（四）道路交通伤的人群分布特征

人是交通伤的主体和受伤害的核心，人群之间因其文化意识、社会和经济地位、社会活动特性等的差别，导致了其在道路交通事故中受伤害的程度、范围以及后果等多方面的不同。因此，深入研究和认识交通伤人群分布特征，对交通伤的预防、诊治等都有着显著的实际意义。

1. 总体情况　不同地区间道路交通事故造成的人员伤亡情况在很多方面有相似性，如：一般男性多于女性，受害者以青壮年占多数，事故驾驶人多是驾龄在 5 年内者等。但不同国家和地区又在某些方面各具其特点。

在道路交通事故死亡者中，近半数（46％）为弱势道路使用者（行人、骑自行车者以及两轮机动车使用者），而且越穷的国家，这一比例更高。在一些低收入和中等收入国家，有的交通事故死亡者中弱势道路使用者可高达 80％以上。在亚洲、非洲、加勒比海地区和中东等部分国家，其死亡行人可占到全部交通伤死亡人数的 40％以上；而欧洲和北美洲却仅占 20％。

在中国，2016 年的交通事故数据表明，在所有因道路交通事故致死人员中机动车驾驶人最多（占33.80％），其次是行人（占 26.51％）、乘客（占 19.43％）和非机动车驾驶人（占 20.00％）；因事故致伤的人员中也以机动车驾驶人最多（35.35％），其他依次是乘客（26.58％）、非机动车驾驶人（21.31％）和行人（16.46％）。在各类伤亡人员中，事故伤死率从高到低分别为机动车驾驶人、乘客、非机动车驾驶人、行人，2016 年伤死率分别为 34.98％、25.14％、21.36％、18.19％。

在一项对重庆 2000—2007 年道路交通事故的一项调查结果显示，其 32 070 名交通事故致伤的人员中，乘客受伤最多（18 048 人，占 56.27％），其次是行人（7 934 人，占 24.75％），驾驶人受伤最少（6 088人，占 18.98％）；而在 1753 名交通伤死亡人员中，行人最多（867 人，占 49.46％），其次是驾驶人（488 人，占 27.84％），乘客最少（398 人，占 22.70％）。

男性交通伤发生与死亡总体高于女性，但在不同的国家、不同的人群以及不同的时间相差较大。如在交通伤死亡者中，美国（1985）男女之比为 2.69，日本（1985）为 3.10，澳大利亚（1984）为 2.49，瑞典（1984）为 2.79，智利（1983）为 4.42，中国（2008）为 3.23。不同的年龄组交通伤的比例也有明显差别，如在 1977 年美国俄亥俄州的一个调查中，45～54 岁组和 20～24 岁组的摩托车驾驶人交通伤男女性别比例分别达到 10.06 和 8.22。

交通伤的年龄分布方面，伤亡者多以中青年为主。据 WHO 统计，1998 年，全球因交通事故致死人数共 1 170 693 人，其中 15～44 岁者占 51.28％（表 5-8）。在 2004 年 WHO 的统计中，道路交通伤是 15～29岁年龄段的首要死亡原因、5～14 岁年龄段的第 2 位死亡原因、30～44 岁年龄段的第 3 位死亡原因。据我国公安部统计资料显示，2016 年中国交通伤死亡人数达 58 523 人，其中 16～45 岁以下的有 23631 人，占死亡人数的 37.45％；受伤人数为 211 882 人，45 岁以下的有 122 988 人，占受伤人数的 54.32％（图 5-11）。这些数据显示，交通伤所致人员伤亡主要集中在青壮年，其造成的潜在工作损失年数和潜在价值损失年数远远高于其他疾病，对社会的劳动力和价值所造成的损失和影响巨大。

表 5-8　全球各年龄段道路交通伤估计死亡人数（1998）

年龄段（岁）	死亡人数	占总死亡人数的百分比（％）	死亡数/10 万人
0～4	82 429	7.04	13.6
5～14	161 956	13.83	13.6
15～44	600 312	51.28	21.7
45～59	172 312	14.72	22.7
≥60	153 684	13.13	26.5
合计	1 170 693	100.00	19.9

数据来源：WHO。

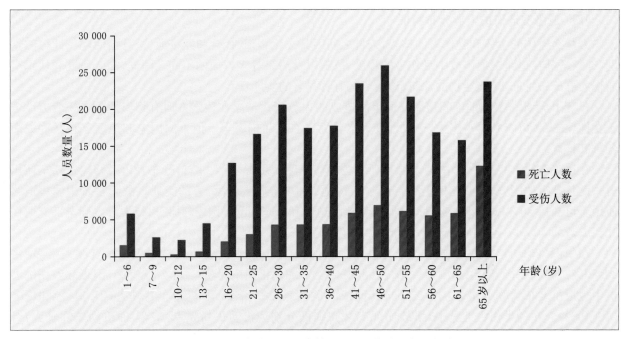

图 5-11　2016 年中国交通事故死亡和受伤人员年龄构成

数据来源:中国公安部交通管理局道路交通事故年报。

2. 驾驶人　在道路交通事故中,驾驶人往往是引发事故的主要因素,60%～70%的交通事故原因主要与驾驶人的因素有关,故深入细致地对驾驶人因素进行研究是预防交通伤的重点和关键之一。

一般而言,随着驾驶经历的增加,交通事故和交通伤的发生率逐渐降低。从 2016 年中国公安部公布的数据显示,驾龄在 1 年内的驾驶人事故占总事故的 12.95%,驾龄在 5 年以内驾驶人引发了 42.18%的道路交通事故,导致的人员死亡和受伤分别占到总数的 37.28%和 43.68%(图 5-12)。

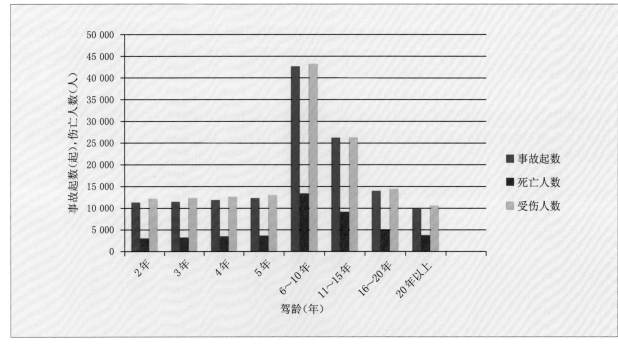

图 5-12　2016 年中国不同驾龄的驾驶人年平均事故及致人员伤亡构成

数据来源:中国公安部交通管理局道路交通事故年报。

3. 机动车乘员　由于交通管理、车辆状况、乘员特点及道路特点等的差异,各地乘员交通伤流行病学特点也有所不同。

在重庆市对 3 617 例伤亡乘员的研究结果显示,伤亡的男性高于女性,男女之比为 2.15∶1。其中,在市区男性占 55.8%、城乡接合部地区占 60.1%、郊县占 86.2%、高等级公路占 64.8%。事故当时,75.6%乘员在车内、14.8%从车上摔下、8.5%在上车、1.2%在下车。其中,城乡接合部地区有 28.8%是从车上摔下来,19.7%正在上车,这与城乡接合部地区交通管理薄弱,乘员自身安全意识差,车辆未停稳就上下客等有关。

在这些伤亡乘员占比中,死亡者 7.8%、重伤者 22.1%、轻伤者 72.5%,死亡率和重伤率均明显低于驾驶人。其中,郊县地区的死亡率最高(15.7%),市区的死亡率最低(2.6%)(表 5-9)。在伤亡乘员的年龄分布方面,18~30 岁的占 36.3%、31~40 岁的占 27.0%、41~50 岁的占 13.6%、6~17 岁的占 9.9%、51~60 岁的占 7.2%、60 岁以上的占 4.4%、6 岁以下的占 1.7%。市区伤亡的前三位分别是 18~30 岁(33.6%)、31~40 岁(30.0%)和 41~50 岁(15.7%);城乡接合部地区伤亡的前三位分别是 18~30 岁(33.5%)、31~40 岁(25.1%)和 6~17 岁(14.6%);郊县地区伤亡的前三位分别是 18~30 岁(41.3%)、31~40 岁(28.6%)、41~50 岁(15.5%);高等级公路伤亡的前三位分别是 6~17 岁(49.5%)、18~30 岁(20.4%)、31~40 岁(17.2%)(图 5-13)。在死亡的乘员中,年龄分布为 18~30 岁(38.1%)、31~40 岁(23.7%)、41~50 岁(13.0%)、60 岁以上(7.8%)、51~60 岁(7.4%)、6~17 岁(7.0%)、小于 6 岁(3.0%)。值得注意的是:60 岁以上的老人在市区死亡率排在第 2 位(19.0%),仅次于 18~30 岁组(38.1%);6~17 岁的青少年居高等级公路死亡率的首位(25.0%)。

表 5-9　重庆市 3 617 例伤亡乘员伤情分析

地区	伤亡乘员构成比(%)		
	轻伤	重伤	死亡
市区	72.5	24.9	2.6
城乡接合部	74.9	21.0	4.1
郊县	62.3	22.0	15.7
高等级公路	77.8	16.7	5.6
合计	72.5	22.1	7.8

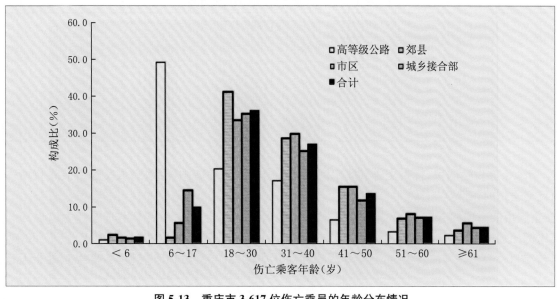

图 5-13　重庆市 3 617 位伤亡乘员的年龄分布情况

总体上看,乘员伤亡以 18~40 岁人群为主,约占 60%。这可能与这一年龄段人群是外出办事、上班、参加社会活动等的主要人群有关。特别值得注意的是,高等级公路青少年伤亡比例特别高,6~17 岁者占到受伤人群比例的 50% 左右,这可能与青少年在车上不安定、力量弱、易被摔出、自我防护意识和能力较差、无安全带等的保护有关。市区 60 岁以上的老人死亡率高,可能与市区老年人外出机会较多,同时老年人反应慢、行动迟缓,对交通伤的承受能力也明显减弱等有关。

在这批伤亡乘员中,单一部位伤伤员占 70%,多部位伤伤员占 30%。其中,高等级公路上乘员多部位伤仅占其伤员的 20%,而郊县的多部位伤却占到其伤员的 54.6%。这可能与郊县坠车事件较多、重伤员比例较大有关。在死亡乘员中,52.9% 为多部位伤、45.7% 为单一部位伤;在重伤乘员中,49.3% 为多部位伤、48.9% 为单一部位伤。而从受伤部位看,头部伤的比例最高,达 34.4%,其中以高等级路段最高,市区次之,城乡接合部地区最低。在死亡乘员中,头部伤的比例更高,达 73.9%;其中高等级路段和市区达 80.0%、最低的郊县地区也为 55.6%(表 5-10)。因伤情轻重不同,各部位受伤发生率次序有一定差异(表 5-11)。表明多发伤和头部伤是严重交通伤最常见的伤类,特别是交通伤致死的重要原因。从所有伤员左、右侧伤的比例看,无论哪个地区,均为左侧伤多于右侧伤。左/右之比为 1.24∶1,其中市区为 1.6∶1、城乡接合部地区为 1.30∶1、郊县为 1.39∶1、高等级公路为 1.78∶1。这可能与大多数人是以右手为其强势手,在事故发生时当事人的第一反应是采用最常使用侧肢体对自己进行保护,并获得相对更有力的保护有关。

表 5-10 伤亡乘员和死亡乘员头部伤发生率

地区	头部伤发生率(%)	
	伤亡乘员	死亡乘员
市区	40.0	80.0
城乡接合部	29.3	72.6
郊县	39.4	55.6
高等级公路	44.0	80.0
合计	34.4	73.9

表 5-11 重伤及死亡乘员的伤部分布

伤情	受伤部位比例(%)						
	头部	体表	面部	下肢	胸背	上肢	腰腹
重伤	43.6	9.8	25.8	20.3	22.0	15.4	16.7
死亡	73.9	1.5	29.2	8.7	20.3	7.3	23.7
合计	34.4	22.1	18.0	17.5	12.0	11.0	9.4

4. 行人 在发达国家,行人交通事故比例很低。而在很多发展中国家,行人交通事故不仅所占比例高,而且交通伤的伤情重。

在重庆市的一项调查中,南岸、巴南、江津三个地区交通伤行人在事故发生时的行为以横穿马路为主,其比例分别占 68.64%、52.03%、56.77%;其次是在路上行走,其比例分别为 17.19%、22.66% 和 22.74%(图 5-14)。在事故发生时,三个地区的行人分别有 21.49%、11.51% 和 17.80% 正处于人行横道线上。

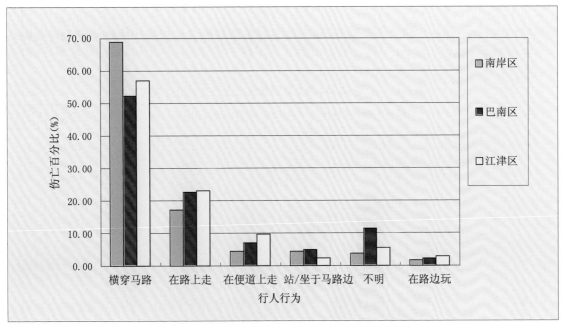

图 5-14　重庆市交通伤亡行人在事故发生时的行为

5. 自行车事故　中国是世界上的"自行车王国",中国自行车用户约有 4.5 亿,自行车保有量在 6 亿辆左右,仅北京市就拥有自行车 1 000 万辆左右。近年,由于汽车工业的高速发展,很多城市传统的自行车呈现逐渐减少的趋势,但电动自行车呈快速增加的势态;而在相对贫困的地区,随着经济的发展,自行车的量还在快速增加,如甘肃某地区,2008 年的自行车拥有量较 2006 年增加了近 40 倍。根据麦肯锡全球研究所的资料显示,就是在经济十分发达的美国,2008 年的自行车总量也达到近 1 亿辆,有 15.5 万 km 的自行车专用道路。

在 2009 年调查的中国城市居民出行方式中,选用自行车所占比例达 16.5%。由于各地道路情况、公共交通、经济的不同,各地居民选择的出行方式差异较大。比如,福建山区的道路多坡,使得采用摩托车出行的比例较高;而在天津,采用自行车出行的人高达 60%。我国 22 个大、中型城市居民出行方式调查结果显示,在绝大多数城市中,自行车出行所占的比例都高于 30%。

有研究称,在我国道路交通事故中,约 70% 与自行车有关。在我国,以自行车第一责任者所致交通事故比例不高,且有逐渐下降的趋势。1995 年全国交通事故次数、死亡、受伤中,自行车作为第一责任者分别占 4.37%、6.75%、4.99%;2008 年分别下降到 3.5%、2.1% 和 3.2%。但与自行车有关的交通事故却很高,2008 年全国自行车使用者分别有 11 004 人和 44 012 人死亡和受伤,分别占当年交通事故死亡和受伤总人数的 15.0% 和 14.4%。有报道称我国某五城市交通伤中,骑自行车人占 35.1%;个别地区报告,自行车事故占到城市交通事故的 60%,占农村交通事故中的 42.6%。据英国的研究报告,骑自行车发生交通事故的危险性是机动驾驶人的 2 倍,死伤概率是机动车驾驶人的 4.5 倍。

南昌市 2005 年的一个调查显示:道路交通伤中,使用自行车者就占到 57.8%。其中,南昌市城区交通伤中,使用自行车者占所有交通伤者的 49.21%;在农村使用自行车的更占到了 61.49%。2004 年兰州的调查数据显示,自行车事故导致的人员死亡和受伤分别占其总交通伤死亡和受伤人数的 15.77% 和 18.56%。

上海 2003 年的一组调查显示:以骑自行车为交通方式的也是居于交通伤者的首位,占事故总数的 22.61%;在死亡人员中,骑自行车者占到 29.02%(表 5-12)。2004 年上海的一组 113 例儿童交通伤数据中,自行车事故和助力车事故导致的受害分别占 53.1% 和 8.8%。

就自行车事故方式而言,在自行车道路交通事故中以自行车与机动车发生碰撞为主。在此类事故中自行车骑车人常常损伤重、死亡率高,颅脑损伤是造成骑车人死亡的主要原因。在致死人员中,自行车与机动车相撞约占 82%;而在一般受伤人员中,50% 以上的也是与机动车相碰撞所致。肇事地点在城市多集中于平直路与交叉路口,乡村多为质量差的路面。

表 5-12　上海 12 584 例交通事故伤亡人员交通出行方式

出行方式	死亡人数(百分比)	受伤人数(百分比)	伤亡总数(百分比)
步行	392(27.88%)	1 625(14.54%)	2 017(16.03%)
乘客	168(11.95%)	2 435(21.78%)	2 603(20.68%)
驾驶机动车			
摩托车	185(13.16%)	2 213(19.80%)	2 398(19.06%)
其他车	133(9.46%)	1 623(14.52%)	1 756(13.95%)
驾驶非机动车			
自行车	408(29.02%)	2 437(21.80%)	2 845(22.61%)
其他车	120(8.53%)	845(7.56%)	965(7.67%)
合计	1 406(100%)	11 178(100%)	12 584(100%)

道路交通事故中,骑自行车人的伤害特点主要表现为:事故发生时,由于骑自行车者坐在自行车鞍座上,会阴部及阴囊、大腿根部内侧与鞍座紧密接触,鞍座垫撞击和摩擦的作用,往往形成以上部位的损伤;同时,容易形成大腿内侧、膝部内侧条、片状皮肤擦伤或皮下出血;并随脚蹬管上下运动,脚蹬管、链轮和链条与足弓内侧、内踝关节周围接触磕碰,可造成内踝关节及周围皮肤损伤,形态为孤立、不规则的皮下出血和皮肤擦伤;由于紧急制动紧握车把,造成双手虎口或大小鱼际皮下出血、皮肤擦伤等。

（五）道路交通伤伤情特点

1. 交通伤的发生与其伤情特点　不同类别人员受伤和死亡的概率不同。如在低收入国家,道路交通伤死亡者中行人、骑自行车和摩托者的比例可高达 80% 以上;而在高收入国家,其发生比例多在 40% 以下。在重庆一组调查数据显示,通常交通事故致伤人员以乘客最多,致死人员以行人最多;城区行人死亡比例高于农村地区;伤亡行人中其行为以横穿车行道为主,值得注意的是其中有 10%～20% 的人是处于人行横道线上,说明行人在人行横道线上的通行优先权没有得到很好的保护。

不同年龄人员损伤后果不一样。事故受伤人员主要集中在 21～50 岁,其中以 31～35 岁年龄段比例最高。事故致死人员以青壮年和 65 岁以上的老年人居多。其中 65 岁以上人员事故伤死率最高和烈度最强,可能因为老年人与青年人在同等暴露于车辆的机会下更易被车辆碰撞,且与老年人伤后对创伤的耐受力较差、恢复较青年人更困难有关。

不同人员损伤严重程度不同。重度交通伤人群中,往往行人的比例较高。在道路交通事故中,车内人员与车外人员致伤方式是不一样的,导致了其人员交通伤的特点差异,其差异首先体现在不同人员损伤部位的差异上。在一组重庆交通伤调查数据中,轻中度损伤的行人头部伤比例高于驾驶人和乘客,驾驶人和乘客面部伤比例高于行人,驾驶人和行人下肢伤比例高于乘客;重度损伤的乘客胸部和脊柱损伤比例高于驾驶人和行人。事故致死人员损伤以头部损伤为主,特别是 AIS 5 和 AIS 6 的头部损伤占 80% 以上,说明头部损伤是交通事故致死的主要损伤。

2. 交通伤部位及类型特点　2000—2007 年重庆抽样调查的 23 634 例交通伤员中,轻、中度(AIS 3 及以下)损伤 22 092 例,其中驾驶人 5 277 例、乘客 8 420 例、行人 8 395 例;重度(AIS 3 以上)损伤 772 例,其中驾驶人 187 例、乘客 180 例、行人 405 例;另有未进一步详细说明(AIS 9)损伤 784 例,其中驾驶人 204 例、乘客 132 例、行人 448 例。AIS>3 的行人损伤占重伤人员的 52.46%,明显高于 AIS≤3 的行人损伤在轻中度损伤人员中的比例 38.00%($P<0.01$)。

在 AIS≤3 的损伤主要集中在头部、下肢、体表及其他、面部、上肢,分别占 24.71%、19.14%、16.68%、12.58% 和 10.94%。其中行人头部损伤比例(26.49%)明显高于驾驶人(23.31%)、乘客(23.81%)(P<0.01),驾驶人和乘客面部损伤比例(13.09%、13.53%)明显高于行人(11.32%)(P<0.01),驾驶人和行人下肢损伤比例分别为 20.71%、20.82%,明显高于乘客(16.48%)。在 AIS>3 的损伤主要集中在头部、胸部、下肢和腹部,分别占重度损伤的 64.51%、18.65%、6.74% 和 5.96%。其中行人损伤中头部损伤比例(67.16%)明显高于乘客(58.33%)(P<0.05),与驾驶人头部损伤比例(64.71%)没有明显差异(P>0.05);乘客损伤中胸部损伤占 22.78%,高于胸部伤在驾驶人和行人损伤中的比例(17.65%、17.28%)(P>0.05);在乘客损伤中脊柱损伤比例(4.44%)明显高于驾驶人和行人损伤(1.07%、1.48%)(P<0.05)。道路交通伤损伤具体情况见表 5-13。

表 5-13 道路交通伤中各类人员各部位损伤情况　　　　人

部位	AIS≤3			AIS>3		
	驾驶人	乘客	行人	驾驶人	乘客	行人
头部	1 230	2 005	2 224	121	105	272
面部	691	1 139	950	3	1	2
颈部	120	196	194	0	0	0
胸部	432	712	709	33	41	70
腹部	131	246	256	10	12	24
脊柱	101	231	195	2	8	6
上肢	592	972	852	3	2	4
下肢	1 093	1 388	1 748	14	11	27
体表及其他	887	1 531	1 267	1	0	0
合计	5 277	8 420	8 395	187	180	405

在上海的一组 6 272 例交通伤病历中,下肢伤占到 37.5%、头面部伤占 23.3%、下肢伤占 15.8%、脊柱伤占 9.7%、胸部伤占 5.8%、腹部伤占 4.4%、骨盆伤占 3.5%。

浙江宁波市一组交通伤住院伤员的数据显示,交通伤受伤部位的所占比例分别为:四肢骨折 53.3%、颅脑伤 19.4%、胸腹部伤 6.56%、脊柱骨折 5.37%、骨盆骨折 4.18%、肋骨骨折 4.88%、眼鼻耳喉面伤 4.0%、周围神经伤 1.26%、软组织伤 0.98%。其中,行人主要为四肢骨折(69.3%)、颅脑伤(27.8%)和胸腹部伤(7.3%);自行车乘员主要为四肢骨折(63.9%)、颅脑伤(28.2%)和脊柱伤(10.4%);在摩托车乘员,主要为四肢骨折(73.8%)、颅脑伤(25.3%)和肋骨骨折(5.6%);车辆驾驶人和乘客主要为四肢骨折(64.4%)、胸腹部伤(18.0%)和颅脑伤(16.6%)。在四肢骨折的伤员,下肢骨折发生率最高,特别是在行人中下肢骨折者占到 68.8%,摩托车乘员次之(表 5-14)。

表 5-14 交通伤住院伤员不同交通方式下四肢骨折情况

骨折部位	交通方式(例数,百分比)			
	行人	自行车	摩托车	汽车
上肢伴下肢骨折	30(7.9%)	20(6.0%)	27(5.0%)	19(7.3%)
上肢骨折	108(28.3%)	141(42.3%)	187(34.3%)	107(41.2%)
下肢骨折	232(60.9%)	168(50.5%)	321(58.9%)	123(47.3%)
肢体部位不明	11(2.9%)	4(1.2%)	10(1.8%)	11(4.2%)
合计	381(100%)	333(100%)	545(100%)	260(100%)

在一组杭州高速路 3 267 例伤员的交通伤数据中,共有脊柱及四肢伤 2 043 例(62.53%)、颅脑伤 906 例(27.73%)、胸部伤 870 例(26.63%)、腹部伤 777 例(23.78%),合并 2 个部位损伤 633 例次(19.38%)、3 个或 3 个以上部位损伤 261 例次(7.99%)。

在这组高速路交通伤中,脊柱及四肢损伤发生率最高。其中,胫腓骨骨折 665 例(占 32.55%)、股骨干骨折 501 例(占 24.52%)、骨盆骨折 438 例(占 21.44%)、锁骨骨折 412 例(占 20.17%)、足踝部骨折 357 例(占 17.47%)、脊柱骨折 321 例(占 15.71%)。在脊柱及四肢伤中,胸腰段骨折 235 例,占 11.5%;腕关节及手部骨折 211 例,占 10.33%;髋关节周围及骨盆骨折 205 例,占 10.03%;尺桡骨骨折 188 例,占 9.20%;肱骨骨折 167 例,占 8.17%;髌骨骨折 86 例,占 4.21%。2 处骨折的有 1 144 例,占 56.00%;3 处及 3 处以上骨折 627 例,占 30.70%。

3. 交通伤死亡者的损伤特点　在现场死亡的交通伤多死亡于脏器的直接损伤和创伤性休克,损伤部位以头部、胸腹部为多。如重庆 836 名交通伤死亡人员尸体检验报告结果显示,脏器的直接损伤导致的死亡占到总数的 88% 以上,部分地区因失血性休克而死亡的交通伤员也占到 10.7%。在这批交通伤死亡人员中,共有 1 056 例次部位损伤,其中头部伤最多 57.86%,其次是胸部伤 14.77%,其他依次是下肢(8.62%)、面部(6.44%)、上肢(4.26%)、其他损伤(溺水)(3.89%)、腹部(2.46%)、颈部(1.42%)和脊柱(0.19%)。在这些损伤的损伤程度评分中,AIS 5 的损伤最多。各种损伤程度的分布为:AIS 1 的损伤 183 例次(17.33%)、AIS 2 的损伤 105 例次(9.94%)、AIS 3 的损伤 128 例次(12.12%)、AIS 4 的损伤 147 例次(13.92%)、AIS 5 的损伤 455 例次(43.09%)、AIS 6 的损伤 38 例次(3.60%)。其中,AIS 5 的损伤主要集中在头部 402 例次(88.35%)、胸部 49 例次(10.77%);AIS 6 的损伤也主要集中在头部 31 例次(81.58%)、胸部 4 例次(10.53%)、其他(溺水)2 例次(5.26%)。

在住院后死亡的交通伤伤员中,早期主要死亡于严重的颅脑损伤、严重内脏损伤和失血性休克;中期多为颅脑损伤、ARDS、肾衰与脊髓损伤等;而晚期多死亡于多器官功能衰竭和感染等(表 5-15)。在宁波的一组交通伤院内死亡病例中,脑挫伤伴硬膜下血肿占到 37.5%、创伤性脑疝占 25.0%、脑干损伤占 21.4%、下肢或骨盆骨折伴出血性休克占 10.7%、胸腹部等多处重度损伤占 3.6%、颈髓损伤占 1.8%。而住院伤员的死亡时间与其受伤部位和损伤种类也有一定的关系(表 5-16)。

表 5-15　道路交通伤伤后不同时间的院内死亡原因　　　　　　(例)

时间(d)	颅脑损伤	休克	ARDS	肾衰	脊髓损伤	感染	MODS	其他	合计(%)
≤1	42	5	1		2	—	—	2	26(18.8%)
1~3	21	1	2	2	2	—	3	5	45(32.6%)
4~7	4	—	1	1	2	5	4	2	37(26.8%)
8~14	1					7	5		14(10.1%)
>15						8	9		16(11.6%)
合计(%)	68(49.3%)	6(4.4%)	4(2.9%)	3(2.2%)	6(4.4%)	20(14.5%)	21(15.9%)	9(6.5%)	138(100%)

注:ARDS 为成人呼吸窘迫综合征;MODS 为多脏器功能障碍综合征。

表 5-16　死亡病例的受伤部位、ISS 评分及死亡时间

受伤部位	ISS 值($\bar{x}\pm s$)	伤后存活时间(d)($\bar{x}\pm s$)
脊柱脊髓伤+其他伤	21.2±3.8	5.3±3.8
颅脑伤+软组织伤	16.7±3.1	10.1±4.1
颅脑+内脏伤	28.3±4.2	4.5±3.2
内脏+骨盆伤	25.6±5.4	4.3±3.9

续表

受伤部位	ISS 值（$\bar{x} \pm s$）	伤后存活时间（d）（$\bar{x} \pm s$）
颅脑＋骨关节伤	37.3±6.2	3.6±3.4
颅脑＋内脏＋骨关节伤	46.2±7.5	2.3±2.8
内脏伤＋骨关节伤	24.1±4.4	4.1±3.7
多发骨关节＋骨盆伤	19.8±3.7	5.3±3.8
其他复合伤	24.8±2.9	4.4±3.3

第三节　铁路交通伤流行病学

自 19 世纪铁路问世以来，它一直是世界各地的主要运输工具之一，在很多国家仍是承担着大部分国计民生物资的运输任务，起着运输的骨干作用。虽然铁路交通伤害的发生数量较道路交通事故相对很少，但仍造成了大量的严重事故与伤害，社会影响大。

最早的致死性铁路交通事故发生在 1821 年 12 月 5 日的英国，当时一名叫戴维·布鲁克（David Brook）的人沿着铁路步行回家时，被一列驶来的火车撞死。

铁路史上最严重的一次事故发生在 1981 年 6 月 6 日的印度，一列车厢内外挤满了旅客的火车由新德里驶到位于加尔各答西 250km 的马格马河大桥上时，突然一阵飓风把几列车厢吹倾斜了，当时坐在车顶上的旅客纷纷落入水中。随后由于倾斜而偏载，加上狂风怒号，致使 7 节车厢掉入 20m 深的河中。事故共导致 2 000 多人死亡。

中国的第一条铁路是 1876 年英国资本集团采取欺骗手段修筑的吴淞铁路，这条铁路经营了 1 年多时间就被清政府赎回拆除了。1905 年由詹天佑为总工程师建造了中国人自己勘测、设计、施工的第一条铁路——京张铁路。新中国成立后，开始了有计划的大规模铁路线路建设，21 世纪后又开始了大规模的高速铁路的建设，火车时速达 350km，使中国铁路进入了一个崭新的时代。

我国铁路系统为我国经济发展做出了巨大的贡献，但也发生了一些危及旅客安全的各种各样的事故。如，1978 年 12 月 16 日，在郑州铁路局杨庄站，87 次旅客列车与另一列行驶的火车相撞，造成 106 人死亡，233 人受伤。1981 年 7 月 9 日，成昆线尼日至乌斯河间的利子依达铁路大桥被泥石流冲塌，正在通过的 442 次列车 2 台机车、1 辆行李车和 1 辆客车坠入大渡河内，造成 130 人失踪和死亡，146 人受伤，线路中断 15 天。

一、铁路交通事故概述

据美国联邦铁路局的安全分析办公室的统计显示，2007 年，共有 13 067 起与铁路有关的事故，大约每 2 小时有一名行人或一辆汽车被火车撞倒，发生铁路交通事故。这些铁路事故造成 851 人死亡和 8 801 人受伤。

印度铁路系统是世界上最大的铁路系统之一，铁路覆盖里程超过 6 万 km，全国共有 7 000 多个车站，铁路系统职工有 160 万名。印度每年平均发生铁路交通事故 300 多起。印度铁路近年来已经成为越来越多人的死亡之"路"：2005 年，1.6 万多人死于铁路事故；2006 年死于铁路事故的总人数升至 1.7 万多人，2007 年升至 1.81 万人，2008 年升至 1.82 万人。印度铁路部门 2008 年公布的数据显示，2000—2007 年，孟买共有 2 万多人死于铁路交通事故，孟买平均每天至少有 10 人死于铁路交通事故。

在巴基斯坦的卡拉奇，2007—2008 年，平均每 2 周有 1 人死于铁路交通事故。

1998 年中国国家经贸委资料显示,我国铁路发生行车事故 2 486 起,发生路外伤亡事故 12 917 起,死亡 8 402 人,重伤 3 935 人,轻伤 770 人。2000 年国家安全生产监督管理局通报发生铁路职工死亡事故 60 起,死亡 73 人;发生重大、大事故 19 起;发生路外伤亡事故 13 324 起,死亡 8 916 人;发生重大路外伤亡事故 11 起,死亡 53 人。

铁路交通伤发生高峰的出现与社会因素密切相关,社会动荡不稳定导致伤害发生增多。我国在 1960 年前后和 1966—1976 年有两个流行高峰,自 1976 年以后各种事故发生数明显下降。

季节的分布主要与客运量及人们的社会活动有关。我国行车事故大多发生在一季度(春运)和三季度(暑运)。在这两个阶段客运量显著增加,司机工作时间延长,又处于节假日,是事故多发季节;一周中周五事故最多,周一最少;按一日 24 小时不同时点发生事故件数分析,高峰时点有"突触角"现象,其中 9:00—10:00 是司机交接班时期,精力不集中,而 13:00—14:00,则是一日中最疲劳的时刻,事故发生数有所增加。

不同地区因社会和经济等原因的不同,其铁路交通伤特点又有差异。奚伟庆等研究发现,1996—2005 年的 10 年间某铁路局各月份铁路交通伤害事故在每年 1 月开始逐渐下降,在 4 月出现第一个小高峰,然后又逐渐下降,到暑期(7 月)出现最高峰,接着又逐渐下降,到冬季(12 月)又出现一个小高峰,形成一种周期性的规律。其圆形分布中有平均方向,平均角 $\alpha=242.57°$,相当于 8 月 2 日。此波动恰好与该铁路局所处地区的农忙时节相吻合,其事故多为农用机车在通过铁路道口时发生的铁路交通伤害事故。另外,它与天气特征也有一定关系,7 月和 8 月是该地区降雨量最大的时期,恶劣天气较多,影响驾驶人的判断;在冬季有季节小高峰,主要是冬运给公路运输造成了压力,此时道口月均车流量增加,而且冬季气候最为恶劣,雾、雪天气以及路面光滑造成机动车司机判断失误,导致事故高发。

马进和王声湧等对中国 1990—2000 年铁路行车重大事故、大事故的研究结果显示:1990—2000 年中国发生铁路重大和大事故 317 起,其中重大事故 288 起,大事故 29 起;中国铁路重大事故和大事故的发生趋势呈下降势态,因设备故障所致行车事故明显减少,自然灾害所致事故每 2~3 年出现一个高峰;一年中 7 月的自然灾害所引起的数量最高,显著高于其他月份;事故时间有向 7 月集中的趋势。道口事故在 24 小时中的分布向 14 点集中,一周中的分布向周三、周四集中;与市区公路相交的道口是事故多发道口;在道口事故的危险因素中,车辆抢道的危险性高于车辆熄火、车辆机械故障,摩托车的危险性高于货车,无人看守的道口危险性高于工务看守道口。铁路交通伤人员中,男性高于女性,男性的危险性行为多,女性发生保护性行为偏多;铁路职工发生危险行为及保护性行为均多于非铁路职工。

近年来全国铁路交通事故死亡人数呈连年下降。2013 年,全国铁路交通事故死亡人数 1 336 人,同比降 5.7%;2014 年死亡 1 232 人,同比下降 7.8%;2015 年死亡人数 1 037 人,同比下降 15.8%;2016 年,全国铁路交通事故死亡人数 932 人,同比减少死亡 105 人,下降 10.1%;10 亿 km 死亡率 0.256,同比下降 11.7%。中国铁路交通事故死亡人数首次降至千人以内。

二、铁路交通事故的原因与危险因素

由于铁路的设计与运行特点、管理以及文化和经济的差异,不同国家和地区的铁路交通事故原因有一定的差异。

(一)铁路事故原因

在美国,导致铁路交通事故的原因是以人为因素为主。据统计,2007 年美国铁路交通事故导致人员伤亡的主要原因分别是:①人为的因素。导致铁路事故的 38.2%。②铁道的缺陷。造成铁路事故的 34.94%。③设备缺陷。造成铁路事故的 12.27%。④信号的缺陷。导致铁路事故的 1.76%。⑤其他原因。造成 12.81% 的铁路事故。

马进等在对中国 1990—2000 年发生的铁路重大和大事故研究中发现,主要原因从高到低分别为:失职占 19.87%、违章占 18.61%、设备故障占 17.67%、自然灾害占 9.78%;主要列车的类型为:货车占

66.9%(212 起)、客车占 25.2%(80 起)、调车占 3.5%(11 起)。主要责任者占比为机车乘务员 37.72%(43 人次)、工务段工人 23.68%(27 人次)、路外人员 15.79%(18 人次)。在人为铁路事故中,代办差错和遗漏差错是人为失误的主要类型。

在铁路大国印度,其铁路交通事故的主要原因也不是基础设施,而是人为因素。根据印度铁路官方公布的统计数字表明,70%是人为因素造成的,其中铁路员工失职所致事故占 37.3%,铁路员工之外的人为因素占 15.5%,设备原因占 9.2%。

在印度的铁路事故人员死亡原因中,死于铁路线事故的比例最高。在 2008 年,印度约有 1.2 万名行人死于铁路线事故,包括穿越铁轨和在铁轨上行走等,是其最主要的死亡原因。行人违规穿越铁路线的原因是多方面的,包括行人缺乏安全意识,路线设计缺乏科学导致行人冒死取捷径等。另一个重要的死亡原因是从火车上坠落,2008 年,印度共 5 600 多名乘客从行驶的火车上坠落死亡,另有 89 名乘客因没有座位爬到车顶后掉下死亡。这与印度常出现的火车车厢两侧车门大开,门口经常有一些抓住门框纳凉的乘客,车厢内也没有服务员;有乘客爬到车顶就座等有关。

（二）铁路交通事故的危险因素

1. 事故地点特征　铁路交通事故多发生在铁路与公路的平交道口。在道口,火车具有通行的优先权,但由于常常机动车司机与火车抢道、行人把平交道作为人行通道,与驶过的列车相撞,导致伤亡发生。在美国 2007 年的铁路交通事故中,因铁路交通事故而死亡的人员中有 338 起发生在公路与铁路的交叉道口处;而在受伤人员中,1 031 人发生在公路和铁路的交叉道口,仅有 398 人是因火车的过错而受伤。在另一组美国铁路事故人员伤亡报告中,有一半以上的是因为侵犯火车的优先权而导致的事故,其中 60%以上的伤者是铁路系统的员工。我国每年发生道口事故 2 000 余起,明显高于国外。

马进等对重大铁路事故调查数据显示:火车站内的事故占到 31.86%,铁路沿线区间内的占 59.62%。冯锡强等研究显示,甘肃省境内铁路事故伤发生地点以区间 46.39%(2 850/6 143 件)、站内 39.46%(2 424/6 143)最多;在铁路上行走 35.13%(2 240/6 376),穿越站场 26.99%(1 721/6 376),扒、钻、跳车 17.61%(1 123/6 376)等违章行为是导致火车创伤发生的主要原因。

2. 人群特征　在铁路系统的不同职业工种工作人员中,司机是发生伤害的主要工种,其次是扳道工、值班员等。对列车乘务员进行伤害调查发现,炊事员的伤害发生率最高为 83.3%,其次是列车员 62.7%、行李员 57.1%、售货员 40.0%和列车长 33.3%。

冯锡强等的数据显示铁路交通伤以农民 66.34%(4 230/6 376)和无业人员 13.25%(845/6 376)最多。另有研究显示,路外铁路交通伤亡中,农民占 48.82%,工人占 25.95%,学生占 8.75%。

低速撞击碾轧伤易发生在编组站货场和列车进出站或启动时,伤亡者以闲散人员、拾荒者和老年人、残疾人居多;高速撞击碾轧多发生在道口和段间,损伤往往比较严重。

研究结果普遍认为青壮年男性是伤害多发人群。据国内 2 000 例铁路交通伤的调查,中青年组(18~50 岁)占 58.5%,男女之比是 8∶1。美国的研究表明,发生事故和有事故倾向的男性明显多于女性,男女之间年龄分布无差异。

对于有社会或心理问题的人,更具有危险倾向。他们在平交道口亮红灯或已放下护栏时仍撞入道口,从而与火车相撞。爬车、跳车而致伤亡者多数为当地人,他们熟悉当地环境,通常也都知道这是有危险的违法行为。

3. 火车司机的因素　事故火车司机的年龄呈"U"形分布,30~50 岁是交通伤的低发年龄段,30 岁以前和 50 岁以后的伤害发生率都呈明显上升趋势。这可能是因为 30 岁以前性格较为冲动和莽撞,而 50 岁以后的人反应能力下降。因此,这两个时期伤害发生率增加。

火车司机的文化水平低者比高者发生事故的频率明显增高;智能低者发生事故的概率远高于智能高者;体力和耐力差者伤害发生率也明显增加。事故组的火车司机个性特征更多表现为抑郁、固执,适应变化的环境的能力较低;事故组司机紧张反应多于对照组。

4. 车辆因素　车速与铁路交通伤的发生有非常明显的关系。张岗和张增天对中国 1997—2001 年火车 4 次提速后铁路交通伤发生情况进行了研究。结果显示,火车提速后,主要干线时速为 140～160km,西南、西北地区时速为 65～90km。火车提速后的交通伤发生率较提速前上升,且损伤更严重,伤情更复杂。2001—2002 年石家庄、郑州、武汉、兰州、成都、贵阳、重庆铁路分局和昆明铁路局 19 208km 发生的 14 014 例铁路交通伤中,当即死亡 12 008 例,死亡率为 85.69%,显著高于提速前的 57.10%;转送中死亡 548 例,院前共死亡 12 556 例,死亡率为 89.60%,明显高于提速前院前死亡率 71.40%。同样,在收入院的 1 458 例中,死亡 582 例,院内死亡率达 39.918%,显著高于提速前的 15.45%。

火车提速后的伤亡人群更为广泛。如,农业人口发生率下降,女性大幅上升,幼儿、学生、高龄老人大幅增多。这与近年铁路沿线小型工厂、家庭作坊、学校增多,人群流动性增大,女性外出务工人数增多,女性与学生安全知识较缺乏等因素有关。

客车车厢内的设施也与车内人员伤亡发生有关。当车速突然改变,由于惯性作用,会引起旅客受伤。此时头部的运动常落后于躯体,而致颅脑损伤、颈部关节韧带和脊髓等的损伤。另外,车厢内的设施也与损伤的发生有关,如座椅靠背不够高,易引起头部冲击伤;座椅之间的桌子可导致胸腹部受伤;头顶行李跌落也可击伤旅客。乘务员的伤害以跌伤、碰伤和烧烫伤的发生率较多。

5. 其他因素

(1) 工作环境。机车驾驶室的工作环境如噪声、振动可损及机体的神经系统,引起亚临床改变,表现为神经行为功能的变化(如反应时间延长等),可使司机的注意力下降、反应速度减慢,导致事故发生率上升。

(2) 天气环境条件。伤害多发生在天气晴好或能见度较差的日子里,最常见的原因是太阳刺眼或雾浓等,使得看不清平交道口的指示灯。

(3) 其他路外伤亡者责任。事故原因分析表明路外伤亡事故并非司机责任,而主要是由于在铁道上行走、穿越站场、与车辆抢道和自杀。此外,尚有病残、精神病、爬车、跳车等。

(4) 平交道口的设施。铁路与公路的平交道口是车祸的多发地带,应在道口合理科学地安装信号灯、报警音响、标志牌和护栏等预警系统,警告过往的车辆和行人。

三、铁路交通伤的特点

铁路交通伤的伤部和伤型与其他交通伤的相似,常见的损伤主要包括颅脑伤、四肢伤、胸腹部伤。颅脑伤包括头皮裂伤或血肿、脑震荡、颅骨骨折、脑挫裂伤、脑干损伤等;四肢伤多为软组织挫裂伤、开放性或闭合性骨折、肢体离断等;胸部伤常有胸肋骨骨折、伴气胸或血气胸等;腹部伤包括了肝脾肾破裂、胃肠道损伤等。

铁路交通伤有很高的死亡率和致残率,其损伤通常表现为多发伤发生率高、损伤程度重、伤情严重复杂,救治困难。

如,甘肃省境内 1985—1999 年共发生铁路交通伤 6 143 件,人员伤亡共 6 376 人。院前死亡 3 256 人,伤 2 878 人,轻微伤 242 人。院前死亡率达 51.07%。

1994 年 1 月至 1998 年 12 月,成都铁路局管辖内成渝、宝成、成昆、渝达等干线共发生铁路交通事故 5 936 起。导致院前死亡 2 290 例,占 36.70%。在死亡者中,失血性休克 1 091 例、呼吸道梗阻 509 例、脑损伤 412 例、胸壁软化 203 例、躯干横断伤 75 例。导致 6 240 人受伤,其中轻伤 1 393 例,重伤达 4 847 例。院内死亡 1 003 例,占院内急救伤员的 25.39%(1 003/3 950);死亡原因主要为:失血性休克 413 例、脑损伤 381 例、ARDS 155 例、脓毒症 54 例。

铁路交通伤按其致伤方式可分为直接撞击伤、撞击与碾轧伤、车辆侧方勾挂撞击伤,按受撞击速度通常可分为快速撞击(>90km/h)和低速撞击(<90km/h)。直接撞击伤是导致伤亡的主要损伤类型。快速撞击伤亡绝大多数发生在区间、道口和无停点车站附近,导致的损伤往往严重;低速撞击与碾轧伤易发生在编组站货场和列车进出站或启动时,伤情相对较轻些。

如果列车直接撞击人体,可将人体立即解体、高抛后坠落地面或使其卷入铁道被碾轧成碎块。快速撞击伤是火车创伤高死亡率的主要原因。在张岗等报道的铁路交通伤中,快速撞击现场死亡率达到95.06%;入院后的死亡率也达到46.47%;而发生在铁路区间的快速撞击死亡率更高达99.32%;而存活的伤员中,多发伤发生率高达74.72%,平均 ISS 达 32.2 分。低速撞击时,碾轧离断伤的总死亡率接近于快速撞击伤,为97.00%,但院内死亡率较快速撞击伤低(39.13%)。

碾轧离断伤是铁路交通伤中具有特征性的损伤之一,发生率高、死亡率高。张岗等的数据显示,碾轧离断伤发生率可达 18.50%。碾轧离断伤的现场死亡率为 45.55%,院内死亡率为 38.28%,合计为74.82%。高速撞击导致的辗轧离断伤多见于区间,伤亡者多在铁道上行走、抢占铁道,或自杀者,碾轧部位多为躯干(胸、腹)、头颈、肢体,创面损伤广,均合并大面积软组织撕脱(裂)伤。低速撞击时碾轧离断伤多见于列车低速行驶时跳车、扒车或钻车致单肢体碾轧离断伤。

火车的普遍提速,使得铁路交通多发伤、危重和特重伤比例显著升高,致残率和死亡率均明显增加。中国铁路的几次提速均使现场死亡率明显增加,如张岗报道的一组数据显示,1970—1989 年、1991—1996年和 1999—2002 年三个阶段,其现场死亡率分别为 36.67%、57.04% 和 85.69%,院内死亡率分别为14.26%、15.45% 和 39.92%,多发伤率分别为 42.89%、59.35% 和 79.97%,致残率分别为 32.84%、33.99% 和 82.88%。

四、铁路道口事故

铁路道口是指道路与铁路相交的交叉路口;平交道口是指一条道路与一条铁路之间在同一平面交叉,是火车、机动车、畜力车、行人和牲畜来往之路。道口事故是指,凡是人或车辆在铁路的道口(包括非法设置的道口)侵入铁轨,导致行车中断,延误列车,无论是否与列车发生冲突,均列为道口事故。撞上事故是指火车与外来侵入的车辆、人员发生碰撞,而导致火车停车,列车延时的事故。防止事故是指由于道口工或火车司机等发现险情,使火车及时停车,未与外来侵入的车辆或人员发生碰撞,但火车发生临时停车、列车延时的事故。

在火车事故中,道口事故发生率很高,中国道口事故每年达 2 000 起以上,每百处道口事故率明显高于国外水平,如 1986 年,我国每百处道口事故为 11.6,日本为 2.8,联邦德国为 1.59;一次严重的道口事故,能造成上百万元的直接经济损失,导致大量人员的伤亡。

据铁道部安全监察司资料显示,1994 年我国铁路道口 6.2 万处。1996 年提速前,道口机动车与列车相撞事故 726 起,伤亡 1 198 例,行人抢过道口伤亡 5 109 例,发生率为 31.45%。

1997 年后,中国开展了铁路平交道口改造为立交道口工程,全国主要干线基本完成了改造。但仍有近 2 万处道口尚未改造,其多集中于西南、西北地区。张岗等的数据显示,道口伤亡发生率为 3.18%。其中机动车抢道现场事故的驾乘人员死亡率为 54.167%;转送中死亡率为 32.86%,总死亡率达到75.52%;行人抢过道口的死亡率为 87.80%,转送途中死亡率为 41.94%,总死亡率达到 92.91%。

马进等研究结果显示,1963—2002 年,广东、湖南两省发生铁路道口事故 1 017 起,其中防止事故有583 起,撞上事故有 434 起。撞上事故数在 1963—1980 年呈现显著上升趋势,1994—2002 年总体呈现下降趋势。在一天 24 小时中圆形分布特征上总体中有平均方向,平均角为 210.95°,相当于 14 点 3.81 分,标准差为 91.99,相当于 6 点 7.96 分。事故的多发道口种类为:正线道口(84.92%)、繁忙干线道口(52.96%)、工务段管辖内道口(25.76%)。这些事故的主要责任人中,机动车司机占 56.09%、行人占14.21%、道口工占 13.2%。主要事故原因依次为车辆抢道 31.49%、车辆熄火 21.46%、车辆机械故障 13.23%。

五、中国铁路重大事故案例

1978 年以后中国主要的火车重大事故情况如下。

1978 年 12 月 16 日,南京开往西宁的 87 次在陇海线杨庄车站与西安开往徐州的 368 次拦腰相撞,造成旅客死亡 106 人,重伤 47 人,轻伤 171 人,中断行车 9 小时 30 分,被称为震惊中外的"杨庄事故"。

1981 年 7 月 9 日,成昆线尼日至乌斯河间的利子依达铁路大桥被泥石流冲塌,正在通过的 442 次列车 2 台机车、1 辆行李车和 1 辆客车坠入大渡河内,造成 130 人失踪和死亡,146 人受伤,线路中断 15 天。

1988 年 1 月 17 日,三棵树开往吉林的 438 次旅客列车,运行至拉滨线背荫河车站时因列车制动失灵冒进信号,与进站的 1615 次货车发生正面冲突,造成旅客和路内职工 19 人死亡,重伤 25 人,轻伤 51 人。

1988 年 1 月 24 日,昆明开往上海的 80 次特快列车,运行至贵昆线且午至邓家村间,由于列车颠覆,造成旅客及铁路职工死亡 88 人,重伤 62 人,轻伤 140 人。

1988 年 3 月 24 日,南京开往杭州的 311 次旅客列车,运行到沪杭外环线匡巷车站,与正要进站的长沙开往上海的 208 次旅客列车发生正面冲突,造成旅客及路内职工死亡 28 人,重伤 20 人,轻伤 79 人,其中日本旅客死亡 27 人,重伤 9 人,轻伤 28 人。

1991 年 6 月 13 日,北京开往苏州的 109 次旅客列车,运行至津浦线新马桥至曹老集间,与前行的 1329 次货车发生追尾冲突,造成 109 次副司机死亡,列车乘务员和旅客 28 人受伤,中断行车 18 小时 37 分。

1991 年 8 月 18 日,武昌开往广州 247 次(武汉客运段担当),运行至京广线大瑶山隧洞时,因列车人员误判发生火灾在大瑶山隧洞内拉阀停车,旅客纷纷下车和跳车,正遇邻线通过列车,造成数十名旅客伤亡。

1992 年 3 月 21 日,211 次旅客列车在浙赣线五里墩车站冒进、冒出信号,与进站的 1310 次货车发生冲突相撞,造成旅客死亡 15 人,伤 25 人,机车报废 2 台,客货车报废 9 辆,中断行车 35 小时。

1993 年 7 月 10 日,北京开往成都的 163 次旅客列车,运行至京广线新乡南场至七里营间,与前行的 2011 次货车发生追尾冲突,造成乘务员 32 人死亡,7 人重伤。旅客 8 人死亡,2 人重伤。

1994 年 1 月 15 日,襄樊开往北京的 250 次旅客列车,运行至漯宝线余官营车站时,与在站内停留的 3173 次货车发生正面冲突,造成路内外职工和旅客 7 人死亡,12 人受伤。中断正线行车 3 小时 9 分。

1997 年 4 月 29 日,昆明开往郑州的 324 次旅客列车,运行到京广线荣家湾时,与停在该站长沙开往茶岭的 818 次旅客列车相撞,造成乘务员和旅客死亡 126 人,重伤 45 人,轻伤 185 人,是继杨庄事故以来最大的一次旅客伤亡事故。

1999 年 7 月 9 日,武昌开往湛江的 461 次旅客列车,运行至衡阳北和衡阳车站间发生脱轨,造成旅客死亡 9 人,重伤 15 人,轻伤 25 人。

2005 年 7 月 31 日 19 时 52 分,由西安开往长春的 K127 次旅客列车,行至长大线新城子—新台子间,与前行的 33219 次货物列车发生追尾,造成 5 节客车脱轨,6 名旅客死亡,30 名旅客受伤。

2006 年 4 月 11 日 9 时 32 分,南昌铁路局青岛开往广州东的 T159 次列车,行至京九下行线林寨站至东水站间时,以 48km/h 的速度撞上正在停靠的武昌开往汕头的 1017 次列车,导致 1017 次列车最后 4 节车厢脱轨。2 名铁路职工当场死亡,18 名旅客受伤。

2007 年 2 月 28 日 2 时 05 分,由乌鲁木齐开往新疆南部城市阿克苏的 5807 次列车,运行至南疆铁路珍珠泉至红山渠站间时,因瞬间大风造成该次列车机后 9~19 位车辆脱轨,造成 3 名旅客死亡,2 名旅客重伤,南疆铁路被迫中断行车。

2008 年 1 月 23 日晚上 8 点 48 分,北京开往青岛四方的动车组 D59 次列车运行至胶济线安丘至昌邑间时,发生重大路外交通事故,造成 18 人死亡,9 人受伤。

2008 年 4 月 28 日凌晨 4 时 41 分,北京开往青岛的 T195 次列车运行到胶济铁路周村至王村之间时脱线,与上行的烟台至徐州 5034 次列车相撞。已造成 71 人死亡,416 人受伤。

2008 年 7 月 23 日晚 11 点 19 分,兰新铁路大青阳口至马莲井区间发生列车行车事故,N857 次旅客列车行至山丹境内大青阳口至马莲井区间,与前方运行的 85209 次油罐货车相撞。N857 次旅客列车车头及第 1 车厢出轨,85209 次货物列车 9 节车体出轨,客车司机 1 死 1 伤。

2009 年 7 月 29 日 4 时 22 分,由襄樊开往湛江的 1473 次旅客列车运行至焦柳线广西境内古砦至寨隆间,因连日持续强降雨造成山体崩塌掩埋线路,列车机车及机后 1~4 位车辆脱轨,造成 4 名旅客死亡,

50 余名旅客受伤。

2010 年 5 月 23 日 2 时 10 分,因连日降雨造成山体滑坡掩埋线路,由上海南开往桂林的 K859 次(现 T77 次列车)(编组 17 辆)旅客列车,运行至江西省境内沪昆铁路余江至东乡间(K699+700m 处),发生脱线事故,机车及机后第 1~9 位车辆脱线,中断上下行线路行车。武警、消防、医护、交警、特警在事故发生第一时间前往现场进行紧急救援。事故造成 19 人死亡,71 人受伤。其中重伤 11 人,轻伤 60 人。坍塌泥石 8 000 余 m³。

2010 年 8 月 19 日下午,从西安开往昆明的 K165 次列车两节车厢在四川广汉市境内掉进石亭江。救援者称,起初到达现场时大桥两个桥墩被冲毁,桥面呈"V"字形悬在空中。经过 30 分钟救援,两节下陷车厢中近 400 名乘客被撤离。紧接着,大桥 5、6 号桥墩垮塌,K165 次列车 15、16 号车厢两节车厢坠河,冲至下游 200m 远。

2011 年 7 月 23 日 20 时 30 分 05 秒,甬温线浙江省温州市境内,由北京南站开往福州站的 D301 次列车与杭州站开往福州南站的 D3115 次列车发生动车组列车追尾事故。此次事故已确认共有 6 节车厢脱轨,即 D301 次列车第 1~4 位,D3115 次列车第 15、16 位。造成 40 人死亡、172 人受伤,中断行车 32 小时 35 分,直接经济损失达 19 371.65 万元。"7·23"甬温线特别重大铁路交通事故是一起因列控中心设备存在严重设计缺陷、上道使用审查把关不严、雷击导致设备故障后应急处置不力等因素造成的责任事故。铁道部原部长刘志军、原副总工程师兼运输局原局长张曙光等 54 名事故责任人员受到严肃处理。

第四节　航空交通伤流行病学

实际上,相对于乘坐汽车和火车而言,乘坐飞机出行是最为安全的。据美国全国安委会对 1993—1995 年间所发生的伤亡事故的比较研究,坐飞机比坐汽车要安全 22 倍。事实上,在美国过去的 60 年里,飞机失事所造成的死亡人数比 3 个月里汽车事故所造成的死亡人数还要少。如果有人每天坐一次飞机,要 3 223 年才遇上一次空难。飞机每飞行 1 000km 死亡的人数大约为 0.05 个,事故率远远低于铁路和公路。但是,由于当空难发生的时候,乘员的生存概率非常低,而且通常都是伴着群死的严重后果,在社会心理上产生极大的影响,有着非常严重的社会影响和作用。

随着科技发展,飞机的安全速度、越障能力等都大大提高,安全飞行系数也越来越高。航空是远程交通最安全的方式,而且它变得越来越安全。30 多年前,重大事故的发生率为每飞行 2.25 亿 km 发生 1 次。现有航空技术水平下可保障每飞行 22.5 亿 km 才发生 1 起重大飞行事故,安全性提高了 10 倍。

航空公司的安全通常还用飞行事故征候万时率进行分析比较。飞行事故征候万时率是指每飞行 1 万小时发生飞行事故征候的次数。如 2005 年中国各航空公司的飞行事故征候万时率分别为:四川航空股份有限公司 1.14、深圳航空有限责任公司 0.44、上海航空股份有限公司 0.37、中国南方航空集团公司 0.15、中国东方航空集团公司 0.11、中国航空集团公司 0.08、海南航空股份有限公司 0.08、厦门航空有限公司 0.07 和山东航空股份有限公司 0.07。

一、空难原因与航空飞行安全

航空交通伤流行病学特征研究结果显示,空难的发生有很强的突发性,且与浓雾、大雨、雷电和风暴等恶劣气候环境有密切关系。但根据波音公司的数据,超过一半的严重事故都是由于机组人员的过错造成的,1/6 是机械故障,13% 是天气原因,其他的因素则包括恐怖袭击、飞行交通控制问题、撞上飞鸟和保养不善等。根据美国飞机事故原因的分析,导致空难的客观原因主要有:大气气流的紊乱,浓雾、大雨、雷电和风暴气候,与电线杆、树木、高塔等障碍物相撞,发动机故障,起落架故障,与地面或水面相撞,恐怖事件等。

在飞机飞行过程中,起飞和爬升到巡航高度阶段与下降和着陆阶段是最容易发生事故的阶段。这是由于在飞机起飞和爬升阶段,发动机推力和结构整体性方面对飞机的要求最高,离地面高度有限,出现问题时对驾驶人的反应和操作要求高;同样,在接近和着陆则对驾驶舱的机组人员要求最高,微小的意外和失误都可能导致毁灭性的灾难。约有 3/4 的严重事故都是在这两个短暂的飞行阶段发生的。

机上座位是否有最安全座位呢?有人认为靠近机翼的座位或客舱后部的座位更安全。但目前没有任何证据能证明机上的任何一部分比别的部分更安全。在一些空难事故中某一处座位乘客的存活,可能与其事故类型、此飞机的构造特点等众多因素有关,需要进行深入细致的研究。

另外,空难事故还有一个明显特点:小飞机、小航空公司和第三世界航空公司飞机的事故率更高。小飞机的安全性总体不如大飞机,而且小飞机飞行高度较低,空气气流稳定性相对较差;而小航空公司和第三世界航空公司的设备相对老化,而且训练相对不足,是事故率较高的主要原因。直升机因其飞机的特点与其工作性质与空气环境等的原因,事故率显著高于其他民航飞机(表 5-17)。

表 5-17　美国民用直升机事故率(1996—2000)

	1996 年	1997 年	1998 年	1999 年	2000 年
总事故数(起)	176	163	191	198	206
死亡事故数(起)	32	27	34	31	35
死亡人数(人)	54	43	66	57	63
重伤人数(人)	34	62	26	44	42
轻伤人数(人)	56	79	55	81	81
事故率(1/10 万飞行小时)	8.29	7.82	8.15	8.23	8.33
死亡事故率(1/10 万飞行小时)	1.51	1.30	1.45	1.29	1.42
死亡率(1/10 万飞行小时)	2.70	2.06	2.82	2.37	2.55
重伤率(1/10 万飞行小时)	1.60	2.98	1.11	1.83	1.70
轻伤率(1/10 万飞行小时)	2.64	3.79	2.35	3.37	3.28

在过去的 15~20 年里,由于有了计算机化的飞行模拟器和雷达覆盖面的扩大,以及高技术设备的使用,在附近空域有飞机时、距地面太近时、飞机高度或飞行角度不稳定时或遇到风力发生变化时向飞行员发出警告,飞行的安全性提高了一大步。随着民航喷气机卫星导航和通信的广泛使用,能随时把他们的位置告诉地面的空中交管人员,这比依靠地面导航设备和雷达导航的安全性前进了一大步;加之更好的飞行员培训、更好的飞机检验和维护技术以及新的安全技术等的进步与发展,高航空安全性将不断提升到新的高度。

二、航空交通伤特点

空难事故的发生具有非常的突发性和群发性特点:空难事故的发生时间、地点及范围都很难预测,空难现场的情况也很难预料。这种突发性的灾害事故往往在瞬间造成大量的人员死伤,而且事故现场的救援环境通常十分艰难,救援工作非常缓慢和艰巨。

航空交通伤者伤情的最大特点是多发伤多、复合伤发生率高、伤情极为复杂,单一创伤比较少;伤部和伤类复杂,空难伤亡人员伤部各异,伤情各自不同、错综复杂,救治难度高。

航空交通伤的致伤原因和机制复杂多变。最为常见的损伤机制是撞击伤:发生事故时的减速度作用于飞机中的人和物,导致人与机舱内壁及其他飞机部件的碰撞;飞机突然停止运动,惯性作用于人体,使人与机舱内部件的碰撞;人员被抛出后与其他物体的碰撞;脱落和抛出的物体对人员的撞击损伤;机体与安全限制系统之间的碰撞与作用;甚至人员被抛出后与地面物体的剧烈碰撞等。其他常见的机制还有:飞机机舱突然失压可造成人员的损伤与缺氧;机舱内失火导致人员的烧伤与窒息;人体被周围物体的挤压损伤;机体固定或被固定部分与活动部分之间的强大剪切力作用损伤;因飞机堕落于水中,或人员被抛于水中,而发生溺水。

这些损伤原因与机制可造成身体任意部分的各种各样的伤害。如,空难尸检报告损伤主要有 4 类:①严重神经系统损伤。颅骨骨折、脑挫裂伤和撕裂伤、各种各样的颅内出血、各种脊柱骨折和脊髓损伤。②严重的胸部伤。肋骨和胸骨折、心血管破裂、肺挫伤与裂伤、血气胸等。③严重的腹腔脏器的损伤。肝、脾、肾、胃肠道的挫伤和裂伤等。④各种各样的骨盆和肢体骨折、毁损、离断等。

米新对两次空难伤亡人员资料进行了总结的结果显示:两次空难共有 113 人死伤,当场死亡 55 例,生还 58 例。伤情统计见表 5-18、表 5-19。

表 5-18　两次空难伤亡人员分类　　　　　　　　　　　　　　　　　　　　(人)

	旅客	机组人员	小计	构成比(%)
死亡	54	1	55	48.67
重伤	36	4	40	35.40
轻伤	18	0	18	15.93
合计	108	5	113	100

表 5-19　空难遇难人员死亡原因

	死亡人数(人)	占死亡总人数(%)
颅脑损伤	18	32.73
窒息(淹溺)	9	16.36
胸部挤压伤	20	36.36
创伤性休克	6	10.91
头体分离	1	1.82
脊柱断裂	1	1.82
合计	55	100

由于航空交通伤的复杂性与严重性的特点,存活者在救治过程中严重并发症发生率高。常见的严重并发症包括出血性休克、中枢性呼吸循环衰竭、循环功能衰竭、多器官功能衰竭等。

另外,飞机在航行中,因遇气流发生颠簸,也可导致人员受伤。如 1997 年 2 月 16 日上海—成都的 SZ4502 航班,飞行中在 12 000m 上空遇强气流发生剧烈颠簸,导致 10 名乘客受伤。其中颈椎骨折、右眼眶上骨折伴血肿 1 人、1 名小孩股骨骨折、鼻腔出血,肋骨骨折 2 人,头皮血肿 2 人,软组织挫伤 4 人(腰部 1 人、胸部 2 人、肩部 1 人)。两名重伤者均未系安全带(一位老太太去解小便致颈椎骨折,一位 15 岁小孩致股骨骨折),其余伤者均系有安全带。因此,在飞行过程中系好安全带是预防飞机颠簸损伤的有效方法。

三、航空交通事故案例

1956 年 6 月 30 日,美国当地时间上午 10 点 30 分左右,联合航空 718 号班机和环球航空 2 号班机在大峡谷中相撞,两机上包括所有乘客和机组人员在内,合共 128 人全部罹难。这起空难在当时是史上最严重的商用客机空中相撞的空难。事件促使美国彻底改变原有的飞行规则。坠机的地点被指定为一个国家历史地标。

1979年5月25日,美国航空公司执行该飞行任务的一架DC-10-10型客机起飞时因左边引擎突然脱落导致襟翼失控和主仪表断电,飞行员因不明态势执行了错误的处理程序,导致机上271人及地面2人罹难。以机上人员罹难人数计,这次事件至今仍为美国本土史上伤亡最多的空难。以总伤亡人数计,这次事故则是"9·11"事件前美国本土伤亡最惨重的空难。

1985年8月12日日本航空123号航班发生空难,班机是波音747-100SR,飞机编号JA8119。搭载509名乘客及15名机组员,飞机因维修不当造成飞行时尾部压力罩破裂发生爆炸性减压并失去液压操纵,飞机在群马县御巢鹰山区附近的高天原山坠毁,520人遇难,包括宝冢剧团著名演员北原遥子,名歌星坂本九。此次空难事件是世界上涉及单一架次飞机的空难中,死伤最惨重的。

1988年1月18日,中国民航西南航空公司222号伊尔18型客机从北京飞往重庆,北京时间22时15分,在距重庆白市驿机场直线距离约5km,东经106°18′、北纬29°33′处坠毁。10名机组人员、98名乘客(其中有3名来自日本、1名来自英国)全部不幸罹难。

北京时间1988年12月22日3时03分(格林尼治时间1988年12月21日19时03分)发生洛克比空难(The Lockerbie bombing)。当日,泛美航空公司PA103航班执行德国法兰克福—英国伦敦—美国纽约—美国底特律航线。它成为恐怖袭击的目标,飞机在英国边境小镇洛克比上空爆炸解体。巨大的火球从天而降,狠狠地砸在了苏格兰小镇洛克比的谢伍德新月广场上,航班上259名乘客和机组人员无一幸存,地面上11名洛克比居民死于非命,史称洛克比空难。

苏城空难发生于1989年7月19日,执飞联合航空232号航班(UA/UAL232)的道格拉斯DC-10三引擎客机的二号引擎(位于尾翼基部)因为扇叶片制造的瑕疵,运转时叶片脱离损坏了机上所有的三套液压系统,导致各翼面的控制功能失效。在无舵面工作的情况下,机组人员在原本坐在后舱中的一位非值勤飞行员之协力下,靠着控制仅存的2具引擎调整飞行方向,尝试让班机在艾奥瓦州苏城(Sioux City, Iowa)紧急迫降,而被称为苏城空难。虽然在迫降时还是不幸发生机身翻覆的情况,造成285名乘客中有110人丧生,11名乘务人员中有1人丧生的悲剧。

哥伦比亚航空052号班机是从哥伦比亚首都波哥大的艾多拉杜国际机场起飞至美国纽约的肯尼迪国际机场,经停麦德林的José María Córdova国际机场。1990年1月25日,这架波音707-321B照常飞行。由于燃料耗尽、沟通不良等原因,坠毁于纽约长岛的Cove Neck。生还者只有85名,其余的73名乘客及机组员罹难。

1993年10月26日,中国某航空公司md-82型b2103号飞机执行航班飞行任务,在福州义序机场降落时发生一等飞行事故。机上共80人,旅客死亡2人,重伤10人(其中机组2人)。

1994年6月6日上午,西北航空公司的WH2303航班执行西安—广州任务。其中飞行员5人,乘务组9人,旅客146人。机型为苏制图-154M型B2610号。飞机在距咸阳机场49km空中解体,160人无一幸存。

1997年5月8日,执行重庆—深圳CZ3456航班的中国南方航空有限公司深圳公司波音737-300型B-2925号飞机,在着陆过程中失事。机上旅客65人,死亡33人;空勤组9人,死亡2人。

2000年7月25日,法国航空一架属于德国彼得·戴尔曼邮轮公司(Peter Deilmann Cruises)的旅游包机原定由法国巴黎夏尔·戴高乐国际机场飞往美国纽约肯尼迪国际机场的协和客机,起飞时左侧引擎着火,起飞后不久坠毁于巴黎市郊的戈内斯。空难造成机上100名乘客和9名机组人员全部罹难,并造成地面的4人死亡。

我国台湾的中华航空611号班机空难,又称"澎湖空难",即2002年5月25日台湾中华航空公司一架由当时的台湾中正国际机场飞往香港国际机场(赤鱲角机场)的客机解体坠毁事故。当天一架波音747-200型、编号B-18255(旧机号B-1866)客机执行此定期航班,搭载206名乘客及19名机组(包括正副驾驶及飞航工程师),在半途中于澎湖县马公市东北方23海里(1海里=1 852m)的34 900英尺(约10

640m)高空处解体坠毁,造成机上人员全数罹难,为发生在台湾境内死伤最惨重的空难。

2002年5月7日21时24分,北方航空公司的一架客机在大连海域失事的事故,事故共造成机上103名乘客、9名机组人员全部罹难。这一空难事故被称为"大连5·7空难"。

2014年10月10日,澳大利亚交通安全局发布的关于马航MH370的中期报告确认,MH370航班可能因为燃油耗尽在印度洋上方低速盘旋后最终坠入海面。2015年1月29日,马来西亚民航局宣布,马航MH370航班失事,并推定机上所有239名乘客和机组人员已遇难。

第五节　水运交通伤流行病学

一、水运交通事故的定义

(一)水运交通事故的定义

水运交通事故的概念源于"海事"的概念。关于海事的定义有广义和狭义之分,广义上的海事意指"海上有关的事务",英文常用"maritime"或"marine",如海事法(maritime law 或 marine law),这里的海事泛指航海、造船、海上事故、海上运输等所有与海有关的事务;狭义上的海事意指"海上事故"或"海上意外事故",英文常用"marine casualty"或"marine accident",如碰撞、搁浅、进水、沉没、倾覆、船体损坏、火灾、爆炸、主机损坏、货物损坏、船员伤亡、海洋污染等,都属于狭义的海事。

我国不但有广阔的海上水域,而且还包括广大的内陆水域,因此,将狭义上的海事概念拓展为水运交通事故,它既包括发生在海上的交通事故,也包括内陆水域的交通事故。因此,我国定义的水运交通事故是指船舶、浮动设施在海洋、沿海水域和内河通航水域发生的交通事故,如碰撞、搁浅、进水、沉没、倾覆、船体损坏、火灾、爆炸、主机损坏、货物损坏、船员伤亡、海洋污染等。水运交通事故一旦发生,造成的危害是巨大的,不但可能造成重大的人身伤亡,而且还可能造成巨大的社会、经济损失,有些事故可能造成严重的环境污染。

(二)水运交通事故的分类

根据我国《水上交通事故统计办法》将水运交通事故分为以下9类。

1. 碰撞事故　碰撞事故是指两艘以上船舶之间发生撞击造成损害的事故。碰撞事故可能造成人员伤亡、船舶受损、船舶沉没等后果。碰撞事故的等级按照人员伤亡或直接经济损失确定。

2. 搁浅事故　搁浅事故是指船舶搁置在浅滩上,造成停航或损害的事故。搁浅事故的等级按照搁浅造成的停航时间确定:停航在24小时以上7天以内的,确定为"一般事故";停航在7天以上30天以内的,确定为"大事故";停航在30天以上的,确定为"重大事故"。

3. 触礁事故　触礁事故是指船舶触碰礁石,或者搁置在礁石上,造成损害的事故。触礁事故的等级参照搁浅事故等级的计算方法确定。

4. 触损事故　触损事故是指触碰岸壁、码头、航标、桥墩、浮动设施、钻井平台等水上水下建筑物或者沉船、沉物、木桩渔棚等碍航物并造成损害的事故。触损事故可能造成船舶本身和岸壁、码头、航标、桥墩、浮动设施、钻井平台等水上水下建筑物的损失。

5. 浪损事故　浪损事故是指船舶因其他船舶兴波冲击造成损害的事故。也有人称之为"非接触性碰撞",因此,浪损事故的损害计算方法可参照碰撞事故的计算方法。

6. 火灾、爆炸事故　火灾、爆炸事故是指因自然或人为因素致使船舶失火或爆炸造成损害的事故。同样,火灾、爆炸事故可能造成重大人员伤亡、船舶损失等。

7. 风灾事故　风灾事故是指船舶遭受较强风暴袭击造成损失的事故。

8. 自沉事故　自沉事故是指船舶因超载、积载或装载不当、操作不当、船体漏水等原因或者不明原因造成船舶沉没、倾覆、全损的事故；但其他事故造成的船舶沉没不属于"自沉事故"。

9. 其他引起人员伤亡、直接经济损失的水运交通事故　例如，船舶因外来原因使舱内进水、失去浮力，导致船舶沉没；船舶因外来原因造成严重损害，导致船舶全损等。

（三）水运交通事故的分级

根据事故船舶的等级、人员伤亡和造成的直接经济损失情况，可将水运交通事故分为小事故、一般事故、大事故、重大事故、特大事故五个等级。

其中，水运事故造成一次死亡 50 人及以上，或一次造成直接经济损失 1 000 万元及以上的为特别重大事故。

二、水运交通伤流行病学特点

截至 2008 年底，世界船舶保有量为 73 523 艘，约合 11.3 亿载重吨。我国是世界航运大国，有广阔的海岸线和世界上最长的内河通航里程。到 2008 年初，中国船舶保有量排名世界第 4 位，达到 8 306.4 万载重吨，共有 2 975 艘船。

近年我国水运交通事故与交通伤呈逐渐下降的趋势，如事故、死亡、沉船和直接经济损失四项指标，2008 年较 2007 年分别下降了 18.6%、5.6%、14.1%，上升 29.1%；2009 年又分别较 2008 年上升 4.7%、下降 4.3%、下降 6.6%和下降 33.1%。

2008 年，我国共发生运输船舶水上交通事故 342 件，死亡 351 人，沉船 213 艘，直接经济损失 51 890.3 万元。其中，重大事故 78 件，大事故 185 件；发生 3 件死亡失踪 10 人以上交通事故，死亡失踪 36 人；死亡 3～9 人事故 34 件，死亡 162 人；死亡 1～2 人事故 113.5 件，死亡 143 人。中央直属企业运输船舶共发生等级以上事故 8.5 件，无人员死亡、失踪，沉船 3 艘，直接经济损失 3 872 万元，同比 2006 年分别下降 48.5%、1 000%、100%、上升 27.8%。乡镇个体运输船舶共发生水上交通事故 149 件，死亡 209 人，沉船 133 艘，直接经济损失 12 411.8 万元，同比 2007 年分别下降 12.0%、持平、持平、上升 21.0%；分别占全年事故总数的 43.6%、59.5%、62.4%、23.9%。客船、客渡船、客滚船、高速客船共发生水上交通事故 16 件，死亡 19 人，沉船 8 艘，直接经济损失 1 314.8 万元，同比 2007 年分别下降 23.8%、54.8%、20.0%，上升 145%；分别占全国事故总数的 4.7%、5.4%、3.8%、2.5%。

各种自然因素和人为因素是造成水运交通伤的主要原因。在对水运交通事故和伤害进行分析时可能看到，这些事故多与各种自然因素有密切联系，如强台风、风流、雨雪、潮汐、浓雾、冰山、礁石、技术故障、不良的航行条件、导航故障、火灾、爆炸等；但与此同时，多有人为因素同时存在，如违章装载，冒险航行，对货物积载与系固、救生与消防、水密装置和动力装置等方面的安全情况疏于检查、粗心大意等。因此，人为的因素在水运交通事故和伤害的发生过程中起着至关重要的作用。

有资料显示，海上发生事故后，1%～4%的人员立即死亡，90%的受伤者可望痊愈，7%的伤者留有终身残疾。引起人员死亡的主要原因为淹溺（56%），其次为骨折。

低水温导致体温的迅速丧失、海水渗透压的作用等是加快死亡的重要原因之一。落水人员长时间在冰冷的海水中浸泡，就有可能引起低温症，当中心体温下降到 35℃以下时，体内各重要器官会发生严重的功能失调状态，心室发生纤颤，这是海难导致死亡的主要原因。

因此，事故落水后，要合理使用救生设备、减少水中活动、保持身体和精神的安静，千方百计地防止或减少体热散失。具体措施包括：穿救生背心和上救生船及穿抗浸服，以避免身体与冷水直接接触，如果水温低于 10℃，应戴上手套和穿上鞋子，使体热散失量减到最小；落入冷水者应利用救生背心或抓住沉船漂浮物，尽可能安静地漂浮，在没有救生背心也抓不到沉船漂浮物，或者必须马上离开即将沉没的船只，以及离海岸或打捞船的距离较近时，才可以考虑游泳（在冻冷的水中，即使游泳技术相当熟练的人也只能泳很短的距离。如在 10℃水中，体力好的人可以游 1～2km，一般人游 100m 都很困难）；入水后应尽量避免头颈部浸入冷水里,保护腋窝、腹股沟和胸部等几个高度散热的部位,在水中应取双手在胸前交叉、双腿向腹屈曲的姿势。此外,要保持坚强的意志及克服困难的决心;迅速发出呼救信号请求援救;不要喝海水,千方百计寻找淡水,防止脱水;寻找食物代用品,海洋中有鱼、龟、海鸟、贝壳、海藻可供食用;谨防鲨鱼、海蛇等咬伤等。

三、水运交通事故案例

1999 年 11 月 24 日,山东烟大轮船轮渡有限公司大舜号滚装船,载客 304 人,汽车 61 辆,由烟台地方港出发赴大连,途中遇风浪于 15 时 30 分返航。调整航向时船舶横风横浪行驶,船体大角度横摇。由于船载车辆系固不良,产生移位、碰撞,致使甲板起火,船机失灵,经多方施救无效,于 23 时 38 分翻沉,造成 285 人死亡,5 人失踪,直接经济损失约 9 000 万元人民币。船上共有旅客船员 312 人,最后生还者仅为 22 人。

2011 年 9 月 20 日,嘉陵江渝澳大桥水域一艘餐饮船副缆断裂,接着该船主缆断裂随后出现漂流险情,漂流过程中与另一艘船碰撞,导致餐饮船翻沉,船上 11 人全部落水,经过紧急施救,未造成人员伤亡。

2014 年 4 月 16 日,载有 476 人的"岁月"号客轮在韩国全罗南道珍岛郡屏风岛以北海域意外进水并最终沉没,仅有 172 人获救。迄今,事故造成包括 4 名中国公民在内的 295 人遇难,仍有 9 人下落不明。

2015 年 6 月 1 日晚,从南京驶往重庆的客船"东方之星"轮在长江中游湖北省荆州市监利段水域发生翻沉。事发时客船上共有 454 人,其中旅客 403 人,船员 46 人,旅行社工作人员 5 人。旅客多为旅行社组织出游的老年人,沉船事件中 12 人生还。

(周继红　杨　傲)

参 考 文 献

[1] 马进,王声湧. 铁路交通伤害流行病学研究[J]. 疾病控制杂志,2002,6(1):68-70.

[2] 王家良. 临床流行病学:临床科研设计、测量与评价[M]. 上海:上海科学技术出版社,2009.

[3] 米新. 空难人员 113 例救治分析[J]. 中国误诊学杂志,2002,2(5):292-293.

[4] 邹冬华,刘宁国,陈建国. 轿车与自行车碰撞事故仿真研究及骑车者致伤特点分析[J]. 法医学杂志,2007,23(4):250-257.

[5] 陈亚东,王丰,王萧枫,等. 温州市道路交通伤院内死亡 138 例原因分析[J]. 浙江实用医学,2008,13(5):347-349.

[6] 施建国,侯振海,叶虹,等. 高速公路交通事故致脊柱四肢损伤分析[J]. 浙江创伤外科,2008,13(1):27-28.

[7] 琚沙,唐洁,谭葭. 铁路交通伤 572 例院前急救分析[J]. 现代临床医学,2008,34(3):201-202.

[8] 熊鸿燕,易东. 医学科研方法:设计、测量与评价[M]. 重庆:西南师范大学出版社,2005.

[9] CHAU N,WILD P,DEHAENE D,et al. Roles of Age,Length of Service and Job in Work-related Injury:A Prospective Study of 446,120 Person-Years in Railway Workers [J]. Occup Environ Med,2009,Sep 7.

[10] KRUG E. A 5-year WHO strategy for road traffic injury prevention[R]. World Health Organization,1-17.

[11] LI YANG,JUN QIU,GUO-DONG LIU,et al. Motorcycle accidents in China [J]. Chin J Trauma,2008,11(4):243-246.

[12] MOHANTY MK,PANIGRAHI MK,MOHANTY S,et al. Death due to traumatic railway injury [J]. Med Sci Law,Apr,2007,47(2):156-60.

[13] WHO. Global status report on road safety-Time for action. Switzerland[R]. World Health Organization,2009.

[14] ZHOU JI HONG. The road crash and traffic injuries in China from 2003 to 2005 [J]. Chin J Trauma,2008,11(1):1-5.

第六章 驾驶人的健康状况

Abstract

Fitness to drive is very important to traffic safety. In most countries there are both medical standards and functional assessment for fitness to drive.

In this chapter, the evidence-based review of medical standards on fitness to drive is presented. Besides the standards, the physician's role is especially emphasized. Based on the driver's health and driving ability, physicians should closely keep in touch with the motor vehicle licensing authorities to decide if it is needed to give the driver "driving cessation" or not.

It is emphasized that in the early stage of some diseases, like dementia, the patients are still able to operate a motor vehicle safely, but in the later stage, the clinical symptoms become more significant and at high risk to drive, the licensing authorities should let the driver "driving cessation".

驾驶人的健康状况(fitness to drive)是指已拥有或申请驾照的人群是否有妨碍驾车的健康问题。例如是否有癫痫、需注射胰岛素的糖尿病、酒精或毒品依赖、认知障碍、心律不齐、睡眠呼吸暂停综合征、精神疾病、服用药品以及其他病症。

第一节 国际对驾驶人健康的要求

国外对驾驶人的健康有严格要求,并制定有一整套的健康标准和测试要求。在国际《驾驶人现行健康医学标准简易指南》(*At a glance guide to the current medical standards of fitness to drive*)中概括了驾驶人必须向"机动车驾驶人驾照管理处"(the drive vehicle licensing agency,DVLA)申报下列病症,并评估其是否影响驾车:①神经性疾病;②心血管疾病;③糖尿病;④精神疾病;⑤眼科(视力)疾病;⑥肾脏疾病;⑦呼吸和睡眠性疾病。对于是否要停止驾车或吊销驾照的原则是:①确实妨碍驾车安全;②吊销执照要慎重处理。

现以加拿大为例,就驾驶人健康检测和评估做一介绍。发放驾驶执照的主管部门不仅要把驾驶人某种(些)疾病的诊断作为主要依据,同时还要进行相应的功能评估,一些慢性病会妨碍驾车。驾驶人对自身健康状况的认识水平,本人处理这些病症的能力,对治疗的反应以及根据自己的身体状态调整驾驶操作的能力等,构成了医生评估驾驶人健康状况的基础。对驾驶人健康的评估是综合性的,其中包括道路上实际操作试验。道路测试在某些情况下可作为评估驾驶人体力和残疾驾车能力的依据。

一、驾驶人驾车的医学(健康)标准

加拿大机动车运输管理委员会(Canadian Council of Motor Transport Administrator,CCMTA)的医学顾问委员会(Medical Advisory Committee)提出了有关驾车人的健康标准,其中绝大多数都被地方当局

采纳。

为减少商业司机跨国驾车障碍,加美已签订了互相承认驾驶协议,但有需要胰岛素治疗的糖尿病、癫痫和听力障碍者除外。驾驶私车或商业车司机驾驶私车均不受影响。

1. 医生的作用 每个医生检查病人时,不仅要注意身体残疾,而且要力图评估病人的精神及情感上是否适于驾车,因为严重的损害或许多小的功能障碍都有可能导致驾车不安全。医生应当清醒自身的责任或司法上的要求,向病人报告其健康情况,特别是可能驾车不安全的情况,医生还需注意病人驾车的环境。

医生需注意公共卫生问题。加拿大每年因交通事故致死约3 000人,伤250 000人,而2003年死于SARS的仅44人,2004年死于West Nile病毒的仅24人。

据统计,75岁以上的老人驾车,平均发生碰撞的概率要较一般人高,其主要原因不是年龄本身而是自身的健康。已知饮酒驾车和未使用安全带是不安全的,但驾驶人大量吸烟、长时间在道路上行车、患代谢性疾病、疲劳及应用兴奋剂等,对于商业司机的健康也会有重要影响。此外,阻塞性睡眠呼吸暂停综合征、心血管疾病、成瘾行为和其他病症都会降低驾驶的安全性。

2. 机动车驾照管理处所(licensing agency)要求的健康水平 对于驾驶客车、卡车和急救车的商业司机在健康方面要比驾驶私车有更高的要求,商业司机常不能自由选择工作时间,当他们感到不适时,也不能随便抛弃旅客或甩掉货车。他们还参加重体力劳动,如装货、卸货,或是重新组合,将货物放在某处并再转移至他处,等等。如发生车祸,后果可能更严重,特别是载有旅客或装有货物时。对于飞行员和铁路工人,其健康标准与汽车司机应有所不同。

3. 对驾驶人医学检查的报告 经全面医学检查后,如仍不能确定是否适于驾车,可另请一名专家咨询,并将专家咨询意见复印一份交给驾照管理处。如功能评定超过医学检查范围,医生也可从驾驶人评估中心获取病人资料。医学检查对一些级别的驾照是强制性的,可根据医学观点决定是否发放驾照,如无肯定意见,或与以往卫生部门的意见不一致,或与驾驶人本人提交的健康情况不一致,可再请专家咨询。此外,还可补充做道路测试。通常,医生负责介绍情况,而驾照管理处根据医生的观察和对规则的说明做出是否停驾的决定。

4. 功能评估 驾驶人的健康有问题时,做功能评估是需要的,但如另有其他疾病(即须依法吊销驾照)且已知有危险增加时,则不适于做功能测试。

有些司法鉴定用的道路外评估,如采用模拟驾驶、计算机测试等方法可提供有用的客观功能信息,但仅作参考,不能作为唯一的指标。有时请有执照的技师帮助进行测试,测试通常限于私车,而商业车和摩托车不能在私人评估中心评估。如加一正式的道路现场测试,应由专门负责驾驶人功能测试的治疗师负责进行。

5. 报告时间和理由 医生有法律责任向省、地区机动车驾照管理处如实报告病人不适于驾车的情况,同时还要向他们了解有关的法律标准和程序等问题,以确保合法操作。病人有权了解给驾照管理处的报告内容和医疗卡记录,医生应与CMPA接触以了解医生本人的司法权。

6. 驾车终止 尽管研究表明,生命期望值超过驾驶期望值9.4年(男性)和6.2年(女性),但多数驾驶人并未很好地执行驾车终止这一计划。

许多人认为驾车不仅为了工作,而且也是自由和能力的标志,能驾私车常是自信、仍是社会成员和独立能力的同义语。终止驾车常由于驾驶操作行为逐渐减弱(如某些操作活动受限而导致驾车终止)或突然发生失能情况(如卒中)或进行性疾病(如老年性痴呆)。决定终止驾车的原因常是很复杂的,受许多因素的影响,有时驾驶人自愿终止驾车,有些则是被迫的。

7. 自愿停驾 驾驶人在驾车实践中自我感觉不能再驾车,而非吊销执照或其他外界因素。自愿停驾的因素有6种。①年龄:年龄过大;②性别:女性更愿停驾;③婚姻情况:单身、丧偶或离婚者较正常婚姻者更愿停驾;④社会经济情况:低收入者;⑤教育程度:较低者;⑥住处:城市居民更愿停驾。

根据加拿大Quebec Beance区调查,老年人更喜欢延长驾车年限。

8. 非自愿停驾　因驾照被吊销或因体弱、用药治疗等情况而停驾。最困难的是病人操作能力已不能胜任驾驶工作,但其本人却认为有能力。医生介入包括与病人做坦诚和敏感的讨论(有或没有家庭成员在场),涉及驾车的评定并报告驾照管理处。有关影响因素如下:①性别。男士更需要外界干预以停止驾驶。②自我认识能力。自我认识能力有障碍者更愿继续驾车,因此需要干预。

9. 讨论停驾的策略

(1) 约谈前,先要了解病人情况,谈话时,如亲属在场,可在情感上给予支持,有助于家庭成员理解停驾的必要性。

(2) 不论在初次见面还是在以后交谈中,约谈应尽可能在私下进行。

(3) 有些进行性疾病,如老年性痴呆,发病初期可能不会影响驾车,但要准备日后要停驾。

(4) 本人和亲属反映的情况可能不真实,故需从其他方面获得信息(如驾驶评估、机动车碰撞的记录),向本人和亲属说明持续驾车可能带来的危险等。

(5) 约谈内容聚焦在需要停驾上,如可行,将驾车评估作为适当的聚焦点。

(6) 病人常谈到以往的良好驾车记录,对这些可给予真诚的赞扬,最后还要谈到停驾,有时对病人说"即使最好的驾驶员,如果健康有问题,仍可能会不安全",这也有助于回到谈论的聚焦点上。

(7) 常见驾驶人,特别是老司机为了表示现在驾车仍不成问题,会谈到自己的一大堆成绩,此时要告诉他(她)"情况在变化,不要谈过去而应集中谈现在",以此再聚焦于谈论停驾问题。

(8) 了解病人如何感觉,并对其情感表示赞赏,避免企图以长时间的谈话来说服病人。实际上,即使合理的争论也易引发反弹。

(9) 拒绝接受停驾劝告的真正原因是自身价值减低降低的感觉(如不能开车的话)。

10. 遵从(compliance)　研究表明,28%的痴呆病人不顾劝告而继续开车,家庭成员在监督病人不开车方面起关键作用,如将车钥匙藏起来,使汽车不能开动,取消保险,或把车卖了,尽管如此,仍不一定成功。

二、饮酒对驾车安全的影响

发生醉酒所致的急性伤害(醉驾)应立即停驾。饮酒所致的伤害是机动车相关的车祸中最危险的单一因素。一些醉酒驾车的驾驶人,常有以下情况:

(1) 至少有一次驾车被罚,特别是因饮酒或与酒有关的惩罚。

(2) 因血液酒精浓度(BAC)达 0.15%(150mg/dl)或更高。

(3) 临床诊断有酒依赖或滥用酒精。

(4) 对改变饮酒驾车(醉驾)行为有抵触,常伴有"反社会倾向",如侵犯性和敌意性。

(5) 伍用违禁药品,如酒精/大麻或酒精/可卡因伍用。

(6) 男性。

(7) 25~45 岁。

(8) 教育:中学或更低。

(9) 以往有交通肇事或其他犯罪记录。

(10) 驾车之外也发生过危险行为。

(11) 驾车之外情况下曾有过错误判断的表现。

(12) 驾车之外情况下曾有过侵犯性表现。

(13) 生活上常感疲倦和睡眠时间少。

(14) 在常规办公室工作时也曾饮过酒。

对有饮酒驾车行为的人,经判断认为有驾车障碍的可能时应避免驾车,直到下一步评估认为可以驾车时为止。

医生应意识到,向驾照管理处报告驾驶人饮酒驾车的情况可使驾驶人停驾,并做进一步评定。凡有滥用酒精和酒精依赖(成瘾)者均应做出诊断和治疗,因这两种情况都会造成驾车危险。

对于成瘾,特别是戒后复犯者,应用 iqmition 连锁技术,不仅有助于改善安全,而且也可当成监测站系统,以检测出早期复发并尽早恢复治疗。

扫描工具包括 CAGE 调查表和 AUDIT,还有包括 10 个问题酒精应用疾病诊断试验。AUDIT 既可测出过量饮酒,还可查出滥用酒精和酒精依赖。

DSM-Ⅳ列出滥用和依赖的诊断标准,诊断酒精依赖的医学标准是与饮酒有关的失控和强迫行为(即极难停用或控制),即明知滥用酒精的后果,却不停饮酒。

三、药物对驾车安全的影响

1. 立即停止驾车　①服用镇静药;②服用兴奋剂;③视力模糊;④强光刺激后视力恢复缓慢;⑤协调或运动障碍;⑥技术试验操作障碍;⑦行为举止改变,特别是出现危险动作;⑧信号程序改变;⑨思维过程改变;⑩药物副作用:服用药物可能出现意想不到的副作用而影响驾车(如酒精伍用抗组织胺药或苯二氮䓬类 benzodiazepines,常用作安神药),凡有药物依赖时均需进行特殊治疗。

2. 临床"病史"　在评估驾驶员能否驾车时,要了解是否单独或伍用禁药或酒精以及相关病史,包括:①较年轻或缺乏经验的驾驶人,特别是男性;②年龄较大,但服用了苯二氮䓬类,特别是同时饮酒时;③轻度精神(强制)紧张;④显示有反社会倾向;⑤驾驶时出现其他危险行为,如超速、不用安全带等。

3. 常用药物　注意应用那些对脑部精神活动有影响或副作用的药物,这些药物可能影响中枢和周围神经功能。

(1)镇静和催眠。病人因失眠而服用短时睡眠药后,可驾驶任何机动车,但服用苯二氮䓬类,对老年驾驶人有危险,因治疗需要而服用过量的镇静剂也会影响驾车,如伍用酒精则增加危险性。

(2)非处方药和抗组织胺药,治疗运动病药及肌肉松弛剂。对老年人使用抗组织胺药,运动病药物、肌肉松弛剂后常见昏昏欲睡和头晕等不可预测性副作用。新的"不嗜睡"抗组织胺药是被认为安全的,但对中枢神经系统(central nervous system,CNS)有抑制作用,第一次服用时必须警示不能驾车,直至确定是否有这些副作用。

(3)鸦片类药物。服用后会出现欣快感,或抑制,或精力不集中,如可卡因、海洛因、吗啡和合成的吗啡制剂等,对病人服药的副作用以及用药频数、耐受性和依赖性要做评估。

医生给病人正式用鸦片拮抗剂计划(美沙酮 methadone 或丁丙诺啡 buprenorphine),符合 5～6 级司机驾照,在启动拮抗计划后和恢复驾驶前,推荐有一过渡期,同时推荐伍用其他药物时做临床监测(如尿液药物筛查)。

(4)CNS 兴奋剂。如苯丙胺类(amphetamines)和可卡因的副作用是不可预测的,而且妨碍驾车安全,滥用这些药物是驾车的禁忌证。应用苯丙胺类,用以治疗注意力分散和睡眠障碍,并不影响驾车,但需经常遵从开处方的医生意见。

(5)致幻药(hallucinogens)。cannabis(印度大麻麻醉药)及其衍生物麦角酸(lysergic acid diethylamide,LSD)和亚甲基二氧苯丙胺(methylenedioxyamphetamine,MDA)可改变认知能力,如这些药物已引起驾车障碍时应停驾。病人使用印度大麻时,应针对个人情况做出评估。

(6)吸入剂。一些吸入剂,如一些可溶剂(solvents)、胶黏物(glue)等对 CNS 有毒,服用后可造成毒品依赖或由于慢性脑损伤而造成驾车障碍。

(7)抗抑制和抗精神疾患药。应用抗抑制剂和抗精神病药,在使用早期调整剂量时要仔细观察,如发现昏睡表现或低血压时应告诫不要驾车,当稳定应用维持剂量且无症状时,可以任何级别驾车。

(8)抗痉挛药。一些抗癫痫药可引起昏睡,特别当首次用药或药量增加时,应对病人严密观察,当副作用持续存在时要停驾,如原有某些疾病,应限制驾车,要告诫病人存在驾车危险,随用药剂量调整可潜在性驾驶能力受限。

(9)门诊病人服用镇静。服用镇静剂(清醒镇静,conscious sedation)后 24 小时内不要驾车。

(10)抗感染药。大剂量或治疗剂量的抗感染药物可引起昏睡或神经功能失调,如发生这些副作用时,应警示停驾。

(11) 抗胆碱类药物。这些药物常引起镇静(sedation)和谵妄(delirium),常伴有幻觉的急性认知障碍和波动性意识障碍,特别是老年人,当发生这些副作用时,应警示本人或家属停驾。

四、年龄对驾车安全的影响

仅因年龄就限制驾车是不恰当的,老年人不是驾车的禁忌证,只是不健康/有病的老年人才要停驾,中度至重度老年性痴呆是驾车的禁忌证。

上述几乎所有与健康有关的影响驾驶的情况在老年人中更为多见,在 65 岁以上的人群中,每驾车 1km 所造成的车祸概率是最高的。但是,这并不能解释为单纯的年龄因素。事实上,健康的老年驾驶人具有丰富的驾车经验,会避免不必要的危险,他们属于道路行车中最安全的一类驾驶人,由于不少老年人存在和积累一些健康不良因素,这才是影响驾车的主要原因。由于"老年"本身不是导致车祸发生率较高的因素,因此单纯因年龄而限制老年人驾驶是不妥当的。

第二节 我国对驾驶人健康的要求

我国曾于 2001 年通过了"机动车驾驶员身体条件及其评测要求"(physical qualifications for automobile drivers and their test protocol)的国家标准(GB 18463-2001),2001 年 10 月 22 日由中华人民共和国国家质量监督检验检疫总局批准,2002 年 3 月 1 日起实施,但目前已废止,暂无新的代替标准,在科研上仍然适用,具体实践中略有出入,现摘其主要内容和交管局网站上初次申领驾照对身体条件的要求介绍如下。

1. 范围　标准规定了机动车驾驶员(简称驾驶员)身体条件要求及其测定和评价工作规范,适用于机动车驾驶员身体条件测评。

2. 引用标准　略。

3. 定义

(1) 初考驾驶员(learner driver)。即考证驾驶员,指参加驾驶员资格考试尚未获取中华人民共和国机动车驾驶证的人员。

(2) 在职驾驶员(licensed driver)。即持证驾驶员,指持有中华人民共和国机动车驾驶证并能够从事驾驶工作的驾驶员。

(3) 驾驶适性(driving adaptation)。指从事机动车驾驶工作应该具备的基本心理素质,其测评指标是指速度估计、复杂反应判断、操纵技能、夜视力、动视力及深视力。

(4) 速度估计(speed anticipation)。被试者对物体运动速度感知判断的准确性,即对速度快慢的估计能力。估计偏高和偏低均影响判断的准确性。

(5) 复杂反应判断(multiple reaction judgment)。机体对外界刺激在一定时间内做出正确应答的判断能力。用误反应次数表示。

(6) 操纵功能(attention distribution and duration)。即注意能力测试,被试者操纵方向盘控制左、右两根指针同时不断回避动态中呈现的障碍标记以测定其注意的稳定性、注意分配和注意转移的能力。用误操作次数表示。

(7) 夜视力(night acuity)。即暗适应视觉,人眼在明亮环境下突然进入黑暗环境中逐渐恢复辨别物体的能力。

(8) 动视力(dynamic acuity)。人与视觉对象存在相对运动时,人眼辨别物体的能力。

(9) 深视力(depth perception)。即深度知觉被试者对物体深度运动的相对距离和空间位置的感知能力。

4．测评指标

（1）身高。驾驶大型客车、大型货车、无轨电车者≥1.55m。

（2）视力。两眼视力（允许矫正）各≥4.9（按 GB 11533），相当于小数视力 0.7。交管局网站对视力要求更加详细：申请城市公交车、大型货车、无轨电车或者有轨电车准驾车型的，两眼裸视力或者矫正视力达到对数视力表 5.0 以上。申请其他准驾车型的，两眼裸视力或者矫正视力达到对数视力表 4.9 以上。单眼视力障碍，优眼裸视力或者矫正视力达到对数视力表 5.0 以上，且水平视野达到 150°的，可以申请小型汽车、小型自动挡汽车、低速载货汽车、三轮汽车、残疾人专用小型自动挡载客汽车准驾车型的机动车驾驶证。

（3）听力。两耳低频纯音气导听阈<25dB（按 GB 16152）。交管局网站规定：两耳分别距音叉 50cm能辨别声源方向。有听力障碍但佩戴助听设备能够达到以上条件的，可以申请小型汽车、小型自动挡汽车准驾车型的机动车驾驶证。

（4）辨色力。无红绿色盲。

（5）血压。收缩压<140mmHg，舒张压<90mmHg（按 WHO 报告《高血压控制》）。肺功能：主要是指肺通气功能，以肺活量和用力肺活量为测定指标，仅用于高原地区的检测。肺功能按 GB/T 16180 正常级执行。交管局网站对此项无要求。

（6）无妨碍安全驾驶的疾病及生理缺陷。交管局网站要求：①上肢。双手拇指健全，每只手其他手指必须有 3 指健全，肢体和手指运动功能正常。但手指末节残缺或者左手有 3 指健全，且双手手掌完整的，可以申请小型汽车、小型自动挡汽车、低速载货汽车、三轮汽车准驾车型的机动车驾驶证。②下肢。双下肢健全且运动功能正常，不等长度不得大于 5cm。但左下肢缺失或者丧失运动功能的，可以申请小型自动挡汽车准驾车型的机动车驾驶证。③躯干、颈部。无运动功能障碍。④右下肢、双下肢缺失或者丧失运动功能但能够自主坐立，且上肢符合身体条件第 5 项关于上肢条件规定的，可以申请残疾人专用小型自动挡载客汽车准驾车型的机动车驾驶证。一只手掌缺失，另一只手拇指健全，其他手指有两指健全，上肢和手指运动功能正常，且下肢符合条件规定的，可以申请残疾人专用小型自动挡载客汽车准驾车型的机动车驾驶证。⑤有器质性心脏病、癫痫病、梅尼埃病、眩晕症、癔病、震颤麻痹、精神病、痴呆以及影响肢体活动的神经系统疾病等妨碍安全驾驶疾病的。

（7）速度估计。初考驾驶员为 500～2 400 毫秒；在职驾驶员为 800～2 500 毫秒。交管局网站对此项无要求。

（8）复杂反应判断误反应次数。初考驾驶员≤8 次；在职驾驶员≤5 次。交管局网站对此项无要求。

（9）操纵机能误操作次数。初考驾驶员≤130 次；在职驾驶员≤110 次。交管局网站对此项无要求。

（10）夜视力。≤35s。交管局网站对此项无要求。

（11）动视力。≥0.2。交管局网站对此项无要求。

（12）深视力。初考驾驶员为－25～＋25mm；在职驾驶员为－22～＋22mm。交管局网站对此项无要求。

5．身体条件评判标准

（1）驾驶员应该达到 4.1～4.6 各项指标全部正常。

（2）驾驶员驾驶适性测评须达到下列条件之一：①4.7～4.9 各项指标正常，4.10～4.12 各项指标中可有一项或两项指标不正常。②4.10～4.12 各项指标正常，4.7～4.9 各项指标中可有一项指标不正常。

6．身体条件测评工作要求

（1）各项测试指标所用的测试仪器必须由相应的计量检定机构检定。

（2）测评技术人员必须经严格培训并获得专业技术资格证书方可上岗测评。

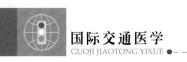

第三节　我国驾驶证制度的规定及获取驾驶证的条件

获取驾驶证需提出申请(表6-1),履行相关手续和接受技术考试,但获得驾照的前提必须是具备驾车的身体健康条件。我国驾驶证制度的有关规定,摘要介绍如下。

一、驾驶机动车资格规定

机动车是高度危险的交通工具,上道路行驶对驾车者、乘客和社会公众人身及财产安全都具有很大的威胁。驾驶机动车应当有驾驶证是国际惯例,也是保证交通安全的需要。本款有两层含义:一是驾驶机动车应当有驾驶证;二是驾驶证应依法取得。

机动车驾驶证,是指依法允许学习驾驶机动车的人员,经过学习,掌握了交通法规知识和驾驶技术后,经管理部门考核合格,核发准予驾驶某一类型机动车(表6-2)的法律凭证。我国现行的民用驾驶证分为:中华人民共和国机动车驾驶证(以下简称驾驶证)、学习驾驶证明(以下称学习驾驶证)、中华人民共和国临时机动车驾驶许可(简称临时驾驶证)。

驾驶证,是指机动车驾驶人具有驾驶某一车型资格的技术证明,也是上道路驾驶车辆的法定证件,凭此证可以在道路上驾驶准驾车型的机动车,不论何地所发,驾驶证全国有效,有效期6年、10年和长期。初次领取驾驶证的第一年为实习期,实习期驾驶机动车有所限制。

学习驾驶证,是学习机动车驾驶技术的法定证件,持证人可以凭学习驾驶证在随车教练员的指导下,在指定的考场或教练车路线、场地、时间,学习驾驶规定车型的机动车,有效期3年。

临时驾驶证,是在规定期限和区域的道路上驾驶某种机动车的法定证件。持有国际或我国承认的驾驶执照的外国人,驾驶机动车临时入境旅游、比赛,以及港澳台人员驾驶机动车临时入境旅游、探亲等驾驶机动车的,必须向公安机关交通管理部门申领临时驾驶证。临时驾驶证有效期在3个月以内。

二、申领驾驶证程序的规定

1. 驾驶许可条件　身体条件如下。

(1)身高。申请大型客车、牵引车、城市公交车、大型货车、无轨电车准驾车型的,身高为155cm以上。申请中型客车准驾车型的,身高为150cm以上。

(2)视力。申请大型客车、牵引车、城市公交车、中型客车、大型货车、无轨电车或者有轨电车准驾车型的,两眼裸视力或者矫正视力达到对数视力表5.0以上。申请其他准驾车型的,两眼裸视力或者矫正视力达到对数视力表4.9以上。单眼视力障碍,优眼裸视力或者矫正视力达到对数视力表5.0以上,且水平视野达到150°的,可以申请小型汽车、小型自动挡汽车、低速载货汽车、三轮汽车、残疾人专用小型自动挡载客汽车准驾车型的机动车驾驶证。

(3)辨色力。无红绿色盲。

(4)听力。两耳分别距音叉50cm能辨别声源方向。有听力障碍但佩戴助听设备能够达到以上条件的,可以申请小型汽车、小型自动挡汽车准驾车型的机动车驾驶证。

(5)上肢。双手拇指健全,每只手其他手指必须有3指健全,肢体和手指运动功能正常。但手指末节残缺或者左手有3指健全,且双手手掌完整的,可以申请小型汽车、小型自动挡汽车、低速载货汽车、三轮汽车准驾车型的机动车驾驶证。

(6)下肢。双下肢健全且运动功能正常,不等长度不得大于5cm。但左下肢缺失或者丧失运动功能的,可以申请小型自动挡汽车准驾车型的机动车驾驶证。

(7)躯干、颈部。无运动功能障碍。

（8）右下肢、双下肢缺失或者丧失运动功能但能够自主坐立，且上肢符合本项第 5 目规定的，可以申请残疾人专用小型自动挡载客汽车准驾车型的机动车驾驶证。一只手掌缺失，另一只手拇指健全，其他手指有两指健全，上肢和手指运动功能正常，且下肢符合本项第 6 目规定的，可以申请残疾人专用小型自动挡载客汽车准驾车型的机动车驾驶证。

有器质性心脏病、癫痫病、梅尼埃病、眩晕症、癔症、帕金森病、精神病、痴呆以及影响肢体活动的神经系统疾病等妨碍安全驾驶疾病的，以及 3 年内有吸食、注射毒品行为或者解除强制隔离戒毒措施未满 3 年，或者长期服用依赖性精神药品成瘾尚未戒除的不得申请机动车驾驶证。

初次申请学习驾驶证的年龄：申请小型汽车、小型自动挡汽车、残疾人专用小型自动挡载客汽车、轻便摩托车准驾车型的，在 18 周岁以上，70 周岁以下；申请低速载货汽车、三轮汽车、普通三轮摩托车、普通二轮摩托车或者轮式自行机械车准驾车型的，在 18 周岁以上，60 周岁以下；申请城市公交车、大型货车、无轨电车或者有轨电车准驾车型的，在 20 周岁以上，50 周岁以下；申请中型客车准驾车型的，在 21 周岁以上，50 周岁以下；申请牵引车准驾车型的，在 24 周岁以上，50 周岁以下；申请大型客车准驾车型的，在 26 周岁以上，50 周岁以下；接受全日制驾驶职业教育的学生，申请大型客车、牵引车准驾车型的，在 20 周岁以上，50 周岁以下。

2. 申请程序　申请时需填写《机动车驾驶证申请表》(表 6-1)；交验身份证件(居民身份证、护照等)、接受身体检查。

表 6-1　机动车驾驶证申请表

				受理岗签字签章					档案编号		
申请人信息	姓名				性别		出生日期			国籍	
	身份证明名称	号码									照片
		号码									
	邮寄地址										
	固定电话				电子信箱						
	移动电话				邮政编码						
申请业务种类	□初次申领	申请的准驾车型代号			□驾校培训　□有驾驶经历　□自学直考						
	□增加准驾车型				□驾校培训　□全日制职业教育　□最高准驾车型被注销　□自学直考						
	□持军警驾驶证申领				□军队驾驶证　□武警驾驶证						
	□持境外驾驶证申领				□香港驾驶证　□澳门驾驶证　□台湾驾驶证　□外国驾驶证						
	□证件损毁换证　　　□转入换证				□有效期满换证						
	□达到规定年龄换证　□自愿降低准驾车型换证				申请的准驾车型代号						
	□因身体条件变化降低准驾车型换证										
	□信息变化换证	变更事项			变更内容						
	□信息备案	从业单位									
	□补证				□丢失　　　　　　　□其他						
	□注销				□本人申请　□死亡　□身体条件不适合　□丧失民事行为能力　□其他						
	□注销最高准驾车型			原因	□发生交通事故造成人员死亡，承担同等以上责任						
	□注销实习准驾车型				□连续三个记分周期不参加审验　□记满12分						
					□延长的实习期内再次记6分以上但未达到12分						
	□恢复驾驶资格	准驾车型代号			□超过有效期一年以上未换证被注销未满两年						
					□未按规定提交体检证明被注销且机动车驾驶证在有效期内或超过有效期不满一年						
	□延期换证　□延期审验□延期提交身体条件证明				□服兵役　　　□出国(境)　　　□其他						

续表

申请方式	□本人申请　　□监护人申请　　□委托 _____ 代理申请			
委托代理人监护人信息	代理人/监护人姓名		身份证明名称		身份证明号码	
	联系地址			联系电话	

申告的义务和内容	申请人应当如实申告是否具有下列不准申请机动车驾驶证的情形： 一、器质性心脏病、癫痫病、梅尼埃病、眩晕症、癔病、震颤麻痹、精神病、痴呆以及影响肢体活动的神经系统疾病等妨碍安全驾驶疾病； 二、三年内有吸食、注射毒品行为或者解除强制隔离戒毒措施未满三年，或者长期服用依赖性精神药品成瘾尚未戒除； 三、提供虚假申请材料，以欺骗等不正当手段申领机动车驾驶证； 四、造成交通事故后逃逸构成犯罪； 五、饮酒后或者醉酒驾驶机动车发生重大交通事故构成犯罪； 六、醉酒驾驶机动车或者饮酒后驾驶营运机动车依法被吊销机动车驾驶证未满五年； 七、醉酒驾驶营运机动车依法被吊销机动车驾驶证未满十年； 八、因其他情形依法被吊销机动车驾驶证未满二年； 九、驾驶许可依法被撤销未满三年； 十、法律和行政法规规定的其他不准申请的情形。 上述内容本人已认真阅读，本人不具有所列的不准申请的情形。

申请人及代理人对申请材料的真实有效性负责。
自新机动车驾驶证领取之日起，原机动车驾驶证作废，不得继续使用。

申请人签字：

年　　月　　日

代理人/监护人签字：

年　　月　　日

3. 考试、核发相应类别（准驾车型）驾驶证　车辆管理所对符合规定的，考试道路交通安全法律、法规和相关知识合格后，核发学习驾驶证明。对持有学习驾驶证明并掌握驾驶技能的，经考试合格核发驾驶证。考试顺序：①道路交通安全法律、法规和相关知识科目（科目一）；②场地驾驶技能考试科目（科目二）；③道路驾驶技能和安全文明驾驶常识考试科目（分为道路驾驶技能考试，简称科目三路考；安全文明驾驶常识考试简称科目三理论考试）。科目一考试合格后，可以任选进行科目二或科目三路考；科目二及科目三路考合格后方能进行科目三理论考试。

表 6-2　我国准驾车型及代号表

准驾车型	代号	准驾的车辆	准予驾驶的其他准驾车型
大型客车	A1	大型载客汽车	A3、B1、B2、C1、C2、C3、C4、M
牵引车	A2	重型、中型全挂、半挂汽车列车	B1、B2、C1、C2、C3、C4、M
城市公交车	A3	核载 10 人以上的城市公共汽车	C1、C2、C3、C4
中型客车	B1	中型载客汽车（含核载 10 人以上、19 人以下的城市公共汽车）	C1、C2、C3、C4、M
大型货车	B2	重型、中型载货汽车；重型、中型专项作业车	
小型汽车	C1	小型、微型载客汽车以及轻型、微型载货汽车；轻型、微型专项作业车	
小型自动挡汽车	C2	小型、微型自动挡载客汽车以及轻型、微型自动挡载货汽车	
低速载货汽车	C3	低速载货汽车	C4
三轮汽车	C4	三轮汽车	
残疾人专用小型自动挡载客汽车	C5	残疾人专用小型、微型自动挡载客汽车（允许上肢、右下肢或者双下肢残疾人驾驶）	

续表

准驾车型	代号	准驾的车辆	准予驾驶的其他准驾车型
普通三轮摩托车	D	发动机排量大于 50ml 或者最大设计车速大于 50km/h 的三轮摩托车	E、F
普通二轮摩托车	E	发动机排量大于 50ml 或者最大设计车速大于 50km/h 的二轮摩托车	F
轻便摩托车	F	发动机排量小于等于 50ml,最大设计车速小于等于 50km/h 的摩托车	
轮式自行机械车	M	轮式自行机械车	
无轨电车	N	无轨电车	
有轨电车	P	有轨电车	

第四节　驾驶人素质培养

驾驶人的素质、生理、心理等特点不属于对驾车必需的健康要求,但这些对驾车安全会产生不同程度的影响。诚然,有些是与生俱有的,即先天性的,有些则是后天性的。通过培训,要尽可能使不利于驾车安全的因素降低至最小限度。

1. 职业道德　机动车驾驶人良好的品德和职业操守能有效地减少和预防交通违章事故的发生,有的驾驶人责任心不强,甚至驾车时思想不集中,或是和前排乘员聊天嬉笑,或是醉酒驾车、超速驾车、不能礼让,甚至肇事后逃逸,这些违章(/法)行为,都是后天的,因此要努力培养和加强职业操守,消除不良行为,确保安全驾车。

2. 生理特点　不同年龄段的驾驶人对驾车的安全性有一定差异。统计显示,约一半的交通事故发生在 25 岁以下的青年驾驶人;每百万千米的车祸次数以 20 岁以下的驾驶人最多,26～40 岁的驾驶人较少;40～55 岁的有经验驾驶人也不易发生车祸。但老年人驾车,其反应能力较慢,控制车辆的能力不如年轻人。

研究表明,血型与驾车安全也可能有一定的关系。香港的一份报告称,A 型血的人发生交通事故少;O 型血的人自身防卫能力强,但因注意力分散引发的人身事故较多;B 型血的人注意力较分散,事故多;AB 型肇事最多。日本对 2 000 名交通肇事者做了调查,结果显示,驾车不满 1 年就出事故的以 A 型和B 型者居多;A 型喜开快车,初驾时易发生事故,接受教训后转向谨小慎微;A 型和 AB 型的人对自己安全不注意,故在缺乏经验的情况下易发生事故。还有的学者报告,在十字路口肇事的司机多为 O 型和 B 型,因为前者有保持直线运动的特点,后者在十字路口易左顾右盼。

以上研究结果只表示一种倾向,对交通安全不会产生重大影响,但可作为自我调整的参考。

3. 心理特点　气质是一个人先天决定的心理特征,主要表现在人的情感活动发生的速度、强度、稳定性和灵活性等方面,通常分为 4 种类型。①多血质类型:表现为精力充沛、反应快、操作动作敏捷、处理情况准确,但情绪不够稳定,有时马虎、轻率而不利于交通安全;②胆汁质类型:表现为行动敏捷、果断,但情感强烈,往往不能自控,行车中不顺利时易出现暴躁或斗气等影响安全的行为;③黏液质类型:表现为安静稳重,动作迟缓沉着,处理情况不够果断,急变能力差,对安全行车不利;④抑郁质类型:表现为性格内向,易忧郁,行动迟缓,对意外情况不知所措,对行车不利。

以上4种类型都有积极的一面,也有消极的一面,单纯属于某一种气质的人比较少,多为混合型,而且随着思想逐渐成熟和经验不断积累,原始类型的行为特征会得到改变。尽管如此,作为驾驶人,最好能了解自身的气质特点,发扬优势,克服不利于安全行车的一面。

驾驶人的心态与驾车安全有很大关系:积极的心态表现为精神振奋、注意力集中,遇意外情况能保持冷静,化险为夷。消极心态表现为萎靡不振、精力分散,遇意外情况则过度紧张,焦急不安,从而易引发车祸。

此外,一些不良的心理状态也会影响驾车安全。常见的有以下几种:

(1)麻痹心理。对困难和意外情况估计不足,过于乐观自信,对发生事故毫无思想准备,易发生车祸。

(2)急躁心理。在急于到达目的地或堵车时间久,或人车拥挤,路况、气候不佳等情况下,易产生急躁情绪,此时容易不顾安全而冒险开车。

(3)紧张心理。驾车技术不熟练,上路或遇到突如其来的意外情况,或眼见别人发生车祸时易出现紧张情绪,以致操作失常。

(4)刺激心理。青年驾车人喜欢寻求刺激,开飘车、超速车或开赌气车,强行超车,从而大大增加了发生事故的概率。

以上几种不良的心理状态,是驾车安全的高危因素,因此驾驶人要强化心理训练和品德修养,以认真负责的态度和情绪饱满的心态开车,预防和克服各种心理失衡的因素,确保安全驾车。

4. 性格修养 人的性格特征体现出人的心理素质,它是后天养成的,理论上说是可以改变的,但由于它是多年积累形成的,因而不易改变,甚至有人一辈子也改变不了。如开朗、豪爽、冲动倔强("牛脾气")、暴躁("火性子")等,研究表明,许多肇事的驾驶人都有不同程度的不良性格。良好的驾驶性格表现为以下几方面:

(1)自觉性。有较高的认知判断能力和严格守法的安全观念。

(2)主动性。以积极主动的态度对待驾车,对意外情况有预见性和主动思考对策。

(3)果断性。有处理应急的能力,遇意外情况可当机立断,绝不优柔寡断。

(4)自制性。遇各种情况能保持冷静的态度,能控制情绪,正确处理各种意外事件。

(5)持久性。凡交通法规明文规定的要坚决遵守,持之以恒,对车辆保养维修、安全装置的检查更新等要形成工作常规,任何情况下都能按操作规程驾车。

驾车安全是一项综合性因素的系统工程,其中驾驶人经常是主体,稍不留心或麻痹大意,就可能造成事故和人员伤亡,"小小的"错误能造成"天大的"损伤,再后悔也来不及弥补。作为驾驶员个人,首先是要具备必要的健康条件,同时要有高度的责任心,既要有信心,不紧张,又要细心、冷静地处理意外情况,永远把驾车安全放在首位。

(王正国　杨宁康)

参 考 文 献

[1] Canadian Medical Association. Driver's Guide:Determining medical fitness to operate motor vehicles[R]. CMA Driver's Guide. 7th edition. OTTawa(on):canadian Medical Association,2006,1-63.

[2] WANG ZHENGGUO. Fitness to drive in China[J]. J Traffic Med, 1996, 24:23-25.

[3] Driver and Vehicle Licensing Agency for Medical Practitioners. At a glance guide to the current medical standards of fitness to drive[R]. Issued by Drivers Medical Group. Swansea. Feb,2010,12.

第七章　中国汽车健康指数

Abstract

With 40 years rapid development since reform and opening-up, Life level of the Chinese people have greatly improved, meanwhile the demand for automotive consuming has undergone profound changes, which shows significant consumption upgrading trend. Car quality consumption is a new consumer symbol in the life form and service mode of the consumer. The China Automotive Engineering Research Institute focus on the environmental health inside of car, and combines with the technical resources of the automobile, medical, communication, environmental protection and other industries to create the evaluation system— "China-Automobile Health Index (C-AHI)". C-AHI evaluation system can provide systematic standardized data from the 5 aspects: volatile organic compounds (VOC), volatile odor intensity (VOI), electro-magnetic radiation (EMR), particulate matter (PM), and vehicle allergy risk (VAR), which provides a reference for consumers to purchase cars, provides improvement basis for automobile companies, and promotes the healthy development of Chinese automobile industry.

第一节　中国汽车健康指数概况

中国汽车健康指数是在国际交通医学会的指导下,由中国汽车工程研究院股份有限公司主导,并与汽车、医疗、通信、环保行业通力协作,制定的集消费者、汽车企业、国家政策三位一体的第三方评价体系,旨在通过公正、公开、真实的评价数据,建立中国汽车健康新标准。

中国汽车健康指数始终秉持以服务社会为根本,以提升车内环境健康安全为目的,充分发挥跨行业合作的叠加优势,更好地引领理性购车消费潮流,推动行业健康发展。

一、指数背景

汽车作为"改变世界的机器"已成为我们日常生活中不可或缺的重要组成部分。汽车在给人们带来发展与便利的同时,也引发了一些社会问题,如车内环境健康。

自 2002 年国内首例新车气味污染案在北京市开庭审理,陆续爆出新车苯超标、甲醛超标等车内挥发性有机化合物超标事件。2013 年起,国家质检总局 3·15 消费者权益日公布的汽车产品缺陷信息投诉情况显示,车内异味已经成为车主投诉最为集中的问题。近年来,国内多地雾霾问题日益突出,车内 PM2.5 浓度备受关注。2013 年,中华人民共和国商务部转载了日本关于电动车充电器电磁波对人体危害的文章。

健康环保的车内驾乘环境对保障驾乘人员的身体健康具有重要意义,而国内至今尚无一套评价体系将车内环境污染和驾乘人员健康关联起来。基于该现状,中国汽研组建专业研究团队,筹集专项研究资金,开展体系研究和试验评价,通过全面、长效的资源保障,保证指数体系工作开展的客观独立性和可持续性。

中国汽车健康指数测试评价除了可以服务汽车消费者买车、用车,还能为整车企业优化产品设计提供数据输入,让整车企业关注绿色环保内饰材料的使用、关注并主动提升车内空气感官体验、关注车内颗粒物净化能力、关注电磁辐射的控制与防护,促进行业健康发展。

二、指数框架

中国汽车健康指数测试评价体系框架包括 5 个板块:车内挥发性有机化合物(volatile organic compounds,VOC)、车内气味强度(volatile odor intensity,VOI)、电磁辐射(electro-magnetic radiation,EMR)、车内颗粒物(particulate matter,PM)、车内致敏风险(vehicle allergy risk,VAR)(图 7-1)。其中,VOC、VOI、EMR 三个板块的测评规程已正式对外发布,PM 与 VAR 两个板块测评规程正在研究制定中。

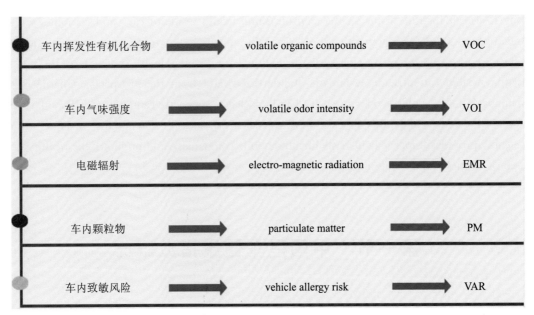

图 7-1　中国汽车健康指数测评体系框架

(1) 车内挥发性有机化合物。车内挥发性有机化合物会抑制中枢神经系统,对眼黏膜、鼻黏膜、呼吸道和皮肤产生刺激,当其达到一定浓度时还可能引起头痛、恶心、呕吐、乏力等症状。苯、甲醛等组分还具有致癌和致基因突变的风险。

(2) 车内异味。车内令人不愉快的气味会使驾乘人员出现心烦、头昏、咳嗽等"驾车综合征",影响行车安全。

(3) 电磁辐射。射频电磁场为 2B 类致癌物,即可能致癌类。低频电磁场可对人体神经元和肌肉产生影响,长期暴露于极低频电磁场中会导致儿童患白血病。

(4) 车内颗粒物。车内颗粒物粒径小,表面积大,活性强,容易成为多环芳烃、二噁英、重金属、致病微生物等毒物的载体,经人体吸入后,影响呼吸系统、心血管系统、神经系统等。

(5) 车内致敏风险。过敏反应又称超敏反应或者变态反应。指机体受同一抗原物质再次刺激产生的一种很强的病理性免疫反应,是目前世界上常见的慢性疾病之一。车内材料及相关污染源,对易过敏人群而言会极剧增大其接触致敏原的潜在风险。

第二节　中国汽车健康指数国内外研究进展

一、车内挥发性有机化合物

挥发性有机化合物指在常温状态下容易挥发的有机化合物。不同机构对 VOC 给出了不同的定义，WHO 对其定义为沸点在 $50\sim260℃$ 的所有化合物，除了杀虫剂；EU 将 VOC 定义为在 $20℃$ 条件下，蒸气压大于 $0.01kPa$ 的所有有机物；US EPA 认为所有含碳的并参加大气中光化学反应的有机物都是 VOC；Australian National Pollution Inventory 定义 VOC 为在 $25℃$ 条件下，蒸气压大于 $0.27kPa$ 的所有有机物。

车内空间 VOC 污染严重，主要由于两方面原因：一是由于汽车密闭性好，大多数情况下门窗关闭，不利于有害气体与车外空气进行交换；二是由于汽车玻璃门窗所占比例大，长时间暴露在阳光下，车内温度幅度变化大。在高温下，车内零部件及装饰材料中的有害物质更容易释放出来。车内挥发性有机化合物的主要来源包括座椅、仪表板、顶棚、行李箱、黏合剂、密封条、遮阳板、地毯、隔音棉、方向盘等。车内常见的挥发性有机化合物包括苯、甲苯、二甲苯、乙苯、苯乙烯、甲醛、乙醛、丙烯醛、丙酮、对-二氯苯、十一烷、乙酸丁酯等。

国际上针对车内空气质量开展了大量研究工作。2004 年，俄罗斯制定了《汽车交通工具乘客厢和驾驶室空气中污染物含量实验标准和方法》（P51206－2004）；2005 年，日本颁布了《小轿车车内空气污染治理指南》；2006 年，德国颁布了《德国汽车车内环境标准》（VDA）（DIN）；2007 年，日本汽车工业协会出台了《汽车内 VOC 检测方法》（JASO M 902－2007）和降低汽车内 VOC 的自主举措；2010 年，ISO 标准 *Interior air of road vehicles*（ISO 12219）正式发布；之后国际上各大主机厂纷纷出台企业标准应对车内 VOC。

中国国家环保总局于 2004 年召开国家标准《车内污染物限值和测量方法》论证报告会，标志着车内空气质量标准制定正式启动；2007 年，国内首个整车 VOC 采样及测定方法标准，即 HJ/T 400－2007《车内挥发性有机物和醛酮类物质采样测定方法》出台；2009 年，环境保护部公布了《车内空气中挥发性有机物浓度要求》（征求意见稿），该要求规定了车内空气中 VOC 的浓度要求，并确定以苯、甲苯、二甲苯、苯乙烯、乙苯、甲醛、乙醛和丙烯醛作为主要控制物质；2011 年，环保部与国家质检总局制定了 GB/T 27630－2011《乘用车内空气质量评价指南》；2016 年，GB 27630《乘用车内空气质量评价指南》修订版征求意见，拟修改部分管控物质限值并拟修订为强制性标准。

纵观国内外 VOC 相关标准，其最大的差异是试验流程不同，中国标准测试常温静止状态下车内的 VOC 浓度；ISO 标准在常温静止状态的基础上，加入高温静止状态和通风状态的动态测试；日本标准主要考察高温静止状态和动态情况下车内 VOC 浓度；俄罗斯标准不需在环境舱中进行试验，着重考察动态过程中车内 VOC 浓度；德国大众 PV 3938 标准规定了高温静态 VOC 测试方法。

各 VOC 标准管控物质和限值也不尽相同。中国的标准规定"五苯三醛"为管控物质，并规定了 8 种物质的限值；日本标准的监测物质包括甲醛、甲苯、二甲苯、乙醛、对二氯苯、苯乙烯、乙烯苯、毒死蜱、邻苯二酸二丁酯、十四烷、邻苯二酸二乙基己基、二嗪农、芬布卡尔等共计 13 种挥发性有机化合物；俄罗斯标准针对使用汽油和（或者）液化油气工作的带点火启动式发动机的汽车监控 $C_2\sim C_{10}$、CO、NO、NO_2，针对带压燃式发动机（柴油发动机和压燃式燃气发动机）的汽车监控 CO、NO、NO_2、CH_2O，针对使用压缩天然气工作的带点火启动式发动机的汽车监控 CO、NO、NO_2、CH_4，并在标准中规定了各管控物质的限值；韩国车内 VOC 标准主要关注苯、甲苯、二甲苯、乙苯、苯乙烯、甲醛。

二、车内气味强度

异味气体通常由多种气味物质混合组成,且气味物质之间普遍存在相互作用,目前的气味强度预测模型存在预测效果不佳和适用范围有限等不足。单一组分的预测模型通常使用韦伯定律,即 $OI = k\lg C$,可知气味强度与气味化合物的对数成正比,气味物质去除 90%,人的嗅觉感觉只降低 50%。因此,VOC 浓度高,车内异味强度不一定高,反之亦然。不同气味物质混合后,相互作用机制复杂,一种气味类型消失后,被掩蔽的气味又表现出来。所以,汽车企业在治理车内气味方面的难度也大。

现阶段,用于车内气味强度分析的仪器主要由电子鼻完成,其原理是通过采样系统将气味传送到传感器所在的测试腔,此时,气味与传感器的活性材料反应,传感器把化学输入转换为电信号;计算机通过电路部分采集电信号,然后采用模式识别对这些电信号进行处理,来分析和识别所测的气体。但这种方法存在一个弊端,传感器对车内空气中的有机化合物不够敏感,且模式识别部分存在欠缺,难以评价气味的叠加效果。在嗅觉方面,人比机器敏感 10 000 倍,因此引入气味强度嗅辨员对车内气味强度等级进行评价,其优势体现在适用于任何气味物质,可以评定气味物质的叠加效果,测试结果与消费者感觉保持一致。

国际上关于汽车领域的气味标准多针对车用材料,参考零部件和车内内饰气味强度的划分方法,国内外也形成了多个整车车内气味强度的标准。主要分为以下两大类:德系气味评价标准将车内气味强度从好到差分为 1~6 级,1 级最好,6 级最差。大众、福特、沃尔沃、奇瑞、长城、标致、上汽等企业标准参考了德系的气味评价方法。美系气味评价标准将车内气味强度从差到好分为 1~10 级,1 级最差,10 级最好,参考该评价方法的车企主要是通用和吉利。各汽车企业整车或内饰气味标准评价的差异见表 7-1。

表 7-1　不同汽车企业气味标准差异

主机厂	评价人数	等级划分	最小单位	合格等级	等级描述
大众	≥5			—	
福特	≥6			≤3	
奇瑞	3~5			—	
长城	≥6			≤4	1 级无气味,6 级无法忍受
上汽	≥5	6	0.5	—	
沃尔沃	≥5			—	
标致	≥5			—	
丰田	≥5			≤3/3.5	0 级无气味,5 级无法忍受
现代	≥3			≥4	6 级无气味,1 级无法忍受
通用	≥6	10	1	≥6	10 级无气味,1 级无法忍受
吉利	≥7			≥6	

此外,长城、标致、丰田等汽车企业标准还需要嗅辨员对气味类型做出评价。如长城标准要求通过嗅辨对车内气味是否存在甜性、酸性、焦油味、刺鼻味、油味、芳香味等异味进行描述;标致在描述是否存在的基础上,还需要嗅辨员在若存在该味道时描述出对应味道的强度;丰田除了描述气味的味型外还要求嗅辨员描述诸如刺痛感、头的眩晕感、恶心、眼睛刺激、喉咙凉爽、让人昏昏欲睡等反映到身体上的感觉。

三、电磁辐射

由于汽车的电动化和智能网联化,越来越多的电子电气设备被安装在汽车上,这将导致车辆电磁环境越来越复杂,急需一套用来评估车辆电磁辐射水平的测试方法,中国汽车健康指数就包括了车辆电磁辐射水平评估方法。

电磁辐射属于非电离辐射,依据形式的不同,电磁辐射对人的影响体现在 3 个方面。

(1)致热效应。一定能量的电磁波进入人体后,该能量会转化为热能,从而使得局部温度上升。当能量值超过人体所能接受的限制后,该部分机体就会因为过热而遭到破坏甚至死亡。

(2)非致热效应。部分电磁波的能量密度较小,所携带的能量不足以引起局部组织的过热损伤,但侵入人体的电磁波会对人体本身的内循环及代谢产生影响。

(3)累积效应。致热效应和非致热效应一般不会对人体造成永久性的损伤。同时,由于具有自愈能力,人体会慢慢修复这些损伤。但是在修复过程中如果再次遭受到电磁辐射,则受伤害程度就会加深,长此以往就会形成永久性的病症,难以根除。

低频电磁场可对人体神经元和肌肉产生影响,世界卫生组织国际肿瘤研究机构(IARC)将极低频磁场被归类为对人类可疑的致癌物。暴露于射频信号下,人体的神经、心血管、内分泌、免疫、生殖等系统均受到不同程度的影响,世界卫生组织国际肿瘤研究机构(IARC)将射频电磁场归为"可能致癌"一类。由此可见车辆电磁辐射水平不容忽视。

国内外就环境电磁辐射水平这一课题展开了大量的研究,国际非电离辐射防护委员会(ICNIRP)于 1998 年发布了《限制时变电场、磁场和电磁场暴露的导则》,后于 2010 年发布了其修订版本;日本汽车标准组织发布了专门针对车辆辐射水平的测量方法《关于汽车人体暴露的磁场检测方法》(JASO TP-13002:2013);电气与电子工程师学会(IEEE)发布了《关于人体暴露到 0~3kHz 电磁场安全水平的 IEEE 标准》;中国生态环境部于 1988 年首次发布《电磁环境控制限值》,并于 2014 年发布修订版 GB 8702-2014,此标准是对《电磁辐射防护规定》(GB 8702-88)和《环境电磁波卫生标准》(GB 9175-88)的整合修订,其为加强电磁环境管理、保障公众健康提供指导意义。

中国汽车健康指数电磁辐射板块主要对车辆电磁辐射水平进行测试评价。通过测量驾乘人员头部、胸部、生殖区域及四肢区域的极低频、低频磁场、射频电场的电磁辐射剂量对车辆电磁环境进行量化评估,评估内容包括:电波暗室内,进行车辆匀速行驶工况下 10Hz~30MHz 磁场辐射强度测量、车辆通信状态下 30MHz~3GHz 电场辐射强度测量;整车性能道路上,进行车辆急加速、急减速工况下 10Hz~30MHz 磁场辐射强度测量,测量结果将结合国家标准《电磁环境控制限值》(GB 8702-2014)最终形成对车辆电磁环境的评估分数。

四、车内颗粒物

车内颗粒物中对人体健康危害较大的是 PM2.5。PM2.5 是指空气动力学当量直径≤2.5μm 的颗粒物,它不特指一种纯污染物化学成分,其常见化学成分包括有机碳、元素碳、硝酸盐、硫酸盐、铵盐、钠盐等。

越来越多的流行病学研究表明,人群发病率与大气中颗粒物浓度存在显著的相关性,人体长期暴露在低浓度和短期暴露在高浓度环境下都会产生对人体健康不利的影响。毒理学研究证实环境中 PM2.5 浓度每增加 $10\mu g/m^3$,心血管疾病死亡的风险增加 12%。PM2.5 浓度增大与医院相关疾病的急诊病人数呈正相关。PM2.5 质量浓度每增加 $10\mu g/m^3$,人体循环系统疾病和呼吸系统疾病的患者急诊数量分别增长 0.5%~1%。

车内 PM2.5 严重威胁乘员健康,中国质量认证中心(CQC)发布了 CQC 9206-2014《乘用车内空气中 PM2.5 检测评价方法》标准。该标准规定了试验技术条件、试验方法与结果评价计算方法,其制定的初衷是考察车辆在静止状态下的密闭性是否良好。然而该标准仍然存在一些不足之处:①只考察了整车密闭性,即只考虑了通过扩散作用进入车内的 PM2.5,而忽略了通过空调系统等其他途径进入车内的 PM2.5 的情况;②只考虑了静车状态(未点火状态)的整车密闭性,忽略了怠速状态、运动状态等实际用车过程中与人体健康相关性更高的情形;③标准中只提到安装 PM2.5 检测仪,并未提及数量;④最后的计算评价公式中,有无烟雾背景时的 1 小时 PM2.5 平均值需要参与计算,而标准中没有明确 1 小时内测定多少次 PM2.5 值,以及不同位置 PM2.5 检测值出现差异时的检测质量控制措施;⑤标准中提到环境舱内需要制造一个 1 小时平均浓度处于 $500\sim1\,000\,\mu\mathrm{g/m^3}$ 的 PM2.5 环境,却未对其精度进行规定。

国内有研究借助烟雾发生器(YWQ-1200 型)对车头进行喷雾制造 PM2.5 环境,研究车内颗粒物随时间的变化规律,得到以下结论:①车内 PM2.5 值主要受外界环境中颗粒物浓度影响,1 小时内,车内 PM2.5 整体无上升趋势,说明内饰件本身不会产生 PM2.5。②当外界 PM2.5 环境突然恶化时,车内 PM2.5 会有一个突增现象,随后又趋于自然沉降。这个突增表明车外有 PM2.5 污染时,PM2.5 会随着气流渗入车内,即整车静止时(即使关闭门窗),其内部仍然不是完全密闭的,突增量约为 3%。③车外制造的 PM2.5 浓度越大,突增现象越明显,突增量越大。④动态道路试验发现,车内空气通过空调内外循环对降低车内 PM2.5 浓度有一定作用。动态监测时段 PM2.5 波动较大,随机性明显,不同路况下车辆本身的震动,车内气体流速对车内 PM2.5 值会产生一些影响。

五、车内致敏风险

据世界变态反应组织(WAO)统计,近 30 年间,过敏性疾病的发生率至少增加了 3 倍,目前全球总患病率已达 22%。预计在 20 年后,工业化国家 50% 的人口将患上过敏性疾病。过敏,已被世界卫生组织(WHO)列为 21 世纪重点防治的三大疾病之一。

对于汽车工业而言,驾乘人员处于空间狭小的汽车车厢内,虽然理论上车内空间可以为其提供一个相对稳定的保护空间,但由于前述车内污染源的问题,对易过敏人群而言反而会急剧增大其接触致敏原的潜在风险。易过敏人群在承担驾驶员角色时,车内污染源中引入的过敏原会诱发其打喷嚏、咳嗽、皮肤瘙痒等无意识的身体条件反射,这将显著增加驾驶风险、威胁驾乘人员的健康安全。现阶段,在国外具备实力和规模且涉足汽车领域的研究机构仅有欧洲过敏研究基金会(European center for Allergy Research Foundation,ECARF),旨在改善全世界易过敏人群的生活状态以及医疗条件。

针对汽车行业,国内尚无相关单位及机构系统化地进行车内材料、外界污染物引起汽车驾乘人员过敏风险的研究,中国汽车健康指数对于车内致敏风险评价(VAR)板块,前期会对车内各部位的内饰材料中可萃取无机物铬(Cr)、汞(Hg)、邻苯二甲酸酯(DMP、DEP、DBP、BBP、DEHP、DNOP)进行分析测定,并初步制订了样品制备(样车拆解后的取样部位、大小、数量)、样品前处理(人工汗液萃取浸出)、样品仪器分析(电感耦合等离子体质光谱法/ICP-MS、气相色谱-质谱联用仪/GC-MS)等环节技术规范要求,随着不断的深入研究,将扩展到其他可疑致敏物的测定。

第三节　车内挥发性有机物和车内
气味强度测评规程

车内挥发性有机物(VOC)主要包括挥发性有机化合物和醛酮组分。本评价中的挥发性有机组分指利用 Tenax 采样管等吸附剂采集,保留时间在正己烷到正十六烷之间具有挥发性的化合物的总称;醛酮组分指用 DNPH 采样管采集并洗脱后,能够检测出的甲醛、乙醛、丙酮、丙烯醛、丙醛、丁烯醛、丁酮、丁醛、甲基丙烯醛、苯甲醛、戊醛、甲基苯甲醛、环己酮、己醛等化合物的总称。

气味指嗅觉感觉到的味道,是车内挥发性物质刺激人体的鼻腔嗅觉神经而在中枢神经中引起的一种感觉,能非常直观地反映汽车内饰件气味特性的优劣,是一种基于人嗅觉感官和舒适度的主观评价。

近年来,随着公民环保意识及自我保护意识的不断提高,车内空气污染问题,尤其是车内空气对乘员健康的影响成为关注的焦点。

国标是企业需要满足的基本要求,对本测评体系有很大的参考作用。本测评体系在国标的基础上进行了如下创新:首先,将管控污染物浓度与对人体健康危害程度进行定量化和显性化的关联;其次,评价多种化合物对车内环境的综合污染,量化反映车内空气综合污染情况;再次,在测试流程上创新,引入光照阶段和通风阶段,使之更接近汽车消费者实际用车状态。

"中国汽车健康指数"车内挥发性有机物板块以驾乘人员的关注点为切入口,通过考察 VOC 对人体健康的危害程度、VOC 综合污染等级,多维度考察 VOC 污染对人体健康的影响。车内气味板块以车内气味强度等级作为考察对象,通过主观评价的手段考察车内空气环境的舒适性。

"中国汽车健康指数"车内挥发性有机化合物和车内气味板块评价对象为新 M_1 类乘用车。

一、准备与采样流程

试验除准备阶段外分为 5 个阶段,流程示意图如图 7-2 所示。

准备阶段:样车核查和温度平衡。

第一阶段:常温下对车辆乘员舱内空气进行采样。

第二阶段:常温下对车辆乘员舱内气味强度进行评价。

第三阶段:引入阳光模拟系统,高温下对车辆乘员舱内空气进行采样。

第四阶段:高温下对车辆乘员舱内气味强度进行评价。

第五阶段:点燃发动机,启动空调,高温下对车辆乘员舱内空气进行采样。

上述 5 个阶段的车内空气采样和车内气味强度评价均在 VOC 测试环境舱内进行。第一阶段和第二阶段称为常温阶段,第三阶段和第四阶段称为高温阶段,第五阶段称为通风阶段。

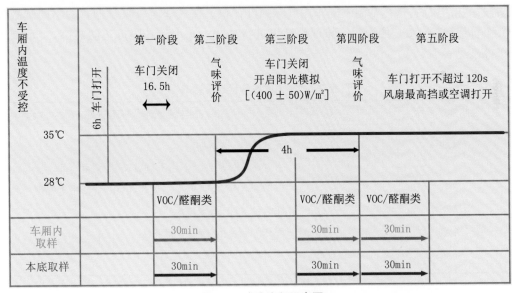

图 7-2 试验流程示意图

1. **试验准备** 确认评价样车性能与外观后,将评价样车置于车辆准备室内存放,避免阳光直射。车辆准备室温度控制在 20～30℃。所有手动玻璃遮阳挡板保持打开,打开车门/车窗后,室内放置至少 12 小时,用以平衡车内材料温度和环境温度,进入车辆准备室内放置后,不得对受试车辆内部进行清洁。

2. **常温阶段** 包含常温下对车内空气中醛酮组分和挥发性有机化合物进行采样和车内气味强度评价。

在 VOC 测试环境舱外移除车辆内部构件表面覆盖物(如出厂时为保护座椅、地毯等而使用的塑料薄膜)后,将车辆推入环境舱中,车辆在舱内处于静止状态,车辆的门、窗、乘员舱进风口风门、发动机和所有其他设备(如空调)均处于关闭状态(内循环)。

选择前排座椅头枕连线的中点(可滑动的前排座椅应滑到滑轨的最后位置点)为采样点,采样点高度与驾乘人员呼吸带高度相一致,安装采样装置组,采样装置组包括金属固定装置、采样导管、采样管等。金属固定装置用于在前排座位头枕处固定采样导管,采样导管选用聚四氟乙烯材料,对取样装置组进行泄漏检查后,安装采样装置组并引入至少一根温度传输感应装置,用于测量采样点的空气温度。

用于车内空气采样的 Tenax 管为商品化的不锈钢管,内部装有 200mg 左右的固体吸附材料,管上标记有编号和气流方向,吸附床完全在采样管的热脱附区域内;DNPH 采样管的吸附介质是 2,4-二硝基苯肼,遇到羰基化合物能生成稳定的有色腙类衍生物。

将车辆所有门、窗、后备厢以及车内可开启的储物阁完全打开,敞开静置 6 小时。敞开阶段的 6 小时结束后,关闭车辆所有车门、窗、后备厢、车内储物阁,开始进入封闭阶段,封闭阶段保证至少 16 小时,其间车辆与舱内无空气交换。整个常温阶段 VOC 测试环境舱须满足如下条件:①环境温度为 28℃±2℃;②相对湿度为 50% RH±10% RH;③风速≤0.3m/s;④舱内污染物背景浓度值,苯、甲醛浓度均≤0.02mg/m³。

用一级皂膜流量计对气体采样泵进行流量校准,Tenax 采样管采集挥发性有机化合物的流量范围为 100～200ml/min,DNPH 采样管采集醛酮组分的流量范围为 100～500ml/min。

封闭时间足够时,启动采样泵以采集车内挥发性有机化合物和醛酮组分(车内空气采用平行采样)。采集车内空气的同时,应对采样环境舱中的空气进行样品采集,作为空白样,采样点位置应在距离受检车辆外表面不超过 0.5m 的空间范围内,高度与车内采样点位置相当,采样时间均为 30 分钟。

采样结束后,取下 Tenax 管和 DNPH 采样管,使用密封帽封闭采样管管口,并用锡纸或铝箔将采样管包严,低温(温度<4℃)保存与运输,保存时间不超过 30 天。

常温阶段采样结束后,进行常温下的车内气味强度评价。按气味对人嗅觉器官的不同刺激程度从低到高分为 6 个等级(1～6 级),便于对气味评价结果进行量化。车内气味强度等级越高,表示刺激程度越强烈。评级标准见表 7-2。

表 7-2 车内气味等级评价标准

气味强度等级	气味强度评分标准描述
1 级	无气味,不易感觉到
2 级	有气味,可以感觉到,但不刺鼻,轻微强度
3 级	有明显气味,可以明显感觉到,但不刺鼻,中等强度
4 级	刺鼻的气味,强度较大
5 级	强烈的刺鼻的气味,强度很大
6 级	不可忍受的气味

3 名嗅辨员依次进入车内,分别坐在驾驶室、副驾驶室、后排座位对车内气味进行感官评价。嗅辨过程中任意两扇车门不能同时打开。例如:第一个嗅辨员从左前门进入车内,关闭车门;随后第二个嗅辨员从右前门进入车内,关闭车门;随后第三个嗅辨员从左后门进入车内,关闭车门。嗅辨员评价结束后,3 名嗅辨员依次下车,但车门不能同时打开。评价过程中为防止气流扰动,应控制车门开启程度尽量小。嗅辨员应当在进入车内 30 秒时间内给出评价,为保证整个评价过程的独立性、公正性、公平性,气味评价过程中,嗅辨员之间不得相互交流,如说话或手势暗示,总时长不得超过 2 分钟。嗅辨员根据自身的感受对气味强度进行感官评价,以每 0.5 级为梯度,独立客观打出 1～6 级的任一分数。进行气味评价时,嗅辨员首先应判断出气味是否有干扰性,若无干扰性,则给出 1～3 级的分数;若有干扰性,则给出 4～6 级的分数。在嗅辨员明确确定车内气味等级时,应给出整数级别的评级,当遇到不确定应评价为高一级或低一级的情况时,可以打出 0.5 级。

3. 高温阶段 常温阶段的气味强度评价结束后,关闭车门,对采样装置组进行检漏后开启阳光模拟装置,进入高温阶段。在光照 2 小时后舱内环境需满足舱内温度 35℃±2℃,相对湿度 50% RH±10% RH,风速和舱内背景污染物浓度与常温阶段环境要求相同。启动阳光模拟装置,将辐射密度传感器放置于车辆顶部,设置辐射密度为 400W/m²,保证辐射密度在 400W/m²±50W/m² 范围内,辐射面积至少须向车身每侧延伸 0.5m 以上,阳光模拟装置对加热区域的照射角度为 90°,为避免车辆顶部出现热点,阳光模拟装置距离车顶的距离须在 1.0m 以上。

整个高温阶段,光照装置开启 4 小时,最后 0.5 小时用于对车内空气进行采样,采样要求同常温阶段。高温阶段采样结束后,进行高温阶段车内气味强度评价,评价方法同常温阶段。

4. 通风阶段 结束高温阶段的气味评价后,点燃发动机,开启空调(自动空调、半自动空调和手动空调、无空调的评价车辆的空调设置见表 7-3),选择外循环模式。与此同时,环境舱内的试验人员将评价车辆排气尾管接入风机,启动尾气抽排系统,将发动机点火产生的尾气排至舱外,保证舱内环境仍然满足如下条件:①环境温度为 35℃±2℃;②相对湿度为 50% RH±10% RH;③风速≤0.3m/s;④舱内污染物背景浓度值,苯、甲醛浓度均≤0.02mg/m³。随即对通风状态下的车内空气进行采样,采样要求同常温阶段。

表 7-3 评价车辆的空调设置

空调设置	自动空调	半自动或手动空调	无空调
空调打开/关闭	打开	打开	—
室内/室外空气切换	自动	新风流通	—
空气流量开关	自动 所有调风器向上并完全打开	脸部模式 所有调风器向上并完全打开	在最大位置通风, 使用新风通风
温度	23℃	最低	最低

二、分析流程

分析方法参考 HJ/T 400−2007《车内挥发性有机物和醛酮类物质采样测定方法》。

挥发性有机化合物采用热脱附-气质联用仪进行分析。其基本原理是 Tenax 采样管被加热后,有机组分从吸附剂上脱附,载气将有机物带入仪器内部的捕集装置中再次吸附,然后再迅速加热脱附,由载气带入气质联用仪的色谱柱中进行分离测定。

醛酮组分通过高效液相色谱仪进行分析。其原理是羰基化合物在强酸做催化剂的条件下与涂渍于硅胶上的 DNPH 反应,按照如图 7-3 所示的反应式生成稳定有颜色的腙类衍生物。根据相似相溶原理,乙腈能够作为腙类衍生物的洗脱液,将洗脱液稀释至合适浓度后,使用高效液相色谱仪的紫外检测器检测甲醛、乙醛、丙烯醛浓度,保留时间定性,峰面积定量。

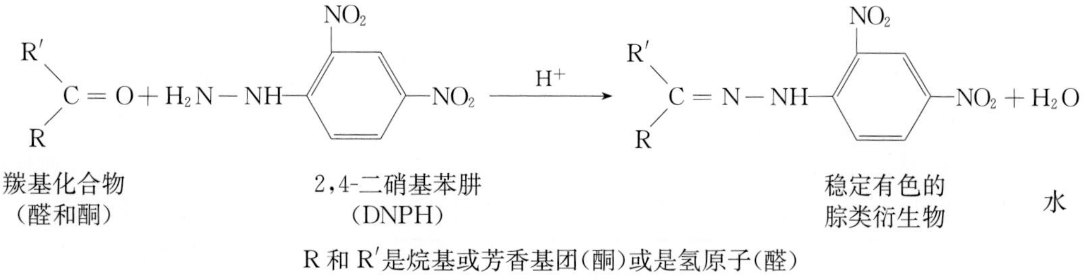

$$\underset{\substack{\text{羰基化合物}\\(\text{醛和酮})}}{\overset{R'}{\underset{R}{C}}=O} + \underset{\substack{2,4-\text{二硝基苯肼}\\(\text{DNPH})}}{H_2N-NH-\underset{NO_2}{\underset{}{\bigcirc}}-NO_2} \xrightarrow{H^+} \underset{\substack{\text{稳定有色的}\\\text{腙类衍生物}}}{\overset{R'}{\underset{R}{C}}=N-NH-\underset{NO_2}{\underset{}{\bigcirc}}-NO_2} + \underset{\text{水}}{H_2O}$$

R 和 R'是烷基或芳香基团(酮)或是氢原子(醛)

图 7-3 醛酮组分的高效液相色谱仪原理描述

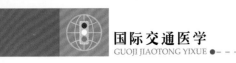

三、评价流程

"中国汽车健康指数"VOC 部分满分为 70 分,由健康危害和综合污染两个指标组成。车内气味部分满分为 30 分,由常温下的车内气味强度等级和高温下的车内气味强度等级组成。

1. 健康危害　美国环保署(US EPA)曾颁布"致癌物的风险评价导则",该导则明确了健康风险评价的方法及步骤。通过估算致癌因子对人体不良影响的发生概率,评价接触该致癌因子的个体健康受到威胁的风险。

暴露评估是致癌风险评价的常用手段之一,通过对人群暴露于环境介质中致癌因子的强度、频率、时间进行测量、估算或预测,形成致癌风险评估的定量依据,暴露人群的特征鉴定与有致癌风险的物质在环境介质中浓度及分布的确定,是评价中相关联且不可分割的两个组成部分。

本评价体系中,健康危害用于对 US EPA 划分为致癌证据充分的第 I 类致癌物质(苯和甲醛)进行评价。

按照式(7-1)计算有害物日均吸收量。

$$C_{xr} = 0.9 \times C_{bx} \times E_{bn} \times E_{bp} \times E_{bs} \times I_{hx}/(365 \times A_{sm} \times B_{tz}) \tag{7-1}$$

式中,C_{xr}——有害物日均吸收量,$mg/(kg \cdot d)$;

C_{bx}——车内空气中苯和甲醛浓度检测值,mg/m^3;

E_{bn}——暴露年限,取 50a;

E_{bp}——暴露频率,取 250d/a;

E_{bs}——暴露时间,取 3.5h/d;

I_{hx}——空气呼吸率平均值,取 $1.01m^3/h$;

A_{sm}——平均寿命,取 76.1a;

B_{tz}——平均体重,取 65kg。

US EPA 规定,空气中苯的 P_f(致癌因子)为 $0.029(kg \cdot d)/mg$,甲醛的 P_f 为 $0.045(kg \cdot d)/mg$。引入致癌因子,按照式(7-2)计算健康危害指数。

$$H_{za} = C_{xr} \times P_f \tag{7-2}$$

式中,H_{za}——健康危害值,无量纲;

P_f——致癌因子,$(kg \cdot d)/mg$。

2. 综合污染　综合指数法作为环境质量评价的常用方法之一,用污染物浓度与评价标准的相对数值,简单直观地描述多种污染物对空气污染的综合强度,适用于综合评价几种污染物共同作用下的空气质量,兼顾最高分指数和平均分指数。

该指标计算方法如下:首先将苯、甲苯、二甲苯、乙苯、苯乙烯、甲醛、乙醛、丙烯醛的平均浓度 C_i 除以该污染物的评价标准 S_i,得到质量分指数 I_i,选出其中最大值 I_{max},再求出 i 个污染物质量分指数的平均值 I_{av},两者的几何均数即为污染指数 I。I 的数值越大,反映综合污染越严重。各阶段的评价标准见表 7-4。

表 7-4　各阶段的评价标准 S_i

状态阶段	苯	甲苯	乙苯	二甲苯	苯乙烯	甲醛	乙醛	丙烯醛
常温状态	0.06	1.00	1.00	1.00	0.26	0.10	0.20	0.05
光照状态	0.12	2.00	2.00	2.00	0.52	0.80	0.40	0.10
通风状态	0.06	1.00	1.00	1.00	0.26	0.10	0.20	0.05

综合污染值计算方法见式(7-3)。

$$I = \sqrt{I_{\max} \cdot I_{av}} = \sqrt{\left(\max \left| \frac{C_1}{S_1}, \frac{C_2}{S_2}, \frac{C_n}{S_n} \right| \right) \times \left(\frac{1}{n} \sum_{i=1}^{n} \frac{C_i}{S_i} \right)} \qquad (7-3)$$

式中,I——综合污染值;

I_{av}——各污染物质量分指数的平均值;

$I_{\max}$——各污染物质量分指数的最大值;

C_i——第 i 种污染物的平均浓度;

S_i——第 i 种污染物的评价标准。

3. 车内气味 由气味评价小组负责人搜集各嗅辨员的评价结果并对结果进行汇总。负责人首先计算 3 个嗅辨员评价结果的极差(评级最高级别与最低级别之差),若极差>1.5,需要重新组织嗅辨;若极差≤1.5,计算 3 个评价结果的算数平均值作为车内气味等级。若算出的平均值出现小数位,按照该方法进行修约,[0,0.25)取 0,[0.25,0.75)取 0.5,[0.75,1.0]取 1.0。

车内气味评价过程中,若出现由于极差过大需要重新组织嗅辨的情况,其 VOC 采样结果仍然有效,只是需要按照测试评价规程重新安排试验,进行第二次气味评价。

4. 评价权重分配 车内挥发性有机化合物及车内气味评价项目及权重见表 7-5。按试验阶段分,恒温恒湿阶段权重 50 分,阳光模拟阶段权重 30 分,怠速通风状态权重 20 分;按评价项目分,健康危害权重 40 分,综合污染权重 30 分,车内气味权重 30 分。

表 7-5 车内挥发性有机化合物及车内气味评价项目与权重表

实验阶段		评价项目		评价指标	
名称	权重	名称	权重	名称	权重
常温阶段	50	车内醛酮组分和挥发性有机物(VOC)	30	健康危害(甲醛)	10
				健康危害(苯)	10
				综合污染	10
		车内气味(VOI)	20	强度等级	20
光照阶段	30	车内醛酮组分和挥发性有机物(VOC)	20	健康危害(甲醛)	5
				健康危害(苯)	5
				综合污染	10
		车内气味(VOI)	10	强度等级	10
通风阶段	20	车内醛酮组分和挥发性有机物(VOC)	20	健康危害(甲醛)	5
				健康危害(苯)	5
				综合污染	10

5. 评级方法 中国汽车健康指数——车内挥发性有机物与车内气味部分,总分由健康危害、综合污染、车内气味三部分得分之和计算得出,如式(7-4)所示。

$$V = V_1 + V_2 + V_3 \qquad (7-4)$$

式中,V——中国汽车健康指数(车内挥发性有机物与车内气味部分)总分;

V_1——健康危害得分;

V_2——综合污染得分;

V_3——车内气味得分。

总分不低于 60 分的车型最终以"中国汽车健康指数——车内挥发性有机物与车内气味部分"进行发

布。"中国汽车健康指数——车内挥发性有机物与车内气味部分"以"星级"的形式发布(表7-6),分为5个等级。

表 7-6 星级分数对应表

评价等级	得分区间	评价标识
1 星级	$60 \leqslant V < 70$	★
2 星级	$70 \leqslant V < 80$	★★
3 星级	$80 \leqslant V < 85$	★★★
4 星级	$85 \leqslant V < 90$	★★★★
5 星级	$90 \leqslant V \leqslant 100$	★★★★★

6. 研究性结果 中国汽车健康指数工作组按照测试评价规程对市面上 14 款主流乘用车进行了 VOC 和 VOI 测试评价,级别覆盖 A 级车、B 级车、SUV,有较强的代表性。研究得出以下结论:

(1)绝大部分情况下,通风阶段车内 VOC 浓度最低,高温阶段车内 VOC 浓度最高,常温阶段 VOC 浓度居中。

(2)常温阶段和高温阶段,车内最难控制的 VOC 组分是乙醛和甲醛。

(3)14 个评价样车在不同工况下,车内空气中苯对人体的健康危害值均较小。

(4)14 个评价样车中,常温阶段车内气味强度集中在 2~3.5 级,高温阶段车内气味强度集中在 2.5~4 级。

(5)14 个评价样车中,暂无获得五星级评价的车型,各车企在车内空气质量方面还有较大提升空间。

第四节　车内电磁辐射、车内颗粒物、车内致敏风险测评规程

秉持成熟一个发布一个的原则,"中国汽车健康指数"车内电磁辐射(EMR)板块测评规程已正式对外发布,车内颗粒物(PM)、车内致敏风险(VAR)两个板块测评规程也会相继对社会公开。电磁辐射板块主要考察驾乘人员头部、胸部、生殖区域及四肢区域的极低频、低频磁场、射频电场的电磁辐射剂量;车内颗粒物板块主要考察高浓度 PM 环境下的整车密闭性和空调系统的净化效率;车内致敏风险板块主要考察车内各部位的内饰材料中可萃取无机物铬(Cr)、汞(Hg)、邻苯二甲酸酯(DMP、DEP、DBP、BBP、DEHP、DNOP)等可疑致敏物的含量。

(李　伟　宫保利　雷剑梅　江　楠　高阳春　何海峰　赵军霞　许凯羿　万鑫铭)

参 考 文 献

[1] 辛强,宋可,王琳. 车内空气中 VOC 污染来源分析及检测[J]. 汽车零部件,2016 (3):77-79.

[2] 刘鑫民. 车内污染物的分析评价及净化研究[D]. 哈尔滨:哈尔滨工业大学,2015:11-12.

[3] 高竹,郭新彪. 大气 PM10 与 PM2.5 的健康效应比较[J]. 中国卫生工程学,2006,5 (1):52-55.

[4] 吴乐乐,郭文庚,邱杰. 车内 VOC 来源及应对措施研究[J]. 科学技术创新,2017 (21):81-82.

[5] 张凌紫. 基于主观感受的汽车车内气味评价[J]. 汽车实用技术,2014 (11):15-17.

[6] 李颖颖. 九种有机物气味阈值电子鼻检测方法研究[D]. 北京:北京服装学院,2017:71-73.

[7] KESARI K K, KUMAR S, NIRALA J, et al. Biophysical evaluation of radiofrequency electromagnetic field effects on

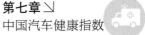
male reproductive pattern[J]. Cell Biochemistry & Biophysics, 2013, 65(2):85.

[8] 包家立,胡亚楠. 射频电磁场的健康效应[J]. 高电压技术, 2016, 42(8):2465-2478.

[9] 刘英华. 电磁辐射对人体健康的影响分析[C]. 中国环境科学学会学术年会, 2013:6217-6220.

[10] 邱丽莉. 电磁辐射污染对人体健康的危害与影响[C]. UNDP 妇女与环境国际研讨会文集, 2001.

[11] 杨新村,苏磊等译. WHO 关于电磁场风险沟通的建议:建立有关电磁场风险的对话 [R]. 瑞士,日内瓦:世界卫生组织人类环境保护司辐射和环境卫生处, 2002.

[12] World Health Organization. IARC classifies radiofrequency electromagnetic fields as possibly carcinogenic to humans [J]. Press Release, 2011, 208.

[13] 孙志豪,崔燕平. PM2.5 对人体健康影响研究概述[J]. 环境科技, 2013, 26 (4):75-78.

[14] 江军朵,杨琳,严瑾. 车内空气中 PM2.5 监测及分析研究[J]. 环球市场信息导报, 2016 (14):110-111.

[15] 陈小开,程赫明,冯莉莉. 轿车内苯系物的健康风险评价[J]. 环境科学研究, 2014, 27 (11):1331-1337.

[16] 刘玉,朱晓冬. 综合指数法在人造板产品挥发性有机化合物污染评价中的应用[J]. 环境与健康杂志, 2012, 29 (4):369-370.

第八章 酒精、药物与驾驶安全

Abstract

Alcohol can damage the vital functions and lower behavior capacity even in very small amounts. Drink-driving or driving while intoxicated (DWI) are rampant in spite of the development of social civilization. A drunk person decides to drive a car because he or she cannot assess the impact of alcohol correctly and the impairments are not be aware of. In general, young, male, single, poor educated and lower self-esteemed is likely to drive after drink. Meanwhile, DWI recidivism rate is the highest in all the offenders, approximate one third of DWI offenders will drive again after drinking in future. The body alcohol concentration is closely related to the impairment of driving. Different countries have different legal limit to blood alcohol concentration (BAC), ranging from 0 (in some countries applying to special group) to 0.15% (Uganda). However, to arrest a driver is not easy to police unless the mandatory chemical tests (blood, breath, urine) will yield a BAC level above limit, which made the National Highway Traffic Safety Administration of United States to develop a series of psychophysical tests, named "Standardized Field Sobriety Tests (SFST)", to facilitate the police officer's identification of alcohol-impaired drivers and provide the required evidence for court proceedings.

Extensive research showed drinking driving is one of the most that can be easy prevented health risk. To control drinking driving, two problems should at least be focused on: how to decrease the hazardous to traffic and how to reduce the impairment linked to alcohol. The testified effective measures include the limitation of alcohol consumption, the enforcement of alcohol regulation, the systematic treatment and intervention that are composed of the psychological therapy based on different kind of personality of drinking drivers as well as the social and community projects, for instance the Designated Drivers and the Safe Ride.

Other drugs, either therapeutic or illicit, may also induce impairment of skills. Contrary to the screening for alcohol, there are, at present, no simple roadside methods, neither does the limit. Cannabis, amphetamine and opiates are the most common illegal drugs to be found, while the benzodiazepines are the most often detected therapeutic drugs. The effect of drugs is normally on central nerve's system (CNS), manifesting in psychological reaction, the sensitivity, the cognition, the motor function and so on. The controlling of drug abuse driving is almost that retarding the drug abuse, which can be a combination of prevention, treatment and legal repression and decriminalization.

第一节 酒精与驾驶安全

一、酒后驾车的现状

"在整个一生中,你是否'曾经'在饮酒过度的情况下驾驶过汽车、摩托车、舰船或其他可移动机械设备,是否'曾经'在一起交通事故中受伤?"或者"你是否曾经在喝了5杯或以上的酒后驾驶过机动车辆?"如果诚实地回答这些问题,"是"的概率可能远远超过"否"。

根据Jessor问题行为理论(problem-behavior theory),酒后驾驶(driving under the influence of alcohol,DUI;或driving while intoxicated,DWI)是多种与社会或法律规范相背离的问题行为中的一类,其中包括4类:两类基于驾驶员,即未超标饮酒驾驶和饮用超出自身饮酒能力酒精后驾驶;两类基于乘员,即乘坐饮酒驾驶员车辆的未饮酒乘员和饮酒乘员。

最早的与酒精相关的机动车事故可追溯到20世纪初的几年。到了1920—1930年,人们已经广泛认识到,酒精与机动车事故有着重要联系。到了20世纪30年代末,酒精对机动车操控的影响方面的研究已经开始进行。

酒后驾驶最危险的首当数机动车驾驶员。随着血液酒精浓度(blood alcohol concentration,BAC)的升高,发生交通事故的危险性成倍增加,尤其是当BAC>0.01%之后(图8-1)。而摩托车驾驶员,BAC>0.05%后,其发生交通事故的危险性就可达到未饮酒驾驶员的40倍。

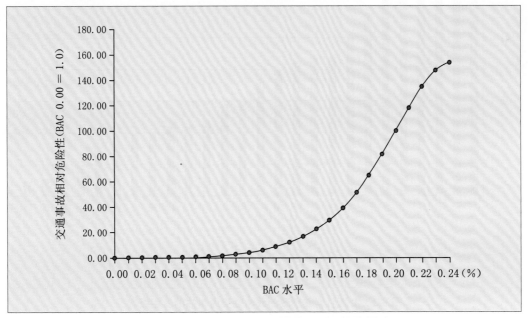

图8-1 BAC水平与发生交通事故的危险性间的关系
资料来源:WHO. Drinking and Driving:a road safety manual for decision-makers and practioners.

影响人们决定是否饮酒后驾驶有诸多因素。其中,因不能正确估计被酒精影响的程度从而未能意识到其自身已经出现酒精损害,进而继续驾车出行是最主要的原因。不过,即使能正确估计,人们仍然可能出现酒后驾驶。接近半数的受访者称尽管考虑到了饮酒可能导致了他们的驾驶能力降低,尽管意识到因饮酒须谨慎驾驶,他们仍然会选择酒后驾驶。

总之,进入现代社会,随着经济水平的提高,车辆保有量的进一步激增,人民群众生活水平日益上升,"酒后驾驶"将成为社会活动中不可被忽视的一项严重危及人民生命财产安全的行为。

（一）酒后驾驶的现状

全球道路建设有 230 亿 km,到 2050 年这一数字将增加到 1 050 亿 km。但这也是有代价的,即机动车事故持续成为青壮年死亡和伤残的首要原因。2018 年 WHO 全球道路安全报告认为 5%～35%的道路交通死亡与酒后驾驶有关。

根据 WHO 公布的资料,显示加拿大由酒后驾驶导致的致死性交通事故占总体交通事故数的比例最高(图 8-2)。即使在世界上交通最安全的国家——瑞典,酒后驾车仍是最严重的危害道路交通安全的问题之一,每年有 15 000～17 000 名驾驶员因此受到指控,被拘留的酒后驾驶员 BAC 平均值高达 0.17%,而瑞典的法定 BAC 限值仅为 0.02%。在美国,2014 年交通酒驾事故致 11 731 人死亡,其中醉驾事故致 9 967 人死亡,大约 40%的交通事故致死与酒后驾车有关;在英国,每年 20%以上的道路死亡与酒后驾车相关;北欧死亡交通事故中,与酒精相关的占了 25%～29%;南非超过一半的交通事故死亡人员中,BAC 超过了限值;泰国公立医院所收治的交通伤伤员中,大约 44%的 BAC 超过了 0.1%;印度在过去的 15 年间,涉及男性驾驶员的交通事故中,有大约 28%与酒精相关。

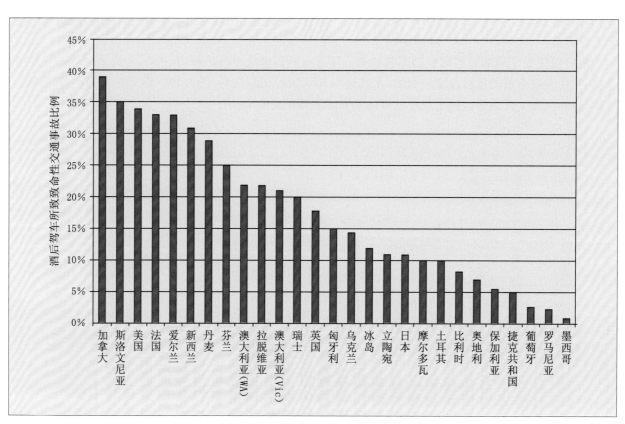

图 8-2　由酒后驾驶所致的致命性交通事故的发生概况

资料来源:WHO. Drinking and driving:a road safety manual for decision-makers and practitioners. 2007.

总的来说,中低收入国家的酒后驾驶状况比高收入国家更严峻,前者致死性受伤的驾驶员中,33%～69%发现血液中含有酒精,而后者仅约 20%。

然而,酒后驾驶这一现象并未随着社会文明化程度的提高而有所改善,甚至还出现越演越烈的趋势。美国在经历了将近 20 年的酒后驾驶导致的交通事故死亡人数下降后,从 21 世纪开始,该数字重新抬头。一项芬兰的研究数据也表明,20 世纪 90 年代较 70 年代末,酒后驾驶上升了接近 4 倍。抽样调查数据表示,1979 年在某一周中的血液酒精浓度超标仅为 7.0%,而到了 1993 年,该数值陡增至 26.8%。

在我国,1992—2018 年的官方统计数字表明(图 8-3),饮酒/醉酒驾车事故数从 1 037 起增长到 18 774 起(2018 年),增长了 18.1 倍;死亡人数增加了 2.2 倍,最高达到 4 715 人(2005 年,3.9 倍);受伤人数增加了 2.6 倍,最高达到 14 921 人(2018 年,5.7 倍)。饮酒/醉酒驾车占所有交通事故的 1.19%~7.67%,占总死亡人数的 2.35%~6.82%,占总受伤人数的 1.73%~5.77%。从 1992—2018 年,涉及酒后驾驶的事故数比例从 1.40% 上升到了 7.67%,上升了 5 倍(图 8-4)。

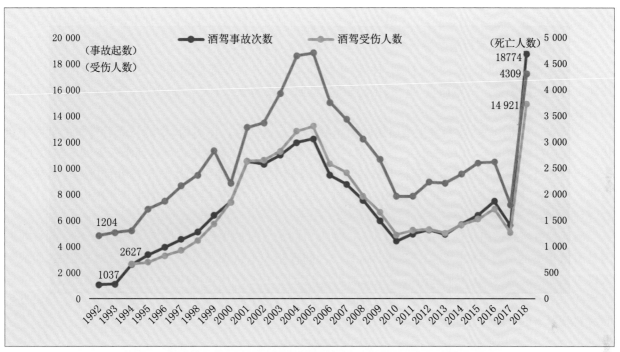

图 8-3　1992—2018 年中国酒后驾驶事故数、死亡人数、受伤人数变化趋势

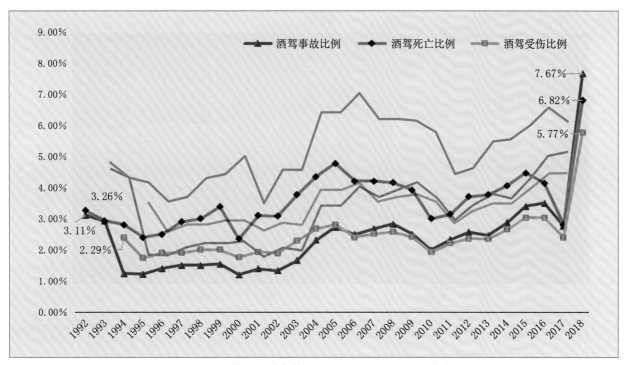

图 8-4　1992—2018 年中国酒后驾驶事故数比例、死亡人数比例、受伤人数比例变化趋势

由图 8-3、图 8-4 可以看出,2001—2005 年我国酒驾形势严峻,事故数、死亡人数、受伤人数均达到高峰,随着交警部门的专项治理和严格控制,出现大幅下降,特别是 2011 年醉驾入刑后,酒驾行为及其危害降到近年最低水平,但最近两年又有抬头增多趋势,特别是 2018 年,酒驾事故次数、受伤人数均创历史新高,死亡人数仅次于 2004、2005 年,这三项所占比例均为历年最高,提示酒驾问题不容忽视,一旦放松警惕,就会大幅反弹。

正如国际交通医学学会前主席 Evans 院士所指出,今后全球机动车总数会不断增长,发展中国家的交通事故死亡变化规律可能向发达国家所经历的那样,由少变多,到达顶峰以后再逐渐下降。因此,借鉴发达国家的经验,结合我国实际,极大限度地降低酒后驾驶所导致的危害具有非常重要的社会和现实意义。

(二)酒后驾车的流行病学特征

受教育程度、婚姻状况、收入、性别、种族、年龄以及生活方式等都是影响酒后驾车危险性的因素,居住地也有一定的影响。一般而言,男性、年纪较轻、低收入或高收入、低学历、单身、自尊心不强的体力劳动者容易发生酒后驾车。

1. 年龄　不同国家,容易发生酒后驾驶的年龄分布不尽一致。在美国,年龄与酒后驾车的危险呈负相关。在同样的情况下,年轻成年人(<30 岁)比年长者高出 3 倍,未成年者可达到年长者的 5 倍以上,而未成年驾驶员搭乘 2 名或更多乘客且 BAC≥0.03% 时的风险竟然超出未饮酒年长者且搭乘 1 名乘客的情况的 34 倍。麻省总医院 2004 年收治的 155 例交通伤中,体内酒精检测阳性的平均年龄大概在 34 岁左右,呈阴性的为 43 岁。

酒后驾驶所致道路交通事故是美国 3～33 岁人口的最多见的单因死亡原因,1～34 岁死亡的首要原因是酒精相关的交通事故。2001—2002 年,11.3% 的青年人承认曾经至少一次与酒后驾驶相关,而成年人仅为 4.53%。小于 21 岁酒后驾驶发生交通事故的危险性随着 BAC 的增加,显著高于大于 21 岁的危险性(图 8-5)。18～29 岁成年人具有最大风险,占 6.82%,接下来是 30～44 岁。美国各个年龄阶段发生酒后驾驶肇事的危险性参照表 8-1。

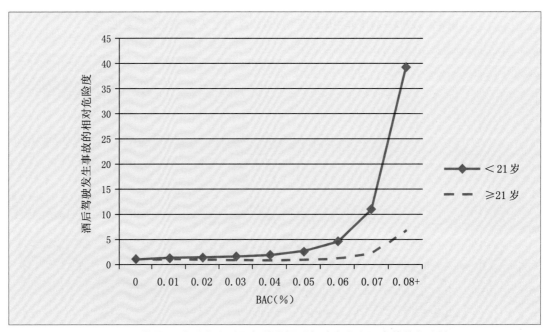

图 8-5　美国 21 岁以上和以下年龄段酒后驾驶发生交通事故的危险性

在新西兰,18～21 岁的年轻人中,驾驶员导致的主动交通事故与饮酒密切相关,而被动的交通事故则不存在联系,而前者几乎是后者的 3 倍以上。

但在北欧国家,酒后驾驶的年龄普遍在 40～49 岁。瑞典 90% 以上的醉酒驾驶员(BAC>0.17%)为

39 岁以上的成年人。在一项为期 8 年的跟踪研究中,瑞典研究人员证实 BAC 超标的男性平均年龄为
(39.0±14.6)岁,女性年龄更高,达到(41.8±13.6)岁。但是,从年龄段构成比而言,20~35 岁还是要稍
微高于 50 岁左右的人群。

表 8-1　美国不同年龄段对应不同 BAC 时,发生酒后肇事的相对危险度

BAC(%)	<21 岁	21~24 岁	25~54 岁	≥21 岁	BAC(%)	<21 岁	21~24 岁	25~54 岁	≥21 岁
0	1.0	1.0	1.0	1.0	0.12	36.7	4.13	3.98	3.38
0.01	1.13	0.94	1.94	0.94	0.13	56.3	5.29	5.09	4.26
0.02	1.34	0.93	0.92	0.92	0.14	87.1	6.82	6.54	5.40
0.03	1.64	0.95	0.94	0.93	0.15	135	8.82	8.43	6.86
0.04	2.09	1.01	1.0	0.98	0.16	209	11.4	10.9	8.72
0.05	2.75	1.11	1.09	1.02	0.17	324	14.7	14.0	11.0
0.06	3.72	1.25	1.23	1.13	0.18	497	18.8	17.8	13.9
0.07	5.19	1.45	1.42	1.29	0.19	756	23.9	22.5	17.4
0.08	7.40	1.73	1.69	1.51	0.20	1 135	299.9	28.2	21.4
0.09	10.8	2.10	2.04	1.80	0.21	1 684	26.9	34.9	26.0
0.10	16.0	2.59	2.51	2.19	0.22	2 448	44.7	41.9	30.9
0.11	24.1	3.25	3.15	2.70	>0.23	3 485	53.1	49.5	36.1

2. 性别　男性发生酒后驾车的风险更大,约为女性的 3 倍;其酒后驾车出行的次数和里程均高于女
性,分别为 13.2 次∶6.6 次以及 26.9km(16.7 英里)∶13.7km(8.5 英里)。男性在与饮酒相关的交通事
故中死亡率可达到 78%,黑人中性别差异最明显。

尽管女性与男性相比,饮酒量较少,与酒精相关的问题也较少,由此带来的某些风险因素也较低,且
女性的某些特征对酒后驾驶还具有一定保护性作用,但在严重的酒精使用人群中,情况却恰恰相反。严
重的女性酒精使用者,比同样程度的男性受到的酒精影响更大,表现为:在更低的酒精暴露水平下即可承
受与酒精相关的躯体疾病;酒精导致的认知和运动损害更加严重。

值得注意的是,虽然发生率仍大大低于男性,但美国女性因酒后驾驶导致交通事故致死数和被捕的
比例逐年增加。从 1982 年起,因酒后驾驶被拘捕的女性驾驶员所占比例持续上升,从大约 10%上升至
20%左右(图 8-6、图 8-7),这一现象也应引起人们的关注。

3. 种族　不同的种族,酒后驾车的风险差异非常显著。本土美国人的危险性就高于其他种族的白
人。白人的危险性高于其他少数民族,如黑人、亚裔以及西班牙裔。这与其他研究发现在美亚裔更少的
涉及酒后驾驶行为的结果相一致。根据我国前期的研究发现,某些嗜酒的少数民族,如藏族、苗族、蒙古
族等,自认的酒后驾驶经历要远高于其他不嗜酒民族,如汉族;某些因宗教约束的民族,如回族,几乎不会
出现酒后驾驶。

4. 其他　包括了发生时间、婚姻状态、居住环境、饮酒方式和职业等均与酒后驾驶有关。

根据欧美国家的研究结果,周末上午 11∶00~12∶00 是发现血液酒精浓度超标最多的,最高达到了
1.6%,而 1 周在所有时间内的平均值仅在 0.02%以上。但在国内似乎没有以上特点,1 周中每天的发生
率都相差不大。

单身,不管是未婚、离异或丧偶,都是酒后驾车的危险因素。

人群居住密度与酒后驾车的死亡率呈负相关。在人群居住稀少的区域,酒后驾车致死率反而是居住
密集区的 2~3 倍。因为低人口密度的区域,与更容易经常饮酒和更可能出现的喝醉酒等情况相关联。

在这些区域的民众更容易聚在一起狂饮酒。

狂饮者酒后驾驶所致危险是非狂饮的 14 倍。80% 的危险饮酒者和有酒后驾驶经历的均为狂饮者。而普通大众人群中,这个概率仅为 20%。狂欢时的饮酒更容易引起急性精神运动和认知障碍,逻辑推理能力下降,自我伤害或对他人出现过激行为的可能性大大增加,从而导致酒后驾车的危险性大大增加。

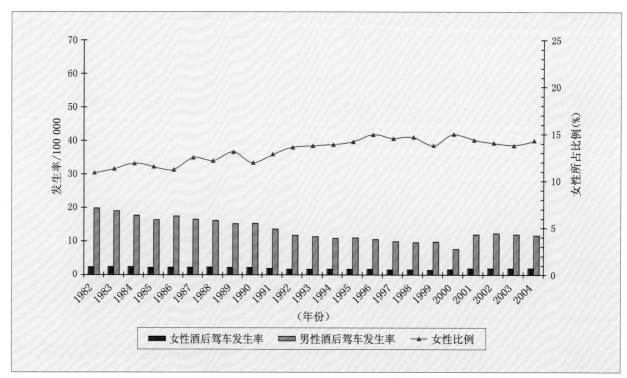

图 8-6　美国女性驾驶员发生酒后驾驶所占比例的变化趋势(1982—2004)

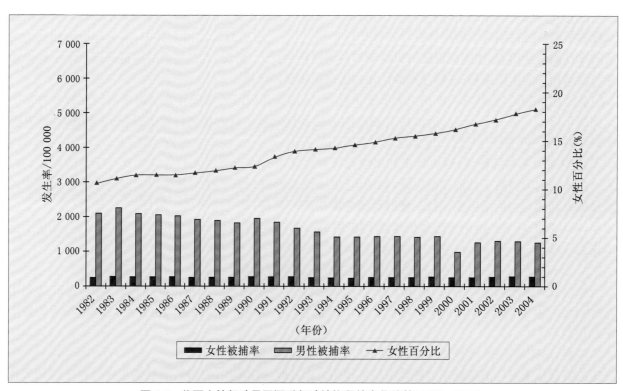

图 8-7　美国女性驾驶员因酒后驾驶被拘留的变化趋势(1982—2004)

从职业角度,酒后驾车在职业商业运输司机中更常见,尤其是重型车辆司机。更值得我们注意的是,各个方面的资料均已证实农用车辆驾驶员饮酒后驾驶的现象严重。国外涉及农用的致死性车辆交通事故中,接近 60% 的驾驶员的体内酒精水平超标。在一项为期 5 年的追踪研究中,在所有涉及农用车辆驾驶员死亡的案例中,BAC 达到 0.15%～0.25% 的占到 34%,甚至还有 12.7% 的 BAC 达到了 0.25%～0.35%。其中 81% 的人员现场死亡,所有对象在第一个 24 小时内死亡。这对我国具有极其重大的警示意义。我国一直没有对农用机械,包括拖拉机、联合收割机等实行执照或牌照管理,在我国的众多操作人员大多没有经过正规培训,且分布地域广,监管十分困难。虽然我国尚无这方面的研究数据,但根据国外经验,农业国家大约 50% 的创伤致死中与农业拖拉机相关,可以推测我国农用机械交通事故造成的死亡和重伤人数绝不会很乐观。另一方面,如此高比例的拖拉机酒后驾驶死亡率,以及实施"酒精零容忍"法规后,农用车辆致死性伤害的数量并未出现显著变化,说明即使在国外,对于农业人口这个群体而言,单单通过法律法规对酒后驾驶进行控制是不够的,更多的可能需要专门针对这些人群设计的综合性防治措施才能有效。

总的来说,酒后驾车的人员与从不酒后驾车的人员相比,前者更容易表现出公开的或掩饰的敌对性、对某些具有威信的条件服从性差,比如条例、自私自利、易冲动、暴躁的婚姻或家庭关系以及对他人的需要漠视等。

(三)酒后驾车的再犯

1. **再犯的概述**　酒后驾驶是所有犯罪中再犯率最高的行为之一。大部分驾驶员因酒后驾驶被捕后都不会再犯,但大约有 1/3 的人员会再次因酒后驾驶被拘留。世界各国对酒后驾驶再犯的重视程度丝毫不亚于酒后驾驶本身。因为酒后驾驶的许多危险因素与再犯是重叠的,减少再犯的危险因素也是控制酒后驾驶的根本手段。

关于酒后驾驶再犯的定义很多,广义的定义为再次出现在酒精的影响下驾驶车辆,无论量如何。狭义上为超过法定限值的酒后驾驶行为。从交通安全的角度,各国学者一般倾向于采用前一定义。

美国某些州的酒后驾驶再犯率达到了 21%～47%。欧洲多个国家被警察查获的酒后驾驶人员中,再犯比例为 1%～40%(图 8-8)。一般而言,第一次与第二次因酒后驾车被指控的时间为 6 年。致命性交通事故中每 8 个酒后驾驶员中就有 1 名在 3 年之内有过酒后驾车记录。

2. **再犯的危险因素**　根据某人的年纪、性别、婚姻状态、接受教育的程度、种族、被捕时的 BAC 数值、之前的酒后驾驶次数以及是否接受治疗等,可以利用 ROC 曲线(receiver operating characteristic,ROC)对某人再次酒后驾驶的可能性进行预测。

一项为期 12 年的跟踪研究表明,再犯没有性别、年龄以及第一次酒后驾车被捕时的 BAC 差异,但第一次酒后驾车的时间、驾驶历史与再犯密切相关。在第一次酒后驾车之前,如出现过吊销驾照,则有很大可能在第一次酒后驾车之后再次被吊销驾照。同样的,在第一次酒后驾车之后,再犯的人更常被指控疏忽大意并至少发生过一次事故。因此,驾驶历史对于提示酒后驾车再犯而言,具有重要意义。

饮酒模式与再犯之间的关系是确定的。经常饮酒,且 BAC 经常高于法定限值、更倾向于达到"药物滥用"诊断标准的人群,再犯概率明显高于其他。酒精或/和药物滥用家族史与酒后驾驶再犯也有很密切的联系。如曾经接受过相关的酒精或/和药物滥用的治疗,也提示酒后驾驶再犯的概率较高,但接受治疗 3 次或以上,可能成为酒后驾驶的保护因素。

某些生物标记物对预测再犯有很重要的意义。其中糖缺失转铁蛋白(carbohydrate-deficient transferrin,CDT)和 γ-谷氨酰胺转移酶(gammaglutamyl-transferase,GGT)最为重要。Sillanaukee 等人将 CDT 和 GGT 从数学上结合在一起,称为 γ-CDT,

$$\gamma\text{-CDT}=1.35\times\ln\text{CDT}+0.8\times\ln\text{GGT}$$

研究发现,γ-CDT 对酒后和醉酒驾驶的预测效能更高,对于 γ-CDT≥6.5U/l 比低于该值的再犯概率高 1.3 倍以上,γ-CDT 水平增高预示着再犯的概率增加至少 3 倍以上。但为什么这项指标与酒后驾驶的再犯相关尚未有明确的资料说明。

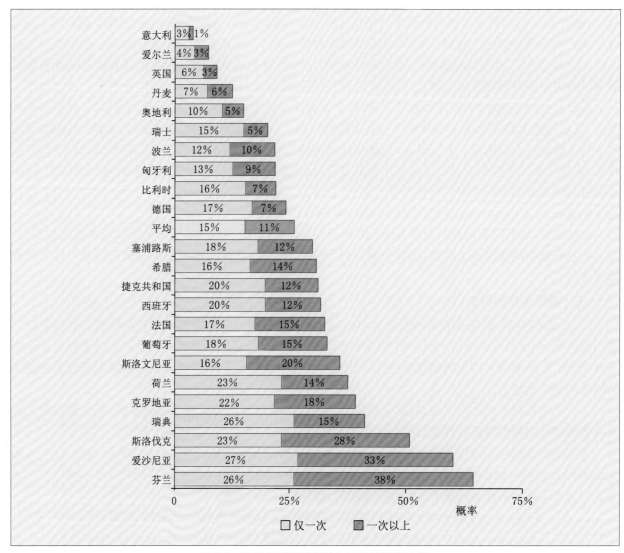

图 8-8　欧洲各国酒后驾驶和再犯的概率比较

资料来源：WHO. Drinking and driving：a road safety manual for decision-makers and practitioners. 2007.

3. 再犯的干预　酒后驾驶再犯的驾驶员,比只有一次酒后驾驶经历的驾驶员更容易持续酒后驾驶这一行为。而且再犯人员发生交通事故或其他危险驾驶的概率更高。在初犯时鉴别出可能再次酒后驾车人,从而对其进行目标性的干预,是一种非常有效的预防措施。但是,要鉴别这两类人并不容易,因为大多数酒后驾驶者并不愿意诚实地回答某些问题,这些问题可能成为法庭审判的相关依据。因此,从酒后驾驶再犯人员的特点来鉴别比依赖其自身回答更有效。

从人格和精神方面的因素看,感觉寻求(sensation seeking)、敌对性、精神病理、自信心以及情感纠正能力等均与再犯之间关系密切。一般而言,再犯者在前三项评分中分值较高,在后两项则相反。反社会性、幼儿期的行为问题、对概率事件的观念、抑郁等与再犯之间有显著联系。在 12 个月之内再犯的人具有感觉寻求、易冲动和一般偏差行为等特点。

威慑论、社会控制论、认知-行为模型、分阶段转变模型等近期研究酒后驾驶再犯问题的热点模型。根据改变阶段模型,再犯的人中有一些人倾向于不愿意承认这一行为的问题,在改正与否这一问题上摇摆不定。这类人员对针对提高积极性和增强其对改正的认同度一类的外界干预反应很好,从而减少再犯这一行为的发生。

源于威慑论的法律制裁控制酒后驾驶再犯的两项主要干预手段。一是由警察负责对再犯者进行适当、迅速以及严厉的惩罚;二是通过剥夺驾驶资格来预防未来的酒后驾车事故,具体体现为罚款和吊销驾照。剥夺驾驶资格还包括软禁、缓刑(标准、监督、缓刑＋治疗),扣留车辆或驾照以及将车辆贴上标记(黑白相间的标签)等方式。在美国某些城市,对第一次酒后驾驶员的车辆上强制安装酒精-点火连锁设备,对降低再犯也起到了重要作用。

(四)酒后驾车的乘员问题

如前所述,酒后驾驶,包括的不仅仅只有驾驶员一个人,还包括了乘坐酒后驾驶员驾驶车辆的乘员。乘员又可分为两类,未饮酒乘员乘坐饮酒驾驶员的车辆和饮酒乘员＋未饮酒司机。

青年男性(18～29岁)是最常见的乘坐酒后驾驶员车辆的群体,远远超出了其他人群。女性也类似。但男女比例在1.8～2.3波动。因此,年龄较大应该是酒后驾驶的一个预防因素。不同种族,在乘坐酒后驾驶员车辆时也有差异,在美国,亚裔乘坐酒后驾驶员车辆远远低于其他种族。

另外,乘员酒后乘车的发生率在全美也达到了7.63%,同样也是年轻人多,7个18～29岁年轻人中就有1人酒后乘车,达到了其他年龄组的1.6倍以上。5个18～29岁青年男性就有1人酒后乘车。同样的,亚裔也是最少酒后乘车的人。相对高学历和从未结婚的人群与酒后乘车相关。

与酒后驾车行为相关的乘员,可能是酒后驾驶的潜在人群或是今后出现酒后驾车行为的先兆。除此之外,乘员的某些特性,也影响着酒后驾驶的危险性。比如,年轻的乘客更容易分散年轻司机的注意力,甚至有时还鼓励司机冒险,这种行为大大地增加了车辆碰撞的可能。1/3的死亡事故中涉及了1名或多名乘客,乘客可以成功地干预驾驶员的行为。从乘客的角度对酒后驾驶行为进行干预也是有可能的。

二、酒后驾车的界定

(一)饮酒量与酒精浓度的关系

饮酒量与饮酒的关系密切。我国一般用饮用的"两"来计算白酒饮酒量,1两＝50ml;国外一般用"饮酒单位"进行估计,英国一般界定1饮酒单位对应酒精含量为8g酒精的酒精或酒精饮品,大约等于一小杯葡萄酒或25ml烈性酒或半品脱的普通啤酒,饮用5次或以上(女性为4次或以上)即为狂饮(binge drinking)。美国界定的1饮酒单位(drink)对应酒精含量为12g。

饮酒量与血液酒精浓度密切相关,主要关系如表8-2所示。

表8-2 饮酒量与BAC的关系

BAC(%)	性别	饮酒量[a]	
		美国[b]	英国[c]
0.01～0.049	男	1.5	2.1
	女	1.0	1.4
0.05～0.099	男	3.5	5.3
	女	2.3	3.5
0.10～0.149	男	5.9	8.9
	女	3.8	3.8
0.15～0.199	男	8.2	12.3
	女	4.5	6.7
0.20～0.249	男	10.5	483
	女	6.7	10.1
0.25～0.299	男	12.7	19.0

续表

BAC(%)	性别	饮酒量[a]	
		美国[b]	英国[c]
0.30~0.349	女	8.2	12.3
	男	14.9	22.4
0.35~0.399	女	9.6	14.5
	男	17.2	25.7
>0.4	女	11.0	16.5
	男	19.6	29.5
	女	13.2	19.8

资料来源:A W Jones,A Holmgren. Age and gender differences in blood-alcohol concentration in apprehended drivers in relation to the amounts of alcohol consumed. Forensic Science International,2009,188:40-45.

注:a:由 BAC 根据 Widmark Equation 酒精代谢公式计算;

b:1 标准饮酒单位对应含 12g 乙醇的酒精饮品;

c:1 标准饮酒单位对应含 8g 乙醇的酒精饮品。

(二)体内酒精浓度

1. 血液酒精浓度的法定限值　酒后驾车致死的概率与体内 BAC 的浓度密切相关,根据 2007 年美国国家高速公路交通管理局(National Highway Traffic Safety Administration,NHTSA)的数据,表明酒后驾驶致死人员中,几乎一半的相关驾驶员 BAC 浓度达到 0.08%以上(32%~58%),BAC 浓度为 0.01%~0.07%的绝大多数低于 1/10(3%~14%)。

BAC 是目前判定酒后驾驶的最主要标准。世界范围内,法定的 BAC 从 0.02%~0.15%都有,大多数采用的是 0.05%或 0.08%,我国采用的是 0.02%为酒后驾驶,0.08%为醉酒驾驶(图 8-9)。BAC 单位有多种表述方法,最常见的即 100ml 饮品中含有多少克酒精,记为"%",本章全文采用这一表达方式。

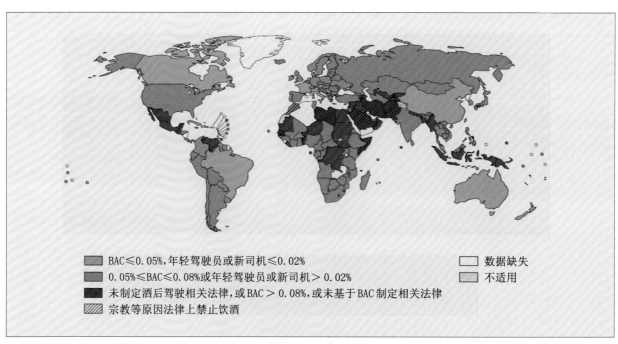

图 8-9　各国 BAC 法定标准(2017)

资料来源:2018WHO 全球道路交通安全形势报告。

2. 呼出气酒精浓度　呼出气酒精浓度(breath alcohol concentration,BrAC)是最常用也是最方便地在路旁进行酒精测试的方法。第一台呼出气酒精检测仪出现在 20 世纪 40 年代,此后,呼出气酒精检查就成为一项无创、迅速的手段来估计血液中的酒精含量,既可作为一项筛查手段,也可作为控告酒后驾驶的证据。欧洲一些国家设立了 BrAC 的阈值,为 0.1～0.25mg/L。

一般而言,BAC 与 BrAC 的比值大多采用 2 000∶1。但该比值在酒精代谢的不同阶段有所不同。在吸收阶段比值较低,最高出现在饮酒后 5～6 小时,动脉血酒精浓度与静脉血酒精浓度存在差异可能是主要原因,BrAC 更好反映的是动脉血酒精浓度。尽管如此,无论 BAC 还是 BrAC,都是对体内酒精含量的客观证据,两者间相关性非常强(r=0.95～0.98),并且存在显著的剂量依赖关系。无论是药物动力学还是路旁执法证据均支持用呼出气酒精测试的方法来筛查酒后驾驶人员并作为客观依据对其进行相应处罚。但需注意,在利用酒后呼出气检测仪进行体内酒精测定时,对一些边界条件需要进行进一步的血液酒精浓度测定,才能更客观。

(三)尿液酒精浓度

尿液中酒精浓度(urine alcohol concentration,UAC)与血液酒精浓度的关系已经进行了深入研究,但是,肾脏生成尿液和膀胱排除尿液具有一定的时间间隔,因此在酒精吸收、分布以及代谢的不同阶段,BAC 不断变化(图 8-10),BAC 和 UAC 只有在血液-酒精曲线上的吸收后阶段才具有很好的相关性。基于此,BAC 和 UAC 的关系比呼出气更加复杂。在吸收阶段,UAC/BAC 比预期值 1.25∶1 要低;在吸收后阶段,如果膀胱中事先存有不含酒精的尿液,将显著稀释原尿中酒精的浓度,饮酒后第一次测试的比值将低于 1.0∶1。

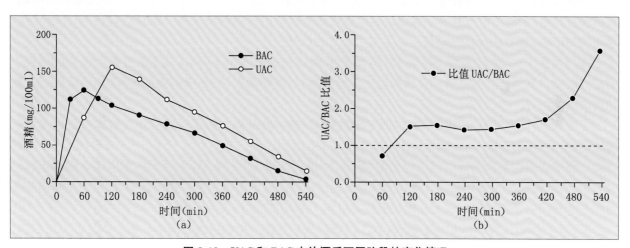

图 8-10　UAC 和 BAC 在饮酒后不同阶段的变化情况
(a)BAC 与 UAC 浓度变化　(b)UAC/BAC 的变化情况
注:饮酒条件为 25 分钟内,空腹,排空尿液,按 0.85g/kg 体重饮用 40%纯威士忌

因此,如需将 UAC 作为体内酒精含量的证据,则间隔一定时间(一般为 60 分钟),前后两次提取尿样进行检测,将大大地提高该比值的可信度,比单纯的 UAC/BAC 更具有说服力。如存在证据支持驾驶能力受损,则两次 UAC/BAC 都显著低于 1.25∶1,如未受损,则差异不明显;如驾驶能力受损,第二次 UAC值比第一次平均升高 0.21g/L,反之则平均降低 0.25g/L。故而,第二次 UAC 比第一次高,则强烈支持某人在短期内曾经饮酒且极可能超标,如下降则不能支持这一观点。但值得注意的是,尿酒精浓度受尿液量的影响很大,如测试前大量饮水,将大大降低尿液酒精浓度。

(四)清醒程度检查

除了体内酒精浓度的规定外,国外多个国家还实行清醒程度判断(sobriety checkpoints)来帮助警察及时识别酒后驾驶。标准化野外清醒试验(standardized field sobriety tests,SFSTs)是最常使用的方法。

驾驶能力受损的行为学观察虽然没有体内酒精浓度那样清晰,但是在可行性方面和综合性方面却具有体内酒精浓度无法比拟的客观性,不过由于主观操作方面的原因,使其在法庭上也更容易受到质疑。

1. 标准化野外清醒试验　驾驶能力,实际上是人类对同时发生的多项任务的处理能力。驾驶能力的破坏即是不能同时对多项任务进行处理或处理能力下降。基于此,1975 年 NHTSA 着手开始研发一系列基于通过对"分配注意"进行测试来评判复合事件处理能力,从而对驾驶能力的损害程度进行判断的测试,即"SFSTs"。经过现场和实验室的共同验证,20 世纪 80 年代正式在路旁开展。

SFSTs 主要包括:酒精凝视眼震,步行回转试验,单腿站立试验,指鼻试验,追踪和轮替试验(包括 Romberg 试验、减法计数、倒数以及字母删除等测试)等。最基本的 SFSTs 由 AGN(酒精凝视眼震)、WAT(步行回转试验)和 OLS(单腿站立试验)试验构成。这三项试验在路旁的可操作性更高,不需要特别的仪器设备,总的检查时间不超过 5 分钟,在判断某人是否 BAC>0.08‰时,AGN 具有 77% 的准确率,WAT 的准确率为 68%,OLS 的准确率为 65%,如果 AGN+步行回转试验均阳性,则准确率为 80%。

此外,多个国家都有自行的野外评价驾驶能力的测试,但基本上所有的测试都是由 Burns 和 Moskowitz 等制定并进行临床和现场试验验证的 SFSTs 衍生而来,比如英国的"野外损害试验"(field impairment tests,FITs)即是在 SFSTs 的基础上增加了对瞳孔直径的测量。

(1) 酒精凝视眼震(alcohol gaze nystagmus,AGN)。凝视性眼震是由于小脑和脑干功能受损引起对双侧前庭神经核的控制发生障碍,使得双侧前庭神经核出现兴奋性失调,也就是说前庭平衡功能的失常最重要的可直接观察的体征即是眼震。超过眼球正常跳动的不规则快速运动与酒精浓度明显相关。AGN 是几项 SFSTs 试验中与 BAC 关系最密切的。

测试过程如下:让受试者蒙上一眼,另一眼随置于其脸部前方 40cm 的缓慢移动的亮光或物体移动,头部保持放松,朝向正前方且不能移动。亮点或物体从视野的一侧缓慢向另一侧移动并移回,重复 3 次。至 30°和 40°时,观察眼球的跳动情况。重复另外一只眼睛。

评判包括了 3 项检查标准:平滑追踪是否缺失、眼震是否出现在 45°前以及是否在最大偏离时出现了明显的眼震。其他还有几项指标对酒精也比较敏感,例如瞳孔的控制、平滑追踪的速度、辐辏障碍以及跳动潜伏期增加等。

一般而言,体内 BAC 接近 0.04%,即可出现 AGN 的一些征象。为了提高凝视性眼震对低浓度酒精的敏感性,另外还有几项增强试验:①分散注意 AGN,因同时要求执行注意-分配任务而增加了 AGN 的难度。要求在追踪刺激的同时对可听见的"咔嗒"声进行计数;②变速 AGN,视野内横向运动刺激出现的时间为 2 秒(每一次 SFST)、1.5 秒和 1 秒;③斜向运动 AGN,刺激信号呈对角线运动,即从右上角向左下角和左上角向右下角移动。以上几项试验的得分与 BAC 之间的相关系数多在 0.55 左右。

(2) 步行回转试验(Walk-and-Turn,WAT)。这是一项在平衡和信息处理中分散个体注意力的测验。包括了两个部分:讲解和行走。要求被测试者站在起始点的同时接受指令。操作流程如下:①使被测试者双脚并拢站立,双手放于两侧;使被测试者将其右脚放于左脚前且右后跟与左脚趾紧贴,站立于直线上。使被测试者保持该姿势并同时听取相关讲解,并不能在指令下达之前擅自行动。如被测试者在此阶段即失去平衡,终止此项测试转入下一试验。②告知被测试者开始后,受试者趾根相连前进 9 步,双手垂直于身体两侧,以前足为轴多次半步转动半圈向左,然后再以同样方式行走 9 步。嘱其在行走期间要注视其脚部,并将每一步大声地数出数字,在未完成测试前不能停止,在讲解的同时测试者做出示范。③询问被测试者是否理解上述说明。④令其开始实验。

如果出现以下问题要记录:①在起始站姿时放弃;②过早开始行走;③不能后跟接触脚趾的行走(记录第几步);④偏离直线(记录方向和第几步);⑤过早停止行走(记录第几步);⑥手臂向上抬起离开身体两侧;⑦超出或少于 9 步(记录步数);⑧不正确地转弯;⑨不能按说明操作。以上这些"指标"中,NHTSA 指南规定,如果以上 2 项出现,则倾向于判断被测试者驾驶能力受损。

(3) 单腿站立试验(one-leg stand,OLS)。主要测试分散注意的能力。包括 2 个部分:讲解和平衡与计数。在讲解阶段,被测试者双脚并拢站立,双手置于两侧;在平衡与计数阶段,被测试者一腿站立另一腿伸直伸出,离开地面 30 秒。

过程:①使被测试者双手放于两侧站立;②告知其不能在未被告知开始之前开始,并需认真听取讲解;③检查被测试者的理解程度;④告诉被测试者,当你宣布开始之后,他/她必须提起右脚并保持伸直,离地 15～20cm,脚趾指向前方,与地面平行,演示上述动作;⑤告知被测试者双手必须放于身体两侧并保持注视抬高的脚,同时大声数数,以"1 001,1 002,1 003……"的方式数 30 秒,30 秒钟后告诉被测试者停止;⑥询问被测试者是否理解上述说明;⑦告诉被测试者开始;⑧换另一腿重复。注意要保证上述动作需持续 30 秒,不管数数的速度如何。

如有下述几种情况要记录:①在平衡期间摇摆;②抬起手臂以保持平衡;③单足跳跃;④脚落地。根据 NHTSA 指南,以上 4 个指标,只要 2 个出现,即标示驾驶能力损害。

(4)指鼻试验(finger-to-nose)。这个测试评估的是协调性和深度知觉。包括 2 个部分:讲解和指挥。在讲解阶段,被测试者被告知双脚并拢站立,被测试者被要求打开手掌,掌心向前,并置于身体前;在指挥阶段,被测试者被要求用食指的尖端触碰鼻尖。

过程:①告知被测试者双脚并拢站立,双臂置于身体两侧。②告知被测试者打开拳头,掌心向上并伸出,展开食指并保持食指处于该位置,并将手掌侧朝向前放于身体两侧。③告知被测试者在你讲解过程中保持该姿势并不能在被告知开始之前开始动作(要清楚地强调这一点)。④告知被测试者,当你说"开始"后,他/她必须轻微地后仰头部,闭眼,向前举起手保持食指伸出,演示。⑤告诉被测试者,你将说"左"或"右",他必须同时用食指指端碰触鼻尖。然后放下手,直到另外一只手被指令,演示。⑥检验被测试者是否理解。⑦告诉被测试者头后倾,闭眼,按之前演示的将手放于身前。⑧命令按"左、右、左、右、右、左"的顺序进行。

注意观察记录食指指端触碰的位置,使用的哪只手,身体的摇晃。

(5)闭目直立试验(romberg tests)。该项测试是身体内时钟和身体摇摆的指标。包括了两个阶段:讲解和执行。在讲解阶段,被测试者必须站立,双臂放于身体两侧;在执行阶段,被测试者必须站在起始点,头稍后仰,闭眼。

过程:①告知被测试者双脚并拢站立,双手放于身体两侧。②告知被测试者在你进行讲解过程中保持该姿势,必须向其强调要等"开始"指令下达后才能开始。③告知被测试者,当被告知怎么做时,要把头稍稍后仰,演示。告诉被测试者心中估计 30 秒,30 秒到后自行睁眼并说"时间到",告知其不能数数。④询问被测试者是否已经理解上述讲解。⑤告诉被测试者开始。利用秒表记录被测试者自行估计的时间。20～40 秒的估计都是可以被认可的。在 90 秒后或被测试者不能安全地完成测试,该试验终止。线索:①被测试者不能双脚并拢静止或稳定地站立。②估计的时间不合适或不能被认可。③被测试者不能按指令进行。

各项 SFSTs 的平均得分以及与 BAC 的相关系数如表 8-3 所示。

表 8-3 SFSTs 各试验的平均得分

组别	BAC	AGN	WAT	OLS	指鼻试验	Romberg 试验
1	0	0.85	1.25	1.20	0.80	2.0
2	0.10%	8.80	7.80	5.30	4.05	5.1
3	0.14%	12.00	6.80	6.00	6.05	4.65
与 BAC 相关系数	N/A	0.668	0.547	0.484	0.421	0.439

注:BAC 为血液酒精浓度;AGN 为酒精凝视性眼震;WAT 为步行回转试验;OLS 为单腿站立试验;Romberg 试验为闭目直立试验。

除此之外,SFSTs 还有多项替代试验,如减法、加法和倒数试验,指令受试者从 102 连续减 3,报出结果,或者进行连续加法,或者进行倒数;字母删除试验,令受试者在 30 秒内将某段文章中所有的给定字母删除等。

SFSTs 的具体操作流程见图 8-11。

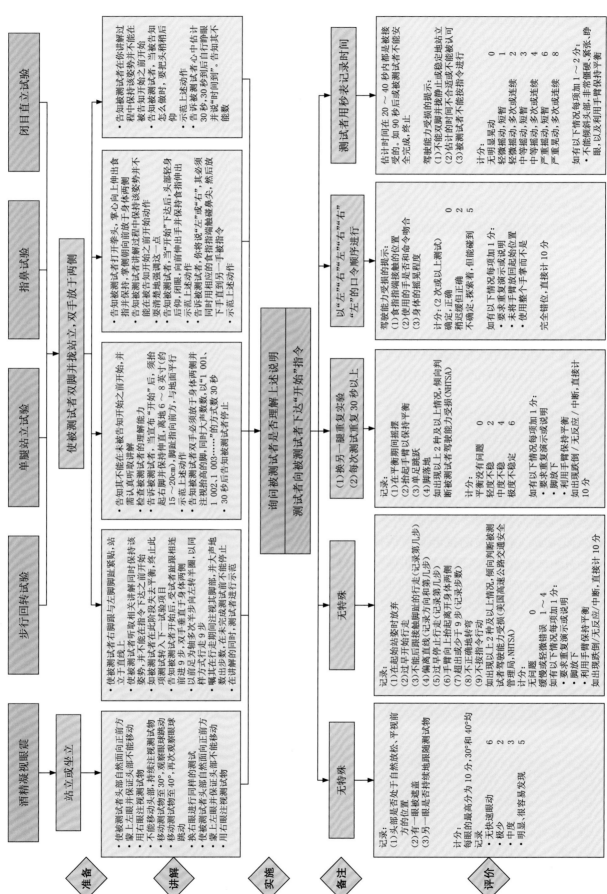

图 8-11 标准化野外清醒试验主要项目的操作流程示意图

2. 野外驾驶能力损害测试仪 SFSTs 也存在一些不足,比如执行者的认知程度和可操作性,环境的影响,测试的不稳定性和相对复杂。因此,研制一种能替代上述试验,并能筛选因各种原因驾驶能力受损的设备成了需要。路旁驾驶能力破坏程度测试仪(roadside impairment test apparatus,RITA)就是其中的一种,其原理与 SFSTs 相似,都是考察被测试者同时处理多项任务的能力。

RITA 进行一次测试的时间约为 25 分钟,包括了以下 6 项测验。

(1) 关键循迹任务(critical tracking task,CTT)。主要对循迹能力和反应时间进行评价。主要方法是用笔尖对屏幕上的一个点进行跟踪。该点根据混合正弦曲线函数在单一垂直平面上运动。对反应时间任务的考察即是记录对屏幕上出现的点和被测试者点下笔的时间。这项任务被分为 3 个阶段:A、B 和 C。每个阶段对应的行为参数有:①循迹错误。在整个过程中,对目标物的均方根偏差(root mean square deviation,RMSD,即分子在模拟过程中运动幅度的一个衡量)。②刺激后循迹错误。响应后 10 毫秒或刺激消失后 10 毫秒之后的单一错误衡量。③反应时间。在反应时间任务刺激后的响应时间。

(2) 长度估计(length estimation,LE)。提供一条垂直线,在其右边留出一个缺口,被测试者按下右键代表“是”,表示该直线可以填补缺口,如不能则按左键代表“否”。对“是”的正确与否将予以反馈,对“否”没有反馈。缺口的尺寸、线条长度和缺口长度的不同,以及线条与缺口之间的距离,在所有测试中都是不一样的。相关行为的记录有:①总体反应时间。所有正确反应的平均反应时间。②正确总数。包括对所有“合适”和“不合适”刺激的正确反应数目。③“不适合”的正确总数。对“不合适”刺激的正确反应总数。

(3) 配对联想学习(paired associate learning,PAL)。在同一屏幕左右两边同时出现两个形状。然后一系列的这些形状出现在屏幕中间,被测试者必须尽可能迅速地按下“左”或“右”键来分别回答出现的形状在“左”或“右”边。如果出现错误回答,这一对形状将再次出现。进行 8 轮以后,将出现第二对形状,接着单独的形状将从这四个已经出现的形状中抽取出来,被测试者继续按上面的方式进行回答。完成 8 个形状后,该测试结束。相关行为的参数有:①整体反应时间。所有正确反应的平均反应时间。②总体错误。不正确反应的次数(在本试验的任务中,每个回答都不能漏掉)。

(4) 应答持续注意力测试(sustained attention to response test,SART)。这是一系列的以 243 个道路信号图形的形式出现在屏幕上的刺激,速度是每 1 105 毫秒一张。被测试者被要求尽可能迅速对每一个刺激做出反应,除非出现“不准停车”的命令。对不正确的反应予以反馈。考察参数有:①整体反应时间。所有正确反应的平均反应时间。②错误次数。对“禁停”刺激的响应(比如错误的确定)。③漏失次数。没能对目标刺激做出响应的次数。

(5) 选择反应时间(choice reaction time,CRT)。屏幕上以弧形的形式安排了 6 个回答区,其上有两排光点,外面一排光点是绿色瞬时闪亮的光点,提示内层红色刺激光点将可能出现。被测试者被要求保持触摸笔笔尖接触在“静止”按钮上直到红色光出现,然后尽可能迅速地移动笔尖点击相关的按钮。记录 48 个响应,变化的 1~6 号的瞬时光点。表现的考察参数有:①总体反应时间。刺激出现和点击正确目标按钮的所间隔的平均时间。②关闭反应时间。刺激出现和从开始按钮上提起笔尖所间隔的平均时间。每一类中最慢的反应次数被剔除。

(6) 箭头侧向任务(arrow flanker task,AFT)。屏幕上出现 5 个符号。中间的为一箭头,指向左面或右面。任务要求尽可能迅速地按下箭头指向的相应按钮。其他的箭头可能是一致的,即与中心箭头指向同一方向;也可能是不一致的,即与中心箭头指向相反方向;或者成正方形。评价指标:①总体反应时间。正确反应的平均反应时间。②错误总数。错误或者漏掉的反应次数。

上述测试是随机出现的,不是每一项都必须进行。要把总的操作时间控制在 10~12 分钟,最多只包括其中 3 项,结果的判断只有“损害”或“未损害”,上述每项试验的结果的得分并不是一样的,有不同的系数。其中应答持续注意力测试的不正确数和选择反应时间的关闭反应时间是最敏感的指标。“应答持续注意力测试＋选择反应时间＋配对联想学习”的组合是最有效的区分“损害”和“未损害”的指标,整体的准确率可以达到 74.6%(交互验证,73.7%)。其他几类记录的准确率见表 8-4。

表 8-4 各种试验所对应的准确率

试验组合	平均分类正确率（%）	交互验证（%）
应答持续注意力测试＋配对联想学习＋长度估计	72.1	69.7
应答持续注意力测试＋选择反应时间＋配对联想学习	74.6	73.7
应答持续注意力测试＋关键循迹任务＋配对联想学习	73.8	71.3
应答持续注意力测试＋箭头侧向任务＋配对联想学习	69.7	68.9
应答持续注意力测试＋选择反应时间＋关键循迹任务	67.2	66.4
应答持续注意力测试＋选择反应时间＋箭头侧向任务	71.3	67.7
总计	76.2	72.1

＊RITA 与英国 FIT 相比，准确率为 73.7%：59.8%。以上数据均来源于约酒后 30 分钟所进行的测试。

上述两类鉴定酒后驾驶能力是否受损的方式，都是根据完成驾驶这一任务所需要的多任务同时处理的能力这一基础发展而来的，对一系列与信息处理、组织能力、短期记忆、空间认知、平衡和协调存在内在联系各种生理、神经生理、智力以及认知功能的评估，从而对驾驶能力受损与否进行评价。但是，需要注意的是相隔 30～60 分钟重复上述 SFSTs 或者 RITA 都是必要的。研究数据显示，无论饮酒与否，SFSTs 或者 RITA 第二次的合格率都要高于第一次测评。但是，RITA 的稳定性比 SFSTs 要强。

还有一点需要注意的是，尽管这些测试能够有效地将是否饮酒进行区别，但在判断驾驶能力是否受损并不是百分之百有效，其原因是在真实驾驶行为中，车辆速度、外界条件、道路环境以及车辆-驾驶员的熟悉程度等都是千变万化的，对驾驶能力的测评需要综合考虑影响驾驶表现的所有因素；假阴（阳）性等都是影响 SFSTs 和（或）RITA 对酒后驾驶能力下降进行准确评估的重要因素。

（五）其他

NHTSA 还推荐利用《国际疾病分类》（第 10 版）将醉酒的程度分为 4 类的方法以及另外一些辅助征象来帮助警务人员及时拦截可疑的酒后驾驶员，并进行进一步检查（表 8-5）。

表 8-5 不同表现与超过酒精阈值的概率

操作	概率（%）	操作	概率（%）
大半径转弯	65	跟车距离过近	45
跨线或车道行驶	65	车轮跨线或车道	45
看起来已经醉了	60	无规律刹车	45
几乎撞到物体或车辆	60	逆向或横向行驶	40
蛇形前进	60	驾驶信号与行驶不一致	40
在指定道路以外行驶	55	在不合适的地方停车	35
突然改变方向	55	突然或违法转弯	35
低速行驶（<10m/h）	50	急剧加速或减速	30
在行车道中停车	50	关闭前灯	30
飘移	50		

《国际疾病分类》（第 10 版）醉酒程度分类：

（1）轻度。呼出气中可闻到酒精味道，轻微的功能和反应行为失调或轻微的平衡障碍。

（2）中度。呼出气中可闻到酒精味道，中度的功能和反应行为失调或中度的平衡困难。

(3) 重度。严重的功能和反应行为失调或协作能力显著降低。

(4) 极重度。极其严重的功能和反应行为失调或协作能力丧失。

三、酒精与驾驶

（一）酒精的代谢

1. 吸收　酒精，其化学成分为乙醇，在消化道内不需要消化即可迅速且完全地被吸收。一般，胃中吸收 20% 左右，余下约 80% 均在十二指肠和空肠中被完全吸收。胃的排空状态影响了酒精在胃内的吸收速率。空腹饮酒 15 分钟后，即有 50% 左右被吸收入血。2~3 小时以后，100% 被吸收。一般饮酒后 5 分钟后，就可在血液中出现酒精，饮酒后 30~60 分钟 BAC 就可达到峰值。酒精从肠道的吸收速率取决于酒种、饮酒量、饮酒时间以及影响肠道排空时间的主要因素。

2. 分布　酒精从肠道吸收后，体内所有组织器官中均有分布，直接分布在机体所有含水间隔内，而不与血浆蛋白溶解于脂肪和骨骼。因此，酒精的分布与组织的含水量成比例。

3. 清除代谢　酒精的主要代谢在肝脏进行，其中主要的酶为乙醇脱氢酶同工酶 I，其亲和力较低，K_m 较低，乙醇对其饱和浓度为 0.05~0.1g/L。大约 10% 从呼出气、汗液和尿液中排出。其他可由肠道黏膜和（或）肝脏代谢直接清除。血液酒精清除速率为男 (0.155 ± 0.018)mg/$(g\cdot h)$，女 (0.150 ± 0.012) mg/$(g\cdot h)$，对应呼出气酒精清除率为男 (0.150 ± 0.012)mg/$(2L\cdot h)$，女 (0.173 ± 0.022)mg/$(2L\cdot h)$。酒精代谢的经典计算方法为瑞典 Widmark 医生在 20 世纪早期提出，亦即 Widmark 公式（式 8-1）：

$$N = f(W \cdot r \cdot C_t \cdot \beta \cdot t \cdot z) \tag{8-1}$$

式中，N——饮酒量；

　　W——体重；

　　r——分布量（常数，与体内水分分布相关）；

　　C_t——血液酒精浓度（BAC）；

　　β——酒精清除率；

　　t——从饮酒开始的时间（h）；

　　z——每一次饮酒的酒精液体盎司量。

也可转换为式（8-2）：

$$N = \frac{Wr(C_t + \beta t)}{0.8z} \tag{8-2}$$

式中，N——饮酒次数；

　　W——体重（oz）；

　　r——分布量（L/kg），（±SD）男性：(0.68 ± 0.085)L/kg，女性：(0.55 ± 0.055)L/kg，一般而言，男性采用 0.7L/kg 或女性采用 0.6L/kg；

　　C_t——血液酒精浓度（kg/L）；

　　β——酒精清除率，男性为 0.015g/$(100ml\cdot h)$，女性为 0.017g/$(100ml\cdot h)$；

　　t——从饮酒开始的时间（h）；

　　z——每一次饮酒的酒精量（oz）；

　　0.8——酒精的密度（0.8oz）。

注：1oz≈29.57ml。

Widmark 公式还可以用于简易计算个体饮酒的总量：

$$A = BWt \times r \times (BAC + \beta \times t) \tag{8-3}$$

式中，A——饮酒量（g）；

　　BWt——体重（kg）；

r——分布量(L/kg),±SD:男性为(0.68±0.085)L/kg,女性为(0.55±0.055)L/kg,一般而言,男性采用 0.7L/kg 或女性采用 0.6L/kg;

BAC——血液酒精浓度(mg/g 或 g/kg);

t——从饮酒开车到采集血样的时间(h);

β——酒精在中度饮酒者体内代谢速率,一般采用 0.15g/(L•h)。

实例 1:已知血液酒精浓度,计算其饮酒量。

某 180lb(1lb=0.453 6kg)男性,体内分布量(r)为 0.68L/kg,血液酒精浓度(C_t)为 0.15g/100ml,酒精清除率(β)为 0.015g/(100ml•h),t=5h,饮酒为 12oz 一瓶、酒精含量为 4%(v/w)的啤酒。则其饮酒的瓶数(N)为:

$$N = \frac{(180\text{lb})(16\text{oz/lb})(0.68\text{L/kg})[0.0015\text{kg/L} + 0.0015\text{kg/(L} \cdot \text{h)}]}{0.8 \times (0.48\text{oz/drink})}$$

$$N = \frac{1958.4 \times 0.00225}{0.384} = 11.5(瓶)$$

此外,Widmark 方程还提供了对标准差的计算:

男性:$S_N = \sqrt{0.015625N^2 + 0.050176(N(0.68C_tW/0.8))^2}$

女性:$S_N = \sqrt{0.01N^2 + 0.021904(N(0.55C_tW/0.8))^2}$

由此:实例 1 中,S_N=1.7 瓶;对饮酒量的估计(±2SD),则为 11.5±3.4。

如在 30~60 分钟内采集两次血液测定 BAC 时,可以根据 2 次的 BAC 结果,结合 Widmark 方程,得出确定的酒精清除率 β。如果两次间隔在 60 分钟,则:

$$\beta_{60} = \text{BAC}_1 - \text{BAC}_2 \tag{8-4}$$

如果在 30~59 分钟后取第二次样,则:

$$\beta_{60} = (\text{BAC}_1 - \text{BAC}_2) \times \left[\frac{60}{t_2 - t_1}\right] \tag{8-5}$$

而同时,BAC 的初始浓度与 β 在 0.5~2.5g/kg 具有线性关系:

$$\beta_{60} = 0.15\text{g/kg} + (0.05\text{g/kg} \times \text{BAC}) \tag{8-6}$$

合并式(8-4)、式(8-5)和式(8-6),指定 BAC 的变化梯度为 0.1g/kg,则有:

$$\Delta t = \frac{0.1\text{g/kg}}{0.15\text{g/kg} + (0.05\text{g/kg} \times \text{BAC})} = 0.6 - 0.1 \times \text{BAC}_1$$

也就是说,当 BAC 增加 0.1g/kg,则清除率 β_{60} 便增加 0.005g/kg。

(二)酒精对人体的影响

酒精对人体的影响最重要和最主要的就是对大脑功能的影响。同时,这种影响也是迅速发生的。根据摄取酒精量的不同分别表现为抑制或兴奋的作用,详见表 8-6。

表 8-6 酒精对人体的主要生理功能影响

BAC(%)	对人体的影响
0.01~0.05	心率和呼吸次数上升
	降低各种大脑主要功能
	不协调的行为表现
	判断力和抑制力降低
	轻度的兴奋、放松和愉悦

续表

BAC(%)	对人体的影响
0.06~0.10	机体多个系统生理功能被抑制
	注意力和警觉性降低、反应迟缓、协调性破坏、肌肉张力降低
	做出合理决策或判断的能力下降
	焦虑和抑郁增加
	耐心下降
0.11~0.15	反应能力急剧下降
	平衡能力和运动能力破坏
	某些视觉功能出现障碍
	语言出现含糊不清
	呕吐,尤其是迅速达到该 BAC 的情况下
0.16~0.29	感知功能严重障碍,包括对外界刺激的感知降低
	严重的运动功能障碍,如频繁的蹒跚步态或跌倒
0.30~0.39	无反应的昏迷
	丧失知觉
	麻醉状态(能施行外科手术的状态)
	死亡(多数)
≥0.40	无意识
	呼吸中止
	死亡(通常缘于呼吸衰竭)

资料来源:WHO. Drinking and driving: a road safety manual for decision-makers and practitioners. 2007.

(三)酒精对驾驶能力的影响

驾驶是一项复杂行为,其中包括了对感觉信息的处理、注意、适应、判断、决策制定以及运动技能等方面。利用功能性神经显像技术,发现驾驶与感应运动皮质、小脑、枕顶部区域有关。功能性磁成像发现,扣带回前部的兴奋程度与驾驶速度的降低成比例。功能性神经成像已证实中脑网状系统和丘脑板内核在驾驶注意力和警惕能力中可能发挥了重要作用,警惕性和注意的降低与交通事故之间的关系非常密切,多种药物和酒精使得个体的警惕性降低,从而导致了严重交通事故的发生。利用正电子扫描技术(positron emission tomography,PET)证实小脑、颞中回和枕回、楔回、中央前回初级视觉皮质、丘脑、中脑与主动驾驶相关;停止和被动刺激与中央枕回的活动相关;错误的驾驶与扣带回的兴奋相关。

总之,枕顶部为视觉信息处理的区域,因此与驾驶关系密切;小脑与驾驶车辆的运动行为反应明显相关。而中脑、丘脑和初级视觉皮质与驾驶中的警惕性和注意力密切相关。

除了酒精的直接影响之外,还被认为间接影响了其他某些与驾驶安全相关的行为,如安全带、头盔的使用,速度的控制。同时,酒后驾驶对事故后阶段也存在不小的影响,比如:酒精的麻醉作用会使得对病人的管理和评估更加复杂;导致潜在的或慢性疾病突然恶化;复发率或再犯的概率增加等。

四、酒后驾车的预防与干预

酒后驾驶虽然已经成为除癌症和心血管疾病外最重要的死亡原因,但令人欣慰的是,研究已经证明,酒后驾驶是最能被预防的影响健康的风险之一。经多种措施严格管控,美国醉驾死亡人数与醉驾亿车千米死亡率均呈下降趋势(图 8-12)。

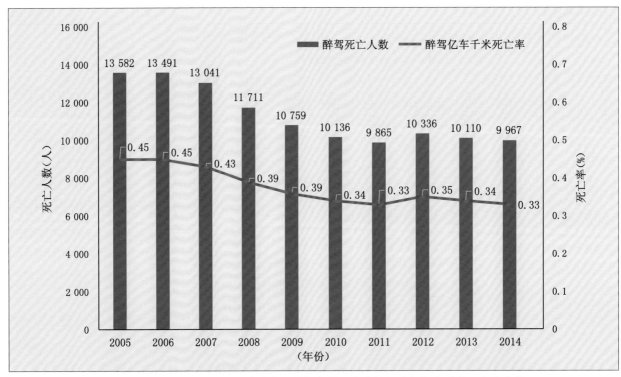

图 8-12　2005—2014 年美国道路交通醉驾事故死亡人数和醉驾亿车千米死亡率变化

要从根本上减少酒后驾车这一行为，必须要考虑至少两方面的问题：如何减少交通方面的问题以及怎样控制酒精的危害。从酒精上市销售起，各个相关环节都可为控制酒后驾车的关键节点，对酒后驾驶的控制策略的逻辑框架见图 8-13。

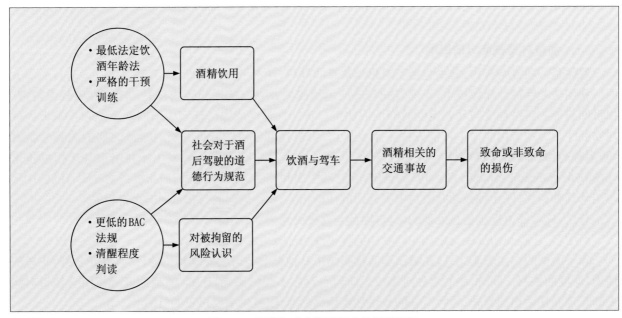

图 8-13　预防和减少酒后驾车的逻辑框架

（一）控制酒精消耗

酒精消费和相关问题的增加是与获得酒精的容易性增加和价格的降低密切相关的，即是"酒精可获得性"理论。酒精可否获得及其容易程度是决定了酒精的消耗程度，其中包括了 3 个方面相辅相成的因素：物理性、社会性和经济性。①物理性指的是通过商业源头得到酒精的容易程度，包括了人们能获得酒精的商店的密度和周围可供饮酒的地点。②社会性为能从社会关系中获得酒精（朋友、熟人甚至陌生人）以及获得社会认可的饮酒行为和场所的容易程度，这方面同时包括了获得的容易程度以及个人对在一般场合与特殊场合饮酒的标准和态度，其中涉及了广泛的因素，比如在一个群体中其他人的饮酒量、其他人的态度、各种媒体上的酒精广告和本质以及相关政策鼓励还是不鼓励饮酒等。③经济性主要是酒精及相关产品的价格。酒精饮品的价格受到多方面因素的影响而波动，如税收、零售者的促销行为等，有研究显示，酒精价格增加 10％就会导致 5％～12％的消费降低，与酒精相关的交通事故死亡人数将下降 6％，在青年人中这一数字将达到 9％。但如酒精类商品在商店中的摆放数量上升 10％，酒精相关的交通事故便可能上升 1％～4％。

在我国，关于酒精销售与购买的法规几乎没有，但在其他很多国家，在购买酒精的年龄、时间、酒精含量、地点甚至购买数量都有一些限制。如新西兰为 18 周岁以下、美国为 21 周岁以下的青年人不得购买含有酒精的任何饮品。

通过对酒精的销售环节进行控制，是降低酒精消耗的有效手段，从源头上阻断酒精的摄取，应为控制酒后驾驶的根本手段。但是，酒精销售中涉及多方面的利益，这是一个负责的系统，因此，更为理想的状态是找到酒精消耗与控制酒精相关问题的平衡点，实现各方利益的最大化。

（二）增强法律法规的威慑力

长久以来，不少学者都认为强硬的法律法规制度将对与酒精相关的交通事故减少具有非常重要的意义，用法律法规来阻止酒后驾驶的发生，被称为"斯堪的纳维亚模式"（Scandinavian model）。世界上第一个对"酒后驾驶"进行法律界定的国家是挪威，早在 1936 年便规定"BAC≥0.05％驾车为违法"。

不过，实施 BAC 限值法律在控制长期酒后驾驶和相关事故的发生率是否有效尚存质疑。如 1967 年英国开始实行 0.08％的酒后驾驶法律限值后最初的 3 个月内，交通肇事死亡的总数下降了 23％，受伤总数降低了 11％。在施行后 1 年，受到致命伤害的驾驶员中，超标的比例从原来的 32％降低至 20％。虽然之后相关数据开始回升，但根据此后一些长期的追踪研究发现，该法令的实施，尽管程度不大，仍然显著和长期地影响了交通事故的发生和伤亡情况。加拿大的研究结果同样证实，虽然在最初 1 年内，该法令未能减少交通事故的发生和致命性伤害驾驶员体内 BAC 水平，但之后的回归研究发现，受伤率和死亡率都出现轻微下降，且具有统计学意义。

不过，其他一些国家的研究数据却不支持上述说法。日本在相关法规实施前后，酒精相关的和总的交通事故死亡人数出现下降，但与之前相比不存在统计学差别。荷兰施行 0.05％的标准后，酒精浓度超标大于或等于 0.05％的驾驶员比例显著下降。酒精相关的致死性交通事故大大地降低。但研究人员不倾向将荷兰的这些变化完全归功于该法令的实施，同期相关的强制性头盔法令和安全带法规都可能起到一定作用。几年后，这种影响似乎便逐渐消退了。这一情况在美国类似，从 1975 年到 1985 年，41 个州先后开始施行 BAC 浓度不同的酒精限值法令，实施前后对比，致死性车祸数降低了 2.4％，但是不具有统计学意义。

在上述法规限制对酒后驾驶的影响不大的情况下，某些国家对 BAC 的限值进一步严格，但效果的显著程度也有差别，甚至同一国不同地区，其效果都是不一致的。比如，澳大利亚酒后驾驶员 BAC 的水平出现降低，但只在 2 个州出现明显的事故数和死亡人数显著减少；美国 BAC≥0.08％的交通事故比例和警方公布的酒后驾驶导致的死亡人数出现显著降低，但酒后驾车总的事故数并未见显著减少；但在有些地区的致命性交通事故中，低 BAC（0.01％～0.09％）和高 BAC 的驾驶员人数均出现显著减少的情况。瑞典在 1990 年将 BAC 限值从 0.05％降低至 0.02％后，交通事故总数、单车事故数、致命性交通事故数分别显著降低了 7.5％、11％、9.7％；BAC 的分布也出现了显著变化，高于 0.15％的驾驶员比例显著降低。

我国自 2004 年 5 月 1 日开始施行法定 BAC 限值，但我国尚无系统的研究表明该法规的颁布对酒后驾驶相关问题的影响程度。根据中国公安部交通管理局每年发布的《全国道路交通安全事故统计》，1996

年,我国酒后驾驶相关事故数仅为 4 025 起,死亡人数 1 915 人;到 2003 年相应数字几乎翻了 3 倍,分别达 11 000 起和 3 937 人。但在同期,我国道路交通事故总数和总死亡人数也上升了 2 倍多,相应的事故数构成比为 1.39%：1.64%,死亡人数构成比为 0.44%：0.37%,不具有统计学意义。因此该酒后驾驶绝对数的增加可能与我国总体交通事故发生、汽车保有量大幅攀升有关。颁布全国性法规以后,我国反而出现酒后驾驶事故数和死亡人数的所占整体交通事故显著上升。2003 年与 2005 年相比,分别为 1.65%：2.72%,以及 3.77%：4.78%。这可能是由于在 2004 年以前,我国存在多个地方标准,其中包括零容忍、0.01%、0.02%、0.05% 等多个 BAC 限值,因此导致对酒后驾驶的判断标准不统一,统计的"酒后驾驶"数量也因标准不同出现较大偏差。在之后 5 年内,相关数据波动不大,均没有统计学意义。但值得重视的是,据公安部交管局的数据,从 2009 年 8 月 15 日开始,在全国范围内施行了酒后驾驶专项整治,使得同期酒后驾车肇事导致的死亡人数下降了 39.6%,而上半年同比只下降了 3.8%,而同期交通事故总数同比下降了 18.7%。因此,如果单从数据上看,在酒后驾驶国家标准施行后 5 年,尚未发现该法规对我国酒后驾驶的现状出现显著影响。

BAC 限值的法律不能明显减少酒后驾驶行为,同时显著高于其他社会违法行为的酒后驾驶再犯率,似乎从另外一个方面暗示,现有法律法规对控制酒后驾驶可能是苍白无力的。

要想实现法律法规的威慑性必须考虑两点因素：人们的行为很大程度上取决于人们对后果的感知(奖励或惩罚);人们受到即刻和确定后果(奖励和惩罚)的影响远超过将来不确定是否发生的结果的影响。对偶发事件的威慑力量主要来源于处罚的迅速性、处罚的确定性和处罚的严重性。

从这个方面看,由于被发现的可能性极低(更不用说被证实有罪),而同时安全抵达目的地的可行性很高,才是导致法律法规未能很好地遏制酒后驾驶这一结果出现的原因。如果提高被发现的概率,则酒后驾驶的状况会明显好转。譬如,南澳大利亚在 1981 年引入了路旁随机呼出气酒精测试,尽管在其后一段时间内饱受非议,但的确降低了酒后驾驶的肇事数。因此,如果仅是在很低的被捕率(比如平均 1 000 名驾驶员仅 3.38 人被因酒后驾驶而拘留)的情况下做一些改变,并不能对酒后驾驶的发生率有很大的影响。因此,强有力的执法力度是酒后驾车肇事这一链条上的中心环节,除非酒后驾驶被拘留率和被起诉率有了根本性的改变,否则法律法规对酒后驾驶这一行为的影响不会发生任何有意义的改变。让人们始终保持对被查获的可能性的警惕性,使公众认识到,驾驶员随时随地都有可能被警察查扣并受到惩罚,才能保证法律法规对酒后驾驶的威慑力。

要能保持这一威慑力,强有力的酒后驾驶法律应当包括：①强制规定 BAC 超过一定范围时的驾驶行为为非法;②允许进行路边测试(使用认可的设备),法庭承认并可用于作为证据;③要求驾驶员接受警察要求进行测试,并规定拒绝测试即可视为违法;④规定对违法者的惩处。在此基础上,增强对交通管理人员或巡逻警员识别酒后驾驶的能力和手段,尤其是对那些程度较轻的酒后驾驶人员驾驶技能的评估,才能最终实现加强对酒后驾驶的查控力度,提高酒后驾驶的被扣留水平。

但是即使通过对酒后驾车的处罚,能降低酒精对交通安全的危害程度,这仅仅是一种弥补性、后发制人的方式。对于酒后驾驶来说,处罚仅是次要的预防手段。只可能发生在"饮酒＋驾车"这一行为的后面。而最佳的预防措施是根本杜绝饮酒后驾车这个行为的发生,这也是控制酒后驾驶的最终目的。

(三)酒后驾驶针对性干预与治疗

为什么人们明知不能酒后驾车又偏要酒后驾车,行为学家希望通过研究酒后驾驶员的行为特点来回答这一问题。

20 世纪 70 年代开始,很多研究者对酒后驾驶员的行为学特点进行了分类。最初 Steer 等人根据被扣留者 BAC、神经质、饮酒量与频率及其他相关问题,将酒后驾驶员分为 7 个亚类;而后多名研究者从不同角度,建立了多种分类标准,包括 5 类、10 类等。20 世纪 90 年代,Babor 和 Ball 等人在上述各种分类的基础上,将酒后驾车人员的类型分为了 A 型和 B 型两类。根据这种分类方法,基本包括了之前所有分类方法所包含的内容,且更简洁地回答了诸如"哪些人更容易发生酒后驾驶?""哪些人更容易被纠正"等问题。

这一分类也延续至今。

A 型人员表现为所谓的正常或者容易纠正的少量饮酒,精神/酒精严重程度较低,或者较少的问题,社会稳定性好。

B 型基本包括了嗜酒程度、自我医疗(未经医生建议或开处方而自行服用处方药)、明显的酒精/精神症状、好斗的感觉寻求、负性情感/犹豫、重复的酒精滥用以及在公共场所经常醉酒等。其结果就是饮酒习惯更糟糕、酒后驾车和再犯的危险因素较高,药物和酒精的滥用程度、社会心理损害以及精神病理学严重程度都高于 A 型人员。

不同类型对干预措施的反应差异也很大。A 型可以通过互动治疗后可以获得比应付技能训练更好的效果,接受一定的教育、饮酒的自我控制以及驾驶技能的培训可以有效地降低酒后驾车的发生;而 B 型人员表现为在经过酒后驾车治疗后,其酒精依赖严重程度及其相关损害都较 A 型高,对控制自身不大量饮酒能力的信心却远远低于 A 型人员,因此,B 型需要经过应付技能训练获得更好的干预效果。更强调解决抑郁、愤怒控制以及自信心训练的、更深入的认知行为治疗。一般在门诊接受治疗的人员中,A 型:B 型≈3:1。但是上述结果仅是根据对白人、接受过教育、有工作的男性得出的。不同的种族、性别、社会经济层面的人群中,结果可能有一定差异。

(四)社区计划与公共教育

对于那些对控制饮酒依从性很差的群体而言,控制饮酒量并不现实。这部分人群更倾向使用"指定司机"计划(designated drivers,DDs),即在一群人中,指定某人在某次饮酒聚会时滴酒不沾,从而将其他人安全送回家的策略。该策略是从群体角度控制酒后驾驶的一个方式。受访者认为 DDs 策略在控制酒后驾车这一方面可得到 8.3 分(0 分为无效,10 分为最有效)。在美国,这一概念已经逐渐成为控制酒后驾车的日常语。86%的美国大学生使用过这一策略,37%在过去 30 天内使用过。DDs 的使用者更多是青年人。不同群体使用 DDs 策略的人群不一样。在大学生中,通常使用 DDs 的为年轻人、女性、单身、教育程度较高、狂饮者,这些人还更高频率地开车去往饮酒目的地。在普通人群中,除了使用 DDs 的频率不如大学生高以外,其他人群特征基本一致。

另外,如在美国国内广泛提供的免费或低价的酒后服务,即由其他陪送将饮酒后的驾驶员"安全搭乘"计划由公共倡议或私人团体完成,即由出租车驾驶员(通常情况下)将饮酒后驾驶员送去目的地,或利用拖车将酒后驾驶员及其车辆拖移回家,还有的计划是由其他人将酒后驾驶员和车辆一并开回家。很多人认为这个计划将会是积极、有效的,对控制酒后驾车的前景非常好。

但是,有研究表明,由于驾驶员明白 DDs 和"安全搭乘"计划的存在,反而鼓励了人们过度饮酒。虽然使用上述计划有利于减少酒精相关的交通事故,但是由于酒精的摄入量更大,有学者认为反倒增加了酒精滥用,美国国家酒精与药物依赖委员会认为上述计划"潜在支持酒精中毒"。由于增加了酒精的摄入量,因此导致其他与酒精相关的危险因素增加,诸如酒精滥用、酒精中毒等影响健康和社会安全的健康事件,而这些行为与"酒后驾驶"却是相互作用、交叉影响的。因此,其有效性和可行性正在被进一步研究和调查。

(五)药物

某些可以拮抗酒精作用的药物,如咖啡因等对酒精以后驾驶能力的破坏有一定的抵消作用,但其效能非常有限。有学者研究发现,咖啡因可以迅速地刺激中枢以抵抗酒精的抑制作用,可以较快地诱导"清醒"的出现,因此能够拮抗酒精导致的精神运动性任务行为能力破坏。但其有效性仍存质疑。

当 BrAC 为 0.05%~0.06%时,咖啡因可以抵抗酒精导致的模拟驾驶行为能力降低,但当 BrAc 达到 0.11%时,此作用消失。深入研究发现,咖啡因不具有改变酒后选择反应时间、临界闪烁融合频率、Stroop 色彩试验(Stroop colour test)以及中心动态平衡(dynamic posturography)等精神运动性测试的结果。不过,咖啡因可以一定程度拮抗由酒精导致的制动延迟时间。按 0.6g/kg 给予受试者酒精含量为 50%的伏特加 1 小时后,平均制动延迟时间从(621±20)毫秒上升至(727±25)毫秒,而如提前给予咖啡因 200mg,可使制动反应时间降低为(695±22)毫秒,如给予咖啡因 400mg,则为(689±22)毫秒。从上述数据看,咖啡因可以一定程度上降低由于饮酒导致的刹车反应时间延迟。但是,必须重视的是,酒后即使服用咖啡因,仍会造成大约 9% 的反应时间增加。这就是说,如果一辆车以 92km/h 左右的速度行进,增加的反应时间仍然会导致刹车距离增加 16m 左右。因此,咖啡因虽然能一定程度地提高酒后的警惕性和缓解酒后的紧张不安程度,并降低由酒精导致的制动反应时间延迟,但是不能改变酒后导致的身体的平衡性和精神运动的表现损害,因此其对酒后驾驶的影响作用是非常有限的,如要依赖咖啡因来拮抗酒后驾驶的危害是不具有可行性的。

此外,从车辆角度也有一些控制酒后驾驶的措施。瑞典研究认为,酒后驾车是一项很难控制的问题,其给交通安全带来的危害性被清除的可能性很低。因此,从 1999 年开始,在世界上首先进行了在商用车辆中安装酒精锁的计划。车辆中安装酒精锁可以有效地控制驾驶员血液酒精浓度超标。这一措施被认为是控制商业车辆驾驶员酒精浓度超标的第一道防线。但是其费用相对昂贵,平均 1 700 欧元/车左右。

还需引起重视的是行人醉酒对交通安全的影响。行人醉酒后的感知、行为、认知能力均下降,导致对车辆运动的判断、信息整合以及行为目的均受到负面影响,酒精将导致负面情绪和对生命漠不关心的出现,从而导致行人的危险因素上升。饮酒后,行人安全通过马路所需要的能力可能降低。有研究表明,BAC 超过 0.01 的行人中,4/5 的行人回忆曾经有过在注意到往来车灯的同时,仍然错误地选择了试图横穿马路。因此,对行人的规范也应纳入对酒后驾驶的控制范畴中来,但这一问题涉及的利害关系更多、更复杂,将成为以后控制与酒精相关的交通事故的难点。

(张岫竹 张 良)

第二节　药物与驾驶安全

酒精可以严重影响交通安全这一概念已经深入人心,但药物对交通安全的关注相对较少。英国一项研究认为药物对驾驶的影响更甚于酒精对驾驶的影响,主要表现在:①饮酒后驾驶机动车通常会比正常反应时间慢 12%,而在服用药物的情况下驾驶机动车则比正常反应时间慢 21%,尤其是吸食毒品后驾驶人往往会出现幻想,驾驶能力严重削弱,极易引起交通事故;②酒驾多在午饭、晚饭或是夜宵后,而药驾发生的时间无规律可循;③酒驾会随着酒精的挥发而自然消失,但服用药物或滥用毒品是一个长期过程,戒毒更需要时间和毅力。

我国尚未对药物影响下驾驶机动车(driving under the inference of drugs,DUID)有明确的法律定义,DUID 狭义上是滥用各种毒品等违禁药品或违规使用国家管制的精神药品和麻醉药品后驾驶机动车辆,即常说的毒驾;广义 DUID 是指包括出于医疗目的使用各种对驾驶行为有影响的处方/非处方药物后驾驶机动车辆。

一、毒驾与驾驶安全

根据我国刑法的规定,毒品是指鸦片、海洛因、甲基苯丙胺、吗啡、大麻、可卡因以及国家规定管制的其他能够使人形成瘾癖的麻醉药品和精神药品。依据毒品对中枢神经的作用可分为中枢神经系统抑制剂、中枢神经系统兴奋剂、大麻、致幻剂、麻醉镇痛剂、挥发性溶剂等。按照国际禁毒公约,毒品是指两类成瘾物质:一类是麻醉品,主要包括阿片类、可卡因、大麻等;一类是精神药物,主要包括中枢兴奋剂、镇静催眠类药物、致幻剂等。

毒驾行为的危险性主要是源于毒品本身的特殊性。毒品对人体具有强烈的刺激作用,连续使用或者不合理使用都容易产生身体依赖性和精神依赖性。据公安部禁毒局统计,我国目前使用最多的是阿片类毒品和苯丙胺类毒品。鸦片、海洛因等阿片类毒品使用后,对人体中枢神经具有抑制作用,滥用会降低驾驶人的反应能力,甚至无法正常操控和制动,延迟驾驶人遇到复杂路况时的反应时间,也会使驾驶人的视力变得模糊或者无法集中注意力,严重影响驾驶人对距离和速度的判断。如果驾驶人在驾车时毒瘾发作,还会出现嗜睡、反应迟钝等情况。冰毒、摇头丸等苯丙胺类毒品使用后,会对人体中枢神经产生极强的刺激作用,神经高度兴奋会给驾驶人带来盲目的自信,干扰驾驶人的视觉、听觉以及触觉,严重的会出现幻听、幻觉、妄想或者狂躁等情况,从而导致驾驶人产生错误的距离感和速度感,促使其做出超速、飙车、逆行、闯红灯等危险驾驶行为(表8-7)。可见,毒品作用于人体的反应,会影响驾驶人在驾车时对所遇到的障碍或交通情况无法做出冷静的判断和正常的应对,从而极大地增加毒驾引发交通事故的可能性。上述生理反应只是驾驶人在使用了一种毒品的情况下会出现的不良反应。有研究发现混合吸食多种毒品的占被调查总人数的31%。多种毒品混合吸食或酒精与毒品混合摄入将会极大降低机动车控制能力,例如,吸食大麻类毒品并饮酒后,机动车控制能力将大大降低,而苯丙胺类毒品只需极少量的酒精便会增加交通事故的发生率,而吸食多种毒品的驾驶人则要比吸食某一种毒品的驾驶人承担更大的风险。

表 8-7　常见违禁药物对机体功能的影响

心理反应
　　　　欣快、焦虑
　　　　自发性狂笑、多言多语
　　　根据从一般的言行举止方面评论
感知
　　　　幻觉、时间感的错位
　　　根据生物钟试验评价
认知
　　　　短期记忆和集中能力的障碍
　　　　困惑、定向力障碍
　　　　注意力时间缩短
　　　　处理信息的能力受损
　　　根据步行回转试验、单腿直立试验以及指鼻试验评价
镇静作用
　　　　镇静、缓和状态
　　　根据意识水平判断
运动功能
　　　　不协调
　　　　步态不稳
　　　　语言模糊、颤抖
　　　　完成复杂动作的能力弱
　　　　平衡和稳定障碍
　　　从评价语言表达、步行回转试验、单腿直立试验以及指鼻试验评价,Romberg 测验
心血管功能
　　　　脉搏和血压升高
　　　检查脉搏和血压
眼
　　　　结膜充血
　　　　瞳孔直径改变
　　　　对光反应迟钝
　　　　眼球震颤
　　　　会聚消失
　　　检查瞳孔直径、瞳孔对光反应、眼球运动
其他
　　　　脸部潮红、体温变化(体温和皮温)

1. 全球毒驾现状 欧盟专家估计,10%的驾驶员在药物的影响下进行驾驶,其发生交通事故的风险是其他的2倍。在荷兰的研究发现,在周末夜晚被拦下的驾驶员尿液中,药物阳性可达8.5%,其中不包括酒精。2010年美国药物滥用及精神卫生服务管理局报告,2009年美国约有3 000万人醉驾和1 000万人毒驾。Romano等调查了44 239名车祸中受致命伤害的驾驶员的信息,25%的人毒品检测呈阳性,这个数据几乎是2007年美国全国路边调查(National Roadside Survey,NRS)结果的2倍,表明毒品与致命车祸的发生有所关联;在所有检测的毒品中,大麻和中枢神经兴奋剂最常见,而对比NRS的数据后,提示与大麻相比,中枢神经兴奋剂与车祸风险的相关性可能更高。Ojaniemi等对芬兰1977—2007年登记在册的可疑毒驾案例进行了研究,其中包括了31 963份违法者的数据,他们均因吸毒后引起驾驶能力下降且毒品检测阳性而被逮捕;研究发现除苯二氮䓬类药物外,苯丙胺是芬兰最流行的毒品,尤其2003—2007年间吸食苯丙胺的人数增长迅速;在10~29岁的女性和30~49岁的人群中苯丙胺使用率最高,而10~29岁的男性则最常使用大麻。Wiese Simonsen等从2007年10月至2010年3月间,在丹麦5家选定的医院,收集了840名发生交通事故后被送往医院的乘用车及货车司机的血样,有20.5%的驾驶员血液中有一种以上的毒品或管制药品的检测呈阳性,其中男性占73.3%,平均年龄37岁。Peixe等2012年在巴西巴拉那瓜港口进行了一项横断面调查,以气相色谱-质谱法检测了62名卡车司机尿液中苯丙胺、可卡因和大麻的浓度,最终14.5%的人尿检阳性,其中可卡因阳性率最高。

酒精合并药物同时出现的概率很高。被疑酒后驾车人群中,丹麦的大麻类药物阳性可达到11%。在BAC未超标或0的样本中,挪威的大麻阳性率高达15%。鸦片类药物阳性稍低,一般为5%~6%,甚至丹麦仅有1%。在60%~70%药物阳性的个例中,血液超出一种药物(除了酒精外),如果加上酒精,这个比例达到80%。在北欧,每5个酒后驾驶人员中就有一个人同时服用了酒精与违禁药物。因此,在发现酒精超标的人群中,测试血液违禁药物的成分是非常必要和必需的。甚至有学者认为在所有北欧国家,出现最高频率的是药物而不是酒精。

在药物的影响下驾驶车辆,男性、年轻人仍然是最常发生的人群。20~29岁的驾驶员比例最高,此外,30~39岁和40~49岁这两个年龄段也出现较频繁。

因此,有理由相信,药物对驾驶的影响越来越大。但是,目前还不能得到可靠的药物后驾驶数据。原因有二:一是药物测定没有像酒精呼出气检测仪那样方便的路旁检测设备;二是相关警务人员未接受相关识别被药物影响导致驾驶能力受损的驾驶员的培训。

2. 我国毒驾现状 截至2015年底,全国登记在册的吸毒人员有234.5万名,按照国际通行比例,估计实际吸毒人数可能超过1 400万人,在册吸毒人员中持有机动车驾驶证的约有63万人。经济发达省份,如浙江省拥有机动车驾驶证的吸毒人员近35万人,占在册吸毒人员的1/4。

据公安部数据显示,2012年3—5月,全国共发现客运驾驶人吸毒并停运692人,注销驾驶资格127人;发现货运驾驶人吸毒并停运744人,注销驾驶资格108人。2014年全国公安机关在机动车上查获吸毒人员1.9万人次(包括已造成和尚未造成交通事故的嫌疑人),同比增长99.4%。2015年7月公安部组织开展"集中整治严重道路交通违法行为专项行动",在不到半个月的时间内,全国公安机关共查获醉驾1 218起,毒驾55起。

贵州省贵阳市某县2004—2015年度交通肇事人员共1 747人,其中34.97%(611人)为毒驾;46.9%为货车、牵引车、中型客车司机,这部分职业司机中77.6%驾驶证处于被注销状态。这些职业司机通常用烤火的办法自制冰壶吸食毒品,主要目的是提神,在长途运营或者高强度作业中保持精力充沛,用最短的时间完成更多的工作量,获得更高的劳动报酬。大多数毒驾货运驾驶员或者牵引车驾驶员并不知毒品危害,而将毒品"药物化",反复吸食,没有丝毫防范意识。

《中国禁毒报告》的资料显示,2012年国家依法核查吸毒驾驶人信息64万余人次,依法注销10 445名吸毒成瘾未戒除人员的机动车驾驶证,拒绝4 006名吸毒人员申领驾驶证。2013年全国有关部门依法注销2.4万名吸毒驾驶人的机动车驾驶证,拒绝吸毒人员申领机动车驾驶证3 382人,拒绝申请校车驾驶资格30人。有效减少了涉毒不安全隐患。

3. 毒驾的应对策略

（1）应参考国外司法经验，尽快出台相关法律，毒驾入刑。目前许多发达国家都对毒驾持"零容忍"（zero tolerance）的态度。全美 50 个州早已全部适用了《零容忍毒驾法》，如导致严重事故，将永久吊销其驾照，并处罚款甚或判刑。英国的英格兰和威尔士地区，吸毒驾驶将面临至多 6 个月监禁、最高 5 000 英镑的罚款及禁驾至少 1 年的处罚。2003 年 12 月澳大利亚维多利亚州通过了一个法案，规定采用唾液对大麻和甲基苯丙胺进行路旁随机检测，成为世界上第一个对路旁随机毒品筛查立法的地区。2011 年，香港特区新修订的《2011 年道路交通条例》规定，驾驶员只要血液或尿液含有指明毒品即属犯罪，将面临最高入狱 3 年、罚款 2.5 万港币的处罚，并定罪停牌，若同时涉及危险驾驶的将被加刑 50％。2011 年，浙江省人大常委会修订了《浙江省禁毒条例》，规定吸毒成瘾人员在戒毒期间不得申领机动车驾驶证。2012 年 8 月，公安部下发了《关于加强吸毒人员驾驶机动车管理的通知》，对吸毒成瘾未戒除人员办理驾驶证业务从源头采取了核查、注销等管控措施，建立了严管机制。2012 年 6 月 26 日国际禁毒日期间，国务委员、公安部部长孟建柱在向全国人大常委会报告《中华人民共和国禁毒法》实施和禁毒工作情况时，也建议刑法增设"毒驾罪"。应参照醉驾，明确毒驾的定罪、量刑标准，并重于醉驾标准。

（2）健全毒驾检测、查处机制。吸食毒品后的驾驶员没有类似酒驾那样的明显外部特征，主要采取尿检方式，存在"发现难、现场控制难、取证难"等问题。北京市公安局刑侦总队于 2011 年 4 月推出了"唾液快速检测卡"，被检人员口含检测卡 3 分钟即能显示是否吸毒。云南省研制成功"吸毒人员瞳孔快速检测鉴定仪"，通过电脑分析软件分析采集到的瞳孔状态数据来判断被检测者对海洛因、鸦片、吗啡等毒品的生理依赖程度，检出率达 93.94％。通过进一步开发操作便利性与检测可靠性兼备的现场快速筛查技术方法，为查处毒驾提供条件和保障。

（3）加强禁止毒驾宣传。应将对毒驾危害的宣传置于与醉驾同等重要位置，积极利用电视、广播、报纸、网络等媒体，广泛宣传毒驾行为的危害性，让禁止毒驾像禁止酒驾一样深入人心，在全社会形成"关爱生命、远离毒驾"的浓厚氛围。

（4）加强有针对性的路检路查。交警部门应针对毒驾易发的重点路段、重点时段，组织开展有针对性的路检路查，由交警、治安、禁毒等相关警种联合，完善信息共享机制，建立吸毒驾驶人数据库，进一步完善动态管控机制，切实加大对毒驾的查处和打击。

二、处方/非处方药物与驾驶安全

安全驾驶的 3 个基本环节包括正常的感觉、判断和反应能力。影响安全驾驶的药物主要通过作用于中枢神经系统、血糖、血压，进而造成认知和运动功能的降低从而影响安全驾驶（表 8-8）。

Lococo 等发现，美国每年因服用抗组胺类药物引起的车祸大约有 5 万起左右，主要原因是抗组胺类药物的镇静作用，容易引起嗜睡反应。卓先义等对上海及周边城市 10 002 名司机路边调查发现，药物总阳性率为 10.5％，最常见的药物是感冒药。巴比妥和苯二氮䓬类药物是安眠镇静类药物，其潜在的驾驶损害（potentially driver-impairing，PDI）主要是镇静作用，当这类药物作为催眠药使用时对驾驶能力的危害等同于醉酒驾驶（乙醇血浓度 0.08％）。抗抑郁、抗糖尿病和抗高血压类药物容易引起用药者精神错乱、视力模糊等反应从而构成驾驶安全隐患。

1980 年 12 月 1 日，世界医疗保健机构提出建议，驾驶员服用对神经系统有影响的药物、催眠药物、使人恶心和产生变态反应的药物——止痛药物、兴奋剂类、治疗癫痫药物、治疗高血压的药物等七类药物后禁止驾驶机动车辆。周密妹等将影响安全驾驶的药物分为 6 类，主要包括抗组胺药物、巴比妥类药物、苯二氮䓬类药物、三环类抗抑郁药物、抗糖尿病药物、抗高血压药物。

1. 抗组胺药　抗组胺药最典型的不良反应是困倦嗜睡，另外如不安、紧张、兴奋和视力模糊等，也可造成潜在的驾驶危险，多次用药后随着药物在体内蓄积而加剧驾驶危险。第一代抗组胺药（如苯海拉明、氯苯吡胺、溴苯吡胺等）的镇静作用明显强于第二代品种（如氯雷他定、西替利嗪、非索非那定等），并广泛用于抗感冒复方制剂中，如苯海拉明半衰期达 8.5 小时，老年人体内代谢更慢，其危害主要表现在降低驾驶者的警觉性和集中能力、减慢反应时间等方面,更应警惕的是,有时用药者出现上述功能障碍时并没有明显嗜睡反应。模拟驾驶试验结果表明,一次口服苯海拉明 50mg 与血液酒精浓度为 100mg/100ml 所引起的危害相当。

表 8-8　常见影响驾驶能力的药物

药物引起的症状	药物类别	药物举例
嗜睡	抗感冒药	新康泰克、维 C 银翘片等含有氯苯那敏,服用后可能出现嗜睡的症状
	抗过敏药	可拮抗致敏物组胺,同时抑制中枢神经,如氯苯那敏等
	镇静催眠药	所有的镇静催眠药对中枢神经都有抑制作用,可诱导睡眠,如地西泮等
	抗偏头痛药	例如苯噻啶可有嗜睡和疲乏的症状
	质子泵抑制剂	奥美拉唑、兰索拉唑、泮托拉唑服后偶见疲乏、嗜睡的反应
眩晕或幻觉	镇咳药	右美沙芬、那可丁可引起嗜睡、眩晕;喷托维林服后 10 分钟可出现头晕、眼花、全身麻木,并持续 4～6 小时
	解热镇痛药	双氯芬酸服后可出现腹痛、呕吐、眩晕,发生率 1%,极个别可出现感觉或视觉障碍、耳鸣
	抗病毒药	金刚烷胺可刺激大脑与神经有关的多巴胺受体,服后有幻觉、精神错乱、眩晕、嗜睡、视力模糊等表现
	抗血小板药	双嘧达莫服后 25% 的人出现头晕、眩晕
视力模糊或辨色困难	解热镇痛药	布洛芬服后偶见头晕、头昏、头痛,少数人可出现视力降低和辨色困难;另外吲哚美辛可出现视力模糊、耳鸣、色视
	解胃肠痉挛药	东莨菪碱可扩瞳,持续 3～5 天,出现视物不清;阿托品使睫状肌调节麻痹,导致驾驶员视近物模糊,约持续 1 周
	扩张血管药	双氢麦角碱除偶发呕吐、头痛外,还使视力模糊
	抗心绞痛药	硝酸甘油服后可出现视力模糊
	抗癫痫药	卡马西平、苯妥英钠、丙戊酸钠在发挥抗癫痫病作用的同时,可引起视力模糊、复视或眩晕。抗精神病药利培酮服后偶见头晕、视力模糊、注意力下降等反应
定向力障碍	镇痛药	哌替啶注射后偶致定向力障碍、幻觉
	抗溃疡药	雷尼替丁、西咪替丁、法莫替丁可减少胃酸的分泌,但能引起幻觉、定向力障碍
	避孕药	长期服用可使视网膜血管发生异常,出现复视、对光敏感、疲乏、精神紧张,并引起定向力障碍,左右不分
多尿或者汗	利尿药	阿米洛利及其复方制剂服后尿液排出过多,出现口渴、头晕、视力改变
	抗高血压药	复方利舍平氨苯蝶啶片(北京降压 0 号)服后使尿量增多,影响驾驶。吲达帕胺服后出现多尿、多汗或尿频。哌唑嗪服后出现尿频、尿急

资料来源:李强,付青姐,李明春,等. 国内外药物对驾驶的影响研究进展[J]. 中国药学杂志,2013,48(10):759-762.

第一代抗组胺药对注意分离测试(包括循踪和视觉观测)、驾驶警觉性有损害作用,对反应时间(如刹车)有明显迟滞作用;而第二代抗组胺药中仅西替利嗪和非索非那定对循踪操作有损害作用,西替利嗪对反应时间有迟滞影响。有研究者认为,第一代抗组胺药对驾驶技能的影响超过饮酒。相比而言,氯雷他定和非索非那定是对驾驶安全危害最小的抗组胺药。

2. 巴比妥类　巴比妥类至今仍是临床重要治疗药物,也是最危险的 PDI 药物,与未用药者相比,用药者的车祸发生风险率达 7.5。巴比妥类药物有镇静作用,并可引起视力模糊,用药后对人执行眼-手协调功能测试、符号-数字替换测试等有明显影响,即使小剂量也可造成患者认知功能障碍,这类药物对精神运动和认知功能的不良影响与醉酒相似,并随用量增大而加剧。

3. 苯二氮䓬类　苯二氮䓬类原药或其活性代谢物半衰期较短者,由于体内清除较快,中枢抑制作用维持时间也较短,而长半衰期品种($t_{1/2}>9$ 小时)即使在夜间用药,宿醉倾向仍较明显,可影响认知和驾驶技能,该类药物引发交通事故的风险仅次于大麻。研究证实,对于驾驶员感知和精神运动能力的影响,替马西泮、氯巴占等维持时间甚短,而地西泮、奥沙西泮、三唑仑、咪达唑仑、氯甲西泮等可维持时间 5～6 小时,而一次大剂量使用长半衰期品种(如硝西泮 10mg、氟硝西泮 2mg、氟西泮 30mg 等)则产生明显障碍作用并可持续 18～24 小时。此类长半衰期品种(包括活性代谢物)长期使用还可在体内产生蓄积(尤其是老年人、肥胖者、肝病患者或合用对肝脏代谢有影响的药物时)。本类药物作为催眠药使用时易产生宿醉,对驾驶能力的危害近同于醉酒驾车。老年人若短期(7 天)服用长半衰期苯二氮䓬类药物,与未用药的同龄人相比,车祸发生率增加近 50%,若用药时间延长至 1 年,车祸危险稍有降低。

4. 三环类抗抑郁药　三环类抗抑郁药(如去甲替林、丙咪嗪、阿米替林、多塞平)的副作用主要包括视力模糊、疲倦、精神错乱、肌无力和直立性低血压等,在开始用药和调整剂量时危害尤为突出;若联用强安定药(如奋乃静)或苯二氮䓬类药者车祸危险可增高 4～4.5 倍。用药后驾车者有时并无明显自觉症状。尤其是老年患者服用抗抑郁药后其车祸发生率更高。实验证明,本类药物短期使用对轮辙保持能力的损害作用与醉驾相当,但连续用药 1 周后或睡前用药者,其 PDI 作用不明显。

5. 抗糖尿病药　在抗糖尿病药中,胰岛素(包括普通胰岛素、中性精蛋白锌胰岛素、甘精胰岛素、赖脯胰岛素、精蛋白赖脯胰岛素-赖脯胰岛素、门冬胰岛素、精蛋白门冬胰岛素-门冬胰岛素等)最易引起车祸。用药过程中可能产生的低血糖反应(如颤抖、头晕或眩晕、精神错乱、注意力不集中、嗜睡、全身无力等)和高血糖反应(如无力、视力模糊、意识水平下降等)均可危及驾驶安全。

6. 抗高血压药　抗高血压药的 PDI 作用主要是因血压降低引起的眩晕、疲乏和无力所致;作用于中枢的降压药(如可乐定、甲基多巴等)还可引起失眠、精神错乱和神经质而导致驾驶安全事故,与酒精、巴比妥类及其他镇静药合用时车祸危险性增大。

利尿药可增加车祸发生率,髓袢利尿药(如呋塞米、布美他尼、依他尼酸、托拉塞米等)可引起眩晕、无力、直立性低血压和视力模糊等,保钾利尿药(如螺内酯、氨苯蝶啶、阿米洛利等)与氢氯噻嗪合用时可致眩晕、无力、体位低血压等。

其他如血管紧张素转换酶抑制药(如雷米普利、喹那普利、赖诺普利等)、钙拮抗药(如氨氯地平、地尔硫䓬、维拉帕米等)可致眩晕、虚弱。硝酸甘油可引起严重头痛、直立性低血压、视力模糊,这些都不同程度构成驾驶安全隐患。

在长期临床药学的实践中,已发现药物与车祸间有关联因果证据。国外对药物的研究非常重视,通过多年的调研分析和模拟研究,已对药物有了较为系统的认识,使用各类药物后可能引起的驾驶事故风险见表 8-9。临床医师、药品生产厂家应在开处方时和印制药物说明中提醒用药后驾驶的危险性,做好防范工作。

表 8-9　潜在驾驶损害药物的驾驶风险率

(OR:用药组车祸事故发生率/未用药组车祸事故发生率)

药物分类	驾驶风险率(OR)	代表药物
中枢神经系统药物		
巴比妥类	7.50	苯巴比妥、司可巴比妥
非巴比妥类镇静催眠药	4.18	唑吡坦、艾司佐匹克隆、替马西泮、扎来普隆、三唑仑、氟西泮、水合氯醛
抗焦虑药物	2.00	阿普唑仑、劳拉西泮、地西泮、丁螺环酮、甲氨二氮䓬、奥沙西泮

续表

药物分类	驾驶风险率(OR)	代表药物
抗精神病药(吩噻嗪类)	1.05	氯丙嗪、奋乃静、三氟拉嗪、氟奋乃静、硫利达嗪
抗躁狂症药	1.24	碳酸锂
选择性5-羟色胺再摄取抑制药	1.59	依地普仑、舍曲林、帕罗西汀、西酞普兰、氟西汀
三环类抗抑郁药及类似药物	1.41	阿米替林、去甲替林、多塞平、丙咪嗪、地昔帕明、普罗替林、氯丙咪嗪
抗发作性睡病-抗多动症药	1.41	哌甲酯、莫达非尼、右哌甲酯
复方三环类抗抑郁药-吩噻嗪类	4.50	阿米替林-奋乃静复方制剂
复方三环类抗抑郁药-苯二氮䓬类	4.00	阿米替林-利眠宁复方制剂
止呕吐药、抗眩晕药	1.63	氯苯甲嗪、异丙嗪、东莨菪碱透皮贴剂、普鲁氯嗪、三甲氧苯酰胺、昂丹司琼
抗抑郁药	1.88	米氮平
5-羟色胺去甲肾上腺素再摄取抑制药	1.78	文拉法辛、度洛西汀
去甲肾上腺素和多巴胺再摄取抑制药	1.19	安非他酮
5-羟色胺-2拮抗药/再摄取抑制药	1.90	曲唑酮、奈法唑酮
抗精神病药(多巴胺拮抗药、噻吨类)	3.00	替沃噻吨
抗精神病药(非典型多巴胺和5-羟色胺拮抗药)	2.20	喹硫平、利培酮、奥氮平、齐拉西酮、氯氮平
减肥药	1.29	苯丁胺、西布曲明、苯甲曲秦、苄非他明、二乙胺苯丙酮
心血管系统药物		
洋地黄苷类	1.29	地高辛
抗心律失常药	1.46	胺碘酮、氟卡尼、普罗帕酮、丙吡胺、普鲁卡因胺、美西律、葡糖酸奎尼丁、多非利特
抗高血压药(血管舒张药)	1.13	米诺地尔、肼苯哒嗪
抗高血压药(交感神经阻滞药)	1.79	可乐定、甲基多巴、胍那苄、氯噻酮、甲基多巴-氢氯噻嗪复方制剂
抗高血压药(血管紧张素转换酶抑制药)	1.23	赖诺普利、雷米普利、赖诺普利-氢氯噻嗪复方制剂、依那普利、喹那普利、贝那普利、贝那普利-氢氯噻嗪复方制剂、福辛普利
冠状动脉血管舒张药	1.31	硝酸甘油、硝酸异山梨酯、单硝酸异山梨酯
钙通道阻滞药	1.25	氨氯地平、维拉帕米、地尔硫䓬、硝苯地平
肾上腺素受体拮抗药	1.19	多沙唑嗪、特拉唑嗪、哌唑嗪、酚苄明
保钾利尿药	1.20	螺内酯、依普利酮、阿米洛利、氨苯蝶啶
复方保钾利尿药	1.33	氨苯蝶啶-氢氯噻嗪复方制剂、阿米洛利-氢氯噻嗪复方制剂、螺内酯-氢氯噻嗪复方制剂
袢利尿药	1.35	呋塞米、托拉塞米、布美他尼、依他尼酸
血液系统药物		
肝素及相关药物	2.00	依诺肝素、肝素、磺达肝素、达肝素、亭扎肝素
口服抗凝血药(香豆素类)	1.31	华法林

续表

药物分类	驾驶风险率（OR）	代表药物
血小板聚集抑制药	1.69	氯吡格雷、阿司匹林-双嘧达莫缓释剂复方制剂、双嘧达莫、噻氯吡啶、西洛他唑
血小板减少药	3.00	阿那格雷
呼吸系统药物		
黏液溶解药	3.00	乙酰半胱氨酸、阿法链道酶
祛痰药	1.58	愈创甘油醚、愈创甘油醚-右美沙芬-解充血药复方制剂
非麻醉镇咳药	2.23	苯佐那酯
拟 β-肾上腺素药	1.35	沙丁胺醇、异丙托溴铵-沙丁胺醇复方制剂、左旋沙丁胺醇、吡布特罗、沙美特罗、福莫特罗
拟 β-肾上腺素药和糖皮质激素复方制剂	2.40	氟替卡松-沙美特罗复方制剂
抗组胺药	1.55	氯苯那敏-去氧肾上腺素复方制剂、右美沙芬、去氧肾上腺素、氯苯那敏、右美沙芬复
肥大细胞稳定药；过敏介质阻释药	3.00	色甘酸钠、奈多罗米
感冒和（或）咳嗽制剂	1.62	美敏伪麻溶液、含薄荷脑的止咳合剂等
激素及其同类物		
胰岛素	1.80	甘精胰岛素、赖脯胰岛素、精蛋白赖脯胰岛素-赖脯胰岛素、低精蛋白锌胰岛素、人普通胰岛素、低精蛋白锌胰岛素-人普通胰岛素、门冬胰岛素、精蛋白门冬胰岛素-门冬胰岛素
降糖药（磺酰脲类和格列奈类）	1.50	格列吡嗪、格列美脲、格列本脲、格列本脲-二甲双胍复方制剂、那格列奈、瑞格列奈
双胍类降血糖药	1.49	二甲双胍
α-葡萄糖苷酶抑制药	1.50	阿卡波糖、米格列醇
胰岛素增敏药（噻唑烷二酮类）	1.35	罗格列酮、吡格列酮、二甲双胍-吡格列酮复方制剂
甲状腺激素	1.29	左甲状腺素、甲状腺、碘塞罗宁
抗甲状腺激素	1.50	甲巯咪唑、丙硫氧嘧啶
消化道药物		
胃酸分泌抑制药	1.55	埃索美拉唑、兰索拉唑、奥美拉唑、雷尼替丁、雷贝拉唑、法莫替丁、西咪替丁、泮托拉唑
莨菪类生物碱	1.85	莨菪碱、颠茄-苯巴比妥合剂（解痉药）
抗胆碱能类药/解痉药	1.20	双环维林
抗酸药	1.20	铝酸镁、氧化镁、镁乳等
镇痛药		
麻醉镇痛药	2.22	氢可酮-对乙酰氨基酚复方制剂、对乙酰氨基酚-可待因复方制剂、经考酮-对乙酰氨基酚复方制剂、丙氧芬-对乙酰氨基酚复方制剂、对乙酰氨基酚/曲马朵复方制剂、盐酸曲马朵
解热镇痛药（水杨酸类）	1.51	双水杨酯、三柳胆镁、水杨酰胺/对乙酰氨基酚/苯托沙敏复方制剂、甲丙氨酯-阿司匹林复方制剂、二氟尼柳（双氟尼酸）、阿司匹林-布他比妥-咖啡因复方制剂

续表

药物分类	驾驶风险率(OR)	代表药物
解热镇痛药（非水杨酸类）	1.26	对乙酰氨基酚-苯托沙敏复方制剂、布他比妥-对乙酰氨基酚复方制剂
抗偏头痛药	1.26	舒马普坦、依来曲普坦、佐米曲普坦、利扎曲普坦、异美汀-氯醛比林-对乙酰氨基酚复方制剂、甲丙胺酯-阿司匹林复方制剂、阿莫曲坦、夫罗曲坦
骨骼肌松弛药	2.09	环苯扎林、美他沙酮、卡立普多、美索巴莫、氯唑沙芬那君-阿司匹林-咖啡因复方制剂、氯苯氨丁酸
解痉药	1.15	麦角胺-颠茄-苯巴比妥复方制剂
抑制尿酸合成药	1.36	别嘌醇
排尿酸药	3.00	丙磺舒
秋水仙碱类	1.34	秋水仙碱、丙磺舒-秋水仙碱复方制剂
非甾体抗炎药（NSAIDs）	1.58	布洛芬、萘普生、萘普生钠、塞来昔布、美洛昔康、双氯芬酸、萘丁美酮、伐地昔布、依托度酸、吲哚美辛
抗肿瘤坏死因子药	1.80	依那西布、阿达木单抗
抗癫痫药	1.97	托吡酯、丙戊酸、氯硝西泮、加巴喷丁、卡马西平、拉莫三嗪
抗帕金森病药	1.62	金刚烷胺、卡比多巴-左旋多巴、普拉克索、罗匹尼罗、恩托卡朋、培高利特、卡比多巴-左旋多巴-恩托卡朋复方制剂
眼科用药		
眼科用抗组胺药	1.67	奥洛他定、氮䓬斯汀、酮替芬、依匹斯汀、左卡巴斯汀
眼科用磺胺类药	1.76	磺胺醋酰钠-泼尼松龙复方制剂、磺胺醋酰钠
眼科用抗菌药	1.05	庆大霉素眼药、多黏菌素 B-甲氧苄氨嘧啶复方眼药制剂、妥布霉素眼药、红霉素眼药、环丙沙星眼药、氧氟沙星眼药、短杆菌肽-新霉素-多黏菌素 B 复方眼药制剂、莫西沙星眼药、加替沙星眼药
抗寄生虫药物		
抗疟疾药	1.34	羟氯喹、阿托喹酮-氯胍复方制剂、奎宁、甲氟奎、磷酸氯喹

资料来源：周密妹,耿立坚,张有智,等. 有驾驶危险的药物[J]. 药物流行病学杂志,2012,21(5)：229-233.

　　日常生活中感冒、流行感冒为常见多发病,而国内上市的大部分抗感冒药中都包含抗组胺药,这些药物购买、服用都十分常见,甚至会重复用药、超剂量用药,为交通安全埋下隐患。

　　尤其值得注意的是,市场上的中药制剂和保健品中存在违禁添加镇静安神类和抗组胺类化学药物的情况,如果误服,可能会引发交通意外。

（张　良　张岫竹）

参 考 文 献

[1] A MATTHEWS, R BRUNO, J JOHNSTON, et al. Factors associated with driving under the influence of alcohol and drugs among an Australian sample of regular ecstasy users[J]. Drug and Alcohol Dependence, 2009, 100：24-31.

[2] A RONENA, P GERSHONA, H DROBINERA, et al. Effects of THC on driving performance, physiological state

and subjective feelings relative to alcohol[J]. Accident Analysis and Prevention，2008，40：926-934.

［3］ AW JONES, A HOLMGREN. Age and gender differences in blood-alcohol concentration in apprehended drivers in relation to the amounts of alcohol consumed[J]. Forensic Science International，2009，188：40-45.

［4］ AW JONES, FC KUGELBERG. Relationship between blood and urine alcohol concentrations in apprehended drivers who claimed consumption of alcohol after driving with and without supporting evidence[J]. Forensic Science International，2010，194：97-102.

［5］ E RAESA, K PILA, AG VERSTRAETEA. The modern trends in alcohol, drugs and driving research[J]. Forensic Science International Supplement Series，2009，1：11-14.

［6］ JL GASSEND, M BAKOVIC, D MAYER, et al. Tractor driving and alcohol—A highly hazardous combination[J]. Forensic Science International Supplement Series，2009，1：76-79.

［7］ LI ZAKLETSKAIA, MP MUNDT, SL BALOUSEK, et al. Alcohol-impaired driving behavior and sensation-seeking disposition in a college population receiving routine care at campus health services centers[J]. Accident Analysis and Prevention，2009，41：380-386.

［8］ M PORTMANA, A PENTTILÄB, J HAUKKA, et al. Predicting DUI recidivism of male drunken driving：A prospective study of the impact of alcohol markers and previous drunken driving[J]. Drug and Alcohol Dependence，2010，106：186-192.

［9］ PR DIXON, T CLARK, B TIPLADY. Evaluation of a roadside impairment test device using alcohol[J]. Accident Analysis and Prevention，2009，41：412-418.

［10］ R ROTH, PR MARQUES, RB VOAS. A note on the effectiveness of the house-arrest alternative for motivating DWI offenders to install ignition interlocks[J]. Journal of Safety Research，2009，40：437-441.

［11］ RA SHULTS, MJ KRESNOW, KC LEE. Driver- and Passenger-Based Estimates of Alcohol-Impaired Driving in the U. S. [J]. Am J Prev Med，2009，36(6)：515-522.

［12］ SCA DOMINGUES, JB MENDONCA, R LARANJEIRA, et al. Drinking and driving：a decrease in executive frontal functions in young drivers with high blood alcohol concentration[J]. Alcohol，2009，43：657-664.

［13］ TP HUTCHINSON, CN KLOEDEN, VL LINDSAY. Countermeasures to the problem of accidents to intoxicated pedestrians[J]. Journal of Forensic and Legal Medicine，2009：doi：10. 1016/j. jflm, 11. 004.

［14］ TS NAIMI, DE NELSON, RD BREWER. Driving After Binge Drinking[J]. Am J Prev Med，2009，37(4)：314-320.

［15］ WHO. Drinking and Driving[R]. A road safety manual for decision-makers and practitioners，2007.

［16］ 李强,付青姐,李明春,等. 国内外药物对驾驶的影响研究进展[J]. 中国药学杂志,2013,48(10):759-762.

［17］ 周密妹,耿立坚,张有智,等. 有驾驶危险的药物[J]. 药物流行病学杂志,2012,21(5):229-233.

［18］ ZHUO XY,GANG Y, YAN H,et al. The prevalence of drugs in motor vehicle accidents and traffic violations in Shanghai and neighboring cities[J]. Accid Anal Prevent,2010,42(6):2179-2184.

［19］ LEROY A, MORSE MM. Exploratory study of the relationship between multiple and vehicle crashes[OL]. http://www. nhtsa. gov/dot/NHTSA/810858. pdf,2008-08-10/2011-12-04.

［20］ CASALE TB, BLAISSE MS, GELFAND E, et al. First do no harm：managing antihistamine impairment in patients with allergic rhinitis[J]. J Allergy Clin Immunol, 2003,111:S835-S842.

［21］ LEE J, KWOK T, LEUNG P, et al. Medical illnesses are more important than medications as risk factors of falls in older community dwellers? A cross-sectional study[J]. Age Aging,2006,35:246-251.

［22］ HEALTHCARE T. Donnatal Extentabs prescribing information. In：Physicians' Desk Reference 2009[M]. 63rd ed. New York：Thomson Reuters, 2009:2507.

［23］ 韩东岐,鲁艺,殷果,等. HPLC-DAD 法同时检测镇静安神类中成药及保健食品中非法添加的药物[J]. 中成药,2015,37(10):2197-2202.

［24］ 何文斌,何作民,潘志文,等. HPLC 法测定抗过敏性鼻炎类健康产品非法添加抗组胺类化学成分[J]. 解放军药学学报,2015,31(3):204-207.

［25］ 林芳,王一欣,李涛,等. 安神类保健食品中新型非法添加药物的检测研究[J]. 食品安全质量检测学报,2016,7(4):1631-1636.

[26] 栾玉静,黄霜,王瑞花,等 . 道路交通安全态势研判中影响安全驾驶的相关药物研究进展[J]. 刑事技术,2015,40(6)：493-496.

[27] 张赫男 . 吸毒驾驶机动车的法律责任[J]. 中外企业家,2013(2)：140-142.

[28] 李立杰,夏建红,吕晶红 . 精神药物对驾驶能力影响的研究进展[J]. 中国药房,2017,28(23)：3298-3301.

[29] STONE BT, CORREA KA, BROWN TL, et al. Behavioral and neurophysiological signatures of benzodiazepine related driving impairments[J]. Front Psychol,2015, doi：10. 3389/fpsyg. 2015. 01799.

[30] LANE SD, CHEREK DR, NOUVION SO. Modulation of human risky decision making by flunitrazepam. Psychophar macol，2008, 196(2)：177-188.

[31] RANDY A, LORI A. Driving on antidepressants：cruising for a crash? [J]. Psychiatry, 2009，6(9)：13-16.

[32] 王伟 . 浅谈酒驾、毒驾的应对策略[J]. 江西警察学院院报,2012,159：62-64.

[33] 朱嘉珺,李晓明 . 美国"毒驾"的法律规制及对我国的借鉴作用[J]. 南京社会科学, 2014,11：89-95.

[34] TINA WC. Slipping Through the Cracks：Why can't we stop drugged driving? [J]. W. New Eng. L. Rev, 2010, 33：41-42.

[35] WALSH JM. A state-by-state analysis of laws dealing with driving under the influence of drugs[R]. Washington, DC：National Highway Traffic Safety Administration，2009 .

[36] 孟娇,赵志东,张显强 . 毒驾问题研究：以贵州省为例[J]. 贵州警官职业学院学报,2018,(2)：10-17.

[37] 杨铖,郝伟 . 毒驾：现状及立法应对[J]. 中国药物依赖性杂志,2015,24(2)：81-84.

[38] 李瑾,陈桂勇,张超,等 . 毒品唾液快速检测试剂及其应用[J]. 警察技术,2013,(4)：57-62.

[39] 钟华 . "毒驾"行为与"醉驾"行为的比较研究：兼论"毒驾"入刑[J]. 武汉公安干部学院学报,2017,118：75-79.

[40] 公安部交通管理局 . 中华人民共和国道路交通事故统计年报[R]. 1994-2018.

第九章　老年、疾病与道路交通安全

Abstract

The elders are one of the most vulnerable groups in traffic accidents. The main reason is not the age itself. Actually, it is because they often suffer from different kinds of diseases.

Around the world, 193, 478 older persons (aged 60 years and above) died in 2002 as a result of road traffic crashes. This figure is equivalent to 16% of the global total. In some countries, the age group over 60 years accounts for a higher proportion of all road traffic deaths than the global average. However, WHO indicates that old drivers have the lowest crash rates of all age groups, but have higher injury rate and mortality.

Many diseases may interfere with fitness to drive. For old people, some diseases are harmful to driving, such as dementia, cerebral vascular diseases, ocular diseases (especially age-related macular degeneration, AMD), arteriosclerosis and hypertension, diabetes mellitus, etc. Several measures to improve traffic safety for old people are put forward in the chapter.

在交通过程中,老年人是弱势群体(社会群体)中最弱势的一部分。现代社会中,随着社会进步和经济发展,老年人介入社会生活的机会越来越多,因而也增加了受交通伤害的危险。

另一个重要的情况是人口的老龄化,即平均寿命不断延长。我国 20 世纪 40 年代平均生存年龄为 40 岁,50 年代为 50 岁,60 年代为 60 岁,70 年代为 70 岁。人口老龄化还意味着老年人在总人口中所占的比例不断增加。国际上规定 60 岁为老年人,60 岁以上人口占总人口数的 10% 以上或 65 岁以上人口占总人口的 7% 以上就称为老年化社会。欧美各国 65 岁以上老人占总人口数的比例为 10%～14%,早已属于老年化社会。我国 2010 年第六次全国人口普查数据称,我国 60 岁及以上的人口为 17 759 万人次,占总人口的 13.31%,60 岁及以上的人口比例较 2000 年第五次全国人口普查相比增加了 2.86 个百分点,我国已步入老年化社会。

第一节　流　行　病　学

在老年化社会中,老年人发生交通事故的比例会增加,因而要引起社会更多的关注。如表 9-1 所示,我国 61 岁以上老年人每年交通事故死亡数在 1987—2002 年间呈逐年上升趋势,2002 年后呈波动式缓慢下降;1994—2012 年老年人交通事故受伤人数的变化趋势也大体相同;2013—2018 年老年伤亡人数逐年升高。值得注意的是,老年人交通伤亡人数(1987—2018)占全部交通伤亡人数的比例却持续上升,死亡人数的比例为 10.4%～33.6%(平均为 15.6%),而受伤人数(1994—2018)的比例低得多,仅为 4.4%～21.0%(平均为 9.3%),说明老年人较脆弱,对于青年人不会致死的撞击力却可能使老年人死亡。

2011 年全国疾病监测系统统计,老年交通事故死亡者中,男性明显多于女性(图 9-1);60 岁以上人群中,农村中的道路交通死亡率高于城市(图9-2)。

表 9-1　中国 61 岁以上道路交通伤亡情况

年份	死亡		受伤	
	数量	百分比(%)*	数量	百分比(%)*
1987	4 906	10.6		
1988	5 876	10.8		
1989	5 242	10.4		
1990	5 338	10.8		
1991	5 960	11.2		
1992	6 319	10.8		
1993	6 902	10.8		
1994	6 815	10.3	6 497	4.4
1995	7 740	10.8	7 095	4.5
1996	7 992	10.9	8 060	4.7
1997	8 441	11.4	9 341	4.9
1998	9 165	11.7	11 426	5.1
1999	10 100	12.1	15 059	5.3
2000	12 773	13.6	27 175	6.5
2001	14 872	14.0	37 762	6.9
2002	14 897	13.6	38 840	6.9
2003	10 375	13.4	31 168	6.3
2004	13 834	12.9	30 830	6.4
2005	13 177	13.3	33 543	7.1
2006	12 103	13.5	31 215	7.2
2007	11 466	14.1	30 435	8.0
2008	11 079	15.1	25 517	8.4
2009	10 690	15.8	24 451	8.9
2010	10 738	16.5	23 783	9.4
2011	11 427	18.3	25 112	10.6
2012	11 817	19.7	25 746	11.5
2013	12 821	21.9	27 397	12.8
2014	13 753	23.5	29 631	14.0
2015	14 954	25.8	30 983	15.5
2016	18 046	28.6	39 286	17.4
2017	19 356	30.4	40 092	19.1
2018	21 240	33.6	54 182	21.0
平均		15.6		9.3

注:1987—1993年为60岁以上数据。

* 占当年总死亡或受伤人数的百分数。

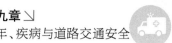

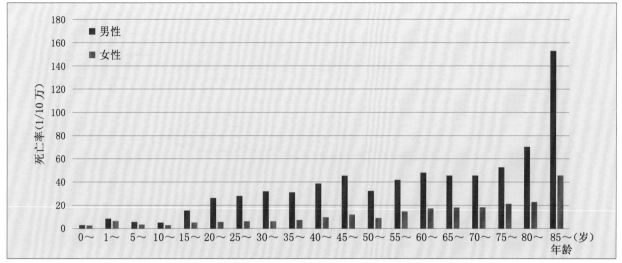

图 9-1　2011 年中国疾病监测系统不同性别人群交通事故年龄别死亡率

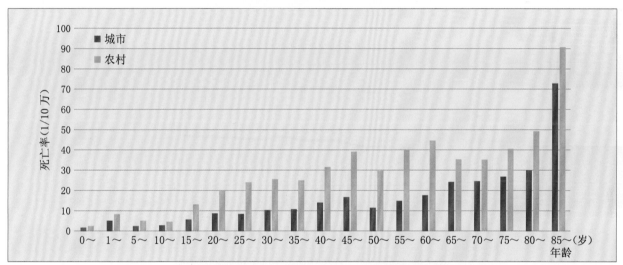

图 9-2　2011 年中国疾病监测系统城市和农村人群交通事故年龄别死亡率

　　瑞典 Johansson 报告，20 世纪 60 年代至 90 年代的 30 年间，尽管机动车数量不断增加，交通事故死亡人数却逐渐减少(图 9-3)，由 60 年代每年平均死亡司机 400 人降至 90 年代每年平均死亡 300 人，而老年司机同期死亡人数却从 30 人/a 增至 80 人/a(图 9-4)。总的受伤司机人数几乎未变(约 10 000 人/a)，但老年受伤司机人数却有所增加(平均每年约 1 000 人受伤)(图 9-5)。

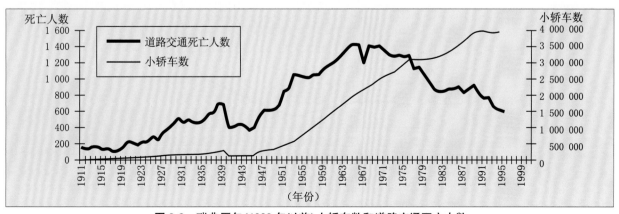

图 9-3　瑞典历年(1999 年以前)小轿车数和道路交通死亡人数

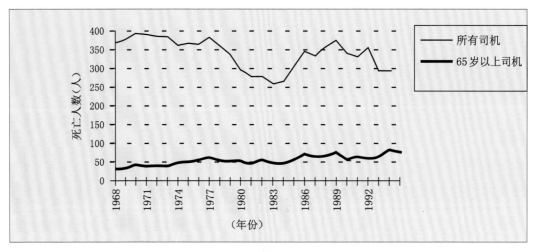

图 9-4 瑞典 1968—1995 年间老年汽车司机死亡情况

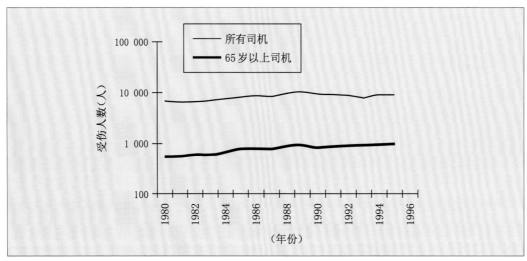

图 9-5 瑞典 1968—1995 年间老年汽车司机受伤情况

如图 9-6、图 9-7 所示,瑞典 1987—1989 年间不同年龄段小车司机的平均受伤和死亡人数,呈"U"字形分布,年龄在 65 岁以上的司机,其伤亡人数明显高于 26~64 岁人群。

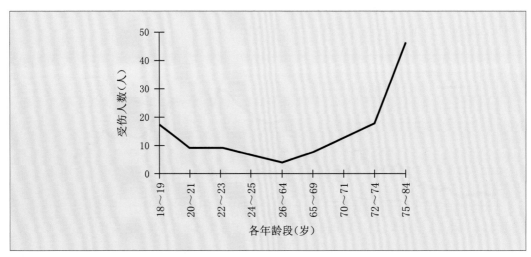

图 9-6 瑞典 1987—1989 年间不同年龄段小车司机每千万千米驾车受伤人数

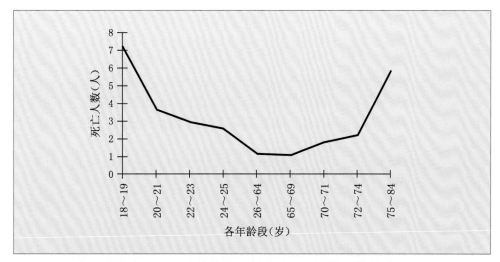

图 9-7　瑞典 1987—1989 年间不同年龄段小车司机每亿千米驾车死亡人数

WHO 报告,全球 60 岁以上老年人每年死亡约 20 人/万居民,男女之比约为 2.1∶1。2002 年,全球 60 岁以上老年人因道路交通事故死亡的总人数为 193 478 人,相当于全球道路交通总死亡人数的 16%。1998 年英国调查资料显示,道路交通伤亡者中 60 岁及 60 岁以上的老年人占 25.4%,行人死亡者中占 46.6%,公共汽车死亡乘客中占 53%。除了骑自行车人外,在各种分类中,老年组别总是道路交通死亡率最高的人群。据经济合作与发展组织(Organization for Economic Co-operation and Development, OECD)报告,在 1997 年,65 岁及以上的老年行人中,最低的死亡率为荷兰,占道路交通总死亡数的 5.5%,最高为挪威,占 49%,英国为 48.8%。在卡塔尔(Qatar),60 岁以上人群的道路交通伤死亡率相当于 15~29 岁人群的两倍以上(110∶48);在阿联酋(United Arab Emirates),15~40 岁年龄段的道路交通死亡率为 29 人/10 万居民,而 60 岁及 60 岁以上的年龄段为 91 人/10 万居民。

对于老年驾车人,普遍存在一种错误的认识,即认为他(她)们对交通安全来说是一组危险的群体。其实,老年人在所有年龄段中,交通事故数是最少的,但是由于体质脆弱和患有疾病,如骨质疏松、身体内环境不稳定和组织弹性减弱等原因,使得伤亡率较高。老年人在复杂的交通环境(如经过交叉路口,面对超速、超载等情况)下,较年轻人更易发生交通事故。此外,碰撞性质与年轻人也不完全相同,例如致死性胸部伤更为多见。

近来对老年行人安全有了更多的研究,结果显示,如果公交车不能做到让老年人从家门口外出再回到家门口,那么,乘私家小轿车仍是避免交通伤害最好的选择。不少专家认为,除患有某些疾病(如有明显症状且妨碍驾车的老年痴呆)不能开车外,不主张对所有老年人都要做强制性筛查(screening)。改善老年人的体质(infrastructure),采取措施协助和支持老年人尽可能长久地驾车而不是禁止驾车,才是对交通安全和老人活动较好的选择。

第二节　老年疾病与健康

一般来说,随着年龄的增长,人体各个器官会出现不同程度的老化和衰退,其功能和活力会出现相应地降低,所谓"无疾而终",就是指即使无明显疾病,也可能会"老死",即健康情况会越来越差,以至发生全身衰竭而亡。

但是,人的潜在寿命是相当长的,活到 100 岁甚至更高寿的大有人在。老年人的健康情况差异极大,有的"鹤发童颜",有的"卧床不起",这是因为老年人体质相对较弱,大多数老年人容易生病,影响健康。

对于驾车人或作为道路使用者(如行人)来说,某些疾病或整体的健康情况会对交通安全产生一定的影响。

一、痴呆

痴呆(dementia)是一种因脑功能障碍而产生的获得性和持续性智能障碍综合征,表现为不同程度的记忆、语言、视空间功能及认知(概括、计算、判断、综合和解决问题)能力的降低,并常伴有认知、人格和情感异常,从而使日常生活、社交活动和工作能力明显下降,甚至不能生活自理,无法参加社会活动,不能承担任何社会工作。

国外调查显示,痴呆患病率在 60 岁以上人群中为 1%,85% 岁以上人群中达 40% 以上。我国痴呆患病率在 60 岁以上人群中为 0.75%~4.69%。

痴呆分变性型和非变性型两种,前者主要包括阿尔茨海默病、路易体痴呆、Pick 病和额颞痴呆等;后者包括血管性痴呆、感染性痴呆、代谢性或中毒性脑病等。现介绍与道路交通伤关系较密切的 3 种。

1. 阿尔茨海默病(Alzheimer disease,AD) 是老年人最常见的神经变性疾病,占所有痴呆病的50%~70%,发病率随年龄增高而增多,65 岁以上的患病率约为 5%,85 岁以上为 20%,妇女患病率 3 倍于男性。其病因现在还不很清楚,一般认为可能与遗传和环境因素有关。患者海马和新皮层胆碱乙酰转移酶(choline acetyltransferase,ChAT)及乙酰胆碱(acetylcholine,Ach)显著减少,由此引起皮层胆碱能神经元递质功能紊乱,引发记忆和认知功能障碍。家族性阿尔茨海默病(familial Alzheimer disease,FAD)约占 10%,常在 65 岁前发病,为常染色体显性遗传,一级亲属,尤其是女性危险性高。

已知类淀粉蛋白前体(amyloid precursor protein,APP)基因,早老素 1(presenilin 1,PS1)基因和早老素 2(presenilin 2,PS2)基因的突变可导致常染色体显性遗传性 FAD。载脂蛋白 E4(apolipoprotein E,ApoE4)等位基因可显著增加老年人患 AD 的风险,低密度脂蛋白受体相关蛋白(low density lipoprotein receptor-related protein,LDLRRP)基因多态性位点也可增加患 AD 的风险。

2. 血管性痴呆(vascular dementia,VD) 因脑血管疾病所致的智能及认知功能障碍的临床综合征。在西方国家,VD 占所有痴呆的 15%~20%。我国及日本发生率较高,是仅次于 AD 的第二种常见的痴呆。临床表现为波动性病程或阶梯式恶化,通常疗效和预后较好。

3. 路易体痴呆(dementia with Lewy body,DLB) 临床和病理表现重叠于帕金森病和 AD 病之间,主要表现为进行性痴呆、锥体外系运动障碍及精神障碍三组症状,但以痴呆症状为主,帕金森病症状较轻。

二、脑血管疾病

据《中国卫生和计划生育统计年鉴(2017)》报告,心脏病、脑血管疾病分别是城市居民的第 2 位和第 3 位死因;也同样是农村居民的第 3 位和第 2 位死因。

如表 9-2 所示,在各种循环系统疾病中,40 岁以上脑血管病的死亡率最高,年龄越大,死亡率越高。85 岁以上的老年人,冠心病的死亡率竟高达 4 942.83 人/10 万居民,即 4.9% 以上。

表 9-2　2016 年中国城市居民循环系统年龄别疾病别死亡率　　　　(1/10 万)

年龄(岁)	慢性风湿性心脏病	高血压性心脏病	冠心病	其他高血压病	脑出血	脑梗死	中风
<1						0.14	
1~							
5~					0.05	0.02	
10~		0.11			0.08		
15~	0.04	0.02	0.40		0.51	0.02	0.02
20~	0.01	0.05	0.70		0.50	0.05	0.05

续表

年龄 (岁)	慢性风湿 性心脏病	高血压性 心脏病	冠心病	其他 高血压病	脑出血	脑梗死	中风
25～	0.12	0.16	1.83	0.03	1.55	0.15	0.04
30～	0.08	0.22	4.43	0.17	3.18	0.47	0.12
35～	0.14	0.26	6.02	0.27	5.33	0.70	0.21
40～	0.53	0.74	12.80	0.63	10.86	1.90	0.52
45～	0.80	1.41	20.98	1.14	18.12	3.46	0.71
50～	2.04	4.22	57.09	2.70	45.63	13.11	1.30
55～	1.92	4.46	56.08	2.73	39.35	17.37	1.87
60～	5.12	12.63	137.00	6.57	90.28	46.76	5.35
65～	8.29	24.77	229.56	10.87	147.57	88.55	10.15
70～	11.91	45.19	369.64	16.02	205.63	159.78	15.98
75～	16.63	87.72	687.90	27.30	308.17	305.82	29.74
80～	30.45	218.13	1 694.09	68.75	579.19	701.42	74.02
≥85	64.49	677.00	4 942.83	165.26	1 175.71	1 568.24	182.31
合计	2.61	13.71	113.46	4.56	49.01	41.23	4.52

老年人脑血管疾病的死亡率很高,患病率更高,作为交通参与者或道路使用者,其受伤和致死的危险性远高于其他年龄段的人群。

三、眼病

年龄相关性黄斑变性(age-related macular degeneration,AMD)是 50 岁以上人常见的视力下降或致盲眼病(ocular diseases),城市或发达地区多见,随着社会老龄化,发病率相应的有所增高。病因可能与长期慢性的光损伤、遗传、代谢、营养等因素有关。黄斑变性可分为干性和湿性两种。

1. 干性(或称为萎缩性、非新生血管性)AMD　主要改变是玻璃膜疣(drusen)和视网膜色素上皮细胞(retinal pigment epithelium,RPE)变性萎缩,表现为色素脱失、紊乱或出现地图状萎缩区,其深面的脉络膜毛细血管萎缩显露,光感受器细胞可有不同程度的变性、减少,引起视力下降。

2. 湿性(或称渗出性、新生血管性)AMD　眼底检查可见后极部视网膜下灰黄色新生血管,伴暗红色视网膜下出血,但出血常掩盖新生毛细血管。新生血管伴有成纤维细胞增生,可破坏脉络膜毛细血管、视网膜色素上皮细胞和光感受器细胞,引起严重的视力丧失。

因外伤、变性等可发生黄斑裂孔(macular hole),眼底可查出黄斑上有清晰的暗红色孔,孔底可有黄色颗粒,中心视力明显下降,高度近视眼的黄斑裂孔易发生视网膜脱离。60～80 岁的老年人,无其他原因可发生特发性黄斑裂孔,使视力显著降低。

四、动脉粥样硬化与高血压

动脉粥样硬化(atherosclerosis,AS)是动脉硬化血管病中常见和最重要的一种,所有动脉硬化的共同特点是动脉中层发生弥漫性、玻璃样退行性变和纤维组织增生,表现为血管壁增厚、变硬而失去弹性,管腔缩小。该病的特点病变先从内膜开始,先后有脂质和复合糖类积累、出血和血栓形成,纤维组织增生和钙盐沉着。

动脉粥样硬化发病早期大多无特异症状,年老病人如检查发现血脂异常,动脉造影发现血管狭窄性病变,首先考虑诊断此病,其预后随病变部位、程度、血管狭窄速度、受累器官损害情况及有无并发症而有所不同。如发生脑血管意外、心肌梗死、肾衰竭,则预后不佳。其他常见动脉硬化类型还有小动脉硬化(arteriosclerosis)和动脉中层钙化(Mönckeberg's arteriosclerosis);前者主要发生在高血压病人,是对血压缓慢而持续升高的一种反应性改变,后者多见于老年人的四肢动脉,常与高血压(hypertension)同时存在。小动脉硬化时,眼底见视网膜动脉呈弥漫性变细、弯曲度增加,后极部常有渗出和出血。原发性高血压中70%有眼底改变,年龄越大,病程越长,眼底改变的发生率越高,主要表现为视网膜动脉痉挛、变窄、血管壁增厚,严重时出现渗出和出血。曾见有司机在驾车途中因高血压致中风而紧急停车的案例。

五、糖尿病

糖尿病(diabetes mellitus)是一组以血浆葡萄糖水平增高为特征的代谢内分泌疾病,其主要的病理基础是胰岛素分泌不足和胰升糖素活性增高而引起的代谢紊乱。本病多见于中老年,患病率随年龄而增长,至60岁达高峰。2000年全球糖尿病患者为1.75亿人次,2010年约为2.39亿人次,2030年预计可达3亿人次。糖尿病主要分为两型,Ⅰ型是胰岛素分泌绝对不足,Ⅱ型为胰岛素抵抗伴分泌不足,后者占90%以上。世界卫生组织估计,2000年全球成年人Ⅱ型糖尿病(T2DM)患病率约为2.8%,到2030年增至4.4%,全球T2DM患者将从17 000万人增高至36 000万人;美国1988—1994年成人T2DM的患病率为7.8%,2002年增至8.7%,2007年已达10.7%。我国1980—1981年调查,当时糖尿病患者约有700万人次,1994—1995年调查了大于25岁的25万人口,发现患病人数较15年前增加了3倍,发病率为3.5%~4%,个别地区成年人患病率达到10%。中华医学会糖尿病学分会于2007年6月至2008年5月在全国14个省市进行的最新糖尿病流行病学调查结果显示,城镇糖尿病的患者达11.28%,与发达国家水平相当。

临床表现:约90%的中年以上Ⅱ型糖尿病患者早期无任何症状,老年患者常先有冠心病症群(心绞痛、心肌梗死、心律不齐、心力衰竭等),或脑血管意外症群,而糖尿病症状却很轻微,仅饭后2小时血糖高峰期超过正常,糖耐量试验常显示阳性。以后逐渐出现不同程度的多尿、烦渴、多饮、饥饿感、皮肤瘙痒等症状。糖尿病除可并发心血管疾病外,还可引发肾病、周围神经炎、免疫功能低下和组织修复能力减弱而引起感染。此外常合并有足部溃疡,这是糖尿病患者入院治疗的主要原因之一。

以上各种疾病在无明显症状时不易被察觉,一旦出现症状,则会影响驾车的能力,增加发生交通事故的概率。

第三节　改善老年道路交通安全的措施

老年人在整个交通参与者中所占的比例虽然较小,但随着社会老龄化的加大和开放度的提高,老年交通参与者会不断增多。由于生理、心理和体质等因素,老年人群在交通过程中更易受伤害,全社会对此都应给予充分的关注。为改善老年人的交通安全,可采取以下几方面措施:

(1) 政府有关部门制定政策,在交通设施、管理、使用的交通工具等方面给老年人以更多的关照。

(2) 提高全民素质,对老年交通参与者要关心,如扶助老人过街和上下车等。

(3) 鼓励老年人体育锻炼,增强体质,努力达到"耳聪目明",精力充沛,建立对自己健康的信心和乐观心态。

(4) 定期健康检查,发现有问题时,应适当休息,甚至停止驾车或出门,其标准主要不是年龄,而是能否达到安全驾车或马路、人行道行走的标准。

(王正国)

参 考 文 献

［1］ 王维治.神经病学[M].北京:人民卫生出版社,1984:248-260.

［2］ 中国卫生和计划生育统计年鉴编委会.中国卫生和计划生育统计年鉴 2017 年[M].北京:中国协和医科大学出版社,2018:284-301.

［3］ 中国疾病预防控制中心.全国疾病监测系统死因监测数据集 2011[M],北京:人民卫生出版社,2013:279-349

［4］ 陈灏珠,杨昌生.动脉粥样硬化[M]// 陈灏珠.实用内科学.12 版.北京:人民卫生出版社,2005:1459-1467.

［5］ 杨功焕.中国人群死亡及其危险因素流行水平、趋势和分布[M].北京:中国协和医科大学出版社,2005:148-149.

［6］ 胡仁明,朱禧星,周丽诺,等.糖尿病[M]//陈灏珠.实用内科学.12 版.北京:人民卫生出版社,2005:1015-1062.

［7］ 惠延年.眼科学[M].北京:人民卫生出版社,2001:151,152,198,209,210.

［8］ 李启富.Ⅱ型糖尿病的流行现状 [J].重庆医学,2009,38(18):2265-2268.

［9］ HAKAMIES-BLOMQVIST L. RAITNEN R. óNeill D. Driver ageing does not cause higher accident rates per kilometer [J]. Transportation Research,Part F:Traffic Psychology and Behaviors,2002,5:271-274.

［10］ JOHANSSON K. Older automobile drivers:medical aspects. Traffic Medicine Center. Korolinska Institute[J]. Stockholm,Sweden,1997:5-19.

［11］ OECD (organization for economic co-operation and Development). Aging and transport[R]. Mobility needs and safety issues. Paris. Http://www1. oecd. org/publications/e_boopk/7701051E_pdf_accessed. 17,November,2003.

［12］ PEDEN M,SCURFIELD R,SLEET D,et al. World report on road traffic injury prevention[R]. Geneva,World Health Organization,2004:44-47.

第十章 少年儿童、青年与交通安全

Abstract

Road traffic safety of children and youth is a serious issue worldwide that cannot be ignored. Road traffic injury is the second leading cause of death for people aged 5 to 25 years. Among the 1. 2 million people killed in road traffic crashes each year, more than 1/4 are young people under 25 years and 90% of these fatal crashes occur in low and middle income countries. According to the statistics of the Traffic Management Bureau of Ministry of the Public Security of China, young people aged between 15 and 24 years, accounted for 7. 94% of the mortality and 12. 89% of injuries in traffic crashes in 2016.

The immature body and mind of the children and youth as well as the neglect of external environment of their traffic safety contribute to the vulnerable status of young people in traffic behaviors. In this chapter, the author analyzed the reasons for young people's high traffic injury risk in the following aspects: the physical, psychological and behavior characteristics of children and youth, road conditions, safety education and the quality of drivers. Besides, the author introduced some effective methods and solutions for road traffic injuries of children and youth.

据统计,全球道路交通伤害是 5～25 岁年轻人死亡的第二大主要原因。其中,在 15～19 岁年龄段交通伤害是其第 1 位死亡原因;在 5～14 岁年龄段则仅列于呼吸道感染之后,也位居其死亡原因的第 2 位。每年全球死于道路交通事故的 120 万人中,25 岁以下的青少年超过 1/4。2007 年,联合国世界卫生组织曾针对日益严重的青少年及儿童交通事故趋势,发表了《全球青年道路安全宣言》,呼吁各国采取必要措施为青少年及儿童创造安全的道路环境,减轻青少年及儿童的道路交通伤害。

根据中国公安部交通管理局 1995—2016 年度统计年鉴资料显示,中国 1～25 岁道路交通死亡、受伤人数在 2002 年之前呈上升趋势并达到顶峰(死亡 24 139 人,受伤 149 510 人),之后逐渐下降;每年所占死亡和伤员比例也呈逐渐下降趋势,由最高的 28.59%(死亡)、30.69%(受伤)降至 11.96%(死亡)、14.36%(受伤)(图 10-1)。

公安部道路交通安全研究中心《中国儿童道路交通伤害状况研究报告》2004—2013 年 1～20 岁人群10 万人口死亡率见图 10-2、图 10-3。由于统计口径差异,《全国疾病监测系统死因监测数据集(2011)》、《国家卫生和计划生育委员会统计年鉴(2016)》和《国家卫生和计划生育委员会统计年鉴(2017)》报告的道路交通死亡率,见表 10-1。

虽然少年儿童、青年道路交通死亡人数和死亡率呈下降趋势,但由于其自身身体特点、心智发育等原因,易受到交通事故伤害的威胁;在遭受意外后,给家庭和社会带来的情感、经济负担更大。

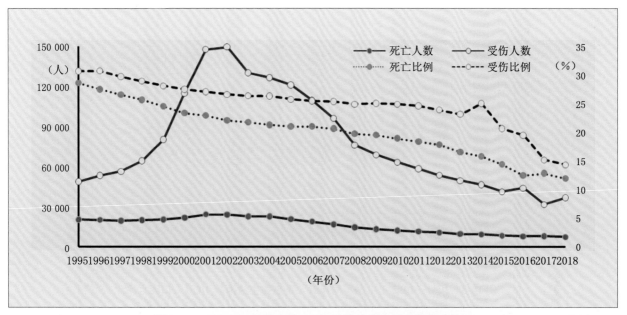

图 10-1　1995—2018 年中国 1～25 岁青少年交通事故伤亡情况

数据来源：公安部交通管理局。

注：死亡比例、受伤比例均指占当年死亡总数和受伤总数的比例。

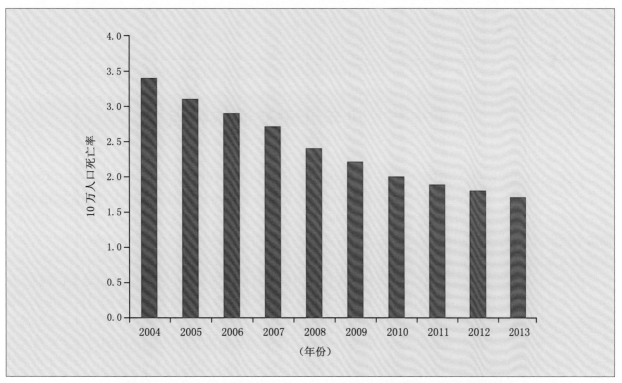

图 10-2　2004—2013 年中国 20 岁以下人群道路交通事故 10 万人口死亡率

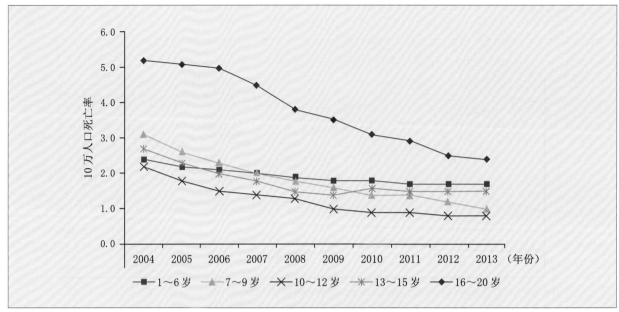

图 10-3　2004—2013 年中国不同年龄儿童道路交通事故 10 万人口死亡率

表 10-1　中国 24 岁以下人群道路交通 10 万人口死亡率

资料		不满 1 岁	1～4 岁	5～9 岁	10～14 岁	15～19 岁	20～24 岁
全国疾病监测系统死因监测数据集(2011)		2.78	7.75	4.66	4.26	10.75	16.32
国家卫生和计划生育委员会统计年鉴(2016)	城市居民	4.41	4.97	3.02	3.29	5.83	5.94
国家卫生和计划生育委员会统计年鉴(2016)	农村居民	3.72	6.02	3.60	4.23	9.73	10.12
国家卫生和计划生育委员会统计年鉴(2017)	城市居民	2.47	3.98	2.55	2.88	4.42	4.66

第一节　少年儿童交通伤特点

　　在联合国《儿童权利公约》中对儿童的定义指的是"18 岁以下的任何人,除非对其适用之法律规定成年年龄低于 18 岁"。而汉语语境与语言习惯中,少年、儿童一般是指较小的未成年人,《现代汉语词典》第 7 版给出的定义是:"少年"是指"人十岁左右到十五六岁的阶段";"儿童"是指"年纪小于少年的幼孩"。而本章按照身体发育特点及流行病学调查惯例,将 10～15 岁的未成年人划分为少年,9 岁以下的未成年人划分为儿童。

　　由于少年儿童生长发育不成熟,机体对物理性外力的抵抗能力明显弱于成人。在机动车碰撞时,少年儿童无论作为车内乘员还是车外行人,都比成人更易发生严重或致命性损伤。另外由于少年儿童心智发育也不成熟,对危险的感知和应急处理都远远弱于成年人,导致少年儿童在交通行为中的安全风险远高于成人。据统计,道路交通事故死亡已成为全球 10～14 岁少年的第 2 位死因,是中国 5～14 岁第 3 位死因(溺水、肿瘤、道路交通事故),在上海、西安等大城市是 20 岁以下青少年第 1 位死因。中国儿童道路交通事故的死亡率是欧美的 2.5 倍左右,儿童意外受伤原因中,道路交通事故位居第 4 位。

一、少年儿童交通事故高风险因素

　　在联合国儿童基金会资助下,2005 年江西省针对 0～17 岁少儿伤害调查显示,非致死性道路交通伤害发生率为 750.5/10 万,其中男童 843.5/10 万,女童 630.7/10 万;10～14 岁发生率最高(866.8/10 万),其余依次为 1～4 岁组(773.5/10 万)、5～9 岁组(764.2/10 万)、15～17 岁组(716.1/10 万)、0 岁组(38.2/10 万)。随着社会经济的发展,对交通安全的重视和投入也逐年增加,2001—2018 年我国 15 岁以下少儿道路交通伤亡整体呈下降趋势(图 10-4),2016 年死亡 2 882 人,受伤 14 945 人;2017、2018 年明显下降(2018 年死亡 390 人,受伤 3 473 人),可能与 2017 年前后全国范围开始加强"礼让行人"宣传和执法有关。但由于少年儿童自身的特点,仍须有针对性地采取相应预防措施。

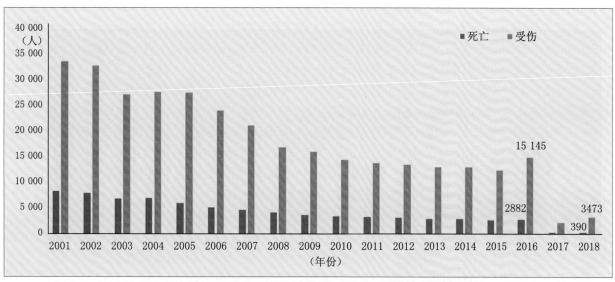

图 10-4　2001—2018 年中国 15 岁以下少年儿童交通事故伤亡情况

中国虽然一般人群的交通伤害的危险因素大多数也存在于儿童交通伤害之中,如超速、酒后驾驶、违法超车等,但是仍有不少的交通安全危险因素是儿童群体所特有的,需要我们特别去关注和研究。如,很多根据成人特点设计建造的道路环境条件,对于儿童而言就可能存在着巨大的交通安全风险。Haddon Matrix 就曾列出一些儿童交通伤害的危险因素(表 10-2)。因此,我们需要关注少年儿童自身的特点,要有针对性地采取相应预防措施。

表 10-2　Haddon Matrix 列示的儿童交通伤害的危险因素

时间	儿童因素	车与安全装置	道路环境	社会环境
事故前	年龄、性别、监护缺失、冒险、冲动行为、叛逆、执法缺陷等	车辆行驶性能不足、照明不良、刹车故障、超速、超载等	道路设计缺陷、缺乏公共交通、无强制性限速、无安全隔栏、缺乏酒精相关法律、行人安全基础建设不足等	贫穷、单亲家庭、家庭人口众多、母亲受教育差、儿童看护人及看护提供与教育者的危险意识缺乏等
事故中	儿童大小与身体发育、保护装置不足、保护装置使用不当、儿童的一些潜在情况等	儿童约束和安全带系统不合适或不正确使用、未用自行车和摩托车头盔、车辆碰撞安全设计缺陷、无翻车保护等	路边的物体,如树林、杆等	在车辆与道路方面缺乏安全礼让文化
事故后	儿童缺乏顺从性、儿童共有的情况条件、难以获得适当的医疗救治、伤后并发症等	难以接近伤者、缺乏有训练的儿童救护和救援人员等	缺乏充足的能得到的院前救治、紧急治疗和康复资源	缺乏支持伤者的文化、缺乏现场急救等

资料来源:世界儿童伤害预防报告,WHO。

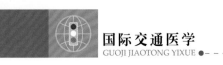

（一）少年儿童自身的特点

少年儿童由于身体和心智都尚处于发育完善阶段，使之在交通活动中较成人具有更大的危险性。

1. 身材矮小，易被忽视　少年儿童身材与成人有很大的差别，儿童的高度一般在成人腰腿部。少年儿童即便长至成人胸部左右的高度，也不能被简单地认为其只是按比例缩小版的成人。①由于各种交通工具都是按照成人的身材标准设计的，导致少儿在交通活动中不易被观察到，特别是在倒车或离车头较近距离时。一般 2 岁幼儿蹲在地上距车 10m 左右处，后视镜可能看不到。随着轿车的普及，在小区道路起步、倒车时应注意。②车头保险杠及车尾部分与儿童头、胸部高度大致相近，以致轻微碰撞都会造成儿童头、胸部重要脏器的严重损伤，而相同条件下，成人仅为腿部损伤。③儿童在后座睡着或因其他原因被遗忘在车内，由于缺乏成人的应急能力，无法及时示警或离开车辆，最终因为车内温度的快速升高而引起热休克、呼吸衰竭，最终导致死亡。在夏天，3 分钟车内温度就可以从 26℃ 上升至 38℃，6～8 分钟后可升至 52℃。现有多种产品，通过监测车内心跳或识别儿童座椅重量及时警示家长，预防此类意外的发生。

2. 心智不成熟，不能准确评估危险　儿童在公共交通中的共同弱点大致有：①发育阶段儿童视觉能力差，在行走中只注意前方，不能环顾四周，对远处开来的车辆，视野聚焦存在困难。②儿童注意力不集中。③儿童感知系统不能把与自身安全有关的信息综合进来，指导和约束自己的行为。④儿童不完全理解交通安全的重要性，对危险因素认识不足或有不正确的认知。9 岁之前儿童还没有萌发出一种自我的危险意识，不能感知道路交通的危险情况并做出完全准确的判断。

少年儿童对外界事物充满好奇、活泼好动，很容易受到外界环境的吸引，例如有鲜艳颜色的玩具、突然闪过的图片、跑动的动物或人甚至路过的车辆等，而突然改变活动路线向这些物体跑去，这一举动常常难以预测。当在马路上时，由于司机不能预先察觉这些行为，从而极易引发道路交通事故。

3. 富于冒险，易受同伴影响　小孩天生喜欢玩耍，喜欢扮演电视剧、动画片中的英雄人物，以为现实中的自己也会和电视里的人物一样永不受伤，过高地估计自己的体能活动，缺乏认知、判断危险的能力，容易受同伴和偶像的影响做出危险举动而遭受意外。特别是在同伴的鼓动下，经常以危险方式证明自己的能力，例如从即将驶过的汽车前快速穿过，很容易因司机未能提前预见而发生严重的道路交通事故。另外，少年儿童间的相互追逐、嬉戏也是造成少年儿童交通伤害的一个重要原因。

（二）道路、环境和社会等其他因素

在道路和车辆的设计以及安全方式的选择等方面，常常忽略了少年儿童的特殊性，存在一些少年儿童交通安全的隐患。随着全球安全意识的提高和经济的发展，目前正在发生着很多有益于少年儿童道路交通安全的改变。

1. 道路安全设施缺陷　由于经济或其他原因，发展中国家道路安全设施尚不完善，有待提高。例如道路两侧缺乏安全护栏；未区分机动车与非机动车车道；没有分向隔离带；高等级/高速公路穿过乡镇等人群聚居地以及市区公路干道上等缺乏过街天桥、护栏等安全设施；十字路口缺少交通指示标志和信号；部分路段晚上没有路灯或路灯昏暗，视野较差；在学校等未成年人出现较多的地段缺少警示标志；交警数量配置不足等。在缺少成人在场监护的情况下，少年儿童在这样的道路条件下就直接暴露在机动车辆的威胁中，导致其事故高发。2013 年中国 18 岁以下少年儿童交通事故有 58.28% 发生在道路两侧无防护设施的路段，有绿化带为 12.57%，有行道树为 11.81%，有金属护栏和柔性护栏等防护措施的路段仅为 0.15%；道路中间无分道隔离设施路段占 73.33%，道路中间有分向隔离路段占 16.78%，机动车和非机动车隔离路段占 5.56%，中间分向隔离加上机动车和非机动车隔离路段仅为 4.28%；无控制和仅标志标线路段占 85.28%，信号灯及标志标线路段占 3.52%，有民警的路段为 3.64%。

2. 缺少娱乐场地　在发展中国家和边远地区，社区周边提供给儿童的游乐场所非常稀少，致使很多儿童在公路附近玩耍，把马路当作游乐场，如果缺少成人监护，又处于司机驾驶盲区，极容易发生道路交通事故。

3. 家长对未成年人保护的缺位　良好的家长监护和教育是有效降低少年儿童道路交通事故伤害的

强有力因素。研究显示,受伤儿童的父母往往未能为其提供较好的监护,并且较早就(通常在两岁以前)停止对儿童的监护。如,董利军等发现,外来人员子女在上海发生交通伤害者占到总交通伤人数的26.4%。李洁等发现北京市丰台区外来务工人员子弟半年伤害发生率(17.9%)高于北京市儿童全年伤害发生平均水平(16.9%)。外来务工人员大多来自农村或小城镇,在城市从事体力劳动和个体经营为主,缺乏道路安全意识和相应知识,同时多因工作繁忙而疏于对子女的照顾。国外研究也发现在父母长期失业的家庭,15岁以下儿童步行交通伤害死亡率是父母职业为高级管理或专门职业者的儿童的20.6倍;生活在低收入社区的儿童步行受伤的风险要高3.5~3.7倍;低社会经济状况或其他与收入有关的变量能解释儿童步行交通伤害率的28%,仅次于人口学特征变量。这是因为低收入家庭父母一般忙于自己的工作,通常无能力专门聘请保姆来照顾小孩,造成家长对未成年人交通安全教育与保护的缺位。

父母的教育采取惩罚、不闻不问方式的儿童伤害相关行为的危险性分别是采取鼓励方式的3.74倍、1.93倍。父母对意外伤害的认知程度在儿童伤害相关行为中也起着重要作用,对骑摩托车戴头盔作用的认知、过马路时是否提醒儿童注意安全均与儿童伤害相关行为有关。父母是孩子的第一教师,对儿童身心健康的发展起着潜移默化的作用,母亲的文化程度对儿童伤害相关行为也有一定影响。

中国留守儿童约5 800万人,14岁以下4 000多万人,这些小孩监护缺位现象更加严重,是其道路交通事故发生率高的重要原因之一。虽然多个地区研究均表明,城市环境中的儿童相对生活在农村的儿童更易遭受意外伤害,但农村及偏远地区伤害严重程度和后果要高于城市。

4. 交通安全意识及教育形式 研究表明,幼儿对"红绿灯""斑马线"等具体形象概念的定义水平要高于对"安全""危险"等抽象概念的认知,说明幼儿园儿童对"安全""危险"等抽象概念在认知上还未成熟,常常从情境造成的行为结果来判断情境是危险的还是安全的。9岁之前儿童还没有萌发出一种自我危险意识,不能感知道路交通危险情况并做出完全准确的判断,5岁儿童与7岁、9岁、11岁儿童在判断停车、护栏、岔道等情境的危险性差异显著。随着年龄的增长,儿童对危险道路的判断能力增强。针对上海虹口小学生预防道路交通伤害知识态度的调查显示,仅67.86%的学生知道相关知识,对交通安全态度不够端正,仅76.06%的小学生在遇到同学违规时会提醒对方,有接近77%的同学愿意认真学习交通法规,有90%的学生表示在学习交通法规后会自觉遵守交通规则。

在中国,对于少年儿童的交通安全意识较以往有了很大提高,但大多交通安全教育仍停留在教师、家长、交警的口头教育上,在硬件和互动性教育投入上还尚待提高。在儿童交通事故多发的寒暑假期间,更应加强交通安全意识教育。

5. 交通安全装置 联合国世界卫生组织2015年全球交通安全报告专门针对儿童乘车建议各成员国通过立法强制儿童约束装置,即安全座椅/增高垫的使用。儿童安全座椅是保护儿童乘车安全的有效工具,如果正确安装和使用,在车祸中能减少70%婴儿的死亡和54%的1~4岁儿童的死亡。随着儿童安全座椅的普及以及儿童必须被固定在车内座位上等安全知识的普及,瑞典在交通事故中儿童受伤害的概率从超过10%降到了2%左右。当汽车以48km/h的速度行驶,7kg的儿童在遭遇撞击的瞬间将产生275kg向前冲击的力量,大人无法抱住,而安全气囊在爆开瞬间无异于给儿童尚未发育完全的头部带来致命杀伤力。5~9岁儿童建议使用增高垫,若他们直接使用成人安全带,发生严重受伤的危险是使用安全带的成人的2.7倍。如果没有安全座椅等装置,至少建议儿童在后排乘坐,不要在副驾驶座位,研究发现12岁以下后座乘客比在前座的儿童致命伤害危险率减少36.0%。

骑乘自行车时建议使用安全头盔,可有效减少或减轻颅脑损伤。在书包、衣服上使用反光条,提醒往来司机的注意。规范校车运营,提高校车质量等也能有效减少儿童交通风险。

6. 驾驶员素质的不足 驾驶员素质的高低与少年儿童的交通伤发生率有着紧密的联系。发展中国家的驾驶员素质与发达国家相比,往往有较大差距,表现为:在人行横道线处不予主动让行却加速通过、不遵守红绿灯信号、在小区道路不遵守限速规定等。Pitt的研究发现,当司机不试图绕开儿童时,儿童发生严重交通伤的危险性增加25.2倍。

2013年中国涉及儿童的道路交通事故中因机动车违法造成的占87.09%,非机动车违法造成的占

6.20%;机动车非违法过错占3.55%,行人乘车人违法仅占0.81%(表10-3)。可见绝大部分事故是驾驶员的过错,应加强驾驶员素质教育,为儿童交通安全营造良好的外部环境。

表 10-3　2013 年中国涉及儿童(17 岁以下)的道路交通事故主要原因构成

原因	事故起数	
	数量(起)	占比
机动车违法	17 087	87.09%
机动车非违法过错	696	3.55%
非机动车违法	1 217	6.20%
行人乘车人违法	158	0.81%
其他原因	462	2.35%
合计	19 620	100.00%

二、少年儿童交通伤伤情特点

(一) 年龄、性别

在少年儿童中,各个年龄段均表现为男孩较女孩更易遭受道路交通事故的伤害,这与男孩活泼多动、更富于冒险精神、更多地参与户外运动等有密切关系,而司机也倾向于更多地避让女孩,并给予她们更多的时间去穿越马路。图 10-5 为 2002 年全球 14 岁以下少年儿童交通事故伤亡人数。

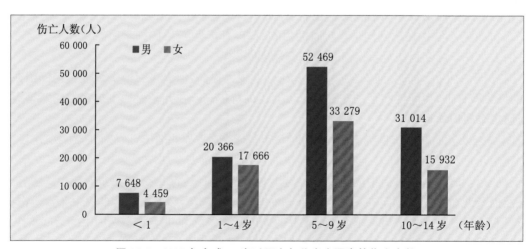

图 10-5　2002 年全球 14 岁以下少年儿童交通事故伤亡人数

从年龄上来看,5～9 岁年龄组儿童交通安全问题更突出。这个现象与该年龄段儿童身体和认知发育都没有完全成熟,而活泼好动、独立活动的意识却在不断增加等原因有关。一方面,该年龄段儿童想摆脱成人监护而独立活动;另一方面,他们还没有具备同时处理几个任务的能力。因此,应重点加强这一年龄段儿童的交通安全教育与监护。

(二) 交通方式

在高收入国家中,随着家庭轿车的普及,少年儿童的交通事故伤害主要是乘坐车辆时发生的。例如英国儿童 1985—2003 年,乘车出行的平均距离增加了 70%,步行和骑车的平均距离分别降低了 19% 和 58%。因此,普及安全座椅及正确使用安全带是这些国家首要关注的问题。从死亡率来看,虽然在过去

20 年许多发达国家儿童步行者交通伤害死亡率呈下降的趋势,但儿童步行者的交通安全仍是不能忽视的问题。1985—1995 年间,英国 5～9 岁男孩的步行交通伤害死亡率从 3.2/10 万降到 2.1/10 万,在同年龄组女孩中从 1.8/10 万人年降至 0.6/(10 万人·a);美国 5～9 岁儿童步行者交通伤害死亡率从 19 世纪 70 年代末的 4.4/10 万降至 2000 年的 0.81/10 万,0～14 岁儿童步行死亡率从 1995 年的 1.7/10 万下降到了 2004 年的 1.0/10 万,下降了 40%。但是,儿童的步行伤害率变化却不明显,1985 年美国 0～4 岁、5～9 岁、10～14 岁儿童的步行伤害率分别为 42.88/(10 万人·a)、111.4/(10 万人·a)、78.93/(10 万人·a),2001 年仍分别为 43.0/(10 万人·a)、87.1/(10 万人·a)和 102.3/(10 万人·a)。从这组数据中可以看出,经过 10 余年后,儿童步行伤害率没有明显下降,在 10～14 岁组反而有较大上升,提示对儿童步行者的保护措施尚待有效提高。

在中等收入及低收入国家,少年儿童在交通事故中主要是作为行人、自行车使用者、摩托乘客等与机动车辆之间的碰撞或擦刮造成伤害。行人、自行车、摩托等由于缺乏有效的保护措施,在道路交通中是弱势一方,一旦与机动车发生交通事故,他们所受到的身体伤害会远较机动车司机和乘客为甚。

中国 2013 年 17 岁以下少年儿童道路交通死亡者交通方式主要是步行(1 520 人,38.06%)和搭乘机动车(1 215 人,30.42%);受伤者交通方式主要是搭乘机动车(6 400 人,35.64%)和步行(4 953 人,27.59%),搭乘的机动车均为摩托车和小微客车。

(三)损伤部位与严重程度

在少年儿童交通伤亡中,损伤部位以及损伤程度与少年儿童的年龄、交通方式都密切相关。美国 2002 年的数据显示,0～4 岁、5～9 岁、10～14 岁儿童非致死性步行者伤害发生率分别为死亡率的 33 倍、97 倍和 93 倍;表 10-4 内的数据说明了儿童在不同交通方式中遭受道路交通事故伤害的损伤部位差异。在这些道路交通伤害中,多发伤的比例可达 30%。有研究显示在 14 岁以下儿童步行者交通伤害中多发伤占到 40.3%。少年儿童道路交通伤的损伤部位以四肢、头部损伤所占比例最高,在需住院治疗的少年儿童交通伤中,四肢损伤比例高达 57.1%,头部及颅脑损伤占 34.4%,胸腹伤仅占 8.6%。

表 10-4 13 岁以下儿童交通事故中损伤部位与采用交通方式的关系

步行	未系安全带的乘客	系安全带的乘客	骑/乘自行车
下肢损伤 35%	头部损伤 57%	头部损伤 55%	下肢损伤 29%
头部损伤 34%	上肢损伤 13%	面部损伤 13%	头部损伤 23%

不论高收入国家还是中、低收入国家,创伤性脑损伤都是造成少年儿童交通伤害死亡的首要原因。约有 57% 的少年儿童道路交通事故死亡是因头部或颈部伤害造成的,而且脑部损伤所造成的严重残疾比例也最高。在中国,少年儿童由于交通伤害所致的残疾中,四肢残疾(上肢 44.0%,下肢 15.8%)是最多的,其次为头面部(12.9%)、腹部(6.6%)、骨盆(4.2%)、脊柱(3.5%)和胸部(2.7%)。

第二节 青年交通伤特点

联合国大会将"青年"定义为年龄介于 15 岁与 24 岁之间的人(含 15 岁和 24 岁)。联合国公布的所有有关青年的统计数字,例如联合国系统出版的关于人口统计、教育、就业和医疗卫生的年度统计年鉴,均依据以上定义。这一定义也符合汉语语境习惯,本章将同样采用这一定义。

交通伤害是全球 15～19 岁青年的首位死因,是 20～24 岁青年的第 2 位死因,是中国 16～25 岁青年的首位死因。中国 16～25 岁青年在 2002 年因道路交通伤亡人数达到顶峰(死亡 16 100 人,受伤 116 405

人),随后逐年下降,2018 年死亡 7 168 人,受伤 33 640 人,分别占当年死亡和受伤总人数的 11.34%、13.01%(图 10-6),15~24 岁青年约占全国总人口的 12.76%。

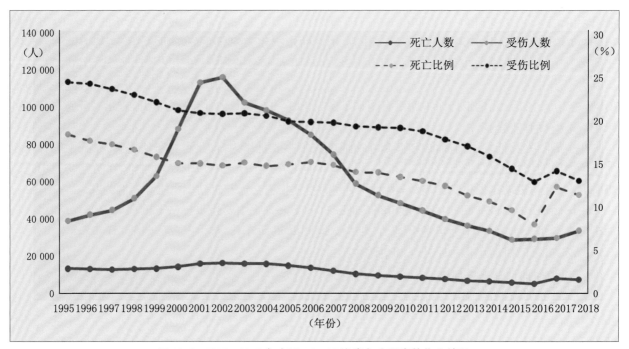

图 10-6　1995—2018 年中国 16~25 岁青年交通事故伤亡情况

数据来源:公安部交通管理局。

注:死亡比例、受伤比例均指占当年死亡总数和受伤总数的比例。

在联合国 WHO《青年道路安全》报告中也特别提出应重视青年的道路安全问题,并认为这与青年人群的一些典型特点有关。本节将简要概述青年道路交通事故高风险的原因及其交通伤害流行病学的一些特点。

一、青年交通事故高风险原因

随着经济发展,机动车数量随之飞速增加,从汽车消费的扩散过程看,从开始进入家庭到最后普及一般需要 20 年的时间。国际上一般的经验总结是:当人均 GDP 进入 1 000 美元时,摩托车消费仍是主流,但汽车开始进入家庭;当经济发展到人均 GDP 达到 3 000 美元的时候,汽车消费已经开始成为一种时尚;当人均 GDP 达到 4 000~5 000 美元时,每百户居民汽车拥有量将达到 20 辆以上,进入汽车大众消费时代。而中国 2008 年人均 GDP 即达到 3 200 美元,2016 年已达到 8 123 美元;城镇居民人均可支配收入为 33 616 元(约合 5 237 美元),农村人均可支配收入为 12 363 元(约合 1 926 美元)。在中国,不论城乡,机动车对于青年人来说已不再遥远,是触手可及的寻常物件,是青年发生交通事故的物质基础。青年人群的一些共有特点也是交通事故高风险的原因之一,详细介绍如下。

(一)青年人群自身特点的因素

青年人身体发育已经成熟,对危险事物也有了充分的认知能力和趋避、解决能力,能够分辨出童话、电影等虚幻世界与真实世界的差别;在心态上觉得自己已经长大成人,能够处理好自己的事情,不希望再被说教;他们充满激情,不惧权威,乐于挑战规则;从行为能力上来看,他们处于学习的最佳时间段,但也是各种技能刚开始学习的时候,同样也是各种行为习惯的养成期。

青年人群中的以下一些特点是不利于交通安全的。

1. 驾驶经验不足　虽然世界各国规定的初次申请驾照的年龄不一样,但基本上都是从青年开始允许申请驾照。例如,美国一些州为 16 岁,英国为 17 岁,中国的规定是 18 周岁以上才能申请小型汽车、小型自动挡汽车、轻便摩托车等车型的驾驶执照。从驾驶经验来说,青年人群都是第一次驾驶机动车辆,刚通过考试,驾驶时间偏少,尚未养成良好的驾驶习惯,缺少预先发现危险及解决问题的经验。美国、加拿大、澳大利亚、新西兰的统计数据均表明 16~24 岁年龄段的司机发生致死性交通事故的概率最大(图 10-7)。我国 2018 年驾龄小于 4 年的驾驶员事故占 26.07%,死亡占 22.81%,受伤占 20.42%(表 10-5)。

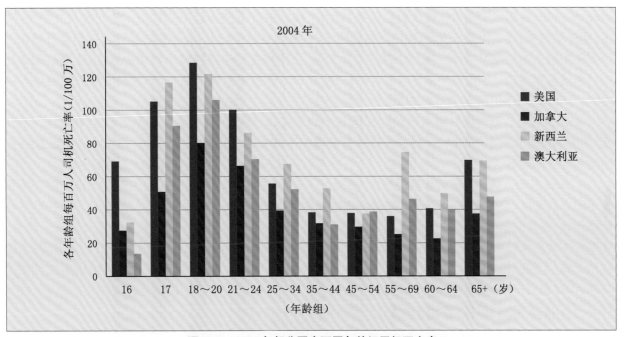

图 10-7 2004 年部分国家不同年龄组司机死亡率

表 10-5 2018 年中国道路交通事故涉事驾驶人驾龄

驾龄	事故数		死亡人数		受伤人数	
	数量	占总数	数量	占总数	数量	占总数
合计	176 872	100%	48 198	100%	182 561	100%
1 年以下	8 457	4.78%	1 976	4.10%	9 099	3.36%
2 年	10 970	6.20%	2 608	5.41%	11 725	4.75%
3 年	13 127	7.42%	3 140	6.52%	13 961	6.14%
4 年	13 560	7.67%	3 270	6.78%	14 169	6.17%
5 年	10 943	6.19%	2 676	5.55%	11 259	5.18%
6~10 年	53 874	30.46%	14 346	29.76%	55 483	29.09%
11~15 年	32 391	18.31%	9 494	19.70%	32 926	20.30%
16~20 年	17 373	9.82%	5 552	11.52%	17 315	12.91%
20 年以上	16 177	9.15%	5 136	10.66%	16 624	12.10%

注:1 年以下:驾龄≤1;2 年:1<驾龄≤2;3 年:2<驾龄≤3;4 年:3<驾龄≤4;5 年:4<驾龄≤5;6~10 年:5<驾龄≤10;11~15 年:10<驾龄≤15;16~20 年:15<驾龄≤20;20 年以上:驾龄>20。

可以看出,不论是中国还是全世界,低驾龄司机的交通安全问题十分突出,是一个世界性的问题。特别是应重点关注青年等低驾龄司机的教育与培训工作。

2. 同伴影响 青少年时期是个体逐步脱离父母影响,而趋于同伴影响的时期。此时,同伴关系在青少年的心目中占据了较为重要的位置,出现寻求同伴认可、接纳的倾向。为了得到同伴的认可和接纳,青少年容易受同伴或同伴团体行为或规范的压力,与其行为或规范认同,而做出一些危险举动。

3. 轻率、容易冲动 青年不仅热情,而且容易冲动,自制力较差。他们好奇,乐于接受新鲜事物,但也容易盲目自信,认为有能力处理好一切事情,危险不会光顾自己。他们正处于叛逆期,厌恶权威对他们的说教,安全带、头盔等安全措施被认为是累赘,影响了他们的舒适感或新潮的打扮。他们容易受潮流、明星、同伴的影响,而忽视自身安全,做出一些危险举动,特别是超速行驶、酒后驾驶等行为。超速行驶在不少青年中被认为是"酷""勇敢""能力出众"等褒义词,完全忽视了超速行驶所带来的危险,甚至故意参与一些违法赛车活动。不论国外还是国内,都有一些青年团体违法组织公路赛车,无视交通法规与他人的安全,是各国交警部门重点打击的对象。

4. 酒后驾驶 众所周知酒后驾驶对交通安全的危害,但酒类饮料在青年中被看作是聚会必备的饮品,不喝酒被看作胆小与懦弱的代名词,酒后驾驶同样不被看作高危险性的活动。他们觉得自己能够控制酒后驾驶的危害,特别是在同伴的鼓励下,更易在酒后驾车出行,危害到自身和他人的安全。

5. 无证驾驶 男性青年大多喜爱驾驶,甚至在不经培训,没有取得驾驶执照的时候无证上路。特别是中国农村地区,公共交通服务较少,随着经济收入的提高,摩托车已成为出行的便捷工具。摩托车具有价格便宜、操作简单、容易驾驶等优点;但也带来一个问题就是无证、无牌驾驶,随之带来交通安全隐患。骑摩托车者特别脆弱,占全球道路交通死亡的 23%。有研究发现,在农村、乡镇地区 2/3 以上的摩托车事故系无牌、无照摩托车肇事。这与中国农村、乡镇,并没有专职的交通警察,而是由当地派出所执行相关功能,存在警力不足的现象有关,难以实施有效监管。

(二)道路、环境和社会等其他因素

除了青年人群自身的特点外,道路和环境因素的影响也是不可忽视的。

1. 道路环境因素 道路安全措施的不足以及设计缺陷与青年相关的交通安全事故的发生也有联系。高速机动车与非机动车混用车道,非机动车或行人等弱势公路使用者容易被机动车碰撞而伤亡;缺少中央分隔离线或栅栏时,机动车如未按分向标志指示行进,随意逆行、违章左转/调头,都会增加事故发生风险;事故多发地段交通标志不够显眼,司机无法提前采取正确措施;缺少过街天桥与人行横道,行人被迫横穿马路,增加交通事故风险;夜晚路灯昏暗,不易发现行人或障碍物。

2. 教育、监管不到位 青年,特别是男性青年大多有叛逆心理,老套的说教不能起到良好的效果,因此应采用有针对性的多种形式,特别是青年乐于接受的形式。例如,柬埔寨针对青年摩托车使用者头盔佩戴率较低的现象,特意聘用联合国儿童基金会形象大使成龙等功夫明星做安全头盔的公益广告,利用明星的影响力来引导青年摩托车手使用头盔,重视交通安全。

3. 安全措施的使用率较低 年轻人更喜欢追求自由、时尚,使用安全带、头盔等安全措施的自觉性相对较低。如在中国青年中,摩托车、自行车/电动自行车使用率较高,但安全头盔的使用率却不容乐观。青年人常常有各种各样的理由认为头盔不值得使用:同伴都没用、胆小的人才戴头盔、不够男子汉、天气太热、停车时头盔不方便放置、易被盗等,甚至认为戴着头盔会影响漂亮的发型,忽视了交通伤中头部损伤是最致命的原因。在中国,摩托车手们也没有使用反光条的习惯,这样在昏暗的路段往往不易被汽车驾驶员提前发现,常因驾驶员难以预先采取避让措施而发生事故。

二、青年交通伤伤情特点

(一)性别、年龄

在青年人中,男孩道路交通事故的死亡发生率远高于女孩。2002 年全球青年交通事故数据显示:男性青年交通事故死亡人数高于女性,15~19 岁年龄组男性死亡 67 634 人,女性死亡 22 960 人;20~24 年龄组男性死亡 89 902 人,女性死亡 19 718 人。这与男性青年出行活动更多、在公路上的危险举动更多等有关,例如横穿马路、不安全驾驶等。20~24 岁男青年较 15~19 岁的出行活动更多,接触机动车的概率也大于 15~19 岁年龄组的青年,而且可以合法饮酒,这些都对交通安全产生负面影响。女性青年一般较少从事危险性活动,对事物的判断较为保守,以安全为主,因此死亡人数远低于男性青年。

(二)交通方式

在发达国家,青年人群交通事故主要是以驾乘四轮机动车辆为主,中、低收入国家还是以行人、骑乘自行车/摩托车为主。随着中国机动车辆的增加,交通事故伤亡人员交通方式也在逐步变化。如在武汉城区,骑自行车者受伤比例与 20 世纪 90 年代初相比下降了 15%;摩托车以及汽车乘客受伤比例相对增多;汽车司机、行人受伤比例基本不变,货车所占比例相对下降。2018 年公安部交通管理局统计数据表明,驾驶机动车与乘坐机动车辆的意外伤亡分别占 34.76%、19.96%,驾驶非机动车与步行占 40.67%(图 10-8)。提示中国道路交通事故伤亡人员中,选择机动车驾/乘已成为主要的交通方式。

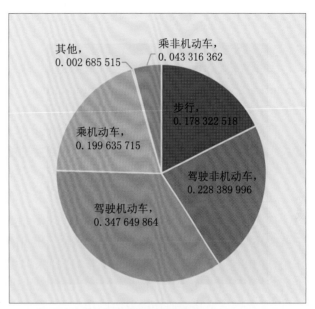

图 10-8 2018 年中国道路交通事故伤亡人员交通方式
数据来源:公安部交通管理局。

(三)损伤部位与严重程度

在青年交通伤亡中,颅脑伤发生比例大、伤情重、死亡率高,四肢伤比例最高、致残比例也最大。

第三节 青年与少儿交通安全对策

青少年交通安全并不仅仅是交通管理部门的管理和教育问题,而且是一个严重的社会问题,需要政府决策、交通管理、医疗、教育、媒体和相关安全产品研发/生产企业等全社会的关注和努力。

一、道路交通安全对策

以下几个方面的改善,对整个交通环境都能有所提高,不仅仅是减少青少年交通事故的发生,全社会都能从中受益。

(一)改善道路环境

交通安全问题离不开路、车、人这三大要素,道路设置、管理是否科学与交通安全密切相关。既往的研究发现道路设计不合理易引发交通事故,针对青少年人群交通问题,在道路的设计、管理中应注意以下问题:①高速机动车道与非机动车道分流,尽量避免使用混合交通,以保障弱势道路使用者的安全;②在必要路段设置斑马线或修建过街天桥/地下通道等帮助行人安全横穿马路,在斑马线还应有红绿灯、摄像头等设施防止司机和行人的违章行为;③在有条件的路段应修建分隔离带,减少随意占道行驶、左转、调头等所引发的交通事故;④在人行道与公路间修建护栏,防止儿童窜上公路以及随意横穿马路;⑤增加市政投入,改善路灯照明条件,减少昏暗路段;⑥在事故频发路段增修必要的限速装置,防止超速行驶。

（二）强制使用安全措施，加强监管力度

目前安全带已在中国强制使用，但摩托车、自行车使用者头盔利用率却不高；小学生也未强制使用反光条，在夜晚或光线不好的条件下难以被司机发现；儿童安全座椅也未强制使用，这些安全产品尚待政府决策者予以强制使用，提高青少年交通安全水平。

加强交通安全监管措施，提高交通安全管理的强度、水平和效率，及时、有效地发现违规、违法交通行为，减少侥幸心理，从而减少交通事故的发生数量。

（三）安全教育

大多数伤害是可以预防的，或者至少是可以控制的。"四 E"干预理论包括教育干预（educational intervention）、工程干预（engineering intervention）、强制干预（enforcement intervention）、经济干预（economic intervention）。教育干预是指通过说理教育及普及知识来影响人的行为。

目前国内青少年伤害研究仍以各种监测为主，干预研究较少，尚处在起步阶段。而健康教育是一种低成本、高效率的干预手段，但应打破常规说教与警示，针对少儿和青年采用不同的政策与方法，使之更易被青少年接受。

（四）急救系统的改善

目前针对道路交通事故的急救理论与采取的措施有很多，但普遍认为严重交通伤救治成功的关键在于争取伤后"黄金 1 小时"与"白金 10 分钟"。常用的简单急救知识与方法在交通伤救治中能起到良好的作用，这并不一定需要专业医师来操作，普通人即可完成。在发达国家就非常重视常用急救基础知识的培训与推广。发展中国家应加强医疗急救系统的建设和完善，加强公众创伤急救意识与知识的推广和培训，以有效提高道路交通伤的救治成功率，降低死亡率和伤残率。

除上述问题外，针对少儿与青年道路使用者的不同情况，还需要有针对性的措施来保障少年儿童与青年的交通安全。

二、少年儿童交通安全对策

（一）安全教育与监护

1. 安全教育形式应寓教于乐　少儿的安全教育不应只是简单地由父母说教，告诉小孩"不能自己过马路""不能一个人上街"，可以利用电视卡通等媒体、游戏来引导儿童掌握正确的交通理念和安全的交通行为。如，英国就设计了"Hedgehogs"这一卡通角色，用卡通片的形式告诉儿童交通安全常识：在公路上，特别是晚间要先确保被司机注意到，可以使用灯光、反光荧光条等小工具；骑自行车、滑板要使用头盔、护膝等防护器具；横穿马路要在有斑马线或红绿灯的地段等一些基本常识。日本也将这些常识设计成小游戏，使儿童在玩耍的过程中了解交通安全的做法，并乐意去实施。

安全教育不仅仅是教导，父母还起到重要的带头示范作用，让少年儿童从小养成遵守交通规则的好习惯。

2. 父母的监护不应缺位　父母是儿童的第一位教师，不能因工作忙碌而疏于对儿童的监护，不能仅仅是口头教育、警告，应首先确保儿童处于安全的环境，或者有良好的陪护，减少意外的发生。

（二）安全装置的使用

1. 儿童约束装置　儿童约束装置（包括安全座椅、增高垫等）在发达国家已成为少儿乘车出行的必备物品，美国的安全座椅使用率超过 76％，全球已有 53 个国家或地区颁布了强制使用儿童约束装置的法律、法规，中国也开始逐渐推广安全座椅的使用，目前已在上海、内蒙古、山东、深圳、海南、南京等省和市级有明确法律规定和要求。使用安全座椅的观念和实践在中国时间较短，2013 年上海市的调查发现超过90％的儿童乘车没有使用任何安全措施，24.8％的儿童甚至坐在风险程度最高的前排副驾驶位；仅10.0％的儿童乘车使用了安全座椅、增高垫或安全带，这部分儿童中仅 0.6％坐于安全座椅中。有 26.8％

的受访家长从未听说过或见过儿童安全座椅,52.3%曾经听说过或见过座椅的家长中,有10.9%认为不需要,27.0%表示无法判断,62.1%的家长认为需要使用,仅5.2%自述曾经使用过安全座椅。姜玉等通过对上海市长宁区有私家车的幼儿园儿童家长调查发现,13.9%、6.6%、16.4%和10.9%的家长不清楚自家汽车是否配置有电动车窗防夹手装置、儿童安全锁、副驾驶气囊锁止装置和高度可调式安全带。59.0%和9.9%的家长习惯抱着孩子坐在后排和前排,27.7%的家长习惯性让孩子坐专用的安全座椅。

目前安全座椅有4个级别,分别针对12~15个月、9个月~4岁、4~6岁、6~11岁大的儿童,其中后3个级别的座椅通过垫高儿童坐姿高度,使车内安全带能正常发挥作用来达到保护儿童的功能。针对12~15个月大的婴儿,由于颈部柔软,不易采取坐姿,应采用背向式卧姿的安全座椅。

在希腊、阿曼等国家为了推广儿童安全座椅的使用,一些社会团体在医院妇产科介绍安全座椅的功能,并以较低的价格出租婴儿用座椅,待婴儿长大后再回来更换、租用下一阶段的座椅,这一行动效果显著,深受父母欢迎,超过90%的父母会为小孩租用安全座椅,并有82%的父母会继续租用下一阶段的座椅。

2. 儿童车锁　使用该装置,车门只能从车外打开,可以有效防止儿童误操作打开车门而发生事故。

3. 安全头盔　少儿骑乘自行车等非机动车时,最好能佩戴安全头盔,以降低颅脑损伤风险。

4. 荧光反光条　使用荧光反光条能使司机在夜晚或昏暗环境中及时发现路上的儿童,及时采取避让措施,减少交通事故的发生。

三、青年交通安全对策

(一)针对驾驶"新手"采取特别措施

驾龄在3年以下司机易发生交通事故的现象已得到中国公安部及交通部门的重视,要求在驾校阶段严格把关,严格培训制度,保证学习时间,并提高驾照考试难度,增加路面考试内容。甚至对驾校提出了更高的要求,将追踪统计各驾校毕业驾驶员发生事故的情况,凡超过10%,一律进行停业整顿;超过20%的,取消培训资格。对买卖驾驶证等违法行为的,要严格实行责任检查,对已发放的驾驶证要追缴收回,并注销档案。

国外针对青年驾驶新手也采取一些措施来防止青年驾驶员因驾驶经验不足而发生交通事故。在澳大利亚、加拿大、新西兰、美国等国家对青年驾照申请者,在考试合格后并不立即给予驾照,而是设置一个考验期,在此期先给一张"半资格"驾照,仅允许在低风险路段行驶,并有驾驶范围限制;当这一阶段没有问题后,再取消路段限制,但仍不允许在深夜驾驶,也不允许车上搭载其他青年同伴,考验期结束后才取消所有限制,给予"全资格"驾照。在考验期间,还与酒后驾驶、超速、安全带使用等行为挂钩,一旦发现有上述违法行为,将延长考验期或停发驾照。据一些研究报道,这一措施是行之有效的,它显著地降低了新驾驶员的事故发生率与交通伤害死亡率。

(二)安全教育

青年的安全教育也应符合青年的特点,减少简单说教、泛泛而谈,采用青年乐于接受的方式。例如请明星做代言人做公益广告,提醒青年危险的行为将在交通活动中导致难以承受的后果,不能因为一时冲动与侥幸造成终身的悔恨。

另外,青年的同伴关系在他们的心目中占据了较为重要的位置,出现寻求同伴认可、接纳的倾向。往往1小时教育还抵不上同伴的几句话,使安全教育效果大打折扣。美国等国家甚至在青年新驾驶员的考察期不允许其搭乘青年乘客,以减少同伴的影响。在今后的安全教育中应充分考虑到青年的心理因素,使安全教育更有针对性,更有效率。

(三)酒精的危害

与人们日常的看法相反,酒不仅是一种兴奋剂,而且也是一种镇静剂。当它发挥兴奋剂作用时,使人更富于冲动、冒险,因而导致严重的事故;当发挥镇静作用时,它可以使中枢神经系统的活动减慢,使人的思维无法集中,并影响方位判断能力。这使得人们在遭遇交通事故时,反应缓慢,因此往往容易发生事故。与成年人相比,青少年正处于孩童时期和青春期的生理变化之中,对酒精的作用更敏感,饮酒容易导致更大的潜在危害。

澳大利亚、美国等国家为防止青年酒后驾驶,将酒后驾驶记录与驾照的发放相关联,一旦发现有酒后驾驶现象将延迟发放或取消其获得正式驾照的资格。

(四)提高各种安全措施的使用率

1. 安全带　汽车安全带目前已在全球大多数国家强制使用,其防护效果已得到广泛认可,中国强制使用时间还不长,更应该在青年中提高使用率,养成使用安全带的良好习惯。

2. 头盔　不仅是骑乘摩托车时需要戴头盔,在骑自行车、电动车时也应该使用头盔以保护头部。应该注意的是,选购头盔时不能贪便宜,应该选合适的型号与防护效果更好的头盔。

3. 荧光反光条　在中、低收入国家,青年骑乘摩托、电动车、自行车较为常见,在夜晚或光线不好的条件下,应使用荧光反光条,可以有效地让机动车司机提前发现自己,有足够的时间予以趋避。

(张　良　周继红)

参 考 文 献

[1] 马文军,徐浩锋,巢建新,等.广州市14岁以下儿童步行者道路交通事故上海流行特征分析[J].中华流行病学杂志,2007,28(6):576-579.

[2] 公安部交通管理局.中华人民共和国道路交通事故统计年报(1994—2016年)[R].北京:公安部交通管理局,2011-2016.

[3] 王向东,熊建菁,徐文燕.中国中小学生伤害流行及干预研究状况[J].上海预防医学杂志,2011,23(12):624-626.

[4] 包容,闫平,李汝霖,等.1219例道路交通事故伤残案例分析[J].数理医药学杂志,2006,19(3):281-284.

[5] 李洁,赵芳红,吴淑霞,等.丰台区外来务工人员子弟伤害状况调查及干预研究[J].中国健康教育,2008,24(5):325-327.

[6] 中国疾病预防控制中心.全国疾病监测系统死因监测数据集[M].北京:人民卫生出版社,2011.

[7] 李继光.小儿交通伤的流行病学特点及其控制与预防[J].小儿急救医学,2005,12(2):84-86.

[8] 范利华,夏文涛,沈家健,等.上海市道路交通事故受伤人员伤残分析[J].法医学杂志,2008,24(5):344-347.

[9] 徐代化,余松,李志宏,等.道路交通事故伤残状况及其影响因素[J].中国司法鉴定,2008(5):63-66.

[10] 陈晓军,杨静珍,Corinne PA,等.城市儿童乘车安全措施使用情况调查[J].中华疾病控制杂志,2013,17(10):851-854.

[11] 国家卫生和计划生育委员会.中国卫生和计划生育统计年鉴[M].北京:中国协和医科大学出版社,2017.

[12] 姜玉,夏庆华,周鹏,等.0~3岁儿童的父母有关儿童乘车安全相关知识和行为调查[J].中华疾病控制杂志,2015,19(1):31-34.

[13] 姚玉华,陈道湧,周峰.上海市虹口区小学生预防交通伤害知识态度行为调查[J].中国学校卫生,2008,29(11):991-992.

[14] 郭书芹,孙业恒,范亚平,等,家庭因素对儿童伤害相关行为的影响[J].中华流行病学杂志,2004,25(3):218-220.

[15] 缪绿青,施利承,戴家隽,等.不同年龄段儿童交通安全意识心理发展特点研究[J].交通医学,2012,26(5):429-438.

[16] 公安部交通管理局.中华人民共和国道路交通事故统计年报[R].1994—2018.

[17] ALMADANI H,ALJANAHI A. Personal exposure risk factors in pedestrian accidents in Bahrain [J]. Safety Science,2006,44(4):335-347.

[18] DE BEDNAR,TD FISHER. Peer Referencing in Adolescent Decision Making as a Function of Perceived Parenting Style[J]. Adolescence. 2003,38,607-621.

[19] DUKEHART J,DONAHUE MP,DEEKS D,Latest trends in child pedestrian safety:a five-year review [R]. Washington DC:Safe kids worldwide,2007.

[20] EDWARDS P,ROBERTS I,GREEN J,et al. Death from injury in children and employment status in family:Analysis of trends in class specific death rates [J]. BMJ,2006,333(7559):119.

[21] GAWRYSZEWSKI VP,RODRIGUES EM. The burden of injury in Brazil 2003 [J]. Sao Paulo Med J,2006,124(4): 208-213.

[22] SHUMING PAN,WEI DU,FAN JIANG,et al. Exploring child car passenger safety practices in China:experience from a parental survey in Shanghai [J]. Injury Prevention,2012 18(2):133-137.

[23] SONKIN B,EDWARDS P,ROBERTS I,et al. Walking,cycling and transport safety:an analysis of child road deaths [J]. JR Soc MED,2006,99(8):402-405.

[24] TAMI TOROYAN,MARGIE PEDEN. Youth and road safety[R]. WHO. 2007.

[25] SB VYROSTEK,JL ANNEST,GW RYAN. Surveillance for fatal and nonfatal injuries-United States,2001 [J]. MM-WR,2004,53(SS07):1-57.

[26] TOROYAN T,PEDEN M. Youth and Road Safety,Geneva[R]. World Health Organization,2007.

[27] TAMI TOROYAN. Global status report on road safety. Geneva[R]. World Health Organization. http://www. who. int/violence_injury_prevention/road_safety_status/2015/en.

第十一章 交通心理学

Abstract

As a young expanding field in psychology, traffic psychology is primarily related to "the study of the behavior of road users and the psychological processes underlying the behavior". This chapter presents an overview of traffic psychology and covers many topics, including the research areas, the theory and models, the history, the major developments and trends, the research methods, etc. It will be of value not only for psychologists but also for all traffic professionals interested in the application of psychology into traffic.

根据系统论的观点,驾驶是人-车-路在自然和社会环境的作用下形成的一个完整的体系。在正常情况下,四者是相互配合的,形成一种动态的平衡。但一旦失去平衡就很可能发生交通事故,造成伤害。当前关于车辆、道路、环境等方面的研究较多,对提高道路交通安全起到了重要的作用,但对人的因素的研究还较少。而研究显示:人的因素很可能是导致道路交通事故的最重要因素。Sabey 和 Taylor(1980)对2 041 起道路交通事故进行研究,发现约 90%的道路交通事故是因人的因素导致,比如驾驶人的认知状况、人格特征、身心状况等;行人等的交通安全态度;特殊人群,如老年人、儿童等的身心特征等均可能是道路交通事故发生的原因。而且研究还显示,在道路使用者中,驾驶人是最为危险的人群,因驾驶人的行为问题而引起的道路交通事故占事故总数的 70%以上。这些研究促使人们开始从心理学的角度来描述、解释、预防和控制交通事故,从而形成了一门新的交叉边缘学科——交通心理学。

本章拟对交通心理学的概念、研究内容、理论模型、历史发展、研究方法等进行介绍,使读者对交通心理学这门学科有一个较为清晰的认识。

第一节 交通心理学的概念

要理解交通心理学的概念,首先要了解心理学的概念。简而言之,心理学(psychology)是研究人或动物的行为及心理过程的科学。人的行为往往是在一定的环境中,因内外刺激而产生的,是显现在外的,可以观察得到的。内外刺激和行为之间则以心理过程,如认知、动机、情绪等为中介。如驾驶人看到不远处行人有横穿马路的倾向,他会下意识地踩刹车。行人横穿马路的倾向对驾驶人来说是一个外部刺激,这使他意识到有一定的危险,于是他做出刹车的行为。

从这个例子可以看出,道路使用者产生某种行为、是否发生交通事故从某种程度上也取决于他们的内部心理过程。如果仅只研究可见的"果"——行为或事故,而不明其内在的"因"——心理过程,我们对行为的理解就将显得十分肤浅。因此研究者除对道路使用者的行为进行研究外,还需要研究道路使用者的心理过程,从而去发现道路使用者行为背后的心理规律。

基于这个观点,Rothengatter 曾对交通心理学下过这样的定义:交通心理学(traffic psychology)是一门研究道路使用者行为、行为下的心理机制以及行为与事故关系的学科(Rothengatter,1997)。这里的道路使用者包括机动车驾驶人、非机动车驾驶人(如骑自行车者)、行人、乘客、交通警察等。Rothengatter 对交通心理学的概念强调了道路使用者的心理与行为是在人、车辆、道路、环境等相互作用、相互影响的复杂条件下进行的,如驾驶人通过眼睛、耳朵等感觉器官认识交通环境,利用感知到的信息和已有的知识经验进行分析、思考,进而做出正确的判断,并采取某种措施,以保证行为准确无误。

交通心理学是应用心理学的一个分支学科,它把心理学的理论与技术灵活运用于交通领域中。同时交通心理学也是一门交叉边缘学科,它把人、车、路和交通环境作为一个系统来对待,研究在交通环境中道路使用者的行为及心理活动规律,以寻求实现安全、快速、舒适的交通运输途径的目的。但要指出的是,交通心理学不仅利用心理学的原则和方法进行研究,因为如此复杂的系统,仅凭单一学科不可能获得高质量的研究结果,还需要结合多门学科,如医学、社会学、经济学、工程学、计算机科学等共同探索交通环境中道路使用者的心理和行为。

第二节　交通心理学研究范围

交通心理学研究范围广泛,研究内容很多。我们根据 Schlag(1999)的观点,认为交通心理学主要包括以下研究领域。

一、道路使用者的行为和事故研究

由于行为因素在交通事故中的重要作用,因此交通心理学主要研究道路使用者,尤其是驾驶人的行为、行为下的心理机制以及它们是如何影响他们在道路上的活动以及行为与事故的关系。行为与事故研究一直是交通心理学研究的最重要领域。具体地说,主要有以下几个方面。

1. 道路使用者的认知特征与行为、事故的关系　这一部分是交通心理学研究者较早涉入的领域,也是目前研究较多、较深的领域。研究者以道路使用者的知觉、记忆、注意等为研究焦点,探讨了它们的特征及其对驾驶行为及事故的影响。道路使用者对车速、深度、距离等的知觉是保证交通安全的重要因素。如研究显示,驾驶人对速度的知觉主要是通过视觉信息获得,有时也要结合听觉、前庭器官等来判断。一般来说,驾驶人对 50～80km/h 的车速估计较为准确。道路使用者对与车距的知觉判断与车速、天气等有很大关系,康国祥等(2009)研究发现,夜晚驾驶时,当车速超过 40km/h 就会产生运动效应,导致车距辨识误差增大。Cavallo 等(1997)发现雾天时,如果只能看见车的尾灯,驾驶人对前车的距离可能会高估 60%。如果尾灯换上防雾灯的话,高估距离会减少 35%。有关记忆方面,主要对道路使用者的情景记忆(episodic memory)和空间记忆(spatial memory)进行了研究。而有关注意的研究则一直是交通心理学的重点研究领域。研究者主要借鉴普通心理学的研究方法,采用次级任务法对道路使用者的注意状态进行研究。美国国家公路交通安全管理局(National Highway Traffic Safety Administration,NHTSA)研究显示,因驾驶人注意力不集中导致辨识错误而引起的交通事故约占交通事故总数的 41%。当前研究焦点是驾驶分心,即因车内外事件、活动、物体或人,导致驾驶人注意力从驾驶工作中转移而引发的对驾驶所必需信息的识别延迟。近年来主要研究了车内设备导致的驾驶分心及其影响。如 Consiglio 等(2003)采用实验法,设计了 4 种驾驶模式:听收音机、与乘客交谈、用手机交谈、用免提手机交谈。研究者发现,与集中注意开车的驾驶人相比,除听收音机这种驾驶模式外,其余 3 种模式下的驾驶人遇到红灯时,换挡和踩离合的反应变慢,反应时间均增加。NHTSA(1997)统计分析发现,驾驶分心是继酒后驾车、超速驾驶、敌对驾驶之后排名第四的导致碰撞事故的原因,有 20%～30% 的碰撞事故因驾驶分心所致。

2. 驾驶人情绪与行为、事故的关系　情绪对行为的影响巨大。生活中的烦恼或特定的交通情境可能使道路使用者感到愤怒、害怕、惊奇等,从而影响他们的判断而导致交通事故。这类的事件在生活中屡见不鲜。正因为如此,最近十几年研究者对道路使用者的情绪与行为、交通事故关系的研究兴趣与日俱增。研究者主要通过观察外显行为或活动(如哭、笑、回避、攻击)、记录生理反应(如心率、皮肤电活动、脑电活动等)及自我报告(如访谈、日记、问卷、量表等)等方式了解道路使用者的情绪。

至今交通心理学有关情绪的研究主要有三方面:哪些交通环境可能导致情绪变化? 情绪发生的频率及个体差异;情绪与驾驶人行为及事故的关系。研究者发现,在交通情境中,别人的不良操作最容易引起驾驶人生气,如某人突然插入到车的前方,导致驾驶人不得不急刹车。大多数驾驶人报道,在驾驶过程中体验到的情绪并不强烈,而且短暂不持久。常见的两种情绪是快乐和愤怒(Parkinson,2001)。快乐发生的比率约为 54%,愤怒发生的比率约为 22%,害怕则为 8%,其他情绪发生的比率则更小(Levelt,2003)。同样的事件,某些人产生的情绪更为强烈,则是个体差异导致。研究发现,容易生气或攻击性强的人常报告在交通环境中有更多的愤怒情绪。也有研究发现,那些在注意缺陷/多动障碍测试中得分较高的人更可能在交通情境中出现"路怒"(road rage)问题。

关于情绪与驾驶行为、事故的关系,Deffenbacher 等(2003)的研究最为深入,他们发现愤怒情绪与超速行为、攻击性驾驶有密切相关。驾驶人越表现出愤怒,攻击性驾驶及其他危险性驾驶行为越多,碰撞事故也越多。

3. 道路使用者人格特征与行为、事故的关系   人格是一个人整体精神面貌的体现,反映了个体的一种差异。在交通心理学中,研究者自 20 世纪 30 年代就注意到这种差异,Farmer 和 Chamber 据此提出事故倾向性理论,认为大部分交通事故是由一小部分具有某些人格特质的人造成的。现在看来此理论在方法上和统计上都有一定的问题。尽管事故倾向性理论受到许多质疑,但导致事故的驾驶人内在因素的研究重新受到重视,驾驶人的人格特征成为近年交通心理研究的热点。

在交通心理学中,有关道路使用者人格方面的研究主要反映在三方面:比较驾驶人与其他人群的人格差异;比较不同驾驶人之间的人格差异;探讨人格与行为、交通事故的关系。研究发现,某些人格因素,如感觉寻求(sensation seeking)、神经质(neuroticism)、A 型人格(type A personality)等与危险性驾驶行为有密切关系,在这些人格因素上得分较高的驾驶人更可能出交通事故(Jonah,1997;Nabi,2005)。

通过诸多的研究,研究者企图呈现道路使用者人格的多元面貌,但迄今为止,研究结果却是模糊或混淆的。人格在交通安全中的作用很有可能被低估,主要有 3 个原因:一是量表包含的内涵外延差异及被误用,研究者进行人格方面的研究时,对量表的选择非常重要。不同量表对人格的定义有所不同,这很可能是导致当前研究结果矛盾的主要原因。另外在研究中也存在误用量表的现象,如明尼苏达多相人格量表主要针对心理偏差人士,用于道路使用者就不太恰当。二是在测评过程中,道路使用者有可能因为记忆问题、印象管理或社会赞许性等个人或社会原因导致评估方面的偏差,使其结果不能很好地反映现状。三是许多研究均是针对不同性质的道路使用者共同进行,如同时对机动车驾驶人和非机动车驾驶人进行研究,导致结果更为复杂混乱,难以了解人格在交通安全中所起的作用。驾驶人这个职业本身很复杂,不同类型的驾驶人危险性不同,如英国交通部 2002 年统计显示摩托车驾驶人比其他类型的道路使用者因交通事故死亡或受伤的危险更大。因此交通心理学提倡,不同道路使用者的人格与交通安全的关系应分别进行研究。

4. 道路使用者行为的社会心理研究   这部分是当前交通心理学研究正在加强的领域。因为研究者开始认识到,除了道路使用者个人因素外,社会、文化等外界因素对他们的行为以及事故发生的影响也是非常重大的。当前研究较多的是道路使用者的态度与行为及事故的关系,而态度在某些程度上则涉及文化因素。Stradling(2000)曾指出,许多驾驶人出事故不是因为驾驶技能较差,而是对自己的驾驶技能评价过高所致。态度是否能预测行为,这也是许多研究者关心的问题。现有结果显示,态度与行为有密切的关系,但可能不是完全的一对一关系,社会文化、压力、年龄、性别等因素也对行为有影响。如戴安全带的问题,Jonah 和 Dawson(1982)认为驾驶人和乘客是否戴安全带,他们对戴安全带的态度、感受到的社会压力以及对有关法律法规的态度均是重要的预测因素。关于态度与事故的关系,Iversen 和 Rundmo(2003)在 2000 年和 2001 年对挪威 2 614 名驾驶人进行了问卷调查,结果发现,驾驶人的交通安全态度在事故中起中介作用,即通过影响危险驾驶行为而间接导致事故发生。

5. 道路使用者身心状态与行为及事故的关系　由于道路使用者身心状态对交通安全的重要性,目前这部分也是交通心理学研究探讨的重点课题。研究者主要集中研究驾驶疲劳、压力等对道路使用者行为及事故的影响。驾驶疲劳是交通安全的一颗不定时炸弹,许多国家都有数据显示驾驶疲劳是重大交通事故发生的主要原因。如英国交通研究实验室发现驾驶疲劳导致的交通事故数约占总数的10%。而法国的数据显示高速公路上的交通事故约有30%是因驾驶疲劳导致。但驾驶疲劳与交通事故到底是什么样的关系?目前还不是特别清楚,因为许多因素导致驾驶疲劳,如车速过快、驾驶时间过长等。饮酒、服药等因素也使其不能直接地、客观地评价驾驶疲劳。另外,驾驶人可以通过自身的调节,如减速等来弥补身心反应水平的下降。诸多因素导致驾驶疲劳与交通安全之间的关系非常复杂。有关压力问题,研究发现,驾驶人压力过大,会增加工作负荷,增加注意需求,引起认知干扰而使驾驶技能下降,甚至导致事故。我国陈爽等对职业驾驶人的压力及与事故的关系进行了研究,发现驾驶人的主要压力源来自工作、学习、家庭,而且交通事故与应激性生活事件呈正相关。国外研究报道驾驶人的压力源主要有:在交通环境中遭遇到的袭击、交通拥挤、没有改换工作的机会、工作危险、睡眠问题、家庭沟通问题等。而且长期经历不良生活事件的驾驶人发生事故的危险性大大高于其他驾驶人。

二、道路使用者心理评估和心理康复

对道路使用者进行心理评估、心理康复等是交通心理学家,尤其是临床交通心理学家的一个重要工作。主要有以下几点。

1. 驾驶适性的评估　对有意向做驾驶工作的人,不仅要对其驾驶技能进行培训考核,对其心理反应能力、心理健康状况,对交通安全的意识、态度等均需要进行测评,以评估其是否适合做此工作。

2. 选拔测评　针对某些特殊行业的驾驶人,如救护车驾驶人、公交车驾驶人进行心理测评,目的是对驾驶人进行选拔,有针对性地训练。

3. 心理评估　针对吸毒、嗑药、酗酒、不遵守交规、出事故的驾驶人进行培训,并进行认知(如短时记忆)、智力(IQ测评等)、人格、神经心理(大脑功能检测等)、健康等方面的评估,以确定是否可以继续驾车。

4. 心理康复　对违规的或因交通事故而导致脑损伤、肢残、创伤后应激障碍者等的道路使用者进行心理康复,减少事故发生率,使事故导致的身心创伤尽可能减少,使其心理状况尽快恢复。心理康复大致分为4个方面。

(1) 初期评估:首先了解道路使用者的个人历史、心身状况、人格特征等,对问题进行初步分析。

(2) 心理治疗:采用心理治疗方法,如行为疗法、个人中心疗法等对来访的道路使用者进行治疗,以改变他们的行为、对某些事件的看法,以减少心理创伤或未来交通违规的次数。

(3) 再次评估:治疗者通过对来访的道路使用者再次进行评估,确定治疗是否成功,是否结束治疗。如果治疗者认为治疗还不够则必须要求道路使用者继续接受治疗。

(4) 多层级评估:治疗者以此确定治疗效果是否持续、显著。包括治疗结束后6个月的问卷评估、1年后的1小时访谈,两年后再次进行问卷评估,3年后检测道路使用者的交通安全记录情况等。

三、促进交通安全和事故预防的研究

许多研究证实,道路使用者中,驾驶人是交通事故的主要制造者,提高驾驶人的素质是减少交通事故的根本途径。如何提高他们的素质呢?国外学者认为"6E"方案是解决交通安全的法宝,即通过交通安全教育(education)、制定和实施交通法规(enforcement)、道路工程(engineering)、急救(emergency)、评价(evaluation)和支持激励(encouragement/economy)等方式影响或改变驾驶人的行为。如通过广告宣传、培训等,改变"路怒"等不良的驾驶行为,形成良好的驾驶行为习惯。

1. 交通安全教育(education)　交通安全教育通常被认为是事故预防、促进交通安全的常用方法。人们可以通过一些非营利组织、学校、俱乐部、父母、媒体或其他人等获得相关的安全知识。研究者认为,要使交通安全教育达到较好的效果,需要考虑以下因素。

(1) 目标人群的确定。有些宣传教育活动针对所有道路使用者,如酒后禁止驾驶的法规需要告知所有人。而如果宣传可卡因对驾驶的不良影响,则可能在青年人中宣传更有效。深入分析目标人群对采用什么方法进行教育或宣传有重要作用。

(2) 宣传方式的选择。宣传方式有很多,如宣传栏、收音节目、电视节目、科普文章、书、会议、广告等。但研究者认为宣传的作用并不太大,其影响是短暂的,比较而言,可能最有影响的宣传方式是宣传栏。

(3) 信息输入方法的选择。如何吸引目标群众对教育宣传的内容感兴趣,使他们愿意看或读?方法有很多,如常规方法(摆事实,讲依据,但没有情感成分)、促发家庭责任感的方法、明星宣传方法、权威人士宣传方法、幽默方法、性吸引方法等,但国外研究显示,目前没有一种方法效果堪称理想。所以研究者认为应根据自己的国情,可以结合几种方法进行宣传。需要指出的是选用明星或权威人士进行宣传,如果明星或权威人士出现丑闻等不良事件,很可能使宣传活动失败。

2. 制定和实施交通安全法规(enforcement)   各国制定了交通安全法规,以减少和严厉处罚道路使用者的不良行为。比如有关酒后驾驶,必须要制定有关酒后驾车的严厉法规,并加大检查和执法力度,才能有效控制这种行为。在瑞典,酒后驾驶可能导致牢狱之灾。自 1990 年,瑞典把驾驶人血液中酒精含量(blood alcohol concentration, BAC)限制由 0.05% 下调到 0.02%(我国交通安全法规定的 BAC 在 0.2%),并不定期在路口设点,用仪器检测驾驶人,如果 BAC 超过规定的含量,重者坐牢两年,轻者扣留驾驶证 1 年。但这种严厉的处罚使因酒后驾驶而导致交通事故数大大减少。

3. 交通工程(engineering)   道路和车辆工程是维持交通安全的重要因素。交通工程把人、车、路、环境及能源等与交通有关的几方面进行综合研究,从而达到道路通行能力最大、事故最少、运行速度最快、运输费用最少、环境影响最小、能源耗费最低的交通系统规划,实现快速、安全、舒适、经济、节能等目的。如在设计道路时同时利用适时的和全面的数据系统、事故发展趋势分析,更好地设计道路和使用道路;在城市交通拥挤的路口建立环形道和立交桥,降低道路交通事故的发生率;减少混合车道,对繁忙的交通要道进行适当的分流;坚决查处非法改装车辆,减少给交通安全带来隐患。

4. 急救(emergency)   发生交通事故后,许多发展中国家由于救治不够及时,大多数交通事故死亡发生在入院前路上。而在美国,及时合理的救治可以减少 35% 的交通事故死亡。因此事故发生后,院前急救处理的每一秒钟都是非常宝贵的。我国不久前也提出急救的"三环理论",也就是说院前急救、急诊救治和重症监护救治环环相扣,连成一气。当然要达到急救目的,除了提供急救路道,甚至建立海陆空立体急救模式外,对所有民众进行急救培训也是非常重要的。

5. 评价(evaluation)   通过调查和稽核等评价手段可以了解当前的交通安全策略是否合适,并为以后的交通事故干预策略提供建议。如每年的交通事故伤亡报告可以给政策部门提供现行干预策略是否有效的评价,以及为是否实施新的干预策略提供意见。

要注意的是,道路交通伤亡评价应该是系统性的,因为政策制定者需要准确的计划,使其计划有延续性。评价也应该是可靠的,可以由多个专家采用不同的方法对同一份数据进行分析,以获得最可靠的结果。

6. 支持激励(encouragement)   有关道路安全的一些政府部门和受过多学科训练的工作组制定有效的策略,如开展一个全国性的活动;或采用金钱刺激、道德奖励等,以促进交通安全。国外一些组织通过媒体提倡公众选择健康安全的出行方式,如提倡道路使用者采用经济、不污染环境的出行方式,如骑自行车或步行运动,还可保持健康。同时提醒他们要对自己的行为负责,鼓励他们在步行或骑自行车时穿鲜艳的衣服,使机动车驾驶人能注意到他们。

四、道路和车辆设计的心理学研究

研究显示,事故多发点大多是由于道路设计不当造成的。因此,在道路设计时要站在道路使用者角度,及时发现道路规划、设计中的不安全因素并进行改正,并寻求一种更加安全的设计标准或设计方案,从而使设计出的道路更符合行车安全的要求。另外,道路设计也要考虑到驾驶人的能力和局限性,了解驾驶人如何知觉其道路环境,如何对道路环境进行认知。如通过在各种路线上的行车试验,了解到驾驶人对各种路线的感受,总结出道路线形各元素之间、线形与环境之间相协调的规律,以指导道路线形设计。另外交通标志的大小、形状、颜色、设置地点、照明条件等是否加重了驾驶人的工作负荷,使其更加疲劳等。有关车辆设计也是这个道理,如心理学家把驾驶人在操作中的感受、问题等信息反馈给汽车公司,给工程师提供设计原则,使其充分考虑到驾驶人的需求;如汽车形状、喷漆颜色、头灯位置等对驾驶人产生什么心理效果;车内新型装备,如全球导航系统如何设计可减少驾驶人的注意力分散等。这些均是交通心理学家最具有挑战的任务。

第三节 交通心理学相关模型

社会心理学家勒温(Lewin)曾说过这样一句话:"没有比一个好的理论更实用的东西了(There is nothing as practical as a good theory)。"理论或模型能够使人分门别类地进行观察,并进行解释,确定以后研究的目标。普通心理学的理论无法较好地介绍交通心理中的行为等问题,因此研究者采用大量实验和调查去了解交通心理中的问题,也提出了一些心理和行为模型或理论。主要有信息加工模型、动机模型以及功能控制模型三类。

一、信息加工模型

Rumar 曾指出,信息加工模型(information processing model)主要包含基本知觉功能、认知能力局限性以及较高的记忆功能等。最为著名的知觉心理学家 Gibson 等(1938)认为驾驶就像走路一样,是人类的一种活动,只需要对现场的信息进行处理就行了。如果驾驶人对信息的处理较差或不准确,就会出问题。后来他又把自动化(automaticity)这个概念用于驾驶中。他认为自动化是快速的,容易执行的,可通过不断地练习而建立。因此经验丰富的驾驶人即使遇到危险情况,由于他对刹车和方向盘的掌握已形成自动化,就会有较多的注意力用于处理其他更为重要的事情。

由于认知心理学的发展,Broadbent(1958)提出了信息处理模型,她认为人处理信息可分为知觉、认知和行动三个阶段。当我们接收到外界的信息或刺激后,首先会去辨识(知觉阶段),然后根据经验或记忆判断信息或刺激(认知阶段),最后根据外界环境和自己的目标,进行决策和行动(行动阶段)。但这个信息处理模型无法用于复杂的驾驶任务中,尤其是故意将记忆与知觉辨识相结合,实验时使用不连续刺激,结果导致驾驶这种具有连续时空的任务无法适用。

后来 Wicken(1984)提出了多重资源理论(multiple resource theory),他认为信息有几种不同的资源处理处,包括信息处理的阶段(有先有后)、信息的形式(听觉、视觉等)、信息的编码过程(空间、语义等),这些信息可以用来解释驾驶人车辆控制行为(如操控方向盘、刹车、换挡等)能与视觉搜索、标志辨认、听音乐等相互结合而不致相互影响的现象。

二、动机模型

动机模型(motive model)描述了驾驶人的驾驶行为,强调驾驶人是行为的决策者。主要包括 Wilde (1982)的风险平衡理论、Näätänen 和 Summala 的零风险理论(zero risk theory)、Fuller 的风险回避理论(risk avoidance theory)。风险平衡理论认为:驾驶人驾驶时会承担某种程度的风险,他们自身也有一种补偿机制,通过调整自己的行为(如降低车速等),使外界环境中存在的客观风险与自身可以接受的主观风险达到一种平衡的状态。零风险理论则认为驾驶人的行为与对交通环境中察觉到的风险密切相关,驾驶人通过改变行为,试图在主观风险、客观风险以及察觉到的风险之间保持一种平衡。这个理论认为即使客观危险值为 0,但驾驶人只要认为有风险,仍会有相应的行为产生。零风险理论与风险平衡理论存在差异,前者认为驾驶人会不断地根据自己的风险感受调整自己的行为,后者则认为驾驶人存在安全边际,他们通常感知到危险超过某一标准时才会调整行为。风险回避理论认为驾驶人在驾驶过程中主要有两大动机,一是驶向目的地,二是保证安全。有时这两种动机有某种程度的冲突,但驾驶人必须在这两种动机中进行重要性的取舍,并在一定程度的安全保证下达到自己的目的。如某人还有半小时就要开一个重要的会议,如果按照平常的车速一定会迟到,于是他只好加速驾驶以便准时到达会议地点。

三、层级控制模型

驾驶是一种包含许多不同控制等级的行为。通常呈现由上而下的控制方式,位于上层的决策行为会控制较低层次的行为。当然也有自下而上的控制方式,如驾驶熟练后成为自动化的行为,在交通状况瞬间改变时行为就会发生变化,如驶入路面时驾驶人更小心地开车则是自下而上的控制方式。

最为广泛接受的是 Michon 提出的汽车驾驶的层级控制模型(hierarchical control model)。根据对驾驶任务的要求、时间需要和认知要求,Michon 把驾驶任务分成三个等级。第一为操作等级(operation level),主要与车辆控制有关,通常是不需要思考就自动产生的驾驶行为,如车速控制、换挡、刹车、操控方向盘等。第二为战术等级(tactical level),主要指驾驶人根据交通环境的不同而调整其行为,如在下个十字路口是否要转弯,是否要提高车速等。第三是战略等级(strategic level),主要涉及驾驶目的的相关行为,如判断到达目的地走哪条路线为最短距离?怎么走可以避免交通高峰路段?战略等级主要根据自己的驾驶经验进行判断,较少用到新的信息,属于记忆型驾驶,可能会花数分钟。而操作和战术等级的决策则需要根据当时的交通情况决定,因此属于信息型驾驶,可在 1 秒或数秒内完成。

Rasmussen(1987)也提出了一个较为相近的层级模型(图 11-1),他将驾驶行为分为 3 个等级,依次为技巧型(skill-based)行为、规则型(rule-based)行为、知识型(knowledge-based)行为。技巧型行为属于最低层次,行为经练习后达到熟练程度则可成为自动化的行为。规则型行为包括形成自动化历程的一些规则。知识型行为则主要是问题解决及遇到新的情境时利用先前经验的能力。如驾驶新手刚开始采用知识型行为对车辆进行控制,驾驶熟练后则成为自动化的技巧型行为。经验丰富的驾驶人在熟悉路线上驾驶时常采用自动化的技巧型行为,不过当遇到新的或不熟悉的情况时,驾驶人又没有固有的规则可供使用,则会将技巧型过程转变为知识型过程进行应对。

前两个层级模型比较注重驾驶技能,但较少注重驾驶行为的动机和态度方面,为此 Keskinen(1996)也提出了自己的层级模型,他认为驾驶行为分为 4 个层级,从低到高依次为车辆的操控(vehicle maneuvering)、交通环境的掌控(mastering traffic situations)、目标和驾驶背景(goals and context of driving)和生命的目标和生活的技能(goals for life and skills for living)。在交通环境中,对车辆和交通环境的掌控能力是非常重要的,这种能力可以通过驾驶人培训获得。在目标和驾驶背景层级上,驾驶人要确定驾驶的目的是什么、去哪里、和谁去、什么时间去等问题。这些决定对交通安全有

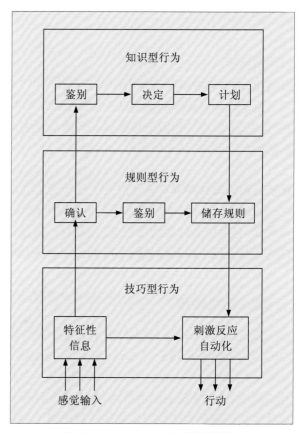

图 11-1　Rasmussen 的层级模型图

重要的作用。而生命的目标和生活的技能则将驾驶人平常的行为和驾驶行为相关联，一个人生命的目标与生活的技能会随时随地影响他的行为表现（图11-2）。

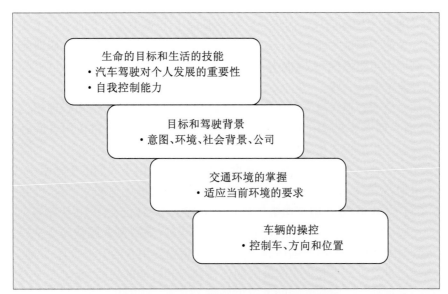

图 11-2　Keskinen 的驾驶行为层级模型图

第四节　交通心理学的历史与发展

一、国外（欧洲）道路交通心理学的历史与发展

可以说，自从有了汽车、自行车等交通工具后，就开始了交通心理学的研究。也与心理学的发展同时进行。欧洲是开展交通心理学研究最早的地方，因此以介绍欧洲交通心理学的发展说明国外的情况，欧洲交通心理学经历了3个发展阶段，现简述如下。

1. 早期发展阶段（19 世纪 80 年代至 20 世纪 20 年代）　1879 年，德国心理学家冯特（Wilhelm Wundt）在莱比锡大学建立了世界上第一个心理学实验室，宣告了科学心理学的诞生。几乎同时，交通心理学也在自己的领域内发展。这个时期主要是心理学家利用自己的专业知识，采用实验法和调查法，对驾驶人的感知能力、心理功能的水平差异进行检测。

德国著名心理学家闵斯特伯格（Hugo Münsterberg，1863—1915）是此时期的代表人物。他提出："不同职业要求不同的心理生理能力，即使有相同的能力要求，但能力水平层次的要求也是不同的。"他认为这个职业能力要求需要心理学家来评价和选择。闵斯特伯格是世界第一个做有关驾驶方面的心理学实验的人，也是第一个开发选拔驾驶人的能力测验的人。同时他也指出当时这个领域的一些问题，如他认为驾驶能力中感觉—运动能力应是一种反应性观念；驾驶人选拔应是一种职业选择；应由专家通过观察和调查确定驾驶人应包括哪些能力；不能用一种孤立的方式分析驾驶任务的心理功能等。现在闵斯特伯格的许多观点已成为共识。

那时一些实验室开始采用小型模型来模拟外界交通环境（也就是现在所说的驾驶模拟器），被试者可以在模拟驾驶中尽可能又快又准确地反应，从而形成了一种新的用于交通心理学研究的实验范式。

2. 中期发展时期（20 世纪 20 年代至 20 世纪 50 年代）　20 世纪 20 年代后由于第一次世界大战后经济复苏，创造了应用心理学（包括交通心理学）的一个黄金发展时期。许多有关应用心理学的会议召开、社团组织也应运而生。1920 年国际心理技术学会(International Association of Psychotechnology)在瑞士日内瓦成立,使不同国家的心理学家能够定期交流,加大合作。国际心理技术学会强调能力测试的作用,最终导致心生检测(psychophysical examination)和心理测验评估法(psychometric evaluation)的结合。1921 年第二届心理技术国际会议在西班牙巴塞罗那召开,巴塞罗那市长在会议上决定电车和出租车驾驶人均需要通过心理能力测试才能上岗。20 世纪 30 年代,交通领域中驾驶人职业能力测评很快扩展到其他欧美国家。测评中主要强调"实际能力":即感觉—知觉—注意能力、心理反应能力,对其他特质或能力,如人格、智力等要求要低一些。

第二次世界大战时交通心理学研究有所停滞。20 世纪 50 年代,由于认知心理学、人类工效学、系统工程学等的发展,交通心理学学者应用系统理论、信息加工理论开始对道路使用者的心理进行研究。如研究驾驶人对交通标志产生的视觉反应特性等。

3. 整合发展时期(20 世纪 50 年代至今) 20 世纪 50 年代后,由于人们的生活水平快速提高,欧美国家汽车保有量迅速增加,私车驾驶人数量随之大量增加,道路交通事故越来越严重,公共安全问题显得尤为突出。从 1955 年到 1970 年,欧洲因交通事故死亡人数翻了 1 倍,仅在 1970 年就有 91 000 多人死亡。因此交通安全管理局应运而生,主要是检测饮酒驾驶、超速驾驶、强制要求佩戴安全带等。同时把对驾驶人的心理研究扩展到对事故中人的因素的研究。并强调对道路使用者的安全教育、培训、宣传等。

传统交通心理学注重对机动车和火车驾驶人的评估和驾驶技能的提高,此时交通心理学是对所有的道路使用者进行研究和评估。一些有影响的道路安全理论产生,如 Fuller 的风险回避理论、Näätänen 和 Summala 的零风险理论、Wilde 等的风险平衡理论(risk homeostasis theory)等。交通心理学家的工作主要有:对道路使用者的教育、交通事故的流行病学研究、驾驶风格、驾驶行为模型、考证驾驶人的诊断与选拔、驾驶人的提高与康复等。

20 世纪 70 年代后,交通心理学家开始认识到社会态度及观点对交通安全的作用,把社会心理学引入交通心理学研究中,考察了道路使用者对危险或安全的看法、对饮酒驾驶、车速限制、安全带设置等的态度。使有关人士能顺利地宣传交通知识、劝阻和训练道路使用者,也为制定政策者提供参考依据。

二、国内交通心理学的发展

我国从 20 世纪七八十年代才开始对交通心理进行研究,最近 30 多年取得了一些成果。但研究范围较为狭窄,研究方法也较为单一,主要是针对驾驶人进行了一些研究。

1. 驾驶人的知觉、注意等研究 我国交通心理学主要集中于驾驶人知觉方面的研究。如张建东等(1995)曾对汽车驾驶人视深度知觉进行研究,发现安全行车状况不同的驾驶人之间的视深度知觉差异显著。管连荣等(1986)对驾驶人的动态视觉的研究发现,不同车速下驾驶人对同一标志的判读距离是不同的,车速愈高,驾驶人判读标志的距离愈短。李小华等(1997)对驾驶人在 4 种车速条件下的速度估计正确性进行测量,发现无论在高速和低速长距离条件下,事故多发组驾驶人与安全组驾驶人均有显著差异。彭楚翘等(2000)发现,与安全组卡车驾驶人比较,事故组卡车驾驶人在视觉、听觉简单反应时更长,但差异不显著。在视觉、听觉选择反应时和决策时间上更长,且有显著的差异。李彦章(2006)也曾对摩托车驾驶人进行研究,发现事故组驾驶人在选择反应时、决策时间上均比安全驾驶人慢,且差异显著。

研究者对驾驶人的注意状态也进行了研究。张秀芬等(1996)研究显示,事故组驾驶人完成注意品质测验的平均时间显著长于安全组驾驶人。沈玮等(1994)发现,与安全组驾驶人比较,信号刺激在 6~10 个范围内,事故组驾驶人的注意广度更差,同时注意广度不受性别影响。

2. 驾驶人个体差异研究 研究者主要考察了人格以及生活方式等对事故的影响。金会庆等(1994)利用艾森克人格问卷(EPQ)调查发现,与安全驾驶人相比,事故驾驶人在神经质、外向、精神质得分上均较高,可能是诱发事故的原因。后来他还提出了事故倾向性的特征—环境—时期三维模型。但在许祖慰(1982)的研究中,EPQ 中有两个人格维度未进入回归方程,因此他认为 EPQ 作为选拔性测试量表缺乏效度。沈玮等(1994)采用日本柳井晴夫编制的新性格检查问卷,发现事故组驾驶人在攻击性、神经质上得分显著高于安全组驾驶人,而在持久性、协调性、同情性上则得分偏低。关于生活方式与交通事故的关系,我国主要集中于饮酒驾驶方面。乐竞泓等(1999)对摄入小剂量酒精(BAC<0.5‰)的驾驶人进行研究,发现驾驶人的复杂行为,如运动追踪、时间估计等比简单行为更易受酒精影响,而且具有先影响复杂行为,后影响简单行为的时序特性。但生活方式在调节人格与事故之间的关系中扮演什么样的角色则研究较少。

3. 驾驶人当前状态研究 主要包括驾驶人的疲劳、压力以及身心健康方面的研究。赵长城等(1992)曾对8名驾驶人的身心反应进行了随车测定,结果显示:随着驾驶时间的增加,驾驶人肌电值显著下降、反应时间增加、疲劳症状出现、疲劳感觉递增。每运行2小时,驾驶疲劳显著加重。张灵聪(2003)的研究发现,主观疲劳感觉、行为反应与脑电波存在较高的相关性,主观感觉较为疲劳时(5级记分选4时),对驾驶技能的影响最大。提示此时可能是驾驶疲劳的转折点。陈爽等(2002)通过量表调查发现,驾驶人的压力主要来自工作学习和家庭问题。朱国锋等(2002)研究了驾驶人的情绪状态,发现驾驶人中有14%~28%的人处于情绪不良状态,而且有性别、类型和年龄的差异。

4. 驾驶人的评估与诊断研究 我国主要是对驾驶人适性进行了评估。金会庆等(2000)对机动车驾驶人的驾驶适性进行了研究,并据此研究出国内第一套驾驶适性检测系统。凌文辁、方俐洛等(1997)也开发出一套汽车驾驶人安全驾驶性向测验,包括一套能力测验和一套个性测验。这套测验经检测在信度和效度上均达到标准。

5. 驾驶人训练研究 关于驾驶人训练,我国交通心理学研究者涉入较少,而且对驾驶新手的教育和训练研究则更少。俞维勤等(1990)对汽车驾驶人的心理训练进行初步研究,结果显示汽车驾驶人心理训练法是安全行车的一种有效方法。

6. 道路设计研究 驾驶人如何感知道路环境,如何加工环境信息是道路环境设计的关键,因此道路环境设计应符合驾驶人的身心状态。如詹美莎(1987)采用调查法对北京市道路交通管理暂行规则中的各种新标志进行了理解性测验,结果显示交通标志本身的直观性和单义性、驾驶人的过去经验和学习效果、态度决定了对交通标志的理解。

第五节 交通心理学的研究方法

在交通过程中,道路使用者的行为是他们对外界环境及刺激做出的反应。而反应随道路条件、道路设施、交通环境、行人、车辆等刺激不同而不同。道路使用者因身体特性、性别、年龄、学历、生活环境、身心状态等情况,其反应能力也因人而异。因此,交通心理学研究环境等刺激对人产生影响的各种情况,并予以分析归纳,以预测人的反应。由于交通心理学属于应用心理学,心理学经典的研究方法同样也适用于交通心理学,如观察法、调查法等。但也有一些技术、指标仅适合于此领域。如在模拟实验室中用模拟车测定驾驶人的反应时间;测量驾驶人的皮肤电流、脉搏跳动、呼吸频率、脑电图等来判定驾驶人在行车过程中的心理生理变化。交通心理学常用的研究方法现总结如下。

一、实验法

实验法(experimental method)是实验者有目的地控制和改变条件,影响被实验者心理及行为发生改变,并对此进行观察、记录和解释的研究方法。在交通心理学研究中,实验法占有相当重要的位置。因为道路交通条件的日益复杂,有些研究如果不控制某些因素就很难进行,因此可在实验室中先用实验法进行研究,结果有效后再在实践中运用。

实验法可分为现场实验和实验室实验。现场实验就是在实际的道路交通环境中来研究道路使用者尤其是驾驶人的心理过程和行为的方法。比如在一条规定的道路上,在规定的时间内,利用便携式眼动仪,探讨比较事故驾驶人和安全驾驶人在驾驶过程中的眼动差异。现场研究所得到的结果比较符合实际。但是现实中道路环境并不是一成不变,有时候还很复杂,在这种环境下进行实验研究有可能增加驾驶人的工作负荷,甚至有可能发生事故危险。所以交通心理学实验目前常采用实验室实验。为了尽量达到现场道路环境,许多实验室购买驾驶模拟器,严格控制实验条件,在驾驶模拟器上研究道路使用者心理和行为的的方法。如先把驾驶人分成两组:事故驾驶人和安全驾驶人,然后让两组驾驶人在模拟驾驶室中模拟驾驶,并在实验室中测试其眼动情况,并对两组驾驶人的眼动轨迹进行比较。

二、观察法

观察法(investigation method),就是指在自然或控制的情境下,根据既定的研究目的,对交通现象或道路使用者的行为进行有计划、有系统地观察和记录,然后进行客观分析的研究方法。

观察研究可在控制情境下进行,也可在自然情境下实施,前者称为控制观察法,也叫实验观察法,后者叫自然观察法。在交通心理学研究中,这两种类型的观察法均可使用。通常道路使用者是不知道自己正在被观察。如研究者在公共汽车上观察驾驶人在一次往返中两手均离开方向盘的次数,这就是自然观察法。研究者设定一个情境,比如拥挤的情境,目的是观察驾驶人的行为变化,如骂人、违规行为、按喇叭次数等。这就是一个控制性观察。

观察法的主要优点是:通常被观察者不知道自己的行为举止被观察,其发生的心理行为比较自然、真实、可靠。其主要缺点是观察研究者永远处于被动的状态,他只能消极等待所要观察的现象或行为的出现。而且观察者的知识和经验是影响其资料收集记录是否充分的一个重要条件。如果当时没有客观记录的东西,事后也难以核对,难免造成主观臆断。

因此为了提高观察的有效性,减少主观因素的影响,可以采取以下步骤:一是决定观察的类型。到底是自然观察法还是控制观察法? 主要观察什么? 二是选择观察对象。哪种道路使用者是我们这次观察的对象? 三是训练观察人员。其目的是帮助观察者了解研究目的及研究所涉及的问题;共同讨论观察测量工具,减少主观臆断;预先进行观察练习;并通过观察练习共同修正及改进观察测量工具。四是争取有关部门的支持。在交通心理学研究中,很多时候都需要交通管理局、公安局等部门的支持和配合。五是进行观察和记录。根据研究目的在规定的时间、地点对对象进行观察并进行记录。

三、调查法

调查法(survey method)是通过晤谈或问卷等方式对道路使用者的心理和行为进行分析的方法。晤谈法(interview method)是心理学家与被调查者交谈,了解其心理信息,同时观察其在晤谈时的行为反应,以补充和验证所获得的资料,进行描述或者等级记录以供分析研究。例如事故驾驶人的心理行为问题可以通过定期与其交谈,获得有关心理社会因素情况,并可以进行等级记录。问卷法(questionnaire method)是指事先设计调查表或问卷,当面或通过邮寄等方式让被调查者填写,然后收集问卷对其内容逐条进行分析、研究的方法。例如调查驾驶人的交通安全意识、对饮酒驾驶的态度等。问卷中题项内容是否反映了所要研究问题的实质、是否会引起被调查者的顾虑、提问的技巧是否恰当、对答题者回答的要求是否一致、调查结果是否容易进行统计处理等决定了问卷调查的质量。

四、心理测验法

对道路使用者有代表性的行为进行客观和标准化的测量,并对其行为背后的心理特征进行分析的方法就是心理测验法(psychological test)。心理测验法是在交通心理学研究中最为常用的方法。其关键是必须使用经过信度、效度检验的问卷或量表,例如研究者编制了驾驶行为问卷对驾驶人的驾驶行为进行测量,对其驾驶行为进行因素分析,信效度检验后,再以此问卷对其驾驶行为与人格、压力、情绪等的关系进行探讨。

五、统计分析法

统计分析法(statistical analysis)主要是用于对交通管理部门的事故资料进行定量分析。如笔者(2006)曾利用《交通事故信息现场采集表》对重庆市两个警察大队 2000 年 1 月 1 日到 2004 年 12 月 31 日的 5 年间轻微事故以上的摩托车交通事故资料进行分析。对摩托车事故的伤亡情况、伤亡者的性别、年龄特征;事故类型分布、事故形态、事故发生的环境状况等进行了深入的探讨。这种方法在交通心理学研究中也有重要的作用。

第六节　交通心理学家的资格要求和工作

在欧美等发达国家,已有心理学家进入交通领域,专门进行驾驶人选拔、评估、咨询和康复等方面的实际工作,或在大学或研究所从事交通心理方面的研究工作。2003 年欧洲心理学家协会联合会(European Federation of Psychologists' Assocaations,EFPA)调查,交通心理学家已超过了 2 000 人。当然针对从事普通心理学工作的 28 700 人来说,数量还是偏少的。我国目前有少数心理学家根据自己的研究兴趣,从事交通心理学的研究工作,但把研究结果用于实践工作的心理学家还非常少。也有一些城市的交通管理局和交通警察大队开始接收心理学专业毕业生,可见对交通心理学的运用也开始重视。种种迹象说明,不管是在国内还是国外,这都是一个很有发展前景的领域。

一、交通心理学家的资格要求

一些发达国家对从事心理学工作的人有职业上的要求。以德国为例,德国要求,要想成为心理学家必须达到以下要求:①必须获得心理学硕士或以上学位;②至少有两年的实际工作经验(如在医疗单位做临床心理学的工作,或在企业做工业心理学的工作);③至少有 1 年的时间从事心理评估等方面的工作。

根据相关法律,要想成为交通心理学家还必须有相关的培训经历:①至少有 160 小时参与交通心理学理论的培训经历;②在交通心理学考试中心至少有 1 600 小时的实际训练,包括至少 100 小时与其他交通心理学家的讨论,至少 150 小时心理学案例分析;③有 3 年交通心理学领域学术研究经历。

2001 年德国补充规定,如果已经是临床心理学或健康心理学家,并有 5 年的工作经历,则在接受短期的交通心理学理论和实践培训后就可从事交通心理学方面的工作。培训时间长短由督导决定。

为了保持交通心理学家这个资格,德国有关方面还要求交通心理学家每年:①提供至少 8 小时的延展性职业训练证据;②在督导指导下完整讨论至少一个案例;③接受交通心理学考试中心的管理。

二、交通心理学家的工作

交通心理学家的工作主要是驾驶人选拔、评估、康复、治疗以及相关研究分析等。尤其是驾驶人选拔和评估占据交通心理学家大量的时间。以驾驶人评估为例,交通心理学家可以做的评估有驾驶技能评估、饮酒状况评估、驾驶人吊销执照后康复状况评估、药物使用评估等。交通心理学家通常采用面谈方式,通过提出问题,形成假设等一系列步骤得到最后结论和提出建议。德国交通心理学家尼克(Nickle)等拟定的心理评估工作程序见图 11-3。

需要指出的是,交通心理学有时并不是单独工作,如对驾驶人进行驾驶能力的评估时,则需要和医学专家合作,结合医学检查指标和心理评估情况,共同对驾驶人的驾驶能力做出评价。

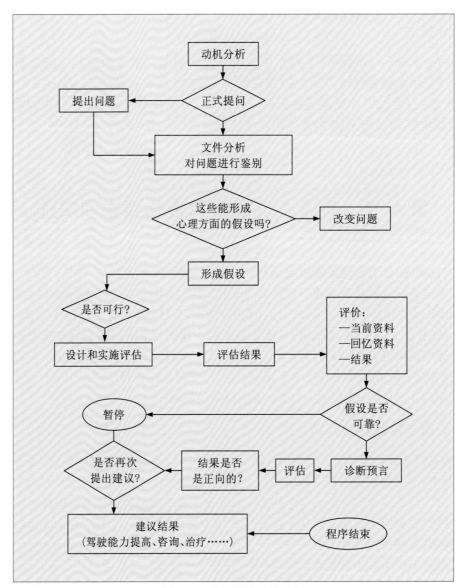

图 11-3　心理评估工作程序

（李彦章）

参 考 文 献

［1］李小华,彭楚翘.卡车驾驶人速度估计研究[J].心理科学,1997,20(6):525-529.

［2］李彦章.重庆市摩托车事故特点及心理影响因素研究[D].重庆:第三军医大学博士论文,2006.

［3］许祖慰.在部队汽车驾驶人选拔中运用心理测验的研究[J].心理科学通讯,1982,6:31-35.

［4］乐竟泓,松永腾也,江上嘉实,等.自控摄入小剂量酒精影响熟练驾驶行为的实验研究[J].心理科学,1999,22(1):
120-123.

［5］张秀芬,仲崇高,张秀丽.汽车驾驶人注意品质与交通事故的关系[J].中国行为医学科学,1996,5(1):48.

［6］陈爽,冀国峰.职业驾驶人心理应激及其相关变量分析[J].中国心理卫生杂志,2002,16(12):822-824.

［7］彭楚翘,何存道,陈斌,等.事故多发驾驶人与安全驾驶人反应时的比较研究[J].心理科学,2000,23(2):203-206.

［8］康国祥,方守恩.夜间不同车速下驾驶人动态距离知觉的研究[J].交通与安全,2009,4:194-197.

［9］张建东,黄义.汽车司机视深度知觉研究[J].中国心理卫生杂志,1995,9(3):132-133.

［10］俞维勤.汽车驾驶人心理训练的初步研究[J].应用心理学,1990,3(1):37-42.

［11］金会庆,王国军.中国机动车驾驶人事故倾向性研究[J].中华流行病学杂志,1994,15(增刊2):35-42.

〔12〕 沈玮,何存道. 事故驾驶人与安全驾驶人人格特征的比较研究[J]. 心理科学,1994,17(2):282-286.

〔13〕 金会庆,余皖生,戴平. 机动车驾驶人驾驶适性研究[J]. 中华流行病学杂志,2000,21(5):390-392.

〔14〕 赵长城,何存道. 长途客运汽车驾驶人的驾驶疲劳初探[J]. 心理科学,1992,12(1):11-15.

〔15〕 张灵聪. 汽车驾驶疲劳初步研究[D]. 重庆:第三军医大学,2003.

〔16〕 CONSIGLIO W,DRISCOLL P,WITTE M. Effect of cellular telephone conversations and other potential interference on reaction time in a braking response[J]. Accid Anal Prev,2003,35(4):495-500.

〔17〕 JL DEFFENBACHER,RT PETRILLI,RS LYNCH,et al. The driver's angry thoughts questionnaire:a measure of angry cognitions when driving[J]. Cognitive Ther Res,2003,27(2):383-402.

〔18〕 IVERSEN H,RUNDMO R. Attitudinal towards traffic safety,driving behaviour and accident involvement among the Norwegian public Paper:Department of Psychology[D]. Trondheim:Norwegian University of Science and Technology,2003.

〔19〕 JONAH BA. Sensation seeking and risky driving:a review and synthesis of the literature[J]. Accid Anal Prev,1997,29(5):651-665.

〔20〕 MICHON JA. A critical view of driver behavior models:what do we know,what should we do? [M] //Evans L,Schwing RC. Human Behavior and Traffic Safety. New York:Plenum Press,1985:485-524.

〔21〕 NABI H. Type A behavior pattern,isky driving behaviors,and serious road traffic accidents:a prospective study of GAZEL cohort[J]. American journal of Epidemiology,2005,161(9):864-870.

〔22〕 PIERRE-EMMANUEL BARJONET. Traffic psychology today[M]. Kluwer Academic Publishers Group,2001.

〔23〕 RASMUSSEN J. The definition of human error and a taxonomy for technical system design[M]// Rasmussen J,Duncan K,Leplat J. New Technology and Human Error. Chichester UK:Wiley,1987.

〔24〕 ROTHENGATTER T. Psychological aspects of road user behavior[J]. Appl Psychol-Int Rew,1997. 46(3):223-234.

〔25〕 STRADLING S. Drivers who speed. Impact [J]. 2000,9(2):30-41.

第十二章 交通伤的死因分析

Abstract

1. Head injuries,head injuries combined with chest and abdomen organ injuries are the most important factors leading to death,whether for motor vehicle drivers,cyclist riders or pedestrians.

2. Age,sex,protective measures,drugs and alcohol were important factors in the difference in mortality.

3. Drivers and passengers are thrown out of the motor vehicle (27.1%) or severely impacted by vehicle body,thus inflicting severe craniocerebral injuries and internal organ injuries.

4. Pedestrians are impacted by motor vehicle components,such as column,motor vehicle body, or crushed by wheel,etc,causing craniocerebral injuries and multiple injuries.

5. Motorcyclists and cyclists are often impacted by motor vehicle,resulting in severe craniocerebral injuries,rupture and massive hemorrhage of internal organs.

Generally speaking,in the early stage after crash,severe craniocerebral injuries,spinal injuries and hemorrhagic shock are the predominant causes of death,while in the later stage,infection and other complications may result in death.

For train traffic injuries,the death causes are multiple,including mechanical trauma,burns,explosive injuries,and intoxications,etc.

For air crash,the main causes of death are severe mechanical injuries,especially craniocerebral injuries and multiple injuries,burns and inhalation injuries.

For water communication accident,drowning,burns,explosive injuries often lead to death.

For plateau traffic injury,besides mechanical injuries,hypoxemia and pulmonary edema may aggravate the traffic injuries.

对于不同交通事故参与方,由于致伤因素(如碰撞、翻滚、碾压、爆炸、燃烧、溺水等),传递给机体的能量、能量表现形式和致伤部位不同,具体的死亡原因常有所不同。致伤能量和致伤部位是最主要的致死影响因素,但交通事故参与者的年龄、性别、防护措施也是导致死亡的影响因素。

第一节 道路交通事故的死因分析

道路交通事故是最主要的交通事故形态,此外还包括铁路交通事故、航空交通事故和水运交通事故。道路交通事故主要参与方包括机动车(各型客货车、摩托车)、自行车和行人等。2016年,我国发生涉及人员伤亡的道路交通事故 212 846 起,造成 63 093 人死亡、226 430 人受伤,与上年同期相比,事故起数、死亡人数、受伤人数同比分别上升 13%、8.2%和 12.9%。2017 年美国道路交通事故造成 37 133 人死亡,相比 2016 年的 37 806 人下降 1.8%,中美两国近年道路交通事故死亡人数分布见表 12-1 和图 12-1。

表 12-1   2004—2016 年我国道路交通事故统计

年份	事故起数（次）	死亡人数	受伤人数
2005	450 254	469 911	98 738
2006	378 781	431 000	89 455
2007	327 209	380 442	81 649
2008	265 204	304 919	73 484
2009	238 351	275 125	67 759
2010	219 521	254 075	65 225
2011	210 812	237 421	62 387
2012	204 196	224 327	59 997
2013	198 394	213 724	58 539
2014	196 812	58 523	211 882
2015	187 781	58 022	199 880
2016	212 846	63 093	226 430

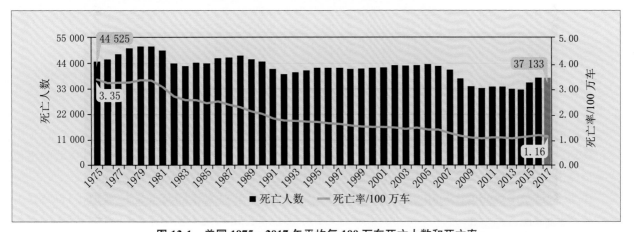

图 12-1   美国 1975—2017 年平均每 100 万车死亡人数和死亡率

资料来源：FARS 1975—2016 Final File，2017 ARF；Vehicle Miles Traveled（VTM）：FHWA.

各国不同交通方式肇事导致死亡人数比例不同。2016 年中国驾驶机动车死亡占 93.20%、驾驶非机动车死亡占 4.70%、行人死亡占 2.01%（图 12-2）；2017 年美国各类机动车死亡占 81%，行人和非机动车死亡占 19%。欧洲各国行人死亡约占事故总死亡人数的 20%。最高的为泰国，达到了 47%。中国与世界其他各国最大的差异是行人导致的死亡人数较低。

一、致死方式

（一）车内人员

车内人员死亡的主要原因是碰撞减速度引起的人体与车内部件的碰撞损伤、车辆变形压溃的挤压损伤以及人体抛出车外引起的抛跌损伤。据 139 次道路交通事故致死的 177 例资料分析，车内人员致死的方式有 5 种，即从车内抛出、与车门或车的侧壁碰撞、与驾驶操作系统碰撞、与仪表板碰撞、与顶篷撞击等。

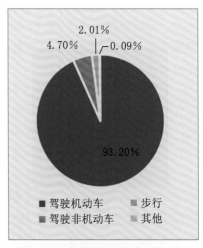

图 12-2   中国 2016 年致死性交通事故交通方式分布

资料来源：公安部交通管理局.
2016 道路交通事故统计年报.

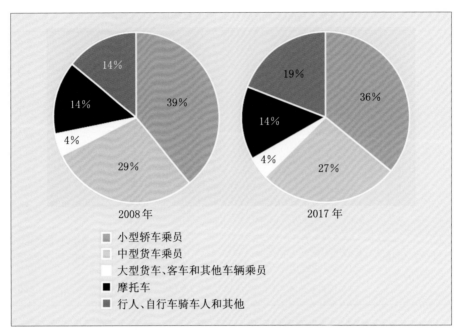

图 12-3 美国 2008 年和 2017 年致死性事故交通方式分布

资料来源：FARS 2008 Final File,2017 ARF.

1. 抛出　占 27.1%,但其中 1/3 在车内已有致死性损伤。抛出的路径是:开着的车门占 64%,张开的顶篷占 15%,破碎的挡风玻璃占 10%,侧窗占 6%,撕破的顶篷占 4%,其他路径占 1%。

车门之所以能打开,可能有以下一些原因:另一辆车直接撞击到车门;接近于车门门闩部被撞;车内座位移动后撞至对侧车门;车体呈水平位弯曲;车体翻滚后门的把手着地等。Gross 曾报道,移动的座位或乘员撞击到车门时,可产生 2 000 磅(908kg)以上的力,此力足以把车门推开。

在 48 例被抛出致死的人员中,有 32 例(占 66.7%)的头部单独或连同其他部位被撞击,24 例(占 50.0%)胸部被撞击,10 例(占 20.8%)腹部被撞击,其余部位被撞击的概率较小。

2. 前门或后门(挡板)撞击　前门撞击占 17.5%,后门或挡板撞击占 7.9%,两者合计占 25.4%,这些侧向撞击,使车体内陷,致使车体内人员死亡。例如,当汽车撞到树干、公路护栏或桥柱等固定物时就会出现上述情况。通常,车内乘员并不是死于车门被撞,而是车体内陷撞击人体所致。在 45 例因车体侧向被撞击而致死的人员中,有 23 例(占 51.5%)的头部单独或连同其他部位被撞击,21 例(占 46.7%)胸部被撞击,13 例(占 28.9%)腹部被撞击,其余部位直接被撞击的概率较低。其基本规律,与以上所述的抛掷时所见相似。

3. 驾驶操作系统撞击　占 16.4%,29 例致死人员中 28 例为驾驶人,其中 10 例撞至方向盘;18 例撞至驾驶杆/转向柱末端;1 例儿童,原坐在前排乘员的腿上,车祸时撞到变速杆上。撞击方式为:①方向盘和驾驶杆/转向柱完整,乘员撞到方向盘上而发生致死性内脏伤;②人员撞到方向盘后,因作用力很强而将其破坏,驾驶杆/转向柱的断端再致伤;③驾驶杆/转向柱折断后穿至座位处而致伤。

4. 仪表板撞击　占 13.6%,24 例致死人员中 14 例为前排乘员,9 例为驾驶人,另 1 例为后排乘员。常见于车辆高速行驶中撞到前方的树木或另一辆对开的汽车。在前一种情况下,因汽车突然减速后的惯性作用,前排乘员或驾驶人可撞到仪表板上而致伤;在后一种情况下,仪表板被破坏而向后撞击人体致伤。头、胸、腹仍然是主要的碰撞部位,分别为 13 例、13 例和 9 例(占 54.2%、54.2% 和 37.5%),其他部位很少被撞击。

5. 顶篷撞击　含车顶、管道、支架等部的撞击,约占 13.5%。24 例致死人员中,碰撞至车顶、管道和支架处分别为 10 例、8 例和 6 例;被撞击部位以头部最多,共 21 例,占 87.5%,胸、颈、腹分别为 6 例、5 例和 3 例(占 25.0%、20.1% 和 12.5%),这与上述其他致伤方式的结果有一定差异。

6. 未知致死方式 约占 4%。

(二) 行人

行人最多见的致死形式是侧身被开来汽车的前部所撞。首先是车前的保险杠撞击到行人的小腿、引擎盖的前缘撞击到大腿和骨盆,其撞击部位取决于行人的相对高度和汽车的哪个部件撞击到行人。之后,行人围绕前引擎盖前缘旋转,直至头、肩、胸撞到引擎盖、挡风玻璃及其支架上。在高速撞击时,行人因旋转而使头、肩部发生第二次碰撞,下肢可撞到车顶上。此时,被撞击行人的运动速度与车速基本相同。

发生事故时,如未刹车,汽车仍高速行驶,则行人会越过车顶;如急刹车,则汽车减速得更快,行人会向前继续运动,最后沿路面滑行一段距离后在车前一定距离处停下。

与汽车撞击面的大小取决于车速、行人相对高度和车体结构。第一次撞击后行人被推向前,同时围绕自身的重心做旋转运动。这两种运动,即平动(或称直线运动,translation)和转动(或称旋转,rotation),决定着行人的实际运动。

行人第一次被撞击的部位与伤情有着密切关系:如撞击部位低于行人的重心,则行人会有平动和转动两种运动,头向汽车一侧移动;如撞击部位正相当于行人重心的高度,则行人只出现平动;如撞击部位高于行人的重心,则行人会出现平动和转动两种运动,但头向汽车反向侧移动。当然,这只是一种简单模式,实际情况要比这复杂得多。

行人的死亡率与"抛掷距离"(throw distance,即从被撞击处至最终停留处间的距离)有关;抛掷距离取决于撞击速度和刹车情况。当重刹车或急刹车时,抛掷距离与撞击速度呈密切相关,当轻刹车或未刹车时,两者间不相关。

行人致死,很少是被汽车碾压的结果(除非事故前躺在地上),更多的是被抛至汽车顶部,撞击至汽车部件和地面而死。

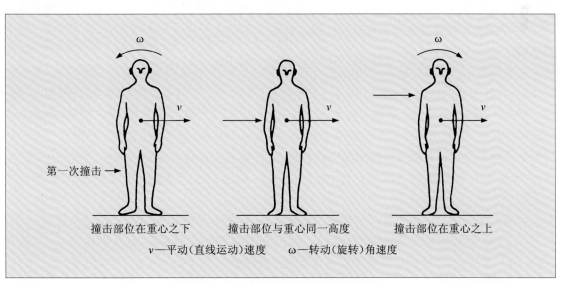

图 12-4 行人受撞击部位与其运动关系

当撞击速度为 30~39km/h 时,行人(成人)的死亡率为 10%,40~48km/h 时为 47%,49~58km/h 时为 73%。以上只是在多数情况下如此,实际上有较大的差异或例外。例如,在某些情况下,撞击速度低于 9.7km/h,也使成人致死;而撞击速度在 40~48km/h 时,行人居然只出现轻微损伤。另据一组 167 例儿童和成人的资料显示,在低于 48km/h 的情况下已可造成 50% 的死亡。

有研究者根据 664 例交通事故案例对比分析了行人、自行车骑车人和机动车驾驶员的致死性损伤差异。行人头部损伤概率更高,比如颅骨骨折、硬膜外出血、硬膜下出血、脑挫伤等。另据英国 1 324 例行人事故死亡案例分析,42%的致死原因是头部损伤,但相比其他交通参与者,行人合并有多发伤的概率更高。

(三)摩托车手和骑自行车人

1. **摩托车手** 摩托车高速行驶中,当碰撞到坚硬的固定物(如建筑物、路边护栏、树干、停放的车辆等)或迎面驶来的机动车时,易发生致死性损伤。其致死方式为先碰撞而产生局部的直接损伤,接着被抛至路面上而发生二次损伤。摩托车手和后座乘车人最典型的致死方式为头部碰撞到硬质地面,造成严重的颅骨骨折和颅脑损伤。在高速碰撞的条件下,即使佩戴头盔,也不能完全避免出现严重颅脑伤。根据重庆地区 213 例摩托车交通事故调查,驾乘人员死亡主要原因为颅脑损伤和颅脑合并胸腹腔脏器损伤,比例分别达 58.8%和 20.0%,摩托车驾驶员死亡率高于乘员。

2. **骑自行车人** 骑自行车人主要的致死方式与摩托车手相似,即撞击到高速行驶的机动车或自行车车速很快时撞击到固定的物体上,先有直接撞击损伤,继而被抛掷后撞击地面或其他物体而发生二次损伤。自行车相互撞击或自行车撞击行人,很少产生致死性损伤。据英国 269 例自行车事故分析,自行车骑车人最主要的死亡原因是头部损伤,占比为 46%。

二、致死性损伤

据香港 1989—1993 年 1 679 例道路交通伤致死后的尸检资料分析,颅骨骨折是单一的最严重的损伤,约占 50%,伴有脑挫伤者占所有死亡者中的 11%,颅骨骨折为头部唯一的损伤者仅占 25%,蛛网膜下腔出血(伴有或不伴有颅骨骨折)和其他类型的颅内出血占 37%,其他损伤有肋骨骨折(占 49%)、肺撕裂伤(占 20%)、血胸(占 20%)、腹腔积血(占 15%)、主动脉破裂(占 5%)、肝撕裂伤(占 15%)、脾撕裂伤(占 10%)等。

邱俊等(2009)分析了重庆地区 2000—2006 年 836 名交通伤死亡人员的尸检报告,结果显示,死亡的直接原因以脏器直接损伤为主,在大城市主城区和近郊区脏器直接损伤占 99%以上,在远郊县地区也接近 89%。在交通和医疗救援体系相对不发达地区有约 10%的人员死于失血性休克,甚至有 1%以下的人员死于感染。

死亡人员中有 1 056 例次损伤,其中头部伤最多,占 57.86%,其次是胸部伤,占 14.77%,其他依次是下肢(8.62%)、面部(6.44%)、上肢(4.26%)、其他损伤(溺水)(3.89%)、腹部(2.46%)、颈部(1.42%)和脊柱(0.19%)。AIS 5 的损伤主要集中在头部 402 例次(88.35%)、胸部 49 例次(10.77%);AIS 6 的损伤也主要集中在头部 31 例次(81.58%)、胸部 4 例次(10.53%)、其他(溺水)2 例次(5.26%)。

另据 250 例道路交通事故致死的尸检资料分析,大多数死亡者均有多发性损伤,平均受伤部位为:行人 2.3 处,摩托车手 2.0 处,骑自行车人 2.2 处,汽车驾驶人 2.4 处,汽车乘员 2.2 处,合计每例死亡者有 2.2 个部位损伤。

头部和胸部损伤的发生率较高,分别占 70%和 45%,其次为下肢骨折,占 34%,骨盆骨折占 23%,腹部占 19%,上肢骨折占 14%,脊柱骨折占 8%。如仅计算各部的严重损伤,则头部伤占 63%,胸部伤占 36%,腹部伤占 12%,这三个部位的严重损伤常常是致死性的。

在单一的致死性损伤中,以头部最多(77 例,占 30.8%),骨盆伤次之(14 例,占 5.6%),再次为胸部伤(11 例,占 4.4%)。在两个部位损伤中,以头、胸部最多(35 例,占 14.0%),其次为头和骨盆伤(13 例,占 5.2%),再次为头和脊柱伤,胸、腹部伤,胸和骨盆伤(各 8 例,各占 3.2%)。在 3 个部位损伤中,以头、胸、腹伤最多(13 例,占 5.2%),其次为头、胸、脊柱伤和头、胸、骨盆伤(各 9 例,各占 3.6%)。在 4 个部位损伤中,以头、胸、腹、脊柱最多(6 例,占 2.4%)其次为头、胸、腹、骨盆伤(3 例,占 1.2%)。由此可见,不论单一部位的致死性损伤,还是多部位的严重损伤,头部和胸部的损伤均十分多见。

以下就各部位致死性损伤做一介绍。

（一）头部伤

在175例尸检有头部伤的死亡者中,157例有严重头部损伤,占89.7%,这些伤员死前均有过深度昏迷。且颅骨骨折的发生率高,占76%;而非致死性的较轻的头部伤,其颅骨骨折的发生率仅39%。尸检中发现有以下致死性损伤。

1. **生命中枢挫伤** 共39例,占重伤组的24.5%,有两种相互重叠的病理改变:其一为脑干挫伤,伴有桥脑、延脑的出血斑和较大量出血,偶见撕裂伤和中脑挫伤;其二为第三脑室周围组织挫伤,室管膜、丘脑中部,特别是丘脑底部、下丘脑和中脑上部等处常伴有出血,脑室腔积脑液内亦常混有血液。

生命中枢挫伤是交通事故时直接碰撞的结果,是立即出现的原发性损伤,也是无法逆转和预防的直接死亡原因。由于检查技术等原因,实际发生率可能更高。

发生生命中枢挫伤的伤员,87%有广泛的颅骨粉碎性骨折,其作用机制是前方作用力造成额骨粉碎或断裂,延及蝶鞍周围,常伴有颌骨骨折或面额部挤压;侧方作用力造成颅中凹骨折,并扩展至蝶鞍或蝶骨的底部;后方作用力造成颅后凹骨折,直至枕骨大孔,或伴有寰枕韧带撕裂。

2. **脑幕疝** 共53例,占重伤组的33.8%。脑幕疝不是直接的原发性损伤,而是一种并发症,是因颅内占位性病变(如出血)引起颅内压增高所致。脑幕疝可引起中脑变长和扭曲,以及桥脑和中脑出血。发生脑幕疝者,约17.8%死于伤后1～6小时,30%死于伤后6～24小时,34%死于伤后1～7天,17%死于伤后1周以上。由此可见,脑幕疝常不是立即致死的原因,但却是伤后数小时至数周的主要死亡原因之一。

3. **硬膜下出血** 共79例,占重伤组的50.3%。硬膜下出血本身或合并脑挫伤引起的脑肿胀,常是大多数脑疝的原因。一侧或双侧硬膜下出血常伴有额叶下部、额颞部和颞叶的挫伤或撕裂,出血来源为撕裂的脑皮质和软脑膜-蛛网膜。

4. **其他并发症** 共有98例伴有其他损伤,其中41例的并发伤是致死性的,伴有颈椎脱位,胸椎骨折,主动脉和心、肝、脾、肠、肺等脏器破裂,严重肺挫伤,骨盆骨折,多发性骨折,以及其他严重多发伤等。

（二）脊柱伤

250例死亡者中有脊柱损伤者34例,占13.6%。34例脊柱伤中,颈椎伤20例,胸椎伤16例(其中有两例既有颈椎伤,又有胸椎伤)。

1. **颈椎伤** 计有寰枕撕裂(脊髓断离),寰椎脱离脊椎轴线,寰椎环骨折,锯齿状骨折等,这些损伤与颈部突然过度伸展有关。此外,还可见椎间盘裂开,前纵韧带挫伤或撕裂,颈椎强直(可能因多发性半脱位所致),颈髓中央出血性坏死。此外,曾见因过度屈曲和旋转而造成后纵韧带撕裂,椎动脉扭曲,由此使后脑部供血障碍,左枕叶形成出血性软化灶。7例颈椎过度伸展性损伤的伤员,也同时并发有严重的颅脑损伤。

2. **胸椎伤** 计有胸椎上、中、下各段挤压性骨折、脱位、半脱位和韧带撕裂等。损伤可分为两类:一是为过度屈曲性骨折或骨折-脱位,上胸过度屈曲于下胸之上,由此可引起挤压性骨折;二是为过度伸展性损伤,常见有椎体脱位及前纵韧带撕裂,有时还可见上位椎体前移。并发的损伤有脊髓断离,胸椎骨折和半脱位,主动脉、心脏和肝脏破裂,头部损伤,肺水肿,脑脂肪栓塞等。大多数情况下,胸椎伤可看成是胸部损伤的一部分。

（三）胸部伤

250例死亡者中有胸部伤者112例,其中重伤9例,致死性伤66例,分别占44.8%、36.4%和26.4%。66例致死性损伤中,20例为立即致死,占30.3%;另外在24小时内死亡者30例,占45.5%;1～4天内死亡者12例,占18.2%;4天后死亡者4例,占6.7%。说明有胸部致死性损伤的伤员,大部分在伤后24小时内死亡。

胸部严重损伤的发生机制多种多样,计有胸部被强力压缩、震荡、胸上部过度屈曲于胸下部或相反情况、过度伸展(较少见)、突然减速、爆炸冲击波作用,等等。

强力压缩可造成多发性肋骨骨折,主要见支撑力最弱的侧弯处(腋前线、腋中线和腋后线)。前方压缩常导致沿锁骨中线和腋前线处肋骨骨折和双侧性肋骨骨折;右或左前侧位、侧位、后侧位压缩常导致一侧性肋骨骨折。小儿的胸部被压缩后可发生血胸、中心性肺破裂和严重肺挫伤,但胸壁是完好的,曾见11例小儿有此种改变,其原因是小儿胸骨和肋骨的弹性较大,不易折断之故。

过度屈曲则是上胸部以胸椎为支点过度屈曲于下胸部,或是上胸部固定而下胸部过度屈曲。前部和侧部屈曲可造成单侧多发肋骨骨折;单纯前部屈曲则易造成双侧肋骨骨折。

过度伸展则是与胸部直接受撞击、上腹部被压缩、突然减速等有关。

肺破裂和肺挫伤可分为边缘性和中心性两种,边缘性是由于肋骨骨折断端刺破胸膜所致;中心性则是胸部受压(可能还伴有声门闭合)而引起肺实质的撕裂。

心脏破裂是由于胸部受巨大压缩力后心腔内静水压突然增高而引起。主动脉均为横断,系胸部直接被撞击的结果,降主动脉起始部多见,升主动脉段和降主动脉段较少。主动脉受力后会被牵拉变长,内膜不能伸展,故先发生撕裂;降主动脉段因减速时心脏运动的保护作用,故破裂的概率较低。胸部压缩时妨碍了心脏运动,从而使上段主动脉在突然减速时易被牵拉变长,由此增加了破裂的机会。

(四)腹部伤

250例尸检资料中见腹部伤47例,严重损伤较多,共29例,分别占总死亡人数的18.8%和11.6%。

腹腔脏器破裂立即致死者较少,仅4例;但绝大多数在伤后1天内死亡(24例,占82.8%),说明严重腹部脏器伤仍是重要的致死原因之一。

肝破裂以右叶居多,左叶很少,两者之比为11:2。发生原因是腹前壁或右侧壁受压,造成肝脏变形扭曲,最终导致破裂。通常,腹腔内积血很少。脾破裂见于凸面、上极、双极和胃面,常并发多发性肋骨骨折、头部伤和其他部位损伤。

(五)骨盆伤

共58例,占总死亡者的23.2%。大多数情况下,它是促使死亡的一个重要因素。骨盆骨折主要有以下几种类型。

1. 前中线或一侧骨折　共25例,耻骨支骨折外,侧向可发生坐骨骨折,中线处可发生耻骨联合骨折。这种主要为一侧的骨盆损伤可能是侧向或后侧向的力作用于髂嵴所致。

2. 前双侧骨折　共18例,常侧向累及两边的耻骨弓,其中一侧多为粉碎性骨折或损伤更重些。常伴有一侧或双侧骶髂关节半脱位,或是在骶髂关节附近的髂骨发生垂直或斜行骨折,从而使骨盆散开。本组骨折的发生原因有两种,一种是直接前向挤压,另一种是侧向作用于骨盆的间接暴力,使耻骨弓弯曲而折断。

3. 复合性侧位骨折　共8例,髋臼底部出现裂隙或粉碎,并延至髂骨或坐骨,常伴有一侧或双侧耻骨弓的前弯。这类损伤是因强大的侧击力作用于大转子,再传至股骨头而引起,严重者可造成"髋部中心性脱位"。

骨盆骨折常引起大出血,其他并发症有脑栓塞、少尿性肾衰、肺栓塞和支气管肺炎。

(六)并发症

伤后并发症以大出血、脑幕疝、肺水肿、气胸等较为多见。伴有大出血者,绝大多数(88.3%)在一天内死亡;伴有脑幕疝、肺水肿、气胸者,一天内死亡者分别占49%、64.7%和73.3%。另一些并发症,如脑脂肪栓塞、脑膜炎、肾衰、支气管肺炎、毒血症、肺栓塞等,大多或全部发生于一天以后,也就是说,这些并发症在稍后期死亡中可能有重要作用。

在250例死亡者,伴有严重并发症共301例次,每一死者平均有严重并发症1.2例次。如按不同道路使用者分别统计,则行人、摩托车手、骑自行车人、驾驶人、车内乘员和公共汽车乘员的平均并发症数分别为1.2、1.1、1.1、1.4、1.2和1.5,均大于1,即每种道路使用者死前平均都有一个以上的严重并发症。无疑,这些并发症也构成了致死的原因之一。

三、致死影响因素

（一）年龄和性别

不管是机动车驾驶人、自行车骑车人还是行人，老年人都是最脆弱的道路交通使用者。据加拿大一项统计，超过 56 岁的人在交通事故中死亡的比例最高。这不仅仅是因为年长者反应时间、行走步态慢，还与自身生理状况、耐受限度有直接关系，老年人交通事故后合并有严重并发症的概率更高。

儿童及未出生的胎儿也是值得关注的另一弱势群体，美国 2012 年数据显示，孕妇怀孕的 9 个月中胎儿死亡风险是婴儿出生后前 9 个月死亡风险的 5 倍，数据统计中还未包括孕妇事故导致胎儿死亡但孕妇未死亡的事故数，因此实际的损伤风险可能更高。另外研究显示，汽车驾驶员男女致死比例为 4.2∶1，对于摩托车驾驶员，这一比例高达 16∶1，超过 80% 的摩托车和自行车骑车人为男性，数据表明女性卷入致命交通事故的可能性更低。但在行人交通事故中，年长女性（大于 66 岁）的死亡率比男性高。通常认为女性驾驶员驾驶经验、驾驶技能和专注度低于男性，但同时女性超速驾驶、夜间驾驶以及酒后驾车的可能性就低了，这可能是导致女性致死性损伤低于男性的原因。

（二）车辆碰撞波形

车辆碰撞过程中，车身部件依靠变形吸收部分动能，使车辆速度降低。车辆减速度（也称为加速度波形或车辆碰撞波形）是引起乘员冲击损伤的因素之一。车辆正面碰撞过程中，车辆减速度波形与车身参数有关，通过对车身前部结构进行合理设计，优化加速度波形，可以达到降低人体损伤的目的，还可以为车辆设计提供依据。

雷正保等建立了乘员有限元模型，并分析了 5 种减速度波形对乘员冲击响应的影响。结果发现：不同的减速度曲线对乘员的头部、胸部和大腿损伤均有影响，但对乘员的运动状况影响不大。总结来说：峰值小、脉宽大、曲线平稳的减速度波形更有利于乘员安全。其他研究同样发现加速度峰值和持续时间是影响乘员冲击损伤的重要因素。随着研究的深入，发现乘员安全不仅与减速度波形脉宽、峰值有关，还与波形形态及峰值出现的时刻有关，峰值出现在波形的初始阶段比出现在中后段更为理想，降低第二阶段峰值可减轻乘员头、胸部损伤。

（三）酒精及药物

目前交通政策法规加强了对机动车驾驶人酒精和药物的监察、惩治力度，这一定意义上减少了道路交通事故的发生。但忽略了弱势道路交通参与方，比如自行车骑车人和行人的监管，美国 2014 年死亡的行人中酒精阳性比例达到 41%。若换算成中国的醉酒驾驶标准，这一数据将提高到 86.2%。行人服用麻醉药物，包括毒品的比例也达到 30%～40%。尽管世界各国这一数据统计不尽相同，但这种酒精和药物导致的意识模糊状态使行人陷入了一个危险的交通境地是值得关注的。

（四）防护措施

安全带是交通事故最有力的防护措施。它可以在发生碰撞的瞬间，将乘员"束缚"在座椅上，防止乘员前倾与方向盘、转向管柱、膝部挡板等部位接触，极大地降低了车内乘员的死亡风险。很多研究者都报道了安全带的防护效果，尤其是对致命性损伤的防护，这是已经得到了业内公认的，但目前不同国家和地区安全带的使用率存在较大差异。北京地区 2015 年机动车驾驶员安全带使用率为 55.2%，与美国相比仍存在较大差距，在美国强制使用安全带的州，2014 年安全带平均使用率已达 90%。但不同的安全带固定位置、角度、预紧和限力方式对乘员胸部损伤有影响，因此针对不同性别、体型的乘员安全带设计主动调节安全带可能是未来的发展方向。安全气囊目前也被广泛应用，它可在碰撞瞬间点爆，利用气体压缩变形达到吸收冲击载荷保护乘员的目的，但必须配合安全带使用。不合理的气囊缓冲特性和使用方式也有可能造成乘员的伤害，所以越来越多的研究开始关注气囊缓冲特性的优化和控制。气囊的折叠方式也是影响气囊防护效能的重要因素，传统的气囊折叠方式为对称折叠，乔维高等指出传统的气囊折叠方式会对人体造成很大的损伤,因此他建立模型评估了星形折叠和环形折叠气囊的防护效能。结果表明星形折叠气囊和环形折叠气囊对头部的保护更好。

目前有大量的研究证实头盔可以降低头颈部的伤害,但也有研究指出摩托车骑车人佩戴头盔与死亡率之间仅有微弱的、不是特别显著的联系,对于自行车骑车人死亡率几乎没有影响。重庆地区一项针对摩托车驾驶员的调查显示头盔的使用率达到了 70%,但头颈部损伤仍是造成摩托车人员伤亡的最重要原因。早在 1989 年我国就制定了摩托车乘员头盔强制性国家标准,但市面上很多假冒伪劣头盔的材料及设计性能满足不了防护要求,还存在大量驾驶员为规避检查虽携带头盔但未正确佩戴。

第二节　其他交通伤的死因分析

一、铁路交通伤的死因分析

如前所述,铁路交通伤不仅包括撞击性创伤,而且还包括烧伤、爆炸性损伤、中毒等,因此,死亡原因是多种多样的。相比之下,机械性创伤是主要的致死性损伤,其中以颅脑伤为主的多发伤最为多见,其他如内脏破裂所造成的大出血,或腹腔空腔脏器破裂造成的腹膜炎等感染并发症,也是重要的死亡原因之一。碾压伤是铁路交通伤中一种特征性的损伤,如内脏受碾压,常可立即致死。在某些特定情况下,烧伤、爆炸伤、中毒等可成为主要的致死原因。

二、航空交通伤的死因分析

航空交通伤的死亡原因为严重的创伤、烧伤和吸入性损伤。在高空发生空难时,人员多发生躯干和肢体离散性毁损伤;低空发生事故时则以颅脑伤为主的多发伤或胸腹腔脏器破裂等严重创伤为主要死因;着陆事故时,除严重创伤外,烧伤常是主要的死亡原因。在燃烧过程中,未逃出舱外的人员也可能因吸入性损伤而致死。

三、水运交通伤的死因分析

水运交通伤的主要死亡原因是淹溺,其次为颅脑伤和其他严重创伤。油轮着火或爆炸时,主要死因为烧伤、爆炸伤和吸入性损伤,也可因严重创伤致死。江河内的水运交通伤,绝大多数系淹溺致死。

四、高原道路交通伤的死因分析

据 1 894 例青藏高原道路交通伤分析,高原缺氧和疲劳驾驶是造成交通事故的主要原因,在缺氧和疲劳的条件下,易发生肺水肿等高原病,重症可致死。

(邱金龙)

参 考 文 献

[1] MAHDIAN M,SEHAT M,FAZEL M R,et al. Road traffic deaths in Kashan region,Iran:An eight-year study (2006-2013)[J]. Chin J Traumatol,2018,21(1):54-57.

[2] EVANS L,REDELMEIER D A. Traffic deaths before and after birth[J]. Eur J Obstet Gynecol Reprod Biol,2015,194:258-259.

[3] MARTIN A,LLOYD M,SARGENT G,et al. Are head injuries to cyclists an important cause of death in road travel fatalities? [J]. Journal of Transport & Health,2018,10:178-185.

[4] ROUDSARI B S,SHARZEI K,ZARGAR M. Sex and age distribution in transport-related injuries in Tehran[J]. Acci-

dent Analysis & Prevention,2004,36(3):391-398.

［5］VANLAAR W,MAINEGRA HING M,BROWN S,et al. Fatal and serious injuries related to vulnerable road users in Canada[J]. J Safety Res,2016,58:67-77.

［6］TORO K,HUBAY M,SOTONYI P,et al. Fatal traffic injuries among pedestrians,bicyclists and motor vehicle occupants[J]. Forensic Sci Int,2005,151(2-3):151-156.

［7］WELSH R,MORRIS A,HASSAN A,et al. Crash characteristics and injury outcomes for older passenger car occupants [J]. Transportation Research Part F:Traffic Psychology and Behaviour,2006,9(5):322-334.

［8］VALENT F,SCHIAVA F,SAVONITTO C,et al. Risk factors for fatal road traffic accidents in Udine,Italy[J]. Accident Analysis and Prevention,2002,34(1):71-84.

［9］王谦,俞祥海,胡湘林,等. 1 894 例青藏高原道路交通伤分析[J]. 中华创伤杂志,2004,20(3):136-138.

［10］张天增. 火车创伤 2 000 例分析[J]. 创伤杂志,1989,5:139.

［11］张鸿琪,周国泰,张愈. 灾难医学[M]. 北京:北京医科大学中国协和医科大学联合出版社,1993:721-722、758-764、861-862.

［12］李继光,王炳顺,时景璞,等. 沈大高速公路交通伤基本流行病学特点[J]. 中华创伤杂志,1998,14(5):320-323.

［13］赵小刚,马岳峰,江观玉,等. 浙江省高速公路交通事故伤亡特点分析[J]. 中华创伤杂志,2003,19(11):680-681.

［14］高洪谦,孙明石. 火车碾压性截肢的病变特征及处理[J]. 中华创伤杂志,1993,9:103.

［15］AMA Council Report. Automobile-related injuries[J]. JAMA,1983,249:3216.

［16］ASHTON SJ,MACKAY GM. Pedestrian injuries and death[M]//Mason JK. The pathology of violent injury. London:Edward Arnold Press,1978:56-74.

［17］CAMERON PA, RAINER TH, MAK P. Motor vehicle deaths in Hong Kong: opportunities for improvement[J]. Journal of Trauma and Acute Care Surgery, 2004, 56(4): 890-893.

［18］HUTCHINSON TP ,HARRIS RA. Recent trends in traffic injury[J]. Injury, 1978,10(2):133-138.

第十三章　道路交通伤实验研究技术

Abstract

The mechanisms for traffic injury were complicated，and may be affected crash types，status and posture of the injuries，position of the accidents，in which the injury patterns may differ in different crash conditions. Biological tissue material property may play a key role in researching in injury mechanism and reconstruction. The influence of the injury by injury mechanical parameter and study method should be concerned during testing. For the experiments，therefore，the improved and optimized methods，reasonable experimental models，and research purpose should be done to address ideal data to enhance the prevention and treatment the injuries.

交通伤发生过程很复杂，受车祸发生形式、人员所处姿势、状态、位置和环境（如高原）等多种因素影响，不同伤害条件会导致不同的损伤类型和伤情；此外，生物组织材料力学特性对交通伤损伤机制及力学建模有重要影响。交通伤实验研究须考虑多种致伤物理参数和致伤方式对损伤产生的影响，并不断完善交通伤实验方法，合理选择实验模型和致伤对象，以获取可靠实验数据，从而促进交通伤防治研究。

第一节　道路交通伤的致伤物理参数

衡量交通伤的致伤物理参数须根据实验方法和实验对象来确定，主要的致伤物理参数有 3 类，即撞击物理参数、惯性致伤力学参数和力学响应参数。

一、撞击物理参数

撞击伤的发生机制是：外力作用下生物组织发生变形，当变形量超过组织的耐受极限时，即可导致组织结构或功能的破坏。衡量撞击的致伤物理参数主要有以下几个。

（一）撞击速度

撞击速度（impact velocity）指撞击物在与体表接触的瞬间所具有的相对于生物体的运动速度。在实验中多通过高速摄像和激光测速系统进行测定。

（二）撞击力

撞击力（impact force）即撞击物撞击机体的力，根据牛顿第三运动定律，撞击物撞击机体的力等于机体施加给外界物体的反作用力，其方向与撞击物的运动方向相反。因而，可依据牛顿第三运动定律计算出撞击力

$$F = M \times a$$

式中，F 为撞击力，单位为 N（牛顿）；M 为撞击物质量，单位为 kg；a 为撞击物的加速度，单位为 m/s^2。

（三）撞击能量

撞击能量（impact energy）指撞击物在与体表接触的瞬间所携带的动能，可由撞击物的质量和该瞬间的速度计算。

$$J = \frac{1}{2}Mv^2$$

式中，J 为撞击动能，单位为 J；M 为撞击物质量，单位为 kg；v 为撞击物的瞬时速度，单位为 m/s。

（四）撞击动量

撞击动量（impact momentum）即撞击物的质量与撞击速度的乘积。

（五）撞击冲量

撞击冲量（impact impulse）是撞击力和撞击作用时间的乘积。

$$I = F \times t$$

式中，I 为撞击冲量；F 为撞击力，单位为 N；t 为撞击作用时间，单位为 s。

（六）撞击物的形状与撞击面积

撞击物的几何形状及其与机体接触面的几何面积。

（七）撞击压缩量

撞击压缩量指二次锤撞击到机体后继续向前运动（压缩机体）的距离。

（八）压力

压力（pressure）是以液体或气体作为介质致伤时压力的实验参数，即单位面积上的力。

二、惯性致伤力学参数

机体受到外力作用后保持惯性出现加速、减速或者旋转加速，将出现加速性损伤。为准确模拟机体遭受外力作用后的惯性运动，一些致伤装置也将直线加速度或旋转加速度作为致伤的物理参数。

1. 直线加速度（linear acceleration）　可由专门的加速度传感器或高速摄像进行测量，其单位用 m/s² 或 g 表示。

2. 旋转加速度（rotational acceleration）　以角速度的微分方法获得，单位为弧度/s²。

三、力学响应参数

机体响应外力载荷作用，发生变形，撞击伤的力学响应参数应力/应变常被用于预测机体损伤，但由于机体（特别是颅脑）应力/应变测试异常困难，作为响应变形边界条件的压力也经常被用于量化机体损伤。

（一）应变

物体在外力作用下发生的形变称应变。根据物体长度和角度将形变分为线应变和剪应变两种。

1. 线应变　物体在正应力作用下发生的长度变化称为线应变或正应变。物体长度伸长时的线应变称为拉应变，物体长度缩短时的线应变为压应变。

2. 剪应变　物体在剪应力作用下发生的形状改变称剪应变。剪应变以角度变化来表示，其度量单位是弧度。

（二）应变率

应变率是指应变对时间的导数，反映的是变形发生的速度，称线应变率和剪应变率。

（三）压力

交通伤实验时生物体内压力可出现正、负压，以 kPa 为单位。

第二节　道路交通伤的致伤方法及进展

交通伤则是指交通参与者在交通事故中所受到的伤害,主要指人体与车体的某些部位或道路等结构间相互撞击引起的损伤。因车体爆炸燃烧所致的烧伤、毒气中毒以及精神创伤也可列入交通伤研究范畴,但本章节中不包含该内容。交通伤实验研究技术是随着科学技术的发展而不断完善,经历了由简单到复杂、静态到动态以及局部到整体的发展过程。

一、早期实验方法及装置

交通伤研究起源于第一次世界大战期间,美国飞行员 H. De Haven 发现战斗机撞击事故中安全带搭扣和飞机座舱其他部位常引起损伤;15 年后他证实橡胶挡风玻璃雨刷可防止金属雨刷所致的前额部穿透伤和面部划伤。二战后不久,机械师 J. P. Stapp 通过加速滑车撞击实验,对人体损伤耐受性进行了初步研究。1970 年美国 Moseley 等把一块 5.1cm 厚的泡沫橡胶垫缚于狗右侧胸腋下部分,其上固定一块直径7.6cm 的钢板,用手枪紧紧地抵住钢板进行射击,通过触发运动装置使射击发生在自主呼吸的吸气末。该模型可致肺实质发生广泛挫伤,伴有典型的 X 线片表现和心肺功能变化。数小时后解剖动物见右肺广泛出血,右支气管常存在积血。

二、系列生物撞击设备

20 世纪 60 年代末期,出现了简易的以重力或气体驱动重锤撞击动物的装置;在神经创伤研究中采用了一种液体冲击模型,即通过密闭管道中的液体将重锤的作用力传递给脑组织造成的损伤。随着研究的不断深入,人们注意到对生物体作用力的变化和精确控制是动力学效应研究中的关键,在撞击伤研究中需要建立一种理想的实验装置和模型,因此国内外研究机构相继研制了系列生物撞击装置。

(一)竖式生物撞击机

1. 可控生物系统撞击机　1974 年瑞典学者研制成功可控生物系统撞击机并运用到撞击伤实验研究中。该机的结构主要由塔体和撞击平台两部分组成。塔体装有垂直管道和导向索,重锤可在重力加速度作用下沿管道和导向索垂直落下。撞击平台部分包括钢制框架、二次锤、二次锤运动限位器和动物支撑架。撞击机的工作原理是:重锤从不同高度沿导向轨下落—驱动二次锤向下运动—撞击动物—致伤。通过调整重锤高度(0.1~25m)和质量(2~10kg)得到不同撞击速度(1~20m/s)和撞击能量;调整动物支撑架的高度及其与二次锤的相对位置来改变压缩程度;通过更换二次锤撞击头来得到不同的撞击形状和撞击面积。此外,在二次锤上安装有滑动式机械电位移传感器和加速度传感器,可分别记录到二次锤运动位移、体壁变形位移和二次锤撞击加速度三个参数的时间变化曲线。通过动物支撑架上的力传感器可记录撞击传递给机体的压力脉冲。该机的优点是重锤质量变化范围很大,适合大动物撞击伤实验研究;但由于驱动方式限制,撞击速度较低、撞击过程较长且撞击时程随高度变化以致难以控制撞击时相。

2. 竖式气、液动生物撞击机　以液压或气压驱动方式衍生出多种类型的竖式生物撞击机,目前广泛采用由高压气体驱动的竖式撞击机。由于有动力驱动,不需要重锤从很高的位置落下就可以产生较高的撞击速度,因而撞击机的体积大大缩小。气体驱动和液体驱动撞击机的结构和工作原理基本相同,主要由气体或液体通路、高压活塞、撞击锤(活塞)、测试装置和动物致伤台组成。活塞缸被活塞分为上、下两个腔,高压气体或液体进入上腔,推动活塞向下运动撞击动物,下腔内的气、液体经管路排出。在结构上活塞和撞击锤融为一体,活塞杆头端演变成了撞击头,并可根据需要把撞击头做成方向盘等所需形状,以便更直接地模拟机动车不同部位所致交通伤的发生过程。在活塞缸下腔头端装有吸能软垫,以阻止活塞继续向下运动,调节撞击压缩幅度。在上腔尾部装有位移测定装置,监测活塞的移动过程。在动物致伤架的平台下方装有力传感器,用于记录撞击过程中机体载荷受力过程和机体输出的压力脉冲。

由于气体具有压缩性,在活塞运动初期高压气体驱动活塞向前加速运动,随后逐渐变成匀速运动。而用液体驱动活塞时,活塞以恒定的运动速度撞击动物。竖式气、液动生物撞击机速度范围一般为 5~20m/s。

(二)水平式生物撞击机

水平式生物撞击机大部分以高压空气驱动撞击锤运动。1978 年美国密歇根州生物医学部机动车研究实验室的 Viano 等使用气体驱动式撞击机。该机的主体部分是气泡(与上述的高压气缸类似),启动触发装置时预充于高压腔内的高压气体驱动活塞向前高速运动撞击二次锤,二次锤向前运动撞击动物(或其他模拟物)。活塞向前运动距离为 10cm,二次锤重 23.4kg,由导向绳索悬吊,向前运动距离为 20cm。动物致伤架较竖式撞击机做了较大改进,一种形式是动物受撞击时可携带固定动物的小车一起沿滑轨向前滑动,另一种形式则是放置动物的滑车吊在可滑动的轨道框架上,直接撞击框架时,动物因惯性作用与滑动框架做逆向运动,撞击到固定在框架上的模拟方向盘引起损伤。

(三)国内研制的几种生物撞击机

陆军军医大学(原第三军医大学)在国内率先成功研制了系列生物撞击机,为撞击伤研究提供了良好的实验手段。

1. BIM-Ⅰ型立式生物撞击机　该机由撞击塔、缓冲台和动物致伤架三个部分组成,总重约 6t(图 13-1)。撞击塔由角钢焊接而成,外包防风薄板形成封闭结构。撞击锤质量能以 0.5kg 增量逐步增加,最大质量为 50kg,下落高度在 0.5~36.5m 可调。撞击锤升高到预定高度时可自动触发缓冲装置,使撞击锤沿垂直

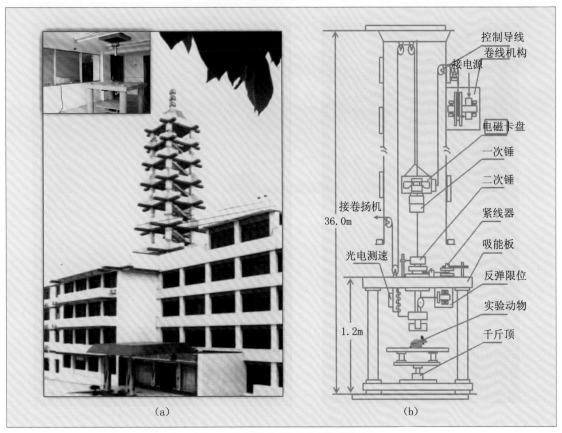

图 13-1　BIM-Ⅰ型立式生物撞击机
(a)实物照片　(b)示意图

导向钢丝下落并撞击二次锤。缓冲台由重约 1t 的台面、支撑台面的立柱、缓冲板及二次锤组成,主要功能是控制撞击压缩量和吸收撞击时产生的巨大能量。该机的最大撞击速度为 26m/s,可模拟的瞬间撞击速度为 90km/h。动物致伤架可灵活地固定动物,通过对其水平和垂直方向位置的调整,可实现对撞击部位和撞击压缩幅度的准确控制。

BIM-Ⅰ型立式生物撞击机设计有反弹限位机构,可有效避免动物遭受二次打击。

2. BIM-Ⅱ型水平式生物撞击机 该机主要由高速气炮、二次锤、动物致伤架、滑轨系统和测速系统等组成,总重量约 2t(图 13-2)。高速气炮贮气舱可承压 25MPa,实际工作压力≤10MPa,气动阀开启时间约为 2 毫秒,炮膛内径 50mm,长 1300mm,炮弹出膛时最大初速度可达 90m/s,可模拟速度≤320km/h 的撞击条件,通过二次锤能准确控制撞击压缩幅度。利用二次锤锤座作限位器,使发射的炮弹不能完全脱离炮膛,以避免炮弹与其他物体相互作用而损坏,炮弹可重复使用。为了适应不同种类动物撞击伤研究需要,炮弹和二次锤均有不同长度、不同质量可供选用,有几种不同形状的撞击头可供选用。

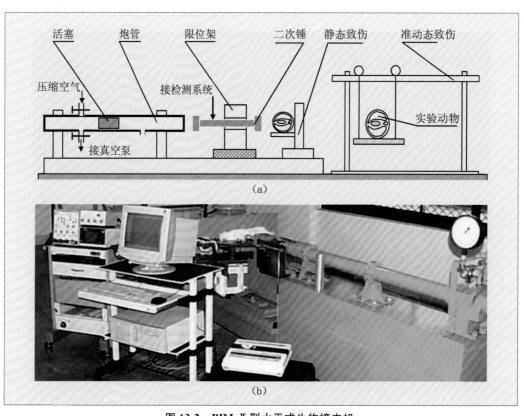

图 13-2 BIM-Ⅱ型水平式生物撞击机
(a)示意图 (b)实物照片

测速系统由测速台、激波管、光敏元件、显示屏、信号放大接收电路组成和分析处理软件组成,测定二次锤运动速度的误差≤1mm/s,完全满足生物实验测速精度要求。该装置根据实验方式不同可将撞击方式分为准静态和动态两种。准静态撞击方式采用固定的动物致伤架,动物受撞击时不能向前移动。在以生物力学测试为主的实验中,需要在动物体上布放许多传感器,因而大多采用准静态撞击方式。动态撞击方式致伤架的主体结构是滑轨系统,由水平滑轨、支架、滑车等组成,有效长度为 3.5m,高为 1.9m。将动物固定在滑车上,直接用二次锤撞击,动物受到撞击后可带动滑车一起向前运动。如在滑轨的前端安装挡板,动物向前抛掷、运动后可撞击挡板,造成加速度伤合并减速伤的动物模型。这种致伤方式可模拟行人被撞击抛掷后与路面或其他固定物发生二次撞击的情况。

3. BIM-Ⅲ多功能小型生物撞击机 该机是一套集柔性撞击、刚性撞击和细胞损伤于一体的多功能致伤装置及简易伤情评估系统(图 13-3)。采用空气动力学原理、微弱信号检测技术和机电一体化的方法研制而成,通过更换撞击头可实现柔性撞击、刚性撞击和细胞损伤,可对眼、脑、肺和细胞进行损伤实验研究。该机通过微机对致伤参数进行精确控制,可实时测试致伤参数,并对损伤前后的神经功能进行评估。具有操作简便、定量可控、重复性好、应用广泛等特点,可用于复制小动物不同部位、不同种类和不同程度的损伤模型。

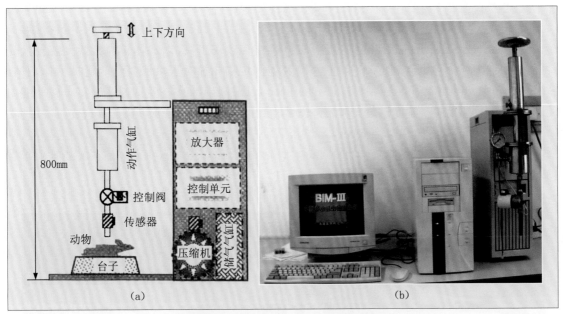

图 13-3　BIM-Ⅲ多功能小型撞击机
(a)示意图　(b)实物照片

三、碰撞实验滑台

　　毋庸置疑的是,交通伤的发生过程非常复杂,是一个动态过程,涉及实验对象整体致伤。为真实模拟事故交通事故的碰撞过程,国内外研究机构已研制了系列碰撞实验滑台。滑台碰撞试验通常以梯形波或半正弦波为标准碰撞波形来模拟交通伤的发生过程,分为减速滑台(冲撞式)或加速滑台(发射式)。但这些平台多以工科为主,其目的是为改进车辆碰撞安全性和加强人员防护提供实验依据或理论指导,而与医学(特别是临床医学)结合较少。

　　笔者所在实验室建立了基于轨道式生物撞击实验室(图 13-4),其目的是逼真模拟各种交通伤的发生

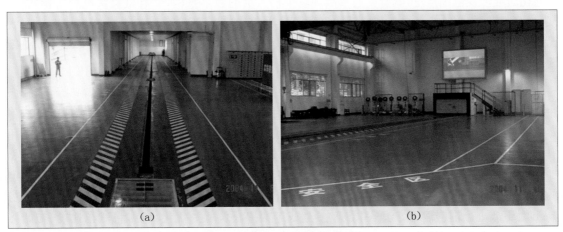

图 13-4　轨道式生物撞击实验室
(a)跑道　(b)碰撞大厅

过程,进一步开展创伤发生机制、防护与救治研究。轨道式生物碰撞试验平台由场地设施、轨道系统、电机牵引及控制系统、测试系统、照明系统和生物台车等部分组成。实验室碰撞条件符合美国 FMVSS 及欧洲 EEC 和中国 CMVDR294 等相关法规的基本要求,当碰撞速度≤64km/h 时,速度控制精度≤±2%,最大牵引加速度不超过 0.5g,平均牵引加速度不超过 0.3g;最大碰撞速度可达 120km/h。实验室已模拟汽车驾乘人员、摩托车手以及行人进行了系列生物碰撞实验,实验室还兼顾整车及零部件碰撞实验。

四、实车碰撞实验

在大型交通事故/交通伤试验研究中,以真实汽车作为致伤工具,以尸体、动物、假人装置为受试对象,逼真地模拟汽车与行人相撞、车与车相撞、车与其他固定物相撞时人员所受到的机械力作用情况,并通过多维高速摄像及各类传感器进行详细记录和分析。目前国内外有很多具备开展实车碰撞能力的实验室,已进行了大量汽车实车碰撞试验。实车碰撞试验数据可靠,真实性强,是防护设备验证或评估有关安全标准的可靠手段。笔者所在实验室曾以车辆搭载动物或尸体进行汽车前向碰撞、侧向碰撞、汽车碰撞护栏以及安全气囊弹出等对车辆乘员伤害进行了研究(图 13-5)。然而,实车碰撞实验场地要求费用昂贵,重复开展生物实验研究比较困难。

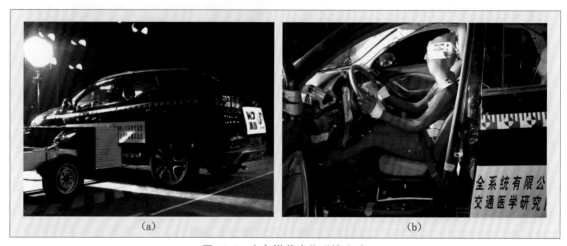

图 13-5　实车搭载生物碰撞实验
(a)侧面碰撞实验　(b)车内搭载尸体

五、计算机模拟仿真试验

交通伤研究涉及范围广泛,既有交通事故现场损伤人员的数字重构,又有试验室里的生物致伤试验,还有某些单独脏器的损伤生物力学研究等。在理论模型复杂甚至理论尚未建立,或者实验费用昂贵甚至实验无法进行时,计算机模拟仿真试验就成为求解问题的主要或唯一手段,迄今已有多种计算机模拟方法和软件系统可用于交通医学研究。

(一)冲量/动量方法

冲量/动量法是进行真实事故数字重构的最常用手段之一。该方法根据刚体平面碰撞理论,将汽车简化为单质量三自由度的平面碰撞模型,并假设碰撞前后汽车在平坦、规则的水平路面上运动,利用碰撞过程中汽车的线动量和角动量守恒原理,通过回弹系数来考虑由于变形原因而导致的能量损失。

PC-Crash 是基于冲量/动量原理的典型软件。该软件除了可以对机动车-机动车、机动车-固定物等碰撞事故进行数字重构外,还可以对机动车-行人、机动车-柱体和翻车等事故类型进行数值模拟计算。PC-Crash 对事故进行重构常用方法是以制动痕迹或车辆停止位置为优化目标,将汽车速度、初始接触位置、回弹系数、摩擦系数等参数作为优化变量进行反复迭代计算,当计算结果与真实事故情况吻合时,则认为该状态下所对应的各项参数与真实情况最为接近,最后依据计算机模拟结果对事故成因以及人员致伤进行分析。

（二）能量/变形方法

汽车碰撞事故中车辆变形量大小取决于碰撞能量，而碰撞能量与两车碰撞时相对速度有关系，以车辆变形来推断车辆碰撞速度和估计碰撞接触点，成为车辆碰撞事故数字化重构的一种重要手段。该方法以车辆变形量为优化目标，以汽车碰撞速度、初始接触方位、运动轨迹、摩擦系数、制动力等参数作为优化变量进行反复迭代计算，当计算得到的车辆变形量与真实事故情况吻合时，则认为该状态下所对应的各项参数与真实情况最为接近。

基于能量/变形原理的一款典型软件是 SMAC(simulation model of automobile collisions)，该软件程序最初由 Cornell Aeronautical 实验室的研究人员在进行汽车碰撞事故重构可行性研究时创立。20世纪70年代初，由美国国家道路交通安全局开始资助研究开发此计算机应用程序，并于1974年开发成功，这就是 NHTSA SMAC 或者 Original SMAC。后来在其他一些社会组织的资助下，于1986年研发了 PC 版的 SMAC 程序。直到1994年，一直作为 NHTSA SMAC 的研究者和使用者的 Raymond R. McHenry 和 Brian G. McHenry 对原来的 SMAC 软件进行了改进和加强，就是目前的 M-SMAC。

（三）多刚体动力学方法

车辆和人体由许多功能单元组成，研究这些复杂系统时，往往把构成系统的各功能单元简化为刚体，而刚体之间通过"铰接"连接，从而得到"多刚体系统"。多刚体动力学方法用刚体、无质量的弹簧、阻尼和各种动态铰链来描述系统的动态响应，是将刚体力学、分析力学和计算机技术相结合的力学分支。同传统的动力分析相比，多刚体动力学可以对大位移系统做运动分析，能够更好地处理非线性问题。多刚体动力学方法是人体损伤分析的有力工具，把其应用于交通伤研究时，将起到通用性强、可计算大位移运动和计算速度快等优点。

TNO 推出的 MADYMO(mathematical dynamic model)软件是基于多刚体动力学方法的常用软件。在 MADYMO 软件中通过建立相应的模型来预测碰撞中乘员/行人损伤程度及汽车结构的动力学和动力学特征。通过 MADYMO 所建立的模型是一组彼此之间用不同类型的铰链连接起来的多个刚体，一般形成一个开环的树形结构，通过定义铰链的自由度、约束力、约束刚度和刚体的惯性得到多体系统的刚体动力学模型。模型的形状由平面、柱面、椭球或超椭球等基本刚体形状组成，它们构成了多刚体模型的接触表面。

MADYMO 软件除可以用来计算加速度、位移和接触力外，还提供了一些人体伤害指数的计算。例如头部伤害指数(HIC)、严重程度指数、胸部合成加速度值、胸部伤害指数、黏性指数和大腿骨轴向载荷等。虽然 MADYMO 的设计初衷是研究车辆碰撞力学，但它现在被应用于分析其他交通工具的碰撞如列车、飞机、摩托车和自行车等，同时该软件也被用于评估不同约束系统的适用性，如安全带及安全气囊等。

（四）有限元法

有限元法的基本思想：假想把连续系统分割成数目有限的单元，单元之间只在数目有限的指定点（称为节点）处相互连接，构成一个单元集合体来代替原来的连续系统。在节点上引进等效载荷（或边界条件），代替实际作用于系统上的外载荷（或边界条件）。

对每个单元分块近似的思想，按一定的规则（由力学关系或选择一个简单函数）建立求解未知量与节点相互作用之间的关系。把所有单元的这种特性关系按一定的条件（变形协调条件、连续条件或变分原理及能量原理）集合起来，引入边界条件，构成一组以节点变量为未知量的代数方程组，求解之就得到有限个节点处的待求变量。

有限元法的特点是：概念清楚，容易理解；适应性强，应用范围广泛；采用矩阵形式表达，便于编制计算机程序，可以充分利用高速数字计算机的优势。但有限元法也有相应的缺点，即必须首先编制（或具有）计算机程序；有限元计算前的数据准备、计算结果的数据整理工作量相当大。所幸的是，由于有限元法计算过程的规范化，国内外已有大量有限元求解器，如 ANSYS/LS-DANA、ASKA、NASTRAN、

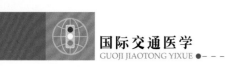

MARK、ABAQUS 等;另外,现已有多种功能强大的前、后处理器可以完成有限元计算的数据处理。

第三节　道路交通伤实验参数的测试

随着近年来光学、电子和计算机技术的发展,许多高灵敏度和高精密度传感器、高速摄影装置被运用到实验测试中,大大提高了测试的准确度,其对交通伤研究起到了很大的推动作用。

一、传感器测试

交通伤研究中,颅脑损伤发生率高、危害严重,颅脑损伤生物力学是国内外研究热点问题。但颅脑解剖结构复杂,颅脑损伤生物力学测试异常困难。姜燕平就曾对传感器测试颅脑损伤的力学参数这一问题进行综述。Hardy 等研制出二维中密度加速度传感器(NDA-2)和三维中密度加速度传感器(NDA-3),将它们按一定阵列植入尸体脑内,用于测定脑组织某一位点的加速度,可获得颅脑三维成角运动方面的参数。此外,还介绍了一种刚性体运动传感器阵列(RBKTA),主要由 24 个压敏电阻加速计组成,其中 18个切向定位,6 个径向定位,成对加速计之间的距离分别为 15mm、30mm 和 45mm,这种排列有利于三点线性回归分析。RBKTA 利用切向加速与径向加速的差值进行差分线性回归,以确定角加速度和线加速度,并利用径向加速度的差分求出角速度。NDA-3 与 RBKTA 的结合使用,是研究头颅撞击运动学的较好方法。韦恩州立大学研制的 9 列矩阵加速度传感器(3-2-2-2 法)已被用于假人头部旋转加速度测量。

二、摄影测量法

摄影测量法的原理是通过用高速摄像拍摄记录致伤瞬间试验对象的运动和变形,而后通过分析相应的标志点获得试验对象的运动和变形信息。Margulies 在人及狒狒颅腔内安置栅状丝制网,其内充以透明的凝胶替代脑组织,用高速摄像机拍摄各瞬间颅内栅网变形、移位情况,对颅脑结构的物理模型进行了冠状面旋转加速负荷的生物力学分析。发现替代脑变形情况与尸检或实验动物 DAI 病理特征相像,在空间分布上相当吻合,揭示了旋转载荷下脑内剪应力与组织损伤密切相关,并通过插值的方法推算出了人出现 DAI 的损伤阈值。

韦恩州立大学 Zhang 等在开展钝物对人尸体头颅枕骨撞击的实验前,用金属球和薄壁管制成宽2.3mm、长 3.9mm 的和大脑密度接近的标志物。撞击过程中将标志物置于大脑中,采用高速 X 光机(250帧/s)对颅脑的冲击历程进行拍摄。通过对这些标志物的运动轨迹进行分析,发现标志点的位移不超过5mm,且还进一步研究了颅-脑的相对位移,其研究结果为损伤机制的研究和数值模拟提供了珍贵的原始资料。

本实验室还采用光弹性法对模拟人体颅脑撞击过程进行了碰撞试验,观察颅脑受撞击时颅内不同位置的剪应力变化,发现应力最大部位(应力集中点)在闭合性颅脑损伤中是发生骨折、脑挫伤、撕裂损伤的常见部位,表明剪应力是造成该损伤的主要原因。为探讨一种基于微泡技术的测试方法,笔者所在课题组用高分子材料制作了透明颅骨,用硅脂调制出了透明脑组织,以此研制出透明头颅模型。实验前,在脑组织内注入空气形成微气泡,用高速摄像拍摄撞击头颅瞬间颅内气泡的变化过程,该试验直观地观察到了颅脑在撞击过程中的颅内压力分布和应力波传递过程,通过对气泡体积大小进行分析,可以定量计算出颅内压力变化过程,而分析气泡的空间运动状况,则可获取颅-脑的相对位移。

三、生物组织材料静态、动态力学测量

交通伤防护研究需要对组织材料属性进行细致研究,了解其力学响应特性,以期为碰撞假人研制或

数字模型开发提供基础数据支撑。生物组织属于黏弹性材料,具有显著率变特性。生物组织包括骨和软组织,生物组织材料力学实验分为静态和动态两种。

1. **静态力学测试** 生物组织静态力学测试一般是用材料力学试验机来开展。完整长骨力学测试多采用三点弯实验,为消除应力集中现象,有时也采用四点弯实验方式;脊柱生物力学研究,则采用扭转材料力学试验机。为研究骨组织结构材料力学特性,需要对骨骼进行切割,制作骨密质或骨松质材料试件,以开展拉伸或压缩力学试验。制作骨试件时,切割速度不应过快,以免试件温度过高引起骨组织材料被破坏。笔者研制了用于骨骼试件加工的夹具,加工出规则的骨试件,就不同保存条件(干燥、防腐和新鲜)骨力学特性进行了系列研究。

脑组织在生物软组织力学试验中研究最广泛,其测试方法根据加载方式分为拉伸、压缩和剪切。软组织材料力学试验应注意样本保存条件对实验结果的影响,样品形状尺寸对试验结果的影响也应引起足够重视。拉伸试验时,试件夹持比较困难。韧带拉伸试验可采取折叠缝合方法进行;脑组织拉伸试验,则可用手术胶将试件粘贴在拉伸夹具上,待粘贴牢固后再行试验;开展脑组织压缩试验时,应注意脑组织试件两端约束方式:试件与力学试验机光滑接触,则成为自由端面状态;若试件与力学试验机为粗糙界面耦合,则视试件端面为约束状态。两种试验方式对应的材料力学本构方程建模方法存在差异。

2. **动态力学测试** 高速撞击会在体内产生应力波,其力学属性已超过静态材料力学测试范围,还需要开展生物组织材料动态力学试验。测试生物组织材料在高应变率下的应力应变行为通常使用分离式Hopkinson压杆装置(split hopkinson pressure bar)和分离式Hopkinson拉杆装置(split hopkinson tension bar),简称SHPB和SHTB实验装置。

生物材料波阻抗低,输入杆信号较难透过生物试件输入透射杆,且实验试件很难达到应力平衡。实验中,一般通过以下实验方法来达到应力平衡:应用中空杆或聚氨酯材料来降低入射杆、投射杆波阻抗;降低试件厚度,减少应力平衡时间;选择合适的整波器,延长入射波上升时间;用半导体传感器,提高透射信号信噪比等。

第四节 道路交通伤的实验研究对象及模型选择

交通伤/创伤的发生是一个十分复杂的过程,建立理想的实验模型是交通伤研究中的一项重要内容。对实验模型的研究和分析应达到以下目的:一是有益于根据研究目的选择最适用的模拟物;二是选择适合于模拟物的最佳试验环境,并根据模拟内容的要求对模拟物进行特意性的修饰或改进;三是有益于对新的模拟系统的相对价值进行评估;四是量化的模拟物应能恰当地解释由其他类型的模拟物所得到的试验结果。

交通伤研究内容十分广泛,包括创伤的发生机制、创伤防护和治疗等,因而在创伤模型的选择上须考虑以下几方面问题。一是创伤发生的生物力学,用物理学和工程学方法阐明力的作用特点及生物体的动力学响应过程;二是生物体和外环境物体间的相互作用,阐明生物体和外环境物体间能量的相互转化和传递过程;三是损伤发生模式,阐明生物体和外环境物体间相互作用过程中,生物体大体解剖结构和超微结构的损伤特点及发生机制;四是继发损伤模式,了解继发于大体或超微结构破坏之后机体在生理学和生物化学方面的变化,这是器官或系统功能障碍的主要表现;五是创伤的临床研究,寻找促创伤修复的最佳治疗措施。目前常用的研究对象及模型有以下几种。

一、动物实验模型

根据研究目的不同可选用不同动物进行实验。从撞击机被运用到交通伤研究以来,已有鼠、兔、狗、猪和羊等动物被用于研制交通伤动物模型。目前,已有少量的大动物如猪和羊被用于碰撞试验研究,为满足生物试验的数量要求,兔已被广泛应用于生物碰撞试验研究中。此外,笔者复制出闭合性分级颅脑撞击伤大鼠模型,开展了急进高原颅脑交通研究,发现急进高原颅脑损伤阈值低。

二、人体模型

自愿受试者主要用于驾驶舒适性和非致死性的动力学试验。美国的陆军上尉 John Paul Stapp 被公认为自愿者活体人体实验第一人。为测得飞行员跳伞时到底能承受多大的加速度,医生出身的 Stapp 多次在自己身上试验,测得胸部的受载加速度高达 40g 时还"感觉良好"。Stapp 自愿者的实验数据为人体撞击的耐受极限提供了依据,为后来的人体胸部损伤的损伤标准的制定提供了参考。可从事故中的幸存者入院记录和受害者尸体解剖结果结合事故重构来获取交通伤的损伤生物力学参数;新鲜尸体(死亡后存放时间<2小时)的某些部分可用于生物力学试验;防腐尸体则主要用于解剖学研究和部分生物力学测试。随着社会发展,受伦理道德限制,开展大量尸体试验已越来越困难,但少量尸体撞击试验仍然是交通伤研究所必需的。现有人体损伤耐限多是根据 20 世纪 60—70 年代的尸体撞击试验获得的。

三、物理模型

用于交通伤研究的物理模型又可被叫作人体模拟装置(anthropanalogous devices)。这类装置能在一定程度上模拟人体的生理解剖结构。它们种类繁多,从简单的几何模拟物到复杂的具有器官结构的复合装置、电子机械亚系统等,都属于人体模拟装置。依据它们与人体近似情况可分为 4 类:人体测量学(anthropometric)近似、人体形态学(anthropanalogous)近似、人体拟态学(anthropomimetric)近似(姿态和大多数行为特点上的近似)、损伤反应(anthropoidentic)近似。

用于交通伤研究的碰撞假人装置主要考虑的因素是:物理特性与人体相似、对撞击的响应与损伤的发生和损伤严重程度间的相关。目前应用广泛的 Hybird Ⅲ 假人装置在种类和功能上都比以往所使用的假人有了进一步的完善。根据身材、性别和撞击方式,研制了高大身材的男性假人装置、中等身材的男性假人装置、中等身材的女性假人装置、儿童假人装置、婴儿假人装置以及侧向撞击假人装置等多种规格的假人装置,一方面为评估汽车安全提供了测试装置,同时也为撞击伤的生物力学研究提供了理想手段。

研究人员为研究人体重要脏器的损伤生物力学参数,一些与人体组织有相似生物力学特性的材料也被开发出来,激光快速成型(RP)技术也被用于构建人体重要脏器。为研究头颅的损伤生物力学参数,光弹性模型以及透明头颅模型也被研制出来。总之,人体物理模型的构建和使用在交通伤研究中具有十分重要的意义。

四、数学模型

人体创伤的实验研究有它很大的局限性。首先,使用人尸会受到来自社会伦理的质疑和抨击;使用动物也会受到来自动物保护者的反对。这些意见极力反对用人尸或动物做碰撞试验,给已经是十分困难的试验标本来源造成更大的困难。其次,出于受实验测量技术的限制,在实验生物体中安装测量传感器是非常困难的,非接触测量(如激光测量)在损伤生物力学的动态实验应力测量中目前还找不到用武之地。所以要想测得生物体组织中的应力或应变绝非易事。数学模型能与实验模型起到互补的作用。实验模型得出的结果往往需要通过数学模型转换而用于安全防护设计。与通过实验来研究人体损伤相比,用数学模型来研究人体损伤有着耗资小、风险低、见效快等特点。

根据研究目的的不同,所建立人体数学模型可以是整体模型,也可以是局部模型。在早期的模拟计算中,用简单的质量块来代替人体,用弹簧-阻尼系统来反映安全带的力学行为。有限元假人模型是利用有限元网格离散人体组织。有限元法的引入把交通医学研究推向新的高度。从理论上讲,有限元网格划分得越复杂,假人的计算精度就越高,但是计算的成本也随之增加。人体有限元计算模型先是从局部模型开始,最早的模型应是人体头部有限元的分析和研究。这方面的研究最早可追溯到 20 世纪 60 年代。那时的计算机技术尚不发达,因而所建立的模型大多简单化。

1997 年启动的欧盟第四框架计划项目"HUMOS 人体有限元模型"通过研究和总结人体几何学、运动学、生物力学等方面的知识以及相应的仿真方法,建立了大规模的有限元模型包括人体骨骼、肌肉、韧带、皮肤、胸腹脏器以及脑组织等,而且经过了严格的实验验证,具有较高的逼真度。随着计算机科学迅猛发展,有限元数字模拟人模型大有取代耗资昂贵、麻烦种种的实验尸体模型之势。迄今已建立多种人体全身有限元模型,如 THUMS、GHBMC 等,其在交通伤损伤机制、力学响应以及损伤评价等方面得到广泛应用,但每种模型无可避免地都有适用范围,因此,对于交通伤研究的模型选择和评价则应遵循 Pince 等提出的 3 条标准:模拟物与人体的一致性、模型的可行性和模型在实验使用中的局限性。

(赵　辉)

参 考 文 献

［1］王正国. 交通医学［M］. 天津:天津科学技术出版社,1997.

［2］王正国. 现代交通医学［M］. 重庆:重庆出版社,2011.

［3］付小兵. 中华战创伤学(第 8 卷):特殊致伤原因战创伤［M］. 郑州:郑州大学出版社,2016.

［4］刘盛雄,尹志勇,赵辉,等. 颅脑模型减速撞击过程中脑组织受力特点的研究［J］. 医用生物力学,2009,24(6):64-68.

［5］李人宪. 有限元法基础［M］. 2 版. 北京:国防工业出版社,2004.

［6］金先龙,张晓云. 交通事故数字重构理论与实践［M］. 北京:人民交通出版社,2007.

［7］姜燕平,刘宝松,王正国,等. 模拟颅脑受撞击致伤时颅内应力的光弹性法测定［J］. 中华物理医学与康复杂志,1999,21(4):233-236.

［8］赵辉,尹志勇,王正国,等. 兔正碰交通伤的实验研究［J］. 第三军医大学学报,2007,29(17):1657-1659.

［9］赵辉,陈蓉,尹志勇,等. 首例基于中国可视化人体图像的头颅有限元模型的构建［J］. 生物医学工程学杂志,2010,27(4):882-886.

［10］郭晓丽,朱佩芳,王正国,等. 汽车正向碰撞所致交通伤的实验研究［J］. 中华创伤杂志,2005,21(5):378-380.

［11］赵辉,尹志勇,王正国. 中国高原道路交通伤研究现状分析［J］. 中华创伤杂志,2016,32(4),373-375.

［12］ZHAO H,YIN ZY,XIANG HY,et al. Preliminary study on alternations of altitude road traffic in China from 2006 to 2013［J］. 2017,doi:10. 1371/journal. pone. 0171090.

［13］WANG H,ZHU XY,LIAO ZK,et al. Novel-graded traumatic brain injury model in rats induced by closed head impacts［J］. Neuropathology,2018,Sep 5. doi:10. 1111/neup. 12509.

［14］XIONG Y,ZHAO XL,XIANG HY,et al. Biomechanical Responses and Injury Characteristics of Knee Joints under Longitudinal Impacts of Different Velocities［J］. Applied Bionics and Biomechanics. 2018,doi. org/10. 1155/2018/1407345.

［15］GUAN SS,LIAO ZK,XIANG HY,et al. Experimental Study of Thoracoabdominal Injuries Suffered from Caudocephalad Impacts Using Pigs［J］. Applied Bionics & Biomechanics. 2018(4):1-10.

［16］WANG QL,XIANG HY,GUAN SS,et al. A study of thoracoabdominal injury of immature pigs restrained by various belts in front crashes［J］. International Journal of Crashworthiness. 10. 1080/13588265. 2018,1479010.

［17］JESSE RUAN,EL-JAWAHRI R,CHAI L,et al. Development and Validation of a Finite Element Human Thorax-Abdomen Model for Side Impact［R］. Proceedings of Nafems World Congress 2003,Orlando,Florida,2003,May 27-31.

［18］LEE JB,YANG KH. Development of a finite element model of the human abdomen［J］. Stapp Car Crash Journal,2001,45:79-100.

［19］SHAH CS,YANG KH,HARDY WN,et al. Development of a computer model to predict aortic rupture due to impact loading［J］. Stapp Car Crash Journal,2001,45:161-182.

［20］MELANIE FRANKLYN,PETER VEE SIN LEE. Military injury biomechanics:the cause and prevention of impact injuries［M］. CRC Press/ Taylor & Fracis Group,2017.

第十四章　道路交通伤生物力学研究

Abstract

The research of head impact biomechanics has become one focus in the domain of impact biomechanics because the high incidence and mortality rate of head impact injury in traffic accidents. This part introduced the head impact injury biomechanics that included head gross anatomy and mechanical properties，experimental models of head impact research，mechanical mechanism of head impact injury，injury criteria and tolerance of head impact and future researching area.

第一节　头部伤生物力学研究

由于交通事故中颅脑撞击伤的高发生率和带来的高死亡率,对于颅脑撞击生物力学机制的研究已经成为碰撞生物力学领域的一个研究热点。本节主要介绍颅脑碰撞损伤生物力学相关内容,包括颅脑大体解剖、颅脑力学特性、颅脑撞击研究的实验模型、颅脑撞击损伤的生物力学机制、颅脑碰撞损伤的评判标准及其阈值以及未来研究展望等。

一、头部的解剖及力学特性

(一)头皮

头皮(scalp)从外向内由皮肤、筋膜和帽状腱膜组成,覆盖于颅骨外面(图 14-1)。头皮是人体皮肤中较厚的部分,可达 0.5cm,结构致密,弹性模量(正应力和对应的正应变的比值,描述材料抵抗形变能力的物理量)为 0.51~1.45MPa,是具有一定的抗压和抗拉能力的弹性组织。当受到牵拉时,该三层结构会作为一个整体发生位移。因此在头部受到撞击时,头皮可吸收一部分冲击能量,分散撞击力量以增大颅骨的承载面积,减轻撞击时的峰值载荷量,起着对颅骨和脑的保护作用。

(二)颅骨

颅骨(cranium)是人体骨骼结构中最复杂的部分(图 14-1),包括脑颅和面颅两部分。颅骨的厚度由 4mm 到 7mm 变化不一,平均厚度为 6.9mm,颅骨的厚度不均主要是由板障的厚度不一引起的。颅骨构成各部分复杂结构以容纳和保护脑、眼、耳、鼻及牙齿等组织或器官。脑颅由 8 块颅骨组成,其中不成对的从前向后有额骨、筛骨、蝶骨和枕骨,均位于脑颅的中间部位;成对的有颞骨和顶骨,位于脑颅的两侧。

颅骨的弹性模量为 6.5×10^3 MPa,既坚硬又具有一定弹性,构成一近似不可扩张的球壳,沿其表面方向的力学性质基本上各向同性,且内板与外板性能无明显差异。因此当颅骨受到撞击时,应力会被分散,同时产生一定程度的弹性变形,对撞击点压应力可起到缓冲效果。

脑颅的内侧面呈凹陷的穹隆状,相对比较平坦。颅底承托着整个脑,凹凸不平,与脑底面的结构相对应,形成阶梯式的前、中、后三个颅窝。由于颅底骨面不平整且强度相对较为薄弱,因此在头部受到撞击时很容易出现颅底骨折及脑底部损伤。

（三）颅缝

颅缝主要由大量的胶原纤维和小血管充填,其中胶原纤维为主要承力单位,其有方向性地连接于颅骨之间,冠状缝纤维的多向性加强了自身的稳定性。头部受暴力时,颅缝胶原纤维可连续吸收部分能量,缓冲了外力,减少了线性运动/空腔理论中的共振性空腔发生。

（四）大脑镰、小脑幕

硬脑膜很坚韧,其弹性模量为 $3.15×10MPa$,抗压抗拉性能均很强,镰刀状的大脑镰与顶篷样的小脑幕在颅腔内纵横呈三角面几何构造,几乎没有可移动性。大脑镰小脑幕的这种材料特性和结构特性,对脑的应力分布及应变改变很重要。有学者的研究结果表明,在头部受到撞击的情况下,去除大脑镰,则集中在胼胝体的剪应力减少 50% ,去除小脑幕,则集中在脑干嘴侧的剪应力减少 64% 。可见大脑镰结构主要影响剪应力在胼胝体的分布,而小脑幕主要影响剪应力在脑干嘴侧的分布。

（五）脑的被膜和脑脊液

脑的被膜有 3 层(图 14-1),从外向内为硬脑膜(dura mater)、蛛网膜(arachnoid membrane)和软脑膜(pia mater),它们起到保护和支持脑的作用。脑脊液是中枢神经内的一种无色透明液体,脑脊液充满于蛛网膜下腔,成为脑和脊髓与骨组织间的水垫,起到缓冲和支持的作用。当头部受到撞击时,脑脊液承受着压力并迅速向周围分散,从而减轻或防止脑和脊髓的损伤。由此可见,脑脊液在保护脑组织,减轻外力作用强度方面起了很重要的作用。

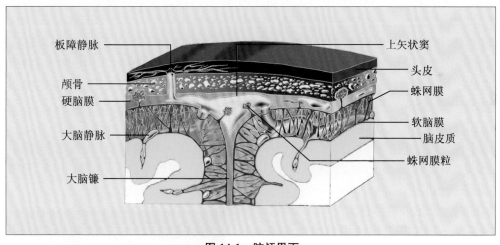

图 14-1　脑颅界面

（六）脑

脑位于颅腔内,包括大脑、间脑、小脑、中脑、脑桥和延髓等六个部分。通常将中脑、脑桥和延髓作为一个整体,成为脑干。脑有 4 个脑室、两个腺体(垂体和松果体)、12 对脑神经以及动、静脉血管等。

小脑位于脑干的背侧。间脑主要包括丘脑、后丘脑和下丘脑三个部分。

大脑的基本结构由深到浅分别为侧脑室、基底核、大脑髓质和大脑皮质。

生物力学分析表明,脑组织是非均质的各向异性的黏弹性固态物质。其特性有两个:一是脑组织弹性模量低,最大弹性模量为 $0.3×10^3～2.0×10^4Pa$,抗剪、抗拉性能差;二是脑组织有很大的容积模量($2×10^9Pa$),比剪切弹性模量大 10^5 倍,因而具有很大的不可压缩性,抗压性能强。脑组织平均密度为 $1.00～1.06g/cm^3$,但脑实质并非均质,白质与灰质在密度上存在一定的差异。

二、颅脑损伤研究的实验模型

（一）人尸模型

常用的方法是使尸体仰卧,将头部从一定高度落下与固定的撞击头发生碰撞,模拟减速性损伤发生过程。有学者用防腐尸体行头的上下方向和后前方向冲击,观察了头的运动、颅内压变化和颅脑损伤的情况。尸体在结构上比动物逼真,但因组织降解,不能测量病理生理反应。

美国韦恩州立大学研制了9列矩阵加速度传感器,将它们按一定的阵列埋入尸体脑内,用于测定脑组织某一位点的加速度,可获得颅脑三维成角运动方面的参数。传感器中的18个切向定位,6个径向定位,利用切向加速度与径向加速度的差值进行差分线性回归,以确定角加速度和线加速度,并利用径向加速度的差分求出角速度。

此外,应用尸体撞击模型,可以确定人体颅骨的力学特性、颅骨变形及骨折发生条件等指标。

（二）动物模型

总体上可分为头部撞击模型(不开颅)和开颅直接撞击脑组织两种模型。

1. 头部撞击模型　包括加速损伤和减速损伤两种方式,一般在气动生物撞击机上完成。撞击头直接撞击颅脑某个部位,一方面应力通过颅骨向颅内传播,引起脑组织损伤;另一方面,脑组织和颅骨间发生相对运动,引起剪切损伤。由于头部载荷机制不同,损伤的分布常有较明显差异。此外,有许多学者发现,角加速度比直线加速度更容易导致意识丧失,在此基础上出现了头部角加速度模型。实验结果表明,角加速度比直线加速度更易造成弥漫性轴索损伤。

2. 脑组织直接撞击模型　撞击前通过手术切除部分颅骨,撞击头直接撞击脑组织。其优点是:①所致组织病理学和功能变化的许多方面与临床有可比性;②脑组织的变形程度容易控制,对损伤的生物力学分析和确定脑组织变形量与损伤程度间的量效关系等研究具有潜在的优势;③可致局部皮层挫伤,便于监测局部脑代谢效应的治疗效果。在目前较为广泛应用的液体冲击法中,压力脉冲经液柱传递给完整的硬脑膜,造成皮层下轴索和脑干的病理改变,通过调整脉冲压力幅度来造成不同程度的脑损伤,能较好地控制伤情。

另外,使用气动撞击机致伤时,可准确控制撞击速度、变形量、撞击部位和撞击面积等,直接撞击脑皮层区域,造成不同程度的皮层挫伤、皮层下损伤和脑干损伤。有人研究发现,当撞击速度为 4.3m/s 或 8.0m/s,变形量为 10%(2.5mm)时,于伤后 3 天,7 天可在皮层、皮层下白质、内囊、中脑、脑桥、延髓等处见到广泛的轴索损伤。

利用动物实验模型,并将生物力学与医学结合起来,人们观察了不同致伤方式时损伤的特点,不同致伤物理参数在损伤发生中的作用,分析了脑震荡、脑功能缺失、脑损害等的发生条件。通过病理损伤分布的观察,分析了致伤条件与病理损伤间的关系,这些资料的积累使人们可以根据损伤发生过程预测损伤发生的可能部位及严重程度。

（三）细胞牵张损伤模型

将神经细胞贴壁培养在一种底部为弹性膜的特殊培养皿中,待细胞培养成功后,将培养皿与小型气体撞击机相连接,该气体撞击机有效撞击头为球形,通过冲击作用使培养皿底部弹性膜由平面发生瞬间变形为球面,间接地使所培养的细胞发生牵张致其损伤,如图14-2所示。

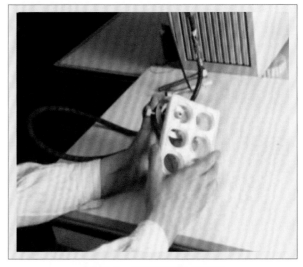

图 14-2　细胞牵张损伤装置

损伤后的细胞通过荧光染色技术分析损伤比例与应变及应变率之间的关系,最终确定细胞因牵张致伤的阈值。该模型适合损伤神经细胞分子生物学方面的研究。

(四)物理模型

最初人们用装满液体的椭球或圆柱来模拟颅脑做冲击实验,用有机物与水来模拟颅脑组织,用硬石蜡做成的圆环围在外面模拟颅骨,把加速度和液体压力梯度联系起来,为线性运动/空腔理论的产生奠定了基础。为了观察颅脑受撞击时颅骨和脑组织内应力波的传播过程,引入了光弹性模型。该模型依据成人颅脑几何尺寸和形状做成,颅骨和脑组织分别使用了不同弹性模量的光弹性材料,使其力学特性接近于正常颅脑。由于光弹性材料是透明的,因此可以在撞击过程中通过高速摄影机拍摄模型中的光弹性条纹,并进一步探讨各部位的剪切应力分布。由于模型受撞击变形时,对光的反射能力和角度发生相应变化,并形成光弹性条纹,因此可通过条纹变化来计算脑组织的受力情况,光弹性条纹密集区域受力较大。有学者研究表明,模型受到撞击后,局部颅骨内出现密集的光弹性条纹区,并围绕内外两个界面形成应力集中区域。随后应力波分别沿颅骨和脑组织向远处传播,脑组织内出现的光弹性条纹较宽,间隔较大。顶部受撞击后 1.1 毫秒,脑干前侧出现应力集中,该处所受应力最大;而额部和枕部受载时,则以额叶中、下部受应力最大,如图 14-3 所示。

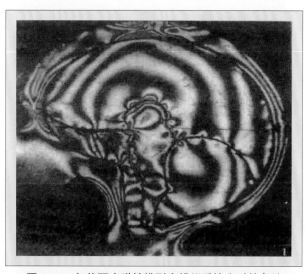

图 14-3　矢状面光弹性模型在模拟受撞击时的条纹

为了制作出与真实头颅尺寸一致的头颅模型,有学者在人头颅磁共振图片的基础上,利用激光快速成型技术制作了一个真实颅骨的物理复制品,并用之研究了颅脑的撞击响应,证实了有效撞击时间随撞击锤质量的减小而减小的观点(图 14-4)。

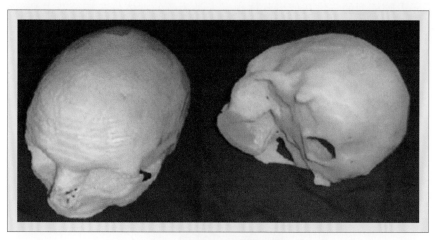

图 14-4　快速成型颅骨模型

此外也有学者以气泡作为传感元素构建出了一种新的测试方法,用于研究颅脑减速撞击过程中脑组织内应力的梯度分布以及应力波的传播。该方法通过制作含气泡的与真实人颅骨外形尺寸一致的透明颅脑物理模型(图 14-5)并将其安放在移动平台上,之后将移动平台以一定高度下落而撞击固定台面,同时采用高速摄像进行记录。将记录的结果用序列图片分析软件进行分析。结果显示应力在脑组织内沿撞击部位到对冲部位呈由正到负的梯度分布,对冲部位应力波波谷的出现要早于撞击部位应力波波峰的出现,且在撞击侧越靠近撞击点的脑组织其应力波波峰出现得相对越早,在对冲侧越靠近对冲点的脑组织其应力波波谷出现得相对越晚。

上述这些物理模型的优点是方便、直观,稳定性好,记录结果也很客观,避免了生物材料的个体差异。但由于近似程度与真实颅脑还有一些差异,故有待逐步进行完善,以便物理模型成为生物力学研究的一种方便实用的工具。

（五）数学模型

随着计算机工作站和大型数值分析软件的出现,模拟颅脑受撞击过程的数学或计算机模型相继出现,其中最有代表意义的为有限元颅脑模型。根据模型反映的空间结构和数据量,可将有限元颅脑模型分为二维侧向撞击模型和三维模型。

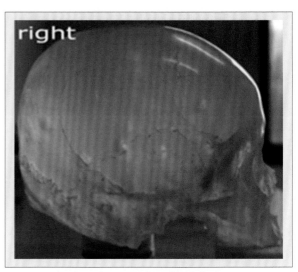

图 14-5　可视化颅脑物理模型

1. 二维颅脑模型　二维模型是基于颅脑的某个断面进行计算的,由圆盘状模拟颅脑的撞击实验提供必要的物理参数。该模型的几何形状具有多数成年男性头颅的主要解剖特征,如头皮、颅骨、硬脑膜、脑脊液等。二维模型可以定性地反映颅脑的受力情况,使人们了解颅脑受侧向撞击的反应,其结果与尸体颅脑模型实验有一定的相似性。二维颅脑模型撞击实验的颅内应力分布情况显示,从脑的一侧到另一侧(除大脑半球与小脑之间的分隔区外),压力均匀分布,受力点压缩,对冲点拉伸。在撞击的对冲区域出现明显的负压过程,提示负压可能是对冲伤的致伤机制之一。而脑内最大剪应变发生在受力点,因而剪切作用可能是撞击部位脑损伤的致伤机制之一。近年来,随着计算机建模技术的不断发展,人们在颅脑撞击伤研究方面越来越多地使用了三维模型来替代二维模型。

2. 三维有限元人脑模型　有学者在 2006 年构建的人脑三维有限元模型并施加以撞击载荷,用以研究应力波的传播方式,实验结果显示,人的颅骨在应力波的传播方面起到了"良好通道"的作用效果(图 14-6)。三维有限元人脑模型的三维几何形状体现了人类头颅的立体分布特征及主要组织结构。

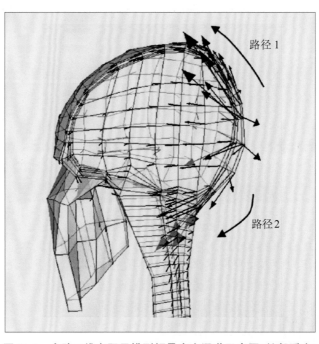

图 14-6　人脑三维有限元模型颅骨应力通道示意图(枕部受击)

此外又有学者在 2007 年构建了一个带有血管的三维有限元人头颅模型(图 14-7),分别对该模型进行历时 5 毫秒旋转加速度为 10 000rad/s² 以及历时 5 毫秒直线加速度为 100g 的脉冲载荷实验,从而对脑组织的峰值应变响应进行研究。该实验的结果显示带非线性血管的颅脑模型以及带线性血管的颅脑模型其脑组织的峰值应变分别比不带血管的颅脑模型仅降低了 2% 与 5%,说明血管对于颅脑受撞击后的应变响应的影响非常小。

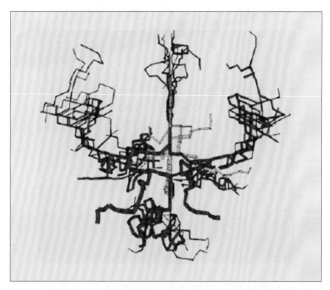

图 14-7　三维有限元人头颅模型中的血管模型

近年来,主流有限元模型都在积极考虑添加被动肌肉和主动肌肉成分(图 14-8),以期更真实地模拟人车碰撞过程中颅脑等结构组织的生物力学响应。

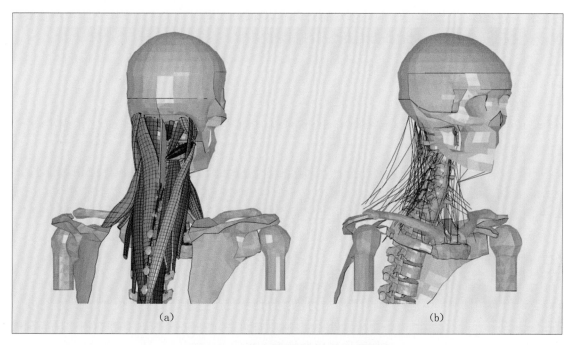

图 14-8　三维有限元模型中的肌肉模型
(a)右后视图　(b)右前视图

2013 年，Hamid 等人研究设计了五部件的肌肉模型，如图 14-9 所示。

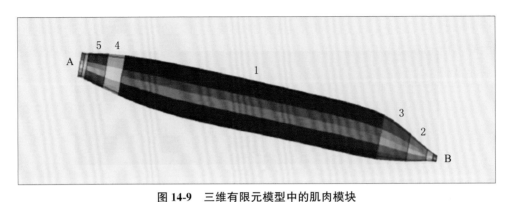

图 14-9　三维有限元模型中的肌肉模块
1. 肌肉中段　2. 肌肉末段　3、4. 肌肉过渡段　5. 肌肉末段　A、B. 筋

该模型包含 5 个部分及两个端头，由于肌肉组织截面积是变化的，且随着与端头的不断接近，其胶原蛋白含量比例增大，进而使得强度增大，故划分为 1～5 五个部分；处于端头的 A、B 采用线弹性材料来模拟与骨骼相连接的筋组织成分。

此外，由于肥胖人群不断增多，为了评估肥胖人群与正常体型人群在人车碰撞中存在的力学响应区别，出现了一些肥胖体型的有限元模型。该模型除了在横向尺寸上有所增大之外，重点在于添加了脂肪组织结构以及脂肪独特的生物力学特性。

总体而言，在动物和物理实验基础上建立起来的数学模型，可以通过理论计算来推测颅脑的受力过程。颅脑数学模型由成千上万个节点组成，储存了大量的物理信息，可以精确计算颅脑受撞击时各质点的三维运动特征和颅内应力分布过程。但其计算结果首先需要与实验相比较，并不断改进数学模型中的参数和计算条件，使其近似程度逐渐逼近于物理模型或动物实验结果。而数学模型建成后，通过改变边界条件即可模拟动物或人体实验难以模拟的头部受损过程，如高速撞击和人体颅脑撞击过程等。因此，数学模型在一定程度上扩大了模拟颅脑创伤的研究范围和领域，同时也大大降低了实验费用及繁杂的操作工程，其对损伤生物力学机制的分析无疑是一种很好的工具。

三、颅脑撞击损伤的力学机制

（一）头皮损伤生物力学机制

1. **挫裂伤**　外力沿颅骨的法线方向作用于头皮导致的头皮损伤，其损伤特点为皮内和皮下层受伤，范围局限于损伤部位。

2. **擦伤**　外力沿颅骨的法线方向的垂直方向作用于头皮导致的头皮损伤，该外力相对较小，其损伤特点为浅表损伤，范围局限于损伤部位。

3. **撕脱伤**　外力沿颅骨的法线方向的垂直方向作用于头皮导致的头皮损伤，该外力相对较大，其损伤特点为头皮全层从帽状腱膜或骨膜下广泛撕脱。

（二）颅骨骨折生物力学机制

现在一般认为，直接撞击引起的颅骨局部变形，是颅骨骨折的主要原因。撞击力作用下，颅骨产生内凹，外板受到压缩，内板内弯受到拉伸。当撞击力超过致使颅骨产生断裂的临界值时，则发生骨折。因颅骨的抗拉强度劣于抗压强度，且内板相对较外板薄弱，故骨折会先发生在内板。同时，内凹区周围的外板会形成一外弯区，可因四周的辐射拉伸而导致环形骨折。在外弯区的外侧，最大拉伸主应变甚至会更高，故易发生辐射向骨折。

1. **额部受击**　当额部受到撞击时，骨折线容易转向前颅底，特别是转向眶上裂和筛板等部位。

2. 枕部受击　在枕部受到撞击时,有可能会在眶板和筛板出现骨折,此为应力由受击区经颅骨和脑传递至薄弱的前颅底所致,也称为对冲性骨折。

3. 顶部受击　颅顶是一完整的骨,连续性好,相对较厚且曲率大,呈典型的"薄壳结构",其抗拉压及剪切的性能好,同时,拱形结构也容易发散、平衡外力。颅顶所受到的作用力足够大时,发生的骨折为辐射性和环形骨折,范围较广。此种情况下的对冲性骨折容易发生在颅底的孔、窝状结构中。

4. 颞部受击　当颞部受到撞击时,骨折线容易转向外耳道,致使鼓室盖发生骨折。

5. 颌面部受击　当颌面部受到撞击时,由于面骨内充满气体,可以吸收冲击能量,发生骨折时能够起到缓冲外力的作用。冲击力一般通过两侧的颞下颌关节传播到颞骨和颅骨的其余相关联部分。应力传递的大致方向是朝后上方,以下颌骨本身的应变最大,其次为颞骨。所以此类撞击伤若发生骨折,则多发生在下颌骨处。若有颅骨发生骨折,则首先发生在颞骨鳞部及相应的中颅窝底。

(三)脑撞击伤生物力学机制

外力可以通过多种形式作用于脑部,在脑的各部位形成应力分布,应力作用的结果导致各部位脑组织产生应变。脑组织应变及损伤的程度依赖于:①与撞击力作用部位的相对距离;②应力在脑组织内的分布规律;③脑组织与颅骨间的相对位移情况。整个脑或其中一部分脑组织和颅骨间发生剧烈的相对位移,一侧脑组织与不规则颅骨内表面相互撞击、刮擦而引起应变与损伤,另一侧脑组织则由于牵拉作用引起颅骨和脑组织间连接的血管产生破裂。此外,头部和躯干的不同步运动所致的头颈关节的运动(主要表现为拉伸),可引起脑干部位产生牵张应变。各部位脑组织的损伤程度与该部位脑组织所受到的应力及其所导致的应变的大小密切相关。现已发现头部在减速撞击的情况下,颅内脑组织所受到的应力是呈梯度分布的,而脑损伤与应力分布间存在着密切的对应关系。事实上,脑组织内的应力分布包含了多种机制,由于边界条件相当复杂,相关组织的外形尺寸及力学特性难以复制,应力波在颅内的传播多种多样,因此阐明脑损伤发生机制的最好途径应该是以人尸实验、物理模型、有限元模型与动物实验作为互补性的实验,相互结合开展。

1. 脑线性运动造成的损伤　线性运动引起脑组织损伤是非常多见的,如头部受到暴力打击,或行人交通伤事故中人体跌倒后头部撞击路面均可引起这种损伤。因而颅脑损伤的研究重点也放在了头部的直接撞击及其产生的直线加速度上。

此类研究最早的实验模型是充满水的圆柱状、椭圆球状薄壳容器或人尸头颅,在被撞击后做线性运动,观察颅内瞬间压力分布的变化。结果显示,头部受到强力的冲击后即产生线性加速度、减速度,进而引起沿撞击方向的颅内压力的梯度分布。当对冲部位出现负压,即,对冲部位脑组织受到了牵张力的作用,此时就会造成局部血管破裂和脑组织裂伤,同时有学者提出,负压达到一定程度后所形成的空腔/气泡会发生破裂,导致脑损伤,即"瞬时空化理论";此外,撞击作用部位颅骨先内凹后反弹,从而产生冲击性空腔,也会导致该部位脑组织发生损伤;颅骨的辐射性震荡导致其他部位形成负压,产生共振性空腔,也会导致相关部位脑组织发生损伤。脑在颅腔内受许多解剖结构的限制和影响,颅底部凹凸不平,有固定且十分锐利的蝶骨小翼、鸡冠、大脑镰游离缘和小脑幕切迹等。头部处于直线加、减速运动,脑与颅骨不同步时,脑与颅骨的摩擦、切割可导致脑组织发生挫裂伤和撕裂伤。另外,枕部减速性撞击容易出现额叶、颞叶挫裂伤,而额部撞击则很少出现枕叶损伤,因为枕叶毗邻光滑的小脑幕。

也有学者的研究表明,瞬时空化理论的结果与实际发生损伤的部位与程度并不完全吻合,而且现在的临床和病理检查提示,脑组织和液体不同,负压时难以产生气泡和空腔。所以目前一般认为,脑在线性运动过程中的损伤,除了颅内压的瞬时效应可能起一定作用外,更主要的是与颅内解剖结构以及对冲部位脑组织的受力方式有关。对冲伤主要为局部暴力吸收及颅骨作用所致。

2. 脑旋转运动造成的损伤　如果外力作用线不通过头的质心,头部将沿某一轴线做旋转运动。头部在绕任何轴线突然旋转时,由于颅骨、脑膜、脑组织和脑脊液的密度不同,脑白质和脑灰质的密度也不同,因此其运动速度也不同,故而各种组织之间出现相对位移,产生剪切作用力,而脑组织抗剪切的性能极低,易使神经细胞轴索,甚至小血管发生撕裂。一侧大脑半球和另一侧大脑半球之间也可发生相对运动,导致胼胝体损伤。这类剪切伤容易发生在较薄弱的白质,如白质与灰质的交界处、胼胝体、上位脑干的背外侧部,特别是小脑上脚和内侧丘系,导致"弥漫性轴索损伤"。交通事故是此类损伤的主要原因,在多次致伤的过程中,直接暴力可作用于一侧的顶部、枕部及额部。间接暴力作用于颌面部时可导致头部挥鞭样运动,产生头部瞬间发生多方向旋转,引起脑弥漫性轴索损伤。旋转加速度比直线加速度更容易导致意识丧失并引起弥漫性轴索损伤。撞伤瞬间的颅内压升高主要由直线加速度引起,而脑的原发性剪切伤主要由旋转加速度引起。当头部旋转造成脑表面与颅骨间的相对位移时,会产生比直线运动更为严重的脑浅表组织挫裂伤,还可伴有硬膜下血肿或硬膜外血肿。

许多学者对直接撞击引起的头部骤然旋转运动进行了实验研究,在猴的实验中,发现直接撞击条件下造成脑震荡伤所需的角加速度值较小,大约为间接撞击或惯性载荷条件下所需角加速度值的一半。此外,人们还利用亚人灵长类动物进行头部直接撞击和间接撞击致头部做挥鞭样运动的实验,并依据形体尺寸对所得数据进行校验分析,进一步证实了上述实验假设。

3. 线性运动、旋转运动致伤对比　为了进一步探讨直线加速度和旋转加速度两者在脑损伤中的相对影响,实验中需要把二者区分开来,因而出现了可产生单一的直线加速度或旋转加速度的实验装置,该装置不会使亚人灵长类动物的颅骨发生变形。实验结果表明,单纯的直线加速运动除了可致局部脑挫伤外不会造成弥漫性损伤,只有复合旋转运动时才可见到弥漫性损伤;即使施予头部很大的直线加速度,也较难造成脑震荡,而当与角加速度相结合时则变得很容易。如果撇开最初的加速度时相,观察减速度(加速度为负值)时相与脑损伤发生间的关系,建立损伤的发生、角减速度峰值以及运动停止时相脉动持续时间之间的函数曲线。可以发现,随着脉动时间的增长,脑震荡伤的发生常伴随着角减速度水平的降低而降低。当角减速度水平较高时可发生弥漫性脑损伤。在绘制该曲线时人们还惊奇地发现,导致硬膜下血肿所需的角减速度幅值随着脉动时间的延长而增大,这种效应可归咎于桥静脉血管强度衰退的频率敏感性。

4. 挥鞭致脑干牵拉伤　挥鞭致伤,即头部过度后仰,颈椎过度屈伸引起的组织损伤,它是由身体的加速和减速过猛所致。此类伤情多见于机动车相撞和高速行驶的汽车的突然停车,致使乘员的头颈部因惯性作用而向前或者向后过度屈伸,从而造成的头颈部组织结构的损伤。Ommaya 于 1968 年在猴的挥鞭伤实验后做尸体解剖,发现脑干上和上颈髓的表面有出血点,又在猴的额部撞击后发现脑干穿过枕骨大孔区存在蛛网膜下的出血点,难以用枕骨大孔的直接损伤来解释。因此认为挥鞭是导致下位脑干和上颈髓的牵拉、扭曲以及原发性脑干损伤的原因之一。Gentry 等(1989)研究认为头部过度后仰在脑干的腹侧面产生了拉伸应力,撕裂桥延交界处,可造成桥延分离而致伤。

四、碰撞损伤程度和颅脑损伤耐受度

损伤的评估标准和指标是损伤流行病学研究的重要基础,它被用来区别和衡量事故中人体损伤程度(severity),也称为损伤评分(scaling)。它可以从力学和生理学的角度,定义为生理学或解剖学意义上的、使人体功能丧失或解剖结构损坏方面的量;也可以定义为生理学和与之相关的社会学意义方面的量。与损伤程度密切相关的另一个量称为损伤标准(injury criterion),它是通过一些物理参数或函数定义表示的。这些参数常常反映了引起某一程度损伤发生的损伤力学因素。如身体某部分的线性加速度或角加速度,作用于人体的合力或力矩,或者是由这些力而导致的变形等。人体的某一部分对损伤载荷的承受能力称为耐受度(tolerance),它定义为导致某种类型损伤发生或达到某种损伤标准的阈值时的载荷大小,或者是由这种载荷换算出来的量。应该注意到,不同年龄和个体之间耐受度的差别是很大的,一般只能用试验和统计学的方法来确定。人体耐受度是损伤生物力学研究的重要内容,也是汽车乘员损伤防护研究的基础,目前在碰撞损伤防护研究中广泛使用的有头部、胸部和颈部损伤耐受度等。

(一)线性运动损伤耐限

头部损伤耐受度:美国 Wayne 州立大学最先将头部的耐受度进行量化描述。他们得到了头部在直线加速度下的耐冲击性，就是著名的 Wayne 州耐受度曲线（WSTC）。

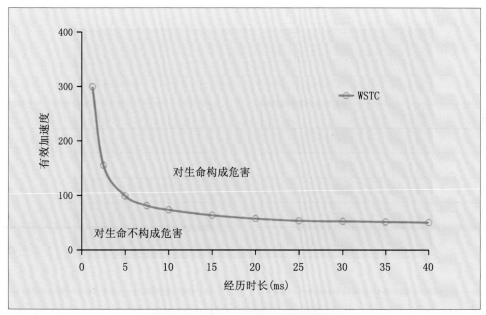

图 14-10 WSTC 人体头部耐受曲线

为了解决在比较复杂的加速度-时间关系下用 WSTC 进行损伤耐受度的计算，Gadd 提出了一种加权加速度指数（GSI）。在头部前方碰撞时，确定的产生脑震荡的耐受度阈值是 GSI＝1 000。

$$\mathrm{GSI} = \int_0^T a^{2.5} \mathrm{d}t \tag{14-1}$$

式中，a 是撞击过程中的头部质心合成加速度；T 是冲击历经的总时间。

在比较综合 WSTC 和 GSI 的基础上，美国联邦机动车安全标准（FMVSS）提出了头部损伤耐受度（HIC）的计算公式，并规定 HIC＝1 000 为头部线性加速度耐受度阈值。

$$\mathrm{HIC} = \max\left\{ (t_2 - t_1)\left[\frac{1}{t_2 - t_1}\int_{t_1}^{t_2} a(t)\,\mathrm{d}t\right]^{2.5} \right\} \tag{14-2}$$

在该 HIC 方程中，$t_2 - t_1$ 是使 HIC 值能够获得最大值的加速度曲线的某一时段区域，此处，$\mathrm{d}t$ 代表撞击的减速作用持续时间，$a(t)$ 代表撞击减速度 g 的时间历程。可以应用 HIC 对颅脑线性运动致伤风险进行评估，部分如式（14-3）所示：

$$\mathrm{PR}_{\mathrm{AIS3+}} = \frac{1}{1 + \mathrm{e}^{(3.39 + \frac{200}{\mathrm{HIC}})}} - 0.00372\mathrm{HIC} \tag{14-3}$$

HIC 是在硬性接触发生的条件下验证的，因而考虑碰撞作用的时间区间长度有限。此外，WSTC 只考虑头部在前后方向的载荷，未考虑角速度和角加速度所产生的影响，因而头部碰撞响应与头部损伤的关系尚需做进一步研究。目前在头部损伤研究中主要还是使用 HIC。

（二）旋转运动损伤耐限

对于脑旋转运动造成的损伤，目前多采用 BrIC（brain injury criterion）计算公式进行评估。

$$\mathrm{BrIC} = \sqrt{\left(\frac{\omega_x}{66.25_{rad}}\right)^2 + \left(\frac{\omega_y}{56.45_{rad}}\right)^2 + \left(\frac{\omega_z}{42.87_{rad}}\right)^2} \tag{14-4}$$

式中，ω_x、ω_y、ω_z 分别代表颅脑绕 x、y、z 轴旋转的最大角速度。可以应用 BrIC 对颅脑旋转致伤风险进行评估，部分如式（14-5）所示：

$$\mathrm{PR}_{\mathrm{AIS3+}} = 1 - \mathrm{e}^{-\left(\frac{\mathrm{BrIC}}{0.987}\right)^{2.84}} \tag{14-5}$$

（三）弥漫性轴索损伤耐限

对于弥漫性轴索损伤，目前常用 CSDM(cumulative strain damage measure)指标进行评估，意为累计应变致伤度量，表示脑组织在载荷过程中，超过某一特定应变的神经组织单元之和占总单元的比例。部分如图 14-11 所示。

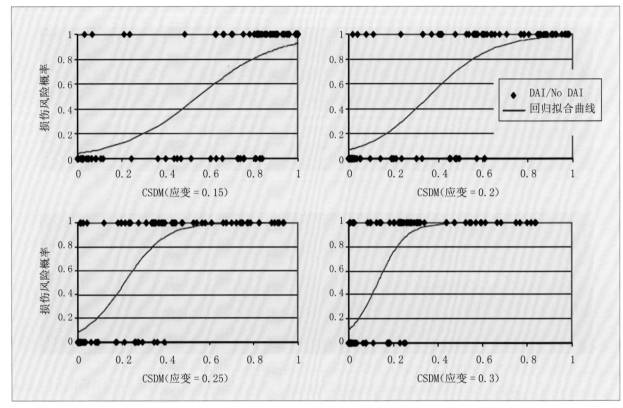

图 14-11　应变水平分别为 0.15、0.2、0.25、0.3 情况下损伤风险与 CSDM 的拟合曲线

总之，在颅脑撞击伤研究中，人们一直试图建立这样一种模型，其功能由单一因素和容易控制的力学参数输入来预测多种形式的脑损伤。其优势在于：如果力学输入是分级量化的，那么就可以分析应力、变形量和持续时间等参数与组织病理学和功能变化间的量效关系。实际上，头部受撞击过程中往往同时包含了旋转和线性加（减）速运动，撞击过程中应力和应变的分布也是复杂的，它们共同导致了脑损伤。建立一个全面的脑损伤功能预测标准是很困难的。由于动物实验中生物力学参数的测试受到限制，特别是小动物闭合性脑损伤情况下脑部的旋转和直线加（减）速度很难测定，因而很多数据来源于物理实验。此外，头部几何外形上的差异也限制了头部撞击伤的研究和动物实验数据向人体的比例转化。动物伤后反应及其他一些因素，如是否麻醉、麻醉深度和平面等，在模型设计中也应加以考虑。

在建立脑损伤的模型时，一方面需要与临床相符且具有较理想的伤情、伤类，另一方面要适合生物力学分析，但有时二者是不相容的。脑的体积、形状、力学响应特性和边界条件等的差异要求模型具有两个特点：一是单一化，二是数学模型或分析模型能够从实验研究外推到人。这样才能在物理及力学参数与损失程度之间建立量效关系并进行分析比对。脑的有限元分析模型的应用价值在于对实验数进行分析，从而预测脑损伤的发生情况。物理模型的应用价值在于稳定性好，重现率高，实验结果比较客观，避免了生物材料的个体差异；物理模型的制作难点在于一些细微结构的模拟复制，比如蛛网膜、大脑镰、小脑幕以及脑组织的细部结构的复制尤其是要将其放置进入颅腔之内。

脑组织的损伤发生的部位和严重程度取决于脑组织内应力、应变的大小及其分布。依据损伤标准可对各部位脑组织的损伤程度进行判定，评估神经系统损伤的危险性。建立中枢神经系统的损伤标准需通过以下几条途径：①简单的、适合生物力学分析的、能复制出临床类似损伤的生理模型；②在材料的几何外形、密度、力学特性上与生理模型相兼容的物理模型；③脑的有限元分析模型。

头部撞击伤中最受关注的就是脑损伤。脑组织的任何一个部分受到扭曲、拉伸或压缩以及颅骨内表面对脑施加的摩擦、切割等均可导致脑组织损伤。头部受到撞击时，一种情况是颅骨发生变形，虽无骨折仍可致其下方的脑组织发生变形、扭曲，由此而导致损伤；另一种情况下，即使颅骨不变形，头部的骤然运动同样可致脑深层组织扭曲受损。颅脑撞击伤的生物力学研究为防护器材的设计提供了理论指导，其原理是通过衬垫减小颅脑受到的局部撞击力，并使总的撞击力尽可能对应各部分的颅骨强度分布在一个更大的区域内。减小撞击力就是把撞击动能转化到头盔材料的变形上，增大头部受撞击作用的时间同时减小头部所受撞击力的大小及头部运动加速度的大小；如果撞击力得到平均且广泛分布，则颅脑的局部所受到的应力和应变都会下降，从而可以降低脑组织损伤的发生率。在对颅骨各部的硬度和骨折发生形式进行研究的基础上，对头部防护的设计应该遵循以下 3 个原则：①头部被减速运动时，撞击过程中脑动能的减小程度应小于使衬垫完全压溃所需动能；②头部被加速运动时，整个头部可能获得的动能应小于使衬垫完全压溃所需动能；③衬垫的面积和厚度应尽量缩小，只要能量经过衬垫吸收后不足以使脑组织产生损伤即可。

五、未来研究展望

随着全球经济发展及汽车保有量的增大，在可预见的将来，交通事故将不可避免地持续存在，由于交通事故中颅脑撞击伤的高发生率和带来的高死亡率，对于颅脑撞击生物力学机制的研究也将持续成为碰撞生物力学领域的研究热点。后续研究将包括以下几个方面：①直线损伤加旋转损伤的综合评估，该研究结果将能更有效更真实地反映实际人车碰撞导致的颅脑损伤风险；②爆炸冲击波致颅脑损伤力学机制研究，该研究将在军事领域及反恐领域率先展开；③颅脑微损伤及颅脑疼痛力学机制研究，随着生活水平及健康意识的不断提高，颅脑微损伤及疼痛将会受到越来越多的重视；④颅脑功能性损伤力学机制研究，这方面的研究涉及神经信号传导、细胞膜电位变化及神经功能领域，具备一定挑战性，也将是后续研究的热点及难点之一；⑤颅脑损伤防护研究，随着颅脑损伤力学机制的不断揭示，后续的研究将会侧重于颅脑损伤的预防与保护。

总体而言，在交通事故颅脑碰撞损伤研究领域，随着基础理论和实验分析的不断深入将有助于人们全面理解颅脑碰撞损伤的力学机制，并将有助于交通事故颅脑损伤的预防与保护。

（刘盛雄　尹志勇）

第二节　颈部伤生物力学研究

颈部是有大量神经、血管和食道、气管通过的重要部位，极轻微的冲击也会造成很麻烦的后遗症，严重的冲击则可能致残。一般而言，上颈部脊髓损伤会危及生命，下颈部脊髓损伤则可导致瘫痪。颈部为一个细长体柱状结构，损伤过程中受到轴向载荷和弯曲载荷的作用。因此，颈部伤的伤情类别可分为五类：挥鞭样颈部伤、垂直压缩型颈部伤、伸长-屈曲型颈部伤、压缩-过伸型颈部伤、侧向弯曲型颈部伤。关于交通事故中颈部损伤的发生机制，虽有较多研究，但目前尚无定论。本节将介绍颈部伤的常见伤类及发生特点，并重点讨论挥鞭样颈部伤的损伤容限与生物力学机制。

一、颈部的解剖

（一）颈椎骨

如图 14-12 所示，颈椎骨共 7 块。椎体较小，断面呈椭圆形。第 3～7 颈椎体两侧上缘向上突起称椎体钩。椎体钩、横突和关节突构成一个复合体,其内有颈神经根和椎动脉通过。有时椎体钩与上位椎体唇缘形成"钩椎关节"(Luschka 关节)使椎间孔狭窄,压迫脊神经产生颈椎病的症状。颈椎的横突上有一横突孔,内有椎动、静脉和交感神经丛通过。颈部手术时应注意勿伤椎动脉,否则不易止血。第2～6 颈椎棘突有分叉。

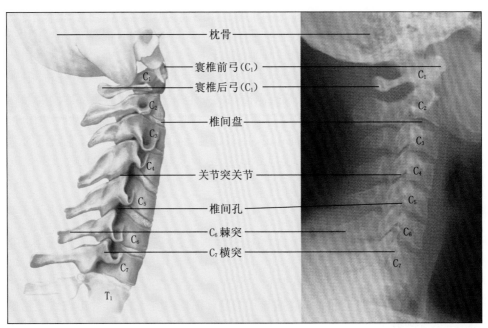

图 14-12　颈椎侧面观

第 1 颈椎(C₁ 颈椎)又称为寰椎,无椎体和棘突,由前弓、后弓和两个侧块构成,前弓的后面有齿突凹,与齿突构成关节。侧块上面有上关节凹与枕骨髁构成寰枕关节,下面有下关节面,与枢椎的上关节突构成寰枢外侧关节。在上关节凹的后方有椎动脉沟,是椎动脉经此进入枕骨大孔处。若发生骨折易损伤到椎动脉。

第 2 颈椎(C₂ 颈椎)又称为枢椎,此椎的椎体向上伸出一指状突起,称齿突,与寰椎的齿突凹相关节。齿突原为寰椎的部分椎体,在发育过程中脱离寰椎,后在 6 岁左右时融合于枢椎的椎体。

第 7 颈椎(C₇ 颈椎)又称为隆椎,因其棘突最长,末端不分叉,故低头时突出于颈部正中,可作为触摸及数椎骨和针灸取穴的标志。

(二)颈椎骨的联结

颈椎骨的联结如图 14-13 所示。

1. 椎体间联结　相邻椎体之间借椎间盘、韧带相连。

(1)椎间盘。位于相邻两椎体间的纤维软骨盘,由软骨板、纤维环和髓核构成。软骨板是椎体上、下面的软骨面,构成髓核的上、下界;髓核为位于中央的具有弹性的胶状物,是胚胎时脊索的遗迹。髓核的周围由许多同心圆排列的纤维软骨层构成,称纤维环,坚韧而有弹性,并与软骨板相连。椎间盘使脊柱能富有弹性的连在一起,承受重量并缓冲震荡,有利于脊柱的运动。

(2)前纵韧带。位于椎体和椎间盘的前面,上自颅底、枕大孔的前缘,下至第 2 骶椎的纵形韧带。此韧带可防止脊柱过伸。由于从前面将髓核固定,故可防止椎间盘向前脱出。

(3)后纵韧带。位于椎体和椎间盘的后面,自第 2 颈椎向下附于骶管末端的前面。此韧带较窄,不能完全覆盖椎体和椎间盘的后部。因此,韧带的两侧为薄弱处,是椎间盘脱出的好发部位。后纵韧带可限制脊柱过度前屈。

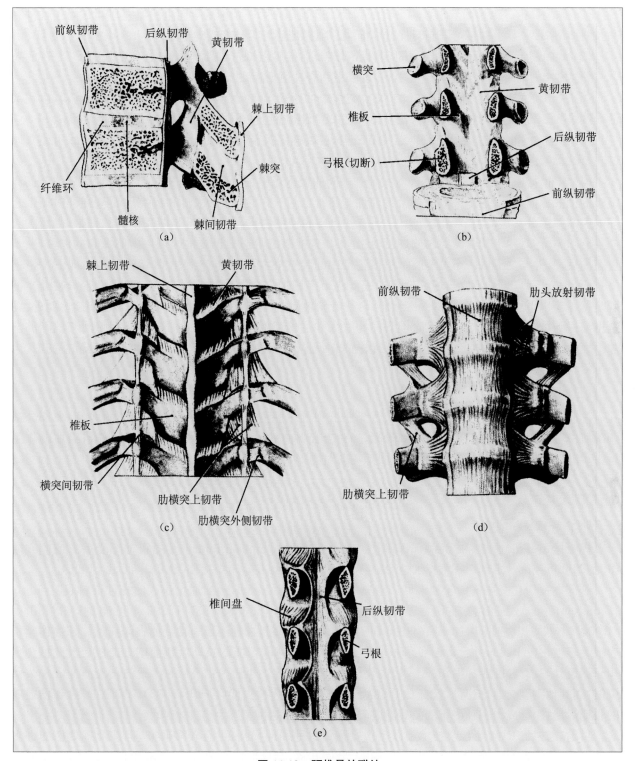

图 14-13　颈椎骨的联结
(a)椎骨矢状面观　(b)椎骨冠状面观　(c)椎骨后面观　(d)椎骨前面观　(e)去椎弓后背面观

2. 椎弓间的联结　位于相邻椎弓及突起之间的韧带和关节。

(1)黄韧带。又称弓间韧带。位于相邻椎骨椎弓板之间的韧带,因颜色发黄、质地坚韧,亦称黄韧带。此韧带呈弧形,与椎体后面共同围成椎管,在做椎管穿刺或麻醉时要穿过此韧带。黄韧带有限制脊柱过度前屈的作用,若损伤易引起韧带肥厚导致椎管狭窄而压迫脊髓。

（2）棘上韧带。纵形附着于各棘突尖的韧带。其颈部自第 7 颈椎棘突向上增厚,呈板状,附于枕外隆凸,特称项韧带。棘上韧带可限制脊柱过度前屈。项韧带还可维持仰头的作用。

（3）棘间韧带。位于相邻棘突之间,前接黄韧带,后接棘上韧带,可限制脊柱过度前屈。

（4）横突间韧带。位于相邻横突之间,可以平衡脊柱侧弯运动。

（5）关节突关节。由相邻椎骨上、下关节突构成的小关节,亦称为椎间关节。可做少许运动,以颈部活动度最大。若脊柱进行整体运动,各个关节突关节的微小运动可以叠加起来,使运动幅度加大。

（6）寰枕关节。由枕骨髁与寰椎上关节凹构成,属椭圆关节型的联合关节,两侧同时运动,可使头屈（俯）、伸（仰）和侧屈,并可做头的环转运动。

（7）寰枢关节。由两侧的寰枢外侧关节和中间的寰枢正中关节构成。外侧关节由寰椎的下关节面和枢椎的上关节面构成;正中关节包括齿突前面与寰椎的齿突凹之间的关节,和齿突后面与寰椎横韧带之间的关节两部分。这些关节除关节囊外,还有些重要的辅助结构:翼状韧带是两条结实的韧带,由齿突尖向外侧上方分开,附于枕骨髁的内侧,呈翼状分布。寰椎横韧带横架于寰椎两侧块内侧缘间的韧带,贴于齿突的后面,并与之形成一小关节腔。由横韧带中间最宽处,沿齿突向上达枕骨,形成上脚;向下达枢椎体背面,形成下脚。上、下脚与横韧带恰构成寰枕十字韧带。在上脚的前面尚有齿突尖韧带被覆盖。覆膜是覆盖于以上所有韧带背面的纤维性膜,自枕骨斜坡到枢椎体背面,向下则与后纵韧带相续。此外,在寰椎前弓与椎骨间有寰枕前膜,在寰椎后弓与枕大孔后缘间有寰枕后膜,此两膜填充并封闭寰枕间的空隙。寰枢关节可使头部做旋转运动,若与寰枕关节一起,还可使头做环转运动。当寰椎黄韧带损伤时,齿突可后移,压迫脊髓造成严重后果。

（三）颈肌

颈肌依其所在的位置分为颈浅肌群、舌骨肌群和颈深肌群。胸锁乳突肌位于颈部的两侧,大部分被颈阔肌所覆盖,起自胸骨柄和锁骨的胸骨端,二头会合斜向后上方,止于颞骨的乳突。胸锁乳突肌的作用是:一侧胸锁乳突肌收缩使头屈向同侧,面部转向对侧;两侧同时收缩可使头后仰。

二、常见损伤及发生机制

（一）挥鞭样颈部伤

挥鞭样颈部伤,通常称之为颈部挥鞭伤。颈部挥鞭伤（whiplash injury）是指机动车受后方或侧方撞击时,驾驶员或乘员颈部因挥鞭样加速/减速运动而形成的骨或软组织损伤（Spitzer et al.,1995）。

颈部挥鞭伤在交通伤中较为常见。瑞典 Volvo 公司对 16 596 例交通伤病人的统计资料表明（Lotta Jakobsson,2000）,颈部挥鞭伤发生率分别为:追尾时,占 38%（531/1 398）;正碰时,占 15.7%（1 064/6 792）;侧碰时,占 10.8%（442/4 097）。颈痛与头痛是挥鞭伤最为常见的临床症状。挥鞭伤经常表现为轻度伤（AIS 1）,并且常无形态学改变,但其高发生率和可能的长期后遗症则会造成巨大的社会负担。据统计,具有轻度颈部损伤（AIS 1）的伤员中,碰撞事故 1 年后,有 10% 的挥鞭伤病人演变成永久性失能;而其他类型交通伤伤员,仅有 0.1% 的伤员演变成永久性失能（Krafft,2002）。实际上,挥鞭伤造成的长期后遗症,已成为一种严重的公共健康问题（尤其是发达国家）。

目前,通过 MRI 等影像学技术难以直接检测到这种颈部损伤,虽有较多研究,但涉及挥鞭伤的许多议题,包括伤情诊断标准、发生机制、防护措施、治疗方案、康复护理原则等,都存有争议。因此,有必要对挥鞭伤进行更深入的研究。

（二）垂直压缩型颈部伤

当头顶部受到撞击时,强压缩载荷伴有弯曲载荷作用于颈椎,引起垂直压缩型颈部伤。其中,弯曲载荷取决于头部的初始角度、颈部的初始位置以及表面摩擦。垂直型颈部伤多见于座椅弹射运动和汽车滚翻碰撞。致伤过程中,头部被挡住,身体的全部重量挤压头部。

Pintar 等的研究显示,颈部的初始位置为"后仰状态"时才可能会发生粉碎性骨折。也就是说,强压缩力只有在颈椎挺直的情况下才由头部传递至颈部。这些粉碎性骨折可导致椎体的碎片向各个方向运动。朝向脊髓的、向后运动的碎片则可能引起永久性脊髓损伤。Chang 等使用液压传感器显示,损伤之后碎片运动的范围超出了 X 线和扫描所见的范围。Nightingale 等发现,颈椎骨折脱位发生于撞击的前 10～20 毫秒,后续的头部运动依赖于其初始方向以及颈部弯曲的方式和颈部与撞击面之间的摩擦范围。

(三)伸长-屈曲型颈部伤

这种损伤不多见,主要发生在正面碰撞事故中,造成系有安全带的乘员慢性或持续性颈部疼痛。在非常剧烈的正面碰撞中,可见寰椎与枕部分离、C_1 与 C_2 分离。Thomas 和 Jessop 利用灵长类动物正碰实验模拟出这种伸长-屈曲型颈部伤;实验中,动物被完全固定,正碰减速度为 120g(g 为重力加速度)。

(四)压缩-过伸型颈部伤

这种损伤常见于正面碰撞时未系安全带的前排乘员的颈部损伤。当头部撞击挡风玻璃时,颈部发生过度伸长、受到压缩作用,可能引起一个或多个棘突的骨折以及椎弓、关节面和椎弓板的对称性挫伤。如果颈椎关节骨折或脱位,则下关节面向后上方移位,通过 X 线片可见下关节面更接近于水平状态。

(五)侧向弯曲型颈部伤

当有侧面碰撞或斜向碰撞时可发生侧向弯曲型颈部伤。其致伤因素常常是剪切载荷和轴向载荷。其临床症状为:椎体的侧向楔状骨折、脊柱一侧的后部结构的骨折,以及臂丛的撕脱伤。当颈部扭动时,可见单侧椎体面脱位或单侧关节面固定(Moffat et al.,1978)。然而,单纯的扭转载荷在交通事故中非常少见。

三、颈部挥鞭伤

(一)临床症状

颈部挥鞭伤病人通常出现的临床表现:一是颈脑综合征,其特征是头痛、疲劳、眩晕、注意力不集中、调节障碍以及对光的适应能力减弱等;二是下颈段综合征,其特征是颈痛和颈肩痛。颈部挥鞭伤一般不会造成生命危险,但比较常见,且治疗费用高,还可能产生长期、明显的后遗症。如果未及时治疗极有可能导致慢性不愈,有时两者可同时发生。

1. 颈痛和头痛　颈痛和头痛为挥鞭样损伤最为常见的两种临床症状。典型的颈痛表现为颈后区的钝痛,颈部活动可使疼痛程度进一步加剧。疼痛还可向头、肩、臂或肩胛间区放射,这一类型疼痛可能属牵涉痛性质。紧随颈痛症状其后多数患者可出现颈部肌肉痉挛和颈椎活动受限,这些症状多在 1～2 周内缓解。头痛在挥鞭样损伤中是仅次于颈痛的最常见症状,有时甚至是最为明显的症状。其典型表现为枕部或枕下疼痛,并可向前放射至颞部、眼眶及头顶部。肌肉和筋膜的损伤可能是引起头痛的最常见原因,此外头痛的原因也可能为神经性或血管性因素。

2. 背痛和上肢放射痛及感觉、运动功能障碍　有 20%～35% 的挥鞭样损伤患者在伤后第 1 个月有肩胛间区或腰背部疼痛,Evans 认为其中多数为肌筋膜损伤所致,有时也可由胸椎、腰椎的椎间盘或椎体损伤而引起。上肢放射痛及感觉、运动功能障碍,上肢放射痛或麻木症状也较为常见。Pennie 和 Agambar 统计了 151 例挥鞭样损伤,其中 63 例有上肢症状(42%)。

3. 认知及心理异常　挥鞭样损伤后的脑部症状包括神经质和神经过敏等。挥鞭样损伤可造成记忆、思维等方面的能力下降,患者在日常生活和工作中容易疲劳和神经过敏。这些表现均可能与脑损伤有关。

4. 其他　其他症状还有吞咽困难、头晕、视力障碍、颅神经损伤、自主神经系统损害、颞下颌关节功能障碍以及斜颈、前胸痛等。

(二)运动学特征

尸体和志愿者追尾实验表明(Luan,2000;Deng,2001),由于惯性作用,头颈部主要在矢状面承受"后伸-前屈载荷"；颈部的运动过程，主要分为 3 个阶段（图 14-14）。

1. 第一阶段（Stage Ⅰ，碰撞后 100 毫秒之内） 颈部发生前屈变形，颈椎拉直。50 毫秒后，上颈部和下颈部均受到前屈弯矩作用。剪切力开始时传递到下颈部，逐渐传递到上颈部，但没有到达上颈部的顶端。接着，从 60 毫秒开始，轴向力从压缩力转化为拉伸力。

2. 第二阶段（Stage Ⅱ，100～130 毫秒） 下颈椎开始伸长，逐渐造成上颈部伸长，整个颈椎呈现"S"形曲线。最后，被拉直的颈部又变成"前凸的"。后伸弯矩作用于下颈部，而前屈弯矩作用于上颈部。剪切力作用于每个颈椎水平，并伴随有轴向拉伸力。

3. 第三阶段（Stage Ⅲ，130 毫秒之后） 颈椎的上、下两端受到后伸弯矩作用，整个颈椎处于后伸状态。剪切力和轴向拉伸力继续作用于各个颈椎水平。在所有载荷过程中，剪切力可能造成下颈部关节囊过度伸长，而初始颈椎压缩作用可能造成关节面受到局部压缩作用和沿关节面的滑动作用。颈椎关节的后颈部区域受到的压缩作用比关节的前颈部区域大，呈现出一种"挤压作用"（a pinching mechanism）。关节面过度受压或滑动也可能造成疼痛。

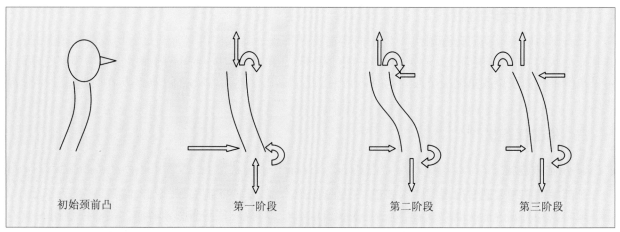

图 14-14　颈部挥鞭运动的 3 个阶段

（三）生物力学机制

迄今为止，已提出了如下多种颈部挥鞭伤损伤机制，但是没有哪一种损伤机制能单独阐明颈部挥鞭伤的发生特点，也不清楚每一种机制在挥鞭伤发生过程中单独发挥多大的作用。

1. 颈部过度伸长 早期通过灵长类动物、志愿者、尸体实验和事故现场分析，人们认为：颈部过度伸长是挥鞭伤的致伤原因。但是，它不足以解释：20 世纪 80 年代以来，根据机动车安全法规的要求，绝大多数轿车装备有头枕后挥鞭伤仍继续发生。另外，近 10 年来，挥鞭伤损伤水平不断增加，志愿者实验显示损伤可能发生在运动的初始阶段。这些现象提示：单纯的颈部过度伸长不是挥鞭伤的主要致伤原因。

2. 肌肉过度收缩 已提出了两种肌肉过度收缩假设。其一，追尾时，颈部后伸过程中，前颈部肌肉出现过度收缩造成颈部损伤。但这种假设与临床症状不符：绝大多数挥鞭伤病人的疼痛症状出现在后颈部。其二，追尾时，颈部回弹过程中，后颈部肌肉出现过度收缩造成颈部损伤。但这种假设难以解释：正碰伤员并没有出现大量颈部疼痛的症状。

3. 颈椎管压力脉冲 Svensson 等通过猪颈部快速"前屈-后伸"运动，观测挥鞭伤是否由颈椎管内压力脉冲所引起的。实验发现：颈部运动过程中，下颈椎管中出现高达 150mmHg 的压力脉冲；颈椎孔处的压力幅度大于颈椎管内的压力幅度。背根神经节（the spinal dorsal root ganglia，DRG）内的显微分析发现有来自 CFS、穿过细胞膜的染料的渗漏，提示存有细胞膜损坏。

据此，Bostrom 等提出假设：颈椎管内脊液的压力梯度是颈部损伤的主要根源。他们的理论没有解释这种事实：许多病人指出，疼痛的部位是在颈部的内侧（inferior）区域，然而在颈椎管内任何地方的压力梯度都会增加。

4. 剪切与轴向压缩作用　基于尸体颈椎的高速 X 光分析、志愿者的 cineradiographic 分析、颈部运动学和动力学的有限元分析,Yang 等提出,追尾碰撞中关节的剪切运动与轴向压缩作用造成颈椎关节囊的疼痛。根据剪切和轴向压缩假设,颈椎关节囊的伸长,主要起因于"剪切力"和"轴向压缩力"两个力学因素。追尾过程中,在头部运动之前,躯干已经出现了向前的运动,从而在颈椎中形成剪切力;这种剪切作用造成邻近椎骨间的相对运动,这种相对运动在下颈部最大。另外,在碰撞的起始阶段,胸椎的伸直产生了颈椎的轴向压缩力。根据颈椎复杂的解剖学结构,追尾碰撞中,下颈部颈椎的剪切力呈"向前"方向,其关节面很少或没有得到保护,刚好与正碰相反;正碰中,上颈部颈椎的剪切力呈"向前"方向,其邻近关节面之间的接触为关节囊提供了防护作用。在正碰中,轴向压缩力不存在。最近的挥鞭伤研究提示:关节囊是颈部疼痛的主要根源,但是详细的机制仍需要讨论。

(四)损伤标准

1. 颈部的后倾界限　1971 年 Mertz 等人采用静态实验的方法得到颈部的弯曲特性曲线。从该特性可知,颈部的后倾界限约为 60°,在座椅和头枕的设计中常以此界限为依据。

2. 颈部的耐冲击标准　经过大量的试验,得出颈部的耐冲击性曲线及下列损伤阈值:

弯曲扭矩:190N・m,外翻扭矩:57N・m。

轴向拉力:3 300N(峰值),轴向压力:4 000N(峰值)。

轴向剪力:3 100N(峰值)。

3. NIC(neck injury criterion)　NIC 逐渐成为一种常用的颈部挥鞭伤评价指标。因为 NIC 是根据上颈部和下颈部之间的相对加速度和相对速度计算得来,所以,它反映了头部和躯干之间的相对运动幅度。

$$NIC = a_{rel} \times 0.2 + v_{rel}^2 < 15m^2/s^2 \tag{14-6}$$

另有其他一些指标用于损伤评估,例如,颈部剪切/伸长力、力矩、Nkm、LNL 等。

(五)防护措施

目前,主要的防护措施是配置座椅头枕。其设计主要集中在使头枕具有足够的高度以及正确的角度和形状。最近,推出了新型座椅和头枕,其防护方法主要有 3 种。

(1) 直接改进头枕/座椅的几何结构,使它们更合理地贴近乘员头后部(Ford 公司)。

(2) 引进主动式头枕(SAAB,GM,NISSAN)。追尾过程中,当乘员的躯干陷入座椅时,椅背上的一个装置将头枕向上弹出、推向头后部。

(3) 引进可变形的座椅靠背(Volvo,Toyota)。追尾过程中,座椅靠背可变形,以减小乘员躯干向前的加速度。Volvo 的挥鞭伤预防系统(WHIPS)中,座椅底部安装有一个特别的支架,追尾碰撞时支架使椅背向后运动以减小躯干向前的加速度。Toyota 的挥鞭伤减缓系统(WIL)中,允许乘员追尾碰撞时深陷在椅背里面。

减少追尾碰撞中挥鞭伤发生率的关键是保持乘员头部和躯干一起运动。问题是,较之老式的座椅和头枕,新式座椅和头枕在追尾碰撞中是否真的减小颈部损伤,有待进一步验证。

(六)康复治疗

以往损伤早期多使用软颈围来制动,以防进一步损伤。最近研究表明:休息和制动反而有害,不利于损伤愈合。有人对挥鞭伤后慢性疼痛者采用射频神经切断术,使造成慢性疼痛的神经变性,往往也能达到较好疗效。但这种方法只是阻断了"痛感信息"的传递,实际上并未对颈神经节损伤予以真正修复。

挥鞭伤较常见,但对其缺乏足够的了解,容易被忽视或误诊。由于本病症状多样,影响因素多,故治疗需要多学科配合才能获得最佳的治疗效果。对康复医生而言,了解挥鞭伤的生物力学基础和临床特点非常重要。

(陈海斌)

第三节 胸部伤生物力学研究

在机动车车祸中,胸部可与车体内部许多部位以及几种形式的安全带发生碰撞,如未系安全带的驾驶员或乘客与方向盘或仪表盘发生撞击、人体与腰肩三点式安全带、两点斜跨式安全带、膝关节防护垫以及气囊等之间的撞击。其中,胸前部和胸部两侧受撞击最为多见。在交通事故死亡和严重损伤病例中,胸部伤的发生率及其所造成的经济损失均仅次于头部。

一、胸部的解剖结构及力学特性

胸部由胸廓和其内部的软组织器官组成,从颈部下端一直延伸到位于胸部下方分隔胸腔和腹腔的膈(图 14-15)。

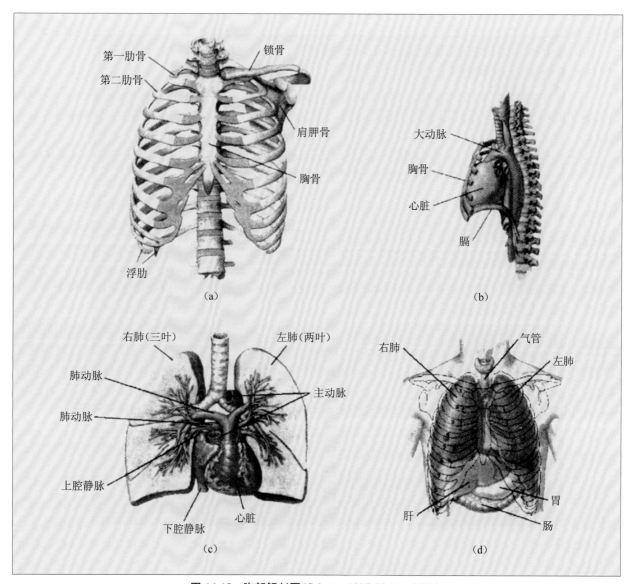

图 14-15 胸部解剖图（Sobotta,1997;Netter,2003）
(a)胸腔骨架 (b)左视图 (c)呼吸及循环系统 (d)正视图

（一）胸廓

胸廓由 12 对肋骨组成,肋骨的后端连接着脊椎的胸椎部分。胸部前方的胸骨固定了上部的 7 对肋骨,下部的肋骨或者间接与胸骨相连,或者与肌肉和腹腔相连接(因此被称为浮肋)。肋骨由肋间内肌和肋间外肌相连接。因为肋骨和椎骨、肋间肌以及胸骨的连接都可以变形,所以胸廓形成了一个具有很大刚性但是又可变形的罩子,保护着内部器官,同时也能帮助呼吸。

新生儿的胸腔柔韧性很大,随着年龄的增长其刚度逐渐增大,但是仍然保持一定的柔韧性。年龄越大,肋骨与胸骨、肋骨与椎骨之间关节的硬度变得越大。另外,由于骨头特性的改变,肋骨变得更易碎,这就增加了肋骨骨折的可能性,降低了胸廓的保护效果。

（二）胸腔

胸腔内的空间分为三部分。右边和左边外侧容纳肺脏;中部区域,叫作纵隔,容纳心脏、器官和大动脉等。

左边的肺脏由两片肺叶构成,而右边的肺脏由 3 片肺叶构成。肺部周围围绕着两层隔膜:脏层胸膜,它包围肺脏的组织;壁胸膜,它覆盖了整个胸廓内部(包括膈上侧和脊椎)。脏层胸膜和壁胸膜两者并无相互连接,但是形成了一个小的封闭空间叫胸膜腔。为了保护肺能处于膨胀的状态,胸膜腔须一直保持负压。如果不能保持负压状态(例如由胸部穿孔引起的非负压状态),则当肺收缩时,空气就会进入胸膜腔,形成气胸。

为了进行呼吸,膈、胸腔和肋间肌像泵一样工作,把空气抽进肺(吸气)和排出肺里的空气(呼气)。吸气时,通过提高胸腔和降低膈以扩大胸腔容积,从而肺部扩张,空气被吸入。正常情况下气体排出(呼气)时,胸腔结构和膈都处于放松状态。

胸腔纵隔位于两个肺、胸椎和胸骨之间。胸腔纵隔内的大血管包括大动脉(或称主动脉)、腔静脉、肺动脉和静脉[图 14-15(c)]。由于胸腔纵隔内的空间有限,胸廓前部的压缩极易造成内部结构的损伤。

二、胸部损伤机制

交通事故中胸部撞击伤常因司机与方向盘或乘客与仪表盘相撞所引起。如以简明创伤评分(AIS)大于 3 作为标准,不论司机或乘客,胸部骨骼组织损伤都是最高的(表 14-1)。对司机来讲,肺损伤的发生率居第 2 位,肝脏和心脏损伤居第 3 位。肝脾虽然位于胸廓的下部,但方向盘和仪表盘的边缘仍可导致该区域软组织的损伤。

表 14-1 胸部损伤发生率和危险性分布

损伤	AIS≥3		危险性	
	司机(%)	乘客(%)	司机(%)	乘客(%)
骨骼	25	30	10	10
肺	21	9	9	7
心脏	10	4	18	4
肝脏	10	11	20	21
动脉	8	6	27	30
关节	7	6	1	1
脾脏	6	8	3	9
胸椎	3	6	1	4
其他	10	20	11	14

引自 Malliaris AC,1982。

胸部受到撞击时肋骨可以变形弯曲,当变形量达到一定程度时,即可在肋骨的张力侧发生骨折。胸部的最大压缩程度是肋骨骨折的决定因素,尸体实验结果表明,胸部压缩变形大于 7.62cm 时常可导致肋骨骨折,而变形量低于 5.84cm 时则没有骨折发生。由此可看出肋骨骨折的数目决定于肋骨在应力作用下的变形程度,而不是变形速率。肺的挫伤的发生与肋骨骨折不同,它主要决定于变形速率。冯元桢等认为这是一种速度依赖现象,高速撞击胸部时,压缩波和压力波经胸壁传递到肺组织,引起肺泡毛细血管床的破坏以及肋骨骨折部位肺的撕裂。由于血胸和气胸常因肋骨骨折端刺破血管所引起,因此,血胸和气胸也是主要依赖胸部变形程度的。

高速撞击胸前部或胸侧面均可致心脏挫伤、撕裂和心动骤停,近年来由于采用了方向盘多种吸能装置,胸前部撞击损伤发生率和损伤程度都有所降低,使得胸部两侧撞击在心血管系统损伤中的地位显得比较突出。心脏挫伤的发生与压缩幅度和压缩速度有关,而心脏撕裂主要是由胸前胸骨部位受到高度压缩所致。在狗心前区撞击实验中,大部分动物均存在不同程度的心律失常,表现为短暂的心跳暂停、期前收缩、室性心律等;当载荷速度较高时,心脏可发生纤颤和心搏骤停,其原因可能是高速撞击($>15\sim20$m/s)破坏了心脏周围的电磁场,打断了心肌的电传递。Cooper 等用重 $0.14\sim0.38$g、截面直径 $3.7\sim10$cm 的撞击锤以 $20\sim74$m/s 撞击 38 只猪的胸骨中部,发现急性心室纤颤(AVF)与撞击时相点是否落在心电图的 T 波期间有关。又有人实验发现,23 只猪麻醉之后撞击胸骨中部,11 只出现室颤,其中 8 只撞击后瞬间即发生,5 只撞击时相点落在心电图 T 波期间。

主动脉的破裂在交通事故中也较为多见且常常是致命的,其部位常在主动脉狭部、根部和平十二胸椎穿行膈肌的主动脉裂孔处。主动脉的狭部位于动脉韧带与左侧锁骨下动脉之间,此处相对比较薄弱。主动脉的撕裂常是横向的,研究发现,主动脉承受纵向牵拉的能力大于横向牵拉,对降主动脉中段进行横、纵双向拉伸实验,结果主动脉在横向上撕裂了。主动脉破裂的原因主要与血管内高压引起的水锤效应和固定部分与活动部分相对运动引起的剪切作用有关。

胸部损伤可由多种撞击形式引起,如胸前部与方向盘相撞,两侧胸部与车体的撞击等,胸部与安全带和方向盘前防护气囊相撞也可导致胸部损伤。现已采用新鲜尸体和动物进行多种胸部撞击实验,测定撞击力、加速度、变形量和压力变化,以获取详细的实验数据。这些数据可用于建立胸前部和侧胸撞击的实验模型和损伤评估标准。

三、胸部的生物力学响应

(一)胸部结构的瞬态动力学响应及其与损伤的关系

1. 胸部结构瞬态动力学响应及影响因素 当运动的物体撞击体壁或者运动的机体撞击静止的物体时,体壁将出现一个受力过程或者说是载荷过程。胸壁的内向压缩变形是载荷过程中最基本的响应,也是引起能量向胸内传递并进一步导致损伤的主要原因。用手缓慢地压迫胸壁,胸壁可能会表现出相对较硬的刚性结构特征,不会产生明显变形;但在撞击力作用下,局部胸壁可产生相当大的变形。即使一个质量仅为 1kg 的撞击锤以 5m/s 的速度撞击胸壁时,在 3 毫秒的撞击瞬间内也可对胸壁施加一个约 1 600N 的撞击力。

胸壁的载荷变形过程还表现出黏弹性的特征。用高速摄影方法观察猪胸部撞击过程中发现,胸壁载荷后撞击局部的胸壁迅速向内凹陷、变形,撞击物的回弹速度很小,胸壁非常缓慢地恢复至原始形状。这一现象说明胸壁并不完全像一个简单的弹簧那样受压缩后又将能量释放给撞击物,撞击物没有明显的回弹速度表明胸部具有显著的阻尼性或黏性。从这一实验中可以看出胸壁的变形过程具有黏弹性的特征。此外,变形的大小还决定于载荷的快慢,作为弹性结构,变形越快,对撞击物产生的阻尼也就越大。

Jonsson 等采用立式撞击机进行的家兔胸部撞击伤的实验中,动物左侧卧于致伤台上,右侧胸壁朝向二次锤。将 25mm×15mm 不锈钢网片固定在胸壁的不同部位(撞击侧胸壁的撞击点,对侧胸壁及两侧胸壁)和膈肌腹侧面上,并通过细线与位移传感器相连,观察撞击过程中胸壁和膈肌的变形运动过程。结果表明,撞击速度为5m/s时,撞击部位胸壁的内向变形运动的位移和二次锤运动的位移是基本相等的,胸壁其他各点的变形为向外扩张,并几乎和撞击部位同时发生;当撞击速度升高到20m/s时,撞击部位的变形速度和位移均明显增大,其位移约为二次锤运动位移的2.5倍,并且远远大于胸壁其他各点的变形位移,最大变形的发生时间也在胸壁其他部位发生变形之前。膈肌的变形运动以腹侧方向为主,其变形运动的位移或变形速度均远远小于撞击部位胸壁的位移和变形速度。

Viano等采用气体驱动式撞击机研究了新鲜尸体和猪的胸部变形过程。实验采用加速度传感器测定二次锤和脊柱的加速度,并由加速度换算出二次锤的撞击力变化过程,采用高速摄影法观察胸壁各部位的变形过程。结果表明,随着撞击速度的提高,撞击力、胸壁的压缩变形量和脊柱运动的加速度均有不同程度的升高。胸壁压缩变形时间曲线的前面部分为陡峭的上升段,提示撞击瞬间撞击部位胸壁迅速向胸内运动变形;随后曲线呈缓慢下降趋势,提示胸部开始缓慢地向外扩张恢复。撞击力的变化有类似的趋势。撞击力-变形曲线显示,当撞击力迅速升高时,变形也随之迅速增大,但在撞击力的下降区,变形则表现出一种迟滞恢复现象,反映了胸部的黏弹性特征。脊柱第8、12胸椎处测得的加速度时间曲线反映出脊柱以扩张为主的缓慢加速和减速运动。

胸部撞击过程中心脏的变形和运动的研究很少。Cooper等在研究不同能量下胸壁变形的基础上,采用在心肌多个部位植入银质小球的方法,通过高速X线摄影机观察了心脏的变形及运动过程。结果表明,随着撞击能量的升高,胸壁变形增大;而随着撞击面积的增大,胸壁变形减小。心室最大变形发生于撞击后3毫秒,与胸壁最大应变的发生时间是同步的。其后3~10毫秒心脏向后运动,心脏逐渐恢复接近原来的形状,约在10毫秒时达到最大位移。三维重建结果显示,心脏是向后、向右、向下方向运动的,其间没有明显旋转。在心脏运动的同时,主动脉弓向头部方向运动,因而容易引起主动脉的拉伸。

从上面的结果可以看出,胸部的变形过程与撞击速度、撞击能量、撞击力和撞击面积有关。

2. 胸部动力学响应与损伤的关系　多数研究结果表明,胸壁的应变量和变形速度是影响伤情的主要因素。胸壁应变在胸部侧径的5%~60%范围内时,肺损伤出血程度取决于胸壁变形速度,当胸壁变形速度大于10m/s时可致严重肺出血,而小于5m/s时一般不发生肺出血。应变量和变形速度二者间的相互关系也对损伤的严重程度有直接影响,当其中一个很低时,另一因素与损伤的关系明显变差,损伤一般较轻。这一现象与损伤形式的变化有关,当变形速度较小而变形量较大时,损伤形式已演变成"挤压型",此时变形量是影响伤情的主要因素;当应变量很小而变形速度较大时,损伤形式则演变成"冲击型",此时高速应力波是引起损伤的主要因素。将各种物理参数与伤情的关系进行回归分析后发现,黏性标准与伤情的关系最为密切,二者的相关曲线为一条"S"形曲线,曲线的两端趋于平缓,与伤情间量效关系逐渐变差,其原因与此时损伤形式发生的上述两种变化有关。

一般来讲,脊柱运动的加速度与伤情间的相关关系较差。其原因可能与下列因素有关:①脊柱加速度只能反映机体整体运动;②胸部是一个黏弹性体,能量的储存和释放过程不同于刚体结构。在胸部前后向撞击中,脊柱加速度还包含了变形的因素。只有在妥善地处理多种影响因素后,才能获取可靠的加速度与损伤伤情间的相关关系。

为了区分整体运动对变形加速度测定的影响,冲击伤研究中区分胸壁运动和整体运动的两种方法值得借鉴:①加速度、速度和位移测量值上的差别,整体运动的加速度值一般很小;②信号出现的时间,整体运动一般要迟滞于局部胸壁变形、运动速度。

膈肌运动或心脏运动及其与损伤关系的研究有助于了解不同条件的撞击过程中胸腔脏器的运动规律,在此基础上探讨与损伤的关系及脏器损伤的发生机制。目前,这方面的研究还有待深入。

(二)胸内波的传播、压力分布及其与损伤的关系

机体受到外界物体撞击时,体壁将受到一个载荷或力的作用,受撞击的部位和相邻区域都可能会产生很大的运动、变形。体壁的运动引起波在体内的传播,从而将能量传递给内脏组织。由于生物组织力学性质的特殊性和生物体结构的复杂性,波在体内的传播也是一个复杂过程,波在体内的传播、压力分布及其与损伤的关系尚未阐明。但是下面的一些实验结果已显示出体内波的类型、传播过程和压力在组织或器官的损伤中起着重要作用。

1. 应力波(stress waves) 应力波是一种以等于或略大于组织中声速的速度传播的压力波。组织中的应力波可引起很高的局部应力,使组织发生幅值很小但速度很快的应变。应力波在肺等由不同力学特性的介质(如组织和空气)组成的器官中传播时,即使遇到像肺泡这样微小的障碍时也会产生很大的压力梯度。应力波一般不引起组织撕裂,其作用主要是引起肺内微血管的破裂出血。反射和叠加产生的"应力集中"常是肺某些部位发生挫伤的原因(图14-16)。

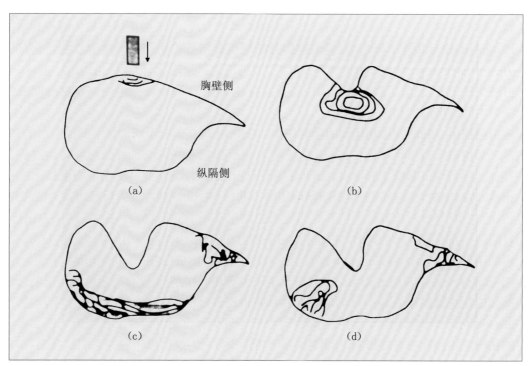

图14-16 侧胸撞击时应力波在肺内传播示意图
(a)开始时,以撞击点为中心形成应力波 (b)随撞击点肺部凹陷,应力波向四周传播
(c)而后应力波在肺部对冲面及曲率较大部位发生集中 (d) 应力波最终集中部位

应力波如下的两个特征可能是间接伤发生率高的原因:①应力波在某些界面(如纵隔或气管壁)的反射使该界面压力增大1倍以上;②应力波反射后相互作用和叠加,使体内远离波源的部位产生很高压力。影响体壁运动产生的应力波大小的最重要因素是体壁所获得的最大变形速度,而变形量的作用并不很重要。

2. 冲击波(shock waves) 由于肺组织中声速较低,在撞击作用下,虽然胸壁的初始速度可能会超过声速,但实际上只是在初始时刻才会有冲击波的传播。

3. 剪切波(shear waves) 剪切波可引起内脏器官的显著变形,由于体壁受撞击过程中运动的不一致,与体壁相邻的器官发生变形后将产生局部剪应力,从而引起器官的挫伤甚至撕裂伤。胸部受撞击后心室后部的挫伤和主动脉的破裂可能都是由于胸壁产生复合变形运动所直接引起的结果。由剪切波在体内的相互作用而引起直接损伤的机制为:相邻和相关组织器官运动的不均一性;附着处的拉伸应变;器官与坚硬结构的碰撞。

组织中波的传播速度也是影响损伤的重要因素。激波作用下家兔胸腹部的自然频率响应为150~500Hz,暴露的家兔肺组织的波速为15m/s,波速与组织弹性和密度有关。当撞击速度大于组织中的波速时,受撞击的组织不能迅速地将获取的能量传递给邻近组织,造成能量的输入(input)大于输出(output),

形成能量的集聚,引起组织损伤。随着撞击速度的升高,组织获取能量增加。当胸壁应变量为16%时,根据力学响应机制可划分为两个区间,以撞击速度12～14m/s为分界,小于这个速度时,肺门区损伤和肋骨损伤发生率增高,大于这个分界速度时以肺泡区损伤为主。此外,还有研究表明,撞击速度大于9m/s时,肺泡区的损伤与冲击波的损伤相似。撞击速度和组织应变是影响损伤特征和严重程度的重要因素,当撞击速度小于5m/s,变形量大于40mm时,组织中波速大于撞击速度,影响损伤的主要因素已不是能量本身,而是压缩和变形。

胸内压力变化与损伤间的关系的研究还不深入。Jonsson等在兔右侧胸部撞击伤实验中,同时监测了右肺、纵隔和左肺内的压力。结果表明,随着胸壁变形量的增大,3个部位的压力也明显增大,压力值按由高到低的顺序排列为:右肺、纵隔、左肺。随着胸内压力的升高,伤情也逐渐加重。当胸内压力峰值达400kPa时,动物全部死亡,与冲击伤的结果(肺内压力为800～900kPa时,动物死亡率50%)相比,发生不同程度肺损伤时撞击作用下胸内的压力低于激波作用下的胸内压力。Viano等在兔胸部撞击实验中也发现食管内压力与损伤伤情有关,发生极重度损伤或死亡动物的食管内压显著高于伤情较轻的动物(分别为108kPa和38.7kPa,相差非常显著,$P<0.001$)。相关记录表明撞击瞬间胸内压力分布是不均匀的,总体趋势是从撞击侧向对侧逐渐降低。但在某些区域(如心肺交界区)的压力高于周围压力,撞击点处胸腔内压力最高,其次是撞击侧肺内压力和肺门部压力。从肺损伤分布来看,压力高的区域肺损伤明显重于压力低的区域。这一结果提示胸壁收到撞击后高速运动产生的应力波在胸腔的传播是一个逐渐衰减的过程。在左肺门处应力波从密度较低的肺组织进入密度较高的心肌组织,可能由于心肌表面发生反射作用,使肺门处压力形成第二个上升峰值,该肺内压力较高可能也与这种反射有些关系。其他测试结果表明,应力波在纵隔或气管壁的反射可使其表面压力增大1倍以上,并可由应力波反射后的相互叠加作用,使体内远离波源的部位产生很高的压力。应力波的大小与体壁变形的最大速度密切相关,应力波在肺内传播速度大于声速时,肺组织获取的能量大于输出能量,能量的积聚是损伤的启动因素。值得注意的是,由于生物体结构和组织特性较为复杂,力学测试受到很多限制,其结果的准确性与精确性还需更多的实验来证明。有的研究认为胸内压力不是肺损伤伤情的精确预报参数。

四、胸部常见损伤及发生机制

(一)肺的损伤机制

胸部撞击引起肺损伤的机制至少有3种:①惯性作用;②剥落效应;③内爆效应。其中的内爆效应机制在生物实验中和肺有限元分析中得到了初步验证,Pao等认为压应力和张应力是导致肺损伤的两个根本的生物力学因素。Jonsson的实验结果表明,胸部撞击引起肺损伤的机制与激波的作用机制是相似的。肺泡内的压应力取决于肺泡应变率的大小。在肺受压后复张期,肺泡内压力远大于组织耐受极限,造成肺泡破裂。

Yen等采用离体兔肺撞击实验模型验证了肺周围支撑介质的特性对损伤有很大影响。采用坚硬材料作支撑物时,肺水肿程度很重;而采用软质尼龙网作支撑时,肺水肿较轻。与活体状态相比,同等条件下胸部撞击引起的肺损伤重于直接撞击肺所致的损伤。这两组实验结果提示应力波的反射作用可能加重了肺损伤。与此同时,Fung等曾进行了下列研究:肺瞬时牵张对肺重增长率的影响;周期性兔肺的压缩和扩张时使塌陷的气管重新扩张开放所需的压力;气管关闭时肺的变化情况。结果发现:①离体肺的过牵张增加了肺水肿的形成速率;②关闭气管时的压力值低于重新扩张开放气管时的压力值;③气管关闭时肺的"硬度"比气管开放时要大得多。这些结果提示:肺压缩后反弹性高速扩张时肺泡壁内产生的张应力和剪切应力可能超过了肺泡正常扩张时的应力阈值,从而引起肺泡破裂,肺泡壁的过度牵张可能是肺损伤的原因。此外,气管关闭时肺内的残留气体在肺压缩后复张和气管重新开放时,也会膨胀使肺泡壁承受张力。

从肺的不同部位分析肺损伤的发生机制,Lau等认为,肺泡区的肺组织顺应性高,容易发生挫伤。而肺实质部分的损伤机制是:胸部受压缩时产生的强变形波(冲击波)与胸膜腔高压作用于肺泡壁,使肺泡壁内产生很大的张力,超过了损伤耐受极限引起的肺泡的破裂。当胸部受到压缩而气管关闭时,可引起肺血管内压力骤然升高,达到阈值时即可造成支气管区域血管的破裂。胸部压缩后复张时可引起肺的拉伸和肺内支气管区域的剪切损伤。但也有人对此提出质疑,原因有两个:一是肺膨胀状态时就像一个气垫一样可以在一定程度上缓冲撞击作用;二是有实验结果表明气管关闭时胸部撞击引起的肺损伤有所减轻。此外,Lau 等还发现胸部受撞击压缩时,肺叶间的不同步运动可引起肺叶在肺门附着部位的剪切损伤。当撞击速度大于 9m/s 时,肺泡区域的损伤特征与激波所致损伤相似。

McSwain 等认为胸部受压缩而气管处于关闭状态时胸膜腔内压力骤升可对肺产生冲击(blow-out)作用,引起肺的撕裂和血胸。对肺的直接压力作用导致肺挫伤。

(二)心脏及主动脉的损伤机制

胸部撞击所致的心脏的损伤和破裂的发生率并不低,在美国每年的创伤死亡患者中约有 1/4 死于胸部创伤,其中又有 10%～70% 与心脏的破裂有关。其发生机制包括以下几个方面:

(1) 直接撞击作用。

(2) 液压效应(hydraulic effect)。腹部或下肢受撞击时静脉血管内压骤升并可传导至心房和心室,引起心房和心室的破裂。

(3) 挤压作用。胸部受撞击压缩时心脏在胸骨和脊椎之间受到挤压。

(4) 加速和减速损伤。突然减速可致心脏与相对较固定的血管的连接处发生撕裂。

(5) 冲击作用。由冲击力产生的高压可致心脏破裂。

(6) 振荡冲击作用(concussive blow)。对心脏的振荡冲击可诱发恶性心律失常而致死,心脏挫伤坏死后可发生破裂。

(7) 刺伤。胸骨和肋骨的骨折端刺破心脏。

当撞击速度很小而压缩量(胸部应变量)较大时,胸骨和脊椎对心脏的挤压是心脏内压力升高的主要原因;当撞击速度较高而压缩量较小时,由于惯性阻力的作用,心脏的后部运动迟滞于心脏前壁的运动,由心脏前后的挤压作用引起心脏内压力升高。Cooper 等采用高速摄影法进一步证实了心脏损伤严重程度和右心室内压力峰值均与胸骨最大压缩幅度呈正相关。

除上述因素外,撞击瞬间心脏所处舒缩时相也与心脏的损伤有关。Stein 等报道,在狗胸部撞击实验中,心房破裂与撞击瞬间心脏所处舒张或收缩时相无关,但心室破裂的发生却与心脏舒张或收缩时相有密切关系。心室收缩期撞击时,心室破裂的发生率可高达 85%;而在心室舒张期则未见心室破裂发生,其原因尚不清楚。Lau 等的研究结果与此不同,他们采用小圆柱状铝锤垂直撞击开胸暴露的狗心脏,结果发现,在收缩期末以 5m/s 的速度和 5cm 的距离撞击时,动物中无一例发生心脏破裂,相反,在舒张期末撞击时,7 只中有 6 只发生了心脏破裂。其原因可能与舒张期心脏容易变形、吸收能量多、心室壁较薄、心腔内血液多质量大等有关。当撞击速度大于 15m/s 时,心脏所处时相对心脏破裂的影响不明显,这可能与撞击能量大、不论在哪一时期都超过了损伤耐受阈值有关。

主动脉损伤破裂常发生在相对比较固定和相对较薄弱的部位,包括:主动脉根部与心室相接处;降主动脉膈肌部位;主动脉狭部。损伤的主要途径:①胸骨受撞击压缩时,心脏向下和向左运动引起升主动脉撕裂;②下胸部受到头部方向的撞击,使心脏向上运动;③身体在水平方向、头部方向或下肢方向上的突然减速,心脏以及周围相连组织的牵拉作用可使主动脉壁内产生较强的张应力(tension stress);④胸壁的直接撞击和减速度的共同作用。其中以胸部突然减速过程中,心脏运动对主动脉的牵拉致伤途径最为多数人所接受。关于主动脉内压力升高在损伤中的作用尚不明确,人们采用封闭主动脉远端分支然后向主动脉内注水加压的方法,发现人主动脉发生破裂的压力值约为 399.9kPa,是正常值的 20 倍,而在实际上达到这么高压力的机会很少见。

值得注意的是,肋骨骨折或连枷胸并不是胸内脏器损伤的先决条件,心、肺及大血管的损伤撕裂与肋骨骨折之间无显著的相关关系。有些胸部撞击伤患者虽然发生了心脏和血管的撕裂,但却没有明显的外表损伤征象,须给予特别重视。

五、未来研究展望

撞击力作用于胸壁引起胸壁载荷变形,并以波的形式在胸内传播,压应力、张应力和剪切应力作用是组织损伤的主要机制。进一步的研究应包括以下几方面:①胸前部撞击和侧向撞击时胸壁其他部位(如安全带周围区域)的受力载荷过程及其与损伤的关系;②胸内各器官的损伤机制有待于深入研究和实验证实;③确定各部分组织损伤的损伤阈值;④进行多种致伤条件的动物实验,验证、修改和完善现有的模型,并与计算机辅助建立的物理模型相结合。进一步阐明胸部撞击时各部位的损伤机制、损伤发生条件,为建立多种致伤条件下的安全标准、制定有效可行的防护措施和治疗原则提供理论和实验依据。

(冯成建)

第四节 腹部伤生物力学研究

一、腹部解剖及力学特点

(一)腹部解剖

腹壁的上界是胸骨剑突、肋弓、第 11 肋前端和第 12 肋前端及第 12 胸椎;下界为耻骨联合、腹股沟韧带及髂嵴。通常以腋后线为界,分为腹前外侧壁和腹后壁。腹腔是体内最大的腔,它被许多器官所填充。腹腔的上界是膈肌,膈肌呈穹隆状向上膨入胸部,高达第 4 肋软骨与胸骨的连接关节水平,腹腔的下界是骨盆。为了便于确定腹腔器官的位置和有利于疾病的诊断与治疗,通常用两条垂直线和两条水平线将腹部划分为 9 个区。上水平线为通过两侧第 10 肋最低点间的连线,下水平线为通过两侧髂前上棘间的连线。左、右两条垂直线分别是通过左、右腹股沟中点向上所做的垂线。9 个区从上到下分别是:上为腹上区及左右季肋区;中为脐区和左右外侧区;下为耻区及左右腹股沟区。上部 3 个区包括的器官有肝脏、胃、脾脏、胰腺、十二指肠和左肾上部;中部 3 个区包括的器官有横结肠、胃大弯、大网膜、肾、部分小肠和左右输尿管;下部 3 个区包括的器官有盲肠、膀胱、子宫、小肠。

腹部器官包括两种类型:实质性器官有肝脏、脾脏、胰腺和肾等;空腔性器官有胃、大肠、小肠和膀胱等。左、右季肋区和部分腹上区被下部胸廓覆盖,其中肝脏占据了右侧的绝大部分,而左侧主要被胃和脾脏所占据,胰腺位于胃的后方,在第 1、2 腰椎高度横贴于腹后壁。腹主动脉和下腔静脉紧贴脊椎,由胸主动脉和胸部下腔静脉穿过膈肌裂孔向下延续而成。它们分出许多分支到各个器官。

(二)腹部力学特点

腹部损伤的严重程度和累及的脏器在很大程度上取决于撞击力的大小、作用面积、撞击速度、硬度、着力部位和力的作用方向等因素,与脏器的解剖特点和状态也密切相关。实质性器官和空腔器官,它们在外力作用下的载荷机制是大不相同的。空腔器官的内部有一个与自身体积差不多大小的空腔,与实质性器官相比,其比重(不是组织的比重)明显小于实质性器官。如肝、脾、肾等实质性器官的比重要大于胃、小肠等中空性器官。实质性器官内部富含血管,质地一般较脆弱,且位置大多比较固定,中空性器官内含气体、消化的食物。很明显,器官的比重、结构和内含物等诸如此类的因素导致了各器官损伤发生机制的不同。

器官所处的位置是损伤生物力学分析中的一个关键因素,位置越表浅、越没有其他组织器官的保护,就越容易受到伤害。例如,腹部受到正前方的撞击时,位于脊椎前方的器官较其他器官更容易遭到强烈的挤压。此外,胸廓的下部覆盖着腹部左、右季肋区,虽然没有上部那么坚硬,但仍可分散撞击载荷,增大上腹部变形阻力。位于该区的器官本身的生物力学损伤机制与其他器官相似,但因有胸廓的保护作用,其瞬态动力学响应和损伤耐受性完全不同于其他区域。

腹膜是被覆于腹壁的内表面及腹盆腔脏器表面的一层浆膜。一方面它可分泌少量浆液,以减少器官与腹壁及各器官之间的摩擦,增加器官的活动性。另一方面,它对腹腔内器官起相对固定作用,各器官都有相对不同的活动度。腹腔器官这种相对较高的活动性使得它们的位置随着体位变动而变化,这就增加了力学响应测定和力学分析的难度。例如,身体处于仰卧位时测得的实验结果与处于坐位或立位时所得结果截然不同,这是因为两种实验中靶器官可能处于完全不同的方位。

(三)腹部损伤分布特点

多数腹部损伤同时有严重的内脏损伤,如果伴有腹腔实质脏器或大血管损伤,可因大出血而导致死亡;空腔脏器受损伤破裂时,可因发生严重的腹腔感染而威胁生命。腹部撞击伤绝大部分源于交通事故,其发生率高于贯通伤。最严重的是腹内脏器损坏,与中空性器官相比,实质性器官的损伤发生率一般较高,腹部损伤率低于10%。统计数据显示,驾驶员腹部与方向盘和座位扶手撞击所引起的损伤明显高于前排乘员,且撞击方向的不同会导致损伤分布完全不同,其中尤以正向(前方)撞击腹部时,损伤最为严重,肝脏是腹部最大的实质性器官,也是最容易受损的器官,是腹部损伤引起死亡的最常见原因,据统计,肝损伤的死亡率为6%~15%,腹部撞击时肝脏损伤高达39%,同时脾脏损伤处于高风险下,达25%,消化道、肾、泌尿生殖系统损伤次之。但在进一步调查中发现,在涉及摩托车事故交通事故中,超过80%的伤者存在肝脏,脾脏损伤在正面碰撞的25 047起交通事故统计中,空腔脏器损伤无性别和乘坐位置特征,主要与安全带的直接作用相关。

二、腹部损伤生物力学机制

在实际交通事故中,胸腹部损伤较常见,致伤机制复杂,不同伤者有不同的致伤特点,其发生主要来源于司机或乘员与方向盘、安全气囊、仪表板、车门内侧、安全带、座位扶手等之间的撞击。在撞击过程中,首先车体与腹部发生第一次碰撞,车辆减速或停止;而后驾乘人员与车内构件发生第二次碰撞,致身体减速或停止;而胸腹部内脏器官由于惯性继续向前运动,与腹部或脊柱发生第三次碰撞,而造成内脏器官损伤,此类损伤属于"减速性损伤"。而对于行人、自行车骑行人来说,先是身体与车辆发生撞击,身体被加速,造成"加速性损伤",然后被抛起,当人体落地或被障碍物阻挡时,同样形成"减速性损伤"。

在腹部加速性损伤评价中有两个:黏性标准[$VC(t)_{max}$]和腹部损伤标准(abdominal injury criterion, AIC)。在所有的预测损伤程度的参数中,黏性标准与腹部损伤程度间的相关性最好,是预测下腹部严重损伤程度最有效的指标。

黏性标准含有时间概念,能够描述损伤发生的时间过程,有利于建立损伤防护对策。例如,依据腹部与方向盘之间的相互作用过程,可将腹部压缩过程分为3个时相:快速压缩时相、缓慢压缩时相和减压时相。在快速压缩时相末黏性标准达峰值,因此快速压缩时相在损伤的发生中起关键作用。此外,黏性标准还有助于说明撞击时器官崩陷所致的速度变化。特别像肝、脾这些实质性脏器损伤对载荷速率均十分敏感,撞击速度的微小变化即可引起很大的损伤程度改变。

腹部损伤标准取决于最大撞击速度和最大腹部压缩的乘积,是依据早年的尸体撞击实验,如把腹部每个区分开进行实验,AIC与损伤间的相关性更高。

此后有更多的学者就AIC和$VC(t)_{max}$进行研究,所得结果基本相似。黏性响应是预测损伤程度的理想指标,然而在某些条件下不便于测量,因而AIC成为很好的替代参数。因此,目前在汽车碰撞试验中,驾乘人员损伤,通过检测碰撞假人腹部压缩变形量和速度值的指标进行乘员胸腹部损伤评估。但是"减速性损伤"主要是惯性损伤,即腹腔脏器过度牵张造成组织损伤,跟组织的质量、加速度以及组织生物力学特征存在明显相关性。

（一）腹部力学响应测试

有关人体腹部力学响应的研究相对较少。这些研究大部分从上、中、下腹部三个大的范围观察了不同撞击条件下（包括不同的撞击头形状、撞击力、变形量、撞击速度和撞击方向）的动力学响应过程。但由于腹部各区的解剖结构不同，所得的力学测试结果存在明显差异，且很难代表腹部各区的响应过程，因此有人提出腹部响应曲线应该限定在某个分区内进行上述研究。依照经典的腹部解剖分区，应该确定 15 条力学响应曲线：正向（前方）撞击时有 9 个区；侧向撞击时左、右两侧各有上、中、下 3 个区。而研究发现，由于正向（前方）撞击实验中撞击面往往很宽，很难局限在每个经典的分区。从而把观察范围扩大成上、中、下 3 个部分，每部包含横排的 3 个区。并且以撞击可同时累及每横排的 3 个区为条件，认定 3 个区的力学响应都是同一种曲线。中腹部的力学响应肯定不同于上腹部。下腹部的实验数据还没有，但其解剖结构与中腹部相似。同理，侧向撞击时，腹部两侧的 3 个区中的中、下两区也可认为结构特性是相似的，这样腹部侧面就缩减成了上、下两部分；上部右侧为肝脏，左侧为胃和脾脏，而下部左、右两侧也是相似的，可合二为一。通过上述综合、化简，腹部的力学实验分区就缩减到 8 个区（表 14-2）。值得注意的是，化简后腹部力学响应测试的难度降低了，但是忽视了一些经典解剖区域间的差别，因而其精度也降低了。

表 14-2 腹部力学研究分区

正向撞击	上腹部	左、中、右区
	下腹部	左（右）、中区
侧向撞击	上部	左侧、右侧
	下部	左（右）侧

引自 Rouhana，1992。

在各个分区进行力学实验测试结果进行分析时，黏性标准与腹部损伤严重程度间关系要略优于腹部损伤标准，研究认为下腹部的黏性响应要高于胸部，损伤黏性标准也要略高于上腹部和胸部。一份新鲜尸体侧向撞击实验研究报道，严重损伤发生率为 25％时，腹部的黏性标准为 1.98m/s，压缩标准为 44％，这种损伤耐受水平的变化反映了组织黏弹性和载荷速率依赖性特点的变化。在上腹部，部分肋弓和相对稍硬的肝脏表现出的黏弹性特征要弱一些；在下腹部，缺乏低应变响应的骨性结构，以相对较软的空腔脏器为主要成分的解剖特点使下腹部表现出相对较弱的黏弹性特征。在以黏性损伤机制所致的下腹部损伤中，需要有很高的变形速度，明显大于在上腹部或胸部造成同等损伤所需的变形速度。

（二）实验模型

1. **新鲜尸体实验** 腹部撞击实验模型主要分为正向撞击和侧向撞击两种，每个模型又分撞击上部和撞击下部两种类型。国内曾采用大质量重锤坠落撞击狗右上腹部，研究肝脏损伤的动力学响应过程，模型比较稳定。国外正向撞击模型中一般使用生物撞击机致伤新鲜尸体。尸体呈坐位放置，双腿与躯干成直角或自然下垂，上肢用绳索轻轻悬吊。下腹部撞击点一般平第 3 腰椎水平。动物实验一般用立式撞击机致伤，动物呈仰卧位，撞击点平第 4 腰椎，压缩应变响应为 7％～54％，可致肝、脾、肠道等脏器的广泛挫伤或撕裂。为了真实模拟方向盘撞击过程，有的实验中把方向盘固定在撞击锤上，用其下缘撞击尸体。目前，上腹部撞击实验做得详细一些，可选用不同的致伤物理参数分别撞击左、中、右三个区域。

安全带致伤实验中尸体一般呈仰卧位，压缩幅度为 6％～67％。由于安全带的伸长和几何形状的改变，腹部撞击矢状面上的实际变形量不同于在撞击锤尾部记录到的变形值。基于硬度实验中获取的应力-应变曲线可划分为低速和高速两个区域。侧向撞击模型常见的有两种，一种是和胸部侧向撞击模型类似的坠落撞击模型，撞击点选择在第 9 肋平面，撞击锤也可做成可变形的座位扶手形状。另一种将尸体悬吊起来,用撞击机致伤。

在动物的选择上一般认为猪比较合适,其下腹部内脏排列的特点较其他动物更接近于人。一些实验提示猪下腹部损伤动力学响应也与人类似,安全带撞击实验中猪下腹部的硬度与人尸体实验具有可比性。上述实验中须记录撞击力和腹部应变等参数,然后根据被撞击物的质量、人体测量学参数和撞击速度对所得结果进行标准化处理后再进行分析。

2. 动物实验

(1)动物不同朝向减速伤实验研究。由于胸腔脏器有肋骨的保护,从胸腔骨性框架的结构可知腹侧主要由肋骨构成,而背侧则由脊椎和肋骨构成,腹侧的骨架比背侧的骨架要弱很多,因此腹侧更容易变形。若损伤是与压缩变形量相关,则在相同撞击速度的减速伤实验研究中,腹侧朝向撞击方向时伤情较背侧朝向撞击方向的伤情更重(图 14-17)。实验结果表明,不同朝向的撞击实验对动物损伤程度的影响不显著,两种撞击方式动物伤害程度无显著差异,实验研究的结果表明采用压缩变形量来评价脏器伤害程度是不恰当的。

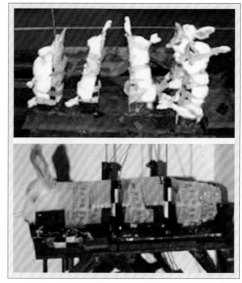

图 14-17 不同朝向的动物减速伤实验研究

(2)离体新鲜脏器的撞击损伤研究。从胸部压缩变形与 AIS 评分及伤情的建立相关性,当胸部压缩变形从 24%~45% 将导致 AIS 评分为 1~5 级的损伤。为了探讨在胸部压缩变形为 24%~45% 时各脏器的伤害情况,开展相应的生物碰撞实验研究。首先将新鲜的心、肝、肺等脏器取出,在碰撞实验台上开展撞击实验,当撞击速度为 7.4m/s(26.6km/h)时,兔脑组织的压缩变形量高达 40.0% 左右,兔肺的变形量达 45.5%,而兔肝的变形高达 24.5%,但大体解剖未见上述脏器出现明显的损伤;由于 7.4m/s 的碰撞速度不足以引起胸部发生 40% 以上的压缩变形,因此在减速伤中,胸腹腔脏器挤压损伤的可能性较小,多为脏器直接与胸壁发生撞击而造成伤害(图 14-18)。在大量的动物实验中可见:减速伤中,当肋骨未发生骨折时,脏器如肺已发生非常明显的损伤。且肋骨的损伤种类繁多,依据肋骨是否骨折来评判胸腹部损伤特别是减速伤有比较大的局限性。

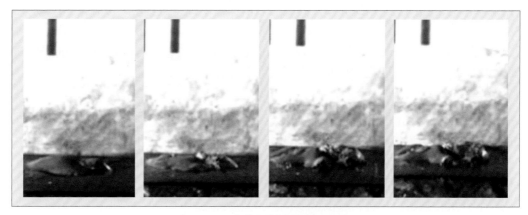

图 14-18 离体新鲜肝脏撞击实验

(3)胸腔横断面碰撞实验研究。为了探讨胸腹脏器减速损伤的过程及其损伤机制,将新西兰大耳兔和小香猪膈肌附近胸廓离断,暴露胸腔及肺,并分别将其以仰卧姿态或俯卧姿态固定在垂直方向的减速碰撞实验平台上。平台以特定的高度自由下落并撞击固定台面,采用高速摄像记录整个减速碰撞过程,实验完成后采用序列图像分析软件分析整个碰撞过程(图 14-19)。高速摄像显示在胸腔对冲侧肋骨压缩挤压肺之前,肺已与撞击侧胸腔壁发生撞击并压缩,胸腔对冲侧肋骨变形后并没有压迫肺。在以往的道路交通伤研究中,不少研究人员认为乘员胸腹脏器损伤是由外力作用于肋骨,从而挤压内部脏器而造成损伤。包括现有车辆安全性能评估中胸腹部的指标仍为胸部压缩量为依据。本实验结果表明,在减速损伤中胸腔脏器损伤主要是因脏器撞击胸壁而造成的。该结论对于建立一种更合理的胸腹部损伤评估方法和探讨胸腹部脏器损伤机制具有较大的意义。

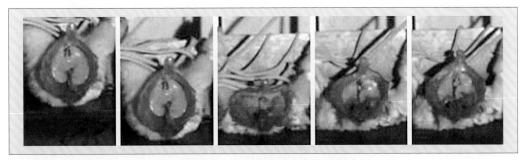

图 14-19　兔胸腔横断面碰撞实验

(4) 脏器表层生物膜保护作用的实验研究。为了探讨胸腹脏器减速损伤的过程中,生物膜对脏器的保护作用,以便为建立更合理的胸腹腔脏器损伤程度评估方法奠定基础。将质量相近的公鸡睾丸配对分组,实验组去除睾丸生物膜,对照组不处理。将其固定在竖式减速碰撞实验平台上,平台以特定的高度自由下落并撞击固定台面,采用高速摄像记录整个减速碰撞过程,实验完成后采用序列图像分析软件分析整个碰撞过程(图 14-20)。未去膜组的公鸡睾丸从 1m 高下落未破;而去膜组从 0.8m 高下落,即发生破裂。高速摄像显示破裂发生在睾丸对冲侧形变最大处。在减速撞击过程中,睾丸生物膜对睾丸有明显的保护作用。研究表明,在减速损伤中脏器损伤主要因素可能是脏器撞击胸壁而造成其破裂损伤。该结论对于建立一种更合理的胸腹部损伤评估方法和探讨胸腹部脏器损伤机制具有较大的意义。为了进一步探讨膜对脏器的保护作用,利用软壳鸡蛋开展撞击实验研究,其结果也充分证明,生物膜在撞击损伤中将起到非常重要的保护作用。

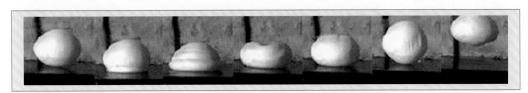

图 14-20　脏器表层生物膜保护作用的实验

3. 物理实验　在研究腹腔脏器——肝脏正面撞击损伤机制时,研究者基于塑性材料的变形与受力的关系,通过物理实验和有限元仿真建立了塑性复合材料的变形和撞击能力的关系,并将塑性复合材料置换兔肝脏(质量相同),复制出减速伤模型,并与兔减速伤实验进行对照,在撞击减速度波形为近似梯形波,峰值约为 22.65g(g 为重力加速度),在撞击速度为 35.0～41.3km/h 时,随着撞击速度的增加,兔肝脏从无损伤发展为重度损伤,根据研究统计,当车辆撞击速度达到 40km/h,正面撞击,驾乘人员肝脏损伤的概率较大,相同撞击条件下,塑性材料模型变形量随撞击速度的增加而增加,且变形主要集中在碰撞面,另外在模型背侧出现压痕,但由于模型厚度明显厚于肝脏实际厚度,因此进一步确认,在减速损伤过程中,肝脏损伤应属于惯性损伤。

4. 有限元模型实验　人体有限元模型是根据人体几何模型建立的精确有限元网格模型,有利于进行人体损伤生物力学的研究,包括各种组织、血管、神经、韧带、生物膜等,如 THUMS 建立了人体各个脏器组织的有限元网格模型,模型能够准确反映各个脏器器官的解剖特征。有限元模型可重复使用,并且能用于应力、应变及其他各种相关特征参数的研究,有限元模型应用的第一前提是模型的验证,赋予其生物材料属性以及损伤极限数据,建立数据与损伤之间的关系,相比于人体其他部分,如肌肉、骨骼等,脏器验证比较晚,目前很多材料属性是通过人新鲜尸体和动物实验获得,由于尸体具有和活体相同的解剖结构,但因组织降解,缺少冲击对机体造成的生理或病理反应的直接观察;动物和人体在结构、外形和受力过程等诸方面存在较大差异,无法将动物实验的定量结果直接推广到人体上;且脏器内血液或包容物性质存在差异,使得检测结果与人体真实环境存在较大差异;另外,脏器纹理结构的复杂性,在赋予材料属性时也存在较大困难。使得脏器受到撞击时受到的应变/应变速度、等效应力及应力分布均存在不确定性。

随着监控网络的不断完善,越来越多的交通事故被记录了下来,通过视频可以分析伤者在受伤过程中所受到的速度、加速度等,从而获得其与损伤之间的相关性,将视频分析数据应用于有限元仿真事故重建,可较大程度地提高有限元数据与实际损伤之间的相关性,从而预测人体受伤害的程度,目前研究还在积累阶段,还需通过大量实验和案例来进行验证。

（三）引起腹部损伤的物理因素

在交通事故中,人体发生与外物(交通工具,路面,树干,障碍物)间的相对运动,继而相互撞击而致伤。在人体组织受到外力或者人体撞击外物时,人体与外物发生力的相互作用,人体组织在外力的作用下发生变形,即细胞、细胞外基质、组织、器官等发生变形以及相对位移,对于同一组织器官而言,变形越大,则偏离正常情况越多,越难以恢复原状,因此组织损伤既跟撞击参数相关,也跟人体组织的力学性能有关。

1. 撞击参数

(1)撞击力。撞击力的大小取决于人体惯性运动与外物间的相对速度,对于同一组织,当撞击力越大时,则单位面积上的压强越大,单位组织受力越大,意味着单位组织内应力越大则应变越大,即组织的总体变形则越大,会导致组织损伤越严重。例如,1.2kN撞击力可使猪严重损伤,肝脏的损伤程度近似于AIS＝3或AIS＝4,但使暴露的肝脏发生同样损伤所需的力仅为0.6kN。有研究发现,腹部的损伤程度与撞击力的对数和时间的平方成正比。大部分研究证实,撞击力峰值与AIS≥4的腹部损伤程度关系密切。在安全带所致的下腹部损伤中,撞击力峰值与AIS≥3和AIS≥4损伤的发生率有良好的相关性。

(2)加速度。当人体与外物发生碰撞,相对于人体,外物的加速度也是影响人体损伤的一个重要因素,比如在行人交通事故中,同一碰撞速度条件下,车辆加速碰撞对行人造成的损伤明显高于车辆减速碰撞时的情况,原因在于,根据牛顿第一定律,加速度相当于增加了撞击力。如猪肾脏撞击实验显示,撞击物的加速度减小,载荷逐渐增大,对肾脏造成的损伤减小,随着冲击速度的增加,加速度会越来越大,对肾脏的损害也会更大。

(3)撞击面。在交通事故中常见以皮内或/和皮下及软组织出血为主要改变的闭合性损伤即挫伤,属于钝性损伤;同时也存在大量带有创口的组织贯通伤。

2. 脏器参数

(1)最大压缩量。体壁受压变形时内脏器官即可受到压缩而损伤,特别如肝脏和脾脏这些质地比较脆弱的器官更容易因压缩而损伤。未系安全带的乘客腹部低速撞击到仪表盘可导致肝脏挤压伤。在乘客身体前部受到撞击而停止运动后,身体的后部会因惯性作用继续向前运动,直到挤压的力量足够大后整个身体才停止运动。对于未正确系好安全带的乘客,安全带与腹部前壁撞击,身体的后部继续向前运动,使肠管在腹壁和脊柱受到挤压而损伤。在动物实验中,动物处于仰卧位撞击腹前壁,也发现肠管的损伤源于与脊柱间的挤压过程,称此为"背部固定"实验。在灵长类动物和尸体实验中发现,腹部压缩应变与损伤程度有关,侧向撞击时左、右两侧的耐受水平是不同的。在猪下腹部撞击和安全带致伤实验中,均发现AIS≥4时最大压缩幅度与损伤密切相关,特别低速撞击(＜3m/s)情况下挤压作为主要损伤机制时表现更明显。

(2)最大撞击速度。同胸部撞击伤类似,黏性响应也被证实是影响腹部损伤严重程度的重要因素,特别像肝、脾这些实质性脏器损伤对载荷速率均十分敏感,撞击速度的微小变化即可引起很大的损伤程度改变。如果固定压缩幅度不变而改变撞击速度,可见随着撞击速度的增大,肝损伤明显加重,其原因可能是许多腹部实质性脏器都充满液体,而液体系统在不同载荷速率时表现出不同的力学特性。

(3)应变率。对于生物组织而言,均具有黏弹性特征,其中蠕变特性具有时间特点,如果变形过快,可能导致组织直接断裂。腹壁主要由软组织构成,撞击腹前壁时脊椎处的加速度并不能代表腹部整体或撞击部位运动变形的应变率。应该说撞击部位的应变率与损伤的发生有较密切的关系,但是很难确定各个脏器的变形应变率。如从新鲜的猪肝组织中取肝实质部分制作试样,利用英斯特朗材料试验机对其进行两种加载率($0.004s^{-1}$,$0.04s^{-1}$)和两种加载方向(垂直肝脏表面和平行肝脏表面)的准静态压缩试验,并压缩至破坏。研究结果表明:所有应变率下的猪肝压缩应力应变曲线都呈非线性凹向上特征,初始阶段应力值很低,应变约30%后应力幅值显著增大;准静态压缩时,两种应变率和两种加载方向下肝脏组织破坏应力和破坏应变等力学性能无显著不同,平均破坏应变为48%,平均破坏应力为0.45MPa。高应变率下肝脏组织的流动应力明显高于准静态下的流动应力,表现出一定的率敏感性。

(4)压力。不论是实质脏器还是空腔脏器,内都含有大量液体(血液、组织液、水)或者其他包容物,而液体既具有流动性,又具有不可压缩性,因此当脏器被挤压时,官腔变形,则会导致压力上升,而且会出现压力传导至薄弱部位,对组织造成破坏,导致损伤。Miller等在猪下腹部方向盘撞击实验中,观察到撞击瞬间腹腔动、静脉内压力会骤然升高,其压力值显著高于正常值。当动、静脉内压力(特别是静脉)升高幅度较大时,损伤也加重了。另有一些研究集中观察了肝、肾损伤的压力值,它们分别是:汽车座位扶手样撞击头、撞击中腹部时的损伤耐受压力为131kPa;168.5kPa的压力可致离体的新鲜尸体肝脏表面撕裂,319.8kPa压力可致多处撕裂,44.0kPa压力可致脾脏表面撕裂;外科手术暴露的肝脏中等度损伤(AIS=4或5)的应力约为310kPa。也有人报道的耐受阈值有些矛盾,但都发现压力与损伤程度相关。此外,有研究发现压力峰值与AIS≥3和AIS≥4损伤发生率有相关关系。

(5)波动。Cooper等以充分证据说明应力波和剪切波在冲击和撞击致伤中起作用,这种波现象是远离撞击部位的组织器官的损伤方式。体壁变形速度是波幅度大小的决定因素。在高速撞击(50m/s)条件下,应力波从撞击部位向外散发,以声速在组织内传递,引起组织-气体交界面(如肠壁与肠内气体的界面)处损伤。这种损伤的机制包括:①应力波引起管壁的压缩和再扩张效应。②管壁两侧的压力差效应。③剥落效应。当波从密度高的区域进入密度低的区域时,能量释放,反射波的张力引起界面处组织过牵拉损伤,这是因为组织的抗拉能力要比抗压能力弱。在低速撞击时,如交通事故中,体壁的位移产生一种横向的低速、长周期的波,即剪切波,其损伤机制是:①相邻的组织结构间异步运动;②器官固定部位的拉应变;③脏器与较硬结构间撞击。

三、主要脏器损伤

(一)肝脏

肝脏是人体胸腹部最大的实质器官,主要由左右两片肝叶通过中间镰状韧带连接而成,略呈现楔形,右端圆钝而厚,左端逐渐变窄而薄,大部分位于右季肋区和腹上区,被肋骨所掩盖,小部分达左季肋区,左、右肋弓之间有小部分露于剑突下,质地柔软而脆弱,是最易损伤的脏器之一。在汽车碰撞中,转向装置、仪表盘、侧门等接触点撞击胸腹部导致腹腔相对脊柱压缩变形,巨大减速度造成器官相对身体的惯性运动,从而引起肝脏挤压出现组织撕裂。

研究表明胸腹部损伤占交通伤的13%~15%,且在致命伤中占较高比例,其中肝脏损伤是最常见也是致死率最高的损伤类型之一,资料统计,肝损伤的死亡率为6%~15%。

在交通事故中,肝脏的右叶最容易受到损伤,许多肝脏损伤死因均源于大量出血,特别值得注意的是肝包膜下破裂常可转化成真性破裂。此外,绝大部分肝脏损伤患者均伴有1~2处并发损伤,约有69%的肝脏损伤死亡患者有严重的脑损伤。

肝脏损伤对撞击载荷速率十分敏感,黏性标准是反映肝脏损伤严重程度的良好参数,损伤一般发生于快速压缩时相。肝脏的包膜在张力载荷作用下,起初表现出明显的顺应性,当拉伸约 1mm 时牵拉阻力急剧升高。这种应力松弛现象和其他黏弹性材料实验中见到的一样,表现出依赖于载荷速率的黏弹性力学特性。

肝脏撞击损伤在方向盘撞击中比较多见,其发生机制包括:①在低速撞击时肝脏在前腹壁和脊柱之间或前腹壁和后腹壁之间受到较大幅度的挤压;②黏性损伤,由高速载荷时肝内液体压力升高引起的过牵张效应和剪切效应所致;③骤然减速时肝脏做惯性运动,在血管和韧带附着部位发生牵拉撕裂伤;④肋骨骨折端刺伤。

肝脏有直接损伤和间接损伤,直接损伤又包括几种损伤形式。轻度伤为包膜下出血或包膜表浅撕裂,不累及肝脏实质;中度伤为熊爪样多出线性撕裂;重度伤包括挤压或爆破样损伤,表现为星状撕裂,大片组织结构的破坏,肝实质髓样化和破碎。值得注意的是,身体其他区域受到撞击时也可致肝脏损伤。如 Stein 等在狗开胸直接撞击心脏的实验中发现,撞击速度为 18m/s 时下腔静脉内瞬时压力可达 50kPa,动脉内压力可达 60kPa,肝脏充血率达 100%,18% 发生肝包膜撕裂,脾脏包膜下血肿发生率为 44%,其机制可能是撞击瞬间静脉内压力骤然大幅度升高并向肝脏传导,形成"水锤效应"所致。

(二)脾脏

脾脏是腹腔的重要脏器,位于人体左上腹季肋下深处,膈肌下方,被第 9~11 肋骨所掩盖。脾实质富含血管呈暗红色,表面呈灰紫,脾脏的表面有一层被膜将脾脏包着,被膜较脾实质坚韧,而脾实质质地软而脆,在较轻外力作用下可发生脾破裂。Gay 将脾损伤分为 4 级:Ⅰ 级,局限性包膜破裂及小的包膜下血肿;Ⅱ 级,小的外周撕裂及实质内血肿直径<2cm;Ⅲ 级,撕裂伸展至脾门、脾实质内,血肿直径>3cm;Ⅳ 级,粉碎性脾及血管断裂。

在道路交通事故中,由钝性暴力作用左上腹部造成闭合性脾破裂中,有 85% 为真性破裂,急性大出血,症状明显,但有 15% 的闭合性破裂表现为包膜下血肿,继续出血将导致脾脏伤后数天乃至数周发生延迟性脾破裂,多由中央型脾破裂或被膜下脾破裂发展到真性脾破裂;脾脏表浅撕裂可出现进行性出血,深部撕裂或横断,最终导致大量出血和休克。

脾脏的损伤机制与肝脏类似,直接撞击可致脾脏深部撕裂和实质的碎裂;间接损伤来源于突然减速而使脾脏与其附着部位发生牵拉,由此引起脾脏的蒂部和脾门的撕裂伤。

(三)肾脏

肾实质由强度较高的纤维囊所包裹,外面是肾周脂肪垫和肾周筋膜,肾周脂肪垫被肾周筋膜包裹。虽然肾脏的位置比较深,且有肌肉和其他器官的保护,但在侧向腹部撞击中肾脏创伤仍较多见,不过绝大部分为轻度损伤。依创伤的程度分为挫伤、撕裂伤、碎裂伤和肾蒂伤四种类型,一般只要肾包膜完整,肾挫伤和表浅撕裂均被认为轻度伤,其他损伤包括肾蒂损伤、肾实质深部撕裂。肾蒂损伤可能来源于身体减速运动过程中肾相对运动产生的牵拉作用。

肾脏损伤的机制主要有:①直接暴力打击,外伤的着力点很重要,如果直接打击腹部,肾损伤发生率为 10.0%~20.1%;②减速伤,肾脏由于惯性作用,撞击肋骨或腰椎造成肾脏实质或肾蒂的损伤,由于肾脏急剧移位,肾蒂受到猛烈的向上或向下的牵拉,血管外膜及肌层被伸张但无弹性的内膜则发生不同程度的挫伤或断裂,导致内膜下出血,管腔狭窄或血栓形成。较严重之损伤可使血管肌层和外膜破裂导致血管撕裂或断裂。

(四)肠道

交通事故所致的肠道损伤的发生率较高,损伤包括:肠壁挫伤、穿孔或横断、肠系膜根部的撕裂。有些研究暗示肠道损伤机制是单一的,而实际上随着器官损伤类型的变化包括了多种不同机制。常见的有 3 种:①在低速撞击时,压缩损伤机制表现最为突出,有人提出只有肠管在腹壁和脊柱间受到挤压才发生损伤;②高速撞击时则表现出黏弹性机制,牵拉、剪切作用可使肠管在韧带附着或其他相对较固定部位发生撕裂;③肠管内压力升高也是较为常见的机制,有人发现肠管内压力达 15.9~18.6kPa 时即可引起肠管爆裂,肠道梗阻病人发生肠道爆裂的可能性会更高,两端关闭的一段肠管在流体静力直接作用时可发生穿孔,这种损伤多见于位于幽门和屈氏韧带之间的十二指肠。例如,周围伴有出血者可能由剪切作用或直抵脊柱的挤压引起的;肠系膜根部的撕裂伤可能源于减速时肠管相对于肠系膜根部运动造成的过度牵拉;肠壁破裂穿孔而不伴周围出血者可能因为肠管内压力增高所致的爆裂引起的;肠管穿孔也可由骨盆骨折引起。此外,对于佩有安全带的乘客,安全带勒入腹部可使气体限制在一段肠管内,受到压缩后肠管发生爆裂,如压缩后又迅速膨胀更容易致肠管扩张破裂,类似于所谓的"内爆效应"。

肠道损伤的死亡率与损伤部位数及严重度密切相关,肠道有时容易被遗漏或延误,后果常较严重。

(五)膀胱

成年人膀胱位于腹膜外、盆腔内的空腔脏器,其形状、大小、位置随年龄、膀胱内尿液多少及其邻近脏器的状态的不同而不同。膀胱空虚时位于骨盆深处,受到骨盆、筋膜、肌肉及其他软组织的保护,不易受到损伤。膀胱损伤根据病理类型可分为膀胱挫伤和膀胱破裂,膀胱挫伤指仅膀胱黏膜或肌层受到损伤,膀胱未破裂,局部出血或形成血肿,可发生血尿,但无尿外渗。大部分膀胱损伤为膀胱挫伤。膀胱破裂指膀胱壁全层破裂,有尿外渗,严重损伤可造成膀胱破裂。

膀胱破裂部位多发生在腹膜覆盖的膀胱顶部。多发生于膀胱充盈时遭受暴力打击,膀胱内压骤然升高,腹膜覆盖的膀胱顶部较薄弱,易发生破裂,破裂位置也可以发生在膀胱后壁,发生腹膜内膀胱破裂后,裂口与腹腔相通,尿液流入腹腔,引起尿性腹膜炎。膀胱壁破裂,但腹膜完整,损伤多发生在膀胱前壁近颈部,或膀胱底部,多发生于骨盆骨折移位明显或有游离骨片者。

(六)膈肌

在交通事故中所致的膈肌损伤病例中,侧向撞击引起膈肌破裂者多于正向撞击。膈肌损伤机制可能是:①剪切、过度牵张效应;②腹部脏器类似于液体的冲击作用,但这些机制都没有得到实验证实。

(七)子宫

非孕期子宫体积小且位于骨盆中,因而很少受到伤害。孕期子宫体积明显增大且内部充满羊水,而存在很高的潜在危险。子宫损伤常见的形式有:子宫破裂、胎盘剥离和胎盘撕裂。灵长类动物实验显示,当动物着腰胯式安全带受到撞击时子宫内压力升高了10倍,而腹腔内压力相对较低。因此可认为子宫内外的压力差导致了子宫的破裂。快速压缩及伴发于子宫胎盘附着部位的剪切作用是胎盘剥落和撕裂的主要机制。

子宫损伤的另一机制与汽车撞击过程中身体的运动过程有关。系腰胯式安全带的乘客在汽车撞击时,胸部首先向前运动,头部和腹部运动较迟于胸部,导致颈椎过伸和子宫内压力达到峰值,随后躯干做回转运动,头部继续向前运动,身体像张开剪刀一样包绕安全带,腹部撞击到座位而受到压缩,子宫内压再次升高。据不完全统计,系腰胯式安全带的母亲腹部受到直接撞击时,10个胎儿中有5个死亡,而系腰肩斜跨式安全带时,12个胎儿中有1个死亡。

预防胎儿死亡的最好方法是避免母亲在车祸中受到伤害,而安全带是首选防护方式。腰肩斜跨式安全带的防护效果明显优于腰胯式安全带。此外,正确佩戴安全带也是一个十分重要的问题。

(八)大血管

腹主动脉损伤的发生率一般很低,可想而知位于腹膜后很深部位的髂动脉伤害就更少见了。其损伤包括挫伤、假动脉瘤、撕裂以及横断等。这些损伤将导致十分严重的后果。腹主动脉的损伤常是外力直接作用所致,如方向盘的下缘撞击下腹部,可因直抵脊柱的剪切作用引起撕裂。骨盆骨折或脊柱骨折破片也可刺破血管,骨盆骨折病人主动脉破裂的危险性可为总体的2~5倍。间接损伤机制认为,主动脉破裂与血管内高压(133~333kPa)有关,超过正常压力约10倍的压力引起管壁的张应变大于管壁组织的耐受能力而导致破裂。腹部器官运动时过度牵拉器官门部或蒂部血管也可致其破裂。

静脉损伤的概率比动脉更小,其损伤机制与平行走向的动脉相似。静脉损伤的处理常比较困难,因

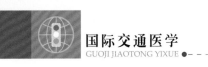
为侧支循环丰富，往往很难控制出血，且静脉血管壁薄、脆性大而难以缝合。

四、未来研究展望

腹部上有肋骨、下有骨盆，中间只有腹壁，其内填充各种脏器，形状、位置、特性各异，尽管可遵循腹部经典的分区，但仍难确定各部位的损伤动力学响应。现有损伤机制与损伤发生率间的关系也并不完善。腹部损伤的生物力学是一个内容非常广泛、复杂的研究方向。目前研究不再注重阐明整个腹部的损伤机制，而在于研究各个脏器的损伤机制。

在脏器损伤研究领域，目前研究主要有 3 种方法，即尸体实验方法、离体器官实验方法和数学模型方法。人类尸体（PMHS）实验提供了价值极高的胸腹部全局响应数据，如胸部变形量、碰撞接触力等，但由于尸体实验的样本尺寸差异巨大、样本老龄化、缺乏肌肉主动力、不可重复性等问题，且尸体来源困难，使得开展难度大。

离体器官实验能够得到器官层面力学响应，如器官表面接触力、器官变形量、血流压力等，但缺乏复杂的体内约束条件，无法重现人体碰撞时器官的致伤环境。

数字模型方法是被认为解决上述问题的最有效手段之一，但前提是模型的准确度，目前器官层面的有限元模型已达到解剖型，但是其脏器的力学本构方程或等效的模型参数有待进一步验证，这也是本领域研究的一个重要方向。当脏器有限元模型达到使用要求时，将视频下的碰撞参数与有限元相结合被认为是最有效的模型验证、分析方法，也将成为下一步研究的重要领域。

（王富平　尹志勇）

第五节　四肢伤生物力学研究

随着汽车安全防护装备的广泛应用，下肢撞击伤等非致死性伤类较为多见。交通伤流行病调查显示，配有安全气囊的汽车发生碰撞时，未系安全带的乘员常常下肢损伤严重；那些原本会在未配有安全气囊的汽车中因剧烈地正面碰撞而死亡的乘员，在配有安全气囊的汽车中有可能幸存下来，从而增加了下肢撞击伤的发生。另外，两车相向偏置碰撞，极易造成驾驶员一侧车体严重变形，从而引起下肢关节和骨骼的损伤。因此，下肢撞击伤引起人们越来越多的重视。

目前，上肢伤实验数据较为缺乏，而下肢伤发生机制的研究较为广泛。因此，本节重点介绍下肢伤的研究进展。

一、上肢伤

上肢骨包括锁骨、肩胛骨、肱骨、尺骨、桡骨、掌骨和指骨。上肢与躯干间的唯一附着部位是胸锁关节。锁骨骨折好发于中 1/3 处，多因间接暴力所致，直接暴力可引起锁骨粉碎骨折，但较为少见。肩部受到侧向撞击时，肩部向内屈曲（朝向胸壁）运动，肱骨和肩胛骨向下运动，导致锁骨、胸锁关节和肩锁关节损伤。车祸中见于人体肩部与车门或车厢壁相撞。人体空中坠落以肩膀着地时产生的侧向压缩应力也可导致胸锁关节和肩锁关节的损伤。胸锁关节后脱位时可因损伤大血管或呼吸窘迫而猝死。

肱骨外科颈骨折多为手掌着地时暴力向上传递至肩部所致，可分为内收型和外展型两种，暴力较小时可致嵌插骨折。肱骨上、中 1/3 处骨折大都由直接暴力所致，多为横行骨折或粉碎性骨折。肱骨下 1/3 骨折多由间接暴力所致，多为斜行骨折和螺旋形骨折，骨折移位常因暴力方向、前臂和肘关节的位置而异，大多有成角移位。做头部抛掷运动（如投掷垒球、手榴弹和标枪）或上臂不动而前臂做外旋运动时肌肉猛烈收缩也可致肱骨螺旋骨折。

桡骨下端为松质骨，多由间接暴力发生骨折。跌倒时，前臂旋前，腕关节前伸，手掌着地，可引起伸直型桡骨下端骨折。远端骨折段向背侧及桡侧移位,严重者有明显的缩短移位。由于桡骨骨折有成角和重叠移位,常合并有下尺桡关节脱位以及尺骨茎突骨折。前臂尺、桡骨同时骨折多见于撞击或机器、车轮挤压等直接暴力作用,也见于手掌着地同时前臂扭转产生的间接暴力和扭转暴力作用。

二、下肢伤

(一)下肢的解剖

下肢是由骨、肌肉、血管神经及浅筋膜、深筋膜和皮肤形成的多层次鞘状局部。可分为浅、深二层结构。浅层结构由皮肤和浅筋膜构成,在浅筋膜内有丰富的浅静脉、淋巴管和皮神经。深层结构由深筋膜、肌肉、血管、神经和骨构成,并以血管神经及其行径形成了若干重要局部结构及局部核心结构。

(二)下肢伤的损伤机制

1. 股骨干骨折　股骨干骨折一般是由弯曲载荷所引起。当膝部嵌入软性仪表板时,作用于膝部的力形成股骨的弯曲力矩。股骨干骨折是指股骨转子下 2～5cm 至股骨髁上 2～5cm 的骨干骨折,以 10 岁以下的儿童多见。股骨干系人体最坚强的骨干,大多是因强大的暴力才能造成骨折,如翻车挤压或被汽车撞击。少数由于间接暴力,如杠杆作用或扭转作用所致。前者多为横行骨折或粉碎性骨折,后者多为斜行骨折或螺旋形骨折。成人多为完全性骨折,而儿童可见青枝骨折。由于股骨干周围有 3 组强大的肌群,即伸肌群、屈肌群和内收肌群,因此骨折移位比较明显。由于各肌群的附着部位不同,因此,不同部位的骨折,其移位有所区别。

(1)股骨干股上 1/3 骨折。骨折的近端因受髂腰肌、臀中肌、臀小肌及外旋肌的作用,而产生屈曲外展外旋移位,而骨折的远侧端受内收肌群和伸屈肌群的作用向上内移位。

(2)股骨干股中 1/3 骨折。除骨折重叠外,骨折近端移位无一定的规律,视暴力的方向而异。如骨折端有接触而无重叠,则因内收肌的收缩作用,使股骨干向外呈角畸形。

(3)股骨干股下 1/3 骨折。因骨折远端受膝关节囊和腓肠肌的牵拉,向后倾斜,容易造成腘动静脉和坐骨神经的损伤。

2. 股骨颈骨折　股骨颈骨折是老年人最常见的骨折,特别是老年妇女。患者受伤后不少仍能活动髋关节,甚至能行走,数天或数周后才出现明显的骨折体征。老年人骨质疏松,特别是股骨颈骨质脆弱,轻微的外伤,如被自行车撞倒,大转子着地或肢体突然扭转,即可发生股骨颈骨折。而青壮年该骨折很少见,如若发生,大多因遭受较强大的暴力所致,如车祸。偶尔也可见于因过度负重行走而逐渐发生股骨颈骨折,称之为疲劳骨折。

3. 股骨髁骨折　股骨髁骨折发生率较低,由于都通向膝关节,故都有膝关节血肿。股骨髁骨折的发生机制,有直接暴力与间接暴力,如跳车跌下时足跖着地或外力平行冲击股骨下端。如暴力继续传导骨折的近端,股骨下端插入二髁之间,将股骨髁分为内外两块,成为 T 形骨折或 Y 形骨折;如冲击性外力加于股骨下端内或外髁(内翻或外翻暴力),则发生单髁骨折,即内髁或外髁骨折。

4. 髌骨骨折　髌骨系人体最大的种子骨,它的后面有完整的关节面,与股骨内外髁的前面形成髌-股关节面,故是膝关节的一部分,并有保护膝关节,增强股四头肌的作用。在膝关节伸直运动中,最后的 10°～15°,有赖于髌骨的滑动功能。因此,髌骨骨折后,除粉碎性骨折无法整复外,应尽最大的可能保留髌骨,并加以整复与重建,绝不能轻易采用髌骨切除术。

髌骨骨折以间接暴力为主,部分为直接暴力。间接暴力多因膝关节半屈曲状态,股四头肌强烈收缩呈牵拉性骨折,都为横形并伴有髌旁两侧腱膜与关节囊撕裂。直接暴力多因外力直接作用在髌骨上,如撞击伤、踢伤等,骨折多为粉碎性,少数为横形。由于髌前腱膜仅有挫伤,而未撕裂,股四头肌腱及髌两侧腱膜和关节囊未发生损伤,故移位不明显。其类型分无移位的髌骨骨折和有移位的髌骨骨折,即横行骨折(分上、中、下)[图 14-21(a),图 14-21(b)]。粉碎性骨折(分整体、上极、下极)和纵行骨折[图 14-21(c),图 14-21(d)]。

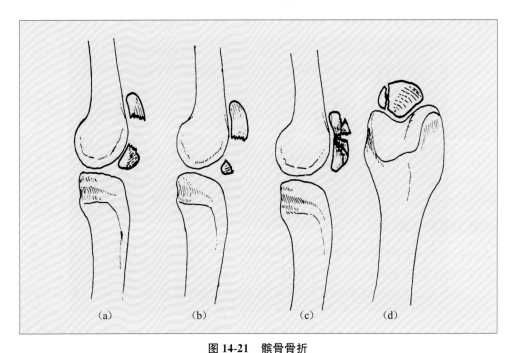

图 14-21 髌骨骨折

(a)髌骨中部横行骨折 (b)髌骨下部横行骨折 (c)髌骨粉碎性骨折 (d)髌骨纵行骨折

5. 膝关节脱位 由于膝关节是人体最大的关节,结构复杂,但连接坚固。由于有坚强有力的韧带和有关节囊和附近肌肉的保护,膝关节外伤脱位很少见。膝关节脱位系指与胫骨相互有关的股骨向前、向后、向内或向外脱位,其中以向前脱位与后脱位较常见。

膝关节脱位大多因直接暴力,如机动车冲击胫骨上端,也可因间接暴力使膝关节受旋转或过伸损伤,胫骨向后、向前或向两侧脱位[图 14-22 (a),图 14-22(b)]。受伤后不仅是膝关节两侧韧带断裂,同时伴有关节内的交叉韧带和半月板以及关节囊的撕裂。甚至有胫骨髁间棘和胫骨结节撕裂骨折。严重者可造成股动脉和腓总神经损伤。

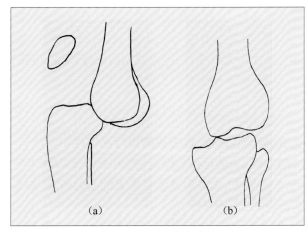

图 14-22 膝关节脱位

(a)膝关节脱位 (b)膝关节侧脱位

在体育运动中,膝关节是下肢最常见的受伤关节。在汽车碰撞事故中,当其与仪表板接触或发生碰撞时,膝关节也经常受伤(Viano,1978)。在过去,如果小腿或下肢刚好在膝关节以下部位受到碰撞而不是髌骨受到碰撞,通常会发生后交叉韧带撕裂。当代汽车内驾驶员前面的仪表板是斜向下方的,增大了乘员搁脚空间,从而确保该后交叉韧带不会受损。同时,仍有一些汽车驾驶室内设计有比较坚硬的表面,可导致髌骨破裂。Hayashi 等(1996)发现,为了防止髌骨破裂和股骨髁远端的劈裂骨折,需使用刚度约为670kPa 的衬垫覆盖仪表板。太软的衬垫,可使膝关节嵌入仪表板中,从而使股骨产生较大的弯曲力矩,进而使股骨干中部发生骨折。Atkinson 等(1997)的研究显示,造成髌骨"亚骨折(subfracture)"的撞击力,可导致髌股关节中关节软骨的"变性(degeneration)"。该情况系由软骨下骨(subchondral bone)的损伤所致,最终可导致骨性关节炎。

6. 胫腓骨干骨折 胫腓骨干骨折一般是由弯曲载荷所引起。汽车碰撞事故中,胫腓骨干骨折主要是由于驾驶室内的某些结构(例如仪表板的底角)直接作用于胫骨干所致。

构成胫腓骨折的原因有两种,即直接暴力和间接暴力。前者如翻车或车轮挤压或机动车冲击,所引起的骨折常是横断或粉碎性。由于胫骨浅表,很容易引起皮肤破裂和肌肉挫伤。如位于胫骨上 1/3 还可造成血管和神经损伤。而后者如高处落下,扭伤或滑倒所造成胫腓骨折,常是斜形或螺旋形,而且腓骨骨折线较胫骨骨折线高。一旦发生移位,由于皮肤紧贴胫骨前方,故容易穿破皮肤成为开放性骨折。对儿童常为青枝骨折。无论是直接暴力或间接暴力都可产生骨折重叠成角或旋转畸形。造成畸形的原因为暴力的方法与小腿本身的重力有关。

7. 踝关节骨折　踝关节是人体负重最大的屈式关节,也是人体最容易损伤的关节。日常生活中,走路、跳跃等活动主要依靠踝关节的背伸、跖屈活动。

踝关节骨折系最常见的关节内骨折。因外伤作用方向、大小和肢体受伤时所处位置的不同,可造成各种不同类型的骨折、各种不同程度韧带损伤和不同方向的脱位。一般包括内外侧韧带扭伤、断裂或撕脱;下胫腓韧带断裂或撕脱;内外踝骨折;胫骨前后缘骨折;胫距关节囊撕裂或撕脱;以及胫距关节脱位;胫骨下端骨骺分离合并骨折;腓骨肌腱滑脱等病理变化。以上病理变化常是复合存在。

踝关节骨折的分类很多,但目前被大家所公认的为 Lauge Hansen 所创始的“创伤性分类法”。Watson Jones 又在该分类法的基础上提出简易的“创伤性分类”:①外展损伤;②内收损伤;③外旋损伤,并有下关节胫腓韧带分离,旋前-外旋损伤;④外旋损伤,无下胫腓韧带分离,旋后-外旋损伤;⑤垂直挤压损伤;⑥不包括在上述分类中其他很少见的损伤类型。

(1) 外展损伤。由于足强力外展所致,如由车顶落下时足外展着地,或小腿外下方受到暴力直接打击,使得距骨在踝臼内被强力外展,踝内侧组织受到牵拉,其外侧遭受挤压。

Ⅰ°:由于踝关节的内侧组织受到牵拉,造成内侧三角韧带完全撕裂,或较常见的内踝“拉脱”骨折[图 14-23(a)]。其骨折为横行或斜行,与胫骨下关节面平行,此为单踝骨折。

Ⅱ°:当外展力继续作用,距骨体挤压外踝的内侧面,迫使外踝在下胫腓韧带下方或上方发生横形或斜行骨折,骨折呈矢状,为双踝骨折。双踝连同距骨向外侧移位,如下胫腓韧带断裂或从胫骨附着处撕脱,则下胫腓联合分离。其腓骨骨折大多在胫腓韧带的上方[图 14-23(b)]。少数骨折在腓骨中段或上段。

Ⅲ°:较少见,在Ⅱ°的基础上,外伤继续作用,发生胫骨后缘骨折,造成三踝骨折[图 14-23(c)]。

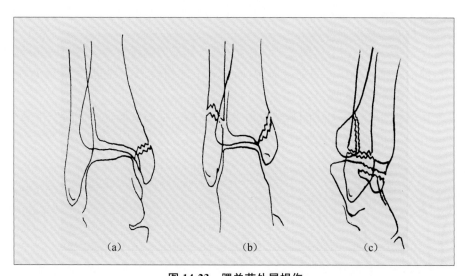

图 14-23　踝关节外展损伤
(a) Ⅰ°　(b) Ⅱ°　(c) Ⅲ°

(2) 内收损伤。发生在足强力内收情况下,如由车顶落下,足外缘着地或小腿内下方受暴力打击,距骨在踝臼内强力内收,加压于踝关节内侧组织。

Ⅰ°:仅仅是外侧韧带撕裂或外踝尖端小块骨质撕脱骨折,少见整个外踝齐关节面横行拉断[图 14-24

(a)]。有时由于距骨在踝臼内强力内收撞击内踝,使内踝发生典型由上向下的垂直骨折,即单踝骨折[图14-24(b)]。

　　Ⅱ°:暴力较大,内外踝都发生骨折,为双踝关节骨折[图14-24(c)]。

　　Ⅲ°:如暴力更大,在双踝骨折的基础上进而产生胫骨后缘骨折,此为三踝骨折[图14-24(d)]。

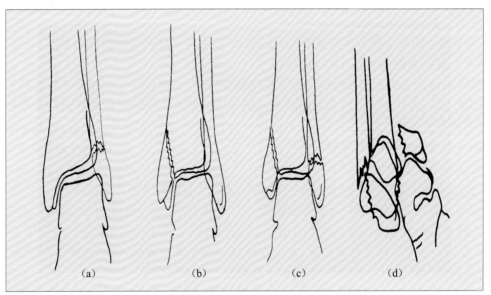

图14-24　踝关节内收损伤
(a)、(b)Ⅰ°　(c)Ⅱ°　(d)Ⅲ°

　　(3)旋前-外旋损伤。发生在小腿足强力旋前或着地后小腿强力后旋。由于三角韧带处于张力状态,当距骨开始在踝臼内外旋时,紧张的内侧组织首先发生撕裂,距骨失去内侧限制,在外侧轴心上自臼的内侧向前旋转,使胫腓韧带撕裂,如暴力继续存在,则发生腓骨骨折。

　　Ⅰ°:内踝孤立性骨折或三角韧带撕裂。由于这种损伤使距骨内侧向前旋转,引起内踝向前拉脱,形成内踝向后下的斜行骨折或三角韧带撕裂。

　　Ⅱ°:下胫腓关节部分分离。在上述踝关节内侧损伤后,如暴力继续存在,使距骨能够继续外旋向前脱出踝臼,扭转腓骨,使前胫腓韧带和骨间韧带撕脱,而腓骨上的扭转力,引起腓骨螺旋形骨干骨折(图14-25),Maisenneuve骨折是典型的表现。

　　Ⅲ°:下胫腓关节完全分离。在上述的基础上暴力继续存在,使后胫腓韧带同时发生断裂,其腓骨常是斜形的骨折,Depuytren骨折-脱位是其典型表现(图14-26)。

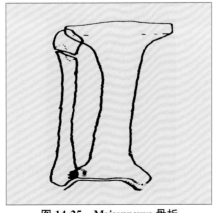

图14-25　Maisenneuve骨折

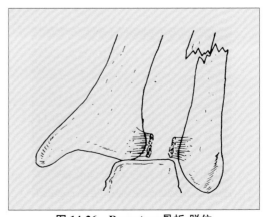

图14-26　Dupuytren骨折-脱位

（4）旋后-外旋骨折。外伤时小腿不动,足强力旋后位或足不动小腿强力向外旋转,踝关节内侧组织不处于紧张状态下,距骨在踝臼内以内侧组织为支点,向后旋转,冲击外踝后侧,使前胫腓韧带撕裂,继而发生腓骨低位斜行骨折。如果外力继续存在,将使胫骨后缘发生大块骨折和内侧三角韧带撕裂或内踝骨折。

Ⅰ°:腓骨下段的斜行骨折。距骨在踝臼内向后旋转脱出踝臼,将腓骨向后推开造成前胫腓韧带撕裂,然后导致腓骨下段斜行骨折。

Ⅱ°:在Ⅰ°的基础上暴力继续进行,距骨卡于胫前关节面的后唇,造成后唇骨折。事实上腓骨骨折与"后踝"骨折是一整块。

Ⅲ°:无胫腓关节分离的踝关节骨折脱位。在上述基础上外力继续存在,踝关节内侧组织发生损伤,即三角韧带撕裂或骨折,距骨向后脱位。由于后胫腓韧带未撕裂,故仅有踝关节骨折-脱位,无胫腓关节分离。由于后胫腓韧带将三踝骨折绑在一起,作为一个单元移位。只要腓骨骨折达到解剖复位,有效固定,则三踝骨折即得到整复。

（5）垂直挤压损伤。由车顶跌落,足底着地,通过垂直暴力引起胫骨下端纵向挤压损伤,严重者可以通向关节,而发生粉碎性骨折,T形骨折,Y形骨折,腓骨亦可发生横形或粉碎性骨折。如跌落时关节处于背伸或跖屈,可造成胫骨后缘或前缘骨折。骨折片可很小,但也可占胫骨关节面1/3～1/2。

8. 脚骨骨折　脚骨骨折生物力学机制的研究非常少。为了研究脚骨 Pylon 骨折,Kitagawa 等(1998)复制了一种跟腱张力所致的跟骨劈裂骨折。奇怪的是,这些由肌肉诱发的骨折发生时足中段受到的撞击力要大于胫骨 Pylon 骨折时足中段受到的撞击力。也就是说,如果远端胫骨有较高的损伤容限,则跟骨将发生骨折。有人尝试在无腓肠肌的辅助下诱发 Pylon 骨折,但均未成功。其中的一项研究中,研究人员通过跟骨的底部将压缩载荷直接作用于胫骨。在这种状况下,跟骨发生压缩性骨折。由于该骨折耗散了大量的压缩载荷、抑制了可传导至胫骨的压缩力幅值大小,因而未能产生 Pylon 骨折。足的向背弯曲运动,可导致距骨颈部骨折。刹车踏板可导致跖骨骨折,但是其机制尚不明确。

（三）下肢的损伤容限

1. 股骨的损伤容限

（1）静态数据。最有代表性的是 Weber(1859)、Messerer(1880)、Yamada(1970)所报道的股骨静态损伤容限数据。如表 14-3 所示,他们通过尸体股骨的三点弯曲/扭转/轴向压缩试验,测试了股骨干骨折弯矩/扭矩/轴向压缩力、股骨颈骨折轴向压缩力的静态损伤容限,以及性别、年龄等因素对股骨静态损伤容限的影响。

表 14-3　股骨的静态损伤容限

损伤指标	容限数据	实验模型
股骨干骨折弯矩	男性:233N·m 女性:182N·m	尸体股骨三点弯曲 (Weber,1859)
股骨干骨折弯矩	男性:310N·m 女性:180N·m	尸体股骨三点弯曲 (Messerer,1880)
股骨干骨折扭矩	男性:175N·m 女性:136N·m	尸体股骨扭转 (Messerer,1880)
股骨干骨折弯矩	211N·m 20～39 岁:239N·m 70～89 岁:184N·m	尸体股骨三点弯曲 (Yamada,1970)
股骨干骨折轴向压缩力	男性:7.72kN 女性:7.11kN	尸体股骨轴向压缩 (Yamada,1970)
股骨颈骨折轴向压缩力	男性:7.99kN 女性:4.96kN	尸体股骨轴向压缩 (Yamada,1970)

(2) 动态数据。Patrick 等(1965)首次采用台车正碰试验测试股骨动态损伤容限。试验对象(尸体)经防腐处理,呈坐姿,未系安全带。在多数试验中,膝部定向碰撞覆盖有 37mm 厚衬垫的刚性表面。刚性碰撞可造成髌骨骨折,但是在股骨干中有一半以上未发生骨折;股骨骨折类型为髁上骨折、转子间骨折以及骨干骨折;造成骨折的撞击力峰值大小从 4.2kN 到 17.1kN。据此,他们估计:股骨骨折的轴向撞击力容限为 6.2kN。Patrick 等(1967)的补充试验却显示,在带有衬垫的碰撞中,股骨承受的撞击力达到 8.8kN 时仍未发生骨折。

Powell 等(1974,1975)则首次利用摆锤刚性碰撞试验测试股骨动态损伤容限。在撞击力为 11kN 时出现股骨干或股骨颈骨折,而发生髁骨折的撞击力范围为 7.1~10.4kN。当发生髌骨骨折时,未发生股骨骨折(在 15 次试验中,这种情况共发生了 8 次)。

Melvin 等(1975)以及 Melvin 和 Stalnaker(1976)用两种不同质量的摆锤撞击头(4.3kg 和 11kg)对 26 具未经防腐处理的尸体(15 具男性尸体)的膝部进行碰撞实验。碰撞实验中,下部躯干可自由向后摆动。分别进行了 7 次刚性碰撞、28 次带有 25mm 厚 Ensolite 衬垫的碰撞和 5 次带有 50mm 厚蜂窝铝块的碰撞。在刚性碰撞中,在最大撞击力平均值为 18.8kN 时发生了两例骨折,5 例无骨折的最大撞击力为 16.2~22.7kN。在带有薄衬垫的碰撞中,发生了 5 例髁上骨折和 1 例不明确的骨折,发生骨折的最大撞击力范围为 13.3~28.5kN。在带有厚衬垫的五次碰撞中,发生了两例髁骨折和 1 例股骨骨干骨折;两例髁骨折时的载荷未有记录,1 例股骨骨干骨折时撞击力为 19.7kN,其他两项无骨折时平均撞击力为 14.7kN。

Viano 和 Stalnaker(1980)总结分析了 Stanlnaker 等(1977)的实验结果:使用了与 Melvin 等(1975)所述的相同的试验方法,对 6 具尸体进行了 13 次膝部碰撞试验。6 例刚性碰撞试验产生的股骨干骨折、股骨颈骨折或髁骨折的最大撞击力为 13.4~28.5kN。两次带有薄衬垫的碰撞试验的最大撞击力平均值为 15.7kN,且两例均发生双侧髁骨折。在带有厚衬垫的碰撞试验中,在 5.3~14.0kN 的撞击力范围内 3 例均未发生骨折。

表 14-4 简要地列出了典型的股骨动态损伤容限数据。

表 14-4　股骨的动态损伤容限(轴向撞击力)

损伤类别	容限数据	实验模型
股骨干骨折	6.2kN	尸体台车正碰 (Patrick,1965)
股骨干或股骨颈骨折	11kN	刚性摆锤撞击 (Messerer,1880)
髁骨折	7.1~10.4kN	刚性摆锤撞击 (Powell,1974,1975)
股骨干骨折	18.8kN	刚性摆锤撞击 (Melvin,1975;Stalnaker,1976)
髁上骨折	13.3~28.5kN	25mm 厚 Ensolite 衬垫摆锤撞击 (Melvin,1975;Stalnaker,1976)
股骨干骨折	19.7kN	50mm 厚蜂窝铝块 (Melvin,1975;Stalnaker,1976)
股骨干骨折、股骨颈骨折或髁骨折	13.4~28.5kN	刚性摆锤撞击 (Viano and Stalnaker,1980)
双侧髁骨折	15.7kN	25mm 厚 Ensolite 衬垫摆锤撞击 (Viano and Stalnaker,1980)
不发生骨折	5.3~14.0kN	50mm 厚蜂窝铝块 (Viano and Stalnaker,1980)

另外,Viano(1977)、Lowne(1982)、Nyquist(1982)分别提出了一个股骨损伤标准(表14-5)。

表 14-5　股骨损伤标准

名　称	描　述
股骨损伤标准(Viano,1977)	$F(kN)=23.24-0.72\ T(ms)$,当 $T<20ms$ 时 $F(kN)=8.90$,当 $T\geqslant20ms$ 时
股骨骨折标准(Lowne,1982)	$F(kN)=12$,一般情况下 $F(kN)=10$,当 $T<3ms$ 时 $F(kN)=7$,当 $T<10ms$ 时
KTHIC(膝-大腿-髋部损伤标准)(Nyquist,1982)	$KTHIC=f(F,T)$

在 Viano(1977)和 Lowne(1982)的股骨损伤标准中,股骨损伤容限不仅计入造成股骨骨折所需的轴向撞击力(F)峰值,还计入了轴向撞击力作用时间(T)。

在 Nyquist(1982)的 KTHIC(膝-大腿-髋部损伤标准,knee-thigh-hip injury criteria)中,股骨轴向撞击力以脉冲持续时间行指数加权,构建 KTHIC 函数;根据实际计算的 KTHIC 值与临界 KTHIC 值的比较,确定股骨损伤程度,类似于"Gadd 伤情评分"在头部损伤中的应用。

2. 髌骨的损伤容限　通过上述用来测定股骨容限的、各种类型的膝部碰撞来推导髌骨容限比较困难。目前,仅有的、能够可靠使用的数据为无髌骨破裂的膝部刚性碰撞试验的结果。

Patrick 等(1965)报道了 9 例撞击力小于 8.9kN 时未发生髌骨骨折的刚性碰撞。最大轴向撞击力为 4.2~11.8kN。Powell 等(1974,1975)进行的 3 例无骨折试验所获得的数据与之相似,为 6.7~8.8kN。Melvin 等(1975)以及 Melvin 和 Stalnaker(1976)的摆锤试验表明:一块髌骨在经受 22.7kN 撞击力的多次碰撞后仍未发生骨折;这些结果分布范围广,最大值与最小值之间相差达 5 倍,其范围为 4.2~22.7kN。可能的原因是:①在一些刚性碰撞中,髌骨可能未直接受到撞击作用;②正常情况下,髌骨不易受到外力作用,髌骨中初始的微裂纹较少;③髌骨解剖结构紧凑,骨质密度高。

Melvin 等(1969)以不同的速度对髌骨进行了集中载荷式碰撞。使用了 3 种不同的撞击头。两种为表面平整的撞击头,圆形接触表面的直径分别为 15.5mm 和 10.9mm。第三种为环形撞击头,外径为 12.7mm,内径为 6.4mm。造成骨折的最小撞击力峰值为 2.5~3.1kN,造成骨折的平均撞击力峰值为 4.6~5.9kN。随碰撞速度不同,髌骨骨折形式也存在很大差异。当碰撞速度为 16~32km/h 时可发生完全穿透性骨折。同膝部碰撞获得的数值相比,髌骨容限可能更接近于这些数值。

表 14-6 列出了典型的髌骨动态损伤容限数据。

表 14-6　髌骨的动态损伤容限(轴向撞击力)

损伤类别	容限数据	实验模型
未发生髌骨骨折	4.2~11.8kN	刚性碰撞 (Patrick,1965)
未发生髌骨骨折	6.7~8.8kN	刚性碰撞 (Powell,1974,1975)
同一髌骨多次撞击后仍未发生骨折	4.2~22.7kN	刚性摆锤碰撞 (Melvin,1975;Stalnaker,1976)
髌骨骨折	4.6~5.9kN (16km/h,32km/h)	圆形撞击头(15.5mm/10.9mm)+环形撞击头(12.7mm/6.4mm)(Melvin,1969)

3. 膝部的损伤容限　汽车碰撞事故中,膝部软组织容易因同仪表板的碰撞而发生损伤。损伤类别主

要有两种(表 14-7)：①在膝关节下方撞击胫骨所致的后交叉韧带(PCL)撕裂；②膝部与控制板碰撞所致的髌-股关节的创伤后骨性关节炎。

表 14-7 膝部的损伤容限(轴向撞击力)

损伤类别	容限数据	实验模型
后交叉韧带(PCL)撕裂	5.2kN	撞击头在膝关节下方撞击胫骨，小腿屈曲 90°，6.0m/s(Viano,1978)
髌-股关节的创伤后骨性关节炎	5.9kN	撞击头撞击膝部(刚性、有衬垫)(Atkinson,1997)

(1) 后交叉韧带(PCL)撕裂。Viano 等(1978)用撞击头撞击胫骨的胫骨结节，向后推动胫骨并造成膝关节的后向半脱位。撞击头位于膝关节的旋转中心上方的 150mm² 处，小腿屈曲 90°，尸体以坐姿固定；碰撞速度为 6.0m/s，平均撞击力为 5.2kN。在 7 次尸体试验中，仅发生 1 例 PCL 撕裂，两例无损伤。其他损伤包括胫骨骨折和外侧韧带撕脱伤。随后，Viano 和 Culver(1979)进行了两次台车试验。试验中，将膝部的固定点放低，便于撞击股骨近端，而不是撞击膝部。在两项试验中，均可见 PCL 的拉伸和撕裂。

(2) 髌-股关节的创伤后骨性关节炎。Atkinson 等(1997)对 6 具尸体的 12 个膝部进行了试验。其中一侧膝部行刚性碰撞，对侧膝部行有衬垫的碰撞。撞击头质量为 4.8kg，对撞击头的速度进行调节以使其在有衬垫、无衬垫的碰撞中能够产生大约相同的撞击力。刚性碰撞的平均撞击力峰值为 5.9kN，而有衬垫的平均撞击力峰值为 5.8kN。在 6 次刚性碰撞中，4 例为髌骨的横向骨折，两例为股骨髁伴发骨折。在轻伤中，6 块髌骨发生 4 例海绵骨的水平和(或)垂直方向的隐匿的微裂纹。在撞击力稍大的、有衬垫的碰撞中，未发生肉眼可见的髌骨骨折，也未见微裂纹。在有衬垫的碰撞中，可见载荷分布更加均匀的证据以及可能由髁分担载荷的证据。在刚性碰撞中最大髌-股接点压力平均为 13.5MPa，在有加衬垫的碰撞中为 11.4MPa。这两种碰撞条件下髌-股接点压力差异提示：如果在仪表板上采用适当刚度的衬垫，则可避免轻伤、髌骨骨折和股骨远端骨折。这意味着，衬垫应具有 0.69～1.35MPa 的挤压强度。

4. 胫骨的损伤容限

(1) 静态数据。最典型的是 Weber(1859)、Messerer(1880)、Yamada(1970)所报道的胫骨静态损伤容限数据。如表 14-8 所示，他们通过尸体胫骨的三点弯曲/扭转/轴向压缩试验，测试了胫骨干骨折弯矩/扭矩/轴向压缩力的静态损伤容限，以及性别、年龄、撞击力方向等因素对胫骨静态损伤容限的影响。

表 14-8 胫骨的静态损伤容限

损伤指标	容限数据	实验模型
胫骨干骨折弯矩	男性:165N·m 女性:125N·m	尸体胫骨三点弯曲(Weber,1859)
胫骨干骨折弯矩	男性:207N·m 女性:124N·m	尸体胫骨三点弯曲(Messerer,1880)
胫骨干骨折扭矩	男性:89N·m 女性:56N·m	尸体胫骨扭转(Messerer,1880)
胫骨干骨折弯矩(不区分性别)	184N·m 20～39 岁:208N·m 70～89 岁:164N·m	尸体胫骨三点弯曲(Yamada,1970)
胫骨干骨折轴向压缩力	男性:10.4kN 女性:7.5kN	尸体胫骨轴向压缩(Yamada,1970)
AP 方向和 LM 方向的抗弯强度	没有显著差异	尸体胫骨三点弯曲(Yamada,1970)

(2) 动态数据。Kramer 等(1973)以 4～8m/s 的碰撞速度在尸体小腿上进行了 200 多次摆锤碰撞试

验。可惜的是，所得胫骨骨折数据的分布范围非常大。例如，碰撞速度为 4m/s 时，胫骨在 1kN 的轴向撞击力作用下骨折；然而，在 7.1m/s 时，一些胫骨在 5.8kN 的轴向撞击力作用下仍未骨折。其他试验也有类似的结果。因为数据非常分散，所以未能获得胫骨动态损伤容限标准。

Nyquist 等（1985）的试验数据显示：男性和女性的胫骨动态损伤容限数据之间存在差异；载荷方向为 AP（Anterior-Posterior）方向和 LM（Lateral-Medial）方向时胫骨动态损伤容限数据之间也存在差异，这主要是腓骨引起的。

5. 踝部的损伤容限　第一次静态踝部试验是利用 Instron 材料试验机以 4.2mm/s 的速度对尸体足和胫骨远端施加轴向压缩作用。对每具尸体的双足进行了试验。在每一次试验中将足内旋，平均旋转 360°时发生跟骨前部骨折。左右足骨折的轴向压缩力容限分别为 5.5kN 和 3.3kN。

第一次踝关节向背弯曲的动态试验是由 Begeman 和 Prasad（1990）进行的。将带足的胫骨远端固定，用摆锤撞击足部。碰撞使足部向背弯曲以模拟正面碰撞时的刹车动作。踝关节处的撞击力、力矩与角位移的相关性不佳。进一步分析发现，以向背弯曲的角度大小表示踝关节损伤容限最为合适。在 45°时，踝关节处发生骨性骨折或韧带断裂的概率为 50%。

Begeman 等（1993）发现，踝关节在内翻和外翻时的损伤容限也可用角位移来表示。数据分析显示，内翻或外翻 60°时发生损伤的概率为 50%，损伤包括韧带撕裂以及骨性骨折和撕脱性骨折。

Portier 等（1997）发现，容限水平应以踝关节处的力矩表示。他们所提出的向背弯曲力矩容限为 60N·m。在选用向背弯曲角度时，他们发现在 30°而非 45°时发生损伤，但是对该差异尚无解释；该研究也未提供分析图表。在获得更多的数据之前，踝关节容限应使用屈曲角度以及内翻/外翻角度表示。

（陈海斌）

第六节　脊柱、骨盆伤生物力学机制

在交通事故中，脊柱伤的发生率相对较低，其研究远落后于胸部和头部这些常见损伤部位的研究。对胸、腰部脊椎的加速度损伤耐受能力的研究虽已有 30 多年的历史，但仍无重大进展。事实上，损伤耐受能力受防护系统和年龄等因素影响，通过单一的耐受参数来反映整体多种条件下的损伤是不可能的。另外，脊柱所处的屈曲、直立和伸展等条件也影响损伤的发生形式和损伤特点。脊柱各部分损伤均可归结于轴向和屈曲载荷的共同作用。对脊柱屈曲和扭力载荷的部分阻力是由脊柱的软组织（如韧带、肌肉和椎间盘等）产生的，每种载荷条件下的损伤标准有待建立，其工作量和难度都是很大的。椎间关节和椎体一起构成了轴向载荷的传递通路，躯干向前屈曲时全部的压缩载荷都由椎体承担。但有些新的研究发现，除非躯干过度屈曲，椎间关节一直处于载荷状态。在活体上背部肌肉增加了椎间关节的载荷，有相当一部分扭力载荷和剪切载荷是由椎间关节来对抗和削弱的。

骨盆作为躯干与下肢间的桥梁，躯干重力经骨盆向下肢传递，发挥负重功能，支持脊柱；骨盆附着众多的肌肉，保护着盆腔脏器；骨盆在控制身体的运动中起重要作用。现已对骨盆正向和侧向撞击动力学响应进行了研究。

本节将介绍脊柱和骨盆伤生物力学机制的研究进展。

一、脊柱伤

（一）脊柱的解剖

脊柱支撑着人体的头部和躯干部分，由 7 个颈椎、12 个胸椎、5 个腰椎、1 块骶骨及 1 块尾骨借椎间盘、关节和韧带连接而成，它包括 4 个生理弯曲，颈部和腰部凸向前，胸部和骶骨凸向后。椎骨由前方的椎体和后方的椎弓组成,椎体呈矮圆柱形,为椎骨的负重部分。椎弓由椎弓板和椎弓根组成,它与椎体共同围成椎孔,脊神经由椎间孔穿出。两椎骨间以上、下关节突形成关节,颈部各椎骨的关节面近于水平位,受横行暴力打击时易发生脱位。胸椎关节突呈冠状位,腰椎关节突呈矢状位,受暴力打击后易发骨折,也可发生脱位。第1颈椎无椎体,与第2颈椎的齿突形成关节,暴力作用下不会发生压缩骨折,但易发生齿突骨折和脱位,导致严重的脊髓压迫而危及生命。各椎骨间有韧带相连接,使脊柱有一定的活动能力。除第1、第2颈椎外,两椎体间都有椎间盘相连接,椎间盘由中央的髓核和外围的纤维环组成,有一定的弹性和活动性,起缓冲震荡的弹性垫作用。椎间盘正常有前后韧带固定,但后纵韧带较窄而薄弱,不能将椎间盘全部覆盖,所以当脊柱过多负重和劳损时,可使纤维环破裂,髓核或纤维环向后脱出,突入椎管或椎间孔,压迫脊神经根,引起一系列症状,称椎间盘脱出征。最常见于第4、第5腰椎间或第5腰椎与第1骶椎间。

脊椎除了支持身体外,还具有封闭椎管保护脊髓的作用,并可使躯干各部分在一定范围内运动。脊椎对脊髓的保护作用就像颅骨对脑的保护一样,但当受到强大力量打击,特别是车祸中的撞击时,脊髓同样可以受到伤害。脊髓损伤可致其支配区域的肌肉麻痹、瘫痪甚至死亡。

(二)常见损伤及发生机制

1. 屈曲型损伤　屈曲型损伤最为常见,多表现为椎体楔形压缩骨折,骨折可发生于脊椎的所有节段。脊柱的屈曲型损伤常见于空难和交通事故中,是飞机失事座椅对飞行员弹射过程中的一种较常见的损伤形式。椎体楔形骨折多发于第10胸椎至第2腰椎段,其损伤机制是屈曲压缩和轴向压缩的共同作用。在飞行员受到座椅向上弹射的过程中脊柱受到很强的轴(纵)向加速度载荷作用,向下的重力和向上的加速度使椎体受到压缩而致骨折。在车祸中尽管人员所经历的轴向加速度载荷作用是很小的,但并不意味不会发生椎体楔形骨折。在发生车祸时,如果人体处于屈曲暴跌姿势,应力主要作用于椎体前缘而不是在椎体,容易导致椎体楔形骨折。胸椎的正常生理弯曲使其对抗屈曲压缩的能力降低,腰肩斜跨式安全带可防止躯干向前屈曲运动,对预防椎体楔形骨折有很大价值。

2. 垂直压缩型　当人体从高空坠落以足跟或臀部着地,或站立时头顶部受到重物压砸时,应力与平行于脊柱纵轴的方向垂直作用于椎骨,引起脊柱垂直压缩型损伤。当加速度很大或者应力载荷更直接地作用于椎体时,可使椎体爆裂成两块或更多的碎片。脊髓常因椎体后部骨折碎片和椎间盘向后移位(椎管方向)而受到挤压,颈椎这种情况更为多见。应该注意,肢体麻痹病人伤后X线检查可能并未发现椎体爆裂后骨片侵入椎管,但这并不意味着脊髓没有受到损伤,因为X线检查并没有观察到撞击过程中椎体和骨折碎片的整个运动过程,并且在撞击后骨折碎片存在很大程度的回缩。

3. 屈曲旋转型损伤　暴力作用使脊柱屈曲并伴有旋转和前后剪切过程时,可引起脊柱的屈曲旋转型损伤,并常合并有椎间关节脱位,有时还可发生关节绞锁。单侧椎间关节脱位由旋转引起,双侧椎间关节脱位只能因屈曲所致。屈曲旋转暴力还常可引起后韧带组合的破裂,而且旋转的成分越大,破裂的程度越严重。骨折脱位和简单的椎体楔形骨折的根本区别是椎间韧带撕裂。椎间关节脱位有多种形式,常见的有两种:一种是下关节面相对于上关节面的简单上移,或者是一个关节面位于另一个关节面的上缘;另一种脱位形式是伴有关节面或椎弓骨折的前脱位。表现在下关节面向上运动到上关节面之上,而后下落到上关节面之前。这种形式的脱位使脊髓受到较高的剪切和张应力作用,因而神经损伤的发生率很高。如果脱位不伴有楔入,其损伤机制是由后向前的强大剪切作用所致。

在轴向和剪切载荷作用下脊柱沿纵轴发生扭曲可引起椎体侧面楔形骨折。椎体侧面楔形骨折最多见于T_2到T_6和T_7到T_{10}两个区域。后椎间关节的损伤发生于凹槽,并常伴有横突凸面的骨折。旋转性损伤可致截瘫等神经功能缺失。

4. 过伸损伤　颈椎的过伸导致椎体前部张应力增大,引起椎体的部分撕脱,有时也称为滴泪样骨折。也有人报道飞行员受到座椅弹射时出现胸椎的这种过伸性骨折。单一或多个椎体上唇部撕脱均伴有脊柱前纵韧带的撕裂。脊椎的这种撕脱有时还可导致椎体后部高度降低,并发椎间关节面等其他部位损伤。

（三）胸腰椎的生物力学响应

由于脊柱有可能屈曲,脊椎除受到轴向载荷(支撑头部和躯干)的作用外,还常受到弯曲载荷的作用。毫无疑问,水平方向的撞击加速度把弯曲载荷施加于脊柱上,但由于脊柱位于躯干的背部,垂直方向的加速度也可以使脊柱发生弯曲。尸体加速度撞击实验发现,整个身体受到撞击加速运动时,即使肩膀被固定也可测定到脊柱受到了较大的屈曲载荷的作用,输入的加速度为由座位到头(纵向)方向。为了确定脊柱的承受正加速度的能力,Ewing 等观察了脊柱处于伸展、直立和屈曲三种条件下发生骨折所需的加速度值,结果显示脊柱处于伸展位时所需加速度值是其他两种条件下所需加速度值的 1.8 倍,二者间有显著差异,其原因与加速度载荷在脊柱内的再分布有关。

曾有人假设脊柱间的关节面能够把载荷传递到下一个椎体,由于关节面处的压力难以测定,故常通过椎体内压力间接计算关节面的压力变化。研究发现加速度脉冲作用初期椎间关节面被压缩,在一定程度上分担了椎体和椎间盘的部分载荷。当头部和躯干继续向前运动是脊椎屈曲时,关节部分被拉伸,过大的压缩载荷是椎体产生楔形骨折的原因。当脊柱处于伸展位时关节部分不被拉伸,增加了椎体骨折发生率。

Yang 和 King 等用离体椎间关节实验来说明其载荷传递机制,研究发现压缩时相邻椎间关节就像一个弹力较高的弹簧:在拉伸时相邻椎间关节的阻力很微小,大部分阻力来自脊柱的韧带和背部伸肌。椎间关节的压缩相当于脊椎的后伸,而其伸展相当于脊柱屈曲。这些结果对明确脊柱损伤的发生机制非常重要。当关节囊及周围的韧带撕裂时关节容易发生脱位。此外,关节的几何形状是影响关节脱位的重要因素,关节面为水平位的关节较垂直位的关节更容易发生脱位,作用于扭力载荷和水平剪应力是部分原因。例如,$C_5 \sim C_7$ 段的椎间关节容易发生脱位。

二、骨盆伤

（一）骨盆的解剖

如图 14-27 所示,骨盆是由骶尾骨和两侧髋骨联结而成的骨性盆状支架,是躯干和下肢的桥梁,既能容纳盆内脏器,又能有效地传递重力。骨盆借界线分为大骨盆和小骨盆两部分。界线由骶岬向两侧越过

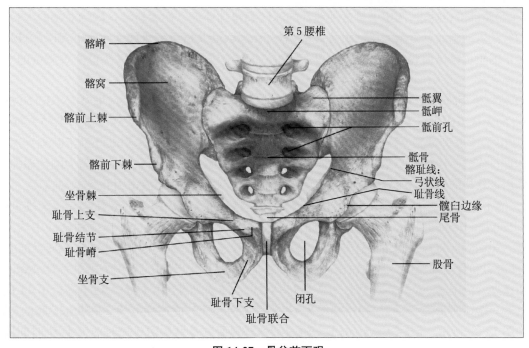

图 14-27　骨盆前面观

骶髂关节,经弓状线向前达耻骨梳和耻骨结节,最后在耻骨联合上缘会合,所连成的线。此线以上为大盆骨,亦称假盆骨。以下为小骨盆,亦即临床上所称的真骨盆。

小骨盆的上口由界线围成,下口由尾骨尖、骶结节韧带、坐骨结节、坐骨支、耻骨下支和耻骨联合下缘(弓状韧带)围成。耻骨下角是位于两侧坐骨支和耻骨下支连成的耻骨弓之间的夹角。小骨盆的内腔为胎儿娩出的通路,其前壁较短,侧壁及后壁较长。

人体直立时,骨盆上口平面与水平面形成向后开放的角度称为骨盆倾斜度,男性为 $50°\sim55°$,女性为 $55°\sim60°$。此倾斜度的改变将影响脊柱的正常弯曲。

骨盆的性别差异是从青春期开始,逐渐趋于明显,女性骨盆特点主要与其妊娠和分娩功能相关。

(二)损伤机制

正面碰撞时,膝关节剧烈撞击仪表板,股骨头被推向髋臼内,导致股骨头后向脱位,引起骨盆伤。如果髋关节外展,股骨受到向后的撞击时可发生髋关节前脱位(Beaupre A,1973)。如果膝关节被挤入前排座椅后背和与仪表板之间,则可导致骨盆在骶髂关节处与骶骨分离(Markham D E,1972)。但是,对于系有腰部较高位置的安全带(high-lap belt)的驾乘人员,即使承受剧烈的正面碰撞,也未见引起骶髂关节分离的情况。

侧面撞击时,车门撞击股骨大转子,继而向内推挤髋臼。这种情况下最常见的损伤为耻骨支骨折,其次是髋臼骨折(Guillemot,1997)。耻骨支骨折系髋臼传导的弯曲载荷所致,而髋臼骨折则为股骨头传导的压力所引起。需要注意的是,包括股骨颈骨折和大转子骨折在内的髋部骨折通常与老年人跌倒有关,侧面撞击为诱因者不常见。但是,根据对老年人跌倒情况的调查数据,90%以上的跌倒后发生髋部骨折的情况为侧面跌倒;而在所有跌倒的伤员中,发生髋部骨折的不到 2%。因此,Yang 等提出一个假设:老年性髋部骨折为自发的(spontaneous),这些自发性骨折的发生率大于当前所公认的 10%。

(三)骨盆的撞击动力学响应

在汽车碰撞事故中所发生的骨盆损伤,包括:①耻骨支和髂骨骨折,②髋臼骨折,③对骨盆底部的血管和器官造成的软组织损伤。这些骨折中许多源自侧面碰撞。

1. 正碰时骨盆的动力学响应 Melvin 和 Nusholtz 等获得了尸体膝关节受正面撞击时骨盆加速度响应数据。后者在其研究中使用摆锤式撞击头对 16 具尸体进行了 37 次膝关节正面碰撞试验。用束带悬吊尸体,对一侧膝部进行撞击,测定了骨盆的线性加速度和角加速度。初始转动是围绕对侧的大转子,骨盆和股骨的后续运动则非常复杂。机械阻抗被选为分析工具,其共振频率可能在 180Hz 和 280Hz 之间;骨盆和大转子的阻抗频谱曲线也已知。但是,因为数据分布范围较大,所以难以获得等效质量的平均值和骨盆的弹性系数。

2. 侧碰时骨盆的动力学响应 骨盆侧碰响应数据较多。Cesari 等对在法国里昂 INRETS(曾为 ON-SER)进行的大量工作进行了总结。在该研究中,研究人员用直径为 175mm、球面曲率半径为 600mm、质量为 17.3kg 的撞击头对 22 具尸体进行了 60 次撞击。撞击速度为 $21\sim44.6$km/h。不断提高速度,对每一具尸体进行连续多次(2~5 次)撞击,直至发生骨折。有 55 次试验中所采用的碰撞为刚性碰撞,其他试验中则采用带软垫的碰撞。所有碰撞均对准大转子,测量了对大转子的撞击力和骨盆加速度。提供了最大撞击力、撞击力/加速度数据,未提供累积持续时间低于 3 毫秒的数据(即所谓的"3ms 区段")。Tarriere 等对 Peugeot-Renault 协会采集的全部响应数据进行了总结;共有 26 次尸体摆锤试验中均测量了骨盆加速度。Nusholtz 等除进行了前述正面碰撞试验之外,还进行了 12 次侧面撞击试验;对准大转子撞击,测定撞击力和骨盆加速度。最大撞击力的范围为 $3.2\sim14$kN;当撞击速度为 $18.4\sim31.0$km/h 时,最大碰撞加速度的范围为 $38\sim135$g。Viano 等(1989)对未行防腐处理的尸体的大转子进行了 14 次刚性摆锤撞击试验。摆锤质量为 23.4kg,撞击速度为 $16.2\sim33.8$km/h。碰撞速度为 33.8km/h 时的撞击力-位移曲线如图 14-28 所示。最后,Cavanaugh 等通过尸体试验研究骨盆侧面碰撞时的撞击力-时间曲线和挤压作用-时间曲线;其中,使用 Heidelberg 型滑车共进行了 12 次尸体试验。

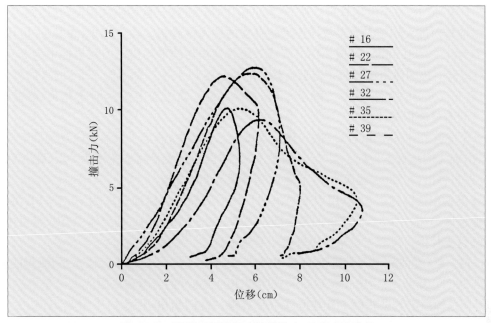

图 14-28　骨盆对摆锤撞击的撞击力-位移响应曲线

（四）损伤容限

　　骨盆正面碰撞时的试验数据非常少。部分原因是缺少足够的尸体试验研究。与之相反，自从安全带逐渐推广之后，侧面碰撞导致骨盆损伤的情况越来越多，从而有许多可供使用的侧面碰撞数据。有关于垂直负荷（自上而下）的骨盆容限数据可供使用，但是这些数据与汽车碰撞之间的相关性不强。

　　1. 正碰时骨盆的损伤容限　Patrick 等开展了首次涉及骨盆的滑车试验。在该试验中，对 10 具未固定的已行防腐处理的尸体进行了正面撞击。造成骨盆骨折的撞击力范围为 6.2～11.8kN。因为试验对象为老年人的尸体，所以笔者认为这些骨折载荷数据比较保守。Melvin 和 Nusholtz 对未行防腐处理的尸体进行了 6 次滑车试验，测定了膝关节载荷和骨盆加速度。对膝关节施加 8.9～25.6kN 的撞击力，可引起髋部骨折和（或）骨盆骨折。在两组数据中，骨折载荷的范围大且试验对象的数量少，从而无法对数据进行统计学分析。Nusholtz 等用 16 具尸体进行了共计 37 次膝关节碰撞实验。他们发现，撞击力达 37kN 时未发生骨盆骨折。Brun-Cassan 等以 49.5～67.1km/h 的速度对未固定且未行防腐处理的完整尸体进行了 10 次碰撞试验。膝关节承受的最大撞击力为 3.7～11.4kN。仅发现 1 例骨折性损伤，见于膝关节撞击力为 8.8kN 时的右侧髌骨和髂嵴。最后，Doorly 用落锤撞击离体的骨盆样本，造成髋臼和髋部损伤。在该研究中，撞击力不是实际测量得到的，而是从能量换算出来的；无法建立平均撞击力与损伤之间的对应关系。

　　Patrick 和 Anderson 模拟了 128 例 Volvo 汽车正面碰撞事故。乘员均系有安全带，共有 169 名乘员受伤；撞击速度为 3.2～85.3km/h。所有乘员均由三点式安全带约束，所有乘员均由当时可用的适当大小的拟人试验设备（即假人）模拟。共进行了 72 次滑车模拟碰撞实验，并测量了所有的安全带载荷。在这些假人中，安全带的最大载荷为 14.3kN，但是这 169 名乘员中未见骨盆骨折。也就是说，安全带不会引起髂骨翼在骶髂关节处分离。尽管尚未确定正面撞击时骨盆的明确的耐受水平，但是我们可以推理出：FMVSS 208 标准规定的 10kN 股骨载荷极限可充分保护骨盆；即使在没有安全气囊的情况下，三点式安全带都不太可能导致骶髂关节的损伤。

　　2. 侧碰时骨盆的损伤容限　Cesari 等报道在 ONSER（注：ONSER 为法国里昂的一个碰撞试验室）进行了 22 次尸体碰撞试验。研究人员用直径为 175mm、球面曲率半径为 600mm、质量为 17.3kg 的撞击头对 22 具尸体进行了 60 次撞击试验。撞击速度为 21～44.6km/h。不断提高速度，对每一具尸体进行连续多次(2~5次)撞击,直至发生骨折。在60次试验中,有55次试验为刚性碰撞,其他则为带有软垫的碰撞。所有碰撞均对准大转子。大多数损伤为耻骨支的多发性骨折。在男性中,在"3ms区段水平"发生骨折的撞击力为4.9~11.9kN。造成AIS 2级或3级骨盆损伤的平均撞击力在男性中为8.6kN,女性为5.6kN。在对试验对象的体重进行校正之后,得到在"3ms区段水平"、体重为75kg的人的骨盆耐受力为10kN。对于第五百分位的女性,耐受力降至4.6。在此后的一篇论文中,Cesari等指出:骨盆损伤与骨盆撞击加速度之间有显著相关性。

Tarriere等报道了一系列、共计26次尸体坠落试验。试验中,测定了骨盆响应及胸部响应。在22次尸体试验中,出现4例耻骨支骨折。在"3ms区段水平"测得的最大骨盆加速度为90g,最小为50g。在此基础上,研究人员提出:在"3ms区段水平"骨盆耐受容限为80~90g。

Nusholtz等使用摆锤撞击12具用束带悬吊的尸体的大转子。碰撞速度为18.4~31.0km/h。测得的最大碰撞加速度为38~135g,而测得的最大撞击力为3.2~14kN。12具尸体中有6具发生骨盆骨折,其中4具为耻骨支骨折。研究人员未提出骨盆耐受水平。

Marcus等提供了在海德堡大学进行的11次滑车试验的数据。在"3ms区段水平"测得的撞击力的范围为3.6~28.9kN。其结论是:Ramet和Cesari所提出的10kN的骨盆耐受限值太保守了。

Viano等用落锤撞击数据获得了骨盆位移耐受容限。他们指出:骨盆约压缩27%时,发生严重骨盆损伤(AIS 3级)的概率为25%。加速度和撞击力的耐受水平与损伤的相关性很低。Cavanaugh等利用Heidelbergy滑车进行12次滑车碰撞试验,提出:骨盆位移容限为被撞侧半宽度的32.6%;最大撞击力和最大碰撞加速度不能有效地作为评价骨盆损伤的指标。但是,不可能使用假人来测定骨盆变形,因此,骨盆位移不是一种实用的骨盆损伤容限指标。目前,在缺乏更可靠数据的情况下,10kN撞击力限值似乎仍是骨盆侧面碰撞击时的最佳损伤容限指标。

(陈海斌)

参 考 文 献

[1] 王正国.交通医学[M].天津:天津科学技术出版社,1997.

[2] 王守森,王如密.颅脑撞击性损伤的生物力学机制[J].东南国防医药,2003,5(2):155-157.

[3] 尹志勇,王正国,蒋建新,等.培养细胞牵张损伤装置及测试系统的研制[J].第三军医大学学报,2006,28(13):1363-1366.

[4] 刘子建,张建华,杨济匡.碰撞生物力学基础及其应用[J].中华创伤杂志,2001,17(5):261-263.

[5] 刘宝松,姜燕平,杨志焕.颅脑创伤模型与生物力学机制研究新进展[J].创伤外科杂志,2000,2(1):57-59.

[6] 刘盛雄,尹志勇,赵辉,等.颅脑减速碰撞中脑组织空化效应的模拟研究[J].中国医学物理学杂志,2009,26(6):1536-1539.

[7] 何黎民,卢亦成,吴建国,等.额、枕部直接冲击导致脑挫裂伤的力学机制研究[J].中华神经医学杂志,2005,4(9):874-877.

[8] 陈革,高立达,毛伯镛.弥漫性轴索损伤的生物力学机理[J].生物医学工程学杂志,2002,19(3):500-504.

[9] 姜燕平,刘宝松,王正国,等.模拟颅脑受撞击致伤时颅内应力的光弹性法测定[J].中国物理医学与康复杂志,1999,21(4):233-236.

[10] 蒋俊,邓世雄.颅脑的力学性能及在交通伤中的生物力学机制[J].创伤外科杂志,2006,8(3):278-280.

[11] CW GADD. Use of weighted-impulse criterion for estimation injury hazard//Proceedings of the 10th Stapp Car Crash Conference[C]. Pennsylvania,1966:23-28.

[12] HR LISSNEr. Evans FG. Experimental studies on the relation between acceleration and intracranial pressure changes in man[J]. Surg Gynecol Obstet,1960,111:320-338.

[13] JOHNSON E A C,YOUNG P G. On the use of a patient-specific rapid-prototyped model to simulate the response of the human head to impact and comparison with analytical and finite element models[J]. Journal of Biomechanics,2005,38:39-45.

[14] JOHNSON HO,KLEIVEN SVEIN. Dynamic response of the brain with vasculature:A three-dimensional computa-

tional study[J]. Journal of Biomechanics，2007，40(13)：3006-3012.

[15] L ZHANG，KH YANG，AI KING，et al. Biomechanics of neurotrauma[J]. Neurol Res，2001,23(2-3)：144-117.

[16] N YOGANANDAN，J ZHANGA，F A PINTARA，et al. Lightweight low-profile nine-accelerometer package to obtain head angular accelerations in short-duration impacts[J]. Journal of Biomechanics，2006，39(7)：1347-1354.

[17] P LUBOCK，W GOLDSMITH. Experimental cavitation studies in a model headneck system[J]. Journal of Biomechanics，1980,13(2)：1041-1052.

[18] P VERSCHUEREN，H DELYE，B DEPREITERE. A new test set-up for skull fracture characterization[J]. Journal of Biomechanics，2007,40(15)：3389-3396.

[19] R WILLINGER，HS KANG，B DIAW. Three-dimensional human head finite-element model validation against two experimental impacts[J]. Ann Biomed Eng，1999,27(3)：403-410.

[20] R WILLINGER，L TALEB，C-M KOPP. Modal and Temporal Analysis of Head Mathematical Models[J]. Journal of Neurotrauma,1995，12(4)：743-754.

[21] SS MARGULIES，LE THIBAULT. An analytical model of traumatic diffuse brain injury[J]. Journal of Biomechanical Engineering，1989,111(3)：241-249.

[22] SS Margulies，LE Thibault，Gennarelli TA. Physical model simulations of brain injury in the primate[J]. Journal of Biomechanics，1990,23(8)：823-836.

[23] T NISHIMOTO，S MURAKAMI. Relation between diffuse axonal injury and internal head structures on blunt impact [J]. Journal of Biomechanical Engineering，1998，120(1)：140-147.

[24] Z ZONG，H P LEE，C LU. A three-dimensional human head finite element model and power flow in a human head subject to impact loading[J]. Journal of Biomechanics，2006，39(2)：284-292.

[25] HAMID KHODAEI，SALAR MOSTOFIZADEH，KARIN BROLIN，et al. Simulation of active skeletal muscle tissue with a transversely isotropic viscohyperelastic continuum material model[J]. Journal of Engineering in Medicine，2013,227(5)：571-580.

[26] SOFIA HEDENSTIERNA，PETER HALLDIN. How Does a Three-Dimensional Continuum Muscle Model Affect the Kinematics and Muscle Strains of a Finite Element Neck Model Compared to a Discrete Muscle Model in Rear-End，Frontal，and Lateral Impacts [J]. Spine，2008，33(8)：E236-E245.

[27] TAKHOUNTS EG，HASIJA V，RIDELLA SA，et al. Kinematic rotational brain injury criterion (BrIC) [C]. Proceedings of the 22nd International Technical Conference on the Enhanced Safety of Vehicles. Paper No. 11-0263. Washington，DC：National Highway Traffic Safety Administration，2011.

[28] TAKHOUNTS EG，CRAIG MJ，MOORHOUSE K，et al. Development of brain injury criteria (BrIC) [J]. Stapp Car Crash J,2013，57：243-266.

[29] TAKHOUNTS EG，ROLF H EPPINGER，J QUINN CAMPBELL，et al. On the Development of the SIMon Finite Element Head Model[J]. Stapp Car Crash J，2003，47：107-133.

[30] KAVEH LAKSARI,KEYANOUSH SADEGHIPOUR,KUROSH DARVISh. Mechanical response of brain tissue under blast loading[J]. Journal of the Mechanical Behavior of Biomedical Materials，2014,32：132-144.

[31] 王正国.道路交通伤的发生机制[J].中华创伤杂志,1995,15(2):851.

[32] 王正国.世界第一公害：交通事故[J].大众医学,2008,(10):64.

[33] 王正国,孙立英,刘宝松,等.生物撞击机的研制及撞击伤发生机制的研究[J].中华创伤杂志,1999,15(4):293-297.

[34] 王正国,刘宝松,李晓炎.颅脑和胸部撞击伤发生机制研究[J].中国危重病急救医学,2001,13(7):400-403.

[35] 丘敏梅,刘月华,余思忠,等.交通事故腹部伤的特点及诊治[J].黑龙江医学,2006,30(7):515-516.

[36] 刘盛雄,尹志勇,赵辉,等.颅脑减速碰撞中脑组织空化效应的模拟研究[J].中国医学物理学杂志,2009,26(6):1536-1539.

[37] 安波,刘荫秋,李曙光,等.腹部撞击伤时血流压力的变化对肝脏损伤的作用[J].爆炸与冲击,1996,16(1):41-46.

[38] 朱海涛,孙振东,白鹏,等.汽车正面碰撞中乘员的胸部伤害分析[J].交通标准化,2009,208(11):23-28.

[39] 何家庆,塞华胜,蒋耀光,等.单侧胸部撞击致对侧肺损伤动物模型的建立[J].局解手术学杂志,2006,15(5):301-303.

[40] 何黎民,卢亦成,吴建国,等.额、枕部直接冲击导致脑挫裂伤的力学机制研究[J].中华神经医学杂志,2005,4(9):874-877.

[41] 张良,周继红,尹志勇,等.高速撞击下猪右侧胸腔内压力分布特点研究[J].创伤外科杂志,2005,7(5):360-363.

[42] 陈革,高立达,毛伯镛.弥漫性轴索损伤的生物力学机制[J].生物医学工程学杂志,2002,19(3):500-504.

[43] 姜燕平,刘宝松,王正国,等.模拟颅脑受撞击致伤时颅内应力的光弹性法测定[J].中国物理医学与康复杂志,1999,21(4):233-236.

[44] 高劲谋,李帮春,张奎,等.腹部创伤705例分析[J].中国实用外科杂志,1995,15(11):667.

[45] 程秀生,王军,郑宏.不同伤害指标对评价人体胸部侧向碰撞伤害程度的影响[J].公路交通科技,2001,18(6):111-114.

[46] 蒋俊,邓世雄.颅脑的力学性能及在交通伤中的生物力学机制[J].创伤外科杂志,2006,8(3):278-280.

[47] CHEN H B,YANG K H,WANG Z G. Biomechanics of whiplash injury[J]. Chin J Traumatol,2009,12(5):305-314.

[48] 施密特.汽车与运动损伤生物力学[M].曹立波,译.北京:机械工业出版社,2012.

[49] COOPER G J,TAYLOR D E M. Biophysics of impact injury to the chest and abdomen[J]. J R Army Med Corps,1989,135(2):58-67.

[50] E L RIBEIRO,M C L PINTO,C R LABARRèRE,et al. Biochemical profile of dogs experimentally envenomed with Tityus serrulatus scorpion venom[J]. Toxicon,2010,55(6):1125-1131.

[51] HAMILL J,MOSES M,SEAY J. Lower extremity joint stiffness in runners with low back pain[J]. Res Sports Med,2009,17(4):260-273.

[52] HELL W,SCHICK S,LANGWIEDER K,et al. Biomechanics of cervical spine injuries in rear end car impacts:influence of car seats and possible evaluation criteria[J]. Journal of Traffic Injury Prevention,2002,3(2):127-140.

[53] JS AUGENSTEIN,KH DIGGES,LV LOMBARDO. Occult abdominal injuries to airbag-protected crash victims:a challenge to trauma systems[J]. J Trauma,1995,38(4):502-508.

[54] JOHNSON HO,KLEIVEN SVEIN. Dynamic response of the brain with vasculature:A three-dimensional computational study.[J] Journal of Biomechanics,2007,40(13):3006-3012.

[55] JOHNSON E A C,YOUNG P G. On the use of a patient-specific rapid-prototyped model to simulate the response of the human head to impact and comparison with analytical and finite element models[J]. Journal of Biomechanics,2005,38,39-45.

[56] KERRIGAN JR,PARENT DP,UNTAROIU C,et al. A new approach to multibody model development:pedestrian lower extremity[J]. Traffic Inj Prev,2009,10(4):386-397.

[57] KING A I. Fundamentals of impact biomechanics:Part Ⅱ — Biomechanics of the abdomen,pelvis,and lower extremity. Annu[J]. Rev Biomed Eng,2000,3:27-55.

[58] L ZHANG,KH YANG,AI KING,et al. Biomechanics of neurotrauma[J]. Neurol Res,2001,23(2-3):144-147.

[59] LAING AC,TOOTOONCHI I,HULME PA,et al. Effect of compliant flooring on impact force during falls on the hip[J]. J Orthop Res,2006,24(7):1405-1411.

[60] MERRICK D,STÅLNACKE B M. Five years post whiplash injury:Symptoms and psychological factors in recovered versus non-recovered[J]. BMC Res Notes,2010,3:190-197.

[61] MYERS J,LEPHART S,TSAI YS,et al. The role of upper torso and pelvis rotation in driving performance during the golf swing[J]. J Sports Sci,2008,26(2):181-188.

[62] N YOGANANDAN,J ZHANG,F A PINTAR,et al. Lightweight low-profile nine-accelerometer package to obtain head angular accelerations in short-duration impacts[J]. Journal of Biomechanics,2006,39(7):1347-1354.

[63] POTTHAST W,BRüGGEMANN GP,LUNDBERG A,et al. The influences of impact interface,muscle activity,and knee angle on impact forces and tibial and femoral accelerations occurring after external impacts[J]. J Appl Biomech,2010,26(1):1-9.

[64] QUENTIN G,ALEXANDRE W,SALAH N,et al. A one-dimensional model for the propagation of transient pressure waves through the lung[J]. J Biomechanics,2002,35:1081-1089.

[65] QUENTIN G,SALAH N,ALEXANDRE W,et al. A study of impact wave propagation in the thorax[J]. Mechanics Research Communications,2002,29(2-3):73-80.

[66] RASHID MA. Contre—coup lung injury:evidence of existence[J]. J Trauma,2000,48(3):530-532.

[67] SNEDEKER JG,WALZ FH,MUSER MH,et al. Microstructural insight into pedestrian pelvic fracture as assessed by

high-resolution computed tomography[J]. J Biomech,2006,39(14):2709-2713.

[68] SPITZER W O,SKOVRON M L,SALMI L R,et al. Scientific monograph of the Quebec Task-Force on Whiplash-Associated Disorders-Redefining whiplash and its management[J]. Spine,1995,20(8):S1-S73.

[69] CHONG S L,TYEBALLY A,SU Y C,et al. Road traffic injuries among children and adolescents in Singapore Who is at greatest risk? [J]. Accident Analysis & Prevention,2017,100:59-64.

[70] BAHOUTH H,BECKER A,HADARY A,et al. Evaluation of differences in injuries patterns according to seat position in trauma victims survived traffic accidents[J]. Chinese Journal of Traumatology,2018.

[71] MOTOZAWAY,HITOSUGI M. Abe,T. Analysis of the kinematics of pregnant drivers during low-speed frontal vehicle collisions [J]. International Journal of Crashworthiness,2010,15 (3):235-239.

[72] KIM K H,KIM J S,KIM W W. Outcome of children with blunt liver or spleen injuries:Experience from a single institution in Korea[J]. International Journal of Surgery,2017,38:105.

[73] POPLIN G S,MCMURRY T L,FORMAN J L,et al. Nature and etiology of hollow-organ abdominal injuries in frontal crashes[J]. Accident Analysis and Prevention,2015,78:51-57.

[74] 陈吉清,杜天亚,兰凤崇. 钝性碰撞中人体肝脏生物力学响应数值分析[J]. 吉林大学学报(工学版),2018,48(2):398-406.

[75] KLINICH K D,FLANNAGAN C A C,NICHOLSON K,et al. Abdominal injury in motor-vehicle crashes[J]. University of Michigan Ann Arbor Transportation Research Institute,2008.

[76] 王宝珍,胡时胜. 猪肝动态力学性能及本构模型研究[J]. 力学学报,2017,49(6):1399-1408.

[77] UMALE S,DECK C,BOURDET N,et al. Experimental and finite element analysis for prediction of kidney injury under blunt impact[J]. Journal of Biomechanics,2017,52(13):2-10.

[78] 陈海斌,王正国,KING A I,等. 汽车碰撞事故中下肢的损伤容限与机制[J]. 汽车安全与节能学报,2010,1(4):253-259.

[79] 陈海斌,程雪梅,李德源,等. 车—人碰撞事故中行人胫骨撞击响应的二维数值分析[J]. 国际生物医学工程杂志,2011,34(3):167-181.

[80] CHEN H B,WANG Z G,XIAO K,et al. X-ray observation on how axial compression stimulates tibial fracture healing[J]. Chinese Journal of Traumatology,2010,13(6):323-328.

第十五章　交通伤评分

Abstract

Traffic injury score is a method to assess the severity of traffic injuries via a quantitative scoring. It is widely used in classification of traffic injuries and standardized assessment of injury severity, recovery and prognosis. Also it is an effective method for epidemiological study of traffic injuries, evaluation of treatments in different levels of medical institutions, optimization of treatment methods, and determination of rational allocation of public health resources. In accordance with different time stages, traffic score is divided into pre-hospital score and in-hospital score. The pre-hospital score focuses on injury type of the wounded and rapid determination of injury severity, mainly including CRAMS, Glasgow coma score, pre-hospital index, trauma score and revised trauma score. While the in-hospital score pays more attention to the accuracy and precision of the score, mainly including abbreviated injury score, injury severity score, new injury severity score, acute physiology and chronic health evaluation, and penetrating chest trauma course score. Pursuant to the differences among score indicators, the traffic injury score is subdivided into physiology score, anatomy score, combined physiology and anatomy scores, and function score, etc.

第一节　概　　论

一、创伤评分、创伤评分学与交通伤评分

创伤评分(trauma score)是通过记分的方法对创伤病人损伤的程度、特征、结局等属性进行定量记录,对创伤的某些特征进行定量或半定量分类和(或)评估的方法。应用于交通伤的创伤评分也被称为交通伤评分(traffic injury score)。

创伤评分学(trauma scoreology)是研究和评价创伤评分的方法与其应用的方法学学科,即是研究采用记分的方法对创伤病人损伤的程度、特征、结局等属性进行定量记录、定量描述创伤的特征和属性、对创伤进行定量或半定量分类和(或)评估的方法,评价各创伤评分方法的优劣并发展和完善这些创伤评分方法,研究各创伤评分的适用对象、条件和时机等,使创伤评分成为创伤(交通伤)防、诊、治与康复等的工具和平台。

最初的创伤评分体系着重在于定量评估创伤病人的损伤严重程度、预测伤员的可能结局等。在创伤评分发展的过程中,人们逐渐注意到对创伤病人的损伤严重程度和结局的评分,仅仅是反映了创伤病人的一部分特征,而通过采用记分的方法对创伤病人的损伤严重程度、损伤的类型、功能状态、心理、救治结局与生存质量等各方面的定量评估,都是全面评估创伤及其救治过程与结局的重要组成部分之一,因而

将这些创伤相关的评分都归于广义的创伤评分;而将早期传统的通过记分的方法定量描述和评估创伤病人的损伤严重程度和结局的创伤评分方法称之为狭义的创伤评分。

交通伤评分的实质就是以定量、半定量的方式,用数值来描述交通伤的某些特征。这些被描述的交通伤特征可以是损伤的严重程度,也可以是损伤的类型、病理生理状态、生理功能、心理状态、生存概率、创伤结局、生存品质等。

交通伤评分的方法是通过忽略一些复杂的伤害细节,对交通伤的特定属性(如损伤病理严重程度、生理状态、心理状态或结局等)依据其程度与类型的特点,将不同的损伤属性赋予一定的分数值,通过一维的数值描述方法简化和改善交通伤病例比较和沟通标准和工具,使之成为交通伤救治、研究和管理过程中的一种共同语言。因此,交通伤评分不仅可运用于标准化评定损伤严重程度,而且可广泛用于交通伤病人的检伤分类、损伤程度评估、功能状况和预后判断等,已成为交通伤流行病学研究、评价不同医疗机构对的救治水平、确定优化的救治手段、判断公共卫生资源分配合理性、交通伤评估赔偿等的工具与手段。

二、交通伤评分的分类

基于对交通伤评分需求、目的、构建体系和作用的不同,所产生的评分方法具有不同的特点和适用范围。在对交通伤评分进行分类的过程中,由于采用的分类标准不同,也就有不同的分类方法,形成不同的评分分类体系。各种分类方法也不是绝对的,有一定的交叉与重合。常采用的分类方法主要有以下几种。

(一) 根据使用的时间阶段和场所分类

在交通伤救治过程中,不同的救治阶段对病人交通伤的评估内容、精度和效率的需求有所不同。依照交通伤评分所使用的时间阶段和场所不同,可将评分方法分为院前交通伤评分(院前评分)、院内交通伤评分(院内评分)和院后交通伤评分(院后评分)。

1. 院前评分 是指病人从受伤现场到医院确定性诊断治疗前这段时间内,医护人员为定量判断病人伤情所采用的创伤评分方法。院前评分的目的是使病人在受伤现场、转运和急诊室等有限的环境条件下,能获得快速高效的伤情判断、准确地分类急救,最终使病人能尽快得到合理的分诊和及时的救治。院前评分方法通常要求操作上是简便易行的方法,同时有一定的敏感性,能较准确地评估伤情的严重性和可能发展变化的趋势,能满足院前的分类诊治的需求,不遗漏应该送往创伤中心或专科医院救治的重伤员。创伤指数、格拉斯哥昏迷评分、创伤记分、修正的创伤记分、院前指数等是常用的院前创伤评分方法。

2. 院内评分 是指主要应用于当创伤病人到达医院后,对病人创伤的损伤类型、严重程度、功能和预后等进行定量评估的评分方法。由于病人在医院内能获得详细的体检和大量准确的各种辅助检查数据,因而院内评分往往具有更高的准确性和指导性,能更有助于精确的医疗救治和救治质量评估等,同时其计算方法往往也更为复杂、要求更高。急性生理学和慢性健康状况评分、简明损伤定级、器官损伤评分、损伤严重度评分和新损伤严重度记分等是常见的院内评分方法。

3. 院后(结局)评分 是指主要应用于病人出院和出院后的评分方法,主要为结局评分方法(也可称为结局评分),即主要对交通伤病人救治结局、生活能力与质量等进行定量评估的评分方法。因此,此类评分主要包括一些功能评分、精神心理评分、结局评分等,如创伤和损伤严重程度评分、功能独立评测、格拉斯哥结局评分、运动功能评分、SF-36 健康调查简表、世界卫生组织生存质量测定量表-100 等。

(二) 根据评分指标类别分类

依据交通伤评分所采用的评分指标的类别不同,交通伤评分可被分为生理学评分、解剖学评分、功能学评分以及复合评分等。这种分类方法对理解各种评分方法的特点及适用范围和对象等有帮助。

1. 生理学评分 指采用生理学指标计算获得评分分值的交通伤评分方法。如:院前指数(PHI)是以收缩压、脉搏、呼吸和意识四项生理指标为依据,每项指标分别记 0~5 分,将这四项生理指标的分值相加即为其评分的总分值,分值愈高,伤情愈重。

单纯的生理学评分主要用于院前病人的分类和重症监护病房,一般用于交通伤的损伤程度评估、治疗效果的评价、患者转归预测等。常用的生理学评分方法主要有院前指数（PHI）、创伤指数（TI）、创伤评分（TS）、修正的创伤评分（RTS）、CRAMS 评分、格拉斯哥昏迷评分（GCS）、系统性炎症反应综合征评分（SIRS）、急性生理学和慢性健康状况评价（APACHE）等。

2. **解剖学评分**　指采用解剖学指标计算获得评分分值的交通伤评分方法。如：损伤严重度评分（ISS）就是一种解剖学创伤评分方法，它是将身体 3 个最严重损伤区域的最高的简明损伤计分（AIS）值分别平方后相加而得，即通过对损伤的解剖学损伤程度计分进行计算而获得评分值；其分值越大，伤情越重。

基于损伤的解剖部位及解剖学损伤程度进行的交通伤评分多用于院内评分过程，主要有简明损伤定级（AIS）、损伤严重度评分（ISS）、新的损伤严重度评分（NISS）、国际疾病诊断编码（ICD）基础上的损伤严重程度评分（ICISS）等。

3. **功能学评分**　指对病人的某些功能状态进行定量计分的交通伤评分方法。如：功能独立评分是一种功能学创伤评分方法，它是通过分别对创伤病人的就餐功能、运动功能和表达功能进行定量评分，以定量评估病人的生活质量状态与水平。

4. **复合评分**　是指综合采用生理学指标、解剖学指标、和（或）功能指标等复合指标对交通伤进行定量计分评估的评分方法。如：创伤严重程度描述评分（a severity characterization of trauma，ASCOT）是以 AIS 评分、损伤类型、GCS、收缩压、呼吸频率和年龄为参数计算而得到其评分值。它是一种将生理变化和解剖部位损伤相结合，用以预测伤员存活概率的评分方法。其较单一的解剖学评分或生理学评分有更高的准确性，被广泛用于创伤严重程度、创伤病人结局、救治质量等方面的评估和研究。

（三）根据应用专科和功能分类

依据交通伤评分的功能和应用的专科进行区分，可将评分分为通用交通伤评分和专科交通伤评分。

1. **通用交通伤评分**　指采用传统的定量描述和评估交通伤病人的损伤严重程度和结局的评分方法，常通用于各个与交通伤救治相关的各个专科的评分方法，如格拉斯哥昏迷评分、创伤指数、创伤计分、修正的创伤计分、AIS、ISS、TRISS 等。多属于狭义的创伤评分。

2. **专科交通伤评分**　指主要适用于一定专科需要，针对交通伤病人专科损伤、功能与结局情况进行评估判断的创伤评分方法。如胸部穿透伤指数（PTTI）、心脏穿透伤指数（PCTI）、颌面损伤严重度评分（MFISS）、WAD 脊髓伤情严重性临床分级、脊柱独立性测量评分（SCIMS）、视觉模拟计分（VAS）疼痛评分、创伤后综合征程度评分（PSSS）等，分别属于胸外科、颌面外科、脊柱外科等。

（四）根据评分的数据计量尺度类型分类

根据交通伤评分的分值数据的统计学计量尺度特点，可将评分方法分为以下 4 类。

1. **定类型交通伤评分**　指交通伤评分的分值为定类型数据的交通伤评分方法，其评分值所代表的交通伤特征或类别是相互间隔的，没有顺序大小与高低之分。准确地说，定类型交通伤评分是定类型编码或计分，它在评分系统中常常是以编码的形式存在。因此其数值常被称为"编码值"，其数值仅仅是一种标志，代表一定的属性与特点，没有序次的关系，不能进行数值的加减乘除运算与比较。

2. **定序型交通伤评分**　指交通伤评分的分值为定序型数据的评分方法，其评分值所代表的交通伤特征或类别间有内在固有的等级差别和顺序差别，如每一个数据被分配给一个损伤的严重程度，这些评分数值的高低也就代表和反映了损伤严重程度的程度。目前大多数的交通伤评分是属于定序型评分，多数的交通伤检伤分类的评分、器官损伤程度分级评分、骨科和神经外科损伤分级评分等也是属于这种分类方法。

定序型交通伤评分值原则上只能比较大小，不能进行加减乘除等数学运算。例如，GCS 为 8 分与 GCS 为 10 分不能相加而得到 GCS 为 18 分的结果。但在群体数据的统计学计算中，定序型评分值的均数、中位数、方差等运算结果是有价值和意义的。

3. **定距型交通伤评分**　指交通伤评分的分值为定距型数据的评分方法，其评分值代表交通伤特征或类别的次序之间距离的测度,即其序次间距的数量或数值。其评分值具有间距特征,是数字型变量,可以是数字,或分级,或是率,有单位,但没有绝对零点,可以做加减运算,求平均值等,但不能做乘除运算。目前几乎没有哪种交通伤评分系统的间隔尺度真正具有一致性,即目前尚没有真正的定距型交通伤评分方法。

4. 定比型交通伤评分　指交通伤评分的分值为定比型数据的交通伤评分方法,其评分值是数值变量,既有测量单位,也有绝对零点,数据间的距离是相等被定义的,可以做加减乘除计算。如 TRISS 评分、ASCOT 评分、疼痛视觉模拟评分(visual analog scale,VAS)等。

第二节　院 前 评 分

一、CRAMS 评分

CRAMS 评分是以循环、呼吸、腹部、运动和语言五个项目建立的一种院前评分方法,并以其各项指标的首个字母组合对其进行了命名,即循环(circulation)、呼吸(respiration)、腹部(abdomen)、运动(motor)和语言(speech)五个英文单词的第一个字母组合形成了 CRAMS 的评分。

CRAMS 评分是分别对病人的循环、呼吸、腹部、运动和语言五个项目分别进行计分,具体计分的内容与标准见表 15-1,将此五个项目的得分相加所得的和即为 CRAMS 分值。

CRAMS＝循环分值＋呼吸分值＋腹部分值＋运动分值＋语言分值

表 15-1　CRAMS 评分的项目指标与计分标准

项目指标	计分
循环	
正常毛细血管充盈和 SBP＞100mmHg	2
延迟毛细血管充盈延迟或 85mmHg＜SBP＜100mmHg	1
无毛细血管充盈或 SBP＜85mmHg	0
呼吸	
正常	2
异常	1
无呼吸	0
腹部	
腹部和胸部无触痛	2
腹部或胸部触痛	1
腹部紧张或连枷胸	0
运动	
正常	2
只对疼痛反应(非去脑强直)	1
无反应	0
语言	
正常	2
混乱	1
语言不能理解	0

通常 CRAMS 总分越大,伤情越重。CRAMS 总分小于等于 8 分者为重伤,分值大于 8 分者为轻伤。

CRAMS定义的轻伤为创伤病人经过急诊处理后可以出院回家,而重伤为病人在急诊室死亡或需要急诊手术。CRAMS评分能够准确判断创伤病人的伤情,但CRAMS评分并不适用于对胸腹部穿透伤病人的伤情评估。

二、格拉斯哥昏迷评分

格拉斯哥昏迷评分(glasgow coma scale,GCS)是通过对伤病员的运动反应、言语反应和睁眼反应分别计分,利用这三个方面的评分值和它们的总分值来评估病人的昏迷程度和颅脑损伤严重程度。其中,运动反应是检测引起肢体运动反应以及其相伴随的其他运动反应的难易程度,能够反映中枢神经系统的感觉和运动功能状况,最高分为6分,最低分为1分;言语反应是检测病人首先能明白的表达方式,是确定昏迷程度或意识恢复的最平常方法,最高分为5分,最低分为1分;睁眼反应是检测病人自主睁眼状况,提示病人唤醒机制的活动状况,最高分为4分,最低分为1分(表15-2)。

GCS的总分值为运动反应、言语反应和睁眼反应三项评分值之总和。即

GCS总分值=睁眼反应计分值+言语反应计分值+运动反应计分值

表 15-2 GCS 的计分方法

运动反应	言语反应	睁眼反应	计分
遵命动作			6
定位动作	回答正确		5
肢体回缩	回答错误	自动睁眼	4
肢体屈曲	含混不清	呼唤睁眼	3
肢体过伸	唯有声叹	刺痛睁眼	2
无反应	无反应	无反应	1

当由于条件、资料记录等的原因,有时难以获得完整的、准确清晰的睁眼反应、言语反应和运动反应评分数据,在临床上还可以通过描述法计算病人GCS总分值,即通过昏迷程度及临床表现直接判定GCS分值(表15-3),以便记录病人的GCS分值,用于病人昏迷情况的比较和研究。

表 15-3 描述法 GCS 的取值方法

昏迷程度		GCS	临床表现*
正常		15	清楚
Ⅰ轻度		14～13	模糊(迟钝14、淡漠13)
Ⅱ中度		12～9	模糊(烦躁12、嗜睡11、谵妄10)、昏睡9
Ⅲ重度	Ⅲ₁普重8	8～6	(半昏迷)浅昏迷7
	Ⅲ₂特重5	5～4	昏迷5
	Ⅲ₃濒死3	3	深昏迷3(强直)

注:＊表中文字后的数字为其相应的 GCS 分值。

GCS方法简单、易于掌握和使用,在较好地半定量评估和区分颅脑损伤总体伤情的同时,还准确地描述了伤病员昏迷和意识程度、运动和言语障碍程度等,成为临床最广泛地对颅脑损伤伤情评估、临床分型、预后判断的评估方法。GCS的最高总分为15分,最低分为3分。通常GCS分值在15～13分为轻度颅脑损伤、12～9分为中度颅脑损伤、≤8分为重度颅脑损伤。

在颅脑损伤发生6小时以内进行GCS评分时,要注意:休克和呼吸功能不全等对大脑的暂时影响可导致GCS评分对颅脑损伤严重程度的过度评估;缺氧、低血压、酒精、中毒等颅脑损伤以外因素可导致的

暂时性昏迷,致使 GCS 评分对颅及损伤程度的错误判断。颅脑损伤后的 GCS 动态评估,对病情的变化观察和临床救治的指导有重要的指导价值。

三、院前指数

院前指数(prehospital index,PHI)的指标由 4 个部分组成,包括收缩压、脉搏、呼吸状态和意识状态,具体指标和计分标准见表 15-4。PHI 的总分为 4 项指标计分值的总和。当有胸或腹部穿透伤时,在 PHI 分值上另加 4 分。即

$$PHI=收缩压分值+脉搏分值+呼吸状态分值+意识状态分值+胸或腹部穿透伤分值$$

作为主要用于院前分类的交通伤评分,PHI 在预测病人急诊手术率和死亡率上都具有较高的准确性。PHI 总分越大,伤情越重;PHI 分值 0~3 分为轻伤,4~20 分为重伤(伤后 72 小时内死亡或者 24 小时内需要外科手术干预)。

表 15-4　PHI 评分指标与计分方法

指　标	分　级	计　分
血压(mmHg)	＞100	0
	86~100	1
	75~85	2
	0~74	5
脉搏(次/min)	≥120	3
	51~119	0
	＜50	5
呼吸	正常	0
	用力或浅	3
	＜10 次/min 或需要插管	5
意识	正常	0
	混乱或烦躁	3
	语言不能理解	5

四、创伤指数

创伤指数(trauma index,TI)的评分指标包括 5 个变量:伤部、损伤类型、心血管状态、中枢神经状态和呼吸状态,每一变量根据其具体情况被赋予 1、3、4 或 6 的分值,1 代表轻微,3 和 4 代表中度,6 代表严重(表 15-5)。5 项指标得分相加之和为 TI 的评分值,即

$$TI=伤部分值+损伤类型分值+心血管状态分值+中枢神经状态分值+呼吸状态分值$$

表 15-5　创伤指数(TI)的指标与其计分标准

指标	计　分			
	1	3	4	6
伤部	皮肤或四肢	背部	胸腹部	头颈部
损伤类型	裂伤或挫伤	刀刺伤	钝性伤	枪弹伤
心血管状态	体表出血	收缩压＜100mmHg 或脉搏＞100 次/min	收缩压＜80mmHg 或脉搏＞140 次/min	无脉搏
中枢神经系统状态	嗜睡	昏睡	运动或感觉缺失	昏迷
呼吸状态	胸痛	呼吸困难或咯血	误吸	窒息或发绀

TI 分值范围为 0～30 分,分值越大,伤情越重。TI≤7 分为轻微伤,TI 分值 8～18 分为中度伤, TI>18 分为重度伤。中度伤患者通常需要住院治疗,但很少引起死亡,而重度伤的死亡率接近 50%。TI 对小分值的差异评估敏感性不高,比如 TI 为 15 分的病人并不说明和 12 分的病人有相同程度的损伤。

五、创伤评分

创伤评分(trauma score,TS)是一种以简单生理指标评价损伤严重程度的方法,TS 所涉及的评分指标包含呼吸频率、呼吸动度、收缩压、毛细血管充盈、格拉斯哥昏迷指数等。具体分值计算是针对上述各指标检测值进行评分赋值,然后各指标赋值相加,即得 TS 的总分值。各指标检测值与计分的标准见表 15-6。

TS＝呼吸频率分值＋呼吸动度分值＋收缩压分值＋毛细血管充盈分值＋格拉斯哥昏迷指数分值

表 15-6　创伤评分各指标和其计分标准

项目	分　值					
	5	4	3	2	1	0
呼吸频率	…	10～24	25～35	>35	<10	无
呼吸动度	…	…	…	…	正常	浅或困难
收缩压(mmHg)	…	>90	70～90	50～69	<50	0
毛细血管充盈	…	…	…	正常*	迟缓△	不充盈
GCS 指数	14～15	11～13	8～10	5～7	3～4	…

*正常:前额、口唇及甲床再充盈时间≤2 秒。

△迟缓:前额、口唇及甲床再充盈时间>2 秒。

TS 以计分的方式对伤员的损伤严重程度进行评估,其总分为 16 分,分值越低表示损伤越严重。通常 TS 小于或等于 12 分的伤员死亡率可达 61.50%,需要送到创伤中心进行救治。

六、修正的创伤评分

修正的创伤评分(revised trauma score,RTS)是在 TS 方法的基础上,祛除了现场不便检测的毛细血管充盈和呼吸动度两项指标,保留了格拉斯哥昏迷指数(GCS)、收缩压(SBP)和呼吸频率(RR)形成新的评分方法。RTS 简化了评分指标的选取,增加了 GCS 在伤情评价中的比重,解决了 TS 对头部损伤评价较低的不足。是被广泛应用的一种生理学损伤严重度评价方法。

RTS 评分包括两种评分方法:一个是主要用于院前伤员分拣的分拣-修正的创伤计分(triage-revised trauma score,T-RTS),另一个是用于救治结局评估和损伤严重度控制的修正的创伤计分。为了与 T-RTS 相区别,将之命名为 RTS。

RTS 评分和 T-RTS 评分的指标均为伤员的 GCS、收缩压(SBP)和呼吸频率(RR)这三个项目,GCS、SBP 和 RR 分别依据其临床检测结果分别被赋予不同的编码值(计分),编码值范围为 0～4 分,分别代表各自实测值的 5 个区间。具体的指标及其计分标准见表 15-7。

表 15-7　修正的创伤评分的指标和计分标准

GCS	SBP	RR	编码值
13～15	>89	10～29	4
9～12	76～89	>29	3
6～8	50～75	6～9	2
4～5	1～49	1～5	1
3	0	0	0

1. T-RTS 计算方法　T-RTS 的总分值为 GCS、SBP 和 RR 编码值直接相加所得的和。即

$$T\text{-}RTS = GCSc + SBPc + RRc$$

GCSc、SBPc 和 RRc 分别为 GCS、SBP 和 RR 的编码值。T-RTS 分值最小为 0 分,最大为 12 分,分值越小代表伤情越严重。在实际现场分拣中将 T-RTS 小于等于 11 分的病人转送到创伤中心进行救治。

2. RTS 计算方法　在 RTS 的计算中 GCS、SBP、RR 编码值分别被进行加权处理,各参数的权重为在 MTOS 中各指标对伤员死亡率影响的逻辑回归分析所得系数,并通过人群适应性校正而得。GCS、SBP、RR 的权重分别为 0.9368、0.7326 和 0.2908,RTS 计算公式为:

$$RTS = 0.9368 \times GCSc + 0.7326 \times SBPc + 0.2908 \times RRc$$

RTS 的分值范围为 0~7.84,其分值越小代表伤情越重。在结局预测中 RTS 的分值越小,则伤员的生存概率越低。

七、南非检伤分类评分

南非检伤分类评分(south African triage score,SATS)可以被分为两部分,首先根据创伤病人生理指标计算创伤早期预警评分(trauma early warming score,TEWS),然后将病人按照相应辨别因素行进一步评估和分类。

1. TEWS 评分　TEWS 评分采用了 7 个项目指标:活动性、呼吸、心率、收缩压、体温、意识状态和是否为创伤;根据每个项目的具体检测值分别赋予不同的计分值(表 15-8)。TEWS 评分值为这七项指标计分值的总和,即

TEWS=活动性分值+呼吸分值+心率分值+收缩压分值+体温分值+意识状态分值+创伤分值

表 15-8　TEWS 评分指标项目与计分标准

项目	计　　分						
	3	2	1	0	1	2	3
活动性				行走	需要帮助	担架或不能活动	
呼吸		<9		9~14	15~20	21~29	≥30
心率		≤40	41~50	51~100	101~110	111~129	≥130
收缩压	≤70	71~80	81~100	101~199		≥200	
体温		冷或<35		35.0~38.4		热或≥38.5	
AVPU*		意识模糊		清醒	对声音有反应	对痛觉有反应	无反应
创伤				否	是		

注:AVPU 表示病人意识状态;A 为清醒(alert);V 为对声音有反应(respond to voice);P 为对疼痛有反应(responds to pain);U 为无反应(unconscious or unresponsive)。

2. 根据辨别因素进一步评估和分类　在获得 TEWS 总分的基础上,依照特定的辨别因素进一步对病人进行评估和分类(表 15-9)。其中,判别因素是 SATS 决策程序的核心部分,主要被分为如下几个部分。

(1)损伤机制。主要用于判别高能量传导的损伤,对严重创伤有高敏感性,但容易过高评估病情。

(2)临床表现。主要包括胸痛、腹痛,以及一些在检伤分类时一眼就能看出的症状,如癫痫、关节脱位等。

(3)疼痛。同大多数检伤分类系统一样,疼痛被认为是最重要的指标,被分为重度、中度和轻度。

(4)高级医疗专业人员的判别。有经验的医疗专业人员能够根据其他重要指标完善 SATS,提高或降低分类级别。

如果根据辨别因子将病人分到了较 TEWS 分值更高的组别,那么这个更高的组别就是病人的正确的分组。

表 15-9　SATS 评分的辨别因素表(成人)

项目	红色	橙色	黄色	绿色	蓝色
TEWS	≥7	5~6	3~4	≤2	死亡
处理的目标时间	即刻	<10 分钟	<60 分钟	<4 小时	
损伤机制		高能量传导			
临床症状		呼吸急促		其他所有病人	死亡
		咯血			
		胸痛			
		出血(未控制)	出血(已控制)		
	癫痫发作	癫痫发作后			
		局灶神经症状(急性)			
		意识水平下降			
		精神错乱/攻击行为			
		肢体受威胁			
		关节脱位(其他)	关节脱位(手指或足趾)		
		骨折(复杂)	骨折(闭合)		
	烧伤(面部或吸入性)	烧伤(>20%)	其他烧伤		
		烧伤(电)			
		烧伤(四周)			
		烧伤(化学)			
		中毒/药物过量	腹痛		
	低血糖(血糖<3)	糖尿病(血糖>11 和酮尿)	糖尿病(血糖>17,无酮尿)		
		呕吐(鲜血)	呕吐(持续)		
		妊娠和腹部外伤或腹痛	妊娠和创伤		
			妊娠和经阴道出血		
疼痛		重度	中度	轻度	
高级医疗专业人员的判别					

八、损伤机制、格拉斯哥昏迷指数、年龄、动脉血压联合评分

损伤机制、格拉斯哥昏迷指数、年龄、动脉血压联合评分(mechanism,glasgow coma scale,age,and arterial pressure,MGAP)是通过逻辑回归分析,筛选出损伤机制、GCS、年龄、收缩压等四个与院内死亡相关的独立变量,采用 4 个变量(指标)在院前的第一次测定值进行评分:GCS 分值直接代入 MGAP 评分,收缩压根据测定值区间(<60mmHg、60~120mmHg、>120mmHg)分别赋值,损伤机制以及年龄根据回归系数赋值。各指标评分值见表 15-10。

$$MGAP = GCS + S_{(SBP)} + S_{(M)} + S_{(A)}$$

式中,GCS:GCS 评分;$S_{(SBP)}$:收缩压计分;$S_{(M)}$:损伤机制计分;$S_{(A)}$:年龄计分。

4 项指标的评分和即为 MGAP 评分值(表 15-10),最低为 3 分,最高为 29 分。分值越低,病人死亡的可能性越高。MGAP 总分为 23~29 分时,死亡风险较低,死亡率<5%;总分为 18~22 分时,中度死亡风险,死亡率5%~50%;总分为 3~17 分时,死亡风险较高,死亡率>50%。

表 15-10　MGAP 评分指标及分值

指　　标	分　　值
GCS	GCS分值(3~15)
收缩压	
>120mmHg	5
60~120mmHg	3
<60mmHg	0
损伤机制	
钝性伤	4
穿透伤	0
年龄	
<60 岁	5
≥60 岁	0

第三节　院内评分

一、简明损伤评分

简明损伤评分(the abbreviated injury scale,AIS)是美国汽车医学促进协会(Association for the Advancement of Automotive Medicine,AAAM)下属的国际损伤分类委员会(International Injury Scaling Committee,IISC)负责组织所制定的解剖损伤评分方法。自 AIS 评分方法提出以来,它一直在不断地改进和完善之中,旨在通过统一的 AIS 评分满足医学临床和基础研究、政府机构和工业多方面的录入数据的需求,满足临床创伤和生物力学研究人员、汽车设计工程师以及交通安全管理人员的需求,成为创伤分类评估的好工具。

AIS 以解剖损伤为基础,它只评定伤情本身而不评定损伤造成的后果,是一致认同的、全球通用的损伤严重度评分方法。AIS 严重度分值对于评价死亡率也有显著的意义,是当前世界上判断创伤组织损伤严重程度的金标准。

AIS 为每个损伤都设计了一个特定的 6 位数的编码,并加一个 AIS 严重度评分(共 7 位数),用 6 分制按顺序对损伤进行定级评价。具体评分编码规则如下(图 15-1,表 15-11)。

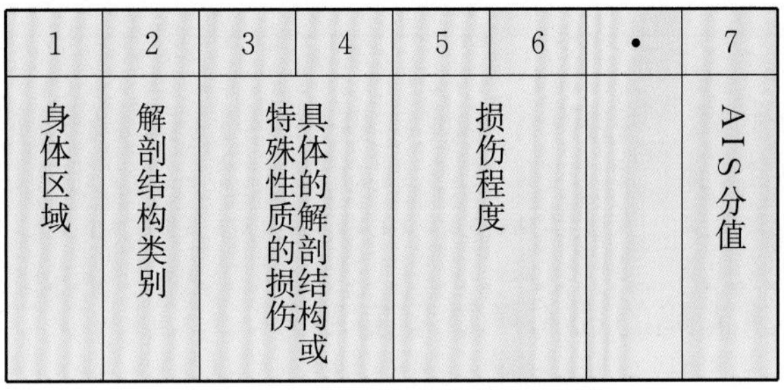

1	2	3	4	5	6	·	7
身体区域	解剖结构类别	具体的解剖结构	特殊性质的损伤或	损伤程度			AIS分值

图 15-1　AIS 的数字编码规则

第 1 位数表示身体区域,即 AIS 将身体损伤部位分的 9 个解剖区域:"1"为头部(颅和脑);"2"为面部,包括眼和耳;"3"为颈部;"4"为胸部;"5"为腹部及盆腔脏器;"6"为脊柱(颈椎、胸椎、腰椎);"7"为上肢;"8"为下肢,骨盆和臀部;"9"为体表(皮肤)和热损伤,以及其他损伤。

第 2 位数表示解剖结构的类别:"1"为全区域;"2"为血管;"3"为神经;"4"为器官(包括肌肉/韧带);"5"为骨骼(包括关节);"6"为头—LOC。

第 3、4 位数表示具体的解剖结构或在体表损伤时表示具体的损伤性质,具体编码与意义见图 15-1。

第 5、6 位数表示具体部位和解剖结构的损伤程度。

第 7 位数,即小数点后的数字,是 AIS 评分值,表示组织损伤的严重程度:"1"为轻度;"2"为中度;"3"为较重;"4"为重度;"5"为危重;"6"为极重度(目前不可救治的损伤)。在已知有损伤发生,但不知是哪个器官或部位的损伤时,定义 AIS 分值为 9。

在已知损伤发生在某一器官或部位,但损伤的准确类型不清,即缺乏损伤详细的资料时,编码为 NFS。

AIS 是以解剖损伤为基础进行编码和分级评分,每一种损伤有 1 个,也只有 1 个 AIS 计分;但一位病人可以同时有多种损伤存在,故可能拥有多个 AIS 编码和计分。

表 15-11　AIS 编码前 6 位数的具体内容

第 1 位数:身体区域	第 3、4 位数:特定的解剖结构或损伤性质		第 5、6 位数:损伤程度
1. 头部	全区域		从 02 开始,用二位数字顺序编排,以表示具体的损伤。00 表示严重度未指明的损伤(NFS),或表示该解剖结构在本手册中只有一项条目的损伤。99 表示损伤性质或严重程度都不明者
2. 面部	02	皮肤—擦伤	
3. 颈部	04	—挫伤	
4. 胸部	06	—裂伤	
5. 腹部及骨盆	08	—撕脱伤	
6. 脊柱	10	断肢	
7. 上肢	20	烧伤	
8. 下肢	30	挤压伤	
9. 皮肤和未特定指明的部位	40	脱套伤	
	50	损伤—NFS	
	60	穿透伤	
	90	非机械性损伤	
第 2 位数:解剖结构的类别	头—LOC		
	02	意识丧失的时间	
	04,06,08	意识水平	
1. 全区域	10	脑震荡	
2. 血管	脊柱		
3. 神经	02	颈椎	
4. 器官(包括肌肉/韧带)	04	胸椎	
5. 骨骼(包括关节)	06	腰椎	
6. 头—LOC	血管、神经、器官、骨、关节都从 02 开始用二位数字顺序编排		

因此,每个损伤都有一个特定 AIS 编码和分值。如,开放性骨盆骨折:AIS 编码为 856152.3,损伤程度为 3 分(较重);脾破裂:AIS 编码为 544226.4,损伤程度为 4 分(重度);股动脉损伤:AIS 编码为 820202.3,损伤程度为 3 分(较重)。

二、基于国际疾病诊断编码的损伤严重程度评分

基于国际疾病诊断编码(ICD)的损伤严重程度评分(international classification based injury severity score,ICISS)是基于北卡医院出院数据库(north carolina hospital discharge database,NCHDD)中登记的 30 多万名创伤病人信息,通过针对 ICD-9 编码的创伤病种,计算各创伤相关编码所对应的生存危险比 (survival risk ratio,SRR)而创建。

每个 ICD-9 编码的 SRR 计算公式如下:

$$SRR_{ICD_{(i)}} = ICD_{(i)} 对应损伤病人生存的数量 / ICD_{(i)} 对应损伤病人的总量 \times 100$$

其中,i 为对应的损伤 ICD 编码,$ICD_{(i)}$ 损伤病人生存的数量和 $ICD_{(i)}$ 损伤病人的总量是指某一时间 段、特定范围创伤病人数据库中病人救治存活的数量和该类病人的总数量。$SRR_{ICD_{(i)}}$ 代表受到 ICD-9 编 码相应损伤的创伤病人可能的生存概率,即为该 ICD-9 编码所对应的 ICISS。

Levy 和 Goldberg 定义每个创伤病人的 ICISS 为该病人所有损伤的 SRR 的乘积,可以为单一伤,也 可以为最多 10 个损伤,其公式为:

$$ICISS = SRR_{inj_{(1)}} \times SRR_{inj_{(2)}} \times \cdots \times SRR_{inj_{(10)}}$$

$SRR_{inj_{(1\sim10)}}$ 为每个病人各个具体损伤的 SRR。

ICISS 的值为特定病人的生存概率,其值介于 0 和 1 之间。

ICISS 的特点:一是损伤越重(SRR 越小),ICISS 分值越低;二是病人所受到的损伤越多,ICISS 分值 越低,因此除了增加轻微伤(SRR=1),每增加一个损伤,ICISS 分值总会越低;三是 ICISS 的计算只涉及 乘法运算。这些特点均不同于计算每个病人的 ISS 分值后再计算 TRISS 生存概率的传统创伤评分方法。

三、损伤严重度评分

损伤严重度评分(injury severity score,ISS)是第一个完全基于 AIS 的解剖评分,主要用于严重损伤 (特别是多发伤)严重度比较的评分方法。

ISS 将 AIS 对伤情描述的 9 个部位改为 6 个部位:头和颈部、面部、胸部、腹部和盆腔、四肢和骨盆和 体表,具体的分区和内容见表 15-12。ISS 评分是将身体 3 个最严重损伤区域的最高 AIS 值的平方相加而 成,即

$$ISS = A^2 + B^2 + C^2$$

其中,A、B、C 分别是伤员身体 3 个最严重损伤区域中各自的最高 AIS 评分的分值。

ISS 分值范围为 1~75。同时,在 ISS 评分中规定在以下两种情况时其 ISS 的分值为 75 分:①有 3 个 AIS 为 5 的损伤或至少有 1 个 AIS 为 6 的损伤;②任何 1 个损伤为 AIS=6 时,ISS 就自动确定为 75 分。

表 15-12　计算 ISS 时的 6 个分区

分　区	内　容
1. 头和颈部	脑或颈椎损伤、颅骨或颈椎骨折
2. 面部	口、耳、眼、鼻和颌面骨骼损伤
3. 胸部	膈肌、肋骨架、胸椎损伤和胸腔内的所有脏器损伤
4. 腹部和盆腔	腹部和盆腔内所有脏器损伤和腰椎损伤
5. 四肢和骨盆	四肢、骨盆和肩胛带损伤(扭伤、骨折、脱位和断肢均计入内)
6. 体表	身体任何部位的体表损伤,包括擦伤、撕裂伤、挫伤和烧伤

通常以 ISS≤16 为严重多发伤的标准,伤者应该被送入创伤医院接受治疗。也有学者认为把 ISS≤ 20 为严重多发伤较为合理,因为他们总结一组伤员的结果显示:ISS>20 时死亡率为 2.67%,而当 ISS≤ 20 时死亡率急剧上升至 24.3%。

ISS 能较好地反映损伤的严重程度,与死亡率密切相关。ISS 考虑到多发伤的特点,将基于损伤解剖 学特点的损伤严重度与创伤结局的预测相整合,目前已经成为损伤严重程度评估的国际标准和通用工具。

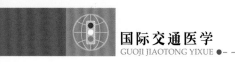

四、新损伤严重度评分

ISS 评分忽略了身体同一部位多发伤的综合效应,只把每个部位最高 AIS 值的平方简单相加;对有多部位损伤的病人,计算 ISS 时被要求使用第二个损伤部位的 AIS 值,即使这个损伤的 AIS 值并没有第一个部位的第二严重程度损伤的 AIS 值高。也就是说,ISS 忽略了每个损伤部位最重伤以外的其他损伤,这违背了严重损伤应该较更轻的损伤优先考虑的基本原则。

新损伤严重度评分(new injury severity score,NISS)是为了克服 ISS 的不足而产生的。NISS 评分方法是把创伤病人 3 个最严重损伤的 AIS 值的平方相加,而不考虑损伤的具体部位。即

$$NISS = A^2 + B^2 + C^2$$

其中,A、B、C 分别是伤员所有损伤中 3 个最高 AIS 评分的分值。

NISS 较之 ISS 更容易计算,更好地反映同一部位多处和多器官损伤的伤情程度,且有更好的生存率预测能力,同时 NISS 在对创伤后多器官功能衰竭有更好的预测能力。

五、休克指数

休克指数(shock index,SI)是用心率除以收缩压计算获得,即

$$SI=心率(次/min)/收缩压(mmHg)$$

SI 的正常值范围为 0.5～0.7。当病人 SI>0.9 时,提示其存在失血性休克,可能出现不良的预后。

SI 对急性失血敏感,血流动力学稳定性的预测明显优于单独使用心率或收缩压,所以其可以用于院前对病人大量输血(massive transfusion,MT)风险的预测。除了与血容量的丢失相关,SI 也与左室功能紊乱情况有关。在急性循环衰竭而血容量正常时,SI 与左室每搏做功成反比,因此可以用于对休克病人初始复苏反应的评估。当休克病人经过初始复苏后,如 SI 仍持续大于 1.0,提示其左室功能受损,病人的死亡概率增加。

六、APACHE 评分

急性生理与慢性健康评分(acute physiology and chronic health evaluation,APACHE)最早在 1981 年提出,被称为 APACHE I 评分。此评分方法主要包含急性生理、年龄和慢性健康评估,对于临床应用而言过于烦琐。

1985 年,Knaus 对 APACHE I 评分进行了修订,将 APACHE 第一部分的急性生理指标由原先的 33 个减少为 12 个,对急性肾衰竭和昏迷给予更高的分值,加入了手术状况如急诊手术的评分;对慢性健康评分也进行了相应改变,以反映年龄、免疫缺陷以及慢性心、肺、肾或肝脏疾病的影响;其还可根据 ICU 最初 24 小时的指标按照公式计算患者的预后。此即为 APACHE II。

1989 年,Wagner 和 Knaus 等在研究了美国 40 个 ICU 的 17 440 名病人资料后,提出了 APACHE III 评分方法。该法所含参数包括了除血清钾和 HCO_3^- 以外的 APACHE II 的所有参数,新增了葡萄糖、胆红素、白蛋白、尿素氮和尿量,共计 17 项测量参数,以在 ICU 期间第一个 24 小时每个参数的最差值为准。另外,APACHE III 对 pH 值及 PCO_2 不单独评分,两者共同决定参数分值;神经系统用对疼痛和言语刺激能都用睁眼来表示分值而不采用 GCS 评分;以较 APACHE II 更为详细的年龄和既往健康状况评分来评价对伤情的影响。APACHE III 总分为 0～299 分,由 3 个部分组成:APS 值(0～252 分)、年龄(0～24 分)、CHS(4～23 分)。

2005 年美国推出了 APACHE IV 评分,其资料来源于美国 45 所医院 106 个重症监护病房在 2002—2003 年患者详细资料。该版评分沿用了 APACHE III 的 APS 元素和权重;在对"缺失值"的处理上,APACHE III 默认以"正常值"代替,而 APACHE IV 则采用"最近记录值"代替,使结果更为准确。APACHE IV 加入了入住 ICU 时间(LOS),并用该时间的平方根计算,另增加了溶栓/呼吸机应用以及疾病数量等,并对所有病死率方程做了更新。

APACHE Ⅰ评分由于要求采集的数据太多而繁杂,往往容易遗漏数据而使结果有误差,故而临床较少应用。APACHE Ⅳ评分因受商业保护,应用范围也很小。目前临床主要使用 APACHE Ⅱ,部分单位也使用 APACHE Ⅲ评分。

(一) APACHE Ⅱ评分

APACHE Ⅱ评分包括3个部分:急性生理评分、慢性健康评分和年龄评分。其中,急性生理评分包含12个变量参数,慢性健康评分和患者的年龄评分各为1个变量参数。

1. 基本原则

(1) 12项急性生理指标,应当选择入 ICU 最初24小时内的最差值计分。

(2) 对于大多数生理指标而言,入 ICU 最初24小时内的最差值指最高值或最低值。

(3) 同时记录各个指标在最初24小时内的最高值和最低值,并根据附表分别进行评分,应当选择较高的分值。

2. 具体说明

(1) 体温。原文指肛温,国内 ICU 多采用腋温。不建议将腋温加 0.3℃或 0.5℃进行评分,因为这样会进一步增加误差(核心体温与腋温的差值并不固定,受到病情的影响)。

(2) 平均动脉压。如果护理记录中没有记录平均动脉压,则应当根据记录的收缩压和舒张压进行计算。收缩压高时平均动脉压不一定高,反之亦然。

(3) 心率。根据心室率评分。

(4) 呼吸频率。按照实际呼吸频率评分(无论是否使用机械通气)。

(5) 氧合。FiO_2(吸入氧浓度)不同时使用不同的指标评价氧合。采用鼻导管或面罩吸氧时需要估测 FiO_2。此时可采用经验公式[$FiO_2 = (O_2$ 流量×4+21)/100,仅适用于鼻导管且氧流量<6L/m 时],或见表 15-13。

表 15-13 不同氧流量时 FiO_2 的值

项目	鼻导管				面罩				
氧流量(L/min)	1	2	3	4	5	6	8	15	重复吸入
FiO_2	0.23	0.25	0.27	0.30	0.35	0.40	0.45	0.50	0.70

注:使用鼻导管时氧流量应<6L/m。

如 $FiO_2 < 0.5$,根据 PaO_2 进行评分,此时估测 FiO_2 的准确性不会影响评分结果。

如 $FiO_2 \geqslant 0.5$,根据 $A\text{-}aDO_2$ 进行评分,此时估测 FiO_2 将影响计算值以及氧合评分结果(FiO_2 受到面罩密闭性及面罩种类的影响因而不确定,但建议科室应当确定经验性数值以确保不同评分者的一致性。例如,规定使用储氧面罩时 FiO_2 定为 0.80)。

$$A\text{-}aDO_2 = FiO_2 \times (P_B - P_{H_2O}) - PaCO_2/RQ$$
$$= FiO_2 \times (760 - 74) - PaCO_2/0.8$$
$$= 713 \times FiO_2 - PaCO_2/0.8$$

其中,$A\text{-}aDO_2$ 为肺泡动脉氧分压差;FiO_2 为吸入氧浓度;P_B 为大气压;P_{H_2O} 为水蒸气压;RQ 为呼吸熵。

(6) 动脉血 pH 值。同时记录最高值和最低值后分别评分,并取分值高者。

(7) 血钠。同时记录最高值和最低值后分别评分,并取分值高者。

(8) 血钾。同时记录最高值和最低值后分别评分,并取分值高者。

(9) 血肌酐。同时记录最高值和最低值后分别评分,并取分值高者。

注意:肌酐过低也有分[SCr<0.6mg/dl(53μmol/L)时为2分];

急性肾衰竭时,应根据肌酐先行评分后将分值×2,而非将肌酐数值×2后再进行评分;

急性肾衰竭的定义为：每日尿量＜410ml，每日肌酐升高＞1.5mg/dl（132.6μmol/L），且未接受长期透析（腹膜透析或血液透析）。

（10）血细胞比容。同时记录最高值和最低值后分别评分，并取分值高者。

（11）白细胞计数。同时记录最高值和最低值后分别评分，并取分值高者。

（12）格拉斯哥昏迷评分（GCS）。使用镇静和（或）肌松药物时应遵循"最佳结果（best guess）"的原则进行判断评分，即根据临床表现及药物使用情况，估计在没有药物影响时的 GCS（这当然并不容易，且容易导致不同评分者之间的差异，但没有更好的解决方法）；两侧肢体活动不对称时，应根据病情较轻侧的情况进行评分；应计算 15-GCS 的结果后与其他急性生理评分相加；有人工气道的患者进行语言评分时应采用 5-3-1 评分（表 15-14）。

表 15-14　格拉斯哥昏迷评分（GCS）的最佳结果判断原则

最佳语言反应		插管患者"语言"		最佳运动反应		最佳睁眼	
分值	描述	分值	描述	分值	描述	分值	描述
5	定向力好	5	定向力好	6	遵嘱活动	4	自主
4	言语错乱	3	介于两者之间	5	疼痛定位	3	命令
3	只能说出单词	1	无反应	4	屈曲：收回	2	疼痛
2	只能发音		气管插管或气管切开患者语言评分应使用此列	3	屈曲：去皮层	1	无反应
1	无反应			2	伸展		
				1	无反应		

（13）血 HCO_3。当没有血气结果时使用此项（不建议不查血气，因为这将没有氧合及 pH 两项评分结果）。

急性生理评分应为各项评分的总和，如有缺项，应视为正常，即评 0 分。

APACHE Ⅱ 评分为 3 个部分评分值的总和，即

$$APACHE Ⅱ ＝急性生理评分总和＋慢性健康评分＋年龄评分$$

评分范围为 0～71 分，根据目前的报道，很少有患者评分大于 55 分的。

3. APACHE Ⅱ 评分　3 个部分的评分取值方法和标准如下。

（1）急性生理评分指标和评分标准。此部分包括 12 个变量指标，根据病人进入 ICU 第一个 24 小时内最差值分别记 0～4 分（表 15-15）。

表 15-15　APACHE Ⅱ 急性生理评分指标和计分标准

生理变量指标	分　值								
	+4	+3	+2	+1	0	+1	+2	+3	+4
T(℃)	＞41	39～40.9		38.5～38.9	36～38.4	34～35.9	32～33.9	30～31.9	＜29.9
MAP(mmHg)	＞160	130～159	110～129		70～109		50～69		＜49
HR(次/min)	＞180	140～179	110～139		70～109		55～69	40～54	＜39
RR(次/min)	＞50	35～49		25～34	12～24	10～11	6～9		＜5
氧合作用									
a. FiO_2≥0.5，记 A-aDO_2	＞500	350～499	200～349		＜200				
b. FiO_2＜0.5，记 PaO_2(mmHg)						＞70	61～70	55～60	＜55

续表

生理变量指标	分 值								
	+4	+3	+2	+1	0	+1	+2	+3	+4
动脉 pH 值	>7.7	7.6~7.69		7.5~7.59	7.33~7.49		7.25~7.32	7.15~7.24	<7.15
血清钠(mmol/L)	>180	160~179	155~159	150~154	130~149		120~129	111~119	<110
血清钾(mmol/L)	>7	6~6.9		5.5~5.9	3.5~5.4	3~3.4	2.5~2.9		<2.5
Cr(mg/dl)(急性肾衰时乘以2)	>3.5	2~3.4	1.5~1.9		0.6~1.4		<0.6		
Hct(%)	>60		50~59.9	46~49.9	30~45.9		20~29.9		<20
WBC 数(以1 000 为计)	>40		20~39.9	15~19.9	3~14.9		1~2.9		<1
静脉血清 HCO$_3^-$(mmol/L)	>52	41~51.9		32~40.9	22~31.9		18~21.9	15~17.9	<15
GCS 评分					15—实际 GCS 评分				

注:T 为肛温;MAP 为平均动脉压;HR 为心率;RR 为呼吸次数;FiO$_2$ 为吸氧浓度;A-aDO$_2$ 为肺泡动脉氧分压差;PaO$_2$ 为动脉血氧分压;Cr 为血清肌酐;Hct 为血细胞比容;WBC 为白细胞。GCS 评分见表 15-2。

在 APACHE Ⅱ 评分系统中,其 GCS 评分值采用分值为总分 15 分减去患者所得分值,即其 GCS 计分=15—GCS。

(2)年龄评分。不同年龄病人依据表 15-16 分别给予不同的计分。

表 15-16　不同年龄计分标准

年龄(岁)	<44	45~54	55~64	65~74	>75
评分	0	2	3	5	6

(3)慢性健康评分。如果患者存在严重的器官系统功能不全或免疫抑制,应按如下标准计分:①非手术或急诊手术后患者计 5 分;②择期术后患者计 2 分。

其中,严重的器官系统功能不全或免疫抑制的定义为:病人在此次入院前即有明显器官系统功能不全或免疫功能抑制状态的表现,并符合下列标准:

a. 肝脏:活检证实肝硬化,明确的门脉高压,既往由门脉高压造成的消化道出血;或既往发生或肝功能衰竭或肝性脑病或昏迷。

b. 心血管:按照纽约心脏联盟评分,心功能四级。

c. 呼吸:慢性限制性、阻塞性或心血管疾病,导致严重的运动受限,如不能上楼或进行家务劳动;或明确的慢性缺氧、高碳酸血症、继发性红细胞增多症、严重的肺动脉高压(>5.33kPa),或呼吸机依赖。

d. 肾脏:接受长期透析治疗。

e. 免疫功能抑制:患者接受的治疗能够抑制对感染的耐受性,如免疫抑制治疗、化疗、放疗、长期或最近大剂量类固醇激素治疗,或患者有足以抑制对感染耐受性的疾病,如白血病、淋巴瘤、AIDS。

APACHE Ⅱ 评分所反映的正常生理指标的偏离程度与多种内科和外科疾病病死率密切相关。根据 APACHE Ⅱ 评分,并将患者按照 50 个诊断分类进行划分,然后采取适当的回归公式计算可以得到死亡概率。即患者的死亡风险可按照下列公式计算:

$$\ln(R/1-R)=-3.157+(APACHE Ⅱ 评分\times0.146)+$$
$$0.603(如为急诊手术后)+诊断分类系数$$

APACHE Ⅱ 评分系统也存在局限性,最大的局限性在于该系统在设计时并非用于预计个体患者的死亡率；另外，APACHE Ⅱ还存在患者的选择偏差，不同的病种之间有一定的差异性。

（二）APACHE Ⅲ评分

APACHE Ⅲ评分中也包括 3 个部分：急性生理评分、慢性健康评分和年龄评分。其中，急性生理评分包含 17 个变量参数，以在 ICU 期间第一个 24 小时每个参数的最差值为准；慢性健康评分和患者的年龄评分各为 1 个变量参数（表 15-17～表 15-20）。

APACHE Ⅲ评分为 3 个部分评分值的总和，即

$$APACHE\ Ⅲ＝急性生理评分总和＋慢性健康评分＋年龄评分$$

APACHE Ⅲ总分为 0～299 分，由 3 个部分组成：APS 值（0～252 分），年龄（0～24 分），CHS（4～23 分）。

表 15-17　APACHE Ⅲ急性生理评分指标和计分标准

生理变量	参数值/APS 分值								
脉搏（次/min）	≤39/8	40～49/5	50～59/0	—	—	—	100～109/1	110～119/5	120～139/7	140～1545/13	≥155/17
平均动脉压（mmHg）	≤39/23	40～59/15	60～69/7	70～79/6	80～89/4	100～119/4	120～129/7	130～139/9	≥140/10	—	—
体温（℃）	≤32.9/20	33.0～33.4/16	33.5～33.9/13	34.0～34.9/8	35.0～35.9/2	36.0～36.9/0				≥40/4
呼吸（次/min）	≤5/17	6～11/8	12～13/7	14～24/0	25～35/8	36～39/9	40～49/11	≥50/18		
氧合作用[@]									
a. PO_2（mmHg）	≤49/15	50～69/5	70～79/2	≥80/0	—	—	—	—	—
b. $A-aDO_2$（mmHg）	<100/0	100～249/7	250～349/9	350～499/11	≥500/14				
血细胞比容（%）	≤40.9/3	40～49/0	≥50/3						
白细胞数（10^9/L）	<1.0/19	1.0～2.9/5	3.0～19.9/0	20.0～24.9/1	≥25.0/5				
血清肌酐[*]（μmol/L）	43/3	44～132/0	133～171/4	≥172/7					
血清肌酐[#]（μmol/L）	0～132/0	≥133/10	—						
尿量（ml/d）	≤399/15	400～599/8	600～899/7	900～1 499/5	1 500～1 999/4	2 000～3 999/0	≥4 000/1	—	—
胆红素（μmol/L）	≤34/0	35～51/5	52～85/6	85～135/8	≥136/16				
尿素氮（mmol/L）	≤6.1/0	6.2～7.1/2	7.2～14.3/7	14.4～28.5/11	≥26.6/12				
血清钠（mmol/L）	≤119/3	120～134/2	135～154/0	≥155/4					
白蛋白（g/L）	≤19/11	20～24/6	25～44/0	≥45/4					

注：@A-aDO₂ 评分仅用于气管插管的病人，不能用 PO₂；* 为急性肾功能衰竭时血清肌酐；♯ 为急性肾衰竭时血清肌酐率。

表 15-18 APACHE Ⅲ 对酸碱异常的生理评分

pH 值	PCO₂ (mmHg)								
	<25	25~	30~	35~	40~	45~	50~	55~	≥60
<7.15	12						4		
7.15~									
7.20~	9		6			3	2		
7.25~									
7.30~							1		
7.35~			0						
7.40~	5						1		
7.45~7.50			0		2		12		

表 15-19 APACHE 对神经异常的生理评分

自动睁眼或对疼痛/言语刺激能睁眼者				
运动	言语反应			
	回答正确	回答错乱	语句或发音不清	无反应
遵嘱	0	3	10	15
可定位疼痛	3	8	13	15
屈曲收回/去大脑强直	3*	13*	24	24
去大脑强直/无反应	3*	13*	29*	29

不自动睁眼或对疼痛/言语刺激能睁眼者				
运动	言语反应			
	回答正确	回答错乱	语句或发音不清	无反应
遵嘱	*	*	*	16
可定位疼痛	*	*	*	16
屈曲收回/去大脑强直	*	*	24	33
去大脑强直/无反应	*	*	29	48

注：* 表示不可能或很少出现这种临床结合。

表 15-20 APACHE Ⅲ 年龄和既往健康状况评分

年龄	分值	既往健康状况*	分值
≤44	0	AIDS	23
45	5	肝衰	16
60	11	淋巴瘤	13
65	13	转移性癌	11
70	16	白血病/多发性骨髓瘤	10
75	17	免疫抑制	10
≥85	24	肝硬化	4

注：* 排除择期手术病人。

与 APACHE Ⅱ相比,APACHE Ⅲ成功地解决了 APACHE Ⅱ的某些重要问题,其校验力和辨别力均较高,但辨别力仅有轻度改善。采用 50%作为死亡的临界值,APACHE Ⅱ与 APACHE Ⅲ的特异性分别为 85.5%和 88.1%,敏感性分别为 47%和 50.4%,而 ROC 曲线下面积分别为 0.863 和 0.90。

七、脓毒症相关器官衰竭评分

脓毒性相关器官功能衰竭评分(sepsis-related organ failure score,SOFA)是由欧洲危重症协会(European Society of Intensive Care Medicine,ESICM)于 1994 年在巴黎提出,后来也被称作序贯器官功能衰竭评分(sequential organ failure assessment,SOFA)。

SOFA 评分提出的目的是为了量化随着时间的变化,危重患者器官功能衰竭的程度。SOFA 创建的原则是:寻找一个简单而客观的方法,以连续的形式描述单个器官的功能衰竭,同时能评价从轻度到重度器官功能衰竭的程度,能在临床研究中反复评估单个或全体器官功能衰竭的发生发展,由此确定描述器官功能衰竭的特征。

SOFA 评分是由呼吸、凝血、肝脏、循环、中枢神经、肾脏六个器官系统评分之和组成,每个器官系统评分按照器官功能衰竭的等级分为 0~4 分,评分越高,器官功能衰竭程度越重(表 15-21)。

表 15-21　SOFA 评分的指标与计分标准

系统	检测项目	分值				
		0	1	2	3	4
呼吸	PaO_2/FiO_2(mmHg)	>400	300~400	200~300	100~200	<100
	呼吸支持(是/否)				是	是
凝血	血小板(10^9/L)	>150	101~150	51~100	21~50	<21
肝	胆红素(μmol/L)	<20	20~32	33~101	102~204	>204
循环	平均动脉压(mmHg)	≥70	<70			
	多巴胺剂量[μg/(kg·min)]			≤5 或	>5 或	>15 或
	肾上腺素剂量[μg/(kg·min)]				≤0.1 或	>0.1 或
	去甲肾腺剂量[μg/(kg·min)]				≤0.1	>0.1
	多巴酚丁胺(是/否)			是		
神经	GCS 评分	15	13~14	10~12	6~9	<6
肾脏	肌酐(μmol/L)	<110	110~170	171~299	300~440	>440
	24 小时尿量(ml/24h)				201~500	<200

每个器官系统的评分计算分别是基于一个或多个变量指标,例如肾脏就是基于肌酐和尿量两个指标,取计分最高的指标所对应的分值来计算 SOFA 评分。每日评估时应采取当天其相应指标的最差值。其中,血管活性药物项目中,相应药物应至少使用了 1 小时。SOFA 评分的分值越高,器官功能衰竭程度越重,预后越差。

SOFA 评分的目的是描述器官功能衰竭的发生、发展,并评价其发生率。它所采用的均为持续变量,能够以常规的无创方法检测,具有客观、简单、容易获得及特异性的特点。它能区分单个器官功能不全或衰竭的程度,与病人来源、病种、人口学资料等因素无关,与治疗措施无关。这样使其能广泛应用,促进不同来源病人之间的比较。

八、多器官功能不全综合征评分

多器官功能不全综合征(multiple organ dysfunction syndrome,MODS)评分是在 1995 年由 Maeshall

等提出,目的是建立一个评估和量化多器官功能障碍程度以及对危重患者预后影响的测量模型。

MODS 评分方法共纳入 6 个器官系统(呼吸、心血管、血液、肝脏、肾和神经系统),每个器官功能好坏各以一个客观生化指标来进行衡量,每个系统的功能不全程度被分为 5 个等级,分别记为 0~4 分(表 15-22)。其中,0 分:器官功能正常,ICU 死亡率<5%;而 4 分:器官功能显著损害,ICU 死亡率≥50%。

MODS 评分的总分为各个系统高分的总和,最高分为 24 分。即

MODS 评分=呼吸评分+肾评分+肝脏评分+心血管评分+血液评分+神经系统评分

表 15-22　MODS 评分指标与标准

器官系统	评　分				
	0	1	2	3	4
呼吸(PaO_2/FiO_2,mmHg)	>300	226~300	151~225	76~150	≤75
肾脏(血清肌酐,μmol/L)	≤100	101~200	201~350	351~500	>500
肝脏(血清胆红素,μmol/L)	≤20	21~60	61~120	121~240	>240
心血管(PAR=HR×CVP/MAP)	≤10.0	10.1~15.0	15.1~20.0	20.1~30.0	>30.0
血液(血小板计数,10^9/L)	>120	81~120	51~80	21~50	≤20
神经(Glasgow 昏迷评分)	15	13~14	10~12	7~9	≤6

注:PaO_2/FiO_2 的计算中,不考虑是否使用呼吸机和 PEEP 等;血清肌酐是指在无血液透析的状态;压力校准的心率(pressure-adjusted heart rate,PAR)=心率×(中心静脉压/平均动脉压)。

MODS 评分主要有两方面的特点:①强调多器官功能障碍综合征是多个生理功能紊乱,而不是多个技术性治疗方法;②把不同地点和临床情况下,综合征的变异可能最小化。MODS 评分操作简单、使用、可操作性强,易于对患者进行每日评估,但由于 PAR 指标需要测量中心静脉压(central venous pressure,CVP),在所有的 ICU 患者中应用会有一定限制。

MODS 评分主要是针对 MODS 患者的病情严重程度进行针对性的量化评估,与 ICU 死亡率和住院病死率增加具有显著相关性,对于进一步的治疗策略来说也是有意义的。

九、器官功能障碍逻辑性评价系统评分

器官功能障碍逻辑性评价系统(logistic organ dysfunction system,LODS)评分的目的是计算一个能够评估多个器官功能衰竭的总的评分系统,LODS 评分是基于大数据库利用多元回归分析把各系统具体权重转化为器官衰竭评估系统的评分。

LODS 评分涉及 6 个器官系统:呼吸系统、神经系统、心血管系统、肾脏、血液和肝脏;采用了 12 个变量,根据各变量的数据分别记为 0 分、1 分、3 分和 5 分(表 15-23);每个器官系统取计分最高的变量指标所对应的分值来计算总分;LODS 评分的总分为 6 个器官系统评分值的总和,即

LODS 评分=呼吸系统计分+血液系统计分+肝脏计分+心血管系统计分+神经系统计分+肾脏计分

表 15-23　LODS 评分的变量指标和计分标准

器官系统	变量	计　分			
		0 分	1 分	3 分	5 分
呼吸系统	PaO_2/FIO_2(mmHg) MV 或 CPAP	无 MV 或 CPAP	≥150	<150	
血液系统	血小板(10^9/L)	≥50	<50		

续表

器官系统	变量	计　　分			
		0分	1分	3分	5分
肝脏	白细胞(10^9/L)	2.5～49.9	1～2.4 ≥50	<1	
	胆红素(mg/dl)	<34.2	≥34.2		
	PT超过标准值(秒)或百分比	≤3秒(≥25%)	>3秒(<25%)		
心血管系统	收缩压(mmHg)	90～239	70～89 240～269	40～69 ≥270	<40
	心率(次/min)	30～139	≥140		<30
神经系统	Glasgow昏迷评分	14～15	9～13	6～8	<6
肾脏	肌酐(μmol/L)	<106	106～140	≥141	
	血清尿素或尿素氮(mmol/L)	<6	6～6.9	7～19.9	≥20
	尿量(L/d)	0.75～9.99		0.5～0.7 ≥10	<0.5

注:MV为机械通气;CPAP为持续气道正压通气;PT为凝血酶时间。

LODS评分最高为22分,分值越高,器官功能障碍越严重。LODS评分在考虑整体器官功能衰竭程度的同时也考虑到了每一个器官或组织的受损程度,这也是与其他评分系统区别所在。第1天和第3天的LODS评分能够预测住院的不良预后。

十、全身炎症反应综合征评分

全身炎症反应综合征(SIRS)评分指标包括体温、心率、呼吸频率及白细胞计数四项,每项指标根据其值分别记为1～3分(表15-24)。SIRS评分为这四项指标计分值的总和,即

SIRS评分=体温评分+心率评分+呼吸频率评分+白细胞计数评分

表15-24　SIRS评分的指标与评分标准

项目	评　　分		
	1分	2分	3分
体温(℃)	>38℃或<36℃	>38.5℃	>39℃
心率(次/min)	>90	>110	>130
呼吸频率(次/min)	>20	>24	>28
白细胞计数(10^9/L)	>12或<4.0	>16	>20

SIRS评分对严重创伤患者的预后进行预测有满意的效果,并且其在临床应用简单方便。SIRS评分系统可作为一种评价手段,快速、简易、准确地预测严重创伤患者的预后,在预测严重创伤患者的病情和预后等方面都具有重要意义。

第四节　院后(结局)评分

一、格拉斯哥预后评分

格拉斯哥预后评分(Glasgow outcome scale,GOS)是在1975年由Jennett和Bond建立,以评估脑损

伤后的生存质量水平。GOS 评分方法主要包括简易 GOS 评分方法、结构性的问卷问卷调查方法 GOS 评分和扩展的格拉斯哥预后评分(extended Glasgow outcome scale, GOSE)方法。

　　GOS 和 GOSE 方法简单,不需要神经系统查体、心理评估等,易于不同专业背景的人员掌握和使用。GOS 和 GOSE 评分结合格拉斯哥昏迷评分能够比较准确地预测患者的预后。它与伤情的严重性、伤残评价、健康评价具有很好的一致性。

　　GOS 主要评估身心功能障碍的严重程度,重点反映的是损伤对生活能力的影响而不是伤后具体的缺陷和症状。评价时还考虑了功能障碍的持续的时间以及不同个体之间的差异,能体现脑损伤对 25 岁的年轻人比对 65 的老年人造成的灾难要严重得多。能较好地定性评估脑损伤患者目前的生活质量,因而很快在全世界得到广泛的认可和应用,成为临床最广泛的对颅脑损伤预后评估方法。

(一)简易 GOS 评分方法

　　简易 GOS 评分方法是将脑损伤后结局分为:恢复良好、中度残疾、严重残疾、持续的植物状态和死亡 5 级,分别记为 5～1 分,详见表 15-25。而对这五级的定义为:

　　(1)恢复良好。恢复到以前的一般生活,即便有轻微的身心健康问题。不一定强调恢复以前的工作,但是社交能力需要被纳入考虑。

　　(2)中度残疾。有一定的功能障碍,强调能独立日常生活、对家庭无明显负担。

　　(3)严重残疾。神志清醒,但日常生活由于躯体和(或)心理、精神缺陷不能自主生活、工作。

　　(4)持续的植物状态。没有反应、不能言语,但患者可以有无意识睁眼、可以拥有睡眠觉醒周期。

　　(5)死亡。但是如何区分脑外伤及其他颅外并发症造成的死亡还是有相对的困难。一般认为有限的时间内(48 小时内)发生的,而意识好转后,病情恶化最终死亡考虑为非脑外伤直接导致的死亡。

表 15-25　简易格拉斯哥预后评分方法(Glasgow outcome scale, GOS)

评分	等级	指标
5	恢复良好	虽有一定的功能缺陷,但能恢复正常生活
4	中度残疾	残疾但可独立生活,能工作但可能需要特殊的设备
3	重度残疾	清醒、日常生活不能自理
2	植物生存	仅有最低水平的意识反应
1	死亡	死亡

(二)结构性的问卷调查方法的 GOS 评分

　　结构性的问卷调查方法的 GOS 评分是通过标准化、详细说明的结构化问卷调查,可以通过门诊或通过电话完成。该方法是通过对病人的意识、在家独立性、在外面的独立性、工作、社交和休闲、家庭和友情、癫痫等情况的问卷,对病人进行 GOS 评分,评分细节和问卷见表 15-26。评分分为 5 级:

　　(1)死亡。

　　(2)植物生存状态(vegerative state, VS)。

　　(3)严重残疾(severe disability, SD)。

　　(4)中度残疾(moderate disability, MD)。

　　(5)恢复良好(good recovery, GR)。

表 15-26　GOS 评分的结构性调查问卷

格拉斯哥预后评分(Glasgow outcome scale)
患者姓名:　　　　　调查日期:
出生年月:　　　　　受伤日期:　　　　　性别:
被访谈者:患者自己□　亲属/朋友/照顾人员□　患者＋亲属/朋友/照顾人员□
调查者:

意识

| 1 | 这个脑损伤患者能执行简单的指令、表达简单的意思？ | 1＝No(VS) |
| | | 2＝Yes |

只要有能力执行简单的指令、表达以及任何形式的交流都不能被认为是植物生存状态。单纯眼球活动不代表有意识。最终植物生存的认定需要进一步检查

在家的独立性

| 2a | 日常基本生活必须要别人的帮助才能完成？ | 1＝No |
| | | 2＝Yes(SD) |

"No"代表可以 24 小时独立在家照顾自己,包括自己计划和完成:洗漱、更衣、做饭、接电话以及处理简单的突发情况,都不需要督促和提醒。

| 2c | 受伤前日常基本生活必须要别人的帮助才能完成？ | 1＝No |
| | | 2＝Yes |

在外面的独立性

| 3a | 能否自己独立去购物？ | 1＝No(SD) |
| | | 2＝Yes |

包括自行计划去买什么、正确的付钱、表现无明显异常。不需要常常去购物,但确实是能独立完成。

3b	受伤前能独立去购物吗？	1＝No
		2＝Yes
4a	能否在本地独立外出？	1＝No(SD)
		2＝Yes

外出可以驾车或公共交通工具,必要时可以打车,代表他可以自己打电话并与司机正常沟通。

| 4b | 受伤前在本地外出是否需要帮助？ | 1＝No(SD) |
| | | 2＝Yes |

工作

| 5a | 现在能和以前一样工作吗？ | 1＝No(MD) |
| | | 2＝Yes(GR) |

如果以前工作,现在的工作能力是否和以前一样。如果以前在找工作,受伤后是否对找工作产生不利影响,包括获得工作的机会和工作能力。如果是学生,受伤后是否对学习能力有不利影响。

| 5c | 受伤前在上学、在工作或在找工作？ | 1＝No |
| | | 2＝Yes |

社交和休闲

| 6a | 能像受伤前一样在外面开展社交和休闲活动吗？ | 1＝No 跳到 6b |
| | | 2＝Yes(GR) |

完全像以前一样享受休闲娱乐活动。对以前的主要休闲活动失去兴趣、动力也算"No"

6b	对社交和休闲娱乐活动的影响程度？	
	影响较小:至少有伤前一半	1＝a(GR)
	参与明显减少或无法参与了	2＝b(MD)
6c	受伤前有一般的社交和休闲活动吗？	1＝No
		2＝Yes

家庭和友情

| 7a | 是否因受伤后的心理问题导致和亲友、朋友之间的关系出现问题？ | 1＝No(GR) |
| | | 2＝Yes 跳到 7b |

常见的创伤后心理问题包括:易怒、性子急、焦虑、对他人不关心、情绪波动、抑郁、不讲道理和孩子气般的行为

7b	对亲友和朋友关系的影响频度。	
	偶有影响:出现问题少于 1 周 1 次	1＝a(GR)
	经常或持续:出现问题 1 周 1 次或更多	2＝b(MD)

续表

7c 受伤前这些与亲友和朋友之间的问题是否就存在？ 之前就存在但受伤后明显恶化也记为"No"	1＝No 2＝Yes
癫痫 受伤后有发展过癫痫吗？ 是否被告知有发展为癫痫的风险？	Yes/No Yes/No
对预后最重要的影响因素是什么？ 脑外伤的结果□ 身体其他部位受伤或疾病的结果□ 综合的结果□	
评分：	

（三）扩展的格拉斯哥预后评分

扩展的格拉斯哥预后评分(extended Glasgow outcome scale, GOSE)采用结构化量表可以通过门诊或通过电话完成。结构化量表包含多项选择问题，主要包含意识、在家独立性、在外面的独立性、工作、社交和休闲、家庭和友情、恢复到正常生活、癫痫等情况，具体方法见表15-27。扩展的格拉斯哥预后评分将原有的5级中严重残疾、中度残疾、恢复良好根据需要的照料的频度、工作和社交限制再各分两级，构成8级：

(1) 死亡(dead)。

(2) 植物生存状态(vegetative state, VS)。

(3) 严重残疾(lower severe disability, SD－)。

(4) 稍轻的严重重残(upper severe disability, SD＋)。

(5) 中度残疾(lower moderate disability, MD－)。

(6) 稍轻的中度残疾(upper moderate disability, MD＋)。

(7) 恢复良好(lower good recovery, GR－)。

(8) 完全恢复(upper good recovery, GR＋)。

表 15-27　扩展 GOS 评分的结构性调查问卷

扩展的格拉斯哥预后评分(extended Glasgow outcome scale)	
患者姓名：　　　　调查日期： 出生年月：　　　　受伤日期：　　　　性别： 被访谈者：患者自己□　亲属/朋友/照顾人员□　患者＋亲属/朋友/照顾人员□ 调查者：	
意识 1　这个脑损伤患者能执行简单的指令、表达简单的意思？ 只要有能力执行简单的指令、表达、以及任何形式的交流都不能被认为是植物生存状态。单纯眼球活动不代表有意识。最终植物生存的认定需要进一步检查	1＝No(VS) 2＝Yes
在家的独立性 2a 日常基本生活必须要别人的帮助才能完成？ "No"代表可以 24 小时独立在家照顾自己，包括自己计划和完成：洗漱、更衣、做饭、接电话以及处理简单的突发情况，都不需要督促和提醒。	1＝No 跳到 3 2＝Yes

续表

2b 在家里是否需要频繁的或随时随地的帮助？	1＝No(SD＋) 2＝Yes(SD－)
"NO"代表可以必要时自己照顾自己长达 8 小时	
2c 受伤前日常基本生活必须要别人的帮助才能完成？	1＝No 2＝Yes

在外面的独立性 3a 能否自己独立去购物？	1＝No(SD＋) 2＝Yes
包括自行计划去买什么、正确的付钱、表现无明显异常。不需要常常去购物,但确实是能独立完成。	
3b 受伤前能独立去购物吗？	1＝No 2＝Yes
4a 能否独立的在本地外出？	1＝No(SD＋) 2＝Yes
外出可以驾车或公共交通工具,必要时可以打车,代表他可以自己打电话并与司机正常沟通。	
4b 受伤前在本地外出是否需要帮助？	1＝No 2＝Yes

工作 5a 现在能和以前一样工作吗？	1＝No 2＝Yes 跳到 6
如果以前工作,现在的工作能力是否和以前一样。如果以前在找工作,受伤后是否对找工作产生不利影响,包括获得工作的机会和工作能力。如果是学生,受伤后是否对学习能力有不利影响。	

5b 对工作的影响程度
  a)影响了工作的能力
  b)从事在一定保护下的、或非竞争性的工作或无法工作
	1＝a(MD＋)
	2＝b(MD－)

5c 受伤前在上学、在工作或在找工作？	1＝No 2＝Yes

社交和休闲 6a 能像受伤前一样在外面开展社交和休闲活动吗？	1＝No 2＝Yes 跳到 7
完全像以前一样享受休闲娱乐活动。对以前的主要休闲活动失去兴趣、动力也算"No"	

6b 对社交和休闲娱乐活动的影响程度？
  a)影响较小:至少有伤前一半
  b)参与明显减少,少于伤前一般
  c)不能参与:很少或不能
	1＝a(GR－)
	2＝b(MD＋)
	3＝c(MD－)

6c 受伤前有一般的社交和休闲活动吗？	1＝No 2＝Yes

家庭和友情 7a 是否因受伤后的心理问题导致和亲友、朋友之间的关系出现问题？	1＝No 跳到 8 2＝Yes 跳到 7b
常见的创伤后心理问题包括:易怒、性子急、焦虑、对他人不关心、情绪波动、抑郁、不讲道理和孩子气般的行为	

续表

7b 对亲友和朋友关系的影响频度 　　a)偶有影响:出现问题少于1周1次 　　b)经常:出现问题1周1次但能忍受 　　c)持续的:天天,无法忍受	1＝a(GR−) 2＝b(MD＋) 3＝c(MD−)
7c 受伤前这些与亲友和朋友之间的问题是否就存在? 　　之前就存在但受伤后明显恶化也记为"No"	1＝No 2＝Yes
恢复到正常生活 8a 现在还什么受伤后造成的问题对日常生活工作有影响吗? 　　其他典型问题包括头疼、头晕、疲惫、对噪声和光敏感、迟钝、记忆力下降、注意力不集中等 8b 这些问题是否在受伤前存在? 　　之前就存在但受伤后明显恶化也记为"No"	1＝No(GR＋) 2＝Yes(GR−) 1＝No 2＝Yes
癫痫 受伤后有发展过癫痫吗? 是否被告知有发展为癫痫的风险?	Yes/No Yes/No
对预后最重要的影响因素是什么? 脑外伤的结果□　身体其他部位受伤或疾病的结果□　综合的结果□	
评分:	

以上问卷使用的原则:①残疾是指受伤后出现的;②只需要伤前和现在的状态,伤后的最初状态和以后的恢复情况不需要被考虑;③残疾必须是由于损伤导致的躯体和心理的障碍引起的;④尽量使用能获得的最可靠的信息。

其他需要考虑的问题:①癫痫的风险;②是脑损伤还是其他损伤或疾病的结果;③适用于16岁以上患者,低于16岁可靠性可能较差;④一般出院时评价,其次,必须注明评估时间。

二、功能独立性评分

功能独立性测量评分(functional independence measure,FIM)是目前运用较广的一种综合功能评价评分,它不仅评定了躯体功能,而且还评定了语言、认知和社会功能。

1. FIM 评分内容　FIM 评分包括成人用的 FIMSM 和儿童用的 WeeFIMSM。FIM 的内容有两大类6个方面,每个方面又分为2~6项,总共18项。两大类是指躯体运动功能和认知功能。其中运动功能包括自我照料、括约肌控制、转移、行走四个方面13个项目;认知功能包括交流和社会认知两个方面5个项目。FIM 的评定内容见表15-28。

表 15-28　FIM 评分量表

评定项目	入院	出院	随访
Ⅰ. 自我照料			
1. 进食			
2. 梳洗			
3. 洗澡			
4. 上身穿脱			

续表

评定项目	入院	出院	随访
5. 下身穿脱			
6. 上厕所			
Ⅱ. 括约肌控制			
7. 排尿			
8. 排便			
Ⅲ. 转移			
9. 床—椅(轮椅)			
10. 厕所			
11. 浴盆,淋浴			
Ⅳ. 行走			
12. 步行/轮椅			
13. 上下楼梯			
运动类评分(Ⅰ-Ⅳ)			
Ⅴ. 交流			
14. 理解			
15. 表达			
Ⅵ. 社会认知			
16. 社会交往			
17. 问题处理			
18. 记忆			
认知类评分(Ⅴ-Ⅵ)			
总分:			

2. **评分方法**　评分采用7分制,每项根据完成的实际情况分为7个功能等级(1～7分)。其中,7分和6分无须他人帮助,自己能独立完成。5分及其以下均需他人辅助完成,5～3分属于有条件的依赖,2～1分属于完全依赖。各项均能完成为126分,完全依赖为18分。具体评分标准如下:

7分,完全独立,该活动能在合理的时间内,规范地、安全地完成,无须修改活动,无须辅助设备或用具。

6分,有条件的独立,在完成该活动中,需要辅助设备或用具;或需要较长的时间;或存在安全方面的顾虑。

5分,监护或准备,需要有人在旁边监护、提示或规劝,或帮助准备必需的用品,或帮忙佩戴矫形支具,但两人间没有身体的接触。

4分,少量帮助,需要他人给予接触身体的帮助才能完成活动,但自己能完成75%以上。

3分,中等量帮助,需要他人给予更多的接触身体的帮助才能完成,自己能完成50%～75%。

2分,大量帮助,需要他人给予大量的接触身体的帮助才能完成活动,自己仅能完成25%～50%。

1分,完全依赖,需要给予足够的接触身体的帮助才能完成活动,自己仅能完成25%以下。

3. **结果判读**　FIM的18项评定分数相加得出总分,最高分为126分,最低分为18分,得分越高,表示独立性越好,依赖性越小。根据评定结果,可以分为7个等级:126分(完全独立);108～125分(基本独立);90～107分(极轻度依赖);72～89分(轻度依赖);54～71分(中度依赖);36～53分(重度依赖);19～35分(极重度依赖);18分(完全依赖)。也可以粗分为3个等级:126～108分为独立;107～54分为有条件依赖;54～18分为完全依赖。

根据入院和出院时的FIM评分,可以通过以下公式计算出患者的住院效率或者治疗效果:

$$住院效率＝(出院时FIM评分－入院时FIM评分)/住院天数$$

三、创伤和损伤严重程度评分

创伤和损伤严重程度评分(trauma and injury severity score,TRISS)是通过建立回归函数的方式,其将代表解剖标准的 ISS 和代表生理标准的 RTS 相结合,加入患者的年龄和损伤性质,为临床医生提供一个识别严重创伤病人非预期结局和控制损伤严重度后比较不同医疗机构间患者结局的方法。被广泛用于评价急诊和院前急救对创伤病人结局的影响,同时也用于记录不同时期或国家地区间创伤病人结局改进的状况。

TRISS 的计算方法为:

$$Ps_{(TRISS)} = 1/(1+e^{-b}) \tag{15-1}$$

式中,e 为常数,其值为 2.718282。

$$b = b_0 + b_1(RTS) + b_2(ISS) + b_3(Age) \tag{15-2}$$

式中,b_0 为常数,$b_{1\sim3}$ 是不同变量的权重值。在进行预后评估时,其权重值主要来源于标准的数据库,比如基于 MTOS 数据库所获得的 $b_{0\sim3}$ 值(表 15-29)。RTS 是病人进入急诊室时对患者生理状况的评估。年龄≤55 岁时,Age 取值为 1;年龄<55 岁时,Age 取值为 0。

表 15-29 TRISS 系数

损伤类型	b_0	b_1	b_2	b_3
钝器伤	-1.247 0	0.954 4	-0.076 8	-1.905 2
穿透伤	-0.602 9	1.143 0	-0.151 6	-2.667 6

四、创伤严重程度描述评分

创伤严重程度描述评分(a severity characterization of trauma,ASCOT)是由 Champion 等人于 1990 年针对 TRISS 法中 ISS 方案只计算同一部位伤中最重者和年龄只分两个档次的缺陷,提出的生存概率预测(Ps)方法。

ASCOT 评分是以 AIS 评分、损伤类型、GCS、收缩压、呼吸频率和年龄为基础,通过计算创伤病人的生存概率来评估其创伤的严重程度。

与 TRISS 评分方法不同,ASCOT 评分采用解剖学评分(AP)分区法代替 TRISS 法中的 ISS 评分。AP 分区是把身体为 A、B、C 和 D 四个区:

(1) A 区。头、脑、脊柱(伴脊髓)等部位的 AIS≥3 的各种损伤;其计分值为该区所有 AIS 分值平方和的平方根。

(2) B 区。胸和前颈部 AIS≥3 的各种损伤;其计分值为该区所有 AIS 分值平方和的平方根。

(3) C 区。其余部位的重伤,即其余部位各种 AIS≥3 的损伤(腹、骨盆、无脊髓伤的脊柱伤、四肢伤等);其计分值为该区所有 AIS 分值平方和的平方根。

(4) D 区。其余部位的轻伤,即全身任何 AIS≤2 的损伤。

对 GCS、收缩压、呼吸频率以及年龄分别赋以相应的计分值,见表 15-30 和表 15-31。

表 15-30 GCS、收缩压和呼吸频率的计分值

变量指标			计分值
GCS 分值	SBP(mmHg)	RR(次/min)	
13~15	>109	10~29	4
9~12	80~109	>29	3
6~8	70~79	6~9	2
4~5	12~70	1~5	1
3	0	0	0

表 15-31　不同年龄段的计分值

年龄段（岁）	计分值
0～54	0
55～64	1
65～74	2
75～84	3
>84	4

ASCOT 评分是以生存概率的形式表现，其计算公式如下：

$$Ps(ASCOT)=1/(1+e^{-b})$$

其中，$b=b_0+b_1(G)+b_2(S)+b_3(R)+b_4(A)+b_5(B)+b_6(C)+b_7(Y)$；

e 为常数，其值为 2.718282；

G、S 和 R 分别为病人的 GCS、收缩压和呼吸频率的计分值（表 15-30）；

A、B 和 C 分别为 AP 分区中 A、B 和 C 区各自的计分值，即各自分区所有 AIS 分值平方和的平方根；

Y 为病人所在年龄段的计分值（表 15-31）；

b_0 为常数，b_1～b_7 为不同变量的权重系数。

不同伤类的权重系数值不同（钝器伤和穿透伤各不相同）；来自不同群体伤员数据的权重系数值也有所差别，如来自北美 MTOS 数据库中钝伤和 3 006 例穿透伤经多元回归算出的国外权重系数与我国华西医科大学创伤数据库计算的权重系数就有所差别（表 15-32）。

表 15-32　ASCOT 评分常数和权重系数取值表

来源	伤类	b_0	b_1	b_2	b_3	b_4	b_5	b_6	b_7
		常数	GCS 权重	SBP 权重	R 权重	A 区权重	B 区权重	C 区权重	年龄权重
北美	钝性伤	−1.157 0	0.770 5	0.658 3	0.281 0	−0.300 2	−0.196 1	−0.208 6	−0.635 5
	穿透伤	−1.135 0	1.062 6	0.363 8	0.333 2	−0.370 2	−0.205 3	−0.318 8	−0.836 5
中国	钝性伤	−2.135 9	1.120 2	0.084 7	0.432 7	−0.305 8	−0.142 5	−1.611 3	−0.534 6
	穿透伤	−1.530 8	1.170 7	0.282 0	0.339 0	−0.405 6	−0.245 7	−0.305 7	−0.817 6

在计算 ASCOT 时需要排除的两种情况：①当 RTS=0 时；②当最大 AIS=1 或 2 时。

Ps(ASCOT)=0，则表明存活的概率为零，意味着必然死亡；Ps(ASCOT)=1，则表明存活的概率为 100%，意味着必然存活。一般而言，常以 Ps(ASCOT)=0.5 作为结局分界的标准点：如≥0.5，则预测生存可能性大；如<0.5，则预测死亡的可能性大。如 Ps(ASCOT)>0.5 的病人出现了死亡，应查明原因；如 Ps(ASCOT)<0.5 的病人救治成功，应总结经验。

ASCOT 评分是以数学模型预测患者的生存概率的评分方法。虽然与 TRISS 方法一样以 AIS 为基础，但是采用 AP 分区法取代 ISS，把身体分为 A、B、C、D 四个区域，使同一区域内的多发伤得到相应的体现，加大了患者所有损伤的权重系数，将同一部位损伤中影响伤员伤情的损伤（AIS>2）均作为评定伤员伤情的参数；年龄分段也比 TRISS 评分更细，将 55 岁以上的年龄细分为 4 个年龄段。这些改进提升了对严重创伤结局评估的准确性和敏感性，因而是合理有效的改进。

ASCOT 评分，更为准确地描述了解剖损伤，有更高的灵敏度和准确性；来源于不同数据库的权重系数，在其相应的人群中有更高的准确性和价值，当前普遍被认为是创伤结局预测的标准方法。

五、修正的损伤严重程度分类

修正的损伤严重程度分类（revised injury severity classification，RISC）是德国基于德国创伤外科协会创伤登记数据库，在 TRISS 评分的基础上进行改进，补充了预后影响因子，优化调整损伤严重度的结局比较而来的评分方法。

RISC 评分的计算模型中的变量及其相应系数见表 15-33。其中只有变量 NISS 为连续性变量；四肢伤在单因素方差分析时与结局相关性不显著，因此只有 AIS 评分为 5 分的骨盆环骨折，比如：不稳定性骨盆骨折失血量大于 20%或后环完全破坏的开放性骨盆环骨折时才被赋予分值。对于各分类变量，由于其基准的类别项被定义为死亡率最低的类别，因此所有类别项均为负值。

表 15-33　修正损伤严重程度分类（RISC）的变量值和其系数

变量	单位	数值	系数
年龄（受伤时）	岁	<55	—
		55~64	−1.0
		65~74	−2.0
		75+	−2.3
NISS	分数	1~75	−0.03
头部伤	AIS	0~3	—
		4	−0.5
		5/6	−1.8
四肢伤	AIS	0~4	—
		5	−1.0
GCS	分	6~15	—
		3~5	−0.9
PTT（急诊室第一次测量）	秒	<40	—
		40~49	−0.8
		50~79	−1.0
		80+	−12
BE（急诊室第一次测量）	mmol/L		—
		−9.0 到−19.9	−0.8
		≤−20	−2.7
相关流血指征（临床处理前 SBP<90mmHg/急诊室 Hb<9mg/dl/急诊室大量输血>9U pRBC）	数目	无	—
		1	−0.4
		2	−0.8
		3	−1.6
心脏停搏（临床处理前恢复或除颤的心脏停搏）		无	—
		有	−2.5
常数			5.0

注：没有系数（—）的分类项为标准分类项，计算分数时无分值。SBP 为收缩压；pRBC 为浓缩红细胞；AIS 为简明创伤计分；NISS 为新损伤严重程度计分；PPT 为部分凝血活酶时间；BE 为碱剩余。

计算过程中,首先根据病人的各变量的情况和数值,通过表 15-33 查出创伤病人每个变量相对应的系数值,计算各项变量系数值与常数项 5 的总和,即得到 X 值,其中连续性变量 NISS 项为其系数乘以其 NISS 值。即

$$X=年龄系数+NISS 系数×NISS 值+头部伤系数+四肢伤系数+GCS 系数+$$
$$PTT 系数+BE 系数+出血相关指征系数+心跳停搏系数+5$$

随后将 X 值代入下式,计算每个创伤病人的生存概率:

$$P(s)=1/(1+e^{-x})=e^{x}/(1+e^{x})$$

RISC 与 TRISS 最大的区别是:其包括了病人的初始实验室评估的参数 PTT 和碱剩余,这两个新加入的实验室参数是与创伤病人预后紧密相关的指标。出血相关情况也是创伤病人预后的重要决定因素,但是直接测量失血量在实际操作中受到很大的限制,因此 RISC 使用一些在院前或急诊室与失血相关的间接征象评估出血量。另外,RISC 较其他预后评估系统不同的是使用了 NISS、头部损伤的 AIS 和不稳定骨盆骨折三个变量反映病人的损伤严重程度,经证实这三个变量与伤后的生存率紧密相关。

六、世界卫生组织生存质量测定量表-100

世界卫生组织生存质量测定量表(WHOQOL)是由世界卫生组织于 1993 年编制的一套用于测量个体与健康有关的生存质量的国际性评分量表,包括 WHOQOL-100 和 WHOQOL-BREF。WHOQOL-100 是在近 15 个不同文化背景下共同编制而成的量表,它包含 100 个问题,有相应 29 种语言版本,在世界各地使用。WHOQOL-BREF 是在 WHOQOL-100 基础上简化而成的量表,它包含 26 条问题条目。

WHOQOL-100 评分量表的问题和格式原则上不能改动,量表中的问题按回答的格式而分组。有关本国特点的内容附加在量表的末尾,而不能夹在量表中间。填写量表时,假如患者有足够能力阅读量表,应由其本人填写或回答,否则可由访问者帮助阅读或填写。该量表反映的是近两周的生存质量情况,但在实际工作中,根据工作不同阶段的特殊性,量表可以考察不同长度时间段的生存质量。该量表结构见表 15-34。

表 15-34 WHOQOL-100 量表内容结构

所属领域	所属方面
Ⅰ. 生理领域(PHYS)	1. 疼痛与不适 2. 精力与疲倦 3. 睡眠与休息
Ⅱ. 心理领域(PSYCH)	4. 积极感受 5. 思想、学习、记忆和注意力 6. 自尊 7. 身材与相貌 8. 消极感受
Ⅲ. 独立性领域(IND)	9. 行动能力 10. 日常生活能力 11. 对药物及医疗手段的依赖性 12. 工作能力
Ⅳ. 社会关系领域(SOCIL)	13. 个人关系 14. 所需社会支持的满足程度 15. 性生活

续表

所属领域	所属方面
Ⅴ. 环境领域(ENVIR)	16. 社会安全保障 17. 住房环境 18. 经济来源 19. 医疗服务与社会保障:获取途径与质量 20. 获取新信息、知识、技能的机会 21. 休闲娱乐活动的参与机会与参与程度 22. 环境条件(污染/噪声/交通/气候) 23. 交通条件
Ⅵ. 精神支柱/宗教/个人信仰(DOM6)	24. 精神支柱/宗教/个人信仰
Ⅶ. 总体问题	25. 总体健康和总体生存质量

WHOQOL-100可以反映患者总的健康状况和生活质量,并且由于其制定考虑了全球各地不同文化和经济发展水平的差异,具有国际可比性。可广泛应用于颅脑创伤、脊髓损伤者的生活质量评定中。

(一)WHOQOL-100量表指标内容

WHOQOL-100量表所测定的内容涉及生存质量的24个方面,每个方面含4个问题。每个问题的编码格式是"Fx. x",其中"F"后面的第一个x表示问题所属的方面,第二个x表示该方面的问题序号。例如"F5.2"表示第5个方面的第2个问题。另外加上4个有关总体健康和总体生存质量的问题(其编码分别为G1、G2、G3、G4),共计100个问题。

该量表所评估的目的是要了解对自己最近两星期内的生活质量、健康状况以及日常活动的感觉如何,如果某个问题不能肯定如何回答,就选择最接近自己真实感觉的那个答案。所有问题都按照自己的标准,或者自己的感觉来回答。具体如下。

表 15-35　世界卫生组织生存质量测定量表(WHOQOL-100)

下列问题是问前两星期中的某些事情,诸如快乐或满足之类积极的感受。问题均涉及前两个星期。

F1. 2 您对自己的疼痛或不舒服担心吗?

　1. 根本不担心　　　2. 很少担心　　　3. 担心(一般)　　　4. 比较担心　　　5. 极担心

F1. 3 您在对付疼痛或不舒服时有困难吗?

　1. 根本没困难　　　2. 很少有困难　　　3. 有困难(一般)　　　4. 比较困难　　　5. 极困难

F1. 4 您觉得疼痛妨碍您去做自己需要做的事情吗?

　1. 根本不妨碍　　　2. 很少妨碍　　　3. 有妨碍(一般)　　　4. 比较妨碍　　　5. 极妨碍

F2. 2 您容易累吗?

　1. 根本不容易累　　2. 很少容易累　　3. 容易累(一般)　　4. 比较容易累　　5. 极容易累

F2. 4 疲乏使您烦恼吗?

　1. 根本不烦恼　　　2. 很少烦恼　　　3. 烦恼(一般)　　　4. 比较烦恼　　　5. 极烦恼

F3. 2 您睡眠有困难吗?

　1. 根本没困难　　　2. 很少有困难　　　3. 有困难(一般)　　　4. 比较困难　　　5. 极困难

F3.4 睡眠问题使您担心吗?

| 1. 根本不但心 | 2. 很少担心 | 3. 担心(一般) | 4. 比较担心 | 5. 极担心 |

F4.1 您觉得生活有乐趣吗?

| 1. 根本没乐趣 | 2. 很少有乐趣 | 3. 有乐趣(一般) | 4. 比较有乐趣 | 5. 极有乐趣 |

F4.3 您觉得未来会好吗?

| 1. 根本不会好 | 2. 很少会好 | 3. 会好(一般) | 4. 会比较好 | 5. 会极好 |

F4.4 在您生活中有好的体验吗?

| 1. 根本没有 | 2. 很少有 | 3. 有(一般) | 4. 比较多 | 5. 极多 |

F5.3 您能集中注意力吗?

| 1. 根本不能 | 2. 很少能 | 3. 能(一般) | 4. 比较能 | 5. 极能 |

F6.1 您怎样评价自己?

| 1. 根本没价值 | 2. 很少有价值 | 3. 有价值(一般) | 4. 比较有价值 | 5. 极有价值 |

F6.2 您对自己有信心吗?

| 1. 根本没信心 | 2. 很少有信心 | 3. 有信心(一般) | 4. 比较有信心 | 5. 极有信心 |

F7.2 您的外貌使您感到压抑吗?

| 1. 根本没压抑 | 2. 很少有压抑 | 3. 有压抑(一般) | 4. 比较压抑 | 5. 极压抑 |

F7.3 您外貌上有无使您感到不自在的部分?

| 1. 根本没有 | 2. 很少有 | 3. 有(一般) | 4. 比较多 | 5. 极多 |

F8.2 您感到忧虑吗?

| 1. 根本没忧虑 | 2. 很少有忧虑 | 3. 有忧虑(一般) | 4. 比较忧虑 | 5. 极忧虑 |

F8.3 悲伤或忧郁等感觉对您每天的活动有妨碍吗?

| 1. 根本没妨碍 | 2. 很少有妨碍 | 3. 有妨碍(一般) | 4. 比较妨碍 | 5. 极妨碍 |

F8.4 忧郁的感觉使您烦恼吗?

| 1. 根本不烦恼 | 2. 很少烦恼 | 3. 烦恼(一般) | 4. 比较烦恼 | 5. 极烦恼 |

F10.2 您从事日常活动时有困难吗?

| 1. 根本没困难 | 2. 很少有困难 | 3. 有困难(一般) | 4. 比较困难 | 5. 极困难 |

F10.4 日常活动受限制使您烦恼吗?

| 1. 根本不烦恼 | 2. 很少烦恼 | 3. 烦恼(一般) | 4. 比较烦恼 | 5. 极烦恼 |

F11.2 您需要依靠药物的帮助进行日常生活吗?

| 1. 根本不需要 | 2. 很少需要 | 3. 需要(一般) | 4. 比较需要 | 5. 极需要 |

F11.3 您需要依靠医疗的帮助进行日常生活吗?

| 1. 根本不需要 | 2. 很少需要 | 3. 需要(一般) | 4. 比较需要 | 5. 极需要 |

F11.4 您的生存质量依赖于药物或医疗辅助吗?

| 1. 根本不依赖 | 2. 很少依赖 | 3. 依赖(一般) | 4. 比较依赖 | 5. 极依赖 |

F13.1 生活中,您觉得孤单吗?

| 1. 根本不孤单 | 2. 很少孤单 | 3. 孤单(一般) | 4. 比较孤单 | 5. 极孤单 |

续表

F15.2 您在性方面的需求得到满足吗?

1. 根本不满足　　　2. 很少满足　　　3. 满足(一般)　　　4. 多数满足　　　5. 完全满足

F15.4 您有性生活困难的烦恼吗?

1. 根本没烦恼　　　2. 很少有烦恼　　　3. 有烦恼(一般)　　　4. 比较烦恼　　　5. 极烦恼

F16.1 日常生活中您感受安全吗?

1. 根本不安全　　　2. 很少安全　　　3. 安全(一般)　　　4. 比较安全　　　5. 极安全

F16.2 您觉得自己居住在一个安全和有保障的环境里吗?

1. 根本没安全保障　　　2. 很少有安全保障　　　3. 有安全保障(一般)　　　4. 比较有安全保障　　　5. 总有安全保障

F16.3 您担心自己的安全和保障吗?

1. 根本不担心　　　2. 很少担心　　　3. 担心(一般)　　　4. 比较担心　　　5. 极担心

F17.1 您住的地方舒适吗?

1. 根本不舒适　　　2. 很少舒适　　　3. 舒适(一般)　　　4. 比较舒适　　　5. 极舒适

F17.4 您喜欢自己住的地方吗?

1. 根本不喜欢　　　2. 很少喜欢　　　3. 喜欢(一般)　　　4. 比较喜欢　　　5. 极喜欢

F18.2 您有经济困难吗?

1. 根本不困难　　　2. 很少有困难　　　3. 有困难(一般)　　　4. 比较困难　　　5. 极困难

F18.4 您为钱财担心吗?

1. 根本不担心　　　2. 很少担心　　　3. 担心(一般)　　　4. 比较担心　　　5. 极担心

F19.1 您容易得到好的医疗服务吗?

1. 根本不容易得到　　　2. 很少容易得到　　　3. 容易得到(一般)　　　4. 比较容易得到　　　5. 极容易得到

F21.3 您空闲时间享受到乐趣吗?

1. 根本没乐趣　　　2. 很少有乐趣　　　3. 有乐趣(一般)　　　4. 比较有乐趣　　　5. 极有乐趣

F22.1 您的生活环境对健康好吗?

1. 根本不好　　　2. 很少好　　　3. 好(一般)　　　4. 比较好　　　5. 极好

F22.2 居住地的噪声问题使您担心吗?

1. 根本不担心　　　2. 很少担心　　　3. 担心(一般)　　　4. 比较担心　　　5. 极担心

F23.2 您有交通上的困难吗?

1. 根本没困难　　　2. 很少有困难　　　3. 有困难(一般)　　　4. 比较困难　　　5. 极困难

F23.4 交通上的困难限制您的生活吗?

1. 根本没限制　　　2. 很少有限制　　　3. 有限制(一般)　　　4. 比较限制　　　5. 极限制

　　下列问题是问过去两星期内您做某些事情的能力是否安全"完全、十足",问题均涉及前两星期。

F2.1 您有充沛的精力去应付日常生活吗?

1. 根本没精力　　　2. 很少有精力　　　3. 有精力(一般)　　　4. 多数有精力　　　5. 完全有精力

F7.1 您觉得自己的外形过得去吗?

1. 根本过不去　　　2. 很少过得去　　　3. 过得去(一般)　　　4. 多数过得去　　　5. 完全过得去

F10.1 您能做自己日常生活的事情吗?

1. 根本不能　　2. 很少能　　3. 能(一般)　　4. 多数能　　5. 完全能

F11.1 您依赖药物吗?

1. 根本不依赖　　2. 很少依赖　　3. 依赖(一般)　　4. 多数依赖　　5. 完全依赖

F14.1 您能从他人那里得到您所需要的支持吗?

1. 根本不能　　2. 很少能　　3. 能(一般)　　4. 多数能　　5. 完全能

F14.2 当需要时您的朋友能依靠吗?

1. 根本不能依靠　　2. 很少能依靠　　3. 能依靠(一般)　　4. 多数能依靠　　5. 完全能依靠

F17.2 您住所的质量符合您的需要吗?

1. 根本不符合　　2. 很少符合　　3. 符合(一般)　　4. 多数符合　　5. 完全符合

F18.1 您的钱够用吗?

1. 根本不够用　　2. 很少够用　　3. 够用(一般)　　4. 多数够用　　5. 完全够用

F20.1 在日常生活中您需要的信息都齐备吗?

1. 根本不齐备　　2. 很少齐备　　3. 齐备(一般)　　4. 多数齐备　　5. 完全齐备

F20.2 您有机会得到自己所需要的信息吗?

1. 根本没机会　　2. 很少有机会　　3. 有机会(一般)　　4. 多数有机会　　5. 完全有机会

F21.1 您有机会进行休闲活动吗?

1. 根本没机会　　2. 很少有机会　　3. 有机会(一般)　　4. 多数有机会　　5. 完全有机会

F21.2 您能自我放松和自找乐趣吗?

1. 根本不能　　2. 很少能　　3. 能(一般)　　4. 多数能　　5. 完全能

F23.1 您有充分的交通工具吗?

1. 根本没有　　2. 很少有　　3. 有(一般)　　4. 多数有　　5. 完全有

　　下面的问题要求您对前两星期生活的各个方面说说感觉是如何的"满意、高兴或好",问题均涉及前两星期。

G2 您对自己的生存质量满意吗?

1. 很不满意　　2. 不满意　　3. 既非满意也非不满意　　4. 满意　　5. 很满意

G3 总的来讲,您对自己的生活满意吗?

1. 很不满意　　2. 不满意　　3. 既非满意也非不满意　　4. 满意　　5. 很满意

G4 您对自己的健康状况满意吗?

1. 很不满意　　2. 不满意　　3. 既非满意也非不满意　　4. 满意　　5. 很满意

F2.3 您对自己的精力满意吗?

1. 很不满意　　2. 不满意　　3. 既非满意也非不满意　　4. 满意　　5. 很满意

F3.3 您对自己的睡眠情况满意吗?

1. 很不满意　　2. 不满意　　3. 既非满意也非不满意　　4. 满意　　5. 很满意

F5.2 您对自己学习新事物的能力满意吗?

1. 很不满意　　2. 不满意　　3. 既非满意也非不满意　　4. 满意　　5. 很满意

续表

F5.4 您对自己做决定的能力满意吗?

| 1. 很不满意 | 2. 不满意 | 3. 既非满意也非不满意 | 4. 满意 | 5. 很满意 |

F6.3 您对自己满意吗?

| 1. 很不满意 | 2. 不满意 | 3. 既非满意也非不满意 | 4. 满意 | 5. 很满意 |

F6.4 您对自己的能力满意吗?

| 1. 很不满意 | 2. 不满意 | 3. 既非满意也非不满意 | 4. 满意 | 5. 很满意 |

F7.4 您对自己的外形满意吗?

| 1. 很不满意 | 2. 不满意 | 3. 既非满意也非不满意 | 4. 满意 | 5. 很满意 |

F10.3 您对自己做日常生活事情的能力满意吗?

| 1. 很不满意 | 2. 不满意 | 3. 既非满意也非不满意 | 4. 满意 | 5. 很满意 |

F13.3 您对自己的人际关系满意吗?

| 1. 很不满意 | 2. 不满意 | 3. 既非满意也非不满意 | 4. 满意 | 5. 很满意 |

F15.3 您对自己的性生活满意吗?

| 1. 很不满意 | 2. 不满意 | 3. 既非满意也非不满意 | 4. 满意 | 5. 很满意 |

F14.3 您对自己从家庭得到的支持满意吗?

| 1. 很不满意 | 2. 不满意 | 3. 既非满意也非不满意 | 4. 满意 | 5. 很满意 |

F14.4 您对自己从朋友那里得到的支持满意吗?

| 1. 很不满意 | 2. 不满意 | 3. 既非满意也非不满意 | 4. 满意 | 5. 很满意 |

F13.4 您对自己供养或支持他人的能力满意吗?

| 1. 很不满意 | 2. 不满意 | 3. 既非满意也非不满意 | 4. 满意 | 5. 很满意 |

F16.4 您对自己的人身安全和保障满意吗?

| 1. 很不满意 | 2. 不满意 | 3. 既非满意也非不满意 | 4. 满意 | 5. 很满意 |

F17.3 您对自己居住地的条件满意吗?

| 1. 很不满意 | 2. 不满意 | 3. 既非满意也非不满意 | 4. 满意 | 5. 很满意 |

F18.3 您对自己的经济状况满意吗?

| 1. 很不满意 | 2. 不满意 | 3. 既非满意也非不满意 | 4. 满意 | 5. 很满意 |

F19.3 您对得到卫生保健服务的方便程度满意吗?

| 1. 很不满意 | 2. 不满意 | 3. 既非满意也非不满意 | 4. 满意 | 5. 很满意 |

F19.4 您对社会福利服务满意吗?

| 1. 很不满意 | 2. 不满意 | 3. 既非满意也非不满意 | 4. 满意 | 5. 很满意 |

F20.3 您对自己学习新技能的机会满意吗?

| 1. 很不满意 | 2. 不满意 | 3. 既非满意也非不满意 | 4. 满意 | 5. 很满意 |

F20.4 您对自己获得新信息的机会满意吗?

| 1. 很不满意 | 2. 不满意 | 3. 既非满意也非不满意 | 4. 满意 | 5. 很满意 |

F21.4 您对自己使用空闲时间的方式满意吗?

| 1. 很不满意 | 2. 不满意 | 3. 既非满意也非不满意 | 4. 满意 | 5. 很满意 |

F22.3 您对周围的自然环境(比如;污染、气候、噪声、景色)满意吗?

1. 很不满意　　　　2. 不满意　　　　3. 既非满意也非不满意　　　　4. 满意　　　　5. 很满意

F22.4 您对自己居住地的气候满意吗?

1. 很不满意　　　　2. 不满意　　　　3. 既非满意也非不满意　　　　4. 满意　　　　5. 很满意

F23.3 你对自己的交通情况满意吗?

1. 很不满意　　　　2. 不满意　　　　3. 既非满意也非不满意　　　　4. 满意　　　　5. 很满意

F13.2 您与家人的关系愉快吗?

1. 很不愉快　　　　2. 不愉快　　　　3. 既非愉快也非不愉快　　　　4. 愉快　　　　5. 很愉快

G1 您怎样评价您的生存质量?

1. 很差　　　　2. 差　　　　3. 不好也不差　　　　4. 好　　　　5. 很好

F15.1 您怎样评价您的性生活?

1. 很差　　　　2. 差　　　　3. 不好也不差　　　　4. 好　　　　5. 很好

F3.1 您睡眠好吗?

1. 很差　　　　2. 差　　　　3. 不好也不差　　　　4. 好　　　　5. 很好

F5.1 您怎样评价自己的记忆力?

1. 很差　　　　2. 差　　　　3. 不好也不差　　　　4. 好　　　　5. 很好

F19.2 您怎样评价自己可以得到的社会服务的质量?

1. 很差　　　　2. 差　　　　3. 不好也不差　　　　4. 好　　　　5. 很好

下列问题有关您感觉或经历某些事情的"频繁程度",问题均涉及前两星期。

F1.1 您有疼痛吗?

1. 没有疼痛　　　　2. 偶尔有疼痛　　　　3. 时有时无　　　　4. 经常有疼痛　　　　5. 总是有疼痛

F4.2 您通常有满足感吗?

1. 没有满足感　　　　2. 偶尔有满足感　　　　3. 时有时无　　　　4. 经常有满足感　　　　5. 总是有满足感

F8.1 您有消极感受吗?(如情绪低落、绝望、焦虑、忧郁)

1. 没有消极感受　　　　2. 偶尔有消极感受　　　　3. 时有时无　　　　4. 经常有消极感受　　　　5. 总是有消极感受

以下问题有关您的工作,这里工作是指您所进行的主要活动。问题均涉及前两星期。

F12.1 您能工作吗?

1. 根本不能　　　　2. 很少能　　　　3. 能(一般)　　　　4. 多数能　　　　5. 完全能

F12.2 您觉得您能完成自己的职责吗?

1. 根本不能　　　　2. 很少能　　　　3. 能(一般)　　　　4. 多数能　　　　5. 完全能

F12.4 您对自己的工作能力满意吗?

1. 很不满意　　　　2. 不满意　　　　3. 既非满意也非不满意　　　4. 满意　　　　5. 很满意

F12.3 您怎样评价自己的工作能力?

1. 很差　　　　2. 差　　　　3. 不好也不差　　　　4. 好　　　　5. 很好

续表

以下问题问的是您在前两星期中"行动的能力"如何,这里指当您想做事情或需要做事情的时候移动身体的能力。

F9.1 您行动的能力如何?

　　1. 很差　　　　　2. 差　　　　　3. 不好也不差　　　　4. 好　　　　　5. 很好

F9.3 行动困难使您烦恼吗?

　　1. 根本不烦恼　　2. 很少烦恼　　3. 烦恼(一般)　　　4. 比较烦恼　　5. 极烦恼

F9.4 行动困难影响您的生活方式吗?

　　1. 根本不影响　　2. 很少影响　　3. 影响(一般)　　　4. 比较影响　　5. 极影响

F9.2 您对自己的行动能力满意吗?

　　1. 很不满意　　　2. 不满意　　　3. 既非满意也非不满意　4. 满意　　　　5. 很满意

以下问题有关您个人信仰,以及这些如何影响您的生存质量。这些问题有关宗教、神灵和其他信仰,这些问题也涉及前两个星期。

F24.1 您的个人信仰增添您生活的意义吗?

　　1. 根本没增添　　2. 很少有增添　　3. 有增添(一般)　　4. 有比较大增添　5. 有极大增添

F24.2 您觉得自己的生活有意义吗?

　　1. 根本没意义　　2. 很少有意义　　3. 有意义(一般)　　4. 比较有意义　　5. 极有意义

F24.3 您的个人信仰给您力量去对待困难吗?

　　1. 根本没力量　　2. 很少有力量　　3. 有力量(一般)　　4. 有比较大力量　5. 有极大力量

F24.4 您的个人信仰帮助您理解生活中的困难吗?

　　1. 根本没帮助　　2. 很少有帮助　　3. 有帮助(一般)　　4. 有比较大帮助　5. 有极大帮助

附加问题:

101. 家庭摩擦影响您的生活吗?

　　1. 根本不影响　　2. 很少影响　　　3. 影响(一般)　　　4. 有比较大影响　5. 有极大影响

102. 您的食欲怎么样?

　　1. 很差　　　　　2. 差　　　　　3. 不好也不差　　　　4. 好　　　　　5. 很好

103. 如果让您综合以上各方面(生理健康、心理健康、社会关系和周围环境等方面)给自己的生存质量打一个总分,您打多少分?(满分为 100 分)

(二)量表的计分

WHOQOL-100 计分包括 6 个领域 24 个方面以及 1 个评价一般健康状况和生存质量的评分。6 个领域是指:生理、心理、独立性、社会关系、环境和精神/宗教信仰。各领域和方面得分均为正向得分,即得分越高,生存质量越好。但并不推荐将量表所有条目得分相加计算总分。考察一般健康状况和生存质量的 4 个问题条目的得分相加,总分作为评价生存质量的一个指标。

各个方面的得分是通过其下属问题条目得到的,每个条目对方面得分的贡献相等。条目的计分根据其所属方面的正负方向而定,许多方面包含需要将得分反向的问题条目。对于正向结构方面,所有负向问题条目需反向计分。有 3 个反向结构的方面(疼痛与不适、消极情绪、药物依赖性)不包含正向结构的问题条目。各国附加的问题条目归于其所属的方面,且计分方向与该方面一致。

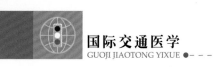
举例说明正反方向计分方面：

不需要反向计分的方面：如积极感受＝F4.1＋F4.2＋F4.3＋F4.4

需要反向计分的方面：如精力与疲倦＝F2.1＋(6－F2.2)＋F2.3＋(6－F2.4)，其中 F2.2 和 F2.4 为负向问题，均需反向计分，因分为 5 个等级评分，故以 6 减去该项得分，得到其反向分数。

每个方面对领域得分的贡献相等，各个领域得分通过计算其下属方面得分的平均数得到，计算公式如下。注意根据下面的计算程序负向结构方面的得分需要方向换算(其中包括疼痛与不适、对药物及医疗手段的依赖性两个方面)。

生理领域(PHYS)＝[(24－疼痛)＋精力＋睡眠]/3

心理领域(PSYCH)＝[积极感受＋思想＋自尊＋身材＋(24－消极感受)]/5

独立性领域(IND)＝[行动能力＋日常活动＋(24－医药依赖)＋工作能力]/4

社会关系领域(SOCIL)＝(个人关系＋社会支持＋性生活)/3

环境领域(ENVIR)＝(社会安保＋住房环境＋经济来源＋医疗服务＋信息获取＋休闲娱乐＋环境条件＋交通条件)/8

精神支柱/宗教/个人信仰(DOM6)＝精神领域

(三) 关于数据缺失

当一份问卷中有 20％的数据缺失时，该问卷作废。如果一个方面中有一个问题条目缺失，则以该方面中另外条目的平均分代替该缺失条目的得分。如果一个方面中有多于两个(含两个)条目缺失，那么不再计算该方面得分。对于生理、心理和社会关系领域，如果一个方面得分缺失，可以用其他方面得分的平均值代替。对于环境领域，可以允许有两个方面的缺失，此时用其他方面得分平均值代替缺失值。

七、SF-36 健康调查简表

SF-36 健康调查简表(the MOS 36-item short form health survey，SF-36)是由美国波士顿健康研究所在 Stewartse 的医疗结局研究量表基础之上进一步研究而成。SF-36 在 1991 年被国际生命质量评价项目列入测评工具，并在同年被浙江大学医学院社会医学教研室翻译成中文版的 SF-36。SF-36 作为简明健康调查问卷，对生理、心理、功能和主观感受等健康概况进行了全面地概括，反映了健康测评自 20 世纪 70 年代开始由"医生中心"向"病患中心"转移，并凸显了"以人为本"的关怀理念。SF-36 具有短小精悍、易于操作等优点，被广泛应用于生命质量测定、临床试验效果评估、疾病负担评估和卫生政策评估等。

评分基本步骤：①量表条目编码；②量表条目计分；③量表计分及得分换算。

SF-36 健康调查简表包括 11 个条目，包括 9 个方面的问题：生理功能(physical functioning，PF)(表 15-36)、生理职能(role physical，RP)(表 15-37)、躯体疼痛(bodily pain，BP)(表 15-38)、一般健康状况(general health，GH)(表 15-39)、精力(vitality，VT)(表 15-40)、社会功能(social functioning，SF)(表 15-41)、情感职能(role-emotional，RE)(表 15-42)、精神健康(mental health，MH)(表 15-43)和健康变化(reported health transition，HT)(表 15-44)。这九个方面分别根据其条目计分，将各个条目得分相加得实际得分，再按量表换算基本公式计算出其装门面问题的最终得分，最终得分越高表示健康状况越好。

量表换算基本公式：得分＝(实际得分－可能最低分)/(可能最高分－可能最低分)×100

缺失值的处理：对被测试者没有回答的问题条目视为缺失。如果被测试者已经回答了所在维度一半以上的问题条目，缺失的条目得分用同一维度平均分代替。

表 15-36 生理功能(PF)条目和计分

问题条目:3

    (1)重体力活动(如跑步、举重物、剧烈运动等)

    (2)适度活动(如移桌子、扫地、做操等)

    (3)手提日杂用品(如买菜、购物等)

    (4)上几层楼梯

    (5)上一层楼梯

    (6)弯腰、屈膝、下蹲

    (7)步行 1 500m 左右的路程

    (8)步行 800m 左右的路程

    (9)步行 100m 左右的路程

    (10)自己洗澡、穿衣

条目编码及计分:

答案	条目编码	条目计分
有很多限制	1	1
有一点限制	2	2
根本没限制	3	3

生理功能(PF)的计分及换算:将各个条目得分相加得实际得分,按公式算出最终得分,最终得分越高表示健康状况越好。

$$PF=(实际得分-10)/20\times100$$

表 15-37 生理职能(RP)条目和计分

问题条目:4

    (1)减少了工作或其他活动的时间

    (2)本来想要做的事只能完成一部分

    (3)想要做的工作或活动的种类受到限制

    (4)完成工作或其他活动有困难(比如,需要额外的努力)

条目编码及计分

答案	条目编码	条目计分
有	1	1
没有	2	2

生理职能(RP)的计分及换算:将各个条目得分相加得实际得分,按公式算出最终得分,最终得分越高表示健康状况越好。

$$RP=(实际得分-4)/4\times100$$

表 15-38　躯体疼痛(BP)条目和计分

问题条目:7、8			
7　在过去 4 个星期里,您有身体上的疼痛吗?			
8　在过去 4 个星期里,身体上的疼痛影响您的正常工作吗(包括上班工作和家务活动)?			

条目编码(问题条目 7)及计分

答案	条目编码	条目计分
根本没有疼痛	1	6.0
有很轻微疼痛	2	5.4
有轻微疼痛	3	4.2
有中度疼痛	4	3.1
有严重疼痛	5	2.2
有很严重疼痛	6	1.0

条目 8 的计分方法:如果对条目 7 和 8 均做了回答

答案	如果条目 8 为	且条目 7 为	那么条目 8 的计分为
根本没有影响	1	2~6	6
根本没有影响	1	1~6	5
有一点影响	2	1~6	4
有中度影响	3	1~6	3
有较大影响	4	1~6	2
有极大影响	5	1~6	1

条目 8 的计分方法:如果对条目 7 没有做回答

答案	条目编码	条目计分
根本没有影响	1	6.0
有一点影响	2	4.75
有中度影响	3	3.5
有较大影响	4	2.25
有极大影响	5	1.0

躯体疼痛(BP)的计分及换算:将各个条目得分相加得实际得分,按公式算出最终得分,最终得分越高表示健康状况越好。

$$BP=(实际得分-2)/10×100$$

表 15-39　一般健康状况(GH)条目和计分

问题条目:1、10
1　　总体来讲,您的健康状况是
10.1　我好像比别人容易生病
10.2　我跟我认识的人一样健康
10.3　我认为我的健康状况在变坏
10.4　我的健康状况非常好

续表

条目编码(问题条目1)及计分

答案	条目编码	条目计分
非常好	1	1
很好	2	2
好	3	3

条目编码(问题条目10.1和10.3)及计分

答案	条目编码	条目计分
绝对正确	1	1
大部分正确	2	2
不能确定	3	3
大部分错误	4	4
绝对错误	5	5

条目编码(问题条目10.2和10.4)及计分

答案	条目编码	条目计分
绝对正确	1	5
大部分正确	2	4
不能确定	3	3
大部分错误	4	2
绝对错误	5	1

一般健康状况(GH)的计分及换算:将各个条目得分相加得实际得分,按公式算出最终得分,最终得分越高表示健康状况越好。

$$GH=(实际得分-5)/20\times100$$

表15-40 精力(VT)条目和计分

问题条目:9.1、9.5、9.7、9.9

9.1 您觉得生活充实吗?

9.5 您精力充沛吗?

9.7 您觉得筋疲力尽吗?

9.9 您感觉疲劳吗?

条目编码(条目问题9.1和9.5)及计分

答案	条目编码	条目计分
所有的时间	1	6
大部分时间	2	5
比较多时间	3	4
一部分时间	4	3
小部分时间	5	2
没有此感觉	6	1

条目编码(问题条目 9.7 和 9.9)及计分		
答案	条目编码	条目计分
所有的时间	1	1
大部分时间	2	2
比较多时间	3	3
一部分时间	4	4
小部分时间	5	5
没有此感觉	6	6

精力(VT)的计分及换算:将各个条目得分相加得实际得分,按公式算出最终得分,最终得分越高表示健康状况越好。

$$VT=(实际得分-4)/20\times100$$

表 15-41 社会功能(SF)条目和计分

问题条目:6、9.10

6 在过去的 4 个星期里,您的身体健康或情绪不好在多大程度上影响了您与家人、朋友、邻居或集体的正常社交活动?

9.10 您的健康限制了您的社交活动(如走亲访友)吗?

条目编码(条目问题 6)及计分		
答案	条目编码	条目计分
根本没有影响	1	6
很少有影响	2	5
有中度影响	3	4
有较大影响	4	3
有极大影响	5	2

条目编码(问题条目 9.10)及计分		
答案	条目编码	条目计分
所有的时间	1	1
大部分时间	2	2
比较多时间	3	3
一部分时间	3	3
小部分时间	4	4
没有此感觉	5	5

社会功能(SF)的计分及换算:将各个条目得分相加得实际得分,按公式算出最终得分,最终得分越高表示健康状况越好。

$$SF=(实际得分-2)/9\times100$$

表 15-42　情感职能(RE)条目和计分

问题条目:5

 (1)减少了工作或其他活动的时间

 (2)本来想要做的事情只能完成一部分

 (3)做工作或其他活动不如平时仔细

条目编码及计分

答案	条目编码	条目计分
有	1	1
没有	2	2

情感职能(RE)的计分及换算:将各个条目得分相加得实际得分,按公式算出最终得分,最终得分越高表示健康状况越好。

$$RE = (实际得分 - 3)/3 \times 100$$

表 15-43　精神健康(MH)条目和计分

问题条目:9.2、9.3、9.4、9.6、9.8

 9.2　您是一个精神紧张的人吗?

 9.3　您感到垂头丧气,什么事都不能使您振作起来吗?

 9.4　您觉得平静吗?

 9.6　您的情绪低落吗?

 9.8　您是一个快乐的人吗?

条目编码(问题条目 9.2、9.3、9.6)及计分

答案	条目编码	条目计分
所有的时间	1	1
大部分时间	2	2
比较多时间	3	3
一部分时间	4	4
小部分时间	5	5
没有此感觉	6	6

条目编码(问题条目 9.4 和 9.8)及计分

答案	条目编码	条目计分
所有的时间	1	6
大部分时间	2	5
比较多时间	3	4
一部分时间	3	3
小部分时间	5	2
没有此感觉	6	1

精神健康(MH)的计分及换算:将各个条目得分相加得实际得分,按公式算出最终得分,最终得分越高表示健康状况越好。

$$MH = (实际得分 - 5)/25 \times 100$$

表 15-44　健康变化(HT)条目和计分

问题条目:2		
2　跟一年前相比,您觉得您现在的健康状况是		

条目编码及计分

答案	条目编码	条目计分
比一年前好多了	1	5
比一年前好一些	2	4
和一年前差不多	3	3
比一年前差一些	4	2
比一年前差多了	5	1

健康变化(HT)的计分及换算:将各个条目得分相加得实际得分,按公式算出最终得分,最终得分越高表示健康状况越好。

$$MH=(实际得分-1)/4×100$$

（周继红　许民辉　邱　俊　姚　远　蒋东坡）

参 考 文 献

[1] 刘大为. 实用重症医学[M].北京:人民卫生出版社,2010.

[2] 邱纪方,张天友,李建华,等. 功能独立性测量信度与效度研究[J].中国康复医学杂志,1998,13(2):54-57.

[3] 余思中,傅晓源,代平. 应用国人权重系数的 ASCOT 法对急诊重度创伤结局的预测研究[J].中国现代医学杂志,2009,19(10):1541-1543.

[4] 张茂. 严重创伤后脏器功能不全的防治[J].中华急诊医学杂志,2007,16(4):447-448.

[5] 周继红. 量化评做创伤严重程度的标尺:创伤评分[J].伤害医学,2014,3(4):1-2.

[6] 周卫红,邱俊,袁丹凤,等. AIS 最新进展[J].中华创伤杂志,2014,30(5):480.

[7] 周卫红,许民辉,周继红. 颅脑创伤严重程度与结局评分的方法:格拉斯哥评分[J].伤害医学,2013,2(3):31-36.

[8] 卓大宏. 中国康复医学[M].2 版.北京:华夏出版社,2003:235-248.

[9] Association for the Advancement of Automotive Medicine. Abbreviated InjuryScale (AIS) 2005-update 2013. Barrington,IL:Association for the Advancementof Automotive Medicine,2013.

[10] BARLOW P. A practical review of the Glasgow Coma Scale and Score[J]. Surgeon,2012,10(2):114-119.

[11] BOND RJ,KORTBEEK JB,PRESHAW RM. Field trauma triage:combining mechanism of injury with the prehospital index for an improved trauma triage tool [J]. J Trauma,1997,43(2):283-287.

[12] CHAMPION HR,COPES WS,SACCO WJ,et al. A new characterization of injury severity[J]. J Truma,1990,30:539-548.

[13] CLEMMER TP,ORME JF JR,THOMAS F,et al. Prospective evaluation of the CRAMS scale for triaging major trauma [J]. J Trauma,1985,25(3):188-191.

[14] DEMUTH WE JR. Trauma index-evaluating injury victims [J]. Pa Med,1974,77(11):56-57.

[15] Fischer J,Mathieson C. The history of the Glasgow coma scale:implications for practice [J]. Critical Care Nursing Quarterly,2001,23:52-58.

[16] GLANCE LG,OSLER TM,MUKAMEL DB,et al. A trauma mortality prediction model based on ICD-9-CM codes [J]. Annals of Surgery,2009;249:1032-1039.

[17] HUTCHINGS L,WATKINSON P,YOUNG JD,et al. Defining multiple organ failure after major trauma:A comparison of the Denver,Sequential Organ Failure Assessment and Marshall scoring systems [J]. Journal of Trauma & Acute

Care Surgery,2017,82(3):534-541.

[18] KILGO PD,MEREDITH JW,OSLER TM. Incorporating recent advances to make the TRISS approach universally available.[J]J Trauma,2006,60(5):1002-1008;discussion 1008-1009.

[19] KIM Y,JUNG KY,KIM CY,et al. Validation of the International Classification of Diseases 10th Edition-based Injury Severity Score (ICISS)[J]. J Trauma. 2000,48(2):280-285.

[20] KNAUS W A. APACHE 1978-2001:the development of a quality assurance system based on prognosis:milestones and personal reflections[J]. Archives of Surgery,2002,137(1):37-41.

[21] LEFERING R. Development and validation of the revised injury severity classification score for severely injured patients.[J]Eur J Trauma Emerg Surg,2009,35(5):437-447.

[22] LEFERING R. Trauma scoring systems [J]. CurrOpinCrit Care,2012,18(6):637-640

[23] LICHTVELD RA,SPIJKERS ATE,HOOGENDOORN JM,et al. Triage revised trauma score change between first assessment and arrival at the hospital to predict mortality [J]. Int J Emerg Med,2008,1(1):21-26.

[24] MILANI A,BENEDUSI M,AQUILA M,et al. The SOFA (Sepsis-related Organ Failure Assessment) score to describe organ dysfunction/failure. On behalf of the Working Group on Sepsis-Related Problems of the European Society of Intensive Care Medicine. Intensive Care Med 22 [J]. Molecules,2009,14(12):5179-5188.

[25] MOORE L,LAVOIE A,ABDOUS B,et al. Unification of the revised trauma score [J]. J Trauma,2006,61(3):718-722.

[26] NOGUEIRA LDE S,DOMINGUES CDE A,CAMPOS MDE A,et al. Ten years of new injury severity score (NISS):is it a possible change? Rev Lat Am Enfermagem[J]. 2008,16(2):314-319.

[27] OSLER T,BAKER SP,LONG W. A modification of the injury severity score that both improves accuracy and simplifies scoring [J]. J Trauma,1997,43(6):922-925;discussion 925-926.

[28] RHEE KJ,WILLITS NH,TURNER JE,WARD RE. Trauma Score change during transport:is it predictive of mortality? [J]. Am J Emerg Med,1987,5(5):353-356.

[29] Rosedale K,Smith ZA,Davies H,et al. The effectiveness of the South African Triage Score (SATS) in a rural emergency department [J]. S Afr Med J,2011,101(8):537-540.

[30] SARDINHA DS,DE SOUSA RM,NOGUEIRA LS,et al. Risk factors for the mortality of trauma victims in the intensive care unit [J]. Intensive & Critical Care Nursing the Official Journal of the British Association of Critical Care Nurses,2015,31(2):76-82.

[31] SELIM MA,MAREI AG,FARGHALY NF,et al. Accuracy of mechanism,glasgow coma scale,age and arterial pressure (MGAP) score in predicting mortality in Polytrauma patients [J]. Biolife,2015,3(2):489-495.

[32] SENKOWSKI CK,MCKENNEY MG. Trauma scoring systems:a review[J]. J Am Coll Surg. 1999,189(5):491-503.

[33] TEASDALE GM,PETTIGREW LE,WILSON JT,et al. Analyzing outcome of treatment of severe head injury:A review and update on advancing the use of the Glasgow Outcome Scale[J]. Journal of Neurotrauma,1998,15:587-597.

[34] TORABI M,MOEINADDINI S,MIRAFZAL A,et al. Shock index,modified shock index,and age shock index for prediction of mortality in Emergency Severity Index level 3 [J]. Am J Emerg Med,2016,34(11):2079-2083.

[35] WARE JE,JR SHERBOURNE CD. The MOS 36-item short-form health survey (SF-36). I. Conceptualframework and item selection [J]. Medical care,1992,30(6):473-483.

[36] WILLIS CD,GABBE BJ,JOLLEY D,et al. Predicting trauma patient mortality:ICD [or ICD-10-CM] versus AIS based approaches [J]. ANZ Journal of Surgery,2010,80:802-806.

[37] WILSON JT,SLIEKER FJ,LEGRAND V,et al. Observer variation in the assessment of outcome in traumatic brain injury:experience from a multicenter,international randomized clinical trial[J]. Neurosurgery,2007,61(1):123-128;discussion 128-129.

[38] World Health Organization. WHOQOL user manual[S]. Geneva:WHO,1998.

[39] ZHOU B,CHEN K,WANG JF,et al. [Reliability and validity of a Short-Form Health Survey Scale (SF-36),Chinese version used in an elderly population of Zhejiang province in China]. Zhonghua liu xing bing xue za zhi = Zhonghua liuxingbingxue zazhi,2008,29(12):1193-1198.

第十六章　交通伤救治体系

Abstract

Staged treatment, also known as medical treatment in echelons, refers to using all the available resources to provide timely treatment to critical patients, in order to reduce the casualty rates and improve the prognosis. Forward surgical team (FST), as a supplement of staged treatment strategy, made up the new mode of modern health service security in the military.

Until 2020, road traffic injury was predicted to rank the third of global burden of diseases. Improving the level of pre-hospital care is an important way to improve the prognosis of traffic injuries in developing countries. In order to achieve this goal, the key point is to establish a scientific and efficient trauma care system, equipped with standardize trauma treatment flow path and efficient organizational trauma care team which can provide advanced and practical diagnosis and treatment. The goal of trauma care system in China is to provide comprehensive, rapid, efficient and optimal medical services to trauma patients in the region, and to share resources with the 120 emergency system.

Comparing with other medical centers, trauma centers are shouldering more social responsibility and mission. The developed countries, represented by the United States, have built trauma care system based on staged treatment since the 1970s. According to the treatment level of the treatment center, level Ⅰ-Ⅳ trauma centers have been established, which standardize the capacity building standards of trauma centers at all levels. The effect is remarkable.

Guizhou health committee and expert team for support Guizhou's development established Guizhou expert committee on trauma center construction standards, with acdemician Zheng-Guo Wang as chairman of the committee; developed approval standards for trauma center construcation; strenthen the standaraized construcation of trauma centers in Guizhou. Trauma center aim to establish a mechainism which can send the patients with severe trauma to a hospital with optimal treatment in the shortest possible time. Therefore, there are 5 key factors for approval standards: infrastructure and organization (30%), assessment and treatment for severe trauma patients (20%), integration of pre-hospital rescue and green channel in hospital (10%), train and educaiton (10%), hosptial safety and continuous quality improvement (30%).

第一节　交通伤救治发展简史与现状

一、分级救治发展简史

分级救治又称阶梯治疗,是指充分利用有限资源,及时救治危重者,使绝大多数伤员获益,降低伤死率,提高救治效果。分级救治主要用于医疗资源相对于伤病员的需求不足,需要将有限的资源首先用于最需要救治和救治效果最显著的伤员;危及生命或肢体的严重创伤需紧急救治,不允许长时间转运到大型医疗中心或创伤中心,只能就近就急,在黄金时间内给予紧急救治。"阶梯治疗"概念首先由俄国外科医生奥佩利在1916年提出,在第二次世界大战时其理论和方法逐渐成熟,现在已成为各国军队战伤救治的基本组织形式,但各国军队分级救治模式不一。

(一)美军战时分级阶梯救治体系

1. 战役级卫勤保障 战区陆军一级的卫勤保障,由战区陆军司令负责。战区陆军军医主任是战区陆军司令的专业参谋,负责整个战区陆军部队卫勤保障的计划、协调和方针的制订。战区陆军卫生司令部负责组织实施战区后勤地幅内的所有卫勤保障勤务。卫生司令部所属卫勤部(分)队的数量和类型依被保障部队的数量、作战行动的类型和战区伤病员的后送方针而定。

2. 军级卫勤保障 军级卫勤保障系统具有很强的各种救治能力,其保障任务一般分为两大类:一是尽量接替师级卫勤保障的职责,使师卫勤分队保持快速机动的能力;二是向所在军地带内作战的部队提供全部和直接卫勤保障。为此,军卫生旅通常为每个师配备1个机动外科医院、1个战斗支援医院和2个后送医院,主要利用空中运输工具从分队级和师级卫勤机构后送伤病员,还负责军后方地域卫勤机构和空军机动空中后送中转站之间的伤病员运送。

3. 师级卫勤保障 师级卫勤保障由师卫生营负责,在师支援地域和旅支援地域实施。其主要任务是治疗96小时内可以治愈归队的伤病员和后送下属部(分)队的重伤病员。师编有军医主任,全权负责全师卫勤工作的管理监督。师军医主任及其参谋人员编在卫生营的序列内,但通常在师指挥所内工作。师卫生营及其所属卫生支援连通常配置在师支援地域内。

4. 分队级卫勤保障 分队级卫勤供障由卫生排或卫生分排担任。每个战斗营和担任战斗支援任务的营级分队均编有1个卫生排或卫生分排。平时,分队级卫生分队开设1个诊疗所对所属单位的官兵实施保健和医疗,进行专业训练,并对非卫生人员进行急救、野战卫生、伤病员后送和个人卫生等方面的教育训练。战时,开设营救护站,向营的机动分队提供卫生兵、救护车,从伤病员发生现场或预定收集点向营救护站后送伤病员,监督和指导本分队地域内的卫勤活动。营救护站通常具有快速转移的能力,因此它不配备留治和给伤病员供给的人员和设备,给伤病员作紧急(初步)处理后即尽快把伤病员后送上级卫生机构。营救护站只抢救那些轻伤或能够迅速归队的伤病员。无建制内卫生人员的师属分队,如旅部与旅部连、通信营、师支援司令部机关、宪兵连、核生化连和电子战情报营等,均从所在地区内就近的卫生分队获得分队级卫勤保障。

5. 前沿外科手术队(forward surgical team,FST) 最早由英国军医Charles Rob在二战期间提议建立,以为英国伞兵提供战伤的紧急救治。美军FST于20世纪90年代正式成立,以取代陆军移动外科医院,并被成功应用于阿富汗战争和伊拉克战争的救治前线,有效地降低了阵亡率和伤死率,极大地提升了战伤时效救治能力。目前,FST作为现行分级救治阶梯的补充,弥补了救治批量伤员时一线手术力量的不足,已成为北约各国卫勤力量的建设重点,是现代卫勤保障的新模式。

(1)前沿外科手术队的主要职责。是支援Ⅱ级救治阶梯,以"时效救治"为目的,以"损伤控制"为原则,对危重伤员进行初期手术干预,稳定伤情后快速后送至高级救治阶梯。其具体任务包括检伤分类、早期复苏、初期手术和术后监护。

(2)前沿外科手术队人员组成。通常由20～30名不同专业的医疗骨干组成。美军标准20人的FST包括3名普通外科医师和1名骨科医师(其中1人兼任队长)、2名注册麻醉护士、3名注册护士(急诊室、手术室、重症监护病房各1名)、1名卫勤管理人员以及3名手术技师,3名执业护士,4名医护兵。按职责不同分属于指挥组、高级创伤生命支持组、外科手术组、术后重症监护组。

(3)前沿外科手术队救治能力。救治批量伤员时遵循选择性原则和可运输性原则。

1)选择性原则:即对需立即手术才能挽救生命或平稳后送的伤员进行手术,通常限于紧急救命手术和损伤控制性手术,而非确定性手术。

2) 运输性原则:即被后送的伤员需具有能安全、稳定到达高级救治阶梯的能力。美军 FST 承担救治的战创伤只有 57 种,可实施的手术类型有剖胸术、剖腹术、开放骨折外固定术等。标准 20 人 FST 展开后可持续运行 72 小时,最多为 30 名伤员实施手术并提供术后护理,平均每名伤员处置时间 135 分钟,最多同时为 8 名伤员在后送前提供长达 6 小时的术后护理。

(4)前沿外科手术队装备。配备所携带的装备要求模块化、小型化和轻携化。每支 FST 一般只携带满足 72 小时内实施 30 次手术的医疗物资,以及能提供 X 线及超声检查、床旁化验和氧气供给的小型化便携式设备,贮备 O 型 Rh^+ 和 Rh^- 浓缩红细胞 50U,全部装备和人员由 4 辆悍马车和 2 辆中型战术车装载,可在 90 分钟内完全展开。

(5)前沿外科手术队训练演练。美军依托迈阿密大学莱德创伤中心成立了军队创伤培训中心(army trauma training center,ATTC),几乎所有 FST 在部署前均要在此接受集中培训合格,以明确和统一救治原则、角色定位和团队协作,从而确保 FST 部署后的高效运行。迄今为止,该中心已完成 112 支 FST 的培训,为美军完成各类军事行动提供了有力的卫生勤务保障。美军 FST 的培训课程主要包括战伤救护、院前创伤生命支持、高级创伤生命支持、创伤护理、高级烧伤生命支持和四肢战场外科等。整个培训为期 2 周,分 3 阶段进行。第 1 阶段为理论讲座和实验室模拟训练,以讲座形式回顾战创伤评估、复苏和外科手术原则,以及 FST 中各成员的角色定位和职责,并应用高仿真创伤模拟人和志愿者模拟标准化伤员开展战伤救治的模拟训练。第 2 阶段和第 3 阶段为临床实践,主要在迈阿密大学莱德创伤中心开展。在第 2 阶段,按 5 人 1 小组,在创伤复苏和手术室、ICU 轮转,跟随创伤中心的医务人员学习、实践团队工作和创伤救治的原则。在第 3 阶段,全员组成完整编制的 FST 集中在创伤中心,在医务人员的监督下,对 24 小时内接收的所有患者进行初期评估和复苏,称为"巩固训练"。

(二)俄军战伤分级救治

俄军战伤分级救治一般设为 5 级阶梯,包括初步医疗救治、非医生救治、初步医生救治、优良医疗救治、专科救治。分别在连、营、旅(团)、师、军及后方医院实施。

(三)英军战时医疗分级救治

英军战时医疗分级救治也分为 5 级:第 1 级为急救,包括自救互救和卫生员、医生救护;第 2 级为初级救治,以救命为主,包括有限的外科处置和复苏治疗;第 3 级为部分亚专科治疗;第 4 级为确定性治疗;第 5 级为康复治疗。各级救治机构根据战场环境和保障能力分别承担以上某一类救治任务,具体任务的区分由后勤(卫勤)领导确定。

(四)解放军战伤分级救治体系

解放军战伤分级救治体系按照救治技术体系划分为战(现)场急救、紧急救治、早期治疗、专科治疗和康复治疗五级救治阶梯,并规定了首次战(现)场急救宜在人员负伤后 10 分钟内实施;紧急救治宜在人员负伤后 3 小时内实施;早期治疗宜在人员负伤后 6 小时内实施;专科治疗宜在人员负伤后 12 小时内实施。

二、交通伤救治体系发展与现状

自 1896 年 8 月 17 日在伦敦发生第一起致死性交通伤以来,100 多年间约有 3 200 万人死于车轮之下,远远超过一般战争或自然灾难的死亡人数。规范交通伤救治模式,提高创伤患者的救治质量对改善患者救治结局十分必要。全世界每年约有 120 万人死于道路交通伤。预计未来 20 年,道路交通伤亡人数将增加 65% 左右,其中 85% 的死亡和 90% 的致残发生在低中收入国家。我国道路交通事故伤在 2002 年达最高峰,近几年呈缓慢下降趋势。到 2020 年,道路交通伤将成为全球疾病和伤害负担的第 3 位原因,交通事故伤将跃升至全球第 3 位疾病负担。造成道路交通事故的原因有以下几个方面:人员因素约占 90% 以上,包括道路使用者的生理和心理状况、安全意识、驾驶技术等,酒后驾车、超速驾车、青少年交通伤、个人防护等方面。道路因素占 0.15％～0.20％，包括平整度、坡度、弯曲度、路面宽度、路基宽度、安全设施、交通法规的执行等。

现代创伤中，交通伤以高能创伤（高速行驶中所发生的交通伤）为特点，瞬间作用于人体后可伤及多个部位、多个器官，在局部损伤的同时并发心、脑、肺、肾等诸多脏器的损伤，加之创伤应激和内毒素的释放、免疫机制激惹、电解质内分泌系统紊乱、细胞内外环境严重紊乱，重者可发生全身炎性反应综合征、多器官障碍综合征及多器官功能衰竭，从而导致死亡，这也是严重交通伤致残和病死率居高不下的原因。另外，严重交通伤临床表现复杂、病情隐匿，也容易导致患者死亡。

交通伤院前救治不仅直接关系到伤员的后期医疗工作计划及效果，而且在瞬间即可能决定伤员的存活或死亡，对整个交通伤治疗的质量和伤员的预后有着关键性的影响。交通伤致死的伤员大约一半死于院前，其中部分的死亡是可以避免的。死亡的主要原因是院前诊断或后送延迟。高水平院前救治的标准是：搬运后送安全、及时，临床反应时间缩短，现场急救操作恰当。

交通伤院前救治工作是我国（也包括其他发展中国家）交通医学领域最薄弱的环节之一。同样在社会机动化程度持续提高的情况下，发达国家近年来交通伤致死率却开始出现下降的趋势，主要得益于交通伤的救治系统的改善。因此，交通伤的院前救治是决定发展中国家交通伤死亡率的主要因素之一。提高院前救治水平是发展中国家改善交通伤救治质量的重要途径，也是发展中国家降低交通伤死亡率最大的潜力所在。

1. 交通伤救治的组织　　交通伤的院前救治并非单纯的医疗行为，它不仅与抢救人员的组织及其医学知识、技能等因素有关，而且广泛涉及通信联络、交通运输，甚至国民素质等多方面的因素。因此，它是一个复杂的综合社会服务过程。在院前救治的过程中，如果只注意医疗操作，而忽略必要的组织管理和工作程序，将可能导致医疗操作的矛盾冲突及延误，从而极大地影响抢救的成功率。

2. 交通伤救治组织的管理部门　　一般常见的负责院前救治工作的部门包括各级政府、消防部门、卫生部门和民间卫生机构等，不同的归属可能对院前救治的重视程度、资金投入、通信运输和效能发挥等方面均有重要影响。目前，我国的院前救治归属于卫生系统，发达国家和地区交通伤院前救治多数归属于消防系统。院前救治归属于消防系统具有多方面的优势，如消防系统的通信联络系统通畅，消防站分布合理，管辖范围局限，可以缩短反应时间等。因此，建议我国交通伤的院前救治也应该归属于消防系统，可以节约投资，提高效能，改善院前救治质量。如果不改变现有体制，就需要对主管卫生部门提供资金投入，以改进现有的通信联络系统，增设网点，合理布局。

3. 交通伤救治中心的建制　　交通伤院前救治中心的建制分为两种形式：一是独立建制（独立型），二是附设在综合性医院内（附设型）。实践证明，附设型救治中心具有床位周转方便，便于抢救病房发挥其最高效能，各专科会诊方便及时，利于院前救治的科研工作和持续发展等优势。目前，在发达国家绝大多数建立的都是附设型院前救治中心。因此，创伤中心应该以附设型方式为宜，创伤中心包括院前急救和院内救治两个部分；建立院前-院内一体化创伤救治服务体系，在最短的时间内向伤员提供最有效的医疗服务。20 世纪 80 年代以来，由中、意两国政府合作建立了重庆、北京两个急救中心，对改进我国城市交通伤的院前急救起到了积极作用。重庆市急救中心就包括院前急救和院内救治两个部分。

4. 交通伤救治运行模式　　当前，我国交通伤引发的严重创伤急救没有固定、统一的运行模式，国外的急救模式也各有优缺点，但从整体上制订严重多发伤的诊疗和手术方案，使创伤专业化具有极其重要的作用。欧美各国的成功经验表明，降低严重交通伤病死率和伤残率的关键就是要建立科学高效的创伤急救体系，规范畅通的救治路径，先进而实用的诊疗技术和高效协作的综合救治团队。但由于各种原因，目前我国在严重交通伤救治过程中仍存在着诸多问题，难以满足社会对严重交通伤的救治需求，主要表现为：①在严重交通伤现场救治过程中救治方法不规范；②在转运途中缺乏院前与院内急救人员之间的医疗信息交换，缺乏有效的预警分级系统，从而导致二次转诊现象时常发生；③在救治医院内缺乏专业的创伤救治团队，急诊科与各专业科室之间缺乏科学的联动机制；④缺乏科学规范的创伤数据收集系统和严重创伤救治质量考评体系。解决目前我国严重交通伤救治诸多问题的关键是构建符合地方区域特点的区域性严重创伤救治体系。通过开展规范化救治培训,培养一批院前院内专业救治人员、业务骨干,整体提高救治人员的救治能力和水平。

5. 交通伤院前急救人员培训　培训内容分为理论培训和操作技能培训两部分。主要包括院前急救的基本原则、创伤患者病情评估、常见创伤类型的救治、常用救治技巧和操作等,使救治人员能够基本对受伤患者病情做出准确判断,熟悉严重创伤伤员的转运和运送流程,掌握规范的严重创伤常见类型,如头部创伤、胸部创伤及神经创伤等救治原则及处理方法,熟练掌握特殊创伤患者的气道管理(经口气管插管术、紧急气管切开术)、心肺复苏、电除颤、止血、固定、包扎及搬运方法等急救操作。院内急救人员的培训包括创伤预警系统规章、特点与工作流程,患者病情判断,快速评估、气道管理、呼吸支持管理,心肺复苏术,电除颤,止血及血管缝扎,胸腔引流,呼吸机的使用,诊断性腹腔灌洗,输液通路建立(包括静脉、骨髓腔)、急救用药及一些高级创伤生命支持技术等,其目标为"急救基础＋专长",应具备整体救治观念,既能胜任常规的急救复苏工作,又能开展某一专长方面救治专长的创伤手术。

6. 交通伤救治联动机制　通过建立严重交通创伤救治的信息联动系统,加强院前救治团队与院内急诊救治团队,院内急诊团队与创伤救治团队之间的信息链接,以解决救治脱节不及时、医疗信息交换不畅等问题。建立事故现场、急救中心、严重创伤救治医院的一体化联动机制;接到报警后,启动现场急救,并通过信息交换与信息资源共享机制,启动院内预警救治流程。建立有效、安全、可靠、实时的多功能严重创伤救治联动机制,包括:急救中心根据急救资源配置情况的系统调度,急救现场、急救中心与救治医院的信息交换与信息资源共享,急救与转运中对医院内救治系统的启动。通过"信息交换及预警系统"的使用,使得区域性的医疗单位基本做到院前救治的同时,根据严重交通创伤的规模、程度启动联动医院急救科室的相应预警级别;医院急救部门的负责人员根据所获得的严重创伤患者信息启动院内相应预警,呼叫医院内部各相关专业医师参与患者救治,改善了因信息交流不畅而导致的"二次转诊"及"患者等医师"的不良现状,缩短了院前急救时间和急诊室施救时间,使严重交通伤患者在"黄金时间"内得到有效治疗。

7. 严重交通伤多学科协同救治　严重交通伤救治涉及多学科协作与配合,这与现代医学的专科化趋势有明显矛盾。多数医院采用分诊分科式救治模式,即遇多发伤涉及其他学科损伤时,请相关学科会诊解决,专科救治水平较高,但存在救治时效性差、对非本科损伤重视不够、相互间推诿患者、缺乏整体观等弊端,未能满足严重交通伤患者需要快速、有效救治的要求。通过组建以急诊科、骨科、神经外科、心胸外科、普通外科、ICU、麻醉科等医师为主要成员的多学科协同创伤急救团队,配以具备丰富创伤救治经验组长;开展严重交通伤规范化救治培训及演练,提高创伤急救团队的整体救治水平和相互合作能力。由专职人员录入严重交通伤患者的相关资料,包括各种检查结果、手术记录、最终诊断等,AIS 中的诊断描述以手术记录、CT/MRI 检查、X 线片检查、B 超检查结果为依据,以 ISS 评分结果作为判断损伤严重程度的标准,以此作为严重创伤救治质量考评体系,比较其救治效果,不断改善救治水平。整合、优化了病危、麻醉、手术和输血知情同意书为《严重交通创伤紧急救治知情同意书》,做到简明扼要、重点突出的告知义务,为抢救赢得时间,可以缩短院前急救时间、院内急救时间,以及各环节间的衔接,同时提高救治质量。不断梳理从院前急救至进入手术室及 ICU 各流程、各环节的衔接,有助于进一步优化各急救流程,从而使急救团队的协作更加有效。通过规范交通伤救治模式,明显缩短了严重交通伤院前急救时间、急诊室救治时间,降低病死率和伤残率。

三、我国急救指挥系统发展简史

我国急救医学起步较晚。卫生部 1980 年 10 月颁布《关于加强城市急救工作的意见》文件;1984 年 6 月颁布《关于发布医院急诊室(科)建设方案(试行)的通知》,明确提出综合医院要建设急诊科;中华医学会急诊学会于 1987 年 5 月在杭州成立。至此,我国急诊医学院前急救在常规的急救半径、应急反应时间、急救站点建设基础上,正式作为一门新的独立学科向前迈进。1995 年卫生部发布了《灾害事故医疗救援工作管理办法》第 39 号令,这对提高我国灾害事故医疗救援水平具有重大意义。在国家卫生部和世界银行帮助下,在浙江金华、江西九江、陕西宝鸡推行"区域卫生发展计划",将发展急救事业作为一项重要内容。随着全国急诊(救)科和 ICU 的崛起,急诊医疗体系逐渐形成。

院前急救是指从事发现场到达医院之前的现场紧急处理和转运途中监护的整个过程,其目的是挽救患者生命,快速转运以减少患者的死亡率和伤残率。目前,我国的院前急救网络体系构建已初具规模。

(一)我国院前急救模式

我国除了北京有 120 和 999 两个急救体系以外,其他城市的院外急救只有 120 一个急救体系,但 120 急救中心模式繁多,尚无独立的创伤急救系统,创伤患者的救治和常规急救患者一样,由急救中心承担。从 1982 年卫生部颁布急救中心的建设标准以来,医疗高层管理者也一直在探索急救模式的运作问题,由于受各地区人口、经济情况、地理位置等多种因素影响,目前我国急救中心的运作模式主要有以下几种。

1. 院前型急救中心(也称上海模式) 代表是上海急救中心、北京急救中心、武汉急救中心。急救中心主要以院前急救、出诊为主,设有急救分中心,患者就近转送。急救中心没有医院,采用"统一指挥、分散布点、就近出车、分层救护"的院前急救模式。

2. 指挥型急救中心(也称广州模式) 代表是广州急救中心。急救中心主要以接急救电话、指挥为主,院前急救、出诊任务依靠调度管辖区域内的就近医院完成。

3. 依托型急救中心(也称重庆模式) 代表是重庆急救中心、海口急救中心。急救中心主要依托综合性医院的资源开展急救工作。比如重庆市急救医疗中心,通过成立灾害事故抢险救援应急队伍,围绕 1 个急救中心、6 个分中心、40 家网络医院,在"120"急救医疗通信网络系统的指挥下,提高现场抢救成功率。

4. 消防型急救中心 隶属于城市消防队,并与警察、消防共同使用一个报警电话号码,代表性城市为香港。

5. 加强专业化建设(新北京模式) 从 2005 年 4 月起,北京急救中心逐步实现向紧急医疗救援中心的功能转型,将全面加强院前急救工作,继续承担日常急救、重大意外灾害事故救援和各种会议的医疗保障任务。实施在医院设立急救专职电话、实现 120 主叫地址显示、建立突发事件专门救援队伍和设立急救预案等一系列措施,并在市区的 132 个社区和郊区的 32 个人口集中区域建立急救站,并配备 1 辆装有心电图机、呼吸机、吸引器、气管插管等设备的急救车,便于到达救护现场后可以进行必要的处理。同时还进一步规范了急救行业管理,加强急救专业培训,扩大急救知识和技能的普及,锻造一支科学化、规范化的急救队伍,以满足群众对急救医疗服务的需求。

6. 延伸服务内涵(新武汉模式) 在常规的急救半径、应急反应时间、急救站点建设基础上,注入新的内容,使急救网络快速向社区、向医疗机构、向农村延展,建立社区急救、院前急救、院内急救医疗体系,实现急诊医疗服务一体化。同时建立立体急救模式和联系机制,增强综合救治能力和拓宽急救网络范围。现行的武汉急救网络建设已确定由政府出资新建 1 个市级紧急救援中心,3 个独立建设的分中心,与市区医院急诊科合作建设 17 个急救站,6 个农村郊区中心医院建设区级急救站,15 个农村中心卫生院建立急救分站,从而一个院前院内统筹、社区与医疗机构统筹、城乡统筹、多部门协调参与和多方投入的局面正在形成。

(二)院前急救体系完善发展

我国的院前急救经历了由小到大、由弱到强的数十年的演进,从全国城市院前急救医疗服务体系(EMSS)的初步形成到国内全面施行的《院前医疗急救管理办法》(2014),已反映了我国院前急救事业的不断进步。尤其是经历了 SARS、汶川及玉树大地震等多种多样突发重大事件的洗礼,政府及社会已高度重视突发公共卫生,使得原来由单纯的、粗放的院前转运改变为代表政府职能的,集院前急救、医疗保障、危重病监护转运及急救车服务等功能为一体的急救医疗服务体系。但是,与西方发达国家相比,仍存在着一定的差距。目前,我国的院前急救发展不均衡,急救体系不够完善,大多数城市以急救中心作为院前急救基础,依托卫生行政机构,借助"110"解决院前急救中遇到的客观困难,难以适应院前急救的多样化。

当重大灾害事件发生时,救护内容已大大超越了医疗范畴,只有通过协调公安、消防等其他抗灾力量,才能实现快速转运伤员以及保证良好的救援环境,从而实现及时、高效、优质的院前急救。为此应进一步加强与110、119等指挥平台的合作,建立有效的应急联动机制,做到信息共享,最大限度地发挥120急救指挥平台的统一调度急救医疗资源的作用,按照"就近、救急、及时、高效"的原则,做好院前急救医疗救援工作等。此外,应依据我国国情,汲取发达国家的成功经验,在每一个城市建立统一的院前急救机构,以保障多样化、突发、紧急的院前急救工作顺利完成。从长远看,须建立水、陆、空立体的专业救援模式,以改变目前我国院前急救以陆路救护车为主的单一救援方式。购买医用救援直升机、水上救生艇、卫星定位通信装置等设施设备,加强空中和水上急救医疗体系的建设,作为陆路医疗救援的补充,全面提升急救医疗能力和紧急医疗救护水平。

(三)院前急救信息网络

我国城市建设日新月异,救护范围在逐渐扩大,急救半径也在增大,有些地区急救网络尚不健全,分站数量不足,交通、消防各网络未实现资源共享。应建立综合指挥调度平台,完善计算机管理系统与三级网络的布局,并将网络逐步延伸到社区;建设功能强大的调度指挥信息平台;利用GPS或北斗卫星定位技术及其计算机技术等手段,结合运用矢量化地理信息电子地图数据库、软件平台和急救系统资源数据库,建成急救指挥调度城域网,覆盖所有终端。实现指挥调度、疫情、医疗事件的汇总分析;对车辆的位置监视、调度、导航援助、生命信息传送及车辆工作状态监察;医疗属性数据库对科学决策的支持;GIS,GPS对车辆导航、科学调度的支持;为了确保急救中心的网络建设,配备性能可靠、功能先进的急救通信设备和急救车辆,在指导急救中心组建院前医疗急救网络,同时,尽量减少指挥层次和中间环节,注重针对性和实用性,突出短平快,强调立竿见影。完善通信系统装备,由模拟接警记录到数字计算机网络化,设置网络系统、调度平台、终端、实时数据统计、录音、卫星定位系统等,有条件的应借助通信调度系统对院前工作流程进行动态管理,迅速而准确掌握呼救者所在地址,缩短了呼救受理间期,并实时掌握各医院接诊能力和空床数量,实现院前急救患者科学分流,将患者转送到有接诊能力的二、三级医院。

(四)突发事件救治志愿者队伍

公众自身对急救知识的掌握和现场救助的能力对于抢救成功是一个很重要的因素。目前,我国院前急救的社会性普及还不广泛,比如在各种特殊行业和各类高校中,院前急救工作仍然较为薄弱,且急救技能不规范,缺乏自救能力。经过专业培训的急救志愿者少,仅有一些外资企业会将职工主动送去培训。在院前急救中,非专业人员通常是最有可能首先到达事发现场的。因此,如何培养和打造一支"招之即来、来之能战、战之必胜"的应对突发事件救治志愿队伍,是目前全国各地医疗急救体系建设中面临的较为突出问题。建设医疗应急救治培训基地,向公众普及日常生活中最需求的急救常识及突发性灾害事故现场的自救互救常识,以提高公众的自救互救能力,减少伤残率及死亡率。招募和培训"120"志愿者,一旦发生群死群伤的灾难事故时就有足够的紧急医疗救援人力资源,弥补我国院前急救的人力不足。

(五)群体伤害事件救援培训

我国恐怖袭击、高速交通伤等突发事件日益增多,有针对性地完善应急预案,注重其实用性和可操作性,对现有的医疗、救灾部门的专业人员进行国际化、标准化群体伤害事件救援培训,定期组织不同类型的医疗急救演习,提高各医疗机构的应急能力及实战技能,达到检验应急装备,锻炼应急队伍,提高决策水平的效果。同时,要对应急预案的应用情况进行系统的总结,不断完善,使应急预案更加科学合理指导应急实践。保证从领导组织协调、预案流程、场地设备物质准备各方面都落实到位,全方位打造一支能够有效应对突发公共卫生事件和突发工作事件的院前急救主力军。加强院前创伤急救医师的规范化培训,建立院前创伤从业人员的准入制度,定期考核;鼓励院前急救和其他相关部门紧密合作(消防、交警),共同提高急救水平;有效的创伤救治体系和训练有素的创伤救治医师可明显改善创伤救治的结果。

（六）优化配置运输设备

交通事故发生的不可预知性、地域的广泛性、错综复杂的地理形势、分时段交通压力都是影响救护车到达时间的重要因素。为了尽量缩短院前急救半径和反应时间，运输交通工具的可选性及多样化变得尤为重要。通常需要救护车接诊的患者，多数病情危重、复杂，如果不能及时进行救治，将危及患者的生命，在事故发生、发病的最初几分钟、十几分钟，把握黄金抢救时间，对于挽救生命及提高生命质量至关重要。加强对院前创伤急救设备的支持力度，逐步提高现场抢救效果，运用便携式的检验检查设备，提高诊断和治疗水平，院前早期处理危及生命的创伤能显著降低死亡率。

（七）创伤急救镇痛

美国、以色列等国将伤员面临的疼痛问题作为首要问题进行解决。院前急救适当的镇静镇痛不仅消除创伤患者疼痛、焦虑、恐惧，同时便于转运，利于急诊操作，血流动力学更稳定，降低因疼痛引起的代谢和应激反应，为实现器官保护赢得时间。

（八）院前院内急救衔接

为院内实施治疗的医生提供院前救治报告，提供受伤现场及急救的相关情况，有利于事故原因的分析、创伤流行病学的统计、院前创伤技术的发展。加强院前院内急救的衔接，院前院内的统一报表制度，加强医生间合作，将院前和院内成为有机整体。

（九）建立高质量创伤中心，引导院前规范救治

交通伤引发的严重创伤中，多发伤的比例较高，伤情复杂，多部位及多脏器严重受损，需要多个专业密切合作共同完成救治工作。目前国内各大城市仍缺乏高质量的创伤中心，创伤的救治基本上是依靠医院的各个外科，缺乏专业创伤团队组织和领导，多数多发伤患者滞留在急诊科或某个外科专科，导致严重多发伤患者无法第一时间收住院。应根据城市区域人口、创伤发病特点设置不同等级的创伤中心，将患者转送到最近和具备条件的医院，确保患者在受伤后"黄金时间"内得到有效的治疗，对挽救生命起决定性作用，创伤中心的规范化急救能显著提高创伤急救的质量和水平，改善创伤患者的预后。

第二节　创　伤　中　心

一、国外创伤中心发展与现状

（一）国外创伤急救发展简史

创伤急救体系起源于战争年代，可追溯到 1792 年由拿破仑私人医生 Larrey 提出的"飞跑救护车（flying ambulances）"（即马车），将医生或医用物资运送到战场，将伤员运送至安全地带进一步救治，并建立了战地救护站，为现代创伤救治奠定了基础。现代急救医疗服务（emergency medical service，EMS）体系仍然遵循这个早期理念，将医生送到患者那里或将患者送到医生那里。

在以创伤急救和转运为核心的创伤急救体系的建立初期，外科医生发挥了很大作用。德国海德堡一名外科医生首次建立了以医生为基础的 EMS 体系，它将外科医生、手术室及工作人员送达事故现场，这种大卡车装备的手术室及手术组人员在事故现场使用中很快显现出其缺点。在现场多数创伤患者需要的不是手术，而是稳定生命体征。同年，德国科隆建立了类似体系，由消防队员驾驶的小车将 1 名医生送达事故现场，将患者转送到医院，后来，这种体系在德国各地得到了推广。

受到爱尔兰 Pantridge 和 Geddes 1967 年在《柳叶刀》上发表的《移动 ICU 在心肌梗死处理中的应用》一文的启发，美国建立了第一个以医助（para-medic）为基础的院前 EMS 体系。Pantridge 等提出的移动

ICU 备有常规监测、除颤器、起搏器等设备和心脏监护人员及 1 名低年资医师。后来纽约等地建立了配备医生的移动 ICU。与欧洲 EMS 体系不同，美国配备医生的 EMS 体系没有得到普及，而在 20 世纪 70 年代早期，配备医助的院前 EMS 体系在迈阿密、哥伦布、洛杉矶、波特兰和西雅图等城市相继建立。大多数美国 EMS 体系采用多级路径，首先由基本医疗提供者接近患者，经过培训的技能熟练的急救人员短时间内随之到达。这种组织提供了第一反应者(first responder, FR)。FR 仅受过很基础的培训，在现场仅施以简单的早期急救技术(如胸外按压、自动除颤或基本气道管理)，直至医助或急诊医师到达现场进行高级处理。在德国、法国等国家仍在采用将医生送往患者那里的 EMS 体系，在这种理念下患者在现场通常接受耗时的治疗，其转送位居第二。美国 EMS 体系是将医助级的急救提供者送达现场，这些人员的培训仅限于在现场开展有限的医疗处理措施，强调在现场基本的救援处理(如气道处理和液体复苏)，同时进行伤员分类，将伤员迅速转运到创伤中心的急诊科(emergency department, ED)。如果到现场路途遥远、患者伤情严重或需二次转院到上一级创伤中心，则需要直升机增援，再进行空中急救与转运。院前急救通常包括地面救护车急救或(和)直升机空中急救，由急诊科负责人指挥。目前多数美国创伤外科中心的急救团队负责人由外科医生担任，由他来做出重大决策及派遣任务。接收伤员的创伤中心必须遵循创伤患者最佳急救资源的要求，使用高级创伤生命急救(advanced trauma life support, ATLS)方案进行救治。参照美国模式，英、法、德、日等国家也相继建立创伤急救系统，开展各自的创伤紧急救治。经过 40 多年的发展，欧美发达国家的创伤急救系统建设已基本形成以分级救治为主体的较为完善的创伤急救网络，制定了相应的规范性文件，从而大大提高了创伤救治的成功率。目前，世界上主要有两大急救体系模式：美英模式和德法模式。采用美英模式的国家和地区有澳大利亚、加拿大、以色列、日本、新西兰、菲律宾、中国台湾、中国香港、美国、英国。采用德法模式的国家和地区有奥地利、比利时、拉脱维亚、挪威、波兰、葡萄牙、俄罗斯、瑞典、瑞士、德国、法国。这两种急救模式也并非绝对，在法国也有类似英美模式的私人救护员和消防员从事院外工作；同样在美国也有派医生到现场从事院外急救工作的情况，只是比例不同而已。但无论是哪一种急救模式，所有急救站都是隶属卫生行政部门或消防部门。

创伤救治系统是指有组织地为特定区域内的急症创伤病人提供全方位的最佳救治服务，并与当地的紧急医疗服务(EMS)系统密切合作的系统。1966 年美国科学院发表了题为"意外伤害导致的伤亡——被现代社会忽视的疾病"的纲领性文件，从而改变了人们对创伤的认识，即从"创伤为意外事件"转变成"创伤是可以防治的疾病"，有效地推动了现代创伤救治系统的发展。美国各州相继建立了区域性创伤救护体系。区域性救护系统根据救治水平的不同专门设立了 I～IV 级创伤分级救治中心；美国还设置了专科创伤中心(儿童、烧伤中心等)及康复中心，强调各机构之间的合作，以最大限度挽救伤员的生命。

军事冲突显著影响了创伤患者的救治。在朝鲜战争和越南战争中，美军首次大规模采用直升机进行空运救治伤员，根据已取得的成功经验，民用 EMS 体系迅速将这个新理念应用到院前创伤急救体系，空中急救已成为美国等发达国家完整创伤急救体系不可分割的重要组成部分。和平时期，EMS 体系通常为特定患者群体建立，如创伤或心肌梗死等，急救 EMS 体系需配备相应的医务人员和医疗设备满足所有急诊患者需要。随着运输、通讯、医疗装备的不断改善，以及救治人员素质和技术的提高，创伤的致死率已逐步下降。因此，建立一支快捷的创伤急救队伍，开展合理及时的创伤救护，能有效地提高创伤急救效能。

近 30 年来，随着社会人口老龄化、就医条件改善和医学诊疗水平的提高，促使急救危重病医学(emergency and critical care medicine, ECCM)进入一个高速发展的时代。院前急救作为急救医疗服务体系中重要的一环，随着专业化治疗和先进技术的临床应用，其发展也遇到了前所未有的挑战。尽管院前急救运行模式多种多样，救治水平有待提高，但共同点均是以在最短的时间内让患者获得最有效的治疗并送往合适的医疗机构为终极目标。院前急救医疗日益受到医学界重视，院前创伤急救五大优先研究领域为：①合理人员配置并对其进行专业化培训对改善患者预后的影响；②高级气道管理在院前紧急救治中的应用；③确定院前急救对重症患者治疗干预的最佳时间窗；④超声检查在院前急救中的作用；⑤激活高级院前急救医务人员最佳时机等。

（二）美国的创伤系统和创伤中心

1. 美国创伤系统　美国创伤系统救治水平高，与它多年不断的战争是密切相关的。1861 年美国内战时的创伤死亡率是 25%，从前线转移伤员到后方一般需要 72 小时，当时的主要工具是马车。到了 1914 年一战时死亡率是 8.6%，当时已经开始用汽车作为救护车，转运时间缩短为 8 小时。1939 年二战时，美军死亡率已经显著地降到 4.5%，转运时间缩短为 4 小时。当时死亡率下降的原因主要有：一是大量使用救护车；二是在前线一线部队里面派出了医疗兵，每排每班都有会急救的医疗兵；三是二战时美军已经开始采用新鲜血浆，而且抗休克以及抗生素，特别是青霉素的使用也降低了死亡率。1950 年的朝鲜战争时期，美军的死亡率只有 2.5%，当时的转运时间已经缩短为 1.25 小时，开始使用直升机作为救护的工具，且在离前线不远的地方建立前线野战医院，在野战医院就可以进行各类手术。随着战争水平的提高，美国的急救系统尤其是野战医院的设施也逐步提高。越南战争死亡率已经降为 1.9%，转运时间缩短为 27 分钟，大量使用了直升机、医疗兵以及固定翼飞机。把伤员从陆地转运至航空母舰上时有时候使用固定翼飞机，陆地上则大部分使用直升机。二战以后，美国外科学会对创伤非常重视，建立了"创伤外科委员会"的机构。1966 年，美国的第一个创伤中心成立，分别设立在旧金山和芝加哥。1969 年，在马里兰州建立了美国范围内的第一个创伤系统。

2. 创伤系统制度建设　20 世纪 60 年代以后，美国高速公路飞速发展，汽车保有量显著增加，交通事故的发生也越来越高。美国科学院向国会递交了一份法案，1966 年的国会通过的《公路安全法案》(highway safety act of 1966)。美国的有识之士充分考虑到了通过法律的形式来降低死亡率，降低创伤所导致的危害，并将此作为政府应重视的工作。20 世纪 90 年代时，美国外科医师学会(American college of surgeons, ACS)提出了有关全美创伤系统的计划和发展的法律。该法律对于美国全国的创伤系统的建设、计划、资助，以及州范围内的创伤管理、组织、领导等一系列的问题，都提出了纲要性发展的计划。

3. 美国创伤急救系统目标　是为所有严重的创伤病人提供全方位的医疗服务，且主要目标是重型创伤，目的是减少创伤所导致的死亡率，减少创伤所带来的经济损失和社会损失，同时提高创伤系统内部各个部门的工作效果。在美国，创伤系统主要包括以下几个方面：一是创伤医疗急救系统(emergency medical system, EMS)；二是医院的急诊室；三是医院的重症监护病房(intensive care unit, ICU)；四是患者全过程康复，康复从 ICU 开始进行床边康复，以后的中心病房和普通病房的创伤康复一直贯穿整个住院过程，病人出院以后到康复医院，回归家庭以后也还有当地的康复医生和康复护士到家里来协助康复；五是患者康复后回归家庭及社会，在社区框架下对创伤患者的管理；六是创伤的预防，还有创伤的研究、教育和灾难的应对。美国创伤急救系统一般是以州为基础，与当地公共卫生系统相结合。一般创伤急救系统在收到现场发生事故或者灾害的电话报警后启动，包括现场伤员处置和现场伤员的检伤分类及转运，最后送到合适的创伤中心进行救治。

4. 美国创伤中心　为了进一步规范全美的创伤中心，美国创伤外科医师学会(American College of Surgeons Committee on Trauma, ACSCOT)出版了《创伤患者最佳救治指南》(2014)，根据各创伤中心具备的条件进行分级，一般为Ⅰ～Ⅳ级，并对创伤急救水平进行持续改进。到目前为止，通过美国外科医师学会(American College of Surgeons, ACS)Ⅰ级创伤中心认证的有 203 所，96 所创伤中心并未通过认证。从美国 450 家Ⅰ级和Ⅱ级创伤中心的分布来看，在东海岸和西海岸创伤中心比较稠密，但是在中部地区的内华达州、犹他州、科罗拉多州比较稀少。美国的创伤系统覆盖了 90.38% 的人口和 34.8% 的国土面积。直升机和救护车可以在 60 分钟内抵达，反映出一个非常健全的创伤急救系统。

（1）Ⅰ级创伤中心。为最高级别，常为大学的附属医院，基本普及有直升机停机坪。为整个区域创伤外科病人提供最高级别的外科治疗和 24 小时×7 天全天候的服务。学科齐全，能够紧急处理全身各部位器官的损伤，还必须能够对儿童患者提供救治。必须有教育项目和创伤方面的科研能力，同时还是整个社区创伤预防和教育的领头单位，具备临床、科研、教学、健康教育等所有功能的中心。另外，医院还必须向周边地区医院进行技术指导，是周边地区创伤病人转运的医院。成为Ⅰ级创伤中心是一种荣誉，可以极大地增强患者的信任,所以许多医院都全力以赴争取。

(2) Ⅱ级创伤中心。提供综合的创伤医疗服务,24 小时内待命,它的专业配备不一定有Ⅰ级创伤中心齐全,常与Ⅰ级创伤中心合作,与Ⅰ级创伤中心最大的区别即不承担住院医师培训的职能和创伤研究项目,就是学术方面的差距。

(3) Ⅲ级创伤中心。是社区的创伤中心,有急症室也有大外科,例如骨科。不具备治疗所有创伤的各科专家,如颌面外科、神经外科,但可以为大部分创伤患者提供急诊复苏手术、重症监护等医疗服务,能够提供初步评估、稳定、诊断的能力,与更高级别创伤中心有转送协议。所以遇到复杂的创伤,尤其多发伤,就必须转运到Ⅱ级创伤中心和Ⅰ级创伤中心。

(4) Ⅳ创伤中心。是比较偏远地区、农村地区的社区医院,它没有能力来处理创伤,病人做好稳定之后就马上进行转运。

因为儿童与成人的创伤救治有一定差别,美国设有专业的儿童创伤中心,如匹兹堡儿童创伤中心在匹兹堡儿童医院。

创伤救治的分级制度明确了各类医院的收治范围,在政府主导下避免无序化竞争,为患者在最短时间内得到确定性救治指明了方向,避免了转诊后再转诊的时间浪费,这就要求院前、院内各医疗单位之间达成合作与资源信息共享,院前、院内救治无缝隙衔接。

5. 美国创伤救治的核心理念　美国创伤救治的核心理念是"黄金 1 小时"(golden hour)。主要指创伤后 1 小时是抢救生命、减少伤后残疾的关键时间段,对伤员的生存和死亡至关重要,由美国创伤外科之父心脏外科医生 R. Adams Cowley 提出,它不仅是时间上的概念,更重要的是让严重创伤患者伤后尽快得到确定性治疗。他率先在美实行直升机快速转运常态化,将危重创伤患者转送至有救治能力的创伤中心,从而实现了创伤转送由"就近治疗"到"确定性治疗"原则的改变。另外,他所在的创伤中心最早开展创伤外科住院医师规范化培训,经过数十年发展,已成为全球顶尖的创伤中心。

6. 创伤复苏单元(trauma resuscitation care unit,TRCU)　是美国创伤中心的灵魂。科学地建立 TRCU,最大程度上保障了严重创伤患者抢救的快速进行。美国匹兹堡大学医学中心长老会医院创伤中心有 3 间独立的 TRCU,每间配备有手术灯、移动抢救床、床旁 X 线检查设备、床旁超声(FAST)、储血冰箱、困难气道管理车、胸主动脉阻断钳(aortic clamp)、快速输血泵、除颤仪、负压吸引器(2 台)、防辐射服、工作电脑 2 台。马里兰大学亚当斯考利休克创伤中心 TRCU 有 12 张复苏床位,另配备有复苏性主动脉内球囊阻断装置(resuscitative endovascular balloon occlusion of the aorta,REBOA),血栓弹力图 TEG (throm-belastography)多台。

7. 多学科协同创伤团队　美国多学科协同创伤团队包括创伤外科医师 4 人(规培生,低年资住院医师,总住院医师,主诊医师),急诊内科医师 1 人,麻醉师 1 人,护士 2 人,放射科技师 1 人,社会工作者 1 人,护工(运送标本)1 人,安保人员 1 人。在紧急时刻达到各司其职而又默契配合,需要长期的培训与演练,严格的住院医师规范化培训贯穿了整个过程。创伤外科医师(trauma and acute care surgery)一般是在普外科(general surgery)进行 5 年住院医师规范化培训,再经过 1~2 年创伤外科或重症监护培训,通过美国医师执照考试并经过美国外科委员会认证,才能成为创伤外科医师。因此,创伤外科和普外科有着非常紧密的关系。

8. 预警机制(ON CALL)及创伤团队启动　目击者如发现有患者受伤,立即拨打美国 911 报警,接入急诊指挥中心,指挥中心根据就近原则派出急救小组,并在急救小组到达之前指导现场人员进行抢救。急救小组到达现场,评估患者伤情,给予初步处理后即快速送至附近创伤系统医院,同时电话汇报急诊指挥中心,急诊指挥中心根据病情分类为 1 级或 2 级,并将信息发送至院内创伤团队各成员 BB 机(ON CALL),创伤团队被启动,在患者到达之前 5~10 分钟集中于 TRCU 等候。

创伤团队成员各司其职,分工明确,详细如下:①4 名外科医师。主诊医师站在患者足端负责指挥;规培生负责记录;低年资住院医师负责从头到足体格检查;总住院医师负责胸腹部 FAST,如遇到困难气道,插管失败,则由总住院医师负责建立外科气道,首先环甲膜切开,之后转手术室行气管切开。②内科医师负责气道管理及心肺功能评估、呼吸机调控。③麻醉师负责气管插管。④2 名护士分工。1 名负责记录，另外 1 名抽血化验、输液输血等。⑤放射科技师。负责床边拍片，如仰卧位胸片或骨盆平片。⑥社会工作者负责与患者家属沟通、交流，稳定家属情绪或者安慰家属，有时还配备有多语种翻译人员。⑦护工。送血化验或者转送患者。⑧保安。负责保卫工作。

当患者被送入 TRCU 后，创伤团队一边救治一边听取急救员汇报病史，急救员被要求在 20 秒内大声说出患者的生命体征及有无昏迷史、处置措施。由住院医生负责在 2 分钟完成 FAST 床旁超声评估，主要是腹部 4 个部位（肝肾隐窝、剑突下、脾肾区、膀胱后间隙）确定腹腔内是否出血及心包有无填塞。放射技师同时行 X 线片检查胸部或骨盆，其间不需要停止其他医生手中的工作，同时进行。一般完成初步检查需要 10 分钟。FAST 阳性，生命体征不稳定或休克患者，立即开通 2 条深静脉并启动大量输血方案，同时送手术室行急诊剖腹探查术（手术由主诊医生负责）；在 TRCU，一般常备有“O”型红细胞（PRBC）10U，血浆 4U，血小板 1 个剂量，如患者为失血性休克，可以立即输入抗休克，省去了常规输血中定血型及交叉备血诸多环节，极大地节省了时间，对提高低血容量休克患者存活率有着非常重要的意义。若生命体征稳定，行腹部 CT+增强扫描，进一步明确诊断，CT 扫描室距离 TRCU 近（同一层楼），非常方便。对于非常少见的 ERT（急诊剖胸探查术，胸内按压，胸主动脉阻断）在 TRCU 也可进行。创伤团队的抢救工作分工明确，有条不紊，整个过程有全程录像，如有队员做得不当之处，第二天晨会重播录像，讨论并整改，以期达到团队配合默契，提高抢救质量和效率的目的。

（三）德国创伤分级救治体系

德国创伤救治体系类似于美国的 4 级分级制度，但属于欧洲模式，拥有世界上最密集的院前急救网络，包括遍布全国的院前直升机急救网络（helicop-ter emergency medical service，HEMS）和地面急救体系（ground emergency medical service，GEMS）。德国最早在 1884 年提出雇主必须提供强制意外保险，从而通过提供安全的环境来预防意外创伤的发生。随之出现了认证专科创伤的外科医生，并成立了专门的认证部门来评估创伤后的严重性、后遗症及其分级。目前在德国，每 1 000 例道路交通事故中约有 40 人死亡。为此，德国社会创伤外科开发了一个计算机模型，通过收集分析德国红十字会、汉诺威医学院等机构的各种数据，来评审从发生创伤到出院时间段内的最低限度治疗费用，同时推算出不同阶段（救援、急诊室、外科手术室、重症监护病房、正常护理等）的治疗情况，从而得出在不同急救时间下可采用救援方式以及急诊室内的诊断和治疗程序等一系列的举措。

德国创伤急救系统的指导思想是“医生必须迅速赶往患者处，而不是患者立即前往医院，否则可能发生致命的意外”。参与德国创伤急救系统的有政府部门、红十字会、消防队、医院、汽车俱乐部以及一些慈善机构。德国院前急救每年要接受 35 000 名左右的严重创伤患者，强调派出创伤外科小组到现场处理，包括对复合重伤患者施行麻醉诱导及紧急气管插管（endotracheal intubation，ETI），呼吸机通气，心电图、血压、脉搏及血氧饱和度的监测。创伤外科小组包括 1 名高级创伤外科医生，若干名初级创伤外科医生以及数名护士。如果在院内施行麻醉、ETI、呼吸道管理，则必须由专职麻醉师在复苏室执行，并随后监测动脉血气分析。目前，德国已经建立了 800 多个急救车工作站，工作站的外科急救医生必须经过严格的普通外科基本技能培训和创伤外科专业培训。对于院内急救，较大的综合性医院都设有创伤外科，根据急救协调中心提供的信息进行准备。德国院内急救按其创伤学会颁布的急救制度进行，伤员进入创伤中心接受胸部 X 线片、腹部超声、脑部 CT 扫描等检查都是在限定的时间内完成。创伤外科医生决定伤员是否需要手术、何时手术，负责完善各项检查及其他急救措施。多发伤患者主要在大学附属创伤中心或教学医院进行急救。一般情况下，院内急救在休克抢救室进行，抗休克的同时进行各项诊断、检查及治疗。创伤外科医生甚至还要负责患者抢救后的治疗及后续的康复治疗，基本实行全程跟踪负责。

（四）法国创伤急救体系

法国的急救体系是目前国际上最高速、最有效的急救体系之一，其独特的急救模式不同于美国和大多数国家的模式，大大提高了法国创伤急救的成功率。法国的创伤急救体系目标：尽可能稳定患者的生命体征；快速诊断受伤部位及需首先急救的合并伤，以便将伤者送入院内相应科室进行救治。"将医院送至病人身边""移动 ICU""调度医师"等独特的急救理念促进了法国院前创伤急救的发展，提高了严重创伤患者的生存率。

1. 法国创伤救治治疗的策略　急救调度中心接到报案后根据情况命令监护型救护车(SUMR)出动，一般同时到场救助的还有消防员、警察等，SUMR 医生负责现场的初始治疗和运送，并将院前诊断和治疗的资料发送到急救调度中心，指定医院里负责收治患者的科室。运送途中对患者进行医疗监测，确保患者在最安全条件下进行转运。急救中心联系医院的接受科室，将 SUMR 医生的总结报告通知他们，并让其做好接收患者的一切准备。到达医院后，SUMR 将他们对患者所做的治疗以书面及口头形式转告院内的主治医生。

(1) 现场的急救。SUMR 到达现场后，医生简单快速地确定事故的机制及其程度。如伤者很容易抬出，谨慎地将患者搬至安全处，开始检查和初步的急救行动；如果伤者被困住，需在严格的医疗控制下进行解困行动。不管伤者是否失去知觉，在搬运过程中一定保持头－颈－躯干笔直，并使用颈托及充气床垫固定。

(2) 气道的管理。保证呼吸道畅通，取出可能的异物，持续 3 分钟高流量补充氧气(6～8L/min)。院前气管插管的适应证包括：低氧血症或高碳酸血症、呼吸运动异常、鼻导管给氧状态下 $SaO_2 < 90\%$、血流低灌注的临床表现、补液治疗下的持续低血压、格拉斯哥昏迷评分(GCS)<8、需要全身麻醉或必须强效止痛和镇静等，通常采用经口插管法，院前插管成功率一般在 95%，采用局部声门麻醉或快速全麻诱导。

(3) 循环支持治疗。主要目的是保持足够的灌注压，但不耽误将患者向医院转送时间，在治疗同时要对出血部位做及时止血。对于有明显出血伤及穿透伤的患者，将动脉压稳定在 80mmHg，对于失血性休克的脑损伤患者，动脉血压和平均血压应分别维持在 120mmHg 和 90mmHg。在扩容无效时，可以使用收缩血管来稳定受伤组织灌注压。如果患者能很快到达医院，就不需要防止发生血液稀释而对患者进行输血，入院前输血仅用于运输时间较长的情况下，必须符合一定的安全条件并进行详细的记录。不论输血与否，都必须在现场对患者进行血型鉴定，为患者到达医院后输血赢得时间。

(4) 神经系统损伤的急救。治疗目的是阻止继发于循环衰竭的脑损伤综合征(ACSOS)的出现，当 GCS<8，则必须进行气管插管并进行人工通气，保证患者呼吸循环的稳定，尽快送往合适的医院。

(5) 脊髓损伤。首先明确是否存在脊髓损伤，如果伤者清醒，则较易做出诊断，若患者失去知觉，则应高度怀疑存在脊髓损伤。当初始检查发现运动感觉缺失就应记录下来，并跟踪其发展，如有阴茎异常勃起或肛门括约肌松弛，表示已存在脊髓损伤。在急救过程中保持脊柱的固定，避免搬运带来的二次损伤。

(6) 止痛及镇静治疗。法国医疗体系对于患者的疼痛采取非常关注的态度，认为消除疼痛的治疗是很必要的，治疗的方法必须与呼吸循环状态相适应。对有意识的病人静脉注射吗啡(标准剂量 2mg)，对血流动力学和呼吸作用影响较小，咪达唑仑是在紧急情况下对患者实施镇静的最合适的药物。如果散在损伤或损伤主要在某一肢体上，则可选用局部麻醉。对多发性损伤患者行院前麻醉并不存在禁忌证，医院接受这样被麻醉的患者则需要采取相应处理措施：当患者到达医院后常规做颅脑 CT 扫描，怀疑可能存在胸腹部伤，则应做胸腹部超声检查或者是 CT 检查，保证入院前和入院后治疗的连续性。

(7) 患者的转运。多发伤患者必须固定在充气床垫上，以保证运输过程中的稳定，尤其是长骨骨折，需用特别装置固定(金属或膨胀夹板)。多发性损伤患者经常出现低体温的情况，因此必须盖上保暖毯(由保温材料做成的)。消毒伤口并包扎好，当送往医院的运输过程太长，而且有开放性骨折的患者才可预防使用抗生素。转运过程中实施严密的监护，监测已实施的急救是否有效，及时发现病情突然恶化或者在初始检查时没有发现的伤情。转运工具的选择：主要依据运送距离、病情的稳定性和环境因素来决定，救护车通常执行短距离的运输任务，其装备应能实现在运输途中进行紧急救治，如距离较远，直升机可实现快速运输，但直升机受到天气和地形以及经济和组织方式上的限制。

(8) 选择接受医院。目标接受医院由急救中心的调度医生与 SUMR 的医生根据以下几个因素共同决定：病人稳定的程度，进行抢救手术所需的必要技术，事故地点和可能接受医院之间的距离，可用的运输方式。所有多发性伤者,有致命伤或事故发生时受高能量伤害的患者,都必须直接送往专门机构,这一机构必须拥有全部必要的医疗手术的技术平台,急救多发伤所有类型损伤,相当于美国的"一级创伤中心",其设置是省级甚至大区级的。不同专科医生共同治疗,对外伤非常熟悉,队伍中的麻醉师起到中心协调的作用。

(9)急救医学调度报告。SUMR 的现场抢救医生通过电话或广播,将治疗要素以简短的形式转告 SAMU 的调度医生,要点包括代表损伤严重性和进展的信息,指出有无致命伤,以及需要特别救治的伤情。

2. 创伤急救演习　法国每年定期组织各类主题的创伤急救演习,模拟院前创伤的急救指挥、患者的安置、伤员的分拣、医疗资源的分配等各类实际问题,从中积累经验,优化大规模创伤事件中院前创伤急救流程。

3. 法国交通伤急救体系的特点　在法国,全社会共同参与急救工作。承担院外急救服务工作的不仅有 SAMU 系统,同时还有消防队系统、私人救护车服务系统、红十字会志愿者服务系统、全科医生值班系统、军队市民安全保卫系统等。以巴黎市区为例,SAMU 系统有 11 辆救护车,设备配备齐全,均为移动的 ICU,红十字会有 10 辆、消防救护车有 70 余辆,私人救护车则多达 2 000 辆左右,配置相对简单,只能够进行初级生命支持。如此丰富的急救资源,能够很好地满足市民不同的急救服务需求。SAMU 系统在院外急救服务工作中处于核心地位,受理市民的急救呼叫,并指派不同系统的救护车出警。SAMU 的救护车只抢救和转运危重症患者,消防救护车主要承担危重症的早期复苏和救治、交通事故的现场抢救和转运。在急救现场,消防队员是急救医生的得力助手;全科医生值班系统承担着社区医疗服务和轻症患者的救治,以及健康教育工作;私人救护车服务系统,在 SAMU 调度医生的指挥下,从事移动不便的患者的搬运工作。

(五)以色列创伤急救体系

红色大卫盾组织(MDA)是以色列急救医疗服务机构(EMS)。隶属于国家红十字会,下属的急救站遍布整个以色列,主要承担全国的日常急救、大型活动医疗急救保障、群体伤害事件救援、战争救援任务,兼管全国急救网和血库等服务机构。

1. 红色大卫盾组织概况　MDA 设国家指挥中心 1 个,区域中心 11 个,125 个调度救助点,2 个空中救助站;全国指挥中心对区域中心有指挥权和领导权,区域中心负责日常急救,大型群体伤害事件由国家指挥中心指挥。全国 MDA 通信和调度信息联网,同时与医院信息联网,掌握当日各医院空床数量。在系统的控制上,以色列 MDA 院前组织的急救行动都配有专门的具有相关领域硕士毕业的组织指挥人员,不仅保证了抢救行动的秩序,衔接起院前与院内的抢救,而且可以最大限度地临时调集人力和设备投入抢救。MDA 目前拥有 1 545 名员工,11 450 名院前急救志愿者;救护车 826 辆,其中包括 494 辆 BILS 白色面包车;165 辆 ACLS 流动重症监护车(即车身两侧有橙色条纹,仅应对最严重病例提供高级生命支持)。其中,167 辆 BILS 车头为红色的远程野外救护车;另拥有 25 辆 MCRV 大型救护车,120 辆先锋摩托救护车,22 辆应急物资供应车。应急车辆常备不懈,车载设备、器材备份充足,通信设备畅通,每人随身携带 MDA 通信 BP 机。救护车上的工作人员通常为急救士,与美国的初级和中级紧急救护技术员水平相当,流动重症监护车配有护理人员和医生。急救调度中心配备一流的通信设备,全国统一呼救电话"101"年出车量约 64 万次,平均每天出车 1 754 趟次。每个接线台前有 5 台电脑,调度员能从电脑上详细掌握报警地点、附近急救站的车辆数量及每辆救护车的使用情况等信息。还建立了特殊调度室,以便在恐怖分子袭击、战争、核电站事故等发生时紧急使用。MDA 院前组织不但可以调度管辖下的急救站,还可以调度空中部队、海上救护艇及其他地区的急救力量,实现水陆空立体救护。

2. 完善的群体伤害救援体系　以色列群体伤害救援组织是由 MDA、国防军、国家警察、消防队、卫生部、环保局(检测毒物、毒气)等部门组成。MDA 参与大型活动的医疗保障预案制定,所有大型活动举办前提是必须具备经过 MDA 认可的医疗保障预案;每年将组织不同规模和次数的演习,结束后进行回顾性总结,及时解决出现的问题,提高整体救援水平。各系统指挥人员随时沟通,相互熟悉,以便于实战时协调指挥、配合默契。MDA 注重群体伤害救援的培训工作,以上各部门的所有人员都要进行系统的医疗救援培训。国家对医院的应急救援有具体要求,各医院应具备能接受本院床位数 20% 增长的应急能力和物资。卫生部每年拨发专项经费和设备,同时在不同区域的医院设立毒物、生化、核放射等救治中心,定期进行演习考核讲评。

3. 标准化的急救资源配置 为了在突发事件发生后尽快、尽可能地挽救生命,以色列在各大城市和人群聚集点安装了 500 多个紧急救援箱,分别上锁和密码,救援包中配备有绷带、血浆和电子复苏器等多项救援必备装置。一旦附近有情况发生,救援人员可以就近取出救援包,在第一时间赶赴现场。除此之外,所有的救护直升机、救护车、救护艇均配有呼吸机、心电监测仪、自动除颤器、氧气瓶、插管器械、急救药品箱、担架、真空固定垫等,形成了一间流动的 ICU。车内还有灵敏度很高的通信装置。由于救护设备的标准化配置,急救医护人员在车内能及时为病伤者实施各种救护。

4. "全民皆兵"的创伤急救培训模式 为了有效地提高创伤急救生存率、降低患者因救治不及时而造成的死亡和伤残,以色列十分重视全民的院前急救培训。国家法律明文规定,司机、教师等尤其是公共场所的从业人员必须接受规定时间的急救培训,掌握急救基础知识,以期随时可以成为第一现场急救的志愿者。

5. 强大的志愿者联盟 红色大卫盾组织的主要工作人员是志愿者,每年有 11 450 多人为其提供超过 100 万小时的志愿服务。所有志愿者都要参加 MDA 的课程,学时 60 小时,内容涉及普通疾病到创伤,以及大规模人员伤亡事件等各种主题。培训考核合格的学员在颁发合格证后可成为正式的救护志愿者,配备特制的统一标识(马甲)和小急救包。志愿者 BP 机入 MDA 通信网,派往全国各地,与当地志愿者一起在救护车中提供初步医疗救护。当有群体伤害事件发生时,指挥中心通过 BP 机发出警报,此时就近的志愿者可自驾车辆到现场参与抢救。

6. 不断完善应急预案和演练 以色列创伤群体伤害事件救援,是在特定的社会环境中逐渐形成的体系。创伤急救应对群体伤害事件的预案具有可操作性,各部门定期组织大型演习和单项应急演练,演练后,集中所有观摩者及演练者一起回顾演练情况,总结经验与教训,根据暴露出来的问题不断修改并完善应急预案。

7. 多载体救护车辆 以色列配有设备精良齐全的多载体救护车辆,车上均装备定位与导航、语音通信系统。如上下班高峰期或道路狭窄,可选择先锋摩托救护车避开拥堵于第一时间到达现场;在地势恶劣的环境,可派遣越野救护车;如面临群发伤,有 25 辆救护车专门用于伤员集体转运;如遇有重症者,MDA 直接派出 ALS 流动重症监护车,并可通过车辆视频指挥现场急救。这样的分工配置使得更多的患者能够得到第一时间的救治。运输设备的多样化及其合理配置已彰显出其优越性和先进性。

二、我国创伤中心发展与现状

创伤救治体系是有组织地为所在区域创伤患者提供全方位的、快速的、高效的和最佳的救治服务,并与 120 急救系统共享资源。其主要任务有 3 个方面:一是对公民进行教育、宣传和培训,识别导致创伤的危险因素,降低创伤发生率,培训公民在创伤意外发生时的自救与互救能力;二是在创伤发生后,能够提供最佳、快速、有效的服务,直至康复,恢复工作或生活,从而降低病死率、伤残率和生命损失年数;三是通过建立完善的创伤救治体系,为自然灾害、人为灾难或恐怖袭击以及发生战争时提供便捷的服务和系统的服务保障。

在我国,以院前 120 急救为主体的急救医疗服务体系(EMS)逐步完善,并进入农村乡镇,院内急诊科为代表的急救服务也有了行业规范与标准。但随着科学技术进步,汽车工业、航空业等的发展,人的生活范围越来越大,参与的社会活动越来越多,人们更容易受到伤害;工业、建筑业的发展,也给相应领域的工作人员带来了受伤的概率;生态的失衡,环境的破坏,自然灾害如泥石流、地震、水害等也频繁发生;局部民族冲突也常常发生,局限性战争不可避免。如此诸多因素,造成了创伤意外事故增加,伤员增多,而且伤情的复杂程度和救治的难度越来越高。以道路交通事故创伤为例,我国道路交通伤造成的伤亡人数连续 20 年高居世界前两位。2004—2015 年,中国高速公路共发生事故涉及伤亡 216 400 人,总病死率高达 33.87%。发达国家自 20 世纪 70 年代开始建设的基于三级创伤中心的区域性创伤救治体系,已成功将三峰模式的创伤死亡转变为单峰模式。创伤救治也是突发事件紧急医学救援的重中之重,国家卫计委颁布的《突发事件紧急医学救援"十三五"规划(2016—2020 年)》,指出我国紧急医学救援综合实力尚不能很好满足突发事件应对的实际需要,其中一个主要表现是全国区域布局的专业化紧急医学救援网络还未形成,基层紧急医学救援能力亟待加强;专业人才培养和学科建设需要加快推进。建设创伤中心已成为我国医疗卫生体制改革与发展的重要内容之一。

(一)我国创伤救治和创伤中心建设的现状

严重创伤是一类对伤员全身生理状况影响较大,导致其病理生理变化急剧,且危及生命的损伤。伤员如得不到及时救治,就会导致病死率升高。我国医院内创伤救治尚无统一模式,主要有两类。一是分科分段式:分科指由急诊科根据伤情邀请相关专科会诊处理各部位损伤,分段指在时间节点上急诊科、专科手术和重症监护(intensive care unit,ICU)等分属不同科室,这一模式为大多数综合性医院采用,近年来区、县医院发展也多采用此类模式;二是整体一段式:由专业化的创伤外科或急诊外科(以下称为"创伤中心")负责创伤患者的院内早期救治,包括手术和监护,对多发伤救治、复苏性的手术具有明显优势,近年来取得较快发展,基本特征是"多发伤等严重创伤患者集中病房收治"和"实体化的多外科和重症医师团队"。由于缺乏顶层设计,未纳入等级医院评审的范畴,无统一标准,创伤中心建设仍然面临诸多困境,包括以下 4 个方面。

1. 缺乏区域性创伤体系的设计 我国多数地区以急救医疗体系代替创伤救治,无创伤分级,无法定的创伤中心,不同级别医院缺乏分级救治机制。随着医疗卫生体制改革推进,肿瘤、冠心病等疾病分级诊疗体系逐渐形成,出现两种倾向:一是区域性医疗中心争相打造精准医疗、微创医疗等高技术平台,创伤则进一步被边缘化;二是基层医院放弃上级医院重点打造的高技术学科或病种,依托创伤救治就近救急的规律,超范围收治截留严重创伤患者,漏诊率、并发症率和病死率居高不下。再有就是各级医院打造特色、差异性竞争、错峰发展等策略,但创伤中心建设多流于形式,有牌无实。各地普遍建设应急救援队,但因缺乏实战经验,导向不清,缺乏规划建设为应急救援队提供支撑的创伤中心,或未向创伤中心配置足够的资源等。创伤中心作为区域性创伤体系的基本组成,如果不能依托区域性创伤体系,则单独存在的创伤中心难免成为"无源之水"或"无根之木",发展终将受限。

2. 未构建可持续的创伤中心发展机制 医院以疾病的思维对待创伤,急诊科、影像科、输血科和手术室等相距遥远,空间设计不合理导致严重创伤院内转运时间延长。在未建设创伤中心的单位,创伤患者分散于各个专科中,会诊制解决诊治问题,使得术前时间延长。着手建设创伤中心的单位,虽然意识到其重要性,但限于传统学科的强大和运行机制的惯性,创伤中心建设屈服于强势学科,各个专科都建立如 ICU 般的创伤小组,或抽调非一流团队组建创伤急诊外科,或依靠虚拟联邦制的专家组,有名无实,甚至成为"伪"创伤中心。张连阳团队调研的 30 家医院中,11 家三级医院(73.33%)、4 家二级医院(36.36%)和 3 家一级医院(75.00%)建立了集中收治创伤患者的创伤中心,这些单位首先需要解决创伤中心学科边界的问题,宽泛的边界可导致后续学科间矛盾迭出。实际情况是多数设定了狭窄的边界,未纳入其他时效性明显的病种(如急腹症等);未给予创伤学科带头人足够的支持,导致创伤学科难以与相关学科有效沟通和协作;未按照全院一盘棋的思路整体设计创伤救治流程。以上问题导致创伤中心缺乏可持续发展机制,成为"院长依赖型"学科。

3. 学科运行机制不符合创伤紧急救治需要 限于区域性和医院的医学发展及学科布局等原因,有的创伤中心未组建多学科队伍,导致挽救生命等复苏性手术和生命支持等救治措施无力开展;或没有为学术队伍规划职业发展前景,导致学术梯队不齐,学科发展后继乏力;或为了生存和发展,利用带头人自身背景和可用资源,发展创伤中的某个部分,如骨伤等,以偏概全;未遵循创伤发展的客观规律,不走整合大道,继续各管一段,未设计多学科团队的融合机制;未或无法取得医院管理层和专家层的共识,强行突破,得不到医院传统学科支持和支撑,低水平运转;或为满足质量控制和数量指标的管理要求,收治一些超出能力范围的病种。

4.创伤中心医师队伍和能力亟待提升 创伤中心建设,除了解决体制和机制问题外,细节决定成败,医护人员技术能力是决定创伤中心发展成败的核心和关键。精准的创伤紧急救治前提是预判患者病情走势,正确评估伤情;其次是由创伤中心团队来实施手术或生命支持。创伤中心建设的前提是高素质的多学科团队构建,但创伤急诊外科涉及技术范围宽泛,人才培训周期长,一专多能的外科医师知易行难。目前,国内仅华中科技大学同济医学院附属同济医院等少数创伤中心实现了真正意义上的"全外科技能",其他多数是依托腹部外科、神经外科和骨科等背景的外科医师团队解决临床问题,当然创伤中心医师仍然必须具备跨学科的理论知识、ABC紧急评估和处置能力。由于创伤中心人员未掌握腔镜、介入等微创技术,或已掌握的学科不支持,使严重创伤伤员不能获益于这些技术进步。又如腹腔扩容术是腹腔间隙综合征患者获救的新技术,但由于认识不到位等原因,不在腹腔高压症阶段果断实施,到了腹腔间隙综合征阶段再做,导致效果不佳,病死率高。

(二)我国创伤救治和创伤中心建设策略

创伤中心相对于其他医疗中心,被赋予更多的社会责任与使命。以美国为代表的发达国家自20世纪70年代就构建了以分级救治为主体的创伤救治体系,根据救治中心救治水平不同设立了Ⅰ~Ⅳ级创伤中心,规范了各级创伤中心的能力建设标准,效果显著。针对我国医院严重创伤救治存在的瓶颈,政府、行业学会层面和各级医院应着手推进创伤中心建设,提升中国创伤救治能力。

1.顶层设计创伤中心建设认证 在政府和行业学会等高层设计层面应基于经济社会发展和医疗卫生体制改革需求,确定建设区域性创伤中心思路,在一级学科"临床医学"、二级学科"外科学"下设三级学科"创伤急诊外科",使创伤中心从业医师有所归属,有自身职业晋升的阶梯。根据区域内人口、交通和医疗资源,其中中国医师协会创伤外科医师分会等学术组织,依托创伤救治工作开展较好、专业技术水平高和学科人才队伍发展整齐的各级医院,因地制宜制定一级、二级和三级创伤中心规划,确定各级中心的职责、权利和义务,制定创伤中心设立、建设、验收和复审的规范程序,其中一级创伤中心为区域性救治权威机构,从业人员应是全职,规划中应集中资源,确保区域性创伤中心的发展。

2.创伤救治或灾难救援为学科发展重点 各级创伤中心所在医院坚持以创伤救治或灾难救援为重点发展方向。医院发挥全院集体智慧,构建创伤中心持续发展机制。医院应集中现有资源建设创伤中心,形成与传统优势学科高效协同的机制,应划定创伤中心的学科边界,且基本模式可采用"创伤外科+创伤ICU+急腹症外科"。创伤中心应以严重创伤紧急救治为学科发展方向,整体设计创伤患者院内紧急救治的路径,"急诊—影像—手术"科室间路径清晰,距离小于50m,不走回头路等。"多发伤"应成为医院病案管理规范的诊断,并建立包括全部来院创伤患者的数据库,为创伤中心质量持续改进提供依据。

3.创伤中心从业人员培训和资质 应紧扣创伤救治能力核心,通过规范化培训提升创伤中心团队整体能力。中国医师协会创伤外科医师分会2016年启动的中国创伤救治培训(CTCT)是创伤中心从业人员任职教育的良好样本。该项目根据创伤紧急救治循证医学原则和国内现状制定培训教程,严格遵循时间(1.5天)、学员人数(60人以内)和讲师队伍(5~7名)等三个有限的原则,目的是使经过培训的人员能安全、规范和高效地评估和处置严重创伤和群体创伤。因紧密贴近临床实际,学习互动性强、培训效果好,启动以来一直得到业界的高度评价和支持,并成为一些地区创伤中心从业人员的标准培训课程。在未来,CTCT将依托我国各省创伤同道和建设中的创伤中心,加快推进步伐。

4.高效的组织严重创伤的救治 不论是单个伤员,还是灾害时的批量伤员,最主要的不是技术,而是高效的组织,包括院前救治、院前转运、院内救治和院间转运等各个环节。我国因交通事故等导致的严重创伤发生率居世界前列,但救治能力及效果与发达国家相比仍有差距。我国大多数综合性医院采用分科分段式救治模式,即便少数建设了集中收治模式的创伤中心但也面临诸多困境,包括:①缺乏区域性创伤体系的设计;②医院不建设创伤中心或未构建可持续的创伤中心发展机制;③学科运行机制不符合创伤紧急救治需要;④创伤中心医师队伍和能力亟待提升。以陆军军医大学(原第三军医大学)大坪医院、华中科技大学同济医院、浙江大学医学院附属第二医院、重庆市急救医疗中心、解放军117医院、上海交通大学瑞金医院、浙江丽水市人民医院、浙江天台县人民医院、重庆北碚中医院、重庆黔江中心医院等12家三级医院(包括中医或专科三甲医院)为例,创伤患者占全部收治患者的16.13%,是各医院收治的主要病种。但创伤患者收治模式、救治流程各有不同,各具特色。有的急诊、创伤外科和重症监护并重,有的重症生命支持凸显,有的以外科救治主导;有的院前、院内有机结合,有的受所在城市"120"资源的限制没有院前救治;有的仅收治创伤患者,有的以收治急腹症、普通外科患者为主等。

总体而言,我国各地创伤中心建设已成蓬勃发展之势。但应该清醒看到,我国创伤中心建设仍然面临诸多困境,我国各医院建立创伤中心多出于临床实际需要,或结合自身资源情况自发建设,其创伤救治能力发展状况极不平衡。另外,不同级别医院创伤患者的转诊尚未形成法定制度,往往建立在医师个人之间联系或患方的意愿,无指征转运、转运中意外时有发生。通过将创伤中心列入学科目录,按区域规划创伤中心建设并配置资源、医院扎实推进和学科人才建设,才能使创伤中心落地生根,茁壮成长。

(三) 创伤中心认证体系

随着社会的发展,大宗灾难、群体伤发生率不断上升。创伤已成为我国青壮年最主要的伤残和死亡原因。仅交通伤死亡每年就超过10万人,平均每天300人。道路交通伤和高处坠落伤等高能量致伤因素造成的严重创伤救治难度显著增加。创伤是时间敏感性疾病。采取措施的时间不同,其效果不同,时间愈早,措施愈合理,伤员伤死率就愈低。中国创伤救治的总体水平与发达国家及指南要求仍有差距,主要体现在患者发病后就诊时间延误和就诊以后医疗系统内的耗时过长,让许多患者错过"黄金1小时"救治时间,从而导致多发伤等严重创伤患者死亡率较高和长期预后较差,这与我国尚未广泛开展创伤中心的建设有着一定关联。

不断加强多发伤等严重创伤救治时效和整体理念,构建全国各省、市、区统一高效、规范有序、协同联动、扎实完备的多发伤等严重创伤多学科协同救治体系,是贯彻落实习近平总书记关于"牢固树立安全发展理念,健全公共安全体系,推进突发事件卫生应急监测预警和紧急医学救援能力建设,提升防灾减灾能力,努力减少公共安全事件对人民生命健康的威胁"重要指示的具体体现,是适应打造健康中国的内在需要,是创新急诊急救服务,推进各省、市、区严重创伤等危急重症紧急医学救援综合实力达到国际一流水平的重要举措,是促进区域创伤救治体系资源整合、提升急救急诊服务能力的健康工程,是推进创伤等重大疾病的分级诊疗工作、健康扶贫关口前移的民心工程。

为进一步提高我国各省医疗机构多发伤等严重创伤规范化的集中医疗救治水平,应在全省医疗机构内部实现各相关专业统筹协调,有效加强学科间紧密合作,充分发挥学科间的优势互补作用,成立相对固定的实体化多发伤等严重创伤多学科协同救治团队,不断提高创伤救治的时效性,为患者提供医疗救治绿色通道和一体化多学科协同综合救治服务,最大限度挽救多发伤等严重创伤患者的生命,最大限度恢复患者生理功能,不断改善患者的救治结局。根据《国家卫生计生委关于印发突发事件紧急医学救援"十三五"规划(2016—2020年)的通知》(国卫应急发〔2016〕46号)、《国家卫生计生委、国家中医药管理局关于印发进一步改善医疗服务行动计划(2018—2020年)的通知》(国卫医发〔2017〕73号)和《关于进一步提升创伤救治能力的通知》(国卫办医函〔2018〕477号)的要求,我国各省正积极谋划建设与胸痛中心类似的创伤中心,但创伤手术涉及各外科专科,简单套用胸痛中心的做法,难以达成目的,而目前又尚无成熟的创伤中心评审标准可供参考。为切实推进我国各省规范化、标准化创伤中心建设,建立符合立体紧急医学救援特色的创伤中心分级认证体系,由贵州省卫生健康委员会、贵州省援黔专家团、贵州省医院协会等成立的以王正国院士为主任委员的"创伤中心建设标准(贵州省)专家委员会",现基于国内外严重创伤救治循证医学证据,结合目前我国各省、市、区医院创伤救治能力建设现状,制定了创伤中心建设(贵州省)认证标准,以指导各省、市、区创伤中心的建设和发展。

1. 总体要求

(1) 指导思想。全面贯彻落实党的十九大精神和习近平新时代中国特色社会主义思想,认真落实党中央、国务院的决策部署和全国卫生与健康大会精神,坚持以人民为中心的发展思想,以实施健康中国战略为主线,构建全国各省、市、区统一高效、规范有序、协同联动、扎实完备的多发伤等严重创伤多学科协同救治体系,不断改善严重创伤患者的救治结局。

(2) 建设目标。各有关单位要根据创伤中心的功能定位、条件等,结合当地的救治需求和医疗资源实际,统筹规划创伤救治中心的等级、数量、布局,明确建设目标、任务要求和时序进度,有序推进创伤救治中心建设。利用 3 年时间(2020—2022 年),在全国各省范围内创建创伤中心为核心的创伤分级救治体系。原则上,二级以上(含二级)承担创伤接诊任务的医院应纳入创伤中心建设单位,其中 50% 以上的医院通过各省的创伤中心认证。各市州至少设 1 家三级医院认证一级创伤中心和 3 家二级医院认证二级创伤中心。各级创伤中心要建立严重创伤患者救治的绿色通道,努力缩短院内术前时间,建立可持续的多学科团队技能维护机制,保障医疗质量与安全。一级创伤中心应发挥在严重创伤紧急救治、创伤医学人才培养、创伤基础医学研究与临床研究成果转化、应对重大公共卫生问题等方面的示范和引领作用,以点带面,在全省基本形成城乡一体的创伤救治体系。不断提高各省多发伤等严重创伤规范化诊疗水平,降低患者的死亡率和致残率。

(3) 强化协作。各省内地、市、州卫生健康局要加强院前急救体系建设,科学合理布局院前急救体系,完善院前急救功能,加强与创伤救治中心的有机衔接。同时,要加快推进区域信息化建设,实现院前与院内、各级创伤救治中心与医疗卫生机构间互联互通、信息共享,充分发挥信息化的支撑和纽带作用。各创伤救治中心建设单位要建立健全院内协同工作机制,依托信息化手段有效配置院内各科室人员,做到分工协作,确保创伤患者能够得到及时、规范、高效、连续的诊疗服务。

(4) 工作责任。各市、县、区卫生健康局要做好宣传、培训工作,为创伤救治中心建设营造良好氛围。同时,要结合本区域实际制定建设规划,加强责任落实,推动各级医疗机构加强创伤中心建设,并将实施过程中的问题和建议及时上报。

2. 有关定义

(1) 创伤救治体系(trauma systems)。是有组织地为所在区域创伤患者提供全方位的、快速的、高效的和最佳的救治服务,并与 120 急救系统共享资源。目前在我国,创伤救治体系由 120 指挥中心和各级医院组成,医院承担院前急救、转运和院内救治等功能。其主要任务包括公众教育,提供最佳、快速、有效的创伤救治服务,为灾难救援提供便捷的服务和系统的服务保障。

(2) 创伤中心(trauma center)。是通过整合院前急救、转运、院内急救等现有资源,其中院内资源包括医院内急诊科、各外科专科、重症医学科、输血科、麻醉科手术室和影像科等资源,实现院前-转运-院内(包括不同级别创伤中心之间的院间转运)等各个救治阶段无缝隙的衔接,在最短时间内将严重创伤患者送至具有救治能力的医院接受最佳治疗,改善患者结局。

(3) 一级创伤中心(level I trauma center)。为区域内创伤救治能力领先的三级甲等综合医院,是区域内创伤救治体系的最权威专业机构,在创伤急救中起主导作用;提供 24 小时在位的、有能力进行创伤患者完全复苏的院内创伤队伍,能救治批量的、各种类型的创伤患者;提供确定性的外科专科处理;负责创伤急救的教学、科研和预防工作;制定和规划创伤急救系统。

(4) 二级创伤中心(level II trauma center)。为拥有类似一级创伤中心临床资源的市、区、县级医院,为区域性创伤救治体系最普遍机构;能救治绝大部分创伤患者;具备运送伤员至上级医院救治的能力。

(5) 三级创伤中心(level III trauma center)。为拥有有限的临床救治资源的一级或二级医院,包括社区或乡镇卫生院;在有效时间内能获得外科医师的支持,具备对伤员的快速评估、复苏、简单急诊手术和稳定生命体征的能力;具备运送伤员至上级医院救治的能力。

3. 组织机构　创伤中心的认证是一个复杂、系统和持续性的工作,主要目的是推动创伤中心工作质量的持续改进。同时,必须有权威性的常设机构负责认证工作,引导创伤中心的建设。创伤中心的建设涉及多学科,由多个学科共同组成的机构负责创伤中心的认证更为实际。待时机和条件成熟时,成立更具有代表性的多学科联合的全国性创伤中心组织及认证机构,实行动态管理。

(1) 各省卫生健康委成立创伤救治中心建设领导小组(下设办公室)。

组长:1人。

副组长:5人。

成员:各省部分等级医院的院领导或医务部门负责人。

主要职责:负责全省创伤中心建设的组织与管理。制定建设方案和建设标准;组织专家组对已认证单位和申报单位进行监督、指导和评估,定期审定发布认证单位名称。负责组织和推动省内多发伤等严重创伤相关知识的媒体宣传和大众教育。制定各省创伤救治中心专家委员会的工作规则和工作流程。拟定创建创伤救治中心申请受理流程。组织开展创伤救治中心建设调查研究、技术咨询、科研教育;做好培训和相关学术交流合作,负责工作情况报告和工作总结。医科大学附属医院办公室负责创伤中心认证申请受理工作。

(2) 各省卫生健康委成立创伤救治中心建设专家委员会。

名誉主任委员:1~3人。

主任委员:1人。

副主任委员:5~7人。

秘书长:1人(兼)。

委员:若干名。

主要职责:充分借助医疗卫生专家团、医疗对口帮扶等资源,指导各省创伤中心的建设等,全面提升各省医疗机构急诊急救医疗服务能力及多发伤等严重创伤患者的救治水平。制定各省创伤中心建设标准和认证实施细则;参加对已认证单位和申报单位进行监督、指导和评估,推动省内多发伤等严重创伤相关知识的媒体宣传和大众教育。负责把握环节质控及上报数据的分析、持续改进创伤救治工作。

(3) 各市州卫生健康局成立创伤救治中心建设领导小组及办公室。负责组织、指导、落实辖区内医院创伤中心建设相关工作。各市州卫生健康行政部门要根据区域的具体情况(区域的面积、人口、地理特点、交通状况、医疗资源配置等),逐步在当地现有的三级甲等综合医院内建立并完善区域性创伤救治中心。避免低水平建设和重复浪费,100万~200万人口的区域内建议设一级创伤中心1个,并为创伤中心配置相应3~5个协同的二级创伤中心等医疗资源。各市州至少设1家三级医院认证一级创伤中心和3家二级医院认证二级创伤中心,鼓励有条件的医院申报一级创伤中心或二级创伤中心。完善血站服务体系建设,健全血液应急保障机制和血液调配制度,保障创伤救治临床用血。各级院前急救指挥体系承担辖区内急性创伤救治体系建设的任务,绘制创伤中心救治地图。120急救体系优先转诊多发伤等严重创伤患者到一级、二级创伤中心救治。卫健局在应急任务和经费投入方面向创伤中心倾斜等。

4. 实施步骤

(1) 组织实施阶段(2020年1月—2022年12月)。每年5月前,拟申报创伤中心认证的医院提交《创伤中心认证申报表》及相关申报材料至省卫生健康委创伤中心建设领导小组办公室。省卫生健康委创伤中心建设领导小组按照建设标准,组织专家组开展资料审核、现场核查和认证工作,对认证通过的单位,授予"一级创伤中心"和"二级创伤中心"标牌。认证工作分3批进行:

1) 第一批。为2020年6—12月,在各省、市、区域内认证5家"一级创伤中心"和10家"二级创伤中心",各市州至少认证1家一级创伤中心中心和1家二级创伤中心。

2) 第二批。为2021年6—12月,在各省、市、区域内认证5家"一级创伤中心"和20家"二级创伤中心"。

3) 第三批。为2022年6—12月,在各省、市、区域内认证5家"一级创伤中心"和30家"二级创伤中心"。

各省、市、区卫生健康委创伤中心建设领导小组每年至少开展2次创伤中心建设相关培训会议;协助各市州绘制创伤救治地图;每年对已认证的创伤中心进行督导检查,并推荐 2～3 家医院申报国家创伤中心。各市、州卫生健康局每年对辖区内的创伤中心建设单位至少开展 1 次督导检查,督促有条件的医院积极申报省级创伤中心认证,组织专家开展辖区内三级创伤中心认证工作。

(2) 总结评估阶段(2022 年 12 月)。各级卫生行政部门对本辖区内的创伤中心建设情况进行总结,形成报告提交至省卫生健康委创伤中心建设领导小组办公室。省卫生健康委创伤中心建设领导小组召开全省创伤中心建设总结大会,组织各市州、各级创伤中心进行经验交流、宣传和推广好的做法和经验,并对先进单位及行政部门进行表彰。

5. 组织程序与实施细则　凡在中国境内注册的医院所建立的创伤中心,在实际运行至少 6 个月后可以申请省、市、区创伤中心的认证,申请认证的基本程序如下。

(1) 认证申请。拟申请认证的创伤中心在各省、市、区创伤中心建设领导小组办公室认证办公室获得认证申请编号;提交申请认证的基本要求。

(2) 初步审查。经认证办公室初步审查合格后,申请者提交正式的认证申请书及认证所要求的相关材料;形式审查合格后提交纸质材料。

(3) 形式审查。认证工作办公室负责进行申请书及(和)认证材料进行形式审查,资料齐全后提交认证工作委员会 3 名专家对申请材料进行全面评估。

(4) 专家评估。评估专家应在 2 个月内完成对认证材料的全面评估,对照认证标准和评分细则进行量化评估,并作出以下 3 种结论之一:①基本符合认证标准,同意进行现场核查(是指申请单位已经满足认证的基本条件和资质以及其他要素中要求必须达到的条件);②需要补充相应材料后再次评估(需明确指出补充的材料种类),提交补充材料后再次评估;③不符合认证基本条件。

(5) 专家意见汇总。由认证工作办公室汇总 3 名专家意见,按照少数服从多数的原则决定是否进行现场核查,两名以上专家同意进行现场核查者启动现场核查程序,与 3 名专家协调确定具体现场核查时间,并提前 1 个月通知申请单位。

(6) 现场核查。由 3 名认证专家进行现场核查,原则上现场核查的时间是两天,核查的内容包括认证标准中的所有评审项目,并进行细化评分,按照 3 名专家的平均分作为最后评分。总分 3×60 分以上者为通过二级创伤中心认证的标准,总分 3×80 分以上者为通过一级创伤中心认证的标准,总分 3×90 分以上者推荐建设国家区域创伤中心。但需要将考核情况及评分提交认证工作委员会进行讨论,至少需要 7 名以上工作委员会成员(含参与资料审核和现场核查的 3 名专家在内)参与讨论,经投票(超过半数以上同意)决定是否通过认证。

(7) 创伤中心认证授牌。对于通过认证的创伤中心授予省级创伤中心认证标志,未通过或材料审查不合格者可以在整改至少半年后再次提出申请。再次认证时申请单位可以要求 1～2 名认证专家回避。

(8) 认证效期。认证有效期为 3 年,申请再认证的创伤中心应在最后有效期达到前 4 个月提交再认证申请,再认证费用减半,再认证通过者继续使用认证标志,再认证的有效期延迟至 5 年,未通过者收回认证标志。

(9) 创伤中心公示。各省、市、区创伤中心建设领导小组办公室认证适时公布获得或取消认证资格的创伤中心名称,并同步向社会公布。

(四) 创伤中心建设标准

创伤中心的建设目标是要建立"在最短的时间内将严重创伤患者送至具有救治能力的医院接受最佳治疗"的机制,通过对严重创伤救治现状的分析,确立创伤中心建设的基本理念:二级创伤中心以具备开展创伤复苏性手术能力的医院为核心。一级创伤中心以具备开展创伤复苏性手术与二期确定性手术治疗及创伤危重并发症处理能力的三级甲等综合医院为核心,通过对医疗资源的整合建立起区域协同快速救治体系,以提高严重创伤患者的整体救治水平。为实现此目标,创伤中心认证标准共包含五大要素:基本条件与组织建设 100 分(30%)、对多发伤等严重创伤患者的评估及救治 100 分(10%)、院前急救系统与院内绿色通道的整合 100 分(20％)、培训与教育 100 分(10％)、医院安全质量持续改进 100 分(30％)。

1. 基本条件与组织建设

(1) 医院创伤救治能力。创伤中心所在区域性中心医院创伤救治能力应在当地处于领先地位,并每年有一定的创伤患者收治数量。一级创伤中心年收治创伤患者 1200 例以上,二级创伤中心应年收治创伤患者 600 例以上,其中严重创伤患者占 20％以上。申请认证前创伤中心应成立且实际运作至少 6 个月以上。

(2) 创伤中心区域卫生规划及配置相应的患者等资源。所在区域内(地、市、州等)卫生行政部门要根据区域的具体情况(区域的面积、人口、地理特点、交通状况、医疗资源配置等)逐步在当地现有的综合医院内建立并完善区域性创伤救治中心,避免低水平建设和重复浪费。100 万～200 万人口的区域内建议设一级创伤中心 1 个,并为创伤中心配置相应的 3～5 个二级创伤中心协同等资源。50 万人口左右的市、区、县区域内建议设二级创伤中心 1 个,并为创伤中心配置相应的患者等资源。创伤中心是通过整合院内外相关优势技术和力量为严重创伤患者提供快速诊疗通道的机构。创伤中心建设涉及医院内外许多部门,故必须有一套相应的组织机构进行协调和管理,组织机构的形式可以因不同医院的实际情况而定,但基本要求和任务是相同的。

(3) 创伤中心成立。医院发布正式文件成立创伤中心、创伤小组及创伤中心专家委员会。

1) 主任委员:由医院院长或分管医疗的副院长担任创伤中心委员会主任委员,主持创伤中心委员会的建设和重大决策。

2) 实体化病房:创伤中心有收治多发伤等严重创伤的实体化病房,如急诊外科、重症医学科或创伤外科等,二级创伤中心床位≥20 张,一级创伤中心床位≥40 张,有 6 名固定医师以上的编制。

3) 创伤小组:为固定的创伤救治队伍,由多学科团队组成。具备严重创伤损害控制性复苏和损害控制性简明手术能力。一级创伤中心具备二期确定性手术能力,并负责严重创伤的一体化救治。

4) 创伤中心专家委员会:由创伤救治所涉及的临床、影像、检验、后勤及机关等专家组成创伤中心专家委员会,正式文件明确创伤中心委员会的工作职责;明确创伤中心委员会具有调动医院所有资源为创伤中心建设和运行提供保障的权力;构建创伤中心可持续发展机制,明确创伤中心与医院其他学科间的边界和协作关系。

(4) 医疗主任和协调员。任命创伤中心医疗主任和协调员,要求如下。

1) 医疗主任资质及职责:医院正式任命一名具有外科专业背景的高级职称医师担任创伤中心医疗主任,该医师应具备较强的组织协调能力,执行损伤控制复苏理念,专业技能具备对创伤性休克、严重颅脑创伤、脊柱脊髓损伤、严重胸部创伤、严重腹部创伤、不稳定骨盆骨折、颌面部创伤等急性创伤患者进行诊断、鉴别诊断及紧急救治能力;正式文件明确创伤中心医疗主任的职责。

2) 创伤中心协调员资质及职责:指定一名具有急诊或外科专业背景的医师担任创伤中心协调员,协调员必须具备正确处理严重创伤的能力;正式文件明确协调员的具体工作职责;至少参加一次中国创伤救治培训(CTCT)或创伤中心相关培训不少于 10 学时。

(5) 医院对创伤中心的支持与承诺。创伤中心建设需要医院的大力支持,医院在成立创伤中心时应发布正式文件做出全力支持创伤中心建设的承诺,该文件必须包括以下内容:

1) 全力支持创伤中心的建设与认证:医院承诺分配相应人力、设备和财政资源,并做好监察、考核、质量控制等工作,确保创伤中心规范化运行,支持并协助创伤中心实施各类培训计划。

2) 优化标识与指引、区域布局:对创伤中心在优化诊疗流程过程中所涉及的院内外标识与指引、急诊创伤复苏单元、抢救区域及批量伤员分拣区域布局等进行改造,有条件者可就近规划影像室、介入室和手术室等,有较高的利用效率。

3) 流程再造:遵循创伤规律再造医院各部门、学科的相关工作流程和管理制度,以适应优化诊疗流程、最大限度缩短救治时间的需要。

4) 先救治后收费:承诺在分诊、就诊、检验、收费、发药等环节实行急性创伤优先原则,在严重创伤患者就诊时首份血常规＋血型、FAST、螺旋 CT 等辅助检查、液体复苏、介入治疗、复苏性手术等环节实行先救治后收费的原则,并有专用流程图指引。

5) 院前急救系统联合救治协议:承诺与院前急救系统签署联合救治协议,以实现院前救治与院内救治的无缝连接。

6) 协同医院联合救治协议:承诺与基层转诊或协同医院、社区医疗机构等签署联合救治多发伤严重创伤患者的协议。

7) 替代机制:承诺不能因无床位、人力紧张、患者无力支付医疗费用等原因将多发伤严重创伤患者转诊到其他医院,以防延误救治。

8) 救护车归属医院管理:承诺对救护车救治能力进行改造,包括人员培训及设备更新,以满足转运严重创伤患者的需求。

(6) 创伤急救的配套功能区域设置及标识。

1) 急诊科、创伤中心的标识与指引:在医院周边地区的主要交通要道、医院门诊、急诊的入口处设置醒目的创伤中心或急诊的指引和标识,为不熟悉医院环境的急性创伤患者能顺利找到急诊科或创伤中心;在门诊大厅、医院内流动人群集中的地方均应有指引通往急诊科/创伤中心的醒目标识,指引需要急救的患者快速进入急诊科/创伤中心。

2) 严重创伤优先标识:急诊科分诊、挂号、诊室、收费、抽血、检验、药房等均有严重创伤优先标识。

(7) 创伤急救的功能分区。创伤中心的大部分诊疗工作在急诊科完成,急诊科应建立如下功能区。

1) 急诊分诊台:急诊分诊台应易于识别且靠近抢救区,方便步行患者进入时发现,并有醒目的标识指引急性创伤患者得到优先分诊;对于夜间急诊量较小、不具备设置夜间急诊分诊条件的医院,必须建立替代机制以确保急性创伤患者得到快速诊疗;急诊分诊台或功能替代区应配置电话及急救相关的联络系统,以便进行院内、外的沟通协调,其中应包括与院前救护车、向本院转诊的基层医院的联络机制;急诊分诊台应常备急性创伤患者时间管理节点记录表,以及伴随时钟(如果需要),以便在首次医疗接触时开始进行前瞻性时间节点记录,或者能在分诊台开始启动填报创伤数据库。

2) 创伤分诊流程图:分诊区有标准的创伤分诊流程图,指引分诊护士在初步评估后将患者分流到创伤诊室、急诊抢救室、创伤留观室或直接送入急诊手术室。

3) 轮椅和担架车:急诊科入口处应根据急诊流量配备足够的轮椅和担架车,方便多个患者同时就诊时使用。

4) 一级、二级创伤中心建立创伤诊室、创伤复苏单元(≥1 间),急诊抢救室(一级≥6 张、二级≥4 张),包含除颤仪、呼吸机、心电监护、床旁超声(FAST)、床旁 X 光机、深静脉置管、保温、加温快速输液、心肺复苏仪等设备,急诊病房(一级≥40 张、二级≥20 张),留观室(一级≥8 张、二级≥6 张)等功能区域,具备创伤 ABCDE 评估条件,确保在首次医疗接触后 10 分钟内完成检查评估。配备供氧系统、急救器材和急救药品及包扎固定材料,上述抢救设备、面积、床位等配置应以能满足医院所承担的急诊任务为原则。急诊科应具备床旁快速检测肌钙蛋白、血气分析及 D-二聚体的设备,确保抽血后 20 分钟获取检测结果。一级、二级创伤中心有专门的急诊手术室(≥1 间),能够随时为创伤急救病人提供紧急手术,介入导管室、手术室“24 小时×7 天”开放;医学影像(含增强 CT)、药房、输血等能提供“24 小时×7 天”服务。

(8) 人员资质。

1) 创伤医师:至少有 2 名接受过规范培训、具备急诊复苏手术能力的副高级职称的急诊科/外科医师,且每人年急诊手术量不低于 50 例。

2) 急诊专科护士:至少具有 3 名经过专门创伤辅助技术培训、熟悉创伤抢救室工作流程的急诊专科护士,且每年至少接受一次 4 学时以上的创伤新知识培训,获得证书。

(9) 专科条件。

1) 外科专科能力:外科各专科在当地具有相当的区域优势,能为本地区其他医疗机构提供严重创伤急危重症抢救、复杂疑难病例诊治以及继续教育等服务和支持。

2)重症监护室:一级创伤中心配备≥10张的集中收治创伤病人监护室(TICU/EICU);二级创伤中心配备≥6张EICU/ICU。

3)严重创伤生命支持能力:具备快速完成严重创伤生命支持的能力,包括急诊中心静脉置管、骨通道、颈托和骨盆带安置、气管插管、胸腔闭式引流等的能力。实施损伤控制性复苏策略,以最快的速度找到出血部位、最简略的手术方式处理创伤活动性出血。损伤控制复苏手术包括创面、腹膜外、腹膜后填塞,使用止血带、临时支架外固定,血管结扎或临时分流,动脉造影和栓塞,主动脉球囊阻断等。3位核心成员具备剖腹和剖胸紧急手术、四肢血管损伤救治、颅内血肿清除去骨瓣减压、骨折外支架固定等损害控制性复苏手术能力。手术室基本设备(状态良好的数字血管影像设备、监护设备,含无创性和有创性血流动力学监护设备、呼吸机、除颤器、自体血回输机、心脏临时起搏器等生命支持系统)能满足急诊手术的需要,并常备急诊创伤所需的各类耗材。

4)创伤手术量:在医院过去一年中,一级创伤中心多发伤等严重创伤手术量不少于200台,二级创伤中心不少于100台。

5)急诊手术室及介入室:急诊手术室激活时间(最后一名手术人员到达手术室)小于30分钟,具有365天/24小时全天候开放能力;如果急诊手术室暂时不可用,应启动相应方案和程序。有时急诊手术室会出现设备故障、进行维护或有占台现象,此时需要制订相应备用计划,确保高危患者能立即治疗。

6)"先救治、后收费"流程图:有指引针对多发伤患者实施先救治、后收费(先手术、后补办住院手续)的专用流程图。

(10)创伤诊断及鉴别诊断的基本支持条件。

1)远程实时传输信息共享平台:建立了包括以远程实时传输信息系统、微信群、手机短信、传真等形式的信息共享平台,以及基于此平台的严重创伤诊疗应急响应机制,以确保具有确诊能力的上级医师能及时为急诊一线提供全天候支持。该信息共享平台至少要与周边3家以上的协同医院实现信息共享,以便及时为协同医院的急性创伤患者提供医疗支持,同时为实施转运多发伤患者绕行手术科室直达手术室或导管室提供条件。

2)急诊科医师胜任能力:急诊科医师应具备对多发伤严重创伤的鉴别诊断能力,能够独立阅读CT、诊断多发伤,若当前不具备,应建立基于传输CT图像远程会诊或现场会诊机制,确保专科医师能在10分钟内参与会诊、协助诊断;在对严重创伤进行鉴别诊断时,能得到其他相关学科的支持,例如脑外科、普外科、胸外科、骨科等。

3)急诊床旁超声:具备随时进行超声诊断的能力,包括心脏超声及主动脉超声,从启动超声到实施检查的时间在10分钟以内,如果目前无法达到,则应有具体的改进措施确保在通过认证后1年内达到。

4)急诊CT:具备多排螺旋CT增强扫描的条件,并能开展急诊主动脉、肺动脉CTA检查,从启动CT室到接受患者进行检查的时间在30分钟以内,如果目前无法达到,则应有具体的改进措施确保在通过认证后1年内达到。

(11)时钟统一方案及管理。已建立时钟统一方案,以确保各关键诊疗环节的时间节点记录的准确性;已制定了时钟统一管理制度,确保关键时间节点所涉及的各类时钟、诊疗设备内置系统时间、各类医疗文书记录时间的高度统一;能提供落实时钟统一管理制度的客观记录,如时钟校对记录等。

(12)数据库的填报与管理。

1)应有专职或兼职的数据管理员:专人负责创伤数据库建设,实现与院前和不同级别中心间急救信息实时传递和共享,并向创伤小组和创伤中心专家委员会等传递有关信息,确保数据真实、客观和准确。

2)创伤中心认证平台数据库:如开始启用贵州省创伤中心认证平台数据库,并至少提供6个月的数据供认证时评估;制定了数据库的管理规范、使用细则及监督管理制度,并有数据的审核制度,确保数据库的真实、客观、准确;对相关人员进行了数据库使用方法和相关制度的培训。

3)时间节点质控登记:严重创伤患者的首次医疗接触的人员应及时在数据库中建档,若不能及时在创伤中心认证平台数据库进行在线填报,应有纸质版的时间记录表格从首次医疗接触时开始伴随急性创伤患者诊疗的全过程,以进行时间节点的前瞻性记录,尽可能避免回顾性记录,以提高记录的准确性。

4)数据库的完整性:所有进入医院的严重创伤患者的登记比例应不低于60%,一级创伤中心登记比例应不低于80%。应包括各类因急性创伤就诊于门急诊或入院患者的基本信息和最后诊断;多发伤患者的录入各项关键时间节点的填报应齐全,关键时间节点的缺失率不能高于10%,其中院内时间节点记录的有效率应达到80%。多发伤患者的关键时间节点详见平台数据库。

5)数据资料的溯源性:确保多发伤患者的上述关键时间节点可以溯源,其中发病时间、呼叫120、到达医院等时间应能从急诊病历(电子病历或复印件)、入院病历、首次病程记录、心电图纸、检验报告、病情告知或知情同意书等原始记录中溯源,并要求尽可能精确到分钟。

2. 对多发伤等严重创伤患者的评估及救治 创伤中心的最终目标是提高早期诊断和治疗多发伤等致死性疾病的能力,减少误诊、漏诊,防止过度检查和治疗,以便最终改善临床预后。主要包括对急性创伤患者进行快速临床甄别、多发伤患者的早期复苏治疗、危险分层及低危创伤患者的评估以及救治流程等,要求将当前专业学术组织制定的指南流程化,通过制订大量的标准流程图来规范和指引一线医护人员的诊疗过程,以最大限度地减少诊疗过程中的延误和误诊、漏诊,改善患者预后,并避免医疗资源的浪费。为了体现持续改进的过程,此部分要求提交的所有流程图均应包括创伤中心成立后原始流程图及改进后的流程图。

(1)严重创伤患者的早期快速甄别。此部分的重点是在严重创伤患者就诊后早期进行病因的初步判断以及对生命体征不稳定的高危创伤患者的识别,必须满足以下全部条件。

1)制订了严重创伤分诊流程图:该流程图必须包括详细的分诊细节,指引分诊护士或承担类似分诊任务的首次医疗接触医护人员在进行分诊和初步评估时将生命体征不稳定的患者快速识别出来并尽快送进急诊抢救室,生命体征稳定的严重创伤患者尽快完成首次血压检查,所有多发伤严重创伤患者应在首次医疗接触(分诊台或挂号)后5分钟内由首诊医师接诊,比例增加,所有负责分诊的人员及其他首次接诊急性创伤患者的医护人员均熟悉上述分诊流程图。

2)制订了严重创伤鉴别诊断流程图:指引首诊医师对创伤的原因做出快速甄别,该流程图中必须包括多发伤、颅脑创伤等以急性创伤为主要表现的常见疾病,流程图应能指引一线医师选择最有价值且本院具备的辅助检查方法以快速完成上述疾病的诊断和鉴别诊断;所有负责急性创伤患者接诊的急诊医师熟悉上述诊疗流程图;指引首次医疗接触人员在接诊急性创伤患者后5分钟内完成血压检查;确保首次血压检查完成10分钟内由诊断能力的医师解读SI指数、GCS、AIS等。

3)创伤中心医师评估能力:具备在院前和院内利用相关急救资源完成多发伤等严重创伤的初次评估能力,发现和处置危及生命的损伤。

(2)对明确诊断为多发伤患者的复苏流程。要求具有复苏手术能力的医院应以复苏性手术为重要复苏策略。

1)多发伤复苏治疗策略总流程图:以最新的多发伤严重创伤诊治指南为依据,结合本院实际情况制订多发伤复苏治疗策略的总流程图,该流程图应包括了各种不同来院途径(自行来院、经救护车入院、转院及院内发生)的多发伤患者,应以复苏性为可选治疗策略,并且要有明确的实施复苏的目标时间(比如首次医疗接触到液体时间等),只有在特殊情况(比如手术室不可用等)导致不能在90分钟内完成复苏性手术。制订了各种不同来院途径的多发伤复苏治疗的关系流程图,以明确参与救治过程的各环节的具体工作内容和时间限定;制订了明确的急诊复苏手术治疗的适应证和禁忌证。

2)直达手术室:制订了相应的流程,经本地120救护车入院多发伤患者可以绕行手术科室直达手术室;自行来院多发伤患者绕行手术科室从急诊科直达手术室,急诊科及外科相关人员必须熟悉流程和联络机制;从协同医院首诊、实施转运复苏性手术的多发伤患者能在到达医院前确认诊断、启动急诊手术室,并实施绕行外科方案直达手术室。并至少与3家医院实施了上述流程;建立并落实了复苏性手术的先救治后收费机制;有标准版本的急诊复苏性手术知情同意书、麻醉知情同意书,其中签字时间应精确到分钟;建立了旨在缩短知情同意时间的有效方法。

3) 转送流程图:制订了将多发伤患者从急诊科转移到 CT 室及手术室的转送流程图,在确保患者安全的前提下尽快到达急诊手术室,此流程图应明确负责转运的人员、设备、联络机制、途中安全措施、交接对象及内容等。

4) 严重创伤影像学评估临床路径:制订医院严重创伤影像学评估临床路径,建立急诊创伤重点超声评估(FAST)技术,急诊科医师熟练掌握床旁快速 FAST 方法;优化 X 线、CT 评估检查流程,影像检查室与急诊科及手术室距离合理,急诊和创伤中心医师陪同下进行检查,并完成二次评估。

5) 严重创伤损害控制性简明手术临床路径:制订严重创伤损害控制性简明手术临床路径,缩短院内术前时间,建立由相关学科高年资主治医师以上人员参与的术中多学科紧急会诊机制。制订严重创伤重症救治临床路径,以创伤小组为主导,具备防治低体温、酸中毒和凝血功能障碍的救治能力。制订多发伤等严重创伤确定性手术等治疗临床路径。制订严重创伤输血临床路径,制订大量输血方案。建立批量伤员检伤分类场所和流程,定期演练常见灾难或公共卫生事件的应急处置预案。急诊科、手术科室、手术室以及具有转诊关系的协同医院等相关人员熟悉上述多发伤复苏治疗的流程及联络机制。

6) 介入治疗:有规范的介入治疗筛查表,其中包括多发伤的确诊条件、介入治疗适应证、禁忌证;有规范、制式的介入治疗知情同意书,医患双方签字时间应精确到分钟;制订了介入治疗方案,包括介入治疗前准备、用物选择及用法、监测指标及时机、结果判断、并发症处理预案等;制订了介入治疗标准操作流程图,指引一线医师进行血管类疾病治疗;建立流程优化机制,确保自行来院或经 120 入院的多发伤患者能在首次医疗接触到开始介入治疗时间小于等于 90 分钟。

(3) 对初步诊断为多发伤患者的危险分层及治疗。由于多发伤患者的病情严重程度差异很大,需要根据危险程度分层施治,因此,创伤中心应根据专业指南要求建立基于危险分层的治疗策略。制订了对严重创伤患者进行初步评估及再次评估的流程图,其中必须明确评估内容、危险分层工具及再次评估时间;多发伤初始评估和再次评估流程图必须符合当前指南精神;流程图中应明确根据情况确定血压和彩超及 CT 复查的时间和再次评估的间隔时间,以便根据临床情况的变化调整相应的复苏治疗策略。

(4) 对严重创伤患者进行详细的出院指导。出院指导中应明确说明诊断、预后、康复及随访检查时间和注意事项等,并向患者说明一旦发生紧急情况时呼叫急救系统或到急诊科就诊的重要性;为患者提供创伤急救、预防的知识性宣教小册。

3. 院前急救系统与院内绿色通道的整合　　院前急救系统(简称 120)在急性创伤的救治过程中承担着现场急救及将患者从发病现场转运至医院的任务,应承担起首次医疗接触后早期救治并与院内绿色通道无缝衔接的任务。因此,创伤中心必须与 120 进行全面合作。本标准采用目标管理为主,各医院应根据本地区 120 的特点制订相应的合作方式和内容,以实现本标准所制订的目标。

(1) 创伤中心与 120 建立紧密合作机制。医院应围绕急性创伤救治与本地区 120 签署正式的合作协议,共同为提高急性创伤患者的救治效率提供服务。该协议必须包括针对急性创伤患者的联合救治计划、培训机制、共同制定改进质量的机制;申请认证时应提交双方盖章的正式协议,此协议必须在正式申请认证之前至少 6 个月签署生效。申请时须提供正式协议的扫描件。

(2) 120 相关人员培训。创伤中心制订了针对急性创伤的急救常识、高危患者的识别、严重创伤及心肺复苏指南等对 120 相关人员进行培训的计划,并有实施记录;申请认证时应提交培训计划、讲稿、签到表、培训现场照片或视频资料(显示时间、地点、授课人、培训主题、培训人员身份等内容)。

(3) 联合演练。创伤中心与 120 共同制订从创伤呼救到从发病现场将急性创伤患者转送至创伤中心的急救预案、流程图以及联络机制,并进行联合演练。申请认证时应提交演练方案、演练现场照片或视频资料。

(4) 联合例会和典型病例讨论会。院前急救人员参与创伤中心的联合例会和典型病例讨论会,至少每半年参加一次上述会议,共同分析实际工作中存在的问题、制定改进措施。申请认证时应提交会议记录、签到表、现场照片或视频资料(显示时间、地点、人员身份等内容)。

(5) 院前救护车装备。转运急性创伤患者的院前救护车应具备基本的监护和抢救条件,必备设备包括心电图机、护具、多功能(心电、血压、血氧饱和度等)监护仪、便携式除颤器、移动式供氧装置、人工气道建立设备和各类急救药品等,有条件时尽可能配备便携式呼吸机、吸引器、具有远程实时传输功能的监护设备。

(6) 120 院前救治能力。

1) 120 调度人员:能够熟练掌握创伤急救常识,能优先调度创伤中心进行严重创伤患者救护并指导呼救者进行正确的现场自救;从接受 120 指令到出车时间不超过 3 分钟;对于严重创伤的救治,120 与创伤中心采用相同的时间节点定义,院前急救人员熟悉各个时间节点定义。

2) 院前急救人员:熟练掌握高危急性创伤患者的 ABCDE 评估要点,能在首次医疗接触后 10 分钟内完成 ABCDE 评估;能识别多发伤患者,完成 AIS 评分、SI 指数、GCS 评分、PHI 评分;熟悉创伤中心院内绿色通道及一键启动电话,能在完成评估 10 分钟内将 AIS 评分传输到创伤中心信息共享平台(远程实施传输系统或微信平台),并通知具有决策能力的值班医生,传输院前 SI 的比例不低于 60%;熟练掌握初级心肺复苏、气管插管、包扎转运的技能;对于严重创伤患者,实现了从救护车首次医疗接触时开始记录时间管理表或开始填报平台数据库。

(7) 建立各级创伤中心合作机制。在区域创伤系统中,各医院之间的协作对患者的最佳院间转运至关重要。各机构间对于转运创伤病人所制定的双方共认的书面指南是创伤系统的一个重要组成部分。这些指南应界定哪些病人应被转运,以及应如何转运。指南第一步应阐明每家医院的救治能力,以及区域交通的选择。这些信息被用来制定快速救援的指导方针,界定哪些受伤者需要高质量的救护,选择怎样的交通方式来转运,以及医院之间的双向沟通来优化绩效改进和患者安全(PIPS)。指导方针和协议应在创伤中心管理机构和领导的全力支持下制定。创伤病人转运指南应至少包括以下几点:确定需要被转运患者/伤者;医生与医生之间的沟通方法和对病人伤情的讨论,当前的治疗,和转运方式上达成协议;转运指南针对何时选择地面或空中医疗转运以及推荐何种类型的救援人员做出指导(例如急救医务人员、护理员和注册护士);文件要求,其中可能包括作为附件的达成共识的转送方式,以及识别和沟通患者安全和情况改善等问题的流程,同时包括各机构的负责方和联系人。各级创伤中心应有联合例会制度,且至少每年召开 2 次联合例会。

4. 培训与教育　培训与教育工作是创伤中心建设的重要工作内容和职责,因为创伤中心的最终目标是建立"在最短的时间内将急性创伤患者送至具有救治能力的医院接受最佳治疗"的机制,也就是要建立针对多发伤等急性创伤患者的区域协同快速救治体系,以提高急性创伤患者的整体救治水平。由于创伤中心建设所涉及的部门较多,例如在医院内部,除了以脑外科和急诊科为核心外,心脏外科、胸外科、普外科、骨科等相关临床学科、放射科(含 CT 室)、超声科、检验科等辅助检查科室以及医务管理等部门均与创伤中心的规范化建设与日常运作具有密切的关系。此外,创伤中心必须与当地的院前急救系统和周边的基层医院或社区医疗机构等进行紧密的合作才能充分发挥其技术和社会效益。因此,规范化创伤中心建设是一个系统工程,必须建立整体的救治原则、快速反应体系、协同和管理机制以及制定相应的实施细则,但上述原则通常是由急诊科负责制定,其他相关部门对创伤中心的运作机制、要求、体系和各项流程并不了解,必须经过反复的教育、培训和演练,使创伤中心所涉及的各有关部门、人员在全面了解创伤中心的主要目标和运作机制的基础上,明确自身的职责和任务,才能使整个创伤中心系统正常运行,并发挥各部门和人员的主观能动性,推动创伤中心工作质量的持续改进,最终达到提高区域协同救治水平的目的。同时,在医院外部,还要针对各级基层医疗机构及普通民众进行培训,普及创伤相关知识,提高急救及自救意识,缩短从发病到呼救的时间。创伤中心的培训和教育包括:一级创伤中心所在三级甲等综合医院是国家级住院医师规范化培训基地;进行多个层次的全员培训,包括管理层培训、核心科室培训、其他临床学科培训,以及医疗辅助和后勤管理人员培训等。

(1) 针对医院领导、医疗管理、行政管理人员的培训。应在创伤中心成立之前或最晚成立之后 1 个月以内至少进行 1 次。培训内容应包括区域协同救治体系创伤中心的基本概念、在创伤中心建设和流程优化过程中需要医院解决的主要问题等。申请时应提交培训计划(包括预计培训时间、授课人、参加培训人员、课时等内容),讲稿,培训记录,签到表,能显示授课时间、包括授课人及第一张幻灯片在内的照片,以及包括听众在内的授课场景的照片或视频资料。

(2) 创伤中心核心科室专业医师和护士的培训。已制订针对急诊科、外科、ICU 等直接参与多发伤等急性创伤救治工作的各专科医师和护士的培训计划,且应在正式成立创伤中心后 1 个月内完成全面培训,以后每年进行一轮以确保新增人员得到及时培训。申请认证时应提交以下全部材料:基于区域协同救治体系创伤中心的基本概念培训;创伤中心的时钟统一、时间节点的定义及时间节点管理要求培训;各项管理制度培训;创伤发病机制、临床表现、最新的多发伤诊治指南培训;本院创伤中心的救治流程图,其中分诊流程、急性创伤的诊断与鉴别诊断流程、多发伤从首次医疗接触至切皮时间、创伤的危险分层及治疗流程图是重点培训内容。

(3) 全院医、药、护、技人员培训和全院医疗辅助人员及后勤管理人员的培训。包括预计培训时间、授课人、参加培训人员、课时等内容,讲稿,培训记录,签到表,能显示授课时间、包括授课人及第一张幻灯片在内的照片,以及包括听众在内的授课场景的照片或视频资料。

(4) 创伤中心工作两年的医师均应有 CTCT、ATLS(高级创伤生命支持)培训经历和证书,并每年参加创伤继续教育项目。

(5) 对本地区基层医疗机构的培训。对本地区其他基层医疗机构的培训是创伤中心的重要职责之一,其他基层医疗机构熟悉区域协同救治体系的概念及与创伤中心的联络机制。

1) 已制订针对其他基层医疗机构的培训计划。该计划必须包括以下内容:基于区域协同救治体系创伤中心的基本概念、严重创伤快速转诊机制及联络方式、高危严重创伤及多发伤早期症状识别、诊断、初级心肺复苏技能,应在成立创伤中心后 2 个月内完成上述全部培训计划,以后每年进行一轮。申请时应提交。

2) 已经在至少 3 家以上的本地区其他基层医疗机构实施上述培训计划,申请认证时应提交实施上述培训计划的客观依据,包括但不限于:培训记录、签到表、能显示时间和内容的培训现场照片、培训后考核试卷及考试成绩表。

(6) 社区健康教育。社区人群教育是指创伤中心积极参与对社区人群进行有关创伤预防与紧急自救的培训,这是创伤中心的重要职责之一。创伤中心必须承担公众健康教育义务并积极致力于通过对公众教育来降低死亡率,提高公众对急性创伤危险性的认识以及在创伤发作时呼叫 120 的比例,这是缩短从发病到就诊时间的最有效手段。

1) 社区人群提供培训计划:至少包括下列项目,且要求每年至少进行一次。申请时需提交培训计划和讲稿:通过定期举办讲座或健康咨询活动,为社区人群提供有关创伤急救处理方法的培训;向社区发放有关创伤科普性书面材料;通过各类媒体、网络、社区宣传栏等途径提供创伤预防和急救常识的教育;向公众宣传拨打 120 急救电话的重要性;对社区人群进行心肺复苏技能的基本培训和教育。

2) 社区健康教育实施:已经在医院周边地区至少两个以上社区实施了上述培训计划,申请认证时应提交实施上述培训计划的客观依据,包括但不限于:培训记录、能显示时间和内容的培训现场照片或视频资料。

5. 医院安全持续改进 是创伤中心认证的核心价值,要求创伤中心制定各类督促流程改进的措施和方法,并通过数据显示持续改进的效果。

(1) 医院应制订促进流程改进和质量改进的计划和措施。创伤中心应根据当前的实际情况确定本中心关键监控指标及质量改进计划,例如:首次医疗接触至首次血压时间、首次 AIS 评分至多发伤确诊时间、手术室大门至手术切皮时间、进门至手术止血时间及院内死亡率等,并确立关键性效率指标和预后指标的近期奋斗目标值,原则上应每年修改一次奋斗目标值以体现持续改进的效果。申请认证时应提交所确立的监控指标及奋斗目标值。

(2) 制定了流程改进流程图。关键流程图的改进记录,至少提交 3 个以上改进前后的关键流程图及改进说明。

（3）制定了促进创伤中心质量改进的重要管理制度并付诸实施。主要包括以下几点。

1）联合例会制度：是创伤中心为协调院内外各相关部门的立场和观念、共同促进创伤中心建设和发展而设立的专门会议，要求在提交认证材料和现场核查时均要有创伤中心与120以及其他具有转诊关系单位的联合例会制度以及实施记录。该制度应为联合例会制订规则，包括主持及参加人员、频度、时间、会议讨论的主要内容等，原则上联合例会的时间间隔不得超过6个月。

2）质量分析会制度：质量分析会的主要内容是通过对创伤中心运行过程中的阶段性宏观数据分析，肯定工作成绩、发现存在问题并制订改进措施。除了创伤中心的核心科室人员参加外，医院管理层及院前急救人员亦应参加。该制度必须为质量分析会制订出标准的规则，包括主持及参加人员、频度、时间、参加人员、主要分析内容等，原则上质量分析会的时间间隔不得超过3个月。

3）典型病例讨论会制度：典型病例讨论会是改进创伤中心工作质量最有效的工作形式之一，可与质量分析会同时举行，但主要是针对急诊科、外科等创伤中心的实际工作人员。一般是从质量分析会中发现宏观问题，再将存在救治延误或决策错误的典型病例挑选出来作为剖析的对象，将所有与执行流程相关的人员集中进行讨论和分析。典型病例讨论会制度就是为病例讨论会制订规则，主要内容包括会议主持人、参与讨论的人员范围、举行会议的频度、时间、会议流程等，原则上典型病例讨论会的时间间隔不得超过3个月。

4）其他制度：如与质量分析会制度配套的奖惩制度、各类人员值班制度等。申请认证时应提交上述制度原件的扫描件，落实制度的客观证据（流程及制度的培训、联合例会、质量分析会、典型病例讨论会的会议记录、签到表、显示活动时间、内容和场所的现场照片、视频等资料）。

（4）持续改进效果。创伤中心在提交认证申请前应进行平台数据库的自我检查及评估，当平台数据库显示的数据趋势达到以下要求时方可正式提交认证申请。创伤中心通过流程改进已改善严重创伤患者救治的效率指标和预后指标，包括结构面、过程面和结果面，其中完善组织构架与再造优化流程6条、多发伤等严重创伤紧急救治能力6条、质量改进机制12条，共计3个方面24条。至少在近6个月内下列指标中15项以上显示出改进的趋势，可评定为一级创伤中心。

1）成立创伤中心、创伤小组和专家委员会：医院发布正式文件成立创伤中心、创伤小组和专家委员会，有持续支持创伤中心建设的长期规划，优化、制订严重创伤患者启动创伤小组及处置的规范流程（含住院、手术、转院标准），有执行记录，有据可查。

2）联合救治协议：创伤中心与院前急救系统有联合救治协议，与区域内一级和三级创伤中心有联合救治协议。有联合例会记录。

3）"创伤中心"标志和指引：急诊科或医院有"创伤中心"醒目标志和指引，急诊科具备生命支持、监护、升温和复苏等严重创伤紧急救治的设备、药品和耗材，摆放有序，取用方便。

4）实体化病房和多学科团队：有多发伤等严重创伤救治的实体化病房和多学科团队，制订多发伤等严重创伤重症救治临床路径。

5）专科主治医师紧急会诊机制：有创伤相关各专科主治医师紧急会诊机制，包括普通外科、胸外科、神经外科、骨科、泌尿外科、妇产科、放射科、麻醉科等。

6）多发伤为医院规范诊断：病历系统可以检索多发伤单病种的医疗数据，按照《多发伤病历书写与诊断专家共识》完成病历和诊断，24小时内完成创伤严重度（ISS）评分，完成率≥60%，一级创伤中心完成率≥80%。

7）中国创伤救治培训（CTCT）或高级创伤生命支持（ATLS）证书：创伤小组全部核心成员和创伤中心工作两年以上医师均有中国创伤救治培训（CTCT）或高级创伤生命支持（ATLS）等证书。每年参与8小时的创伤继续教育课程。有全员培训、120培训和基层培训计划及实施记录。

8）全天候处置创伤患者：具备全天候处置绝大部分创伤患者的能力，包括初次评估、影像检查、损害控制性手术和重症复苏等。有多发伤等严重创伤紧急手术记录及术中紧急会诊记录。具备运送患者至其他创伤中心的能力。

9) MPDS 优先调度:"120"院前急救调度人员应用 MPDS 优先调度创伤中心进行严重创伤救护,并指导呼救者进行正确的现场自救。二级创伤中心达成率≥60%,一级创伤中心达成率≥80%。

10) 院前急救:经"120"指派医院救护车≥5 辆,参与院前急救的医务人员 3 分钟内出车,在现场对患者进行 ABCDE 初步评估,当评估是多发伤(AIS≥3 分、SI≥1)或严重创伤(ISS≥16 分)的钝性伤、难以控制的外出血、胸腹腔穿透伤等患者时,立即电话通知急诊医学科二值班医师待命,并将患者的基本信息、ISS、GCS 及 SI 等 10 分钟内通过微信平台等方式告知急诊医学科值班医师,启动多发伤等严重创伤"绿色专用通道"。需紧急复苏手术的,院前预签手术协议,绕行急诊科、手术科室,直达急诊手术室。二级创伤中心完成率≥10%,一级创伤中心完成率≥20%。

11) 二值班医师初次评估:急诊医学科二值班医师根据初次评估结果:①电话通知手术室做好"绿色专用通道"手术的准备工作;②通知创伤所涉及相应科室会诊人员到急诊医学科现场待命;③急诊医学科二值班医师负责"绿色通道"的开启及费用的担保,收费室按"先诊疗,后付费"原则实施担保办理入院手续。二级创伤中心达标率≥60%,一级创伤中心≥80%。

12) 通道建立和标本采集:院内急诊抢救室≥6 床,严重创伤患者院内急诊(抢救室)分拣不足率<10%。抢救室 10 分钟内建立双大口径通道(骨通道),5 分钟内完成配血、血常规、血型、肝肾功、电解质、血糖、HIV(感染性疾病筛查)、HCG(妊检筛查)、凝血功能、动脉血气分析、胸痛三项、尿常规等标本采集。GCS<9 者完成气管插管时间≤10 分钟。二级创伤中心的达标率≥60%,一级创伤中心的达标率≥80%。

13) 再次共同评估病情:急诊医学科二值班医师、各相关专科的会诊人员共同对病人进行再次病情评估。根据评估结果完成相应检查,由急诊医学科有资质的人员及相关专科人员共同陪护患者 30 分钟内完成螺旋 CT 检查。检查结束后 10 分钟内出具报告结果(口头报告),达标率≥60%,一级创伤中心的达标率≥80%。呈持续改进趋势。

14) 紧急手术"绿色专用通道":根据患者情况提出相应的确定性处置措施。如需紧急实施手术治疗的,立即通知手术室启动多发伤等严重创伤患者"绿色专用通道"。急诊医学科医师陪同入手术室实施复苏性手术,危及生命专科的救治组人员立即做好术前准备并进入手术室实施手术。根据病情需要启动术中紧急会诊机制,相应专科到位时间≤10 分钟。手术结束后患者转入 EICU 或其他 ICU,实施分类集中救治管理。开展控制性体温、器官功能替代(CRRT、MARS)及 VTE 防治等,尽快纠正创伤"致死三联征"。二级创伤中心的达标率≥60%,一级创伤中心的达标率≥80%。

15) 紧急输血:推荐休克指数(SI)指导临床紧急输血,输血科在接到紧急用血通知后立即开展 4U(O 型)红细胞及 600ml(AB 型)冻融血浆的配血工作,30 分钟内将血液制品配发到患者所在科室。医学检验科 30 分钟内完成血常规及血型检查报告。二级创伤中心的达标率≥60%,一级创伤中心的达标率≥80%。

16) 紧急手术流程:制订严重创伤紧急手术(包括介入手术)流程路径。手术室接到严重创伤"绿色专用通道"手术后,立即将患者接入手术室"创伤手术间"。手术室激活时间、手术通知至进入手术室时间、手术室大门至切皮时间≤30 分钟,复苏性手术有效止血时间≤90 分钟,2 小时内完成紧急手术,比例持续增加。麻醉医师有权利要求终止手术。经病情评估,实施急诊介入治疗的,参照手术室时间节点质量控制管理。二级创伤中心的达标率≥60%,一级创伤中心的达标率≥80%。应制订促进持续改进的措施,确保在通过认证后 1 年内逐步达到上述要求。

17) 多学科动态评估病情:经病情评估后,暂不紧急实施手术但病情危重的患者,直接进入 EICU 进行救治,需要多学科动态评估病情。涉及的各专业组查看病人,并制订下一步的诊疗方案,包括手术时机、手术的适应证、手术方式、手术风险及防范措施及术后的注意事项等围术期相关的管理内容。二级创伤中心的达标率≥60%,一级创伤中心的达标率≥80%。

18) "检查优先、输血优先、治疗优先":启动多发伤等严重创伤患者"绿色专用通道"时,医师需在患者所有检查、申请单上盖"严重创伤绿色专用通道章",各科室见标识有"严重创伤绿色专用通道章"的患者必须遵循"检查优先、输血优先、治疗优先"的原则。二级创伤中心的达标率≥60%，一级创伤中心的达标率≥80%。

19）多发伤严重创伤救治的实体化病房：成立固定实体化的多发伤严重创伤多学科救治团队（multidisciplinary team，MDT），制订多发伤等严重创伤重症救治临床路径。院内 MDT 制度的保障，医务部等职能科室协调。具备心脏外科、胸外科、神经外科、骨科、整形外科、泌尿科、普通外科、妇产科、放射科、麻醉科等专科医师紧急会诊机制，到位时间≤10 分钟。

20）创伤小组成员具备快速完成多发伤生命支持能力：包括急诊中心静脉置管、颈托和骨盆带安置、气管插管、胸腔闭式引流等的能力。实施损伤控制性复苏策略，以最快的速度找到出血部位，用最简略的手术方式处理创伤活动性出血。损伤控制复苏手术包括创面、腹膜外、腹膜后填塞，使用止血带、临时支架外固定，血管结扎或临时分流，动脉造影和栓塞，主动脉球囊阻断等。3 位核心成员具备剖腹和剖胸紧急手术、四肢血管损伤救治、颅内血肿清除去骨瓣减压、骨折外支架固定等损害控制性复苏手术能力，以及二期确定性手术治疗能力。启动多发伤严重创伤救治小组标准：SBP<90mmHg，躯干、颈部或膝/肘关节近心端枪伤，GCS≤9，从外院转入患者经输血维持生命体征，从现场或手术室转入的气管插管患者，呼吸损害或需急诊建立气道，急诊医师判断的其他情况等，平均插管时间<2 分钟。

21）创伤中心严重创伤救治能力辐射全区域：具备实时全天候处置严重创伤患者能力，包括初次评估、影像检查、损害控制性手术和重症复苏等。开展夜间及节假日紧急创伤手术或介入栓塞。具备从协同医院运送患者至一级创伤中心的能力。具备"致命性三联征"预防、诊断和治疗能力，"致命性三联征"发生率持续下降，诊断和救治成功率持续上升。实施复苏治疗的多发伤严重创伤患者，24 小时内复苏达标率上升，复苏扩容、手术等措施应尽快纠正创伤"致死三联征"，包括血乳酸、碱剩余、体温、凝血功能等，最大限度避免脏器并发症，为计划再次手术奠定条件。

22）重症监护室：EICU/TICU 病床≥10 间，具备创伤并发症救治能力（创伤凝血病，脓毒症），能开展控制性体温技术、VTE 防治技术、器官功能替代技术（CRRT、MARS、人工肺、体外循环等）。基层医院或协同医院转诊而来的创伤患者≥20%。

23）创伤小组资料收集：有专人负责创伤小组资料收集，所有严重多发伤（ISS≥16）、启动创伤小组患者、因创伤为主因的入院患者、创伤死亡患者和转出医院患者均有登记，包括住院天数、医疗费用、病死率与并发症发生率等。所有多发伤患者的死亡率降低和行急诊复苏性手术的多发伤患者的死亡率降低。

24）多发伤等严重创伤医疗安全质量持续改进：不断完善通畅院内就诊流程，合理急诊科空间布局，快速有效进行创伤评估，迅速做出临床治疗决策，实施损伤控制策略，持续改进质量，病历系统可以检索多发伤单病种的医疗数据，多发伤患者平均住院时间、ICU 时间、住院费用、病死率呈下降趋势，多发伤等严重创伤医疗安全质量持续改进。

（肖仁举　杨玉林）

参 考 文 献

［1］美国外科医学会创伤委员会.创伤病患最佳照护之资源［M］.台北:合记出版社,1999.

［2］王正国.交通医学［M］.天津:天津科学技术出版社,1997.

［3］白祥军,高伟,李占飞.推进创伤中心建设与分级救治提升创伤救治水平［J］.中华急诊医学杂志 2013,22(6):567-569.

［4］白祥军,裘法祖.建立创伤外科专科,提高多发伤救治水平［J］.中华创伤杂志,2004,20(12):709-710.

［5］白祥军,张连阳,赵小纲.推进区域性创伤中心建设与分级认证.中华急诊医学杂志 2016,25(5):557-559.

［6］陈飞,钟竑.欧美创伤急救体系的发展与现状［J］.创伤外科杂志,2014,16(2):170-172.

［7］陈晓松,吕传柱.建国以来急救医疗工作的相关政策及重要文件回溯(1)［J］.中国急救医学,2014,34(11):1055-1058.

［8］创伤中心建设标准(贵州省)专家委员会.Ⅱ级创伤中心(贵州省)建设标准(2017)［J］.中华创伤杂志,2017,33(12):5-8.

［9］都定元.美国创伤急救体系介绍[J].中华创伤杂志,2006,22（9）：718-720.

［10］邓进,彭国璇,张其庸,等.贵州省省-市-县三级创伤救治体系建设初探[J].中华灾害救援医学，2018,6(10):40-43.

［11］邓进,张连阳.我国创伤中心建设的困境与对策[J].中华灾害救援医学.2017,5(8)：464-466.

［12］冯东侠.美国的创伤急救和创伤系统[J].中华神经创伤外科电子杂志,2016,2(1):57-60.

［13］顾旭东.法国院前创伤急救体系介绍[J].创伤外科杂志,2013,15(3)：286-288.

［14］胡培阳,张连阳.综合医院创伤救治多学科团队的建设和维护[J].创伤外科杂志,2018,20(9):719-721.

［15］黄小英,张连阳.创伤分级救治体系的国内外现状[J].灾害医学与救援(电子版),2012,1(2):57-59.

［16］姜保国.我国创伤救治面临的挑战[J].中华外科学杂志,2015,53(6)：401-404.

［17］简立建,唐高骏.创伤中心设计观念的最新进展:动线与空间[J].创伤外科杂志,2017,19(10):725-731.

［18］简立建,张连阳.创伤中心评审及指标体系.创伤外科杂志[J].2017,19(10):1-4.

［19］寇玉辉,殷晓峰,王天兵,等．严重创伤救治规范的研究与推广[J].北京大学学报(医学版),2015,47(2):207-210.

［20］吕传柱.中国院前急救近十年的发展及未来展望[J].中华急诊医学杂志,2011,20(6)：568-570.

［21］李佳,张静,汪陈应.美陆军医疗后送能力建设的特点与启示[J].人民军医,2013,56(1):25-27.

［22］彭海文,竺魏峰,江雷,等.美军前沿外科手术队的创立发展及对我军的启示[J].人民军医,2009,52(8):495-496.

［23］钱巍,张传汉．德国院前急救系统[J].中国急救医学,2007，27(12)：1139-1141.

［24］宋菁玲.医院紧急医疗能力分级标准[J].医疗质量杂志,2009,3(5):40-43.

［25］王正国,张连阳.创伤死亡曲线研究现状[J].中华创伤杂志,2011,27(4):382-384.

［26］王正国.创伤医学发展的思路[J].中华神经创伤外科电子杂志,2015,1(1):2-3.

［27］肖仁举,张连阳.创伤登记提升创伤中心救治能力[J].创伤外科杂志,2019,21(4):12-14.

［28］杨东,张岫竹,张彦琦,等.2004-2015年中国高速公路与普通公路交通伤对比研究［J］.第三军医大学学报,2017,39(6):589-596. DOI: 10.16016/j.1000-5404.201610192.

［29］岳茂兴.创伤的现场急救与治疗模式探讨[J].中华创伤杂志,2006,22(9):644-646.

［30］张宏伟,吴向未,莫瑞斯托帕兹,等.以色列医疗卫生体系及院前急救模式对我国的启示[J].中国灾害救援医学,2014,2(8):422-426.

［31］周继红.完善创伤数据库、深化创伤评分和创伤结局研究[J].中华创伤杂志,2012,28(7):577-579.

［32］张连阳.肠道损伤紧急救治策略［J].创伤外科杂志,2017,19(9):641-645.

［33］张连阳.急诊外科的建设原则及发展趋势[J].临床急诊杂志,2016,17(6)：413-415.

［34］张连阳.努力突破严重创伤医院内救治瓶颈[J].西部医学,2015,27(8):1121-1123.

［35］张连阳,白祥军.论建设严重创伤分级救治体系[J].灾害医学与救援(电子版),2013,2(4):210-212.

［36］张连阳,谭浩,李阳,等.我国医院创伤救治能力建设现状［J］.解放军医药杂志,2013,25(7)：6-9. DOI: 10.3969/j.issn.2095-140X.2013.07.002.

［37］张连阳,张茂,白祥军.积极推进中国创伤救治的规范化培训[J].中华创伤杂志,2016，32(1):7-9.

［38］中华医学会创伤学分会交通伤与创伤数据库学组,中华医学会创伤学分会创伤急救与多发伤学组.严重创伤规范化救治[J].中华创伤杂志,2013,29(6)：485-488.

［39］中华医学会创伤学分会创伤急救与多发伤学组.多发伤病历与诊断:专家共识意见(2013)[J].创伤外科杂志,2014,16(2):192-193.

［40］American College of Surgeons, Committee on Trauma. Resources for Optimal Care of the Injured Patient 2014[R]. Chicago. Available at https://www.facs.org/quality-programs/trauma/vrc/resources on Aug. 06,2017.［2017-08-15］

［41］ANDRUSZKOW H, FRINK M, ZECKEY C, et al. Merits and capabilities of helicopter emergency medical service (HEMS) in traumatized pa-tients[J]. Technol Health Care,2012,20(5)：435-444.

［42］DEMETRIADES D, MARTIN M, SALIM A, et al. The effect of trauma center designation and trauma volume on outcome inspecific severe injuries[J]. Ann Surg, 2005 ,242(4):512-519.

［43］MOORE L, LAVOIE A, BOURGEOIS G, et al. Donabedian's structure-process-outcome quality of care model：Validation in an integrated trauma system[J]. J Trauma Acute Care Surg, 2015 ,78(6):1168-1175.

［44］RAN Y, HADAD E, DAHER S, et al. QuikClot Combat Gauze use for hemorrhage control in military trauma：January 2009 Israel Defense Force experience in the Gaza Strip-a preliminary report of 14 cases[J]. Prehosp Disaster Med,2010,25(6):584-588.

［45］ STURM JA,PAPE HC,DIENSTKNECHT T. Trauma care in Germany：an inclusive system［J］. Clin Orthop Relat Res,2013,471(9)：2912-2923.

［46］ VALDIRI L A，ANDREWS-ARCE V E，SEERY J M. Training forward surgical teams for deployment：the US Army Trauma Training Center ［J］. Crit Care Nurse，2015，35(2)：e11-e17.

第十七章　交通事故伤员救治中的信息化技术

Abstract

Road traffic injuries are one of the leading causes of death and disability in developing countries. The core of the modern traffic accident emergency is the "golden 1h", there are 3 death peaks after traffic accidents, and the accident site is the first peak of death. The cause of death was mostly severe damage to the central nervous system or the great cardiac vasculature. The second peak occurred at 1~2h after the injury, and the wounded mainly died from severe injuries to the head, chest and abdomen or blood loss. The third peak occurred within 30 days of hospitalization. The wounded mainly died from serious complications such as systemic infections. Moreover, the time-first-aid process control will play an important role in the traffic accident emergency. Much more attention should be paid to shorten the time of first aid, and the quality control of the responsible persons, responsibilities and emergency time involved in the entire first-aid procedure. Time is efficiency, time is life.

In the road traffic accidents, the on-the-spot rescue time for the wounded is of utmost importance in reducing the level of casualties. In view of the lack of pre-hospital emergency information sharing and the core issues on how to shorten the time to effective treatment of the wounded, the information sharing technologies for the first aid for road traffic casualties should be established. Based on the Internet of things technology, mobile Internet technology, database architecture and cloud technology, etc. , a information sharing system platforms and rescue systems for different wounded first-aid participants should be developed to achieve rapid sharing of medical injury information, so that "The wounded has not arrived before the injury comes first". Focusing on the emergency treatment of the injured, the injured, emergency center, traffic police department, ambulance, and hospital for admission were incorporated and integrated into a new long-term traffic injury medical rescue program, which opened up information on all aspects to achieve information sharing. And norms are defined in every aspect of the distribution of emergency tasks, departure and arrival, return to the hospital from the field, and arrival at the hospital. Through multi-disciplinary collaboration and collaboration within and outside the hospital, it forms a traffic accident emergency data analysis center, scientifically analyzes the condition of the injured, optimizes the emergency procedure, and shortens the time for salvaging, so as to achieve the purpose of reducing the disability rate and mortality.

当前,得益于信息化技术的重大突破,以人工智能、移动互联网、大数据挖掘、区块链技术为代表的新兴信息化技术正在兴起,其经过长时间的探索和积累,正迅速向产业化及广泛应用的阶段推进。

其中,人工智能技术正在向拟人化方向发展,云计算日益在各个行业中应用与普及,Web 2.0 技术与云服务推动了移动互联网的发展,移动通信网络技术的发展使得我们朝着于人与物、物与物间相互交融的物联网时代发展,物联网技术给物体赋予智能整合"物理设备"实现"智能互联城市",大数据挖掘在银行和金融机构等领域得到了广泛的应用,区块链技术作为下一代云计算的雏形,有望像互联网一样彻底重塑人类社会活动形态并实现从目前的信息互联网向价值互联网的转变。

第一节　国外交通伤救治信息化

欧、美、日等发达国家高度重视交通伤急救体系的建设,不少国家较早建立起了一套较为科学的管理模式与方法,建立了院前急救、院内急诊、专科治疗、康复等一系列救治流程。

美国的交通伤急救医疗体系模式:院前(现场)急救→急诊科→ICU。美国政府联邦紧急救援中心于1991年采用了一个方案,包括快速反应、确定地点、到达、医疗处置以及安全解救被困于倒塌的伤员。在美国有各种不同层次的急救,由救护车提供的初级急救,可以后送病人并实施基本生命支持的心肺复苏术;中级急救可提供气道处理和静脉补液等维持生命急救,但不能提供后续心脏生命支持;高层次急救是移动式ICU或称为伞降救护,除了心肺复苏术和生命支持外,还可提供包括心电监测、除颤和药物治疗在内的后续生命支持。

英国、法国、德国、意大利等国家基本建立、健全了交通伤急救体系,尤其在救护车的装备和急救监护设备和通信联络方面,基本实现了现代通信与急救运输的有机结合。形成了院前急救、急救中心急救、ICU救治、院内科室急救的一体化服务体系。

因为发达国家在科学技术领域的领先,其将信息化技术应用于交通伤救治的时间比我国更早,应用广泛度、深度亦领先于我国,其通过计算机、网络等相关技术成立了一体化急诊信息管理平台,提高了医疗质量,降低因道路交通事故造成的人员伤亡。

早在20世纪90年代,美军就联合13个单位合作研制了创伤救治信息管理系统(TCMIS)。TCMIS紧密连接了单兵生理监视器系统、战地卫生员便携计算机、野战医疗协调器、创伤救治协调器和创伤救治便携器等子系统,主要发挥了确定伤病员的位置,鉴定伤病员损伤程度,监测生命体征,开展支持性救命治疗,拟订高级创伤生命支持方案,以及为伤病员提供后送等功能。

以迈阿密医疗体系中的杰克逊纪念医院的Ryder Trauma Center为例。Ryder创伤中心是美国著名的大型一级创伤中心(Level I),每年处理重症创伤5 000多例,其中一半是直升机送达。同时,Ryder创伤中心与美国国务院、国防部有长期合作,为美国陆军、空军和伊拉克驻军提供大规模创伤救治培训,专门应对大规模群体创伤、烧伤、爆炸伤、刀枪伤、生化袭击、恐怖袭击,并且为驻伊拉克美军提供实时远程创伤救治指导。Ryder创伤中心为美国唯一一家培训美国军方创伤急救团队的非军事医疗机构。迈阿密大学创伤中心为重大伤害事件应对处理提供了标准和模范,并且在美国、巴西、西班牙等15个国家建立了20多家医院和医疗机构的创伤急救中心体系。Ryder创伤中心协调各科专家,运用世界最先进的远程影像设备、通信设备、远程医疗机器人进行重大事故验伤分类和全局调控、远程会诊和手术指导。该创伤中心区域影响力极大,主要是针对创伤、烧伤、重症和急症外科病人进行一站式救治。

进入21世纪以后,在现代ICT(通信information、信息communications和技术technology相融合,简称ICT)技术驱动下,发达国家的交通伤急救中心的信息化技术应用更是日趋成熟。其大都配置有远程医疗设施,如远程视频和数据共享等基础医疗服务,增加了抢救的快速响应能力,提高了急救效率。如战伤急救领域,美军在海湾战争期间,其驻沙特阿拉伯医院仅用6分钟就成功地将65例伤员的CT扫描图像传输到美国的得克萨斯州陆军医疗中心,成功进行会诊。

信息技术的日新月异也促使国外交通伤救治软件系统的不断完善。例如,XML、SOAP、Web Service技术实现了交通伤系统到系统的集成,重点解决C2C的通信及协同工作问题,可以显著缩减建设及移植创伤系统的成本;数据挖掘技术为交通伤事件管理建立了一个专家系统模型,将数据挖掘技术应用在事件检测、事件影响区域判断、分流点决策、分流路线生成等方面;GIS技术集成到交通伤系统中,改善了事件管理效率,在降低死亡率方面成效显著。目前,国外交通伤救治中的信息化技术应用正向系统化、高速化、高效化方向发展。

第二节 国内交通伤救治信息化

一、我国交通伤救治中存在的问题

目前,我国各地的严重交通伤急救治疗体系和规范中仍然存在很多问题,难以适应当前医疗卫生体制改革的需要,也远远落后于我国现阶段的整体医疗水平,难以满足社会对严重交通伤的救治需求。问题主要表现为:①在严重交通伤现场救治过程中救治方法不规范,包括伤检不规范、救治技术水平低、技术落后,救治人员缺乏系统的专业培训等现象;②在救治医院内缺乏专业的创伤救治团队,急诊科与各专业科室之间缺乏科学的联动机制;③缺乏科学规范的交通伤数据收集系统和严重创伤救治质量考评体系。

尤其应注意的是由于我国尚未建立较成熟的交通伤急救协同救治体系,物联网等相关科技水平与国外相比存在差距等原因,在转运途中缺乏院前与院内急救人员之间的医疗信息交换,缺乏有效的预警分级系统。

二、国内交通伤救治信息化情况

当前,我国正在以提升国家经济社会智能化水平为主线,着力突破若干人工智能、区块链等关键核心技术,增强智能硬件供给能力。着力加强产业链协同和产业生态培育,提升公共创新平台服务能力。着力加强科技应用创新,引导产业集聚发展,促进信息化技术在经济社会重点领域的推广。

在医疗信息化方面,我国将信息化技术应用于交通伤救治领域,是伴随着利用信息化技术对传统交通伤救治模式的改变应运而生的。我国信息化技术在医院门诊和住院部应用已相当普及,功能日趋完善和成熟,但由于交通伤急救的特殊性,信息化技术应用于该领域起步较晚。近年来,我国交通伤救治中的信息化技术应用发展较迅速,不少技术已经接近或达到世界先进水平,在一些三甲医院、二级医院与基础医院进行试点,取得了长足的进展与成绩。尤为值得一提的是,由陆军军医大学交通医学研究所作为参研单位的国家"十二五"科技支撑计划项目——高速公路重大突发事件处置与应急救援技术及装备研发(课题编号:2014BAG01B05),研发了交通急救信息共享系统。该系统利用物联网技术建立一个集移动医疗设备和辅助设备、中控系统、3G/4G无线路由网络、触控终端、系统软件、院前急救中心等为一体的信息数据可共享系统。移动医疗设备以及辅助设备负责采集伤者交通伤部位图像、血液、脉搏、体温等信息,然后通过中控系统和3G/4G网络将采集到的数据信息实时传输到院内端系统,院内端把接收到的数据经过分析处理后,得出伤者伤情评估和决策支持的结果,以助于医院内各科室能及时了解现场伤者情况,预先做好施救预案,并远程指导现场医生实施急救处置。此外,北京大学人民医院姜保国教授团队自主研发了严重创伤预警联动系统,实现了院前急救、院内救治团队之间有效的信息沟通。目前,在姜保国教授团队的指导下,北京市昌平区、天津市滨海新区、河北省唐山市(开滦集团)、广西壮族自治区柳州市、广东省深圳市宝安区、辽宁省锦州市、浙江省杭州市、吉林省长春市、陕西省西安市、辽宁省大连市、上海市浦东区、重庆市、安徽省合肥市、湖北省武汉市、山东省济南市启动了"严重创伤救治规范的研究与推广"项目,研制了相应的信息化系统。此外,我国二级医院如北京中医医院顺义医院、河北省唐山市工人医院等相继建设了创伤院前急救信息化系统,乌镇互联网医院烧创伤救治远程会诊中心也于2017年4月在浙江省乌镇成立。

第三节 交通伤救治中的信息化技术应用

一、物联网信息技术、云平台信息技术改造传统救治模式

（一）背景

我国传统的交通伤救治模式已成为创伤急救的桎梏，亟须创新。传统交通伤救治模式是：派车—现场救治—抵达医院—检查—会诊—确定方案—开始救治。这种陈旧的交通伤救治模式导致了治疗延迟，主要表现在 3 个方面：一是患者送医延迟，许多人受伤后无法及时借助交通工具到达医院，错过了最佳抢救时间，甚至是直接耽误送医时间，造成入院前死亡；二是转运延迟，送到的医院没有治疗的能力，需要联系转运，在转运过程中延迟或耽误；三是治疗延迟，也就是首先由急诊外科医生初步诊治，然后行专科会诊，专业分科的细化无法让医师对交通伤员病情做出系统综合评价，如有的伤员同时有颅脑伤、腹部伤、四肢伤，此时需要创伤颅脑外科、创伤骨科、手足外科、胃肠外科、肝胆外科等科室会诊，容易耽误救治时间，而且每个会诊科室只是对本专科情况提出诊治方案，也极容易出现误诊及漏诊。此模式的救治现场及院内救治缺乏一体化流程，而且现场救治与急救中心（医院）缺乏信息联动，使得患者进入医院到最终得到救治时间太长，因此，这种落后的模式需要改变。

（二）技术定义

物联网技术在打造区域协同创伤救治网络体系中起到了至关重要的作用。物联网技术是通过射频识别（radio frequency identification，RFID）、红外感应器、全球定位系统、激光扫描器等信息传感设备，按约定的协议，把任何物体与互联网相连接，进行信息交换和通信，以实现对物体的智能化识别、定位、跟踪、监控和管理的一种网络技术。作为一项新兴信息技术，逐步进入了医疗领域。

人体可以安装不同的传感器，对人体生命体征进行实时监控，实时传送到区域创伤云平台或医疗机构的服务器中。物联网能够使医疗设备在移动性、连续性、实时性方面做到更好，基于云平台和物联网技术建立创伤伤员区域协同急救网络体系，满足区域创伤急救医联网的解决方案，为创伤救治带来了新的模式。

（三）技术应用

云平台整合了当今无线医疗、移动通信以及互联网的最新技术，基于数据云计算、云存储、云服务的物联网技术和 B/S 架构的先进设计理念，云平台可以满足任意授权终端用户随时随地利用电脑或手机上网多点同步调阅所有交通伤救治信息的需求。

云平台技术于交通伤救治的实际应用：利用物联网技术和云平台技术，以远程无线网络生理多参数监测系统、智慧急救系统为依托，将急救中心（三级医院）及其周围区域的一、二级医院、企事业单位、社区卫生服务中心、公共场所及家庭作为管理网节点，建立起集现场急救、院前转运、院内诊治三位于一体的急救网络体系，将生命体征、电子病历、图片视频信息及 GPS 定位全方位融合，由生命体征信息采集及传输系统、医务通信信息系统、车辆管理子系统和创伤急救信息云平台组成创伤伤员区域协同急救网络体系。这种体系建成后，可将网络医院、急救点或救护车上创伤伤员的十二导联心电图、血压、血氧饱和度、血糖、X 线等生命监测信息通过 3G 网络或卫星频道实时传输到创伤中心，创伤中心的专家或医生可以通过远程监测对伤员进行诊断和指导治疗，使救治在急救现场、救护车上及运送途中即开始实施。生命体征、电子病历、图片视频信息、GPS 定位全方位的融合，使伤员入院前就可以进行疾病的诊断及创伤病情的评估，专家根据院前信息，在患者未到达医院时就可以制订治疗方案，甚至可绕过急诊科，直接入住专业科室或直接进入手术室治疗，真正做到交通伤伤员现场急救、院前转运、院内诊治三位一体，无缝连接，

可谓是伤员未到,信息先行。该模式优化了急救流程,减少了中间环节,提高了交通伤救治的时效性和整体性,为抢救伤员赢得宝贵时间,提高了伤者的救治成功率。

在可见的将来,依托医疗行业巨大的市场机遇,物联网、云平台有望成为交通伤急救事业的又一个重要前沿。

二、4G 移动通信网络技术应用于交通伤救治

(一) 定义

4G 是第四代移动通信及其技术的简称,是集 3G 与 WLAN 于一体并能够传输高质量视频图像以及图像传输质量与高清晰度电视不相上下的技术产品。4G 系统能够以 100Mb/s 的速度下载,比拨号上网快 2 000 倍;上传的速度也能达到 20Mb/s,并能够满足几乎所有用户对于无线服务的要求。很明显,4G 有着不可比拟的优越性。截至 2018 年,全球的智能手机用户已突破了 45 亿,移动通信真正方便了人类之间的沟通与联系,人与人、人与互联网之间的双向互联正在实现。

(二) 技术路线

(1) 无线技术实现无线终端设备的移动。无线 AP 部署方式分为 Fat AP(胖 AP)和 Fit AP(瘦 AP)两种方式,由于 Fit AP 方式具有配置容易、管理方便等特性,已逐渐成为主流部署方式。Fit AP 方式是网络中所有 AP 的配置和管理都通过无线控制器完成,不需要在单个 AP 做配置。也就是说,所有 AP 的配置信息都保存在无线控制器上,如果需要对分散部署的某个 AP 做配置,在中心机房对无线控制器进行操作即可,省去了到现场配置 AP 的麻烦。

Fit AP 的部署方式使无线网络内的终端真正移动起来。以某终端设备在两个 AP 之间来回移动为例:终端设备经由某个 AP 通过正确的加密认证接入无线网络,当其通过另一个 AP 接入到无线网络中时,由于 AP 的配置存在于无线控制器上,终端设备的接入加密认证信息同样也是保存到无线控制器上,所以无须再次认证便可接入网络中,实现了终端无缝漫游。也就是说,只要在无线信号覆盖范围内,即可保证终端设备移动时数据传输的连续性,不会发生中断。这个特性完全满足医院各类移动业务的需要,使医院业务真正人性化的"移动起来"。

(2) 移动网络信息的安全性与保证患者隐私。网络信息的安全性和保证患者隐私对于医疗行业也是至关重要的。1996 年美国颁布了 HIPAA 法案(健康保险流通与责任法案),目的是确保病人信息的安全和隐私,随后许多国家都相继颁布了类似的规定。WLAN 安全技术可以为医院提供最高级别的安全性。目前,大多数医院都选择实施基于 802.11i 的认证与加密功能,以增强 WLAN 的安全性。为了最大限度地保障无线网络应用安全,在遵循 802.11i 标准加密技术基础之上,提出无线入侵检测和无线 EAD(enduser admission domination,终端准入控制)两种无线安全解决方案。

无线入侵检测技术是指无线网络设备启用监听功能,随时监听周围的非法无线设备,并上报无线控制器,拒绝非法无线设备接入到医院无线网络,并将其加入黑名单,必要时发起报文攻击,直至其不能工作。无线入侵检测技术的采用可杜绝非法无线设备恶意接入医院网络窃取资料的行为,确保病人信息的安全。

无线 EAD 解决方案采用 C/S 或 B/S 安全构架,拥有合法身份的医院用户除了被要求验证用户名、密码等信息外,还被要求检查接入网络的客户端(平板电脑、移动智能终端)是否满足医院网络安全策略要求,包括是否安装病毒软件、是否升级病毒库、是否安装了必要的系统补丁,等等。对于同时满足身份验证和安全检查要求的用户,EAD 根据预定义的策略为其分配对应的网络访问权限,避免出现用户越权访问的情况。无线 EAD 方案保证了访问医院资源的人和终端的接入安全,只有合法的人使用满足安全策略要求的终端设备才能访问医院资源,从而使医院病人信息不被泄露,保证患者隐私。

(3) 无线网络技术应用于交通伤救援中的低辐射性。中国工业和信息化部无线电管理委员会规定单个无线接入点设备 RF 发射功率不可超过 100mW,一般无线网络设备的输出功率在 60~100mW,手机的

发射功率为 200～300mW，手持式对讲机则高达 5W，无线网络使用方式并非像手机那样直接接触人体。在实际无线网络建设中，可以根据特殊场地的具体情况，在保证信号强度前提下，适当调小输出功率，把辐射强度降低至最小，因此在医院部署无线局域网对于医疗设备或使用心脏起搏器的患者来说是安全的。

德国科隆大学附属医院对该院使用普通手机的心脏起搏器携带者进行了研究，科学家经过反复试验发现，手机与起搏器保持 25cm 以上距离时，起搏器功能基本不受手机干扰；那么更低功率的无线网络更不会对患者的健康造成危害，也不会影响到心脏起搏器的正常工作。

医院针对无线信号是否会对医疗设备存在干扰做了现场测试：采用两台无线 AP（接入点）与 EEG2100 数字心电遥测仪进行测试，无线 AP 与数字遥测仪之间的距离保持在 20～50cm，EEG 2100 对 2 路模拟的心电信号进行无线监控，连续运行 72 小时，并自动记录测试结果，测试结果表明 WiFi 设备对数字心电遥测仪没有任何影响，这也说明无线网络信号对医疗设备无任何干扰。

只要无线网络设备符合国际标准，实际工作功率在安全发射功率范围之内，就不会对人体健康产生影响。另外，实验证明，只要在建设无线网络之前对部署环境进行严密的测量，对无线设备的摆放位置进行合理的设计，采用适当的发射功率，无线设备不会对医院内的精密医疗设备造成影响，医院的各类仪器电磁干扰也不会影响无线设备的正常运行。

（三）应用场景

随着医院计算机网络的普及和医疗信息系统的完善，许多医院建立了功能强大的医疗信息管理系统（如 HIS、PACS 等），医护人员可以通过计算机接入有线网络访问这类管理系统，并实现医生查房、病人监护、药剂师配药和分发、医疗设备管理和实时监控、药品库存管理、电子病历查阅等功能，计算机成了不可缺少的工具。但是，传统的固定部署计算机的方式存在局限性，制约了医院信息化发挥更大的作用，尤其是在交通伤救治这样的场景中传统的固定部署模式无法将信息化救治向前移动至院前。而无线网络具有终端可移动性、接入灵活方便等特点，可以打破传统固定部署的局限性。

在交通伤救治中，由于工作需要医护人员经常处于移动状态，因此移动通信网络技术对交通伤救治是非常重要的。WiFi 技术是满足医疗移动通信需求的首选技术。按照无线标准协议规定，802.11b 的理论传输速率是 11Mbps，802.11a/g 的理论传输速率是 54Mbps。随着无线技术的发展，基于 802.11n 的无线产品诞生了，借助先进的 MIMO/OFDM 无线编码技术，基于 802.11n 设备的理论传输速率可达到 600Mbps，实际传输速率能达到 450Mbps 以上，保证了高带宽业务的正常运行。交通伤救治中的无线视频服务，如重症监护、传输放射图像等业务，都可以通过无线网络技术实现，从而更好地实现"以病人为中心"的理念。

三、远程医学技术在交通伤救治中的应用

（一）定义

远程医学技术是通信技术、计算机技术和医学信息相结合而产生的新的医学科学分支。远程医疗会诊的基本形式是异地间人机信息交流，远程医疗技术已经从最初的电视监护、电话远程诊断发展到利用高速网络进行数字、图像、语音的综合传输，并且实现了实时的语音和高清晰图像的交流。

与传统的会诊形式相比，远程医疗会诊在获取病人信息的全面性和精确性等方面存在一定差异。提高远程会诊病历的内在质量，使会诊专家在有限时间内，通过阅读提供的病历资料与数据，确切、可靠地获取有诊断价值的信息，是提高远程医疗会诊质量与效率的重要保证。

（二）技术路线

1. 远程医疗系统主要组成

（1）医疗服务的提供者。即医疗服务源所在地，一般位于大城市的医疗中心，具有丰富的医学资源和诊疗经验。

(2) 远地寻求医疗服务的需求方。可以是当地不具备足够医疗能力或条件的医疗机构,也可以是家庭患者。

(3) 联系两者的通信网络和诊疗装置。其中通信网络可以包括普通电话网、无线通信网以及通信卫星网等;医疗装置包括计算机软硬件、诊疗仪器等。

2. 构建远程医疗的主要技术

(1) 诊疗和临床检测工程技术。如心电图、血压、血氧等生理和电生理参数的检测技术,B超、CT等医学成像技术,血、尿、体液的各种生化含量指标的检测技术。由于远程医疗的特点是患者在远地,有些面对面就诊时可以获取的信息可能无法获取或无法直接获取(例如触摸等)。面临的问题就是怎样将这些信息进行数字化,并联网进行传输,这就对传统的医疗设备提出新的要求。

(2) 信息学技术。包括各种医疗信息的存储、显示、处理、查询、管理以及各种数据库技术等。在远程医疗活动中,采集后的医疗信息进行存储也是一个难题,不仅存储量大,而且时间长,有的病人资料要保存几十年以备查询,因此熟练和合理地运用数据库乃至数据仓库至关重要;信息显示技术关系到诊断的准确性,所以要尽量选择较好的显示器;医疗信息的处理也发挥着重要作用,要让信息更易读更准确;对于海量的医学信息,科学管理有利于信息的分析和利用,大量的临床信息的纵横分析将揭示新的医疗现象和规律,这也有利于医学学科的发展。

(3) 远程通信技术。远程医疗中传送的医学信息主要有数据(data)、文字(text)、视频(video)、音频(audio)和图像(image)等形式。其中数据和文字信息的数据量小,对通信要求不高;视频和音频信号数据量较大,在远程实时会诊中通常需要同时传送视频和音频信号。还经常需要用到一些医学影像信息,如X线片、CT图像等静止图像(still image)和运动图像(motion image),这些都需要传输速度较快、较稳定的通信网络。

（三）应用场景

美国是开展无线医疗研究最早的国家,最早研制的无线医疗系统用于对航天员进行无创伤监测和战场伤病员急救。此后,医疗机构开始将远程医学技术应用于交通伤救治中,逐步开展了无线监护、无线会诊、无线电子查房、无线医学图像的传输、远程控制手术等项目。其他如西欧、日本和东南亚等国对远程医疗的应用也高度重视,纷纷投入巨额资金进行无线远程医疗信息技术的研究开发。国外将远程医学技术主要应用于如下领域。

(1) 医疗信息集成与交换协议(如DcOM3、HL7等),目标主要在于将医疗信息系统(包括信息系统、医疗设备等)集成起来,形成以病人为中心的服务。形成跨地区、跨国家的病人资料(如病史、X线、CT图像等)传送、存取等集成健康电子记录信息管理中心。

(2) 远程医疗保健信息服务系统结构,即在一个能保证安全和认证策略下的连续性地协作环境中,建立集成的面向用户服务的区域医疗保健系统。提供分布式计算机服务、信息管理服务、应用协同服务、用户接El服务、财务服务(支持商业和个人财务交易)。

(3) 远程医疗环境中的智能图像管理技术,基于联合自治信息系统功能和数据集成,研究开发以病人记录作为中心元素,借助内容和结构来访问信息资源。采用分布式分层存储策略处理和获得区域级或一个单个医院的智能图像信息。

由于远程医疗在中国还只是一个新生事物,其发展只有四五年的历史,且中国在通信设施、医疗设备等各方面与发达国家有很大的不同。因此,与国外对远程医疗的研究相比,我国的研究工作还只是小范围的,研究人员屈指可数,研究面也较狭窄,如上海医科大学与上海交通大学、原南京军区、北京医科大学信息中心、清华大学、军事医学科学院、西北大学可视化技术研究所等研究机构和中心也都在开发和设计适合我国国情的远程医疗系统,有些系统已用于临床或即将用于临床,如家庭监护、心电超声图像的远距离传输、妇幼保健等某些科目。目前,我国远程医疗技术的应用大多都集中在以下几个方面:①基于视频会议系统的远程会诊系统;②远程家庭监护;③基于WEB网站的医疗信息咨询;④某些疾病数据库系统。

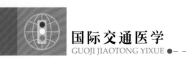
四、数据库技术应用于交通伤救治

(一) 定义

数据库技术是信息系统的一个核心技术。是一种计算机辅助管理数据的方法,它研究如何组织和存储数据,如何高效地获取和处理数据。数据挖掘是从大量数据中提取出可信的、新颖的、有效的并能被人理解的模式的高级处理过程;从大量数据中寻找其规律的技术;是统计学、数据库技术和人工智能技术的综合。数据库是按照数据结构来组织、存储和管理数据的仓库,如存储的数据为交通伤相关性数据则称为交通伤数据库。在交通伤数据库中包含了入选创伤患者的基本流行病学资料、损伤的详细信息以及院前、急诊抢救室、院内(ICU)的重要诊治信息,还包括了交通伤患者的结局、并发症以及基础疾病状况和随访情况。除充当数据存储的角色外,创伤数据库还对交通伤数据进行整理、分析和反馈,包括对原始数据的整理查重、统计分析、生成报表、信息反馈等,都是交通伤数据库的功能之一。

(二) 技术路线

(1) 实现电子病历数据的采集和存储。对医生做出一些规范性的要求,使电子病历记录规范。除了病历数据外,医学检验数据和影像检验数据的采集、存储也需要规范,同时需要建立统一的数据库存储系统来存储电子病例数据、医学检验数据和影像医学数据等各种类型的数据,其中标准问题是技术实现的关键。

(2) 数据的结构化处理。以文本数据为主体的病例数据是非结构化数据,需要做结构化处理。特别是对于中文电子病历,需要进行词汇分割、语义提取等。影像数据需要基于医学的相关知识进行图像分析,将图像中的病灶转化为结构化的数据,包括数值数据和规范的文本数据。

(3) 数据库系统设计。医疗大数据的数据库系统有别于传统的数据库系统,大数据的 4 个重要特征要求其数据库系统能更好地适应于大数据的处理,包括适用于基于局部集群式和大规模云计算系统等处理模式要求。

(4) 大数据挖掘分析方法。大数据挖掘的核心内容是数据的特征与属性提取,并依据特征和属性进行分类。在此基础上将不同属性的数据类进行关联分析,从而获得有价值的信息。可以将机器学习方法应用于大数据的挖掘分析。

(三) 创伤数据库的应用

美国创伤外科医师委员会在 1982 年组织了一项大规模的严重创伤结局研究(major trauma outcome study,MTOS),采集了美国和加拿大 160 所医院的 17 余万伤员数据。20 世纪 80 年代初,英国也组织进行了英国的 MTOS(U. K. MTOS)的研究,以英国的主要医院作为数据来源,建立了国家创伤数据库。美国和英国的 MTOS 研究均采用全套计算机操作,有专用的软件支持。

近年来,美军的 AV(退伍军人医院)医院采用多层结构理论及技术,已实现全国 269 家医院信息共享,并拥有世界上最大的医学电子病历系统,与此同时还将最为复杂的医学影像传输系统 PACS 建在美国陆军医院。1999 年美国海军已将 Mimi-PACS 装入远程舰船支持远程作战,波黑战争中美军广泛使用了远程放射信息系统,大大提高了医疗保障水平及救治成功率。目前国外创伤数据库的发展概况见表 17-1。

表 17-1　国外创伤数据库

地区	国家	名称	建立时间(年)	资金	AIS	数据条款	医院个数	个案数	ISS>15个案数
亚洲	日本	国家数据库	2004	政府资助,注册费	AIS98	92	147	15 319(2010)	39%
北美洲	美国	国家数据库	1993	政府资助、美国外科协	AIS2005	107	682	680 000(2009)	26%
欧洲	德国	国家数据库	1993	政府资助	AIS98	287	218	9 651(2009)	65%
	英国	国家数据库	1989	注册费	AIS2005	250	110	23 840(2010)	36.4%

我国目前尚无较完善的大型创伤病例数据库,仅有一些从几千例,甚至几十例创伤病例中总结出来的有关创伤评分方法的改进等方面的报道,如华西创伤协作网、四川胸伤协作网等。小样本的回归分析,很可能放大了某个因素的偏差。要解决这些问题,必须建立大覆盖面的创伤数据库和录入管理系统,推出简单方便的创伤评分系统,采集更多的样本进行进一步的研究。将创伤评分与救治及信息化管理系统相结合,既可以为创伤学的研究积累资料,还可以不断地改进创伤评分方法。

由原卫生部立项,四川省卫生厅资助,进行了中国重伤结局调查和国人创伤数据库建设的研究(MTOS-China)。包括六省市18家医院,共收集11 258例病例,并进行了伤因、伤情、救治结局等的研究。建立的创伤和胸伤协作网,研究有如下重要贡献:创建了国内首个跨省区创伤协作网和首个重伤数据库;明确提出了我国伤因谱、伤因顺位和三类主要伤因;创立了我国自己的创伤评分权重;充实和发展了胸伤的分型,探索了胸伤评分预测的方法。降低了胸伤死亡率,并带动了一大片地区的医院医疗技术的提高和创伤科研的展开。目前国内外都在以互联网为基础不断完善数据库建设,进行病例资源共享等。例如美国外科医生学院国家创伤数据库,美国佛罗里达创伤协作网,华西创伤协作网,四川胸伤协作网等。

作为交通伤数据库的重要内容之一,创伤评分在交通伤救治中起着无法替代的作用。但是创伤评分方法多,为了更加准确,应该系统地进行创伤评分和相关研究工作,评分手段也由计算机代替了手工计算。创伤量化评分的分析总结和改进,必须建立在大规模的创伤数据库的基础上。发达国家的医院也已将其纳入计算机系统。在这一方面国内学者也进行了一些有益的尝试。陆军医学院交通医学研究所的周继红等研制出了"创伤评分计算机分析系统(1.0版)"。使用包括院前评分、创伤严重度评分和预后估计共6种评分方法。江学成等将10种创伤评分方法利用 Visual Foxpro 5.0 数据库系统制成中文版《创伤评分工具集》。程继伟等研制了基于 HPC 的新型手持式创伤评分－急救系统。这些软件的推广将促进我国创伤评分的开展。同时也是创伤评分学今后发展的趋势。

五、区块链技术在交通伤数据库中的应用

(一)定义

区块链技术是下一代云计算的雏形,有望像互联网一样彻底重塑人类社会活动形态,并实现从目前的信息互联网向价值互联网的转变。

区块链技术将以其互通性、数据库、安全性等功能与其他机构共享数据,开展多方面应用。

区块链技术在交通伤数据中的应用总体上包括安全、信息共享、算法的标准,以及杜绝技术风险的标准。

(二)技术路线

(1)构建独有的区块链架构,研究区块链技术在交通伤大数据领域的应用。

(2)创伤数据采集传输体系架构研究。交通伤大数据信息整理到一个单一的系统中,在医疗、交警、政府、鉴定、康复等机构之间进行传输。

(3)多源异构数据融合管理技术研究。建设交通伤大数据平台所需要的基础数据源于各部门数据平台的子系统,这些多源异构数据的管理需要一种新的融合数据模型,解决数据存储与查询、特征数据提取、多源数据预处理等难题,需要通过对这些多源异构的数据进行数据融合,可以提取出它们的特征,形成有价值的数据信息。

(4)交通伤大数据领域内敏感信息数据的安全保障及管理。设计以数据为中心的安全监控模型,通过业务过程模型的安全防护代价和性能进行分析,开展数据业务流的安全分发控制研究。利用不同的加密和认证方案,包括不同加密方法和不同强度密钥,使得其加密和认证效率与代价比达到最优化。

(5)大数据分析与挖掘算法处理技术。针对交通伤大数据平台多源异构数据融合表征技术,解决面向批量计算、流式计算的数据分类、数据聚类和关联规则并行算法相关技术,实现基于深度学习的人工智能交通数据处理平台。

（三）应用价值

基于区块链技术，构建交通伤数据安全存储模型，通过分布式存储及传播机制，创建高效、大规模、安全的 P2P 信息交互方式，解决传统中心化数据库的潜在安全问题；采用区块链技术，探索多个机构部门共享创伤数据的新途径：不需要依赖传统的 HIS 数据供应商，互相自动共享数据、进行升级；物联网（IOT）伤者监测设备分布式地收集健康数据，生成区块链交通伤电子病历；对伤者的大样本数据进行清洗、分析、得出报告，从而提高人口健康；结合大数据分析的辅助决策：人工智能 ICDSS 系统（intelligent clinical decision supporting system），DEEP LEARNING，直观显示病人危重程度，辅助医生快速做出临床决策。

六、人工智能用于交通伤救治

（一）背景

交通伤急救中的数据信息量大、时效性强、来源繁杂，既有来自 HIS、PAS 的结构化信息，还包括 PACS 和病历系统等大量非结构化、半结构化数据，在现有条件下利用率低下，亟须以人工智能方式得到快速处理和获得更精准的挖掘信息。

（二）人工智能研究领域

1. 专家系统　专家系统是依靠人类专家已有的知识建立起来的知识系统，是一种具有特定领域内大量知识与经验的程序系统。它应用人工智能技术、模拟人类专家求解问题的思维过程求解领域内的各种问题，其水平可以达到甚至超过人类专家的水平。目前专家系统是人工智能研究中开展较早、最活跃、成效最多的领域，广泛应用于医疗诊断、地质勘探、文化教育等各方面。它是在特定的领域内具有相应的知识和经验的程序系统，它应用人工智能技术、模拟人类专家解决问题时的思维过程，来求解领域内的各种问题，达到或接近专家的水平。

2. 机器学习　机器学习就是机器自己获取知识。机器学习的研究，主要是研究人类学习的机制、人脑思维的过程；机器学习的方法；建立针对具体任务的学习系统。还有机器人学这个领域所研究的问题，包括从机器人手臂的最佳移动到实现机器人的目标动作序列的规划方法等。因此，开发高智能机器人是一个重要研究方面。

3. 模式识别　模式识别是研究如何使机器具有感知能力，主要研究视觉模式和听觉模式的识别，如识别物体、地形、图像、字体（如签字）等。在日常生活各方面以及军事上都有很大的用途。近年来迅速发展的应用模糊数学模式、人工神经网络模式的方法正逐渐取代传统的用统计模式和结构模式的识别方法。特别是神经网络方法在模式识别中取得较大进展。当前模式识别主要集中在图形识别和语音识别。图形识别方面例如识别各种印刷体和某些手写体文字，识别指纹、白细胞和癌细胞等的技术已经进入实用阶段。语音识别主要研究各种语音信号的分类。语音识别技术近年来发展很快，现已有商品化产品如扫描仪上市。

4. 人工神经网络　人工神经网络是在研究人脑的奥秘中得到启发，试图用大量的处理单元（人工神经元、处理元件、电子元件等）模仿人脑神经系统工程结构和工作机制。它主要通过范例的学习，修改了知识库和推理机的结构，达到实现人工智能的目的。在人工神经网络中，信息的处理是由神经元之间的相互作用来实现的，知识与信息的存储表现为网络元件互连间分布式的物理联系，网络的学习和识别取决于和神经元连接权值的动态演化过程。人工神经网络也许永远也无法代替人脑，但是它能帮助人类扩展对外部世界的认识和智能控制。多年来，人工神经网络的研究取得了较大的进展，成为具有一种独特风格的信息处理学科。目前，人工神经网络的发展趋势有如下特点：①新的人工神经网络模型产生频率非常之快；②现有的人工神经网络模型的完善改进速度喜人；③人工神经网络结合和其他一些现代优化计算方法的结合运用日见增多，如结合混沌理论、遗传＋神经、模拟退火＋神经算法等成功运用的实例。

5. 智能决策支持系统　决策支持系统是属于管理科学的范畴，它与"知识—智能"有着极其密切的关系。自 20 世纪 80 年代以来专家系统在许多方面取得成功，将人工智能中特别是智能和知识处理技术应用于决策支持系统,扩大了决策支持系统的应用范围,提高了系统解决问题的能力,这就成为智能决策支持系统。

6. 自动定理证明 自动定理证明是指利用计算机证明非数值性的结果,即确定真假值。早期研究数学系统的机器是 1926 年由美国加州大学伯克利分校制作的。如不断开发能够对某些问题或事物进行推理证明,这些程序能够借助于对事实数据库的操作来证明和做推理判断。

(三) 应用场景

1. 辅助决策系统在交通伤(创伤)救治中的应用 Clarke 在 1988 年进行了计算机辅助创伤救治的尝试及系列的研究,通过使用产生式规则和逻辑推理的方法主要对于成人胸腹部的穿通伤后提供救治计划,并与患者实际救治方案进行了比较和回顾性评价,认为系统提供的救治方案优于实际的救治计划。此后多位学者应用专家系统进行了创伤救治的尝试。McQuatt 等用于颅脑损伤救治,Fisher 等还设计和开发了诊断和救治臂丛损伤的专家系统,用于快速判断具体的损伤部位和损伤程度。国内开展较晚,且很少报道在创伤救治方面的应用。20 世纪 80 年代初,福建中医学院与福建计算机中心研制的林如高骨伤计算机诊疗系统,经临床验证,符合率达 98%。盛昭瀚等进行 ICU 应急辅助决策系统的开发研究。在知识库的设计中,用面向对象技术建立了一种多元知识库模型,而在推理机的设计中,突出了应急的实时诊断,提出了一种由基于规则推理、证据推理和案例推理的集成推理机制。系统原型的仿真结果表明本文的方法是有效的。胡文彬等设计并实现了危急症诊治专家系统,为了提高高技术战争条件下卫勤保障反应能力及卫勤指挥质量和速度。戴阳等设计并构建了卫勤保障辅助决策系统,可以进行战时卫生需求的预测、资源配置、药材供应以及提供医疗后送最短和最佳路线选择。

Robertson 等设计了基于知识库的牙齿损伤的检查、诊断和治疗的智能系统,并采用 XpertRule 作为开发工具。进行了计算机化的决策支持系统在创伤学的尝试。Kukar 等应用机器学习技术判断股骨颈骨折后的预后,结果符合率较高。

国内于跃海等设计了基于案例推理的 ICU 诊断方案生成系统,对于匹配不成功的病例,则应用规则集生成治疗方案。随着案例库的扩充,系统性能会不断提高。郑晓军等设计并开发应急管理系统和 DSS 组成应急系统。把模型或分析技术与传统的数据存取和检索功能结合起来,并通过人机交互接口为决策者提供辅助决策,对重大突发事件进行全程监控和管理。Kentala 采用决策树根据患者的资料进行颅脑损伤后结局的判定和提供治疗计划,并与 logistic 回归的统计方法进行比较,通过研究,笔者认为系统在预测准确性方面有一定的优势。

2. 人工智能技术用于创伤评分和结局预测 Becalickden 等应用人工神经网络进行了创伤评分在预测创伤后死亡率方面的研究,应用 16 个解剖和生理变量作为预测变量,构建人工神经网络模型,并与线性英国的创伤和损伤严重度评分比较。发现这种非线性的方法在预测死亡率方面有很大的优势。Lammers 等应用人工神经网络预测简单的软组织创伤缝合后伤口感染的可能,经过测试,认为其可以被用来预测伤口的感染率。

Sakellaropoulos 等应用贝叶斯网络(BN)基于各项临床证据评价颅脑损伤后的预后,通过 600 例患者的数据库应用机器学习的技术构建 BN 的结构和参数。发现 BN 可以定量测量各种可能性,结果符合专家意见和最终结果。Zelic 等通过决策树归纳和 BN 分类诊断运动后损伤,多种机器学习的运算法则用于获取诊断运动损伤的知识,增加专家系统分类的准确性和解释能力。国内姜成华等建立了基于神经网络的创伤预后仿真模型(TOSM),经过评价,认为其优于线性方程计算的方法。

3. 虚拟现实技术 通过在计算机中构造出一个形象逼真的模型,从而生成一种具有三维世界效果的模拟环境,并产生与现实世界中相同的反馈信息,使人们得到与在现实世界中同样的感受。在头颈部外科,虚拟现实可以虚拟头面部的先天畸形的矫正、肿瘤的切除和整形,以使术后的外形达到满意的效果。对于战创伤这样当前不存在的环境或耗资巨大的现实环境有不可替代的优势。虚拟现实将为创伤的诊断、治疗康复以及战创伤救护的教育与培训,以及创伤的远程医疗提供一种新的方法。计算机辅助外科手术技术(CAS)利用现代图像技术所得的多模式图像数据,通过计算机处理和分析,精确设计手术方案,模拟手术操作,并借助空间定位导航系统,实现术中实时三维可视定位,并进行手术导航完成手术。目前已被应用于神经外科、耳鼻喉科、骨科等,在颌面外科主要用于口腔种植和颅颌面畸形的外科矫治。在虚拟的三维空间内通过虚拟手术截骨器械,任意切割并定量旋转骨块,模拟畸形矫正和骨折复位。这一借助于人工智能和虚拟现实以及自动化控制的技术,必将进一步推动医学的发展。

第四节　典型案例介绍:交通伤救治信息共享系统中的信息化技术运用

一、交通伤救治信息共享系统简介

以区域中心医院为枢纽,建立应急救援指挥调度系统、专科化的创伤院前急救物联网系统、院内绿色通道与质控系统、创伤数据库,构建从伤者→120→医院→救护车→急诊科→院内各临床救治科室的信息化通路,建设创伤中心,通过流程再造,匹配质控手段,缩短早期救治时间,提高急诊救治效率,降低致残率和社会疾病负担,收获最大价值的社会效益。

二、交通伤救治信息共享系统的组成

交通伤救治信息共享系统的交通伤急救流程参考《严重创伤院前救治流程:专家共识》的指导意见,主要由三系统(卫生应急智能指挥调度系统、创伤急救院前医联网系统、质控系统)、一平台(创伤急救云平台)、创伤临床急救中心、一通道(院内绿色信息化通道)和创伤数据中心组成。

1. 三系统　卫生应急智能指挥调度系统、创伤急救院前医联网系统、质控系统。

卫生应急智能指挥调度系统:在区域中心医院建设卫生应急指挥调度系统——实现一键群呼电话和短信并自定义框架内容,通过移动互联网等技术手段,达到紧急情况下的快速通知和快速反应。

创伤急救院前医联网系统:由系统软件、智能硬件设备、移动医疗设备组成,把救护车打造成院前移动 ICU,同时实现院前病人信息、生命体征、辅查结果等实时和院内互通。

质控系统:利用计算机、网络、通信和数据库等信息技术对医院的质控管理模式进行规划规范,梳理医疗过程,确定质控关键环节,主要对创伤急救的救治内容、责任人、时间点、相关检查检验时间段、相关科室要求的创伤中心相关考核点进行质控,自动准确记录患者各检查、治疗的时间节点,并以合适的展现方式及时、全面地呈现,通过前置式警示、即时缺陷查找、质控结果反馈,达到深化和提升医疗质量的目的。

其遵循的原则有两方面:一是不单纯为了质控而质控,在满足急救效率的基础之上自动质控;二是质控系统不仅仅是领导决策工具,还须反哺急救系统,以改进急救效率、提高医疗质量为终极目标。

2. 一平台　创伤急救云平台。

以区域中心医院为中心,整合"创伤评分系统""规范救治"等科研成果,建设区域创伤急救系统,在此基础上建设院前急救云平台。亦即基于一系列远程移动的医疗设备,多媒体的信息化为方案,通过 3G/4G 移动网络的技术,以伤者为中心,将相关部门和相关需求纳入并融合为新型的远程医疗救助方案,通过协调院前院内各部门及科室合作,优化流程,提高效率,减少致残率及伤亡率,逐步建成集现场急救、院前转运、院内诊治三位于一体的创伤急救网络体系。

3. 创伤临床急救中心　区域中心医院整体规划,分别在其医联体医院建设创伤急救分级诊疗体系。多发性创伤等高致残率、高死亡率的突发疾病使得救治需要多学科协作,合理利用综合医院多科室医疗资源,在区域中心医院成立创伤中心,以急救病人为中心,匹配急救医疗资源,改变传统以医疗科室为中心,通过流程调整,采用时间节点更直观高效地节省接诊至抢救的时间,而急救分级诊疗体系的建立可以保证严重多发伤在最短时间内得到确定性治疗,能有效保证患者抢救成功,真正体现时间就是生命的急救理念。

4. 院内绿色通道　院内绿色通道构建急诊病人信息流,连接院前急救信息和院内信息系统,包括120 指挥调度系统,通信系统如联通、电信等,院内 HIS 系统、LIS 系统、PACS 系统,打破院内各个临床科室信息不通畅的现状,最大限度地提高急救效率,缩短救治时间。

5. 创伤数据中心　在院前急救医疗物联网系统、院内绿色通道信息化系统以及创伤救治中心的基础之上,收集数据,总体建设区域创伤数据中心,为大数据分析提供物质基础。

三、交通伤信息共享系统的技术手段

在互联网＋、医疗物联网、人工智能、大数据分析等新科技快速发展的背景下,借鉴其他兄弟单位的优秀经验,将传感、射频、定位、无线传输等信息化技术与交通伤协同急救紧密结合,应用于交通伤信息共享系统,以此推进信息化技术在医疗机构中的融合应用,将会大大提高交通伤救治的效率。

在技术手段上,系统使用 Spring boot＋Mybatis＋Dubbo＋Zookeeper＋Redis 为基础搭建框架,数据库为 mysql,底层使用 Spring MVC＋MyBatis＋Dubbo 等优秀的开源框架作为支撑。提供对多种基于长连接的 NIO 框架抽象封装,多种线程模型,序列化,以及"请求-响应"模式的信息交换方式,接口方法透明远程过程调用,包括多协议支持,以及软负载均衡、失败容错、地址路由、动态配置等集群支持,将整体软件进行分离设计,采用分布式部署,运行于轻量级 Docker 容器中。使用 Nginx 进行服务的集群和负载均衡管理,可以灵活地根据需求扩充或减少响应节点,以保证应用的高稳定性和快速响应性。配有详细的数据权限设计以及多点备份机制,实现数据的高安全性和高可用性。

该系统利用物联网技术建立一个集移动医疗设备和辅助设备、中控系统、3G/4G 无线路由网络、触控终端、系统软件、院前急救中心等为一体的信息数据可共享系统。移动医疗设备以及辅助设备负责采集伤者交通伤部位图像、血液、脉搏、体温等信息,然后通过中控系统和 3G/4G 网络将采集到的数据信息实时传输到院内端系统,院内端把接收到的数据经过分析处理后,得出伤者伤情评估和决策支持的结果,以助于医院内各科室能及时了解现场伤者情况,预先做好施救预案,并远程指导现场医生实施急救处置。

交通伤信息共享系统中的质控系统(时间-流程控制模式)主要解决第二个死亡高峰的问题。在交通伤急救流程中,通过时间-急救流程控制,在各个环节严格进行时间质量控制,注重对急救的时间把握,对院前到院内整个急救流程中所涉及的责任人、职责以及急救时间进行质量控制,体现时间就是制度、时间就是效率、时间就是生命。该模式的有效运行,促使医护人员在最短的时间内对伤者做出正确的评估、及时判断、果断处置,使评估和抢救生命同时进行,变被动执行医嘱为主动抢救,为伤者赢得抢救时间,提高抢救成功率。目前,该系统已运用于院内,其有效协调了院前急救团队、急诊科、医技科室团结协作和配合能力,优化了急救流程。同时在伤者就诊的整个过程中,专人及时、准确、连续地对伤者进行生命体征监测,完整记录抢救过程,实时记录伤者离开交通事故现场、到达急诊科、离开急诊科、进抢救室、急会诊时间、到达检查科室和离开检查科室时间以及到达住院科室或手术室的时间。有利于各环节时间的质控,也为所谓"延误或耽搁时间"引发的纠纷或投诉时,留下举证倒置的宝贵证据。

此外,该系统还集成了陆军医学院交通医学研究所研制的创伤评分系统。创伤评分是通过定量记分的方法对创伤患者的损伤程度和结局进行评估,有利于医师对伤者实施正确的诊断和治疗。传统的交通伤评分计算分析过程较为繁杂,通常需要 20 分钟以上的时间,使用信息化手段以后,通过简捷的选择即可准确地获得多种评分的结果,使复杂烦琐的录入简单化,使交通伤的评分标准化,亦使交通伤评分成为简单快捷的过程(只需要 3 分钟左右即可得出结果),既可作为交通伤急救、转运、治疗和预测伤员预后的依据,又可作为评定救治工作质量的基础,从而提高治愈率,降低残废率和死亡率。

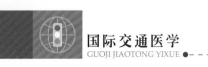
四、卫生应急智能指挥调度系统介绍

(一) 系统简介

利用先进的信息处理技术和现代的管理手段,区域中心医院或120指挥中心对突发医疗事件进行辨别、处理和反应后,通过本系统命令部署、指挥调度应急救援人员到达现场,在此基础上实现分析汇总、打印等功能,以在最短的时间内对医疗事件做出最快的反应,采取合适的措施预案,有效地动员和调度各种资源,进行指挥决策。

(二) 主要功能

1. 级别配置 自定义命令、指挥的层级,以及每个层级关联的应急救援人员。可新建、删除、修改层级、人员、人员权限及其指定的联系方式。最高权限者为医疗救援的"发起人"(一般为医院分管领导),"发起人"可将最高权限授予相关科室负责人。

2. 一键通知 "发起人"点击界面中的"短信通知"键,则将编辑好的短信分别以手机(GSM、CDMA等移动通信网络)、App(无线网络)同时发送至关联的应急救援人员指定的手机号码中。此后,"发起人"一键点击"手机通知"键,则以多方电话通信的方式通知到该层级关联的应急救援人员。

3. 多端启动 由"发起人"赋予相关应急救援人员不同的权限,相关人员根据其权限,直接调度120急救车或通知120急救中心、应急办等职能部门;或多个部门同时通知。

4. 现场签到 系统与"百度地图"关联。命令部署、指挥调度应急救援人员到达应急集合现场后,点击"签到"后获取当前的时间、具体地址,数据上传到后端服务器即后台系统。然后制订初步的医疗救援方案,组织救援队伍至事故现场。

5. 统计分析 系统数据可以电子表格形式(excel)导出开展分析统计工作。

6. 打印功能 统计的分析成果,利用手机连接打印机,实现打印功能。

7. 信息共享

(1) 在区域中心医院的医联体医院内建设同样的系统,部署相应的存储服务器,形成地区的卫生应急指挥网络,网络中心设于中心医院。

通过网络技术与医联体成员单位共享通知、命令、调度信息等数据资源,信息交互,达到联动救援的目的,实现多中心、更大样本的临床协作,形成急救医疗网络。

(2) 卫生应急智能指挥调度救援系统与危急重症院前急救系统无缝对接,数据共享,实现从调度指挥到院前急救、院内诊治一体化。

8. 后台系统 后台系统由数据中心、系统管理和用户管理三大模块构成。数据中心展示通知、命令、调度等数据,还可对这些数据进行分析、汇总。系统管理包括系统菜单、软件介绍等。用户管理包括等级管理、人员管理、角色权限、短信通知等。

(三) 系统应用

在医联体单位建设同样的系统,部署相应的存储服务器,形成地区的卫生应急指挥网络,网络中心设于区域中心医院,通过网络技术与医联体成员单位共享通知、命令、调度信息等数据资源,信息交互,达到联动救援的目的,实现多中心、更大样本的临床协作,形成急救医疗网络。

五、创伤急救院前医联网系统介绍

基于云平台和物联网技术,建设区域的创伤急救系统(图17-1),及时有效地组织现场医疗救援,最大限度地减少人员伤亡和健康伤害,维护社会稳定与发展。

同期建立集现场急救、院前转运、院内诊治三位于一体的创伤急救网络体系,逐步建成区域协同创伤救治网络体系,建设区域内有影响力的创伤临床救治中心。

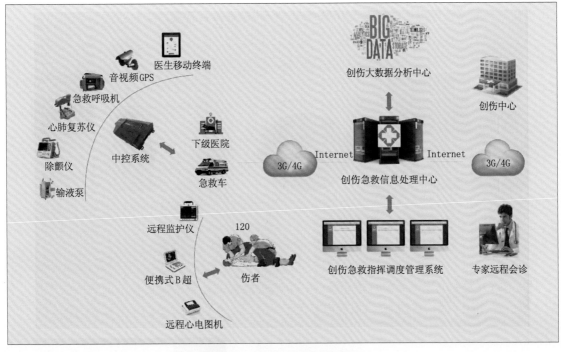

图 17-1 创伤急救系统概览图

本系统由系统软件、智能硬件设备、移动医疗设备组成。其中,系统软件由创伤急救院前信息管理系统、创伤急救院前信息车端系统、核心权限管理系统、救护车车联网管理系统四部分组成。智能硬件设备由救护车中控系统、智能辅助设备、服务器及网络设备、4G 无线路由网络、终端设备、音视频会议监控系统、OBD 智能终端七部分组成。

上述十一部分相互协作,"人-车-仪器"三者合一,自动采集、分析、处理患者生命体征数据,监控驾驶员的危险驾驶行为,规范救治,传输到医院后端,最终形成智能化、高性能、规范化、集成化的物联网框架下的创伤急救院前医联网。

（一）系统软件

1. 创伤急救院前信息管理系统 该系统进行整个创伤急救的调度和急救资源(医院、救护车、医护人员)的管理。急救管理系统实现了任务分派、院前跟踪、实时信息查看等功能(图 17-2、图 17-3)。系统由事

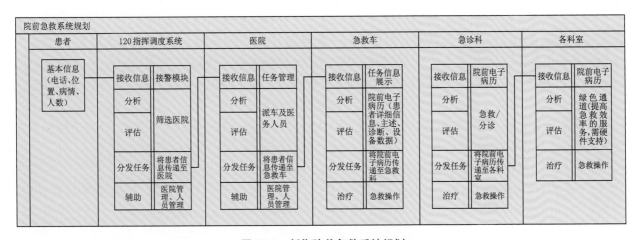

图 17-2 创伤院前急救系统规划

件管理、任务管理和配置管理三大模块组成,其中事件管理包括当前事件、历史事件。任务管理包括当前任务、历史任务。配置管理包括救护人员管理、日志管理、检查科目管理。

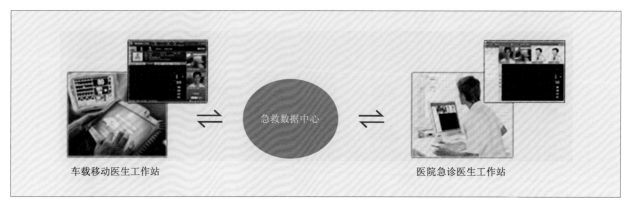

图 17-3 创伤急救系统规划

2. 创伤急救院前信息车端系统 该系统(图 17-4)提供规范化救治流程和院前病历的采集。急救信息包括事故位置、伤亡人数、致伤原因、报警内容等。

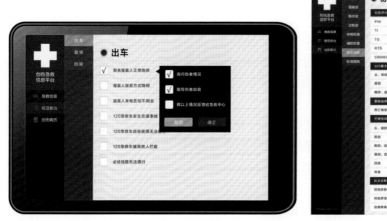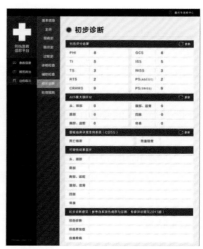

图 17-4 创伤急救院前信息车端系统界面

规范化救治流程包含出车、现场、回院各个阶段情况处理。比如交通急救出车,包含正常和异常情况。正常情况下,医护人员需要联系报警人、询问伤者情况、指导伤者自救、将情况反馈给急救中心;而异常情况分为 6 种,分别是报警人联系方式障碍、120 车发生交通事故、报警人来电告知不用去、必经线路无法通行、120 车自身故障无法使用、120 车被其他人拦截。其中报警人联系方式障碍下规范医护人员要回复急救中心,寻求解决方案,要继续联系报警人和继续赶往现场。

院前病历包含病人基本信息、主诉、现病史、既往史、体格检查、辅助检查、初步诊断、处理措施和检查结果等。

任务信息包括任务进度、任务状态、发车时间、到达时间、返回时间、回院时间等。

3. 核心权限管理系统 核心权限管理系统包括用户管理、机构管理、数据字典、权限管理、应用管理、资源管理、角色管理等。

4. 救护车车联网管理系统 具备监控配置、基础信息管理、设备管理、权限管理、报表分析等功能(图 17-5)。

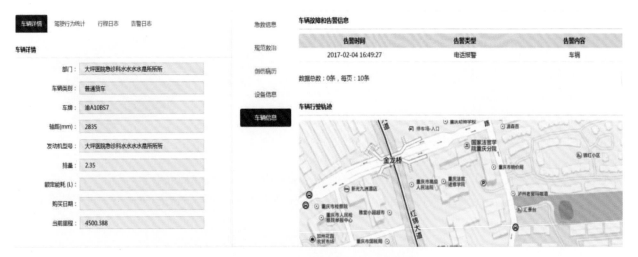

图 17-5　救护车车联网管理系统界面

（二）智能硬件设备

1. 中控系统　采用工业级无风扇电脑,提供丰富的接口:Mini PCIe 带 SIM 槽,支持 HSDPA,WLAN 模块;最高支持 2 GbE,6×USB 2.0 和 4×COM 接口。系统支持 Windows 和 Linux,提供服务采用 Java 编程语言,Mysql 数据库,提供连接各设备的接口和触控终端 H5 软件接口,实现数据交互和设备控制,如 GPS 同步时间母钟和中控系统时间,分发事故 ID 到各设备,并将存储的数据同步到医院后台即院前急救管理系统。

2. 智能辅助设备　包含智能手环、急救时间跟踪器(图 17-6)、读卡器。各个设备通过 WiFi 网络、COM 接口、USB 接口与中控系统连接,对设备进行 VC 编程,实现生命体征、GPS 定位(图 17-7)、时间等数据采集、数据处理,包含对数据格式、信息过滤和封装事故标识——事故 ID,唯一标识急救事故信息、数据传输到中控系统。

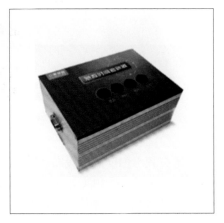

图 17-6　车载急救时间追踪模块

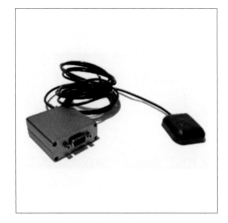

图 17-7　车载定位模块

3. 服务器及网络设备　由运行在局域网中的计算机(服务器)、物理隔离网闸和数据库管理系统软件共同构成。服务器及网络设备为急救系统提供应用与网络服务。

4. 4G 无线路由网络　4G 转 WiFi 路由,并含 4G 外接天线,以增强信号。使救护车和中控系统及各设备组成可靠的局域网。当 4G 信号不好时,各设备能正常地工作和数据传输存储到中控系统。

5. 终端设备 由大屏显示器、PDA 手持终端组成（图 17-8）。大屏显示器用于在创伤中心展示相关信息；PDA 手持终端用于安装"绿色通道"软件，通过条码识别、射频扫描等方式，完成对患者的信息核实、统一时间、时间追踪等功能。

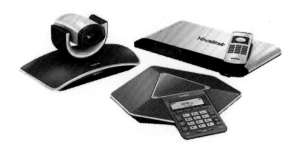

图 17-8　车载终端设备

6. 音视频会议监控系统 院内、车端视频通话，院内专家实时指导急救工作。支持高清视频通话，打造沟通无障碍的工作空间。视频会议系统电话支持 3m 36°全向麦克风拾音。支持 H.323 及 SIP 双协议，与业界主流标准系统和终端良好兼容，灵活扩容。

7. OBD 智能终端 记录车辆行驶时 GPS、车况、驾驶行为等数据，对驾驶行为、安全行为进行精准监控。

（三）移动医疗设备

包括远程心电图机、POCT 检测仪、便携式 B 超、远程监护仪、急救呼吸机。

六、质量控制系统

（一）系统简介

本系统基于医院服务器，将病人信息写入 RF 芯片腕带，病人带上此腕带根据医疗流程流转至不同科室（相应科室进/出口安装有 UHF RF 感应器）扫描出腕带芯片中的信息上传至服务器（后台管理系统），后端系统将接收到数据传输至专用 App 中，从而记录病人进出该科室治疗的起始时间。

每个科室分别分持有一个医用 PDA 或平板。医用 PDA 或平板安装本系统的专用软件，医生通过专用软件可记录患者在科室开始治疗和结束治疗的时间，也可上传病历和查看病历。

该系统具备将传统的病区管理系统信息化、信息共享等特点，是对现有医疗模式的重大改进。对院内诊疗过程给予信息支撑，对医疗、保险部门的工作提供数据支持。

（二）系统组成

本系统由智能硬件（图 17-9）与软件组成。

硬件包括服务器、植入 RF 芯片的腕带、UHF RF 感应器、医用 PDA 或平板。

软件包括专用 App 软件、后台管理系统。

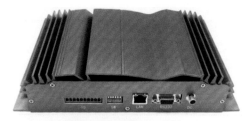

图 17-9　质量控制模块

1. 服务器 存储用户数据、生命体征数据和设备数据。

2. UHF RF 芯片医用腕带。材质：热敏复合材料；打印方式：热敏打印。

协议：ISO 18000-6C 860～960MHz；读写距离：1～10m。

3. UHF RFID 感应器 集成天线和读写器为一体的高性能超高频 RFID 读写设备，支持 ISO18000-6C/6B 两种协议，工作频段涵盖国标双频 920～925MHz、840～845MHz 和 FCC，902～928MHz 以及 ETSI，865～868MHz，输出功率0～33dBm 可选，具有识别距离远、速度快、准确率高、抗干扰能力强、防护性能优良和安装使用方便等特点。

4. 医用 PDA 或平板 PDA 或平板支持扫描一维码、二维码、RF、音视频、拍照，安装本系统专用软件可上传和查看病历以及操作质量控制流程。

5. 专用 App 系统软件 此系统主要对单个以及多个扫描仪进行远程管理，扫描仪和服务端通过 TCP/IP 协议进行双向的加密数据传输。

模块一：展示患者电子病历，展示住址、年龄、性别、电话、紧急联系人电话、既往病史、病历数据、生命体征数据等。

模块二：展示院内质控数据。即患者出入各科室的时间。

6. 后台管理系统　展示用户数据、生命体征数据和设备数据。

用户数据：展示电子病历中的数据库资料，令数据第一时间出现在系统专用 App 软件中。

生命体征数据：展示医疗设备监测到的体温、心率、血氧等参数。

设备数据：展示本物联网中的设备数量、分布、运行情况。

七、创伤数据中心介绍

（一）系统简介

全面收集院前/院中/院后随访等全流程病人数据，建设区域创伤数据中心，为大数据分析提供物质基础。主要功能包括：定期不间断地接收"创伤中心"发送的数据；分医院展示创伤救治详情。系统数据可以电子表格形式（excel）导出开展分析统计工作；输入编号或姓名，授予权限后可检索单个患者的临床资料；通过输入"关键词""主题词"等相关信息，可检索符合查询条件的群体公共卫生事件资料；建立的数据库可通过网络技术与各级创伤中心共享资源，为区域乃至全国创伤大型队列研究等科研项目贡献数据力量。

随着大数据时代的到来，创伤急救领域必将迎来巨大且深远的变革。

（二）数据库内容

通过交通伤病历内容和过程分析，设计的数据项和数据结构如下。

伤员信息：任务主键、编号、姓名、性别、年龄、身份证号、家庭住址等。

事故信息：主键、医院编号、事发地址、受伤人数等。

交通伤病历详情：既往病史、现病史、主诉、交通伤评估（含创伤评分）、初步诊断、治疗措施等。

监护数据：主键、监护类型、监控数据、监护时间等。

界面字典选项：主键、字典名称、字典编码等。

界面操作记录：主键、任务主键、功能模块等。

创伤数据中心的数据条目见表 17-2。

表 17-2　创伤数据中心的数据条目

功能模块		详　情
基本信息		1.伤员姓名；2.伤员性别；3.伤员年龄；4.身份证；5.联系方式；6.病历编号等
主诉		1.医生输入框
现病史		1.致伤原因；2.损伤性质；3.损伤类型等
既往史		1.冠心病；2.糖尿病；3.高血压；4.心衰；5.心律不齐等
过敏史		1.青霉素；2.利多卡因；3.环丙沙星等
体格检查	检查状态	1.配合情况：选择框
	一般检查	1.意识状态；2.呼吸状态；3.毛细血管充盈等
	神经反应评分	1.睁眼反应；2.言语反应；3.运动反应
	身体创伤评分	1.头、颈部；2.面部；3.胸部等
辅助检查	监护仪	1.收缩压；2.舒张压；3.脉搏等
	车载超声	1.心电图
	创伤部位拍照	
	影像数据	1.CT 检查结果显示；2.X 光平片显示结果；3.超声检查结果

续表

功能模块		详　情
辅助检查	检验数据	1.血生化；2.血常规；3.凝血等
	心电图	1.心电图
	结果描述	1.输入框
初步诊断	创伤评分结果	1.PHI；2.TI；3.TS等
	AIS最大评分	1.头、颈部；2.胸部；3.四肢、骨盆
	可疑伤结果显示	1.头、颈部；2.面部；3.胸部等
	初步诊断意见	1.输入框
处理措施	急救措施	1. 严密观察患者生命体征；2.给予舒适体位,保持呼吸畅通；3. 根据医嘱给予患者持续吸氧等
	会诊科室	1.急诊内科；2.急诊外科；3.骨科等
	收疗科室	1.急诊内科；2.急诊外科；3.骨科等
	是否转院	1.是/否
	其他	1.输入框

（三）数据库的应用

1. 指导临床工作

（1）通过对患者院前急救临床资料的调查搜集整理,对院前急救措施的结果进行新的合成分析,指导院前急救临床实践。

（2）对数据库中突发群体创伤患者的资料的分析,发现群体创伤的规律,为政府、医院提供制订突发公共卫生事件的应急预案提供依据。

（3）根据院前急救疾病谱的变化规律与相关因素研究,可为合理调用急救资源,制定院前急救策略提供依据。

2. 服务科学研究

（1）可对数据库资料进行筛选获得自己所需要的临床资料。

（2）电子信息化数据库样本量大,既可对数据库内全部病例综合分析,也可以选取具有某一共同特征的病例进行分析,还可以通过网络与其他单位进行少见病例的汇总分析。

（3）创建各种类型公共卫生事件的救治模型。救治模型来源于日常救治病历,符合客观、科学、随机以及双盲的原则。较常规演练方式的伤者(患者)模拟模型更好地检验医院的综合救治能力；更好地检验各种救治流程、技术以及应急预案的科学性。

随着大数据时代的到来,必将给创伤急救领域带来巨大且深远的变革。

经过数据分析、机器自动学习以后,数据库可以广泛应用于创伤患者的全生命周期管理,包括临床辅助决策、双向转诊、指导用药、远程会诊、预后；可以为医疗服务机构建设医联体、建设区域创伤救治示范中心、运用于卫生经济学等方面提供支持；亦可以为商业保险提供数据分析等服务。

八、交通伤救治信息共享系统的价值

（1）积极贯彻实施国家互联网＋医疗行动,促改革、惠民生,创新医疗服务模式。

（2）建设三级创伤应急救援体系,根据伤者情况进行及时的急救和合理的分流。加强整体急救工作的建设。

（3）实现院前院内信息互通,规范救治流程。通过信息化手段,通过创伤急救流程再造,最大限度地缩短早期的救治时间,提高急诊救治成功率,降低病死率、致残率,有效降低疾病负担。

（4）开设绿色通道,节约救治时间。

（5）强化区域中心医院对周边基层医院的业务指导和分级诊疗管理。

（6）推动地区的创伤大数据融合应用、创新发展,实践大数据应用标准体系。

第五节　创伤救治中信息化建设的展望

随着以大数据、人工智能、物联网为代表的新一代信息技术时代的到来,创伤急救领域必将迎来巨大且深远的变革。

现代医学的发展也迫切需要应用信息技术研制适合我国国情的、基于专科特色的创伤救治系统实现无缝的创伤救治,提高救治成功率。比如设计开发成熟的创伤智能决策支持系统,应用分布式和多智能主体技术,有望实现全身创伤救治群决策智能支持系统。

创伤大数据在经过数据分析、机器自动学习以后,可以广泛使用于创伤患者的全生命周期管理,包括临床辅助决策、双向转诊、指导用药、远程会诊、预后等;可以为医疗服务机构建设医联体、建设区域创伤救治示范中心、运用于卫生经济学等方面提供支持;亦可以为商业保险提供数据分析等服务。具体的应用试以下两例加以说明。

临床辅助决策:在医院投入使用医疗大数据挖掘分析系统后,患者的基本信息、生命体征信息、诊断数据等均录入大数据系统。由于大数据系统的数据来自成千上万乃至上百千万的患者,通过机器学习和挖掘分析方法,医生即可获得类似症状患者的疾病机制、病因以及治疗方案,这有助于医生更好地把握疾病的诊断和治疗。第一步:多因素应用数学建模;第二步:数据模型给出病情危重判断;第三步:机器学习病历系统诊断给出决策建议。

创伤大数据库的数据挖掘还可用于剖析道路交通事故的成因机制,有利于提出减少人为因素诱发事故的整改措施。创伤大数据系统还可以用于交通事故的预测:相关部门通过分析创伤大数据相关因素的变化,获得来自区域的创伤患者出现相同或类似症状的信息,以及某地多发某种交通事故的信息,从而预测交通事故的发生趋势,为交通管理部门制定相关政策提供依据,从而使由于道路交通事故带来的损失降到最低。

（李　奎　尹志勇　严　治　张　松）

参 考 文 献

［1］蒋捷,严治,张田怡,等.注重交通伤院前信息化三级救援体系的构建[J].中华卫生应急电子杂志,2018,4(3):137-141.

［2］陈道堃,林维成,张鹏,等.创伤急救体系的发展与现状[J].北京大学学报(医学版),2017,49(2):368-371.

［3］李春晖,尹志勇,陈钟敏.基于智能手机交通救援系统的研究[D].重庆:重庆理工大学,2016.

［4］刘军,郝江,边革元,等.昆明市军警联动高速公路急救绿色通道体系研究[J].西南国防医药,2012,22(1)42-43.

［5］王惠."医警联动"交通事故急救模式的探索与实践[J].华南国防医学,2013,27(4):278-280.

［6］TRINCA G W. Road trauma prevention:perspectives[J]. Word J Surg,1992,16(3):370-374.

［7］孙海晨.创伤急救体系:我们的差距[J].中华创伤杂志,2013,29(1):1-2.

［8］张峥.高速公路交通事故致多发伤的急诊科抢救[J].急诊医学,2009,9(2):104-105.

［9］李生,固宝林,沈洪.严重道路交通事故伤的救治(附589例报告)[J].中国危重病急救医学,1999,11(5):616-617.

［10］高峰.基于网格化管理的城市道路交通事故紧急救援体系的研究[D].北京:北京交通大学,2009.

［11］邓进,张连阳.我国创伤中心建设的困境与对策[J].中华灾害救援医学.2017,5(8):464-466.

[12] 张玲,张进军,王天兵,等.严重创伤院前救治流程:专家共识[J].创伤外科杂志,2012,14(4):379-381.

[13] 李春晖,尹志勇,陈忠敏.Android 平台在交通伤救援信息共享中的应用研究[J].中华卫生应急,2016,2(1):3-5.

[14] 张培,王少平,尹松.浅谈 3G 技术在院外急救工作中的应用[J].中国急救复苏与灾害医学,2013,8(2):159-161.

[15] 陈长水,李一霁.院外急救信息化建设的顶层设计[J].中国急救复苏与灾害医学,2015,10(3):266-268.

第十八章 交通伤院前急救

Abstract

Prehospital trauma care comes under the purview of the emergency medical service (EMS) system. It is an organized approach to the care of injured patients during the time between the occurrence of injury and the arrival of the patient at the hospital. An effective and efficient communication network, transport vehicles, and prehospital care providers are included in the prehospital trauma care system.

For traffic injury pre-hospital first aid, site safety and management are very important. Before entering the accident scene area, emergency personnel should quickly and comprehensively assess the risk. If the scene is not safe, they need to wait for the fire department or other rescue department to ensure the safety before entering. It should also be noted that the site environment is constantly changing, and that the assessment and disposal of the injured should be repeated to ensure the safety of the injured and the team.

The goal of prehospital trauma triage is to minimize potentially avoidable deaths. It is the most essential that the triage process ensures that this injured patient reaches the closest and most appropriate trauma center promptly and safely. It utilizes the limited information as early as possible in the course of events in order to make the field triage decision. The most critically injured patients are transported first. Physiologic abnormalities on patient assessment correlate with high risk of major injury→anatomic triage criteria→mechanism of injury. Overtriage, as much as 50%, is necessary to achieve acceptable rates of undertriage (10%). Loss of the airway is the most common cause of cardiorespiratory arrest after trauma, followed by hypoventilation or hypoxemia, and tension pneumothorax.

The need of definitive control of traumatic hemorrhage as the primary therapy for hemorrhagic shock may only be provided by the rapid transport of the critically injured patient to the nearest appropriate hospital. Many procedures may be performed en route, including further immobilization, airway control, continued assessment, and external hemorrhage control. The axiom "Load and Go" may be better expressed as "Load and Treat en Route".

The majority of injured patients do not have life-or limb-threatening injuries. For those serious injured patients, a reliable systematic approach to the initial assessment and resuscitation will improve survival or minimize disability. The best schema for proper initial care of seriously injured patients consists of preparation, triage, primary survey(ABCDES), resuscitation, second survey, monitoring and evaluation, and transfer to definitive care. Airway management is the most important skill to develop in managing trauma patients. Plans should include the formulation and practice of both basic and advanced interventions. Intravenous access should be attempted in all seriously injured patients in the field, but primarily during transport or extrication to prevent excessive delays in arrival to the trauma center is more important. Field cervical and axial spine immobilization should be done with multiple devices in any patient suspected of having an injury and continued until clinical or radiographic clearance is complete.

高质量的院前急救是降低交通伤死亡率和致残率的关键因素之一。高质量院前急救体系(pre-hospital emergency medical service system)的第一步是及时动员与部署院前急救资源。在事故发生后,应注意评估和维护现场安全。首要目标是在合适的时间将合适的资源用于适合的患者,并将患者送往合适的医疗救治中心。

第一节　现场安全与管理

一、现场安全性评估

在完善的管理系统中必须包括安全性训练。尽管在现场安全性上,消防与救援占优先地位,但现场所有救援人员都需要确保自己的行为不影响患者或其他施救者安全。赶到现场前,救援人员应该有清晰的现场安全性评估思路,必须知道如何采取措施来避免自身和其他人员受到伤害。应有良好的自我保护意识,将救援过程中受伤或感染的危险降到最低。

(一)安全性

在接到呼救电话时,救援即刻进入启动状态。调度人员应与现场呼救者、消防、交通警察保持联系,了解现场情况,并及时与救援人员沟通。院前急救人员进入事故现场区域前,应快速全面评估风险。如果现场不安全,需要等待消防与营救部门(或其他救援机构),确保现场安全后才能进入。需要注意现场环境是不断变化的。随着时间的推移、事故车辆的切割、结构的移动或燃油泄漏都可能会使曾经安全的环境转化为危险环境。碰撞现场可能的火灾、触电、有害物质(化学物质和石油制品)、车辆本身(尖锐物体、锋利的刀口、气囊爆开等),伤员可能的传染病等都有潜在风险。因此,需要在评估伤员时,重复评估周围环境,从而确保自身、伤员和团队的安全。

救护人员应做好自身防护。院前环境中工作的医务人员职责是救治伤者,如果危险尚不能完全去除,则必须延后。个人防护装备(personal protective equipment,PPE),是个人使用的面具、防护服、防护手套等的总称。这些可穿戴或使用的物品,在危险不能完全避免的情况下,规范使用,可以最大限度地降低救援人员的危险。小心触摸尖锐物体,在与伤员接触后,要注意用肥皂水或消毒液洗手。救护人员的自我防护措施包括以下几种。

1. **戴手套**　医用手套用来保护穿戴者避免接触污染物,减少感染的传播,避免交叉感染。当有血液或体液暴露的危险、接触黏膜或破损的皮肤以及操作被污染的仪器时需要佩戴手套。

2. **头盔**　院前急救人员应该在所有道路交通碰撞事故,特别是在高速公路车祸救援中佩戴头部防护用具。

3. **护眼用具**　当有碎片伤害眼睛时应该佩戴眼罩。眼罩还可以保护急救人员避免体液或血液以及气道管理中被呼吸道分泌物喷溅。

4. **解救手套**　医用手套对于玻璃碎片、锯齿状金属或高温表面并没有保护作用,当有可能遇到尖锐粗糙的表面或者高热量暴露(比如解救伤者)时,需要佩戴一副重型解救手套。

5. **高可见度服装**　院前急救人员或公路赛保障工作人员,在高速路上及其附近救援,或在低能见度环境作业时,需要穿高可见度服装。

（二）通信

急救人员到达现场后必须启动通信（communication）机制以便于实施对现场的控制。启动合适资源分配工具：METHANE 消息方式。

My call sign　我的通信呼号

Exact location　准确位置

Type of incident　事故类型

Hazards　危害

Access and egress　出入口

Number of casualties　伤亡数量

Emergency services required　应急服务的需求

与其他在现场的机构尽早取得联系至关重要，因为这可让他们知道你在场，同时获得他们有关现场初步评估、优先顺序及计划信息。应该与目击者沟通，以便更好地掌握受伤机制。与患者良好沟通，表明身份，确定患者损伤部位，评估意识改变，减少恐惧、焦虑及疼痛的关键所在。

二、伤员搜救与解困

"每个相关的人都发现了吗？"这是每名救援人员要思考的问题。搜救就是找寻伤者或遇难者并判断其位置，然后运用起重、支撑、破拆及其他方法使其脱离险境。

伤员的数量、位置和损伤严重程度均需要进行评估。避免发生急救人员离开事故现场时，没有评估所有伤亡人员的情况。如遗漏可能从车辆中被甩出的小孩，或是在现场还蹒跚而行、过一会儿则倒地不起者。还有肇事者逃逸。因此，需要利用多条线索确定有多少人受伤，进行有效的现场搜救。在现场搜救的方法和步骤如下：

1. 封控现场　交通事故现场往往会有大量的群众，救援人员到达现场后应在公安、交通警察的协助下，封锁现场，疏散围观群众，甚至需要劝退亲友的盲目救助，划定警戒区域，保证现场秩序和安全。目的：消除人为干扰，确保救援顺利。

2. 评估安全　确定是否存在二次伤害的可能性，制定搜救的方法、路线和手段，对事故现场进行周密细致的搜排，有时可能需要对现场进行加固支撑。目的：确保现场安全，防止施救过程中发生的事故。

3. 搜救方法确认　通过现场询问、调查等方法，了解交通事故现场基本情况，采取人工或仪器进行搜救。人工搜索主要包括喊、敲、听的方法；仪器有红外搜索或生命探测仪等，交通事故往往用得较少。搜索确认的目的：为营救创造条件。

4. 实施解困　当确认被困人员位置后，消防人员需取得临床支持以决定最合适的解决方案，其中时间窗和路径是最重要的两个关键因素。消防人员通常使用无齿锯、剪切钳、千斤顶等专用设备和就便器材，对变形的车辆进行破拆、凿破、顶升等作业。院前急救人员要清楚消防员能做到和不能做到的是什么。在解救脊柱伤患者时，脊柱制动至关重要，但是有的伤者时间紧迫，为实现快速解救，可能脊柱制动的手段就要进行妥协处理。

5. 医疗救助　在抵达交通事故现场后，急救人员立即开展院前救护，包括心理支持，实施必要的止血包扎措施，控制灾难性大出血，并现场指导救援人员的行动，以保证伤病者及被困人的安全。医疗救护贯穿整个救援的过程。

6. 伤员后送　依据事故现场情况，采取相应的方法将人员救出。采取什么样的方式将伤员送往最合适的医院，急救人员在转送前都需要考虑。救护车是城市区域理想的部署方式，在农村或边远地区，城市拥堵的高速公路限制救护车速度时，直升机救援增加了院前急救人员部署的范围和速度。但受合适着陆点大小的限制，受天气、起降周围环境和日照时间的限制。

第二节　院前初步评估与急救

院前初步评估作为一项系统过程,旨在识别致命性损伤,从而可以立即开展救命治疗,最早运用于创伤患者,包括一些科学、标准化的操作流程,全面评估、快速干预为原则。现在慢慢地被儿科、内科广泛应用。时间就是生命,危重交通伤患者要求快速判断伤情和给予生命支持治疗。

全面、系统交通伤患者院前救治处理过程包括:院前阶段的准备、伤情分拣、初级评估(ABCDES)、复苏、初步评估和复苏阶段的辅助部分、考虑患者是否有转运的需要、转运途中的再次评估(从头至脚的评估和病史采集),以及到达医院的再次评估及其辅助措施、复苏后持续监测和再评估、确定性处理等。创伤患者获得确定性急救(控制出血与复苏)的时间越短,获救的概率就越大。初步评估和再次评估(primary and secondary surveys)需要不断重复进行,以判断患者病情有无恶化和是否需要处理。

一、准备

顺利地将交通伤患者从院前转送到医院这一过程,存在两种不同的临床环境。院前急救:高质量的院前急救为危重交通伤患者提供支持,做好院前院内无缝衔接,院前急救人员需要接受很好的培训,并提高专业技能及协作能力。院内急救:必须做好为创伤患者实施快速复苏的准备。

(一) 院前阶段

先进的通信调度指挥系统可以协助调度员处理呼叫优先级。欧美发达国家最常用的系统是高级医疗优先级调度系统(advanced medical priority despatch system,AMPDS)。AMPDS用精心设计的呼救电话受理询问流程以及呼救者的回答,帮助调度按事先确定的方案进行处理,分配调度优先级:红色——A类(马上危及生命),琥珀色——B类(紧急呼叫),绿色——C类(常规)。在英国伦敦交通伤立即调度的标准有:跌落或跳在火车前面;从车辆内抛出;同一车辆乘员死亡;交通伤引起的腕或踝关节以上截断;困于车辆(不包括摩托车)下方;来自任何其他交通伤紧急服务的请求。

中国各大中城市均设有医疗急救中心或紧急救援指挥中心,统一使用"120"电话,由受过专门培训的调度人员(dispatcher)集中受理院前急救电话。但我国各地的院前医疗急救服务自成体系,主要有4种模式:独立型、指挥型、复合型、依托型。AMPDS系统仅仅处于起步阶段,有部分城市在探索实施,并取得一定成效。

建立调度医师制度,根据患者病情的轻重缓急进行资源分型。在交通伤发生时,根据急救资源(人、车及装备)的能力、配置,将急救单元分为以下几种。

1. 抢救型(简称A型单元)　主要负责病情Ⅰ级(极其危重)、病情Ⅱa级(十分危重)、病情Ⅱb级(较危重)、Ⅲ级(较重)的必须派出监护型救护车并高年资急救医生或主治医师出诊。

2. 普通型(简称B型单元)　当病情较轻Ⅳ级病人,只需派出运输普通型救护车及院前急救医师(或低年资急救医师)。

3. 运输型(简称C型单元)　主要服务转院,病情较轻(例如单纯四肢骨折类),或遇较大交通事故时分诊为绿色的伤者批量转运。

与院前机构和人员的配合,很大程度上能促进现场救治。通过建立院前急救体系通知收治医院,在将患者从事发现场转运到医院之前做好接收患者的准备。这样能充分调动创伤小组成员,使必备人员和急救设备在患者到达急诊室之前已处于待命状态。

在这一阶段,重点强调维持通气、控制外出血和休克、固定患者和快速将患者转运至就近合适的医疗机构,最好是有资格的创伤中心。尽量缩短院前急救反应时间(从患者呼救到急救人员到达事故现场的时间),收集伤情分拣有关的信息(即受伤时间、经过及病史等),到达医院后与接诊医生无缝衔接。损伤机制通常能提示损伤程度,也可作为某些特定损伤的评估依据。

(二)医院内阶段

参照美国外科医师协会创伤委员会(American College of Surgeons Committeeon Trauma,ACS-COT)《创伤患者最佳急救资源》(2006 版),做好迎接伤员到达准备的高级培训。准备复苏区域,合格的人工气道(如喉镜和气管插管管道)有序放置在方便使用的地方备用,预热晶体液体以备患者到达时即可静脉使用,准备合适的监护设备。补充医疗协助小组、实验室和放射科人员的调配需快速到达,与有资格的创伤中心签署转运协议等。通过质量改进程序定期对创伤患者的救治进行回顾是医院创伤项目的必备部分。

所有接触传染病患者的人员都应该受到保护,避免被传染。这些疾病中最突出的是肝炎和艾滋病(acquired immunodeficiency syndrome,AIDS)。疾病控制中心及医疗机构强烈推荐在接触患者体液时,使用标准防护(如戴口罩、眼罩、防水围裙、防护裤和手套)。ACS-COT 认为这些措施是预防感染和保护医务人员的最基本措施。

在我国,按照医院分级标准,即三级(最高级)、二级(区县级)、一级医院(中心乡镇)具有各自的急救责任与要求,建立了以一级医院为基础,二级医院为地区医疗中心,三级医院为高级医疗救治中心的较完善的急救医疗服务体系,提供相应的创伤急救与确定性救治服务。

在美国,ACS-COT《创伤患者最佳急救》(2006 版)将提供创伤救治的医疗机构通过 ACS 认证,分为Ⅰ、Ⅱ、Ⅲ、Ⅳ四级创伤中心(trauma center),提供不同层次的创伤急救服务。有效的创伤体系必须有一家级别最高的医院领头。

1. Ⅰ级创伤中心(level Ⅰ trauma center)

(1)Ⅰ级创伤中心是当地级别最高的创伤中心,是创伤体系的领头医院,包括从创伤预防至康复的各个环节,必须具备处理所有创伤患者的资源和能力。

(2)通常服务于大城市人口稠密地区,在这些地区可能需要设置多个Ⅰ级创伤中心,处理大部分严重创伤患者。

(3)创伤住院人数至少>1 200 例/a,或损伤严重度(ISS)≥15 的严重患者 240 例(>20%创伤住院人数),或每位创伤外科医师每年平均收治 35 例 ISS≥15 的严重创伤患者。

(4)创伤中心主任负责改进手术项目及协调每位普通外科医师参与创伤急救。

(5)在严重创伤复苏时,普通外科主治医师(attending surgeon)必须到达急诊室、制定重大处理决策、实施手术,有 24 小时在医院值班的普通外科主治医师是提供这一服务的最佳办法。在普通外科主治医师到达前,医学院毕业后 4~5 年的住院医师可以对患者进行复苏,但他们不能独立完成或替代外科主治医师的责任。

(6)接院前急救人员的通知,外科医师必须在病人到达前已在急诊室待命。病人到达医院急诊室后,外科医师反应时间最长不超过 15 分钟。创伤中心认证考核标准要求外科医师被邀到达急诊室次数至少要达到 80%。Ⅰ级创伤中心还必须承担创伤教育、预防、研究和完善创伤体系计划的责任。

2. Ⅱ级创伤中心(level Ⅱ trauma center)

(1)Ⅱ级创伤中心是社区最普及的医疗机构,可以是位于城市、郊区或乡村的一个医疗学术机构或公共或私人的社区医疗机构。

(2)Ⅱ级创伤中心是对任何程度的损伤都能提供早期确定性急救的医院,不必具备Ⅰ级创伤中心的资源与能力。能处理大部分创伤患者,但对严重创伤患者可能必须转到Ⅰ级创伤中心救治。

(3)接院前急救人员的通知,外科医师必须在病人到达前已在急诊室待命。病人到达医院急诊室后,外科医师反应时间最长不超过 15 分钟。创伤中心认证考核标准要求外科医师被邀到达急诊室次数至少要达到 80%。

（4）在没有Ⅰ级创伤中心的地区，Ⅱ级创伤中心作为当地创伤体系的领头医院，且承担创伤教育的责任。

3. Ⅲ级创伤中心（level Ⅲ trauma center）

（1）大多数地区，Ⅲ级创伤中心代表了创伤体系重要部分。

（2）具备初步处理大多数创伤患者的能力，并与Ⅰ、Ⅱ级创伤中心建立创伤患者的救治需要超过其资源时转诊的协议。

（3）要求外科医师全天候值班，普通外科医师领头建立创伤小组和适当的现场行动标准。创伤外科医师必须反应及时，无论在当地或转运患者到更高级的创伤中心时均应熟知创伤急救原则。

（4）接院前急救人员的通知，外科医师必须在病人到达前已在急诊室待命。病人到达医院急诊室后，外科医师反应时间最长不超过30分钟，创伤中心认证考核标准要求外科医师被邀到达急诊室次数至少要达到80%。

（5）Ⅲ级创伤中心处理的患者常常最终须转到更高级创伤中心救治，需要有创伤主任授权的转院计划。

（6）损伤预防和控制，针对社区的外延活动，对护士、医师、创伤急救有关的其他健康工作者的教育也是Ⅲ级创伤中心的功能。

4. Ⅳ级创伤中心（level Ⅳ trauma center）

（1）Ⅳ级创伤中心设置在无高级创伤中心的乡村地区。

（2）在大的创伤体系中，通常作补充急救，进行初步创伤评价，大多数患者需转运到高级创伤中心。

（3）需要24小时值班医师，专科覆盖可有可无，但必须要有很好组织的复苏小组和转院计划。

二、现场伤情分拣

伤情分拣（trauma triage）是根据在发生多名人员受伤的事故时，特别是大型交通事故时，大量伤员往往突然同时出现，而且部分伤员伤情复杂、污染严重，现场救治和转送条件有限，给伤员的救治和转送带来极大困难。因此，迅速确定伤员伤情的严重程度和需要处理的急缓，对伤员进行迅速合理分类，显得至关重要。现场分拣开始于最早到达现场的人员，当更有经验的人员到达时，应由他们进行现场分拣。

（一）现场急救人员病史采集

由于先进的诊断仪器不断问世，人们对病史与体征愈来愈不重视，但病史与体征永远是疾病诊断的主要基石。在院前没有各种诊断仪器的时候，现场收集病史和体征及时判断病情的情况是否危重病人尤为重要。但在收集病史和体征时，存在急救人员与病人两方面的问题，急救人员方面是院前环境条件差，时间紧任务重，没有时间精雕细刻，开始可能只有一个大体概念；病人方面是起病急，情绪紧张，不能详尽、仔细地叙述病史，对意识不清的病人，每个家属叙述亦不尽相同，所以必须反复询问、反复查看，特别对诊断不清的病人。到达现场时除自我介绍外，现场病史的询问须首先了解创伤的机制（例如，受伤的原因、坠落的高度、车速、车体凹陷或破坏等），应在创伤机制收集完整后，再开始病史的询问，并注意是否符合危重病人的指征。一份标准的病历报告应包含以下内容（主诉、之前、吃、过、药、敏、感）。

1. 病人主诉　主诉是伤病员自己的描述，昏迷者可由旁人代述。院前要抓住疾病的主要表现，例如，疼痛、口渴、发热、发冷、恶心、麻痹、无力等，注意主要症状发生的时间，这有利于对病情程度的评估。

2. 现病史（之前）　求救之前在做什么事？发生了什么事情？简要描述事件经过，如机动车碰撞，患者是否系安全带，气囊是否打开，车辆损坏程度，是否从车内抛出，获救时间，估计车速等情况。

3. 进食史（吃）　最近一次进食的时间是什么时候？

4. 既往史（过）　过去病史是怎样的？弄清楚伤者既往或现在患有什么疾病，以便能准确判断病情。从伤病者身上寻找得到的病史资料，例如药品、复诊本或病历资料等。

5. 体格检查　是对初步评估和再次评估的重点描述，从患者的表现及生命体征开始，然后进一步进行全身检查,仅相关的阳性和阴性体征(如颈静脉怒张)需记录。

6. 治疗干预(药物)　平时有无长期服用何种药物?长期注射何种药物?

7. 过敏史(敏)　有无对食物或药物等过敏的病史?

8. 其他不适(感)　除主诉外还有其他不舒服吗?

9. 避免肤浅的口头报告

(1) 制定标准的急救人员病历报告格式。概要叙述的方式能使听者适应并按此回答余下的问题。

(2) 简洁。急救人员应选择重要信息,避免冗长陈述。例如简单说明疾病或损伤程度和患者到达时立即需要的医疗资源。在接收方,问题应限制影响急救和保证到达时已备足资源。限制相互影响的其他信息以避免干扰现场急救或转运。

(二) 现场分拣

根据创伤患者对治疗和提供治疗的资源需要不同进行分拣。ABC 系统是临床上最常用的临床评估方法。从临床重要性和解剖区域特点上来说,它是以一种逻辑的方式进行逐步评估。其实就是按照我们的体检顺序,从最重要的头部开始,即颈椎保护下的气道通畅(airway with cervical spine protection)、呼吸(breathing)、循环(包括控制出血)(circulation with hemorrhage control)。

分拣还包括对现场创伤患者分类和决定转运至哪家医疗机构。院前急救医生负责决定让合适的患者转入适宜的医院。例如,在有创伤中心资格医院的情况下,院前急救人员将严重创伤患者转至非创伤中心的医院是不正确的。院前交通伤患者转送至创伤中心的推荐标准参照图 18-1。

(三) 现场分拣方法

至今,尚无普遍可接受的评分系统用于多发伤患者的医院外现场分拣。以下几种分拣方法可以帮助现场急救人员决定分拣。

1. 创伤分拣评分　已开发了几种创伤评分方法用于医院内和现场创伤患者损伤严重程度确定。准确的创伤评分取决于诊断技能,但受到现场条件、病人中毒、严重损伤后生理代偿机制的限制。创伤评分倾向于综合考虑心血管系统、呼吸系统、中枢神经系统、损伤类型与部位、腹部检查等情况。

2. 简单分拣和快速处理系统　简单分拣和快速处理系统(simple triage and rapid treatment system,START)检伤法主要针对行走、呼吸、循环、意识、外伤情况五个项目,对伤员进行快速地评估,每个伤员的检伤时间应该被要求在 1 分钟之内完成,如果要耗费太多的时间去为一个伤员做检伤,那就失去快速检伤的意义了(图 18-2)。

国际间常用于分类标记的工具,是一张双面的四色标准检伤卡(triage tag),检伤卡的正面可以书写注记伤员的基本信息以及初步的鉴别诊断,检伤卡的背面可以用来标示伤员受伤的部位及伤势,并可依据时序记录伤员的生命体征及治疗项目。检伤票的下方有四色检伤联,由上而下的排列依据是黑、红、黄、绿,除了黑色部分是与检伤卡本体连接在一起之外,其他 3 种颜色的检伤联都是可以撕开的,如果伤员的伤情或是生命体征恶化到下一级,救援者可以将最下方的检伤联撕下来,并将伤者移置到适当的地方接受适当的处理,每一张检伤联上都有相同的编码,这是为了便于追踪伤员的动向而设计的,所以被撕下来的检伤联必须由撕下来的人妥善保管,以便后续伤员动向的追踪工作,检伤票左、右上方两个角也是可以被撕下来的,它具有与检伤联相同的编码,这也是为了追踪伤员动向而设计的,在后送的过程当中,负责后送的运送单位将其一个角撕下来保存,而伤员到了医院完成院内的检伤之后,由院方的检伤人员再将另一个角撕下来保存,检伤卡本体则是始终都跟着伤员。

检伤卡一般被建议统一挂在伤员的左手,理由是多数人是惯用右手的,挂在左手可以减少移动避免伤票掉落遗失。如果 MCI 的初期无法取得伤票,或者伤病患的人数太多以至于伤票不敷使用,救援人员可以随机应变以适当的方式为完成检伤的伤员进行标记,例如以红、黄、绿、黑四种颜色的胶布粘贴缠绕,或者以四色的签字笔在适当位置标注并写上检伤的时间,都可以作为替代伤票的分类标示。

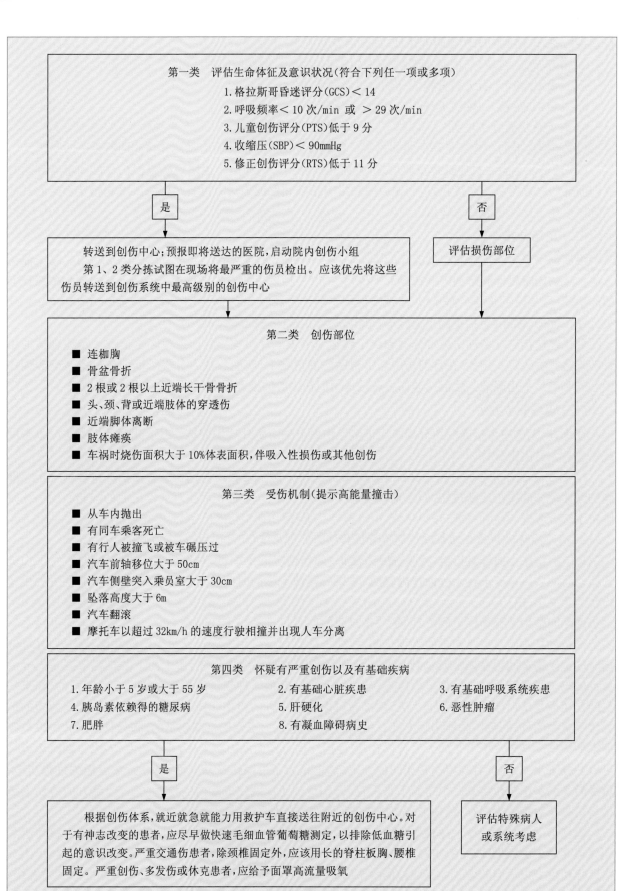

图 18-1 院前现场分拣后送创伤中心推荐标准

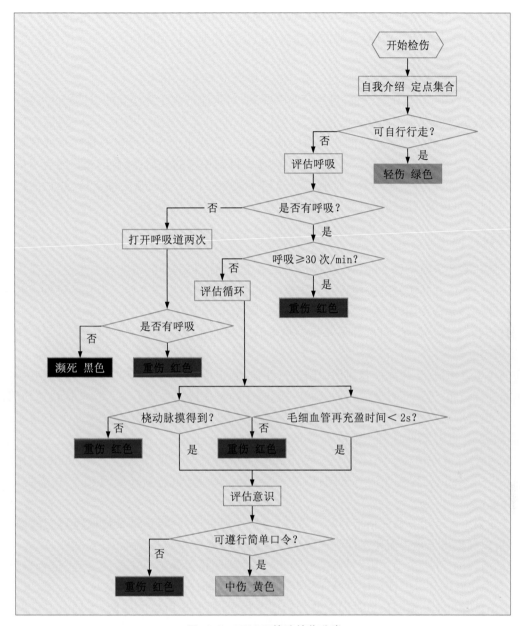

图 18-2　START 快速检伤分类

危重分级如下：

红色：极危重患者，优先后送。

黄色：次危重患者，稍后后送。

绿色：轻伤患者，延迟后送。

黑色：已死亡，最后后送。

3. 检伤流程

（1）将能听从指令及能行走的伤员集中于一处，均可判定为绿色。

（2）对不能行动伤员评估呼吸是否大于 30 次/min 或小于 10 次/min，如是则判定为红色伤员，无呼吸则判定为黑色。

（3）检查伤员的桡动脉搏，若桡动脉不可测得则测量颈动脉，颈动脉可测得则判定为红色伤员，如颈动脉无法测得则判定为黑色。

（4）询问伤员几个简单的问题以检查神志状况，如神志状况不正常则判定为红色伤员。

（5）检视伤员有否须立刻处理，否则可能导致伤员伤命体征不稳定的外伤？如有则判定为黄色，立即处理外伤。

（6）如通过以上检伤流程，未被列为红、黄、黑者，皆判定为绿色伤员。

（7）检伤的进行中，开放伤员气道，维持呼吸及循环，对可能造成生命威胁的以适当的方法止血。

现场救援人员可以利用不同颜色的地布、旗帜、色带、喷涂等方式做功能区分，红色后送区应该被安排在临近主要道路，以便于一级检伤的伤员可以快速地后送；黄色治疗区可以安排在事故现场与后送区之间的安全区域，以确保伤员经过检伤分类后，可以立即得到相应的救治；绿色的轻伤患者可以安置在距离现场稍远的安全区域，并指派几名医疗救护人员给予适当的伤口处理及心理支持；死亡的病人移置到最远的地方，以免对现场清醒的伤员或是工作人员造成心理上的不良影响。

三、初级评估

初级评估并不是字面意思上的一次性评估。从临床重要性和解剖区域特点上来说，它是以一种逻辑的方式进行逐步评估。其实就是按照我们的体检顺序，从最重要的头部开始。重复性较好。并不是每个医生的初步评估都完全相同，因为存在以下因素的差异：①可利用的评估工具（各种检查设备，例如超声、CT 等）和技能；②干预手段的不同（并不是每一位参与者都处在快速序贯诱导的位置）；③操作者的经验（医生的年资以及经验）。

根据创伤患者伤情、生命体征和损伤机制进行评估，制定优先处理的顺序。对严重创伤患者，必须对其生理功能进行全面、迅速而有效的评估，制订一套有序的整体优先处理方案。这包括快速初级评估、生理功能复苏、更详细的再次评估和最后实施确定性处理。此过程是按创伤急救：<C>控制灾难性的出血，这可能需要借助于某些手段（如抬高肢体、直接或间接压迫、止血剂）进行止血及应用止血带；A（A——airway）气道评估与干预；B（B——breathing）呼吸评估与干预；C（C——circulation）循环评估与干预；D（D——disability）残疾评估与干预；E（E——exposure）暴露（包括环境因素）。在露身检查时，注意防止低体温。

儿童交通伤患者运用三角评估来判断严重性，包括外观特点、呼吸运动及皮肤循环三方面进行初步的判断，就可以确定孩子是否需要立即到医院就诊。外观特点主要包括肌张力、互动性、可安抚性、眼神或凝视、讲话或哭泣；呼吸运动："听"异常的气道声，"看"孩子是否处于不正常的姿势，是否有鼻翼翕动；皮肤循环：观察皮肤循环可以评估核心循环是否不足，如发绀等。

妊娠创伤患者与非妊娠创伤患者优先处置的顺序相同，但妊娠所致的解剖、生理改变可能改变其对创伤的反应。通过腹部触诊检查妊娠子宫和实验室检查（HCG）可识别早期妊娠，对孕妇和胎儿的存活非常重要。

创伤是老年人常见的致死原因。随着年龄增长，心血管疾病和癌症是老年人死亡的首要原因。有趣的是，在轻到中等创伤程度评分（injury severity score，ISS）中，创伤造成的死亡风险，老年男性高于老年女性。特别应注意老年创伤患者的复苏。与年轻创伤患者相比，老年人生理储备功能降低，慢性心血管、呼吸系统和代谢性疾病等导致对创伤的应急代偿能力降低。合并疾病如糖尿病、充血性心力衰竭、冠状动脉疾病、限制性和阻塞性肺病、凝血性疾病、肝病和外周血管病等多种疾病在老年人中非常常见，从而影响了创伤预后。此外，长期用药也改变了机体对创伤的生理反应。因此，对于这类人群，由于治疗选择受限而常发生过度复苏或复苏不足的现象，早期有创监测是有价值的辅助手段。尽管有这些不利因素，大多数老年创伤患者通过适当治疗均可获得康复并恢复到创伤前的自理水平。因此，快速积极复苏、早期识别基础疾病和积极确定性治疗能提高这类患者的生存率。

（一）颈椎制动和评估呼吸道（A）

1. 颈椎制动　急救人员到达现场后，应该从正面接触患者，清楚表明自己的身份和安慰患者（例如自我介绍："您好,我是专业的急救人员,请不要紧张,请不要随意活动您的颈部和四肢,请您配合。")。有下列情形的必须假定颈椎有受伤,于评估前先保护颈椎(并视情况上颈托)。

(1)老。老年人,如 65 岁以上老人肩颈部以上外伤合并颈部疼痛,不含表皮擦伤或简单的撕裂伤。

(2)大。身上有明显较大损伤(例如剧烈疼痛的长骨骨折、骨盆骨折等)。

(3)头。头部或颈部明显创伤和疼痛,不含表皮擦伤或简单的撕裂伤。

(4)昏。意识变化,即 GCS(Glasgow coma scale,GCS 格拉斯哥昏迷指数)评分≤14。

(5)变。脊椎任何部位有明显变形,除非确认受伤前已经有长久的变形或残疾。

(6)麻。神经学异常,例如肢体有发麻或无力的现象。

(7)机。危险的致伤机制,例如:高处坠落下(高度约 2m)、跳水意外事件、高速减速(时速≥60km/h)、抛出车外或翻滚等。

针对以上符合条件的单个病例,院前救护专业人员应该给予颈托与长背板的脊椎固定术(spinal immobilization),但长背板的使用也可能带来伤害,因此在符合条件的情况下,应该给予患者"脊椎减移术"(spinal motion restriction,SMR)。SMR 的核心理念就是通过各种徒手固定方法尽量减少脊椎移动量,尽可能减少对脊椎的损伤。脊椎减移法手段包括徒手头部固定、头肩部固定、双肩部固定、头胸部固定方法,以及圆滚木翻身术(log roll),颈托合并半坐卧位姿势,头部固定器与固定带,铲式担架,长背板与固定带,脱困装置(kendricks extrication device,KED),儿童婴幼儿汽车座椅,到医院后多人同时拉床单等。

2. 确认呼吸道是否通畅　意识清醒能够正常对话的患者,说明呼吸道是畅通的。救援人员应该反复和患者交流来判断意识水平和呼吸状况,反应迟钝则无疑是患者,就应该快速评估和保护气道。看、听、感觉呼吸道与呼吸应该同时进行评估,且评估时间合计不超过 10 秒钟。

(1)看。观察面色口唇有无发绀,目视患者颈部、胸廓、腹部是否随呼吸运动的一起一伏,特别注意外伤时的反常呼吸,以及胸骨上窝、锁骨上窝、肋间肌的凹陷"三凹征"。

(2)听。耳朵贴近患者的鼻、口腔,听是否有呼吸音。

(3)感觉。面部有无患者正常呼吸时气流的吹拂感(图 18-3)。

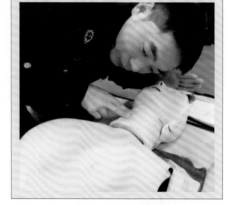

图 18-3　评估呼吸道

(二)评估呼吸(B)

仅有畅通的呼吸道并不能确保有充足的氧气供应和足够的血氧饱和度。完好的呼吸中枢、良好的肺功能以及协调的膈肌与胸壁运动,才能维系生命所需的呼吸功能。全面、准确的呼吸评估对每一名院前急救者往往是一个挑战。

1. 视诊　以看、感觉的方式观察评估有、无正常呼吸或濒死性呼吸。如果有呼吸,要注意患者的面色、呼吸频率、呼吸力度、胸廓运动对称性。

(1)外观颜色。有无发绀。

(2)呼吸频率。呼吸频率的改变往往是呼吸功能恶化的首要表现,通常根据年龄的不同判断呼吸的速率。新生儿呼吸频率 40~60 次/min,小于 1 岁的婴幼儿 30~40 次/min,学龄前儿童 20~30 次/min,大龄儿童 15~25 次/min,成人 12~20 次/min。气促往往提示低氧血症或代谢性酸中毒的代偿(例如失血性休克),呼吸频率减少表明呼吸驱动减弱或疲劳导致肺换气不足。

(3)呼吸力度。当有气道阻塞时,成年人辅助呼吸肌收缩,肋间凹陷,表明呼吸费力。儿童创伤出现鼻翼翕动、呼噜声,提示呼吸费力。

(4)呼吸对称性。评估胸部运动对称性。一侧胸廓呼吸运动减弱时,提示该侧病变,例如气胸、血胸、胸腔积液。贯穿整个呼吸的反常呼吸提示连枷胸。

2. 触诊　手轻放在胸壁上来评估胸壁的运动和对称性,同时注意气管的位置是否居中。触诊颈部和胸壁有无皮下气肿,注意有无肋骨骨折引起的捻发音。

(三)评估循环(C)

院前急救中交通伤发生的大出血,最常见的并发症是失血性休克,尽早识别休克并采取积极治疗措施是救治危重患者的关键。

1. 患者无意识时　触摸颈动脉,评估时间在 10 秒以内。触及颈动脉表明收缩压在 60mmHg 以上。

2. 有意识患者　检查两侧桡动脉,能触及桡动脉表明收缩压在 80mmHg 左右。若触及不到桡动脉则检查肱动脉,能触及表明血压在 70mmHg 左右。若能触及足背动脉搏动,表明收缩压≥90mmHg。

3. 评估周围循环　观察肤色有无苍白、发绀或异常,触摸末端肢体是否湿冷,检查手指微血管再充盈时间是否≥2 秒。

4. 全身快速检查　看是否有致命性大出血情况,若有则马上加以止血。

5. 监测血压、血氧饱和度　尽快在现场测量手指血氧饱和度,注意环境温度低造成末梢循环不良时,会影响监测结果,要注意患者保暖后复测。视现场状况可考虑测量血压,有时环境嘈杂时,听诊可能会受到影响,需要通过触摸动脉的方式来估测血压值,或者尽快转移在救护车内进行测量。

(四)神经系统评估(D)

评估意识状态:对意识不清,且 GCS≤14 的患者,要注意检查瞳孔大小及对光反射,比较两侧上、下肢的感觉和运动功能;对意识清醒(GCS=15)的患者,要比较两侧上、下肢的感觉和运动功能。

(五)暴露(E)

根据现场情况,必要时移除患者的衣物,充分暴露后完成快速视诊、触诊,但要注意保暖,当心低体温。从头到脚的全身检查,也可以被称为二次评估。头面部、颈、双肩、胸部、腹部、骨盆、四肢到背部,是否有穿刺伤、枪伤、大而深的致命伤口、淤青、肿块或压痛畸形等;检查气管是否偏移;颈静脉是否怒张、塌陷;骨盆是否稳定,禁忌行挤压分离试验;桡动脉、足背动脉搏动是否可及;脊柱是否有压痛、畸形等。

四、复苏

积极复苏和处理威胁生命的创伤,是最大限度提高创伤患者生存率的本质所在。复苏同样按 ABC 顺序进行。

(一)气道

对于所有患者,只要有呼吸道阻塞的潜在危险,都应注意气道保护。清除口腔及上呼吸道内的阻塞物(分泌物、黏膜、血液、呕吐物、假牙、骨碎片、异物等),保持气道通畅。没有呼吸时,表明呼吸道完全阻塞或呼吸停止。如果呼吸道不畅通,创伤者应该使用保护颈椎的双手下颚推举额法(Jaw Thrust)打开呼吸道。必要时对于疼痛刺激有反应的患者给予鼻咽辅助呼吸道;昏迷患者给予口咽管或喉罩等声门上呼吸道,通气不能改善时,急救医生可进行气管插管,呼吸机辅助呼吸。在打开呼吸道时,若发现口腔内有可见的异物、呕吐物或假牙,应该立即去除。如果呕吐物或分泌物会影响呼吸则立即用吸引器抽吸。

(二)呼吸/通气/给氧

不论血氧饱和度(SPO_2)高低,所有需要复苏的危重交通伤患者应该立即给氧。其他非危重患者如果 $SPO_2 < 95\%$,则应该吸氧,使其达到目标 SPO_2 为 $95\% \sim 100\%$。可以使用不同性能的装置来进行氧疗,例如鼻导管、简单面罩、非再呼吸面罩等,这些装置提供的吸入氧浓度是由患者的呼吸模式和氧气到装置的流量来确定。

1. 氧气管低流量吸氧　调节氧流量 1~6L/min,病患使用时较舒适,提供氧气浓度为 24%~44%,病患意识清楚且 $SPO_2 \geq 94\%$ 时,如有氧气治疗需求,可优先选择较舒适的氧气鼻导管。

2. 简单面罩给氧　调节氧流量 6~10L/min,须涵盖口鼻,适用于张口呼吸病患,提供氧气浓度为 40%~60%。

3. 非再呼吸面罩(图18-4)　调节氧流量15L/min,须涵盖口鼻,氧气贮留袋须充满氧气,提供氧气浓度为60%~100%,用于呼吸困难、发绀现象及一氧化碳中毒病人。

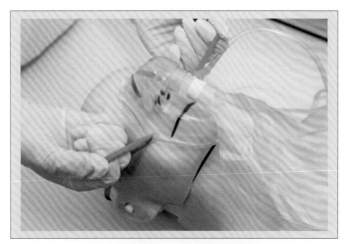

图18-4　非再呼吸面罩

4. 简易呼吸器(bag valve mask,BVM气囊活瓣面罩)　接上纯氧可以提供100%氧气及人工通气(人工呼吸),氧气贮留袋须充满氧气,不可完全凹陷,用于呼吸状况不好,呼吸动力不好没有呼吸(经纯氧面罩给氧血氧值<90%,濒死式呼吸,呼吸次数<10次/min或呼吸次数>30次/min)或仅有喘息的患者。

(三)循环(C)

确定性出血控制是本质,控制出血包括:直接加压包扎止血、并抬高肢体。当外出血无法控制时,则使用止血带止血,注意事项有8点:①快:动作快,抢时间;②准:看准出血点,准确上好止血带;③垫:垫上垫子,不要直接扎在皮肤上;④上:上肢扎在上臂上1/3处,下肢扎在大腿中上部;⑤适:松紧适宜;⑥标:注明日期、时间精确到分钟,送达医院后要和护士交接;⑦放:每隔40~50分钟放松止血带一次,每次3~5分钟,放止血带要缓慢,并用指压代替止血;⑧忌:禁忌使用尼龙绳、电线、铁丝等,防止损伤血管和神经,造成组织坏死。

血管内循环血容量的补充是重要的。至少穿刺建立两条大口径的静脉通道,首选肘正中静脉穿刺。静脉补液,应首选晶体液。对于成年患者,可能需要1~2L等渗盐溶液才能达到适当的血流动力学反应。

积极而持续的容量复苏并不能代替确定性止血。确定性止血的方法包括院前骨盆固定术和院内的手术。所有液体在输入前均应储藏在37~40℃的环境中或通过液体加温装置保持适当的温度。创伤后休克的最常见原因是低血容量。如果经大量静脉补液后患者仍无反应,那么可能需要输血治疗。

严重交通伤患者很可能存在低体温,或者因院前没有盖被子或大量快速输入常温液体而导致体温迅速降低。低体温是一种潜在的致死性并发症,在院前可使用保温毯包裹防止患者体温丢失并恢复正常体温。

五、初级评估与复苏的辅助措施

院前环境的特殊加上对快速评估的要求,常常需要我们在理想和现实的矛盾中进行妥协。院前急救环境给患者的评估、治疗、监护都带来了挑战。应当监测的数据与复苏室中一样,包括脉搏、心电图、血压、呼吸频率、格拉斯哥昏迷评分、体温、脉搏血氧饱和度测量仪和呼气末二氧化碳分压。

1. 循环监测

(1)脉搏。最好用示指和中指指腹进行测量以避免院前急救医生误检测到自己的脉搏。外周脉搏的存在可能比无创血压更能良好地反映外周血液灌注情况。可通过颈动脉、股动脉和外周动脉的搏动对血压进行粗略估计。重症交通伤患者首要任务是迅速转运至医院,它们可以作为开通静脉通路补液的初期指导。

(2) 心电图、心电监护。心电监护(三导联或五导联)为我们提供了脉率、心律和心肌缺血情况的持续展现。V4 或 V5 是最能反映心肌缺血的导联,肢体 Ⅱ 导联是最能反映心律的最佳导联。

(3) 毛细血管再充盈时间。压迫指趾端中心部位使局部皮肤呈白色,迅速放松并记录皮肤颜色恢复正常所需要的时间,此时间小于等于 2 秒为正常。

(4) 无创血压。应在监护仪上 3 分钟测量一次,因为患者在救护车上移动时,可能测量不准确。

2. 失能评估　在交通伤患者中,可通过 AVPU(意识、声音、疼痛、无反应),或格拉斯哥昏迷评分和观察瞳孔大小(对光反应)来进行临床评估。常规测量血糖。

3. 其他监测　复苏有效的指征是生理功能监测较初级评估时有明显改善。初级评估一结束,就应及时获取以上生理功能指标监测数据,并定时重新评估。

(1) 呼吸频率和呼气末二氧化碳分析。呼吸频率和动脉血气分析用于监测呼吸是否充分。搬动患者时,气管导管可能移位。呼气末二氧化碳分析仪能检测呼出气体中的二氧化碳。比色法或二氧化碳分析(capnography)能确认机械通气患者其气管导管是在呼吸道而不是在食管,但不能证实是否在气管内的正确位置。

(2) 脉搏血氧仪。脉搏血氧仪是监测创伤患者的氧含量非常有价值的辅助手段。脉搏血氧仪用比色法测量血红蛋白的氧饱和度,但不测定氧分压,也不能测量反映充足通气的二氧化碳分压。脉搏血氧仪以一个小巧灵敏的传感器置于手指、脚趾、耳垂或其他方便的位置。大多数能显示脉搏次数和动态血氧饱和度。

(3) 体温。体温常常是被忽视的生理变量,它对生物酶系统有显著影响,且在院前救护环境中极易波动。严重交通伤患者中,低体温常与不良预后有关,所以院前对体温的记录应该引起广泛重视。

六、院前急救处理方案

(一)创伤性呼吸心搏骤停

创伤性呼吸心搏骤停(traumatic cardiopulmonary arrest,TCPA)是指创伤引起的各种病理过程的最终结果,并不是一种独立的疾病。创伤患者院前予以 CPR 常会导致低存活率。为避免无效抢救,交通伤患者发生心脏停搏时往往需要医疗专业知识来决定是否需要 CPR。如果需要则在患者转运至最近最合适的急诊室之前就要实施复苏。创伤患者存在许多心肺复苏不利因素,由于这些不利因素,我们需要调整急救方式和流程,需要补液支持,尽快解除心脏压塞,甚至紧急开胸心脏按压。具体来说主要从 7 个方面进行考虑。

1. 安全因素　确保能安全进入现场;确保能安全触碰并处理患者;确保救援人员能得到充分保护。

2. 启动 CPR　生命体征是否消失?生命体征消失多久?何为损伤的主要机制?心电图的初始节律?

3. 气道管理　由于损伤导致的正常解剖结构的破坏,开放、维持和保护创伤性心脏停搏患者的气道是一大挑战。因此需要早期脊柱保护,尽早使用声门上或声门下装置来提供足够的氧合。比如喉罩、气管插管。

4. 呼吸管理　除了正压通气和胸外按压,还须考虑以下因素:及时关闭开放性胸部伤口,控制活动性出血;胸外伤或怀疑张力性气胸时,应及时穿刺或置管放气甚至紧急开胸。

5. 循环管理　对于创伤性心脏停搏,应采取迅速控制活动性出血;开通多路通道,迅速补液。在院前紧急开胸几无可能,但离医院较近,能快速抵达创伤中心的交通伤患者,急诊室紧急开胸可迅速解除心包填塞,控制胸腔内大出血,压缩或夹闭降主动脉来控制横膈下出血,以及直接心脏按压。

6. 给药　创伤性心脏停搏患者的复苏用药与其他原因引起的心脏停搏患者类似。镇静、镇痛、保证患者处于麻醉状态。

7. 迅速转院　创伤后心脏停搏患者一旦恢复自主循环,或需专科住院治疗,或需外科去除心脏停搏的原因,则应尽早快、尽可能安全地送至最适合的急诊室或外科,转运时需要考虑方式、时间和路线。

(二) 现场

交通伤患者都应怀疑有脊髓损伤,脊髓损伤的症状根据损伤的程度和解剖位置而不同。患者会主诉脊柱中线疼痛,脊柱检查时有压痛。首先检查时须对四肢的运动和感觉快速评估并记录,这一点对患者有麻木感觉时尤其重要。出现任何异常,都应该继续深入检查运动和关节水平。运动障碍的平面取决于最低层面的肌肉力量在三级时。感觉障碍的平面取决于有正常感觉的双侧最低皮区。昏迷的伤员不能表达任何运动感觉障碍或脊柱中线疼痛,应该主动发现其他脊髓损伤的表现,包括腹式呼吸、神经源性休克(心动过缓和低血压)、只在锁骨以上有疼痛反应、阴茎持续勃起(经常是部分的)、上肢"上举"屈曲姿势等。现场处理包括以下几点。

1. 防止缺氧　需要积极地处理气道和呼吸,使用高流量吸氧,同时应该早期管理胸部的损伤,必要时监测和支持通气。

2. 预防低灌注　低血压、心动过缓和外周血管扩张这三联征警示院前急救人员患者发生了神经源性休克。

3. 限制脊柱更多的移动　在没有即刻的危险时,必须小心地稳定患者,并合适地固定。除非遇到阻力,脊髓的基本处理包括将患者移动至中立直线位。脊柱的变形或移动导致疼痛的显著增加。髋部和膝盖可以轻微的屈曲以减少对肌肉、关节和脊柱的压力。

4. 初始固定　使用手动直线固定。颈托可以减少颈部移动。对于强直性脊柱炎,或生理解剖(如颈部粗),患者的畸形如可能会阻碍颈托的使用,不要强制给这些患者使用颈托。在高度疑似严重头部损伤的患者,颈托会阻碍头部的静脉回流,从而增加颅内压。应该只用头部盖帽和胶布来固定这些患者。

5. 脊柱的固定　转运过程中的移动应被最小化,以减少脊柱的进一步机械扰动。固定装置上有绑带的头部支持块与刚性颈托,两者结合使用可有效减少脊柱运动。一些患者不能忍受全脊柱固定,要求使用合适的固定装置。实际上自然肌肉收缩提供的保护远比人工固定物优越得多,患者自我感觉最舒适的姿势可能是对特定损伤最好的姿势。

(三) 搬运与转运途中

从受伤至确定性急救的时间是决定创伤结局的因素之一,这一时间与发现伤员、信息接入、EMS体系的反应、现场操作和到达确定性急救医院的距离有关。选择对患者最有利的转运方式。这要求评估病人的需要和明白创伤系统的转运能力,恰当考虑这两种因素,就可获得最佳的救治结局。对于需要紧急手术干预才能止血的患者,必须转运到有人员准备和设备装备的医院,以便尽快到达手术室。

除运载工具和驾驶员外,转运小组至少包括2名院前急救人员,其中1人应在高级气道管理、静脉治疗、心律异常的识别和治疗、高级生命支持等方面具有必备的培训。如果转运人员未受过培训或不具备相应技能,转运期间应由护士及医师陪伴患者以保证途中最佳的急救。

搬运注意事项如下。

1. 先评估,再搬运　先评估患者的病情,根据不同病情采用不同的器材搬运。在人员、器材未准备好时,切勿随意搬动,对骨折患者,先固定再搬运。

2. 勤观察,保畅通　密切观察患者的病情,注意生命体征的变化,保持呼吸道畅通。注意保暖。

3. 听口令,注意腰　搬运时往往多人参与,为了能做到动作协调一致,可采用数数的办法让所有搬运人员明白每个动作。搬运者先蹲下,保持腰部挺直,利用大腿的肌肉力量把伤病员抬起,避免弯腰时直接用腰部薄弱的腰肌,引起腰伤。

4. 病史采集和转运途中从头至脚的再次检查评估

(1) 交通伤病史的采集。通常不是来自患者,而是从其家属和现场救援人员处获得。"AMPLE"有助于创伤病史的记忆：过敏史（A——allergies），现用药物（M——medications currently used），过去史/妊娠史（P——past illnesses/pregnancy），伤前进食情况（L——last meal），损伤有关的事件/环境（E-events/Environment related to the injury）。

（2）从头至脚的再次检查评估。对创伤病人从头到脚彻底的检查评估，包括对全部生命体征的重新评估。身体所有部位都得到彻底的检查。由于对某处损伤漏检或对某处损伤的重要性认识不足，发生漏诊的可能性很大，尤其对无应答或病情不稳定的患者更是如此。

从转运现场到适宜医院这段时间称为转运时间，是整个院前阶段的最后一段。影响因素有现场到医院的距离、天气、交通状况。对危重创伤患者，这段时间用于完成不应在现场进行的措施，如尝试建立静脉通道的时间。

（四）到院后无缝衔接

到达接收医院后，院内医护人员在检伤时，患者仍然属于院前急救人员照护范畴。现场重要信息，如重要病史、评估处置或严重创伤机制，在检伤交接时，应主动告知医护人员。救护人员在现场处置伤病患的医疗废弃物（如纱布、手套等），需要单独放在感染性垃圾袋里，避免丢弃在救护现场，抵达医院后，将医疗废弃物丢在医院内固定的处置室内，若无污染垃圾，应分类处置。

七、记录和法律文书

在院前环境提供急救服务，本身就具有高风险。风险管理就是要具备健全的体系，以理解、监控、最小化这些风险，从而保护患者及急救人员。与院前急救人员相关的法律文书包括病人的心电图资料、病史记录、治疗同意书、法医学证据等。

1. 记录　院前急救医生在救治完病人返回站点后，应该立即书写病史，除非另有任务，这一点非常重要。详细的记录是评价患者需要和临床状况的本质需要。并将收集抢救期间的所有信息资料（包括心电图、心电监护记录）粘贴在病历上，以防止丢失。医疗法律问题频繁增加，所以准确的记录对所有实施急救的医务人员有帮助。使用流程图按时间顺序记录可以帮助院前急救医生快速地评估患者伤情。

2. 病员（代理人）签字单　如果可能，应在治疗前签署病员（代理人）签字单。在现场抢救的紧急情况下，通常不可能做到这一点，在这种情况下，应先行救治，并口头告知，后补填病员签字单。当伤病员亲属或有关人员拒绝诊断、治疗或拒绝送院，或要求送往指定医院，都必须在"病员（代理人）签字单"上签字。

3. 法医学证据　如果患者受伤与刑事案件有关，提供救治的医务人员应保存证据（包括衣物和子弹等），并移交司法人员。实验室检测血液酒精浓度和其他法律相关药物的血液浓度。

（汪　方　度学文）

参 考 文 献

［1］王一镗,刘中民.灾难医学理论与实践［M］.北京：人民卫生出版社,2013.

［2］王正国.临床诊疗指南——创伤学分册［M］.北京：人民卫生出版社,2007.

［3］王正国.现代交通医学［M］.重庆：重庆出版社,2011.

［4］TIM NUTBEAM,MATTHEW BOYLAN.院前急救医学 ABC［M］.汪方,王秋根,译.上海：上海科学技术出版社,2016.

［5］李宗浩.紧急医学救援［M］.北京：人民卫生出版社,2013.

［6］American College of Surgeons. Advanced Trauma Life Support (ATLS) 9th,Chicago,Illinois：American college of surgeons,2013.

［7］HUBBLE MW,BROWN L,WILFONG DA,et al. A meta-analysis of prehospital airway control techniques part I：orotracheal and nasotracheal intubation success rates［J］. Prehosp Emerg Care,2010,14：377-401.

［8］ROLF ROSSAINT,BERTIL BOUILLON,VLADIMIR CERNY,et al. Management of bleeding following major trauma：an updated European guideline［J］. Crit Care,2010,14：R52.

第十九章　交通伤院内急救

Abstract

Emergency department is the important part of a hospital in treating traffic injuries. It is important to strengthen emergency surgery, set up the wards and ICU specially for trauma patients and serve as a full time hospital institution responsible for the management of traffic injuries, train a group of surgeons for trauma and carry on surgical and non-surgical treatment, which will improve hospital emergency treatment and effectively reduce mortality and complication rates of traffic injuries.

Following early resuscitation or early damage control, patients with severe traffic injures were presented to Intensive Care Units (ICU) for 24-h ongoing intensive care, during which, procedures and interventions should be limited to those that are essential for the maintenance of patients' physiological function, prevention against various complications such as traumatic shock, acute respiratory distress syndrome (ARDS), multiple organ dysfunction syndrome (MODS) and stress ulcer accompanied by bleeding etc. During the ICU therapeutic phase, care should be limited to cardiac, pulmonary and cerebral resuscitation to strength functional support on vial organs meanwhile preventing complications of organs and making a correct diagnosis for those patients who had undergone surgery for life-threatening injuries prior to making of definite diagnosis. For some of the patients, reoperations are necessary to address the newly diagnosed injuries. During the ICU resuscitation phase, patients' conditions often undergo a great change and some of the problems such as the secondary hemorrhage following operations on damaged organs or complications of organs induced by critical conditions such as in stress ulcer hemorrhage etc require prompt surgical management. Therefore, the combined effort of both traumatic surgeons and ICU team are of vital importance.

Secondly, we focused on procedures and interventions for the ICU treatment of patients with severe traffic injures as follows.

1. Fluid resuscitation: This part focuses on the pathogenesis and treatment of shock in severe traffic injuries, the progress in fluid resuscitation, resuscitation approaches, choice of fluid, monitoring during resuscitation, end point and outcome measures for prognosis of resuscitation, complications of fluid resuscitation, the progress in the first-aid measures on hemorrhagic shock due to uncontrollable bleeding and the approaches and considerations in the application of vasoactive drugs.

2. Traumatic hypothermia. This section focuses on the concept, causes, effects and risks of traumatic hypothermia as well as the progress in the prevention and treatment of traumatic hypothermia.

3. Coagulation disorders. In this part, a detailed introduction was made on the physiologically exhausted 'lethal triad' of hypothermia, acidosis, and coagulopathy during hemorrhage in patients with severe traffic injuries, the pathogenesis of traumatic coagulation disorders, monitoring on co-

agulation and progress in the management of traumatic coagulation disorders.

4. Prevention and control of infection in patients with severe traffic injuries. In this part, a detailed analysis was performed on the causes, characteristics, effects, prevention and treatment of infections in patients with severe traffic injuries as well as the progress in the protection of the function of intestinal mucosal barrier.

5. Correction of acidosis for maintenance of homeostasis. In this part, a brief introduction was made on the importance and interventions on the correction of acidosis for maintenance of homeostasis in patients with severe traffic injuries.

6. Prevention and treatment of complications in patients with severe traffic injuries. In this part, a brief introduction was made on the progress in the prevention and treatment of complications such as stress ulcer, formation of deep venous thrombosis, stress hyperglycemia and malnutrition etc in patients with severe traffic injuries.

In the last chapter, we introduce the specialist treatment of the patient with traffic injuries. The specialist early operation is the inheritance, revision and supplement of the emergency treatment in the emergency department. It includes three aspects: the emergency operation strategy, the definite operation method and the order of operation. It is emphasized that the purpose of emergency operation is to control active massive hemorrhage and maintain important organ functions in time, and to be accomplished by a joint treatment team composed of multiple disciplines team in the hospital. Definite surgery should be carried out within "golden hour" after injury. Damage control surgical (DCS) techniques should be adopted according to the situation so as to control active bleeding as soon as possible. DCS was performed according to the type of trauma and physiological parameters of the wounded. There is a contradiction between the order of operation and the time of operation in the first aid of traffic hospital. It should be carried out in an orderly manner according to the evaluation results of the disease and follow the principle of first saving lives and then treating injuries.

交通伤多是因高速、高能量直接暴力所致,受伤后伤情重而复杂,多发伤、多处伤、多部位伤发生率较高,救治不及时可危及生命。因此,在交通伤的院内救治中,各环节的医生应尽早找出病人身上危及生命的损伤,明确病人的主要诊断、急诊处理要点,极大降低严重交通伤的院内死亡率,提高救治成功率。

第一节　交通伤急诊科救治

道路交通事故,尤其是发生重特大交通事故后,常常是在短时间内出现大批量伤员,伤员病情轻重不一,表现各异。对此类伤员的处理,急诊科的救治工作重点是承继、修正院前急救内容,对伤员进行初期和再次评估,确定伤员的损伤程度和救治处理顺序,尽早组织多学科团队救治或转送专科救治。现代创伤包括交通伤救治"配置前移、突出急救、加快转运"的理念,已得到广大创伤领域人士的普遍认可。在软件、硬件能达到严重创伤救治要求的情况下,急诊科可以承担和完成好部分伤员的初期紧急救治任务。

一、初步评估伤情

(一)初期评估

初次评估内容包括评估病人的意识状态、瞳孔、气道、呼吸、循环;了解受伤姿势、部位、有无外出血、伤口的污染程度等情况。具体评估的内容为：①气道评估，评估呼吸道及口腔内有无分泌物、血块阻塞，气道畅通情况；②呼吸状态评估，观察胸或腹式呼吸存在否、语颤有无、呼吸音是否减弱，双侧呼吸动度是否对称等；特别注意有无张力性气胸、开放性气胸或连枷胸等危及生命的情况存在；③循环功能评估，估计出血量多少，测量血压和脉搏，检查末梢毛细血管充盈情况，检查伤口有无活动性出血；④中枢神经系统评估，检查伤员意识状态、瞳孔大小及对光反射情况，有无偏瘫或截瘫及肢体功能障碍等。

（二）再次重点评估

如伤员血流动力学不稳定时，应边检查边急救，迅速判明有无致命性创伤存在，伤情的严重程度判断对下一步采取针对性措施具有指导意义。急诊医师在急诊科进行创伤病人检查时，应遵循"CRASH PLAN"程序进行详细的体格检查，避免漏诊、误诊，即 C(cardiac，心脏)、R(respiration，呼吸)、A(abdomen，腹部)、S(spine，脊柱)、H(head，头颅)、P(pelvis，骨盆)、L(limbs，肢体)、A(arteries，周围血管)、N(nerve，周围神经)。

（三）伤情稳定后的再次评估

紧急处理后，如伤员血流动力学稳定，在进行必要的体格检查及重要的辅助检查时，需要对伤情做出全面研判，最大限度地防止漏诊发生。同时，对病人的各重要脏器功能进行全面的评估，除明确损伤重要部位或伤情的严重程度外，对病人的预后应有一个明确的预测。

二、紧急救治

（一）急救原则

交通伤往往是高能量损伤，损伤范围较广、失血量大、对全身生理功能扰乱大、伤亡率高。穿透性损伤容易被发现和及时进行处理，但钝性损伤可能比穿透性损伤更多见、伤情更复杂、损伤更严重，需要倍加关注。在损伤后急救的"黄金1小时"和"白金10分钟"内开展有效救治，是交通伤救治成功的关键。"时效救治、阶梯治疗、精确高效、整体治疗"是交通伤急救时务必掌握的原则和核心内容。

（二）急救措施

交通伤的急救措施主要包括以下几点：

1. 保持有效通气和氧合　通过开放气道、清除口腔异物、吸氧、插管等气道管理技术，保持呼吸道通畅和氧合，迅速纠正低氧状态。在处理头、颈、胸等多部位损伤时，保持有效通气与维持氧合尤为重要。如果病人经上述处理仍然处于低氧或高碳酸血症状态，应及时进行气管切开、呼吸机辅助呼吸。如动脉血 PH、PO_2、PCO_2、SO_2、BE 等指标有所改善，说明处理有效。

2. 液体复苏　急救时需要快速建立一条或一条以上的液体通道，最好建立有效的中心静脉通道(颈内静脉、下腔静脉、锁骨下静脉是最为常见的)，进行快速液体复苏；在有条件时可输血，扩充血容量，防止或纠正休克。在创伤性出血性休克液体复苏中，应把握好"延迟性液体复苏"或"限制性(低压)液体复苏"与传统强制性液体复苏的关系，灵活应用，以保证伤员的生命安全为原则。如心脏大血管损伤，尤其伴有心脏压塞症状时过多过快地大量补液，非但不能增加心排血量，反可因心内压增高和血凝块冲脱诱发致命性再出血，错过手术时机；应根据血气分析结果，适当输入碱性溶液；对经过一定量补液后仍不能纠正的休克，可考虑使用血管活性药物如多巴胺、间羟胺等。

3. 维持心泵功能　对严重交通伤伤员，常伴有低血容量性休克，在补充有效循环血容量的同时，针对心泵衰竭的病因进行治疗。如行胸腔闭式引流术缓解血气胸、张力性气胸对循环的扰乱；行心包穿刺缓解心脏压塞；联合应用血管活性药物及强心药物以增强心肌收缩力、调整心脏前后负荷，等等。

4. 控制出血　出血控制是处理交通伤伤员的永恒主题。车祸伤后出血有时可见，有时也可能是隐匿性出血。在急诊科进行抢救时，必须对躯干和肢体的活动性出血进行处理，根据情况再进行转运或进一步检查。院内紧急控制出血的措施有：①加压包扎、指压、止血带止血方法，可对体表的伤口进行有效止血;对明显活动性出血的体表伤口,则可通过清创缝合、钳夹血管断端并结扎,达到止血目的;②条件与时间允许时,可行介入栓塞疗法,对控制骨盆骨折、肾损伤、髂血管损伤等引起的出血,效果是肯定的;③对脊柱、四肢骨折的病人,进行必要的外固定,可以防止搬动或转运伤员时造成继发性损伤和再出血;④血流动力学不稳定,转运有困难时,应倡导在急诊科进行手术止血。

5. 重症监护 严重交通伤经初期处理后,术后的重症监护尤为重要。低温、代谢性酸中毒、凝血功能障碍所致的"致死三联征"(lethal triad)是严重交通伤早期的主要威胁,而感染导致的全身炎症反应综合征(SIRS)和 MODS 则是后期的主要死因,因此,应对伤员的呼吸、循环、肝肾功能等进行全面、系统的监测,及时调整治疗方案。

6. 心理干预 尽早进行有效的心理干预措施,使伤员及家属能解除恐惧和顾虑,主动配合治疗,促进早日康复。

(三)紧急手术

在急诊科有创伤病房或设有专门收治创伤病人的医疗单元,具有一支过硬的救治团队和相应的急救设备时,应积极倡导在急诊科实施紧急或确定性治疗,这将有利于缩短病人急救的时间和空间,对降低交通伤死亡率和伤残率有重要意义。急诊科紧急手术的目的是及时控制活动性大出血、维持正常的心肺和神经中枢功能。

1. 有创气道管理技术 为了解除上呼吸道梗阻,可施行的环甲膜穿刺或切开术、气管切开术。

2. 止血手术 急诊手术如开胸探查、肺叶修补或切除、肋间血管或胸廓内动脉结扎术、脾切除术、肝修补或部分切除术、肝脏碎裂伤填塞止血术、肾脏切除或部分切除术、为控制骨盆部出血实施的髂内血管结扎术或血管内介入栓塞止血术等,均可在有条件的急诊手术室内进行。

3. 减压手术 如胸腔穿刺术、胸腔闭式引流术、心包穿刺术、颅内血肿或挫伤坏死脑组织清除术、去骨瓣减压术等。

4. 紧急修复及紧急重建性手术 如开放性胸部损伤时封闭胸壁伤口、心脏修补术、大血管损伤吻合或移植重建术、基于控制活动性大出血的骨盆和四肢骨折固定术等。

(四)批量伤员急救

急诊科在严重创伤或危急重病人的抢救场所,具有针对重特大事件处理的应急预案,在重特大交通事故时,往往会在短期内出现批量伤员。伤员人数多,轻重不一,有的伤情可能严重而复杂。如何处理批量伤员?苏联野战外科专家皮罗果夫的著名观点是:对大批伤员救治起主要作用的不是医疗,而是组织。因此,在医院及科室层面,必须预先制订好各层面不同的应对批量交通伤员的救治预案,明确医院指挥机关和作为交通伤救治主体的急诊科、相关专科及相关辅助科室的职能和动员机制,使救治伤员的绿色通道保持畅通,完成好批量交通伤员的救治任务。

三、确定性救治

(一)急诊科救治定位及分工

平时创伤救治,也应该遵循"阶梯治疗"。在院前急救、院内急救时,各科室的救治责任与分工是不同的,但均应该被遵循"时效救治、精确高效"的总体原则。保证伤员在伤后"黄金 1 小时"的时间内得到确定性治疗,是对每个接诊医师的基本要求,如何保证伤员救治的时效性呢?手术配置前移至急诊科,是解决这一问题的有效途径之一。大量资料表明,早期在急诊科进行有效的手术或非手术急救,可明显降低伤后并发症的发生率和死亡率。急诊外科医师如常规经过交通伤救治的系统训练,全面系统地掌握了必要的急救技术,具备整体救治的思想观念,则可抓住救治的"黄金时间",能显著改善伤员的预后。因此,培养一支以创伤急救作为自己专业发展方向的急诊外科医师队伍,并熟练掌握严重创伤救治的一系列急救技术,建立创伤急救手术室,在重特大交通事故处理中,能迅速组建多学科救治团队(MDT),较好地完成严重交通伤的救治任务。

（二）确定性治疗的实施条件

要保证交通伤伤员急救的时效性，急诊外科的发展很重要，既要有一支技术过硬的创伤急救队伍，又要有收治包括交通伤在内的外科住院病房，同其他专科一样接受医院全程医疗质量控制体系。目前国内各地区、各医院在创伤救治体系的建设与规划、流程与预案建设等方面，还存在不同的差异，与发达国家相比还有较大的距离。通过行政手段及各级创伤学会的努力，建立健全各级创伤中心及相关的认证考核指标、准入与培训制度，与国际接轨，逐步完善创伤救治体系建设，这是今后创伤救治的发展趋势。通过建立创伤病房和创伤ICU，一体化救治创伤病人，将有助于交通伤病人的急救，也将极大促进交通医学、创伤医学、急诊医学的融合与发展。

（三）开展确定性手术的原则

对严重交通伤的抢救，必须争分夺秒。伤情严重时，时间和伤情不允许做过多检查，将伤员后送、过多强调分诊和专科处理可能会延误宝贵的抢救时机。手术治疗是确定性处理交通伤的重要措施之一，出血的控制，是最紧迫的急救措施。应大力提倡并创造条件在急诊科实施紧急救命性手术，视情况采用损害控制外科（DCS）策略，以尽早控制住活动性出血、控制污染、快速开胸、开腹为目标。

在临床上，由于交通伤的伤情复杂，手术治疗时存在着各部位伤手术顺序和手术时间的矛盾。只要伤员血流动力学稳定，现在的技术及手段完全可以保证几个部位伤的手术同时进行。对多部位的创伤的手术处理顺序，必须根据具体的伤情做出判断。

第二节　严重交通伤 ICU 期间的救治

一、完善检查及监护

（一）明确诊断

对严重交通伤伤员，进一步完善检查和诊断，为再手术做好准备，是 ICU 期间救治的主要任务。在经过院内早期救治后或行损害控制手术后，必须将伤员转入 ICU，并进行 24 小时连续不间断重症监护治疗。在此期间，不仅要做好心、肺、脑复苏，加强重要脏器功能支持，防治脏器并发症；同时，一些伤员因伤情重，早期需要紧急手术解决危及生命的损伤，而不能进行较复杂的检查，因而会忽视一些较为隐匿的创伤。因此，术后在 ICU 治疗期间需要进一步完善检查，明确诊断，再次评估。其中一些病人需要再次甚至多次手术解决新确诊的损伤或完成已确诊损伤的确定性治疗。

（二）密切观察

在 ICU 监护期间，病人会发生一些重要的病情变化，有些问题需要及时外科手术加以解决，如损伤组织器官术后发生继发性出血；修补的肝脏会发生胆瘘，肠管会再破裂发生肠瘘；胸腹腔感染引起胸腔或腹腔脓肿等。因此，创伤外科医生与 ICU 医生的紧密合作至关重要，创伤外科医生和 ICU 医生要经常在一起观察分析病情，共同讨论并制订处理方案，及时发现并解决需要外科手术处理的继发性病变。

（三）掌握好手术时机和方法

采用损害控制手术的病人，在 ICU 治疗期间需注意两个方面的问题，一方面是抓紧时机纠正病人的缺血、缺氧、代谢性酸中毒、低温、凝血功能障碍等病理生理改变，改善全身情况，并及时完成必要的检查和全面的诊断，在 24～48 小时内进行确定性手术；另一方面，实施确定性手术前，要对病人的情况做出准确评估，制订出合理的手术方案。

二、ICU 期间的复苏

（一）复苏液体的选择

复苏液体可以选择晶体溶液（如生理盐水和等张平衡盐溶液）和胶体溶液（如白蛋白和人工胶体）。由于 5％葡萄糖溶液很快分布到细胞内间隙，因此不推荐用于液体复苏。

1. 晶体液　液体复苏治疗常用的晶体液为生理盐水、乳酸林格液和醋酸林格液。在一般情况下，输注晶体液后会进行血管内外再分布，约有 25％存留在血管内，而其余 75％则分布到血管外间隙。

2. 胶体液　目前有多种不同的胶体液可供选择，包括白蛋白、羟乙基淀粉、明胶、右旋糖苷和血浆。临床上低血容量休克复苏中应用的胶体液主要有羟乙基淀粉和白蛋白。

3. 选择依据　胶体溶液和晶体溶液的体内分布明显不同，应用晶体液和胶体液复苏达到同样水平的充盈压时，它们都可以同等程度恢复组织灌注。

4. 输注途径　交通伤致低血容量休克时进行液体复苏刻不容缓，输液的速度应快到足以迅速补充丢失液体，以改善组织灌注。因此，在紧急容量复苏时必须迅速建立有效的静脉通路。中心静脉导管以及 Swan-Ganz 导管的放置和使用应在不影响容量复苏的前提下进行。

（二）血管活性药物的使用

在低血容量休克时，一般不主张使用血管活性药，因为这些药物有进一步加重器官灌注不足和缺氧的风险。仅在足够的液体复苏后，仍存在低血压或者输液还未开始的严重低血压病人，才考虑应用血管活性药与正性肌力药。其种类有以下几种。

1. 多巴胺　是一种常用的血管活性药物，属于中枢和外周神经递质，去甲肾上腺素的生物前体。应用效果依赖于使用量，$1\sim3\mu g/(kg \cdot min)$，使血管扩张，增加尿量；使用 $2\sim10\mu g/(kg \cdot min)$ 时，主要用于 β 受体，通过增强心肌收缩能力而增加心排血量，同时也增加心肌氧耗；大于 $10\mu g/(kg \cdot min)$ 时，以血管 α 受体兴奋为主，收缩血管。

2. 多巴酚丁胺　作为 $β_1$、$β_2$ 受体激动剂，可增强心肌收缩力，同时产生血管扩张和减少后负荷。研究表明，大手术后使用，可以减少术后并发症和缩短住院日。如果低血容量休克病人进行充分液体复苏后，仍然存在低心排血量，可使用多巴酚丁胺增加心排血量；若同时存在低血压可以考虑联合使用血管活性药。

3. 去甲肾上腺素、肾上腺素和去氧肾上腺素　仅用于难治性休克，其主要效应是通过增加外周血管阻力来提高血压，同时也不同程度地收缩冠状动脉，可能加重心肌缺血。

（三）复苏终点与预后评价

1. 临床指标　对于低血容量休克的复苏治疗，以往人们经常把神志改善、心率减慢、血压升高和尿量增加作为复苏目标。然而，在机体应激反应和药物作用下，这些指标往往不能真实地反映休克时组织灌注的有效改善。有报道高达 50％～85％的低血容量休克病人达到上述指标后，仍然存在组织低灌注，而这种状态的持续存在最终可能导致病死率增高。

2. 氧输送与氧消耗　多数学者把心脏指数 $>4.5L/(min \cdot m^2)$、氧输送 $>600ml/(min \cdot m^2)$ 及氧消耗 $>170ml/(min \cdot m^2)$ 作为包括低血容量休克病人的复苏目标，然而也存在争论。有人将该指标作为一个预测预后的指标，而非复苏终点目标。

3. 混合静脉氧饱和度（SvO_2）　SvO_2 的变化可反映全身氧摄取，在理论上能表达氧供和氧摄取的平衡状态。

4. 血乳酸　血乳酸的水平、持续时间与低血容量休克病人的预后密切相关，持续高水平的血乳酸（$>4mmol/L$）预示病人预后不佳。血乳酸浓度正常（$\leqslant2mmol/L$）作为复苏的第一个 24 小时的有效复苏标准，在此时间内血乳酸降至正常的病人，预后较好。

5. 碱缺失　碱缺失可反映全身组织酸中毒程度，可分为 3 种：轻度（$-5\sim-2mmol/L$），中度

（－15～－5mmol/L），重度（<－15mmol/L）。研究表明，碱缺失与病人预后密切相关，碱缺失的值越低，MODS 发生率、死亡率和凝血障碍的概率越高，住院时间越长。

6. 胃黏膜内 pH(pHi)和胃黏膜内 CO_2 分压($PgCO_2$)　pHi 反映内脏或局部组织的灌流状态，对休克具有早期预警意义，与低血容量休克病人的预后具有相关性。$PgCO_2$ 比 pHi 更可靠，当胃黏膜缺血时，$PgCO_2$>$PaCO_2$，$P(g\text{-}a)CO_2$ 差值大小与缺血程度有关。$PgCO_2$（正常值<6.5kPa），$P(g\text{-}a)CO_2$（正常值<1.5kPa），$PgCO_2$ 或 $P(g\text{-}a)CO_2$ 值越大，表示缺血越严重。pHi 复苏到高于 7.30 作为终点，并且达到这一终点的时间<24 小时。

7. 其他　皮肤、皮下组织和肌肉血管床可用来更直接地测定局部细胞的灌注水平。

三、低温的处置

交通伤伤员围手术期极易出现低体温（体内核心温度低于 35℃），是交通伤病人主要并发症之一。如果交通伤伤员低温持续 4 小时以上，死亡率可达 40%，体温降至 32℃ 以下，死亡率为 100%。因此，通过被动与主动保温措施，防止伤员发生低体温，维持恒定的核心体温极为重要。当交通伤致严重低血容量休克常伴有顽固性低体温、严重酸中毒、凝血障碍时，预示疾病严重，预后不良。

（一）提高环境温度

通过热量的传导方式如辐射、传导、蒸发等，可提高手术室的环境温度，防止低体温发生。一般认为将手术室温度提高至 24～25℃ 为宜。

（二）加强伤员保暖

覆盖非手术区皮肤，可减少热量散发。可使用一些主动升温方法，如使用电热毯、循环水垫、充气加温、辐射加温及负压加温、使用温毯机等措施，能有效地减少体温丢失，维持机体核心体温。

（三）液体加温输入

把需要输注的液体和血液制品，用温水浴加温后输入，也可用各种输液加热器等办法，提升机体核心体温。一般认为，输入液体和血液加温至 42℃，可显著降低术中和术后低体温和寒战发生率。手术中，冲洗胸腔、腹腔的液体也应适当加温，避免冷冲洗液带来的低温反应。

四、凝血障碍的治疗

严重交通伤病理生理研究表明，控制或纠正创伤后凝血病，是维持内环境稳定的重要环节，已远远超出了传统意义上的输血支持疗法，未得到控制的凝血病，当出血时可能致命。酸中毒和低体温对凝血功能的影响尤为显著，三者共同构成了严重创伤病人的"致死三联征"。

就重症交通伤伤员而言，控制出血在阻断"致死三联征"中具有举足轻重的作用。近年来，创伤后凝血病的治疗，越来越多地集中在如何控制出血方面，而不是盲目地使用血液制品：①手术止血；②及时输注适宜的血液制品，如浓缩 RBC、FFP 和 PLT；③凝血酶原复合物，一般用量为 400～800U；④纤维蛋白原；⑤重组活化人凝血因子Ⅶ（诺其）。

五、感染的预防与治疗

（一）感染原因

感染是包括严重交通伤伤员在内的严重创伤病人的最主要的并发症之一，严重交通伤伤员的感染率高，可高达 75.2%，与下列几个因素有关：①伤口开放，有不同程度的污染；②急诊情况下手术，伤处多，清创处理难以彻底；③误吸，特别是昏迷病人；④侵入性操作（通过静脉插管、尿管、气管导管感染）；⑤呼吸机的应用；⑥免疫功能紊乱，抵抗力下降；⑦病房内的交叉感染；⑧后期的营养支持不够或长时间禁食，肠道细菌移位等。

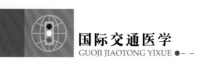
（二）预防策略

感染的预防包括：①彻底清创和处理污染病灶；②应根据伤口受污染情况、部位、范围及手术情况，预防性使用抗生素；③加强护理，如无菌操作、保持合适体位、吸痰及多翻身拍背等，预防交叉感染；④少用或不用镇静药，加强翻身拍背；⑤加强营养支持治疗，提高机体免疫力；⑥其他，如保护胃肠道黏膜屏障功能等。

（三）治疗措施

感染的治疗包括：①保护肠黏膜屏障功能，减少细菌与毒素易位；②使用敏感抗生素治疗，早期根据经验选择广谱抗生素，同时收集病灶的病原学资料，根据培养结果，目标性选用相应敏感抗生素，对多重感染要联合用药。

六、纠正酸中毒

（一）产生原因

交通伤后导致的低血容量休克，引起有效循环量减少和组织灌注不足，产生代谢性酸中毒，酸中毒的严重程度与损伤的严重程度及休克持续时间相关。

（二）治疗策略

代谢性酸中毒发生得越早，后果越严重，可能会导致严重的低血压、心律失常和死亡。临床上使用5%碳酸氢钠，虽能短暂改善休克时的酸中毒，但不主张常规使用。需要强调的是，代谢性酸中毒的治疗应着眼于病因处理、容量复苏等干预治疗，在组织灌注恢复过程中酸中毒状态可逐步纠正，过度的血液碱化，将使氧解离曲线左移，不利于组织供氧。因此，在失血性休克的治疗中，5%碳酸氢盐的治疗只用于紧急情况或pH值<7.20时。

七、并发症的防治

交通伤病人在ICU期间，还应防治随时出现的并发症。

（一）应激性溃疡

H_2受体阻滞剂或质子泵抑制剂（PPI）的使用，研究表明，H_2受体阻滞剂与PPI等效，均能预防应激性溃疡导致的上消化道出血（特别是伴有凝血功能障碍、机械通气、低血压的伤员），但也要考虑胃内pH值升高可能增加VAP风险。

（二）深静脉血栓

纠正出血及凝血功能恢复正常后，对长期卧床的高危病人应行抗凝治疗。如无禁忌，可使用小剂量低分子肝素；当肝素禁忌时，可采用物理预防方法，例如弹力袜或间断按压装置（抗血栓泵）。对存在极高深静脉血栓风险的伤员采用药物和物理方法联合治疗。

（三）高血糖

应激性高糖血症是严重交通伤伤员普遍存在的问题。研究表明，任何形式的营养支持均应配合使用用胰岛素控制血糖。严格控制血糖水平（6.1～8.3mmol/L）可明显改善严重交通伤伤员预后，降低病死率。

（四）营养不良

严重交通伤病人营养支持的总目标是供给细胞代谢所需的能量与营养底物，维持组织器官的结构与功能；通过营养素的药理作用调理代谢紊乱，调节免疫功能，增强机体抗病能力。合理的营养支持，可减少净蛋白的分解及增加合成，改善创伤后营养不良状态。

严重创伤应激后机体代谢率明显升高，出现一系列代谢紊乱，体重丢失平均0.5～1.0kg/d，机体营养状况迅速恶化,存在发生营养不良(体重丢失≥10%)的风险。在伤员胃肠功能恢复后,尽早采取营养支持治疗。延迟的营养支持,可能会导致重症伤员迅速出现营养不良,并难以纠正。此外,营养摄入不足和蛋白质能量负平衡与发生营养不良及血源性感染相关,并直接影响严重交通伤伤员的预后。

在复苏早期、血流动力学尚未稳定或存在严重的代谢性酸中毒时,均不是开始营养支持的安全时机,还需考虑不同原发疾病、不同阶段的代谢改变与器官功能的特点。存在严重肝功能障碍、肝性脑病、严重氮质血症、严重高血糖未得到有效控制等情况下,营养支持很难有效实施。

第三节 交通伤专科早期救治

一、紧急手术策略

实施紧急手术的目的是及时控制活动性大出血、维护重要脏器功能。由专门从事创伤急救的医生实施,并有专门收治创伤病人的医疗单元。在无专业的创伤急救医师团队情况下,也可在院内组成多学科联合救治团队,对严重交通伤病人进行有效的救治。专科早期紧急手术是对急诊科处理的继承、修正和补充,主要有以下几个方面。

(一)开放气道手术

如交通伤员存在呼吸道梗阻,或口腔内有异物、血凝块、分泌物时,必须解除呼吸道梗阻,方法有徒手操作和借助器械进行通畅气道,后者包括行环甲膜穿刺或切开术、气管插管或气管切开术。

(二)止血手术

为控制胸腔、腹腔内活动性大出血,须紧急开胸、开腹探查,施行肋间血管或胸廓内动脉结扎术、脾切除术、肝修补或部分切除术、肝脏碎裂伤填塞止血术、肾脏切除或部分切除术,为控制骨盆部出血实施的髂内血管结扎术或血管内介入栓塞止血术等。

(三)减压性手术

减压性手术的目的是减轻体腔的压力,减轻体腔高压对重要组织的压迫。如胸腔穿刺术、胸腔闭式引流术、心包穿刺术、颅内血肿或挫伤坏死脑组织清除/去骨瓣减压术等。

(四)修复或重建性手术

紧急修复及重建手术如开放性胸部伤时封闭胸壁伤口、心脏修补术、大血管损伤吻合或移植重建术、基于控制活动性大出血的骨盆和四肢骨折固定术等。

二、确定性手术

严重交通伤病人的手术,应力争在伤后的"黄金1小时"内进行,应视情况采用损害控制外科技术,以尽早控制住活动性出血为目标。

(一)损害控制性手术

1. 适应证 大多数严重创伤患者可按非DCO方式处理,并不需要采取DCO及计划再手术模式处理。只有那些少数生理潜能临近或已达极限患者,虽然技术上能达到创伤Ⅰ期修复和重建,但生理潜能临近耗竭,进行大而复杂的外科手术则超过患者生理潜能极限,必须采取DCO处理模式。与常规手术相比,DCO处理模式力求简单而有效,如快速开腹、开胸,快速关腹、关胸,纱布填塞止血,临时阻断破裂肠管,避免消化液溢出污染。因此严重创伤DCO适应证的选择很难,通常取决于实施手术的医疗条件、患者的生理功能参数及损伤情况等。

2. 医疗条件 现场还存在大批量伤员需要处置,而基层医院急诊科设备等条件限制了实施 DOC,应争取进行短时间的生命支持及有效的复苏后,尽快转送;战时,前线手术队面临战役进行中的大量严重伤员,战争环境的复杂性,有限的手术设备和术后治疗条件,常规实施救命手术,保全伤肢、控制污染,以便平稳、安全转运到后方医院做确定性手术。

3. 生理参数 交通伤患者的一些生理参数,可作为紧急实施应急手术模式处理的选择标准:①复苏和估计手术时间>90 分钟;②有危险因素存在 DCO 应于患者生理功能耗竭之前实施,以生理功能参数作为标准选择 DCO 适应证时多为时已晚,否则,伤员生存的希望很小;③严重代谢性酸中毒(pH 值<7.30);④体温<35℃;⑤凝血机制紊乱,内出血倾向;⑥输血量>10U。

4. 创伤类型 创伤类型作为决定是否实施 DCO 的主要依据:①损伤机制为高动能躯干钝性创伤、多发性躯干穿透伤;②损伤性质为大血管伴多脏器损伤、多体腔内致命性大出血;③重要脏器如心脏大血管损伤、严重肝及肝周血管伤、严重胰十二指肠伤;④骨盆血肿破裂和开放性骨盆骨折。

(二) 处理策略

1. 避免再损伤和伤情恶化 通过施行 DCO,避免脏器因缺血、缺氧造成的进一步损害,避免手术二次打击导致的生理功能进一步恶化。

2. 暂时控制与分期处理 严重创伤或多发伤,尤其是并发胸、腹部损伤者;伴有股骨干骨折时,宜先做简单的外固定,而将确定性的骨折固定手术(如钢板内固定等)延至患者全身情况稳定以后,将可降低术后并发 ARDS 和 MOF 等的危险性。

3. 控制伤情发展 通过紧急手术、ICU 治疗及分期手术,控制伤情和稳定全身情况。

(三) 处理原则

1. 快速 严重创伤患者主要死因是颅脑伤、难以控制的大出血(休克失代偿)、休克后 MOF。大出血休克患者每延迟抢救 10 分钟,患者生存率下降 10%。因此,时间就是生命!应根据患者所处环境、伤情,迅速采取有效对策。

2. 就近原则 严重创伤患者因伤势严重,不允许做过多的搬动及长途转运,伤情发展快,必须争分夺秒抢时间实施 DCO。因此,应当利用现有条件和设备就近处理。

3. 平稳转送 倡导提高转运水平,达到监护、治疗与转运同步进行。在任何情况下,均应在患者生命体征平稳情况下转送,遵循边治疗、边转送原则。在无条件治疗的基层医院,应创造条件转院,防止转院途中出现生命危险。

4. 创伤专业化处理 严重创伤,尤其是严重多发伤,并非一个学科做一次应急手术就能获救,而是涉及多个学科。创伤中心的运行模式及与之相适应的"一专多能"救治小组,能够保证在严重创伤救治中,集中指挥、合理分配救治医疗资源,有利于严重创伤的整体化、系统化救治。

三、手术处理顺序

(一) 选择策略

交通伤院内急救时,存在着各部位伤手术顺序和手术时间的矛盾。应根据病情的评估结果有序进行,遵循先救命、后治伤的原则。

1. 紧急手术治疗 立即威胁生命的严重创伤如开放性胸部伤、大出血、颈部伤和严重脑外伤等,必须紧急手术治疗。

2. 限期手术治疗 不立即威胁生命的严重创伤如休克不严重的闭合性胸部、腹部、四肢伤等,可待生命体征平稳后进行急诊手术治疗。

3. 择期手术治疗 一般外伤,不对生命构成威胁,可择期手术治疗。

(二) 处理顺序

1. 脑损伤伴有其他脏器伤时的手术顺序 ①颅脑伤与合并伤均严重,则分组同时进行手术,如广泛脑挫裂伤伴颅内高压合并严重血气胸或腹腔内出血等；②颅脑伤重，合并伤轻时，手术重点是处理颅脑伤；③合并伤重于颅脑伤(如严重胸腹腔内出血)时，可先探查止血，再考虑颅脑手术。

2. 胸外伤合并其他脏器损伤时的手术顺序　①优先处理的胸外伤有胸壁有较大开放性穿透伤口、急性心脏外伤、心包填塞、持续性胸腔大出血或大量漏气、可能存在胸壁或胸内大血管伤或气管断裂者、膈肌破裂发生膈疝者；②胸腹联合伤时，先开胸解除呼吸循环障碍，再施行剖腹探查；若腹腔内有大出血，则先剖腹探查；若胸部、腹部伤都很重，可分组同时进行。

3. 腹部外伤合并其他脏器损伤时的手术顺序　①腹腔内大出血如肝、脾破裂，大血管损伤需优先进行手术探查，空腔脏器损伤则在出血脏器手术后进行；②腹部、背部或臀部同时受伤时，先控制活动性出血，再施行腹部手术；③若背部、臀部无活动性出血，腹腔内脏损伤严重，则先行剖腹探查术，再处理背部、臀部的创口。

4. 颅脑、胸腹内脏损伤合并四肢血管伤及长骨骨折时的手术顺序　目前对交通伤长骨骨折处理观点是：越是严重的损伤，越应尽早施行骨折复位和内固定术。早期内固定的优点是：术后易于变换体位，便于护理；肢体可早期活动，利于功能恢复，减少并发症如深静脉栓塞、脂肪栓塞综合征、呼吸窘迫综合征等的发生。

(姚元章)

参 考 文 献

[1] 尹刚,李容飞,刘海恩,等. 严重创伤急救程序-时间控制模式研究[J]. 创伤外科杂志,2015,17(02):117-119.

[2] 寇玉辉,殷晓峰,王天兵,等. 严重创伤救治规范的研究与推广[J]. 北京大学学报(医学版),2015,47(02):207-210.

[3] 岳茂兴,刘志国,蔡学全,等. 道路交通伤的特点及其现场急救新概念[J]. 中国全科医学,2004(24):1803-1805.

[4] 都定元,高劲谋,林曦,等. 严重交通伤与坠落伤救治结局比较和创伤急救模式探讨[J]. 中华创伤杂志,2000(01):46-48.

[5] 欧阳后华,麦泉云. 交通伤概况与救治的研究进展[J]. 临床合理用药杂志,2016,9(04):173-174.

[6] 张连阳. 加快创伤与急诊外科建设步伐[J]. 创伤外科杂志,2016,18(03):129-131.

[7] 汤中飞,李兵,阮海林,等. 规范化救治模式在严重交通伤救治中的应用[J]. 中华灾害救援医学,2016,4(04):186-189.

[8] 杨东,张连阳,张岫竹. 我国高速公路交通事故伤现状综述[J]. 交通医学,2016,30(05):443-446+449.

[9] 姚元章,孙士锦,谭浩,等. 严重创伤院内急救的时效性探讨[J]. 创伤外科杂志,2011,13(02):103-106.

[10] 高劲谋. 道路交通伤的早期救治[J]. 创伤外科杂志,2011,13(03):287-289.

[11] 施建国,侯振海,刘志荣,等. 高速公路交通伤的一体化救治体会[J]. 中华创伤杂志,2006(04):304-305.

[12] 姚元章. 多发伤院内早期急救[J]. 创伤外科杂志,2013,15(01):93-95.

[13] 张连阳,谭浩,李阳,等. 我国医院创伤救治能力建设现状[J]. 解放军医药杂志,2013,25(07):6-9.

[14] 姚元章,孙士锦,谭浩,等. 严重创伤院内早期救治策略探讨(附284例报告)[J]. 解放军医学杂志,2008(12):1404-1406.

[15] 张连阳. 加强严重多发伤院内早期救治的质量控制[J]. 中华临床医师杂志(电子版),2008,2(12):1321-1325.

[16] 张军根,宋秋忆. 重大交通事故伤院外救援现状与对策[J]. 中国急救复苏与灾害医学杂志,2008(03):161-162.

[17] 张连阳. 多发伤的紧急伤情评估策略[J]. 创伤外科杂志,2010,12(01):1-3.

[18] 路闯,潘更毅,袁宏伟,等. 群体性交通伤的院前、院内急救程序[J]. 交通医学,2010,24(03):265-266.

[19] 张连阳,李阳. 大出血的损害控制性复苏:挽救战伤伤员的关键[J]. 解放军医学杂志,2017,42(12):1025-1028.

[20] 尹文,李俊杰. 道路交通伤的概况与救治现状[J]. 创伤外科杂志,2018,20(03):166-170.

[21] 姚元章. 严重创伤院前急救中值得探讨的几个问题[J]. 创伤外科杂志,2012,14(04):297-299.

[22] AL-SEBEIH K, ABU-SHARA KA, SOBEIH A. Extraluminal perforation complicating foreign bodies in the upper aerodigestive tract[J]. Ann Otol Rhinol Laryngol,2010,119(5):284-288.

[23] BARBARA ME,BEAT SCHNU RIGER,BRADLEY P,et al. The impact of Acinetobacter baumannii infections on outcome in trauma patients:A matched cohort study[J]. Crit Care Med,2010,38(11):1-6.

[24] BARRETT TW, BRYWCZYNSKI JJ, SCHRIGER DL, et al. Annals of Emergency Medicine Journal Club. Is the

golden hour tarnished? Registries and multivariable regression[J]. Ann Emerg Med,2010,55(3):247-248.

[25] Chovanes J,Cannon JW,Nunez TC. The evolution of damage control surgery[J]. Surg clin north Am,2012,92(4):859-875.

[26] COSTA NAVARRO D,JIMéNEZ FUERTES M,MEDINA ALVAREZ JC,et al. Introduction and operation of a multiple trauma unit in a general hospital[J]. Cir Esp,2009,86(6):363-368.

[27] DUTTON RP. Resuscitative strategies to maintain homeostasis during damage control surgery[J]. Br J Surg,2012,99(S1):21-28.

[28] FILICORI F,DI SAVERIO S,CASALI M,et al. Packing for damage control of nontraumatic intra-abdominal massive hemorrhages[J]. World J Surg,2010,34(9):2064-2068.

[29] GóMEZ DE SEGURA NIEVA J L,BONCOMPTE M M,SUCUNZA A E,et al. Comparison of mortality due to severe multiple trauma in two comprehensive model of emergency care:atlantic pyrenees (France) and navarra (Spain) [J]. J Emerge Med,2009,37(2):189-200.

[30] JIANG HC,LI ZT. The leading role of the concept of damage control surgery in severe liver trauma[J]. Zhonghua Wai Ke Za Zhi,2011,49(5):385-387.

[31] MCARTHUR B J. Damage control surgery for the patient who has experienced multiple raumaticinjuries [J]. AORN J,2006,84(6):992-1000.

[32] MADERSHAHIAN N,WIPPERMANN J,WAHLERS T. The bite of the lead:multiorgan perforation by an active-fixation permanent pacemaker lead[J]. Interact Cardiovasc Thorac Surg,2010,11(1):93-4. Epub 2010 Apr 13.

[33] RISSANEN R,BERG HY,HASSELBERG M. Quality of life following road traffic injury:a systematic literature review[J]. Accid Anal Prev,2017,108:308-320.

[34] RORTVEIT S,MELAND E. First responder resuscitation teams in a rural Norwegian community:sustainability and self-reports of meaningfulness,stress and mastering[J]. Scand J Trauma Resusc Emerg Med. 2010,18:25.

[35] STATON C,VISSOCI J,GONG E,et al. Road traffic injury prevention initiatives:a systematic review and metasummary of effectiveness in low and middle income countries[J]. PLoS One,2016,11(1)[2016-01-06]. https://doi. org/10. 1371/joural. pone. 0144971.

[36] STANESCU L,TALNER L B,MANN F A. Diagnostic errors in polytrauma:a structured review of the recent literature [J]. Emerg Radiol,2006,12(3):119-123.

[37] SCHREIBER MA. The beginning of the end for damage control surgery[J]. Br J Surg,2012,99(S. 1.):10-11.

[38] TAKAHASHI A,ISHII N,KAWASHIMA T,et al. Assessment of medical response capacity in the time of disaster: the estimated formula of Hospital Treatment Capacity (HTC),the maximum receivable number of patients in hospital [J]. Kobe J Med Sci,2007,53(5):189-198.

[39] TANASESCU C,PATRUSEL D,PERISANU S,et al. Difficult case of thoraco-abdominal injuries due to a motor vehicle accident[J]. Chirurgia (Bucur),2011,106(2):265-268.

[40] WAIBEL BH,ROTONDO MM. Damage control surgery:it's evolution over the last 20 years [J]. Rev Col Bras Cir, 2012,39(4):314-321.

第二十章　交通伤麻醉

Abstract

Road traffic injury (RTI) has becoming a major health burden on the global community. Trauma patients in road accident may present with different mechanisms of injury and their care poses specific challenges for the anesthesiologist, including the unstable hemodynamics, challenging airway management, extensive resuscitation needs and ever-evolving intraoperative course. A broad, evidence informed knowledge of airway management, resuscitation, physiology, pharmacology, and critical care is required to address the unique pathophysiological processes encountered in trauma. In this chapter, we mainly focused on the principles of advanced trauma life support, including trauma evaluation, emergency airway management and damage control resuscitation. We also examine the principles underlying delivery of anesthesia to RTI patients. Topics considered include pre-anesthetic preparation, choices of anesthetics, induction and maintenance of anesthesia, patient monitoring and treatment of intraoperative complications. Finally, we discuss the anesthesia challenges of specific injuries, including central nerve system injury, chest injury, abdominal injury, pelvic injury and extremity injury.

第二次世界大战结束后,机动车导致的创伤和死亡病例迅速增加,很快首辆配有外科医师的救护车"Klinomobil"于1957年在海德堡开始执勤,处理机动车碰撞或其他事故。经过几十年发展,欧美国家建立起覆盖全国的急诊医疗服务体系,其中从业医师主要来自麻醉学专业,许多麻醉科还直接为救护车和直升机提供值班医师。交通伤病人的院前气道管理、液体复苏、快诱导和疼痛诊疗等问题均与麻醉学密切相关。麻醉医师在复苏、气道管理和重症监护方面有独到之长,常常需要参与交通伤救治的整个过程:①在急诊科或急救复苏区进行初步伤情评估、紧急气道管理、复苏和早期剧痛处理,也包括危重伤员的转运;②在手术室内进行麻醉管理、生命监护和处置;③在复苏室或重症监护室(intensive care unit,ICU)对伤员进行重症监测、危重抢救和疼痛治疗;④在门诊手术中心的麻醉医师也会遇到需要实施重建、矫形或整形的创伤患者。

本章将阐述高级创伤生命支持,严重交通伤伤员的麻醉,以及颅脑损伤、脊髓损伤、腹部损伤、骨盆骨折和四肢骨折的麻醉管理特点。

第一节　高级创伤生命支持

严重创伤病人的临床病情千差万别,在单个器官、系统的损伤类型和严重程度,合并多个受伤部位以及伴随的生理功能紊乱等方面各不相同。对交通伤伤员的早期评估和处理可按照美国外科医师学会制定的高级创伤生命支持(advanced trauma life support,ATLS)进行,包括4个阶段:①初期伤情评估;

②复苏;③进一步伤情评估;④专科治疗。ATLS 为交通伤伤员紧急处理提供了一个基本框架,对入院后最初几小时内的救治极为重要。它以首次评估为基础,争取尽早识别和处理危及生命和肢体的损伤;强调紧急情况优先,诊断和治疗越快,患者结局越好,这也是 ATLS 最重要的经验。大批伤员到达时,检伤分类是救治的首要任务,重症伤员的检伤分类和复苏需要同时进行。

一、初期伤情评估

目的是优先确定和处理最具生命威胁的伤情。评估顺序是"ABCDE"即气道(airway)、呼吸(breathing)、循环(circulation)、神经功能障碍(disability)和暴露(exposure)。ABCDE 便于记忆,避免遗漏。确定威胁生命的伤情,同时开始复苏。在未证实之前,所有伤员应按有颈椎损伤、饱胃和低血容量处理。

1. 气道(airway,A) 评估有无口腔异物、面部和喉部骨折以及颈部血肿,尽快清理口咽部分泌物。如果伤员有窒息风险,应建立人工气道,但对于颈部伤伤员,经口气管插管可能会加重喉部或支气管损伤。气管内插管后必须立即通过呼气末二氧化碳监测予以确认。如果对气管导管位置有任何疑问时,应该用直接喉镜进行检查。

2. 呼吸(breathing,B) 通气是否规则、足够;有无开放性气胸、吸入性胸部损伤或连枷胸;对通气困难者提供辅助通气。如果建立安全气道和维持充足通气需要有创手术操作如气管切开、胸腔置管或开胸术,这个操作必须优先实施。

3. 循环(circulation,C) 循环是否稳定,控制活动性出血,纠正血容量不足。在未证实之前,休克首先考虑为出血所致。循环评估可通过触诊脉搏和测量无创血压初步评估。行快速简单的经胸超声心动图检查,可以获取心肌收缩力、血管内容量以及心包积液等有效信息。控制出血的紧急措施包括给骨盆骨折出血上骨盆固定带或者给四肢出血上止血带。迅速建立两条静脉通道(口径>18G),如果怀疑胸部创伤伴有上腔、无名或锁骨下静脉破裂,静脉通道应建立在膈肌平面以下。外周静脉置管失败可考虑深静脉置管、静脉切开置管或骨髓内补液。

4. 功能障碍(disability,D) 快速评估神经系统功能可采用 AVPU 法。时间充分时采用格拉斯哥昏迷评分(Glasgow coma scale,GCS)。神经系统检查中发现明显异常应立即安排头颅 CT 检查。胸部创伤伤员意识改变常提示循环和呼吸功能恶化。大多数 GCS 评分降低的创伤患者并不需要手术,但是对于少数需要手术清除硬膜外或硬膜下血肿的患者而言,手术时机对结局有很大影响。早期手术固定对不稳定性脊椎损伤和不完全性神经功能缺失患者也有好处。

5. 暴露(exposure,E) 应在患者生命体征相对稳定时才能将患者完全暴露,翻身检查后背,从头到脚检查是否存在可见的损伤或畸形。在这个过程中,麻醉医师应给予头部和颈部的支持,维持呼吸道通畅,保护脊柱稳定。创伤伤员往往会伴有低体温,需积极保温和复温。

根据 ATLS 教程,在初期伤情评估中要确定优先的创伤治疗顺序。高优先级包括:①气道和呼吸;②休克/大出血;③急性颅脑出血;④颈椎损伤。低优先级包括:①神经损伤;②腹部损伤;③心血管损伤;④肌肉骨骼损伤;⑤软组织损伤。个别情况下应根据实际可利用的条件以及患者对治疗的反应进行调整。

二、紧急气道管理

在创伤伤员中,急性气道梗阻和气道管理失败是伤员早期死亡的一个主要原因,可通过早期识别和正确处理而逆转。任何创伤伤员的急性缺氧是即刻危及生命的最危险因素,因此,创伤急救复苏的前提是确保气道通畅和维持足够的氧供,尽快确保气道充分开放和呼吸模式合理。但常因创伤相关的病理生理变化、气管插管条件受限,缺乏充分的气道评估和困难气道策略,使创伤气道管理更为复杂。

气道阻塞可能是创伤后窒息最常见的原因,发病机制包括:咽部软组织向后方移位或撕裂,颈部或纵隔血肿,气道内有出血、分泌物或异物,以及骨或软骨移位。颈部出血引起气道阻塞,不仅仅是由于血肿压迫,还与颈静脉压迫致静脉充血和上呼吸道水肿有关。处理气道梗阻首先是提下颏、托下颌、清理口咽部、放置口咽或鼻咽通气管、用简易呼吸器给通气不足患者辅助通气。同时行颈椎制动和给予吸氧。如果怀疑颅底骨折,不要盲插鼻咽通气道、鼻胃管或经鼻气管导管,因为导管可能会误入颅腔。声门上通气道可以作为临时措施,用于尝试建立人工气道间隔期间的临时通气,或者协助纤维支气管镜(FOB)引导下气管插管。根据气道评估结果选择直接喉镜、视频喉镜或环甲膜切开术,立即放置气管内导管。颌面部、颈部和胸部损伤,以及颈面部烧伤都是创伤性气管插管困难的原因。气道评估中要有对颈前部的快速检查以评估定位环甲膜的难度。交通伤伤员在院前处理期间行气管切开不是最佳选择,因为操作时间比环甲膜切开术长,并且需要颈部后仰,这可能会引起或加重颈椎损伤患者的脊髓损伤。环甲膜切开术相对禁忌证包括年龄小于 12 岁和疑似喉部外伤;手术可能会导致前者永久性喉部损伤,后者在操作中可能会出现无法纠正的气道阻塞。创伤患者面临气道梗阻和通气不足的常见原因见表 20-1。

表 20-1　创伤患者气道梗阻和通气不足的常见原因

气道阻塞	通气不足
面部、下颌或颈部的直接损伤	继发于颅脑创伤、休克、中毒、低温或镇静剂过量的呼吸抑制
鼻咽部、鼻窦、口腔或上呼吸道出血	气管或支气管直接损伤、气胸或血胸、肺挫伤,胸壁损伤如连枷胸等
继发于颅脑损伤、中毒或镇痛后的意识障碍	颈椎损伤
胃内容物误吸或异物存留	误吸
口咽通气道、喉罩或气管内导管使用不当等	继发于烟雾或毒性气体吸入的支气管痉挛等

气道管理的目标是确保足够的氧合与通气。下列情况需要也尤其适合行气管内插管:心搏或呼吸骤停;呼吸功能不全;需要深度镇静或全身麻醉;颅内占位病变和颅内压升高(ICP)患者进行短暂过度通气;便于对不合作或药物过量患者行诊断性检查。

通常在手术室外气管插管应遵循与手术室相同的气道管理监护标准,包括心电图、血压、脉搏氧饱和度以及呼气末二氧化碳($ETCO_2$)监测;应配备必要的设备和器械,包括氧源、带活瓣的呼吸囊和面罩、呼吸机或麻醉机、吸引器、各种型号及规格的喉镜片和气管导管,以及处理困难气道的各种器具。ATLS 指南建议,紧急气管插管应选择操作者最熟悉的插管方法。一般说来,在紧急情况时,经口插管优于经鼻插管。紧急气管插管时,尤其要注意潜在颈椎不稳定伤员的保护,下列 5 种情况应考虑可能存在颈椎不稳定:①颈部疼痛;②严重的放射痛;③任何神经系统症状和体征;④沉醉状态;⑤当场失去意识。麻醉医师管理此类患者的气道时需格外小心,因为几乎所有的气道操作如托下颌、提下颏、仰头和放置口咽通气道等都会造成一定程度的颈椎移动,有加重脊髓损伤的风险。颈椎固定一般在院前救治中实施,入院时患者颈部已放置硬质颈托。单靠硬质颈托并不能保证颈椎绝对安全,特别是颈部可能发生旋转运动。

绝大部分急性创伤患者处于饱胃状态,麻醉诱导期间有误吸胃内容物的危险。饱胃原因包括:受伤前进食或饮用液体,吞入口腔或鼻腔伤后的血液,创伤应激引起的胃排空延迟,以及腹部 CT 扫描时服用液体造影剂。如果时间允许且患者合作,麻醉诱导前应当给予创伤患者非颗粒状抗酸剂,然而在很多情况下,时间紧迫性通常不允许等待使用药物来降低胃容量和胃酸酸度。在绝大多数情况下,ATLS 指南推荐快速顺序诱导气管插管法(rapid sequence induction,RSI)。虽然有人担心在手术室外应用肌松药和麻醉药增加并发症,但实际情况正好相反,应用肌松药和麻醉药为患者首次气管内插管提供最佳条件,增加气道管理的成功率。RSI 步骤包括:①预先给 100% 氧 3～5 分钟。由于创伤患者氧耗增加,应尽可能预先去氮给氧,对于面部创伤、呼吸困难或躁动伤员,常难以预先氧合,在整个诱导过程中可行正压通气提高氧储备。②快速静注麻醉镇静剂和肌松剂。为尽量减少气道未被保护时间,镇静剂和肌松剂应尽快给予,并选择起效快、作用时间短的药物,同时必须评估这些药物对循环的影响,必要时不用或减少麻醉性镇静剂,防止引起血压过低。③用 Sellick 法压迫环状软骨。包括上抬下颌(不移动颈椎),向后推环状软骨闭合食管,压力为 20～30N,预防反流和误吸。④无手控通气。标准的 RSI,从给药到气管插管期间应避免任何通气操作来预防反流和误吸。若病人有缺氧或不能进行预先充分给氧,适当压迫环状软骨能预防气体进入食道,可面罩手控通气,吸入压小于 20cmH$_2$O,既可提高氧储备,又能预防反流和误吸。⑤进行气管插管。对于任何钝伤患者,在未排除颈椎损伤时,直接喉镜操用可能引起颈椎移位,加重脊髓损伤。因此,这类患者进行气管插管时应全程手法固定颈椎于直线位。与常规气管插管相比,需要更多辅助人员,如颈椎损伤者要 4 人分别负责通气、压迫环状软骨和稳定颈椎于直线位、气管插管操作。有研究发现,当喉镜显露受限时,适当放松手法轴向稳定以改善声门显露视野是可行的。压迫环状软骨可以改善喉镜显露视野,但须谨慎压迫,因为压迫力量过大,可能会导致不稳定脊柱的过度移位。使用视频喉镜可让患者处于麻醉状态,同时对颈椎移动很小,但是目前没有明确的证据证实直接喉镜会增加颈椎不稳定患者不良结局。气管插管后通过测量呼气末二氧化碳浓度可以确定气管导管是否在气管内,若插管成功,确定气管导管到位后,连接氧源通气。

通常将在面罩通气时遇到困难(上呼吸道梗阻),或气管插管时遇到困难的临床情况称为困难气道;把不能正压通气同时合并气管插管困难时的气道称为急症气道。在交通伤紧急气道管理过程中,面临困难气道和急症气道的概率增加。处理非急症气道的目标是微创,而处理急症气道的目的是救命。急症气道要求迅速建立起气道,即使是临时性气道,以尽快解决通气问题,保证病人的生命安全,为进一步建立稳定的气道和后续治疗创造条件,如环甲膜穿刺或切开。美国麻醉医师协会(ASA)的困难气道处理流程创伤修订版(图20-1)为急诊室或者手术室麻醉医师提供了一个很好的参考。创伤患者的困难气道处理流程与一般流程有多处不同(表20-2):它没有再唤醒患者的选项,因为这类患者必须建立紧急气道;在某些情况下应该首选清醒插管而不是麻醉诱导插管,或者直接建立外科气道。麻醉医师应当就气道处理的首选方法以及如何应对可能出现的困难建立预案。气道管理

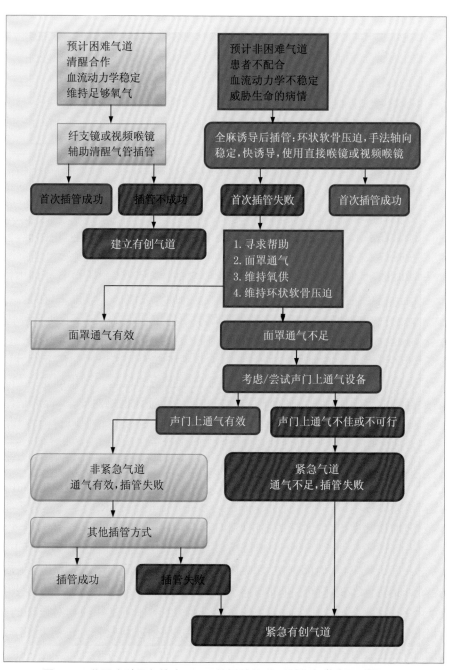

图 20-1　美国麻醉医师协会(ASA)的困难气道处理流程创伤修订版

方案应根据损伤类型、气道受损的性质和程度以及患者的血流动力学和氧合状态制定。须同时进行的复苏救治、时间和环境压力、设备和协助配合欠佳等因素都会增加插管难度。

表 20-2　创伤困难气道和标准困难气道管理策略比较

管理选择	标准困难气道策略	创伤困难气道策略
诱导后气管插管失败	让病人清醒总是一项选择	清醒/停止很少是一项选择
采用外科气道	当气管插管困难/通气困难时,可选外科气道	外科气道是首选/最佳选择
已预见困难气道管理	选择清醒气管插管	清醒插管只用于合作、稳定和有自主呼吸者
清醒气管插管失败	取消是一项选择	不合作/烦躁者应全麻(保留或不保留呼吸)
表麻	表麻通常是一项选择	表麻偶尔是一项选择

三、复苏

出血是创伤后低血压和休克的最常见原因,也是患者严重创伤后死亡的第二大原因,仅次于头部损伤。复苏是指创伤后机体恢复正常生理状况。创伤性出血复苏是一个立即发生的主动过程。开始依赖于自身的代偿机制,包括压力感受器反射、化学感受器反射、循环的血管收缩剂增加、组织液重吸收增加、肾重吸收钠水增加、激活渴感机制等。表现为皮肤、骨骼肌、肾(严重出血时)和内脏血管强烈收缩,增加全身血管阻力,内脏和皮肤血循环强烈的静脉收缩,中心的静脉血容量和压力部分恢复,使心脏的充盈压回升,血液再分布到心、脑、肾等重要器官。若存在活动性大出血,血压可迅速下降,当 MAP＜60mmHg 时,由于压力低于脑血管自动调控制范围,脑血流灌注减少;脑缺血产生非常强烈的交感神经兴奋作用,比由压力感受器反射产生的最大交感神经兴奋还大若干倍。临床表现分为休克代偿期和休克失代偿期。通常创伤病人失血性休克分级的评估见表 20-3。

表 20-3　ATLS 失血性休克分级(成人)

项目	Ⅰ 级	Ⅱ 级	Ⅲ 级	Ⅳ 级
失血量(%)	<15	15~30	31~40	>40
收缩压	不变	不变	不变或下降	下降
脉压差	不变	下降	下降	下降
心率(次/min)	不变	不变或增加	增加	极度增加
呼吸频率(次/min)	正常	正常	正常或加快	加快
尿量(ml/h)	正常	正常	减少	极度减少
格拉斯哥昏迷评分	正常	正常	降低	降低
碱剩余(mmol/L)	0~2	2~6	6~10	>10
是否输血	一般不需要	可能需要	肯定需要	启动大规模输血方案

在交通伤现场特别强调及时、有效控制可压迫活动性大出血(主要见于四肢损伤),防止出血性休克恶化。不可压迫的活动性大出血最常见于:胸腔、腹腔、腹膜后和骨盆大出血,常需紧急手术处理。创伤后持续出血可导致病人休克,严重者可致患者在数分钟至数小时内死亡。在活动性出血仍存在的情况下,早期容量复苏面临棘手难题。快速恢复恰当有效循环血容量,保证组织供氧,是防止创伤后组织器官低灌注缺氧性损伤的重要措施。

对于任何存在活动性大出血患者,早期容量复苏时应特别注意的问题包括:①应尽快开放多条快速静脉通道,有条件应行中心静脉穿刺置管。②对严重创伤和失血性休克病人所有液体应加温输注(血小板除外)。③进行动脉穿刺置管,以便血气分析和有创动脉监测。④防止创伤后凝血病发生。⑤通常不用血管收缩药,只有当严重低血压对液体复苏无反应,或并存心源性休克或心脏骤停时才用血管收缩药。⑥必须快速诊断和控制活动性出血,必要时迅速实施损害控制性手术。

近年来损伤控制复苏的概念已经取代了经典的晶体液复苏。晶体液复苏的常用做法是输注乳酸林格液或生理盐水 2L 或 20ml/kg(儿童),在 15～30 分钟内观察患者对初始液体复苏的反应并估计出血的严重程度。如果输液后患者血压反应短暂或没有,提示患者有严重出血,需要输注血液制品。损伤控制复苏与之不同,出血严重程度评估是依靠临床表现、实验室、超声和影像学诊断措施等。确定患者为大出血后立即启动复苏环节,包括短时间的允许性低血压;迅速处理所有出血部位;减少晶体液输注;启动大量输血方案,尽早给予血浆和其他血液制品,以均衡比例(推荐 1：1：1)输注红细胞、血浆和血小板;给予氨甲环酸。如有指征,应该行损伤控制手术以控制出血、处理污染部位。确定性手术推迟到患者生理状态纠治正常后进行。损伤控制复苏的目的是防止输注大量晶体液复苏引起肺水肿、ARDS、凝血功能障碍、多器官功能衰竭(MOF)和腹腔间隙综合征。此外,输注大量的乳酸林格氏液和生理盐水分别与血乳酸水平升高和碱缺失增加有关。越来越多的创伤研究报道发现晶体液复苏的有害作用。因此在大多数情况下,损伤控制复苏中输注的晶体液仅限于血液制品所含的载体溶液。

在出血控制之前过度输注液体还可能会导致进一步的出血,原因包括:增加动脉和静脉压力;止血凝块脱落,凝血因子和血小板稀释,体温降低和血液黏滞度降低。活动性出血期间,容量复苏仅将血压维持在重要器官缺血阈值之上(允许性低血压),可最大限度发挥机体自主止血功能并增加长期存活率。但是完全不输液体会导致与过度复苏同样的危害。允许性低血压禁用于创伤性颅脑损伤和脊髓损伤以及老年慢性高血压患者,维持充足的灌注对这类患者至关重要。早期使用缩血管药物维持血流动力学稳定也可能有危害,但是正确使用这些药物同时滴定补液可能会对患者有益。总体而言,目前共识是采用允许低血压复苏。尽管最佳动脉血压仍有争议,控制收缩压低于 100mmHg,MAP 为 50～60mmHg 是较为合理的方案。

早期容量复苏的目标包括:①收缩压 80～100mmHg、平均压 50～60mmHg;颅脑、脊髓损伤收缩压应大于 100mmHg。②心率<120 次/min,尿量>0.5ml/(kg(h)。③HCT 25%～30%、Hb 8.0～9.0g/dl,PT、PTT、INR 在正常范围内,血小板计数>5 万。④防止酸中毒恶化:碱剩余(base excess,BE)>−5mmol/L,血清乳酸<1.6mmol/L。⑤血电解质水平大致正常,特别是血浆离子钙在正常范围内。⑥中心体温>35℃,脉搏血氧饱和度(pulse oxygen saturation,SpO_2)>96%。其中碱剩余和血乳酸水平是休克各阶段(包括最早阶段)最有效和最实用的指标。碱剩余可以较为准确地反映休克的严重程度、氧债、氧供变化、液体复苏是否足够、多器官功能衰竭风险和存活率。碱剩余被认为是比动脉 pH 值更好的预后标志。一旦手术已经控制活动性大出血,便进入后期容量复苏,其主要任务是在继续支持重要脏器功能的同时,迅速恢复所有脏器系统的正常灌注,维持术中各组织脏器氧合充分。对严重创伤血容量大量替换的病人,后期容量复苏常持续至术后 ICU 治疗。

大多数创伤患者在进入急诊室时处于高凝状态,推迟给予止血药物也不发生凝血功能障碍。然而在严重创伤和休克患者中,估计 10%～15% 的患者入院时处于低凝状态或迅速进展为低凝状态,输注复苏液体和浓缩红细胞可能会进一步加重凝血功能障碍,促进恶性循环。处理创伤相关性早期凝血病必须整合到总体复苏策略之中,常被称为止血复苏。失血性创伤患者早期处理的一个重要原则是避免出现"出血恶性循环"或"死亡三联征"即酸中毒、低体温和稀释性凝血病。酸中毒和低体温都可以诱发凝血病。晶体液和浓缩红细胞没有促凝血作用,复苏期间输注后会使已经数量减少且功能异常的血小板和凝血因子进一步稀释,加重凝血病。外出血和血管内凝血可使已经损伤或耗竭的血小板和凝血因子进一步丢失或消耗,加重凝血病。凝血病加重后可使出血量增加,患者需要输注更多的液体,因此恶性循环持续存在,最终导致多器官功能衰竭和死亡。研究发现,创伤患者的凝血病包括两种机制:急性创伤性凝血病(ATC)和复苏相关性凝血病(RAC)。前者在创伤后迅速发病,主要是由于纤溶亢进和严重的组织损伤

(释放组织因子,激活凝血通路)。创伤性炎症反应、内皮细胞继发性激活蛋白 C 是 ATC 的可能发病机制:由于组织低灌注,蛋白 C 被血栓调节蛋白-凝血酶复合体激活为活化蛋白 C(APC)。APC 可使 V a 和 Ⅷa 失活,导致纤溶酶原激活物抑制剂(PAI)被消耗。后者正常情况下可以抑制组织型纤溶酶原激活剂(tPA),加之催化纤维蛋白形成的凝血酶减少,共同促进 ATC 形成。此外,低灌注导致的内皮细胞多糖包被降解对 ATC 形成也有促进作用,这种凝血病与低体温或晶体液稀释凝血因子无关。而 RAC 则与低体温、输液和其他复苏相关因素有关。严重创伤患者的凝血病大部分是由 ATC 和 RAC 共同参与。严重创伤早期纤溶亢进对患者的生存率影响很大,可使患者死亡率远远超过50%。研究发现复苏治疗中使用氨甲环酸(TXA)可提高患者生存率。现在很多的大量失血后复苏治疗流程要求早期使用 TXA。

早期容量复苏时,液体选择一直是存在争议的。等渗晶体溶液如生理盐水、乳酸林格液、复方电解质注射液等,对任何创伤患者均可首先使用。其缺点主要为无携氧能力、无凝血功能,在血管内的半衰期短。晶体液的危害性主要是由于它可以影响糖萼和多配体蛋白聚糖-1,后者是覆盖在血管内皮表面的网状结构并参与维持内膜完整性。高渗盐水具有强力提高血管内容量的能力,可能与胶体结合延长作用时间,能有效恢复血容量、减少血管外容量和组织水肿,已成为紧急情况下液体复苏的常规选择,尤其有利于伴颅内高压的脑外伤患者。胶体液包括羟乙基淀粉和白蛋白,它是大分子颗粒,通常不能透出毛细血管壁,能在用量较小的情况下恢复血容量,与高渗盐水时,胶体能吸引游离水回血管内增加血容量。创伤患者救治是一个从院前阶段到急诊室再到手术室的持续过程,因此麻醉医师应该关注术前复苏液的种类和用量,并相应地调整晶体液输注量。浓缩红细胞是治疗出血性休克的主力军。出血性休克复苏期间出现凝血功能障碍应使用血浆。对急性大量血液丢失出现低血容量性休克的患者,或患者存在持续活动性出血,估计失血量超过自身血容量的30%时,是使用全血的指征。

四、进一步伤情评估

首次评估和早期复苏完成后,需要进行更为详尽的再次评估,包括获取全面病史和彻底的体格检查、诊断性检查和亚专科会诊。该阶段要找出其余的创伤,并确定治疗方案。影像学检查(超声重点评估、计算机断层扫描、血管造影、介入放射学操作、磁共振成像)和其他诊断性操作可以在患者生命体征稳定的时候进行。在此期间,麻醉医师除气道管理外,还需部分参与伤情评估和复苏,同时收集必要信息,为接下来可能实施的麻醉做准备。在首次评估甚至急诊手术期间都可能会漏诊一些创伤包括颈椎、胸腹部、盆腔、神经、体表软组织损伤以及四肢骨折。有些创伤可能会在麻醉实施过程中表现出来,例如颈椎损伤未发现者出现脊髓损伤,胸腹部伤未发现者在四肢手术期间出现术中大出血,或气胸未发现患者术中突发低氧血症。

再次评估中也会发现需要紧急或急诊手术的指征。血管受损、筋膜间隙综合征或严重粉碎性骨折等可能威胁肢体的创伤就属于这类手术指征。如果患者伴有四肢末梢脉搏消失、筋膜间隙综合征、肢体高位离断伤或者严重骨折等病情时,一旦其他情况稳定,必须尽快送入手术室进行手术。另一类紧急情况是患者随着时间延长可能出现全身性感染。脓毒症是导致创伤患者并发症和死亡的首要原因,因此开放性创伤应尽早彻底清创,情况允许时可闭合伤口。其他紧急手术的指征包括肠穿孔、开放性骨折。一般认为,开放性骨折感染性并发症的发生率随着受伤至清创时间的延长呈线性上升。另外患者是否需要早期手术,必须与诊断性检查、充分的术前复苏以及其他优先情况进行权衡比较后再做决定。需急诊手术的创伤患者可能同时伴有其他非紧急手术伤情。在确定做什么手术、以何种顺序、哪种手术可以推迟至患者稳定后等问题时,麻醉医师发挥重要作用。

交通事故导致的某些严重损伤要花一定时间才能表现出来,应在 24 小时内完成第三次伤情评估,以评估有无隐性或未被发现的损伤。必须强调:初期伤情评估和进一步伤情评估应该经常地重复,不断再评估伤情。在实际的临床情形中,伤情变化是一个动态过程,因此,这些活动也是一个动态过程,常常并行或同时进行。伤员生理状态的任何突然恶化都应重新返回到"ABCDEs"。

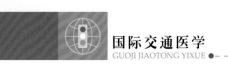
第二节　交通伤患者的麻醉

严重交通伤的麻醉处理与伤情的严重程度有关,并直接影响到伤员的预后。严重创伤病人指严重多发伤或复合伤病人,如颅脑、胸腹部、多发性骨折等,常伴随失血性休克Ⅲ～Ⅳ级;危重创伤病人指美国麻醉医师学会(American society of anesthesiologists,ASA)分类属第Ⅴ类E级的病人,不立即有效处理,病人24小时内死亡。这类伤员都为急诊手术,麻醉管理复杂,一般需行全身麻醉,麻醉手术并发症多、死亡率高,能充分体现创伤麻醉的特点。

一、麻醉前准备

创伤麻醉的安全性与术前评估和准备有重要关系。术前正确评估和充分准备的目的是为了最大限度地降低病人手术、麻醉中的风险,提高生存率与治愈率。但严重创伤患者,由于情况紧急、伤情复杂危重,往往没有充分足够的术前准备时间。负责创伤救治医疗机构要有一支创伤救治团队、随时准备到位。

麻醉前要尽可能了解病人伤情以及既往病史,包括:①受伤史、损伤机制、进食时间与受伤时间;②检查情况(体检情况、影像学及其他检查结果)以及伤情评估;③已进行的复苏处理及效果;④既往病史和用药情况等。⑤对术前不能见到的病人,麻醉科医师应与创伤医师对病情进行完整交接。麻醉科医师应尽可能参加术前讨论或会诊,这类伤员常需许多处理程序,应由多学科会诊讨论确定最佳处理顺序。了解手术切口部位、体位、手术所需时间、特殊操作及对麻醉的要求和影响。病人救治过程中病情多变,应对可能发生的变化、意外和并发症有预见及处理预案。

这类病人病情紧急危重,加之对全部病情尤其是既往病史和当前各重要器官功能状态缺乏详尽资料,手术麻醉存在相当大的风险,术前应将麻醉危险性对手术者和病人家属交代,并取得知情同意。

负责创伤救治医疗机构常规要有充分的物品和设备准备,最好建立创伤患者绿色通道,预留专用手术间备用。物品和设备准备包括:①氧源、麻醉机、无创监测仪、麻醉药、气管插管用具、急救药品和吸引器等;②备环甲膜穿刺器、逆行插管用具、纤维支气管镜、气管切开包等;③大出血者尽早预约全血、红细胞、新鲜冰冻血浆、血小板等;④中心静脉、有创动脉监测设备,必要时准备漂浮导管;⑤中心体温监测、加温输液装置,有条件可准备变温毯。

创伤后胃排空时间比正常人(4～6小时)显著延长;如进食后1～2小时内受伤,排空时间延长至8～10小时,若进食后即刻受伤则排空时间甚至延长至12～24小时。如果伤情允许,可延缓手术,至少禁食8～12小时,禁饮2～4小时。预防胃内容物反流误吸的措施包括:①如时间允许,且病人能够配合,麻醉前安置胃管,吸引排空胃内容物;②尽早静脉给抑制胃酸分泌药如雷米替丁50mg,和(或)诱导前口服非颗粒状抗酸剂如0.3mol/L枸橼酸钠30ml以中和残余胃酸;③对清醒并且配合的患者可选择清醒气管插管;④若选择快速诱导插管时应将环状软骨压向颈椎(Sellick法)关闭食道。

二、麻醉监测的选择

应根据患者全身状况、创伤的性质、部位、范围和程度,以及设备条件选择监测项目,以便更准确地获得病人对治疗的反应,客观地评价救治效果,调整治疗措施。

1. 基本监测　包括心电图、无创血压、呼吸频率、SpO₂、尿量、体温和色泽以及精神状态等。这些指标仍是判断和指导临床麻醉和休克复苏的常用指标;但不能即时、准确地反映病人有效循环血容量变化、微循环和氧代谢状态。

2. 化验及呼吸参数监测　①血气、电解质、酸碱平衡、血糖、动脉血乳酸浓度等。②HCT和Hb。③凝血和纤溶系统监测,必要时可用血栓弹力计动态监测。④呼吸参数监测:潮气量、分钟通气量、气道压、气道阻力、氧浓度、呼气末二氧化碳($ETCO_2$)和麻醉气体浓度等监测。

3. 侵袭性监测

(1) 动脉穿刺置管。有创动脉压力监测应该在术前准备好，它可以获得每次搏动的血流动力学数据，便于采样检测血气。桡动脉是腹部或胸部创伤的首选血管，这些患者的主动脉可能会被阻断，使股动脉或足背动脉导管无法工作。胸部外伤患者首选右侧桡动脉，因为降主动脉阻断可能会导致左锁骨下动脉闭塞。机械通气患者的收缩压变异度及其下降幅度度能可靠反映血容量状态并预测机体对液体负荷的反应。收缩压变异度超过 5mmHg 和下降幅度超过 2mmHg，提示患者血容量不足，对液体负荷有反应。PiCCO、LiDCO 和 FloTrac/Vigileo CO monitor 等几种仪器能够获取收缩压变异度、脉压变异度(PPV)和每搏量变异度(SVV)数据，这些指标比静态前负荷指标如 CVP、肺动脉楔压，甚至全心舒张末期容积或左心室舒张末期面积，更准确地预测输液后容量反应。确定患者对输液有反应和无反应的阈值为 PPV 或 SVV>12%（为有反应者）。获取这些前负荷动态指标只需要动脉置管即可，不需要额外放置中心静脉导管或肺动脉导管。

(2) 中心静脉穿刺置管。用于快速补液和监测中心静脉压(CVP)。如果患者是老年人，如果存在心肌损害的可能，或者如果有多个器官损伤、预计手术时间长需要大量液体输注和给予血管活性药物，则应该早期放置中心静脉导管或肺动脉导管。一般极少因放置中心静脉导管而推迟急诊创伤手术。

(3) 肺动脉漂浮导管。持续测肺动脉压、间断测肺小动脉楔压(pulmonary arteriole wedge pressure, PAWP)，采混合静脉血监测组织氧供需平衡，热稀释法测心排血量(cardiac output, CO)。可以测量右心室舒张末期容积和射血分数(EF)的肺动脉导管能比普通肺动脉导管提供更多关于前负荷的信息，但不如 TEE 准确。左心室每搏做功指数(stroke work index)是一个同时反映血流量和压力的指标；此外左心室功率输出可用于量化评估左心室功能状态。研究发现，每搏做功和左心室功率输出与乳酸清除和生存率明显相关。PAWP 和 CVP 结合更有利于指导容量复苏。

4. 超声心动图　用于血流动力学测定、心肌缺血检测等方面。经食道超声心动图(TEE)可以为钝性心脏损伤、心脏房室间隔或瓣膜损伤、冠状动脉损伤、心包填塞和主动脉破裂提供有价值的诊断信息。它还可评估心脏功能，包括左右心室容积、EF、室壁运动异常、肺动脉高压和心排量，而且它比 ECG 或肺动脉压力监测能更准确地检测出急性局部心肌缺血。单独测量右心室容量也可获取关于血容量充分性的信息。TEE 还可以在下肢骨折内固定手术中看到脂肪和空气通过未闭卵圆孔进入左侧或右侧心脏。

床旁使用经胸超声心动图(TTE)也可以定性和定量监测创伤患者的前负荷和左右侧心脏功能。定性检查发现心脏空腔和下腔静脉平坦提示血容量不足。还可以发现创伤引起的心脏结构异常：心包积液、急性肺栓塞（可导致肺动脉高压和右室扩张、室壁变薄）和三尖瓣功能不全。TTE 的定量评估更为复杂，但它能够计算每搏量(SV)、输液后每搏量变异度、EF 和心排量。

5. 组织器官灌注　表示全身组织灌注水平的指标。目前复苏监测正逐渐由有创监测技术向评估外周组织床内代谢、呼吸和氧运输恢复情况的无创化监测转变。碱剩余和血乳酸水平是目前认可的反映器官灌注不足的指标。另一个能反映全身灌注情况的指标是动脉血-呼气末二氧化碳分压差，如果患者复苏后差值大于 10mmHg，则死亡率增高。氧运输指标曾经作为器官灌注标志物（特别是在 ICU 中）被常规监测，现在使用频率下降，主要原因是需要放置肺动脉导管。骨骼肌血流量在休克早期减少，在复苏后期恢复，因此骨骼肌氧分压是反映低血流量的一项敏感指标。组织高碳酸血症是组织灌注量严重减少的公认指标。胃黏膜气体张力计测定创伤患者胃黏膜内 PCO_2 是内脏血流恢复的一项可靠指标，远端肠道pH 值也是一个可靠指标。胃肠道的起始端区域，即舌下黏膜是测量组织二氧化碳分压($PslCO_2$)的常用部位。当 $PslCO_2$ 超过了 70mmHg 的阈值时，对循环休克的阳性预测率为 100%。

三、麻醉前急救

麻醉前对每个病人根据 ATLS 流程进行最简要的快速评估，这些检查不会延误抢救时间，对存在生命威胁的伤情优先处理是提高麻醉手术安全的重要环节。威胁生命的常见伤情包括：①中枢神经系统严重损伤、各种原因的气道梗阻、大的开放性气胸或严重支气管损伤等导致的急性缺氧。②心脏或主动脉的严重损伤；③张力性气胸、急性心包填塞；④严重急性失血性休克,常见于胸腔、腹腔大出血、严重骨盆骨折等多发伤员；⑤低温环境下的损伤,继发全身严重低温。创伤性呼吸心脏骤停的紧急处理主要措施包括紧急气道管理和早期容量复苏等。出现上述威胁生命的伤情时,应积极地优先处理。如可压迫性出血的止血、气管插管、胸腔闭式引流等。严重创伤患者出现血压急剧下降,为保障生命重要器官血供,以争取时间,为后续容量复苏或手术抢救措施创造条件,可短期应用强效缩血管药如间断静注肾上腺素（2～10μg/次）,或静滴肾上腺素（1～4μg/min）、去甲肾上腺素（1～2μg/min）以防止心跳停止。尽早紧急手术如紧急剖胸术、损害控制手术等处理一些致命伤情,以挽救患者生命。

必须强调：术前尽可能在有限时间内改善或纠正病人全身情况,但严/危重创伤病人在活动性大出血的危急情况下,只有手术止血才能挽救病人生命,应在早期容量复苏的同时,抓紧时间做好麻醉和手术前准备,确定手术方案和手术顺序,及时麻醉和手术,以防延误救治。

四、全身麻醉药物

在创伤失血伴随血流动力学不稳定的患者,静脉麻醉药必须调整用量,否则可能诱发严重低血压甚至心搏骤停,这是由于麻醉药物抑制循环内儿茶酚胺的作用,呼吸模式由自主呼吸转为正压通气等原因。此外心输出量下降,循环时间延长,药物分布到一个更小的血容量中,血液再分布保障大脑供血,意味着达到靶器官（大脑）的血药浓度增加。已证实伴心排血量下降的低血容量患者对镇静麻醉药和镇痛剂更敏感,并且作用时间更长。

1. 常用静脉全麻药

（1）丙泊酚（propofol）。是目前手术室主要的静脉麻醉药。长时间输注仍可迅速苏醒,特别适合于连续静脉泵注给药,是可控制性最佳的静脉麻醉药。用于一般的麻醉诱导（1～2.5mg/kg）和维持[50～150μg/(kg·min)]、中到重度镇静[25～75μg/(kg·min)]、顽固性术后恶心呕吐（单次数10～20mg,每5～10分钟重复或以10μg/(kg·min)输注。血压下降是诱导时最显著的不良反应,对老年心功能不全病人应小剂量缓慢给药,恰当补充液体量可减轻血压下降；一般不适用于严重创伤伴休克患者,因为它具有血管扩张和负性肌力作用。此外,失血性休克对大脑的影响会使麻醉药物的效力增强,如丙泊酚使休克动物达到深度麻醉的剂量仅为正常动物的1/10,即使在液体复苏后这一现象依然存在。有人建议若用于创伤血容量不足患者的麻醉诱导,应根据血容量不足的程度,减少到常用麻醉诱导剂量的5～10倍（0.25～0.4mg/kg）。

（2）依托咪酯（etomidate）。是短效镇静催眠药,起效快（30秒）,持续3～5分钟；无镇痛作用,只有静脉制剂,主要用于麻醉诱导,诱导剂量为0.2～5mg/kg。优点为对心血管功能影响最小,它在保持创伤患者心血管稳定方面有其他静脉镇静药物不可比拟的优势,当然它对儿茶酚胺释放的抑制作用仍有可能导致低血压。休克时分布容积减少也会使依托咪酯的血药浓度增加约20%。依托咪酯诱导用药引起短暂肾上腺皮质抑制无临床意义,但禁忌用于ICU病人的长期镇静。

（3）苯二氮䓬类（benzodiazepines）。通过口服、肌注或静注可用于麻醉前用药、麻醉诱导和维持。常用药物为安定（diazepam）和咪达唑仑（midazolam）,在麻醉诱导和维持中,常与其他静脉麻醉药合用,其抗惊厥作用可用于预防和治疗局麻醉药中毒反应。氟马西尼（flumazenil）是其特异性拮抗药。安定和咪达唑仑使左室舒张末压、心室壁张力和心肌耗氧量降低。对严重低血容量伴心血管功能不稳定的创伤病人,可用小剂量诱导麻醉。

（4）氯胺酮（ketamine）。是唯一具有确切镇痛作用的静脉麻醉药,起效快速,镇痛作用强。它对中枢神经系统产生多种效应,选择性抑制大脑联络径路和丘脑-新皮层系统,从功能上将丘脑从边缘系统中分离出来,表现为"分离麻醉"；与其他静脉麻醉药不同,氯胺酮可增加脑耗氧量、脑血流量、颅内压；引起儿茶酚胺释放升高血压和增快心率,间接增加动脉压、提高心率和心排血量,常用于创伤失血性休克病人麻醉诱导；常规诱导剂量对通气功能的影响最小,可保留上呼吸道反射和扩张去气管。但它又可直接抑制心肌,对严重低血容量休克病人,由于儿茶酚胺储备耗竭,可导致心功能衰竭。因此,氯胺酮禁用于危重创伤病人麻醉诱导,尤其是颅脑外伤、高血压及缺血性心功能损害的病人。

表 20-4　常用静脉麻醉药的用法和常用剂量

静脉麻醉药	用　法	给药途径	常用剂量
硫喷妥钠	诱导 镇静	静脉注射	3～6mg/kg 0.5～1.5mg/kg
丙泊酚	诱导 维持输注 镇静输注	静脉注射	1～2.5mg/kg 5～200μg/(kg·min) 25～100μg/(kg·min)
依托咪酯	诱导	静脉注射	0.2～0.5mg/kg
氯胺酮	诱导	静脉注射 肌肉注射	1～2mg/kg 3～5mg/kg
安定	诱导 镇静	静脉注射	0.3～0.6mg/kg 0.04～0.2mg/kg
咪达唑仑	诱导 镇静	静脉注射	0.1～0.4mg/kg 0.01～0.1mg/kg

　　2. 阿片类镇痛药(opiates)　阿片类药作用于中枢神经系统特异性阿片类受体,主要产生镇痛作用和一定程度的肌松作用。阿片类药对心血管无大的影响,哌替啶可增加心率,大剂量吗啡、芬太尼减慢心率;引起呼吸抑制,特别是呼吸频率,降低对 CO_2 的敏感性及肌强直;可刺激延髓化学感受器触发带,引起恶心和呕吐;降低肠胃蠕动减慢胃排空时间;具有耐受性和成瘾性。阿片类药是个庞大的家族,尤其是芬太尼族的瑞芬太尼,药效起效和消失都迅速,是真正的超短效阿片类药,且持续输注时间长短基本上对苏醒的无影响,是可控性最好的麻醉镇痛药。目前在全身麻醉中,通常用芬太尼族作为镇痛剂,其他镇痛药(如吗啡、哌替啶)较少在麻醉中使用。常用阿片类药物的用法和剂量见表 20-5。

表 20-5　常用阿片类药物的用法和剂量

阿片类药物	麻醉负荷量	持续输注量	追加维持量
芬太尼(fentanyl)	4～20μg/kg	2～10μg/(kg·h)	25～100μg/kg
舒芬太尼(sufentanil)	0.25～2μg/kg	0.5～1.5μg/(kg·h)	2.5～10μg/kg
阿芬太尼(alfentanil)	25～100μg/kg	0.5～2μg/(kg·min)	5～10μg/kg
瑞芬太尼(remifentanil)	1～2μg/kg	0.1～1.0μg/(kg·min)	0.1～1.0μg/kg

　　阿片类药物几乎没有直接的心血管或压力反射抑制作用;然而它们可通过抑制中枢交感神经兴奋性而导致低血压,尤其对于依赖交感神经过度兴奋而维持血流动力学表面上稳定的低血容量创伤患者更是如此。动物实验发现,静脉药物的药代学和药效学反应与出血严重程度、药物种类以及观察指标(催眠效应或对伤害性刺激制动)等有关。失血代偿期动物输注瑞芬太尼后,瑞芬太尼的血浆浓度在休克代偿期增加 1 倍,而在休克失代偿期则增加近 27 倍。瑞芬太尼降解依赖于组织和血液中的酯酶。由于组织中的酯酶对瑞芬太尼的水解能力可能比血液中的酯酶更强,因此在失代偿休克期,组织血流降低可使瑞芬太尼代谢显著减少。由于中央室缩小和全身清除率降低,休克时芬太尼和瑞芬太尼的血浆浓度增加。有人推算出休克患者使用芬太尼和瑞芬太尼的计算剂量约为健康患者的一半。

　　3. 肌肉松弛药　肌肉松弛药选择性作用于神经肌肉接头,暂时干扰正常神经肌肉兴奋传递,从而使肌肉松弛。肌肉松弛药是全身麻醉常用药物，并无麻醉作用，即本身不产生意识丧失、镇静或镇痛作用。根据作用机制不同，分为去极化和非去极化肌肉松弛药。在创伤失血伴随血流动力学不稳定的患者，当心输出量下降时，血流优先供给大脑、心、肺、肝、肾等重要器官，而神经肌肉接头处的血供减少，使肌松药达到神经肌肉接头靶点的药量可能减少。但减少肌肉血供的效应，可能由于休克有效血容量下降，导致增加动脉血中肌松药浓度而补偿。因此，肌肉松弛药的剂量在创伤休克患者与正常心排血量病人无明显差异，但肌肉松弛药的起效时间会延长。常用肌肉松弛药的临床特性见表20-6。

（1）去极化肌肉松弛药。为烟碱样胆碱能受体的激动剂。琥珀酰胆碱（succinylcholine）是目前临床上唯一使用的去极化肌松药，也是起效最快、作用时间最短的肌松药。临床上通常用于创伤患者的快速顺序诱导气管插管，插管剂量为1～1.5mg/kg，随后用非去极化肌肉松弛药维持肌肉松弛。注意事项：①琥珀酰胆碱注入后易发生心动过缓（尤其是儿童）。②可使血清钾离子浓度升高（正常人大约0.5mEq/L），但对于烧伤、大面积创伤、神经系统疾病以及一些其他病变者（如脊髓损伤等），可升高到致命程度。创伤后24小时内一般不会出现高血钾反应，因此琥珀酰胆碱可安全用于紧急气道处理。有高血钾反应风险的患者一般是受伤前已存在病理改变，或者是创伤后数周至数月进行后续手术治疗的患者。③可引起颅内压、眼内压增加，预注非去极化肌肉松弛药可能缓解这些副作用的发生。然而对于这两种颅脑外伤和眼外伤患者而言，缺氧和高碳酸血症的潜在危害可能与琥珀酰胆碱引起短暂压力增高造成的损害接近。如果能更快地完成气管插管，使用琥珀酰胆碱可能会利大于弊。④大剂量或长期使用可产生Ⅱ相阻滞现象，即阻滞性质从去极化肌肉阻滞转为非去极化肌肉阻滞，显著增加肌肉松弛恢复的时间。⑤具有遗传因素背景时可诱发恶性高热，过敏反应或类过敏反应少见。

（2）非去极化肌肉松弛药。为烟碱样胆碱能受体的竞争性拮抗剂。非去极化肌松药种类繁多，选择取决于病情、手术大小、时间长短和药物特性（表20-6）。常用于麻醉诱导插管和术中维持肌松。给予大剂量罗库溴铵后，可以用新型拮抗剂舒更葡糖（sugammadex）迅速逆转其肌松作用。联合使用罗库溴铵和舒更葡糖可以基本实现琥珀酰胆碱的全部优点且避免全部缺点。由于这些肌松药没有明显的心血管毒性，可大剂量给药以达到快速肌松的目的（1～2分钟）。注意事项：①在插管剂量注入前2～5分钟预注10%的量可加快起效时间30～60秒。②阿曲库铵和顺式阿曲库铵独特的Hofmanm消除途径，使其适合于肝、肾功能不全病人。③阿曲库铵和美维库铵有组胺释放作用，诱导时宜减慢注射速度。④潘库溴铵有迷走神经阻滞和交感神经刺激作用，可引起血压升高和心率增快；维库溴铵可能增加阿片类药诱发心动过缓。⑤两种非去极化肌松药联合应用可出现叠加作用或协同作用。

表20-6　常用肌肉松弛药的临床特性

药物	插管剂量（mg/kg）	起效时间（min）	维持时间（min）	单次维持剂量（mg/kg）	持续维持剂量
琥珀酰胆碱	1	0.5	5～10	0.15	2～15(mg/kg)
罗库溴铵	0.8	1.5	35～75	0.15	9～12μg/(kg·min)
维库溴铵	0.12	2～3	45～90	0.01	1～2μg/(kg·min)
美维库铵	0.2	2.5～3	15～20	0.05	4～15μg/(kg·min)
潘库溴铵	0.12	2～3	60～100	0.01	—
阿曲库铵	0.5	2.5～3	30～45	0.1	5～12μg/(kg·min)
顺式阿曲库铵	0.01	2～3	45～90	0.01	1～2μg/(kg·min)

4. 常用的吸入麻醉药　吸入麻醉药是指经呼吸道吸入人体内产生全身麻醉作用的药物。目前常用的吸入麻醉药有氧化亚氮（N_2O）、氟烷、安氟烷、异氟烷、七氟烷和地氟烷，见表20-7。一般说来，吸入麻醉药可控性比静脉麻醉药为好。可控性取决于血/气分配系数，其数值越低，血中溶解度愈低，在中枢神

经中的浓度越易控制。可控性顺序为:地氟烷＞氧化亚氮＞七氟烷＞异氟烷＞安氟烷＞氟烷。油/气分配系数越高,MAC 越低,麻醉效能愈强。吸入麻醉药呈剂量依赖性抑制心肌收缩。氟烷＝安氟烷＞异氟烷＝地氟烷＝七氟烷。一般不适用于危重创伤病人的麻醉诱导,常与静脉麻醉药合用于术中麻醉维持。所有吸入麻醉药都会引起 CBF 和脑血容量的增加而引起 ICP 升高;而脑血管自身调节、对 CO_2 反应、$CMRO_2$ 则会受抑制。与静脉麻醉药物同时降低 CBF 和 $CMRO_2$ 不同,吸入麻醉药物在降低 $CMRO_2$ 的同时,却增加 CBF。因此对于 ICP 增高患者,最好不用吸入麻醉药,或者至少在颅骨打开或 ICP 得到控制后使用;ICP 增高患者的麻醉维持可选用阿片类药物加上丙泊酚、咪达唑仑或依托咪酯。

表 20-7　常用吸入麻醉药的参数

麻醉药	分子量	油/气	血/气	脑/血	肌肉/血	脂肪/血	代谢率(%)	MAC(%)
氧化亚氮	44	1.4	0.47	1.1	1.2	2.3	0.004	105
氟烷	197	224	2.5	1.9	3.4	51	15~20	0.75
安氟烷	184	98	1.8	1.4	1.7	36	12~5	1.68
异氟烷	184	98	1.4	1.6	2.9	45	0.2	1.15
七氟烷	200	53.4	0.65	1.7	3.1	48	2~3	2.0
地氟烷	168	18.7	0.45	1.3	2.0	27	0.02	6.0

(1) 氧化亚氮(笑气)。麻醉作用弱,无呼吸道刺激作用,对心肌有一定的抑制,不影响肝肾功能,是副作用较少的吸入麻醉药。由于它可使体腔气体容积增大,禁用于肠梗阻、气腹、气脑造影、体外循环。注意氧化亚氮的清除过快可导致弥散性缺氧,在停吸氧化亚氮后应给予吸纯氧5~10 分钟,以防低氧血症。

(2) 氟烷。有果香味及不刺激气道,最适用于小儿麻醉诱导;常与其他麻醉药复合用于麻醉维持。氟烷对心肌的负性变力作用较强,禁用于低血容量和严重心脏病;增加心肌对儿茶酚胺敏感性,合用肾上腺素易诱发心律失常,麻醉期间禁用肾上腺素和去甲肾上腺素;可影响产妇子宫收缩,禁用于难产和剖宫产;有氟烷诱发急性坏死性肝炎的报道,3 个月内不重复用,禁用于急、慢肝病病人;诱发恶性高热。

(3) 安氟烷。可单独或与其他麻醉药复合用于麻醉诱导和维持。对心肌抑制作用较强,有诱发癫痫样脑电图可能性。禁用于严重心、肝、肾疾病以及癫痫病人、颅内压过高患者。

(4) 异氟烷。因有刺激味,诱导易引起呛咳和屏气,故常用于麻醉维持。严重低血容量患者可能不能耐受异氟烷的血管扩张作用,对诱发冠心病的冠状动脉窃血综合征的报道存在争论,代谢率低(0.2%)对肝肾功能影响很小。失血性休克对异氟烷催眠效应的增强作用远远小于对异氟烷制动效应的增强。

(5) 七氟烷。无呼吸道刺激性,用于麻醉诱导和维持,麻醉诱导和苏醒都非常迅速。缺点:七氟烷在钠石灰和高温下不稳定易分解。慎用于肝、肾功能不全。

(6) 地氟烷。一般用于麻醉维持,苏醒非常迅速。缺点:对呼吸道有刺激作用。

五、全身麻醉管理

严重创伤病人全身麻醉的各种阶段都可能面临很多困难,对生命体征、麻醉深度都需要精心调控,尽可能改善病人的预后。全身麻醉一般包括 3 个阶段:①全麻诱导:指病人接受全麻药后,由清醒状态到神志消失,并进入全麻状态后完成气管插管的过程;②麻醉维持,全麻诱导后进入全身麻醉的维持阶段;③麻醉苏醒,指全麻病人从意识消失至意识恢复的过程。

1. 麻醉诱导　由于病情紧急、危重和复杂,常无充分术前准备时间、循环功能可能极不稳定,麻醉诱导是围手术期的高风险时期。病人进入手术间,连接无创监测(如心电图、无创血压、动脉脉搏血氧饱和度等)并测基础值,对严重创伤休克伴心功能不全的患者,必要时可先建立有创监测,如局麻下行桡动脉穿刺直接动脉测压。应尽可能平稳地将病人从清醒状态转入麻醉状态,并保持其间的循环稳定;有对心脏骤停、困难气道和误吸等紧急事件的处理预案,以便对更复杂情况的处理。

(1) 对入手术室前已建立人工气道的病人,先给予适度麻醉镇静剂使其意识消失后,再视病情选用肌松药和镇痛药。

(2) 对反应极迟钝或神志已消失的垂危病人,立即充分给氧,气管插管不需要使用任何麻醉药,或者单用肌松剂,或在少量表面麻醉下完成。

(3) 对病情虽严重而神志反应仍然存在的病人:①在表面麻醉下完成插管(低血容量危及生命的病人);②仅用肌松药完成插管(低血容量危及生命的病人);③用肌松药+芬太尼 $2\sim5\mu g/kg$ 完成插管。此类患者以后对插管和急救操作的回忆程度差异较大,与并存 TBI、药物过量、失血性休克程度等因素有关。脑灌注下降可抑制记忆形成,但还没有发现与特定血压或化学标记物有确切的相关性。在这种未用麻醉药物(气管插管)的情况下,可给予 0.2mg 东莨菪碱(叔铵类解迷走神经药)抑制记忆形成,但该药半衰期长,可能会干扰后续的神经功能检查。小剂量咪达唑仑可降低患者知晓的发生率,但是也会加重低血压。

(4) 对早期容量复苏效果好,但仍存在低血容量的病人可用麻醉镇静剂+肌松药+芬太尼完成插管。选用对循环影响小的麻醉镇静剂(如依托咪酯)和无组胺释放的肌松药(琥珀胆碱、罗库溴铵、维库溴铵等)。

(5) 对颈椎外伤病人施行气管插管应全程手法固定颈椎于直线位,以防脊髓进一步受损,一般选择口腔快速静脉诱导插管,对于清醒并合作患者可选用纤维支气管镜经鼻插管(除外颅底损伤患者)。

(6) 对声门或口咽部复杂外伤病人,可采用氯胺酮或异氟醚、七氟烷吸入麻醉慢诱导后完成气管插管,或直接做气管造口插管。

2. 全身麻醉维持　创伤性休克病人维持麻醉所需麻醉药剂量会减少,且任何麻醉药物对血压的影响都比正常状态更大。

(1) 全凭静脉麻醉。靶控输注技术(target-controlled infusion,TCI)在全凭静脉麻醉中稳步发展,常用的静脉麻醉药输注方案见表 20-8。对于严/危重创伤病人的麻醉维持建议不用负荷剂量,维持输注从小剂量开始,肌松药间断静脉注射,对每一位病人都应根据对麻醉药物的反应来调定,在维持循环稳定基础上保证麻醉充分。全凭静脉麻醉可控制性最佳的输注方案是丙泊酚+瑞芬太尼输注方案,加用短效肌松剂,可能实现创伤快通道麻醉。

表 20-8　静脉麻醉药输注方案

药物	麻醉	
	负荷剂量($\mu g/kg$)	维持输注[$\mu g/(kg \cdot min)$]
丙泊酚	1 000～2 000	50～150
咪达唑仑	50～150	0.25～1.5
芬太尼	5～15	0.03～0.1
舒芬太尼	1～5	0.01～0.05
阿芬太尼	50～150	0.5～3
瑞芬太尼	0.5～1.0	0.1～0.4

(2) 吸入麻醉。对于循环稳定的患者可选用异氟烷、地氟烷或七氟烷等吸入维持麻醉,需要静脉给予肌松药完善肌松,避免高浓度吸入引起循环抑制。对于循环不稳定的患者通常与静脉麻醉复合应用。

(3) 静吸复合麻醉。即静脉麻醉+吸入麻醉。正确选择不同的组合,尽可能地以最小量的麻醉药达到完善的麻醉效果,并将各种麻醉药的毒副作用减少到最小。

3. 麻醉苏醒　静脉麻醉苏醒只能依赖于药物的药代动力学,即在体内的再分布、生物转化和排泄,使中枢神经系统中浓度下降,麻醉作用逐渐消退,病人清醒。由于不同创伤患者对静脉麻醉的反应个体差异大,麻醉医生对其主动干预的能力有限,静脉麻醉可控性不如吸入麻醉。麻醉过程中应根据药物特性、病人反应、手术结束时间,选择恰当时间停药,以防手术结束后因麻醉药影响患者苏醒。创伤患者初期手术后在麻醉后恢复室(PACU)或ICU内监测和继续治疗期间,仍需要麻醉医师密切参与。必须确保创伤后复苏达到前述的要求,完成再次评估中的诊断性检查。尽快使患者从全身麻醉状态恢复对患者结局有利,特别对术前意识水平改变或有其他创伤性颅脑损伤证据的患者。尽管术后需要评价神经系统功能,但是这并不意味着创伤患者必须术后早期拔管。由于CNS损伤、直接肺损伤或胸壁损伤、大量输血、上呼吸道水肿或仍处于药物中毒状态,许多患者需要呼吸机继续支持。如果对患者是否符合这些标准方面存在任何疑问,宜保留气管导管并将患者转入PACU或ICU。应适当应用镇痛药,必要时给予患者镇静药。进行12~24小时的术后支持治疗,有助于确认患者容量复苏和手术修补是否成功,恢复血流动力学平衡,达到合适的镇痛水平以及消除药物中毒效应。

六、严重创伤术中并发症的防治

1. 低血压　创伤后持续性低血压通常有4个病因:出血、张力性气胸、神经源性休克和心脏损伤。虽然其他许多原因如枸橼酸中毒(低钙血症)、低体温、冠状动脉疾病、过敏反应或输血型不符的血液也可能引起该并发症,但是发生概率较低。

低血压最有可能是由于出血所致。出血部位可能容易发现如颅骨外出血或肢体开放性血管伤,也可能不易发现。胸腔和腹腔以及盆腔腹膜后间隙是导致隐匿性低血压的最常见出血部位。低血压处理包括早期诊断和控制出血部位,以及快速输液进行有效液体复苏(最好是14G或更大口径导管,在膈平面以上和以下的静脉都建立通路)。

脊髓损伤导致的神经源性休克在早期评估时可能会被忽视,特别是无意识患者。然而,鉴别诊断失血性休克和神经源性休克非常重要。脊髓损伤患者往往心动过缓并且对儿茶酚胺类药物敏感。将神经源性休克误诊为失血性休克可导致脊髓损伤患者过度补液和肺水肿。相反的误诊也有可能发生,失血性休克如误诊为神经源性休克,可导致患者被错误地限制输液。经胸部或经食道超声心动图有助于二者的鉴别诊断。

心脏原因导致的持续性低血压包括钝性心脏损伤和心包填塞。术中经食道超声心动图(TEE)对鉴别诊断是有价值的。钝性心脏损伤患者最常见的是右室受累。在没有TEE的情况下,放置肺动脉漂浮导管也有帮助。舒张期心脏各腔室压力平均化提示有心包填塞,但重度钝性心脏损伤患者中也可以发现类似现象,可通过心包穿刺术鉴别诊断。右心室挫伤后室间隔侵犯左心室可引起肺动脉楔压增加。降低液体输注速度,将导致患者心排量进一步下降。治疗包括:补液;动脉血压正常时给予肺血管扩张剂;动脉血压低时给予正性肌力药物。对上述治疗缺乏反应可考虑放置主动脉内球囊。肺动脉置管同样有助于发现房室间隔损伤引起的氧分压增加。在开胸手术中发现右心室扩张时,应该警惕有室间隔损伤的可能。

2. 低体温　严重创伤伤员易发生体温过低。循证医学研究表明,严重创伤伤员中心体温低于32℃者其死亡率为100%。严重创伤伤员的低体温不仅与环境所引起的严重热量丢失有关,还与机体产热下降(如休克、麻醉)相关。低体温对凝血功能有明显抑制作用,与凝血障碍、酸中毒形成恶性循环,并称"死亡三联征"。低温的其他有害效应包括:心肌抑制;心肌缺血;心律失常;外周血管收缩;组织氧供受损;复温过程中氧耗增加;儿茶酚胺反应迟钝;血液黏滞度增加;代谢性酸中毒;钾、钙离子稳态异常;药物清除能力降低以及感染风险增加。麻醉手术期间严重创伤伤员的中心体温尽可能保持在35℃以上。其防止低体温的措施包括:手术室环境温度维持在28℃;尽快控制活动性出血,尽可能减少血容量大量替换;电热毯或变温毯保温;采用温盐水进行胸腔或腹腔冲洗;所有静脉输注液体加温(血小板除外);减少伤员麻醉和手术暴露时间;有条件必要时可采用体外循环及持续动静脉复温。

3. 凝血障碍　创伤后多种因素参与凝血病的形成,它们可分为两大类。急性创伤性凝血病(ATC)是在组织创伤和低灌注后短期内发病,这可以激活内皮细胞和血栓调节蛋白-凝血酶复合物内的血栓调节蛋白,进而激活蛋白C因子Ⅴ和Ⅷ。复苏相关性凝血病(RAC)出现较晚,其发病机制包括:凝血因子和血小板稀释;组织灌注不足;纤维蛋白原/纤维蛋白聚合功能和血小板活性降低(由于输注胶体的稀释作用或浓缩红细胞、新鲜冰冻血浆和血小板内枸橼酸盐的螯合作用,致血清游离 Ca^{2+} 下降);缺氧、低体温和酸中毒;弥散性血管内凝血(DIC)。

最重要的治疗是尽早控制出血、复温和完全容量复苏。对血容量大量替换的病人应在凝血和纤溶系统监测下补充适当的新鲜冰冷血浆、血小板浓缩物、冷沉淀和凝血酶原复合物。通过综合处理防止凝血障碍转化为DIC。目前的治疗策略包括:①尽可能早控制出血,防止消耗性凝血病和血小板减少症,减少对血液制品的需求。②限制等渗晶体溶液输注,防止稀释性凝血病和血小板减少症。③允许性低血压复苏(收缩压80~100mmHg,颅脑损伤除外)到活动性出血被控制为止。④血液制品输入比例为浓缩红细胞/新鲜冷冻血浆/血小板(PRBCs/FFP/platelets)等于1∶1∶1;除此之外还应根据病情积极补充,冷沉淀、纤维蛋白原、抗纤溶药物、凝血因子Ⅷa或凝血酶原复合物浓缩剂,如有条件可输注新鲜全血。⑤监测凝血功能。虽然围手术期凝血病的诊断并不依靠实验室检查,但是消耗性和稀释性凝血病之间的鉴别诊断需要实验室检查。床旁凝血功能检测(INR,TEG和血栓弹力检测)可减少获取检查结果的等待时间。在没有 TEG 或 ROTEM 的情况下,INR 是一个可以满足要求的替代检测。⑥纠正低体温。低体温的影响包括:影响血小板的形态、功能和(脾脏)扣留效应。⑦降低酶活性。每降低1℃,凝血因子功能就会降低约10%,从而减慢血小板血栓和纤维蛋白血栓的形成和增大,同时纤维蛋白溶解活性增强。

4. 酸中毒　低血容量休克引起氧耗降低及持续性代谢性酸中毒,可造成心输出量减少、低血压、心律失常而加重休克状态,增加伤员多器官功能衰竭和死亡的风险。治疗的重点仍是尽早控制出血、复温和完全容量复苏。容量复苏期间尽量不用血管收缩药,但当严重低血压对液体复苏无反应,或并存心源性休克或心脏骤停时用血管收缩药维持血压。碳酸氢钠为复苏时纠正急性代谢性酸中毒的主要药物。应根据血液 pH 值及动脉血气分析结果来指导碱性药物的应用,当碱剩余(SBE)达到(−10mmol/L)以上,才给予碳酸氢钠纠正代谢性酸中毒。用量可按公式计算,碳酸氢钠(mmol)＝SBE×体重(kg)/4。根据"宁酸勿碱"原则,补碱应慎重,以免导致医源性碱血症,对机体危害更大。

5. 心律失常和心功能不全　术中发生心律失常和心功能不全与术前病人心功能状态,创伤严重程度,出血速度和量,控制活动性出血是否彻底,容量复苏是否及时有效,体温维持正常与否及是否伴有严重感染和心脏直接损伤或间接挫伤等因素相关。防治措施应针对不同原因积极处理,必要时应放置肺动脉漂浮导管指导容量复苏和血管活性药物的应用。

6. 急性肺损伤(acute lung injury,ALI)和急性呼吸窘迫综合征(acute respiratory distress syndrome, ARDS)　病人发生 ALI 分为直接因素和间接因素。直接因素为直接造成肺实质损伤的因素,包括肺挫伤、误吸和肺部感染等;间接因素指作用于肺外器官或组织的损伤因素,如大量输血、多发性长骨骨折、脓毒症、胰腺创伤等。研究表明:创伤性急性肺损伤独立危险因素为多发伤伤员年龄>65岁,早期输血>10U;在创伤早期的其他因素包括肺挫伤、APACHEⅡ评分>20、ISS 评分>16、消化道出血、胃内容物误吸,其后期作用呈现衰减效应。临床表现为难以纠正的进行性呼吸困难和低氧血症。ALI 患者病情加重成 ARDS,其病死率甚高,可达40%~60%,占所有外伤后期死亡总数的1/3,应重视防范,早期诊断和及时治疗。主要治疗原则包括积极处理原发病、机械通气支持(表20-9)、营养支持、肺外脏器支持等。

7. 急性肾衰竭(acute renal failure,ARF)　术后 ARF 是常见的严重并发症之一,病死率高达70%~80%。危险因素包括肾脏低灌注、肌红蛋白尿、大量输血,脓毒症,输尿管或尿道损伤导致梗阻,腹膜后血肿压迫肾脏或输尿管以及腹腔间隙综合征;部分病因与创伤常常伴随出现。挤压综合征中肾衰竭的可能原因是横纹肌溶解引起的肌红蛋白释放到循环。横纹肌溶解后肾衰竭的传统预防措施包括输液、使用甘露醇和碳酸氢盐。围手术期要加强预防措施,包括尽可能维持有效血容量、减少肾毒性物质的作用、积极抗感染、避免使用肾毒性药物等。对已发生 ARF 的病人,早期诊断和积极治疗。

表 20-9 急性肺损伤病人呼吸机参数设定策略

项目	参数设定
潮气量	6~8ml/kg
PEEP	>压力容量环的低拐点（ALI 或 ARDS 推荐最低值为 10~15cmH₂O）
限制峰压/平台压	<40/35cmH₂O（过度肥胖或大容量复苏患者要较高压力使肺充分膨胀）
吸呼比（I∶E）	调整 I∶E 和呼吸频率达到上述参数
FiO₂	逐步降低 FiO₂，维持 PaO₂ 80~100mmHg，SpO₂ 93%~97%
通气模式	根据情况转换为压力-控制性反比通气，或 CPAP、BiPAP、NIPPV

注：CPAP——持续气道正压通气（continuous positive airway pressure）；BiPAP——双相气道正压通气（biphasic positive airway pressure）；NIPPV：非侵袭性正压通气（noninvasive positive-pressure ventilation）。

8. 腹腔间隙综合征　腹部外伤和手术（原发复合征）后出现腹腔内高压伴器官功能障碍；但有的患者在没有手术的情况下也可进展为腹腔间隙综合征，例如严重创伤或烧伤后的大量液体复苏（继发综合征）。发病机制包括：休克诱导炎症介质释放，进而造成腹腔脏器严重水肿；过度液体复苏；手术操作和腹部筋膜包裹。该综合征可引起心脏、肺、肾、胃肠、肝和 CNS 功能障碍并导致死亡率增高。急性创伤和重症救治的最新进展（如限制晶体液输注、止血复苏、损伤控制和腹部开放疗法）大大降低了创伤后腹腔间隙综合征的发生率。

患者有腹部紧张、严重膨隆，气道压力升高，二氧化碳潴留和少尿等临床症状时，应及时测量膀胱内压（可以反映腹内压）。如果压力超过 20~25mmHg 提示器官可能灌注不足，需要腹腔减压；如果延迟减压，可能会进展为多器官功能衰竭和死亡。这些患者几乎都需要机械通气。如果放置了肺动脉导管，发现 PCWP 较高但（错误地）认为是呼吸机所致，那么继续行高容量输液可能会进一步加重腹腔水肿并增加死亡率。腹腔间隙综合征的患者通常对输液没有反应，即 PCWP 增加，而心排量不增加。

9. 多器官功能衰竭（multiple organ dysfunction syndrome，MODS）　病人术后的最大威胁是严重脓毒症和 MODS，为病程中、后期死亡的主要因素。要树立预防重于治疗的观念，对创伤失血性休克病人最主要的预防措施是早复苏，提高复苏质量，不但要纠正"显性失偿性休克"，而且要纠正"隐性代偿性休克"，尽可能早地达到后期复苏的目标和清除感染源。

第三节　各部位交通伤的麻醉相关问题

一、中枢神经系统损伤

CNS 损伤约占交通伤死亡近半数，也是致残的重要原因。由于伴随失血性休克，CNS 损伤通常包括两个过程：一是由机械力作用的原发性损伤，除预防外，目前尚无方法减轻其损伤程度；二是继发性损伤，创伤后多数死亡和伤残是由继发性损伤引起的。对这些伤员的最初处理明显影响其结局，因此，ATLS 的 ABCDs 步骤对于成功复苏至关重要。

（一）创伤性颅脑损伤

用 AVPU 系统（alert，警觉；responds to verbal stimuli，声音刺激有反应；responds to pain，疼痛刺激有反应；unresponsive，无反应）可以在数秒钟内完成意识初步评估。格拉斯哥昏迷评分（GCS）是评估患者神经系统状态的标准方法。根据 GCS 评分分为：轻度 TBI 病人 13~15 分，即使意识丧失，时间也很短

（<5分钟），通常只须做头颅CT检查排除手术指征，短期观察神经系统功能变化即可；中度TBI病人9～12分，病情易恶化，预后差异很大，应尽早头颅CT检查，手术清除颅内病变；重度TBI病人8分或更低，死亡率高，重度TBI患者的死亡率是其他类型创伤患者的3倍，以恢复全身内环境为重点的早期、快速处理和以脑灌注为靶点的治疗措施可能有利于这类患者。重型颅脑损伤患者发生一次低氧血症（PaO_2<60mmHg）可使死亡率增高近1倍。此类患者院前气管插管的作用存在争议（图20-2）。

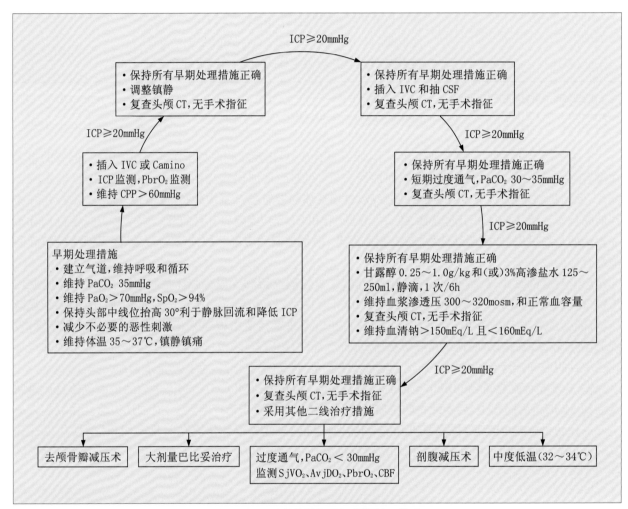

图20-2　严重创伤性颅脑损伤的管理策略

注：目标是通过呼吸循环支持和控制ICP维持CPP>60mmHg，更进一步的治疗也是为了达到这一目标。IVC为脑室内导管；Camino为一种脑实质内微电极；ICP为颅内压；$PbrO_2$为脑组织氧分压；CPP为脑灌注压；CSF为脑脊液；$SjVO_2$为颈静脉血氧饱和度；$AvjDO_2$为动脉-颈内静脉血氧含量差；CBF为脑血流量。

　　对于头面部创伤病人首先要确定是否存在威胁生命的颅脑损伤（如颅内血肿）并对其迅速处理，以减少继发性脑损伤的发生。早期气管插管的指征包括：①GCS<9；②咽喉保护性反射消失；③气道受损，通气障碍及呼吸节律不规则；④癫痫发作；⑤意识水平明显恶化，即使尚未昏迷；⑥其他损伤处理的需要大量出血流向口腔（如颅底骨折、双侧下颌骨骨折）；⑦诊断性检查不合作者。对于TBI患者早期气管插管时可能碰到一些影响插管的因素如颅内压（intracranial pressure，ICP）升高、饱胃、颈椎情况不明、气道情况不明（出血、颅底骨折）、血容量状态不明、患者不合作、躁动、低氧血症等，没有绝对正确的方案，应坚持ATLS的ABC步骤。多采用快速顺序诱导气管插管法行气管插管，保持气道通畅，确保气体交换和保持循环系统稳定。

　　颅脑损伤手术的麻醉药物选择：除氯胺酮外，通常所有的静脉麻醉药、镇静药和镇痛药均可降低脑血流量(CBF)和脑代谢(CMB),对颅内压(ICP)没有不良反应。氯胺酮不单独用于脑损伤病人(严重颅脑损伤禁用),可谨慎地与其他静脉麻醉药联合应用。所有的吸入性麻醉药剂量依赖性脑血管扩张,其扩张血管程度的顺序是氟烷>安氟烷>异氟烷>地氟烷>七氟烷,异氟烷、地氟烷、七氟烷对 CBF 的影响不明显。因此,麻醉药物选用应以静脉麻醉为主,在颅骨和硬膜打开后可复合吸入性麻醉(异氟烷、地氟烷、七氟烷)。但当 ICP 持续升高(颅骨和硬膜打开之前)或手术野持续紧张时,不宜用吸入性麻醉剂。可能存在颅内气腔的病人(如冲击伤或复合性颅骨骨折病人)禁用 N_2O。宜选用不释放组胺的肌松剂如维库溴铵、罗库溴铵、顺式阿曲库铵,可释放组胺的肌肉松弛剂(如箭毒、阿曲库铵)应少量分次用药,尽管琥珀胆碱增加颅内压,但当需要快速肌松作用时仍可选用。

麻醉手术中的管理:CT 检查大脑中线移位和瞳孔异常是 ICP 增高的表现。一些伤员手术室可能已经行气管插管,未插管者一般选择快速诱导经口气管插管,头颈轴线制动,保护颈椎(颈椎情况不明),压迫环状软骨,防止反流和误吸。颅脑损伤患者围手术期经常需要进行 ICP、脑部温度、动脉压和脑氧合监测。ICP 可通过放置脑实质内探头或脑室内导管进行监测,并维持在 20mmHg 以下。多种监测设备可用于评估脑氧合是否充足,包括颈内静脉氧饱和度、正电子发射型计算机断层显像、近红外光谱分析和脑组织氧合直接监测(partial pressure of brain tissue oxygen,$Pbto_2$)。如果 ICP 增加引起脑血流降低,可通过增加 FiO_2、输血、使用正性肌力药物或镇静纠正脑组织缺氧。在手术硬脑膜打开前,过度通气,维持 $PaCO_2$ 在 30~35mmHg,降低 ICP;打开硬脑膜后维持 $PaCO_2$ 在 35~40mmHg 即可。单纯 TBI 伤员,血压呈代偿性增高,最具挑战的是 TBI 伴出血性休克的伤员,应尽快建立大静脉输液通道,必要时中心静脉置管指导补液,维持正常血容量状态,防止血浆渗透压降低和胶体渗透压明显下降,保持 HCT>30%、Hb>10g/dl,在纠正或排除低血容量之后,可用血管活性药物,其目标为维持收缩压>100mmHg,脑灌注压(cerebral perfusion pressure,CPP;CPP=MAP-ICP)在 60~70mmHg 以上。麻醉手术中尽量避免血压波动,颅脑损伤后体内儿茶酚胺水平急剧上升,表现为心内膜下缺血,引起左、右心室心力衰竭,即使是既往健康的年轻患者也会发病。在手术室治疗中如果使用血管活性药物可能会加重这个恶性循环。β肾上腺受体阻滞可能会对伴有脑损伤患者发挥保护作用。苏醒期注意避免咳嗽和急性高血压,维持循环稳定。此外,维持正常体温,通过持续输注胰岛素维持血糖在正常范围。

(二)脊髓损伤

钝性伤是脊髓损伤的主要原因,在所有重症创伤患者中颈椎创伤占 1.5%~3%。半数脊髓损伤病例有颈椎创伤,通常累及 C_4~C_7 节段。完全性四肢瘫痪患者中一半是脊髓损伤病例。需要注意的是,脊髓损伤患者中超过 40% 可能伴有其他重大创伤(包括颅脑损伤)。脊髓为"脑的缩影",易发生继发性损伤,其复苏原则类似于颅脑损伤,包括早期稳定脊椎,避免骨折移位加重脊髓损伤,防止误吸,维持呼吸和循环稳定,避免脊髓缺血缺氧。

根据神经缺损的程度,脊髓损伤被分为完全性或不完全性。一侧躯体的不完全性神经功能缺失可能会比另一侧严重,并且可能会在受伤后数分钟内迅速改善;不完全性脊髓损伤患者的骶神经分布区域感觉功能正常并且肛门可以自主收缩(马鞍回避)。而完全性损伤患者意味着脊髓在相应节段完全断裂,丧失全部功能,几乎不可能有明显的神经功能恢复,而高达 50% 的不完全性损伤患者能恢复神经功能。T_4~T_6 以上节段的脊髓损伤后,由于心脏加速纤维的去支配化,患者可伴有严重的血管扩张、心脏收缩力减弱和心动过缓(神经源性休克)。较低位脊髓的功能会逐渐恢复,血管张力也同时恢复正常。一些发生脊髓休克的患者,表现为肌肉绝对松弛和反射消失,可能在治疗初期无法区分完全性或不完全性损伤。因此即使患者早期没有"马鞍回避"表现,其神经功能仍有可能恢复,因此要尽可能防止进一步损伤并保护脊髓功能。这个原则同样适用于脊髓损伤节段评估。损伤几天后脊髓水肿消退,最终伤情可能只是数个节段,少于早期评估结果。因此即使是功能预后很差的高段脊髓损伤患者也不应放弃早期治疗努力。此外患者受伤时发生的原发性脊髓损伤也可能会因继发性因素而加重,病因可能是低血压、缺氧或其他生理并发症。在多种病因共同作用下,脊髓损伤加重和细胞改变可持续到受伤后 3 天。及时发现并积极治疗这些致伤因素(它们本身也是创伤引起的)可以防止脊髓损害加重,改善这些患者的长期预后。

脊髓损伤(spinal cord injury,SCI)早期支持治疗:对于颈椎骨折和四肢瘫痪的患者,需早期气管插管控制气道,避免低氧血症。SCI 从初始期(几分钟)很快进入脊髓休克期,在胸部中段及以上水平脊髓损伤典型表现为低血压、心动过缓和低体温三联征,造成脊髓血流和灌注进一步降低,加重继发性损伤,使神经转归恶化。这种状况与急性失血引起的低血压很难区别,因此试验性输液仍然是有指征的,但要遵守前面所述的复苏终点。控制出血或者排除失血后,使脊髓损伤患者维持较高的 MAP(>85mmHg)持续 7 天,其功能恢复可能会有提高。通常如果伤后 3 小时以内开始治疗,首次注射甲泼尼龙 30mg/kg,随后 5.4mg/kg 持续给 23 小时(总治疗时间 24 小时);如在受伤后 3~8 小时开始治疗,则首次注射甲泼尼龙 30mg/kg 后,5.4mg/kg 持续给 47 小时(总治疗时间 48 小时);受伤 8 小时以后不用大剂量激素治疗。但最近几年的研究认为大剂量激素对急性 SCI 益处缺乏科学和临床的支持,并增加感染并发症,不支持大剂量激素用于急性 SCI 的早期治疗。脊髓休克期可持续 3~8 天,外科手术通常限于威胁生命的紧急情况及其他并合损伤。

脊髓损伤的气管插管方法的选择:①纤维支气管镜鼻插管。用于有自主呼吸清醒合作者,在完善表面麻醉基础上清醒插管,可在插管前加芬太尼 0.05~0.1mg/kg 或瑞芬太尼 0.1~0.2μg/(kg·min)镇痛,小量咪达唑仑 1~2mg、丙泊酚 0.25~0.5mg/kg 镇静。存在脑脊液漏者禁忌鼻插管。②经口插管。病情危重,自主呼吸受影响,如插管条件好,可现场紧急快速经口插管,头颈轴线制动,注意保护颈椎;如果插管条件差,可暂时插入喉罩或食管-气道联合导管。③环甲膜切开术。在气管插管困难,紧急情况下采用。④气管切开。常用于伴颌面部损伤无条件经口和鼻插管者,或经口或经鼻插管失败者。呼吸系统并发症在脊髓损伤患者的各个治疗阶段都很常见,并且是急性期最常见的死亡原因。在早期处理阶段,呼吸系统并发症可能会由于伴随脑、颈、胸或腹部损伤,酒精中毒,自控给药或医源性药物影响而加重。颈 5 或更低节段损伤者的潮气量正常,因为膈肌功能完好,而颈 4 或以上节段受伤的患者可能需要永久性通气辅助。然而即使损伤仅涉及低位脊椎节段,辅助呼吸肌麻痹也可能导致呼气储备明显降低。肺水肿是呼吸功能障碍的另一个重要原因。急性脊髓损伤可引起儿茶酚胺剧烈释放;尽管由此产生的严重高血压仅持续数分钟,但是其效应持续存在;它可导致肺毛细血管损伤(大部分血容量转移至肺循环)和左心室功能不全。如果采用过度积极的液体治疗处理初期低血压,患者受伤后 3~5 天交感神经活动恢复后,可能会出现急性肺水肿。四肢瘫痪患者的矛盾呼吸是由于吸气时胸壁部分塌陷所致。它可能会限制潮气量并增加通气不足的风险。当患者处于直立位时,症状会加重,这是由于胸腔内容物的重力缺少腹部正常肌肉张力对抗,膈肌无法保持其正常穹窿形态(膈肌有效收缩的唯一形态)所致。因此,四肢瘫痪与其他导致呼吸功能不全的疾病不同,仰卧位反而可以改善患者呼吸。

脊髓休克期(主要指急性颈椎损伤)的麻醉注意事项包括:①预先输注晶体液 500~1 000ml 可减轻诱导时低血压;②在麻醉诱导过程中可能发生严重心动过缓甚至停跳,先静脉注射阿托品 0.5mg 或异丙肾上腺素 1~2μg 预防,必要时异丙肾上腺素 1~4μg/(kg·min)治疗心动过缓;③常用纤维支气管镜清醒鼻插管,经口快速诱导插管应保持颈椎在同一轴线,最小幅度移动颈椎,防止加重颈椎损伤;④在急性期(受伤 24 小时之内),琥珀胆碱能安全用于脊髓损伤患者,但此后至脊髓损伤 8 个月内琥珀胆碱易导致高血钾心律失常,甚至心搏骤停,禁用;⑤维持 $PaCO_2$ 在 35~40mmHg,SaO_2>95%;⑥麻醉手术期间应动脉置管和中心静脉置管,以便指导输液和血管活性药物的应用,维持平均血压在 85~90mmHg,以改善脊髓灌注;⑦掌握好全麻醉药和肌松药使用剂量和时机,术毕早期清醒,以便观察呼吸和神经系统功能;⑧伴随高位颈髓损伤的伤员常需要长期呼吸支持,手术减压和稳定颈椎后,必须选择气管造口术的时机。

二、胸部损伤

交通伤导致的胸部损伤大多为钝性损伤如肺挫裂损伤、心脏挫伤、主动脉损伤、膈肌破裂和气管支气管损伤,能严重危害心肺功能,引起心源性休克或缺氧,并且严重胸部损伤往往合并颅脑损伤、腹部损伤和四肢损伤,初期伤情评估和复苏初应遵循 ATLS 指南进行。胸部损伤急救策略见图 20-3。

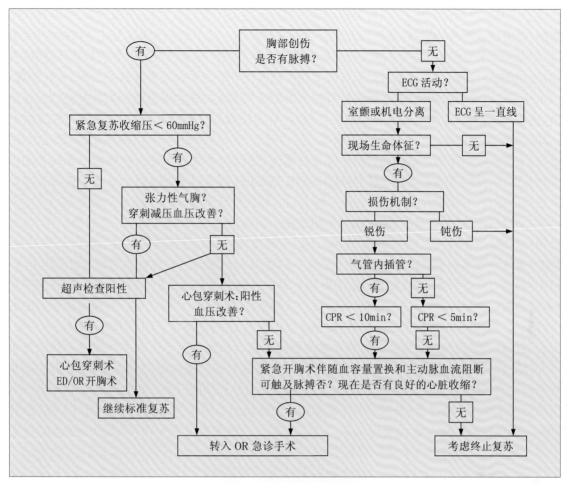

图 20-3　胸部损伤急救策略

　　严重创伤患者容易漏诊隐匿性气胸。患者如有皮下气肿、肺挫伤和肋骨骨折,应怀疑合并气胸。一侧胸腔压缩超过 50% 的张力性气胸患者可有呼吸困难、心动过速、发绀、躁动、出汗、颈静脉怒张、气管偏离以及心尖冲动向对侧移位等典型症状,但是低血容量患者可能无颈静脉怒张。虽然直立位胸部平片最适合气胸检查,但是这个体位对于严重出血或脊柱疑似损伤的患者是禁忌的。超声探头纵向置于肋间隙行经胸超声检查,可以对气胸紧急诊断。肺实质损伤引起的单纯性气胸应从腋中线前第四或第五肋间放置胸腔闭式引流管,引流积血并减压,至漏气消失,肺出血通常可自愈,一般不需手术处理。张力性气胸用 14G 套管针于第二肋间锁骨中线处刺入胸腔变张力性气胸为开放性气胸,再行胸腔闭式引流。当伤员存在纵隔损伤证据,或伤后第 1 小时胸腔引流量>1 500ml,或存在气管支气管损伤和大量漏气,或血流动力学不稳定并伴有胸部病理征时,应行急诊剖胸探查术。全麻醉诱导前有气胸要穿刺排气或作胸腔闭式引流。在胃肠减压之前,气管插管一般先采用常规气管导管进行快速诱导插管,根据损伤情况必要时在可控制条件下,再更换双腔气管导管,纤维支气管镜引导气管导管置入适当位置。用静脉复合全麻或静吸复合维持麻醉,气胸伤员禁用氧化亚氮。严重肺挫裂伤肺应尽早开始保护性机械通气,以维持充分氧合;需行肺叶切除伤员,其液体管理更复杂,必要时应放肺动脉导管和经食道超声心动图,评价心脏功能(右室功能)和肺内高压,以便指导合理的容量复苏、利尿剂和肺血管扩张药的应用;交通钝挫伤多导致气管隆突 2.5cm 范围内支气管损伤,双肺支气管漏气或无法实施肺隔离时可选用高频通气,有利于减少支气管漏气和气体栓塞。

　　肋骨骨折是胸部钝性伤中最常见的损伤,应注意是否有肺挫裂伤和血气胸。相邻肋骨的多发性骨折引起连枷胸,一些病人可通过非侵袭性正压通气(NIPPV)治疗,减小气管造口术的机会。对于单根肋骨骨折并给予全身性镇痛药的患者，其需要机械通气的可能性低于连枷胸患者；有效镇痛（推荐连续胸段硬膜外麻醉，椎旁或肋间神经阻滞）是处理此类患者的关键环节。合并性肺损伤（尤其是肺挫伤）常引起连枷胸，应尽早采取肺保护措施，气管插管纠正低氧血症。并不是所有连枷胸患者都需要正压通气，有证据表明，对连枷胸或肺挫伤患者随意进行气管插管和机械通气可增加肺部并发症和死亡率，延长住院时间。有效的镇痛可以改善呼吸功能，常常可使患者避免机械通气需求。联合局麻药和阿片类药物行连续硬膜外镇痛（胸段最佳）或者如果硬膜外隙入路不可行时，给予局麻药行胸椎旁神经阻滞，都可以提供有效的镇痛。其他治疗措施包括：给氧、经面罩持续气道正压通气（10～15cmH$_2$O）、气道湿化、胸部理疗、诱发性肺活量训练、支气管扩张剂、气道吸引（酌情使用纤维支气管镜）和营养支持。连枷胸气管插管的病人应注意拔管的时机，持续气道正压通气（CPAP）或双相气道正压通气（BiPAP）面罩有利于拔管后肺功能恢复。严重疼痛患者、老年患者及已存肺功能下降者适合硬膜外麻醉镇痛。

急性心包填塞是威胁生命的伤情，必须早期诊断。当伤员表现 Beck 三联征（颈静脉怒张、低血压和心音低钝）、奇脉（自主吸气时血压下降＞10mmHg）应高度怀疑。心脏贯通伤可能不出现典型 Beck 三联征，表现为血流动力学很不稳定。床旁超声心动图或 CT 检查可确诊。心包穿刺引流术假阴性率高，其诊断价值不大，但可以暂缓症状，应尽早行紧急开胸手术。麻醉的关键是保护心脏的变力、变时作用和前负荷，通常用氯胺酮诱导麻醉。麻醉给药应推迟到消毒铺单和器械准备完毕之后。心包膜撕裂后心脏可能会完全性或部分疝出心包造成灾难性后果，这种情况比较罕见，应立即行开胸手术使心脏复位。

心脏挫伤最常见的原因是道路交通伤。常为胸部受到直接撞击或迅速减速所致。心脏挫伤无特征性症状和体征，创伤后胸痛是最常见的主诉。对于任何胸部受到严重钝伤（尤其是胸骨骨折），以及有相应损伤机制，心血管反应与损伤程度不相符合者应考虑到心脏挫伤的可能。心电图示心律不齐、S-T 改变和心肌酶谱异常提示心脏挫伤，可做超声心动图和经食道超声心动图明确诊断。低血压时中心静脉压升高是严重心脏挫伤的早期征象，应排除心脏压塞。一般按心肌缺血损伤处理，严重心脏运动障碍者需要正性肌力药物和（或）主动脉内球囊反搏支持治疗。

创伤性主动脉损伤（traumatic aortic injury，TAI）是道路交通伤的第二大现场死亡原因，最常见于主动脉峡部（90％）。常见的症状包括胸痛、背痛和呼吸困难，体检缺乏特异性。胸部 X 线片常见纵隔增宽、主动脉结消失，但胸部 X 线片正常不能排除 TAI。血管造影是诊断 TAI 的金标准，食道心脏超声检查可作为筛选手段；美国创伤外科协会推荐 CT 作为明确 TAI 诊断的指标。严重胸部损伤伤员应尽早转运到医院，充分地镇静和镇痛。初期伤情评估和复苏应遵循 ATLS 指南，收缩压维持在 80～100mmHg。怀疑 TAI 时，甚至在全面检查诊断之前，经右桡动脉穿刺进行有创血压监测，开始用血管扩张剂和 β 阻滞剂，降低主动脉张力，减少主动脉破裂机会。TAI 立即手术治疗死亡率高，并且并发症多。大多数主动脉损伤患者有行手术或血管腔内修复的指征，因为伤后数小时至数天内患者发生血管破裂的风险较高。患者为多发伤时，手术优先顺序取决于患者的血流动力学和神经功能状态。虽然主动脉损伤应尽早修复，但除非是主动脉出血，否则其他部位活动性出血的止血和颅内血肿手术具有较高的手术优先级。另外主动脉修复术中需要肝素化，也可能增加合并损伤部位的出血。目前绝大多数钝性胸主动脉损伤采取放置血管内支架方式进行治疗，但传统开放式左侧开胸修复术偶尔也有开展。应选择右侧桡动脉置管，因为左侧锁骨下动脉入口有时会被支架覆盖。放置中心静脉导管以便于使用血管活性药物。主动脉粥样硬化斑块致大脑栓塞是这个手术的并发症之一。在放置支架前，行 TEE 检查有助于显示动脉粥样硬化。在主动脉造影和支架放置期间，可能需要停止通气，体循环平均动脉压需要降至 60mmHg。

三、腹部损伤

腹部损伤病人首先要判定开腹手术的必要性问题，当临床检查不能确诊时，可行诊断性腹腔灌洗（diagnostic peritoneal lavage，DPL）、超声检查（focused assessment with sonography for trauma，FAST）或 CT 检查，以便降低腹部探查的阴性发现率。腹腔镜探查术是腹部创伤患者很好的筛查工具。研究发现，它可以使 63％的患者避免开腹手术，仅 1％的患者发生漏诊。这种手术还可以修复膈肌、膀胱和实质器官损伤。创伤患者腹腔镜手术的并发症率约为 1%，包括气胸、小肠损伤、腹腔内血管损伤、腹膜外 CO_2 气肿和 CO_2 栓塞。剖腹探查术曾经是创伤外科的主要治疗手段，近年来其使用率明显下降；一方面 FAST 和高分辨率 CT 降低了剖腹探查的阴性发现率，另一方面血管造影栓塞技术也减少了肝脏和脾脏出血开放性手术的需求。确有必要时，紧急剖腹探查术一般要遵循前文所述的损伤控制原则。

对于不伴有其他部位损伤，血流动力学稳定的单纯腹部创伤病人可选用硬膜外麻醉。对于循环、呼吸不稳定，考虑有腹腔实质性脏器损伤的病人宜用全身麻醉。必须仔细评估术前病人状况与手术的紧急性。出血表现为低血容量休克要立即手术。在允许的时间内尽可能改善病人的呼吸循环状况，可供准备的时间从几分钟至 12 小时或更长不等。术前应给予吸氧，特别是存在低血压或氧饱和度<95%的病人。腹部损伤大出血病人如脏器破裂、血管破裂，术前补液遵循早期容量复苏原则。腹部损伤合并颅脑损伤，若病人血流动力学不稳定则先行腹部手术，低血压会使颅脑损伤复杂化，尽快控制出血；若病人血流动力学稳定可先行颅脑和腹部 CT 检查。考虑存在腹部创伤严重感染、肠腔破裂的病人，在应用抗生素前应先采血进行血液细菌培养，适时给予适当抗生素。

麻醉管理的注意事项：①腹部手术要求麻醉提供完善的肌松，血流动力学稳定的单纯腹部创伤病人如选择硬膜外麻醉，若出现麻醉阻滞不全或手术范围扩大应果断改为全身麻醉。②对于严重休克昏迷的伤员只需充分给氧，必要时可给肌松剂，完成麻醉诱导，待血压恢复再增加其他麻醉剂，对于清醒的低血容量伤员最佳的麻醉诱导剂是依托咪酯($0.1\sim0.2mg/kg$)。③全麻维持用吸入麻醉、全凭静脉麻醉或静吸复合麻醉都可以（避免使用氧化亚氮），对于休克病人麻醉维持所需麻醉药剂量会明显减小，静脉麻醉药的代谢也降低，作用时间延长。但如果循环稳定或控制出血后容量复苏良好，血压恢复稳定，应相应增加麻醉药物剂量。④腹部损伤合并颅脑损伤或脊椎损伤病人，静脉麻醉药物应选择短效、可控性好的药物，如丙泊酚、瑞芬太尼微量泵靶控输注，实施创伤快通道麻醉，以便术后早期清醒观察神经系统体征。⑤麻醉手术期间除基本监测外，应根据病情增加适当的监测项目，中心体温、有创血压、中心静脉压等。⑥无肝、胆及胃肠破裂的腹腔血尽量回收再输入。⑦腹部创伤合并脓毒症病人应充分认识维持术中组织氧合的重要性。⑧切开积血腹腔时患者出现低血压不仅是由于失血，还与内脏血管的压迫突然释放后，容量血管扩张有关。处理包括输注液体（最好是血浆输注）以及使用血管加压药以防止容量超负荷。

恢复和维持组织氧合的目标包括：①尿量$>0.5ml/(kg\cdot h)$；②BE、血乳酸浓度恢复正常；③SvO_2 维持在 70%以上，但脓毒症病人可出现组织摄氧能力下降，使 SvO_2 正常或升高，动态变化趋势更有意义；④外周和周围体温差$<2℃$。恢复和维持组织氧合的方法包括：①持续输液维持 CVP$8\sim10mmHg$，PAWP$>12mmHg$；②维持 Hb $9\sim10g/dl$；③在容量补足的情况下，如果血压低，尿量少，即使 CVP 正常，也应输注正性肌力药或血管收缩药；④增加吸入氧浓度(FiO_2)，维持 $SpO_2>95\%$，如果 FiO_2 为 50%仍表现低氧血症，增加 PEEP，从 $5cmH_2O$ 开始，将气道峰压控制在 $30cmH_2O$ 以下，潮气量$<10ml/kg$；⑤注意保温，所有液体加温输入（血小板除外），有条件病人加变温毯保温。

休克创伤伤员大量液体复苏后引起肠和间质水肿导致腹内压增加可形成腹腔间隙综合征(abdominal compartment syndrome，ACS)。腹内压力增加损害循环功能，降低组织灌注和器官功能障碍（心血管，肾脏，肠，肺）。腹内压增加，潮气量下降，气道压力增加，增加肺不张。腹内压增加也可能导致静脉高压症，提高颅内压。通过留置带压力传感器的双腔气囊导管(Foley 导管)尿管至耻骨联合水平监控腹腔压力。正常术后腹部压力为 $0\sim5mmHg$。若腹腔压力$>10mmHg$，肝动脉血流减少；$>15mmHg$ 增加心血管负荷；$>15\sim20mmHg$ 少尿；在 $30\sim40mmHg$ 发生无尿。通常腹腔压力$>20\sim30mmHg$ 伴有器官衰竭伤员需要紧急手术减压，以减轻症状。由于开腹使腹内压急剧减少可产生再灌注综合征，若不充分准备可导致严重低血压，甚至心跳停止。麻醉医师应特别注意在减压之前宜采取的预防措施，包括：①适当扩张血容量；②应用多巴胺或其他血管升压药物维持循环稳定；③应用碳酸氢钠纠正酸中毒；④适当增加每分通气量，暂时减少呼气末正压(PEEP)和驱动压。增加每分通气量以排除由肠道乳酸释放的二氧化碳；⑤应用氯化钙，以防止钾从肠道丢失增加，钙也可缓冲应用碳酸氢钠引起的一过性低血钙；⑥应用甘露醇减轻肠和间质水肿。Morris 建议减压前，输入 2L 生理盐水、50g 甘露醇和 50mEq 碳酸氢钠。

四、骨盆损伤

骨盆骨折是机动车事故后早期死亡的重要原因,不稳定的骨盆骨折其死亡率高达 10%~20%。这类病人常伴随尿道或膀胱、直肠和腰骶神经干等损伤,可导致致命的隐匿出血,须立即识别和积极处理,紧急支持性容量复苏(遵循早期容量复苏原则)和早期骨盆固定能减少死亡率。

出血是骨盆骨折最常见的问题,有 3 个出血来源:骨,静脉,动脉。继发于骨表面裂缝的失血通常是微不足道的。然而,当后骨盆环错位时,出血来自髂血管的主要分支近端,从骶静脉丛出血可能是巨大的,损失血液可达 3~10L。填塞作用发生之前,完整的骨盆腹膜后腔可以容纳 4L 血液。由于骨盆就像一个圆锥状,血液积累的体积是与半径的立方成正比的。初步处理的关键是通过闭合骨盆环减少骨盆的半径大小,减少骨盆容量有利于发挥填塞作用阻止骶静脉丛出血。在不稳定骨盆骨折伤员动脉损伤的发生率为 6%~8%。对于这类患者,血管造影及栓塞术或骨盆填塞是挽救生命的措施。因此,对于经积极补液和减少骨盆容量后,仍然严重低血压的伤员应实施紧急血管造影术。

不稳定骨盆骨折患者的紧急外科手术的目的是暂时性或确定性减少骨盆容量和稳定骨盆环。盆腔容量减少至正常水平有利于发挥填塞作用减少骨表面出血和骶静脉丛出血。对于骶髂脱位及骨折脱位,经皮透视在仰卧位就可完成手术,这最大限度地减少手术时间和失血。通常同一手术,既能减少盆腔容量,又能稳定前骨盆环。只要有可能,应尽快采取确定性的处置。这可能包括切开复位术,联合断裂处的内固定术,或前骨盆外固定术。特别值得一提的是开放性骨盆骨折,开放性不稳定骨盆骨折死亡率接近 50%。除了骨盆环损伤及相关的出血和神经损伤外,更为常见的是内脏损伤,使感染的发生率明显增高。出血控制只是最重要的初期措施,在清创和伤口包扎之后;并存后路损伤或会阴伤口或直肠外伤的伤员应进行结肠造口处理,及腹膜外膀胱撕裂伤修复等。对于这类复杂而危重的伤员急救,一个包括麻醉、普通外科、整形外科、泌尿外科、妇产科的抢救小组是必不可少的。

不稳定骨盆骨折的麻醉处理:①尽早使用骨盆外固定器,根据病情可在局麻、椎管内麻醉或全身麻醉下进行;②如果骨盆进行外固定后,生命体征未见好转,应立即寻找其他可能的活动性出血,如腹腔内出血(需开腹探查)或动脉出血(需血管造影),并考虑栓塞或紧急血管手术治疗;③对于需要急诊手术麻醉处理的危重不稳定骨盆骨折伤员,遵循严重交通伤病人的麻醉管理原则;④静脉通道应建立在骨盆骨折水平以上,如外周静脉输液通道建立在上肢,中心静脉应选择颈内静脉或锁骨下静脉;⑤对于开放性不稳定骨盆骨折伤员,围手术期应采取综合措施预防或减轻感染。

五、四肢损伤

四肢损伤可以是单独的或作为多发伤的一部分。术前应明确是否有其他严重胸、腹或头部损伤,有无脊椎损伤;是否存在肢体远端缺血和筋膜室综合征表现。

麻醉选择(表 20-10):①单独的四肢损伤如血流动力学稳定,无其他禁忌证,可根据手术部位,选择局麻、神经区域阻滞、椎管内麻醉等;②四肢损伤如伴随血流动力学不稳定,或为多发伤需多部位同时手术应选择全身麻醉;③四肢骨折如有筋膜室综合征的危险,应避免局麻和硬膜外麻,宜用全身麻醉。

外周神经阻滞是四肢创伤中广泛应用的麻醉方式。目前由于神经刺激器、超声定位技术的临床应用,以及新型局麻药(罗哌卡因)、穿刺针及导管的研制和应用,使外周神经阻滞成功率和安全性明显提高,熟练掌握解剖知识和操作技能有助于为伤员选择最佳的神经阻滞方法。上肢损伤根据手术部位和方式可采用臂丛神经阻滞(包括肌间沟入路、锁骨上入路、腋窝入路)、肱骨中段臂丛神经阻滞、正中神经阻滞、桡神经阻滞、尺神经阻滞等。下肢损伤根据手术部位和方式可行腰丛神经阻滞、坐骨神经阻滞、股神经阻滞、闭孔神经阻滞等。神经阻滞的注意事项:①准确的解剖定位是任何外周神经阻滞成功的关键,下肢外周神经阻滞(如腰丛、坐骨神经)解剖位置深,应使用神经刺激仪定位或超声定位技术。②局麻药中毒反应是最严重的即刻风险。其总剂量应确定在可接受的限度;每次注药前应常规回抽,防止药物误入血管和蛛网膜下腔。③局麻药的神经毒性和穿刺时的直接损伤是神经并发症的主要原因,当局麻药注入神经干内时可出现剧烈灼痛,立即停止注射并调整穿刺针位置。④绝对禁忌证是注射部位组织感染和脓毒血症,相对禁忌证是重度休克。⑤用于骨筋膜间室综合征高危伤员可能增加其发生率,并延迟对急性骨筋膜间室综合征的诊断。

表 20-10　创伤伤员麻醉选择的优缺点

麻醉选择	区域麻醉	全身麻醉
优点	允许继续评估伤员的精神状态	起效作用快
	避免气管插管	维持时间可按需要延长
	改善术后精神状态	允许对多发伤进行多部位手术操作
	减少出血	伤员更易接受
	降低深静脉血栓发生率	便于呼吸管理
	缓解术后疼痛	
	减少肺部并发症	
	早期活动	
缺点	难以评估麻醉区域的外周神经功能	影响神经功能检查
	伤员可能不合作	须行气管插管
	通常需要镇静	血流动力学管理更复杂
	麻醉起效时间较长	增加出血
	不适于多发伤伤员	增加深静脉血栓发生率
	单次注射的作用时间有限	增加肺部并发症
	存在麻醉效果不全或失败的风险	增加医疗费

椎管内麻醉是国内最常用的麻醉方式,包括硬膜外间隙阻滞、蛛网膜下腔阻滞、骶管阻滞和蛛网膜下腔/硬膜外间隙联合阻滞。椎管内麻醉除可导致不同程度血压下降、心率减慢外,其优点与外周神经阻滞相同。在交通伤麻醉中,当伤员的全身情况允许,椎管内麻醉能满足手术要求时,可选择椎管内麻醉。

四肢损伤的麻醉管理特点:①四肢骨折手术的出血量差异大,应根据骨折部位、伤情点选择开放静脉通道,不要在受伤肢体上开放静脉。②除基本监测项目外,可根据伤情和病人状况适当增加监测项目。③胫骨和股骨骨折后(几小时至数天)易出现脂肪栓塞,表现为突然呼吸困难、意识障碍和淤斑三联征。麻醉手术中应注意观察即时发现,治疗包括纠正右心衰、缺氧和对骨折的紧急固定。④筋膜室综合征,或称挤压综合征是肢体挤压伤的常见表现。麻醉选择全身麻醉,麻醉手术中应注意病人肾功能受损程度,避免采用影响肾功能的药物,术中用晶体液复苏维持尿量在 $1\sim2ml/(kg \cdot h)$,甘露醇进行渗透性利尿和5%碳酸氢钠碱化尿液,防止肌红蛋白在肾小管中沉积。

(陈力勇　毛庆祥)

参 考 文 献

[1] HENRY S. ATLS:Advanced Trauma Life Support for Doctors[M]. 10th ed. Chicago:American College of Surgeons on Trauma,2018.

[2] BARASH,PAUL G. Clinical Anesthesia[M]. 8th ed. Philadelphia:Lippincott Williams & Wilkins,2017.

[3] Brain Trauma Foundation,American Association of Neurological Surgeons,Congress of neurological surgeons. Guidelines for the management of severe traumatic brain injury[J]. Intracranial pressure thresholds. J Neurotrauma,2007,24(Suppl 1):S55-S58.

[4] DAVIS DP,FAKHRY SM,WANG HE,et al. Paramedic rapid sequence intubation for severe traumatic brain injury:Perspectives from an expert panel[J]. Prehosp Emerg Care,2007,11(1):1-8.

[5] DAVIS ET,HARRIS A,KEENE D,et al. The use of regional anaesthesia in patients at risk of acute compartment syn-

drome[J]. Injury,2006,37(2):128-133.

[6] EDWARD P,ARANGO M,BALICA L,et al. Final results of MRCCRASH,a randomized placebo-controlled trial of intravenous corticosteroid in adults with head injury-outcomes at 6 months[J]. Lancet,2005,365(10):1957-1959.

[7] ERICKSON SE,MARTIN GS,DAVIS JL,et al. Recent trends in acute lung injury mortality:1996-2005[J]. Crit Care Med,2009,37(5):1574-1579.

[8] FATTORI R,RUSSO V,LOVATO L,et al. Optimal Management of Traumatic Aortic Injury. Eur J Vasc Endovasc Surg,2009,37(1):8-14.

[9] GREAVES,LCI. Battlefield advanced trauma life support[J]. Journal of the Royal Army Medical Corps,2006,152 (Suppl):31-73.

[10] GREER SE,RHYNHART KK,GUPTA R. et al. New developments in massive transfusion in trauma[J]. Current Opinion in Anaesthesiology,2010,23(2):246-250.

[11] HAGBERG CA,KASLOW O. Difficult Airway Management Algorithm in Trauma Updated by COTEP[J]. ASA monitor,2014 (78):56-60.

[12] LEVINE WC. Clinical Anesthesia Procedures of the Massachusetts General[M]. 8th ed. Philadelphia:Lippincott Williams & Wilkins,2010.

[13] MAR GJ,BARRINGTON M,MCGUIRK BR. Acute compartment syndrome of the lower limb and the effect of postoperative analgesia on diagnosis[J]. Br J Anaesth,2009,102(1):3-11.

[14] MATHERS CD,BOERMA T,FAT DM. Global and regional causes of death[J]. British Medical Bulletin,2009,92(1): 7-32.

[15] MATSUMOTO T,TAMAKI T,KAWAKAMI M,et al. Early complications of high-dose methylprednisolone sodium succinate treatment in the follow-up of acute cervical spinal cord injury[J]. Spine,2001,26(4):426-430.

[16] MILLER RD. Miller's anesthesia[M]. 8th ed. Philadelphia:Churchill Livingstone,2015.

[17] NACI H,CHISHOLM D,BAKER TD. Distribution of road traffic deaths by road user group:a global comparison[J]. Injury Prevention,2009,15(1):55-59.

[18] PEDEN M,SCURFIELD R,SLEET D,et al. World report on road traffic injury prevention[R]. Geneva:World Health Organization,2004.

[19] SMITH CE. Trauma Anesthesia[M]. Cambridge:Cambridge University Press,2008.

[20] STAWICKI P,BROOKS A,BILSKI T,et al. The concept of damage control:Extending the paradigm to emergency general surgery[J]. Injury,2008,39(1) 93-101.

[21] YAO FF. Yao and Artusio's Anesthesiology:Problem-Oriented Patient Management[M]. 7th ed. Philadelphia:Lippincott Williams & Wilkins,2011.

第二十一章　重症交通伤损害控制手术

Abstract

Traffic injury is a global public health problem concerned seriously by the great majority of people, in which how to improve the success rate of critically injuried patients is worthy of great attention. Damage control surgery (DCS) is well established as a potentially life-saving procedure in critically injured patients. Originally described in the context of hepatic trauma and postinjury-induced coagulopathy. In these patients the 'lethal triad' of hypothermia, acidosis, and coagulopathy is presented as a vicious cycle that often can not be interrupted and mark the limit of the patient's abilities to cope with the physiological consequences of injury. The principles of DCS have led to improved survival rate and stopping bleeding until the physiologic derangement has been restored and the patient could undergo a prolong operation for definitive repair. Although the morbidity remains high, it is acceptable if it comes in exchange for improving survival. There are three stages of DCS: I, abbreviated surgery to control blood loss and contamination and intraoperative reassessment of the patient; II, resuscitation in the intensive care unit; III, definitive procedures after returning to the operating room. Though DCS represents a staged surgical approach to the treatment of critically injured patients who present with severe physiological compromise and whom require surgical intervention, the indications for it have expanded to the management of nontraumatic acute abdominal emergencies. Despite being an accepted treatment algorithm, DCS is based on a limited evidence with current concerns of the variability in practice indications, rates and adverse outcomes in poorly selected patient cohorts. Recent efforts have attempted to synthesize evidence-based indication to guide clinical practice. Significant progress in trauma-based resuscitation techniques has led to improved outcomes in injured patients and a reduction in the requirement of DCS techniques. DCS still remains an important treatment strategy in the management of specific patient cohorts. The purpose of this article is to review the physiology of the components of the 'lethal triad', the indication, principles, and use of DCS in severely injured patients.

第一节　创伤重症损害控制概述

损害控制手术(damage control surgery,DCS)本来是美国海军作战舰船遭到重创时的处理程序,但在平时创伤外科和战争医学史中一直有着牢固的基础。在 18 世纪拿破仑战役后期,法国外科医师 Larrey 简单提及了快速完成战地手术的理论:"当四肢枪伤太严重而不能挽救时,应尽快截肢。伤后第一个 24 小时是全身平静的唯一时期,如同所有危险的疾病要采取必要的治疗一样,在这个时期我们要抓紧时间。"美军战伤损害控制技术差不多出现在美国内战时期。虽然损害控制有许多不同的组成部分,但腹部填塞一直是损害控制的基本方法,并由 Pringle 首次在 20 世纪初报道,Halstead 加以改进,后者 1913 年推荐在填塞物和肝脏之间放置不粘连的橡皮布,以防止之后取出填塞物时因分离粘连造成肝表面损伤,这一技术沿用到第二次世界大战。从 1943 年到 1945 年两年中,美军第二辅助外科队救治了大约 22 000 名战伤军人,包括 8 800 名"严重外伤"者,随后的报告和出版物对胸外伤外科治疗进行了深入阐释,发现反应性肺损伤与名为"创伤性湿肺"(现在被称为急性呼吸窘迫综合征,acute respiratory distress syndrome,ARDS)的严重创伤相关,提出针对"纠正立即危及生命的严重生理紊乱",即现在被"损害控制"一词所描述等措施。1955 年,Madding 提出临时填塞可有效控制出血,20 年后 Lucas 和 Ledgerwood 报告了一个超过 600 例肝损伤的大宗病例中 3 例严重肝损伤病人经填塞治疗并幸存的案例。而在 1983 年 Stone 等描述了分步手术,包括初始中止腹部手术、腹腔内填塞、纠正凝血障碍及再手术行确定性修复。1993 年美国腹部外科医生 Rotondo 等正式提出"损害控制"并详细制定出规范的三阶段操作程序,经过近 30 年的探索实践,已经在创伤界得到广泛认可和应用。所谓 DCS,就是在救治严重创伤、大量失血、全身情况差、生理耐受程度很低的病人时,采用分阶段的方式完成手术治疗,即早期简化手术,然后复苏,待病人生理紊乱得到适当纠正、全身情况改善后再次确定性手术。在严重创伤病人中,酸中毒源于低容量休克和组织灌注不足,低体温是由于失血和内源性体温调节失控,而凝血障碍起因于低体温、酸中毒、血小板和凝血因子消耗以及失血,凝血障碍相应地导致更多的出血,因此造成更严重的酸中毒和低体温,使"出血恶性循环"(bloody vicious cycle)得以持续。一旦启动,这个恶性循环就几乎是致命的,并且必须用损害控制的原则以阻止其发生而不是其发生后再试着治疗。损害控制技术不仅在战时,即便在平时的严重创伤救治中也是有效可行的,在资源受限环境中实施尤其具有挑战性,此时应适当放宽对病人实施 DCS 的指征,以较大限度地减少生理紊乱对病人的损害,避免由于低体温、凝血障碍、酸中毒"致命性三联征"而引起不可逆的病理损害,降低病人死亡率。随着理论认识的不断深化和技术方法的不断完善,业界已逐渐将 DCS 确定为一项规范化的救治程序,早期主要用于严重腹部创伤病人的救治,现在严重骨关节创伤、颅脑伤及胸部创伤等病人也应用此技术。

DCS 一般由三阶段组成。第一阶段的主要任务是用最简捷的手术方法控制实质脏器或血管损伤出血和空腔脏器破裂造成的污染;第二阶段的主要任务是在 ICU 内对病人继续进行休克复苏,最大限度地维持循环功能的稳定,恢复正常体温,纠正酸中毒和凝血功能障碍,进行机械通气支持,对病人进行再次评估以防遗漏次要或隐蔽部位的损伤;第三阶段的主要任务是在病人的生理紊乱得到纠正,生命体征恢复正常后进行再次手术,取出填塞物,对损伤的脏器进行确定性修复手术。更专业地说,DCS 被概括为 5 个临床阶段:第一阶段包括根据损伤特点和呈现的病理生理学状态来识别非正常状态的创伤病人;第二阶段是控制出血和污染的简化手术;紧随其后的是第三阶段,即在手术过程中对病人参数的动态重新评估;第四阶段包括在 ICU 通过优化血流动力学和纠正酸中毒、低温和凝血功能障碍,继续进行生理功能恢复和重要器官功能支持;病人稳定后,在第五阶段进行确定性的手术重建。随着早期创伤复苏技术的发展,有人提出了一种新的"0 期",即目标导向的止血复苏,而不是延迟手术。

DCS 是针对那些有严重生理紊乱并需要外科干预的创伤病人所采取的分阶段处置程序,是一种治疗方法,大大提高了严重受伤和休克病人的存活率。在当前的创伤救治体系下,估计大约 10% 的病人需要 DCS 干预。尽管有其优点,但 DCS 与一些严重的并发症有关。需要分期手术的创伤病人要接受多次手术,延长 ICU 住院时间,并可能出现腹腔间隙综合征(abdominal compartment syndrome,ACS)、急性呼吸窘迫综合征(acute respiratory distress syndrome,ARDS)和多器官功能衰竭(multiple organ failure,MOF)。特别是开放腹腔可能导致腹腔感染和严重的疾病,如吻合口破裂、腹部疝和肠瘘。显然,DCS 的好处很大程度上取决于正确的病人选择,将 DCS 广泛应用于非危重创伤病人或容易逆转的生理紊乱病人是不合理的,造成资源的不必要浪费,并增加了相关的并发症。

DCS 的临床应用远远领先于其目前的证据基础。不幸的是,在建立高水平证据支撑之前已经实施了公认实践的情况下,很难进行随机试验。最好的方法可能是在前瞻性队列研究中根据生理紊乱和损伤特征对创伤病人进行分类。长期、高质量的前瞻性队列研究将有助于创伤界监测实践趋势和病人治疗结果相应的变化。对四肢或那些对复苏努力没有反应的病人,DCS 仍然是处置的关键。然而,目前的证据趋势表明,随着现代复苏策略和技术的改进,可以在较大的病人群体中实施一期确定性外科治疗,可能会逐渐减少 DCS 原理和技术的经常使用。近年来逐渐兴起的损伤控制复苏(damage control resuscitation,DCR)是 DCS 原则的扩展和延伸,旨在将外科干预限制于处理危及生命的损伤,同时延迟所有其他的外科治疗直至代谢和生理紊乱得到控制。在认识到这种方法可以挽救生命的情况下,DCR 被用于协同 DCS,优先考虑非手术干预,尽可能减少创伤和出血带来的并发症和死亡。DCR 的主要原理是恢复内环境稳态,防止或减轻组织缺氧、氧债以及凝血病的进展,通过有创止血措施和输血恢复组织的氧合,不仅可以避免血小板及凝血因子的稀释,而且还替代了丧失的潜在凝血功能。DCR 的重点是输注能提供全血功能的血制品(全血或包括红细胞、血浆和血小板的成分血混合物),限制晶体液使用以避免稀释性凝血病,同时应用其他辅助措施以减轻失血性休克和急性创伤性凝血病。

第二节　重症交通伤损害控制手术适应证

　　道路交通事故所致创伤多为高能量损伤,伤情严重、复杂多变、常为多发伤或多部位伤、死亡率高的特点,因此必须及时采取有效的救治措施。

　　正确判断哪些病人需要实施 DCS 至关重要。病人从受伤到施行 DCS 的时间越短,可能的预后也越好,因此要求尽力缩短院前急救及术前准备时间,检诊程序应尽量优化,对病人立即做出初步伤情评估,定出诊治流程,不是特别需要的检查诊断措施暂不做,如腹腔穿刺抽出较多或胸腔引流出大量不凝血,病人有失血性休克的临床表现,需要立即行剖胸或剖腹探查,而不必做任何影像学等检查,以免因此延误抢救。检查、抢救及手术等签字手续可按模块化方式预先准备好,所以术前准备能很快完成。急救、手术医师与麻醉手术室平时应组建专门的创伤救治团队,共同建立完善的危重伤员救治预案及程序,病人一旦到来,则立即呼叫创伤救治团队,并启动救治预案和流程。手术前容量复苏可能加重低温、凝血障碍,胶体液也影响凝血,因此应慎重实施,更不能因容量复苏而耽误手术时间。在术前或手术开始后根据病人的最初生理状况以及对体内损伤迅速做出伤情判断的基础上,尽快做出是否实施 DCS 的决定,不要等到代谢衰竭再决定。

　　尽管 DCS 分期手术的优点已被接受,但最近的证据显示,三级创伤中心在实施 DCS 方面存在不一致之处。Watson 等发现在北美 12 个一级创伤中心的严重创伤病人中,实施剖腹手术从 33% 到 88% 不等,有很大差异。另有证据表明,目前创伤治疗中 DCS 的过度使用导致并发症增加和资源浪费。在回顾某一级创伤中心处置的 925 例病人时,Hatch 等发现其中 20% 首期剖腹手术后开放腹腔的病人没有确切 DCS 适应证,目前认为造成这些差异的原因部分是由于外科界对恰当实施 DCS 的适应证缺乏共识所致。从历史上看,DCS 的适应证主要集中在病人因素(医疗并发症和生理储备)、伤害因素(钝性和穿透性躯干创伤、腹腔污染或大出血)、生理参数(主要集中在"创伤致死三联征")和治疗因素(复苏要求和预期持续时间/确定性救治措施的生理效果)。通过对 1950 年至 2014 年的文献进行回顾,确定了 270 篇文献及其列举的 1 099 个 DCS 适应证,发现大多数(94.5%)的适应证都是根据病人的特点确定,包括生理特征(57.6%)、损伤特征(38.9%)和(或)复苏需求(14.3%)。有关术前和基于复苏的适应证比例在 2000 年后增加了几倍,反映主张 DCS 策略应尽早制定的比例增加,多于重大/不可逆转的生理异常所占比例。同样,基于使用复苏液体量/类型的适应证增加,反映了我们对血液制品和大剂量晶体液使用不平衡与确定发病率相关性的理解。然而,上述资料只有 58% 来源于原始研究(75% 的队列研究),其中只有 87 个单独的适应证由原始研究评估(9 个适应证由一个以上的研究评估),表明目前虽然证据数量巨大、基本内容各不相同,但与 DCS 实施适应证相关的原始研究仍然缺乏。2016 年,Roberts 等综合了 1983 年至 2014 年确定的 175 篇文献中报告的 DCS 适应证,排除了仅涉及非平民创伤和与之相关的烧伤、神经或骨科损伤病人的引证,用简化接地理论方法从 1 107 个报告的适应证中总结出 123 个独立的 DCS 适应证(术前 36 个,术中 87 个),提出确定和评估在平民创伤中实施 DCS 的推荐适应证,包括:①术中确定的损伤类型。入路困难的大静脉(肝内、肝后、腹膜后或骨盆)损伤;术中发现血流动力学不稳定的大块肝脏或合并胰十二指肠损伤;伴胰头部大出血的胰十二指肠合并损伤;十二指肠、胰腺或包括壶腹部/近端胰管和(或)远端胆总管的胰十二指肠复合体失血管或广泛毁损。②常规方法不能控制的出血。③复苏液体的量。术前或从术前到手术结束输入大量 PRBCs(中位数>10U)或 PRBCs、其他血液制品和晶体液(中位数>12L)。④生理紊乱的程度。术前或到手术结束低温、酸中毒和(或)临床或实验室凝血病(低温、酸中毒以及临床和实验室凝血病在文献和适当的分级研究中最通常定义为温度<34.8℃、pH 值<7.2、PT 和 PTT>正常的 1.5 倍,以及术中缺乏可见的血凝块/所有损伤组织广泛渗血);持久的术中细胞性休克(细胞性休克定义为氧耗指数(oxygen consumption index)<100ml/(min·m²)、乳酸>5mmol/L、pH 值<7.2、碱剩余>15mmol/L,以及中心温度<34.8℃;进展性的术中室性心率失常。⑤需要分期进行腹壁或胸壁重建。由于内脏水肿不能无张力关腹或关胸;试图关腹或关胸过程中出现腹腔或胸腔间隙综合征进展征象;经过在 ICU 一段时间的进一步复苏后需要重新评估肠道活性程度。一个由 9 名创伤外科专家(来自美国、加拿大和欧洲)组成的受邀小组随后对给予代码的适应证在外科实践中使用的适当性(预期的效益损害比)进行了评估。经评估对反映损害率最明确的适应证包括:在术前使用超过 10U 的 PRBCs,术前和术中 PRBCs/全血/其他血液产品/晶体累计超过 12L,无法用常规方法控制出血,术前或术中以低温(<34.8℃)、酸中毒(pH 值<7.2)和(或)凝血病(PT 和 PTT>1.5 倍正常值、术中无可见血凝块/所有损伤组织广泛渗血)所显示的生理损害程度。特殊的损伤特征和对腹部或胸部室间隔综合征的关注也被认为是寻求 DCS 的适应证。有趣的是,预期的延长手术程序被认为只有在对复苏反应不佳的情况下才是临机改行 DCS 的适应证。这表明人们日益认识到外科治疗必须基于复苏的动态反应,而不是病人所呈现的生理或损伤特征的静态指标。由于 DCR 在创伤救治中的生理和生存效益目前是一个积极研究和临床应用的领域,因此 DCS 的适应证将在未来发展,需要通过原始研究对这些适应证做基于证据的进一步验证。

从战伤救治的观点来讲,DCS 概念适用于身体的所有部分,通过强调对有希望存活的病人实施简单和重点集中的手术,以节约资源并在下一个救治阶梯内对伤员进行确定性治疗。虽然在设施良好的创伤中心里当前损伤控制的原则带来更高的伤员存活率,但战争环境中实施损伤控制手术极具挑战性,并增加了损伤控制实践的复杂性。有文献报告在战争环境中使用 DCS 可取得与平时创伤救治中一样的效果。危重症救治航空医疗运输队(critical care aeromedical transport team,CCATT)的组建,以及先进的外科和危重病监护能力的发展和保障,使需要实施 DCS 策略的高危伤员在战地医院进行紧急手术、术后重症监护稳定病情、再次手术、后送等成为可能。

第三节　重症交通伤损害控制技术

一、严重腹部创伤损害控制手术

(一)术前准备

此类病人因病情危重,特别强调时间观念,尽量缩短院前和急诊室滞留时间,所有不影响伤员紧急处理的不必要检查暂不做。手术前过于强调容量复苏将加重低温、凝血障碍,胶体液也影响凝血,因此不宜作为主要措施,更不能因容量复苏而耽误手术时间。病人应尽快送手术室,在手术控制出血的基础上行强有力的复苏。在战地环境中有以下两个独立的条件时需要腹部损伤控制手术:首先和最重要的是有严重腹部损伤并存在严重生理紊乱时,其次是严苛环境下的资源供应限制。前一个情况包括伴休克的腹部外伤、高速枪伤或爆炸冲击伤二次损伤机制导致的腹部穿透伤或者以腹部创伤为主的多系统创伤(多发伤),后者的例子如发生批量伤员,每个伤员有独立手术需求,超过了系统手术能力,因此必要的权宜之计是为伤员进行简短的手术(即非确定性修复手术)。有关的军事资料显示,有休克表现和躯干穿透伤是预测伤员是否需要行损伤控制复苏和快速完成手术治疗的独立因素。

(二)早期简化手术

早期简化手术(early reducing operation)包括控制活动性出血,控制污染,暂时关闭腹腔,进行复苏及生命支持,术后24~48小时行确定性手术,损伤脏器确定性处理,再次探查首次手术遗漏的损伤。

1. 控制出血(control of hemorrhage) 充分的术前准备是必要的。手术时,病人取仰卧位,从胸部至腹股沟均消毒和铺巾,一般取正中线切口,长度根据探查和伤情处置的需要确定。控制出血是损害控制简化手术的首要任务。打开腹膜后,如果提示严重的动脉出血,可先控制主动脉:在横膈裂孔用手指钝性分离并压迫,然后用无损伤血管钳钳夹。在快速熟练完成上述操作的同时挤压腹部两侧,挤出大部分的积血和血凝块到消毒巾外,快速排尽腹腔积血,再用纱布填塞所有活动性出血的部位,可先右上腹,再左上腹,然后左右下腹。填塞是主要的损伤控制措施,可用于所有的腹腔内脏及腹膜后组织,如肝脏、胰腺、肾脏、脾、胃肠道(胃、十二指肠、小肠、结肠、直肠)、胆道系统、膀胱及输尿管、骨盆、腹膜后血管等器官、组织创伤引起的各种出血,包括动脉、静脉出血及创面渗血。如果出血得到充分控制,就给了麻醉医生恢复血管内容量的时间,因后腹膜的填塞效应消失后常导致血压下降。第二步确定出血的主要来源,仔细检查腹部的4个象限,直接用手或敷料压迫迅速控制出血。用几块大的敷料压迫通常能控制肝、脾、肾脏出血。从概率上讲,钝性腹部伤病人脾脏、肝和大血管损伤依次是最可能的出血来源,而对休克病人的穿透伤,大血管损伤是明显不稳定的潜在根源。检查明确出血部位并手术控制出血,包括脾切除、钳夹出血肠系膜血管、肾切除术及碎裂肝脏周围填塞压迫等。需要此类处置的病人必须迅速完成脾切除术或肾切除术,脾切除应在2分钟内完成,通过侧入路行肾切除术在5分钟内完成。重度休克病人如出血仍然不能控制,下一步用手指控制主动脉,随后行主动脉横形钳闭阻断。血管出血初始可用血管钳控制。如果盆腔内腹膜后大出血,应当使用敷料填塞控制。对腹腔大血管损伤持续出血而不易填塞的病人,应首先控制损伤血管的流入端和流出端,优先考虑控制受伤血管流入和流出。可以在横膈裂孔处用Richardson牵引器向后压迫或者通过胃肝韧带临时夹闭主动脉。同样如需更近端的控制,可以经左前侧开胸通过左侧胸部控制主动脉。一旦主动脉血流被控制,暴露腹部血管是进一步控制出血的关键。通过内脏向左中旋转可以看到整个腹主动脉和髂总血管。相反的,使用Catell-Braasch手法将内脏向右中旋转可以看到肾以下下腔静脉和肠系膜动脉根部以上的主动脉。加用Kocher手法可以暴露下腔静脉至肝下水平,还可以充分移动十二指肠和胰头。确认损伤后,损伤控制治疗计划可以更好地实施。对于肾上主动脉损伤,应强烈考虑侧方动脉缝合,因为如果采用修复需要在这个水平长时间夹闭主动脉,可能导致内脏缺血和生理异常的恶化。对于肾下主动脉损伤,应尝试局部修补,此时应再评估主动脉夹状况并将其移动或重新在主动脉最远的位置夹闭,如果不可行,那么插入导管移植的效果要好于补片血管成形术。应该知道的是,年轻人的主动脉非常细,很少能容纳直径大于16mm的移植物。由于腹膜后间隙较小,年轻或较瘦的病人移植时应当用大网膜支撑。在极端环境下,可以考虑临时用胸腔导管分流。髂动脉也能在损伤控制时被分流。在可选择情况下,外科医生可能需要横断覆盖其上的髂总动脉来暴露和控制髂总静脉汇合处损伤以控制出血。如果肝后大量出血,应采取Pringle方法控制肝动脉和门静脉血液流入,如有效表明出血来源于肝内,否则病人很有可能存在肝后腔静脉损伤。当确认存在不能靠填塞压迫止血的肝后腔静脉损伤时,需决定立即通过肝总血管游离找到损伤,必须预先提醒麻醉师游离手术时需限制下半身回心血量,因此建立大口径上中心静脉通道是必需的。然后可以控制肾静脉以上的下腔静脉出血。这时再控制肝上下腔静脉出血使对肝后血肿的操作最小化。上述操作很容易通过心包通路实现,心包通路可以通过横膈或正中胸骨切开以及心包切开来完成,另一个接近肝上下腔静脉的方法是通过右侧胸腹切口扩展腹部切口,这可以更好地暴露肝脏右侧和上面部分。对任何一种方法,移开右侧肝三角韧带都很重要。明确损伤后,可以用单丝线缝合修补。有肝下下腔静脉损伤的穿透伤需要探查,这种靠近肾的腔静脉损伤也需要修补。如果修补前面的破口使出血停止,那么暴露腔静脉后壁寻找后壁破口就没有必要或适得其反。如果病人强烈要求,肾以下下腔静脉损伤可以结扎。年轻病人比较能耐受肾下下腔静脉结扎,但肾上下腔静脉的结扎通常会有肾衰竭和严重的下肢水肿。

腹部探查必须彻底,采用内脏的旋转松解腹膜后结构。所有腹内及大部分腹膜后血肿需要探查并清除,不论是由于钝性伤或贯通伤引起的搏动性、膨胀性或稳定性血肿均应探查。非搏动性肾周的血肿、肝后血肿或钝性盆腔血肿不应探查,可用腹腔填塞处理,随后采用血管造影栓塞术控制活动性出血。肝周血管损伤需要专门的考虑,可以首先通过填塞来控制出血,如果填塞不成功,肝动脉结扎可能对控制出血有用。十二指肠上门静脉可以结扎以控制出血。当门静脉和肝动脉都损伤时,至少必须挽救其中一支血管。

肝实质的出血通常通过用手压迫在最初即可被控制,通过将手放置在主要撕裂损伤的任何一面一起挤压来实施。这使得麻醉团队可以在病情进展前输注血制品来恢复血容量。这时的决定应该是填塞(上、前和后)是否能充分止血,辅助方法如局部止血药(如纤维蛋白凝胶)与填塞联合应用可能对大的肝脏撕裂有用,但局部止血药可能不易获得并且需要耗时准备。使用大的钝头 $0^{\#}$ 铬制缝线直接缝合是最老的控制深部肝实质出血方法之一,应采用连续或褥式缝合,通常适用于小于 3cm 的伤口,以防止盲目缝合导致明显的胆管损伤。复杂的伤口通常累及大的肝动脉或门脉分支血管,填塞通常对其无效,轻轻用手指分开伤口可能适用于明确具体的出血血管并有利于结扎,必须要小心避免造成新的实质损伤出血。大网膜包裹对填塞肝活组织无效腔和止血有用,大网膜首先从无血管平台的横结肠系膜移动然后移到胃大弯,一般该方法要优于大部分出血控制的直接缝合法。在平时创伤研究中,研究表明用正规肝切除处理严重且复杂的肝撕裂伤可以降低死亡率和肝脏相关的并发症发生率,在高年资外科医生支持下(通常是来自肝脏机构的专科医生),获得了将肝脏相关死亡率降至 9%、肝脏相关并发症发生率降至 17.8% 的成绩。但相似水平的外科专家(如肝脏专科医生)在野战手术室通常是没有的,因此在野战环境下一般会避免这类外科治疗。此外,实质性组织、器官如肝脏、骨盆贯通伤弹道出血或其他难以接近的部位可以采用球囊导管或三腔二囊管止血,将带球囊的导管插入上述部位,向球囊内充气或液体,使其膨胀从而达到压迫止血目的。肝脏贯通伤弹道出血时可将三腔二囊管插入弹道,先充盈胃囊,将导管固定于肝脏后面,防止脱落,再充盈食管囊以压迫弹道止血。导管可经皮肤引出腹腔外面,48~72 小时后松开阀门,仔细观察无活动性出血后小心拔除导管,无须再次手术。

活动性脾脏出血行 DCS 的严重战伤伤员应立即给予脾切除。在大多数美军伤员中并不采取伤后观察处理或者脾脏填塞,因为这些伤员被快速航空后送到后方医院接受确定性治疗,转运期间伤员需要经过多个不同战伤救治者的处置,这些因素使有严重脾损伤的伤员采取观察(非手术)处理不切实际。上述做法与平时创伤处置明显不同:在平时创伤救治中,不管创伤等级,非手术治疗对于血流动力学稳定的钝性脾损伤病人是一种有效的治疗选择。血管造影栓塞对血流动力学稳定的脾损伤持续出血病人是一种有效的非手术治疗方法,但不幸的是在伊拉克和阿富汗的三级医院中没有这一技术。

损伤控制剖腹时绝对的肾探查指征包括血流动力学不稳定、扩大的搏动性肾血肿、疑似肾蒂撕脱和肾盂输尿管连接处的损伤。如果肾筋膜没受侵犯,肾损伤通常对损伤控制的压迫填塞有效。肾筋膜不扩大的血肿不需要在剖腹术中进行探查,在病人稳定后再决定下一步处理。虽然肾血管损伤的处理原则是在打开肾筋膜之前控制伤处近端和远端,但没有证据显示在肾门处进行血管控制对肾切除率、输液量需求或失血有影响,事实上这种血管控制技术可能会增加手术时间。基于相关研究以及大部分外科医生对游离肾门无经验这一事实,建议放弃进入肾筋膜前行肾门血管控制。对于复杂损伤和(或)不稳定病人,肾切除比肾修补更为可取,如果考虑肾切除,应确认对侧肾存在。肾穿透伤、复杂肾损伤的不稳定病人应行肾切除。如手术条件允许,肾损伤应行局部清创和缝合,或部分肾切除。

复杂的血管重建应尽可能避免,可采用简单且安全有效措施如破口修补、结扎、暂时性腔内插管分流。大血管非离断伤且血管壁未坏死时,可暂时行侧面修补,重要动脉离断伤可暂时分流。严重的肺及支气管损伤用切割闭合器快速行肺部分切除。

大的软组织和腹膜后损伤在野战环境中并不少见,特别是爆炸伤更容易导致这类损伤。这类伤员通常有凝血功能障碍,控制其大面积的软组织出血是一个非常大的挑战,可以通过联合使用剖腹手术垫和局部止血药物如 Surgicel® Nu-Knit®(Ethicon, Inc.)或 Gelfoam® 紧紧压迫在伤口上以临时止血。

2. 控制污染(control of pollution) 一旦出血得到控制,注意力应转向控制污染,因腹部空腔脏器如胃肠内容物溢出可引起污染。肠管单个穿孔可单层连续缝合修补,所有不能简单缝合修复的肠道损伤要行局部切除,如果邻近肠道有多处损伤则行整段切除,肠管用 GIA™ 吻合钉行非连续吻合。复杂肠管损伤如结肠损伤或广泛小肠损伤时,切除失活的肠管,闭合器关闭远、近端,留于腹腔待二期吻合,按损伤控制策略,不行回肠造口术或结肠造口术,更不做常规一期切除吻合。同样在最初的损伤控制手术中不要行肠管分离,应推迟进行。伴结肠损伤(尤其是左半结肠)的腹部创伤需要密切监控,由于这类损伤通常被感染复杂化,应强烈考虑使用多次局部清创的策略。直肠损伤可分为腹膜内或腹膜外损伤。腹膜内直肠损伤与之前描述的肠损伤遵循相同的处理原则,但腹膜外直肠损伤应给予末端结肠造瘘或袢式结肠造瘘。如果直肠缺损不易辨认,不应行广泛的分离和移动直肠。虽然平时创伤救治的数据显示骶前引流和损伤远端冲洗对直肠损伤的好处有限,但战时救治原则还是在大面积损伤创面放置骶前引流并考虑损伤远端冲洗。

十二指肠和胰腺(尤其是胰头区)损伤的手术处理比较有挑战性且复杂。十二指肠、胆道、胰腺损伤可置管外引流,并加填塞。幽门、胰腺颈、近端空肠可用闭合器缝合,胆总管可以结扎,胆道可经胆囊造口引流。乳头部创伤合并严重出血,填塞不能止血时,可行胰十二指肠切除,但不重建。胰腺损伤(除胰尾损伤外)应该给予出血控制、坏死组织轻柔清创、充分封闭吸引引流,放置空肠造瘘喂养管,评估胰管的连续性,未来的最终治疗应在下一个后方治疗机构内进行。在不常见的十二指肠和胰头联合损伤病例中,胰十二指肠切除(Whipple 手术)是一个选择,但只限于在资源好的机构由有经验的外科医生施行,而严苛的环境中应行胰十二指肠切除。在 DCS 中,胰头的毁损伤应给予引流。肠系膜上动脉远端的胰腺损伤可以行远端胰腺切除和封闭吸引引流。如胰远端损伤(AAST Ⅲ)且广泛的组织破坏,包括胰管破坏,可行快速远端胰切除术。严重的胰十二指肠损伤(AAST Ⅴ)几乎都合并周围结构受累,病人将不能承受复杂手术如胰十二指肠切除术,应当仅行清创术清除。如果没有肠腔损害风险,可以一期修复十二指肠损伤,小的十二指肠损伤可行单层缝合修补,但大的十二指肠损伤应当行清创术清除,缝合暂时关闭断面,留待二期处理。如果损伤累及不超过 50% 肠管周长,应行清创及横向闭合。如果损害广泛,则需放置 Y 形管行幽门旷置:放置胃造瘘管、逆向空肠造瘘(为了给十二指肠减压)并且顺向空肠造瘘。对于十二指肠完全横断,最好是在下一层级的后方治疗机构行最终修复,闭合十二指肠近端远端或以 Roux-en-Y 空肠造瘘、十二指肠空肠造瘘闭合。

输尿管损伤并不常见,占穿透性泌尿系损伤的 1%~3%。如果考虑不周,常容易漏诊输尿管损伤,这种情况常发生在合并有腹膜后血肿和结肠固定部位、十二指肠和脾脏损伤时。输尿管损伤的处理方式取决于其损伤部位、损伤严重程度和血流动力学稳定情况。对于合并休克或需要造瘘的结肠损伤的伤员,不主张一期修复输尿管损伤,需要使用导管或皮肤输尿管造瘘将输尿管外置、输尿管结扎和肾脏造瘘甚或结扎和一期肾脏切除。在病情稳定的伤员中,对于近端和中段的短节段输尿管损伤最好采用在支架上行端-端吻合的方式进行修复,而长节段的损伤可能需要输尿管外置或输尿管结扎和肾脏造瘘。远端输尿管损伤最好的处理是输尿管膀胱吻合术,通过横向膀胱切开、拉长膀胱定位并固定膀胱于腰大肌筋膜,这两个操作都有利于建立无张力吻合。有人提倡不对与直肠损伤相关的远端输尿管损伤行输尿管再植,原因是担心伤口裂开。被直肠损伤复杂化的远端输尿管损伤也有报道成功行膀胱输尿管吻合。所有坏死组织细致清创、尿液和粪便清理、良好血运组织无张力伤口缝合和充分的引流以及损伤部位用血运良好的组织(如大网膜)间隔对减少输尿管和直肠联合损伤后的瘘管形成是不可缺少的。膀胱损伤也可置管引流,经尿道或耻骨上均可。

当腹腔的出血和污染得到控制后，为了防止体液、体热丢失，腹腔应该尽量关闭。由于此类病人一般有腹腔及肠壁水肿，极易发生腹内高压及腹腔间隙综合征，尽管开放腹腔可以适应由于损伤再灌注所致的腹腔内脏肿胀，并使手术后 ACS 的风险减到最小，但综合权衡，其腹部切口虽然也可不强行一期关闭，但宜采用暂时性关腹(temporary abdominal closure，TAC)。其目的有两个：一是后期要再次打开腹腔行确定性手术，采用暂时性关腹可避免反复开腹及关腹增加病人痛苦和负担；二是暂时性关腹可增加腹腔容积及顺应性，防止腹内高压发生。暂时关闭腹腔的方法有如下几种：①塑料覆盖、负压吸引法，常用剪开 Bogota 袋，将其与皮肤边缘缝合；②敷料填塞覆盖法；③单纯皮肤缝合法，用粗尼龙缝线快速锁边缝合腹壁皮肤；④修复材料缝合法；⑤单纯筋膜缝合法。以上方法可结合使用负压吸引装置。以单纯皮肤缝合及修复材料缝合常用，如无明显张力时，皮肤可以巾钳钳夹或单层连续缝合；组织严重水肿，张力明显时，应以修复材料填补切口缺损。关腹前应该尽可能以网膜或以对肠管无侵蚀作用的薄膜覆盖肠管表面，防止修复材料侵蚀肠管引起肠瘘。

（三）复苏及生命支持

实施损害控制的简化手术完成后，病人送回 ICU 继续进行复苏，病人由手术室转至 ICU 之前应与 ICU 医护人员沟通，以便 ICU 提前做好准备，为病人提供最佳治疗。在准备过程中 ICU 医护人员应了解详细的受伤情况、复苏和外科手术情况，根据酸中毒、凝血障碍和低体温的程度讨论并制定纠正这些问题的策略，包括准备一个与高温环境隔离空间，准备升温装置，获得加温的液体，准备特殊设备，如呼吸机和肾脏替代治疗装置(RRT 机)，通报血库可能不断需要血液制品。早期讨论也有助于尽早确定是否行血管造影术，以便查找活动性出血并采取血管栓塞治疗。

另外，病人常需要通气支持治疗，如必要可以暂时停用一段时间镇痛镇静剂和肌肉松弛剂，让病人短暂恢复以对其进行意识及神经系统检查评估，然后再给予镇痛镇静和(或)肌松，以利于病人对通气支持治疗的耐受性和效果。复苏的同时还需对伤情进行评估，进行必要的辅助检查，找出在初期评估和手术中可能漏诊的隐匿性损伤并计划好下一阶段的处置方案。

1. 液体复苏　创伤救治早期最主要的目标是在尽快明确诊断或出血原因与部位的同时，尽可能维持好基本生命体征。伤情的诊断应重点集中于最常见的隐蔽出血部位如胸腔、腹腔、腹膜后腔、长骨等，但明显的体表活动性出血伤口或创面也应及时关注并处置。必须尽快到达手术室实施控制活动性出血的手术，以及时对发生于这些敏感腔室部位的出血进行有效止血。复苏后期的重点则在于补充足够的液体，维持有效循环血容量和足够的携氧能力。大量实验室资料表明限制性液体使用对活动性出血的动物有益。而在创伤病人中，Backill 等较早于 1994 年发表了采取维持一定程度低血压进行复苏(延迟/低压复苏)的前瞻性研究，该研究将躯干穿通伤病人随机分到两个治疗组，即标准常规治疗组(即刻/正压复苏，在院前救治期间输入 2L 晶体液)和延迟复苏组(延迟/低压复苏，到达手术室之前不给予输液)，共观察了 598 例病人，从受伤到达急诊室的平均救治与转运时间为 30 分钟，到达手术室之前平均为 50 分钟。延迟复苏组在此期间平均输入液体 800ml，标准常规治疗组在同样的时间内平均输入晶体液 2 500ml 以及 130ml 血液。两组病人到达手术室时的血压基本相似，但延迟复苏组能达到自主止血，所接受的输液量少于标准常规治疗组。延迟复苏组(延迟/低压复苏)痊愈率(70%)明显高于标准常规治疗组(即刻/正压复苏，62%)。洛杉矶医学中心 1996 年的一项关于创伤的回顾性报告支持上述结果：病人都是由私人交通工具送到医院，未进行过院前液体复苏，其预后明显好于那些由相关医疗救治机构转运来的病人。

近年来大量的动物实验和临床研究表明，对未控制出血休克(uncontrolled hemorrhagic shock)病人大量快速液体复苏可增加血液丢失，引起血液过度稀释，血红蛋白降低，减少组织氧供，加重代谢性酸中毒。动物实验及临床研究结果表明，限制性液体复苏(restriction resuscitation)即低压复苏对未控制出血休克的效果优于正压复苏，可降低病死率、减少再出血率及并发症。但低压复苏具体控制多高血压，维持多少时间，目前学术界仍有争议。成立于 2005 年的欧洲创伤出血高级处理多学科特别工作组(The multidisciplinary Task Force for Advanced Bleeding Care in Trauma)自 2007 年开始发布《创伤后大出血和凝血病处理欧洲指南》(*The European guideline on management of major bleeding and coagulopathy following trauma*,以下简称《欧洲指南》),之后分别在 2010 年、2013 年、2016 年和 2019 年进行了更新。在 2013 年发布的更新版中,推荐在不伴脑损伤的创伤后初期大出血控制之前目标收缩压维持在 80～90mmHg(1C 推荐),合并失血性休克和严重 TBI(traumatic brain injury,创伤性脑损伤)(GCS≤8)的病人则推荐维持平均动脉压≥80mmHg(1C 推荐),而在 2019 年最新发布的第五版《欧洲指南》中,也继续维持了上述复苏血压的推荐(仍为 1C 推荐)。

近年来研究的高张盐溶液包括高渗盐右旋糖酐注射液(HSD,7.5%NaCl+6% dextran70)、高渗盐注射液(HS,7.5%、5%或 3.5%氯化钠)及 11.2%乳酸钠等高张溶液,其中以前两者为多见。研究表明休克复苏时 HSD 扩容效率优于 HS 和生理盐水。一般认为,高张盐溶液通过使细胞内水进入循环而扩充容量。有研究表明,在出血情况下,应用 HSD 和 HS 可以改善心肌收缩力和扩张毛细血管前小动脉。有研究证明高张盐溶液的免疫调理作用。对存在颅脑损伤的病人,有多项研究表明,由于可以很快升高平均动脉压而不加剧脑水肿,因此高张盐溶液可能有很好的前景。

灌注监测可以通过生命体征、动脉血气、剩余碱、乳酸,配合由胸腹腔引流丢失来了解。以机体氧运输和氧消耗的脱依赖状态以及血浆乳酸水平的正常作为复苏终点。要求动脉血乳酸浓度<2.0mmol/L,碱缺失>-4mmol/L,核心温度>35℃,血红蛋白水平>10g/dl,血细胞比容>30%。

2. 纠正凝血功能障碍 严重伤员一方面因大量失血,可造成血细胞及凝血因子的大量丢失,导致凝血功能障碍;另一方面,创伤后组织因子活化、全身炎症反应等因素使病人早期处于高凝状态,大量消耗凝血因子,促发凝血功能障碍。自 2013 年以来,《欧洲指南》推荐将低初始水平血红蛋白(hemoglobin,Hb)作为严重出血相关凝血病的一个指标(1B 推荐),推荐将重复 Hb 测量作为监测出血的实验室指标,因为初始在正常范围的 Hb 值可能会掩盖出血(1B 推荐);另外包括凝血酶原时间(PT)、活化部分凝血活酶时间(APTT)、纤维蛋白原、血小板和(或)血栓弹力图等实验室指标对凝血功能进行早期或连续性常规监测(1C 推荐)。严重创伤病人围手术期应动态进行 Hb、血小板(PLTs)、凝血酶原时间(PT)、部分凝血活酶时间(PTT)、纤维蛋白原水平等凝血指标监测,并根据这些参数变化来指导血液成分补充。在容量复苏过程中应注重红细胞及凝血因子的补充,第一个 24 小时输浓缩红细胞、新鲜冰冻血浆及血小板各10U,要求其达到指标:凝血酶原时间<15 秒,血小板>100×10⁹/L,纤维蛋白原<1g/L 时输注冷沉淀,要求达到 1g/L。积极输入新鲜冰冻血浆和血小板是纠正凝血障碍的关键。低温条件下,即使补充凝血因子也难以纠正凝血功能障碍,因此应及时纠正低温。

液体复苏的凝血因子和血小板稀释发生早,伴凝血异常延长,但即便临床观察到凝血障碍,仍可能不能被实验室检查确定,表明除凝血因子和血小板的水平变化外,其他凝血因子参与了凝血障碍。低体温引起凝血机能障碍不会被凝血酶原时间(PT)和活化部分凝血活酶时间(APTT)延长证实,因为凝血检查是在 37℃条件下而不是病人的实际核心温度水平完成。

低体温导致血栓素 B2 产物温度依赖性故障并改变酶动力学,后者延迟血小板聚集的启动和传播。尽管补充血小板,但血小板功能障碍。在这种情况下,继续出血是输血小板的适应证,即使血小板计数"正常"。凝血因子和酶反应具有 pH 值依赖性,严重代谢性酸中毒可直接影响血液正常凝固。库血中柠檬酸可能会降低钙离子浓度,并促进凝血紊乱。快速输血浆蛋白也可以降低钙离子化水平,可能为钙离子与血浆蛋白上面的阴离子受点结合的结果。通常大量输血时钙可以按经验补充,但准确的钙补充可依据直接离子钙测定。

低体温和纤维蛋白产生及降解失衡引起纤维蛋白降解增加,也可能导致过度出血。广泛组织损害、低血压,特别是头部伤和肺损伤,可引起纤维蛋白降解作用过度,并导致弥漫性血管内凝血,伴有血液凝固延长、纤维蛋白原降低、D-二聚体升高和血小板降低。在 DCS 的情况下常规实验室检查评估凝血功能受限制,一直主张血栓弹力图(thromboelastogram,TEG)作为测定凝血异常的一种技术,并提供纤维蛋白溶解活性和血小板功能的有关信息。TEG 由最初血小板-纤维蛋白相互作用评估血液凝血,从血小板聚集、血凝块加强和纤维蛋白交联,到血块溶解,约 20 分钟,适用于 ICU 和手术室,简化凝血障碍的诊断,并可能是需要输血的早期预报指标。而活化凝血时间（ACT）被认为与总体凝血状态有关，ACT 升高是凝血系统储备已接近枯竭的客观指标。

DCS 的病人应该输新鲜血，如果可能的话用新鲜全血。然而，目前更多地使用成分血，使全血应用非常有限。起初血小板可以按经验应用，并根据进行性失血、输液需要和血小板计数重复使用。在大量输液和 DCS 的情况下早期保持血小板计数 $>100\times10^9$/L 将提供一个安全范围。随着酸中毒、凝血障碍消退及体温接近正常，较低的血小板计数（$50\times10^9\sim75\times10^9$/L）可能是一个更合适的水平。

FFP 的需求较少能预报，由于凝血因子 V 和凝血因子 Ⅷ 具有较大的正常范围区间，即使其水平下降到正常的 20%，如果血细胞比容和血小板计数得以维持，可能仍不会导致凝血障碍。大量输血时 FFP 起初也按经验补充，然后根据检验结果决定是否继续需要。一旦补充了血容量且出血没有控制，补充 FFP 10～15ml/kg，或按经验开始给 4U，然后 FFP：PRBC 按 2：5 比率补充。应反复进行凝血检测包括纤维蛋白原，因为大量输血时可能不提供足够的纤维蛋白原，如果测定纤维蛋白原水平 <1g/L，应当给予冷沉淀 10U。但如果低温没有同时纠正，给予血小板和凝血因子仍然无效。补充血液成分直到 PT 和 APTT 达到小于 1.5 倍正常值，血小板计数超过 100×10^9/L 和纤维蛋白原大于 1g/L。

重组活化因子 Ⅶ（rFⅦa）的作用近年受到重视，对创伤病人凝血紊乱具有治疗作用，并取得惊人效果，使标准治疗程序失败的濒死创伤病人出血得到控制，不同剂量和疗程应用的临床研究已大量开展。如果给予 10U PRBCs、10U 血小板、10U FFP、10U 冷沉淀后，尽管采用了其他所有的方法纠正凝血功能紊乱包括手术和栓塞，出血仍继续，这时按 100μg/kg 给予 Ⅶa，必要时可更高剂量或重复使用。

浓缩红细胞包含较少血浆和很少血小板或凝血因子。输入约 7U 的浓缩红细胞后，大多数病人需要输新鲜冰冻血浆和血小板。美国麻醉医师协会建议浓缩红细胞、血浆和血小板的比例为 1：1：1。目前该建议也被美国创伤外科医师协会和美军战术战伤救治指南（tactical combat casualty care，TCCC）所采用。

3. 恢复体温　对休克病人采用常温复苏还是低温复苏存在不同认识。对合并颅脑损伤的病人控制性降温和正常体温相比显示出一定的积极效果，相关研究显示可降低病死率，促进神经功能的恢复。入院时 GCS 评分 4～7 分的低血容量休克合并颅脑损伤病人能从控制性低温中获益，应在外伤后尽早开始实施，并予以维持。美国 Safar 复苏研究中心对休克进行低温复苏的研究，目的是延长救治的"黄金时间"，防止休克失血造成的心脏停搏和复苏后多器官功能损害。其研究表明，对出血未控制性休克复苏时通过表面冷却的方法达到轻度低温（35℃），可提高动物的存活时间和 72 小时存活率。但也有研究发现，对于严重创伤合并休克的病人，低温复苏虽然对神经功能的恢复有利，但并不能降低病死率。由于低体温对机体的一系列严重影响，对严重低血容量休克伴低体温的病人一般主张应及时复温并维持体温正常。复温过程应该一直持续到体温正常，没有凝血功能异常的临床表现，各项凝血指标恢复正常。

温度控制依赖热量产生和丧失之间的平衡，由中枢神经系统调控，热量通过传导、对流、蒸发和辐射等损失。因此应从受伤场所开始采取措施以减少热量损失，包括减少灌注、推迟照射、减少复苏液体和操作等。对年幼及老年病人应特别重视。升高室温 >28℃，覆盖并隔离病人，减少传导、对流和辐射热量丧失，减少不必要的暴露，保持病人干燥，移去湿的床单/衣物以减少热量蒸发丧失，使用复温毯等。

静脉内给予低温液体可非常快速的降低体温，因此所有补充的液体都应该加温，可采用液体恒温装置。各种侵入性复温技术，包括洗胃、膀胱冲洗、胸腔和腹腔灌洗等，虽然都可能有潜在用途，但往往难以有效实施，特别是对多发伤病人。

4. 纠正酸中毒　严重创伤病人往往有乳酸酸中毒，反映了低血容量导致氧输送不足时无氧代谢的程度。酸中毒促进了凝血紊乱性出血，造成持续失血，凝血紊乱、低血容量症又加重酸中毒，形成恶性循环。因此，纠正酸中毒需要控制出血和通过输血输液改善氧输送。如果病人对容量和红细胞补充反应不明显，且 pH 值 <7.2 造成心肌抑制，应考虑使用正性肌力药/血管加压药。酸中毒大大增加呼吸系统的负担，必须持续通气支持。

pH 值 >7.2 时可直接静脉使用碳酸氢钠纠正代谢性酸中毒，但因为众所周知碳酸氢盐的不利影响，最好不要使用。已确定急性肾功能衰竭的病人应早期使用 RRT 支持,可能有利于更迅速纠正病人酸中毒(尤其是应用碳酸氢盐透析液),并提供一个最佳的代谢环境。持久性代谢性酸中毒和碱缺失是创伤病人预后不良的一个指标。虽然最初的乳酸水平可能不能预测,但 48 小时内乳酸清除差是很强的死亡先兆。DCS 病人乳酸性酸中毒的纠正提示复苏效果较好。持续酸中毒也可能代表心排血量减少、氧输送减少或氧利用异常,需要连续监测,反复客观地评估和制定适当的复苏终点。

5. 血管造影及栓塞治疗 所有手术可控的出血可通过手术得到控制,但有些出血手术难以解决。这些病人部分可经血管造影术栓塞治疗。紧急手术后的血管造影应考虑用于复杂肝损伤病人(如深部或经过肝脏的枪弹伤),手术中确定有明显的腹膜后、骨盆或深部肌肉损伤、手术难以确切止血者也应当考虑血管造影术。血管造影术可显示活动性动脉出血及对栓塞的需要。病人能安全转运至血管造影室需要 ICU、外科和放射人员之间的协调,在血管造影室期间病人需要与 ICU 和手术室一样的监护及持续复苏,以确保安全完成检查及治疗过程。

6. 并发症防治 DCS 病人的并发症时有发生,许多并发症是可以预测的,且可早在 ICU 阶段启动防治策略。常见并发症有腹腔间隙综合征、严重感染、应激性溃疡、急性肺损伤及 ARDS、静脉血栓等。

由于进行性内脏膨胀、膨胀性血肿以及使用腹部填塞等引起腹腔内压(IAP)增高,增高到一定程度时,会导致多个器官系统功能障碍,称为腹腔间隙综合征(abdominal cavity crevice syndrome,ACS),通常认为 IAP>20mmHg,腹腔灌注压<60mmHg(平均动脉压减 IAP),并伴有单个或多个系统器官功能衰竭时可诊断 ACS。需要注意的是 ACS 在开放腹腔时也可发生,因而需要经常评估 IAP,并在必要时调整腹腔伤口关闭情况。据报道经历了剖腹手术并发现有严重肠损伤或空腔脏器损伤的病人中多达 14% 发生 ACS,国外文献报道 ACS 病死率高达 29%~62%。ACS 的发病机制尚未阐明,目前认为与直接压迫、血管渗漏、缺血/再灌注损伤、血管活性物质释放及氧自由基等综合作用引起受损脏器水肿、细胞外液大量增加有关,而过多的液体复苏、再灌注损伤、烧伤、腹腔填塞和腹膜内出血则是导致战伤 ACS 的因素,尤其在大量液体复苏时血管通透性增加可致严重内脏器官水肿。严重创伤病人由于组织缺血缺氧、毛细血管通透性的增加、腹水形成及内脏器官的水肿,更易导致 IAP 的升高而引起 ACS。IAP 升高导致肠道及其他腹内、腹膜后脏器灌注不足并缺血,诱发缺血再灌注损伤、炎性细胞因子释放等病理生理改变,并导致脏器水肿、细胞外液大量增加。在大量输注晶体液(含电解质液、等渗葡萄糖液)的情况下,因血液高度稀释,胶体压下降、静水压上升,进一步加重了渗出和组织水肿,并导致腹内高压(IAH)恶性循环性加重。因此,在控制出血性损伤后大量补充血容量时,应充分注意防止引起 ACS。ACS 需要预防和(或)早期识别,临床上可通过存在张力性腹部膨胀、气道峰压增高、通气不足、低氧等识别,但这些结果是非特异性的,也可见于其他病理改变。腹腔内容物急性膨胀引起 IAP 升高,影响心血管、肾脏和肺功能。ACS 可能影响多个器官,临床表现由减少的前负荷(减少的静脉回流)和增加的全身血管阻力导致末梢器官灌注减少造成。ACS 对肺部功能产生较大影响,病人表现为因肺容量减少(由于膈肌动度受限)而引起的呼吸功能不全,机械通气病人会表现为高气道峰压,引起进行性低氧血症和 CO_2 潴留;ACS 可引起静脉回流减少和全身血管阻力增加,导致心排血量下降 30%~40%;而尽管有足够液体复苏,但 IAP 大于 30mmHg 时由于肾静脉压增高及肾血管阻力增加,导致肾灌注压下降、肾血流减少,可出现少尿。严重的头部外伤病人 IAP 达到 25mmHg 也可导致颅内压增高和颅内灌注压降低。因此在血流动力学稳定后,纠正液体正平衡状态并减轻水肿便是当务之急。在病人肾功能轻至中度损害且血流动力学稳定时,可输注胶体溶液如白蛋白以提高胶体渗透压及应用利尿剂等治疗。如肾功能进一步恶化,利尿剂治疗常常效果欠佳,此时 RRT 对降低 IAP 及改善脏器功能效果良好。IAP 可用直接和间接方法监测,直接测量时将导管放置在腹腔连接到压力计或压力传感器测量,间接测量时采用胃内和膀胱压力监测。使用 Foley 导管测膀胱压力间接评估腹内压诊断 ACS 是临床上常用的方法之一。部分充盈的膀胱顺应性非常好,是用于评估周围腹腔内压的准确方法。需要干预的确切腹内压高压数值仍不清楚,一般认为 IAP 大于 30mmHg 时需要紧急再手术和减压,因此当怀疑 ACS 时,需要剖腹减压或者替代干预措施(如松解腹部敷料)以缓解腹部敞开病人的 IAP,如果不处理会导致死亡。

早期应用 H_2 阻滞剂或质子泵抑制剂可预防应激性溃疡。早期肠内营养也具有胃肠黏膜保护作用，但需要在酸中毒纠正和内脏灌注充分的情况下才能接受。压缩长筒袜和肢体气压治疗应早期应用，以防止肢体深静脉血栓形成。在凝血障碍纠正后，可适当应用低分子肝素预防静脉血栓形成。由于胸部创伤、低血压和大量静脉补液或输血等，这些病人有发生急性呼吸窘迫综合征（ARDS）的高风险，因此应采用肺保护性通气策略。此外，需要严格感染控制，抗生素的合理使用尤为重要，抗菌药物预防性应用必须受到严格限制，应针对性选用抗生素。不加控制地应用广谱抗菌药物将诱导细菌耐药性产生，必须加以避免。

（四）确定性手术

如果病人的代谢性酸中毒、低温、凝血功能障碍得到纠正，生命体征平稳，治疗即进入第三阶段，对病人实施确定性手术（definite operation），一般在初期手术后 24～48 小时内进行。手术时先取出填塞止血敷料，清除血凝块和液体，充分冲洗腹腔并进行彻底探查以防止遗漏损伤，检查初期手术所处理损伤脏器的情况，对仍然存在的活动性出血进行彻底止血，然后对损伤的器官组织进行确定性处理，包括清除坏死组织，实质脏器的修补、切除或部分切除，空腔器官损伤修补或切除吻合，受损伤消化道重建，血管损伤的修复等，并放置鼻空肠管或空肠造口营养管。术中要注意液体的继续补充，如果病人出现生命体征不稳定或内环境紊乱，则需要重复损害控制的分期治疗程序。

二、严重胸部创伤 DCS

胸部损伤 DCS 有两个范围层面：急诊室的损伤控制手术和手术室损伤控制手术。只有症状和体征提示当胸部损伤导致伤员处于极端危急状态时，才考虑在急诊室进行急诊开胸手术。文献回顾显示，平民创伤复苏性开胸手术中，穿透伤存活率为 8.8%～11.1%，钝性伤存活率为 1.4%～1.6%。一项战争环境相关的分析中，94 名穿透伤复苏性开胸病人中 12 名存活，而 7 名钝性伤病人无人存活。值得注意的是，这项军事研究将急诊室开胸手术指征扩大至针对处于极端危急状态的腹部损伤（30%）及四肢损伤（22%）病人的复苏性开胸手术。胸部 DCS 的目标是用最容易的技术最快实施最小的确定性修复，尽可能缩短手术时间。有一些损伤可以简化手术，一旦生理功能恢复，需要再次手术。胸部创伤 DCS 主要紧急手术解除心脏压塞、胸部血管损伤引起的出血结扎或修复损伤的血管，严重的肺及支气管损伤可行紧急肺部分切除，膈肌损伤行修补。术后复苏及生命支持，病人情况改善后行确定性手术，如肋骨骨折的内固定、食管损伤修补、血管损伤暂时分流者行确定性修补或血管重建等。

（一）急诊室开胸术

胸部创伤最可能需要 DCS 的是不稳定胸部穿透伤病人，而损害控制应从急诊室开始。术前给予气管内插管以确保气道通畅，锁骨中线第二肋间穿刺或/和放置胸腔闭式引流管，缓解张力性气胸。建立大口径的中心及外周静脉通道行液体复苏并采血行交叉合血。如果可能，通过查体或放射检查评估潜在的伤道。

应用急诊室开胸术（emergency department thoracotomy, EDT）的主要目的在于：①通过观察左肺膨胀确认通气支持；②打开心包缓解心包填塞，解除心脏压塞；③使用阻塞压迫和夹闭降主动脉以恢复心脑的中心性灌注；④直接胸内心脏按压以建立暂时的人工血液循环；⑤控制可见的胸内大出血，为控制腹腔大出血而阻断胸主动脉。EDT 的基本步骤包括同时进行的建立气道和通气支持下的左侧前方开胸术、对侧胸腔的置管引流术、大口径静脉通路的建立、开始大量输注 1∶1 的新鲜冰冻血浆和红细胞或者使用新鲜全血等。开胸手术中，大致在第五肋间的左前侧胸做切口（标准切口从胸骨缘沿第五肋间至腋中线），并向胸壁下延长切口，用刀快速切开或梅奥剪的一个刀片插入第六肋头侧的胸膜腔前后打开胸壁肌肉至肋间肌到胸骨缘水平。切口必须沿着肋骨曲度以避免不小心横断肋骨，使肋间神经血管束的损伤减到最小，并避免形成对术者可能造成医源性损伤的锐利骨缘。在肋骨上分离肋间肌，肋骨撑开器放入开胸切口，手柄向下朝向床放置来暴露左侧胸腔。左手放在肺的外后方，手掌对肺实质。快速分开纵隔胸膜，用手指分离后仔细环绕主动脉上血管钳。DeBakey 手术钳钳住心包向前朝向膈神经,为了不损伤膈神经,用梅奥剪于头尾垂直方向由主动脉根部至心脏顶端扩展切口完全打开心包,心脏压塞就被解除,心脏得到显露并可移至左侧胸腔。如果观察到心脏有明显的活动性出血,首先可以用手指压迫控制出血,降主动脉也可以用手挤向脊柱或用血管钳夹住止血。将肺推向前方有助于暴露后纵隔及主动脉,暴露后纵隔后,切开壁层胸膜,为了越过主动脉插入大血管钳,切口钝性向前后沿脊柱扩展。直视可以避免因疏忽而将血管钳夹住食管或夹到主动脉损伤平面以下而加重出血。获得视野和血管控制的辅助方法包括助手向前挤压肺,暂时阻断病人正压通气,或者如果病人心肺状态能耐受单肺通气则行右侧主支气管插管通气。下肺韧带必须从横膈锐性分离以充分暴露纵隔结构。

尽管大部分术者用手握住心脏行心脏按压(由于空间限制一般使用手指),但是一个手掌位于心脏后方将心脏向上挤向胸骨的按压更为有效。心脏穿透伤的出血首先可以通过手指压迫或堵塞控制,心房出血也可以通过暂时血管钳夹闭控制,再以 3.0 Prolene™ 缝线行简单连续缝合修补。如果手指压迫堵塞不足以控制心室出血,可以通过 Foley 导管或 Fogarty 球囊填塞、缝合修补或钉住(对小的撕裂快速有效)来控制。如使用 Foley 导管,先用晶体液充分冲管以避免空气栓子经由导管进入受伤的心脏。通过缝合修补心室控制出血时,最重要的是避开冠状动脉(也就是避免意外结扎),在靠近心脏裂口的同时使用垂直褥式缝合把带纱布垫片的缝线系在可能伤及的冠脉对侧。

主要胸部血管的出血控制可以通过直视下夹闭或压迫出血的血管实现。当需要另外暴露右心或右半胸时,左前开胸术便转变为翻盖开胸术。翻盖开胸术在使用 Gigli 锯、Lebsche 刀、重骨切割性或电胸骨锯横断胸骨后通过右侧第五肋间隙扩展切口,在乳头下以微 S 形扩大切口至右胸,这种切口对前、上纵隔以及胸膜间隙有最佳暴露。开胸术后乳房内动脉的血管处理对控制进一步失血很重要,可通过夹闭或缝合结扎实现。

可以用闭合器紧靠伤口迅速切除损伤的肺组织。来自肺的大出血或气体渗漏可以通过环绕肺门夹心耳钳或分开肺下韧带沿轴心扭转肺 180° 暂时缓解。经皮放置一个充好 30ml 气囊的 $16^\#\sim18^\#$ Foley 导管通过伤口在第一肋骨并对着胸壁牵引压塞损伤血管可控制来自胸廓出口的出血。如果损伤血管确定来自胸廓内,可接近损伤横行上一血管钳。可用手指压迫控制出血直到在手术室做一个更好的切口获得到达损伤血管的通路。一旦出血、心脏压塞和大量空气泄漏得到控制,只要病人生理情况允许,将病人送到手术室进行确定性修复。

(二) 手术室急症手术

当心律恢复并且暂时控制出血后,病人应迅速转到手术室。这种病人存在发生凝血障碍、酸中毒和低体温"致命三联征"这一严重并发症的高风险,因此必须在复苏过程中努力防止和治疗。进入手术室后,病人仰卧位双上肢放于侧面并微向头侧展开,备好术中用血,迅速完成手术准备和消毒铺巾,放置动脉导管等行血流动力学监测,室内加温并预防热损失。

1. 心脏损伤 心脏损伤经急诊室最初处理后,现在心脏伤口可以彻底修复。如有需要,可使用 3-0 或 4-0 聚丙烯缝线缝合加强,允许肌肉组织的重叠缝合,同时缝合心室伤口时用特氟龙条或心包制成纱布状物来防止通过心肌打结时切割造成心肌撕裂。所有心脏穿透伤应怀疑心脏后壁损伤,应垫高后面抬起心脏仔细检查,如有损伤及时修复。另外,最重要的是在缝合修补心脏时避免结扎冠脉。远端冠状动脉割伤或横切可放心结扎,近端损伤可选取大隐静脉吻合修复。战时冠状血管的损伤通常要求结扎,因为缺乏冠状血管再建需要的心脏旁路技术人员、旁路泵和心脏外科医生。

2. 肺损伤 肺和支气管 DCS 目的在于控制出血和漏气。创伤开胸的病人不到 20% 需要肺切除。肺损伤的治疗包括肺出血楔形切除、肺段切除、肺叶切除术和全肺切除术。肺损伤 3 个主要的 DCS 为:①非解剖性肺切除;②肺支气管段切断;③肺切除术。非解剖肺切除使用 GIA™ 或 TA™ 直线切割缝合器对活动性出血和漏气的外周肺损伤处理是首选,相对于解剖切除的优势在于不必建立正式肺叶手术平面从而减少时间,但肺出血或伤口出入口对合缝合可导致肺实质内持续出血,且流出支气管的血液吸入未受伤害的肺,如果肺缝合或非解剖性肺切除后有更严重的持续出血,则必须行进一步暴露和修复或者结扎。当这种情况发生或者肺组织穿透伤大量出血,应行肺束切断术,将两个长血管钳放置穿过肺伤口段并夹住,在血管钳间切断肺组织,肺边缘以 GIA™ 或 TA™ 直线切割缝合器关闭。或者当 GIA™ 缝合器可以很好地穿过肺组织和子弹创面,在出血来源处形成线性通路时直接用 GIA™ 缝合器完成手术。有显著出血的大伤口初期可通过暂时钳夹肺门控制,这也避免了有显著漏气采用正压通气时病人发生空气栓塞的可能性。然后检查伤道确定出血的血管被结扎,空气泄漏得到控制。这种方法可避免肺叶切除或全肺切除以容许保存肺组织和提高生存率。如出血点在肺组织基部,可用 4-0 或 5-0 血管线缝合。对于有肺部整体或肺门组织损伤的病人,肺切除(肺叶切除或全肺切除)是最后选择的方法。如果时间和病人生理情况允许,应当完成血管和支气管分离和控制,以容许保留更多的肺组织。然而,在损害控制中,大的切割缝合器可放过血管和支气管以及整块肺,这允许快速叶切除术或全肺切除。随着肺切除越广泛,死亡率逐步递增,且与损伤严重程度无关。单肺切除创伤病人的死亡率大于 50%。气管束大的漏气或较多的肺出血可以通过切断下肺韧带或夹闭肺门暂时控制,也可以将肺绕肺门扭转 180°。当必须行肺切除或肺门夹闭时,肺门应缓慢夹闭,以给另一侧肺适应机会,复苏液体量也应最小以避免必然发生的急性右心衰。肺门血管和支气管结扎应独立、分层进行或缝扎并用胸膜或其他易活动的软组织如颈内肌支持。

3. 胸腔内血管损伤 胸部穿透性血管损伤或主动脉和邻近动脉以及分支静脉血管等胸部血管损伤时,其基本的治疗原则是充分暴露以获得最佳的控制近端和远端血管并重建血流。左前外侧开胸术可容许近端控制,但往往不能提供足够的显露完成远端控制或修复,需要行正中胸骨切开术或锁骨上延伸以提供显露,当远端控制很难获得时,可以直视下放一根 Fogarty 导管通过伤口到远端管腔以达到控制。获得暴露和控制后,常常可以完成一期修复。当一期修复不能完成时应放置移植物。主动脉损伤需要修复。根据经验,尽管在极端环境下主动脉损伤可以用粗线缝合或脐带胶带将大孔径胸管固定在受伤部位上下得以暂时分流,但侧面的主动脉缝合或基本的无张力修补更可取。对大于 5mm 的血管,可选择聚四氟乙烯或针织涤纶导管。如果病人处于濒死没有足够时间缝合,可选择放置一个临时分流,阿盖尔(Argyle)颈动脉分流可放入血管作为临时措施,当病人生理上恢复后进行后期修复。Wall 等描述使用胸导管分流主动脉。

左前侧开胸可以控制降主动脉损伤。左前侧开胸限制了暴露邻近的左锁骨下动脉和左颈总动脉,而传统的后外侧开胸更容易完成。"书卷"或"活盖"入路能更好暴露大段的左侧颈总和左锁骨下动脉,但该方法由于不为医生熟悉而很少使用,并且有臂丛神经和肋骨连接牵拉伤并发症的风险,导致神经和上背部疼痛综合征,因此只有控制出血和修复绝对需要时才使用。特殊的控制锁骨下动脉出血的更好方法是通过第三肋间隙切口前侧开胸联合单独的锁骨下切口最终修复,锁骨切除使锁骨下动静脉尤其是更末端血管容易看到。

主动脉弓损伤的确定性修复通常需要正中开胸入路。一般情况下,纵隔血肿切开会看不清出血来源,因此打开心包并向上探查血管更为有用。为了区分无名动脉,须分离左侧无名静脉,然后继续向头侧分离。由于相关血管直径大,对出胸动脉最好的处理方法是使用人工导管进行分流,但在 DCS 情况下不太可能。对于困难的锁骨下动脉损伤如果没有时间来建立分流且病人濒死时,可以结扎锁骨下动脉。在极端环境下,由于颈部和肩峰区域丰富的侧支循环可以维持灌注,大部分主动脉弓动脉可以单独结扎,但结扎颈血管存在中风风险,结扎锁骨下和无名动脉有肢体缺血风险。上腔静脉损伤需要修复,受损的颈静脉、无名静脉或其他胸部静脉损伤可以通过侧壁缝合或结扎修复。如果行修复或重建时,受损的腔静脉也可分流。

4. 气管、支气管的损伤 气管的远端一半位于胸腔内。气管、支气管树损伤罕见。钝性外伤是气管这一区域损伤的最常见原因。但因钝性外伤紧急开胸手术由于其他相关的损伤几乎总是徒劳的。大约 18% 的远端气管或支气管受伤是由于穿透伤引起。对于任何创伤病人,较之其他措施,气道首先应当安全。紧急情况下,怀疑气管损伤时,可以通过伤道气管置管。在损害控制程序中有安全的气道情况下,支气管损伤可以钳夹肺门阻止空气泄漏,气管损伤可以无张力一期修复。缝针跨过软骨环确保气管环黏膜-

黏膜对拢,线结应放在对合处呼吸道外,以减少缝线肉芽肿或狭窄的可能性。可用肋间肌瓣加固,以减少支气管胸膜瘘形成的可能性。在远侧支气管损伤时,应当用肺叶切除或肺切除治疗。

5. 食管损伤　大多数食管损伤由枪弹伤等穿透伤造成,发生率较低。钝性食管损伤极其罕见。颈段食管是最常见损伤部位。根据受伤部位、时间及污染程度决定是否行一期修复。损伤小于50%食管周长时可在清创后分层闭合,由于修补精细,需要加用胸膜、肋间肌、心包或网膜做支撑。如果损伤大于50%食管周长或者病人生理状态差,可局部切除食管损伤处并间断吻合,邻近食管必须用鼻胃管吸净,同时给予胃减压(即胃造口管)和空肠造口喂养,但这些在彻底修复时可以完成。患侧胸腔必须由大口径(32Frech 或更大)胸管引流干净。然后在病人伤情稳定后行确定性手术恢复食管连续性或行颈段食管切除。如果受伤时间超过24小时,用颈部食管造口术或胃造口术,一旦生理状况恢复,必要时行二期手术。

第二种方法是在食道接近损伤处安置一个塞伦槽,并作为生理储备衰竭的食管损伤病人的首选。无论是一期修复与否,胸段食管损伤者均通过胸腔置管充分引流。在确定性手术中,外科医生将根据用时、组织外观和周围的炎症反应,决定是否一期修复。

6. 临时关胸　损害控制性开胸术的关闭可能存在较复杂的问题。经常一旦胸腔出血已经缓解,主要失血源来自胸壁血管。低体温凝血紊乱病人可能有来自这一来源的外科或非外科性出血。手术末期可用巾钳钳夹切口暂时关闭胸腔以减少热损失,但不具备胸壁止血能力,需要可行血管造影。如果生理情况允许,将胸廓、肌肉和皮肤连锁缝合一起关闭,可提供更好的胸壁止血作用。如果应激反应重、心脏膨胀显著,关闭胸腔可能使病人心输出量减少、影响正常通气、表现为低血压时,可选择使用波哥大袋提供暂时覆盖以维持胸腔内压力。

(三)术后 ICU 处理

术后 ICU 处理的要点是复温、纠正凝血障碍和复苏。如果出血需要动脉造影,应该在转移到 ICU 之前完成。肺损伤的病人接受了肺出血楔形切除或肺段切除者,可应用支气管镜检法行肺灌洗,以防止进一步肺损伤,同时继续加强复苏。病人在 ICU 有进行性出血是一个非常具有挑战性的问题。很难判定出血是外科本身引起的还是由低体温和凝血障碍引起的。有进行性外科出血的病人可能没有纠正凝血障碍及恢复正常温度。然而,由于非外科出血,而将不稳定的病人返回手术室手术可能是致命的。因此,是否手术应该由外科医生会同 ICU 医生在对病人情况进行全面评估的基础上做出决定。病人做了简化手术,如血管分流、有计划分流的血管结扎或病人需要更正式的食管修补,一旦生理状态恢复,应该回到手术室,以标准的处置流程完成确定性手术并关闭胸壁切口。

三、严重颅脑损伤 DCS

颅脑损伤在全身各部损伤中约占 15%,仅次于四肢损伤而居于第二位。严重颅脑损伤或以颅脑损伤为主的严重多发伤病人在临床中屡见不鲜,显然并非所有病人都适用 DCS,在条件允许时一次性为病人修复损伤解决问题仍是必要的,但仍然会遇到一些特殊情况或一些特殊类型病人,无法或无条件一次性为病人解决问题,或病人本身已无条件承受大型正规手术所带来的二次打击,在此类情况下贯彻 DCS 理念对病人实施紧急救治意义非凡。损害控制神经外科(damage control neurosurgery,DCNS)是 DCS 理念在神经外科领域中的具体延伸,旨在为提高神经外科临床医师对危重病人的救治成功率及对手术术式的选择提供指导。虽然国内尚未形成系统的理论体系,但许多临床医师在危重病人的救治中常常不自觉地运用 DCS 理念,因为 DCS 的实施可明显地提高救治成功率,尤其是挽救原本认为不可挽救的危重病人。而严重颅脑损伤 DCS 的顺利实施,要求神经外科医生与创伤救治团队紧密合作,而且要熟悉创伤救治团队的做法。

(一)严重颅脑损伤 DCS 的适应证

严重颅脑损伤或以颅脑损伤为主的严重多发病人实施 DCS 的适应证,大致包括两个方面:①手术条件欠缺。在战争、地震、特大交通事故等情况所发生的大规模群死群伤事件中,因短时间产生大量需要救治的伤员与救治力量相对有限之间的矛盾,无条件同时实施大批伤员的救治;或在偏远地区,受医疗条件或技术限制,无法完成大型或精确性颅脑手术的情况下,实施 DCS 的救治理念尤显重要。②病人自身条件欠缺。部分严重颅脑损伤或以颅脑损伤为主的严重多发伤病人因大量失血、长时间休克或基础疾病较重,术前器官功能代偿能力已达极限,虽有强烈手术指征,但病人身体状况已不能耐受长时间麻醉及手术打击,贸然手术可能导致病人术中或术后死亡,故要求在把握手术指征的同时选择合适的术式,减少手术创伤本身对病人的二次打击,降低病人死亡率。

(二)严重颅脑损伤 DCS 的实施程序

众所周知,脑细胞非常脆弱,其耐受低氧能力极差,短时间内就可造成脑细胞的不可逆性损伤甚至死亡。先进的创伤救治体系要求从受伤到确定性治疗的时间减到最短。在 DCS 过程中强调快速诊断、快速完成手术。DCNS 的重要原则是通过早期外科手术控制颅内出血、清除颅内血肿和限制头部损伤的污染。紧急开颅手术,最好在病人到达创伤中心 30 分钟内或受伤后 60 分钟内进行。这些时间限制可作为评价救治质量的指标。DCS 在严重颅脑损伤或以颅脑损伤为主的严重多发救治中尚未形成统一的指南,其实施程序大致可以概括为:

1. 判断伤情并紧急处置　由创伤救治团队和相关专科医生共同在急诊抢救室评估病人,发现立即危及生命的主要伤情如呼吸道是否通畅,有无出血、休克、气胸、脑疝等危急情况等并紧急处理,同时积极抗休克、体表活动性出血的止血、骨折的简单固定、血气胸的闭式引流等。

2. 控制性手术　如需要尽早开始 ICP 监测,通常通过脑室导管进行,以同时达成监测和引流脑脊液减低 ICP 的目的。大多数 ICP 探头置于 CT 扫描后病人较稳定时在急诊抢救室局麻下完成,以便尽早监测 ICP,并随后在手术室及 ICU 处理中继续监测,如需行紧急开颅手术则同时植入 ICP 探头;对急诊开颅手术指征强烈或已脑疝形成的病人,须立即手术挽救病人生命,但在条件不允许、无法行正规开颅手术的情况下,可采取先行简化手术,如迅速开颅清除颅内部分血肿及颅内异物、经颅钻孔置管引流等初步处理,暂时减轻颅内高压,缓解脑受压的程度,为病人赢得宝贵的缓冲时间以转院治疗,救治与转运相结合,最大限度地挽救病人生命;在病人机体无法耐受长时间常规开颅手术的情况下,可行控制性手术,如硬膜外及硬膜下血肿病人,可快速开颅清除血肿并彻底止血,留置引流管,不需要追求血肿的完全清除;凹陷性颅骨骨折手术指征明显者可先行骨碎片清除,缓解脑受压及保护神经功能,二期再行颅骨修复;广泛脑挫裂伤、脑内血肿合并脑疝者,可行去骨瓣减压,快速清除压迫效应明显的部分血肿,脑搏动明显恢复后可留置引流,结束手术,以缓解致死性颅内高压,解除脑疝;硬脑膜给予初期缝合,最好在硬膜上面缝合头皮,以使颅内感染的风险降至最低;也有选择用颅骨、颞筋膜或合成的硬脑膜来扩大硬脑膜,这有助于控制因脑肿胀使 ICP 继发性升高;如果有潜在的脑肿胀或有可能会增加脑肿胀,则清除血肿后去除骨瓣;治疗性颅骨切除术显示对弥漫脑肿胀的儿童是有益的,但不常采用,除非 ICP 不能控制;必须遵守治疗的整体优先次序,多发伤病人的 DCS,治疗的优先次序可能必须首先制止急性进行性非颅内出血,或开颅与开腹、开胸术或其他紧急程序联合进行,如病人有大的颅内血肿,或瞳孔散大,GCS 评分低,开颅手术可与其他手术联合进行。同时为病人持续行 ICP 监测,密切监测颅内情况等。

3. ICU 复苏　包括纠正凝血紊乱和低体温、持续液体复苏、改善血流动力学状态及防治应激性溃疡等并发症,并重新检查诊断遗漏的其他损伤。创伤性脑损伤病人的特殊处理包括控制颅内压(ICP),维持正常脑灌注压(CPP),纠正缺氧、凝血紊乱和贫血,预防癫痫。连续监测颈静脉血氧饱和度(JvO_2)能识别和提示颈静脉的去氧饱和的处理,具有价值,但技术要求较高且具有潜在不准确性。连续监测局部的氧张力(PbrO_2)能直接测量脑缺氧状态,在严重 TBI 治疗中具有重要价值。治疗性低体温对重症 TBI 病人的作用需要进一步评价。同时根据需要可以多科会诊,协同处理相应系统器官问题。

4. 确定性手术治疗　通过前期的损害控制及 ICU 复苏治疗,病人生命体征相对平稳,各器官的耐受潜能得到较大的提高,有耐受常规开颅手术或其他器官损伤修复手术的能力,在有必要的情况下,可行确定性手术治疗。

四、严重骨关节创伤 DCS

DCS 策略不仅被广泛应用于腹部损伤,还广泛应用于胸、血管、骨盆和四肢损伤的治疗,大多数文献集中在损伤控制骨科(damage control orthopedics,DCO)。对于严重创伤、无反应的创伤性休克病人,按照 DCO 策略早期实施简化、微创和暂时性手术首先控制活动性出血,暂时稳定骨折部位,避免加重对生理功能的影响,术后立即送入 ICU 继续复苏治疗,待病人的伤情得到有效控制,血流动力学稳定,全身情况改善,再进行确定性手术,可以挽救生命,防止多器官功能衰竭等手术并发症。然而,实践中 DCO 很快被滥用,并应用于生理上不受损害的病人,给病人增加不必要的负担。因此,在严重骨关节损伤的处置中采用 DCS 策略时要严格掌握适应证。

(一)严重骨关节创伤 DCS 的适应证

2007 年,Pape 等人发表了第一个前瞻、随机、对照分析,研究了采用 DCO 或立即确定髓内固定对治疗多发伤伴股骨干骨折的治疗效果,发现稳定和"边缘"生理状态的病人都不能从 DCO 获益,反而会导致更高的脓毒症发生率、延长住院时间和住 ICU 时间,而接受早期确定性治疗(early total care,ETC)的病人急性肺损伤的发生率更低,鼓励在该类病人救治中采用 ETC 而不是 DCO 策略。因此,目前主张推荐 DCO 用于治疗出现生理极限或那些对现代复苏技术没有反应的不稳定/边缘病人。实践中严重骨关节创伤 DCS 主要用于两种情况:一种情况是骨关节损伤合并头、胸或腹部的严重多发伤,需要早期简化手术解决危及生命的损伤,然后复苏及生命支持等生理情况纠正后再行确定性手术。另一种情况是病人高龄、伴有心肺等重要脏器原发疾病,手术耐受性差,无法一次性手术解决复杂的骨关节损伤,而将分期分阶段完成骨关节损伤的手术治疗。骨科损害控制的基本方法是不稳定骨折早期外固定,控制出血,复苏及生命支持,伤后 2 周进行延期骨折确定性手术。

严重骨关节创伤 DCS 的目的主要是稳定伤情,避免超出生理潜能极限,因此,术前对于严重骨关节型多发伤的正确诊断及伤情评估十分重要。多数骨关节创伤病人均可耐受一期常规手术,只有少数伤情严重者或者年老体弱者,由于其生理潜能临近或者达到极限,该部分病人到达急诊室后就必须立即采取 DCS 处理方式,但部分病人很可能需要术中判断是否该采取 DCS。

(二)严重骨关节创伤 DCS 的实施程序

DCS 在严重骨关节创伤的救治中,以简单、快速、稳固和干扰全身生理小为原则,其具体实施程序如下。

1. 初期处理 对严重创伤病人,采用简化手术首先控制活动性出血,暂时稳定骨折部位,避免加重对生理功能的影响是最重要的措施。目前对以长骨骨折为主的多发伤治疗存在不同观点,早期采用何种方法进行固定存在很大争议,但大多数学者认为,早期外固定架的应用是安全可靠的。长骨骨折及早给予暂时的外固定,能够减轻骨折断端对局部组织的干扰,减轻疼痛刺激,减少出血和降低炎性细胞因子的释放。目前在临床应用最广泛的外固定支架,其操作简单易行,对病人生理环境干扰较小,虽然未使骨折解剖复位,但是这一方法能较有效地控制以骨关节为主的严重多发伤局部稳定,避免伤势进一步加重。

2. ICU 复苏 初期损害控制手术结束后立即送入 ICU 继续复苏,包括液体复苏、复温、纠正酸中毒及凝血功能障碍、改善血流动力学状态及防治感染、应激性溃疡等并发症,并重新检查诊断之前可能遗漏的其他损伤。

3. 确定性手术的时机 多发伤病人早期骨折确定性手术固定的优势近来受到了挑战,特别是伴有颅脑损伤的病人。带锁髓内钉及钢板内固定虽然是骨折的标准治疗方法,但是过早不恰当对多发伤病人实施确定性手术,会因手术本身的二次打击增加病人严重并发症甚至死亡的发生率。因此,选择最佳确定性手术的时机非常重要,直接关系到病人的预后、住院时间长短及住院费用的多少。何时是骨折确定性手术的最佳时机,目前还没有统一的标准,但是病人如果血流动力学不稳定、临床评估及化验、放射检查等提示有潜在威胁生命的情况尚未解决,就不应进行确定性手术。手术时机主要根据病人的伤情及血流动力学稳定情况而定。Johnson 等认为确定性手术的最佳时间窗为救命手术后 24～48 小时,因为此时免疫反应较轻,尚未出现明显的免疫抑制。Pape 等比较了两组相同创伤评分的病人,认为确定性手术在首次损害控制手术后第 4 天实施最安全。另外文献报道血小板＞100×10^9/L,纤维蛋白原＞1g/L、凝血酶原时间、部分凝血活酶时间恢复至小于正常对照组的 1.25 倍是确定性手术的基本要求。随着外科学及麻醉学的不断发展及创伤基础研究的不断深入、术中各种监控手段的不断完善,使得骨关节创伤手术的适应证及手术范围越来越大,而术后并发症和死亡率却越来越低,这都得益于损害控制技术的合理应用。

五、严重多发伤 DCS

多发伤(multiple injury,polytrauma)是在同一致伤原因打击下,人体同时或相继遭受两个以上的解剖部位的严重损伤,即使这些创伤单独存在,也属于较严重创伤。而严重多发伤是指全身至少有一个解剖部位发生危及生命的器质性损伤,ISS＞16 分。严重多发伤对全身各系统功能产生损害,常因局部和全身的大量促炎症反应递质释放,导致免疫状态失衡,产生全身炎性反应综合征(systemic inflammatory response syndrome,SIRS),容易出现“致死三联征”,生理功能恶化,而继发反应如脓毒血症、ARDS、MODS等,常与救治时手术损伤带来的二次打击(second hit)导致免疫系统功能进一步失衡相关,死亡率高,救治难度大,预后极差。近年来,国内外学者在创伤领域已开展了大量 DCS 的尝试,并证实 DCS 原则对于严重多发伤病人救治有很好的效果。

(一)严重多发伤 DCS 的适应证

多发伤因伤及部位多,伤情叠加效应导致全身反应严重,对手术的耐受性差,同时手术时间长及较大的手术本身二次损伤往往会突破病人生理承受极限,从而危及患者生命,因此,对严重多发伤病人 DCS 适应证应适当放宽,以最大限度地将手术本身对病人内环境的扰乱控制在生理承受范围内,避免由于“致死三联征”而引起的不可逆生理损伤,有效降低死亡率。严重多发伤实施 DCS 的适应证也大致包括两个方面:①病人自身条件不能耐受长时间大手术。严重多发伤病人因大量失血、长时间休克或基础疾病较重,术前器官功能代偿能力已达极限,病人身体状况已不能耐受长时间麻醉及大手术打击,故要求在把握手术指征的同时选择合适的术式,减少麻醉及手术创伤本身对病人的二次打击,降低病人死亡率。②救治条件欠缺。在战争、地震、特大交通事故等情况所发生的大规模群死群伤事件中,因短时间产生大量需要救治的伤员与救治力量相对有限之间的矛盾,无条件同时实施大批伤员的救治;或偏远地区医疗条件或人员技术所限,无法满足相关救治手术所要求的设备、物资、耗材、人员技术等,需要实施 DCS 暂时稳定或控制伤情,为转运和后续救治争取时间和机会。

(二)严重多发伤 DCS 的实施程序

严重多发伤病人救治基本原则是“先救命后救伤”“挽救生命第一,保存脏器或肢体功能第二,维护功能第三”,因此在救治中确定需要实施 DCS 时,务求以“简单、快速、稳固和干扰全身生理小”的措施进行,具体可按以下程序实施。

1. 该类病人的救治中,院内创伤救治团队应和院前救治团队保持畅通的联系,以便随时掌握病人的伤情变化并预先做好必要的救治准备 院内创伤救治团队应在急诊抢救室等候伤员到达,快速完成评估伤情,维持呼吸、循环系统稳定,对气道梗阻者迅速畅通气道或建立畅通的人工气道,对于血气胸者急诊放置胸腔闭式引流管,对明显心包填塞者迅速床旁穿刺引流解除,对明显体表活动性出血者迅速以压迫、钳夹或暂时结扎等临时措施控制。同时进行适当液体复苏,但限制性液体复苏仅仅是对严重创伤患者出血未控制之前,早期采取控制液体输入以减少血液丢失和稀释,立即配血和必要的床旁化验检查以及快速的超生和放射评估,如需要应尽早输血,情况紧急可先输 O 型血 400～800ml,然后接着输入同型血。手术室和手术团队也需要同步响应,做好随时手术救治的准备。

2. 早期简化手术 手术治疗是处理多发伤的决定性措施。按照对生命威胁的程度不同,多发伤可分为:①立即威胁生命的严重创伤如开放性胸部伤、大出血、颈部伤和严重脑外伤等,必须立即手术治疗;②不立即威胁生命的严重创伤如休克不严重的闭合性胸部、腹部、四肢伤等,可待生命体征平稳后进行手术治疗;③一般外伤,不对生命构成威胁,可择期手术治疗。严重多发伤早期简化手术应采用简单、快速、有效且损伤小的术式解决危及生命的出血等情况和严重污染的问题,手术时间最好控制在90分钟以内。对活动性出血进行止血,对开放伤口进行清创,对有急诊手术指征的颅内血肿、脑挫裂伤等进行清除、引流、去骨瓣减压等,胸腹腔脏器及大血管损伤的处理则根据伤情按前述相应部位创伤的 DCS 处置原则进行,对发生 ACS、四肢骨筋膜室综合征进行减压,不稳定骨折进行外固定,关节脱位进行复位,外周神经、肌腱等损伤清创后留待二期处理,体表及四肢大块软组织缺损创面清创后可予负压封闭引流技术(vacuum sealing drainage,VSD)处理。即使损伤组织器官没有得到最终的正规治疗,也必须在不可逆性阶段发生前终止手术,避免手术本身二次打击对病人的进一步伤害。

在临床上,由于多发伤的伤情复杂,存在着各部位伤手术顺序和手术时间的矛盾。理论上如果呼吸循环稳定,多个部位伤的手术可分组同时进行,但具体实践中,究竟先处理哪一个部位的损伤则必须结合全身情况和具体伤情综合判断:①颅脑损伤伴有其他脏器伤时,如颅脑伤与合并伤均严重(如广泛脑挫裂伤伴颅内高压或颅内血肿合并严重血气胸或腹腔内出血等),则分组同时进行手术;如颅脑伤重,合并伤轻时,手术重点是处理颅脑伤;如合并伤重于颅脑伤时(如合并严重的胸腹腔内出血),可先探查止血,再考虑颅脑手术。②胸部外伤合并其他脏器损伤时,需优先处理的胸外伤包括胸壁有较大的开放性穿透伤口、急性心脏外伤、心包填塞、持续性胸腔大出血或大量漏气(可能存在胸壁或胸内大血管伤或气管断裂者)、膈肌破裂发生膈疝者;胸腹联合伤时,一般先开胸解除呼吸循环障碍,再施行剖腹探查,如腹腔内有大出血则先剖腹探查止血,如胸部、腹部伤都很重,可分组同时进行。需要指出的是,在平时90%的胸部外伤均可以通过保守治疗达到良好效果,而不需要进行手术。③腹部外伤合并其他脏器损伤时,肝、脾破裂及大血管损伤等致腹腔内大出血时需优先进行手术探查止血,空腔脏器损伤则在出血脏器手术后进行;腹部、背部或臀部同时受伤时,应先控制活动性出血,再施行腹部手术;如背部、臀部无活动性出血而腹腔内脏损伤严重,则先行剖腹探查术,再处理背部、臀部的创口。④头、胸、腹内脏损伤合并四肢血管伤及长骨骨折时,一般优先处理颅脑、胸部、腹部损伤,继之进行肢体手术。

3. ICU 继续复苏 病人经前一阶段处理后送入 ICU 进行严密监护和继续复苏治疗,主要针对低体温、酸中毒、凝血功能障碍以及其他生理和内环境紊乱等进行重点监测并给予多方面的生命支持,联合采取多种措施复温保温,纠正酸中毒,改善凝血功能障碍,同时积极防治感染,加强重要器官功能维护和支持,通过调控出入量维持有效循环血容量,维持病人血流动力学稳定,维持电解质平衡及营养支持等,使病人生理及内环境紊乱得到有效纠正,全身状况和重要器官功能保持稳定,为实施下一步确定性手术打下良好基础。

4. 确定性手术 待病人生命体征及全身情况稳定后,及时实施充分、合理的确定性手术,可有效降低伤后并发症发生率、病死率及伤残率。病人术前需结合受伤机制再次进行系统的体格检查,以及充分的化验、超生和放射学方面的辅助检查,以进一步完善伤情诊断,防止漏诊,同时进行全面的术前评估,根据伤情制定合理的确定性手术方案,不必强求一次性手术彻底解决多部位损伤的所有最终处置,可在前期 DCS 手术的基础上按需要分阶段逐步解决各组织器官的修复或确定性处置,如血管的吻合或重建、消化道的重建、骨折的内固定、骨及软组织缺损的修复、外周神经及肌腱的吻合或重建等。

第四节 重症交通伤 DCS 的微创理念与技术应用

微创技术(minimally invasive technique,MIT)是指以最小的侵袭和最小的生理干扰达到最佳手术疗效的一种新技术,包括最小的手术切口、最轻的组织损伤、最低的炎症反应、最短的住院时间和最少的瘢痕愈合等特点。MIT 的兴起和发展源于众多技术的革新,如术中超声、3D X 线系统、CT、MRI、各种手术导航系统、手术机器人、血管造影及血管内介入治疗平台、多种内镜和腔镜技术平台等逐渐成熟并进入临床应用,使得多个部位创伤的诊治能以微创甚至无创的方式实现,如 1997 年国际创伤会议将超声作为创伤的重点评价(focused assessment with sonography for trauma,FAST)。在严重创伤病人的救治中,MIT 可以作为 DCS 的技术体现和有效手段,创伤越严重越应该从中受益,因此,在严重创伤救治中恰当合理地应用 MIT,以较微小的手术创伤达到早期止血和控制污染,以及后期的确定性治疗,能有效降低早期手术治疗的死亡率,真正凸显了生命第一、减少损伤的救治理念,其本身就是对 DCS 理念的最好贯彻。以下简单介绍近年来在创伤救治中一些 MIT 应用的情况。

(一)颅脑损伤救治中 MIT 的应用

1. 微创颅内血肿清除术　可在床旁或 CT 室进行,采用穿刺技术,术前 CT 或 MRI 简易三维立体定位后,确定血肿穿刺部位并消毒,选择相应长度的血肿穿刺针,局麻后进针直接刺入血肿区并留置穿刺针作为硬通道,先抽吸部分液态血肿后再利用针形血肿粉碎器进行反复冲洗,或通过穿刺针将软通道置入血肿腔后再抽吸液态血肿并冲洗,之后根据血肿残留情况多次联合运用生物酶学技术(肝素或尿激酶)有效溶解血凝块,持续引流清除血肿,或根据需要注入止血剂直接止血,定期复查头颅 CT 观察血肿情况,基本清除后拔除穿刺针或引流管,既可通过早期迅速清除部分液态血肿有效降低 ICP,也可避免长时间手术导致生理功能的进一步紊乱,而最终也能完成颅内血肿清除的目标。

2. 颅内血肿钻孔引流术　也可在局麻镇静下进行,手术切口约 3cm,颅骨钻孔约 1cm,进入血肿腔后可先放出部分液态血肿降低 ICP,然后往血肿腔内置管进行冲洗和后续引流。该术式既可以作为在条件不允许、无法行正规开颅手术情况下采取的先行简化紧急手术,也可以作为病情相对稳定后亚急性和慢性硬膜下血肿的确定性治疗手术。

3. 脑室外引流术　创伤脑室内出血或脑室旁组织出血破入脑室引起急性梗阻性脑积水时,CT 检查证实后可在局麻下床旁紧急行脑室穿刺置入带引流功能的 ICP 探头或引流管,可以直接引流脑脊液降ICP,并同时动态监测 ICP,对于严重出血脑室铸型者还可术后注入尿激酶溶解血块,促进脑脊液循环的恢复。

4. 经神经内镜可视化颅内血肿清除术　具有手术损伤小、精准确切的特点,近年来也有应用于创伤性颅脑损伤颅内血肿救治的报道,但对于其综合疗效有待于更多应用的评价。

(二)胸部创伤救治中 MIT 的应用

1993 年,Smith 首次报道应用电视胸腔镜手术(video assisted thoracoscopic surgery,VATS),之后得到迅速推广。目前胸腔镜技术已广泛应用于胸部外伤的诊断和治疗,对于凝固性血胸、血胸活动性出血、气胸活动性漏气、心脏及大血管损伤无法明确诊断、怀疑膈肌破裂、胸腔内异物残留者的救治均可应用。此外,将中心静脉导管应用于血、气胸引流的微创胸腔闭式引流技术,采用类似中心静脉穿刺置管的操作方法,也可在超声引导下穿刺,在临床上也有应用并取得了较好的疗效。

(三)腹部创伤救治中 MIT 的应用

1. 腹腔镜技术的应用　曾经认为外伤性急腹症是腹腔镜手术的禁忌证,现已成为腹腔镜诊疗的适应证,可以探查明确诊断,空腔脏器破裂可经小切口开腹或腹腔镜下行修补、切除和吻合,实质性脏器如肝脾挫裂伤可行腹腔镜下电凝或使用超声刀、氩气刀止血或吸收性明胶海绵填塞止血、缝合止血等。目前脾外伤的治疗已逐步向保脾的 MIT 转变。

2. MIT 逐渐成为血流动力学稳定的肝、脾、胰腺损伤治疗的新方式　包括美国创伤外科协会(the American Association for the Surgery of Trauma,AAST)肝脾损伤分级 Ⅰ～Ⅲ级,甚至部分Ⅳ级病人。主要方法包括:①经皮热凝固。包括电凝、微波组织凝固(microwave tissue coagulation,MTC)、高强度聚焦超声(high intensity focused ultrasound)、射频组织消融(radiofrequency)等。②局部注射止血剂(percutaneous injection treatment of hemostatic agents,PITH)。通过超声引导下穿刺或腹腔镜直视下将止血

剂直接注射到创面以止血。③介入栓塞。经介入行特定肝段血管或脾动脉栓塞控制活动性出血,之后进行复苏治疗,病情稳定后再视情况行后续治疗;经胰滋养血管介入提高局部药物浓度,提高预防胰周感染和减少胰液分泌疗效。④经皮穿刺置管引流。可通过超声、CT 引导,也可在腔镜直视下进行,早期经皮穿刺置管引流胰周坏死液化组织和积液,可以达到胰腺假性囊肿和腹腔积液外引流相似效果,是控制病情发展和预防 ACS 最有效措施。

(四)骨关节创伤救治中 MIT 的应用

1. 骨关节创伤救治中的 MIT　为保证 MIT 实施,应该有牵引床、股骨撑开器或外支架帮助实现间接复位,并有满足获取高质量术中影像资料的床旁放射装置。目前关节镜可以作为关节内骨折复位后的评价手段,计算机辅助骨科手术(computer assisted orthopaedic surgery,CAOS)可提供三维或交叉层面的骨骼解剖结构图像,帮助医生进行精确的术前和术中定位。另一方面,基于微创治疗的先进理念,人们开发了一系列新植入物,包括钉板系统[桥接钢板、新的经皮钢板如 LISS 钢板(less invasive stabilization system,LISS)]、闭合式髓内钉、外固定物、空心螺钉等。

2. MIT 在骨关节创伤救治中的适用范围　理论上其适应证包括所有可以通过微创固定的骨折,如有限切开或生物学固定用于延伸到干骺端/骨干的关节周围骨折,或不宜用髓内钉的关节外骨折,而经皮钢板在软组织条件较差的病人也比较有优势,如筋膜间室综合征、皮肤挫伤、骨折局部水疱形成,或局部血液循环较差的病人。

(1)关节周围骨折。在股骨近端,髓内植入物如股骨近端髓内钉(proximal femoral nail,PFN)、防旋股骨近端髓内钉(proximal femoral nail anti-rotation,PFNA)是临床常用的内植物,可经皮植入,适用范围广,力学稳定性强;经皮加压钢板(percutaneous compression plating,PCCP)也是用于固定粗隆间骨折的微创内植物,钢板沿小切口插入肌肉下,所有的螺钉都通过导向器植入,对肌肉组织产生的损伤很小;传统的动力髁螺钉广泛地用于髁上或股骨远端骨折,同样可以采用经皮植入方法,文献报道的结果令人满意。Kinast 等采用 95°髁钢板,用标准的开放和 MIT 两种方式治疗两组病人,虽然最终功能恢复无差异,但 MIT 组愈合时间缩短了 6 周,同时不愈合率由 16.6% 降到了 0,并且 MIT 组感染率也较低。Papakostidis 等对股骨骨折的 MIT 生物学固定进行系统回顾,发现最常见的并发症是畸形愈合(0~29.0%)及再手术(0~23.0%),而总的愈合率为 98.3%,感染率为 2.0%。Egol 等报道了在胫骨近端的应用,24 例 Schatzker Ⅴ 型或 Ⅵ 型的病例,所有病人都采用 LISS 钢板固定,同时与传统的双侧钢板固定进行生物力学比较,结果 22 例在 3 个月内骨愈合,2 例需要重新植骨,未出现感染,而膝关节活动度可达 110°。尽管如此,MIT 不能解决所有的骨折问题。Smith 等通过分析 21 个相关研究的 663 个病例 694 处股骨远端骨折,发现 LISS 系统是股骨远端骨折比较恰当的固定方式,但仍然存在较高的并发症发生率,如复位丢失(n=134;19%)、延迟愈合(n=40;6%)、内固定失败(n=38;5%)等。而作为髓内固定代表的 PFN,越来越多的学者认为,髓内固定使组织损伤较重(扩髓),出血较多,输血率相对较高。

(2)骨盆和髋臼骨折。骨盆骨折在早期复苏时可以用骨盆钳、外固定支架、骨盆 C 型夹等简单有效的器械,通过微创的方法迅速稳定骨折端、限制骨盆的容积来减少出血;骶髂螺钉技术为部分骨盆骨折提供了 MIT 固定的方法,这种技术需要很好的透视条件,闭合复位可以通过牵引、Schanz 钉或前环的耻骨钢板间接复位来实现;CAOS 进一步提高了骶髂螺钉技术的安全性。Mosheiff 等对 30 例(其中骨盆骨折25 例,髋臼骨折5 例)中的 21 例行导航辅助下的经皮螺钉固定技术,结果术中每枚螺钉植入时间减少到10~15 分钟,不需术中摄片,螺钉线性误差<2mm,轨迹角度误差<5°。骨盆前环骨折的固定也可以通过经皮技术来实现,如 CAOS 辅助下逆行的耻骨支螺钉技术。

(3)脊柱骨折。内镜辅助脊柱外科发展迅速,减少了入路损伤并保留了脊柱旁肌肉,增加了术后脊柱的稳定性,但由于内镜下牵拉神经、止血相对困难及内镜技术特有的肋间神经痛、穿透腹膜等危险因素,并发症发生率为 20.0%~42.3%,并不低于开放手术;老年性脊柱压缩骨折会产生严重的疼痛,而且这类病人一般体质较差,常合并较多严重的基础疾病,经皮椎体成形术(percutaneous vertebroplasty,PVP)通过椎弓根注入聚甲基丙烯酸酯骨水泥(PMMA)，填充及稳定椎体，可以迅速达到止痛和早期活动的目的，但该术式有骨水泥椎体外渗漏进入椎管的危险。微创脊柱外科比常规开放手术有较多优越之处。O'Toole 等报道 1 274 例 1 338 处 MIT 仅 3 处感染，简单减压感染率为 0.10%，脊柱融合和(或)固定为 0.74%，总感染率为 0.22%，而常规手术为 2%~6%。此外，Wang 等报道使用经皮椎弓根螺钉固定术与开放手术比较，前者有较小的切口、较少的失血、较短的手术时间和较轻的术后疼痛，而二者对脊柱后凸的矫形能力无区别。

3. MIT 在骨关节创伤救治中应用的难点与误区　应用 MIT 救治骨关节损伤最大的困难是手术过程在 X 线影像指引下进行，不能直视骨折端和钢板的位置，对相对复杂的骨折要达到满意的复位可能较为困难，更依赖于手术医生的经验和技能。而与常规钢板技术相比，一些病例所需手术时间相对较长，医生和病人承受的 X 线照射剂量增加，仍然可能有感染、复位失败、畸形愈合以及盲目剥离软组织造成的血肿等并发症。另外，随着 MIT 应用日益广泛，可能会产生某些错误认识，如把 MIT 片面理解为"小切口"致使术野暴露不充分而影响手术操作；也有手术指征过宽，盲目追求 MIT 而放弃传统手术的现象，且片面认为 MIT 更安全。因此，关于 MIT 在骨关节创伤救治中的应用仍然有很多需要继续研究和学习之处。

(五)血管损伤救治中 MIT 的应用

1. 小血管损伤修复技术　①小血管支架黏合技术：有学者研制了一种中空可溶性血管内支架黏合技术，该支架表层光滑，从而避免了植入支架时损伤血管内膜，接触血管后支架膨大填充吻合口处的间隙，既可以避免血管黏合剂进入管腔内形成血栓，又可以避免吻合口的狭窄。而且黏合剂固化时间短，无渗漏，中空支架数分钟后即完全消融，不会堵塞血管。同传统血管吻合方法相比较，此 MIT 由于血管壁的损伤小，阻断血管时间短，最大限度减少血管损伤和血栓形成的机会，血管复通率大大提高。②微血管吻合器：COUPLER 微血管吻合器是一种针环形机械吻合装置，其原理是将血管断端安入并外翻固定于吻合环上，依靠吻合环的紧密对合，实现血管断端的吻合。与传统显微镜下手法吻合术比较，采用微血管吻合器行四肢血管吻合术具有动静脉吻合时间短、缺血再灌注过程短、吻合率高的优点，临床应用安全、可靠。

2. 大血管腔内修复技术　国外已有学者将血管腔内修复技术应用于胸主动脉和锁骨下动脉钝性损伤，通过血管放入支架覆盖血管破裂口，达到止血效果，相比传统手术，无须开胸探查，具有很好的微创优势和较高成功率。

3. 动脉造影及栓塞技术　动脉造影及栓塞技术是治疗创伤引起的出血的一项成熟的核心技术，尤其适用于由髂内动脉出血引起的骨盆骨折，《欧洲严重创伤性大出血治疗指南》《美国西部创伤学会关于血流动力学不稳定骨盆骨折处理的重要决定》(2016)、中华医学会急诊及创伤分会制定的《血流动力学不稳定骨盆骨折急诊处理专家共识》《世界急诊外科学会骨盆骨折分型及处理指南》等都强调了血管栓塞的地位和价值，并把髂内动脉造影栓塞术作为血流动力学不稳定骨盆骨折治疗过程中的一项主要组成部分。目前骨盆骨折伴大出血处置时一般先行微创骨盆临时固定，如还不能解决出血问题，应考虑行血管造影术和栓塞，如再无效，当凝血功能改善，可进一步考虑小切口骨盆填塞止血术或髂内动脉结扎术；国内外目前也将血管栓塞技术作为腹腔内实质性脏器出血如肝脏、脾脏和肾脏出血的非手术治疗方案，甚至能够在失血性休克时及时止血，挽救病人生命。但必须强调的是，血管栓塞术是作为其他创伤大出血控制的一项重要补充，尤其适合于具有 DSA 条件并且能够 24 小时提供治疗的医疗单位，同时需要创伤团队和重症团队的紧密配合，尤其是涉及两个以上部位同步动脉血管造影和栓塞需要十分谨慎，其并非常规技术，不适合于所有多发伤合并失血性休克病人，必须严格把握适应证，选择最适合的创伤病人，避免因延误手术而导致病人死亡，同时需要密切观察栓塞后的血流动力学变化、动态超声检查和腹部体征的观察，以保证病人术后顺利恢复。

(六)负压封闭引流技术的应用

负压封闭引流技术(vacuum sealing drainage，VSD)已在临床广泛使用，对于伴有严重软组织挫裂伤及缺损、开放性骨折、挤压伤和挤压综合征的严重创伤患者,可在早期快速清创后暂时封闭创面,避免污染及二次损伤;VSD 通过构成防止细菌入侵的屏障,避免感染发生;而且能及时、有效地引流创面渗出并清除坏死组织,有效预防了毒素重吸收;同时改善局部循环,促进组织修复,减少换药次数,其恰当使用符合 MIT 和 DCS 的理念,为临床救治拓宽了视野。

(尹昌林)

参 考 文 献

[1] BREWER LA Ⅲ. The contributions of the Second Auxiliary Surgical Group to military surgery during World War Ⅱ with special reference to thoracic surgery[J]. Ann Surg,1983,197(3):318-326.

[2] STONE HH, STROM PR, MULLINS RJ. Management of the major coagulopathy with onset during laparotomy[J]. Ann Surg,1983,197(5):532-535.

[3] ROTONDO MF, SCHWAB CW, MCGONIGAL MD, et al. 'Damage control':an approach for improved survival in exsanguinating penetrating abdominal injury[J]. J Trauma, 1993,35(3):375-382.

[4] MOORE EE, THOMAS G. Orr Memorial Lecture. Staged laparotomy for the hypothermia, acidosis, and coagulopathy syndrome[J]. Am J Surg,1996, 172:405-410.

[5] JAUNOO SS, HARJI DP. Damage control surgery[J]. Int J Surg, 2009,7:110-113.

[6] WATSON JJ, NIELSEN J, HART K, et al. Damage control laparotomy utilization rates are highly variable among level I trauma centers:pragmatic, randomized optimal platelet and plasma ratios findings[J]. J Trauma Acute Care Surg,2017,82:481-488.

[7] MARTIN MJ, HATCH Q, COTTON B, HOLCOMB J. The use of temporary abdominal closure in low-risk trauma patients:helpful or harmful? [J]. J Trauma Acute Care Surg, 2012,72:601-606.

[8] HATCH QM, OSTERHOUT LM, PODBIELSKI J, et al. Impact of closure at the first take back:complication burden and potential overutilization of damage control laparotomy[J]. J Trauma, 2011,71:1503-1511.

[9] BIRKMEYER JD, REAMES BN, MCCULLOCH P, et al. Understanding of regional variation in the use of surgery [J]. Lancet,2013,382: 1121-1129.

[10] WAIBEL BH, ROTONDO MM. Damage control surgery:it's evolution over the last 20 years[J]. Rev Col Bras Cir, 2012,39(4):314-321.

[11] ROBERTS DJ, BOBROVITZ N, ZYGUN DA, et al. Indications for use of damage control surgery and damage control interventions in civilian trauma patients:a scoping review[J]. J Trauma Acute Care Surg, 2015,78:1187-1196.

[12] BENZ D, BALOGH ZJ. Damage control surgery:current state and future directions[J]. Curr Opin Crit Care, 2017, 23 (6):491-497.

[13] GODAT L, KOBAYASHI L, COSTANTINI T, et al. Abdominal damage control surgery and reconstruction:world society of emergency surgery position paper[J]. World J Emerg Surg, 2013,8: 53.

[14] ROBERTS DJ, BOBROVITZ N, ZYGUN DA, et al. Indications for use of damage control surgery in civilian trauma patients:a content analysis and expert appropriateness rating study[J]. Ann Surg,2016,263:1018-1027.

[15] SPINELLA PC, PERKINS JG, GRATHWOHL KW, et al. Effect of plasma and red blood cell transfusions on survival in patients with combat related traumatic injuries[J]. J Trauma, 2008, 64(Suppl 2):S69-S77; discussion S77-S78.

[16] MCLAUGHLIN DF, NILES SE, SALINAS J, et al. A predictive model for massive tranfusion in combat casualty patients[J]. J Trauma,2008, 64(Suppl 2):S57-63; discussion S63.

[17] DA LUZ LT, NASCIMENTO B, SHANKARAKUTTY AK, et al. Effect of thromboelastography (TEG(R)) and rotational thromboelastometry (ROTEM(R)) on diagnosis of coagulopathy, transfusion guidance and mortality in trauma:descriptive systematic review[J]. Crit Care,2014,18:518.

[18] KHAN S, BROHI K, CHANA M, et al. Hemostatic resuscitation is neither hemostatic nor resuscitative in trauma hemorrhage[J]. J Trauma Acute Care Surg,2014,76: 561-567; discussion 567-568.

[19] HOLCOMB JB, TILLEY BC, BARANIUK S, et al. Transfusion of plasma,platelets,and red blood cells in a 1:1:1

vs a 1 : 1 : 2 ratio and mortality in patients with severe trauma: the PROPPR randomized clinical trial[J]. JAMA, 2015, 313:471-482.

[20] DUCHESNE JC, MCSWAIN NE JR, COTTON BA, et al. Damage control resuscitation: the new face of damage control[J]. J Trauma, 2010, 69: 976-990.

[21] WANG P,DING W,GONG G,et al. Temporary rapid bowel ligation as a damage control adjunct improves survival in a hypothermic traumatic shock swine model with multiple bowel perforations[J]. J Surg Res,2013, 179(1): 157-165.

[22] BICKELL WH, WALL MJ JR, PEPE PE, et al. Immediate versus delayed fluid resuscitation for hypotensive patients with penetrating torso injuries[J]. N Engl J Med,1994, 331(17): 1105-1109.

[23] SPAHN DR,BOUILLON B,CERNY V,et al. Management of bleeding and coagulopathy following major trauma: an updated European guideline[J]. Crit Care,2013, 17(2): R76.

[24] SPAHN DR,BOUILLON B,CERNY V, et al. The European guideline on management of major bleeding and coagulopathy following trauma: fifth edition[J]. Crit Care 2019; 23(1): 98.

[25] VOTANOPOULOS KI, WELSH FJ, MATTOX KL. Suprarenal inferior vena cava ligation: a rare survivor[J]. J Trauma 2009; 67(6): E179-180.

[26] POLANCO P, LEON S, PINEDA J, et al. Hepatic resection in the management of complex injury to the liver[J]. J Trauma,2008, 65(6): 1264-1269; discussion 1269-1270.

[27] VOELZKE BB, MCANINCH JW. The current management of renal injuries[J]. Am Surg,2008,74(8): 667-678.

[28] WEI B, HEMMILA MR, ARBABI S, et al. Angioembolization reduces operative intervention for blunt splenic injury [J]. J Trauma,2008, 64(6): 1472-1477.

[29] ACHNECK HE, SILESHI B, JAMIOLKOWSKI RM, et al. A comprehensive review of topical hemostatic agents: efficacy and recommendations for use[J]. Ann Surg, 2010, 251(2):217-228.

[30] VERTREES A, WAKEFIELD M, PICKETT C, et al. Outcomes of primary repair and primary anastomosis in war-related colon injuries[J]. J Trauma, 2009, 66(5):1286-1291; discussion 1291-1293.

[31] STEELE SR, WOLCOTT KE, MULLENIX SP, et al. Colon and rectal injuries during Operation Iraqi Freedom: are there any changing trends in management or outcome? [J]. Dis Colon Rectum, 2007, 50(6):870-877.

[32] FOX CJ, GILLESPIE DL, COX ED, et al. Damage control resuscitation for vascular surgery in a combat support hospital[J]. J Trauma,2008,65(1):1-9.

[33] CLOUSE WD, RASMUSSEN TE, PECK MA, et al. In-theater management of vascular injury: 2 years of the Balad Vascular Registry[J]. J Am Coll Surg,2007,204(4):625-632.

[34] SOHN VY, ARTHURS ZM, HERBERT GS, et al. Demographics, treatment, and early outcomes in penetrating vascular combat trauma[J]. Arch Surg,2008,143(8):783-787.

[35] RASMUSSEN TE, CLOUSE WD, JENKINS DH, et al. The use of temporary vascular shunts as a damage control adjunct in the management of wartime vascular injury[J]. J Trauma,2006,61(1): 8-12; discussion 12-15.

[36] JOHNSON ON Ⅲ, FOX CJ, WHITE P, et al. Physical exam and occult post-traumatic vascular lesions: implications for the evaluation and management of arterial injuries in modern warfare in the endovascular era[J]. J Cardiovasc Surg (Torino), 2007,48(5): 581-586.

[37] FOX CJ, GILLESPIE DL, WEBER MA, et al. Delayed evaluation of combat-related penetrating neck trauma[J]. J Vasc Surg, 2006,44(1):86-93.

[38] RASMUSSEN TE, CLOUSE WD, JENKINS DH, et al. Echelons of care and the management of wartime vascular injury: a report from the 332nd EMDG/Air Force Theater Hospital, Balad Air Base, Iraq[J]. Perspect Vasc Surg Endovasc Ther, 200,18(2): 91-99.

[39] CHAMBERS LW, GREEN DJ, SAMPLE K, et al. Tactical surgical intervention with temporary shunting of peripheral vascular trauma sustained during Operation Iraqi Freedom: one unit's experience[J]. J Trauma, 2006, 61(4): 824-830.

[40] TALLER J, KAMDAR JP, GREENE JA, et al. Temporary vascular shunts as initial treatment of proximal extremity vascular injuries during combat operations: the new standard of care at Echelon Ⅱ facilities? [J]. J Trauma,2008, 65 (3): 595-603.

［41］ GIFFORD SM，ELIASON JL，CLOUSE WD，et al. Early versus delayed restoration of flow with a temporary vascu-lar shunt reduces circulating markers of injury in a porcine model［J］. J Trauma,2009，67(2)：259-265.

［42］ WOODWARD EB，CLOUSE WD，ELIASON JL，et al. Penetrating femoropopliteal injury during modern warfare：experience of the Balad Vascular Registry［J］. J Vasc Surg,2008,47(6)：1259-1264；discussion 1264-1265.

［43］ GIFFORD SM，AIDINIAN G，CLOUSE WD，et al. Effect of temporary shunting on extremity vascular injury：an outcome analysis from the Global War on Terror vascular injury initiative［J］. J Vasc Surg,2009, 50(3)：549-555.

［44］ QUAN RW，GILLESPIE DL，STUART RP，et al. The effect of vein repair on the risk of venous thromboembolic e-vents：a review of more than 100 traumatic military venous injuries［J］. J Vasc Surg,2008, 47(3)：571-577.

［45］ KRAGH JF JR，WALTERS TJ，BAER DG，et al. Survival with emergency tourniquet use to stop bleeding in major limb trauma［J］. Ann Surg,2009, 249(1)：1-7.

［46］ PAPAKOSTIDIS C，GIANNOUDIS PV. Pelvic ring injuries with haemodynamic instability：efficacy of pelvic pack-ing, a systematic review［J］. Injury, 2009,40(Suppl 4)：S53-61.

［47］ ROMMENS PM，HOFMANN, A，HESSMANN MH. Management of acute hemorrhage in pelvic trauma：an over-view［J］. Eur J Trauma Emerg Surg, 2010, 2：91-99.

［48］ COTHREN CC，OSBORN PM，MOORE EE，et al. Preperitonal pelvic packing for hemodynamically unstable pelvic fractures：a paradigm shift［J］. J Trauma,2007, 62(4)：834-839；discussion 839-842.

［49］ OSBORN PM，SMITH WR，MOORE EE，et al. Direct retroperitoneal pelvic packing versus pelvic angiography：a comparison of two management protocols for haemodynamically unstable pelvic fractures［J］. Injury, 2009,40(1)：54-60.

［50］ GERHARDT RT，MATTHEWS JM，SULLIVAN SG. The effect of systemic antibiotic prophylaxis and wound irri-gation on penetrating combat wounds in a return-to-duty population［J］. Prehosp Emerg Care,2009, 13(4)：500-504.

［51］ MOUDONI, SM，PATARD JJ，MANUNTA A，et al. Early endoscopic realignment of post-traumatic posterior ure-thral disruption［J］. Urology,2001,57(4)：628-632.

［52］ YAP SA，DELAIR SM，ELLISON LM. Novel technique for testicular salvage after combat-related genitourinary inju-ry［J］. Urology, 2006, 68(4)：890. e11-12.

［53］ PAPE HC，RIXEN D，MORLEY J，et al. Impact of the method of initial stabilization for femoral shaft fractures in patients with multiple injuries at risk for complications (borderline patients)［J］. Ann Surg, 2007,246：491-499；dis-cussion 449-501.

［54］ NICHOLAS B，TOTH L，VAN WESSEM K，et al. Borderline femur fracture patients：early total care or damage control orthopaedics? ［J］. ANZ J Surg,2011, 81：148-153.

［55］ O'TOOLE RV，O'BRIEN M，SCALEA TM，et al. Resuscitation before stabilization of femoral fractures limits acute respiratory distress syndrome in patients with multiple traumatic injuries despite low use of damage control orthopedics ［J］. J Trauma, 2009, 67：1013-1021.

［56］ NAHM NJ，COMO JJ，WILBER JH，VALLIER HA. Early appropriate care：definitive stabilization of femoral frac-tures within 24h of injury is safe in most patients with multiple injuries［J］. J Trauma,2011,71：175-185.

［57］ VALLIER HA，MOORE TA，COMO JJ，et al. Complications are reduced with a protocol to standardize timing of fix-ation based on response to resuscitation［J］. J Orthop Surg Res，2015,10：155.

［58］ CARLINO W. Damage control resuscitation from major haemorrhage in polytrauma［J］. Eur J Orthop Surg Traumatol，2014，24(2)：137-141.

［59］ 魏坦明,严经煌. 应用损害控制外科原则治疗严重多发伤合并连枷胸的效果观察［J］. 创伤外科杂志, 2017，19(7)：513-515.

［60］ WALTER V. Minimally invasive trauma surgery. Orthopedics 2011，34(2)：105.

［61］ MCHENRY TP，MIRZA SK，WANG J，et al. Risk factors for respiratory failure following operative stabilization of thoracic and lumbar spine fractures［J］. J Bone Joint Surg(Am),2006，88(5)：997-1005.

［62］ KRETTEK C，MULLER M，MICLAU T. Evolution of minimally invasive plate osteosynthesis (MIPO) in the femur ［J］. Injury,2001, 32(S3)：14-23.

［63］ GOTFRIED Y. Percutaneous compression plating for intertrochanteric hip fractures：treatment rationale［J］. Orthopedics,2002,25(6)：647-652.

[64] KINAST C, BOLHOFNER BR, MAST JW, et al. Subtrochanteric fractures of the femur：results of treatment with the 95 degrees condylar blade-plate[J]. Clin Orthop Relat Res,1989,359(238)：122-130.

[65] PAPAKOSTIDIS C, GROTZ MR, PAPADOKOSTAKIS G, et al. Femoral biologic plate fixation[J]. Clin Orthop Relat Res, 2006,450(1)：193-202.

[66] EGOL KA, CAPLA EL,WOLINSKY PL,et al. Bridging external fixation for high energy proximal tibia fractures：results of a prospective protocol[C]//O. T. A annual meeting[J]. Salt Lake City,Utah,2003：128-129.

[67] SMITH TO, HEDGES C, MACNAIR R, et al. The clinical and radiological outcomes of the LISS plate for distal femoral fractures：a systematic review[J]. Injury Int J Care Injured, 2009,40(10)：1049-1063.

[68] MOSHEIFF R,KHOURY A,WEIL Y,et al. First generation computerized fluoroscopic navigation in percutaneous pelvic surgery[J]. J Orthop Trauma,2004,18(2)：106-111.

[69] WATANABE K, YABUKI S, KONNO S, et al. Complications of endoscopic spinal surgery：a retrospective study of thoracoscopy and retroperitoneoscopy[J]. J Orthop Sci,2007,12(1)：42-48.

[70] O'TOOLE JE, EICHHOLZ KM, FESSLER RG. Surgical site infection rates after minimally invasive spinal surgery [J]. J Neurosurg Spine,2009,11(4)：471-476.

[71] WANG HW,LI CQ,ZHOU Y, et al. Percutaneous pedicle screw fixation through the pedicle of fractured vertebra in the treatment of type A thoracolumbar fractures using Sextant system：an analysis of 38 cases[J]. Chin J Traumatol, 2010,13(3)：137-145.

[72] ROSSAINT R,BOUILLON B,CERNY V,et al. The European guideline on management of major bleeding and coagulopathy following trauma：fourth edition[J]. Crit Care,2016,20(1)：1-55.

[73] TRAN TL, BRASEL KJ, KARMY-JONES R, et al. Western trauma association critical decisions in trauma：management of pelvic fracture with hemodynamic instability-2016 updates[J]. J Trauma Acute Care Surg, 2016,81(6)：1171-1174.

[74] 中华医学会急诊医学分会,中华医学会创伤学分会,中国医师协会急诊医师分会,等. 血流动力学不稳定骨盆骨折急诊处理专家共识[J]. 中华创伤杂志,2015,31(12)：1057-1062.

[75] COCCOLINI F, STAHEL PF, MONTORI G, et al. Pelvic trauma：WSES classification and guidelines[J]. World J Emerg Surg, 2017,12(1)：1-18.

[76] 王长彬,刘健,张新毅,等. 介入栓塞治疗在临床急症动脉性出血中的应用[J]. 医学影像学杂志, 2016,26(2)：296-298.

[77] HAAN JM,BOCHICCHIO GV,KRAMER RN,et al. Nonoperative management of blunt splenic injury：a 5-year experience[J]. J Trauma 2005,58(3)：492-498.

[78] 金平,谢长远,张军宪,等. 同步多支动脉栓塞术在躯干多部位出血多发伤病人中应用体会[J]. 创伤外科杂志,2018,20(4)：306-307.

[79] CHO AB, PAULOS RG, BERSANI G, et al. A reinforcement of the sutured microvascular anastomosis with fibrin glue application：A retrospective comparative study with the standard conventional technique[J]. Microsurgery,2017,37(3)：218-221.

第二十二章　颅脑道路交通伤

Abstract

Traffic accident injury is the most frequent physical trauma. With the rapid development of economy and people's daily life, the incidence rate of traffic accident injury continues to show a rapid rise tendency. The U. S. National Library of Medicine discovered that there are over 20 000 articles on traffic accident injury, including 5 000 articles about craniocerebral trauma, 2 000 articles about thoracic injury; and over 500 articles about blunt abdominal trauma. Therefore, craniocerebral trauma is the main type of traffic accident injury. Sorted by vehicles, there are 700 articles about craniocerebral trauma in truck accident, 600 articles about car accident and 500 articles in motor/bicycle accident. Because of the less number of motor bicycle and truck, the percentage of craniocerebral trauma resulted from motor /bicycle and truck accident is comparatively higher.

There is no essential difference between craniocerebral trauma resulted from traffic accident injury and other craniocerebral trauma on the basis of injury category. But the important characteristic of craniocerebral trauma by traffic accident is serious injury mechanism and complex vulnerating process; the same injured often suffers traumatic brain injury several times and at multiple sites. The main injury mechanisms included:①when one side of head is clashed, replacement of brain tissue makes free margin of homonymy tentorium cerebella bruised by clashing; when the forehead is clashed, the frontal lobe of the brain tissue, falx cerebri and sphenoid spine are knocked.②the car's rollover, rotation and swing of head capsule have made encephalic brain tissue injured suffering from shearing, bracing and twisting. ③the parietal region clashed the roof of the car leading to injury the underneath of brain stem.④the car dropped off, leading to buttock adhesion, making infraplacement of medulla clashed with macropore occipital and medulla injury. ⑤when the car clashed inferior end, excessive back extension of head and whiplash injury of anteflexion lead to injury of the edge of medulla and cervical cord. Owing to the road traffic injury, craniocerebral trauma patients' injured process-several times, multiple sites, multiple vulnerating factors acting on the head, making traumatic brain injured heavily and complicated, often together with pressure injuries and multiple sites injuries; When the head suffered vulnerating mechanisms, such as high speed revolution and alternate, making diffuse axial injury (DAI) commonly seen, the death rate of craniocerebral trauma in traffic accident injury is comparatively higher than other types of craniocerebral trauma.

The number of motor bicycle is less than 2% of the whole traffic vehicles. While the driver and passenger are short of protection, the death rate resulted from motor bicycle accident accounts for 12% of the traffic accident craniocerebral trauma. Therefore, it is of great importance on security protection for traffic injury. Many western developed countries have enacted a law that forcing drivers to wear a helmet and fasten seat belt. A lot of literatures also demonstrate that after putting the above law into effect，the traumatic condition and death rate in road traffic injury has been comparatively relieved and declined. At the same time，with the continual advancement of science and technology，various safety devices (such as SRS) have been applied for the all kinds of vehicles (such as car)，redoubling death rate of craniocerebral trauma in traffic accidents.

第一节　概　　述

颅脑损伤(brain injury)是一种常见的损伤,发生率占全身各部位损伤的 20%左右,死残率居全身创伤的首位。颅脑损伤的主要原因包括交通事故、建筑及工矿事故、运动损伤和高处坠落伤等。近 30 年来,交通事故发生率逐渐升高,严重威胁着人民的生命安全,特别是交通事故导致的脑部损伤,是致死的主要原因。据 WHO 统计,全世界每年因车祸死亡 120 万人,受伤者多达 5 000 万人。从 20 世纪 80 年代中期至今,我国交通伤人数直线上升,到 2002 年,交通事故受伤人数已超过 56 万人,死亡人数超过 10.9 万人,经济损失超过 332 亿元。到 2020 年我国道路交通事故的死亡人数可能会超过 23 万人。交通伤害已成为中国伤害死亡的主要原因,是中国男性和城市居民伤害死亡的第一位原因。据中华创伤数据库统计,2000 年至 2007 年间,交通伤占颅脑创伤住院患者的 47.10%。2009 年 8 月 15 日公安部开展酒后驾车专项治理工作以来,在酒驾入刑、驾驶员记分制度等严厉的交通违规处罚的压力下,驾驶员在交通法律法规上遵纪守法的积极性增强,很大程度上避免了超速行驶、酒后驾驶、疲劳驾驶等导致事故多发的诱因,从而降低了交通事故的发生率,而且交通事故相关的死亡率也呈逐年下降趋势。

交通事故颅脑外伤与其他颅脑外伤在伤类和伤型上并无本质区别,其重要特征是受伤机制严重,致伤过程复杂,同一伤员往往遭受颅脑多次、多部位受伤,主要机制包括:①一侧头部受到撞击,脑组织移位与同侧小脑幕游离缘撞击而挫伤;前额部被撞击,额颞部脑组织与前颅底、大脑镰及蝶骨脊相碰击;②车辆翻覆、头颅快速旋转、摆动,导致颅内脑组织遭受剪力、牵拉和扭转而受伤;③头顶部撞击车辆顶部,引起脑干下部损伤;④车辆从高处落下导致臀部着力,使延髓向下移位与枕骨大孔撞击引起延髓挫伤;⑤车辆被撞击或追尾时,头部过度后仰及前屈的挥鞭样损伤所引起的延髓与颈髓交界处损伤等。由于交通事故颅脑外伤病人多次、多部位受伤过程,多种致伤因素作用于头部,使颅脑损伤的伤情严重、复杂,常伴有多发伤及多部位伤;头部遭受高速旋转和来回晃动等致伤机制,致使脑的弥漫性轴束损伤更为常见,交通事故性颅脑外伤的死残率明显高于其他类型颅脑伤。

一、颅脑损伤的机制

(一)受伤机制

绝大多数颅脑损伤不是单一的损伤机制造成的,而常常是几种机制和许多因素共同作用的结果。脑损伤的机制比较复杂,其主要致伤因素有:颅骨变形、骨折造成脑损伤和脑组织在颅腔内呈直线或旋转运动造成的脑损伤。

1. 颅骨变形、骨折　在外力直接作用于头部的瞬间,外力可导致颅骨变形即颅骨局部急速内凹和立即弹回,使颅内压相应地急骤升高和降低。颅骨内凹时,外力冲击和颅内压增高的共同作用下造成脑损伤;当内凹的颅骨弹回时,由于颅内压突然下降而产生负压吸引力,使脑再次受到损伤。

2. 脑组织在颅腔内运动　常见有直线和旋转运动两种。①直线运动:在加速和减速运动时,脑的运动常落后于颅骨的运动,产生了局限性颅内压骤升和骤降,使脑被高压冲击到受力点对侧的颅壁,接着又被负压吸引到受力点的同侧并与颅壁相撞,于是在两侧都发生脑损伤。发生在受力侧者称为冲击伤,对侧者称为对冲伤。额极、额底、颞极和颞叶底面凹凸不平,脑组织移位时与之相撞击和摩擦易致脑损伤。

一般而言,加速性损伤多发生在外力直接作用的部分,极少对冲性损伤;减速性损伤既可发生冲击伤,又可发生对冲伤,且较加速性损伤更为广泛和严重。②旋转运动:当外力作用的方向不通过头的轴心时,头部则沿某一轴线做旋转运动,高低不平的颅底、具有锐利游离缘的大脑镰和小脑幕,阻碍脑在颅腔内做旋转运动而产生应切力,使脑的有关部分受摩擦、牵扯、扭曲、碰撞、切割等而损伤。

3. 冲击伤与对冲伤 暴力使着力点处的头皮、颅骨和脑组织产生损伤,这种损伤称为冲击点损伤(coup injury),而暴力作用的对侧所产生的脑损伤称为对冲性损伤(contrecoup injury)。①冲击点损伤:产生原因主要是颅骨着力后,瞬时发生的内弯变形或骨折,冲击其下方脑组织所造成的损伤。物体与头部接触面积小时易产生冲击点的脑挫裂伤,加速性损伤较减速性损伤的脑损伤严重。②对冲性损伤:以枕部着力的减速伤时,产生对冲性脑损伤最为多见。这是由于此损伤方式缺乏伤员自身的保护,当枕部接触物体时,冲击点处作用力量大,对冲部位脑向冲击点方向移动范围也大,脑在颅前窝底和颅中窝底凹凸不平的骨面上滑动,脑底面常产生严重的挫裂伤,额叶底面常见到失活的脑组织;其次为头侧方着力的减速伤,对冲侧的额叶在颅前窝底,颞叶在颅中窝底和蝶骨嵴处滑动和冲撞而致伤;而前额部着力的减速伤,对冲伤则很少见,因枕叶下面在光滑的小脑幕上滑动,故不易产生损伤。

(二)暴力作用

造成颅脑损伤的暴力可分为作用于头部的直接暴力和作用于身体其他部位再传达到头部的间接暴力两种。

1. 直接暴力性损伤 外力直接作用于头部产生的损伤,可判断损伤部位和性质,常见的有:加速性损伤、减速性损伤和挤压性损伤。加速性损伤(injury of acceleration)指头部静止时,突然受到外力的打击,头部由静止状态转变为向作用力方向加速运动所造成的脑损伤。减速性损伤(injury of deceleration)指运动中的头部,突然撞到静止的物体,头部由动态转为静态时造成的损伤。挤压性损伤(crush injury)指两个或两个以上方向不同的外力同时作用于头部,使头部在相对固定的情况下受挤压而变形引起的损伤。旋转性损伤(injury of rotation):暴力作用的方向不通过头部的中心,常使头部产生前屈、后伸、向左或向右倾斜的旋转运动,脑损伤情况,除包括脑表面与颅骨内面因运动启动的先后不同产生摩擦致外伤,脑组织深层与浅层之间运动速度快慢不同,大脑半球的上部与下部、前部与后部、左侧与右侧的运动方向不同,致使脑内部结构产生扭曲(distorsion)和剪切(shear strain)性损伤。

2. 间接暴力性损伤 暴力作用于头部以外的身体其他部位,再传递到颅底和其相邻近神经结构而造成的损伤为间接暴力损伤。常见的有 3 种情况:①传递性损伤,如高处坠落时病人的两足或臀部着地,暴力通过脊柱传递到颅底部,造成枕骨大孔和邻近颅底部骨折,导致延髓、小脑和颈髓上段的损伤。②挥鞭样损伤,外力作用于躯体,使躯体突然产生加速或减速运动,由于惯性的作用,头部的运动往往落后于身体,引起颅颈交界处发生强烈的过伸或过屈动作,如甩鞭样动作造成脑干和颈髓交界处的损伤。③胸部挤压伤时并发的脑损伤,指因胸部受到猛烈的挤压时,骤然升高的胸膜腔内压沿颈静脉传递到脑部致伤。

二、颅脑损伤的分类

根据解剖生理、损伤病理改变、受伤机制、伤情特点等(表 22-1)对颅脑损伤进行准确的分类有助于判断伤情和指导治疗。开放性颅脑损伤(open craniocerebral injuries)是指致伤物所造成的头皮、颅骨、硬膜和脑组织均向外界开放的损伤。而颅底骨折硬脑膜撕裂时,可发生脑脊液漏,颅腔实际已和外界沟通,亦属开放性颅脑伤。如果硬脑膜未破裂、颅腔与外界不相通,则脑损伤仍为闭合性。闭合性颅脑损伤(closed craniocerebral injuries)是指头部致伤时,头皮、颅骨和脑膜中有一层保持完整,颅腔与外界互不相通。致伤原因主要是头部受到冲撞或受钝性物体打击所致。外力作用于头部时立即发生的脑损伤即原发性脑损伤(primary brain injury),主要有脑震荡、弥漫性轴索损伤、脑挫裂伤、原发性脑干损伤及丘脑下部损伤等。

表 22-1　颅脑损伤的分类与伤情判断

分类依据	类　别
根据硬脑膜是否完整	(1) 开放性颅脑损伤:硬脑膜损伤,脑组织与外界相通 (2) 闭合性颅脑损伤:硬脑膜完整,脑组织与外界不相通
根据脑损伤病理	(1) 原发性颅脑损伤:外力作用于头部后立即产生的损害,包括脑震荡、脑挫裂伤、弥漫性轴索损伤、原发性脑干伤、下丘脑损伤等 (2) 继发性颅脑损伤:在原发损伤基础上经过一定时间形成的病损,包括脑水肿、颅内出血、颅内血肿等
根据致伤机制	(1) 直接损伤:外力直接作用于头部产生的损伤,包括: 　①加速性损伤(injury of acceleration):指头部静止时,突然受到外力的打击,头部由静止状态转变为沿作用力方向加速运动所造成的脑损伤。损伤主要发生在着力部位 　②减速性损伤(injury of deceleration):指运动中的头部,突然撞到静止的物体,头部由动态转为静态时造成的损伤。损伤不仅发生于着力部位,对冲伤更严重 　③挤压性损伤(crush injury):指两个或两个以上方向不同的外力同时作用于头部,使头部在相对固定的情况下受挤压变形引起的损伤 (2) 间接损伤:暴力作用于头部以外的身体其他部位,再传递到颅底及相邻神经结构造成的损伤 　①传递性损伤:如高处坠落时患者的两足或臀部着地,暴力通过脊柱传到颅底部,造成枕骨大孔和邻近颅底部骨折,导致延髓、小脑和颈髓上段的损伤 　②挥鞭样损伤:外力作用于躯体,使躯体突然产生加速或减速运动,由于惯性的作用,头部的运动往往落后于身体,引起颅颈交界处发生强烈的过伸或过屈动作,如甩鞭样动作造成脑干和颈髓交界处的损伤 　③胸部挤压伤:指因胸部受到猛烈的挤压时,胸膜腔内压骤然升高,沿颈静脉传递到脑部致伤
根据伤情轻重	(1) 轻型:指单纯脑震荡伴有或无颅骨骨折 　①昏迷在 0～30 分钟内 　②仅有头痛、头晕等自觉症状 　③神经系统和脑脊液检查无明显改变 (2) 中型:指轻度脑挫裂伤伴有或无颅骨骨折及蛛网膜下腔出血,无脑受压表现 　①昏迷在 12 小时以内 　②有轻度神经系统阳性体征 　③体温、呼吸、脉搏、血压有轻度改变 (3) 重型:指广泛颅骨骨折、脑挫裂伤、脑干损伤或颅内血肿 　①深昏迷 12 小时以上 　②意识障碍逐渐加重或清醒后再次昏迷 　③明显的神经系统阳性体征,生命体征明显改变 (4) 特重型:指重型颅脑损伤中更急、更重者 　①原发脑伤重,伤后深昏迷,去大脑强直或伴有其他部位脏器伤、休克等 　②已有晚期脑疝,包括双瞳散大、生命体征严重紊乱或呼吸已近停止
根据 Glasgow 昏迷指数	(1) 轻型:GCS 13～15 分,伤后昏迷在 30 分钟以内 (2) 中型:GCS 9～12 分,伤后昏迷时间为 30 分钟至 12 小时 (3) 重型:GCS 3～8 分,伤后昏迷在 12 小时以上,或在伤后 24 小时内意识变化,再次昏迷 6 小时以上

三、颅脑损伤的诊断

颅脑损伤病情紧急,尤其是颅脑交通伤,须通过病史询问、体格检查和必要的辅助检查,迅速明确诊断。

1. 病史询问 包括:

(1) 受伤时间、原因、头部外力作用的情况。

(2) 伤后意识障碍变化情况。

(3) 伤后做过何种处理。

(4) 伤前健康情况,主要了解心血管、肾与肝脏重要疾患等。

2. 体格检查 伤情危重者,只做扼要检查,包括:

(1) 意识障碍的程度和变化。

(2) 头皮损伤,耳鼻出血及渗液情况。

(3) 生命体征(呼吸、脉搏、血压和体温)检查。

(4) 检查瞳孔大小、形状和对光反射情况。

(5) 运动和反射改变。

3. 辅助检查

(1) 颅骨 X 线平片。病情许可的情况下应常规行正、侧位或特殊位摄片,以了解颅骨骨折部位、类型及颅内异物等情况。

(2) 腰椎穿刺。了解脑脊液压力和成分改变,但对已有脑疝表现或怀疑有后颅窝血肿者应视为禁忌。

(3) 计算机断层扫描(CT)和磁共振扫描(MRI)检查(表 22-2)。是目前诊断颅脑损伤的常规检查技术,可明确颅脑损伤的部位、严重程度、出血的量等。

(4) 脑血管造影。可发现外伤性的血管损伤或动-静脉瘘。

表 22-2　颅脑损伤影像学检查方式的选择

检查方式	检查指征
颅骨平片	异物残留的颅脑损伤
CT 平扫	颅脑损伤急性期
CT 三维重建	颅骨骨折、颅底骨折合并脑脊液漏
CTA	考虑有脑血管损伤者
MRI 平扫	急性期患者存在 CT 检查不能解释的神经功能障碍时
	亚急性和慢性期颅脑损伤伤情评估
	非意外受伤所致的颅脑损伤
MRA	考虑有脑血管损伤者
	疑有血管分层者建议行 T1 加权脂肪抑制扫描
DWI	颅脑损伤后梗死和轴索损伤者
SWI	轻型颅脑损伤患者伤情评估
DTI	颅脑损伤后功能障碍评估
MRS	判断弥漫性轴索损伤患者远期预后

四、颅脑损伤伤员的监护

颅脑损伤患者病情复杂多变,须实行严密的监护,及时准确地掌握病情,以指导治疗和处理,是患者度过危险期的重要环节,也是神经外科工作的重要组成部分。

(一)神经功能

神经功能的监护主要指对患者意识状态、瞳孔以及肢体运动、感觉和深浅反射、病理反射等的观察和判断。

1. 意识　意识障碍及其程度是反映脑功能状态的可靠指标之一。临床上主要根据患者对语言或疼痛刺激所产生的觉醒反应程度和维持觉醒的时间来判断意识状态,常用 Glasgow 昏迷评分(GCS),见表22-3,反映颅脑损伤患者的昏迷程度。

表 22-3　Glasgow 昏迷评分(GCS)

睁眼反应	计分	言语反应	计分	运动反应	计分
自动睁眼	4	回答正确	5	按吩咐动作	6
呼唤睁眼	3	回答错误	4	刺痛可定位	5
刺痛睁眼	2	言语含糊	3	刺痛时回避	4
无反应	1	仅能发声	2	刺痛时过屈(去皮层强直)	3
		无反应	1	刺痛时过伸(去大脑强直)	2
				无反应	1

2. 瞳孔　观察瞳孔的大小和对光反射是判定脑疝以及脑干功能损害程度的主要指标之一。对于颅脑损伤患者应定期观察和对比双侧瞳孔的大小、形状以及直接和间接对光反射等。当瞳孔轻度增大,对光反射迟钝,可能是颅内压增高、一侧颞叶钩回疝的早期体征。如一侧瞳孔明显或完全散大,直接或间接对光反射均消失,表明同侧动眼神经明显受压,说明已有脑疝形成。虽然动眼神经直接损伤也可造成瞳孔散大,但必须经 CT 或 MRI 除外颅内血肿。双侧瞳孔散大固定于中位,是严重脑干损伤的体征。

3. 一般神经功能　一般神经功能监护是指对肢体运动、感觉、反射以及对颅神经的密切观察。如发现患者出现较为明确的神经系统功能障碍,如单瘫、偏瘫等,或原有的神经功能障碍加重,都要考虑病情加重或发生继发性损害的可能。

4. 生命体征观察　是颅脑损伤患者的重要观察内容之一,如动脉收缩压增高或波动常提示颅内压增高或脑干功能障碍;出现潮式呼吸多见于弥漫性脑功能障碍;快而深的呼吸是脑干上部缺血的早期表现;不规则的呼吸类型,例如长吸气性呼吸或抽泣样呼吸,则提示脑干下部功能受损。

(二)血流动力学监测

颅脑损伤患者的血流动力学监测主要包括心率、心律、动脉血压以及中心静脉压等内容,这些监测可反映心脏动力及身体血流的动态变化,中心静脉压监测对颅脑损伤后脱水及补液治疗有重要指导意义。

(三)呼吸功能监测

颅脑损伤患者行呼吸功能监测十分必要,监测的主要内容包括呼吸频率、潮气量及血气分析等。

(四)多模态神经监测

神经系统监测的目的是控制继发性脑损伤,包括颅内高压、脑水肿、脑缺血、代谢异常、癫痫等。近年来,多模态的神经监测发展迅速,包括颅内结构、颅内压力、脑组织血供与氧供、脑组织代谢、神经功能等各方面,其目的是精确了解每例伤者的病理生理变化过程并指导临床治疗(图 22-1)。

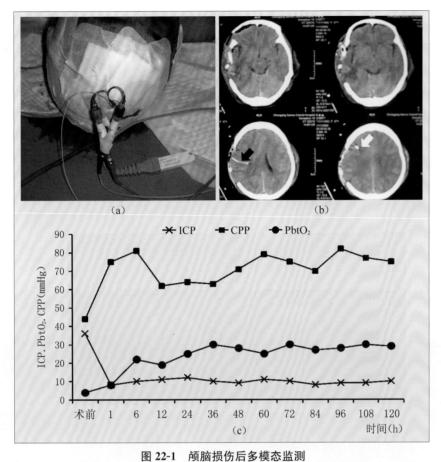

图 22-1　颅脑损伤后多模态监测
(a)ICP、脑组织氧分压、脑温监测探头　(b)CT　(c)ICP、CPP、PbtO₂ 动态监测曲线

1. 颅脑 CT 动态监测　患者入院做 CT 时，往往病变处于早期状态，并没有出现最明显的创伤性脑缺血表现。需要根据上一次 CT 检查的时间和 CT 表现来确定 CT 复查以观察脑缺血发生的程度与时间。一般而言，脑损伤患者应该在伤后 24 小时内行 CT 复查(图 22-2)。如果患者出现神经功能恶化或 ICP 增高则应该尽快复查；行手术治疗的 TBI 患者应该在术后立即复查头颅 CT。

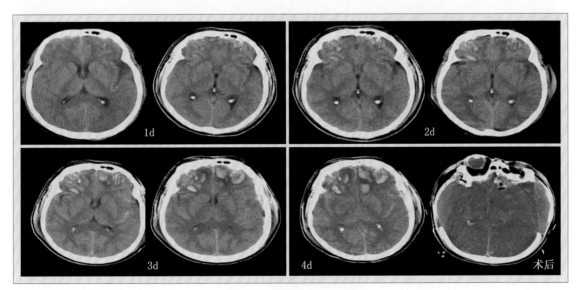

图 22-2　颅脑动态 CT 检查

2. ICP 动态监测　ICP 超过 20mmHg 的时间是影响重型颅脑损伤病人预后的重要指标,尤其是 ICP 维持 20mmHg 以上的时间越长,预后不良的可能性越大。另外,对脑灌注压的研究也支持 ICP 监测,脑灌注压是脑平均动脉压减去 ICP,若不行持续血压和 ICP 监测,便不可能针对性地进行降 ICP 治疗以维持足够灌注压。

3. 脑组织血流与氧代谢情况监测　创伤性颅脑损伤患者的治疗主要集中在防治继发性损伤,因此避免大脑缺血非常重要,而且有必要行 CBF 监测(图 22-3)。直接测量 CBF 的方法有经颅多普勒(TCD)、放射性氙 133 法、大脑氙计算机断层扫描法(Xe-CT)、正电子发射断层扫描法以及激光多普勒血流仪法。其他间接方法包括脑组织脑氧监测、颈内静脉血氧测量、脑电图及其他的大脑功能监测、近红外光谱等。TBI 急性期,35％ 的患者在受伤后 12 小时内可能发生大脑局部缺血。早期对 TBI 患者循环的维持和外科手术治疗可能避免缺血状况的发生,研究表明如果不通过 CBF 测量进行指导,尽管保持平均动脉压＞80mmHg(Ⅲ类证据),仍旧有可能发生缺血。因此临床 CBF 监测应伤后 24 小时内进行,有条件者在 12 小时内开始监测。

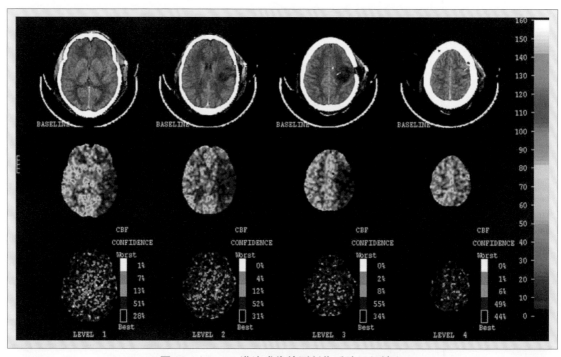

图 22-3　Xe-CT 灌注成像检测创伤后脑组织缺血
(摘自 Gallagher et al. Curr Opin Neurol,2007)

(1) PET。PET 在发病后不到 1 小时即可测定 CBF、OEF、$CMRO_2$ 和脑葡萄糖代谢率(cerebral metabolic rate of glucose,CMRglu)及脑血流容积(cerebral blood volume,CBV)等参数,并可通过对这些参数的处理而获得受累缺血脑组织的各种生理学图形。PET 判定缺血脑组织中"缺血半暗带"的标准为:局部 CBF 降低、OEF 增高而 $CMRO_2$ 无变化的脑组织(图 22-4)。PET 可以在发病后很短时间内测定低灌注区和坏死中心区的 CBF,以准确地了解有无"缺血半暗带"存在及其大小,观察"缺血半暗带"内受累脑组织的生存状况,并通过对 OEF、$CMRO_2$ 和 CMRglu 的测定预测"缺血半暗带"的转归情况。

(2) Xe-CT 灌注成像。Xe 是一种小分子物质,无生物学活性,既有脂溶性又有水溶性,并能自由弥散。1977 年 Winkler 等首先报道利用稳定的 Xe 测量 CBF。Xe 被吸入后能够很快在血液内达到饱和状态,并通过血-脑脊液屏障弥散入脑组织,然后再从脑组织中迅速反弥散回到血液中并被血液带走。这个摄取和清除的过程被 CT 检测出来,表现为 CT 值的改变,故可以利用 Xe 作为一种理想的 CBF 测量示踪剂。吸入 Xe 后测得各部位的时间-密度曲线即 Xe 摄取和清除曲线,根据曲线的摄取或清除速率,应用一定的生理数学模型计算出各部位的 CBF 变化情况(图 22-3)。

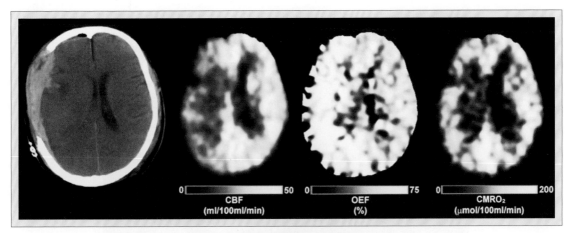

图 22-4　PET 检测颅脑创伤后脑缺血

(摘自 Jonathan et al. Curr Opin Crit Care,2004)

(3) DWI 和 PWI。DWI 对脑缺血的早期改变非常敏感,脑缺血早期分子弥散运动减慢,Na^+-K^+-ATP 酶功能下降而引起的细胞毒性脑水肿,表面弥散系数(apparent diffusion coefficient,ADC)下降,DWI 表现为脑缺血区高信号(图 22-5),这与正常脑组织有明显区别,故可进行缺血区的早期定性及定位诊断。PWI 主要可以显示脑组织的血流灌注,通过注射对比增强剂钆喷酸葡胺注射液(gadolinium-diethylene triamine pentaacetic acids,Gd-DTPA),根据增强剂通过脑组织的时间-浓度曲线,应用公式推导出脑血流量(CBF)、脑血流容积(CBV)、平均通过时间(MTT)与峰值时间(TTP)等多种 PWI 参数。血供正常的脑组织由于血流相对较快,磁共振信号衰减迅速;缺血脑组织由于血供较差、血流缓慢而脑组织的磁共振信号不衰减或减弱不明显,呈现持续的高信号。根据这些信号的变化,可以估算 CBV,通过对转运时间的处理,构建一个局部血流灌注图像。

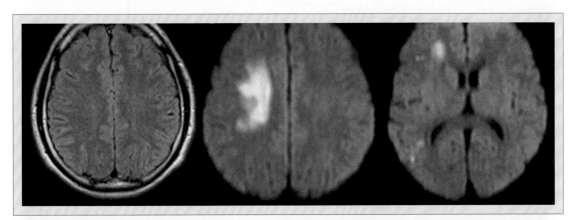

图 22-5　轻度颅脑损伤后脑缺血,伤后 MRI 的 T_1 加权像未见明确损伤,伤后 5 天 DWI 显示多发性缺血灶

(摘自 Hiroaki et al. Childs Nerv Syst,2011)

(4) 单光子发射断层扫描(SPECT)。SPECT 反映局部 CBF 的改变,其发生机制是利用放射性核素标记物(^{133}Xe、^{99m}Tc-HMP-AO、^{123}I-M P、^{15}O-H_2O)等自由通过正常的血-脑脊液屏障,在脑组织中稳定停留一定时间内,随时间延长无明显再分布等特点,而且在脑组织中的分布与 rCBF 成正比。只要 CBF 发生改变,SPECT 检测的 CBF 显像就有相应改变,且对脑皮质 CBF 变化尤为敏感。SPECT 不仅能显示脑缺血灶中心的坏死区,而且还能显示脑缺血灶周围的"缺血半暗带"区(图 22-6)。SPECT 脑显像可将病变区脑组织分为 4 种亚型,即不可逆性损伤组织、严重低灌注区、轻度低灌注区、再灌注或高灌注区。

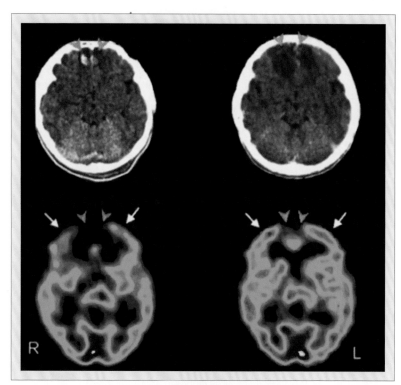

图 22-6 SPECT 显示颅脑创伤后脑缺血区

(摘自 Catafau et al. J Nucl Med,2001)

(5) CT 灌注成像。CT 灌注成像(computed tomography perfusion,CTP)是分析碘增强剂在脑组织内聚集的时间-浓度曲线来计算脑组织的血供,可形成血流分布图和定量脑组织血液灌注,可定量 CBF、CBV、MTT 和 TTP。可测量局部和全脑的 CBF。

(6) 热扩散血流仪。热扩散血流仪(TDF)检测是将探头经颅骨钻孔置入皮层表面或脑室质内,通过探测热量的分布来反映局部的脑血流。这种方法不能检测全脑的 CBF,但脑组织温度的变化有利于判断抗缺血治疗的效果,并监测到早期神经功能恶化。

(7) 激光多普勒血流仪。激光多普勒血流仪(LDF)可持续、实时地监测局部 CBF 的变化,尤其是对了解局部微循环的改变,评估局部血管对 CO_2 的反应和自我调节能力,监测治疗对局部缺血的改善情况作用较大。

(8) 经颅多普勒超声。经颅多普勒超声(TCD)可用于检测创伤后脑部大血管痉挛、评估大血管的自我调节能力、探测脑内血流是否停滞。可用于间接评估颅内压与脑灌注压。

(9) 颈静脉氧饱和度($SjvO_2$)。监测颈静脉球部位的氧饱和度有助于了解大脑全脑的氧供情况和 CBF 是否充足,正常 $SjvO_2$ 在 55%~75%,$SjvO_2 < 50\%$ 超过 10 分钟提示脑内缺血。$SjvO_2$ 偏低也提示脑组织对氧供的需求增大(如发热和癫痫),$SjvO_2$ 升高提示脑血流充足或脑代谢降低。

(10) 脑组织氧分压。脑组织氧分压($PbtO_2$)可监测局部脑实质内的氧分压,脑缺血的阈值为低于1.33kPa(10mmHg),将探头置入伤灶周围的"缺血半暗带"区有助于观察治疗效果。脑组织氧分压监测可提高重型颅脑损伤的预后。

(11) 近红外光谱。近红外光谱(NIRS)监测可反映血氧含量,与脑静脉氧饱和度相关,可实时监测脑组织的血氧含量,但监测值易受颅外血流状态干扰、探测深度有限、计算的理论方法的限制(表 22-4)。

表 22-4　脑组织血流与氧代谢情况监测的方法

检查种类	检测内容	优缺点
PET	$CBF,CBV,CMRO_2,CMRglu$ 可定量	需要计算与转换 不可连续监测 具有放射性物质
MRI-PWI	CBF,CBV,MTT,TTP 无放射性	需钆类增强剂 扫描时间长 设备要求 半定量
Xe-CT	CBF 定量	需要计算与转换 不可连续监测 当肺部受损时测量不准确
SPECT	CBF	需要计算与转换 不可连续监测 具有放射性物质 半定量
CT 灌注成像	CBF,CBV,MTT,TTP 经济、快速、可定量	需碘类增强剂 需要计算与转换
TDF	直接床旁监测 绝对 CBF	有创 仅能监测局部脑血流
LDF	局部脑血流	通过红细胞间接检测 相对脑血流
TCD	无创 实时检测 局部脑血流	相对脑血流量 存在 5%～10% 的检测操作失败
$SjvO_2$	持续监测 可观察血流和代谢	仅能检测全脑、敏感性差 有创、可能致血栓
$PbtO_2$	可床旁实时监测 可观察血流和代谢	有创、仅反映局部氧分压 控头可能漂移
NIRS	无创实时床旁监测	颅外血流状态干扰 探头位置局限 探测深度有限 须计算转换

注:CBF,cerebral blood flow,脑血流量;CBV,cerebral blood volume,脑血流容积;MTT,mean transit time,平均通过时间;TTP,time to peak,达峰时间;TDF, thermal diffusion flowmetry,热扩散血流仪;LDF, laser doppler flowmetry,激光多普勒血流仪;TCD,transcranial doppler ultrasonography,经颅多普勒超声;$SjvO_2$,jugular venous oximetry,颈静脉氧饱和度;$PbtO_2$, brain tissue oxygen tension,脑组织氧分压;NIRS,near-infrared spectroscopy,近红外光谱。

4. 脑组织生化代谢情况监测　微透析(microdialysis)可通过检测局部脑组织间液内生化标志物反映组织的血流和代谢状态,可用于监测缺血早期的继发性脑损害和评价治疗的效果。可监测能量代谢(glucose,lactate,pyruvate),lactate/pyruvate 比值,兴奋性氨基酸(glutamate,aspartate),组织损伤标志物(glycerol,potassium)等的改变。创伤性脑缺血后,组织内糖含量下降、LPR(lactate/pyruvate ratio)升高,glutamate 和 aspartate 水平升高,发生实质性损害时 glycerol 水平升高。

5. 神经电生理监测　脑电图(electroencephalography EEG)检测发现颅脑损伤后癫痫波发放者预后

不良,是否早期密切 EEG 监测下应用抗癫痫药物可提高救治效果有待进一步研究。一项研究提示双侧脑皮层体感诱发电位(somatosensory evoked potentials,SSEP)消失对 2 个月和 3 年预后不良的预测价值达 98.7%,重型颅脑损伤 3 天时 SSEP 消失也提示 1 年预后不良、功能障碍等。

五、颅脑损伤患者的治疗

颅脑损伤患者的预后除了取决于损伤的严重程度及年龄等客观因素外,手术时机的掌握、伤后早期呼吸循环紊乱、高血糖、高热以及并发症、并发症的防治均不容忽视。另外,还需要根据伤后不同时期导致患者死亡的不同原因和颅脑损伤的发展趋势(表 22-5),对伤者进行有针对性、有重点的救治。

表 22-5 颅脑损伤后不同时期导致患者死亡的主要原因

伤后时期	特 点
急性期(伤后 3 天内)	此期患者主要死亡原因为严重的原发脑伤及急性颅内血肿所致脑疝,此外并发症及急性并发症如休克、急性肺水肿亦为此期重要死亡原因
脑水肿期(伤后 4～7 天)	伤后 3 天左右脑水肿逐渐发展至高峰,持续 1 周或更长时间,此期患者主要死亡原因多为血肿清除术和减压手术后难以控制的颅内压增高和继发性脑损伤,而肺部感染、上消化道出血等并发症已开始出现,本期死亡原因开始从颅脑损伤向并发症过渡
并发症期(伤后 8～21 天)	此期因肺部感染、上消化道出血、肾衰等并发症死亡人数明显增加,而因脑伤死亡人数已相对较少
衰竭期(伤后 21 天以上)	此期死亡患者处于脑伤恢复期,多为长期卧床、进食差、导致营养不良的患者,全身衰竭、多器官功能障碍及肺部感染是死亡的主要原因

(一)现场抢救与转运

现场抢救对于各种类型的颅脑损伤患者都十分重要,正确、及时的抢救措施能够有效地改善患者预后。对于重型颅脑损伤,到达现场的急救医生或其他院前救护人员应对患者进行连续性评估、稳定病情以及复苏处理。急救医生在现场检诊患者时首先要注意有无呼吸和血液循环系统障碍,以及患者意识状况及局灶创伤出血等情况。概括来说,现场急救的原则是:重点了解病情,系统而简要地检查全身情况,立即处理危及生命的病情,迅速转送医院进行进一步诊治和复苏。

1. 重点了解病情 在急救现场,患者往往处于昏迷状态,而且家属也不在场,急救人员要迅速通过在场人员对发病时间、受伤原因及发病过程作重点了解,应注意发病后患者意识状态、出血情况、肢体是否活动、有无呕吐等情况。

2. 认真检查头部及全身情况 检查时动作迅速,要有目的、有重点地进行,不可因检查过久,耽误急救处置;也不可粗心大意,漏检重要的损伤和体征。对于中型和重型颅脑损伤(GCS 评分 12 分以下)的患者要重点检查受伤部位,出血情况、瞳孔大小、对光反应、眼球位置、肢体功能以及生命体征等,并结合颈椎、腰椎、胸椎的检查,深度昏迷患者主要检查脑干反射和运动功能,并做扼要记录。不建议做彻底的神经科检查。如果时间允许,可以检查玻璃体或者视网膜出血情况,因为这可能影响到瞳孔对光反射。

在检查时,颅骨骨折迹象要及时发现,包括鼓室积血、脑脊液耳漏或鼻漏、乳突后或眶周淤血和压痛等。岩谷骨折典型表现是血性液耳漏,但可能是由于外耳道损伤或脱位下颌骨的迟发骨折造成。眶周淤血通常是前颅底骨折的特征。

意识丧失、瞳孔散大和偏瘫的三联征通常提示有一侧半球占位损害而导致的脑疝。出现三联征中的任何一项都应该采取紧急措施。另外,要排除癫痫发作、酒精中毒、服药过量以及严重的低血糖等所致的意识障碍,也要注意药物对瞳孔大小的影响。

3. 初步止血,妥善包扎伤口 颅脑损伤常常伴有头皮损伤,比如头皮裂伤或头皮撕脱伤,严重者有颅骨骨折和脑挫裂伤。因头部血运丰富,损伤后,即使是小创伤,也可发生大量出血,重者导致休克。所以在现场急救发现头部伤有活动性出血时,应立即采取各种措施进行止血。加压包扎是最常用的止血方法,特别对头皮裂伤效果最好。用消毒纱布、棉花或其他清洁质软的布料压迫伤口,再用绷带缠扎;用手暂时压迫伤口也可止血。如果有较大的血管破裂出血,可用止血钳钳夹止血;对出血或渗血猛烈的伤口,上述方法都不能止血时,应立即采用头皮全层缝合法缝合伤口。即使现场条件很差,伤口无法清理,或头发未予剪剃,也可做暂时缝合,待后送到医院后再彻底清创。

如有肢体创伤合并外周神经损伤时,在搬动患者时要注意保持肢体适当的位置,避免损伤进一步加重。对软组织创伤可用无菌绷带加压包扎,尽量避免环扎式包扎。有肢体大动脉损伤出血严重时,可用环扎式包扎或橡皮止血带止血,但必须使用软物衬垫,并记录使用时间。上止血带持续时间一般不超过5小时,如需要继续使用,应每隔4~5小时松解止血带1次。

4. 保持呼吸道通畅,防止窒息　急症神经外科患者可因意识障碍,频频呕吐,而咳嗽和吞咽反射消失,致使呼吸道堵塞或发生误吸引起窒息。此时患者面色青紫、呼吸困难,有哮鸣音,提示患者出现缺氧,应予紧急解救。首先要把患者口腔内、气管内的分泌物和食物残渣吸出。如果现场没有吸引器,可先用手指清除患者口腔内异物;若患者牙关紧闭,要用开口器或木棍撬开下颌,放置牙垫再清理口腔。有时用手压挤患者气管,诱发患者咳嗽,使气管内异物咳出,有利于呼吸通畅。

昏迷患者常因肌肉松弛、舌后坠导致咽喉部阻塞,呼吸不畅。此时可用双手放在患者两侧下颌角处将下颌托起,暂时使呼吸道通畅;也可改变患者体位,使其侧卧位或侧俯卧位,都能有较好的效果,尤其在转(后)送患者时,保持这种体位可以防止食物和呕吐物的误吸。但对深昏迷患者可在口中放入口咽通气管,防止舌后坠,也可用舌钳将舌牵出口外,效果更好。

5. 注意颈椎失稳或胸腰椎的损伤　给予硬颈托固定和胸围、腰围固定等处理,对于判断不明的患者,在搬运过程中也要特别小心,尽量使脊椎保持同一水平,不要发生扭转等,以硬板床或担架进行搬运,避免神经损伤的加重。

(二)手术治疗

闭合性脑损伤的手术治疗主要是针对颅内血肿或重度脑挫裂伤合并脑水肿引起的颅内压增高和脑疝,其次为颅内血肿引起的局灶性脑损害,常用的手术方式有以下几种。

1. 开颅血肿清除　手术前已经CT检查血肿部位明确者,可直接开颅清除血肿。术前已有明显脑疝征象或CT检查中线结构有明显移位者,血肿清除后应将硬脑膜敞开,并去骨瓣减压,以减轻术后脑水肿引起的颅内压增高。

2. 去骨瓣减压　重度脑挫裂伤合并脑水肿有手术指征时做标准大骨瓣开颅术,敞开硬脑膜并去骨瓣减压,同时还可清除挫裂糜烂及血循环不良的脑组织作为内减压。

3. 钻孔探查　伤后意识障碍进行性加重或再昏迷等颅脑外伤患者,因条件限制术前未能做CT检查,或就诊时脑疝已十分明显,无时间做CT检查,钻孔探查术是有效的诊断和抢救措施。钻孔在瞳孔首先扩大的一侧开始,通常先在颞前部(翼点)钻孔,如未发现血肿或怀疑其他部位还有血肿,则依次在额顶部、眉弓上方、颞后部以及枕下部分别钻孔。发现血肿后即做较大的骨瓣或扩大骨孔以便清除血肿和止血。

4. 脑室外引流　脑室内出血或血肿合并脑室扩大,应行脑室外引流术。

5. 钻孔引流　慢性硬脑膜下血肿主要采取颅骨钻孔,切开硬脑膜达到血肿腔,置管冲洗清除血肿液,术后引流2~3天。

(三)非手术治疗

1. 保持呼吸道通畅,维持生命体征稳定　患者由于深昏迷,舌后坠、咳嗽和吞咽功能障碍,以及频繁呕吐等因素极易引起呼吸道机械阻塞,应及时清除呼吸道分泌物,对预计昏迷时间较长或合并严重颌面伤以及胸部伤者应及时行气管切开,以确保呼吸道通畅。

2. 严密观察病情　伤后72小时内每0.5小时或1小时测呼吸、脉搏、血压一次,随时检查意识、瞳孔变化,注意有无新症状和体征出现。治疗期间应监测电解质及肝肾功能,失血较多者还应监测凝血机制。

3. 防治脑水肿,降颅内压治疗

限制入量:每24小时输液量为 1 500～2 000ml,保持 24 小时内尿量至少在 600ml 以上,具体可根据中心静脉压监测决定入量。

脱水治疗:目前常用的脱水药有渗透性脱水药和利尿药两类。口服药物有氢氯噻嗪、乙酰唑胺、氨苯蝶啶、呋塞米、50%甘油盐水溶液等。静脉注射的制剂有 20%甘露醇、30%尿素转化糖或尿素山梨醇溶液、呋塞米等。此外,浓缩 2 倍的血浆、20%人血白蛋白也对消除脑水肿、降低颅内压有利。

持续脑室外引流或对进行颅内压监护的患者间断地放出一定量的脑脊液,或待病情稳定后,腰穿放出适量脑脊液。

亚低温疗法:体表降温有利于降低脑的新陈代谢,减少脑组织耗氧量,防止脑水肿的发生和发展,对降低颅内压亦有一定作用。

4. 防止并发症,加强营养支持,早期康复治疗 早期应以预防肺部和尿路感染、消化道出血为主,晚期则需保证营养供给,防止褥疮和加强功能训练等。

六、颅脑创伤的转归预后

(一) 预后评估方法

1. Glasgow 预后评分 最常用 Glasgow 预后评分(Glasgow outcome score,GOS 评分,表 22-6)对颅脑损伤病人预后和转归进行评价。GOS 将预后分为:死亡、植物生存状态、重度残疾、轻度残疾及恢复良好。为了增加敏感性,又将重度功能障碍、中度功能障碍及恢复良好进一步分为较高组及较低组,于 1975年扩展为 8 点评分。

表 22-6　Glasgow 预后评分

评分	名称	简要解释
1	死亡	
2	植物生存状态	不能与外界环境互动;无反应
3	重度残疾	能按吩咐动作,但不能独立生活
4	轻度残疾	能独立生活,但不能回到工作或学校
5	恢复良好	能够回到工作或学校

2. 功能障碍评分 功能障碍评分(disability rating scale,DRS)由 Rappaport 等人设计,是一项 30 点的评分,用来评估 8 个方面的能力:睁眼、言语反应、运动反应、进食、如厕、修饰、功能的总体水平(如躯体及认知功能障碍)及就业能力。评分以从正常到完全丧失间不同功能水平为基础。DRS 容易掌握并且能够快速完成,评估者间可信度也很高,被认为是一项有效的预后预测方法。

3. 昏迷恢复评分 昏迷恢复评分(coma recovery scale)主要用于恢复期,可以检查神经行为学的微小变化,并有助于预测严重意识障碍患者的预后。Levin 等设计了神经行为学分级评分(neurobehavioral rating scale,NRS),将闭合性脑损伤的严重程度及时地反映出来,NRS 的评估者间可信度及有效性均令人满意。

4. 认知功能评分 Galveston 定向及遗忘测试(galveston orientation and amnesia Test,GOAT)主要用来评估 TBI 后恢复急性期过程中的认知功能。该测试针对人物、地点及时间的定位,以及对损伤前后事件的记忆。儿童定向与遗忘测试(children's orientation and amnesia test)用来连续地评估儿童及成人 TBI 后早期阶段的认知功能。在损伤后 6～12 个月,GOAT 分数比 GCS 分数能更好预测言语及非言语记忆的执行能力。COAT 作为儿童及成人 PTA 持续时间的测试方法,有足够的可信度及有效性。

5. Glasgow 评估表　Glasgow 评估表(Glasgow assessment schedule)是评估 TBI 预后的另一种的方法,该评分提供了一个广泛的评估,能区分轻度及重度患者以及随时间的变化。

(二)影响颅脑损伤预后的因素

许多因素都可用作预测颅脑损伤的预后,如患者年龄、CT 结果、神经系统查体结果、瞳孔固定及瞳孔散大、存在低血压等。但目前的方法经常过高评估不良预后的可能性并低估良好预后的概率,颅脑损伤者预后的预测,特别是在病程早期进行预测也非常困难。

1. 伤情对预后的影响

(1)重度颅脑损伤。"重度脑损伤"多指 GCS 3~8 分的颅脑损伤患者。Jennett 等人报道脑损伤死亡率达 50%;Narayan 等人发现 GCS 3~5 分的患者 77% 预后不良,6~8 分则为 26%;TCDB 用 GOS 对重型颅脑损伤进行预后评估:死亡率为 36%、植物状态率为 5%、严重致残率为 15%、轻度致残率为 15%~20%、恢复良好率为 25%;有数据表明,受伤时 GCS 3、4、5 分者 TCDB 死亡率分别为 78.4%、44.9% 和 40.2%,预后良好率分别为 4.1%、6.3% 和 12.2%。Tate 等人发现所有重度脑损伤存活者中只有 24% 左右能重新回到社会,GOS 所预测的良好或轻度残疾病人回归社会者少于 50%。

(2)中度脑损伤。"中度脑损伤"多指 GCS 9~12 分的颅脑损伤患者,占所有脑损伤的 7%~28%;1/3 中度脑损伤患者可在 3 个月内重新开始工作,在 1 年后回到以前工作状态的患者不超过 1/4;50% 于伤后 1 年仍遗留情绪或行为障碍;恢复康复良者不超过 60%、轻度残疾者占 26%、重度残疾者为 7%、持续植物状态少于 1%、约 7% 死亡。

(3)轻度脑损伤。"轻度脑损伤"多指 GCS 13~15 分的颅脑损伤患者。大多数轻、中度脑损伤患者可存活,因此功能障碍才是关注的重点。Levin 等发现超过 90% 的患者在伤后 1 周内出现各种颅脑损伤后综合征,最常见的是头痛(71%)、精力减退(60%)、头晕(53%)。Rimel 等人发现伤后 3 个月,79% 的患者仍然自诉存在头痛、59% 存在记忆问题。伤前有工作的患者伤后有 1/3 失业。Rutherford 等发现 51% 的颅脑损伤患者在伤后 6 周出现至少 1 种颅脑损伤后综合征症状,伤后 1 年仍有 14.5% 出现头痛、易怒、头晕。

2. 救治措施对预后的影响

(1)现场急救。得到正确现场急救的颅脑损伤患者死亡率明显低于未得到急救的患者。

(2)呼吸管理。颅脑损伤后窒息和呼吸暂停是导致伤员现场死亡的重要原因,院前气管插管对于提高生存率有重要意义,如果气管插管不延误转运,或者本身转送时间就较长(比如在农村)的情况下,应该进行气管插管。对于无反应的、窒息或者需要人工通气的患者则必须行气管插管。

(3)血压管理。脑损伤患者低血压与组织缺氧直接影响预后,院前收缩压小于 90mmHg 的患者的死亡率高出无明显低血压患者两倍。另外,低血压持续的时间也影响预后,低血压持续时间越长,预后越差。

(4)血容量管理。以前对脑损伤患者禁忌实行强力容量复苏,认为这样会导致继发脑水肿及颅内压增高。现在认为低血容量使平均动脉压下降,继而降低脑灌注压,因此限制血容量的潜在危险远大于强力容量复苏,故容量复苏可用于脑损伤患者。Vassar 等对院前脑损伤患者给予高渗液体替代晶体液处理的前瞻性、随机研究,结果发现院外输注 7.5% 的氯化钠盐水对增加收缩压明显优于乳酸林格液。

(5)脱水药应用。甘露醇作为渗透性利尿剂已经使用了数十年,甘露醇能够通过扩大血管内容积,有效改善脑损伤患者颅内压,在保证脑血流量的情况下,每毫升甘露醇能够降低颅内压 7~8mmHg,5 分钟内能够使颅内压至少降低 26%。需要注意的是甘露醇作为利尿剂在输注中可能继发低血压,需监测生理指标变化:血压、尿量、血浆胶体渗透压、钠的浓缩,颅内压及平均动脉压是重点监测的指标,并推荐将脑灌注压维持在 70mmHg。

(6)血糖管理。有研究发现高血糖对脑损伤患者预后不利,24 小时葡萄糖水平峰值超过 200mg/dl 的患者预后差,建议对致伤机制不明的颅脑损伤患者行快速的血糖检测或根据经验慎重给予葡萄糖治疗。

(冯 华　陈图南　李 飞)

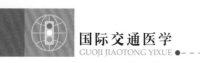
第二节　颅骨骨折

　　颅骨骨折在交通事故导致的颅脑损伤中最为常见,其中约有 2/3 为颅盖(即穹窿部)骨折。颅骨骨折按骨折部位分为颅盖骨折(fracture of skull vault)和颅底骨折(fracture of skull base);按骨折形态分为线性骨折(linear fracture)和凹陷性骨折(depressed fracture);按骨折与外界是否相通,分为开放性骨折(open fracture)和闭合性骨折(closed fracture)。颅盖骨折的好发部位以顶骨及额骨多见,枕骨和颞骨次之。其中约有 2/3 为颅盖(即穹窿部)骨折,其好发部位以顶骨及额骨多见,枕骨和颞骨次之。1/3 为颅底骨折,绝大多数颅底骨折是由颅盖骨折延伸到颅底所致,颅底骨折以线性骨折为主颅底骨折常常撕裂硬脑膜,并累及鼻旁窦、岩骨或乳突气房,导致脑脊液漏或(和)气颅,使颅腔与外界相通,可引起继发性颅内感染,故应视之为开放性颅脑损伤。按骨折发生部位可将颅底骨折分为前颅底骨折、中颅底骨折及后颅底骨折,三者分别有不同的特点。

一、颅盖骨折

(一) 发生机制

　　颅盖骨折的发生机制是外力作用于颅盖而产生的反作用力的结果。当颅盖遭受外力时,首先使着力部位发生局部的凹陷变形,若外力继续作用,则颅骨外板折裂,从而造成以受力点为中心的凹陷及其周围颅骨的线性骨折;与此同时,外力也将造成程度不同的颅盖整体变形,骨折线向颅骨的薄弱部分延伸使其折裂。外力的作用方向、强度、速度及着力点的部位范围等致伤因素与骨折的类型、部位及走向有密切的关系,具有一定的规律。如果颅盖受到的外力强度较小且与颅盖的接触面积较大时,易发生线性骨折;当致伤物速度快且与颅盖的接触面积较小或暴力直接打击头颅时,则易发生凹陷性骨折;当遭受强力高速外力打击时,易发生粉碎性凹陷性骨折或穿入性骨折。

(二) 临床分类

　　颅盖骨折主要有 3 种类型:线性骨折、凹陷性骨折及粉碎性骨折。其中线性骨折最为多见,约占颅盖骨折的 2/3 以上。

(三) 临床表现及处理原则

　　1. 线性骨折　骨折局部头皮有挫伤或血肿,常伴有局部硬膜下血肿。头颅 X 线平片提示骨折线呈线性或星形放射状,边缘清晰、锐利,有助于诊断;CT 可以更明确诊断[图 22-7(a)、(b)],某些顶部的线性骨折易漏诊,可行冠状位 CT 扫描以明确诊断。线性骨折须与正常骨缝相区别。

　　单纯线性骨折无须特殊处理,需要注意的是骨折可能引起的脑损伤或颅内血肿,尤其是硬膜外血肿常因骨折线跨过脑膜中动脉沟而形成,因此,有骨折线通过矢状窦、横窦及脑膜血管沟时,应警惕可能发生硬膜外血肿,须密切观察病情变化,及时进行辅助检查和处理。

　　2. 凹陷性骨折　凹陷性骨折多见于致伤物速度快,与头部接触面积小或暴力直接打击头颅。常见于颅盖骨折,好发于额骨及顶骨。骨折局部头皮常有擦伤、挫伤或挫裂伤,着力点可触及颅骨下陷。大多为颅骨全层陷入颅内,偶尔仅为内板下陷。若凹陷性骨折位于功能区或凹陷较深、范围较大,患者可能有脑受压症状和体征,或神经功能障碍等。成人凹陷性骨折多为粉碎性、以着力点为中心的放射状骨折;婴幼儿可呈乒乓球凹陷性骨折,一般为闭合性。

　　头颅 X 线平片提示骨折片呈环形、锥形的内陷,切线位片可显示其凹陷深度和范围,骨折片完全或部分与颅盖骨脱离、错位,陷于硬脑膜与颅骨之间。CT 扫描可清晰显示其凹陷深度、范围和部位,且可明确是否伴有硬脑膜破裂、脑挫裂伤或颅内血肿等[图 22-7(c)、(d)]。

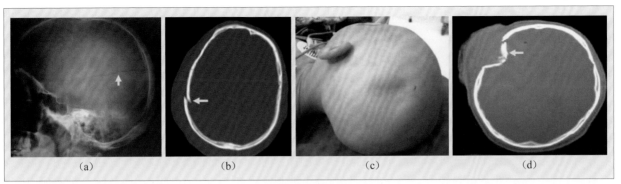

图 22-7　颅盖骨折
(a)线性骨折 X 线表现　(b)线性骨折 CT 表现　(c)凹陷性骨折外观　(d)凹陷性骨折 CT 表现

除轻度凹陷性骨折位于非功能区,静脉窦区凹陷性骨折无脑受压及静脉回流障碍者可以行非手术治疗外,多数凹陷性骨折须行手术治疗,手术目的在于解除凹陷骨片对脑组织的压迫,清创,修补硬脑膜,清除合并的脑挫裂伤、颅内血肿及减少癫痫发作的机会等。

凹陷性骨折的手术适应证包括:

(1) 合并脑损伤或大面积的骨折片陷入颅腔深度超过 1cm 者,导致颅内压增高,CT 示中线结构移位,有脑疝可能者,应行急诊开颅去骨瓣减压术。

(2) 因骨折片压迫脑重要部位引起神经功能障碍,如偏瘫、癫痫等,应行骨折片复位或祛除手术。

(3) 位于大静脉窦处的凹陷性骨折,手术应极慎重,如未引起神经体征或颅内压增高,即使陷入较深,也不宜手术;必须手术时,术前和术中都须做好处理大出血的准备。

(4) 开放性骨折的碎骨片易感染,须全部取出;硬脑膜如果破裂应予缝合或修补。

凹陷性骨折的手术方式:切口闭合性骨折,在骨折区做一弧形皮瓣或 S 状切口。开放性骨折,头皮清创后,酌情将伤口扩大。根据凹陷骨折深度和范围可采用:凹陷骨折片整复术和游离骨瓣整复术。凹陷骨折片整复术环绕凹陷骨折边缘做一马蹄形皮瓣;在靠近骨折边缘的正常颅骨处钻一孔,并适当予以扩大,咬除部分重叠的骨质;使用鼻中隔剥离器或骨膜剥离器从硬脑膜外将凹陷的骨折片撬起复位;止血后缝合伤口。游离骨瓣整复术环绕凹陷骨折边缘做一马蹄形皮瓣;在凹陷骨折周边钻孔后,保留骨膜,形成游离骨瓣;检查硬脑膜下有无损伤,有损伤时(如硬脑膜撕破或硬脑膜下有积血),则切开硬脑膜探查;用器械整复凹陷骨折,使之形态正常后将整复后的骨瓣复位,并缝合骨膜,最后分层缝合切口。术中注意对于脱离骨膜的小骨折片,应予以摘除。发现硬脑膜有裂伤或硬膜下呈蓝紫色时,应打开硬脑膜探查。骨折片不稳定时可适当固定。

静脉窦部位的凹陷性骨折,一般不考虑手术。如果因骨折压迫或损伤矢状窦,造成急性颅内压增高、颅内血肿,或开放伤出血不易控制时,则须行急诊手术。术前应备有充足血源,并建立可靠静脉通道,以备术中大量输血用。闭合性凹陷性骨折,可做跨越矢状窦的皮瓣;开放性者将原伤口扩大,充分显露骨折区。单纯性凹陷骨折,先在骨折片附近钻孔,然后用铣刀、颅骨剪或咬骨钳围绕骨折区咬开,同时将已显露的硬脑膜悬吊在附近的骨膜上。咬除颅骨时动作应轻柔,勿向颅内挤压,或将骨片强行撬起。仅须将骨片四周游离即可,以免损伤矢状窦导致大出血。

矢状窦表面点状出血或蛛网膜粒出血,用明胶海绵或压碎的肌肉贴敷于出血处,再用棉片压迫片刻,出血即止。矢状窦或横窦裂伤,边缘整齐者,可用针线缝合后表面再盖明胶海绵或肌片,然后涂以医用生物蛋白胶,可达到妥善止血。矢状窦或横窦因骨折片刺伤而呈洞状破损者,缝合多有困难。如有碎骨片刺入静脉窦内,应从周围开始咬除碎骨片,最后才可取出刺入窦内的骨片。在最后取出刺入窦内的骨片前,应将头部略放低,准备好一大于破口的肌片,取出骨片后,立即用指尖暂时堵住破孔,然后再将肌片置换在裂孔上,并加盖明胶海绵。为防止肌片脱落,可加用缝线固定。矢状窦断裂伤,位于前 1/3(中央回以前者），或横窦断裂另一侧发育良好者，可考虑结扎。剪开静脉窦两侧的硬脑膜，通向结扎段静脉窦的桥静脉，——电凝后剪断。用弯圆针自静脉窦周围穿过，分别将破裂段两端缝合结扎。位于上矢状窦中、后1/3、窦汇及主侧横窦的断裂伤，因结扎后可能引起多肢瘫痪或颅内压急剧增高导致死亡，故不宜结扎。可采用自体大隐静脉移植或人工硬脑膜材料，重建静脉窦。

婴幼儿凹陷性骨折，婴儿颅骨薄、弹性好，多呈乒乓球样骨折，凹陷不深者，随着脑组织发育，有自行复位可能。故骨折在非功能区、凹陷不深、不伴定位体征或颅内压增高及头皮下脑脊液积聚者，亦可观察等待 1 个月左右。确无复位可能时，可在骨折区附近做一皮肤切口，钻孔后，用鼻中隔剥离器伸入骨折片下方，稍用力上撬，骨折片即可弹起复位。处理婴幼儿骨折时，不要轻易把骨片丢掉，宜尽量再植，并注意修复硬脑膜。如幼儿骨折线较宽，且有脑搏动，则警惕硬脑膜已撕裂，应予以探查，修补缝合硬脑膜，以防日后形成生长性骨折。

3. 粉碎性骨折　粉碎性骨折多因受强力打击所致，骨折线裂开形成游离的不规则碎骨片，往往伴有头皮、硬脑膜及脑损伤。对于闭合性粉碎性骨折，如骨片无凹陷或错位，且未引起脑损伤或脑受压者，可按线性骨折处理；如碎骨片明显凹陷或刺入脑内，则按凹陷性骨折处理，同时处理脑挫裂伤，修补密缝硬脑膜，碎骨片用快速医用生物蛋白胶黏合平整后，重新复位覆盖在硬脑膜上，即颅骨一期修复成形术，效果较好。

开放性粉碎性骨折的治疗原则是早期施行清创缝合术，变开放伤为闭合伤，预防感染，减少并发症和后遗症。术前应行头颅 X 线片和头颅 CT 检查，详细了解骨折情况及碎骨片的数量、大小和位置，以及脑损伤的情况。术中清创应彻底，沿伤道细心清除碎骨片、异物及挫碎的脑组织，对位置较深累及功能区或血管的碎骨片，不可勉强清除，以免加重损伤或导致出血，清创完毕应妥善止血，修补缝合硬脑膜。骨缺损留待伤口愈合后，再行二期颅骨修补术。

二、颅底骨折

（一）发生机制

绝大多数颅底骨折是由颅盖骨折延伸到颅底所致，少数可由头颅挤压伤所致。颅底与硬脑膜粘连紧密，骨折时常常撕裂硬脑膜，并累及鼻旁窦、岩骨或乳突气房，导致脑脊液漏或（和）气颅，使颅腔与外界相通，可引起继发性颅内感染，故应视之为开放性颅脑损伤。

（二）临床分类

颅底骨折根据发生部位可分为颅前窝骨折（fracture of anterior fossa）、颅中窝骨折（fracture of middle fossa）和颅后窝骨折（fracture of posterior fossa），不同类型颅底骨折的临床特点见表 22-7。

表 22-7　颅底骨折的临床表现

骨折部位	迟发黏膜淤斑	脑神经损伤	脑脊液漏	合并脑损伤
颅前窝骨折	眼睑、球结膜下	Ⅰ、Ⅱ	鼻漏、眼漏	额极、额底
颅中窝骨折	颞肌下	Ⅱ、Ⅲ、Ⅳ、Ⅴ、Ⅵ、Ⅶ、Ⅷ	鼻漏、耳漏	颞极、颞底、垂体、下丘脑
颅后窝骨折	耳后、乳突、枕下、咽后壁	Ⅸ、Ⅹ、Ⅺ、Ⅻ	乳突、胸锁乳突肌皮下	小脑、脑干、延髓

（三）临床表现及处理原则

1. 前颅底骨折　前颅底即为眼眶顶板，非常薄弱，其中间为筛板。骨折时，血液向下浸入眼眶，导致眼睑皮下淤血及球结合膜下出血，呈紫黑色，俗称"熊猫眼"征，该体征对前颅底骨折的诊断有重要价值。当骨折累及筛窝或筛板时，可伴有硬脑膜及鼻腔黏膜被撕裂，从而导致脑脊液鼻漏及气颅，形成开放性颅脑损伤，容易引起颅内感染，须予以重视和预防。前颅底骨折还常伴有单侧或双侧嗅觉障碍，如果有视神经管骨折压迫视神经,可出现不同程度的视力障碍等并发症。

(1)诊断。前颅底骨折的诊断主要依赖临床表现如"熊猫眼"征、脑脊液鼻漏及嗅神经、视神经损伤等。头颅 X 线平片的诊断价值不大。CT 水平扫描可以显示骨折部位、气颅及有无脑挫裂伤、颅内血肿等;冠状位骨窗薄层 CT 扫描可以清楚显示骨折的部位、走向及骨折宽度,对诊断和处理有重要价值,应作为前颅底骨折的常规检查项目[图 22-8(a)、(b)]。

(2)治疗。单纯前颅底骨折无须特别处理。治疗上着重针对骨折所引起的并发症。伴发气颅或脑脊液鼻漏者早期应预防颅内感染为主,选择较易透过血脑屏障的抗生素治疗,脑脊液漏的治疗可参阅本节"外伤性脑脊液漏"内容。伴有视神经管骨折导致视力障碍者,应尽早行视神经管减压术。

2. 中颅底骨折　中颅底前方为蝶骨翼,后方为岩骨上缘和鞍背,底部为颞骨岩部,中央为蝶鞍,侧方为颞骨鳞部。骨折会累及岩骨及内听道,导致面神经及前庭蜗神经损伤,表现为面神经周围性瘫痪及听力障碍。脑脊液可经耳咽管流向咽部或经破裂的鼓膜从外耳道流出形成脑脊液耳漏。如骨折累及蝶鞍造成蝶窦破裂,脑脊液和血液可流至鼻咽部,形成鼻漏或咽后壁淤血肿胀。如骨折累及海绵窦则可导致动眼、滑车、外展或三叉神经功能障碍,并可能导致海绵窦动静脉瘘或颈内动脉假性动脉瘤的发生。

(1)诊断。中颅底骨折的诊断主要依赖临床表现,如脑脊液耳漏、耳后淤斑(Battle 征)及伴发的颅神经损害。头颅 X 线平片的诊断价值不大,但有时患者咽后壁软组织肿胀可以显示,可作为颅底骨折的间接征象。CT 水平扫描可以显示骨折部位、气颅及有无脑挫裂伤、颅内血肿等;冠状位骨窗薄层 CT 扫描可以清楚显示骨折的部位、走向及骨折宽度,对诊断和处理有重要价值。

(2)治疗。治疗原则与前颅底骨折相同,仍以预防感染为主,积极治疗并发症。脑脊液耳漏的病人,应采取半坐卧位,头偏向患侧,使其自愈,清洁消毒外耳皮肤,以无菌棉球或纱布覆盖,经常更换,如果漏液持续 4 周以上仍未停止,则应考虑手术治疗(参阅本节"外伤性脑脊液漏"内容)。

3. 后颅底骨折　后颅底骨折[图 22-8(c)、(d)]主要表现为乳突区皮下迟发性淤斑、颈部软组织肿胀及咽后壁黏膜淤血水肿等,可以并发面神经、听神经损害,后组颅神经损害较为少见。如骨折线跨越横窦沟时,应警惕幕上下骑跨式硬膜外血肿或横窦沟小血肿的发生。

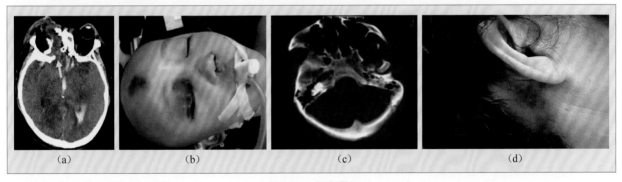

图 22-8　颅底骨折
(a)前颅底骨折 CT 表现　(b)颅底骨折"熊猫眼"征　(c)后颅底骨折 CT 表现　(d)后颅底骨折外观

(1)诊断。汤氏位 X 线片可以显示枕骨骨折,有助于诊断,X 线平片对颅颈交界区骨折和关节脱位以及枕大孔区骨折亦有帮助;CT 和 MRI 扫描对后颅底骨折有重要意义,尤其是对颅颈交界区的损害;以岩骨为中心的颅底冠状位薄层 CT 扫描可以明确骨折线的部位和走向,有重要诊断价值。

(2)治疗。主要针对颅颈交界区骨折和关节脱位以及枕大孔区的骨折,如有颈髓受压和(或)呼吸功能障碍时,尽早行气管切开,颅骨牵引,必要时行辅助呼吸或人工呼吸,甚至行后颅底减压术;合并颅内血肿时,如血肿量超过 10ml,则应积极手术清除血肿;并发颅神经损害时,应给予神经营养药物治疗,有条件者行高压氧治疗。

三、外伤性脑脊液漏

（一）发生机制

外伤性脑脊液漏多继发于颅底骨折，脑脊液经鼻腔、外耳道流出，是颅脑损伤的严重并发症之一，其发生率为2%～9%，处理不当可导致颅内感染等严重后果。其发生机制，可能因颅底骨质较薄、与硬脑膜附着紧密，颅脑受损伤时，颅底骨折的同时硬脑膜和蛛网膜被撕破，脑脊液由骨折缝经鼻腔、外耳道流出，与外界相通，形成漏孔；前颅凹有筛板、筛窦及蝶窦与鼻腔相通，形成脑脊液鼻漏；中颅凹岩骨内的中耳鼓室内外沟通了耳咽管和外耳道，形成脑脊液耳漏。多数外伤性脑脊液漏属急性期脑脊液漏，伤后可立即出现或伤后数日内出现，漏口大多数可在1周左右自行愈合封闭，脑脊液漏停止；有少数脑脊液漏可延至伤后数月甚至数年后发生，此种为延迟性脑脊液漏，常常迁延不愈，容易导致继发颅内感染以及反复发作性脑膜炎（图22-9）。

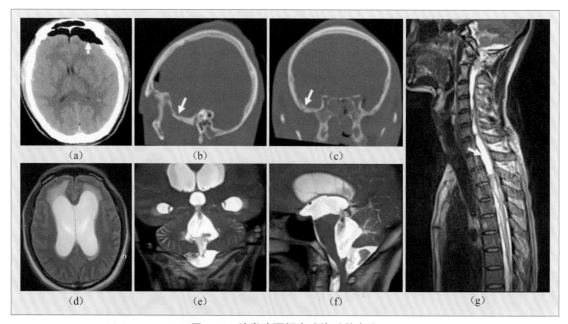

图22-9　脑脊液漏颅内感染后并发症
（a）开放性颅脑损伤　（b）、（c）颅底骨折　（d）、（e）、（f）颅内感染后脑积水形成
（g）颅内感染后椎管内蛛网膜粘连，形成张力性囊肿

（二）临床分类及临床表现

外伤性脑脊液漏可分为脑脊液鼻漏和脑脊液耳漏。脑脊液鼻漏多见于前颅凹骨折，发生率高达39%。以骨折累及额窦、筛窦者多见。患者常有"熊猫眼"征，是因为眼睑淤血所致；球结合膜下出血；可伴有嗅觉丧失或减退；少数患者可伤及视神经或动眼神经而出现相应体征。漏液一般在坐位、低头时增加，平卧时减少或停止。

脑脊液耳漏多见于中颅凹骨折，因岩骨骨折累及鼓室所致，无论岩骨的中颅凹部分或后颅凹部分骨折，只要伤及中耳腔，皆可有血性脑脊液进入鼓室，漏液经破裂的耳鼓膜从外耳道流出。患侧耳后乳突区皮下淤斑（Battle征）为颞岩部骨折常见的体征；岩骨骨折后常伴有面、听神经损伤，少数可致外展或三叉神经损伤，而表现出相应的体征。

（三）治疗原则及方法

绝大多数外伤性脑脊液耳漏或鼻漏可以通过非手术治疗而愈合，须行手术治疗的仅占2.4%。只有漏口经久不愈或愈合后反复发作者才须行手术治疗。

1. 非手术治疗　采用半卧位,头偏向患侧,利用脑组织的重力使其贴附于漏口处,以利于漏口封闭愈合。清洁鼻腔或外耳道,禁止堵塞,避免咳嗽、擤鼻及用力闭气,保持大便通畅,限制液体入量,适量给予脱水、利尿药物如甘露醇、呋塞米、乙酰唑胺等,应用抗生素预防颅内感染,以及营养、支持治疗。必要时可行腰椎穿刺引流脑脊液,以减少漏液从而使漏口愈合。绝大多数患者经过1~2周的非手术治疗后痊愈。

2. 手术治疗

(1) 手术适应证。一般认为鼻漏持续1周以上不见减少,或经非手术治疗1个月以上不愈,或治愈后多次复发者为其手术指征。我们体会如颅脑外伤急诊手术中若发现额窦或筛窦骨折裂缝及硬膜漏口较大(>4mm),且与鼻旁窦相通,或颅内气体较多,尽管此时可能尚无脑脊液鼻漏,也应及早行手术处理;前颅底骨折合并脑脊液鼻漏患者,若CT提示骨折裂缝较宽,估计难以自行愈合者,也应及早行手术处理漏口;大多数病例术中发现有脑组织或肉芽组织疝入漏口,可能是骨折及硬膜漏口难以愈合的重要原因,若术前MRI检查发现有软组织自漏口疝出者也应是早期手术指征之一。

(2) 定位方法。若术前能明确定位及确定漏口大小对手术大有帮助。与术中发现的漏口位置相比较,头颅X线片及CT水平扫描仅能确定骨折大致位置,但难以精确定位,更难以确定漏口大小。我们认为术前行颅底冠状位薄层CT扫描对外伤性脑脊液漏有重要诊断价值,有助于确定漏口的位置、大小,以便采取合适的手术方式,可避免术中盲目探查而加重脑损伤,同时可避免遗漏对侧漏口。

3. 手术方式

(1) 脑脊液鼻漏修补术。脑脊液鼻漏的修补手术传统上有两种入路,一种为硬膜外入路,一种为硬膜内入路。近年来有人主张经鼻内窥镜入路,此入路除对设备及术者要求较高外,且须严格选择手术适应证。

手术采用患侧或双侧额部冠状皮瓣开颅,留取适当大小骨膜,抬起额叶,逐渐显露骨折及硬膜漏口位置。骨折及漏口处大多有脑组织疝入,沿硬膜切断疝入漏口的脑组织及新生肉芽组织,刮除干净并仔细电凝,骨折破裂处以骨蜡或颞肌及筋膜填塞后,涂以生物胶,后用骨膜覆盖,表面再涂以生物胶,并用明胶海绵粘贴表面及四周,呈"夹心饼干"样,压紧、贴牢,硬膜漏口一般不需缝合。

有学者认为硬膜内入路较硬膜外入路优越,可避免硬膜破裂、漏口扩大,术野显露较好,操作较为方便,不易引起颅内感染;缺点是可能致额叶组织挫伤,但可通过轻柔操作予以避免。一般认为硬膜漏口需修补缝合,但此处缝合修补硬膜多较为困难,通过前述以肌片、颞肌筋膜、骨膜、明胶海绵及生物胶"夹心饼干"式多层贴附后,一般不需缝合硬膜漏口,即可达到封闭漏口的目的。

(2) 脑脊液耳漏修补术。由于中颅凹骨折累及鼓室,使脑脊液直接进入中耳腔经破裂耳鼓膜流至外耳道,属迷路外耳漏;因后颅凹骨折累及迷路,使蛛网膜下腔与中耳腔相通者,属迷路内耳漏。二者手术入路不同。前者可采用颞枕入路,以外耳乳突为中心做颞部皮瓣,骨窗尽量靠近中颅底,经硬膜外或硬膜下入路探查,找到漏口所在,按上述方法修补漏口,注意勿损伤岩大浅神经、三叉神经及海绵窦等结构。后者亦可采用颞枕入路,沿岩骨崤切开天幕进入后颅凹探查岩骨后面的漏口,其多位于内听道稍外侧,漏口修补方法亦如前述。此外,也可采用枕下入路修补岩骨后面的漏口。

(胡　荣　胡胜利　朱　刚)

第三节　颅　内　血　肿

颅内血肿在闭合性颅脑损伤中占10%左右,在重型颅脑损伤中占40%~50%。一般幕上血肿超过20~30ml,幕下血肿超过10ml,即可引起脑受压和颅内压增高症状,甚至发生脑疝。颅内血肿是颅脑外伤的并发症,头伤后颅内出血积聚于颅内达到一定体积,引起颅内结构、组织受压和颅内压增高即称为颅内血肿。根据血肿发生的解剖部位,颅内血肿分为硬膜外血肿(extradural hematoma,EDH)、硬膜下血肿(subdural hematoma,SDH)和脑内血肿(intracerebral hematomas,ICH);根据血肿发生的时间,又分为急性血肿(头伤伤后 3 天内出现)、亚急性血肿(头伤后 3 天～3 周内出现)和慢性血肿(头伤 3 周后出现)。颅内血肿按不同的方法进行分类(表 22-8),有利于对伤情的判断,并指导治疗。

表 22-8　颅内血肿的分类

分类方法	类　别
按照血肿形成的时间	(1)特急性颅内血肿:伤后 3 小时内发生 (2)急性颅内血肿:伤后 3 小时至 3 天内发生 (3)亚急性颅内血肿:伤后 3 天至 3 周以上发生 (4)慢性硬膜下血肿:伤后 3 周以上发生
按照血肿的部位	(1)硬膜外血肿:血肿位于颅骨和硬脑膜之间 (2)硬膜下血肿:血肿位于硬脑膜和蛛网膜之间 (3)脑内血肿:血肿位于脑实质内
按照血肿数目	(1)单发性血肿 (2)多发性血肿
按照是否有脑挫裂伤	(1)单纯性血肿:无脑挫裂伤 (2)复合性血肿:伴有脑挫裂伤
根据 CT 扫描特点	(1)迟发性颅内血肿:首次检查未见血肿,复查发现血肿 (2)隐匿性颅内血肿:患者无症状,CT 检查发现血肿

一、急性硬膜外血肿

硬膜外血肿(epidural hematoma,EDH)是指颅脑损伤后血液积聚在颅骨内板与分离的硬脑膜之间,好发于幕上大脑半球凸面,出血多来源于骨折损伤的硬脑膜动脉、静脉、静脉窦或颅骨板障,以脑膜中动脉损伤最常见。硬膜外血肿占外伤性颅内血肿的 40% 左右。随着 CT 影像的进步使硬膜外血肿获得诊断快速而准确。

(一)病因与发病机制

创伤是最经典的原因,常常为钝性伤,如交通事故、打击、坠落和其他意外。与急性膜下血肿、脑挫裂伤和弥漫性轴索损伤不同,硬膜外血肿不是头的相对运动所产生,而是硬膜和颅骨血管的破裂。硬膜与颅骨联系较紧密,特别是在骨缝处。主要骨缝为冠状缝(额骨与顶骨)、矢状缝(双侧顶骨)和人字缝(顶骨与枕骨)。硬膜外血肿一般不超过骨缝。由于骨折线穿越上矢状窦或横窦,亦可引起骑跨于窦上的巨大硬膜外血肿,这类血肿的不断扩张,多为硬脑膜与骨内板剥离后,导致新的出血所致,而非仅由静脉压造成继续出血。硬膜外血肿的出血来源多见于硬膜血管的破裂,包括脑膜中动脉分支、静脉、硬膜静脉窦和颅骨血管(板障和颅骨导血管)等,其中最常见的是颅骨骨折导致脑膜中动脉破裂,因此硬膜外血肿最常见的部位是颞顶部,占 70%～80%。其他发生于额部、顶部和枕部的血肿各占 10% 左右,其中部分枕部硬膜外血肿为横窦上下骑跨型。硬膜外血肿较少发生于矢状窦附近。

(二)病理生理

血肿最初为新鲜血液和血块,几天后开始液化并被逐渐吸收,周围有薄层肉芽形成,1 个月左右形成肉芽包膜,内含血块液化之液体,混有柔软血凝块,有的可机化成固体。

(三)临床表现

急性硬膜外血肿血液积聚于颅骨与硬脑膜之间,动脉破裂形成的血肿发展较快,血肿量迅速增大,可在数小时内引起脑疝,危及生命。若出血来源于静脉、静脉窦或板障,则血肿增大较慢,病情发展较缓。

1. 外伤史　头颅的直接暴力伤,可发现局部有头皮伤痕或头皮血肿。
2. 意识障碍　根据受伤时力量的不同,病人可无意识障碍、短暂昏迷或长时间意识不清。有 20%～

50%的病人出现典型的"昏迷-清醒-再昏迷"过程,即出现中间清醒期。受伤时由于头部受到冲击而出现意识障碍,意识恢复后由于硬膜外血肿扩大、颅内压增高,脑干受压,再次出现昏迷,并可能出现脑疝症状。部分病人原发性颅脑损伤较轻,伤后无原发昏迷,至颅内血肿形成后才出现意识障碍,在临床上容易误诊;若原发性脑损伤严重,伤后可出现持续昏迷,进行性加重,颅内血肿的临床症状和体征常被原发性脑损伤所掩盖,此类病人也易误诊。

3. 颅内压增高表现　大多数病人在伤后即有头痛和呕吐表现,随着血肿量增加,颅内压进行性增高,头痛及呕吐可进行性加重,还可表现有烦躁不安或淡漠,定向力障碍,并出现血压升高、脉搏减慢、脉压增大、心率和呼吸减慢等代偿反应。若病情进一步恶化,则出现血压下降、脉搏细弱和呼吸抑制。

4. 神经系统体征　少量急性硬膜外血肿可无明显神经系统阳性体征,若血肿量扩大,出现小脑幕切迹疝,则可观察到瞳孔改变,多为患侧瞳孔先缩小,对光反应迟钝,继之瞳孔进行性扩大,对光反应消失,如病情进行性加重,则对侧瞳孔亦可随之扩大,发生枕骨大孔疝。若血肿引起脑疝或血肿压迫运动区还可出现一侧肢体肌力减退,脑疝晚期则可表现为去大脑强直。

(四)辅助检查

1. 头颅 X 线平片　颅骨平片观察到跨脑膜中动脉的骨折线时,应高度重视有硬膜外血肿的可能,骨折线跨过横窦、乙状窦、上矢状窦时也应考虑硬膜外血肿可能。出现骨折线不一定出现硬膜外血肿,但有超过90%的硬膜外血肿病人合并有颅骨骨折。

2. 头颅 CT 扫描　CT 扫描是检查急性硬膜外血肿最精确、最敏感的方法。其特征性表现是颅骨下方梭形高密度影[图 22-10(a)～(e)]。10%～50%的硬膜外血肿病人合并有其他颅内病变,如硬膜下血肿、脑挫裂伤和脑内血肿等。血肿受骨缝之间硬膜与颅骨内板的限制,血肿在 CT 轴位上呈双面凸镜样,多表现为均匀一致的高密度,有时也可见部分区域由于血清渗出和新鲜出血而呈混杂密度。特急性出血可为低密度,可能表明有活动性出血。血肿中血红蛋白的量决定了射线吸收量。信号强度依时间而改变。急性期为高密度;2～4 周时,变成等密度;时间更长,则变为低密度。头颅顶部(穹窿)和颅底(如中颅底)的出血少见,由于解剖位置的关系,其诊断较困难,容易漏诊,必要时行冠状 CT 扫描或 MRI 发现并判断血肿的位置和大小。

3. 头颅 MRI 扫描　急性期硬膜外血肿 MRI 检查为等信号,因而 MRI 较少用,但 MRI 对占位效应和脑移位的观察较 CT 明显。慢性硬膜外血肿头颅 MRI 于 T_1 和 T_2 加权像上均可见边界清楚的梭形高信号改变[图 22-10(f)～(j)]。

4. 实验室检查　严重颅脑损伤时可能释放组织促凝血酶原激酶,从而导致弥漫性血管内凝血,术前应检查凝血状态;另外还需要检查血细胞比容,尤其是小儿,硬膜外血肿的形成可能导致血容量不足。

(五)诊断和鉴别诊断

早期诊断是影响急性硬膜外血肿救治效果的关键,幕上急性硬膜外血肿的早期诊断,应判定在颞叶钩回疝征象之前,而不是昏迷加深、瞳孔散大之后。故临床观察殊为重要,当病人头痛呕吐加剧、躁动不安、血压升高、脉压增大或出现新的体征时,即应高度怀疑颅内血肿,及时进行的影像学检查包括 X 线颅骨平片、CT 扫描等。

(六)治疗原则

急性硬膜外血肿如诊断明确,原则上立即手术治疗,清除颅内血肿,解除脑受压,缓解颅内高压。通常,单纯硬膜外血肿可不行去骨瓣减压,但合并脑挫裂伤重或手术前脑疝时间长应同时行去骨瓣减压术。

1. 非手术治疗　急性硬膜外血肿无论施行手术与否,均须进行及时、合理的非手术治疗,特别是伴有严重脑原发性损伤或继发性脑损害的病人。当然并非所有的急性 EDH 都需要立即手术清除血肿。如果血肿小,病人神经系统功能良好,可密切观察病人并早期 CT 扫描,若血肿体积增大或症状恶化,应手术清除血肿。非手术治疗的适应证:神志清楚,病情平稳;CT 检查血肿计量小于 30ml,厚度小于 15mm,中线移位不超过 5mm;无意识恶化、眼底水肿及新病征出现;非颅中窝或颅后窝血肿者。治疗措施应是在严密观察病人临床表现的前提下,采用降低颅内压、止血及活血化淤药物治疗,须行 CT 作动态监测,尤其是伤后的头 24 小时。

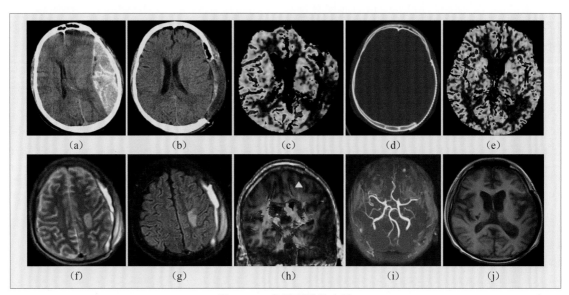

图 22-10　急性硬膜外血肿

(a)颅脑 CT 示左侧颞顶部急性硬膜外血肿　(b)血肿术后,去骨瓣　(c)CT 灌注成像示左侧颞叶灌注下降
(d)颅骨修补术后　(e)颅骨修补后灌注改善　(f)T$_2$ 加权像示额顶部缺血灶　(g)Flair 成像示左侧额顶部
缺血灶　(h)DTI 示左侧白质纤维受损　(i)MRA 检查颅内血管　(j)恢复期 MRI 检查

2. 手术指征

(1) 幕上血肿量大于 30ml,颞部血肿量大于 20ml,后颅窝血肿量大于 10ml,中线移位超过 5mm。

(2) 意识障碍进行性加重或出现再昏迷。

(3) 神经系统症状进行性加重或出现新的阳性体征。

(4) 颅内压大于 40mmHg 或进行性升高。

3. 手术方式

(1) 骨瓣开颅硬膜外血肿清除术。适用于大部分病例,根据影像学检查结果,行骨瓣成形开颅。血块可用吸引器吸去或用脑压板剔出,清除血肿同时寻找出血来源。来自静脉窦的出血一般只需用明胶海绵覆盖即能控制;较严重的静脉窦出血可用止血纱布、肌片、生物胶等止血;来自脑膜中动脉的出血则需用双极电凝、结扎控制。待血肿清除后,宜用生理盐水冲洗创面,仔细检查有无出血点,并逐一止血,防止术后再出血。注意同时伴有其他颅内损伤,如硬膜下血肿或脑内血肿,必要时一并清除。仔细悬吊硬脑膜于骨窗外缘,回置骨瓣并固定,分层缝合头皮。

(2) 钻孔穿刺清除硬膜外血肿。其适应证为病情相对稳定,出血量在 30～50ml,经 CT 检查明确定位,中线移位达 0.5cm 以上,无继续出血者。方法则按 CT 所示血肿最厚处,行锥孔或钻孔,然后插入吸引针管或放入带绞丝的碎吸针管。排出部分血液后再注入尿激酶,或尿激酶加透明质酸酶溶解残留的血凝块,反复数次,留管引流至 CT 复查血肿已排尽为度。该方法也可用于院前急救或脑内血肿的引流。

(3) 钻孔探查术。在紧急情况下对病情急剧恶化,来不及行诊断性检查时,就应进行钻孔探查术。所有神经外科医生都应熟悉这种操作。第一个钻孔应该在颞区,恰好在颧弓上方,根据神经系统体征定位并制订手术方案:瞳孔散大侧;异常运动反应对侧;颅骨骨折侧。接下来钻孔应该在枕区与额区。探得血肿后按需要延长切口并扩大骨窗。清除血肿,妥善止血。当一侧手术已完成,还应在另一侧重复进行。

（七）转归预后

硬膜外血肿的死亡率为 9.4%～33%,平均约 10%。若病人生存,则术前的运动功能、GCS 和瞳孔反应与病人的功能预后显著相关。单纯的硬膜外血肿而无脑结构的损伤,只要迅速清除血肿,则预后极好。快速的诊断和适当的处理是降低死亡率、获得良好功能预后的关键。

二、急性硬膜下血肿

硬膜下血肿(subdural hematoma,SDH)是指颅脑损伤后发生于脑皮质与硬脑膜和蛛网膜之间的血肿,出血多来源于脑挫裂伤、脑皮质动静脉破裂或桥静脉断裂。硬膜下血肿约占颅内血肿的40%。急性硬膜下血肿在受伤72小时内出现,一般发生在坠落、交通事故或打击伤以后。是颅脑损伤常见的继发损害,在重型颅脑外伤患者中发生率为12%～29%,占全部颅内血肿的40%左右。急性硬膜下血肿发生的男女比例为3∶1。年长者存在脑萎缩,在头伤后桥静脉所受剪切力,更容易形成急性硬膜下血肿。

(一)病因与发病机制

急性硬膜下血肿一般都为暴力使脑组织与固定的硬膜形成移位,将皮质与硬脑膜静脉窦间的桥静脉撕断引起出血,也可由于脑组织挫伤后皮质血管出血流入硬膜下腔所致。血肿来源有:①脑挫裂伤后皮层动脉和静脉破裂,血液流入硬脑膜下腔或先流入脑内形成脑内血肿,再穿破皮层流到硬膜下腔。②大脑皮层静脉进入静脉窦处破裂,这些静脉损伤可位于大脑上静脉之进入上矢状窦处、大脑下静脉之进入横窦和蝶顶窦处,或大脑中静脉之进入上岩窦处,所引起的血肿常分布于大脑凸面的较大范围。

加速性损伤所致脑挫裂伤,血肿多在同侧;而减速性损伤所引起的对冲性脑挫裂伤出血常在对侧;一侧枕部着力于对侧额、颞部前份发生硬膜下血肿,甚至同时并发脑内血肿;枕部中线着力易致双侧额极、颞尖部血肿;当头颅侧方打击时,可引起伤侧硬膜下血肿或(和)脑内血肿;头颅侧方碰撞或跌伤时,同侧多为硬膜下血肿或(和)硬膜外血肿,对侧可致单纯性及(或)复合型硬膜下血肿;前额部着力时,血肿往往都在额部,很少发生在枕部,而老年人则常引起单侧或双侧单纯性硬膜下血肿。

(二)病理生理

血肿形成时多为新鲜血液或柔软血凝块,3天内逐渐变成硬凝块并与脑膜黏着,2周内凝块逐渐液化,肉芽组织开始长入脑膜黏着面,然后开始机化,其硬膜黏着面形成血肿外膜,蛛网膜黏着面形成血肿内膜,内外膜将血肿包裹。

(三)临床表现

1. 外伤史　一侧枕部着力,可能于对侧额、颞部发生脑挫裂伤和硬膜下血肿;后枕中线部着力易导致双侧额、颞底部脑挫裂伤和硬脑膜下血肿;前额部受力时,脑挫裂伤和血肿往往都发生于前额部,极少发生于枕部。

2. 意识障碍　急性硬膜下血肿伤情比较严重,病情发展较快,伤后意识障碍较为突出,常表现为持续昏迷,并呈进行性恶化,较少出现中间清醒期,即使意识障碍程度可能一度好转,也较短暂。

3. 颅内压增高表现　急性硬脑膜下血肿主要表现为进行性意识加深,生命体征变化突出,同时较早出现小脑幕切迹疝表现。

4. 神经系统体征　硬膜外血肿病人早期即可因脑挫裂伤累及脑功能区而出现相应的神经系统阳性体征,如偏瘫、失语、癫痫发作等。如在观察过程中脑损伤体征明显加重或出现新的阳性体征,应考虑继发性颅内血肿可能。由于多数硬膜下血肿病人合并有较严重的脑挫裂伤,蛛网膜下腔出血量较多,故脑膜刺激征常较明显。

(四)辅助检查

1. 头颅X线平片　急性硬膜下血肿病人约半数可见颅骨骨折,也可有线形骨折或凹陷性骨折,但血肿部位不一定与骨折部位相一致,只能作受伤机制的参考。

2. 头颅CT扫描　硬膜下血肿的诊断主要依靠CT扫描。急性硬膜下血肿表现为新月形高密度影,覆盖于脑表面(图22-11),CT还可发现脑挫裂伤的部位、范围和程度以及是否合并有脑内血肿。有时,急性 SDH 为等密度,见于下列情况:①病人血细胞比容低;②血肿为特急性(小于 1 小时);③有活动性出血。

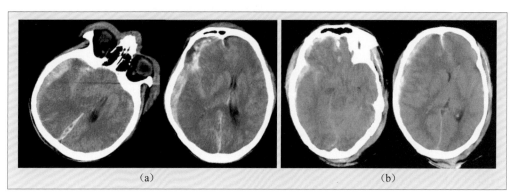

图 22-11　颅脑 CT 示两例右侧额、颞部、顶部急性硬膜下血肿

3. 头颅 MRI 扫描　急性期硬膜外血肿 MRI 检查为等信号,但 MRI 能更清晰地显示脑损伤的范围、程度以及血肿的部位、血肿量,对占位效应和脑移位的观察较 CT 明显。

4. 实验室检查　在急性 SDH 形成中,需要排除并纠正凝血障碍,应检查凝血酶原时间(prothrombin time,PT)、部分凝血活酶时间(activated partial thromboplastin time,aPTT)和血小板记数。常规检查还包括血红蛋白、电解质。

（五）诊断和鉴别诊断

颅脑损伤后,原发昏迷时间较长或原发昏迷与继发性意识障碍互相重叠,表现为昏迷程度不断加深,并随之出现脑受压及颅内压增高的征象,应怀疑急性硬脑膜下血肿;若病情发展较缓慢已为期 3 天至 3 周,有中间意识好转期,继而加重,出现颅内压增高症状,则提示可能伴有亚急性硬脑膜下血肿。应积极行 CT 扫描,明确有无硬脑膜下血肿及了解其他损伤类型如脑内血肿、脑挫裂伤。急性硬膜下血肿多与脑挫裂伤伴发,症状体征无特异性,临床表现与血肿的范围、形成速度和合并脑挫裂伤的程度有关,与急性硬膜外血肿临床特点的比较见表 22-9。

表 22-9　急性硬膜外血肿与急性硬膜下血肿的临床特点比较

临床特点	急性硬膜外血肿	急性硬膜下血肿
着力点	多发生在着力同侧	多发生在着力对侧,同侧少
脑挫裂伤	较轻,多发生在着力部位	较重,多发生在对冲部位
颅骨骨折	多数有	半数病人有
血肿与骨折关系	多在同侧	同侧、对侧均可
原发性意识障碍	较轻	较重
中间清醒期	多见	较少出现
蛛网膜下腔出血	少见	严重

（六）治疗原则

急性硬脑膜下血肿病情发展急重,尤其是特急性病例,死亡率高达 50%～80%。亚急性硬脑膜下血肿中,有部分原发性脑损伤较轻、病情发展较缓的病例,亦可在严密的颅内压监护或 CT 扫描动态观察下,采用非手术治疗获得成功。但治疗过程中如有病情恶化,均应手术治疗,任何观望、犹豫都是十分危险的。

1. 非手术治疗　急性、亚急性硬脑膜下血肿无论手术与否,均须进行及时、合理的非手术治疗,特别是急性血肿术后,尤为重要。非手术治疗指征包括:神志清楚,病情稳定,生命征基本正常,症状逐渐减轻;无局限性脑压迫致神经功能受损表现;CT 扫描脑室、脑池无显著受压,血肿在 40ml 以下,中线移位不超过 10mm;颅内压监护压力在 25～30mmHg 以下。非手术治疗的急性硬脑膜下血肿可转变成慢性硬脑膜下血肿,应行系列 CT 扫描随访。硬脑膜下血肿导致脑疝时,立即给予甘露醇并急诊清除血肿,注意保持循环的稳定。过度通气可能引起脑缺血,使用时须慎重。病人还应输入新鲜的冻血浆(fresh frozen plasma,FFP)和血小板维持正常的 PT 和血小板记数大于 $100×10^9$/L。无占位效应和神经症状及体征的慢性硬脑膜下血肿可行动态 CT 扫描,血肿可能消散。没有药物能使急性和慢性硬脑膜下血肿快速消散。虽有个别急性硬脑膜下血肿可以自动消散,但为数甚少,不可存侥幸心理,事实上仅有少数亚急性硬脑膜下血肿病人,如果原发脑损伤较轻,病情发展迟缓,始可采用非手术治疗。

2. 手术指征　急性硬膜下血肿病情重、病情发展快,一经确诊往往需要开骨窗或骨瓣手术清除血肿,当急性硬膜下血肿伴有严重脑挫裂伤或脑水肿、术前即有脑疝、中线结构移位明显、血肿清除后颅内压缓解不理想时还须行去骨瓣减压术。血肿的大小、颅内压的高低、合并损伤的程度及病人的临床表现均是手术与否的指征。

(1) 幕上血肿量大于 30ml,后颅窝血肿量大于 10ml,中线移位超过 5mm。

(2) 意识障碍进行性加重或出现再昏迷。

(3) 神经系统症状进行性加重或出现新的阳性体征。

(4) 颅内压大于 40mmHg 或进行性升高等病人均有去骨瓣减压的手术指征。

3. 手术方式

(1) 骨瓣开颅术。骨瓣开颅手术显露较好,可以清除血肿并进行止血,但较复杂,可能费时较多,创伤性较大,因此在病情紧急的患者中,最好先用钻孔法将血肿大部分清除,等脑压下降病情稳定后,再将钻孔连成骨瓣,进一步处理。若清除血肿后脑压又增高,应根据受伤机制估计可能其他部位血肿扩大,特别是额极、颞底部及脑内深部。

(2) 颞肌下减压及枕下减压术。在急性血肿中,用骨瓣成形清除血肿和严重破碎脑组织后,如果脑压较高,缝合硬脑膜较紧张,或者有严重脑挫裂伤较严重,估计术后有脑水肿较重时,为安全计,宜行减压术。有时甚至需要切除额极和颞极,行内减压,方能关颅。

4. 术后处理　急性硬膜下血肿一般合并存在脑挫裂伤和水肿,应行颅内压监测。清除急性 SDH 后,将 ICP 控制在 20mmHg 以下,维持脑灌注在 60～70mmHg。清除急性血肿后应常规行 CT 复查。如果术后 ICP 仍高,急诊 CT 扫描,了解是否再出血或其他血肿。术后随访复查凝血问题(PT,APTT)和血小板,及时纠正,减少再出血的危险。如果病人病情稳定,可行脑 MRI 扫描,发现相关的脑实质损伤。术后或保守治疗的病人,均应动态 CT 扫描观察血肿是否完全消散。并仔细地行神经系统检查,了解病人病情。

(七)转归预后

急性 SDH 的病死率约为 50%。小于 40 岁病人的病死率为 20%,而 40～80 岁病人的病死率为 65%,大于 80 岁病人的病死率为 88%。急性硬脑膜下血肿若属老年人对冲性特急血肿,双瞳孔散大、光反应消失,血肿小而病情重,则预后极差。急性 SDH 4 小时内手术者,病死率为 30%,而 4 小时以上手术者,病死率为 90%。

三、急性脑内血肿

外伤性脑内血肿(intracerebral hematomas,ICH)是指颅脑损伤后脑实质内出血形成的血肿,可发生于脑组织的任何部位,以额叶和颞叶最为多见。脑内血肿约占颅内血肿的 5%。是由于脑受力变形或剪力作用致使脑实质内血管撕裂出血而致。出血较少、血肿较小时,临床表现亦较缓。血肿较大时,位于脑基底节、丘脑或脑室壁附近的血肿,可向脑室溃破造成脑室内出血,病情往往重笃,预后不良。

(一)病因与发病机制

脑内血肿多因直接打击的冲击伤或凹陷性骨折所引起,其余则为脑深部、脑干及小脑等处的脑内血肿,为数较少。由于不同的损伤机制所引起的血肿部位不同,所以按部位来考虑时,发生频数也有一定规律。额颞叶前部的脑内血肿最为常见,约占全数的 80%;顶枕叶次之,占 10%;其他 10% 位于大脑深部、小脑和脑干。以发生部位定,对冲点血肿最为常见,着力点次之,大脑深部与脑干内血肿较少见。在贯穿性损伤中,脑内血肿可发生于损伤途径的任何部位。血肿可为单侧或双侧。双侧血肿或源于两侧额叶的对冲损伤,或为一侧着力点(顶枕叶)和对侧对冲点(额颞叶)的损伤。这些病理特点,在定位诊断尚未确定的病例中,对决定钻孔探查部位有一定意义。与血肿合并存在的头皮和颅骨损伤,通常提示损伤时的暴力着力情况,故对定位亦有一定帮助。老年病人因血管脆性增加,较易发生脑内血肿。

(二)病理生理

血肿形成的初期仅为一血凝块,浅部者周围常与挫碎的脑组织相混杂,深部者周围亦有受压坏死、水肿的组织环绕。4~5 天之后血肿开始液化,变为棕褐色陈旧血液,周围有胶质细胞增生,此时,手术切除血肿可见周界清楚,几不出血,较为容易。血肿的外形,按其存在时间久暂,可分为下述几个阶段。在最初 1~2 天内由血液或血凝块所组成,其四周为水肿的脑组织。如果局部脑挫裂伤严重,则破碎的脑组织和血块混合,可形成一种糜烂样的结构。4~5 天后,血块和破碎脑组织开始液化,血肿转变为棕黄色的稠厚液体,同时四周有胶原纤维和神经胶质增生;至 2~3 周时,血肿表面有包膜形成,内贮黄色液体,并逐渐成为囊性病变,相邻脑组织可见含铁血黄素沉着,局部脑回变平、加宽、变软,有波动感,已多无颅内压增高表现。这些形态特点使血肿在手术时甚易辨认。

(三)临床表现

位于额、颞前端及底部的血肿与对冲性脑挫裂伤、硬脑膜下血肿相似,除颅内压增高外,多无明显定位症状或体征;若血肿累及重要功能区,则可出现偏瘫、失语、偏盲、偏身感觉障碍以及局灶性癫痫等征象;因对冲性脑挫裂伤所致脑内血肿病人,伤后意识障碍多较持久,且有进行性加重,多无中间意识好转期,病情转变较快,容易引起脑疝;因冲击伤或凹陷骨折所引起的局部血肿,病情发展较缓者,除表现局部脑功能损害症状外,常有头疼、呕吐、眼底水肿等颅内压增高的征象,尤其是老年人因血管脆性增加,较易发生脑内血肿。

(四)辅助检查

1. CT 检查   急性期 90% 以上的脑内血肿均可在 CT 平扫上显示高密度团块,周围有低密度水肿带,但 2~4 周时血肿变为等密度,易于漏诊,至 4 周以上时呈低密度,又复可见[图 22-12(a)、(b)、(d)]。

2. MRI 检查   能较好显示脑实质损伤情况,但急性期应根据需要和患者病情综合考虑,以免影响急诊救治[图 22-12(c)]。

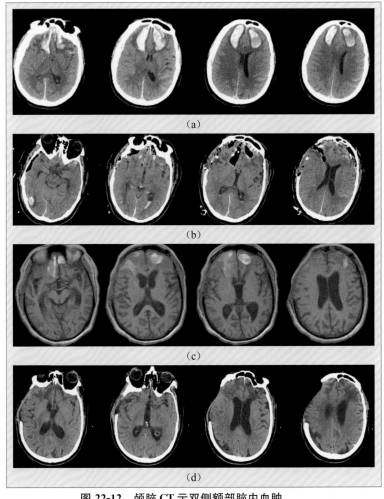

图 22-12   颅脑 CT 示双侧额部脑内血肿
(a)手术前 CT 检查   (b)手术后 6 小时 CT 检查
(c)手术后 1 个月 MRI   (d)手术后 3 个月 CT 检查

（五）诊断和鉴别诊断

急性及亚急性脑内血肿与脑挫裂伤硬脑膜下血肿相似（表 22-10），并且许多病人，特别是受伤机制严重时如对冲伤，可能同时既有脑内血肿，又有硬膜下血肿。病人于颅脑损伤后，随即出现进行性颅内压增高及脑受压征象时，即应进行 CT 扫描或脑血管造影检查，以明确诊断。发生脑疝等紧急情况来不及行头颅 CT 扫描时，可根据致伤机制的分析行颞部或可疑的部位钻孔探查；并行额叶及颞叶穿刺，避免遗漏脑内血肿，术中采用脑超声波定位。由于这类血肿多属复合性血肿，且常为多发性，故而根据受伤机制分析判断血肿的部位及行影像学的检查。

表 22-10　硬膜外血肿、硬膜下血肿及脑内血肿、脑水肿的鉴别要点

鉴别	硬膜外血肿	硬膜下及脑内血肿	脑水肿
原发脑损伤	无或较轻	较重	严重
意识改变	多有中间清醒期	进行性意识障碍	相对稳定，脱水治疗好转
脑受压症状	多在伤后 24 小时	多在 24～48 小时	多在 48～72 小时
病变部位	着力点或骨折线附近	对冲部位	着力部位轻、对冲部位重
CT 检查	内板下透镜状高密度影	硬膜下及脑内高密度影	低密度影
MRI 检查	内板下透镜状高信号影，强度变化与血肿期龄有关	急性期呈低信号或等信号，亚急性期与慢性期为高信号	脑室、脑池变小，T_2 像可见质与白质交界处高信号水肿区

（六）治疗原则

1. **非手术治疗**　外伤性脑内血肿多在损伤较严重时发生，表现为严重的颅内压增高，故无论手术与否，入院后应该及时给予脱水、利尿、止血、抗感染等治疗。在急性期血肿中，除大脑深部（中央灰质）和脑干内的出血体积较小并常伴有生命中枢损伤，因而不是手术适应证外，其他部位血肿引起颅内压增高和神经症状者时，只要手术可达，均应给予手术治疗。慢性血肿已变为液体，通常不表现颅内压增高，此时除非引起其他并发症，一般不必直接手术。有少部分脑内血肿虽属急性，但脑挫裂伤不重，血肿较小，不足 30ml，临床症状轻，神志清楚，病情稳定，或颅内压测定不超过 25mmHg 者，亦可采用非手术治疗对单纯性脑内血肿。发展较缓的亚急性病人，则应视颅内压增高的情况而定，如呈进行性加重，有形成脑疝可能者，宜改为手术治疗。对少数慢性脑内血肿，已有囊变者，颅内压正常，则无须特殊处理，除非有难治性癫痫外，一般不考虑手术治疗。

2. **手术治疗**　对急性脑内血肿的治疗与急性硬脑膜下血肿相同，均属脑挫裂伤复合血肿，两者还时常相伴发。手术方法与外伤性急性硬膜下血肿类似。血肿主要为固体血块，往往合并的脑挫裂伤和水肿较严重，可能有活动性出血，故多采用骨窗或骨瓣开颅术，于清除硬脑膜下血肿及破碎坏死脑组织后，并探查额、颞叶脑内血肿，予以清除。如遇有清除血肿后颅内压缓解不明显，应在脑表面挫伤严重、脑回膨隆变宽、触之有波动处穿刺。少数脑内血肿可用钻孔穿刺，此时血肿内容以液体为主，其四周并无严重脑挫伤或水肿；血肿清除手术后可能残留的小凝块可液化吸收，一般不再引起临床症状，不需要再次手术。血肿破入脑室者，应行脑室穿刺引流。病情发展较急的病人预后较差，死亡率高达 50% 左右。

3. **术后处理**　患者术后常有脑水肿存在，应给予积极的抗水肿治疗。癫痫是常见的并发症，应同时行抗癫痫治疗。定期随访，注意有无脑软化、癫痫灶形成、脑积水、脑穿通畸形等晚期改变发生。

（七）转归预后

急性与亚急性脑内血肿患者常伴有其他严重的脑挫裂伤，手术死亡率较高，约为 45%。同时，后遗症也较多，诸如瘫痪、半身感觉减退、偏盲、智能减退、癫痫等的发生率，均较其他血肿为高。影响疗效的因素有：患者的一般情况、脑损伤的程度、病变的部位以及手术的及时与否等。慢性血肿患者因已度过了脑损伤的急性阶段，故死亡率较低。

四、后颅窝血肿

外伤性后颅窝血肿多由后枕部着力损伤所致,枕部头皮多有损伤,多伴有枕骨骨折。外伤性后颅窝血肿以硬膜外血肿最常见,多由枕部直接暴力引起,枕骨骨折,造成静脉窦、脑膜血管及板障静脉出血所致。

(一)病因与发病机制

外伤性后颅窝硬膜外血肿常见于枕部着力伤,导致枕骨骨折,骨折线越过横窦时可造成横窦上下硬膜外血肿,即骑跨横窦型硬膜外血肿。后颅窝血肿主要压迫小脑与枕叶,造成占位效应和静脉回流障碍,出现高颅压症状。

(二)临床表现

1. 急性后颅窝硬膜外血肿　受伤后3天内出现,枕部着力,乳突根部皮下淤血、肿胀,病人头痛剧烈,呕吐频繁,血压升高,烦躁不安,具有典型急性高颅压表现,小脑共济失调往往缺失。血肿巨大者可很快出现昏迷,双侧瞳孔散大,呼吸骤停,直至死亡。

2. 亚急性与慢性后颅窝硬膜外血肿　亚急性血肿在伤后4天至3周内发病,慢性血肿则在3周后出现症状。此二类血肿病程长,病情发展慢。枕乳部着力外伤,照片发现人字缝分离或枕骨骨折,可有头痛、呕吐,查体常发现眼底水肿,少数病人可有眼球水平震颤或小脑共济失调,多数病人会去医院就诊照CT检查而确诊,很少出现误诊而危及病人生命。CT扫描可发现后颅窝混杂密度、等密度或低密度血肿,见图 22-13(a)～(c);伤后、术后 MRI 图像见图 22-13(d)～(i)。

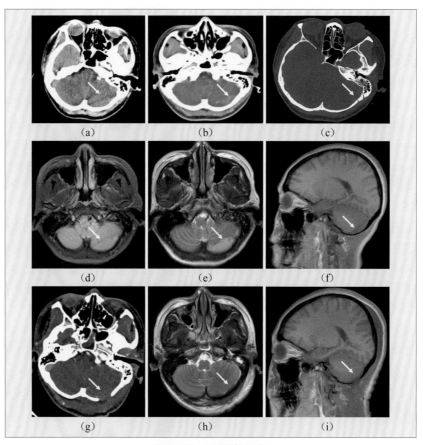

图 22-13　后颅窝血肿

(a)伤后 3 小时 CT　(b)伤后 8 小时 CT　(c)伤后 8 小时 CT 示颅骨骨折　(d)伤后 9 小时 MRI 的 T_1 像
(e)伤后 9 小时 MRI 的 T_2 像　(f)伤后 9 小时 MRI 的矢状位　(g)术后 2 小时 CT
(h)术后 24 小时 MRI　(i)术后 24 小时 MRI 的矢状位图像

（三）治疗原则

后颅窝硬膜外血肿一旦确诊,应立即手术清除血肿。

1. 骑跨横窦型硬膜外血肿　清除血肿的原则是先清除横窦下方后颅窝硬膜外血肿,再清除横窦上方枕叶硬膜外血肿。病人全麻,侧卧位,标记中央矢状窦线与横窦,做枕外隆凸与乳突根连线中点的纵行直切口,全层切开软组织达颅骨,首于横窦下方钻一骨孔探查,确诊血肿后扩大骨窗,清除幕下血肿,迅速去除后颅窝的占位,解除小脑、脑干受压。然后于横窦上方钻一孔探查,彻底清除幕上血肿。多数血肿清除后无活动性出血,冲洗后安放引流管。若横窦损伤出血用明胶海绵压迫出血处几分钟,并缝合上下硬膜悬吊于横窦骨桥上。对横窦沟小血肿致高颅压者,应将压迫横窦的血块清除,必要时将血肿处颅骨咬除,以达彻底解除横窦受压、疏通横窦静脉血液回流之目的,手术效果极佳。

2. 单纯性后颅窝硬膜外血肿　手术方法与骑跨血肿相同,但皮肤切口应偏下方,骨窗位于幕下。

（四）小脑血肿

1. 发病机制　单纯小脑血肿少见,常见于后颅窝粉碎性凹陷性骨折,小脑挫伤,小脑皮质小动脉、小静脉或回流的桥静脉损伤出血致后颅窝硬膜下血肿。小脑内血肿罕见。小脑硬膜下血肿与小脑脑内血肿多合并严重的脑干损伤,愈合极差。

2. 临床表现　小脑血肿常见严重的颅脑外伤病人,伤后立即昏迷,甚至呼吸困难、血压下降。CT 扫描可发现后颅窝硬膜下血肿,小脑脑内血肿,四脑室受压移位。如同时合并脑干损伤者大多很快死亡。

3. 治疗原则　一旦 CT 扫描确诊小脑血肿,应即手术清除,手术方法视血肿部位而设计切口,血肿清除后往往要做侧脑室穿刺外引流术。

五、慢性硬膜下血肿

慢性硬膜下血肿(chronic subdural hematoma,CSDH)在伤后 3 周出现,CT 扫描为新月形低密度改变。好发于老年人,脑萎缩或任何其他原因的脑组织丢失如高龄、酒精中毒、中风,在硬膜和脑表面形成了空腔,有利于硬膜下血肿的形成。少数慢性硬膜下血肿病例来源于急性硬膜下血肿。慢性硬膜下血肿占颅内血肿的 10%,为硬膜下血肿的 25%,双侧血肿的发生率较高。本病头伤轻微,起病隐袭,容易误诊。

（一）病因与发病机制

慢性硬膜下血肿可能由于脑皮质与静脉窦之间的桥静脉撕裂所致,但也可能为相对独立于颅脑损伤之外的疾病,好发于 50 岁以上的老人,可无明确的或仅有轻微的头部外伤史,有的病人本身患有血管性或出血性疾病。

（二）病理生理

慢性硬脑膜下血肿的发生原因,绝大多数都有轻微头部外伤史,尤以老年人额前或枕后着力时,脑组织在颅腔内的移动度较大,最易撕破自大脑表面汇入上矢状窦的桥静脉,其次是静脉窦、蛛网膜粒或硬膜下水瘤受损出血。也有相当数量病人无确切的外伤史。慢性硬膜下血肿扩大的原因有多种假说。目前多数认为血肿不断扩大,与病人脑萎缩、颅内压降低、静脉张力增高及凝血机制障碍等因素有关。开始时为硬膜与蛛网膜界面的分离,硬膜边缘细胞增生,产生了新的膜。然后,新生的细小血管长入膜内。新生血管可能出血,成为该腔隙出血的来源。电镜发现血肿内膜为胶原纤维,未见血管;外膜含有大量毛细血管网,其内皮细胞间的裂隙较大,基膜结构不清,有很高的通透性,在内皮细胞间隙处,尚可见到红细胞碎片、血浆蛋白和血小板,说明有漏血现象。

慢性硬膜下血肿是一种炎症血管生成性疾病,这种观点已越来越被大家接受。血肿液中炎性细胞因子白介素 IL-6、IL-8、IL-10 较外周血显著升高,且复发患者血肿液中 IL-6、血管内皮生长因子(VEGF)较非复发者显著升高。血肿腔外膜 VEGF 表达也显著升高,这些细胞因子水平与血肿复发关系密切。同时研究人员发现血肿液中血管生成相关因子胎盘生长因子(PIGF)、VEGF、成纤维细胞生长因子(bFGF1、基质金属蛋白酶 MMP-9 显著升高,且血肿外膜促血管生成的血管生成素 Ang-1、Ang-2 mRNA 升高。Ang-1/Ang-2 比例反而下降,提示新血管生成增多。血肿液中调节炎症反应及血管生成的趋化因子 CCL2、CXCL8、CXCL9 以及 CXCL10 也升高。总之,炎性因子、趋化因子以及血管生成因子的共同作用可能是 CSDH 形成的关键因素。

血肿液凝血功能障碍,如血肿液及外膜中组织型纤溶酶原激活物、纤维蛋白降解产物及血栓调节蛋白显著升高,而凝血因子Ⅱ、凝血因子Ⅴ、凝血因子Ⅷ下降。另外,血肿液蛋白组学分析提示血肿液与血液具有相似的蛋白组学,提示血肿液形成还受到持续渗血的影响。因此调控血肿腔过度炎症反应、血管生成异常以及凝血功能异常是药物治疗 CSDH 的新策略。

(三)临床表现

临床表现隐匿,可表现为意识障碍、失衡、认知功能不全、记忆缺失和运动障碍、头痛、失语。慢性硬膜下血肿的占位效应引起颅内高压、局部脑受压、脑循环受阻、脑萎缩及变性,癫痫发生率可较高。为期较久的血肿,其包膜可因血管栓塞、坏死及结缔组织变性,甚至发生钙化,长期压迫脑组织,促发癫痫,加重神经功能缺失。神经系统检查可表现为偏瘫、视盘水肿、偏盲或动眼神经功能障碍。易与颅内肿瘤或正常颅压脑积水相混淆;60 岁以上病人,常表现为偏瘫、痴呆、精神异常和锥体束体征阳性。

(四)辅助检查

慢性硬膜下血肿的首选检查为 CT,不仅可显示血肿,还可初步判断血肿形成的时间[图 22-14(a)、(b)、(c)]。血肿形成 1 周内 CT 表现为新月形高密度占位,3 周内表现为混杂密度或等密度,3 周后表现为略低或低密度影,有时须仔细观察才可发现。头颅 MRI 扫描对慢性硬膜下血肿更敏感、更准确,明显优于 CT,于 T_1 和 T_2 加权像上均可见高信号改变,增强后可有包膜强化[图 22-14(d)～(i)]。

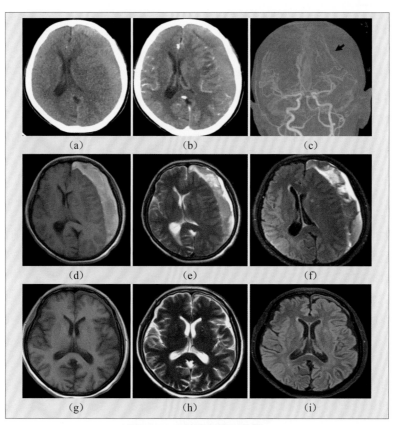

图 22-14　慢性硬膜下血肿
(a)颅脑 CT 示左侧额、颞、顶部慢性硬膜下血肿　(b)CT 增强　(c)CTA 示脑血管受压移位
(d)T_1 加权像　(e)T_2 加权像　(f)Flair 像　(g)、(h)、(i)服药治疗 2 个月后 MRI 复查

（五）诊断和鉴别诊断

1. 诊断要点

（1）常有头部轻伤或被忽略的受伤史，症状常在伤后 3 周以上出现。

（2）慢性颅内增高症状如头痛、呕吐和视神经盘水肿，婴幼儿出现惊厥、呕吐、前囟膨隆和头围增大，至晚期可出现脑疝。部分病人以精神症状较为突出或以局灶性脑症状为主。

（3）头部 X 线摄片多显示慢性颅内压增高表现，少数可见血肿钙化征象。幕上血肿者，超声波检查中线波向对侧移位。脑血管造影、头部 CT 或磁共振检查可显示血肿部位和范围。

（4）颅骨钻孔探查发现硬脑膜下血。

（5）婴幼儿患者常有急产或生产困难史。

2. 鉴别诊断

（1）慢性硬膜下积液。又称硬膜下水瘤，多数与外伤有关，与慢性硬膜下血肿极为相似，也有认为硬膜下水瘤就是引起慢性血肿的原因。鉴别主要靠 CT 或 MRI，否则术前难以区别。

（2）大脑半球占位病变。除血肿外其他尚有脑肿瘤、脑脓肿及肉芽肿等占位病变，均易与慢性硬膜下血肿发生混淆。区别主要在于无头部外伤史及较为明显的局限性神经功能缺损体征。确诊亦需借助于 CT、MRI 或脑血管造影。

（3）正常颅压脑积水与脑萎缩。这两种病变彼此雷同，又与慢性硬膜下血肿相似，均有智能下降或精神障碍。但上述两种病变均无颅内压增高表现，且影像学检查都有脑室扩大、脑池加宽及脑实质萎缩。

（六）治疗原则

1. 保守治疗　慢性硬膜下血肿的保守治疗旨在减轻局部炎症、促进血管再生、减轻血管通透性或抑制纤溶酶原活性，进而促进血肿吸收。阿托伐他汀、皮质类固醇、血管紧张素转换酶抑制剂、氨甲环酸用于治疗慢性硬膜下血肿。

（1）阿托伐他汀。除了降脂和降胆固醇外，阿托伐他汀还具有炎症控制和血管生成成熟作用，被推荐用于慢性硬膜下血肿的治疗。已证实，慢性硬膜下血肿患者外周血中内皮祖细胞（EPC）水平较正常人显著降低，复发患者较非复发患者外周血中 EPC 水平显著降低。EPC 是成熟内皮细胞的前体细胞，在受损血管内皮处积聚并形成成熟内皮细胞，从而修复损伤的血管内皮。研究发现，阿托伐他汀治疗慢性硬膜下血肿 1～6 个月，可加速血肿吸收，降低钻孔引流的风险。此外，阿托伐他汀不仅用于保守治疗，而且还用作手术治疗后的辅助治疗。研究表明，阿托伐他汀可以降低慢性硬膜下血肿手术后复发的风险或延长复发的时间。根据目前公布的研究数据，阿托伐他汀已显示其临床优势，可能会加速血肿吸收，降低复发率，减少钻孔引流的需要。

（2）皮质类固醇。能通过抑制这些炎症和血管生成的因素，减少甚至破坏慢性硬膜下血肿中炎症诱导的血管生成反应。研究发现，围术期服用地塞米松可以降低术后复发率，且不增加并发症及死亡率。

（3）氨甲环酸。组织型纤溶酶原激活物、纤维蛋白降解产物及血栓调节蛋白升高在慢性硬膜下血肿的液化和进展中起重要作用。由纤溶酶激活的激肽释放酶系统诱导炎症反应，增加慢性硬膜下血肿外膜中的血管通透性和白细胞迁移。氨甲环酸通过抑制纤溶酶原激活物和纤溶酶而发挥抗纤维蛋白溶解作用。因此，氨甲环酸可能抑制慢性硬膜下血肿中的纤维蛋白溶解活性和减轻血管通透性，使血肿逐渐吸收。

2. 手术治疗　液化的慢性硬膜下血肿通常经 1～2 孔引流。闭合引流系统放置 24～72 小时。非液性的慢性 SDH 仅通过钻孔不能充分减压，必须开颅清除。双侧慢性 SDH 必须双侧引流，通常一次手术，两侧钻孔。

（1）钻孔引流。根据血肿的部位和大小选择一孔或两孔。于局麻下，先于前份行颅骨钻孔或采用颅锥锥孔，进入血肿腔后即有陈血及棕褐色碎血块流出，放置引流管，用生理盐水轻轻反复冲洗，直至冲洗液变清为止。术毕，放置引流管进一步引流血肿。在 CT 监测下观察血肿引流情况和脑受压解除、中线结构复位程度。

（2）骨瓣开颅慢性硬膜下血肿清除术。适用于包膜较肥厚或已有钙化的慢性硬膜下血肿，打开骨瓣后，可见青紫增厚的硬脑膜，先切开一小孔，缓缓排出积血，待颅内压稍降后瓣状切开硬膜及紧贴其下的血肿外膜，一并翻开可以减少渗血。血肿内膜与蛛网膜易于分离，应予切除，但不能用力牵拉，以免撕破内外膜交界缘，该处容易出血，可在近缘 0.5cm 处剪断，妥善止血，血肿腔置管引流。手术注意：骨瓣设计应足够大，充分暴露血肿和包膜及止血完全；切开硬膜后，缓慢钝性分离血肿包膜，操作轻柔。若术中包膜粘连过紧，不可追求包膜全切而损伤脑表面组织及血管，可分块切除或残留部分包膜；术中应尽量保证蛛网膜界面的完整性，避免硬膜下积液产生。

（3）内窥镜治疗。近年来，随着内镜技术发展，神经内窥镜技术逐渐运用到慢性硬膜下血肿治疗中。手术是通过将软性神经内窥镜及冲洗管同时置入血肿腔，边冲洗边观察血肿腔的情况，直至冲洗液清亮。对于混杂密度的血肿仍有血凝块未溶解者，可在内窥镜引导下，通过冲洗管将其吸出；对于有分隔的血肿，可使用内窥镜辅助器械将隔膜打通，进而完整清除血肿；对于血肿腔内的渗血点，可使用电凝止血，降低复发率。内窥镜优势：相对于钻孔引流术，内镜可在直视下深入至血肿腔各方向，克服了传统手术的冲洗盲目性，使得血肿清除彻底，避免了使用导管强行分离隔膜牵拉脑皮层血管及桥静脉引发的出血，提高了手术的可靠性和安全性。

3. 术后处理　无论是钻孔冲洗引流还是开颅手术切除，都有血肿复发的问题。常见的复发原因有：老年病人脑萎缩，术后脑膨起困难；血肿包膜坚厚，硬膜下腔不能闭合；血肿腔内有血凝块未能彻底清除；新鲜出血而致血肿复发。可采用头低位、卧向患侧，多饮水，给予充足的液体以帮助脑复张，不用强力脱水剂，术后接引流袋，同时经腰穿或脑室注入生理盐水；术后作动态的 CT 观察，如果临床症状明显好转，即使硬膜下仍有积液，可不必再次手术。

（七）转归预后

慢性硬膜下血肿的治疗结果与术前的神经功能有关。在出现明显的神经功能恶化之前做出早期诊断有良好的预后。术后 30 天的病死率为 3.2%～6.5%，80% 的病人功能恢复。小于 60 岁的病人有 61% 恢复良好，而大于 60 岁的病人中的 76% 恢复良好。

（林江凯　储卫华　谭　亮）

第四节　脑挫裂伤

脑挫裂伤（cerebral contusion and laceration）是脑挫伤和脑裂伤的总称，多呈点片状出血。脑挫伤指脑组织遭受破坏较轻，软脑膜尚完整者；脑裂伤指软脑膜、血管和脑组织同时有破裂，伴有外伤性蛛网膜下腔出血。临床上可出现不同程度、不同时程的意识障碍和局部脑损害表现。交通事故头伤者，脑挫裂伤的发生率明显高于其他致伤机制。

一、受伤机制

通常脑表面的挫裂伤多出现于暴力打击的部位和对冲的部位，以对冲伤为明显，以额、颞前端和底部为多，这是由于脑组织在颅腔内的滑动及碰撞所引起的。脑实质内的挫裂伤，则常因脑组织的变形和剪切力所致，以挫伤及点状出血为主。

根据头部受伤的原因，通常将脑损伤分为直接损伤（direct injury）和间接损伤（indirect injury）。直接损伤是指头部处于静止状态，由外力直接作用于头部，局部颅骨弯曲、变形压迫脑组织致伤。因此，交通事故中脑挫裂伤多为间接脑伤，又称为惯性伤（inertial injury），是指运动的头部受外力作用减速，脑组织因惯性力作用继续在颅腔内来回运动并与坚硬颅腔结构，如骨嵴、大脑镰等发生撞击致伤。脑挫裂伤的严重程度不仅与头部所受的撞击力大小相关,而且还与头部撞击部位密切相关。例如当伤员前额部着力时,脑组织虽然也在颅腔内做惯性运动,发生脑挫裂伤仅见于前额部,而后部脑组织受弧形天幕硬脑膜的保护却极少受伤。当头后枕部着力时后部脑组织受天幕保护极少受伤,而远隔着力点的对冲部位,如同侧的额叶、颞叶或(和)对侧的额叶、颞叶常发生广泛、严重的脑挫裂伤。

二、病理及病理生理变化

直接颅脑损伤,脑挫裂伤多发生于受力部位及其附近,脑伤的范围、程度与外力大小直接相关,通常较局限。轻度脑挫裂伤肉眼可见软脑膜下出血点、软脑膜撕裂、脑皮质挫伤,偶见脑深部白质损伤。挫伤严重时,脑损伤的范围广泛,破碎、坏死脑组织与血液混在一起形成挫伤灶,其内可见散在正常脑组织;挫伤灶外常有点状出血和局限性脑水肿。挫伤灶的形态呈楔形,宽底部在脑表面,楔尖部指向脑深部。因此脑挫伤的范围越往脑深部越小。脑挫裂伤的转归可分为早期、中期和晚期三个病理过程。

1. 早期　一般在伤后数日内,脑组织的病理改变主要表现为出血、水肿和坏死。显微镜下可见伤灶脑组织出血,脑皮质分层结构不清或消失,神经细胞大片坏死、溶解、消失;神经元发生缺血性改变:神经轴突肿胀、断裂,髓鞘崩解消失,星形细胞变性,少支胶质细胞肿胀,血管充血水肿,血管间隙扩大。挫伤灶及其周围脑组织水肿严重。

2. 中期　脑挫伤数日至数周,脑挫伤灶开始出现修复性病理变化。挫伤灶内脑组织液化、陈旧性出血呈紫黑色,伤灶外周小出血点开始吸收,血红蛋白分解,含铁血黄素将其染成铁锈色。神经胶质细胞增生修复坏死液化灶。蛛网膜出血、机化、增生变厚,可与伤灶脑组织粘连。显微镜下可见脑伤灶内小胶质细胞增生形成格子细胞;胶质细胞吞噬崩解的细胞和髓鞘碎片。星形胶质细胞、少支胶质细胞增生,血管旁常有中性粒细胞聚集和小圆细胞浸润。较小病灶由增生的胶质细胞修复,较大病灶除增生的胶质细胞外肉芽组织也参与修复过程。

3. 晚期　经数月或数年后,挫伤区脑组织发生萎缩、瘢痕收缩,病灶临近脑室时可使脑室扩大形成代偿性脑积水。硬脑膜及蛛网膜增生形成脑瘢痕与脑组织粘连紧密,常是外伤性癫痫主要病因。较大的挫伤灶不容易完全修复,多在液化脑组织吸收后形成囊肿。

脑挫裂伤后可出现一系列病理生理变化。脑挫裂伤早期由于外伤所致脑血管挫伤甚至断裂,伤灶及其邻近脑组织遭受缺血缺氧和局部酸中毒脑损害过程;同时脑组织损伤触发了自由基和兴奋性氨基酸细胞毒性损伤、瀑布样炎性级联反应,以及一氧化氮介导的病理生理反应。上述脑损害过程,以及随后出现的颅内压增高所引起的脑缺血缺氧和脑组织受压是脑挫裂伤后继发性脑损伤病理生理基础,减轻甚至阻断这些病理生理过程是脑挫裂伤救治的关键。其中外科手术清除坏死脑组织、降低颅内压是严重脑挫裂伤救治,减轻、防止继发性脑损伤的重要方法。

三、临床表现

(一)病史

脑挫裂伤病人检查时应详细询问头部受伤经过,特别应注意分析受伤机制和严重程度。

(二)意识障碍

意识障碍是脑挫裂伤最突出的临床表现之一,其严重程度是衡量伤情轻重的指标。轻者伤后立即昏迷的时间可为数十分钟或数小时,重者可持续数日、数周或更长时间,有的甚至长期昏迷。

(三)局灶症状与体征

脑挫裂伤后的神经系统定位体征依损伤的部位和程度而不同。若未伤及脑功能区,可无明显的神经系统功能障碍表现;功能区受损时,可出现相应的瘫痪、失语、视野障碍、感觉障碍、局灶性癫痫、脑神经损伤以及脑膜刺激征等神经系统阳性体征。

1. 瘫痪　脑挫伤直接累及脑功能区时可立即产生相应的神经功能障碍,其中单瘫、偏瘫和中枢性面瘫较为常见。一侧上肢或下肢单瘫,往往是对侧大脑半球运动区(中央前回)局限性损坏的结果。例如损害靠矢状窦时,出现下肢单瘫;如损害靠近大脑外侧裂时,则出现中枢性面瘫和上肢瘫痪。这类瘫痪为中枢性瘫痪,在损伤初期,多表现为迟缓性瘫痪(软瘫);一段时间后转变为痉挛性瘫痪(硬瘫)。伤后出现一侧偏瘫时,一般上肢比下肢重,肢体远端比近端重。根据损伤发生部位通常有下列 3 种情况。①广泛脑挫裂伤:脑挫裂伤发生于大脑半球运动区且损伤范围较广泛,这种情况在脑挫裂伤引起的偏瘫中较多见,其偏瘫多为不完全性偏瘫;②小脑幕切迹疝形成:脑挫裂伤继发颅内血肿和脑水肿可引起一侧颅内压升高,脑组织经小脑幕切迹向对侧移位、颞叶沟回压迫大脑脚,也可发生偏瘫,并伴有同侧动眼神经瘫痪和意识障碍;③内囊损伤:脑挫裂伤发生在脑深部近内囊处,出现完全的对侧偏瘫并伴有同向偏盲和偏侧感觉障碍。此种情况在脑挫裂伤中较少见。

2. 失语　脑挫裂伤发生在优势侧大脑半球的相应功能区时,可产生各种类型的失语。临床上可以根据这些症状确定损伤部位。运动性失语:优势半球额下回后部,又称 Broca 回损伤,产生运动性失语,表现为语言肌肉失用,即伤员的口、唇、舌运动良好,能听懂别人的问话,但丧失说话能力。感觉性失语:优势半球颞上回靠近中央后回的区域受伤时,伤员不理解别人的问话;同时伤员自己所说的话也不被别人理解。命名性失语:优势半球颞叶后部(37 区)受伤病人虽然讲话流利,但对别人所示熟悉物体只能说出其用途而不能说出其名称。

3. 癫痫　脑挫裂伤后常发生癫痫,其中以限局癫痫发作较多见。其中儿童发生率高于成年人,多因脑皮层运动区、颞叶局部损伤或血循障碍所致。有时也可出现全身性癫痫大发作。早期癫痫发作少见,可发生在伤后数小时内,也可发生在伤后 1～3 天内。如既往无癫痫史,则急性期度过后癫痫发作可以消失。如有反复发作的局限性癫痫,应想到有颅内血肿的可能。晚期出现的癫痫,多为脑损伤部位形成癫痫病灶的结果。有时癫痫从身体某部分开始,抽动按解剖学的排列顺序逐渐向外扩展,最后引起全身大发作,称为杰克逊癫痫。在癫痫大发作后由于大脑皮层神经元处于抑制状态,抽动的肢体出现数小时到 1～2 天暂时性瘫痪,称为 Todd 麻痹(癫痫后瘫痪)。这种暂时性的癫痫后瘫痪在临床上对病变的定位诊断很有价值。

(四)头痛、恶心、呕吐等症状

脑挫裂伤病人由于同时伴有不同程度的脑水肿和外伤性蛛网膜下腔出血,头痛常较严重,意识不深的病人可因头痛而出现躁动不安。伤后早期出现恶心呕吐可能由于头部受伤时第四脑室底部呕吐中枢受脑脊液的冲击、蛛网膜下腔出血对脑膜的刺激或对前庭系统的刺激等所致,若脑挫裂伤急性期已过,仍呕吐不止,须警惕继发颅内出血的可能。

(五)瞳孔变化

轻度脑挫裂伤伤员瞳孔多无变化。有严重蛛网膜下腔出血时,动眼神经受刺激出现双侧瞳孔对称性缩小。出现一侧瞳孔散大,对光反应消失,而意识清楚提示有动眼神经损伤;一侧瞳孔散大,对光反应消失,而意识障碍加重,伴有对侧偏瘫提示脑内继发血肿,或脑水肿严重导致小脑幕切迹疝(又称颞叶沟回疝),应及时进行抢救。

(六)生命体征改变

1. 血压和脉搏　轻度和中度脑挫裂伤伤员血压和脉搏无明显变化。如颅脑外伤伤员出现血压下降、脉搏加快细弱,应怀疑伴有身体其他部位外伤的可能;血压升高,脉搏慢而有力提示颅内压高,应警惕继发脑水肿和颅内血肿的可能。

2. 呼吸　轻度脑挫裂伤时由于创伤疼痛伤员可有轻微呼吸加快或无变化严重脑挫裂伤时,颅内出血及脑水肿引起颅内压增高,可出现库欣反应,表现为血压增高,脉搏变缓,呼吸深慢。如伤员伤后出现呼吸困难、发绀并伴有烦躁不安时应注意有无胸部合并伤、呼吸道梗阻及中枢性肺水肿。

3. 体温　由于身体创伤反应,多数脑挫裂伤伤员有体温升高。通常在 38℃ 左右,可持续 1～2 周;如伤员体温持续升高应警惕合并颅内、肺部或其他部位感染的可能。如伤后出现持续高热(39℃ 以上)常表示丘脑下部损害。

（七）脑膜刺激症状

脑挫裂伤多伴有蛛网膜下腔出血，血性脑脊液刺激硬脑膜，可出现头痛、颈项强直及凯尔尼格征阳性等。通常可持续 1 周左右，随着脑脊液内血液的吸收，症状逐渐减轻或消失。若合并颅内感染则脑膜刺激症状加重。

四、实验室和影像学检查

（一）头颅 X 线平片

头颅 X 线平片可发现有无骨折及部位、类型。

（二）头颅 CT 和 MRI 扫描

CT 扫描能确定脑组织损伤部位及性质，脑挫裂伤多表现为低密度和高低密度混杂影像，挫裂伤区呈点片状高密度区，严重者可伴有脑水肿和脑肿胀。MRI 扫描对诊断脑挫裂伤的敏感性明显优于 CT，主要表现为脑挫裂伤灶内的长 T_1、长 T_2 水肿信号及不同时期的出血信号（图 22-15）。

（三）腰穿检查

腰穿检查脑脊液呈血性，含血量与损伤程度有关；颅内压明显增高者应高度怀疑有颅内血肿或严重肿胀、脑水肿。已出现颅内压明显增高、颅内血肿征象或脑疝迹象时禁忌腰穿。

（四）电生理检查

电生理检查，包括脑电图、脑干诱发电位、运动诱发电位及感觉诱发电位等。脑电图检查对脑挫裂伤的程度和预后的判断有帮助。脑电图的改变一般可出现于临床体征之前，因此脑电图的连续观察（如脑电 24 小时监测）对了解伤情演变有重要意义。脑挫裂伤早期多出现高波幅慢波，轻者呈双侧散在性，重者为弥散性存在。急性期损伤愈严重，脑波的频率就越慢，波幅也越高。随着意识的好转和伤情的恢复，慢波的频率逐渐增加，波幅也逐渐变小，慢波的数目也减少，并有局限性和散在性的倾向。颅内血肿主要表现为波幅减低或伴有慢波；脑水肿可表现为一侧或双侧性弥散性慢波。因此，伤后慢

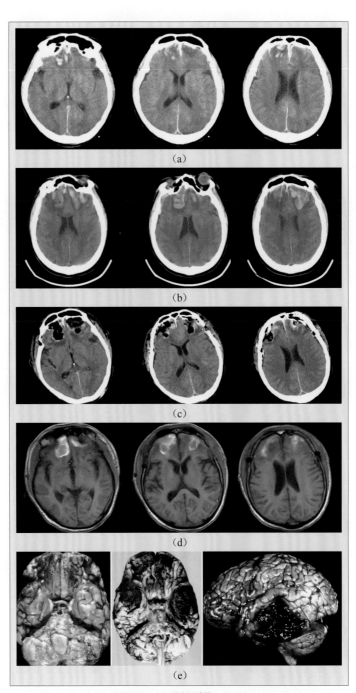

图 22-15　脑挫裂伤

（a）双侧额叶脑挫裂伤，伤后 10 小时 CT　（b）伤后 24 小时 CT　（c）术后 6 小时 CT　（d）术后 20 天 MRI　（e）脑挫裂伤大体标本

波增多,应考虑有并发颅内血肿或脑水肿加重的可能。当脑伤累及脑功能区时,脑干诱发电位、运动诱发电位及体感诱发电位可有相应改变,具有一定定位意义。

五、诊断和鉴别诊断

根据伤员颅脑外伤病史、临床表现,尤其是脑部 CT 或 MRI 影像表现可明确脑挫裂伤诊断。但对于不能及时进行 CT 或 MRI 检查的特殊医疗环境中的伤员(如战争环境、交通事故及自然灾害等突发事件等),应根据常规检查结果对伤员进行诊断及鉴别诊断(表 22-11)。

表 22-11　脑挫裂伤与原发脑干伤、颅内血肿的鉴别

项目		脑挫裂伤	原发脑干伤	颅内血肿
原发昏迷程度		浅或深	较深	浅或深,多较浅
意识变化过程		持续昏迷	持续昏迷	多有中间清醒期
生命体征变化	血压	稍增高	正常或偏低	明显增高
	脉搏	正常或稍快	多加快	多减慢
	呼吸	正常或稍快	病理呼吸	多深而慢
	体温	轻度升高	可升高或过低	多无变化
瞳孔改变		多无变化	双侧缩小、散大不等,大或时大时小	血肿侧先散大、严重时双侧散大
颅神经损害		第 1、7、8 颅神经	第 3、6、7、9、10、11、12 颅神经损伤多见	第 3 颅神经多见
锥体束征		有或无	单侧或双侧	单侧出现
肢体瘫痪		中枢性面瘫、单瘫、面瘫	交叉性瘫痪	偏瘫
颈项强直		多有	有或无	多无
去脑强直		无	早期即可出现	晚期出现
腰椎穿刺	压力	轻度升高	多不增高	明显增高
	红细胞	较多	多或少	较少
CT		伤区混杂密度病灶(明确诊断)	脑干高密度灶性病变(明确诊断)	梭形、星月形(脑外病灶)形状不定(脑内病灶)(明确诊断)
MRI		出血伤区 T_1 加权像和 T_2 加权像均为高信号。单纯挫伤区 T_1 加权像为等信号或略低信号;T_2 加权像均为高信号(明确诊断)	脑干出血伤区 T_1 加权像和 T_2 加权像均为高信号。单纯挫伤区 T_1 加权像为等信号或略低信号;T_2 加权像均为高信号(明确诊断)	同 CT,但图像更清晰(明确诊断)

六、治疗

治疗脑挫裂伤以非手术治疗为主,其治疗原则是减少脑损伤后的病理生理反应,维持机体内外环境的生理平衡,促进脑组织功能康复,预防各种并发症的发生,严密观察有无继发性颅内血肿发生。若出现颅内继发性血肿、难以遏制的脑水肿、颅内高压时需考虑手术治疗。继发性颅内出血和脑水肿是引起脑挫裂伤临床死亡的主要原因,其共同病理生理作用就是引起颅内压增高的恶性循环,最后形成脑疝而导致死亡。因此,治疗中应密切观察病情变化,了解发展阶段,做出正确诊断。必须抓住降低颅内压这个关键,阻断颅内压增高的恶性循环,才有可能提高治愈率,减少脑挫裂伤病人的残废率和死亡率。此外,对伤后出现的某些严重症状和并发症,如高热、癫痫和感染等,必须及时控制,否则必将影响脑损伤的恢复,甚至病情恶化和死亡。因此,治疗上应重视以下几个方面。

(一) 一般处理

1. 严密观察病情　脑挫裂伤的急性期,伤情变化较大,伤员入院后应密切观察伤员意识、瞳孔、血压、脉搏、呼吸和体温的变化。较轻的伤员 2～4 小时观察一次;伤情较重者则需 0.5～1 小时观察一次。根据各项记录的前后变化,判断伤情的趋势。如伤情逐渐恶化,应及时进行 CT 复查,了解有无并发颅内血肿或脑水肿。

2. 体位　意识清楚的伤员,可保持适度头高位(床头抬高 15°～30°)以促进静脉回流,降低颅内压。对昏迷伤员可采取侧卧或侧俯位以防呕吐引起误吸。

3. 保持呼吸道通畅　是脑挫裂伤急救的重要措施。呼吸道梗阻不仅使伤员胸腔压力增高,颅内静脉回流不畅,静脉压及颅内压升高,加重脑水肿,而且引起肺通气量不足,导致脑缺氧和血中二氧化碳蓄积,加重脑水肿,进一步升高颅内压,使颅内静脉淤滞、脑缺氧加重,如此形成恶性循环,加速病情恶化。因此,对于昏迷伤员应及时清除呼吸道内的分泌物和异物,加强肺部抗感染,对脑伤重、昏迷深、预计短期内不能清醒的病人,应及早行气管切开术。

4. 饮食和营养　脑外伤后伤员常有恶心、呕吐,加上采用冬眠低温疗法,胃肠功能欠佳,特别是昏迷伤员,只能靠静脉补给液体和营养。早期一般经静脉输给 5%～10% 葡萄糖溶液,注意调节水和电解质平衡,并给予足够的维生素。经过 3～4 天后,呕吐症状消失,肠蠕动恢复良好时,即可经口或鼻饲管进流质饮食,营养可以得到维持。对于长期昏迷的重伤员,或由于消化道出血或腹泻的伤员应及时给予深静脉营养。无消化道并发症的长期昏迷伤员可给予胃造瘘。

5. 躁动和癫痫伤员的处理　颅脑外伤病人由于颅内出血和脑水肿加重、头痛、合并伤、尿潴留、休克及体位不适等原因常出现烦躁及躁动。因此,对此类伤员应加强观察,及时行 CT 复查,在排除颅内出血和脑水肿加重的情况下,适当给予镇静剂和镇痛剂,但忌用吗啡类等有抑制呼吸作用的药物。癫痫是脑挫裂伤常见的并发症,癫痫发作,尤其是癫痫持续状态会进一步加重脑缺氧和脑水肿。因此,脑挫裂伤病人应常规行脑电监护,对有脑电异常或有癫痫发作者及时给予抗癫痫治疗。

6. 控制高热　颅脑外伤,尤其伤及下丘脑的病人常有体温升高,使脑代谢率增高,加重脑缺氧和脑水肿,促进继发性脑损害的发生发展。临床上采用物理降温如冰毯、冰帽、酒精擦浴等,药物降温如氯丙嗪、异丙嗪,以及阿司匹林等降温剂。

(二) 控制脑水肿

1. 脱水治疗

(1) 20% 甘露醇。是临床上最常用的脱水剂,其用量根据病情而定,成人 250ml/次,1～4 次/d。儿童可按 0.6～1.6g/(kg·d) 给药。由于大剂量甘露醇对肾功能有损害作用,严重时可导致肾功能衰竭,临床上常与呋塞米交替使用。

(2) 呋塞米。成人 20～40mg/次,2～4 次/d,注意补钾。

(3) 白蛋白。通过增加血液的胶体渗透压而起脱水作用,同时改善伤员的低血浆蛋白状态。

(4) 脱水剂。甘油果糖、甘油氯化钠和七叶皂苷钠是近年出现的新型脱水剂。甘油果糖起效较缓,降颅压平稳,无反跳,可向机体组织提供能量。甘油氯化钠除降低颅内压外,还可纠正电解质紊乱。七叶皂苷钠通过抗炎、增加静脉张力、促进血液回流而起到降低颅内压的作用。

2. 冬眠低温　冬眠低温不仅抑制病人的躁动,而且可降低脑组织代谢和氧耗量,增加脑组织对缺氧的耐受力,从而减轻脑水肿,降低颅内压,起到保护脑组织的作用。

3. 高压氧　通过将伤员置于高压氧舱,使伤员在高压氧环境下血液和组织的氧含量明显增加,改善脑组织的缺氧状态,从而保护脑组织。

4. 限制水入量　脑挫裂伤时常伴有不同程度的脑水肿,通过限制伤员的液体进入量可在一定程度上减轻脑水肿。临床上常将脑挫裂伤患者的液体入量限制在 2 500～3 000ml/d。

（三）防治脑血管痉挛

脑挫裂伤员常伴有蛛网膜下腔出血,后者诱发的脑血管痉挛是导致继发性脑伤加重的重要原因。因此,防治脑血管痉挛对脑挫裂伤的救治有重要意义。临床上采用多次腰椎穿刺放出血性脑脊液的方法,可减轻脑血管痉挛的程度。每次腰穿放出脑脊液量为 10～20ml;颅内高压的伤员,腰椎穿刺有诱发脑疝的危险,可先快速静脉滴注 20％甘露醇 250ml,减低颅内压后再做腰穿。常用的抗脑血管痉挛药主要有尼莫地平、罂粟碱。尼莫地平 10mg(50ml)/瓶,10～20mg/d,微量泵持续静脉泵入。罂粟碱根据病情30～60mg/次,静脉滴入或缓慢推入。

（四）防治感染

1. 颅内感染　颅内感染常见于开放性颅脑外伤及火器性颅脑伤。多由于伤口污染、清创不彻底,以及脑内异物存留所致。在闭合伤中,颅底骨折、脑脊液漏的伤员,由于有外界空气进入颅内也容易发生颅内感染。对上述颅内感染的高危伤员应早期应用抗生素,必要时鞘内用药。

2. 肺部感染　是严重颅脑外伤病人最常见的并发症,主要诱因包括昏迷呕吐病人误吸、排痰功能降低或消失、呼吸道阻塞,肺部合并伤,以及内源性炎性因子等介质介导的肺损伤。治疗措施包括保持呼吸道通畅、气管插管或气管切开、协助排痰及合理使用抗生素等。

3. 泌尿系感染　昏迷伤员常有尿潴留,或长期留置导尿等容易发生泌尿系感染。临床上应加强护理,冲洗膀胱,合理使用抗生素。

（五）手术治疗

1. 手术指征　对于非手术治疗效果不好及病情加重的伤员应及时进行手术治疗。具体指征如下:①意识障碍进行性加重,或出现一侧瞳孔散大的脑疝征象;②颅内压持续增高,CT 或 MRI 检查脑中线结构对侧移位大于 1cm;③颅内压监护颅内压持续压高于 2.6kPa(265mmH$_2$O);④CT 或 MRI 检查有环池受压、消失表现时,手术指征应适当放宽。

2. 手术方法　脑挫裂伤后脑组织出血、水肿是颅内压持续增高,甚至发生脑疝的重要原因。因此,及时行脑挫伤灶清除术,清除坏死、水肿的脑组织有利于降低颅内压、减轻继发性脑损伤。手术应根据脑挫伤的位置及范围选择手术路径和骨窗大小,术中要在尽量保护脑功能区的情况下彻底清除坏死失活的脑组织,用生理盐水反复冲洗脑伤灶,并彻底止血。对术中脑压高或伤情较重,估计术后脑水肿重的伤员应同时做去骨瓣减压术,必要时可做双侧去骨瓣减压术,或部分脑组织切除术,如颞叶前部、额叶前部等次要功能区脑组织。去除骨瓣直径应在 20cm 以内,靠近颞底部效果较好。术中同时做脑室外引流,不仅有利于充分降低颅内压,还可通过引流管观察术后颅内压的变化。

七、脑挫裂伤的预后

脑挫裂伤的预后主要与下列因素密切相关。脑挫裂伤后伤员昏迷时间与脑损伤程度呈正相关,昏迷时间长短一定程度上代表了原发脑损伤的轻重。同时,昏迷时间越长,伤员发生并发症的机会就越大,伤员死残率越高。由于颅腔结构的特点及其与脑组织的相互关系的特殊性,临床上减速伤明显重于加速伤。伴有脑干伤和视丘下部损伤的伤员,昏迷时间明显延长;常有高热及其他生命体征不稳,预后相对较差。合并其他脏器损伤的伤员,一方面在抢救中容易造成漏诊、误诊影响治疗;另一方面伤员相应脏器并发症发生率也明显增高,故预后也差。在同等伤情下,年龄越轻预后越佳。

（刘　智　崔高宇）

第五节　弥漫性轴索损伤

弥漫性轴索损伤(diffuse axonal injury,DAI)是一种特殊的颅脑损伤类型,是导致颅脑损伤患者死亡、植物生存或严重神经功能障碍的最主要原因,是在特殊的生物力学机制下,脑内发生以神经轴索肿胀、断裂、轴缩球形成为特征的一系列变化,临床上以意识障碍为特点的综合征。在重型脑损伤中占28%～50%,而在交通事故所致脑损伤中高达85%,几乎所有植物生存的脑外伤患者及1/3的脑外伤死亡病例,都与弥漫性轴索损伤有关。

一、发病机制

脑组织的刚性(rigidity)很小,头部在发生加速运动时,脑组织受剪力作用发生应变,使神经轴索和血管扭曲损伤,加上头颅内不同组织密度不一,头颅在受到外力作用时所产生的加速度也不一样,因此在不同密度的组织结构之间,主要是大脑灰质和白质接合处、胼胝体、基底节、内囊及脑干上端等处产生较大的剪力、拉力、压力,使其互相交错、牵拉、挤压,在此过程中,纤长而结构较弱的轴索更易受到损伤。随着加速度的增大,轴索损伤的数量增多,分布扩大,在大脑半球、间脑、上位脑干的白质内形成广泛的损伤,并可合并特殊部位(胼胝体和上位脑干背外侧)的局灶性病变,产生重度的弥散性轴索损伤。

二、病理变化

(一)轴索损伤

轴索损伤是颅脑损伤基本病理过程之一。脑损伤后轴索撕裂,轴索收缩或排出轴浆形成反应性索轴肿胀,称为收缩球(retraction ball)(图22-16)。在大多数轴索损伤中,轴索断裂不是立即发生,而是一个延迟过程,伤后4～24小时发生,称为继发性轴索断裂(secondary axotomy),是轴索损伤的主要形式。有人认为局部轴膜功能障碍导致离子内流,从而激发轴浆细胞骨架降解;也有人认为创伤直接引起轴索内细胞骨架损伤,从而使轴浆运输障碍。

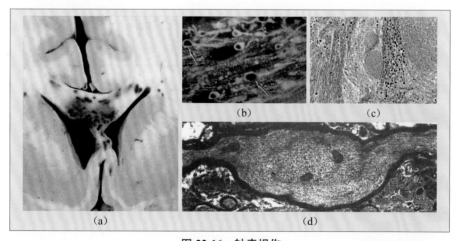

图 22-16　轴索损伤
(a)大体可见出血灶　(b)光镜下见收缩球　(c)收缩球组织切片　(d)电镜下见轴索肿胀

1. 轴膜(axolemma)改变　研究表明,重度脑损伤能直接撕裂轴膜,轴膜完整性的丧失可能与轴索内细胞骨架迅速降解密切相关,目前公认的轴膜破裂是某种创伤形式的启动因素。

2. 微管改变(microtubule)　创伤性轴索损伤后轴索内微管丧失,或出现排列紊乱。损伤后钙离子内流引起轴索内钙离子浓度升高,既可阻止微管组装,又可引起其在形成多聚体前迅速降解,微管丧失导致轴浆膜性囊泡快速运输障碍,从而加剧特征性轴索肿胀。

3. 神经微丝改变 轻、中度创伤后轴索局部神经微丝排列紊乱;而中、重度创伤有致密化出现,也就是相邻微丝之间空间缩小,从而导致轴浆内神经微丝密度增加。这可能因为不同大小轴索,对不同牵拉反应方式不同,也可能是神经微丝之间具体生化联系不同或在不同大小轴索内神经微丝数目不同造成的。

4. 轴索断裂 轴索损伤后局部管径调节功能丧失,轴索渐进性膨大,在肿胀部分内收缩,从而导致近侧端肿胀并与远侧端分离,发生断裂,最终形成收缩球。

(二)脑微血管损伤

在弥漫性轴索损伤形成中,外力也会导致脑微血管受累,常伴发硬膜下桥静脉断裂及脑实质血管损伤,出现脑实质点、灶状出血。形态学可见有脑血管痉挛,微血栓及大量微绒毛形成,内皮细胞空泡化,血管周围胶质足突肿胀,细胞核固缩,基底膜破坏,管外出现水肿间隙,管腔塌陷。

(三)病理学分级

Ⅰ级:大脑半球、胼胝体、脑干以及小脑出现弥漫性轴索损伤,无其他病理形态变化;Ⅱ极:除Ⅰ级表现外,并发胼胝体灶性出血坏死;Ⅲ级:出现脑干局灶性出血坏死。病理学分级越高,颅脑损伤患者昏迷时间越长,死亡率、致残率和植物生存率越高。

三、临床表现

(一)意识障碍

弥漫性轴索损伤病人在伤后大多即刻昏迷,昏迷程度深,持续时间长,极少出现中间清醒期,这是弥漫性轴索损伤的典型临床特点。昏迷的原因主要是由于广泛性的轴突损伤,中断了大脑皮质与皮质下中枢的联系。

(二)体征

部分弥漫性轴索损伤病人出现瞳孔变化,可表现为双侧瞳孔不等大,单侧或双侧散大,光反应消失,广泛性弥漫性轴索损伤病人出现同向斜视、眼球分离或强迫下视。

(三)临床分型

根据患者昏迷的时间和程度,将弥漫性轴索损伤分为 3 种类型(表 22-12)。

表 22-12 弥漫性轴索损伤临床分型

临床表现	轻型	中型	重型
病史	有明确外伤史及受伤过程中存在旋转加速运动	有明确外伤史及受伤过程中存在旋转加速运动	有明确外伤史及受伤过程中存在旋转加速运动
意识障碍	伤后昏迷 6～24 小时,清醒前有较长时间的木僵或烦躁不安。少数病例昏迷时间较短或无原发性昏迷	伤后昏迷数日或数周,多为中度昏迷,昏迷中可出现有目的动作,或者对痛刺激有躲避反应	伤后立即陷入深昏迷,且持续时间长
病理征	神经系统无明显阳性体征	可有一过性的去大脑强直或去皮质强直,可有神经系统阳性体征	频繁发作去大脑强直或去皮质强直
瞳孔改变	无改变	无改变	瞳孔不等大,或双侧散大,但与脑疝无关
生命体征	生命体征无明显变化	生命体征轻度改变,但无高血压、高热、多汗	生命体征严重紊乱,出现高血压、多汗、高热,呼吸心率增快

续表

临床表现	轻型	中型	重型
影像学检查	CT、MRI 有 DAI 征象,无明显脑挫裂伤征象	可以合并脑挫裂伤	可以合并脑挫裂伤
预后	预后较好	预后较差,常有智能、认知和记忆功能障碍	预后极差,大多数病人死于急性期,存活者多呈持续植物状态(PVS),极少数病人恢复意识,但常有严重神经功能障碍

轻型:伤后昏迷 6~24 小时,清醒后有记忆力减退和逆行性遗忘,无肢体运动障碍,少数患者出现短期的去皮质状态。

中型:最为常见,伤后昏迷数天至数周,常伴有颅底骨折,伤后偶尔出现脑干体征和去皮质状态,清醒后有明显的记忆力减退、逆行性遗忘和轻度肢体运动障碍。

重型:为最严重的一种类型,伤后昏迷数周或更长,出现明显的脑干体征、去皮质状态或去大脑强直。

四、辅助检查

(一)神经电生理

1. 脑干听觉诱发电位(BAEP)   主要用于检测脑干听觉通路及其周围神经结构的功能。该检测手段不受意识及一般药物的影响,能够比较真实地反映脑干不同水平的功能状态,明显提高对脑干损伤的检出率。BAEP 检查使用波宽 0.1 毫秒、声强 82dB、频率 7Hz 的正负交替短声刺激,用耳机以每秒 10 次单耳分别刺激记录。对侧耳以白噪声掩蔽,声强 60dB,记录电极置于头顶中央,参考电极置于给声侧耳垂,前额正中接地,带通滤波 100~3 000Hz。叠加 1 500 次,分析时间 10 毫秒。正常人的 BAEP 为 I～Ⅶ的波形,其神经发生源较明确。I～Ⅲ峰间期延长,提示脑干下段听通路传导障碍;Ⅲ～Ⅴ及 I～Ⅴ峰间期延长,(Ⅲ～Ⅴ)/(I～Ⅲ)<1,提示脑干上段听通路传导障碍;Ⅴ/I<1 亦提示该侧听通路脑干上段功能异常。BAEP 从电生理角度评价脑干的功能状态,有助于临床对脑干损伤的诊断、病情监测、疗效评估和预后判断,是评价 DAI 患者中脑干损伤后脑干功能和患者预后的客观指标。

2. 体感诱发电位(SEP)   主要用于检测皮层及皮层下感觉传导通路的完整性及其功能状态。该检测手段不受意识、睡眠及中枢神经系统抑制剂等因素影响,能够反映整个大脑的功能状态,并可在床旁随时进行检查或检测。SEP 检查时刺激电极刺激腕部正中神经,其波宽 0.2 毫秒,频率 1.9Hz,2 次/s,刺激强度 13.0mA,以引起拇指对掌肌可见运动为宜。从头皮 C_3 或 C_4 及 C_7 点记录诱发电位,参考电极置于前额正中,带通范围 10~2 000Hz,叠加 500 次,分析时间 50 毫秒。记录并测量 N9、N13、N20 的波峰潜伏期及 N13～N20 的峰间潜伏期。根据国内外通用分级标准将 SEP 检查结果分为 3 级:I 级为正常;Ⅱ级各波中可见潜伏期延长;Ⅲ级为一侧或两侧的 N20 波消失。在 DAI 患者中,N20 波的峰潜伏期(PL)及 N13～N20 的峰间潜伏期(IPL)有明显异常。研究发现 N20 波缺失,则昏迷患者转为清醒的可能性只有 5%,预后良好的可能性只有 1%;双侧 SEP 的 N20 波消失,预示患者将死亡或呈植物状态,其特异性达 100%。然而 BAEP 并不能直接反映外伤后的大脑形态学改变,而影像学和 BAEP 有机结合可明显提高 DAI 脑干损伤患者的诊断及预后评估的准确性。

(二)影像学检查

CT 和 MRI 等影像学技术的进步能更多地发现 DAI 病灶,提高了 DAI 诊断阳性率。然而头颅 CT 及常用的 MRI 序列目前在 DAI 的诊断中仍有很大的局限性。由于分辨率的限制,CT 对微小出血灶的检出率较低,也不能发现轴索本身的损伤(非出血灶),显示后颅窝结构时常存在伪影干扰,故诊断价值有限。文献报道 CT 对 DAI 的诊断率为 28%～40%。MRI 对 DAI 诊断的敏感性高于 CT。其分辨率较高,成像清晰,有多方位成像特点,不受颅骨伪影的干扰,尤其是 T_2 加权像对非出血灶较敏感。此外 flair 序列能消除脑脊液的干扰,一些新出现的序列,如弥漫加权成像和弥散张量成像可定量测定表观弥散系数和各项异性分数等指标,能进一步提高 MRI 诊断的敏感性。目前的 CT 和 MRI 的分辨率还未达到可进行显微结构研究的非常精细水平,所以 CT 和 MRI 还不能精确诊断 DAI。但是近年来,一些新的影像技术不断运用于临床,尤其是 MRI 的新的成像技术的开发,使 DAI 的检出率得以明显提高。

1. CT 和 MRI　伤后早期 CT 和 MRI 检查可以在大脑皮质和髓质交界处见到小的点片状出血,出血多在胼胝体、脑干、基底节及脑室周围,为毛细血管和小动脉破裂出血,周围水肿较轻,没有明显的占位效应(图 22-17)。另外,可以见到急性弥漫性脑肿胀和蛛网膜下腔出血。但是常规 CT 和 MRI 仅依据出血性病变的大小、形态、部位以及脑肿胀对弥漫性轴索损伤做出辅助诊断,它并不能直接显示轴索损害,检出率不高。对于初次检查影像学正常的,可在伤后早期再次复查,以提高诊断率。近年来一些新的影像技术应用于临床,提高了诊断率。

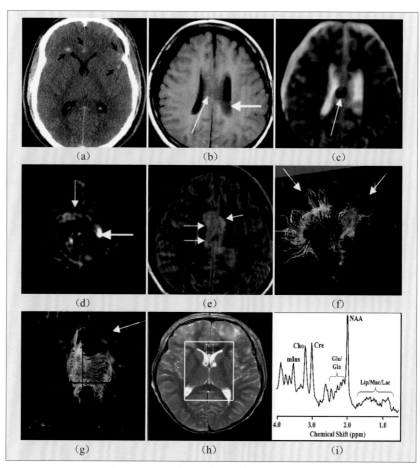

图 22-17　弥漫性轴索损伤的影像学检查
(a)CT　(b)T₁ 加权像 MRI　(c)T₂ 加权像 MRI　(d)DWI　(e)Flair　(f)、(g)DTI　(h)、(i)MRS

2. T₂ 加权梯度回波序列(T₂ weighted gradient-echo imaging,T₂GRE)　GRE(梯度回波序列,gradient-echo imaging)是在 90°或是<90°的射频脉冲作用下,通过施加线性的梯度磁场,使质子快速失位相以及质子位相重聚,产生梯度回波信号的成像序列。采用长 TR(repetition time,重复时间)长 TE(echo time,回波时间)小 α(射频脉冲角度)(5°~10°)成像,即为 T₂* 加权像。T₂* GRE 对微小的出血灶诊断敏感性较高。胼胝体等部位微小出血性病灶是弥漫性轴索损伤急性期的主要病理表现。T₂* GRE 序列与传统的磁共振技术相比,能发现更多的出血性损伤灶,在提高 DAI 诊断的准确性方面有优越性。但是 DAI 不仅有出血性损伤灶,还有非出血性损伤灶。T₂* GRE 对非出血性病灶的诊断敏感性较低,并不能完全反映轴索本身损伤的情况。

3. 质子回波平面波谱成像（turbo proton echo-planar spectroscopic imaging，t-PEPSI） EPI（echo planar imaging，回波平面成像）是新发展的一种快速成像技术。在缺血性脑卒中的弥漫和灌注成像方面及功能成像方面已有广泛的应用。其基本特点是在若干个 TR 甚至是一个 TR 内，通过使梯度磁场产生正负方向连续快速的往返震荡，产生一连串的相应的梯度回波信号，从而快速获得数据。T-PEPSI 是一种多次激发的 EPI 技术，不仅可提高功能性 MRI 的敏感性，还可获得感兴趣区域的质子密度量值及 T_2 权重值。t-PEPSI 有几何变形伪影、化学位移等多种伪影效应，需要常规加用脂肪抑制技术，而且对梯度磁场系统的要求特别高，一定程度上限制了它目前的广泛应用。但是 t-PEPSI 成像速度快，可在 3～5 秒内获得颅脑的成像，对于意识不清不能合作的患者、儿童和幽闭恐惧症的患者有较大的临床应用价值，是一种很有潜力的快速诊断 DAI 的 MRI 技术。

4. 质子磁共振波谱 可以研究活体器官的组织代谢、生化改变，以及进行化学定量分析。对协助 DAI 病灶的检出、动态观察损伤区病理生理演变、估计预后和进行 DAI 在体研究有很大价值。其检查步骤主要为：首先确定感兴趣区，常规 MRI 扫描结束后，用点解析波谱序列选择轴面侧脑室层面，包含胼胝体膝部、压部和双侧基底节的长方形区域作为感兴趣区，避开颅骨，这个区域是 DAI 损伤灶常见部位。而后匀场、抑水。再用点解析波谱序列进行数据采集。质子磁共振波谱检测指标包括 N-乙酰天门冬氨酸（NAA）、胆碱复合物（Cho）、肌酸和磷酸肌酸（Cr）、肌醇（mINs）和谷氨酸和谷氨酰胺（Glx）。NAA 由线粒体合成，完全定位于神经元胞体和突触中，是神经元完整性的重要标志物，Cho 与细胞膜的磷脂合成和分解有关，Lac 浓度则提示了缺血缺氧环境的存在。质子磁共振波谱的诊断价值主要有：①增加 DAI 损伤灶的检出。NAA/Cr、Cho/Cr、mINs/Cr、Glx/Cr 同时异常，说明存在轴索损伤灶。②判断伤情、估计预后。在细胞、分子水平反映原发性、继发性脑伤程度及演变。③质子磁共振波谱为无创监测手段，能够指导临床治疗和进行临床试验。

质子磁共振波谱是一种无创检查手段，能在活体状态下研究组织器官中物质生化代谢，定量分析物质含量。因此可以通过检测颅脑损伤病人白质区、胼胝体区等部位 NAA、Cr 等物质代谢改变，发现有无神经细胞和轴索的损伤。这对常规 CT 和 MRI 扫描正常的病人，可提高诊断的灵敏性。同时 MRS 可以无创地监测相关部位代谢指标的变化，能帮助判断治疗的效果，预测病人预后。

5. 弥散加权成像（diffuse weighted imaging，DWI）和弥散张量成像（diffusion tensor imaging，DTI） 利用水分子的布朗运动成像的弥散加权成像（DWI）是一种功能性的磁共振成像技术。DWI 使用了强大的扩散敏感性梯度场，使水分子的布朗运动所引起的位相偏移得到叠加，引起信号强度的改变。水分子在各方向上的弥散存在差异性，这种不均匀的组织弥散特征被称为弥散张量。DTI 便是基于此发展起来的一种新的成像技术。描述弥散张量的常用指标有：①表观弥散系数（apparent diffusion coefficient，ADC），是指同一个方向上分子的位移叠加值。②各向异性分数（fractional anisotropy，FA），弥散的各向异性部分与弥散张量总值的比值。③相对各向异性值（relative anisotropy，RA），表示纤维中的各向异性值与各向同性值之比。动物实验和对 DAI 病人的研究均发现伤后白质和胼胝体附近 ADC 值的可有显著下降，提示了细胞性脑水肿的存在。国内外学者研究发现，DWI 可作为预测伤情严重程度和判断预后的指标之一，可以为治疗策略的制定提供指导。DTI 近年来才被用于弥漫性轴索损伤的研究。研究发现 FA 值可能是判断 DAI 存在的敏感指标。应用三维白质纤维束成像更是直观地显示出病例的轴索损伤断裂的部位和严重程度。DWI 和 DTI 比传统序列相更敏感地发现轴索损伤的存在。尤其三维白质纤维束成像的出现，改变了以往只能通过微小出血灶等间接征象诊断 DAI 的历史，直观立体地显示出轴索断裂情况，对于大脑白质和神经元轴索的研究是一项重大的突破，将会成为诊断 DAI 和判断轴索损伤恢复情况的重要手段之一。但是目前还缺少成像结果与实际病检结果相关联情况的研究，是否今后可以代替病理学检查作为活体诊断 DAI 的金标准还有待进一步的探讨。

五、诊断

1. 病史 头部有加速性损伤病史。

2. 意识障碍　伤后大多即刻昏迷,昏迷程度深,持续时间长,极少出现中间清醒期,这是弥漫性轴索损伤的典型临床特点。

3. 体征　无明确的神经系统定位体征,部分病人出现瞳孔变化,可表现为双侧瞳孔不等大,单侧或双侧散大,对光反射消失,以及同向斜视、眼球分离或强迫下视。

4. CT 和 MRI 扫描　可见大脑皮质的髓质交界处、神经核团和白质交界处、胼胝体、脑干有单发或多发无占位效应出血灶及脑弥漫性肿胀、蛛网膜下腔出血,中线结构无明显移位。

5. 神经电生理　严重弥漫性轴索损伤病人脑干诱发电位潜伏期有明显延长。

六、治疗

弥漫性轴索损伤的治疗是一个综合的治疗过程,主要是密切观察病情变化,维持呼吸道的通畅和机体的水、电解质平衡,以及对症治疗,防止继发性脑损伤加重病情。

1. 病情观察　严密观察患者的生命体征、瞳孔变化、颅内压、氧饱和度以及病情变化规律,必要时复查头颅 CT。

2. 气道管理　由于患者处于昏迷状态,呼吸道分泌物排出困难,应时刻保持呼吸道通畅,避免缺氧加重脑损伤。必要时做气管切开和呼吸机辅助呼吸。

3. 药物治疗　常规使用止血剂、抗生素,并维持水电解质平衡;使用甘露醇、呋塞米和白蛋白等药物来控制脑水肿;使用尼莫地平、纳洛酮以及神经营养剂来保护神经元。

4. 冬眠低温治疗　在冬眠药物及物理降温仪的辅助下将病人体温控制在 $32\sim35℃$,可以降低脑组织氧耗量,保护血脑屏障减轻脑水肿,以及抑制内源性毒性物质对脑细胞的损害,减少钙内流,减轻弥漫性轴索损伤。

5. 高压氧治疗　高压氧是一种特殊的治疗手段,它可以增加血氧含量,克服低氧血症;增强血流动力学作用,改善缺血、缺氧组织的血供;调节细胞能量代谢和信使系统。高压氧治疗对于弥漫性轴索损伤的恢复有积极作用,当患者生命体征平稳后,可及时行高压氧治疗。

6. 手术治疗　对于一侧大脑半球肿胀和水肿引起脑中线结构移位,出现一侧瞳孔散大时,应及时行手术去骨瓣减压。有继发颅内血肿的患者,应急诊行血肿清除术。对于伤后即深昏迷,很快出现脑干功能障碍和脑疝的患者,多属不可逆性脑损害,即便有薄层血肿和挫伤,手术也应慎重。

7. 并发症防治　应加强护理,防止肺部及泌尿系感染;正确使用抗生素,防止真菌感染;使用抑酸药物,防止应激性溃疡的发生;防止肾衰竭。

七、转归预后

一般来说,弥漫性轴索损伤预后差。重型病人痊愈率为 5%,重残率为 14%,轻残率为 17%,植物生存率为 15%,死亡率高达 49%。但越来越多的临床经验显示,存在预后较好的弥漫性轴索损伤病例。GCS 和有无瞳孔异常是判断弥漫性轴索损伤患者预后的敏感指标。以入院时 GCS、肢体瘫痪情况、瞳孔异常、合并其他类型脑伤四项指标来预测患者的预后,发现 GCS 越高的患者预后更偏向于良好,肢体瘫痪程度越轻、无瞳孔异常、未合并有其他类型的脑伤的患者预后更偏于良好。

(吴　南　尹　怡　李　飞)

第六节　脑 干 损 伤

原发性脑干损伤(primary brain stem injury)是指伤后立即出现脑干症状,可分为脑干震荡、脑干挫伤及出血等。单纯的原发性脑干损伤较少见,一般多伴有严重的脑挫裂伤。是重型颅脑损伤的一种特殊类型,占颅脑外伤的 2%~5%,10%~20%的重型颅脑损伤伴有脑干损伤。

一、损伤机制

原发性脑干损伤通常指暴力作用于头部引起脑干为主的损伤,并于伤后立即发生持续时间较长的意识丧失或死亡。对于原发性脑干损伤和弥漫性轴索损伤之间的关系有两种观点,一种观点认为原发性脑干损伤从属于弥漫性轴索损伤,有人提出所谓原发性脑干损伤实际上是弥漫性轴索损伤的一部分,不应作为一种独立病症。另一种观点则认为原发性脑干损伤可以单独存在,而且是某些颅脑损伤致死的唯一原因。无论如何,两者都是由于暴力直接作用所致的颅脑原发性损伤,颅脑的病理变化轻微,多不伴颅骨骨折、颅内血肿和脑疝等病变;不同的是两者的损伤范围不一样,弥漫性轴索损伤较广泛,多同时累及大脑、胼胝体和脑干,而原发性脑干损伤则局限于脑干。

造成原发性脑干损伤的原因:①头部受外力作用时,脑在颅腔内大幅度移动,脑干与小脑幕游离缘或斜坡相撞;②枕骨大孔区骨折直接损伤;③脑室内脑脊液波的冲击,此种损伤多见于顶枕部或枕部着力时;④颅底部间接着力;⑤颈部过伸展或挥鞭样损伤也常造成脑桥与延髓交界处断裂。

交通事故发生时下述情况下发生可引起原发性脑干损伤:①一侧头部受到撞击,脑干移位与同侧小脑幕游离缘撞击而挫伤;前额撞击,脑干被斜坡挫伤。②车辆翻覆、头颅快速旋转、摆动,导致脑干遭受牵拉和扭转而受伤。③头顶部撞击车辆顶部,引起脑干下部损伤。④车辆从高处落下导致臀部着力,使延髓向下移位与枕骨大孔撞击引起延髓挫伤。⑤车辆被撞击或追尾时,头部过度后仰及前屈的挥鞭样损伤所引起的延髓与颈髓交界处损伤等。

二、脑干损伤的病理变化

原发性脑干损伤的一般病理改变:①脑干出血,多在中脑、脑桥的边缘或被盖部及第四脑室室管膜下,出血灶局限,境界清楚,大者肉眼即可见,小者需在光镜下才能发现;②脑干软化,脑干由于局限性缺血缺氧,而导致细胞坏死、软化;③脑干局限性水肿,多发生在损伤部位。脑干网状结构的广泛部位都存在意识中枢,脑干损伤后很容易引起意识障碍;如果损伤到脑桥下部和延髓上部网状结构中的生命中枢,则很容易引起死亡。

三、脑干损伤的临床表现

脑干内有大部分的脑神经核,全身感觉、运动传导束皆通过脑干,呼吸循环中枢亦位于此,而脑干网状结构则是参与维持意识清醒的重要结构。所以脑干损伤后,除了有局部脑神经受损的表现外,意识障碍、运动感觉障碍的表现较重,易出现呼吸循环功能衰竭,危及生命。

1. 意识障碍 伤后立即出现,昏迷程度深,持续时间长,恢复过程慢,很少出现中间好转期或中间清醒期。

2. 瞳孔和眼球运动 中脑损伤时,初期两侧瞳孔不等大,伤侧瞳孔散大,对光反应消失,眼球向下外倾斜;两侧损伤时,两侧瞳孔散大,眼球固定。脑桥损伤时,可出现两瞳孔极度缩小,光反射消失,两侧眼球内斜,同向偏斜或两侧眼球分离等征象。

3. 去皮质强直 表现为伸肌张力增高,两上肢过伸并内旋,下肢亦过度伸直,头部后仰呈角弓反张状。损伤较轻者可为阵发性,重者则持续发作。

4. 锥体束征 包括肢体瘫痪、肌张力增高,腱反射亢进和病理反射等。如脑干一侧性损伤则表现为交叉性瘫痪、肌张力增高、腱反射亢进及病理反射阳性。严重损伤急性休克期时,全部反射可消失,病情稳定后可出现。

5. 生命体征变化

(1) 呼吸功能紊乱。中脑下端和脑桥上端呼吸中枢受损时,可出现呼吸节律紊乱,如潮式呼吸;脑桥中下部长吸中枢受损,可出现抽泣样呼吸;延髓吸气和呼气中枢受损,则发生呼吸停止。

（2）心血管功能紊乱。延髓损伤严重时，可出现呼吸心跳迅速停止，病人死亡；较高位的脑干损伤时出现的呼吸循环紊乱，先出现脉搏缓慢有力、血压升高、呼吸深快或呈喘息样呼吸，以后转入衰竭，脉搏频速、血压下降、呼吸呈潮式，终于心跳、呼吸停止。

（3）体温变化。脑干损伤后，由于交感神经功能受损，出汗功能障碍，影响体热发散，可出现高热。而脑干功能衰竭时，则会出现体温不升。

6.自主神经功能紊乱　出现顽固性呃逆、消化道出血、神经源性肺水肿等。

四、脑干损伤的辅助检查

颅脑 CT 和 MRI 扫描可显示脑干呈点状出血区、脑干肿胀，其周围脑池受压或闭塞（图 22-18）。脑干听觉诱发电位通常表现为损伤平面下各波正常，而损伤水平及其上各波则异常或消失。腰椎穿刺，原发性脑干损伤脑挫裂伤或颅内出血不严重时，腰椎穿刺颅内压力不增高，脑脊液红细胞数可偏多或者正常。

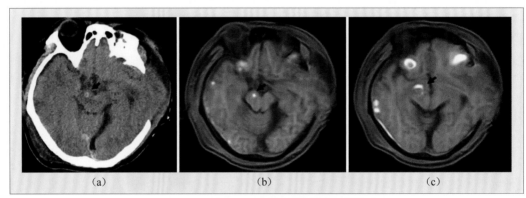

图 22-18　CT 和 MRI 示脑挫裂伤伴脑干损伤出血
（a）CT 扫描图像　　（b）、（c）MRI 扫描图像

五、脑干损伤的诊断

伤后持续昏迷的前提下，具备以下一个条件即可诊断：①去脑强直；②双侧锥体束征阳性；③眼球分离；④双侧瞳孔散大，或双侧瞳孔针尖样缩小，或瞳孔不圆，或瞳孔多变。生命体征的不稳定在除外心肺本身的疾患和休克外常提示预后不良，尤其是呼吸节律的改变如潮式呼吸、叹息样呼吸、双吸气呼吸常提示脑干功能衰竭。

原发性脑干损伤往往与脑挫裂伤或颅内出血同时伴发，临床症状相互参错，除少数早期病人于伤后随即出现脑干损伤症状又没有颅内压增高可资鉴别外，其余大部分均需借助 CT 或 MRI 检查始能明确，在显示脑实质内小出血灶或挫裂伤方面，尤其是对胼胝体和脑干的细微损害，MRI 明显优于 CT（图 22-18）。

六、脑干损伤的治疗原则

轻度脑干损伤病人，可按照脑挫裂伤处理原则治疗；重症患者死亡率高，救治困难，要认真仔细，耐心处理，常采用以下措施：

（1）由于昏迷时间较长，应早期做气管切开。

（2）早期采用冬眠低温疗法。

（3）多有下咽困难应采用鼻饲。

（4）短期大剂量的肾上腺皮质激素的治疗，减轻脑干水肿。

（5）早期高压氧治疗。

（6）积极防治并发症。

七、转归预后

原发性脑干损伤病情重、进展快、救治难度大,死亡率高达 50%～70%,约占全部颅脑损伤病人死亡率的 1/3。

(胡 荣 朱 刚)

第七节　丘脑下部损伤

丘脑下部是自主神经系统重要的皮质下中枢,与机体内脏活动、内分泌、物质代谢、体温调节以及维持意识和睡眠有重要关系。因此,丘脑下部损伤后临床表现多较严重。单纯丘脑下部损伤较少,大多与严重脑挫裂伤/或脑干损伤伴发。下丘脑损伤分为原发性伤和继发性伤两类。前者系下丘脑直接受到损伤;后者则常是在严重广泛的脑创伤基础上,出现脑水肿、颅内压增高、脑组织移位和脑疝之后,下丘脑受到继发性损伤。因下丘脑在维持机体内环境稳定中极为重要,丘脑损伤防治对提高颅脑创伤救治水平有特殊意义。

一、解剖生理和病理

(一)解剖和生理特点

下丘脑(hypothalamus)是间脑的最下部分,重量约 4g,形成第三脑室底部及部分侧壁,主要功能是保持内环境的稳定和行为协调。下丘脑的矢状面由前向后可分为 3 个区域:①前区(又叫视上区),位于视交叉上方,内有视上核、交叉上核、室旁核、下丘脑前核等;②中区(结节区),位于灰结节,内有下丘脑背内侧核、腹内侧核以及结节核漏斗等;③后区(乳头区),位于乳头体前方,内有乳头体外侧核、后核、前核和内侧核。

下丘脑的传入纤维来自大脑皮质、丘脑、丘脑底核苍白球、内侧丘系、视觉分析器和嗅脑等部位。传出纤维到达中脑被盖、涎核、迷走神经运动核、脊髓侧角细胞以及神经垂体。

下丘脑的神经内分泌细胞有大、小两种,对丘脑以上部位的神经冲动和神经递质(如单胺类、乙酰胆碱类)起反应,并受体液因素的反馈调节。大型神经元位于视上核和室旁核内,其传出纤维构成视上核室旁核神经的垂体束(下丘脑-垂体束),该束大部分终止于神经垂体,小部分终止于正中隆起。视上核主要分泌抗利尿激素(血管升压素),室旁核主要分泌催产素,少量分泌抗利尿激素。小神经元位于下丘脑正中隆起、第三脑室旁下部,分泌多种促垂体释放激素和抑制因子,经垂体门脉系统进入腺垂体。下丘脑的血液供应来自脑底 Willis 环。颈内动脉发出的垂体上动脉到达结节漏斗部后,即分成初级微血管丛,再集合成垂体门静脉系,沿垂体柄达腺垂体远侧部,形成第二级微血管丛。这些微血管各有其供应区,互不重叠,故易发生缺血性梗死或出血。垂体门静脉系统为下丘脑促垂体释放激素进入腺垂体的渠道,流出的血液经蝶顶静脉窦→岩静脉窦→颈内静脉。

下丘脑具有广泛而复杂的生理功能,是神经系统与内分泌系统及免疫系统的连接枢纽;也是大脑皮质下自主神经和内分泌的最高中枢;还是腺垂体及其靶腺的控制中心。下丘脑参与调节和其他生理活动,如渗透压和体温调节、能量代谢与营养摄取、水盐平衡、睡眠与觉醒、情感行为、性功能与生殖以及心血管运动功能等。

(二)致伤机制

下丘脑深藏于脑底和蝶鞍上方,前方有视神经固定,下方有垂体柄通过鞍隔孔和神经垂体相连,周围有丰富的垂体门脉血管系统包裹。因此暴力既可直接又可间接地造成下丘脑致伤,也可影响到其血液供应而致缺血或（和）出血性操作。单纯原发性下丘脑创伤少见，而多数与广泛而严重的脑挫裂伤和脑干伤并存，且常伴有腺垂体出血与软化。下述情况易使下丘脑损伤。

1. 广泛颅底骨折累及蝶鞍、蝶骨翼、前颅底时　骨折片可直接刺入下丘脑。

2. 头部受到暴力打击时　尤其头部处于减速运动下，脑在颅腔内呈直线可旋转运动中，由于脑与骨结构摩擦致额叶底部严重挫伤，或因垂体柄、视神经等相对固定，头伤瞬间形成剪力作用，均可致下丘脑损伤。

3. 严重脑挫裂伤、颅内血肿　因脑水肿和颅内压增高引起脑移位和脑疝时，可使下丘脑血供受到影响，而产生缺血性损害。

4. 医源性损伤　多见于鞍区病变手术时，因下丘脑受到牵拉、挤压而造成损伤。

（三）病理生理

病理改变包括微出血灶和缺血性损害两类。微出血灶多出现于下丘脑前区，而缺血性病变则偶然出现，这可能与该区有丰富的微血管网有关。坏死性病理改变最常见于下丘脑结节区，并可合并垂体出血和梗死，可能是到达下丘脑的小穿支血管和垂体门脉系统分支受损所致。严重颅脑伤后继发的血肿、水肿或脑疝，导致下丘脑移位变形，血液循环发生障碍，也可能是因素之一。

二、临床表现

下丘脑一旦受到损伤常较为严重，且损伤范围往往不止涉及一个核团，故临床表现复杂。当伴发广泛脑挫裂伤、脑干损伤时，其临床表现可被掩盖，不易识别，对此应提高警惕。其较为特征性表现有以下几点。

（一）意识和睡眠障碍

下丘脑与脑干网状结构有着密切的传入和传出联系，对维持觉醒和睡眠具有重要作用。下丘脑损伤将影响脑干网状结构上行激活系统的功能。下丘脑损伤严重者多出现昏迷、运动不能性缄默；轻者可能出现嗜睡、睡眠节律紊乱等。

（二）体温调节障碍

一般认为下丘脑的前部及其邻近区域有散热中枢；下丘脑后外侧有产热和保温中枢。散热机制是通过喘气、皮肤血管扩张和排汗来实现，其中以排汗最重要。产热保温机制是通过皮肤血管收缩、肌肉紧张、毛孔收缩、停止出汗等以保持体温。下丘脑损伤后，两种生理调控机制均可受到破坏，临床上可出现体温过高或过低，但以前者多见。下丘脑损伤病人伤后常迅速出现中枢性高热，体温持续在 $40\sim41℃$，四肢厥冷、躯干温暖、皮肤干燥，不受退热发汗药的影响，有时随着室温的变化体温可相应升高或降低。不论体温过高或过低，均显示下丘脑受到严重损害，对物理降温或升温反应不良者预后更差。

（三）水盐代谢紊乱

生理情况下，水盐代谢受下丘脑调控。腺垂体分泌的促肾上腺皮质激素（ACTH）和神经垂体释放的抗利尿激素（ADH）等可通过对细胞内外液中电解质和渗透压的调控，共同维持机体的正常水盐代谢和机体内环境的稳定。ACTH 通过增加肾上腺醛固酮的分泌，使血钠和血浆渗透压升高；而 ADH 则通过促使肾小管对游离水重吸收，引起低血钠、低血浆渗透压及高血容量。正常状态下 ACTH 和 ADH 保持着动态平衡。当下丘脑损伤尤其是视上核及室旁核受到损害时，可导致 ADH 分泌不足或过度而出现 ADH 异常分泌综合征（syndrome of inappropriate secretion of ADH，SIADHS）。临床上表现为尿崩症、水潴留、水中毒或中枢性高血钠综合征。

1. 尿崩症　ADH 由下丘脑的视上核和室旁核产生后，沿垂体柄中下丘脑垂体束到达神经垂体，储存在神经末梢和微血管相连接处。下丘脑损伤后，不论 ADH 分泌减少，或输送 ADH 的通路受到影响，均可发生尿崩症。其临床特征为多尿、烦渴、多饮。病人常诉说口渴难忍，手不离水杯。尿量常在 3 000ml 以上，多者高达 10 000ml/d，尿相对密度在 1.005 以下，尿渗透压在 280mmol/L 以下，肾功能及血浆渗透压常无明显变化。目前外伤性尿崩症的发生率尚无精确统计,可能与临床观察中对其认识不足有关。一组 5 000 例闭合性头伤中,仅发现 13 例尿崩症;而另一组 291 例闭合性头伤中却发现 8 例尿崩症,发生率的差异可能与严重创伤病人由尿崩症引起的多尿(polyuria)易被临床医生忽视有关,以致尿崩症未得到早期诊断。因此在排除脱水剂应用等外加因素后,重度颅脑伤病人出现明显多尿,就应想到尿崩症存在的可能。

2. 低血钠综合征 下丘脑损伤后出现的低血钠综合征,以低血钠(<130mmol/L)、低血浆渗透压(<270mmol/L)、高尿渗(尿渗:血渗>1)、高尿钠[>80mmol/(L·d)]和高血 AVP(>1.5pg/ml)为特征。

水潴留和水中毒是低血钠综合征的主要临床表现。正常情况下,由于下丘脑调控,ADH 和 ACTH 维持着动态平衡。下丘脑损害时调控机制失效,可出现 ADH 分泌增加,促进肾小管对游离水的重吸收,水分在体内潴留,出现低血钠、低血浆渗透压和高血容量。水向细胞内转移,致细胞内水分增加,最终引起渗透压性脑水肿和颅内压增高。血钠<120mmol/L 时,病人即出现厌食、厌水、恶心、呕吐、腹痛等症状;血钠进一步下降,神经系统症状加重,易激怒,或反应迟钝、嗜睡、腱反射迟钝,出现病理反射;血钠90~105mmol/L 时,意识障碍进一步加重,发生抽搐,甚至昏迷,因脑水肿和脑疝而不能救治。

但近年来发现部分低血钠综合征的病人,其血 ADH 含量并不高,故不属于 SIADHS,而被称为脑性盐耗综合征(brain salt waste syndrome),其发生机制可能与下丘脑致使心房钠尿肽(ANP)或脑钠尿肽(BNP)倡导的肾神经调节功能紊乱,致肾小管对钠的重吸收障碍有关。在临床实践中对于 SIADHS 及脑性盐耗综合征的鉴别十分重要,因为其在治疗原则上具有根本差别。脑性盐耗综合征的处理为补充高渗氯化钠,并给予醋酸去氧皮质酮(DOCA)或促肾上腺皮质激素(ACTH),以增加肾对钠的回吸收;而 SI-ADHS 则必须严格限制入水量(成人每天 800~1 000ml),甚至应用呋塞米才能见效,这是因为体内保留过多水分不能排出形成"水中毒"、血液被稀释而形成低钠低氯。

3. 高血钠综合征 中枢性高血钠症可见于下丘脑损伤病人,尤其在下丘脑损伤与严重脑损伤并存时。昏迷病人渴感消失,再加上高热、多汗、大量应用脱水剂、限制水分摄入等,均可促使水分丧失和血钠增高,导致低血容量性高钠血症,且易引起凝血机制亢进。维持血浆渗透压需靠血浆钠和氯含量的稳定。下丘脑损伤后 ADH 分泌减少和 ACTH 分泌增加,结果导致机体水盐平衡出现障碍。ACTH 兴奋其靶腺肾上腺分泌醛固酮而产生滞钠排钾,故 ACTH 分泌增多,可导致高血钠综合征。此外,有明显脑损伤后的高血钠病人,血 ADH 水平正常,也无体液容量减少,被称为原发性高血钠症,可能与下丘脑等损伤后,ANP 或 BNP 分泌不足,肾小管利钠利尿作用减少有关。血钠正常值为 130~145mmol/L,高血钠综合征时血钠可高达 148~150mmol/L 以上。血浆钠增高后,细胞外液内钠浓度虽很高,但钠泵不易使钠进入细胞内。细胞外液高渗致细胞内水分向细胞外转移,脑细胞处于脱水状态。急性血钠症病人,常表现烦躁、易激惹、四肢腱反射亢进、肌张力增高、抽搐、昏迷等。脑细胞严重脱水可致脑萎缩、脑动脉"机械性"牵拉或静脉内血栓形成,甚至发生脑出血和缺血。高血钠综合征病情都十分严重,诊断治疗易被延误,预后很差。

(四)急性上消化道出血

严重颅脑损伤与严重脑血管病病人常并发上消化道出血,有合并下丘脑损伤时消化道出血发生率高达 90%。关于消化道出血的发病机制,目前尚无统一认识,但自主神经功能紊乱无疑起了主导作用。自主神经的皮质下高级中枢位于下丘脑,既有副交感神经中枢,又有交感神经中枢。不论直接损伤下丘脑或严重颅脑伤后导致下丘脑、脑干发生移位和扭曲,自主神经系统均可受到不同程度损害。大量的实验和临床研究均证明,严重颅脑伤早期应激状态下,交感神经处于异常兴奋状态,胃肠活动减少,胃潴留,儿茶酚胺、5-羟色胺等神经递质增多,胃肠黏膜下血管痉挛、缺血,黏膜代谢障碍。继而,迷走神经兴奋性明显增强,胃肠蠕动加快,胃酸分泌增多。在原已出现的胃黏膜病理损害基础上,由于胃酸的作用,胆汁反流、致 H^+ 回渗等进一步加重黏膜屏障损伤,黏膜下血管痉挛、缺血加重,形成大小不一的糜烂面,最终融合成溃疡灶,上述病理改变多见于胃体和胃底部,并可发生在幽门区甚至小肠上段。近年来肠道自主神经系统功能紊乱在应激性溃疡出血中的作用越来越受到重视。上消化道出血多发生于伤后1周左右,程度因人而异。轻者仅有大便隐血试验阳性,胃液呈淡咖啡样;严重者有呕血、柏油样或暗红色大便,甚至出现休克。有时可合并溃疡穿孔,穿孔部位多位于十二指肠球部,持续胃内的pH值监测对于防止消化道出血具有重要的指导作用。

(五)高渗性非酮症糖尿病昏迷

高渗性非酮症糖尿病昏迷(hyperosmotic nonketotic diabetia coma,HNDC)是一种以高渗透压、高血糖和酮体阴性为特征的病征。下丘脑损伤后HNDC的发生机制,与颅脑挫伤、颅内血肿或脑水肿直接或间接损害下丘脑-垂体轴有关。急性颅脑损伤病人处于应激状态,有大量应激激素分泌,血中胰高血糖素、糖皮质激素明显升高,而胰岛素水平下降,糖代谢障碍。此外严重颅脑伤病人为减轻脑水肿,降低颅内压,常需用甘露醇等脱水治疗,限制入量;伴有高热或气管切开等情况时,水分丧失更多,也促使HNDC发生。HNDC病人临床表现有多饮、多尿、发热、恶心、呕吐、嗜睡、定向障碍、幻觉、癫痫样发作直至重度昏迷等。实验室检查:血糖>33mmol/L,血渗透压>350mmol/L,血钠>150mmol/L,尿酮阴性或弱阳性,尿素氮与肌酐比例大于30:1,二氧化碳分压和pH值在正常范围。HNDC应及早诊断和处理,否则预后不良,死亡率很高。

(六)其他

下丘脑损伤后可出现丘脑饥饿综合征,病人食欲异常亢进,体态肥胖。下丘脑垂体轴损伤后存活下来的病人,则可继发性功能障碍、性腺萎缩、不育等腺垂体功能低下表现。

三、辅助检查

1. 头颅X线平片检查 疑有颅骨骨折者应摄正、侧位片。枕部着力伤加摄额枕位(汤氏位)片,凹陷性骨折摄切线位片。疑有视神经损伤摄视神经孔位片,眼眶部骨折摄柯氏位片。

2. 腰穿 了解蛛网膜下腔出血程度及颅内压情况。重型伤颅内高压明显或已出现脑疝征象者禁忌腰穿。

3. CT和MRI检查 CT能显示颅骨骨折、脑挫裂伤、颅内血肿、蛛网膜下腔出血、脑室出血、气颅、脑水肿或脑肿胀、脑池和脑室受压移位变形、中线结构移位等。MRI能够显示细小的散在斑点状出血,于急性期在T_2加权像上为低信号,在T_1加权像上则呈等信号。亚急性和慢性期T_1加权像上出血灶为清晰的高信号。

四、诊断与鉴别诊断

颅脑损伤过程中,直接或间接损伤导致的广泛性下丘脑损伤的病人常病情危重,预后不良。孤立而局限的下丘脑原发性损伤,在急性颅脑损伤病例中则较为少见。

多数下丘脑伤病例由于暴力重,损伤机制复杂,往往合并脑其他部位的损伤,下丘脑伤的临床表现常被其他脑损伤的症状掩盖。因此,临床诊断时,只要有一两种"特征"性表现时,就应想到有下丘脑损伤的可能,尤其是蝶鞍区及附近有颅底骨折或额叶底部广泛性挫裂伤,又有高热、多尿等表现时,更应高度警惕,以免遗漏或延误诊断。

头外伤后存活的下丘脑损伤病人,出现多饮、多尿、烦躁等尿崩症表现时,应注意与精神性多饮相鉴别。精神性多饮的病人亦可有多饮、多尿,且肾功能正常。鉴别诊断时,尚须进行水剥夺试验、高渗盐水试验等。其他如肾性尿崩、糖尿病等虽亦可有多饮、多尿等表现,但前者有肾病史,肾功能不良可资鉴别;后者有空腹血糖升高,尿糖阳性可资鉴别。

头外伤后进行有关内分泌功能检查如促甲状腺激素、生长激素、催乳素以及水盐代谢的有关激素水平,亦可提示下丘脑-垂体轴损害情况,对诊断有一定参考价值。

五、治疗

急性下丘脑损伤是最严重的脑损害之一。由于大多数病人常合并其他部位的脑损伤,故对其治疗应采用综合性治疗原则;防治颅内血肿及脑水肿所致的颅内压增高仍是治疗的关键,同时也是防治下丘脑继发性损伤的重要措施。下丘脑损伤所继发的高热、水盐代谢障碍、消化道出血、高渗性非酮症糖尿病昏迷等是严重影响病人预后的因素,同时也是脑伤后"二次"打击致脑伤的主要因素,故下述方法在下丘脑损伤治疗中有特殊重要的意义。

(一)亚低温治疗

早在20世纪50年代,国内外已应用冬眠低温疗法治疗严重颅脑损伤,尤其是用于治疗伴有高热的严重脑挫伤和脑干损伤,并显示良好作用。但实验研究不够深入,亦缺乏系统临床总结,故后来应用不够普遍。20世纪80年代以来,国内外大量实验研究证明,亚低温疗法(28~35℃)优于深低温疗法,且并发症少,对脑有良好保护作用。大量的临床应用实践证明,亚低温治疗可降低颅脑伤的脑耗氧和代谢率,降低颅内压,从而明显降低死残率。

亚低温治疗的脑保护机制,目前尚不完全清楚,但实验研究和临床应用研究均提示,它有以下几方面作用:①降低耗氧量和乳酸堆积,减轻酸中毒;②维持正常脑血流量和能量代谢;③抑制花生四烯酸代谢产物白三烯B_4生成,减轻脑水肿;④抑制颅脑损伤后急性高血压反应,减轻血脑屏障损害;⑤抑制颅脑伤后有害因子如乙酰胆碱、单胺类递质、兴奋性氨基酸、自由基等的生成和释放,减轻脑的继发性损害;⑥调节脑损伤后钙调蛋白激酶Ⅱ和蛋白激酶C的活力。

降温方法及注意事项:①严重颅脑外伤伴有高热、深昏迷等下丘脑损伤的病人应尽早实施亚低温治疗,力争在数小时内使脑温降至32℃(条件不具备者,可测定鼻腔温度或肛温代替),维持2~3天,或根据病情适当增减;②停止低温治疗时,宜自然复温,保持体温在36℃左右;③为了保持降温迅速和防止寒战反应,开始降温前肌注或静脉滴冬眠合剂和冬眠肌松剂(需辅助呼吸者),然后以半导体降温毯或冰袋在颈部和四肢大血管处及胸背降温;④降温过程应严密监护病情,注意水盐平衡,防止低钾;⑤休克、严重心肺功能损害、严重的多器官创伤、妊娠及婴幼儿等宜慎用亚低温治疗。

(二)急性上消化道出血的治疗

重点在于预防和及早发现、及早治疗。严重颅脑伤和下丘脑损伤病人宜尽早进行胃内pH值监测并及早置入胃管,以便吸除滞留的胃内容物和监测胃液改变。常规静脉或胃管内注入硫糖铝(本药可与胃黏膜分泌黏蛋白结合,形成一层保护膜)、雷尼替丁、奥美拉唑等。如发现胃液隐血试验阳性(注意排除误吸血液)、呕血或柏油样便等,证实有明显消化道出血时,则可用6~8℃冷生理盐水150ml内加入去甲肾上腺素1~2mg,或凝血酶2 000U+生理盐水20ml行胃内灌注3~4次/d,同时静脉滴注巴曲酶、奥美拉唑及其他止血剂,并根据柏油样便的量和次数、血红蛋白值,适时补充新鲜全血。经过上述处理多可止血,如反复大量呕血和大量柏油样便,非手术治疗无效时,有条件者可在急诊下通过纤维胃镜进行止血、急诊腹腔动脉造影介入止血或急诊剖腹探查止血,以挽救病人的生命。

(三)水盐紊乱的处理

1. **尿崩症** 出现典型的多尿、烦渴和多饮表现,诊断多无困难。但对于严重颅脑外伤早期出现的多尿,则应注意查找原因,注意尿相对密度及尿渗透压,以防延误治疗。轻症尿崩症病人,应嘱其限制盐、咖啡及茶的食用,可口服氢氯噻嗪25mg,2~3次/d。本药作用机制尚不清楚,有人认为与抑制肾小管对钠的重吸收、细胞外液中钠浓度下降、抑制下丘脑渴觉中枢兴奋、减少饮水有关。中、重症病人可应用垂体后叶素(尿崩停)鼻腔吸入。本品为猪脑垂体后叶提取物,主要成分为抗利尿激素,每次吸入20~50mg,3~4次/d。有副鼻窦炎及支气管哮喘者禁用。油剂加压抗利尿素注射剂(长效尿崩停注射液)系鞣酸升压素-抗利尿素油剂,肌肉注射,每次1ml,可维持药效10天左右,耐受量因人而异,应注意病情及时调整用药剂量,有高血压、冠心病、心力衰竭者及孕妇禁用。1-去氨基-8-右旋精氨酸血管升压素(AVP)为人工合成的抗利尿素,由鼻吸入(10~20μg/次)或以注射剂形式,每毫升含100μg,肌注0.1~0.2ml/次,该药应在医生严密监护下应用,防止用药过多导致水潴留,诱发脑水肿。

2. **低血钠综合征的治疗** SIADHS引起的低血钠综合征,具有二低(低血钠、低血渗)和三高(高尿钠、高尿渗、血 AVP 高),但无心、肝、肾功能损害,无浮肿和糖尿病,主要从以下 5 个方面着手处理。①限制水摄入:因病人体内有较多水分潴留,常有渗透压性脑水肿表现,使病情加重。故应限制水分摄入,一般每日 1 000ml 左右。限制水分后血钠可逐渐回升。②利尿和脱水:可应用 20% 甘露醇和呋塞米,以呋塞米为首选药物,因该药利尿作用强,本身不带入更多水分,按每千克体重 1mg/d,最大用量可达 0.5～1g/d,分次静脉输入。③补钠:一般认为 SIADHS 低血钠症,并不代表体内真正缺钠,补钠过多可能有害,故 SIADHS 病人的补钠应慎重。应每日测定血钠、尿钠、体重。严重病例血钠<120mmol/L,有明显神经精神症状者,可输注 5% 高渗盐水,使血钠升至 130mmol/L。④SIADHS 病人,给予 ACTH 治疗:腺垂体 ACTH 分泌绝对或相对不足,补充 ACTH 有助于纠正 ADH 与 ACTH 平衡失调。ACTH 用量一般为 25～50U,肌肉注射,1 次/d。⑤其他:近年研制的血管升压素类似物,如去氨加压素可以选用。

脑性盐耗综合征的处理:为补充高渗氯化钠,给予醋酸去氧皮质酮(DOCA)或促肾上腺皮质激素(ACTH),以增加肾对钠的回吸收。体重的监测对于 SIADHS 及脑性盐耗综合征具有简便、明确的鉴别意义。

3. 高血钠症的处理　由 ADH 分泌减少引起的高血钠症属于低血容量性高血钠症,其治疗原则是在纠正失水和高血钠的同时,积极治疗颅脑损伤。首先是严格测算失水量,并注意不同体液的丢失量。需补充的液体总量,应均匀分布输入,最好在 48 小时内分次给予,切勿输注过快,以防引起脑水肿,中心静脉压的监测对于合理补液具有重要的指导意义。给予的液体,应以 280mmol/L 葡萄糖液和 77mmol/L 氯化钠为主。如出现周围循环衰竭时,应迅速纠正休克,输注混合血浆、干燥血浆或人血白蛋白。

(四)高渗性非酮症糖尿病昏迷的治疗

HNDC 病人多存在低血容量性休克,失水可多达 12～14L。治疗原则应迅速纠正休克和降低高血糖,但补液速度及降糖不宜过快,并注意预防并发症和兼顾原发性脑损伤的治疗。

(1) 立即停用易诱发和加重 HNDC 的药物,如甘露醇、呋塞米、苯妥英钠及肾上腺皮质激素。

(2) 以 0.45% 低渗盐水 500ml,于 2 小时内静脉滴入,并测定血浆渗透压。

(3) 经胃管注水,有人认为此法简单有效。无消化道出血者,用凉开水以 6ml/min 速度注入胃内;有消化道出血者,用 4～6℃ 冷水以 3ml/min 速度注入胃内,直到血浆渗透压降至 330mmol/L 时,即停用。

(4) 此类病人对胰岛素反应敏感,故应以小量为宜,首次 10～20U 加入 0.45% 盐水 500ml,在 2 小时内静脉滴入。胰岛素治疗中应当定期监测血糖和尿糖。

(5) 伴有高热、肺炎或消化道出血等并发症时,应降温,并选用有效抗生素,按消化道出血治疗。

六、转归预后

丘脑下部损伤患者应注意并发症的治疗,如消化系统出血等,尤其应注意防治高渗高糖非酮性昏迷,如处理不及时,则预后多不佳,病死率极高。

(冯 华　胡 荣)

第八节　创伤性脑血管损伤

一、颅内创伤性动脉瘤

颅内创伤性动脉瘤(traumatic intracranial aneurysms,TICAs)是颅脑外伤的少见并发症,其发生率虽然较低,但破裂出血后死亡率及伤残率极高。统计资料表明,两伊战争中颅内创伤性动脉瘤是颅脑战伤病人延期突然死亡的主要原因之一。我们的资料显示,颅内创伤性动脉瘤也是迟发性颅内出血的重要原因之一。既往认为颅内创伤性动脉瘤极为罕见，国外大宗病例统计结果显示，创伤性动脉瘤占全部颅内动脉瘤的1%，但在儿童颅内动脉瘤中，创伤性动脉瘤占20%左右。1983年Fox等统计，文献中所报告的颅内创伤性动脉瘤共约250例。

在颅脑损伤病例中，1979年El-Gindi等的一组2 000例颅脑外伤病人中，颅内创伤性动脉瘤发现率为0.35%。1980年以后，国外一些学者认为，由于CT广泛用于颅脑外伤的诊疗，脑血管造影逐渐被取代，导致TICAs发现率人为下降。但新近的资料提示，CT广泛应用后，可以为TICAs的诊断提供可靠线索，从而可提高其发现率。在颅脑战伤中，朝鲜战争中一组879例病人中未发现颅内创伤性动脉瘤；越南战争中一组2 187例病人中仅发现2例颅内创伤性动脉瘤；1996年Amirijamshidi等对两伊战争中522例颅脑穿透伤病人的前瞻性研究却发现了31例颅内创伤性动脉瘤，发现率高达5.7%，而且是颅脑战伤病人延期死亡的主要原因之一。1998年Uzan等报道了12例病例，其中11例为颅底段，仅1例位于大脑前动脉。1999年Horowitz等报告了他们18年来发现的5例颅内创伤性动脉瘤，认为显微外科和血管介入治疗处理具有重要意义。但迄今为止对于颅外段颈内动脉创伤性动脉瘤的报道远多于颅内创伤性动脉瘤。

综合以上文献分析，以往资料中颅内创伤性动脉瘤发生率不高，是因对其认识不足，检查不细，头颅CT和脑血管造影应用不普遍，加之颅脑战伤初期外科处理水平不高等原因，造成创伤性动脉瘤遗漏所致；同时也说明提高对颅内创伤性动脉瘤的认识，对提高现代颅脑战伤救治水平有特殊重要的意义。应用MRA及CTA等无创检查来提高颅内段颅内创伤性动脉瘤的诊断（图22-19）。

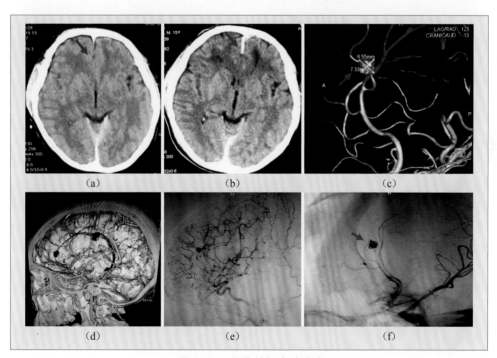

图22-19　创伤性颅内动脉瘤
(a)伤后1天未见蛛网膜下腔出血　(b)伤后12天出现蛛网膜下腔出血
(c)、(d)CTA检查示胼周血管动脉瘤　(e)、(f)介入栓塞治疗

（一）发生机制

文献中所报告的颅内创伤性动脉瘤大多是闭合性颅脑损伤所致(62%)；尤其是颅脑交通损伤病人颅内创伤性动脉瘤的发生率较高。发生于脑表面和颅底的创伤性动脉瘤多由于颅骨骨折直接损伤动脉所致；位于脑深部者系头部外伤时，脑血管与大脑镰、蝶骨嵴、天幕裂孔缘等结构撞击所致。我们的病例分析，头伤时脑组织向侧方移位，胼周动脉因大脑镰阻挡移位受限，致胼周动脉与胼缘动脉分叉处形成剪力使动脉损伤，也可能是其形成机制之一。

（二）病理

颅内创伤性动脉瘤主要发生于颈内动脉系统,也可发生于椎-基底动脉系统和脑膜中动脉。Fleischer等总结文献中颅内创伤性动脉瘤,其中约 50% 位于大脑中动脉及其分支,其余位于大脑前动脉和颈内动脉颅底段。但儿童期颅内创伤性动脉瘤中,大脑前动脉发生率高于大脑中动脉。相邻部位的颅骨骨折是颅内创伤性动脉瘤发病的重要原因,文献报告 31 例脑膜中动脉的创伤性动脉瘤,基本都伴有颅骨骨折;我们发现 1 例脑膜中动脉的外伤性动脉瘤,表现为单侧硬膜下血肿,脑血管造影证实为对侧颅骨多发性骨折及脑膜中动脉外伤性动脉瘤破裂所致迟发性硬膜下血肿。随着影像诊断技术的进步,近年来椎-基底动脉系统创伤性动脉瘤的报告已有增多的趋势。

按照动脉瘤囊的组织学特点,颅内创伤性动脉瘤可分为真性、假性和混合性三类,以假性动脉瘤居多,如 Asari 等统计的 23 例中,假性动脉瘤 19 例,而真性动脉瘤仅 4 例。真性动脉瘤系血管受伤后动脉局限性扩张而形成,动脉瘤囊基本有动脉壁的 3 层结构;而假性动脉瘤为动脉壁全层破裂,裂口由血凝块堵塞,随后血块机化形成动脉瘤的假性囊壁,故不具有动脉壁的 3 层结构;混合性动脉瘤则兼有上述两类动脉瘤的组织学特点。国内马廉亭等实验研究证实,外伤性假性动脉瘤破裂出血有其自然发展史,动脉瘤破裂出血通常发生在假性动脉瘤形成后 2～3 周。

（三）临床表现

1. 一般表现　颅内创伤性动脉瘤缺乏特有的临床表现,尤其在颅脑外伤初期,更不易与脑挫裂伤或颅内血肿区别。根据颅内创伤性动脉瘤的不同时期与部位,病人可有以下几类表现:

（1）脑原发及继发性损害表现。主要为脑挫裂伤、脑水肿及颅内血肿表现。

（2）颅内创伤性动脉瘤形成后的占位或对邻近结构的压迫表现。头痛、脑神经麻痹、肢体无力或麻木、癫痫、神经行为障碍等。

（3）颅内创伤性动脉瘤破裂出血。颅内创伤性动脉瘤破裂出血的特征是延迟性颅内出血,常见于头伤后 20 天左右,可表现为蛛网膜下腔、脑内、脑室、硬膜下或硬膜外出血,以及鼻腔大出血等。

（4）颅内创伤性动脉瘤破裂出血后的继发性损害表现。如脑血管痉挛,严重时引起脑缺血甚至脑梗死、脑积水等。

2. 临床分型及其特点　根据颅内创伤性动脉瘤的临床病程,并结合文献,有学者建议将颅内创伤性动脉瘤分为急性型、亚急性型和慢性型。

（1）急性型。颅脑创伤后迅速形成,可为急性颅内血肿的出血源,常伴有严重脑创伤,意识障碍深,多在清除血肿时发现或急诊血管造影时确诊,易遗漏,预后与原发及继发性脑损伤的程度密切相关。

（2）亚急性型。临床表现较为典型且多见,先有或轻或重的颅脑创伤、在伤后 2 周左右或治疗痊愈、好转后动脉瘤破裂出血,病情突然加重或恶化,甚至死亡,腰穿脑脊液可有新鲜出血,CT 扫描显示颅内延迟性出血。

（3）慢性型。多为颈内动脉海绵窦段创伤性动脉瘤,以头伤后反复鼻腔大出血为特征,或出现眼外肌麻痹和非搏动性突眼。

（四）诊断及鉴别诊断

1. 脑血管造影指征　虽然有少数颅内创伤性动脉瘤自发消失的报告,但多数创伤逐渐增大并破裂出血,50% 以上的破裂发生于外伤后 3 周内,一旦破裂出血,则预后不良。因而,提高对颅内创伤性动脉瘤的认识,及时诊断和有效治疗,是降低其死残率的关键。颅脑外伤病人有以下表现时,要高度警惕,应时行脑血管造影,明确有无颅内创伤性动脉瘤。

（1）闭合性颅脑损伤病人,首先 CT 无明显异常,经治疗临床症状好转,伤后 2～3 周,病情突然加重或恶化,复查 CT 见有蛛网膜下腔、脑室或其他难以解释的颅内出血时。

（2）头伤后又反复出现鼻腔大出血,可出现眼外肌麻痹和非搏动性突眼。

（3）头伤后 CT 扫描见脑内、脑室、脑池内出血邻近颅内大血管,且与外伤性颅内血肿的常见部位不符时。

（4）致伤物或骨折片穿过脑动脉主干区域时；或早期清创后出现颅内延迟性出血时。

2. 鉴别诊断　颅内创伤性动脉瘤脑血管造影表现与先天性动脉瘤不同。创伤性动脉瘤虽多发生于颈内动脉系统，但通常不在动脉分叉处，无瘤蒂，造影剂充盈常不均匀，常伴有颅骨骨折或颅内血肿，病人有较为明确的外伤史，青少年多见。

（五）治疗

文献报告，大多数颅内创伤性动脉瘤将发生破裂出血或再出血，一旦破裂后死亡率高达40%～81%；于动脉瘤破裂出血前手术者，其死亡率为0；破裂后手术者，死亡率为5%；破裂后仍不手术者，死亡率达81%。故早期直接手术治疗是颅内创伤性动脉瘤最有效的治疗措施。同时，血管内栓塞治疗也取得良好效果，认为支架植入和抗凝、抗血小板治疗是安全和有效的。手术时机与手术方法，需综合分析创伤性动脉瘤的部位、原发及继发性脑损伤的轻重与动脉瘤破裂后的意识障碍程度等因素后决定。

1. 脑浅表血管外伤性动脉瘤　即使原发性脑创伤和破裂后病情严重，因病变易于显露，手术难度不大，一经确诊应及时手术治疗。但浅表创伤性动脉瘤有自愈可能，若脑伤不严重，无急性破裂倾向，可在严密监护下非手术治疗。

2. 位于深部血管的颅内创伤性动脉瘤　因其大多数为假性动脉瘤，瘤囊薄，无瘤蒂，不易夹闭，多需阻断载瘤血管，手术难度及风险大；若确诊时意识障碍重，颅压高而又无脑积水表现者，早期直接手术非但不易接近动脉瘤，还会加重脑损伤，宜先行止血、脱水等综合治疗，病情缓解后尽快手术。

3. 颈内动脉海绵窦段内创伤性动脉瘤　易发生致命性鼻腔大出血，或破裂形成颈内动脉-海绵窦瘘，确诊后应首选血管内治疗。可选择可脱球囊、微钢圈或弹簧圈等方法栓塞；也可选择肌栓放风筝法栓塞。技术条件不成熟时也可紧急行颈动脉结扎、颅内外孤立术等，必要时辅以颅内外动脉架桥术等治疗。

二、颈内动脉-海绵窦瘘

（一）海绵窦的解剖及其与颈内动脉关系

海绵窦为两层坚韧硬脑膜围成的扁平而不规则的腔隙，是颅内重要的静脉窦，更有颈内动脉、眼动神经（外展神经、动眼神经、滑车神经）及三叉神经穿行其中。由于海绵窦内有许多纤维小梁，把海绵窦分成众多相互交通的静脉血窦，形似海绵故名海绵窦。海绵窦位于颅中部蝶鞍两侧，其前界达眶上裂，与视神经管、颈内动脉床突上段相邻；后界达岩骨尖，与破裂孔和三叉神经半月节相依；内侧紧靠蝶鞍、垂体和蝶窦外侧壁；外侧邻大脑颞叶；下界为蝶骨大翼，与圆孔、卵圆孔相邻。回流入海绵窦的静脉主要有眼上静脉、眼下静脉、外侧裂静脉、蝶顶窦静脉和基底静脉。颈内动脉经中颅底颈内动脉管及破裂孔入颅即进入海绵窦，先向上达后床突根旁（C_5段），沿蝶鞍转向前方（C_4段），到前床突内侧转向上（C_3段）穿出海绵窦转向后（C_2段），然后向上至分叉（颈内动脉C_1段）。颈内动脉在海绵窦内的分支主要有3支：脑膜垂体干、海绵窦下动脉和垂体被膜动脉。

（二）发病机制

颈内动脉经破裂孔入颅并进入海绵窦时恰位于鞍背和后床突的下方、颞骨岩尖的前方和蝶骨小舌的内侧。由于颈内动脉被这些骨性突起所包围，当上述骨性突起发生骨折并移位时，可刺破颈内动脉。颈内动脉C_3段及C_2段起始部邻近前床突、视神经管，前颅底骨折、移位也易伤及颈内动脉或其分支，导致颈内动脉-海绵窦瘘（carotid cavernous fistulae，CCF）。颈内动脉损伤后根据动脉血的流向可有如下三种情况：①进入蛛网膜下腔，引起颅内压增高，继而出现脑疝、死亡；②经骨折线进入破裂的蝶窦，出现凶猛的鼻出血；③漏入海绵窦，发生CCF，造成海绵窦内压力增高，使上下眼静脉、外侧裂静脉及基底静脉和蝶顶窦静脉血液回流障碍，甚至产生静脉血液逆流所引起的一系列病理生理改变和临床综合征。

（三）临床表现及分型

CCF常见交通事故造成的颅底骨折，也可见于交通工具中车祸时车上锐器刺入眼部造成颈内动脉海绵窦段损伤，称为创伤性颈内动脉-海绵窦动静脉瘘（TCCF）。临床上，根据 CCF 瘘口与颈内动脉的关系，CCF 分为两型：Ⅰ型，CCF 是由颈内动脉主干本身破裂引起；Ⅱ型，CCF 是由位于海绵窦内的颈内动脉分支破裂引起。CCF 的主要临床表现：包括颅内连续性收缩期血管杂音、搏动性突眼、眼球结膜充血水肿、眼球运动受限及视力下降，少数病人可有蛛网膜下腔出血等。

（四）诊断及应注意的问题

通常颅内血管杂音、搏动性突眼、球结膜水肿及眼球运动受限及视力下降是临床诊断 CCF 的主要依据。头颅 CT 增强扫描海绵窦充血扩张、CT 血管造影（CTA）或磁共振血管造影（MRA）可显示海绵窦瘘口及海绵窦相应形态变化。数字减影脑血管造影（DSA）则是 CCF 确诊的金标准，可准确了解 CCF 瘘口的位置和血液的引流特点：①向前方引流，主要表现为眼静脉的扩张，搏动性突眼和球结膜水肿明显。②向后方引流，其特点是岩上窦和岩下窦扩张、增粗，而搏动性突眼和球结膜水肿不明显。③向上方（脑皮层和脑内）引流，主要表现为蝶顶窦扩张，脑皮层和脑内深静脉增粗；病人常出现患侧颅内压增高、蛛网膜下腔出血和神经功能障碍等。④向对侧引流，出现双侧海绵窦及其回流静脉的扩张，病人常表现为双侧搏动性突眼和球结膜水肿。在临床上，单一方向引流较少见，往往表现为多方向引流。

（五）治疗

CCF 的治疗方法较多，大致分为外科手术方法和神经介入治疗两大类。

1. 外科手术方法　其目的是减少颈内动脉向海绵窦内的盗血，从而降低海绵窦内的压力，利于眼及大脑皮层的静脉回流，达到保存和提高视力、减少动脉期杂音改善脑功能的目的。

（1）颈总动脉或颈内动脉结扎术。适用于瘘口较小、动脉期血管杂音较弱的 CCF。由于颈内、外动脉有广泛的交通，因此结扎颈内动脉较结扎颈总动脉的效果好。在不了解病人颅内动脉交通代偿情况的条件下，行该手术前应做颈总动脉压迫耐受试验（Matas test），即每日间断压闭颈总动脉，观察病人有无头痛、头昏、偏瘫、失语等表现。如病人压迫颈总动脉 30 分钟未出现上述表现，则可行该手术。另外，对侧颈内动脉造影的同时压闭患侧颈总动脉，如患侧脑动脉显影良好，说明颅内侧支循环代偿良好，也可行该手术。

（2）CCF 孤立术。该术式分两步进行。先经颈部结扎颈内动脉，然后开颅在床突上结扎颈内动脉；如有条件可将前床突磨除部分，显露眼动脉予以夹闭。由于颈外动脉血流不能通过眼动脉进入被孤立颈内动脉段，故治疗效果更好。该手术适用于颈部结扎颈内动脉无效的病人。

2. 神经介入治疗方法　球囊栓塞是目前治疗 CCF 的主要方法，即采用神经介入血管内导管技术将栓塞球囊经 CCF 瘘口送入海绵窦内，然后用等渗造影剂充盈球囊闭塞 CCF 瘘口，并保持颈内动脉通畅的方法（图 22-20）。随着神经介入设备、技术、导管及栓塞材料的不断进步，CCF 的神经介入治疗方法已成为治疗 CCF 的主要方法。

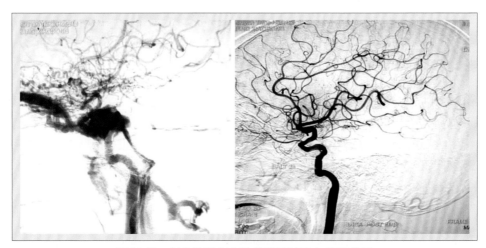

图 22-20　创伤性颈内动脉-海绵窦瘘介入治疗前后

三、创伤性脑缺血

创伤性脑缺血(post-traumatic cerebral ischemia,PTCI)是继发脑损伤中最常见的病理改变,也是影响预后的重要因素。尸检发现,颅脑损伤死亡患者中约 90% 有创伤性脑缺血的发生,而且创伤性脑缺血的程度、持续时间均与患者的预后密切相关。因此,在颅脑创伤后继发性脑损伤的防治中,尽早诊断、密切监测和正确处理创伤后脑缺血是关系到颅脑损伤患者救治效果的重要环节。

(一)病理生理

1. 创伤性脑缺血的判定

(1)基于脑血流的判定。正常成年人的平均脑血流量(cerebral blood flow,CBF)为 50~60ml/(100g·min)。在脑组织代谢正常状态下,局部脑血流(regional cerebral blood flow,rCBF)低于 20ml/(100g·min),脑组织就处于缺血状态,神经元呈可逆性损伤,表现为细胞间信号转导停止,细胞有氧代谢降低,泵功能抑制,神经细胞去极化,无氧酵解增加;当局部脑血流低于 10ml/(100g·min)时,三磷酸腺苷(ATP)合成停止,泵功能衰竭导致脑组织不可逆坏死。Bouma 等对 186 例患者,采用 ^{133}Xe 放射性核素测定法观察创伤后的脑血流量变化,发现在伤后 6 小时内有 1/3 的患者平均全脑血流量低于 18ml/(100g·min),并证实脑血流的下降程度与患者的格拉斯哥昏迷评分(GCS)呈正相关,脑血流越低,患者的预后越差。目前,人们多用 18ml/(100g·min)或 20ml/(100g·min)作为判断是否存在创伤后脑缺血。

(2)基于脑组织氧代谢的判定。脑组织是否真正缺氧,取决于血供与氧供是否能满足脑组织代谢的需求。在脑创伤患者中,由于脑组织的原发伤和药物影响,单纯依靠脑血流量阈值来判定脑组织是否缺血并不完全可靠。创伤后,在意识障碍和镇静状态下,线粒体功能抑制,脑氧代谢率(cerebral metabolic rate of oxygen,CMRO$_2$)降低,伴随脑血流灌注降低,脑缺血的阈值也随之降低,这时虽然测到脑血流量值处于低灌注状态,但组织并不一定处于缺血状态。相反,癫痫或兴奋性毒性物质所致的高代谢状态,将增加组织需氧量,即使正常的脑血流量水平也不一定满足组织的需要。只有当脑血流量下降,不能满足脑组织氧代谢降低需要时,才表明脑组织缺血。脑氧代谢率无法直接测定,但和动脉-颈静脉血氧含量差(activity-jugular vein oxygen content difference,AJDO$_2$)成正比,CMRO$_2$=CBF×AJDO$_2$。在正常情况下,动脉-颈静脉血氧含量差保持稳定,维持在(60.3±20.4)ml/L,如果脑血流量降低或者脑氧代谢率升高,脑组织通过脑循环从血液流量中摄取更多的氧气,动脉-颈静脉血氧含量差也会增加。目前多用监测颈静脉球血氧饱和度(jugular venous oxygen saturation,SjvO$_2$)来反映动脉-颈静脉血氧含量差,颈静脉球血氧饱和度越低,提示大脑摄取更多氧气,动脉-颈静脉血氧含量差越高,但值得注意的是颈静脉球血氧饱和度还与血红蛋白(Hgb)的浓度相关。目前认为,颈静脉球血氧饱和度低于 50% 提示可能存在创伤后脑缺血,患者预后不良。

(3)基于脑组织氧分压的判定。虽然观察颈内静脉血氧饱和度的变化可反映脑组织氧代谢,但这种方法仅能监测总体的脑氧代谢,并且颈内静脉血氧饱和度监测实施较复杂,数据分析尚存在一些潜在的问题,因此较难推广。直接进行脑组织氧分压(brain tissue oxygen tension,PbtO$_2$)的监测应用越来越广泛。颈静脉血氧饱和度<50% 时提示大脑存在缺血、缺氧,其阈值对应脑组织氧分压值为 1.13kPa(8.5mmHg),临床和试验研究显示,脑组织氧分压低于 1.33kPa(10mmHg)时即存在脑组织缺血、缺氧的损害。重型颅脑损伤患者中,损伤后第 1 周(尤其是第 1 个 24 小时)PbtO$_2$<1.33kPa(10mmHg)和监测过程中 PbtO$_2$<1.33kPa(10mmHg)的总时间>300 分钟提示预后不良。Van Santbrink 等分析了 22 例重型颅脑创伤患者,发现当 PbtO$_2$≤0.67kPa(5mmHg)时,4/5 的患者在伤后 24 小时死亡(Ⅱ类证据),另一组 101 例重型颅脑损伤患者的研究也提示,当 PbtO$_2$≤0.67kPa(5mmHg)大于 30 分钟或更长时间时,死亡率超过 50%。

(4)基于脑灌注的判定。颅脑损伤患者面临不断加剧的脑灌注压(cerebral perfusion pressure,CPP)不足,继而引起继发性的脑组织缺血、缺氧损伤。脑灌注压为平均动脉压(mean arterial pressure,MAP)

与颅内压(ICP)之差(CPP＝MAP－ICP)。因此,脑灌注压不足主要是由于颅内压过高或动脉压过低引起的。低脑灌注压不仅导致脑血流量降低和组织利用氧的能力下降,还引起脑组织结构和功能的损害,所有这些作用最终导致神经系统的不良预后。所以,为维持足够的脑灌注压,无论是通过降低颅内压还是升高平均动脉压,都被美国神经外科医师协会(American Association of Neurological Surgeons, AANS)、神经外科医师大会(Congress of Neurological Surgeons,CNS)颅脑外伤和危重护理分会推荐的重型颅脑外伤治疗指南承认和接受。为了明确脑外伤后最小脑灌注压的安全值,有些前瞻性临床研究分析了脑灌注压与脑血流量之间的关系,或脑灌注压与颈静脉氧饱和度或脑组织氧分压之间的关系。这些研究发现随着脑灌注压增加脑血流量或者脑供氧增加,提示提高脑灌注压可以改善脑灌注,但存在一个范围:8～9.33kPa(60～70mmHg),需要注意的是,尽管脑组织整体有充足的氧供,但仍可能发生局部缺血,甚至在脑灌注压正常的情况下也可能发生局灶性灌流不足。现有资料表明:颅脑损伤后必须维持适宜的脑灌注,大多数成年患者脑灌注压维持在8kPa(60mmHg)较合适。

2. 创伤性脑缺血的分类　创伤性脑缺血一般分为全脑缺血和局部缺血,一些患者的总体颈静脉氧饱和度和动脉-颈静脉血氧含量差阈值提示脑缺血,但是局部脑血流量检测却发现不存在缺血。而局部脑组织缺血时并不一定全脑缺血,创伤后局部脑组织缺血要较全脑缺血的发生率更高。反映局部脑组织缺血的一个比较可靠的指标是氧摄取分数(oxygen extraction fraction,OEF),Coles 等采用正电子发射计算机断层扫描(positron emission tomography,PET),通过测量局部氧摄取分数证实了创伤灶周围的缺血变化,即使患者的全脑灌注压和颅内压得到了有效恢复,仍存在局部脑组织缺血。

总之,创伤性脑缺血的判定较复杂,需要根据伤者的伤情、各项监测指标综合分析与判断。通常脑血流量(CBF)＜20ml/(100g・min),颈内静脉血氧饱和度(SjvO$_2$)＜50％,动脉-颈静脉血氧含量差(AJDO$_2$)＞90ml/1L 时提示明显脑缺血。

3. 创伤性脑缺血的原因　关于颅脑损伤后脑缺血的原因,目前神经科学领域在认识上尚存在分歧和争论。多数学者认为,创伤性脑缺血与颅脑损伤后全身血压下降、颅内压升高、脑水肿、血管损伤、脑局部灌注压变化及血液成分和血流改变等因素有关。

(1)脑灌注压下降。颅内压过高或动脉压过低均可引起脑灌注压下降。

1)血压下降:颅脑损伤后可致全身循环系统血流量的改变,在无外伤性失血休克前提下,全身血流动力学主要以高流量低输出量为主;失血性休克存在时,其血流动力学改变主要为低血流量现象。Schmoker 等证实,脑外伤合并失血性休克时,脑血流代谢出现明显的持续性脑氧传递、脑氧代谢率、脑血流量和脑灌注压降低,同时出现颅内压、脑含水量的增高。在不同程度颅脑损伤伴失血性休克实验中证实,失血伴轻损伤组与失血伴重损伤组相比,后者大脑半球血流、脑氧传递明显下降,经液体复苏后轻损伤组上述参数明显上升,此与重损伤组有显著性差异。由此说明脑组织的损伤程度决定外伤后脑血流代谢的变化,且失血性休克加重了这一过程。Feustel 等人对颅脑损伤伴全身多发性失血休克患者研究中发现,这些患者平均动脉压(MAP)、中心静脉压(central venous pressure,CVP)、心脏指数(cardiac index,CI)、氧传递(oxygen transfer)和脑血流量(CBF)明显下降,经抗休克治疗后上述指标则明显好转。

2)颅内压增高:颅内压增高时,脑血流量将会减少,因脑内静脉系统的血液受挤压而排除增多,故脑组织的血流量减少,同时颅内压可以得到适当的调节。脑血流量与脑灌注压成正比,与脑血管阻力成反比。颅脑损伤可引起颅内血肿、脑挫裂伤及继发脑水肿形成,同时可致脑组织体积膨大、颅内压增高等改变,最终由于脑局部灌注压增高、动脉供血障碍等原因,造成局部脑组织缺血、缺氧性损害。颅内压增高亦引起脑静脉回流受阻,导致颅内静脉压升高,脑动静脉压力差减小,使脑血流量进一步降低,加重脑缺血、缺氧性改变。

(2)脑血管损伤。

1)原发性血管损伤:颅脑损伤患者可由于暴力直接作用于颈后正中部,引起头颅过伸,颈内动脉于颈椎横突部受损;异物通过口腔后壁刺伤颈内动脉;颅底骨折刺伤颞骨岩部颈内动脉等伤情,导致脑内血管损伤。另外,脑动脉为肌型动脉,管壁薄,且血管周围缺乏支持结构,因此在头部受到外力作用时,脑组织发生移位,脑内动脉易发生扭曲、牵拉,从而造成颅内血管的直接损伤(图 22-21)。尸检结果表明,钝性颅脑损伤导致脑血管损伤而引起脑缺血性甚或脑梗死的发生率非常高。头部外伤时,冲击力引起脑组织做加速或减速运动,机械性刺激脑血管而引起脑血管结构破坏,舒缩功能发生紊乱,使脑血流量减少。颅脑损伤后脑内微血管完整性受到破坏,内皮细胞可出现空泡样改变、弹坑样缺损及胞内线粒体肿胀、坏死等病理改变,从而造成血管通透性异常,血液成分外渗,下游局部脑组织供血不足。Hanl 等人研究外伤动物模型中脑皮质改变后认为,脑外伤后存在微血管损伤及血-脑脊液屏障(BBB)破坏,并且呈现一定的规律性,脑外伤后早期约 1 小时即有微血管破坏,第二次微血管破坏出现于外伤后的第三天。Baskaya 在研究脑外伤后指出,外伤后微血管病变可分别出现于脑外伤后 4~6 小时和 72 小时,其发病过程中伴随血液成分和炎性因子的渗出。

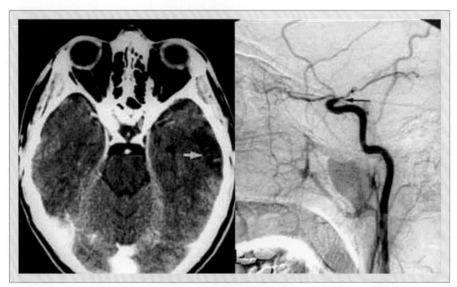

图 22-21 原发性血管损伤
图示颅脑损伤后血管闭塞

2) 创伤后血管痉挛:1951 年首先提出蛛网膜下腔出血(subarachnoid hemorrhage,SAH)中存在脑血管痉挛(cerebral vasospasm,CVS)的概念,几十年以来脑血管痉挛一直是神经外科领域的研究热点之一。脑血管痉挛不仅发生于动脉瘤性蛛网膜下腔出血患者,而且也可发生于急性颅脑损伤、高血压性脑出血、颅脑手术后及颅内感染等多种疾病中。中重度颅脑创伤患者发生率为 5%~40%。颅脑创伤后脑微血管反应性降低,血管舒缩功能改变,严重影响脑血管自动调节功能;另外创伤后颅内细小血管损伤出血,血液流入蛛网膜下隙,血红蛋白刺激血管壁平滑肌持续收缩,均可引起继发性的脑血管痉挛。国内外研究发现,脑外伤动物微血管周围不仅存在细胞肿胀,而且外伤后动物微血管横截面积在 24 小时内显著缩小。根据脑血流量和血管管径的关系,在脑灌注压不增加的前提下,外伤后脑组织血流量减少,可致脑组织缺血、缺氧性改变。电镜下可观察到外伤后脑血管痉挛的表现:血管基底膜皱缩,内皮细胞质呈锯齿状向管腔内突起,造成血管管径狭窄;同时毛细血管壁塌陷,胶质细胞足突占据毛细血管表面积的 85%。颅脑损伤后脑血管痉挛是导致创伤性脑缺血的一个重要原因,而且它是一个复杂的受多因素影响的过程。

(3) 创伤后脑血管血栓形成。创伤性颅脑损伤常会引起体内凝血机制异常,导致脑血管内血栓形成或脑出血,更有甚者还可引起弥散性血管内凝血(disseminated intravascular coagulation,DIC),创伤后脑血管内血栓形成是引起脑组织缺血、坏死的重要原因之一。大量动物实验研究表明,创伤早期脑血管内即有大量血栓形成。在重型颅脑外伤或多发性复合伤时,大量的组织促凝血酶原激酶及存在于其他脏器内的组织因子会通过受损的血-脑脊液屏障大量释放到血液循环,受损的血管内皮也可通过激活凝血酶原、促进血小板聚集而参与凝血反应,导致血管内凝血。

（4）创伤后血液成分改变。研究发现,脑外伤后红细胞反应比较活跃,这种情况大量出现在血管破裂处。脑外伤后红细胞聚集现象也较为普遍,部分红细胞与血小板聚集在一起形成混合血栓,同时可见单个红细胞通过受损血管内皮和间隙进入脑组织间质中。部分红细胞与血小板聚集形成的微血栓阻塞微血管管腔,可致局部脑组织缺血、缺氧。血小板聚集现象更加普遍,单纯由血小板形成的白色血栓较少。Hanl 等在研究动物脑外伤模型中白细胞变化后认为,用荧光标记的白细胞在外伤后 1 小时内行为无明显变化,其贴壁增多出现在外伤后约 6 小时,故其认为白细胞在脑外伤后 6 小时可参与影响血流的病理改变。

近年来,很多学者均观察到脑外伤急性期中有血黏度升高,具体表现为红细胞聚集性增强,血液流速变慢、淤滞等,这些病理改变进一步加重了脑缺血。其可能机制如下:①外伤后脑血流量下降,引起脑组织缺血、缺氧,无氧代谢增强,乳酸堆积,导致脑局部血浆渗透压升高,引起红细胞脱水、黏度增高、变形能力下降等改变;②由于血管内皮细胞受损,毛细血管通透性增加,血浆外渗,造成局部血液浓缩;③外伤后产生大量自由基,其可损害细胞膜,并促进血红蛋白产生大量变性珠蛋白小体［海因茨小体（Heinz body）］,导致红细胞变形能力降低;④血浆纤维蛋白原含量增加,其可作用于红细胞膜,使膜表面负电荷减少,引起红细胞聚集。

（5）创伤后脑血流动力学改变。Manin 等采用 Xe-CT 和经颅多普勒（transcranial doppler,TCD）同时联合监测,发现颅脑创伤后脑血流动力学的变化可分成 3 期:Ⅰ期（低灌注期）,主要发生在 24 小时内,此期大脑中动脉血流速度（middle cerebral arterial velocity,VMCA）正常,半球指数（hemisphere index,HI）正常,脑氧代谢率下降,动脉-颈静脉血氧含量差正常或略升高,主要以脑血流量下降为主,平均脑血流量<35ml/(100g·min),特别是在伤后 6 小时内脑血流量下降更明显,达到平均 22.5ml/(100g·min);Ⅱ期（充血期）,主要发生在伤后 1～3 天,在此期主要表现为平均脑血流量正常或有一过性升高,大脑中动脉血流速度正常或略升高,半球指数正常,脑氧代谢率下降,动脉-颈静脉血氧含量差下降;Ⅲ期（血管痉挛期）,主要发生在伤后 4～15 天,此期主要表现为脑血流量下降,大脑中动脉血流速度明显升高,半球指数升高,脑氧代谢率和动脉-颈静脉血氧含量差不变或略下降。以上的分期是外伤后脑血流动力学随时间变化的通常表现,并不代表所有的病例。由于外伤机制的复杂性,不同的患者有不同的临床表现,各期的血流动力学变化特点也不尽相同。此外,外伤后的血流动力学变化是一个连续的过程,对其评估要在综合分析各项监测指标的动态变化基础上才能做出。

（6）其他因素。近期研究发现,引起颅脑损伤后脑缺血的因素还有很多,如自由基的产生、补体的激活等。其他医源性因素,如患者大量应用脱水剂导致血液浓缩,或者为了降低颅内压而限制了机体补液量造成血液高黏滞状态;术中、术后过度的输血或止血药物的应用引起了血液流变学的改变,使血液凝固性发生变化而使血栓易于形成等,均是诱发颅脑损伤后脑缺血的因素。因此,对颅脑损伤后脑缺血相关因素的探讨有待深入研究和进一步完善。

（二）创伤性脑缺血的诊断

创伤性脑缺血可引起局部脑组织血流供应障碍,导致脑组织缺血并伴有神经功能缺失症状。由于近年来神经影像学的发展及辅助检查技术的不断进步,为创伤性脑缺血提供了较为可靠的诊疗手段,故该病的检出率已有明显增加趋势。

1. *病史与临床表现*　患者常有明确的头部外伤史,尤其是头部被动过伸或旋转史。颅脑损伤后脑缺血的临床表现与脑缺血区域大小和部位有关,临床上以基底节区最为常见,如为脑组织大面积供血不足,患者则常表现为,意识障碍加深、精神错乱、癫痫、瘫痪等症状,这些症状与其他继发性脑损害如颅内血肿不易区别。若脑缺血范围较小,临床症状多不明显,此时临床诊断有一定困难。临床上只有仔细观察患者的病情变化才能做出正确的诊断,患者出现以下情况时,均应考虑颅脑损伤后脑缺血存在的可能性,应及时进行相关检查以明确诊断。①有明确头部外伤史且外伤前无脑梗死史,即使损伤轻微,也出现明显神经系统定位体征,如一侧口角流涎,同侧肢体瘫痪,有或无言语障碍。②清醒患者出现局灶性神经功能缺失而 CT 表现难以解释。③清除颅内血肿后病情无好转或恶化。④受伤程度与体征不成比例时,应高度怀疑此病,即受伤轻,体征重。

2. 影像学检查 头颅 CT(图 22-22)和 MRI 是诊断颅脑损伤后脑缺血的有效方法,但在外伤性脑血管痉挛发生后 24 小时内,由于缺血区出现脑水肿及脑细胞坏死等原因,CT 扫描结果可能为阴性,所以当患者伤后出现迟发性神经功能缺失,或受伤程度与神经系统体征不一致时,临床上首先要考虑到本病的存在,必要时复查头颅 CT,结合临床做出诊断,及时给予处理。创伤性脑缺血所致脑梗死具有以下特点:①按血管分支分布的边界较清楚的梗死灶,形态多呈楔形;②非出血性损伤区的独立性梗死灶;③排除手术后局部大脑软化及皮质小软化灶;④数字减影血管造影可明确诊断。

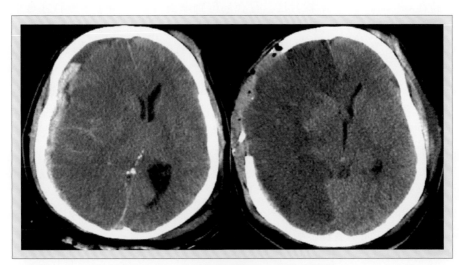

图 22-22　CT 检查示硬膜下血肿术后脑梗死

3. 创伤性脑缺血的鉴别诊断 高龄脑外伤患者出现颅脑损伤后脑缺血须与高血压动脉粥样硬化及糖尿病性腔隙性脑梗死相鉴别。除病史和临床表现外,创伤性脑缺血出现迟发性神经功能缺失症状时间较短,一般不超过 3 周,若距脑外伤时间越长,则诊断后者的可能性较大,以资鉴别。

外伤性脑梗死与脑挫裂伤后脑水肿的鉴别:脑挫裂伤出血引起的脑水肿为局限性或弥漫性低密度区,水肿区内出现圆形、不规则形或多发散在斑点状高密度出血灶。伤后 3 小时至 3 天出现,以 12~24 小时最显著,可持续数周,占位效应明显。脑梗死多数病例于 24 小时内查不出密度变化,少数病例于伤后 6 小时显示低密度区。缺血区脑实质密度明显减低,其部位及范围与闭塞血管供血区一致,多呈底在外的三角形或扇形,边界不清,密度不均,在低密度区内散在较高密度的斑点状影,同时累及皮质及髓质,且呈脑回状强化,无或有轻微占位征象。

(三) 创伤性脑缺血的治疗原则和方法

1. 维持有效灌注压 颅脑损伤后如何有效缓解患者脑水肿,有效控制颅内压,保持充足的脑灌注压(CPP)是防治创伤性脑缺血的关键。

(1) Rosner 治疗法。Rosner 等提出了控制脑灌注压的治疗方法,强调通过提高平均动脉压而不是降低颅内压来维持脑灌注压。认为系统的、自发的或医源性高血压不需要控制;否则,加重颅内高压、降低 CPP,强调了保持 CPP 和 CBF 的重要性,包括使用药物提高平均动脉压(MAP)和 CPP 改善 CBF。在这些治疗中,通过血管内注射缩血管药物和(或)升压药物(肾上腺素和去甲肾上腺素)提高 MAP 和 CPP。

(2) Lund 治疗法。Lund 治疗法强调降低微血管压力来最大限度减少脑水肿的形成,这种治疗方法通过控制颅内压(脑灌注压=平均动脉压-颅内压)来维持脑灌流。Lund 治疗法的倡导者认为,脑灌注压应以满足大脑足够的灌流为宜,过高的脑灌注压不仅不会改善脑灌流还会增加脑水肿。而控制脑灌注压治疗法则认为,脑灌注压应维持在自主调节下限之上。包括保持正常的胶体渗透压、通过降低全身血压降低毛细血管流体静力学压、通过毛细血管前阻力血管的收缩降低脑血容量。在一项采用这种方法治疗 53 例患者的报道中,死亡率仅为 8%,并且有 79% 的患者伤后 6 个月格拉斯哥预后评分(Glasgow outcome score,GOS)为良好或者中度功能障碍。

为了明确脑外伤后最小脑灌注压的安全值,有些前瞻性临床研究分析了脑灌注压与脑血流量之间的关系,或脑灌注压与颈静脉氧饱和度或脑组织氧分压之间的关系。这些研究发现,随着脑灌注压增加脑血流量或者脑供氧增加,提示提高脑灌注压可以改善脑灌注,但存在一个范围:8~9.33kPa(60~70mmHg),需要注意的是,尽管脑组织整体有充足的氧供,但仍可能发生局部缺血,甚至在脑灌注压正常的情况下也可能发生局灶性灌流不足。现有资料表明:颅脑损伤后必须维持适宜的脑灌注,大多数成年患者脑灌注压维持在 8kPa(60mmHg)较合适。存在局部脑缺血等情况的特殊患者才考虑将脑灌注压维持在 9.33kPa(70mmHg)以上。

2. 控制颅内压 控制颅内压有多种方法可供选择,但是就颅内高压患者的最佳治疗方案而言还没有一致意见。措施包括:

(1)镇静和人工通气。关于镇静剂的选择,认为异丙酚和咪达唑仑对严重受伤患者是安全和有效的,但无研究观察这些镇静剂对颅内高压的直接影响。快速注射给予阿片类的阿芬太尼、芬太尼和舒芬太尼等镇痛药物时,会出现一过性颅内压的增高[15 分钟内增加 1.7kPa(8mmHg)],这可能与平均动脉血压降低后自动调节反应有关。对于需要人工通气的患者来说,$10cmH_2O$ 的呼气末正压通气(positive end expiratory pressure,PEEP)是安全的,而过度通气[$PaCO_2<4kPa(30mmHg)$]可导致脑组织氧分压的降低,甚至到达脑组织缺氧的程度(Ⅱ类证据)。

(2)患者姿势。Schneider 等观察了从 0°~45°的不同头部抬高的情况下的颅内压和 $SjvO_2$,头部抬高 45°可使颅内压下降近 50%,而不显著影响大脑氧供或大脑灌注压。

(3)高渗脱水。根据神经系统功能及影像学检查经验性的使用甘露醇在急救中有效。开始颅内压监护后,甘露醇疗法是大剂量使用 20% 甘露醇(以 0.25~1.0g/kg 静脉滴注超过 15 分钟)。当颅内灌注压低于 9.33kPa(70mmHg)时,甘露醇降颅内压作用最明显。须及时补充尿液液体丢失可有效预防低血压。除了甘露醇以外,快速输注浓度为 7%~23% 的高渗盐水可使颅内压平均下降 40%,而不会有明显的副作用。也有人发现连续 5 天输注氨基三丁醇可使颅内压下降 33%。

(4)巴比妥。Ward 等在 53 位重型颅脑伤患者研究了预防性使用巴比妥治疗效果,发现各组间无明显差异,并且巴比妥治疗组更可能产生低血压(54% 比 7%),因此在重型颅脑损伤患者不推荐预防性使用巴比妥治疗,巴比妥在颅内高压控制方面效果不如甘露醇。

(5)外科干预。外科措施包括脑室外引流和去骨瓣减压可有效降低颅内压。

3. 控制血压、保持呼吸道通畅 颅脑损伤后脑缺血患者应合理使用脱水剂、糖皮质激素等神经外科常用药物。患者进行脱水治疗时,需要监测中心静脉压(CVP),根据 CVP 值调节补液量,同时不应强调严格限制水和盐的摄入量,应依照患者的病情变化,出入量计算和电解质检查情况进行妥善处理。此外,患者血压控制要适当,血压过低可致脑灌注不足,但过高则会引起脑内小动脉痉挛,加重脑缺血及脑水肿的发生。对于有意识障碍的颅脑损伤患者应给予气道支持及呼吸机辅助通气,尽量减轻脑缺氧,同时监测 PaO_2,如若缺血脑组织再处于低氧状况下,则更不利于神经元功能的恢复。

4. 高压氧治疗 高压氧下血管收缩、脑血流量减少、脑水肿减轻、颅内压降低,作用明显、可靠。如 0.2MPa(1 520mmHg)氧压下,脑血流量减少 21%,颅内压降低 36%。高压氧下血液运输方式发生明显改变,可有效提高血氧张力增加脑的弥散半径,提高血氧弥散率,以克服毛细血管受压或与组织细胞距离增大而造成的供氧障碍,增加脑组织对氧的利用,对于解决脑水肿条件下的组织缺氧是临床其他方法难以比拟的。可有效纠正脑缺氧状态,亦可纠正脑外伤后综合征所引起的可逆性、局灶性脑缺血。高压氧改善细胞代谢,使细胞有足够能量,促进成纤维细胞增生和胶原纤维生成,促进毛细血管再生和微循环的建立,保护损伤病灶周围"缺血半暗带"区的神经细胞,促进昏迷觉醒,有助于神经功能的恢复。常见

0.2MPa(1 520mmHg)氧压下葡萄糖代谢旺盛,能量生成恢复,可促进脑组织的修复。缺血、缺氧组织的血管,特别是微血管的血液流变特性发生障碍,在高压氧作用下可减少红细胞、血小板聚集,血液淤滞明显改善,微小血栓甚至可以消失,流速加快。高压氧还可以改变微血管舒缩反应,通过管径和流速变化,改善微循环,增加组织的微血流和灌流量,同时对抗了毛细血管的扩张,减少了渗出血肿。

5. 亚低温治疗　亚低温治疗是治疗重度脑损伤后脑缺血较为有效的方法之一,其作用机制包括:降低脑氧耗量,维持正常的脑血流和细胞能量代谢,减轻乳酸堆积;抑制白三烯(LTs)生成,保护血-脑脊液屏障,减轻脑水肿及降低颅内压;抑制颅脑创伤后乙酰胆碱、儿茶酚胺以及兴奋性氨基酸等内源性有害因子的生成和释放,减少对脑组织的损害;减少钙离子内流,阻断钙对神经元的毒性作用,并能调节钙调蛋白激酶Ⅱ活性和蛋白激酶C的活力;减少脑细胞结构蛋白破坏,促进脑细胞结构和功能修复;可减少或防止脑创伤后神经细胞凋亡的发生发展;减轻弥漫性轴索损伤的继发轴索断裂;改变脑缺血后各种酶的活性,减轻缺血性神经元损伤;改变遗传信息的传递,促进蛋白质合成的恢复;调节损伤后钙调蛋白激酶Ⅱ和蛋白激酶的活性,促进缺血再灌注后期蛋白质的合成;抑制炎性反应等。在亚低温治疗时,降温程度以直肠温度32.5~33℃,脑温或中心温度33~34℃最为理想。临床应用的降温方法有多种,单纯物理降温或药物降温均难以取得良效,只有头部降温、口服对乙酰氨基酚、乙醇擦洗、腋下及腹股沟放置冰块等几种方法联合应用,脑温才可能很快降至35℃。主要步骤包括:①深昏迷患者做气管切开;②呼吸机辅助呼吸;③静脉使用冬眠肌松剂;④合理使用冰毯降温。治疗结束后,多主张自然复温,即停止亚低温治疗后使患者大约每4小时复温1℃,在12小时以上使其体温恢复至37℃左右。

6. 手术治疗　对于部分重症颅脑损伤后脑缺血患者,经过积极的药物治疗后颅内压下降不显著,且病情进一步加重,在无手术禁忌的前提下应进行手术治疗。手术本身可以达到改善脑血流、降低颅内压,同时打破高颅压所致的恶性循环,最终达到终止脑缺血面积进一步再扩大的目的。去骨瓣减压可有效降低颅内压,去骨瓣减压术的范围包括从简单的颞肌下的减压(单侧或者双侧)到大骨瓣减压。去大骨瓣减压时骨窗至少应包括或超过受伤或水肿部分的边缘,直至中颅窝底部。减压术中脑硬膜打开的宽度应该足够,可切除血肿、梗死、挫伤或者是严重水肿的脑组织,但应最大限度保留语言区脑组织;如果有需要,也可以放置一个帽状腱膜下的引流;皮肤应紧密缝合以防脑脊液漏;术后应使用脑室引流、甘露醇、低温及其他方法继续控制颅内压。

7. 药物治疗

(1) 氧自由基抑制剂和清除剂。脑损伤时氧自由基产生速度超过清除能力。某些药物能够通过抑制前列腺素和黄嘌呤产生过程中与氧自由基生成过程有关的特异反应而抑制自由基的产生,例如,吲哚美辛可以抑制环氧化酶,羟基吡唑嘧啶抑制黄嘌呤氧化酶。而超氧化物歧化酶、内过氧化物酶及过氧化氢酶可以将高活性的自由基降解为无活性基团,达到破坏自由基的目的,如丹参的有效成分丹参酮能够直接清除体内的氧自由基,维生素C、维生素E,以及少量甘露醇也能清除氧自由基,减轻脑损害。另外,甲泼尼松龙有较强的抗脂质过氧化作用,对中枢神经损伤具有明显的保护作用。21-氨基类固醇也可以通过抑制氧自由基介导的脂质过氧化反应,起到脑保护作用。

(2) 兴奋性氨基酸拮抗剂。缺血、缺氧时谷氨酸盐从神经轴突末端释放至突触间隙,细胞表面受体受刺激后,引起神经元坏死。兴奋性氨基酸拮抗剂(如氯胺酮、右羟吗喃)可以抑制谷氨酸盐释放,并阻断突触后作用。

(3) 钙通道阻滞剂。缺血、缺氧时钙内流,细胞内游离钙浓度增高,引起广泛的神经元损害。钙拮抗剂尼莫地平具有改善脑微循环和脑代谢、保护脑功能的作用。钙拮抗剂治疗脑损伤的作用机制主要有两个方面,一是阻滞细胞膜上钙离子通道开放,减少细胞外钙离子大量内流;同时,增强钙ATP酶活性,增加细胞内钙离子排出,减轻细胞内钙离子超载,保护神经细胞,使细胞毒性损伤减轻。二是解除脑血管痉挛,降低血-脑脊液屏障通透性。脑损区及其周围脑组织中发生钙离子重新分布,大量钙离子亦可进入脑微血管壁和内皮细胞内,引起脑血管痉挛性收缩,加重脑组织缺血、缺氧;同时由于脑微血管内皮细胞收缩、开放紧密连接,以及内皮细胞胞饮转运活动增强,血-脑脊液屏障通透性增高,导致血管源性脑水肿加剧。钙拮抗剂阻滞神经细胞膜和脑微血管内皮细胞膜上的钙离子通道开放，保护脑功能。为最大限度发挥尼莫地平的治疗作用，尽可能避免和减少不良反应，应注意以下问题：①伤后尽早用药，以阻滞钙通道开放，减少钙离子内流；如用药太晚，细胞内钙离子超载时间过长，细胞发生不可逆损害，影响治疗效果。②脑水肿严重者，应在加强脱水、利尿的基础上应用尼莫地平。由于尼莫地平只对发生痉挛的血管起作用，解除其痉挛状态，而对正常脑血管影响很小，因此，不会在短时间内造成脑血容量剧增，使颅内压增高，CT 动态扫描亦未发现有使脑水肿加剧或引起脑出血。

（4）腺苷。腺苷存在于细胞外液中，是缺血、缺氧性脑损害的一种内源性保护因子。它能激活细胞膜表面受体，抑制兴奋性氨基酸等递质的释放，保持细胞内钙离子的稳定，减少氧自由基的产生和激活内源性抗氧化酶的活性，发挥神经保护作用。继发性脑损伤时的病理变化是一个相当复杂的病理网络，不是一个单纯的线性过程。所以治疗过程应该是综合的、多途径、多方面的联合治疗。

（5）神经营养因子。神经营养因子是一类选择性作用于外周和中枢神经系统，促进神经细胞存活、生长和分化的特异性蛋白，在神经系统损伤修复中起重要作用。神经生长因子和睫状神经营养因子（ciliary neurotrophic factor，cNTF）可以通过影响谷氨酸离子型通道和细胞内钙库对钙离子的摄取，抑制胞质游离钙浓度的升高，起到保护作用。

（6）抗感染治疗。阻抑炎性反应物质的产生和释放类固醇类抗炎药，这类药物具有稳定细胞膜和溶酶体膜、降低脑血管和血-脑脊液屏障通透性、抑制白细胞活动、抑制免疫应答和肉芽组织形成等多种抗炎作用。临床上应用最广泛的是糖皮质激素，具有降低颅内压和抑制脑创伤激发的炎症反应的作用。非类固醇类抗炎药包括阿司匹林、吲哚美辛、布洛芬等，它们可以选择性抑制环氧化酶活性，阻断脂氧化酶活性。

（7）中药治疗。多种中药成分如人参总皂苷、丹参等均可起到扩张脑血管、改善脑微循环、清除氧自由基和抑制炎症反应的作用，并可对脑白质与灰质缺血性损伤产生保护作用。

总之，颅脑损伤后脑缺血的治疗原则应为维持伤后脑灌注压，并保持正常颅内压，同时降低血黏滞度，挽救受脑缺血影响而尚未死亡的神经元细胞，以提高患者的生存质量。

（陈志　陈渝杰　朱刚　冯华　陈图南　李飞）

参 考 文 献

［1］TAN C L, P J HUTCHINSON. A neurosurgical approach to traumatic brain injury and post-traumatic hypopituitarism[J]. Pituitary, 2019, 22(3):332-337.

［2］PEDEN M M, P PUVANACHANDRA. Looking back on 10 years of global road safety[J]. Int Health, 2019,11(5): 327-330.

［3］LIJUN WANG, PEISHAN NING, PENG YIN, et al. Road traffic mortality in China: analysis of national surveillance data from 2006 to 2016[J]. Lancet Public Health, 2019, 4(5):e245-e255.

［4］JIANG J Y, GAO G Y, FENG J F, et al. Traumatic brain injury in China[J]. Lancet Neurol, 2019,18(3):286-295.

［5］STEIN D M, C B FEATHER, L M NAPOLITANO. Traumatic Brain Injury Advances[J]. Crit Care Clin, 2017, 33 (1):1-13.

［6］DAVANZO J R, E P SIEG, S D TIMMONS. Management of Traumatic Brain Injury[J]. Surg Clin North Am, 2017,97(6):1237-1253.

［7］DANG BAOQI, CHEN WENLI, HE WEICHUN, et al. Rehabilitation Treatment and Progress of Traumatic Brain Injury Dysfunction[J]. Neural Plast,2017:158-182.

［8］JYOTHISH SIVANANDAPANICKER, MILESH NAGAR, RAJA KUTTY, et al. Analysis and Clinical Importance of Skull Base Fractures in Adult Patients with Traumatic Brain Injury[J]. J Neurosci Rural Pract, 2018, 9(3): 370-375.

［9］TALBOTT J F, GEAN A, YUH E L, et al. Calvarial fracture patterns on CT imaging predict risk of a delayed epidural hematoma following decompressive craniectomy for traumatic brain injury[J]. AJNR Am J Neuroradiol, 2014,

35(10):1930-1935.

[10] LEE J J. Subdural hematoma as a major determinant of short-term outcomes in traumatic brain injury[J]. J Neurosurg, 2018,128(1):236-249.

[11] WAN XUEYAN, FAN TING, WANG SHENG, et al. Progressive hemorrhagic injury in patients with traumatic intracerebral hemorrhage:characteristics, risk factors and impact on management[J]. Acta Neurochir (Wien), 2017, 159(2):227-235.

[12] UNO M, H TOI, S HIRAI. Chronic Subdural Hematoma in Elderly Patients:Is This Disease Benign? [J]. Neurol Med Chir (Tokyo), 2017,57(8):402-409.

[13] CATHARINE, VANDER LINDEN HELENA, VERHELST EVA, et al. Is diffuse axonal injury on susceptibility weighted imaging a biomarker for executive functioning in adolescents with traumatic brain injury? [J]. Eur J Paediatr Neurol, 2019,23(3):525-536.

[14] EVAN M KRUEGER, RYAN TROMBLY, GINA GUGLIELMI, et al. ,Delayed Rupture of a Cortical Traumatic Intracranial Aneurysm[J]. Cureus, 2018,10(11):e3643.

[15] ELLIS JASON A, NOSSEK EREZ, KRONENBURG ANNICK, et al. Intracranial Aneurysm:Diagnostic Monitoring, Current Interventional Practices, and Advances[J]. Curr Treat Options Cardiovasc Med, 2018,20(12):94.

[16] DESAI M, N A MORRIS. Prolonged Post-Traumatic Vasospasm Resulting in Delayed Cerebral Ischemia After Mild Traumatic Brain Injury[J]. Neurocrit Care, 2018, 29(3):512-518.

第二十三章 颌面颈部道路交通伤

Abstract

According to statistics, the traffic injuries in oral and maxillofacial region in various kinds of road accidents were as high as 60%, which not only damage the morphology and the function of oral and maxillofacial tissues but also impact on their mental health of patients. This section introduced traffic injuries of oral and maxillofacial region as follows. ①Epidemiological features which include the reasons of traffic injury, sex and age composition, the damage characteristics. ②Maxillofacial injury severity score. The improved assessment of multiple maxillofacial injury severity degree method (revised injury severity score, RISS) which is widely used currently was introduced. ③First-aid of oral and maxillofacial trauma. The methods of keeping the airway to avoid suffocation, hemostasis in emergency, anti-shock treatment, prevention and control infections were introduced. ④Management of oral and maxillofacial soft tissue injury. The classification of soft tissue injury, debridement and management of different kinds of soft tissue injury in oral and maxillofacial region were introduced. ⑤Treatment of maxillofacial fractures. The clinical characteristics, diagnosis and surgical treatment of maxillary and mandibular fractures, zygomatic arch fractures, naso-orbital-ethmoid fractures, and pan-facial features were introduced.

Ear, nose and throat are located on the surface of head, so in traffic accidents, they are easy to be wounded by impact, compression, sting, cut and burn and so on. On the other side, the wounded can suffer from burn or chemical corrosion of respiratory tract because of inbreathing flame or poison gas originating from explosion and burn of vehicles when traffic accidents happens. Ear, nose and throat have many sophisticated physiological functions, not only hearing, balance, respiration, pronunciation and swallow, but remaining normal appearance, whose anatomic structures are complex and locations are deep. The wound of these organs caused by traffic accidents is always complex and serious, because when they are injured, other nearby important organs are wounded at the same time, that is, the single wound is rare. For example, the vascular trauma of neck, facture of skull base, tracheo-asophageal trauma and orbit trauma can cause death or disability in a very short time. Above all, the traffic accident injury of ear, nose, throat and the nearby organs is easy to cause diagnostic errors or missed diagnosis. The therapy is difficult, and the principle and chronergy of management differ from others at some extent. The repair of function and appearance has to be considered. In this chapter, the clinical manifestation, diagnosis, typing and management of traffic accident trauma, including some new progress have been formulated, so as to give references for further research.

Eye trauma caused by traffic injury has some connection with the cause of injury and the severity of accident. Some cases have high incidence in traffic accidents such as penetrating injury caused by sharp objects inside or outside of cars; eye ball trauma, subluxation of lens, eye hemorrhage, eyeball rupture, orbital blowout fracture, even luxation of eyeball caused by collision; injuries of the optic nerve caused by skull and front orbital injuries. As the increase of airbag equipments in cars, eyeballs injuries including corneal abrasion and rupture of the globe are possible, while airbags inflate and pop-up. Therefore, airbags in cars has been a new cause of eye trauma. Besides, traffic accident victims are often associated with multi-system injury allover the body. Especially, when victims are in a shock or coma, ophthalmological chief complaint is difficult to be collected in time. Eye situation may be ignored and the best treatment time is missed because of no obvious open-globe injuries, which leads to serious damage to visual function in the injured or even lose their sight.

Based on situation above, this part give an overviewed introduction to anatomical characteristics of the eye, classification of ocular trauma, classification, grading and injury discrimination of open-and closed-globe injuries, ocular injury checks and precautions. The significance is: after a preliminary inspection on a trauma patient, doctors have a preliminary judgment on the situation of eye trauma and prognosis, and are able to guide the clinical treatment correctly. The part of the mechanical eye injury give a detailed illustration for the injury mechanism, clinical manifestations, diagnosis and treatment principles of eye appendage, orbital trauma, injuries of the optic nerve, eye ball blunt trauma, penetrating injury and its complications, injury of intraocular foreign body and its complications, and the ocular injuries related to air bag. The aim is to emphasize treatment of eye injuries while rescuing the life of the injured in the traffic accident, improve the cure rate of eye injury in traffic accident, reduce disability rate, and improve quality of life of the injured.

第一节　口腔颌面部伤

一、损伤特点

（一）流行病学特点

据国内外相关资料和大宗病例统计,口腔颌面部各类损伤占创伤伤员的构成比为 5.90%～34.0%,战时以火器伤为主,和平时期交通事故伤逐渐成为主要损伤原因。有学者报道,在各类交通事故中,口腔颌面部的损伤发生率很高,各种类型创伤的发生率可高达 60%,其对口腔功能和颜面的破坏及伴随的社会心理障碍远重于身体其他部位的损伤。口腔颌面部交通伤的流行病学特点如下。

1. 致伤原因　随着社会发展,高速交通工具的广泛使用,交通事故已是颌面部创伤的首要原因,也是造成重型颌面损伤以及合并全身多发性损伤的第一原因。在交通事故伤的致伤方式中,20 世纪 90 年代的研究结果表明,我国自行车人员损伤占 34.25%,为伤因的首位。近期有学者对口腔颌面部交通伤的调查结果显示,汽车致伤占 55.0%,居于首位;其次为自行车致伤,占 24.0%;摩托车致伤和行人致伤各占 7.5% 和 4.0%。说明口腔颌面部交通伤致伤方式的流行病学特点随着年代、地区、经济水平发展状况等而发生变化。

颌面部交通伤主要是由撞击造成。位于机动车内人员颌面部的损伤主要是驾乘人员与车体内部构件的碰撞,而更多见的是车外人员与机动车的碰撞,车辆直接撞伤颌面部或行驶的车辆撞击到行人或骑车者,导致后者失去平衡跌倒或再撞击到其他物体,造成颌面部损伤,受伤的程度与车速及撞击方向关系密切。目前的统计显示,在颌面部交通伤中,因机动车尤其是汽车造成的颌面部损伤最多见。

2. **性别年龄构成** 交通事故所致的颌面部损伤以男性居多,男女比例为 2.8:1,个别达 6:1,青年人是颌面创伤的好发群体。有研究表明,62.3%的患者年龄分布在 15~39 岁,<15 岁占 12.4%,40~54 岁占 11.5%,>54 岁占 13.8%。这一特点与青年男性的性格特征和外出暴露机会较多有关。

3. **好发时间** 每天的事故高峰多在上午 8~9 时,中午 11~12 时,下午 4~6 时及夜间 12~2 时,正与我国上下班高峰和夜间司机疲劳易发生交通事故的特点相吻合。

4. **伤情特点** 颌面部交通伤主要表现为局部软组织广泛挫伤、撕裂伤和骨折,其中因交通伤所致的面骨骨折占 50%~60%。颌面部骨折以多发性骨折为主,是颌面部交通伤的一个显著特点,其发生率是单发性骨折的 1.9 倍,人均骨折部位 1.7 处。其中下颌骨骨折最常见,其次为颧骨和上颌骨。下颌骨骨折的好发部位依次为颏部、髁突、下颌角、下颌骨体部、下颌升支和喙突。参照简明损伤定级法相关调查结果表明,颌面部损伤轻型、中型、重型、严重型在软组织损伤中分别占 40.5%、36.1%、13.0%和 10.4%;骨折中依次为 51.1%、13.8%、23.1%和 12.0%。

5. **合并其他损伤** 在 4 所大型综合性医院进行的多中心回顾性临床研究中发现,口腔科收治的 4 869 例口腔颌面部创伤伤员中,伴发伤共 1 524 例,占全部损伤伤员的 31.30%,占面骨骨折伤员的 45.30%。伴发伤中最多的是颅脑伤,包括颅骨骨折、脑挫伤、颅内血肿等,共 570 例,占其中的 37.40%,其次是肢体损伤,包括各种类型的肢体骨折,共 545 例,占其中的 35.80%,其他部位伤依次为胸部、眼、脊柱和腹部。胸部损伤主要为肋骨骨折和肺挫伤,眼损伤主要为眼球挫伤、裂伤和视神经挫伤,脊柱损伤主要为锥体骨折和脱位,腹部损伤多为腹部脏器挫伤(图 23-1)。最常见的合并损伤为颅脑损伤,其次为眼损伤,发生率分别为 38%和 13%。此外还包括颌面部交通伤后颈内动脉血栓形成、假

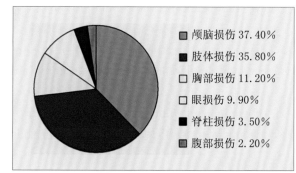

性颈内动脉瘤、颈纵隔气肿、颈椎骨折以及创伤性窒息。颅脑损伤是导致颌面创伤患者死亡的首要原因。

图 23-1 身体其他部位伴发损伤所占比例图

另外,颌面部创伤往往造成患者暂时性或永久性颌面部畸形,造成心理创伤。由于生理、心理和社会因素的综合作用,患者的心理和社会交往能力发生不同程度的改变。有调查表明,颌面部创伤患者的心理健康水平显著低于健康人群,且随着损伤严重程度的增加而呈下降趋势。

(二)与解剖生理相关的局部损伤、救治特点

1. **血运丰富与救治** 口腔颌面部血运丰富,组织再生修复与抗感染的能力强,创口易愈合。另一方面,由于血运丰富,伤后一般出血较多,可以发生出血性休克。有时也会出现仅有面部中小型裂伤,但出血染及全面部,造成貌似严重损伤的情况。面颈部组织疏松,出血在组织间隙内扩散,容易形成血肿。面部组织水肿反应快而明显,如口底、咽旁、舌根等部位创伤,可因血肿、水肿、组织移位、舌后坠、血凝块和分泌物的阻塞等而影响呼吸道的通畅,甚至引起窒息。颌面部受伤后,应按创口处置原则,争取在 6~12 小时内做好清创缝合,以降低感染率,提高伤口的一期愈合率。但在多发伤,应首先进行危及生命的系统损伤救治,尽快对颌面部伤口做简单的缝合或包扎。较为复杂和细致的手术,如缺损的整复手术、面神经修复等待伤员整体情况好转后进行。由于颌面部血供丰富,抗感染能力较强,面部伤口即使在伤后 48 小时,甚至更长一些时间,只要创面无明显感染,仍可在彻底清创后进行初期缝合,但应放置引流并适当应用抗生素。若伤口已有明显感染,清创后应予以延迟缝合,创面可进行湿敷,并控制感染。

2. **呼吸道开口与救治** 口腔颌面部是呼吸道的开口部位,伤后常因局部组织肿胀、损伤组织移位(如舌后坠、折断上颌骨段下坠、骨折下颌骨错位等)、口内的血凝块、牙齿碎片和骨折游离碎片的阻塞、口腔内血液或分泌物的误吸等造成阻塞性窒息和吸入性窒息。因此在创伤的初期救治中,首先要清除口鼻腔的异物、凝血块和分泌物,牵出后坠的舌体,悬吊下坠的上颌骨块,必要时行紧急气管插管或者气管切开,

确保呼吸道的通畅。

3. **面神经和唾液腺与救治** 面神经颅内段损伤的常见原因是颅中窝岩骨部及乳突部的骨折,当颅面部骨折线累及颞骨岩部时,往往损伤面神经和听神经,出现周围性面瘫、听力丧失、眩晕或平衡障碍等,因此,颌面伤伴有侧颅底骨折时应注意是否有面神经损伤。而面神经颅外段走行于面部皮下和腮腺组织内,位置表浅,易遭受损伤。面神经损伤性面瘫可影响面部容貌,造成口、眼闭合障碍,妨碍口、眼功能,难以后期康复。因此在面部挫裂伤时,应注意检查是否存在面神经断裂损伤情况,尽可能在初期清创时进行吻合修复。

腮腺及其导管位于面颊部皮下,表浅而易受到创伤。下颌下腺和舌下腺有下颌骨的保护,故受到创伤的概率相对较少。腮腺损伤的主要原因是面部裂伤或挫裂伤,面颊部纵裂伤伤员,要注意检查有无腮腺腺体损伤,特别是腮腺导管的损伤。当腺体或导管受到损伤后,会引起涎漏或导管瘘,伤口持续不愈,也可形成腮腺潴留性囊肿,初期清创中应注意探查并处理。

4. **口、鼻、咽腔和鼻窦与救治** 口腔颌面部腔窦多,如口腔、鼻腔、咽腔、眼眶及鼻窦等。在这些腔窦内常存在一定数量的条件病原菌,创口若与这些腔、窦相通,则容易引起感染。加之战创伤本身多伴有污染,易于细菌生长繁殖,因此,伤后预防感染及充分认识致伤与感染的关系是十分重要的,故在清创处理时,应及早关闭与这些腔、窦相通的创口,伤后应尽早使用抗生素及破伤风抗毒素,以减少感染概率。

随着现代医学的进步,微创外科得到了普及和发展。口腔颌面部骨折大多采取口内前庭沟切口完成骨折的切开复位内固定术;鼻骨骨折时,通常通过鼻腔进行骨折的复位固定;眶底粉碎性骨折时,也可利用上颌窦填塞支持眶底,完成眶底骨壁的复位。

口腔失去正常结构,可以发生进食、语言等功能障碍,伤后必须选用适宜的食物和进食方法,以维持伤员的营养,注意水、电解质平衡。进食后应当进行口腔清洗,注意口腔卫生,搞好口腔护理,预防伤口感染。

5. **牙齿及咬合与救治** 口腔颌面部受到外力打击时,除口腔内的牙齿本身可以发生折断或脱位损伤外,这些折断碎裂的牙齿及碎片可发生二次投射,向邻近的组织内"飞溅"扩散,增加周围组织的创伤,并可将牙齿上的污物和细菌带入伤区,引起创口感染。颌骨骨折线上的牙齿,处置不当时也可导致骨创感染,影响骨折的愈合。颌骨骨折移位时,则引起咬合关系错乱,破坏咀嚼功能。因此,在治疗颌骨骨折时,应以恢复正常咬合关系为主要标准。而保存有正常牙齿的牙列,则常常被用来作为颌骨骨折复位的标准,也是颌骨骨折固定的有利条件。

6. **面骨的立体框架结构与救治** 面骨的立体框架结构是由不规则的颌面部骨骼构成的。颌面部骨骼间(除下颌骨外)均通过骨缝连接,发生骨折时骨折线通常都跨过骨缝而累及邻近的面骨,因此,颌面部多发骨折是口腔颌面部战创伤的显著特点。由于颌面部的立体框架结构构成面部的外形,在面骨骨折的复位、固定和修复重建中,必须重建面骨的立体框架结构,才能恢复面部形态。另外,及时了解致伤原因及骨折线的部位与数量,有利于尽早地制订骨折的整体治疗计划,有利于以最经济合理的方式完成救治。

7. **毗邻重要解剖结构与救治** 因口腔颌面部上接颅脑,下接颈部,严重的口腔颌面部创伤,常可合并颅脑创伤、颅底骨折、颈椎骨折、眼球损伤及内耳的损伤。颅脑损伤包括脑震荡、脑挫裂伤、颅内血肿和颅底骨折等,其主要临床表现是伤后有昏迷史。颅底骨折时可有脑脊液鼻漏或耳漏。颈椎骨折常见的为寰枢椎的脱位、骨折,严重的颈椎骨折可引起高位截瘫。颈部大血管损伤后可能引起动静脉瘘或假性动脉瘤。眼球的损伤处理不及时常导致失明,甚至因感染的坏死眼球摘除不及时而引起颅内感染,危及生命。因此严重的口腔颌面部创伤要掌握抢救主次,应以抢救生命为主,特别是伴发颅脑损伤的救治,在生命体征平稳后,再行面部损伤的确定性治疗,同时关注其他重要组织、器官的损伤救治。

8. **美容、美观与救治** 颌面部是人体的"门面",损伤时可影响容貌甚至毁容,救治中必须尽可能保存组织,减少组织缺损带来的面容损害。眶部、唇部、颊部、鼻部等部位的开放性创伤时,若处理不当,创口愈合后常发生不同程度的瘢痕挛缩,使正常的组织和器官发生移位和变形,从而加重了伤员心理压力,影响救治效果。战创伤通常损伤面积大、污染重,因此在治疗上应尽早清创,尽早控制感染,防治或减少因感染后组织缺损、瘢痕形成等造成的颌面部畸形。在伤口的缝合上,要遵循美容外科原则,预防和减少面部瘢痕,尽量恢复正常的面容。

(三) 颌面部创伤严重度评分

1. 简明损伤定级标准(abbreviated injury scale,AIS) 由美国医学会、美国机动车医学会及美国工程师学会于 1969 年研究制定并于 1971 年发表。AIS 以解剖损伤为依据,最初目的是用于机动车所致闭合性损伤的创伤严重度评分,其后 30 多年经过 8 次修订,不断扩大使用范围和修改内容。目前应用较广泛的版本为 AIS-98,最新版本为 AIS-2005。AIS 已成为医院内损伤定级的一个国际上统一的评判标准。其他一些评估创伤严重程度或预测伤员存活可能性的较为复杂或在研究单位不断改进的方法,均离不了最基本的 AIS 法。

AIS 损伤评分系统为研究人员提供了一种用简单数字表示损伤级别和比较其严重度的方法,并使损伤术语标准化。AIS 根据损伤的解剖部位、组织器官类型和损伤严重程度等用数字编码来表达。为了便于对资料进行计算机管理,每一个数字所表达的内容都有明确的规定。AIS 对每一处损伤根据严重程度分为 6 级评定。AIS 1 为轻度,AIS 2 为中度,AIS 3 为较重,AIS 4 为严重,AIS 5 为危重,AIS 6 为最危重,数字表示其损伤严重度分值。

AIS 遵循以下基本概念:①AIS 是一种按严重度来对损伤进行分级的简易方法;②以解剖学损伤为依据,每一种损伤的 AIS 严重度分值应是专一的、与时限无关;③AIS 只评定损伤本身,而非损伤造成的长期后果;④AIS 不是单纯预计损伤死亡率的分级法,虽然当 AIS>3 的严重伤,AIS 值与死亡可能性密切相关,但也要考虑其他因素,如诊断是否确切迅速,治疗是否及时有效及年龄等有关因素;⑤AIS 法要求损伤资料确切具体,否则无法进行编码和确定 AIS 值。

2. 损伤严重度评分法(injury severity score,ISS) 由于 AIS 总值与各系统损伤严重度之间呈非线性关系,不能由后者简单相加或求其平均数来判断损伤严重程度和死亡率,对多部位的损伤亦难以比较。Baker 等在应用最初出版的 AIS 时发现损伤严重度和死亡率与 AIS 记分数的平方和呈有规律的递增关系,且在多部位损伤中平方和关系仍存在。他于 1974 年在 AIS 基础上提出了损伤严重度评分法(injury severity score,ISS),用来评估多发伤伤员的损伤严重程度。ISS 将人体分为 6 个区域,计算时只取身体 3 个最严重损伤区域的最高 AIS 值的平方和。ISS 分值范围为 1~75 分,ISS>16 分为重伤,ISS>25 分为严重伤。该方法是一种相对客观且易于计算的计分方法,目前已被世界所公认并广泛应用。

ISS 的计算是将人体划分为 6 个部分:①头颈部(包括颅骨和颈椎);②面部(包括口腔、眼、耳、鼻和面骨);③胸部(包括膈肌、肋骨架和胸椎);④腹部和盆腔脏器(包括腰椎);⑤四肢及骨盆,但不包括脊柱;⑥体表(包括任何部位的皮肤损伤)。这与 AIS 将人体划分为 9 个区域不同,在使用中必须明确。ISS 法是根据 AIS 评分而来,因此先决条件就是要有准确的 AIS 评分。在计算 ISS 时只将全身 6 个分区中损伤最严重的 3 个分区中各取一个最高 AIS(MAIS)求得各自的平方并予以相加即为该伤员损伤严重度的评分(ISS 值)。

AIS-ISS 法已被世界创伤学界广泛承认并用于临床,但 ISS 也有不足之处:①ISS 不能反映伤后的生理变化;②不能反映年龄的差异和伤前健康状态的不同对伤员伤情和预后所造成的影响;③相同的 ISS 值不一定可比;④对于多发伤无法准确评定。针对这些缺点,国外相继提出了 AP 法、TRISS 法及 AS-COT 法,以提高预测存活概率的敏感性。

3. 口腔颌面部创伤评分 口腔颌面部创伤使用 AIS-ISS 法过程中发现,基于解剖学定义编码的 AIS 分值无法体现颌面部以功能损害为主的特点,而且 AIS 关于颌面部损伤编码比较粗略,譬如:①将上颌骨、下颌骨、面神经作为单一结构编码,无法区分单部位和双部位损伤的差异;②牙槽嵴和牙齿损伤均编码为 AIS 1 级,不能区分损伤数量的不同;③面神经损伤编码为 AIS 2,不能体现损伤分支的差异;④忽略了颌面部常见的腮腺及导管的损伤等。因此,有学者建议以 AIS 为基础,进行如下改进:①增加有关张口度、咬合情况及颌面畸形等有关功能损害方面的条目,并进行损伤级别的编码;②对于发生颌面部同一解剖结构多处损伤或双侧损伤时,如下颌骨多处骨折、按损伤部位数目对所有损伤分别进行编码;③增加AIS为编码的损伤部位;④用改良的 ISS 方法评价颌面部多发性骨折。

(1) 改进的创伤严重度的评分方法(revised ISS,RISS)。一种改进评价颌面部多发性骨折创伤严重度的方法(RISS),对颌面部多发性骨折伤员,计算口腔颌面部所有解剖部位的 AIS 值。

(2) 改良的颌面创伤严重度评分方法(revised facial ISS,RFISS)。取面部最重伤 AIS 值平方与两个次重伤 AIS 值的和得出 RFISS 值。

(3) 颌面损伤严重度评分法(maxillofacial ISS,MISS)。在 RFISS 的基础上,对功能损害程度和不同年龄阶段进行了严重度编码,即 MISS=RFISS×(1+F+O+M+D+Y)(F,O,M,D,Y 分别代表颜面畸形程度、张口度、咬合错乱程度、复视和年龄参数的分值系数)。经过 1 159 例颌面创伤伤员验证,发现MISS 法对颌面创伤的评估更准确、客观、可靠,更有指导意义。

(4) 颌面创伤严重度评分(maxillofacial trauma severity scale,MTSS)。在 AIS-90 的基础上,增加临床高发的颌面创伤诊断条目,将张口受限、咬合关系紊乱、颜面畸形三个主要病症列入评分指标,设定伤度参数,得出颌面创伤严重度评分(MTSS)并进行统计分析。结果对反映口腔颌面创伤的程度具有可信性、灵敏性和特异性。

(5) 改良的颌面损伤严重度定级标准(revised abbreviated maxillofacial injury scale,RAMIS)。针对AIS 评价颌面创伤的缺陷,结合伤情分类标准提出了一种新的关于改良颌面创伤严重度评分体系的思路,即 RAMIS。RAMIS 首先对颌面损伤的伤情分类进行了优化设计,提出了改良的颌面解剖损伤编码PTD。每一个具体的颌面部损伤均有其各自的 PTD 编码,即损伤 ID。PTD 编码由损伤部位代码(P)、损伤类型代码(T)和损伤严重度定级代码(D)构成,P、T、D 各用两位数表示。与 AIS 和 ICD 损伤分类相比,PTD 损伤编码涵盖了较详细和较准确的颌面损伤信息。RAMIS 用 9 位数表示,前 7 位为 AIS-98 编码,小数点后第一位为 AIS 严重度定级(保留了与 AIS-98 的相容性),后两位为针对颌面创伤特点改良的颌面损伤定级。

以上方法将 ISS 法做适当的改良,不仅有效,而且必要,能为颌面部创伤提供更准确、全面的量化评分,从而建立具有专科特点的颌面部损伤判定标准。

二、口腔颌面部伤急救

由于颌面部具有独特的解剖和生理特点,在急救处理上也具有其特点。口腔颌面部创伤的急救除需掌握全身创伤的共性和处理原则外,救治过程中在救治生命的同时,应注意面部容貌的完整性与功能恢复。口腔颌面部伤员在首诊时可能出现一些危及生命的并发症,主要包括窒息、出血、休克、颅脑损伤及颈椎损伤等,应在全身整体救治的情况下,及时实施抢救措施或与相关专业人员协同抢救。

(一)防治窒息

窒息(asphyxia)是颌面颈部损伤后最为常见的并发症之一,也是导致伤员死亡的主要原因。窒息发生的原因是多方面的。对于口腔颌面部损伤的伤员,首先应结合颌面部解剖生理特点进行积极的判断,如损伤部位与呼吸道的关系、骨折的部位与骨断端移位的方向、组织肿胀程度与血肿部位等,从而有预见性地积极预防呼吸道梗阻的发生。当发现伤员有呼吸困难时,应迅速查明原因,有针对性地采取果断的急救措施,解除窒息,防止并发症的发生,否则将会危及伤员生命。

1. 窒息常见原因 口腔颌面部损伤的伤员,窒息发生的原因可分为阻塞性窒息和吸入性窒息两类。

(1) 阻塞性窒息。无论何种原因导致呼吸道堵塞都可能发生窒息,临床常见的原因如下。

1) 异物阻塞:损伤后口腔或鼻咽腔均可因出血形成血凝块,当血凝块堵塞呼吸道则可出现呼吸困难甚至窒息。除此之外,由于脑膜刺激或咽入胃内血容物的刺激,常出现不同程度的呕吐,呕吐物堵塞呼吸道也可导致呼吸困难或窒息。对于严重创伤或戴用义齿的伤员,碎裂的游离组织块、义齿等异物可以堵塞咽喉部发生窒息。

2) 组织移位:由于颌骨表面有不同方向的肌肉附着,当颌骨骨折发生时,由于肌肉牵拉或重力因素,使骨折段发生不同方向的移位。当移位的组织压迫呼吸道,可导致呼吸道不完全堵塞或完全堵塞。当上颌骨发生横断型骨折时,由于翼内、外肌的牵拉和颌骨重力的原因,骨折段向下、后方移位,移位的软腭可堵塞咽腔而引起窒息[图 23-2(a)]。如下颌颏部粉碎性骨折或双侧颏孔区骨折时,由于口底肌群的牵拉,下颌骨体部前份的骨折段与舌体整体向后、下移位,后坠的舌体压迫会厌而堵塞呼吸道[图 23-2(b)]。

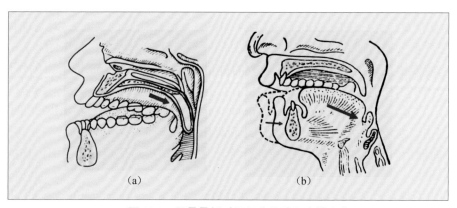

图 23-2 颌骨骨折时组织移位致阻塞性窒息
(a)上颌骨 (b)下颌骨

3) 肿胀压迫:由于口腔颌面部血运丰富,组织对损伤的反应程度明显高于身体其他部位。当口底、舌根、咽侧及颈部受伤后,组织肿胀明显,可不同程度地影响呼吸道通畅。当口底、咽侧或颈部血管损伤,局部出血可形成血肿,血肿范围增大到一定程度,则会使舌体移位或直接压迫呼吸道出现呼吸困难。

(2) 吸入性窒息。吸入性窒息多见于意识障碍或昏迷的伤员。由于口腔内损伤出血或因呕吐后呕吐物滞留于口腔内,伤员将血液、涎液或呕吐物吸入气管、支气管甚至肺泡内,导致呼吸道梗阻或肺部气体交换障碍而引起窒息。

2. 临床表现 窒息的早期症状为烦躁不安,面色苍白,出汗,口唇发绀、鼻翼翕动、吸气时间长于呼气时间等。如果病情进一步加重,吸气时可出现锁骨上窝、胸骨上窝和肋间隙的"三凹"体征。严重时伤员口唇发绀,脉搏快而细弱,呼吸浅而快,甚至出现濒死样挣扎,如未得到有效处理,则可出现血压下降,意识淡漠,瞳孔散大而死亡。

3. 急救处理 防治窒息的关键在于早发现、及时处理,特别在有可能发生呼吸困难时,应及时处理,把抢救处理做在窒息发生之前。这就要求及早识别出窒息的症状,而对已出现呼吸困难的伤员,必须争分夺秒进行抢救。

(1) 阻塞性窒息的处理。应根据阻塞的原因采取相应的措施进行抢救。

1) 清除口腔咽喉异物:对口腔颌面部严重损伤或昏迷的伤员,应尽早清除口腔内的血块、异物。如血块或分泌物等堵塞咽喉部,应迅速用手指掏出堵塞物,或用压舌板等器物去除堵塞物,解除呼吸道梗阻,以解除窒息。

2) 移位组织复位:使头后仰的方法主要有举颏法、抬颈法和托下颌法,是打开喉以上气道的手法操作。举颏法主要是一只手放在伤员前额,向下用力,使头后仰,同时另一只手抬起颏部,使颈前部伸展,并维持轻度张口。抬颈法则是将一只手放在伤员颈后并用力向上抬,另一只手放在前额向下用力,这常可使口轻度张开。托下颌法,即用双手的第 2～5 指从耳垂前将下颌骨的升支用力向上向前托起,使下颌前移并用拇指使下唇回缩。临床上常用的是托下颌的方法。

因舌体后坠移位压迫呼吸道的伤员,应迅速用舌钳或其他器械将舌体向前牵出,解除梗阻。为了防止舌体再度后坠,可用粗丝线或别针全层穿过舌体,将牵出的舌体临时固定在衣服或绷带上。如果下颌骨骨折段移位使舌体后坠压迫呼吸道,可采用手法复位,将移位的下颌骨复位后行牙间结扎临时固定,使骨折段保持在相对正常的位置。由于上颌骨折后出血多,特别是骨块向后、下移位压迫咽腔,则应尽快用手法进行上颌骨复位,不但达到止血的目的,同时又可以有效解除呼吸道梗阻。为了维持上颌骨的位置,可就地取材,用筷子、铅笔、压舌板等边缘圆钝的物品横置于双侧上颌前磨牙位置,用绷带拴持后将上颌骨骨折块向上悬吊固定(图 23-3)。有条件时,也可用手法将上颌骨骨折块向上托住,迅速用便携式电钻在梨状孔和颧牙槽嵴处骨折线的两侧钻孔,拧入钛颌间结扎钉,用金属丝做钉间结扎,防止上颌骨再度移位。

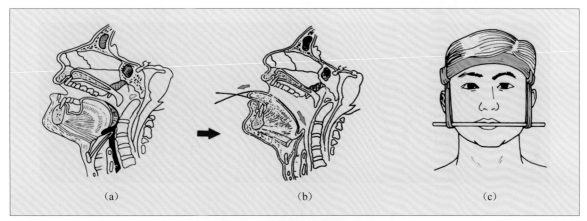

图 23-3　组织移位窒息解除方法
(a)、(b)舌后坠压迫呼吸道,舌体向前牵出　(c)上颌骨复位后悬吊

3) 建立呼吸通道:对于组织肿胀或因血肿压迫所致的呼吸道梗阻,可使用较粗胶管从鼻腔或口腔插入,有条件的情况下,可采用口咽导管或鼻咽导管,插入导管通过压迫部位便可迅速缓解梗阻。常用的导管如下:如情况紧急,又无适当导管时,可用 1～2 根粗针头做环甲膜穿刺或直接行环甲膜切开,待呼吸道梗阻缓解后再行常规气管切开术。由于环甲膜穿刺或切开不能保证足够的通气量,若条件具备,可采用紧急气管切开或气管内插管方法,迅速、有效地达到解除呼吸道梗阻的目的。

4) 保持正确体位:采取上述措施后,应吸除口腔内的血液、涎液,防止误吸,同时改变体位,采取侧卧位、俯卧位。

(2) 吸入性窒息的处理。由于吸入性窒息位置较深,必须将吸入支气管或肺部的异物或液体吸除方可缓解。因此,对于吸入性窒息,应迅即行气管切开术或气管内插管,反复、彻底吸除异物,解除窒息。此类伤员应注意肺部感染和并发症的发生。窒息解除后,根据伤员的意识恢复情况,可给予脑保护措施(如给氧、脱水等)。

(二)止血

根据损伤的部位、出血的来源和程度(动脉、静脉或毛细血管)及现场条件采用相应的止血方法。动脉出血呈鲜红色,速度快,呈与心跳一致的间歇性喷射;静脉出血呈暗红色,速度较慢,呈持续涌出状;毛细血管出血也多呈鲜红色,由伤口缓缓渗出。常用的止血方法包括压迫止血、结扎止血和药物止血。

1. 压迫止血

(1) 指压止血。用手指将出血部位供应动脉的近心端压迫至深部骨面将其阻断的止血方法,适用于出血较多的紧急情况,作为暂时止血措施,然后再改用其他方法做进一步止血。压迫方法是:在咬肌前缘的下颌骨骨面上压迫颌外动脉,阻断下面部出血;在耳屏前压迫颞浅动脉阻断颞颥部、头部侧面出血;在口腔、咽及颈部严重出血时,可直接压迫患侧的颈总动脉,用拇指在胸锁乳突肌前缘、环状软骨平面将搏动的颈总动脉压闭至第 6 颈椎横突上,暂时阻断出血,但此举有时可引起心动过缓心律失常,所以非紧急情况下不宜采用(图 23-4)。

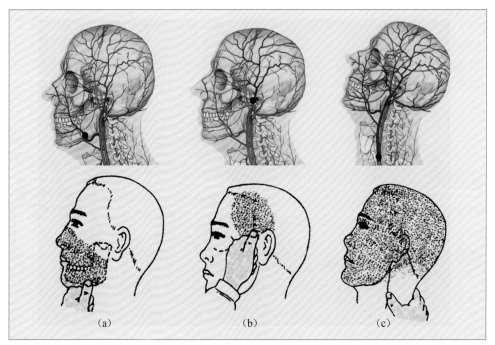

图 23-4　指压止血法

(a)颌外动脉血供范围和压迫方法　(b)颞浅动脉血供范围和压迫方法　(c)颈总动脉供血范围和压迫方法

（2）包扎止血。用于毛细血管、小静脉及小动脉的出血。先将撕脱或裂开的软组织复位,然后在损伤部位覆盖多层纱布敷料,再用绷带行加压包扎。注意包扎的压力要合适,勿加重骨折块移位和影响呼吸道通畅。

（3）填塞止血。用于开放性和洞穿性创口。一般将纱布块填塞于创口内,再用绷带行加压包扎。在颈部或口底创口内填塞纱布时,应先采取保持呼吸道通畅的措施,或填塞措施不会造成呼吸道梗阻时方可使用。

2. 结扎止血　是常用而可靠的止血方法。如条件许可,对于创口内出血的血管断端都应使用止血钳钳夹做结扎止血。在紧急情况下,也可先用止血钳夹住血管断端,连同止血钳一起妥善包扎后送。口腔颌面部较严重的出血如局部不能妥善止血时,可结扎颈外动脉。

3. 药物止血　适用于组织渗血、小静脉和小动脉出血。局部使用的止血药有云南白药等各种中药止血粉和止血纱布、止血海绵等。使用时将药物直接置于出血处,然后外加干纱布,加压包扎。全身使用的各类止血药物均可作为辅助用药。

（三）抗休克

口腔颌面部交通伤伤员常因伴发身体其他部位严重损伤而引起休克,主要为创伤性休克和失血性休克两种,是造成伤员死亡的重要原因。颌面部交通伤出现的休克多为出血性休克。出血性休克的早期表现为:轻度烦躁,口渴,呼吸浅快,心率加快,皮肤苍白,此时一般血容量丢失在 15% 以下,机体可以代偿。但随着休克的发展,伤员常常意识淡漠,脉搏细速,脉压差变小,四肢湿冷,尿少等表现,一旦出现收缩压下降,表明血容量丢失达到 20% 以上,是机体失代偿的表现。临床判断休克的主要指征包括血压、脉搏、皮肤色泽与温度、尿量等。休克早期心率的变化是重要的指标,正常成人的心率上限如达到 120 次/min,收缩压低于 90mmHg,结合四肢皮肤的变化,是早期诊断休克比较可靠的指征。抗休克治疗的目的在于恢复组织灌流量。创伤性休克的处理原则为镇静、镇痛、止血和补液,可用药物协助恢复和维持血压。对失血性休克则以补充有效血容量,彻底消除出血原因,制止血容量继续丢失为根本措施。

（四）伴发颅脑损伤救治

口腔颌面部毗邻颅脑,当创伤发生时,常常伴发不同程度的颅脑损伤。最新的资料表明,口腔颌面部伴发伤中,伴发颅脑损伤发生率接近40%。颅脑损伤包括脑震荡、脑挫伤、硬脑膜外出血、颅骨及颅底骨折和脑脊液漏等。应遵循颅脑损伤救治原则急救处理。

（五）防治感染

口腔颌面部交通伤的创口常被细菌和尘土等污染,易致感染而增加损伤的复杂性和严重性,防治感染也是急救中的重要问题。在有条件时,应尽早进行清创缝合术,无清创条件时,应尽早包扎创口,防止外界细菌继续侵入。伤后应及早使用广谱抗生素。为预防破伤风感染,伤后应及时注射破伤风疫苗。

（六）包扎和运送

1. 包扎　包扎的作用有:①压迫止血;②暂时性固定,使骨折段减少活动,防止进一步移位;③保护并缩小创口,减少污染或唾液外流。常用的包扎方法有:四尾带包扎法和十字绷带包扎法。包扎颌面部时应注意不要压迫颈部,以免影响呼吸。

2. 运送　后送伤员时应注意保持呼吸道通畅。昏迷伤员可采用俯卧位,额部垫高,使口鼻悬空,有利于唾液外流和防止舌后坠。一般伤员可采用侧卧位或头侧向位,避免血凝块及分泌物堆积在口咽部。后送途中,应随时观察伤情变化,防止窒息和休克发生。搬动疑有颈椎损伤的伤员,应有2~4人同时搬运,由1人稳定头部并加以牵引,其他人则以协调的力量将伤员平直"滚"抬于担架上,颈下应放置小枕,头部左右两侧用小枕固定,防止头的摆动。

三、口腔颌面部软组织伤处理

（一）损伤类型

口腔颌面部交通伤可导致口腔颌面部广泛软组织损伤,根据伤因和伤情不同可分为擦伤、挫伤、刺伤、切割伤、撕裂伤等。各类损伤的临床症状和处理方法也各有其特点。

1. 擦伤　皮肤表层破损,少量出血,创面常附着泥沙或其他异物。由于皮肤感觉神经末梢暴露,十分疼痛。擦伤的治疗主要是清洗创面,除去附着的异物,防止感染。可用无菌凡士林纱布覆盖,或任其干燥结痂,自行愈合。

2. 挫伤　皮下及深部组织遭受损伤而无开放创口。伤处的小血管和淋巴管破裂,常有组织内溢血,形成淤斑,甚至发生血肿。临床表现为局部皮肤变色、肿胀和疼痛。挫伤的治疗主要是止血、止痛、预防感染、促进血肿吸收和恢复功能。早期可用冷敷和加压包扎止血。如血肿较大,可在无菌条件下,用粗针头将血液抽出,然后加压包扎。已形成血肿者,1~2天后可用热敷、理疗或以中药外敷,促进血肿吸收及消散。血肿如有感染形成脓肿,应予切开引流,清除脓液及腐败血凝块,应用抗生素控制感染。

3. 刺伤、切割伤　皮肤和软组织有裂口,刺伤的创口小而伤道深,多为非贯通伤。刺入物可将沙土和细菌带至创口深处。切割伤的创缘较整齐,伤及大血管时可大量出血。如切断面神经,则可发生面瘫。刺伤、切割伤的治疗应行清创术。

4. 撕裂伤或撕脱伤　较大的机械力量将组织撕裂或撕脱,撕脱伤伤情重,出血多,疼痛剧烈,易发生休克。其创缘多不整齐,皮下及肌组织均有挫伤,常有骨面裸露。撕裂伤应及时清创,复位缝合(图23-5)。如撕脱伤有血管可行吻合者,应即行血管吻合组织再植术;如无血管可供吻合,在伤后6小时内,将撕脱的皮肤清创后,切削成全厚或中厚层皮片做再植术。如撕脱的组织瓣损伤过重,伤后已超过6小时,组织已不能利用时,则在清创后,切取皮片游离移植,消灭创面。

（二）口腔颌面部损伤清创术

口腔颌面部损伤伤员只要全身情况允许,或经过急救,危及生命的系统损伤已得到处置,即应尽早对局部伤口进行早期专科处理,实施清创术。清创术是预防创口感染和促进愈合的基本方法。

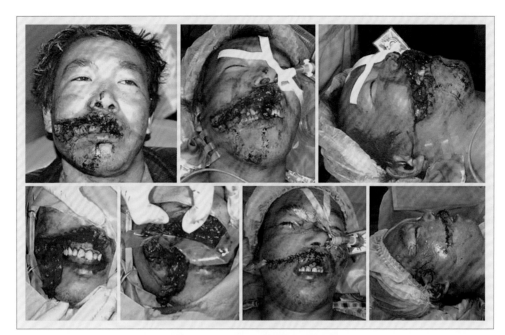

图 23-5　面部软组织撕裂伤病例

1. 冲洗创口　细菌在进入创口 6～12 小时以内,多停留在损伤组织的浅表部位,且尚未大量繁殖,容易通过机械冲洗清除。先用消毒纱布盖住创口,用肥皂水、外用盐水洗净创口四周的皮肤,在麻醉下用大量生理盐水或 1‰～3‰ 过氧化氢液冲洗创口,同时用纱布团或软毛刷反复擦洗,尽可能清除创口内的细菌、泥沙、组织碎片或其他异物。在清洗创口的同时,进一步检查组织损伤的情况。

2. 清理创口　冲洗创口后,行创周皮肤消毒,铺巾,进行清创处理。原则上尽可能保留颌面部组织,除确已坏死的组织外,一般仅将创缘略加修整即可。唇、舌、鼻、耳及眼睑等处的撕裂伤,即使大部分游离或完全离体,只要没有感染和坏死的情况下,也应尽量保留,争取缝回原位,仍有可能愈合。清理创口时进一步去除异物。可用刮匙、刀尖或止血钳去除嵌入组织的异物。组织内如有金属异物,表浅者可借助于磁铁吸出,深在者要通过 X 线等影像学检查定位,或采用数字导航技术精确定位后取出。如创口有急性炎症、异物位于大血管旁、定位不准确、术前准备不充分或异物与伤情无关者,可暂不摘除。颌面部重要结构较多,清创时应注意探查有无面神经损伤、腮腺导管损伤以及有无骨折发生等,应争取在清创同期一期修复,如行神经吻合术、神经移植术、腮腺导管重建及骨折内固定术。

3. 缝合　由于口腔颌面部血运丰富,组织再生力强,即使在伤后 24 小时或 48 小时之内,均可在清创后行严密缝合;甚至超过 48 小时,只要创口无明显化脓感染或组织坏死,在充分清创后,仍可行严密缝合。对估计有可能发生感染者,可在创口内放置引流物;已发生明显感染的创口不应作初期缝合,可采用局部湿敷,待感染控制后,再行处理。另外要缝合、关闭与口腔、鼻腔和上颌窦等腔窦相通的创口。对裸露的骨面需用软组织覆盖。创口较深者要分层缝合,消灭无效腔。对面部创口的缝合要用小针细线,创缘要对位平整,尤其在唇、鼻及眼睑等部位,更要细致地缝合,减少畸形。如有组织缺损、移位或因水肿、感染等原因,清创后不能作严密缝合时,可先作定向拉拢缝合,使组织尽可能恢复或接近正常位置,待控制感染和消肿后再做进一步缝合。

(三) 口腔颌面部各类软组织损伤的处理

1. 舌损伤　舌损伤的处理原则如下。

(1) 舌组织有缺损时缝合创口应尽量保持舌的长度,将创口按前后纵行方向进行缝合。不要将舌尖向后折转缝合,以防止舌体缩短,影响舌功能。

(2) 如舌的侧面与邻近牙龈或舌的腹面与口底黏膜都有创面时,应分别缝合各部的创口;如不能封闭所有的创面时,应先缝合舌的创口,以免日后发生粘连,影响舌活动。

(3)舌组织较脆,活动性大,缝合处易于撕裂,应采用较粗的缝合线(如1号或4号丝线)进行缝合。最好采用水平褥式加间断的缝合方法,缝合边距2~3mm,缝合深部的舌肌组织,缝合线打三叠结,以防创口撕裂或口水浸泡后缝线松脱。

2. 颊部贯通伤　颊部贯通伤的治疗原则是尽量关闭创口和消灭创面。

(1)无组织缺损或缺损较少者,可将口腔黏膜、肌和皮肤分层缝合。

(2)口腔黏膜无缺损或缺损较少而皮肤缺损较多者,应严密缝合口腔黏膜,关闭穿通创口。面颊部皮肤缺损可行皮瓣转移或游离植皮修复,或作定向拉拢缝合。如遗留缺损,以后再行整复治疗。

(3)较大的面颊部全层洞穿型缺损,可直接将创缘的口腔黏膜与皮肤相对缝合,消灭创面,遗留的洞形缺损,后期再行整复治疗。如伤情和条件允许,也可在清创时用带蒂皮瓣、游离皮瓣及植皮等方法行双层修复。

3. 腭损伤　硬腭软组织撕裂伤直接行黏骨膜缝合。软腭贯通伤,要分别缝合鼻侧黏膜、肌层和口腔黏膜。如硬腭有组织缺损或与鼻腔、上颌窦相通者,可在邻近转移黏骨膜瓣,封闭瘘口和缺损,也可在硬腭两侧做松弛切口,从骨面分离黏骨膜瓣后,将贯通口处拉拢缝合。松弛切口处硬腭骨面裸露处可自行愈合。如腭部缺损太大,不能立即修复者,可暂时做腭护板修复,隔离口腔与鼻腔,以后再行手术修复。

4. 唇、舌、耳、鼻及眼睑断裂伤　唇、舌、耳、鼻及眼睑断裂伤,如离体组织尚完好,伤后时间不超过6小时,应尽量设法缝回原处。缝合前,离体组织应充分清洗,并浸泡于抗生素溶液中。受伤部位应行清创术,并修剪成新鲜创面,用细针细线做细致的缝合。术后注意局部保温,全身应用抗生素,有条件者可加用高压氧和高氧液治疗,增加成活的概率。

5. 腮腺、腮腺导管损伤　腮腺区车祸中易发生切割伤和撕裂伤,导致腺体暴露、导管断裂和面神经损伤。清创时对损伤暴露的腮腺腺体作缝扎,然后分层缝合创口。为避免涎瘘的发生,术后伤区做绷带加压包扎7~10天,其间可辅助抗唾液腺分泌药物。如清创中发现腮腺导管断裂,可用5-0~7-0缝合线作端端吻合,裂口内套入细塑胶管并经腮腺导管口引入口腔引流。若导管破损而不能拉拢缝合时,可就近在耳屏前做小切口,取一段颞浅静脉做移植重建。

6. 面神经损伤　面神经损伤应尽早修复,原则上应在伤区初期清创时行神经吻合或神经移植修复(图23-6)。及时修复的优点在于:①神经断端移位、扭曲、回缩相对较小;②超过72小时,远端神经对刺激失去反应,使得远中端神经辨认困难;③外膜、束膜的支持结构比较坚强,有利于缝合;④可避免因近中端形成创伤性神经瘤而切除过多的神经组织;⑤越早修复,肌肉失神经支配的时间就越短,有利于最大程度功能恢复;⑥如果一期修复后6个月仍未见有功能恢复迹象,可及时行二期修复,但二期修复的时机应控制在8个月内,因为肌肉失神经支配1年后再恢复功能的机会甚小,2年后基本失去了神经修复的机会。

四、面骨骨折处理

口腔颌面部创伤患者中,面骨骨折发生率高。在一项多中心颌面创伤回顾性研究中,4 869例住院治疗的口腔颌面部创伤患者,面骨骨折3 364例,占69.1%,单纯面下部骨折888例,占26.4%,单纯面中部骨折619例,占18.4%,面中部和面下部联合骨折1 857例,占55.2%。面骨骨折应在伤后全身状况稳定后尽早进行精准复位、稳定固定等专科确定性治疗,恢复伤前的面部形态和保存口颌功能。治疗中既要恢复面骨的解剖形态、特有的高度、宽度、突度和弧度,还要恢复或重建咬合关系,恢复咀嚼功能。

(一)颧骨、颧弓骨折

颧骨(zygomatic bone)和颧弓(zygomatic arch)是面侧部突出部分,易受撞击而发生骨折。颧骨与上颌骨、额骨、蝶骨和颞骨相连接,其中与上颌骨的连接面最大。颧骨骨折常与上述结构脱离,并常与上颌骨同时骨折。颧骨的颞突与颞骨的颧突连接构成颧弓,较细窄,可单独发生颧弓骨折,也可以与颧骨同时骨折。颧骨是上颌骨和颅底之间的主要连接支架,是构建面部外形的主要骨骼,参与构成面部的水平、垂直支撑柱。在暴力作用下,易发生颧骨周围骨缝的折裂,如颧颌缝、颧额缝、颧颞缝骨折,导致颧骨与上颌骨分离,眶外侧壁骨折和颧弓骨折、颧骨移位。如果遭受严重打击,则造成颧骨体本身的碎裂而致粉碎性骨折。颧骨颧弓骨折一般可分为颧骨骨折、颧弓骨折、颧骨颧弓联合骨折及颧、上颌骨骨折等,而颧弓骨折又可分为双线型骨折和三线型骨折。

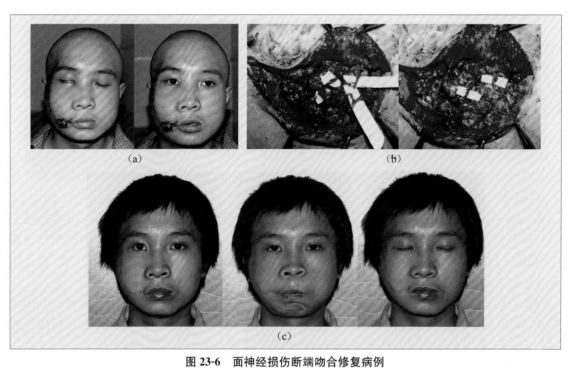

图 23-6　面神经损伤断端吻合修复病例
(a)术前闭眼、鼓气　(b)术中神经断端吻合　(c)术后 1 年面形、鼓气、闭眼

1. 临床表现

(1) 颧面部塌陷畸形。颧骨移位后会导致明显的面部塌陷畸形和不对称畸形,表现为突起的颧部外形消失,伤侧颧区扁平;颧弓骨折后常在颧弓中部凹陷。颧骨体骨折后常向内后下移位,颧弓骨折后向内塌陷。这种面部外形塌陷在损伤初期软组织反应性肿胀尚未发生时可见,大多在损伤后期软组织肿胀消退后方才发现。为了避免对塌陷畸形的漏诊和延误治疗,应在损伤初期尽早做出检查和诊断。从头顶方向观察面中份两侧的对称性,有助于塌陷畸形的诊断。

(2) 张口受限。移位的骨折片极易压迫颞肌,并阻挡下颌升支喙突的运动,造成不同程度的张口受限。颧骨体骨折后常向内后下移位,颧弓骨折后向内塌陷,骨折片的移位造成邻近肌肉的挫伤,肌张力改变。疼痛刺激等因素可激惹颞肌、嚼肌反射性痉挛,造成功能性张口受限。表现为轻度到中度张口受限,被动张口可加大张口度。

(3) 复视。颧骨骨折并发复视者为 10%~14%,是继面部畸形和张口受限之后较常见的并发症。可分为以下 3 种情况:①颧骨眶突骨折后无明显移位,但眶内容物受伤后局部水肿、眼外肌出血,功能性障碍致使眼球移位而引起复视,在血肿及水肿消退后复视自行消失;②颧骨眶突骨折后向下后方移位,眼球随之下移出现复视;③如伴眶底粉碎性骨折,眶内容物嵌入上颌窦,眼球下移引起复视。脱出的眶内容物易与周围组织粘连,如不及时复位,则造成永久性复视。

(4) 神经症状。颧眶骨折常导致颧颌缝断裂、错位,甚至眶下裂神经损伤,常导致眶下神经挫伤和挤压伤。表现为伤侧眶下区、鼻旁及上唇皮肤麻木、感觉迟钝。骨折复位后大多可逐渐恢复。开放性颧骨骨折如造成面神经颧支断裂,则可引起眼睑闭合障碍。这种情况较少见,如果出现,应在清创术中同时行神经吻合术。

（5）其他症状。颧骨眶壁骨折时，眶周皮下、眼睑和结膜下出现血性淤斑、眼球运动受限等。

2. 诊断　颧骨颧弓骨折可根据病史、临床症状和影像学检查明确诊断。

检查时注意患者两侧瞳孔是否在同一水平线上，嘱病人作眼球运动，观察是否有眼球运动受限，观察两侧颧骨是否对称。颧面部的塌陷畸形和张口受限是颧骨、颧弓骨折最常见的症状。如有上述之一症状，应高度怀疑骨折并有较明显的移位。触诊是判断骨折部位的重要手段，触诊时应进行双侧对比。临床检查中用双手食指或拇指分别沿两侧眶外缘、眶下缘、颧弓仔细触扪，骨折局部可有压痛、塌陷移位，颧额缝、颧上颌缝及眶下缘可有骨连续性中断或台阶感，口内扪及颧牙槽嵴区明显压痛或骨面不规则，则可能有颧颌缝骨折。X线平片常用大瓦氏位和颧弓切线位。CT和三维CT可进一步明确诊断并指导治疗，可清晰显示各断层层面上的骨折。对累及上颌骨、颧骨的多发性骨折，可完全避开颅底诸多结构的重叠。而三维CT能清晰显示骨折片的大小、形状、移位及其与邻近结构的空间位置关系，在骨折诊断、制订治疗方案以及疗效评价上极具价值（图23-7）。

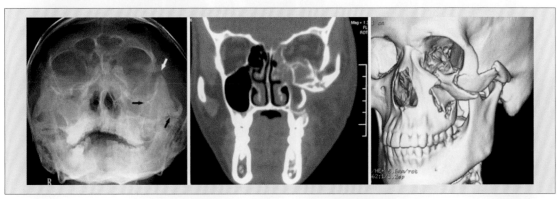

图 23-7　大瓦氏位片、二维 CT、三维 CT 显示颧骨、颧弓骨折

3. 治疗　颧骨颧弓骨折后，如仅有轻度移位，畸形不明显，无张口受限、复视及神经受压等功能障碍者，可做保守治疗。凡有面部塌陷畸形、张口受限、复视者均为手术适应证。虽无功能障碍但有明显畸形，患者有矫正要求，也可考虑手术复位内固定。颧骨骨折复位后大多不稳定。特别是向内、下、后移位的颧骨、内转位的颧骨以及多发性复合骨折，复位后如不固定常可发生再移位，甚至移位更严重。以往采用的巾钳牵拉复位、颧弓单齿钩牵拉复位、口内前庭沟或下颌升支前缘及颞部入路撬动复位的治疗方法，均为非直视下的盲探复位，且无法在复位后固定，存在的复位不确切，复位后稳定性差，容易重新错位而遗留一系列后遗症等缺陷。随着坚固内固定技术和材料的发展，非直视下的盲探复位临床已很少采用。目前切开复位、坚固内固定的治疗方法已成为主流治疗方法。颧骨骨折移位后常表现为三线脱节，颧额缝、颧颌缝和颧颞缝的分离，必须在三点固定方能有良好的稳定性（图23-8）。眶外缘、眶下缘必须予以固定，另一点可以是颧颌缝下端的颧牙槽嵴，也可以是颧弓部位的颧颞缝。颧牙槽嵴骨质厚实而颧弓骨

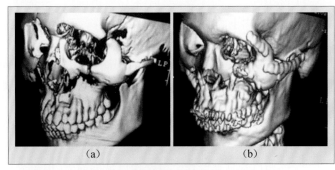

图 23-8　颧骨、颧弓骨折解剖复位，微型钛板眶外缘、
眶下缘和颧颞缝三点固定
（a）术前 CT　（b）术后 CT

质相对薄弱，内固定后前者对抗重新错位的力量要比后者大。如果颧骨错位明显，或有内旋转等不稳定因素，宜选颧牙槽嵴作固定点。在颧额缝、眶下缘、颧牙槽嵴进行三点固定最稳定。若有骨缺损，应植骨

恢复断裂骨缺损的骨支柱,稳定加强骨支柱,恢复骨承载的主应力轨迹。常用的手术方法如下。

(1)面部小切口入路复位固定法。如果伤员有开放性创口或骨折局部有瘢痕存在,可利用创口和原瘢痕进路,结合口内前庭沟切口入路,对骨折进行复位与固定。面部小切口入路常用的切开部位是眉外侧切口固定额颧缝;眶外缘切口可同时显露颧额缝和颧颞缝进行固定;眶下缘切口显露眶下缘进行固定,还可行眶底探查,对眶底粉碎性骨折、骨质缺损行眶底修补;常规附加口内前庭沟切口入路,在颧牙槽嵴作固定。优点是能直视下复位固定,方法简便,复位固定准确;缺点是留有瘢痕,且手术中要注意保护入路中的面神经分支,避免损伤(图23-9)。

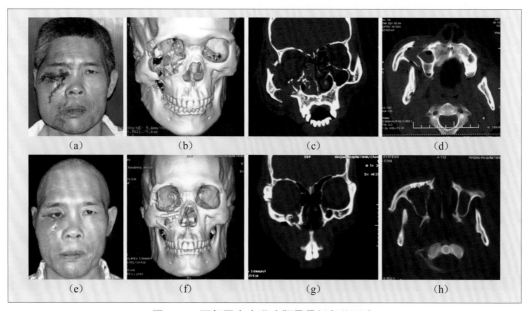

图 23-9 面部原瘢痕进路颧骨骨折复位固定
(a)术前面形　(b)术前三维CT　(c)、(d)术前二维CT　(e)术后面形　(f)术后三维CT　(g)、(h)术后二维CT

(2)头皮冠状切口入路复位固定法。分为全冠状切口和半冠状切口。全冠状切口从一侧耳屏前垂直向上,经发际内到对侧耳屏前,可暴露面中部上份和面上部。半冠状切口则从一侧耳屏前向上达颅顶中线,可暴露一侧面中1/3上份和额颞部。结合数字外科技术进行术前复位设计、3D模型及手术导板应用,可以获得更好的手术效果(图23-10)。

1)该切口具有的优点。①手术显露范围大:能充分显露颧弓、眶下缘以上平面的面部骨骼。结合眶下缘切口或口内上颌前庭沟切口,可以显露面中份的所有骨骼。对颅面多发性骨折的开放复位、固定具有独特的优点。广泛的暴露使术者可以在直视下对移位骨片进行精细的解剖复位和可靠的固定。②可在同一手术野完成骨缺损的修复:对于面骨的缺损区,既可在已显露的颅骨上切取颅骨外板,用于眶壁等骨缺损区修复或眶底衬垫;对同时伴有软组织和骨组织缺损者,还可采用颞筋膜颅骨瓣修复。避免了在远离术区的部位开辟第二术区取骨,可减少创伤和痛苦。③内固定操作方便:良好的手术野为复位后的微型夹板内固定提供了广阔的操作空间,使内固定操作简便易行,固定可靠、精确。④切口隐蔽:冠状切口位于发际区,术后瘢痕隐蔽,不影响美观。

2)该切口常见并发症。冠状切口虽创面大,但手术层次在筋膜与筋膜之间或筋膜与骨膜之间的疏松结缔组织内,无重要的组织、器官,容易剥离,创伤较小,术后反应小。也可能出现以下几种并发症:①面神经额支的损伤。精细的手术操作可避免对神经的损伤。术中翻起皮瓣时的解剖层次十分重要,在颧弓上前方掀起皮瓣时,应在颞深筋膜浅面和颞浅筋膜深面之间的疏松结缔组织层,可避免额支的损伤。②头皮麻木和感觉异常。部分患者术后头皮区持续麻木和感觉异常,但额部感觉异常少见。这些感觉异常都呈暂时性,大都会逐渐消失。可能与眶上神经在翻瓣时过度牵拉有关。③毛发丧失。切口区秃发多见于手术时间长的患者,可能系创口止血时钳夹时间过长,局部缺血所致。平行于发根毛囊斜行切开头皮,分离层次在帽状腱膜以下,避免分离过浅损伤发根毛囊,也可防止术后脱发。④术后眶外侧软组织凹陷。常见于患者颧额缝、颧弓骨折断段错位愈合严重,伤区大量瘢痕组织,骨折复位固定后很难将颞深筋膜和(或)骨膜缝合固定。可在眶外侧骨边缘打孔,用细钢丝或尼龙线将颞深筋膜和(或)骨膜固定在骨边缘;其次分离骨膜时尽量不要暴露颧骨后颊脂垫,避免损伤造成眶外侧组织萎缩。

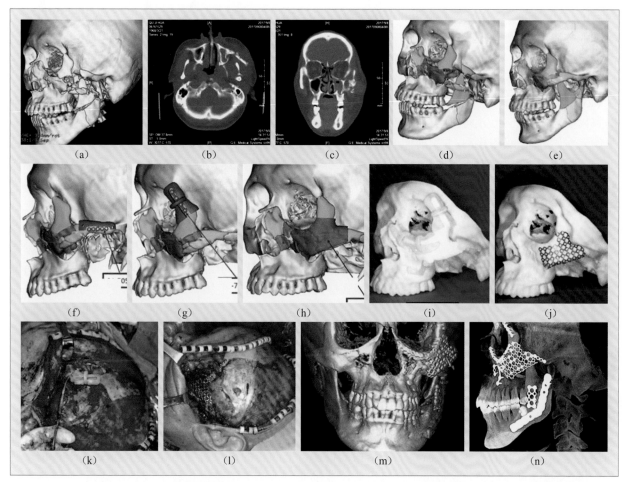

图 23-10 颧骨、颧弓、下颌骨粉碎性骨折病例,数字技术设计、3D 模型及手术导板应用、冠状切口入路复位固定

(a)~(c)术前 CT　　(d)~(h)数字外科技术设计复位固定方案　　(i)、(j)3D 模型及手术导板、固定材料制作

(k)、(l)冠状切口显露复位固定　　(m)、(n)术后 CT

(二)颌骨骨折

交通事故伤中,颌骨骨折(fractures of the jaws)约占面骨骨折总数的 70%。颌骨骨折有一般骨折的共性,如出血、肿胀、疼痛、骨折移位、感觉异常和功能障碍等。但由于颌骨解剖结构和生理特点,其临床表现和诊治方法与身体其他部位骨折又大不相同,最大的不同是由于上、下颌骨形成咬合关系,骨折处理不当,会影响咀嚼功能。

1. 颌骨骨折的解剖生理特点

(1)下颌骨。下颌骨占据面下 1/3 及两侧面中 1/3 的一部分,为颌面诸骨中体积最大、面积最广、位置最为突出者,易遭受损伤而导致骨折发生率高,占面骨骨折总数的 48%~54%。随着我国交通事业的发展,交通事故引起的下颌骨骨折比例逐年增高,成为下颌骨骨折的主要原因。下颌骨发生骨折的部位常与解剖结构有关,有些部位在结构上和力学上属于薄弱区域,如正中联合部、颏孔区、下颌角及髁突颈部均属于薄弱区,因此成为骨折的好发区(图23-11)。此外还可以发生喙突和下颌支骨折。直接打击髁突部可发生直接骨折,当颏部或体部受打击时,髁突部由于应力集中,形成间接骨折。下颌骨有较强大的升颌肌群和降颌肌群附着。在降颌肌群中,二腹肌前腹拉下颌后下,下颌舌骨肌拉下颌内下,颏舌骨肌拉下颌后下;升颌肌群中,附着于下颌角和下颌支外面下半部的咬肌浅层,提上颌向前上,附着于下颌支中份的咬肌中层和附着于下颌支上部及喙突的咬肌深层,提下颌向上;附着于喙突及下颌支前缘的颞肌,提下颌向上并旋转;附着于下颌支内面下部及下颌角内面

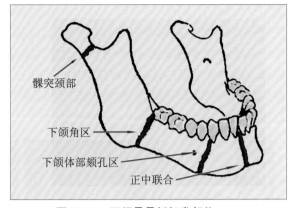

图 23-11　下颌骨骨折好发部位

的翼内肌,提下颌向上并向内侧;而翼外肌附着于颞下颌关节囊的前方和关节盘及髁颈前方,单侧收缩,下颌向对侧移动;双侧移动,下颌前伸。骨折时因此常常受附着在骨块上的肌肉牵引力方向和打击力的方向的综合影响,使骨折块发生移位,导致各种形式的咬合错乱。上下颌骨通过咬合关系行使功能,当咬合关系紧密接触时,颌骨可耐受相当大的打击力,但上下颌失去咬合关系的锁结时,受到打击时则容易发生骨折。

　　(2)上颌骨。上颌骨是面中部最大的骨骼,占据面中 1/3 的范围,左右各一,在中线相连,参与构成鼻腔外侧壁;上方与颅骨中的额骨、颞骨、筛骨及蝶骨相连;两侧与颧骨、鼻骨和泪骨相连,参与构成部分眼眶;后面与腭骨相连参与构成口腔的顶部。由于上颌骨主要维持面中部的外形并邻近颅脑,因此,骨折时常常影响眼、鼻、咬合与容貌,严重时可并发颅脑损伤与颅底骨折。上颌骨及其周围骨骼通过骨缝构成垂直的支柱结构(图23-12)。如鼻上颌支柱、颧上颌支柱、翼上颌支柱等,而牙弓、眶下缘及颧骨颧弓、眶上缘则构成水平支柱,在解剖上它们维持面部的外形,如高度、弧度和突度。在生物力学上它们起着分散颌力,抵抗外力的作用。鼻上颌支柱主要传导尖牙区的咀嚼力,该支柱起于上颌尖牙区的牙槽突,上行至眶内缘至额骨。颧上颌支柱主要传导第一磨牙区的咀嚼力,该支柱起于第一磨牙区的牙槽突,沿颧牙槽嵴上行达颧骨分为两支,一支经眶内缘至额骨,另一支向外后经颧弓而达颅底。翼上颌支柱主要传导磨牙区的咀嚼压力,该支柱由蝶骨翼突与上颌骨牙槽突的后端相互连接而成,将咀嚼压力传至颅底。当上颌骨受到轻度外力时,外力常被这些支柱结构消散而不引起骨折;但当较大外力打击时,上颌骨与其他骨骼的连接遭到破坏,可形成多个骨骼和多个结构的损伤。上颌骨的血供极为丰富,既接受骨内上牙槽动脉的血供,又接受颊、唇、腭侧黏骨膜等软组织的血液供应。由于上颌骨血运较下颌骨丰富,故抗感染能力强,骨折愈合较下颌骨迅速,但外伤后出血亦较多。

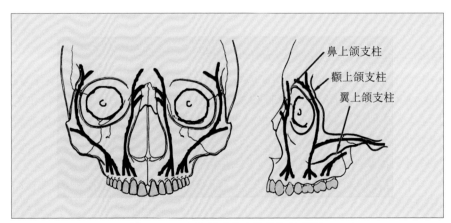

图 23-12　上颌骨垂直支柱结构示意图

上颌骨 Le Fort 骨折分类:根据撞击的力量和骨折线的方向、走行部位,Le Fort 早在 1901 年即提出分为低位骨折、中位骨折、高位骨折,也称 Le Fort Ⅰ 型骨折、Ⅱ 型骨折、Ⅲ 型骨折。Le Fort 骨折分类仍是目前临床上最广泛采用的上颌骨骨折分类方法(图 23-13,图 23-14)。①Le Fort Ⅰ 型骨折:又称上颌骨低位骨折或水平骨折(horizontal fracture)。骨折线从梨状孔水平、牙槽突上方向两侧水平延伸到上颌翼突缝。多由前部外力所致,临床表现为咬合错乱、骨的异常动度和骨擦音。骨折块受致伤力、骨重力和翼肌牵拉向下向后移位,导致后牙早接触、前牙开𬌗。患者自觉症状为咬合痛和牙弓的不稳定感。软组织损伤可引起上唇肿胀、上颌前庭

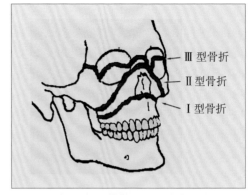

图 23-13　上颌骨 Le Fort 骨折分类

沟疼痛、淤斑和气肿。临床检查以食指和大拇指放在上颌牙弓上向各个方向移动、感受上颌骨的动度,少数嵌入性骨折异常动度不明显。②Le Fort Ⅱ 型骨折:又称上颌骨中位骨折或锥形骨折(pyramidal fracture)。骨折线自鼻额缝向两侧横过鼻梁、眶内侧壁、眶底和颧上颌缝,再沿上颌骨侧壁至翼突。有时可波及筛窦达颅前窝,出现脑脊液鼻漏。骨折块通常向后移位,临床表现为鼻根、眼眶、颧面部和上唇的广泛肿胀和咬合紊乱。鼻额骨折常伴有脑脊液鼻漏和鼻出血,眶下缘和眶底骨折可出现眶周淤斑、复视和结膜下出血,上颌骨前壁或颧上颌骨复合体骨折可表现为眶下区麻木。临床检查为口内移动上颌骨时,鼻额连接或眶下缘出现异常动度。如果发生嵌顿,骨折块的异常动度不明显。③Le Fort Ⅲ 型骨折:又称上颌骨高位骨折或颅面分离骨折。骨折线自鼻额缝向两侧横过鼻梁、眶部,经颧额缝向后达翼突,形成颅面分离(craniofacial separation),常导致面中部拉长和凹陷。多因严重外力所致,很少单独发生,常伴有颅底骨折或颅脑损伤。临床表现为"盘形脸"、颧骨复合体的异常动度,常伴有脑脊液鼻漏或耳漏、眶周淤斑,形成"熊猫眼"和创伤性眶距增宽。临床检查为口内移动上颌骨时,鼻额缝和颧上颌缝可及异常动度。如果发生嵌顿,骨折块的异常动度不明显。

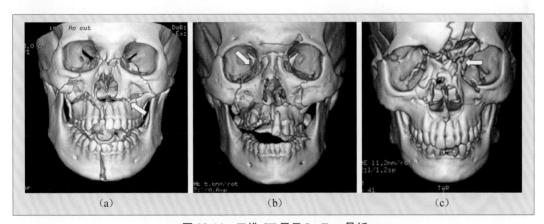

图 23-14　三维 CT 显示 Le Fort 骨折
(a)Ⅰ型骨折　(b)Ⅱ型骨折　(c)Ⅲ型骨折伴颅骨骨折

尽管临床上至今仍沿用 Le Fort 骨折分类,但临床所遇到的上颌骨骨折的骨折线并不都是如此,也不一定两侧发生对称性骨折,可能一侧为Ⅰ型,另一侧为Ⅱ型,这主要取决于撞击力的大小和方向。

2.颌骨骨折的临床表现　颌骨骨折后,骨折部位出现疼痛、肿胀及皮下淤斑等急性症状和体征,依照骨折的发生部位,还会出现骨折段移位、张口受限、咬合错乱和局部畸形等相应的临床症状、体征和功能障碍情况。

(1)下颌骨骨折(mandibular fracture)。

1)骨折段移位。下颌骨骨折后因骨折的部位、创伤外力的大小和方向、骨折线方向和倾斜度、骨折段

是否有牙以及附着肌肉的牵拉作用等,造成不同情况的骨折段移位。①正中联合部骨折:单发的正中联合部骨折,由于骨折线两侧肌群牵拉力相等,常无明显移位;正中联合部两侧双发骨折,正中骨折段可因降颌肌群的作用而向后下方退缩。如发生粉碎性骨折或有骨质缺损,两侧骨折段受下颌舌骨肌的牵拉可向中线移位,使下颌牙弓变窄。后两种骨折均可使舌后坠,造成呼吸困难,甚至窒息。②颏孔区骨折:又称下颌骨体部骨折。一侧颏孔处骨折时,前骨折段因降颌肌群的牵拉作用而向下方移位,并稍偏向外侧。后骨折段则因升颌肌群的牵拉,向上前方移位,且稍偏向内侧,两骨折段可以有错位。双侧颏孔区骨折时,两侧后骨折段因升颌肌群牵拉而向上前方移位,前骨折段则因降颌肌群的作用而向下后方移位,可致颏后缩及舌后坠,有造成咽腔缩小的危险。③下颌角骨折:骨折线正位于下颌角,且骨折线两侧都有咬肌与翼内肌附丽时,骨折段可不发生移位。如骨折线位于这些肌肉附着处之前,前骨折段因降颌肌群的牵拉而向下内移位,后骨折段则因升颌肌群的牵拉而向上移位。④髁突骨折:髁突骨折多发生在翼外肌附着下方的髁突颈部。折断的髁突由于受翼外肌的牵拉而向前、内移位,但仍可留在关节囊内。如打击力过大,髁突可撕破关节囊从关节窝内脱出,向内、向前、向后或向外移位,其移位的方向和程度与外力撞击的方向及大小有关。个别情况下,髁突可被击入颅中窝。单侧骨折时,患者下颌向外侧及后方移位,不能做侧方运动。由于下颌支变短以及升颌肌群的牵拉,致使后牙早接触,前牙及对侧牙可出现开𬌗。双侧髁突颈部骨折者,下颌不能做前伸运动,由于升颌肌群的牵拉,下颌支向后上移位,导致后牙早接触,前牙开𬌗更明显,侧方运动受限。

2)咬合错乱:咬合错乱是颌骨骨折最常见、最重要的体征,对颌骨骨折的诊断与治疗有重要意义。即使骨折段仅有轻度移位,也可出现咬合错乱而影响功能。可能有早接触、开𬌗、反𬌗及跨𬌗等多种情况。

3)骨折段异常动度:正常情况下下颌骨是整体运动,只有在发生骨折时才会出现骨折段的异常活动,骨折部位可出现骨擦音。

4)下唇麻木:由于下颌骨升支和体部有下牙槽神经穿过,下颌角区和体部骨折时,突然的断裂和牵拉常会损伤下牙槽神经,出现下唇麻木。

5)张口受限:由于疼痛和升颌肌群痉挛,多数下颌骨骨折伤员存在张口受限症状,影响正常的进食和语言功能。

6)牙龈撕裂和牙齿损伤:骨折处常见牙龈撕裂、出血、变色及水肿,可伴有牙齿松动、折断、移位等。

7)面部畸形:骨折发生移位后,可造成面部畸形,以下颌偏斜畸形较为常见。

(2)上颌骨骨折(maxilla fracture)。

1)骨折段移位:上颌骨未附着强大的咬肌,受肌牵拉移位的影响较小,故骨折块多随撞击力的方向而发生移位,或因其重力而下垂,一般常出现向后下方向移位,导致上颌骨下坠。矢状骨折两侧骨折段向外移位,牙弓增宽,如骨折段移位不大,腭黏膜通常是完整的,如骨折段移位明显,腭黏膜裂开,即可形成"创伤性腭裂"。

2)异常骨动度:临床上患者做咀嚼运动时,可发现上颌骨整体异常动度。检查时将头部固定,一只手持住上颌前部牙槽突前后晃动,感觉是否有上颌骨骨折段异常动度。检查 Le Fort Ⅱ型骨折或Ⅲ型骨折时,一只手手指置于鼻梁部位,另一只手持住上颌骨前后晃动,如鼻额缝处有动度,提示存在骨折。

3)咬合错乱:上颌骨骨折段的移位必然引起咬合关系错乱。如一侧骨折段向下移位,该侧就会出现咬合早接触。上颌骨与翼突同时骨折时,由于翼内肌向下牵拉,常使后牙早接触,前牙呈开𬌗状。如上颌骨向侧方整体移位,则出现偏𬌗畸形。如上颌骨矢状骨折,一侧骨折段下垂,侧出现患侧牙早接触,健侧牙呈开𬌗状。

4)功能障碍:上颌骨骨折后可出现语言障碍、吞咽困难以及咀嚼障碍,咀嚼障碍主要表现为咬合无力。当上颌骨整体骨折后下坠移位明显时,可造成呼吸困难,甚至窒息。

5)面部畸形:上颌骨骨折后常表现为口不能闭合、流涎,面中 1/3 变长,前部塌陷。低位骨折时面部畸形可不明显,高位骨折常表现为面中部凹陷,呈"盘形脸"外观。上颌骨可向一侧移位,造成面中部扭曲畸形。

6）眶及眶周变化：上颌骨骨折时眶内及眶周常伴有组织内出血、水肿，形成特有的"眼镜症"，表现为眶周瘀斑，上、下睑及球结膜下出血，或有眼球移位而出现复视。

7）神经症状：上颌骨骨折损伤眶下神经时可出现眶下区及上唇麻木。

8）颅脑损伤：上颌骨骨折时常伴发颅脑损伤或颅底骨折，出现脑脊液漏等。

3. 颌骨骨折的诊断

（1）损伤病史。颌骨骨折在首诊时，应了解伤员受伤的原因、部位及伤后的临床表现，重点了解创伤力的方向和作用的部位，详细的病史将有助于明确骨折的部位和类型。

（2）临床表现和体征。通过观察面部有无畸形，如面中部有无"盘形面"、"马面"、内眦间距增宽、鼻根塌陷等；眼眶区有无眼镜症状，眼球有无移位、运动受限；有无张口受限和开𬌗、早接触等咬合错乱情况；是否可触及眶下缘、颧牙槽嵴出现台阶感；颌骨有无异常动度和骨摩擦音等。通过临床表现和体征，容易明确诊断。

（3）影像学检查。口腔全景片、下颌骨正侧位片、瓦氏位片等X线平片，面部CT和三维CT均可良好显示颌骨骨折的部位。特别是三维CT重建，可立体显示骨折的部位、移位等细节特征，不仅对诊断有重要作用，而且对骨折治疗方式的选择也有重要的指导作用（图23-15）。而MRI检查对骨组织显示清晰度不够，对了解骨折造成的软组织损伤检查有一定价值。

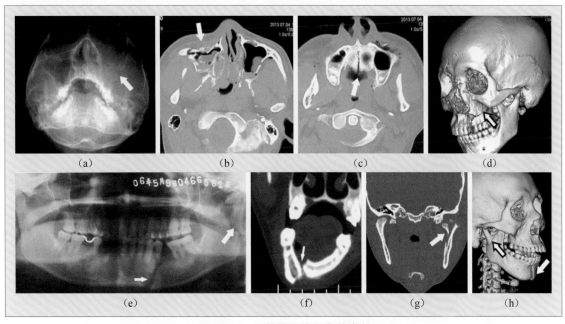

图23-15 颌骨骨折的影像学检查

（a）平片大瓦氏位显示上颌骨骨折 （b）、（c）二维CT显示上颌骨骨折 （d）三维CT显示上颌骨骨折
（e）口腔全景片显示下颌骨体部、髁突颈部骨折 （f）、（g）二维CT显示下颌骨体部、髁突颈部骨折
（h）三维CT显示下颌骨体部、髁突颈部骨折

4. 颌骨骨折的治疗 颌骨骨折伤员应及早进行专科确定性治疗。如合并颅脑、重要脏器或肢体严重损伤，全身情况不佳时，应首先抢救伤员的生命，待全身情况稳定或好转后，再行颌骨骨折的专科确定性治疗。但应注意，在救治其他部位伤的同时，不能忽视与颌面外科的衔接，以免延误治疗。即使由于各种原因延误了早期治疗，也应争取时间作延期处理，防止骨折错位愈合，使后期处理复杂化。

目前国内外学者公认的治疗原则是：骨折的解剖复位；功能稳定性固定；无（微）创外科治疗；早期功能性运动。其中解剖复位的含义是兼顾形态与功能，既要恢复颌骨的解剖形态，恢复其特有的高度、突度和弧度，还要恢复伤前的咬合关系，重建伤员原有的𬌗关系，恢复咀嚼功能。功能稳定性固定和早期功能运动可以体现我国中医传统的动静结合,促进骨折愈合的理念。骨折固定的方法可根据条件选用,目前以手术开放复位坚强内固定为治疗的主流技术。颌骨骨折治疗时常利用牙齿作骨折段的固定,骨折线上的牙齿应视情况尽量保存。但如骨折线上的牙已松动、折断、龋坏、牙根裸露过多或有炎症者,应予以拔出,以防止骨折感染或并发骨髓炎。

随着影像学诊断技术的发展、手术入路的改变和理想内固定材料的应用,颌骨骨折的治疗理念近 20 多年来发生了很大变化,复位和固定方式与传统的治疗方式有了根本性的改变。颌骨骨折复位的标准是恢复伤员伤前后的咬合关系和面部形态,应根据不同的骨折情况和治疗条件,选用不同的复位固定方式,但手术开放复位、骨折段内固定已成为颌骨骨折主流的治疗模式。

(1) 下颌骨骨折的治疗。

1) 闭合性治疗:以手法复位和牵引复位、颌间固定或外固定为主要特征的治疗方法。主要适用于无移位的有利型骨折,无法耐受开放性治疗的患者、儿童患者等特殊人群,部分特殊部位的骨折,如髁突骨折和喙突骨折,尤其是儿童的髁突骨折,也适用于闭合性治疗。对于特殊类型的骨折,如严重的粉碎性骨折、软组织缺失的暴露性骨折等,出于血供的考虑,也可使用闭合性治疗。

下颌骨骨折闭合性治疗中常用的复位方法有手法复位和牵引复位。①手法复位:通过手法推动将移位的骨折恢复至正常位置,方法相对简便。在下颌骨骨折早期,骨折断端间无纤维性愈合且骨折段比较活动,是选用手法复位的前提。闭合性治疗中,手法复位后常需要选用单颌固定、颌间固定或其他辅助型固定。②牵引复位:采用手法复位效果不佳,还可以采用颌间牵引复位,利用未骨折的上颌牙弓来牵引、复位并固定下颌骨骨折段,恢复正常的咬合关系。通常在上、下颌牙列上分别结扎带钩牙弓夹板,下颌牙弓夹板跨过骨折线,根据骨折段需要复位的方向,在挂钩上套上小橡皮圈做持续牵引,牵引过程中经常检查和调整橡皮圈牵引的方向,使咬合关系得以恢复正常[图 23-16(a)]。牵引复位实际上既有牵引作用,牵引到位后也有固定作用。下颌骨骨折采用颌间牵引通常需要 6~8 周。近年来,颌间牵引钉牵引复位也开始用于下颌骨骨折的治疗。该方法是在双侧上下颌尖牙与第一前磨牙牙根之间距龈缘约 4mm 处,将自攻颌间牵引钉拧入骨内至基部,将橡皮圈套入螺钉末端的槽内行颌间牵引。若所需牵引力较大可根据需要酌情增加牵引钉个数[图 23-16(b)]。

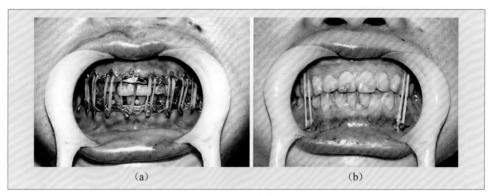

图 23-16　颌间牵引、外固定病例
(a)牙弓夹板颌间牵引　(b)牵引钉颌间牵引

下颌骨骨折手法复位后,为保证骨折的正常愈合,防止再移位,必须要有切实可靠的固定手段,临床常用的有单颌固定、颌间固定以及辅助固定。①单颌固定:单颌固定仅在骨折的颌骨上做固定,患者固定后仍可以张口活动,对进食和语言影响较小,便于口腔清洁卫生。但固定稳定性差,多用于无明显移位的简单骨折,如髁正中线骨折、牙槽突骨折等。常用钢丝、夹板将骨折两侧的牙齿或牙列结扎起来,使之形成一个整体来固定骨折。常用方法有两种:一是邻牙结扎固定法,将邻近骨折线两侧的牙分别用不锈钢丝结扎,骨折复位后再将两股钢丝相互拧紧,使骨折得到固定。二是牙弓夹板固定法,利用成品牙弓夹板或铝丝自制带钩牙弓夹板,沿下颌牙列唇颊侧弯制成弧形并与牙弓形态一致,骨折复位后用钢丝将夹板结扎固定在骨折线两侧每个牙齿的颈部。该方法适用于牙槽突骨折,也适用于移位不大的线性骨折。②颌间固定:颌间固定是下颌骨骨折闭合性治疗中最常见的固定方法之一。利用稳固的上颌骨或牙弓作为固定支架固定骨折的下颌骨,将上、下颌骨固定在正常咬合位置上。优点是逐渐使骨折和咬合关系得以恢复并可以调整,简单实用。缺点是患者不能张口的时间长达6周以上,影响咀嚼、语言和进食等功能,不易保持口腔卫生。常用方法是带钩牙弓夹板固定法,适用于各类有剩余牙的下颌骨骨折。将上、下颌分别结扎牙弓夹板,用小橡皮圈分别套在上、下牙弓夹板的挂钩上,做弹性牵引复位并维持固定[图23-16(a)]。颌间固定的时间一般为6周,下颌骨双发骨折或多发骨折可延长至8周。也可根据复位情况做间歇性固定,如在进食时可以解除颌间牵引,防止治疗后张口受限。③弹性吊颌帽或头帽颏兜固定:此法利用帽子做依托,在两侧帽缘上各缝一条6~8cm的弹性松紧带,使用时将帽子戴在头上,弹性松紧带托于颏部,利用弹性松紧带向上托起下颌骨。亦有成品头帽颏兜可供使用。该方法适用于没有骨折段移位的稳定骨折,用作辅助固定,限制患者张口,防止移位发生。加用殆垫也可用于儿童下颌骨髁突骨折的固定。

2)开放性治疗:以往的观点认为,如骨折段移位时间较久,骨折处已有纤维性错位愈合或发生骨性错位愈合,闭合性治疗方法均不能达到复位目的,方可施行手术开放性治疗。对有软组织伤的开放性骨折,常在清创的同时,直视下行一次性骨折复位与固定。有些复杂性骨折,为争取早期复位,也可直接采取开放性治疗。随着坚固内固定材料和手术治疗技术的发展,目前认为几乎所有的下颌骨骨折均可采用开放复位内固定的手术方法治疗。即使是没有移位的骨折,为了减少颌间固定的时间,减轻患者颌间固定的不适,也可采用手术方法治疗。对于儿童和老年患者,则需依照患者状况和损伤程度决定治疗方式。一般情况下,儿童下颌骨骨折多采用保守治疗方法,手术方法易损伤下颌骨内的牙胚。老年患者只要可以耐受手术及围手术期的创伤,也应采用手术方法治疗。

开放性复位须在全麻或局麻下施行。经口内前庭沟、颌下、颌后等手术入路,切开并暴露骨折线,将骨折线间的纤维性骨痂清除,或用骨凿重新凿开骨性错位愈合的骨折线,在可视状态下使骨折断段重新复位。在开放性复位同时行骨间内固定,临床上可供选择的内固定方法有:金属丝骨间内固定、克氏针固定、加压板固定、皮质骨螺钉固定、小型接骨板和微型接骨板固定、重建接骨板固定、高分子可降解接骨板固定等。由于下颌骨骨折后附着肌肉力量大,高分子可降解接骨板力量不足以固定肌肉的牵拉作用,一般情况下少用。

在骨行使功能时,能使骨结构足够坚强,防止骨折片移动并直接作用于骨的固定形式称之为坚固内固定(图23-17);不能防止骨折断段移位的固定形式称之为非坚固内固定。颌骨骨折坚固内固定是近30年来发展起来的开放性内固定技术,也是目前下颌骨骨折最常用的固定手段。加压板固定、皮质骨螺钉固定、小型接骨板和微型接骨板固定、重建接骨板固定均可用于下颌骨骨折的坚固内固定。为加强骨折固定的稳定性与可靠性,在行骨间固定时还可同时选择颌间固定等其他辅助固定方法。

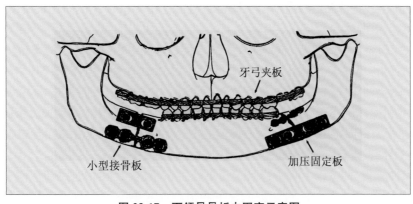

牙弓夹板

小型接骨板   加压固定板

图23-17 下颌骨骨折内固定示意图

几种常见下颌骨骨折的开放性治疗方法如下。

a. 下颌骨联合部及颏旁骨折：通常为口内入路，自下颌前庭沟偏唇颊侧做切口，暴露骨折段，参照咬合关系复位，须借助暂时性颌间固定或骨折复位钳保持复位状态，再进行坚固内固定或功能稳定性固定。对于复杂的骨折，如下颌骨骨折线为斜行，骨折复位钳无法保持解剖复位与固定，也可以采用口外颏下切口，以利于骨折的复位与固定。内固定通常用两块小型接骨板，两者平行放置，彼此间隔5mm。其中一块接骨板须沿下颌骨下缘固定，可用加压或非加压固定板。另一接骨板须放在根尖下1.0～1.5cm处，与骨折线垂直(图23-18)。

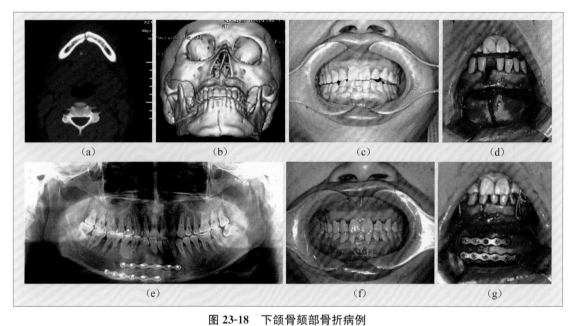

图23-18　下颌骨颏部骨折病例
(a)、(b)术前二维CT、三维CT检查　(c)、(f)术前、术后咬合
(d)、(g)术中骨折线和内固定　(e)术后口腔全景片

部分颏部正中骨折患者，由于正前方力的打击，颏部骨折的同时，下颌升支会向两侧外展移位，造成下面部增宽、下颌后缩，且常伴有双侧髁突骨折，或髁突向外侧脱位。手术治疗中需将双侧下颌支内收，颏部前拉，骨折或脱位的髁突复位，方能获得正常的咬合关系和理想的面形恢复效果(图23-19)。

b. 下颌骨体部骨折：固定方式包括3种。①下颌体下缘加压板结合牙弓夹板固定；②两块平行放置的接骨板固定，可用加压或非加压板，通常加压板放置于下缘；③下缘的一个皮质骨螺钉加上缘的一个小接骨板固定，牙弓夹板提供第三点固定。下颌体骨折部主张使用非加压板固定，因为加压板必须放在下颌下缘，经口内固定时须通过穿颊拉钩操作，皮肤留有瘢痕。用小型接骨板则比较简单，而且适用于各类型的骨折(图23-20)。下颌体的斜行或层片状骨折，在接骨板固定前，最好采用1～2颗皮质骨螺钉于垂直于骨折线方向先行固定，这样可防止斜行的骨折面在接骨板固定中或固定后的滑动。

c. 下颌骨角部骨折：单发于下颌角的有利型或移位不大的线性骨折可以采用外斜线张力带单个固定板固定，但骨折线每侧至少固定2颗螺钉，确保稳定。可通过口内切口入路实施，术后早期辅以颌间牵引(图23-21)。对于不利型骨折或严重移位的、多发的和粉碎性骨折，仅做外斜线张力带固定不足以维系骨折的稳定性，可以在张力带固定的基础上，进一步经口外入路或经皮穿刺借助穿颊拉钩在下颌角下缘用接骨板做补偿固定(图23-22)。

d. 下颌骨多发性骨折：两处以上骨折的固定与单处骨折不同。当两处骨折时，由于骨折线之间的骨段失去支撑，常发生倾斜、扭转移位。最常见的是下颌角合并对侧下颌体或正中联合部骨折。在手术治疗中，须同时显露两处或全部的骨折段，行颌间结扎，多处骨折段必须同步复位，然后再分别行坚固内固定。不可先显露一处骨折段,复位后先行内固定,然后再显露、复位、固定另一处骨折段,否则难以达到后处理骨折段的解剖复位,易发生骨折段内倾移位,造成舌侧牙尖分离(图23-23)。

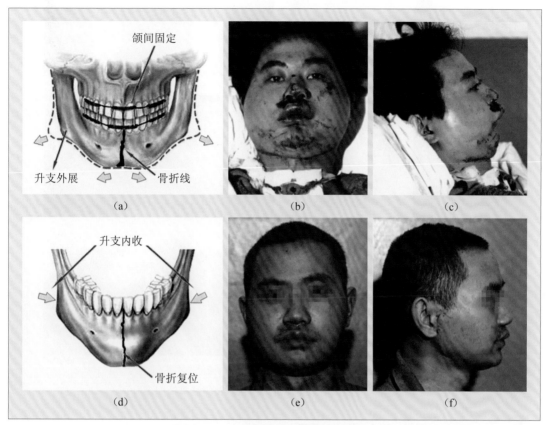

图 23-19 下颌颏部和双侧髁突骨折病例
(a)、(d)治疗示意图 (b)、(c)术前面形 (e)、(f)术后面形

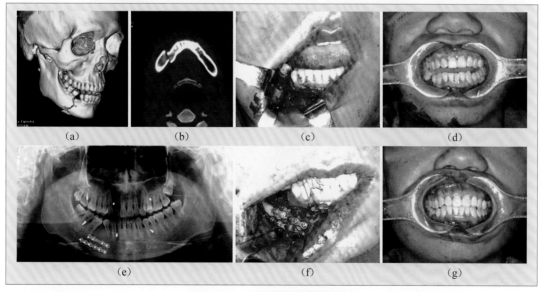

图 23-20 下颌骨体部骨折病例
(a)、(b)术前三维 CT、二维 CT 检查 (c)、(f)术中骨折线和内固定
(d)、(g)术前、术后咬合 (e)术后口腔全景片

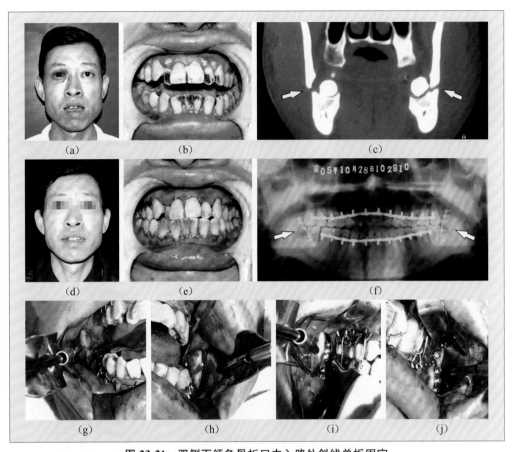

图 23-21 双侧下颌角骨折口内入路外斜线单板固定

(a)、(d)术前、术后面形 (b)、(e)术前、术后咬合 (c)术前 CT,箭头示骨折线

(f)术后全景片,箭头示固定板位置 (g)、(h)、(i)、(j)术中骨折线和内固定

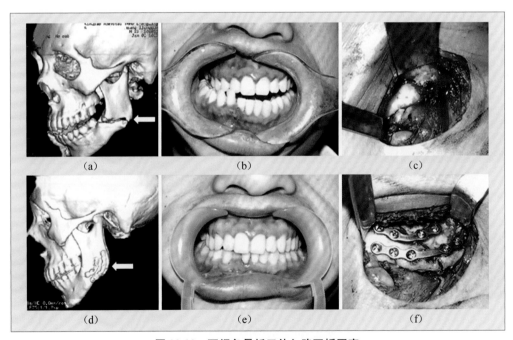

图 23-22 下颌角骨折口外入路双板固定

(a)术前三维 CT,箭头示下颌角区骨折线 (b)、(c)术前、术后咬合

(c)、(f)术中骨折线和内固定 (d)术后三维 CT,箭头示固定板位置

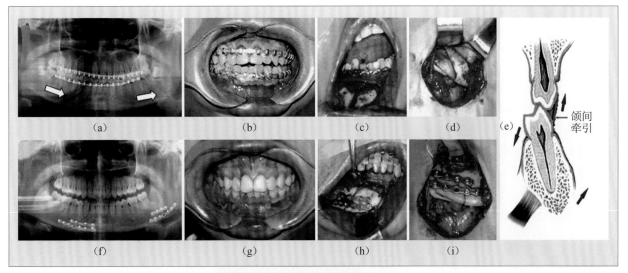

图 23-23　下颌骨多发性骨折病例
（a）、（f）术前、术后口腔全景片，箭头示骨折线　　（b）、（g）术前、术后咬合　　（c）、（d）、（h）、（i）术中骨折线和内固定
（e）若处置不当骨折段内倾移位，舌侧牙尖分离示意图

　　e. 下颌骨粉碎性骨折：下颌骨粉碎性骨折由于连续性中断，不能吸收和传导应力，骨折断端不能分担功能性负载，通常都采用重建板进行全负重式固定。复位用重建板跨越粉碎区做支柱固定，可以有效地恢复和维持下颌弓的长度、外形和机械负载功能。为方便粉碎性骨折的治疗，处理中必须首先"简化"骨折。通过颌间结扎重建咬合关系后，显露骨折，以重建板桥接粉碎区，同时以小型接骨板或螺钉将各个骨折片固定于正确位置（图 23-24）。

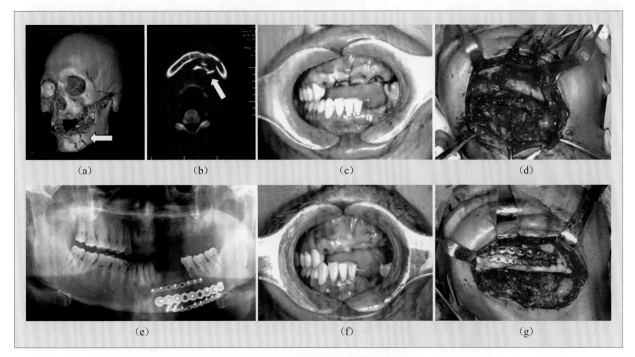

图 23-24　下颌骨粉碎性骨折病例
（a）、（b）术前三维 CT、二维 CT 检查，箭头示骨折线　　（c）、（f）术前、术后咬合
（d）、（g）术中骨折线和内固定　　（e）术后口腔全景片

f. 髁突骨折:髁突骨折是特殊类型的下颌骨骨折,部分患者闭合性治疗能够获得较为满意的疗效,但有时闭合性治疗会导致严重的髁突畸形、功能障碍甚至关节强直,尤其是骨折移位较大或伴有脱位时,外科手术的介入能够在最大程度上改善此类骨折的预后。手术复位、内固定需要遵循正确复位、可靠固定和最小损伤的原则,多采用耳屏前或改良耳屏前切口及下颌后切口入路,分离中注意保护面神经分支。①耳屏前或改良耳屏前切口:于患侧耳屏前约 0.5cm 皮肤皱褶处做直线切口,可绕耳垂,长 4～5cm。逐层切开皮肤、皮下组织后逐层分离至骨折处,打开腮腺包膜,钝性分离达骨膜,切开骨膜暴露骨折断端,复位骨折,恢复咬合关系,先行颌间固定,骨折段解剖复位后,沿着应力轨迹放置微型接骨板(图 23-25),或拉力螺钉固定(图 23-26)。术后颌间牵引 3～7 天,一周后行张口训练。②下颌后切口:于耳垂下 0.5cm沿下颌骨升支后缘,向下切开 2～3cm,是否超出下颌角水平依照需要显露范围而定。分层切开、分离至下颌骨骨面,向上分离显露骨折断端。颌间固定恢复咬合关系,解剖复位后,小型接骨板固定(图 23-26)。此手术进路适合低位髁突颈部及颈部以下骨折固定治疗。

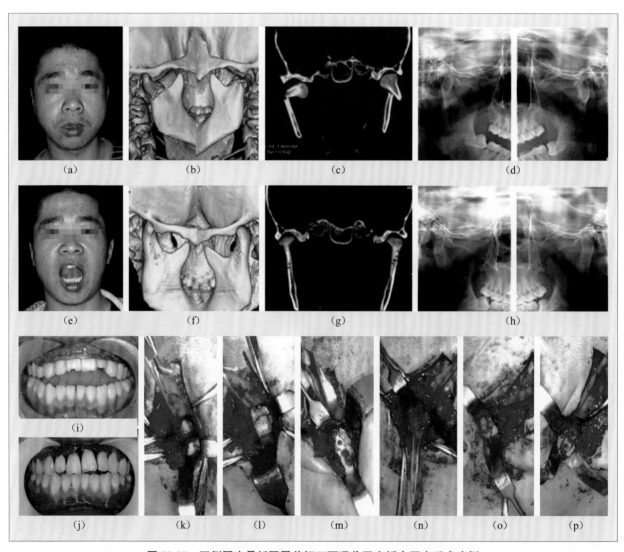

图 23-25　双侧髁突骨折耳屏前切口可吸收固定板内固定手术病例
　　(a)术前面形　(b)术前三维 CT　(c)术前冠状位 CT　(d)术前全景片　(e)术后面形和张口　(f)术后三维 CT
(g)术后冠状位 CT　(h)术后全景片　(i)术前咬合错乱　(j)术后咬合正常　(k)、(l)、(m)右侧髁突术中内固定
(n)、(o)、(p)左侧髁突术中内固定

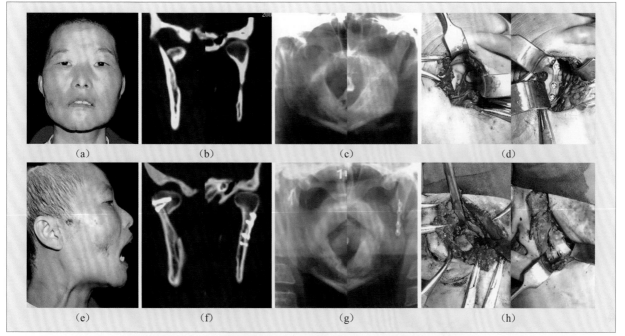

图 23-26 双侧髁突骨折左侧下颌后切口入路内固定手术病例

(a)术前面形　(b)术前冠状位 CT　(c)术前关节位平片　(d)左侧下颌后切口入路,骨折段小型接骨板内固定
(e)术后张口　(f)术后冠状位 CT　(g)术后关节位平片　(h)右侧耳屏前切口入路,骨折段拉力螺钉内固定

(2)上颌骨骨折的治疗。

1)颅颌牵引复位外固定:颅颌牵引复位外固定是治疗上颌骨骨折的传统方法,适用于早期无嵌顿的上颌骨骨折。可在局麻下手法复位,通过结扎在上颌牙弓的牙弓夹板,将上颌骨骨折段用钢丝穿过颞部软组织,悬吊于头部石膏帽上的固定支架上,固定 4~6 周。为确保恢复正常的咬合关系,颅颌悬吊的同时,需采用颌间牵引方法调整咬合[图 23-27(a)]。颌间固定可以采用牙弓夹板、小环钢丝结扎、正畸托槽或颌间牵引钉固定,后两种方法比较舒适,对牙龈的损伤小,有利于口腔卫生的维护。如上颌骨骨折段有较大的移位,可在石膏帽外固定牵张支架,将上颌骨骨折段向外牵引复位[图 23-27(b)]。但上颌骨骨折手法复位颌间固定和颅颌牵引悬吊固定的治疗模式,因治疗效果不确定,且患者需长时间颅颌悬吊,感觉明显不适,已逐渐被淘汰。目前主流的治疗模式是手术复位坚固内固定方式治疗,对于边远地区,治疗条件不具备的情况下,可以作为治疗方法的补充。

2)手术复位内固定:骨折有移位,或伴有咬合错乱的患者,均可采用手术复位内固定的方法进行治疗。对于嵌入性骨折,伤后时间较长,已发生纤维性或骨性错位愈合的骨折,可以采用设计性截骨的正颌外科技术,矫正咬合和恢复面形框架。上颌骨骨折内固定通常选择有足够支持力的 2.0mm 小型接骨板系统,在梨状孔边缘、颧牙槽嵴、眶下缘、颧额缝和颧弓等骨质增厚的部位进行固定,以抵抗重力和咀嚼力。固定时需要注意

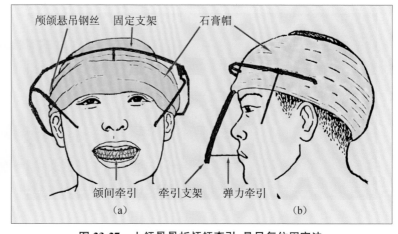

图 23-27 上颌骨骨折颅颌牵引、悬吊复位固定法
(a)颅颌悬吊　(b)颅颌悬吊和弹力牵引

接骨板的位置,以免损伤牙根。接骨板的弯制应尽量与骨面贴合,以免上紧螺钉后骨折块移位导致术后咬合干扰和螺钉松动。螺钉通常选择直径1.5mm、长4～6mm的皮质骨螺钉。上颌骨的垂直支柱发生粉碎或骨缺损时,如果裂隙大于5mm以上,超过了骨的爬行愈合能力,仅靠小型接骨板支持很容易产生金属疲劳,最终导致螺钉松动或骨不连接,这时需要植骨,可采用颅骨外板或下颌骨外斜线、颏部外层骨板作为移植骨块。

几种常见上颌骨骨折的手术复位内固定方法如下。

a. Le Fort Ⅰ型骨折:是最常见的上颌骨骨折,占上颌骨骨折的37%～55%。手术中首先结扎上、下颌牙弓夹板,上颌前庭沟切口显露骨折段,移动、复位上颌骨拼对咬合关系,进行颌间结扎,利用下颌骨来恢复上颌骨的前突度,通常选择梨状孔边缘和牙槽嵴这些上颌骨骨质较厚的垂直力柱进行固定(图23-28)。

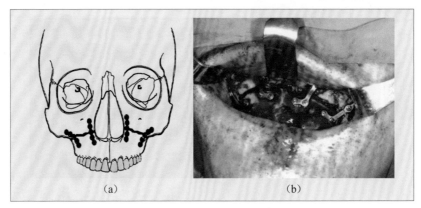

图 23-28　Le Fort Ⅰ型骨折内固定
(a)示意图　(b)术中坚固部位

b. Le Fort Ⅱ型骨折:发生率次于Le Fort Ⅰ型骨折,占上颌骨骨折的25%。手术通常经口内切开显露颧上颌骨折线,进行复位固定。如果该处为粉碎性骨折无法固定,可经睑缘下和鼻根部切口复位固定眶下缘和鼻额缝的骨折(图23-29)。如伴发的眶底骨折和骨缺损,可经睑缘下切口进行探查并修复。

c. Le Fort Ⅲ型骨折:发生率比较低,仅占上颌骨骨折的5%～19%,骨折线形成颅面分离。手术应先通过颌间结扎恢复咬合关系,可采用冠状切口或面部小切口加口内切口入路,然后按照由外向内的顺序,先复位移位的骨折段,分别固定颧额缝、颧颞缝和鼻额缝,最后恢复鼻外形和进行眶底修复重建(图23-30)。

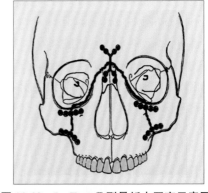

图 23-29　Le Fort Ⅱ型骨折内固定示意图

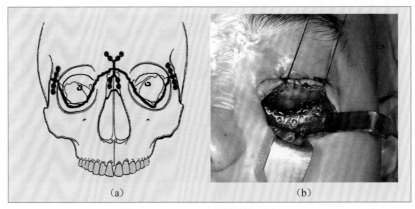

图 23-30　Le Fort Ⅲ型骨折内固定
(a)示意图　(b)眶底缺损钛网修复重建

d. 矢状骨折:可以发生在腭部正中或正中旁,形成创伤性腭裂,牙弓增宽,目前临床普遍采用手术的方法来缩小增宽的牙弓。单纯上颌骨骨折时,首先复位腭中份,恢复上颌骨牙弓的宽度,然后再复位垂直支柱。如合并有下颌骨骨折,颌间固定前也要先复位腭板并完成腭部的固定,以获得正确的面部宽度,然后再引导下颌复位。也可先复位下颌牙弓,再以下颌引导复位上颌。矢状骨折线可用微型或小型接骨板于相应牙根尖上方 5mm 处固定(图 23-31)。腭部骨折线对位后也应固定(图 23-32,图 23-33),否则骨折段易发生旋转,难以恢复咬合关系。

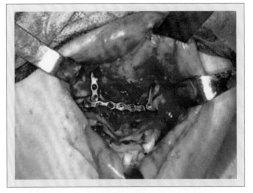

图 23-31　矢状骨折术中坚固内固定

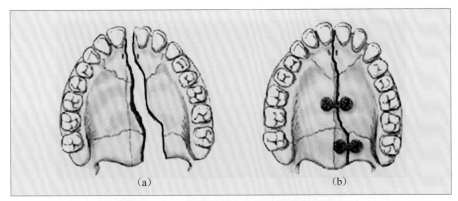

图 23-32　腭部骨折线复位后固定模式图

(a)固定前　(b)固定后

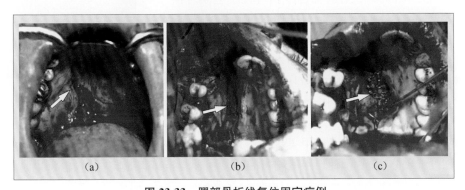

图 23-33　腭部骨折线复位固定病例

(a)、(b)腭部骨折线,箭头示骨折线　(c)复位后内固定,箭头示接骨板

e. 上颌骨多发性骨折:上颌骨骨折多不规则,可以一侧是低位骨折,另一侧是高位骨折,或者 Le Fort 骨折同时混合了矢状或牙槽突骨折。因此,其治疗应该按照上述原则,选择适合的手术入路进行骨折的复位和固定(图 23-34)。对于一些骨折段相嵌难以松动或陈旧性的上颌骨骨折,特别是高位骨折,为防止撬动骨折段造成颅底组织结构的损伤,可行 Le Fort Ⅰ型截骨,折断并下降上颌骨,复位咬合关系后行截骨部位固定。

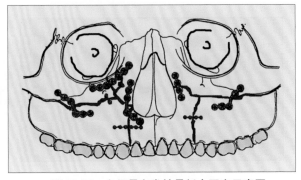

图 23-34　上颌骨多发性骨折内固定示意图

（三）特殊类型骨折

1. 鼻眶筛骨折　鼻眶筛区（naso-orbital-ethmoid，NOE）骨折，既往又称筛骨骨折、鼻眶骨折、鼻筛骨折等，20世纪80年代被正式定义为同时涉及鼻、眶、筛区的骨折。这种骨折可以单独发生，也可以伴随颅面其他骨折同时发生，临床以后者多见。NOE骨折所破坏的解剖结构包括鼻骨、眼眶内下壁、额窦、筛窦、前颅底、梨状孔边缘，由于解剖结构复杂，且与眶、颅等重要结构比邻，是面中部骨折中最难处理的骨折类型之一。

（1）临床表现。鼻眶筛区骨折的发生率较低，占面中骨折的5%～15%，但损伤程度重，合并伤多。鼻眶筛区骨折中，致伤原因以交通事故为主。合并有颅骨骨折的病例中，较为多见的是额骨骨折、颅底骨折和蝶骨骨折。还可伴发面部其他部位骨折，如颧骨复合体骨折、上颌骨骨折、下颌骨骨折。急性期表现为鼻出血，鼻背和眶淤斑，眶周和结膜下出血。肿胀消退后，可以发现眦距增宽、内眦角圆钝、鼻梁塌陷、鼻尖上翘等畸形特征。当伴发额窦及颅底骨折时，可以发生颅腔积气、脑脊漏液，甚至颅内血肿、脑挫伤。相当数量的患者出现不同程度的嗅觉丧失，个别患者出现眼球内陷、眼球运动障碍及复视。上颌骨高位水平骨折常常伴发NOE骨折。

创伤性眦距增宽即眦距增宽和内眦角圆钝，是NOE骨折的典型表现。创伤性眦距增宽的发生机制主要有3种：①内眦韧带被骨折片离断；②内眦韧带附着从骨面撕脱，可附带小块碎骨；③NOE区骨折支架塌陷，骨片向后方及两侧移位，韧带随之侧移而松脱。NOE骨折还可造成鞍鼻畸形，主要因骨性鼻支架向后向外移位所致。临床表现为鼻梁塌陷扁平、鼻尖上翘、鼻唇角变钝。NOE骨折中，约20%的患者可出现眼及附属器损伤，包括创伤性虹膜炎、前房积血、虹膜撕裂、视网膜水肿、视神经损伤、眼肌损伤等。泪道损伤阻塞后，早期溢泪，后期可出现泪囊炎、泪囊囊肿或脓肿。

（2）影像学检查。NOE骨折应常规进行CT检查。要求CT层面间隔1.5mm做薄断层扫描，轴位平扫可观察上颌骨额突、眶内缘、眶内壁、额窦骨折及其移位，同时估测眶容积改变情况，冠状平扫可观察骨折是否扩展至颅底、眶底、眶内壁。三维CT由于部分容积效应，不能准确反映NOE骨折的细微变化，但有助于判断NOE周围骨折的情况（图23-35）。

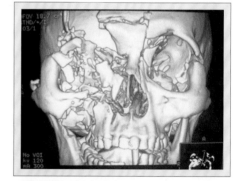

图23-35　鼻眶筛骨折的三维CT影像

（3）临床分类。Manson（1990）和Markowitz（1991）根据内眦韧带以及内眦韧带所附着的中央骨段的损伤情况和移位程度将NOE骨折分为3型（图23-36），同时还提出了相应的治疗原则。①Ⅰ型骨折：中央骨段整块骨折，无粉碎、无移位或轻度移位，内眦韧带未发生剥离。治疗原则以解剖复位为主，骨片用微型板固定。这种骨折可以是完全的，也可以是不完全的；可以是单侧的，也可以是双侧的。②Ⅱ型骨折：中央骨段部分粉碎、移位，但内眦韧带未从骨片上剥离，骨折粉碎区在内眦韧带附着以外，骨折经复位后允许用接骨板固定。③Ⅲ型骨折：中央骨段粉碎，粉碎区波及内眦韧带附着区，内眦韧带发生剥离。中央骨段需要植骨重建，内眦韧带需要重新附着。

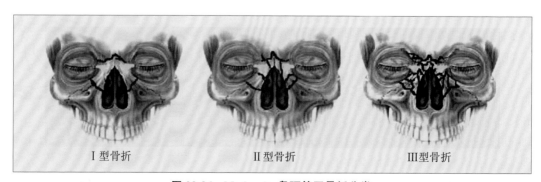

Ⅰ型骨折　　　　　　Ⅱ型骨折　　　　　　Ⅲ型骨折

图23-36　Markowitz鼻眶筛区骨折分类

(4) 手术治疗。NOE 骨折多伴发颅脑损伤,临床首先应正确评估和及时处理危及生命的颅脑创伤。当生命体征平稳,颅压稳定且颅脑伤情得到控制后,应尽早实施颌面部手术,术前应会同神经外科、眼科医师共同商定治疗方案。

以往对 NOE 骨折的处理多持保守态度,即使手术,也必须待水肿消退后进行。较为普遍的做法是在后期通过内置悬吊、植骨隆鼻、重建泪道、内眦赘皮双 Z 形成等方法矫治畸形,但效果并不理想。近 20 年来,随着颅面形成外科技术的不断发展,临床通过早期开放手术、解剖复位、坚固固定、即刻植骨重建和软组织修复,显著提高了 NOE 骨折的疗效(图 23-37)。

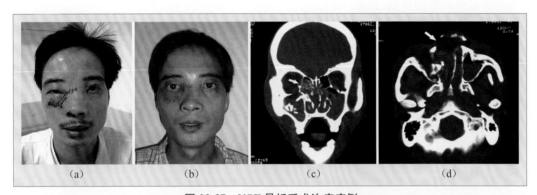

图 23-37　NOE 骨折手术治疗病例
(a)术前　(b)术后　(c)冠状位 CT　(d)轴状位 CT

早期手术的主要内容包括:①复位和固定中央骨块及内眦韧带,恢复内眦间距;②重建眶内壁和眶下壁,恢复眼眶容积;③植骨重塑鼻骨骨性支架,恢复鼻外形。手术多采用内眦区开窗入路,即在两侧内眦窝做纵向弧形切口,中间附加水平切口连接。也可利用面部原有创口,结合内眦区或鼻根部附加切口显露。有人将纵向弧形切口改为“鸥”形,以避免术后瘢痕收缩;亦有人在双侧内眦“鸥”形切口之间,沿鼻梁正中附加垂直切口,使手术野的显露充分。对于广泛性骨折,尤其是伴发颧骨、颧弓骨折时,采用头皮冠状切口较为方便,但还要增加睑缘下切口。但冠状瓣向前翻至眶上缘时,需继续沿眶上壁向深分离,至少达眶缘后 2cm 处,只有这样才能将冠状瓣翻至鼻梁水平,为此必须凿开眶上孔松懈眶上神经血管束,并将滑车上神经血管束游离。眶内壁的暴露深度以完全显示骨折为准,眶内壁很薄,骨折常常延及深部,但一般终止于筛后动脉前方,故无须处理筛后动脉。显露眶内壁骨折时应注意保护视神经,视神经通常位于筛后孔后方数毫米处。显露后复位、固定中央骨块。如果内眦韧带已经断裂、剥脱,或者所附着的骨块太小不能固定,则要将其断端游离,用缝线贯穿缝扎后悬吊于原位。

对于伴有颅脑及全身损伤的鼻眶筛区骨折患者,因抢救生命需要而延误或忽视对骨折的处理,或受初诊医院治疗条件的限制,初期未能进行有效的确定性处理,晚期会出现骨折块的畸形愈合,骨质吸收,加之该区域骨质薄弱,已很难进行解剖复位。同时,软组织瘢痕挛缩以及鼻背塌陷、内眦移位、睑裂变形、眼球内陷等严重畸形,进一步加重了修复重建的难度。因此晚期处理时须综合运用颅面外科、正颌外科、整形外科等多学科技术,采用坚固内固定植骨或植骨代用品填充等技术处理。手术的重点在于:①鼻根部骨折片截骨修整以缩窄鼻根部的宽度,鼻背骨性支架重建以重塑鼻背轮廓;②内眦韧带复位固定和内眦整形矫正创伤性内眦间距增宽;③眶壁植骨修复,缩小扩大的眶腔以矫正眼球内陷畸形,力求最大程度地恢复患者的容貌。

2. **全面部骨折**　全面部骨折(pan-facial fracture)的定义为同时累及面中及面下 1/3 的骨折。这类复杂的骨折累及额骨、颧上颌复合体、鼻眶筛区、上颌骨和下颌骨,一般由高速撞击致伤。对于所有的颌面外科医生,无论经验是否丰富,全面部骨折的治疗都极具挑战性。

(1) 临床表现。

1) 严重的面部畸形:由于伤情严重,涉及面中部多个区域,可出现严重的面部畸形。典型表现为面部增宽、前突度变小,面中部凹陷,形成所谓的"盘状面"畸形。

2) 功能障碍:常表现为严重的咬合紊乱。还常表现上、下颌牙弓断裂增宽。还常伴有牙龈撕裂、牙折以及牙齿脱位缺失,使得咬合的恢复很困难。还可存在鼻、眼等器官的功能障碍。

3) 颅脑损伤:常合并有明显的颅脑损伤的表现,如昏迷、颅内血肿、脑挫裂伤以及脑脊液鼻漏等。

(2) 检查和诊断。结合患者受伤史、临床表现和头面部影像学检查,均可做出明确诊断。CT 检查可明确面骨折的部位、范围、移位和缺损情况,特别是观察颌面部复杂结构的骨折立体结构、形态和骨折的空间移位,对于分析受力方向,了解力量大小以及骨折损害也有重要的帮助,便于手术方案的制订,也为术后疗效的评价提供可靠的依据(图 23-38)。

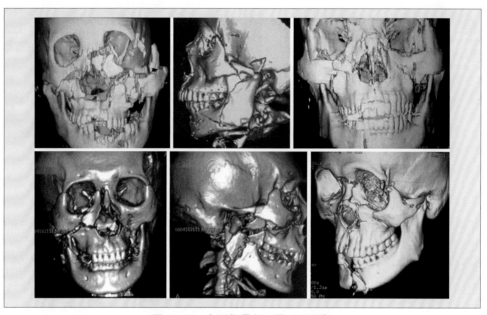

图 23-38　全面部骨折三维 CT 图像

(3) 手术治疗。

1) 手术入路:对于全面部骨折,其手术入路应能达到广泛暴露骨折并进行解剖复位的目的。所选切口部位和暴露范围主要取决于骨折的严重程度和合并骨折的情况。首选经头部冠状切口入路,结合上下颌前庭切口、下颌后及下颌下切口、睑缘下切口、经结膜切口联合外眦切口等联合入路。

2) 骨折的复位固定顺序:全面部骨折为涉及多个解剖部位的复杂骨折,其骨折的复位固定顺序是治疗中不可忽视的重要问题。对于如何选择恰当的全面部骨折治疗顺序,在临床上有较大争议。"从下往上,由内向外"或"从上到下,由外到内"是两种经典的全面部骨折的复位顺序。

按照"从下往上,由内向外"这一骨折复位顺序,应首先恢复下颌骨,并以下颌骨为基准复位固定其他面部骨折(图 23-39)。具体过程包括对髁颈下骨折以及下颌骨其他部位骨折进行切开复位内固定,咬合关系通过上、下颌颌间固定加以确定。这时,上颌骨应处于正常位置。接下来恢复颧骨支柱,在这一部位进行固定可能会导致面中部上方位置发生错误。可以在这一部位将由下向上复位程序中断,将颧上颌复合体复位和固定。这样有利于在固定颧骨支柱之前精确恢复面中部上方骨架位置,然后将上颌骨在颧上颌支柱部位进行固定,最后复位鼻眶筛骨折并进行固定。

另一个相反的治疗途径即由上至下和由外向内,从颧骨区域开始,从眶内入路复位固定颧蝶缝,再将颧弓复位固定。如果颧弓没有正确复位,将导致面中部前突度不足。颧弓外形恢复是否良好可以通过颧蝶缝处骨折是否正确复位加以验证。然后在眶上缘、眶下缘和额突上颌突部位定位骨折的鼻眶筛复合体。接下来以颧上颌支柱以及梨状孔边缘为引导复位固定上颌骨,再行上下颌颌间固定确立咬合关系。再往下复位固定下颌骨髁突骨折,最后处理下颌骨正中联合、下颌体和下颌角骨折。

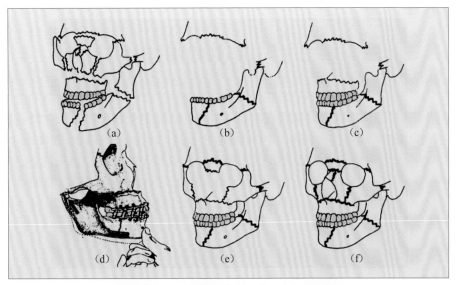

图 23-39　全面部骨折"从下往上"的复位顺序
(a)面部骨折线　(b)复位、固定下颌骨骨折　(c)依照颌间关系复位、固定上颌骨骨折
(d)将髁突放入关节窝内　(e)复位、固定颧骨复合体,重建鼻额连接　(f)复位、重建鼻眶筛区

　　上述任何一种治疗路径不可能适合所有骨折情况,不可能在任何情况下都能获得最佳手术效果。因此,手术医生必须熟识上述两种治疗路径,利用相对可靠的解剖标志来引导复位,并结合经验判断进行手术,以期获得最佳的治疗效果(图 23-40)。

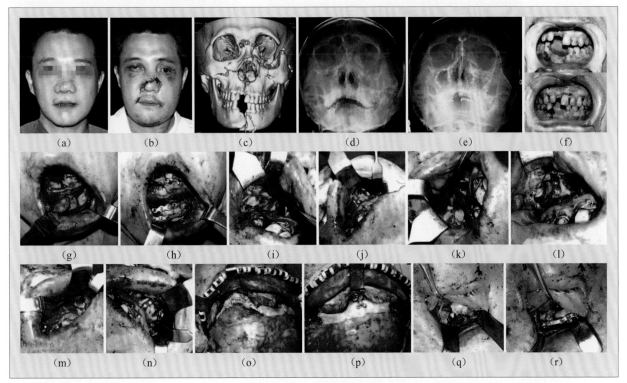

图 23-40　全面部骨折病例
(a)、(b)术前、术后面形　(c)、(d)术前三维 CT、大瓦氏位片　(e)术后大瓦氏位片　(f)术前、术后咬合
(g)、(h)术中下颌骨骨折复位固定　(i)～(n)术中上颌骨骨折复位固定　(o)术中颧骨复合体固定
(p)术中鼻骨骨折复位、固定鼻额缝　(q)、(r)术中复位、固定眶下缘骨折

(谭颖徽　胡　超　李志刚)

第二节　耳鼻咽喉部伤

　　耳、鼻、咽、喉均位于人体表浅处,解剖位置特殊,防护较薄弱,易受机械性暴力创伤,在交通事故中多由于撞击、跌碰、挤压、切割等引起,有挫伤、裂伤、切伤,也易受其他非暴力创伤,如烧伤、冲击波等;无论战时或平时,耳鼻咽喉交通伤均较为常见;同时耳鼻咽喉头颈区域是呼吸道及消化道必经通道,是急性或慢性感染发生率最高的区域,因其解剖和生理的特殊性,创伤以后极易导致感染,如处理不及时,相应的生理功能无法代偿,影响患者生活质量,甚至留下残疾、危及生命,故及早正确处理耳鼻咽喉创伤感染对减少伤残死亡有重要意义。

一、耳部伤

(一)外耳交通伤

　　外耳凸出于头部双侧,缺乏保护,交通事故中容易遭受撞击等直接外力,导致外伤,常见的有耳郭挫伤、耳郭撕裂伤、外耳道创伤。

　　1. 临床表现

　　(1)耳郭挫伤。轻者表现为局部疼痛,局部皮肤破溃、肿胀、皮下淤血等。重者皮下及软骨膜下小血管破裂,形成血肿,局部呈紫红色丘状隆起或圆形肿胀,但无急性炎症现象,触之柔软有波动感。

　　(2)耳郭撕裂伤。可伤及耳郭部分或全部,有出血、疼痛等。轻者为一裂口,重者可造成耳郭撕裂缺损,甚至全部断离,常伴有颌面、颅脑及其他部位的创伤。

　　(3)外耳道创伤。受伤后早期外耳道肿胀、出血,患者常有耳痛、耳闷胀感、听力有不同程度下降,如合并有颅底骨折脑脊液耳漏等并发症,则可有透明液体或淡血性液体自外耳道口流出。后期如并发感染,外耳道内可有大量肉芽组织生长、瘢痕形成,导致后天性外耳道狭窄或闭锁,或继发外耳道胆脂瘤,严重影响患者听力。

　　2. 处置

　　(1)血肿的处理。外伤后早期(24 小时内)可先冰敷减少出血。如血肿较大,严格消毒后用粗针头抽出积血,或在血肿上做一平行于耳轮的切口,排出积血或取出血块,再加压包扎,积极防治感染。

　　(2)创面的处理。在全身情况允许的情况下,争取尽早清创缝合,缝合时用生理盐水、1%过氧化氢清洗局部创面,清除创面内残留的各种异物,如玻璃碎屑等。耳郭完全断离者可先用生理盐水洗净后再用抗生素液浸泡 15 分钟,有条件时用肝素冲洗动脉后立即对位缝合(最好在 1 小时内完成)。合适的针线缝合,针距不可过密,以免影响创面血供,且缝针不可穿透软骨,以免继发感染导致耳郭软骨膜炎等。缺损较少时,可直接拉拢缝合;缺损较大时,应尽可能对位缝合,将畸形留待以后处理。以消毒敷料轻松包扎,避免压迫,同时应用足量抗生素预防感染,每日换药,观察伤口愈合情况,有效避免感染。如术后感染,应提前拆线引流。

　　(3)外耳道的处理。

　　1)清除外耳道内异物和血凝块,严禁外耳道冲洗,保持外耳道干燥。用抗生素预防感染。

　　2)必要时可用消毒的抗生素软膏纱条、鱼石脂纱条或碘仿纱条填塞外耳道,以防止感染及形成狭窄。如有脑脊液耳漏,不可加压填塞。

　　3)后期肉芽生长过多,彻底刮除肉芽组织,行外耳道成形,加以植皮,扩大外耳道。

(二)中耳交通伤

　　交通碰撞中,由于暴力冲击或激烈震荡所致的中耳损伤。中耳结构复杂,受损后可显著影响听力、定向及平衡功能。

1. 鼓膜创伤

（1）临床表现。创伤性鼓膜穿孔患者可没有任何症状，或只是表现为主观听力下降和耳鸣。鼓膜破裂的症状主要包括：耳闷胀不适、耳鸣、听力损失、血样或水样分泌物、疼痛。单纯鼓膜外伤一般出血不多，如合并有外耳道皮肤裂伤或颞骨骨折、颅底骨折、脑脊液漏等，则血样液体量较多，血液也可经咽鼓管流入鼻咽部而经口吐出。后期导致化脓性中耳炎及头晕等。

（2）耳镜检查。耳镜及纤维耳镜是检查创伤性穿孔的比较直观的方法。鼓膜穿孔一般位于紧张部，多成裂孔状、三角形、类圆形和不规则形等，穿孔边缘锐利、卷曲，周边附有血痂或穿孔边缘鼓膜有表层下出血等。直接损伤穿孔多位于后下方，间接损伤穿孔多位于前下方。爆震伤常常引起鼓膜大穿孔，同时损伤鼓环和砧骨，少数患者在伤侧耳症状不明显，而在对侧耳比较明显，因此双耳都必须经过观察诊断，避免漏诊。近来研究发现鼓膜破裂和意识丧失存在很大的关联。

（3）处置。交通创伤性鼓膜穿孔首先清除外耳道内的血痂、异物等，并外耳道皮肤消毒，保持外耳干净，以防感染。禁止冲洗及向外耳道内滴入抗生素类滴耳液，可全身应用抗生素预防感染。鼓膜具有很好的自我修复功能，约75％的鼓膜穿孔患者有自愈倾向。3～6个月鼓膜没有自我修复可通过手术治疗。鼓膜穿孔延迟愈合和失败的主要原因有鼓室硬化、锤骨损伤和大穿孔，所以局部应用表皮生长因子及成纤维生长因子可能是一个合理有效的方法。已发生化脓感染者，按照化脓性中耳炎治疗。

2. 听骨链创伤

（1）症状。听骨链位置深在，单独损伤的机会不多，常与外耳道或鼓膜损伤并存，颅骨骨折也可累及听骨链。最常见的听骨链损伤为砧镫关节松弛、分离或脱位。早期症状与鼓膜损伤类似，有耳聋、耳鸣，偶伴短暂眩晕。但后期（特别是鼓膜穿孔愈合后）耳聋无好转。

（2）耳镜检查。①早期在外耳道或鼓膜受伤处可见听骨链变形、脱位或断裂。②后期部分病人可见鼓膜愈合后萎缩斑。

（3）听力检查。听骨链损伤后一般表现为传导性听力下降，听力损失一般在50～60dBHL，可伴有眩晕及眼震。听骨关节脱位发生粘连时主要表现为低频听力下降为主的传导性耳聋。合并鼓膜破裂患者，鼓膜愈合后但仍有听小骨关节脱位。

（4）处置。听骨链创伤需根据不同情况进行听骨链重建，一般来说，外伤后3个月听力仍无改善患者，应尽早进行鼓室探查术。外伤后即出现眩晕、镫骨内陷性骨折患者，应尽早手术治疗；如合并面神经麻痹，可同时行面神经减压术。

（三）颞骨骨折

颞骨本身边缘不规则，与周围的颅骨连接缺少弹性，在交通撞击过程中容易骨折，导致颞骨内听觉系统、前庭系统、相关血管神经和颅内组织损伤，这使得颞骨撞击伤病情凶险，病理损伤过程复杂。一项基础研究利用BIM-Ⅱ型生物撞击机在不同的撞击条件下对左侧颞部进行准静态撞击，高速摄像机拍摄撞击全过程，用序列图像分析的办法来计算撞击锤撞击瞬间的速度和加速度，撞击完成后对尸体头颅进行螺旋CT扫描。借助64排CT的三维立体结构图像，经计算机仿真模拟计算颞骨撞击过程生物应力的分布与传播。研究发现：①撞击驱动压力的增加，使撞击速度、撞击加速度、撞击能量、撞击锤在颅骨颞部的位移幅度均增大；②在颞骨撞击瞬间，形成以撞击点为中心的Von Mises应力集中区，在颅骨-脑组织耦合处急剧衰减，随之又在颅底汇聚成应力集中区域（图23-41）；③撞击驱动压力为800kPa时，同侧线性骨折；以1 200kPa撞击时，同侧均出现不同程度的凹陷性骨折，1例对侧颞骨形成继发性骨折；以1 400kPa撞击颞骨时，同侧均发生混合型骨折，对侧颞骨均形成继发性骨折，并造成颅底骨折（图23-42～图23-44）；④颞骨骨折线与撞击应力集中区的分布相符合。相关临床研究发现：颞骨骨折在交通伤患者中高达67％，坠落伤占25％，钝器打击伤仅占8％。统计学分析显示，交通伤明显高于坠落伤或钝器打击伤（$P<0.05$）。此项临床研究死亡的5例均为交通伤，且无一例外的都是多发伤，引起死亡的直接原因是呼

吸衰竭和出血性休克。这从侧面反映出交通伤不仅是颞骨骨折的第一致伤因素，也是造成颞骨骨折病人死亡的高危因素，并提出了"交通伤是造成颞骨骨折的首要高危因素"的观点。

1. 临床表现　由于岩部与鳞部连接处骨质较薄弱，以致骨折累及中耳的机会较内耳多。由于受累部位不同出现相应的症状和体征，常见有传导性或混合性耳聋、脑脊液漏、外伤性面神经瘫痪等。骨折波及颅底，部分伤员可同时有颅内硬膜外或硬膜下出血。颞骨骨折有以下 4 种类型，不同类型其临床表现也有差异。

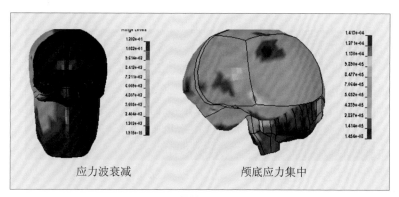

图 23-41　颞骨撞击颅底应力分布

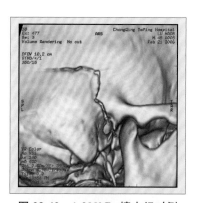

图 23-42　1 200kPa 撞击组对侧
颞骨三维图像的外面观
沿外耳道上方至颞骨鳞部线性骨折

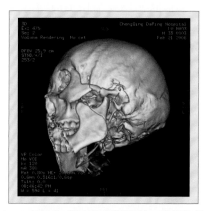

图 23-43　1 400kPa 撞击组同侧颞骨三维图像的外面观
颞骨外耳道后上壁、颧弓及下颌骨线性骨折，
撞击区凹陷性骨折

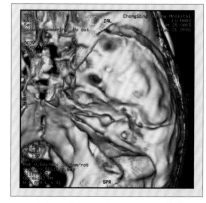

图 23-44　1 400kPa 撞击组对侧颞骨三维图像的内面观
可见颞骨纵行骨折线，岩尖部有横行骨折

（1）纵行骨折。最常见，占 70%～80%。多由颞部和顶部受到撞击所致，骨折线多由骨性外耳道顶后部越过颞骨鳞部，撕裂鼓膜，横贯鼓室盖，沿鼓膜张肌管向内，抵达膝状神经节，或沿颈动脉管向前抵达棘孔，向斜坡走行，严重者可经蝶骨底延至对侧。故常伴有中耳结构受损，鼓膜破裂者可有外耳道出血，但极少伤及迷路，故听力下降较轻，多为传导性耳聋，一般无耳鸣，约 20% 发生面瘫，一般损伤较轻，预后较好。

（2）横行骨折。较少见，占 20%。主要由枕部受到暴力所致，骨折线由颅后窝延伸向颅中窝，越过骨迷路呈多发性骨折。因骨折较少伤及鼓膜和外耳道组织，故外耳道出血较少见，血鼓室常见，积血多于 1～2 周内消退。骨折常伤及内耳，故听力损失较重，呈重度感音神经性耳聋，耳鸣严重，为持续性高频耳鸣，并常有严重的眩晕和自发性眼震，约 50% 的病例可出现周围性面瘫，脑脊液漏多见，脑脊液可经咽鼓管流入鼻腔。

（3）混合型骨折。少见，约占 5%。常由于颅骨多发性骨折，可同时发生颞骨纵行与横行骨折线，引起外耳、中耳及内耳均有损伤。

(4) 岩尖骨折。很少见,可损伤 Ⅱ～Ⅵ 颅神经,发生弱视、眼裂变小、上睑下垂、瞳孔扩大、眼球运动障碍、复视、斜视等眼部症状以及三叉神经痛或面部感觉障碍。

通过临床表现、外伤史、耳镜检查、听力学检查、神经系统检查及影像学检查,可以对颞骨骨折做出定性和定位诊断。颞骨骨折患者清醒时可进行纯音测听检查,评估听力损失的程度,意识不清醒时可做听性脑反应测听,了解听力损伤情况。为了解面神经损伤情况可以对患者做早期测试如神经兴奋性试验、涎腺分泌试验、面肌电图等。影像学检查如颞骨 X 线片、颞骨 CT,了解颞骨骨折的具体情况。

2. 处置

(1) 颞骨骨折患者在其入院的第一时间,确保呼吸道通畅,生命体征平稳,立即行耳颞部清创术,清除外耳道异物、淤血,保持外耳道引流通畅,尽量保留耳部损伤组织。

(2) 颞骨骨折早期救治对听力的恢复有积极意义,临床研究发现对无颅内并发症且生命体征平稳,但存在听力下降、耳鸣、眩晕、面瘫等症状的患者,可立即进行中耳探查,术中依据骨折损伤情况,重建听骨链并修补穿孔鼓膜;若存在迷路瘘管,即行封闭;对面瘫患者根据 CT 检查结果行简单探查,即在显微镜下只将明显嵌入面神经水平段的骨片摘除,只对局部行减压,尽量不做骨质磨除,禁止行 Ⅰ 期面神经管全程减压,以免骚动过大或加重病情引发新的骨折损伤。

(3) 对存在颅骨并发症的患者,首先行开颅手术救治,术后病情平稳后,在伤后 2 周左右对听力下降、耳鸣、眩晕、面瘫者行 Ⅱ 期中耳探查术。

(4) 及时应用抗生素预防感染。

临床研究结果发现,早期干预技术对颞骨骨折所致的传导性耳聋具有治疗作用,对感音性耳聋具有积极预防作用,但作用仅限于维持迷路系统及邻近重要结构的完整以及内耳内环境的稳定。

(四)内耳交通伤

1. 迷路震荡　交通撞击中由于直接或间接外力撞击头部,压力波经气导和骨导传递到达内耳,引起内耳迷路组织损伤所致。

(1) 临床表现。

1) 症状:听力下降是最常见的症状,也是最早出现症状,听力损失的程度与压力波呈强度正相关,常常表现为感音神经性耳聋。中耳、内耳及听神经复合伤时表现为混合性耳聋。听力下降的同时多并发耳鸣,听力损失一般在频率 4kHz 以上,很多患者是以耳鸣为主诉,可影响其生活质量。

2) 耳镜检查:①外耳道或鼓膜正常,部分病人可见鼓膜周边充血或出血;②部分病人合并颅脑交通伤,多以闭合性损伤为主。

3) 听力检查:①多为感音性耳聋,高频损伤多见;②间接损伤所致的内耳损伤可有混合性聋;③前庭功能检查,可发现周围性眼震,部分病人可出现半规管不全麻痹。

(2) 处置。避免重复受到冲击波及噪声损伤。在单纯迷路震荡早期,如无严重内耳损伤,通过休息,多可自行恢复,也可试用营养神经药物、大剂量维生素、血管扩张药或中医中药的常规方法治疗。伴有严重耳鸣的患者可用耳鸣习服疗法或认知行为疗法。近年来有研究者发现,人类 β 神经生长因子(hNGFβ)可增加抗氧化酶的活性,对爆震冲击产生听力的损害有改善作用,另一方面它能抑制凋亡相关蛋白的活性,对遭受爆震损伤后神经元起到保护作用。腺病毒介导的人类 β 神经生长因子(Ad-hNGFβ)可以在爆震中受损的耳蜗内高水平表达,对爆震后耳蜗螺旋神经节细胞具有一定保护作用。

2. 外伤性外淋巴瘘

交通伤引起颞骨骨折、耳部外伤时,如造成中耳及外淋巴之间形成异常通道,则可导致外淋巴溢出形成外淋巴瘘,以前庭窗膜即环状韧带的破裂最为常见。

(1) 临床表现。

1) 症状:因常合并颅脑外伤,因此可出现相应的全身和颅神经受损等症状。①耳蜗症状:多为一侧突发的感音神经性聋、耳鸣,少数的为双侧,听力突然减退,可呈波动性改变,如未及时治疗,听力可逐渐下降。②前庭症状:发作性眩晕,部分病人为位置性眩晕。当即可出现视物旋转、恶心、呕吐、面色苍白、出冷汗等症状,经过一段时间的中枢代偿后,上述症状会逐渐减轻,但在相当一段时间内仍有摇晃感和位置性眩晕。

2)耳镜检查:①外耳道或鼓膜常因外伤导致鼓膜破裂或外耳道皮肤损伤等。②部分病人有位置性眼震,Tullio 现象〔即由眩晕和异常的眼球和(或)头部运动联合产生的,这种运动由声音刺激引起,随声音降低眩晕停止〕。

3)听力检查:多为重度感音性耳聋,早期低频损伤,可发展为全频程听力下降。合并外耳及中耳损伤者可为混合性耳聋。

4)声导抗检查:鼓膜未穿孔者,因外漏的外淋巴液一般较少,鼓室压图通畅为 A 型。

5)前庭功能检查:可发现周围性眼震,以位置性眼震为主,部分病人可出现半规管不全麻痹。瘘管试验(+)。

(2)处置。

1)卧床休息,头部抬高 30°～40°。

2)严禁用力擤鼻、憋气排便等。

3)口服抗眩晕药物,如地芬尼多、安定等。

4)手术治疗:如非手术治疗无效,可行鼓室探查术,术中在显微镜下寻找外淋巴瘘口,利用颞筋膜修补瘘口。

二、鼻部伤

鼻部是颜面部正中最突出的部位,交通撞击中极易遭受暴力冲击碰撞导致骨折等创伤。多合并颜面部其他损伤。

1. 鼻骨骨折

创伤类型:鼻骨骨折类型取决于致伤外力的性质、方向和强度,根据是否存在开放性创口,可分为开放性鼻骨骨折和闭合性鼻骨骨折两类;根据骨折后是否有移位,分为错位性骨折和非错位性骨折;目前也有主张将鼻骨骨折分为以下 5 类:①单侧塌陷性鼻骨骨折;②单侧塌陷伴对侧移位性鼻骨骨折;③双侧鼻骨下份骨折;④双侧鼻骨塌陷性粉碎性骨折;⑤鼻根部横行断裂性骨折。

(1)临床表现。根据暴力方向、强度等不同,其临床症状亦有差别,但均有外鼻扁平鼻梁塌陷,骨折移位,常伴有鼻腔黏膜撕裂伤及战创伤性鼻出血,软组织肿胀。

检查及诊断:根据外鼻畸形、皮下淤血或软组织裂伤,触诊发现骨擦音即可确诊,鼻骨侧位 X 线片可进一步明确骨折部位、类型及移位方向,如果鼻骨骨折后未见明显移位,X 线片上可能看不到骨折线。CT 扫描的水平面和冠状面图像可提高诊断正确率。

(2)处置。尽量进行早期治疗,闭合性鼻骨骨折,先处理鼻出血和开放性创伤,复位在伤后 2～3 小时局部组织还没有发生明显肿胀之前进行。开放性鼻骨骨折,清创时进行鼻骨骨折复位,如果局部肿胀严重,则可待肿胀消退后进行。

2. 鼻窦创伤 鼻窦创伤机会以上颌窦最多,额窦次之,筛窦较少,蝶窦最少。鼻窦创伤时往往合并有颅脑、眼眶损伤,常伴有脑脊液鼻漏。

创伤类型:按解剖结构可分为上颌窦创伤、额窦创伤、筛窦创伤、蝶窦创伤。根据表面皮肤有无伤口鼻窦损伤又可分为开放性损伤和闭合性损伤。

(1)临床表现。鼻窦创伤随暴力或异物的距离、速度、形状和侵犯位置及角度等不同所造成的损伤各异并视有无邻近器官的损伤而不同。因此,临床表现较为复杂,主要表现如下。

1)出血:黏膜撕裂或软组织小血管的破裂可导致轻度出血,较常见;上颌窦、筛窦创伤及上颌动脉、蝶腭动脉或前、后筛动脉、翼静脉丛等较大血管时,出血不易制止,可导致休克;若蝶窦创伤伴有海绵窦或颈内动脉破裂,则出血凶猛,往往瞬间致死。筛窦及额窦损伤时可发生脑脊液鼻漏,混于血液中,早期不易区别,须特别注意及时处理。

2)畸形:额窦、上颌窦前部的粉碎性骨折可导致面部塌陷,最多见为上颌窦前壁及额窦前壁凹陷性骨折,常合并鼻骨、眼眶、颧骨、上颌骨、上牙槽等骨折,表现为前额、上颌区及鼻梁塌陷,局部可摸到凹陷骨折线。如颧弓骨折陷入上颌窦内造成张口受限,合并上颌骨骨折时,则牙列错位,上下牙咬合异常。眶底爆折,眶内软组织部分坠入上颌窦腔可引起眼球塌陷。此外,眼球外移可见于筛窦纸样板碎裂,局部血肿的压迫。

3)功能障碍:嗅功能障碍可由于筛窦、额窦损伤波及前颅凹底引起。视力障碍、复视多由于筛窦、蝶窦创伤损及眶尖及眶内或眶底爆折所致。张口困难可能因上颌窦创伤损及翼腭凹肌肉。咬合异常发生于牙槽折断变形者。鼻腔通气障碍可因鼻窦损伤后引起鼻腔狭窄、黏膜肿胀、瘢痕粘连所致。蝶窦骨折伤及蝶鞍者尚有可能引起外伤性尿崩症。

4)感染:鼻窦骨折后,即使表面无开放性创口,感染亦可经窦腔进入软组织发生感染;若表面有开放创口,往往有泥土、脏物等随致伤或弹体进入窦腔引起感染;若有异物存留或死骨形成,则易形成经久不愈的脓瘘。

检查与诊断:根据病史诊断多无困难,鼻腔检查常为原有病变所掩盖,或未发现异常,中鼻道内可见血性分泌物。开放性损伤常为非贯通伤或贯通伤。致伤物穿过软组织后,再穿透窦的骨壁,经窦腔的缓冲作用,使致伤物(弹片等)留于窦内,或穿过窦腔到其他部位。往往入口很小,软组织和骨组织破坏较轻,而深部组织损伤较重。大块弹片伤时出现明显局部软组织缺损,常伴有粉碎性骨折,伤后也易合并鼻窦炎或骨髓炎。闭合性损伤可出现局部皮下气肿,触诊有捻发音。如因软组织肿胀而不能查清有无骨折时,可做鼻窦 X 线摄片即可明确诊断。X 线照片窦内黏膜增厚,窦腔混浊,常有液平面,有黏膜下血肿时则可见半圆形影。面颌部有血肿气肿或组织水肿时不易正确判断窦壁的变形,X 线平片、体层摄片或 CT 扫描有助于诊断。

(2)处置。在积极抗休克和保持呼吸道通畅的前提下,首先予以止血和清创,防止出现出血引起的呼吸道阻塞,必要时可行气管切开。在伤情允许情况下可在 24 小时内完成清创,筛窦、蝶窦损伤常合并颅脑创伤,急救时不应急于局部处置,应与神经外科协同处理,以抢救生命为第一原则,如有脑脊液鼻漏,不宜行鼻腔填塞,观察 2 周后未见脑脊液鼻漏消失或减少者,可考虑手术修复,防止脑膜炎等并发症的发生。鼻窦闭合性骨折无明显移位时可做整复,引起面容塌陷或影响鼻腔通气及复视者,予以手术整复治疗,术后保持鼻窦引流良好,并使用抗生素预防感染。

三、咽喉部伤

(一)咽部伤

交通事故所导致的咽部创伤,除因直接外力引起的机械性损伤外,还可因车辆等燃烧后吸入灼热或刺激性、腐蚀性、毒性气体而导致灼伤或化学伤。其中交通伤以机械性损伤为主,根据咽组织伤的深浅,可分为咽部黏膜损伤、深层组织伤及咽壁贯通伤。咽部外伤的严重性在于易累及颈部大血管、神经、喉及气管等重要结构和脏器,而导致严重后果。

咽部机械性创伤为交通撞击直接暴力所致,根据有无明显伤口,分为闭合性咽创伤和开放性咽创伤。

(1)临床表现。一般主要症状为咽痛,吞咽或进食时明显加剧,疼痛可放射至耳部。如有血管破裂,形成黏膜下血肿,可引起呼吸困难。如伤及颈内动脉或颈椎,可引起失血性休克,颈内动脉血栓形成导致偏瘫、昏迷,以及眩晕、手臂麻木等颈神经根压迫症状等。查体见咽部黏膜完整或破损、肿胀等。合并感染时可引起咽旁隙或咽后隙感染、脓肿形成等,主要表现为咽痛及颈部疼痛、吞咽、张口及头部活动时加剧,可伴反射性耳痛,茎突前间隙感染累及翼内肌时,可出现牙关紧闭、张口困难,伴高热、畏寒、头痛乏力等全身表现。茎突后间隙感染时无张口困难,患侧扁桃体及咽侧壁隆起或腭弓充血水肿。侵犯颈交感神经和迷走神经,可发生 Horner 综合征及喉痉挛。后期由于瘢痕挛缩等原因,可导致咽腔狭窄,甚至闭锁,影响呼吸及吞咽功能。

(2)处置。以生理盐水或消毒液充分冲洗创口,彻底清除异物,局部压迫结扎止血,一般说来,静脉性或小动脉出血,压迫止血有效,而大动脉破裂则往往失去抢救机会。伤口有大量鲜血涌出时,可用手指将颈动脉近心端压向颈椎横突,以减少出血量,并向伤口填塞纱布加压,可获得暂时性止血。颈部不能用绷带做环形包扎,以免影响脑部血供。处理这类伤口时不可轻易探查伤口,以免血管破裂处血块脱落再次引起大出血。双侧颈静脉损伤时,应选择伤势较轻侧,用单纯缝合、补片法或用对侧颈静脉移植进行修复,如不具备修复条件,可行双侧结扎,但应注意因静脉回流障碍而发生的并发症。伤口较大者应予鼻饲,避免经口进食,以利于伤口愈合。全身应用抗生素预防和控制感染。必要时行气管切开或环甲膜切开。由于口咽部血供丰富,抗感染能力较强,伤后 24～48 小时,仍可做一期清创缝合。对感染病例,应彻底清除感染及坏死组织,使深部组织充分暴露 5～7 天后延期缝合。瘘管须保持引流充分。

感染导致脓肿形成后,一经确诊,应及早切开排脓。咽后脓肿者,患者取仰卧头低位,以 2% 丁卡因表麻后,充分暴露咽后壁,于脓肿最隆起处穿刺抽液,尽量抽吸后作纵行切口,排出脓液。咽旁脓肿分颈外径路及经口径路。前者适用于颌下及颈部肿胀明显,或脓肿位置较深者;局麻下在下颌区做 T 形切口,即沿患侧下颌缘作一横切口,再沿胸锁乳突肌前缘作一垂直切口,于颌下腺深面,茎突外侧,从颅底顺颈动脉鞘向下,即可达脓腔,充分排脓并放置引流条。后者适用于脓肿明显突向咽侧壁,且未见或未触及血管搏动者;手术时于咽侧壁最突出的部位作一垂直切口,约 2cm,然后用血管钳伸入,做钝性分离,充分引流脓液,术后予鼻饲饮食,避免经口进食引发感染。如有咽瘘形成,可以生理盐水或过氧化氢溶液反复冲洗伤口,创口较大者以碘仿纱条填塞。创口较小者以刮匙挠刮清除瘘管内黏膜后局部加压包扎。

(二)喉部伤

喉外伤是指喉部被暴力致伤,导致喉部组织结构的破损、出血、呼吸困难及声音嘶哑或失声等情况。如喉外伤已伤及喉软骨、颈部血管,在处理上就比较紧急和复杂,处理不当可危及伤员的生命或造成喉瘢痕狭窄等后遗症。

1. 闭合性喉外伤

(1)临床表现。常见的症状有声嘶或失声,咳嗽及咯血,喉部和颈部疼痛,吞咽时加重,常拒绝进食。喉挫伤可导致颈部肿胀,吸入性喉喘鸣及呼吸困难,可出现皮下气肿,出血和肿胀,以及急速加重的呼吸困难,喉软骨骨折程度严重者,触诊时可扪及喉软骨畸形。甲状软骨骨折时甲状软骨上切迹消失,环状软骨骨折时环状软骨弓消失,触诊可发现有软骨摩擦音。环杓关节脱位者易声嘶,呈气息声,多感说话费力、发声易疲劳,可感到气短、胸闷等。有的出现患侧喉痛、吞咽痛及饮水呛咳,双侧声带外展受限而出现吸气性呼吸困难。环状软骨与气管间断裂则有皮下气肿和咯血。间接喉镜或纤维喉镜检查可见有喉黏膜裂伤、黏膜水肿、黏膜下血肿。检查时应注意双声带运动能力及是否在同一水平、有无暴露的软骨等情况。根据病情需要还可摄胸片、颈椎片、喉体层片、颈软组织片、食管造影、喉部 CT 扫描等。在检查患者时要注意患者的意识状态,感觉、运动神经的状况,以便及早发现并治疗喉外伤时合并其他器官的严重外伤。

(2)处置。对于闭合性喉战伤,早期根据创伤程度和范围给予不同处理,严重者应把抢救生命放在首位,尤其是保持呼吸道通畅,如有呼吸困难,可行气管切开,抗生素积极控制感染同时予以止痛、止咳,给予静脉输液或鼻饲全流质饮食维持营养,绝对禁食。注意口腔卫生。

伤情稳定后,尽早对喉软骨骨折进行手术整复治疗,一般手术在 48 小时内进行。有急性喉阻塞者首先行常规气管切开术,然后行前连合直接喉镜检查,注意喉水肿和喉及下咽黏膜裂伤的情况。手术包括缝合黏膜裂口并切除会厌及会厌溪之血肿组织,颈前在舌骨水平作横切口,剪断舌骨后,行切开甲舌膜进入咽腔。切除会厌、会厌根部血肿组织及双侧假声带。用丝线缝合喉黏膜,尽量对合复位骨折的甲状软骨板,并用丝线缝合甲状软骨外板软骨膜,再缝合甲舌膜。逐层缝合切口。待喉部手术后反应消退,可试行堵管,呼吸道通畅即可拔除气管套管。环杓关节脱位:其治疗原则是尽快恢复杓状软骨的正常位置,若杓状软骨区及会厌襞充血、肿胀较严重,可待肿胀基本消退后再行复位。环杓关节复位可在间接喉镜下进行,即以丁卡因充分麻醉咽喉部黏膜后,患者取坐位,嘱患者自行将舌牵出口外,术者左手持间接喉镜,右侧持裹以棉片的弯头喉钳,将喉钳缓慢放入患侧梨状窝,并移至杓状软骨处做与其脱位反方向地拨动。如复位成功,则杓状软骨及声带的活动等明显增加,发声好转。如未成功,则隔日可重复拨动一次。如间接喉镜下不成功,可在纤维喉镜下拨动复位,但要避免用力过度而损坏纤维喉镜。对于病程长,关节纤维化的患者,经尝试杓状软骨拨动不成功,如果声带固定于旁正中位,且对侧声带运动无法代偿者,可行患侧声带注射、填充或杓状软骨内收术以改善发音。双侧杓状软骨前脱位出现喉阻塞时,须行气管切开术,保证通气。

2. 开放性喉外伤

(1)临床表现。开放性喉外伤的临床表现因创口的深浅、范围而异。常见症状有出血、皮下气肿、呼吸困难、声嘶或失声、吞咽困难、颈部伤口等。早期容易发生休克、窒息及吞咽障碍,病情多较危急。创伤中期容易感染导致继发性出血。晚期由于组织缺损严重,或感染导致软骨坏死,或因早期伤口处理不当,后遗瘢痕狭窄、瘘管形成或声带瘫痪等后遗症。

(2)处置。

1)保持呼吸道通畅。自伤口处插入气管插管或带气囊的Y形气管套管,并打胀气囊,防止血液流入下呼吸道,必要时行气管切开。在野外,不具备条件时,可在原开放的瘘管或稍加扩大后放入气管套管或中空导管应急。然后行进一步检查。

2)清洗创口、彻底止血、分层缝合、并置引流。缝合时应尽量保留喉及气管软骨、软组织,除非完全游离的组织才可以去除,因为组织缺损多,术后瘢痕狭窄机会大。争取缝合一些软组织于喉、气管软骨表面以保护软骨避免软骨暴露以减少软骨感染、坏死的机会。如喉、气管软骨有明显骨折下陷,应于复位后放置T形硅胶管,以免狭窄。气管横断性断离,可游离气管周围软组织,使气管上提,剪断舌骨大角使喉下移进行断端吻合。若气管环缺损太多,可取自体肋软骨,准备自体腹外斜肌或阔筋膜做气管成形术。分离气管与周围组织时,注意保护两侧喉返神经及气管旁血管。若病变在隆凸或两侧支气管,须请胸外科治疗。若有食管前壁损伤者应予修补,并分离一条带蒂舌骨肌瓣与食管前壁缝合固定。

3)给予抗生素,并酌情预防破伤风。

4)陈旧外伤性喉、气管狭窄者应行气管切开术,喉、气管扩张术,喉裂开术,气管扩张术或气管成形术。

3. 咽喉气管吸入性损伤　咽喉部吸入性损伤常发生于密闭的交通工具中,主要致伤因素包括烟雾及热力,其中烟雾是最重要的致伤因素。因火焰中烟雾成分复杂,含有大量因燃烧不完全所产生的有毒物质,吸入后可导致化学性损伤和中毒。烟雾中颗粒的高温也可直接损伤组织。

(1)临床表现。

1)症状:声嘶、喘鸣、刺激性咳嗽、干咳或痰中带血、咳泡沫痰或脓痰、呼吸及吞咽困难,合并有CO中毒者,可出现头痛、心悸、精神错乱、意识障碍、抽搐等。

2)体征:鼻毛烧焦、口咽黏膜发白以及严重的口唇肿胀、外翻时,要警惕喉以下的呼吸道损伤。

3)血气分析:是判断伤员呼吸功能改变最敏感的指标。

4)纤维支气管镜检查:在直视下观察气道黏膜及黏膜下组织的病变,同时可进行活检,吸取分泌物,清洁气道和直接给药治疗。

(2)处置。

1)现场急救的首要任务是迅速将伤员撤离现场,移至空气清新的环境,以防窒息、缺氧。给予意识清醒者鼻导管吸氧,意识丧失者应立即给予经口或鼻插管用高浓度氧辅助通气,开始吸100%氧,尽快消除CO中毒和纠正缺氧。

2)防治上呼吸道梗阻。吸入性损伤后,喉腔黏膜组织比较疏松,易发生水肿,引起阻塞。严重吸入性损伤大多伴有面颈部深度烧伤,由于焦痂缩窄,颈部水肿液压迫气道,更加重上气道阻塞。对于咽部肿胀较重者,进行性声嘶加重、吸气时出现鸡鸣声及呼吸困难时,应立即行气管内插管或气管切开,建立通畅的气道。当上呼吸道梗阻引起严重窒息危及生命时,应该行紧急环甲膜穿刺术或环甲膜切开术。

3) 防治感染。吸入性损伤后,由于鼻咽喉部等受损,纤毛功能破坏,呼吸道分泌物及异物不能及时排出,局部及全身抵抗力下降等,常致鼻咽喉部、气管及肺部感染,一旦感染,若治疗不及时,可并发急性呼吸功能衰竭,并成为全身感染的重要病灶,诱发败血症。及早使用抗生素,彻底清除气道内异物和脱落的坏死黏膜组织,引流通畅,是防治感染的基本措施;其次是严格的无菌操作技术和消毒隔离,严格控制创面-肺-创面细菌交叉感染;定期做气道分泌物涂片和培养,选用敏感抗生素。另外,应加强全身支持疗法,以提高机体免疫功能,对防治感染有必要意义。

四、颈部气管食管伤

(一)颈部大气管损伤

1. 病因　在交通事故中引发的气管、主支气管交通伤大多因强烈的胸部挤压伤所致。吸气末声门关闭时,胸部突然受到强烈挤压,呼吸道内压力骤然升高可造成气管、主支气管断裂或裂伤。

2. 临床表现　气管、主支气管裂伤死亡率很高,约 3/4 的伤员在受伤现场或运送途中死亡。常见的临床表现为:交通伤后迅速出现重度颈部、纵隔、胸壁气肿,一部分伤员呈现伤侧气胸,胸膜腔抽气未能使肺扩张。主支气管裂口被血块或分泌物堵塞后则引致一侧肺不张,约 10% 的伤员有咯血,大多数伤员伴有第 1～3 肋骨骨折。但也有极少数伤员在创伤后数小时或数日才开始呈现高压气体产生的严重压迫症状,甚或延迟到气管、支气管创伤部位形成瘢痕狭窄后才明确诊断。

3. 处置　一旦诊断明确应立即施行手术治疗,修补裂口或吻合断端。麻醉师在插入气管导管时难度较大,应参考支气管镜检查发现的情况,插入双腔支气管导管。颈段气管创伤采用颈部切口,胸段气管创伤采用胸骨正中切口,主支气管创伤可采用第 5 肋间前外侧剖胸切口。纵向裂破者直接缝合裂口,气管或总支气管断裂者则可作近、远段对端吻合术,证实吻合口无漏气后,再用胸膜或心包膜片覆盖。晚期支气管创伤病例,管腔部分闭塞,且已并发严重感染者,需作肺切除术。支气管管腔完全闭塞,未并发感染者则可切除上、下断端间纤维瘢痕组织,切开支气管腔,吸除支气管内分泌物后做支气管对端吻合术。有的病例创伤后十几年才施行支气管对端吻合术,术后肺组织仍能膨胀扩张,呼吸功能逐步改善,甚至于恢复正常。

(二)食管伤

食管可以被多种不同的原因引起损伤,交通事故引发的食管伤多为机械性损伤。机械性损伤中又可分为腔内损伤和腔外损伤。近年来,随着车辆速度的提高,食管损伤在这类疾病中占的比例也不断增大,另外根据食管损伤的部位又分为颈部食管损伤、胸部食管损伤和腹部食管损伤。

1. 临床表现　不同原因引起食管损伤的症状和体征不同。90%～97% 的伤员有颈部或胸骨后剧烈疼痛,伴吞咽时加重。31% 有呼吸困难、心率增快、血压下降,甚至出现休克。几乎均有纵隔或下颈部皮下气肿,后期为纵隔脓肿或脓气胸。87%～90% 以上的病例有发热,白细胞计数增高。

颈部食管穿孔:颈部食管穿孔常发生在较薄的食管后壁。穿孔的最初几小时颈部可没有炎症表现,几小时后由于口腔或胃内的液体经过穿孔进入食管后间隙和沿着食管平面进入纵隔,引起纵隔炎症,伤员诉述颈部疼痛、僵直,呕吐带血性的胃内容物和呼吸困难。通常可听到经鼻腔呼吸发出的粗糙的呼吸声。颈部触诊发现颈部硬和由于皮下气肿产生的捻发音。全身感染中毒症状常在 24 小时后发生。

2. 诊断　食管穿孔后的并发症和死亡率同从发病到诊断时间有明显关系,因此早期诊断非常重要的。对所有行食管内器械操作后出现颈部、胸部或腹部疼痛的伤员,应想到发生食管穿孔的可能性。有 Mackler 三联症即呕吐、下胸痛、下颈部皮下气肿时更应迅速怀疑有食管穿孔的可能,并应做进一步检查。结合有关病史、症状、体征及必要的辅助检查多可做出及时、正确诊断。少数病例早期未能及时诊断,直至后期出现脓胸,甚至在胸穿或胸腔引流液中发现食物方做出诊断。

3. 处置

（1）治疗原则。食管损伤后可以用手术治疗或非手术治疗。不管用哪一种方法治疗,其目的在于防止从破口进一步污染周围的组织,清除已存在的感染,恢复食管的完整性和连续性;恢复和维持营养。

（2）非手术治疗。具体方法包括以下几个方面。

1）禁食:在怀疑或一时诊断有食管损伤时,应立即停止经口进食、进水,并嘱伤员尽可能地减少吞咽动作。

2）胃肠减压:尽管有人提出选择性地应用胃肠减压,认为放入胃肠减压管使食管下段括约肌不能完全关闭,有可能加重胃反流,但多数人认为应常规使用胃肠减压,以减少胃液的潴留,采用多孔的上下缘,以达到有效吸引置于食管穿孔的上下缘,以达到有效吸引,防止外渗的作用。除胃肠减压外有时还需经鼻腔间断吸引口咽部分泌物。

3）广谱抗生素:食管穿孔后引起的主要病理是食管周围组织的炎症感染,如纵隔炎、胸膜炎或腹膜炎,因此一旦怀疑有食管损伤应早期选用广谱有效抗生素。广谱抗生素须使用至少 7～14 天。

4）维持营养:由于食管穿孔的治疗时间较长,往往须停止经口进食 10 天以上,因此不论是否采用非手术治疗,都需要在最初治疗时,同时建立预防性的胃肠外营养或有效的胃肠道营养如空肠造瘘。

5）纠正和维持水、电解质平衡。

6）经食管灌洗:Santos 1986 年报道 8 例经食管灌洗治疗食管破裂成功的经验。其中 3 例首选手术治疗失败,改用食管灌洗治愈。国内陈维华报道了用同样方法灌洗食管治疗胸内食管破裂的经验。他们的做法是置胸腔引流食管进入脓腔,达漏口处,并用负压吸引。用呋喃西林溶液漱洗口腔,再口服含抗生素的无菌盐水(如庆大霉素)。一旦引流量减少,液体转清,即开始进食牛奶、豆浆,每次进食后服抗生素,用无菌水冲洗食管,防止食物残渣在食管腔外存留。食管造影或口服亚甲蓝,证实瘘口封闭,X 线胸片无积液,改为开放引流,逐步退出。这种方法利于消灭残腔,促进食管早期愈合。当不进食时将胃肠减压管放在穿孔部位,用生理盐水或抗生素溶液灌入冲洗。

（3）手术治疗。

1）适应证:手术治疗的选择与损伤的原因、损伤的部位、是否同时存在其他食管疾病、从穿孔到诊断的时间、食管穿孔后污染的程度、炎症蔓延的情况、是否有邻近脏器损伤、伤员年龄及全身情况的好坏等因素有关。

2）治疗原则:清除所有炎症和坏死的组织。根据不同的部位,用适当的方法确切闭合穿孔;矫正并除去食管穿孔远侧梗阻。当损伤发生在食管梗阻的近段或在梗阻的部位,或当诊断过晚(一般大于 24 小时),直接修补损伤的食管则是禁忌的,而防止继续污染纵隔及胸膜腔和维持营养则是非常重要的。

(吴晓平　陈继川)

第三节　眼　部　伤

交通伤引起的眼部创伤与致伤原因、车祸的严重程度有关,例如由车内、外尖锐的物体扎伤引起眼球穿通伤;猛烈的撞击易导致眼球钝挫伤,如角膜挫伤、房角后退、虹膜根部离断、晶状体脱位、眼内出血、眼球破裂、眼眶爆裂性骨折甚至眼球脱臼;头颅、额眶部外伤引起的视神经挫伤在车祸伤中发生率较高。随着车内气囊装置日益增多,在气囊膨胀弹出的过程中,眼球的损伤从最轻的角膜擦伤到眼球破裂均可发生,因此汽车安全气囊伤已成为一个重要的致伤原因。此外,交通事故伤多发生于青壮年且常合并全身多系统损伤,严重多发伤是交通伤救治中的难点与重点,尤其在伤者有休克或昏迷时,无法及时采集眼科主诉,或因无明显的开放性眼部创伤表现,而忽略眼部情况,错过最佳救治时机,因此在抢救交通事故伤员生命的同时也应重视眼部伤情的处理,以提高眼交通伤的治愈率,降低伤残率,提高伤者的生存质量。

一、眼的解剖特点

眼的表面积虽然只占全身总体表面积的 1/375(0.27%),但由于眼球的位置暴露,因此受伤的机会远高于其他部位,据统计,眼外伤占所有身体外伤的 10%。眼的组织结构精细、复杂、脆弱,功能重要,故对身体其他部位造成轻微损伤的碎片或外力均可以导致眼部的严重损伤。由于眼的屈光间质是透明的,所以一旦损伤,轻者瘢痕愈合,重者可造成眼部结构紊乱严重影响视力。此外,眼球的血管属终末血管,损伤时易出现小动脉痉挛,造成局部组织缺血、缺氧,进一步加重眼组织的损伤;眼球的穿通伤除易发生感染性眼内炎外,还可发生自身免疫性葡萄膜炎,如交感性眼炎、晶状体相关性葡萄膜炎,交感性眼炎可累及健眼,导致双目失明,应引起重视。

二、眼外伤的分类

1. **根据致伤原因** 根据致伤原因可分为机械性和非机械性两类,前者包括钝挫伤、穿通伤和异物伤,后者包括热烧伤、化学伤、辐射伤和毒气伤。

2. **根据眼球的完整性是否被破坏** 根据眼球的完整性是否被破坏分为开放性、闭合性眼球损伤(国际分类法)(图 23-45)。

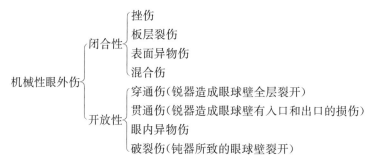

图 23-45 机械性眼外伤分类

对眼睑、眼眶的外伤也同样适合开放性或闭合性的分类。如:眼睑的裂伤属开放性眼睑外伤,锐器刺入眼眶可称为眼眶穿通伤。

3. **开放性眼损伤分类、分级及损伤分区** 1997 年,来自美国 7 个眼科研究所的 13 位眼科学家,在原有分类系统上又进行了完善,提出了外伤的分类、分级及伤情判别系统,其重要的意义在于医生初步检查一个外伤病人后,对伤眼的伤情和预后有一个初步的判断,并能正确地指导临床救治。

(1)损伤类型。与损伤的机制和伤眼的结果及临床救治紧密关联,共分 4 个类型:①眼球破裂伤(rupture of the globe);②眼球穿通伤(penetrating injuries);③眼内异物伤(intraocular foreign body injuries);④贯通伤(perforating injuries)。

(2)损伤分级。世界卫生组织(WHO)于 1973 年提出盲和视力损伤的分类标准,这一标准将视力损伤分为 5 级,同时该标准还考虑到视野状况,指出不论中心视力是否损伤,如果以中央注视点为中心,5°<视野半径≤10°时为 3 级盲,视野半径≤5°时为 4 级盲(表 23-1)。

(3)瞳孔。用聚光手电检查有无相对性瞳孔传入障碍(relative afferent papillary defect,RAPD),以初步判断视网膜、视神经的功能。RAPD 阳性指有传导障碍,RAPD 阴性指无传入障碍。但是在做该项检查时要注意以下情况:①瞳孔运动传导通路上,传入神经缺陷是不会导致双侧瞳孔不等大的;②有双侧视神经病变的患者,即使双侧视功能显著不对称也不一定表现 RAPD;③对仅存单眼的患者无法行该项检查。

表 23-1　视力损伤的分类（国际疾病分类标准，WHO，1973）

视力损伤		最好矫正视力	
类别	级别	较好眼	较差眼
低视力	1 级	<0.3	≥0.1
	2 级	<0.1	≥0.05(指数/3m)
盲	3 级	<0.05	≥0.02(指数/1m)
	4 级	<0.02	光感
	5 级	无光感	

（4）损伤分区。①Ⅰ区仅限角膜和角巩膜缘；②Ⅱ区伤口累及角巩膜缘后 5mm 以内巩膜；③Ⅲ区为伤口累及角巩膜缘 5mm 以后巩膜；④有多个口子的开放性眼球损伤按最后面的伤口分区；⑤眼内异物按入口分区；⑥贯通伤按出口分区。损伤分区常在手术后根据术中所见情况做一定的修正(图 23-46)。

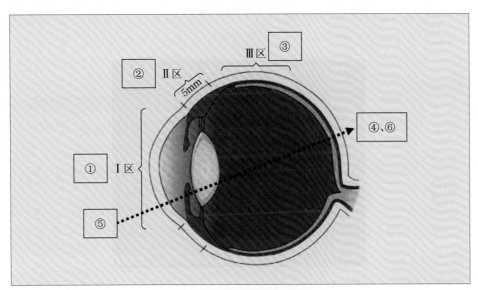

图 23-46　眼球穿通伤损伤分区
①Ⅰ区；②Ⅱ区；③Ⅲ区；④多个口区按最后的伤口分区；⑤眼内异物按入口分区；⑥贯通伤按出口分区

4. **闭合性眼损伤的分类、分级及损伤分区**　由于对闭合性眼损伤的损伤和预后之间关系研究不多，闭合性眼损伤的分类基本参照开放性眼损伤。

（1）损伤类型。闭合性眼损伤是根据损伤的病理情况进行分类，共分为 4 个类型：①挫伤；②板层裂伤；③浅层异物伤；④混合损伤。

（2）损伤分级。根据视力分级，方法同开放性眼损伤。

（3）瞳孔。同开放性眼损伤。

（4）损伤分区。根据眼球损伤的解剖学位置分区：①Ⅰ区指外伤累及球结膜、角膜和巩膜的表层，该区常见的损伤有角膜擦伤、结膜下出血、角膜层间异物等；②Ⅱ区指外伤累及从角膜内皮到晶体后囊包括睫状突，该区的损伤常见前房积血、瞳孔散大、晶状体混浊和悬韧带离断；③Ⅲ区指外伤累及睫状体平坦部、脉络膜、视网膜、玻璃体和视神经；④当损伤涉及多个区域，按后部位置分区，屈光间质混浊影响后部观察的可借助 B 超辅助诊断。

三、眼创伤的伤情分类

根据眼创伤的程度及对预后的影响按伤情分为重伤、中伤和轻伤三个等级。

1. 重伤　预后将会对伤员造成失明和严重功能障碍的眼部伤,如:眼球各部位的穿通伤、破裂伤,眼内及球后异物存留,前房积血超过瞳孔、玻璃体积血、视网膜出血、视网膜脱离、视神经撕裂及眼球脱臼、眼球挤压伤,大面积眼睑和面部皮肤软组织撕裂伤,眶骨骨折并眶内软组织嵌顿,双眼视力严重障碍或失明。该类伤情须紧急处理。

2. 中度伤　预后对视功能和健康将造成一定损害的眼部伤,如:眼睑、结膜和眼外肌较重的撕裂伤,泪器和泪道撕裂伤,角膜基质浅层异物,单眼前房出血不超过瞳孔,晶状体混浊但囊膜完整、无严重视力障碍,视网膜震荡伤、无明显眼底病变的双眼视力障碍等。上述伤情应在6～24小时之内给予处理。

3. 轻伤　预后对视功能无损害或轻度功能障碍及对面容无严重影响的损伤,如单纯眼睑皮肤与结膜的撕裂伤和软组织挫伤,角膜、结膜表浅异物等。上述伤情可按常规给予处理。

四、眼创伤的检查和注意事项

对眼外伤应根据伤员的全身伤情和眼部伤情分类进行分级救治,由于交通事故伤常合并颅脑、颌面和其他重要器官的损伤,所以在询问病史之前,应检查伤员的生命体征,必要时请相关科室医师会诊或抢救,待生命体征平稳后再行眼外伤的检查和处理。

1. 全面询问病史　了解受伤的细节、损伤性质、有无眼内异物及异物的性质、是否合并身体其他部位的损伤、经过何种急诊处理(TAT、抗生素、扩瞳药)等。详细的病史对于分析和评估伤情及决定如何处理和估计预后十分重要。

2. 眼部检查　如患者配合应查双眼视力、眼睑、眼球运动、眼球位置、眼眶情况、瞳孔对光反应、有无RAPD和眼压检查。用裂隙灯或手电光(放大镜下)依次检查结膜、角膜、前房、虹膜、瞳孔、晶状体和前部玻璃体情况,有条件应使用间接检眼镜或前置镜进行眼底检查。

3. 影像学检查　疑有异物、眼球破裂或眼眶骨折时应行CT、B超等影像学检查。当开放性眼外伤伤口未缝合时避免B超检查压迫眼球,眼眶CT检查有助于了解眼部病情。

4. 在进行眼部检查时要注意避免再次损伤　若怀疑眼球破裂,不要强行分开眼睑,对儿童或不合作者应在麻醉下检查。在没有排除颅脑损伤之前,禁忌使用散瞳剂和缩瞳剂,若必须使用散瞳药时应记录所用药物的名称,这对伴有颅脑损伤的伤员非常重要。

五、机械性眼外伤

(一)眼附属器及眼眶外伤

1. 眼睑伤　眼睑位于眼眶前部,覆盖于眼球的表面,由于其特殊的解剖位置和功能,故外伤发病率较高。

【临床表现】　眼睑常见的损伤性质有挫伤、擦伤、穿通伤、撕裂伤或切割伤。挫伤可致眼睑的小血管破裂,常引起眼睑水肿和出血,出血初期为青紫色,以后逐渐变为黄色。严重钝挫伤或锐器切割伤时,可导致眼睑组织的全层裂伤(皮肤、肌层、睑板和睑结膜)(图23-47)。

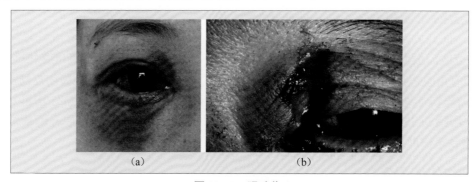

(a)　　　　　　　　　　(b)

图 23-47　眼睑伤

(a)眼睑挫伤、皮下淤血　(b)眼睑裂伤

【治疗】

（1）眼睑挫伤。淤血肿胀严重时，48小时内冷敷，以后改为热敷，在1～2周内可完全吸收。擦伤引起的浅的不规则创面，经消毒、抗炎后暴露创面，数天后可愈合。

（2）眼睑裂伤。

1）应尽早清创缝合，除了无法清除的污物及伤口边缘过分破碎的组织需要修剪外，尽量保留可存活的眼睑组织，不可随意去除眼睑皮肤。

2）眼睑外伤缝合要求创缘对齐、无张力、无无效腔，建议采用6-0或者7-0可吸收缝线关闭深层创口，不可吸收或者可吸收缝线间断缝合皮肤，以减轻瘢痕形成和眼睑畸形（图23-48）。

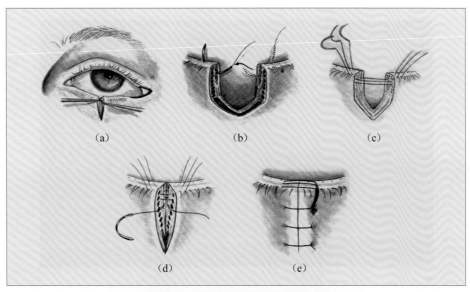

图23-48 累及睑缘的全层裂伤修复术

（a）睑缘对齐 （b）、（c）在睑缘行三针缝线使睑板对齐 （d）睑板断端内行不穿透睑结膜的可吸收线间断缝合

（e）结扎睑缘缝线，术毕将睑缘缝线末端置于皮肤伤口缝线下

（Robert C，Edward H，JR Bryan. 眼整形外科手术设计与技术［M］. 李冬梅，译. 北京：人民卫生出版社，2003.）

3）伤口垂直睑缘时，皮肤伤口应行"Z"形缝合，全层伤口波及睑缘时可做睑缘部的垂直褥式缝合、睑板的间断缝合。

4）伴有提上睑肌断裂时应找出断端对位缝合，以免发生上睑下垂。

5）眼睑外伤的最佳修复时间为伤后24小时内，但即使是伤后7天眼睑损伤仍易修复，发生组织大量缺失时也应尽量一期闭合伤口，整形手术应等瘢痕稳定后进行。单纯眼睑缝合可能导致眼睑闭合不全时可少量游离周围组织制作滑行皮肌瓣。

6）注射TAT和抗生素。

7）眼睑结膜和皮肤缝线一般术后5～7天拆除，睑缘缝线一般术后10～14天拆除。

2. 泪器伤 泪器由泪腺和泪道组成，泪腺位于眶外上方的泪腺窝内，有坚硬的骨壁保护，故单纯的泪腺损伤少见，泪道外伤常发生于眼睑内眦部，有报道提示眼睑外伤中16%有泪小管损伤，其中以下泪小管损伤为主。眼部锐器和钝器伤都可能损伤泪小管，比如车祸伤中飞溅的碎玻璃可能同时损伤上下泪小管甚至泪总管。

【临床表现】

（1）泪小点损伤。单纯泪小点损伤少见，常合并内眦部眼睑和泪小管的损伤。其主要表现为泪小点撕裂、移位，晚期可继发泪小点狭窄、闭塞及泪小点外翻。

（2）泪小管损伤。泪小管损伤占泪道损伤的大部分，常合并眼睑和内眦部的损伤。伤后若发现泪小点向颞侧移位则提示伴有泪小管的损伤,此外伴有内眦韧带受损合并鼻侧眶壁骨折时可导致内眦变圆、变宽、变平和内眦下移,如伤口内可见眶脂肪则说明眶隔穿通。

(3) 泪囊和鼻泪管损伤。骨性泪道受伤可表现为水肿、出血、变性和坏死,泪囊损伤可形成泪囊炎或局部蜂窝组织炎,严重者可形成泪囊瘘。泪囊和鼻泪管损伤后期主要临床表现为溢泪,伴有感染者则有溢脓。

【治疗】

(1) 泪小点损伤。对齐泪小管创缘,用 7-0 线或 8-0 线分层缝合皮下组织及皮肤,并放置与泪小管直径相近的支撑管(硬膜外麻醉管)2～4 周,以防止日后泪小点狭窄或闭塞。

(2) 泪小管损伤。上、下泪小管均有排泄泪液的作用,应争取做泪小管断端吻合术(图 23-49),手术显微镜或双目放大镜有助于寻找泪小管近端(当难以找到泪小管断端时,可切开泪囊从泪总管通过逆行探针来找寻泪小管断端);在找到泪小管断端后用硬膜外麻醉管或 1～1.5mm 空心硅胶管经泪小管两断端进入泪囊,将硅胶管留在泪道内,再用 7-0 线或 8-0 线将泪小管两断端的皮肤侧、结膜侧、睑缘侧各缝合一针,间断缝合皮肤及结膜,露出泪小点的硅胶管缝合固定于下睑皮肤至少 3 个月。伴有内眦韧带断裂时应找到断端并缝合固定在骨膜上。随着技术的发展,双泪小管硅胶管的应用增加了手术的成功率。

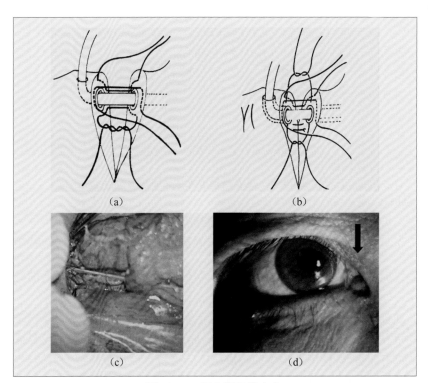

图 23-49　泪小管断端吻合

(a)、(b)泪小管断端吻合　(c)右上泪小管吻合术中　(d)右上泪小管吻合置管术后 3 个月

[图(a)、图(b)来自:李绍珍. 眼科手术学[M]. 2 版. 北京:人民卫生出版社,2005.]

(3) 泪囊和鼻泪管损伤。对泪囊和鼻泪管闭合性损伤,一般采用非手术治疗,如合并鼻旁窦骨折有皮下气肿时应严禁擤鼻,防止鼻涕倒流,造成感染。泪囊和鼻泪管的开放性损伤时应仔细检查伤口和伤道,对泪囊前壁的伤口应对位缝合,若泪囊破坏严重,应行泪囊摘除。

(4) 注射 TAT 和抗生素。

3. 眼眶伤

(1) 眼眶软组织损伤。眶内软组织包括眼球、视神经、眼外肌、筋膜、脂肪、血管、神经、骨膜。眶内软组织损伤是指除眼球和视神经以外的眶内容物损伤。

1) 出血、血肿：眼眶及邻近部位的钝挫伤和穿通伤均可导致眶内软组织水肿、出血和血肿形成。出血可发生在软组织内、骨膜下、肌锥内、肌锥外及眼外肌的肌腹内。位于肌锥内的出血，由于肌间膜的存在，出血不易向前弥散从而积聚形成血肿。眶内血肿形成时因眶内容积增加可引起眼球轴性突出，眶压增高，压力作用于眼球和视神经，可影响视网膜和视神经的血供，导致不可逆的视力损害。

【临床表现】 疼痛、眼睑水肿淤血、结膜下出血、眼球运动障碍、视力下降甚至丧失，眼球突出，相对性瞳孔传入障碍（RAPD），晚期出现视神经萎缩。

【诊断】 外伤史，典型的临床体征及症状，影像学检查（超声波，CT 扫描，MRI）可帮助诊断。另外，在超声波引导下穿刺抽吸出血液，具有诊断意义和治疗作用。

【治疗】 ①止血及降低眶压：给予止血药及脱水剂，防止继续出血及减低眶内压以减轻对视神经的压迫；类固醇皮质激素的应用有助于减轻术前术后眼眶水肿；局部冰袋冷敷可以减轻水肿；②降低眼压：当眼压升高但无视神经受损时可局部使用 β 受体阻滞剂及全身应用碳酸酐酶抑制剂、高渗剂等降低眼压的药物；③穿刺引流：在超声波引导下穿刺抽出积血，可迅速有效地降低眶内压，但眶内软组织内的血肿抽吸会比较困难；④当出现眼眶血肿或者眼眶出血伴随眼压升高、视网膜中央动脉阻塞、中心视力丧失或者 RAPD 可行外眦切开术；⑤球结膜环形切开术用于威胁视力的球结膜下或者 Tenon 囊血肿；⑥眼眶减压术用于由于眼眶组织水肿、血肿、充血、气肿导致的视力损害，且对其他治疗效果不佳者。

2) 眶尖综合征（orbital apex syndrome）：眼眶软组织挫伤出血可导致眶尖综合征。

【临床表现】 眼球突出，眶压增高，视力丧失，上睑下垂及眼球固定，瞳孔扩大、对光反应消失，眶上神经分布区知觉减退或丧失，角膜反射迟钝。早期眼底表现为视盘充血，静脉扩张，晚期则为视神经萎缩；如果伴有视网膜中央动脉阻塞，则出现视盘和视网膜水肿，黄斑樱桃红，视网膜动脉呈白线状或血流呈串珠状。

【诊断】 外伤史，典型的临床体征及症状，CT 扫描提示眶内不规则高密度区，波及眶尖部。

【治疗】 预防感染，降低眶内压，营养神经。

（2）眼眶骨折。眼眶由 7 块颅骨构成：额骨、蝶骨、筛骨、腭骨、泪骨、上颌骨和颧骨。除眶外侧壁较厚外，余眶壁骨质薄弱，眶内壁最薄，眶下壁次之。

1) 爆裂性骨折（blowout fracture）：是指外力间接造成眶壁薄弱处骨折，伴眶内软组织嵌顿的一种眼眶外伤。眶下壁骨折是爆裂性骨折最常见的一种，可造成眼球内陷和复视。车祸伤中眼眶爆裂性骨折的发生率很高。

【发生机制】 ①眶内流体压力学说：外力作用于眶前部软组织，致眶内压力突然增高，导致眶壁最薄弱的部位发生骨折，由于流体压力同时作用于软组织，而致软组织嵌入骨折处。②眶底扣压学说：当眶缘受到钝物冲击时，眶底骨质和骨膜向后移位、变形，发生眶底线状骨折和骨膜撕裂，同时将软组织嵌入。当外力作用消失时，眶底骨折很快恢复原位，而软组织复位相对缓慢，导致软组织嵌入骨折处。

【临床表现】 眶下壁骨折（图 23-50）是爆裂性骨折最多见的一种，表现为：①眼球向上、下方运动受限伴有垂直性复视；②眼球向下移位（下直肌、下斜肌、眶下部脂肪疝入上颌窦所致）；③眼球内陷（多发生在伤后 10 天左右）；④眶下部皮肤感觉减退。

2) 眶内壁骨折：筛骨纸板也是爆裂性骨折的常见部位（图 23-50）。表现为：①水平复视与眼球外展运动障碍（为内直肌及软组织嵌入骨折缝内所致）；②眼球内陷：伤后早期眼球内陷的原因是由于眶内壁薄弱，骨折片移位，眼眶容积增大所致（晚期出现的眼球内陷的主要原因是眶内脂肪萎缩）；③脑脊

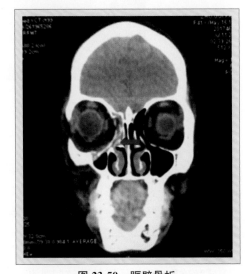

图 23-50　眶壁骨折
CT 冠状位示右眼眶内壁、下壁骨折

液漏:在筛骨水平板损伤时,可出现脑脊液漏;④鼻出血:由于筛窦开口较低,故骨折时发生的出血易于引流所致。

【诊断】 ①颜面部钝挫伤史;②复视及眼球内陷;③牵拉试验阳性:垂直性复视者向上牵拉眼球,眼球上转受限伴疼痛;水平复视者向外牵拉眼球,眼球外转受限;④影像学检查:X 线取 Water 位可发现眶下壁骨折。CT 扫描是眼眶及面部骨折的"金标准",冠状位片可观察到眶壁及邻近软组织情况。MRI 能更好地显示眼外肌、视神经,眶内出血和水肿情况。

【治疗】 ①非手术治疗。对没有眼外肌嵌顿,眶内软组织嵌入较少者,无须手术治疗,但应给予及大剂量糖皮质激素减轻水肿及炎症反应,应用止血药及抗生素,同时还要进行功能训练即向眼外肌运动受限的方向转动,3 次/d,每次 100 下。②手术治疗。具有以下体征者可考虑手术:两周以上的眼球限制性运动障碍,复视范围较大;眼球内陷明显,影响美观;牵拉试验阳性,无恢复趋势;CT 证实存在眼眶软组织或者眼外肌塌陷或者嵌顿。

(3) 眶内异物。眼眶外伤常因眶内异物变得复杂,虽然手术方式和眶壁骨折类似,但是并非所有的眶内异物都有必要取出来,要综合评估手术的适应证及并发症。常见的异物主要包括植物异物、金属异物和玻璃异物三类。车祸伤中最常见的是玻璃异物。

当怀疑球内或者眶内异物时要选择合适的影像学检查方法。对于玻璃和金属异物首选 CT 或者 X 线平片(图 23-51);怀疑异物有磁性时禁止使用 MRI。对于木质异物的影像学检查选择目前依然有争议,不同性质的木材其 CT 和 MRI 检查均可能表现不同。由于植物性异物容易引起细菌及真菌感染应尽快手术取出;位于眶前端或者引起周围组织功能受限或者炎症反应的异物必须取出;对于位于眶后段边缘光滑的陶瓷、玻璃或者惰性金属异物,若没有对周围组织造成损伤,没有明显炎症反应,可密切观察。

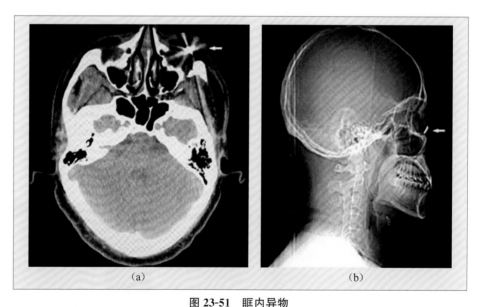

图 23-51 眶内异物
(a)CT 示左眼眶内异物 (b)X 线片示左眼眶内高密度异物

此外,外伤所致颅底骨折是颈动脉海绵窦漏(carotid-cavernous fistula,CCF)的主要原因,眼部表现为同侧眼睑肿胀、充血、体位性突眼、高眼压等,须结合数字检影血管造影(digital subtraction angiography,DSA)进一步明确诊断。近期有报道,车祸伤致一侧颈动脉海绵窦漏而对侧眼出现眼睑肿胀、充血和视力下降,经封堵瘘管眼部症状逐渐好转。

4. 眼外肌伤

【病因】 眼眶骨折是导致眼外肌受损的重要因素,其中以眶底爆裂性骨折最常见,其次是眶内侧壁骨折。此外,眼外肌的直接损伤和神经性损伤也可以影响眼外肌的功能导致斜视、复视。浅层巩膜裂伤可伴随眼外肌附着处 5~6mm 的损伤，下直肌最常受累。严重的头部外伤可能损伤第Ⅲ脑神经的麻痹，轻度脑外伤便可导致第Ⅳ脑神经麻痹。

【处理】 眶壁骨折导致的眼外肌损伤处理见眼眶骨折章节。眼外肌外伤所致的复视、斜视首选配镜及三棱镜矫正、遮盖性滤光镜。脑神经麻痹通常在数月内自愈，眼肌挫伤也可在几周内自愈。手术矫正仅作为不得已的选择，而且一般在外伤半年后。

(二)视神经损伤

视神经损伤(injuries of the optic nerve)是头部外伤的严重伴随伤，其对视功能的损害超过其他的眼外伤。视神经全长 42~47mm，根据其解剖部位分为球内段、眶内段、管内段和颅内段。由于视神经管为骨性管腔，故外伤时管内段神经易受损伤。视神经损伤可为多因素所致，分为直接损伤和间接损伤两种，但以间接外伤多见，尤其由交通事故引起者逐年增多。

间接视神经损伤(indirect optic nerve trauma)又称外伤性视神经病变(traumatic optic neuropathy，TON)，多见于交通事故，尤其是摩托车和自行车事故，其次为高处坠落及暴力击伤，典型的损伤部位发生在颞部、额部、前额和眶顶部，也常与颅脑、颌面损伤合并存在，其中 40%~72% 的伤员有意识丧失，有43%~56% 的伤员伤后视力下降至光感或无光感。

【定义】 Walsh 和 Hoyt(1969)对外伤性视神经病变定义为"除外眼和早期检眼镜下所见眼和视神经损害的外伤性视力丧失"，如今人们已普遍接受这个定义。

【损伤机制】 视神经损伤分为原发性损伤和继发性损伤。

1)原发性损伤。是指头面部受冲击力瞬间减速的剪切力传递到视神经、脉管系统，造成视神经的挫伤，神经鞘出血或出血进入神经实质内。

2)继发性损伤。包括伤后即刻出现的血管痉挛，血循环障碍引起的视神经血管梗死，视神经管内视神经肿胀，神经实质内压力增高及缺血后再灌注损伤在内的改变。近年来的实验研究表明，家兔额部撞击伤后视神经血栓素 A2(thromboxane，TXA2)和前列环素(prostacyclin，PGI2)含量显著升高，视网膜过氧化脂质(LPO)和一氧化氮(NO)水平升高。TXA2 与 PGI2 的平衡紊乱，可造成血管的痉挛和闭塞，加重组织损伤；LPO、NO 水平升高可能参与了视神经损伤后引起的视网膜逆行性损伤过程。大鼠颅脑撞击伤早期可导致视神经神经胶质细胞超微结构的改变及血管通透性增加。此外还发现，缓激肽和胰激肽在视神经外伤后自由基的产生中起重要作用，在细胞介导的炎症反应中炎症细胞扮演了重要角色。

【临床表现】 伤后即刻或 1~2 天出现视力障碍，早期眼底可正常，2~3 周视盘色泽变淡，晚期色苍白。部分伤后即昏迷或神志不清的伤员，缺乏主诉而疏忽眼部检查，直至清醒后才发现视力减退或已丧失。

【诊断标准】 ①头部外伤史(受伤部位多在前额、眶上缘及颞骨区)；②伤后出现视力下降或者丧失；③出现相对性瞳孔传入障碍；④早期眼底检查正常，3~6 周视盘颜色变苍白(视神经损伤越靠前部，视神经萎缩越快)；⑤视觉诱发电位(visual evoked potential，VEP)的波形消失、潜伏期延长(VEP 还可对昏迷者进行视力评估)；⑥视力未完全丧失者视野出现缺损，而且以下半部视野缺损最常见；⑦CT 或 MRI 检查提示视神经管骨折(图 23-52)、眼眶内侧壁骨折、球后血肿压迫视神经或视神经单纯水肿。

【治疗】

1)药物治疗。①糖皮质激素：1990 年国际急性脊髓损伤研究表明，外伤后 8 小时内用大剂量甲基泼尼松龙 15~30mg/kg 治疗，运动和感觉功能有明显提高。目前眼科将其用于视神经损伤的治疗，Mauriello 等的具体用法：甲基泼尼松龙 1g 快速静脉注射，以后每 6 小时 250mg 静脉滴注，3 天后改口服泼尼松 60mg，1 次/d，然后递减。②脱水剂：20% 甘露醇 250ml 或 0.25~1.0g/kg 每 4~12 小时一次静脉滴注。常用利尿剂：呋塞米(速尿)20~40mg，2~4 次/d，从小剂量开始，注意补钾。③其他：改善微循环、血管扩张剂、钙通道阻滞剂、维生素类、神经营养因子和能量合剂等。

2)手术治疗。外伤后立即失明，提示视神经损伤严重，手术减压多无效。但是对外伤后视力逐渐下降，接受大剂量糖皮质激素治疗 12~24 小时视力无改善，或在治疗过程中又有视力减退，CT 发现视神经管骨折,MRI 发现管内或鞘内大量积血改变时应立即行视神经管减压术。手术方式最常用的是鼻外经筛蝶窦途径。近年来鼻内窥镜的应用使手术创伤更小。研究表明 TON 视力预后与多种因素有关,受伤时间大于两天,合并蝶窦或者筛窦积血是视力改善的危险因素。研究表明,与伤后无光感比较,外伤后有光感的患者后期视力改善可能性更大。

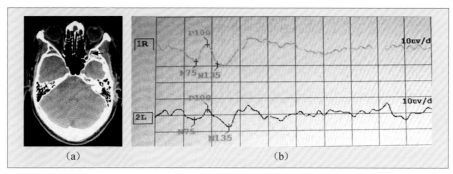

图 23-52 视神经管骨折
(a)左侧视神经管骨折(箭头所示) (b)VEP 示左眼潜时延长,振幅降低

(三)眼球钝挫伤

眼球钝挫伤(eye ball blunt trauma)是指由机械性钝力引起的损伤。力学研究表明,当受到强力打击时,眼球可产生剧烈变形,前后径最大可缩短 43%,而周径明显扩张,当内部压力不能由眼球的形变缓冲时,压力会冲破眼球壁,导致眼球破裂,这种由内向外的作用导致的损伤远比锐器伤由外向内作用造成的眼球穿通伤严重。钝挫伤除了造成受打击部位的直接损伤外,还可因钝力在眼内和球壁传递引起对应部位甚至整个眼球的间接损伤,如房角后退、前房或玻璃体积血、晶状体脱位、脉络膜破裂、黄斑裂孔及巩膜破裂等。

1. 结膜挫伤 结膜是一层薄的半透明的黏膜组织,柔软光滑且富有弹性,覆盖在眼睑后表面(睑结膜)、前部巩膜表面(球结膜)及睑部到球部的反折部分(穹窿结膜),止于角膜缘。结膜是眼球最表浅的防御组织,故容易受到损伤,常见的损伤有结膜下出血、结膜水肿及结膜下气肿。

【临床表现】 结膜下出血多呈鲜红色,片状。严重的出血形成结膜下血肿时呈暗红色,局部隆起。结膜下气肿多见于鼻旁窦骨折,气体经骨折的边缘进入结膜下,触之可在结膜内移动。球结膜水肿是早期结膜血管内皮细胞功能障碍的表现,渗出液进入到疏松的结膜下组织形成,水肿严重时结膜可脱出于睑裂外。

【治疗】 少量结膜下出血在 7~10 天出血可自行吸收,无须任何处理,只有在继续出血的情况下需局部冷敷,为促进出血吸收 3 天后改为热敷。结膜下气肿可自行吸收,一般不需特殊处理。球结膜水肿可给予糖皮质激素眼液,严重时可行结膜穿刺放液并行加压包扎。

2. 角膜挫伤(corneal contusion) 角膜位于眼球的前部中央,略向前凸,呈弧形无血管的透明组织。由于角膜直接暴露于外界,故易受外伤,另外由于角膜是重要的屈光间质,损伤后以瘢痕愈合,可引起不同程度的视力障碍,甚至失明。

(1)角膜擦伤。

【临床表现】 角膜擦伤表现为角膜上皮层的缺损,由于角膜上皮内有丰富的感觉神经分布,故当角膜上皮缺损时会有明显的疼痛、畏光、流泪和视力减退等症状。1%~2%荧光素染色,角膜上皮缺损区呈鲜绿色,由于上皮缺损区的前弹力层完整,故缺损处经由周围角膜上皮或结膜上皮移行、增生愈合,不留瘢痕,但若发生感染可引起角膜溃疡。

【治疗】 局部涂广谱抗生素眼膏后包扎,促进上皮愈合,一般 1~2 天后即可愈合。

(2)急性角膜水肿。

【临床表现】 角膜在强大的钝力作用下急剧内陷,内皮损伤和后弹力层破裂导致角膜水肿、增厚、呈线状、格子状或盘状混浊,后弹力层皱褶(图 23-53),患者常出现疼痛、畏光、流泪、睫状充血和视力下降。

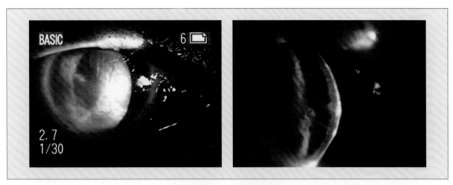

图 23-53　角膜挫伤

【治疗】　可使用糖皮质激素滴眼液及 50％的高渗葡萄糖点眼减轻角膜水肿。随着角膜内皮细胞的修复,水肿可于数日或数周内消退。角膜基质持续水肿 6 个月以上者,可考虑行穿透性角膜移植术。

3. 虹膜睫状体挫伤

(1)虹膜挫伤。虹膜是前部的葡萄膜组织,瞳孔括约肌位于瞳孔缘处,虹膜根部是虹膜最薄处,当眼球挫伤时,虹膜根部容易发生离断。

【临床表现】

1)瞳孔括约肌撕裂。在瞳孔缘出现不规则的小裂口,或虹膜基质纵形裂口(图 23-54)。

2)虹膜根部离断。在虹膜根部离断范围的虹膜周边部见黑色半月形空隙,瞳孔呈"D"形,若 360°虹膜完全离断,称外伤性无虹膜。离断范围小者一般无自觉症状,大范围的虹膜根部离断可引起单眼复视,由于离断区的虹膜血管受损,前房常伴有出血(图 23-54)。

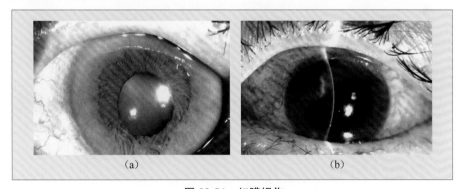

图 23-54　虹膜损伤
(a)瞳孔缘裂伤、瞳孔散大　(b)虹膜根部离断

3)外伤性瞳孔散大。多为中度散大,瞳孔不圆,直接及间接对光反射迟钝,这种情况有些可永久存在。

4)视觉调节功能障碍。可引起睫状肌调节痉挛或麻痹,屈光状态的异常,导致远视力、近视力均减退。

5)挫伤性虹膜睫状体炎。视力下降、畏光、裂隙灯检查见角膜后尘状 KP、房水闪辉阳性、有浮游细胞、严重者前房内可见纤维素样渗出,部分患者会出现眼压增高。

6)外伤性低眼压。重度的睫状体挫伤可引起睫状体脱离,临床表现为低眼压、前房变浅、视盘充血、水肿、视网膜静脉扩张、黄斑区水肿,超声生物显微镜(UBM)可帮助确诊。

【治疗】　①瞳孔缘或基质裂口无须特殊处理;②虹膜根部离断伴有复视症状者,可行虹膜缝合术;③外伤性瞳孔散大者,若出现眩光不适,可滴用毛果芸香碱缓解症状;④调节功能麻痹者,应予验光,佩戴矫正眼镜;⑤挫伤性虹膜睫状体炎,应滴散瞳剂,并予以糖皮质激素滴眼液点眼,必要时可结膜下注射地塞米松注射液;非甾体消炎药可抑制前列腺素释放;眼压升高时可局部及全身应用降压药。⑥睫状体脱离伴有低眼压,可先用1%阿托品点眼,口服糖皮质激素,轻者可逐渐恢复;对药物治疗无效应行睫状体缝合术。

(2)前房积血(hyphema)。虹膜和睫状体是富含血管的组织,外伤性前房积血是由于虹膜睫状体血管破裂引起。分为原发性出血和继发性出血,前者指伤后即刻发生的出血,后者多发生在伤后2~5天,可反复发生。大量的红细胞堆积在小梁网、血凝块阻滞瞳孔以及小梁网炎性水肿都可能使房水排除受阻,继发青光眼。

【临床表现】 疼痛、根据出血量的多少可有不同程度的视力下降。微量出血,仅见房水中出现红细胞,出血较多时因重力的关系,血液沉积于前房下方形成一液平面,严重时前房充满血液,外观可呈黑色,此时可导致视力暂时性完全丧失。根据积血占前房容积的比例将其分为3级:<1/3为Ⅰ级;介于1/3~2/3为Ⅱ级;>2/3为Ⅲ级。少量出血多能自行吸收,但积血量大或在出血吸收的过程中再次出血,可引起继发性青光眼。如前房积血量多伴有高眼压可造成角膜内皮的损害,若发生角膜中央盘状混浊,基质呈棕黄色时为角膜血染(图23-55)。

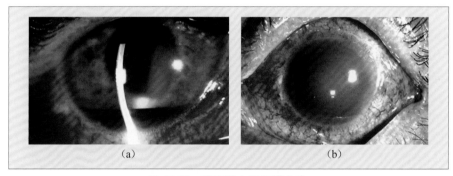

图23-55 前房积血和角膜血染
(a)前房积血 (b)角膜血染

【治疗】 ①包扎双眼,半卧位;②全身应用止血药;③原则上不散瞳孔也不缩瞳孔,必要时可用短效扩瞳剂活动瞳孔;④有虹膜睫状体炎时局部滴糖皮质激素眼液;⑤眼压升高时,局部或全身应用降眼压药物,其中抑制房水生成是外伤性前房积血所致青光眼的第一线用药;⑥经药物治疗眼压不能控制,或前房积血为Ⅱ级,经治疗3~5天未吸收,有角膜血染或有角膜血染倾向时,应行前房冲洗并清除凝血块,必要时玻璃体切割清除玻璃体积血或者小梁切除手术治疗。

(3)房角后退。指睫状肌的环形肌纤维和纵形肌纤维分离,虹膜根部后移。房角后退范围>180°者,因房水排除受阻,可继发青光眼,称房角后退性青光眼(图23-56)。文献报道外伤性前房积血的患者中,房角后退的发生率为71%~100%,但是青光眼发生率却只有7%~9%,而且可以发生在伤后第1年到第10年不等。早期发生高眼压的患者房角后退范围小,而且眼压升高往往是短暂的,多由于小梁网炎症反应及血细胞堆积引起。迟发性房角后退性青光眼是由于小梁网上形成的"狄氏膜"影响了房水外流。

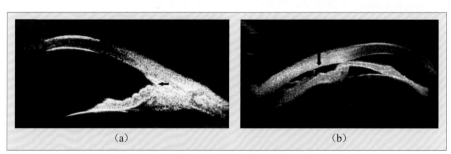

图23-56 超声生物显微镜示房角后退和睫状体脱离
(a)房角后退 (b)睫状体脱离

【临床表现】 多发生在挫伤合并前房积血的伤眼,裂隙灯检查见:前房变深,前房角加宽(房角后退),房角镜及超声生物显微镜(UBM)检查可帮助诊断。

【治疗】 定期随访眼压,若发现眼压升高,应按开角型青光眼处理。

4. 晶状体挫伤

(1)晶状体脱位。交通伤中头部的撞击引起晶状体悬韧带全部或部分断裂所致,根据悬韧带断裂的程度分为晶状体全脱位、半脱位;根据晶状体脱位的部位分为前脱位、后脱位。

【临床表现】

1)晶状体全脱位:向前可脱位于结膜下、前房或嵌顿于瞳孔区,或嵌顿于伤口处,严重者可脱出于眼球外;向后脱位于玻璃体腔内,伤眼前房加深,虹膜震颤并出现高度远视,晶状体脱位于前房或嵌顿于瞳孔区时常导致急性继发性青光眼,脱位于玻璃体腔内可引起继发性青光眼、视网膜脱离等并发症。

2)晶状体半脱位:晶状体向悬韧带断裂的对侧移位,脱位区域的虹膜震颤、玻璃体疝,在瞳孔区可见部分晶状体赤道部,可有散光和单眼复视(图23-57)。

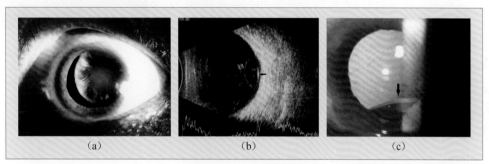

图 23-57 晶状体脱位
(a)晶状体半脱位 (b)B超示晶状体后脱位于玻璃体腔 (c)人工晶体脱位于下方玻璃体腔

【治疗】 如果晶状体脱位于前房、嵌顿于瞳孔区或嵌顿于伤口时需急诊手术摘除;晶状体脱入玻璃体腔,可通过玻璃体切割手术切除脱位的晶状体。

(2)挫伤性白内障。有多种形态,根据视力受影响的程度,决定是否需手术治疗(图23-58)。需要早期或者一期白内障摘除手术的病例为晶状体皮质进入前房,引起不可控制的炎症反应和高眼压,或者因晶状体皮质、晶状体脱位接触角膜内皮引起角膜内皮失代偿。除此之外,外伤性白内障手术一般伤后3~6周再行白内障手术。术前要仔细检查悬韧带,了解悬韧带离断的范围,术中必要时植入囊袋张力环,并选择合适的人工晶状体。

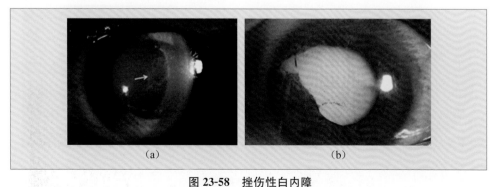

图 23-58 挫伤性白内障
(a)晶状体前囊混浊 (b)晶状体混浊

5. 玻璃体积血(vitreous hemorrhage) 玻璃体积血常见于闭合性眼外伤,积血的原因多为睫状体、视网膜或脉络膜血管损伤,出血进入玻璃体内或脉络膜出血突破视网膜到达玻璃体内。当蜕变的红细胞或者吞噬了变性红细胞的巨噬细胞堵塞小梁网,房水流出受阻造成眼压升高,可分别发生血影细胞性青光眼(ghost-cell glaucoma)或溶血性青光眼(hemolytic glaucoma)。随眼内血液的清除眼压可逐渐正常化,少许眼压不能控制的高眼压可行前房冲洗术。另外颅内蛛网膜下腔或硬脑膜下腔出血亦可发生玻璃体积血,称为 Terson 综合征,其可能的发病机制为:①颅内压升高使蛛网膜下腔的出血通过筛板进入眼内;②颅内压突然增高,压力传导到视网膜血管致视网膜血管破裂,大量出血突破视网膜内界膜涌入玻璃体腔内。玻璃体积血不仅影响视力,如果出血长期不吸收还会导致增殖性玻璃体视网膜病变。

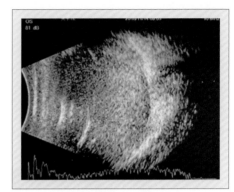

图 23-59　玻璃体积血(B 超)

　　【临床表现】　根据眼内出血量的多少及出血的部位,可有不同程度的视力减退,若出血位于黄斑区或大量出血进入玻璃体腔时视力可严重下降甚至无光感。笔者单位曾收治一名因摩托车与汽车相撞导致重型颅脑损伤的伤员,伤后昏迷,在外院行颅骨骨折碎片去除、血肿清除及减压术;第 15 天意识恢复,但失语伴半身感觉障碍及双眼视力差,于受伤后 2 个月入笔者单位。查体:视力右 0.06,左 0.1,B 超提示双眼玻璃体积血(图 23-59),诊断 Terson 综合征。入院后先后行双眼玻璃体切割术,出院视力:右眼:手动/10cm(玻璃体内气体填充),左眼:0.6。

　　【诊断】　当严重玻璃体积血眼底窥不清时,眼科 B 超是最有价值的检查手段。应用 B 超检查,可了解玻璃体积血的程度,有无玻璃体后脱离及视网膜脱离或脉络膜脱离。

　　【治疗】　出血量少时可自然吸收,大量玻璃体积血在 B 超检查未发现视网膜脱离或脉络膜出血的情况下,观察 4～6 周后若出血仍无明显吸收,应尽早行玻璃体切割术,以提高视力及减少并发症发生。

　　6. 视网膜震荡(commotio retinae)与挫伤

　　【发病机制】　眼球挫伤后,冲击波作用于眼前节,经眼内容物传导至视网膜,导致视网膜血管舒缩功能障碍,血管渗透性改变或血管破裂,视网膜光感受器损伤,外层变性、坏死;色素上皮受损,屏障功能破坏,细胞外水肿。

　　【临床表现】　视力下降程度与视网膜损伤程度和部位有关,伤后 24 小时内在后极部或周边某一象限视网膜水肿增厚,呈乳白色混浊,边界不清,一部分病例在 3～4 周水肿消退后,可恢复较好视力者,属于视网膜震荡。视网膜挫伤者,伤后视力明显减退,视网膜水肿重且范围广,伴有不同程度的视网膜出血,严重者可发生视网膜前出血或玻璃体积血;此外通常还伴有视网膜色素上皮和脉络膜的损伤、黄斑部或锯齿缘裂孔、视网膜脱离(图 23-60),最终导致伤眼视力永久性损害。

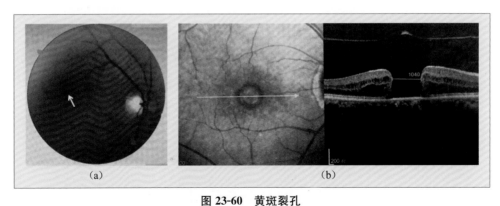

图 23-60　黄斑裂孔
(a)黄斑裂孔　(b)OCT 示黄斑全层裂孔

　　【治疗】　伤后早期应用糖皮质激素促进水肿吸收,还可辅以神经营养药、血管扩张剂、维生素类和促进出血吸收的药物。

7. 远达性视网膜病变(retinopathy with remote injures) 又称外伤性血管性视网膜病变(purtscher's retinopathy),胸腹部受严重挤压伤或四肢多发性粉碎性骨折后发生的一种特殊的视网膜病变。

【发病机制】 尚不完全明了,可能的机制为:①因胸腹部受挤压时,上腔静脉压突然升高,视网膜静脉压升高致回流受阻,导致视网膜发生水肿、渗出和出血等改变;②动脉痉挛,毛细血管屏障受损导致视网膜水肿、渗出;③长骨骨折后,骨髓内脂肪小球因压力关系经淋巴管进入静脉,致视网膜血管栓塞;④补体激活过程的参与。

【临床表现】 身体远隔部位受伤2~4天后,视力不同程度的下降及视野暗点。眼睑水肿,球结膜淤血,视网膜呈弥漫性灰白色水肿、可见出血及大量棉绒斑。

【治疗】 目前尚无确切有效的针对性治疗方法,激素、血管扩张剂可减少渗出,改善血液循环。

8. 脉络膜破裂 脉络膜富含血管和色素,韧性比视网膜差,损伤时易发生裂伤和出血。脉络膜破裂发生的部位多位于后极部及视盘周围,呈弧形,凹面朝向视盘,受伤早期破裂处常被出血遮盖,出血吸收后破裂处显露出黄白色的瘢痕(图23-61)。若破裂的部位累及黄斑区则严重影响中心视力,且该种损伤无有效的治疗方法。

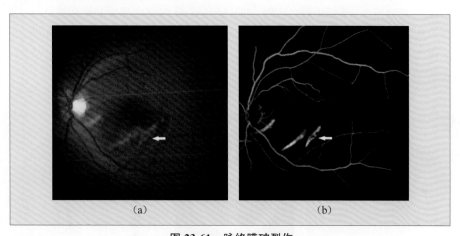

图 23-61 脉络膜破裂伤
(a)脉络膜裂伤瘢痕形成 (b)FFA 示脉络膜破裂伤

9. 眼球破裂(rupture of the globe) 由重度的钝挫伤所致,多发生于巩膜最薄弱的角巩膜缘,其次在直肌下或赤道部。眼球破裂,除了眼球壁的裂开之外还常导致脉络膜及视网膜组织的损伤。

【临床表现】 眼压多降低,但也有少数正常;前房或玻璃体积血,球结膜下出血、水肿,角膜可变形,可伴有瞳孔变形或移位;伤口处可见棕黑色的眼球血管膜组织,眼球运动在破裂方向上受限;视力丧失或无光感。但以上情况不一定全部出现,如怀疑有巩膜破裂时应及时行巩膜探查。赤道后的巩膜破裂不易被发现,B超有助于诊断和定位;CT或MRI扫描可观察眼环是否完整,亦有助于诊断(图23-62)。

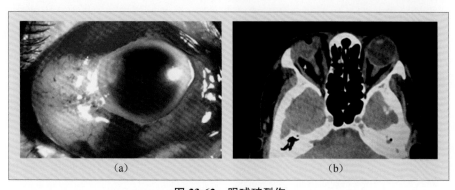

图 23-62 眼球破裂伤
(a)眼球破裂 (b)CT 示右眼球变形,眼内结构不清

【治疗】 急诊行初期眼球缝合术，术后使用抗生素和糖皮质激素，根据 B 超和视功能情况，在伤后 2 周左右行玻璃体手术。

10. 视神经撕脱(avulsion of the optic nerve)及眼球脱臼(luxation of eyeball) 眼球在暴力作用下，发生旋转、牵拉移位，视神经从巩膜筛板处向后脱位，导致视神经撕脱。外伤性眼球脱臼，是由于眼眶突然遭受暴力打击或粗大异物作用于眼球和眼眶之间，或胸腹压力突然增高，眶压增高，力的方向由后向前作用于眼球，加上头部反射性的反方向运动，通过液体流压的传导，使限制眼球的肌肉及其他组织失去张力或突然断裂，造成眼球向眶口脱出，加之外眦部狭窄，故一旦眼球脱位则不能自动回缩。

【临床表现】 视神经撕脱者视力丧失，瞳孔直接对光反射消失，眼底检查见视盘处呈坑状凹陷、后极部出血。眼球脱臼根据其脱出程度分为半脱位和全脱位，半脱位是指部分眼球夹在睑裂外；全脱位为眼球整体脱出于眶缘外(图 23-63)，甚至可以进入上颌窦。外伤导致的眼球脱臼，除眼肌及视神经可出现不同程度的损害外还可能合并眶壁骨折、巩膜裂伤及全身多发性创伤。笔者单位曾收治一例因车祸后双眼球脱臼伴前颅底粉碎性骨折、脑脊液漏、额面部多发性皮肤裂伤的伤员。入院后检查见右眼球位于右耳上方，左眼球脱臼于下睑下缘，仅有少量筋膜组织相连，视神经、血管及 6 条眼外肌均已离断。脱出的右眼球质软、塌陷，眼内容物流失，角膜干燥、混浊，左眼球已完全坏死变黑，结构不清。急诊行左眼球摘除，右眼球清创缝合及眼球复位术，前颅底重建，硬脑膜修补术；术后随访，右眼视力无光感，眼球萎缩。此例患者不但发生了极为严重的眼外伤，而且合并了中型颅脑损伤，病情凶险复杂，预防这类创伤，关键是加强交通安全的宣传和教育，防患于未然。

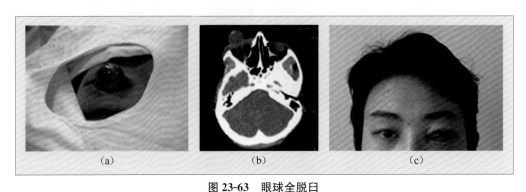

图 23-63 眼球全脱臼
(a)左眼球全脱臼 (b)眼眶 CT (c)眼球复位术后

【治疗】 视神经撕脱目前尚无有效治疗。眼球脱臼治疗目的在于复位眼球及尽可能挽救视功能。只要视神经无严重挫伤或撕裂，应争分夺秒地将眼球复位，可恢复一定的视力；即使视神经严重损伤甚至撕脱，伤眼无光感，仍要尽量复位保存眼球，因保留眼球对于患者的外观和心理以及对于儿童眼眶的发育有重要意义。有研究表明将脱臼的眼球复位后随访观察了 6 年，虽然无视力但是外观维持良好而且没有明显眼球坏死感染的迹象。但是如果脱臼的眼球已无光感，合并严重感染，眼球结构破坏严重，且有 3 条以上的眼肌完全断裂者，这种伤眼即使眼球复位也不可避免出现眼球前段缺血，或者眼球破裂严重大量内容物流失，应将脱位的眼球摘除。

（四）眼球穿通伤

眼球穿通伤(penetrating injury)是指由锐器的刺入、切割造成的眼球壁的全层裂开，伴或不伴眼内损伤或组织脱出。

1. 角膜穿通伤 ①单纯性穿通伤：伤口较小，创缘整齐，无眼内组织脱出；②复杂性穿通伤：伤口大、创缘不规则，常合并眼内组织脱出及嵌顿，可伴有晶状体破裂或眼后节组织的损伤。临床症状有视力下降、流泪、眼痛。

2. 角巩膜穿通伤 伤口累及角膜和巩膜(图 23-64)，常引起虹膜、睫状体、晶状体、玻璃体的损伤脱出及眼内出血。临床症状有视力明显下降、眼痛和畏光、流泪等刺激症状。

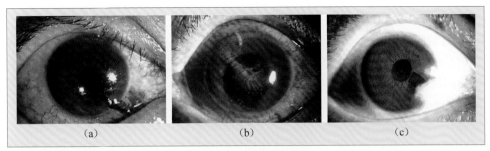

图 23-64　角巩膜穿通伤

(a)角巩膜穿通伤的伤口　　(b)角膜清创缝合术后　　(c)角巩膜裂伤愈合形成假性胬肉

3. 巩膜裂伤　较小的伤口易忽略,伤口处仅见结膜下出血。大的伤口常伴有脉络膜、玻璃体和视网膜的损伤及眼内出血,预后较差。

【治疗】　伤后立即包扎伤眼,并送眼科急诊处理。处理原则:清创缝合伤口恢复眼球完整性,防治感染等并发症。

(1) 伤口处理。①对伤口小、创缘整齐且已自行闭合,前房已形成的单纯性角膜穿通伤,可不缝合;对于伤口小于 3mm、不规则、瓣状、创缘肿胀的给予单纯冲洗伤口,应用广谱抗生素滴眼液和绷带式接触镜可帮助伤口愈合;伤口大于 3mm,或对合不良的角膜穿通伤应在显微镜下严密缝合以恢复前房;②复杂性角膜伤口,伤口内有眼球血管膜组织嵌顿时,应用抗生素溶液冲洗干净,力争将其还纳眼内,不能还纳时予以剪除;伤口内嵌顿有晶状体囊膜或玻璃体者均应剪除,若晶体破裂,皮质大量进入前房,可在缝合伤口的同时做角膜缘切口吸出晶体皮质;③对角巩膜伤口,应先缝合角膜缘,再缝合巩膜,最后缝合角膜;④对巩膜伤口,应自前向后边暴露,边缝合,贯通伤的出口位置较后,缝合困难,可由其自行闭合。

(2) 防治感染。伤后常规注射破伤风血清,全身及局部应用抗生素和糖皮质激素,并应用扩瞳剂散瞳。

(3) 二期手术。对复杂病例在初期缝合伤口及控制感染后,一般在伤后 2 周内处理外伤性白内障、玻璃体积血、眼内异物或视网膜脱离。

【并发症及处理】

(1) 外伤性感染性眼内炎。常见的致病菌有葡萄球菌、绿脓杆菌等。本病发展快,对视功能损害严重。常见的临床症状有视力严重下降,甚至无光感,眼痛、头痛、眼部刺激症状明显,球结膜充血、水肿,角膜混浊,前房渗出或积脓,玻璃体混浊或脓肿形成(图 23-65)。治疗上局部应予以散瞳剂,全身和局部应用足量的抗生素和糖皮质激素,在未明确病原菌之前可予玻璃体腔内注入万古霉素 1mg、头孢他啶 1mg、地塞米松 1mg,同时抽取房水和玻璃体液行细菌培养和药物敏感试验,再根据培养和药敏结果调整抗生素,对严重感染病例应急诊行玻璃体切割术。

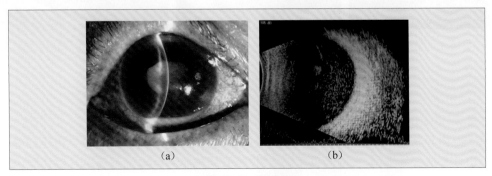

图 23-65　眼内炎

(a)眼内炎前房积脓　　(b)B 超示玻璃体混浊

（2）交感性眼炎（sympathetic ophthalmia）。是一种穿通伤或者内眼手术后发生的双眼弥漫性肉芽肿性葡萄膜炎，其发病率为 0.2%。目前认为本病为迟发自身免疫性疾病，主要与细胞免疫有关，抗原成分可能来源于黑色素、视网膜色素上皮或光感受器细胞外节，感染可能参与免疫反应的激活。临床表现为伤眼（诱发眼）的葡萄膜炎症状持续不退并逐渐加重，角膜后出现 KP，瞳孔缘可有小珍珠样灰白色结节，经过 2 周至 2 个月的潜伏期，另一眼（交感眼）出现类似的葡萄膜炎，视力急剧下降，玻璃体混浊，如果是后部葡萄膜炎则有视网膜水肿，严重者还可出现渗出性视网膜脱离。晚期由于色素上皮广泛萎缩，眼底呈现晚霞状改变。若病情不能控制，可出现继发性青光眼、视网膜脱离和眼球萎缩等并发症。本病应以预防为主，包括伤后尽早缝合伤口、还纳或切除脱出的眼球血管膜组织，防治感染，对毁损严重且无光感的眼球，应予以摘除，一旦发生交感性眼炎，应全身和局部应用大剂量糖皮质激素，炎症缓解后至少还要维持 6 个月以上，对激素治疗效果不理想时可使用免疫抑制剂。

（3）外伤性增殖性玻璃体视网膜病变。由于伤口或眼内过度的修复反应，纤维组织增殖引起牵拉性视网膜脱离，可行玻璃体切割手术。

（五）眼异物伤

在眼外伤中眼异物伤比较常见，异物分为磁性异物和非磁性异物，磁性异物主要指铁质，非磁性异物有铜、铅、玻璃、碎石、木刺、竹签、动物毛、刺等，不同性质的异物所引起的损伤及其处理有所不同。交通事故伤中的异物以碎玻璃多见。

1. 眼球外异物

（1）眼睑异物。异物可嵌于眼睑的皮肤也可进入其皮下组织，表浅的异物可用镊子夹出，位置较深的异物需手术取出。

（2）结膜异物。结膜异物多隐藏在睑板下沟、穹窿部及半月皱襞的部位[图 23-66（a）]，异物摩擦角膜可引起眼部的刺激症状。处理：浅表的异物，点用表面麻醉剂后，用无菌湿棉签拭出，位于结膜下的异物须手术取出。

（3）角膜异物。伤后可出现严重疼痛、流泪、眼睑痉挛等眼部刺激症状，铁质异物可形成锈斑。处理：对浅表异物，可在表面麻醉下，用无菌湿棉签拭去；较深的异物可用无菌注射针头剔除。对多个异物可分期取出，如有锈斑尽量一次性刮干净，一次难以剔除干净的锈斑可分次刮出；对深层异物及部分穿通角膜进入前房的异物，应在显微镜下行异物取出。异物取出后应点用抗生素眼液或眼膏，防止感染[图 23-66（b）、（c）]。

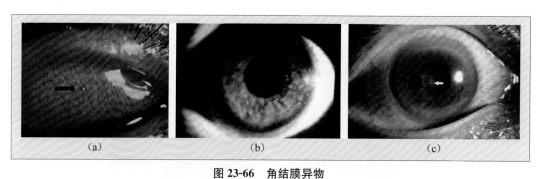

图 23-66　角结膜异物
（a）结膜异物　（b）角膜异物　（c）角膜铁质异物剔除术后

2. 眼内异物（intraocular foreign body）　眼球内异物伤是一类严重的眼外伤，其伤情复杂，处理困难，致盲率高。眼内异物伤，除异物本身对眼部的机械性损伤外，化学性质活跃的异物还会对眼组织造成继发性的损伤；此外成纤维细胞、视网膜色素细胞、神经胶质细胞和巨噬细胞还可导致伤眼内发生增殖性反应，引起外伤性增殖性玻璃体视网膜病变。眼内异物伤的预后与损伤的部位、异物的性质、有无继发感染，有无增殖性玻璃体视网膜病变相关（图 23-67）。

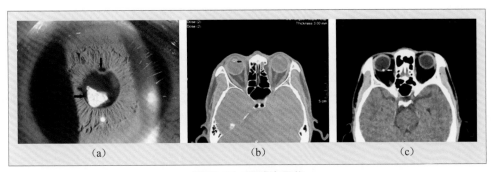

图 23-67　眼球内异物
(a)角膜穿通伤,晶状体异物　(b)CT 示右眼晶状体异物　(c)CT 示右眼后极部异物

【病理改变】

1) 化学性质不活跃的异物。如碎石、玻璃、瓷片、塑料、银、铂、金、睫毛等,眼内炎症反应较轻;铝、汞、锌引起轻度的炎症反应,可包裹;体积较大的异物可引起细胞增殖,纤维组织增生,导致牵拉性视网膜脱离甚至眼球萎缩。植物性异物可引起严重的炎症反应和眼内炎。

2) 铜质沉着症(chalcosis)。纯铜毒性较强,铜离子亲和膜性结构,纯铜或含铜量较高的眼内异物在眼内引起严重的炎症反应,可形成无菌性积脓,甚至异物穿破巩膜自行排出。铜质沉着症发生的时间和严重程度,与异物的大小和含铜量的高低有关。

3) 铁质沉着症(siderosis)。铁质异物在眼内存留可造成铁质在眼组织的沉着和对眼组织的氧化损伤。其损伤机制为:进入眼内的 Fe^{2+} 氧化成 Fe^{3+} 生成超氧自由基和氢氧自由基,自由基与细胞膜上的不饱和脂肪酸发生脂质过氧化反应导致细胞膜的损伤及酶失活,主要对视网膜、睫状上皮、晶状体上皮和角膜组织造成严重的组织结构和功能损害。

【临床表现】　视力下降的程度取决于异物对视轴区的角膜、晶状体和后极部视网膜有无损伤、损伤程度及有无眼内出血。多数异物的入口都在角膜,巩膜的伤口易被忽略。异物所经过的伤道,如角膜、虹膜、晶状体可见伤痕,存留在前房、虹膜、晶状体的异物在裂隙灯显微镜下易查见。①铁质沉着症(图 23-68):角膜基质铁锈沉着、虹膜异色症、瞳孔散大及反应迟钝、晶状体前囊下棕色斑点、白内障、玻璃体混浊、周边视网膜色素增生、视网膜血管变细,视神经萎缩;②铜质沉着症:周边角膜后弹力层沉着,绿色的房水颗粒,虹膜呈黄绿色,瞳孔中度散大,对光反射迟钝或消失,向日葵样白内障、玻璃体内有黄绿色铜锈颗粒飘动、条索形成,视网膜血管上和黄斑区有金属斑。

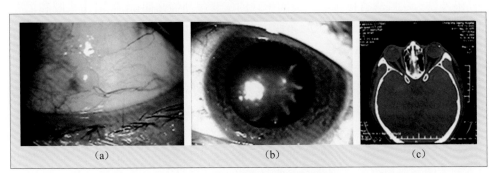

图 23-68　球内异物铁质沉着症
(a)巩膜异物嵌顿　(b)晶状体前囊下锈斑　(c)CT 示左眼前段异物

【诊断】　①外伤史;②裂隙灯检查见角膜有线状伤口,相应的虹膜部位有穿孔,晶状体有局限性混浊;③巩膜伤口较难发现,若屈光间质尚透明,可行前房角镜或三面镜检查,有时能直接看到异物;④影像学检查(X 线摄片、CT 扫描、B 形超声波)可帮助确诊。

【治疗】　眼内异物一般应尽早手术取出。手术方法取决于异物的位置、有无磁性、大小、可否看得见、是否包裹及眼内的并发症等因素。

1）前房及虹膜异物。于靠近异物的经线作角膜缘切口，磁性异物用电磁铁吸出，非磁性异物用镊子直接夹出。

2）晶状体异物。若晶状体大部分透明，可严密观察，不必急于手术取出；当晶状体已混浊，可摘除白内障的同时摘除异物，手术中为防止异物掉入玻璃体腔内，应先行异物取出再行白内障摘除。

3）眼后段异物。根据异物的位置，采用外路法或玻璃体手术取出。对体积小、未包裹、无视网膜脱离的异物，可用电磁铁经睫状体扁平部吸出；若异物大、已包裹或粘连，或伴有玻璃体积血、视网膜脱离、继发感染性眼内炎，或为非磁性异物者需行玻璃体手术摘出，并同时处理眼内并发症；体积较大的异物伤眼又系无晶体眼时，则应用异物钳将异物送至前房，通过角膜缘切口将异物取出，以减少对周边视网膜组织的损伤；对于已完全包裹于球壁内的较小异物，不必勉强取出。

尽管眼内磁性异物可用相对较简单的磁铁法经外路吸出，但目前多数学者主张经玻璃体手术取出眼内磁性异物，因为前者仅完成了眼内异物的取出，而增殖的因素并未去除，日后发生外伤性增殖性玻璃体视网膜病变的概率较大，若一旦发生上述情况，则手术的难度和患者视力预后不良的危险性将明显增加。

（六）汽车安全气囊所致的眼损伤

汽车安全气囊是一种拯救生命的安全装置，它的功能就是在汽车同障碍物或正在行驶中的汽车猛烈相撞时降低驾驶员和乘客与物体相撞所造成的伤亡，但安全气囊弹出时其内高速膨胀的气体产生强大的冲击波及通过气囊泄气时从孔洞逸出的强碱同样也会给驾驶员及乘员造成接触部位的组织损伤。自采用气囊以来，由挡风玻璃和其他仪表盘上的异物引起的损伤已经减少，但是气囊本身导致的眼损伤明显增加。

【气囊高速膨胀展开原理】　多数气囊只是在中等到严重正面碰撞时展开，这一装置可以补充安全带的保护价值。汽车安全气囊内的易燃固体能源为三氮钠（NaN_3），气囊与传感器连接，当传感器监测到突然减速时被激活并发送电信号引燃气囊内的 NaN_3，NaN_3 燃烧后可转化为 96% 的惰性氮气、3% 的二氧化氮、1% 的氢氧化钠及一氧化碳和少量的不能转化的强碱，氮气使气囊在受撞击后 0.05 秒内迅速膨胀展开，充满气体的气囊以 1/10 秒的速度从储藏处弹出，1～2 秒后气囊开始泄气，碳酸氢钠和少量不能转化的强碱可通过可渗透的袋本身或袋的破损处逸出。气囊展开导致的眼损伤类型包括机械性眼外伤和化学物质接触所致的眼外伤。

【损伤机制】

1）机械性眼外伤。①气囊直接接触。瞬间出现的气囊猛烈撞击眼部，同时由橡胶和尼龙布合成的气囊布摩擦可引起结膜擦伤、水肿、角膜擦伤、角膜水肿、眼睑软组织淤血肿胀。②气囊的冲击作用。气囊以 160～320km/h 速度弹出时产生的巨大冲击力量引起眼部的损伤。文献报道此种眼外伤有钝性眼创伤的许多表现：角膜挫伤、前房积血、虹膜根部断离、瞳孔括约肌撕裂、外伤性无虹膜、房角后退、睫状体离断、晶状体脱位、玻璃体积血、视网膜震荡、视网膜裂孔、视网膜脱离、视网膜出血、黄斑裂孔、脉络膜出血、脉络膜破裂、眼球破裂、外伤性视神经病变、眼眶爆裂性骨折（内侧壁多见、下壁次之）等。在上述多种类型眼损伤中尤以角膜挫伤发病率高，损伤程度重，且多为双眼，非接触角膜内皮显微镜检查可见，与正常人比较伤眼角膜内皮细胞平均面积增大，密度明显下降，由于角膜内皮受损，角膜水肿、混浊影响眼底的观察，因此对合并有眼后段损伤的病例临床上容易漏诊，延误其治疗。③气囊的推动作用。气囊的推动作用可使驾驶台上放置的物体变成致伤物，以高速撞击眼睛，导致严重的眼外伤，这类伤以穿通伤为多。若驾驶者或乘客配戴框架眼镜还可能造成更为严重的眼外伤（开放性眼外伤或眼睑异物）。芬兰赫尔辛基大学眼科医院对 110 例气囊弹出导致的成人眼伤及两起芬兰的车祸事故进行回顾性分析，分析每个病例报告的眼伤种类、眼镜和碰撞力，并且评估眼伤和所佩戴的眼镜与弹出的安全气囊之间的联系，结果表明，佩戴眼镜并未增加气囊导致的眼伤发生频率，然而戴眼镜者开放性眼伤的比例增加了 3 倍。气囊化学成分对所有未佩戴眼镜者都造成伤害,他们认为在重大事故和相对严重的事故中,由安全气囊引起严重眼伤的概率是很低的(0.4%)。眼镜并没有增加眼伤发生的概率,但会影响创伤的类型。

2)碱性化学性角结膜炎。气囊泄气时,碳酸氢钠和少量不能转化的强碱通过可渗透的囊袋或其破损处逸出并在空气中弥散,可导致暴露的手、臂、颜面和结膜、角膜等部位的碱性化学伤,伤者会有眼部烧灼感、异物感及视力下降。确切的诊断方法是通过 pH 试纸对患眼分泌物或泪液 pH 值的检测,当 pH 值为 8 或更高时就可确诊。

3)气囊弹出造成的眼损伤与使用安全带的关系。国外一项使用了安全带的机动车事故后气囊展开眼损伤与视力结果单中心回顾性观察表明,47 个机动车辆事故伴有气囊展开的伤员中,71%没有系安全带的病人发生眼外伤,且后段伤仅发生在没有系安全带的病人,随访 3 个月,96%系了安全带的病人与 76%没有系安全带的病人相比视力恢复至 0.5 或者更好,他们认为使用安全带的病人严重眼损伤少,并能获得较好的视力。

研究者对 34 例气囊伤患者受伤当时是否系安全带及是否佩戴框架眼镜等因素的分析表明,21 例未系安全带者中 2 例视网膜脱离、2 例眼球破裂伤;12 例佩戴框架眼镜者中,21 例眼睑皮肤挫裂伤及角膜上皮划伤。据此认为,不系安全带及佩戴框架眼镜者在发生交通事故时可造成严重的眼外伤。

【临床表现】 眼部气囊伤的体征为钝性眼创伤的表现,如角膜挫伤、前房积血、瞳孔括约肌撕裂、视神经挫伤及玻璃体积血等(图 23-69),尤以角膜挫伤发病率最高,严重者可能发生角膜内皮失代偿需进一步角膜移植手术治疗。

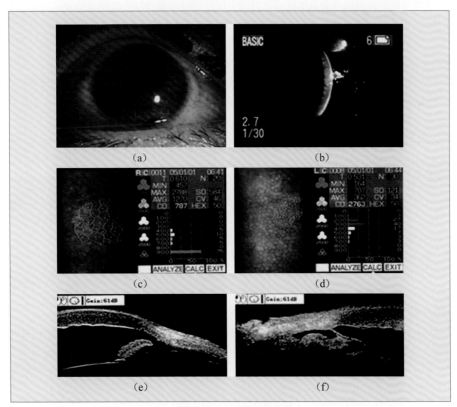

图 23-69 眼部气囊伤
(a)右眼角膜水肿、前房积血、虹膜根部离断 (b)角膜水肿(裂隙灯光学切面) (c)伤眼角膜内皮细胞平均面积增大、密度降低 (d)健康角膜内皮细胞 (e)UBM 示角膜水肿、虹膜根部离断 (f)UBM 示 6:00 点位睫状体脱离

【治疗】
1)眼化学伤。最初的治疗是用大量生理盐水彻底冲洗患眼,直到 pH 值恢复正常(7.3~7.7),严重

的碱烧伤还需要眼科专科继续治疗。

2）其他部位眼组织损伤。其治疗原则同其他外力所致的眼损伤。

3）角膜移植术。对严重的角膜内皮损伤、角膜内皮失代偿，经治疗后角膜仍不能恢复透明者可行角膜移植术，若同时合并有玻璃体积血，B超提示有视网膜脱离时，可在人工角膜下行玻璃体切割手术治疗。

（高　铃　刘少章　叶　剑）

参 考 文 献

［1］ 陈华,陈日亭. 颌面颈部创伤学[M]. 北京:人民军医出版社,1984.

［2］ 张益,孙勇刚. 颌骨坚固内固定[M]. 北京:北京大学医学出版社,2003.

［3］ 皮昕,李春芳,王美青,等. 口腔解剖生理学[M]. 北京:人民卫生出版社,2007.

［4］ 邱蔚六. 口腔颌面外科学[M]. 北京:人民卫生出版社,2008.

［5］ 李祖兵,张益,刘彦普. 口腔颌面创伤外科学[M]. 北京:人民卫生出版社,2011.

［6］ 王正国. 现代交通医学[M]. 重庆:重庆出版社,2011.

［7］ 周树夏,顾晓明,雷德林,等. 颌面部交通伤分析与处理[J]. 中华创伤杂志,1996,12(3):151-154.

［8］ 薄斌,顾晓明,周树夏,等. 交通伤颌面骨折临床病例回顾性研究[J]. 口腔颌面外科杂志,1998,8(1):9-11.

［9］ 王正国. 我国道路交通伤的现状[J]. 中华创伤杂志,2000,16(04):200-201.

［10］ 覃迪生,周诺,蒙宁,等. 交通事故伤致颌骨骨折的临床特点与治疗(附108例报告)[J]. 广西医科大学学报,2001,18(1):69-70.

［11］ 何冬梅,杨驰. 下颌骨髁突骨折的分类及治疗[J]. 中国实用口腔科杂志,2010,3(4):200-203.

［12］ 谭颖徽,周中华,张建设,等. 伴全身多系统创伤颌面伤患者的综合救治[J]. 中国口腔颌面外科杂志,2012,10(03):212-215.

［13］ 谭颖徽. 颌骨骨折诊治要点和趋势[J]. 创伤与急危重病,2014,2(05):269-272.

［14］ 谭颖徽. 现代创伤救治理念与口腔颌面部多发伤救治(专家论坛)[J]. 华西口腔医学杂志,2015,33(3):221-225.

［15］ MICHAEL MILORO. Peterson's Principles of Oral and Maxillofacial Surgery (Third Edition) [M]. USA:PmPH,2012.

［16］ YAMAMOTO K,MATSUSUE Y,HORITA S,et al. Maxillofacial fractures sustained in bicycle accidents[J]. J Oral Maxillofac Surg,2011,69(6):155-160.

［17］ BRUCKMOSER E,UNDT G. Management and outcome of condylar fractures in children and adolescents:a review of the literature[J]. Oral Surg Oral Med Oral Pathol Oral Radiol,2012,114(5S):S86-S106.

［18］ FAYAZI S,BAYAT M,BAYAT-MOVAHED S,et al. Long-term outcome assessment of closed treatment of mandibular fractures[J]. J Craniofac Surg. 2013,24(3):735-739.

［19］ KISNISCI R. Management of fractures of the condyle,condylar neck,and coronoid process[J]. Oral Maxillofac Surg Clin North Am,2013,25(4):573-590.

［20］ BOFFANO P,ROCCIA F,GALLESIO C,et al. Bicycle-related maxillofacial injuries:a double-center study. Oral Surg Oral Med Oral Pathol Oral Radiol,2013,116(3):275-280.

［21］ VAN BAAR GJC,RUSLIN M,VAN EIJNATTEN M,et al. 3D assessment of damaged bicycle helmets and corresponding craniomaxillo-mandibular skull injuries:A feasibility study[J]. Injury,2017,48(12):2872-2878.

［22］ HASSANEIN AG. Trends and Outcomes of Management of Mandibular Fractures[J]. J Craniofac Surg,2019,30(4):1245-1251.

［23］ 王正国. 外科学与野战外科学[M]. 北京,人民军医出版社,2007.

［24］ Helling ER. Otologic blast injuries due to the Kenya embassy bombing[J]. Mil Med,2004,169(11):872-876.

［25］ 刘琏. 车祸致双眼球脱臼破裂合并颅脑损伤1例[J]. 重庆医学,2004,33 (2):280.

［26］ 刘贵顺. 汽车安全气囊所致眼外伤分析[J]. 国际眼科杂志,2008,8(7):1490-1491.

［27］ 朱奇,肖利华. 眼眶爆裂性骨折的研究现状及进展[J]. 武警医学,2008,19(5):467-470.

［28］ 张卯年. 眼创伤学[M]. 北京:军事医学出版社,2006.

［29］ 张益,安金刚. 鼻-眶-筛骨折的手术治疗[J]. 中华口腔医学杂志,2006,41(10):584.

[30] ROBERT C,EDWARD H,JR BRYAN. 眼整形外科手术设计与技术[M]. 李冬梅,译. 北京:人民卫生出版社,2003.

[31] 李戊军,刘彦普,赵晋龙,等. 1188 例颌面创伤不同伤情特点分析[J]. 解放军医学杂志,2005,30(8):741-743.

[32] Ritenour AE,Wickley A,Ritenour JS,et al. Tympanic membrane perforation and hearing loss from blast overpressure in Operation Enduring Freedom and Operation Iraqi Freedom wounded. J Trauma,2008;64(2 Suppl):S174-S178.

[33] 李逸松,田卫东,李声伟,等. 颌面创伤 3958 例临床回顾[J]. 中华口腔医学杂志,2006,41(7):385-387.

[34] 李朝辉. 眼外伤的急救及后期处理[M]. 北京:金盾出版社,2002.

[35] 杨成,陈继川,姬长友,等. 准静态下颞骨撞击伤模型的建立[J]. 中华创伤杂志,2007,23(6):441-444.

[36] 邱蔚六. 邱蔚六口腔颌面外科学[M]. 上海:上海科学技术出版社,2008.

[37] 陈继川,杨成,姬长友,等. 颞骨撞击生物力学变化与骨折特点[J]. 中华创伤杂志,2008,24(11):926-929.

[38] 陈继川,姬长友,杨成,等. 颞骨骨折及其中、内耳损伤 48 例回顾性研究[J]. 中华创伤杂志,2000,16(8):492-494.

[39] 陈继川,姬长友,颜婕,等. 颞骨骨折早期干预对听力的影响[J]. 中华创伤杂志,2005,21(12):884-887.

[40] 周继红,王正国. 我国交通伤研究进展[J]. 中华创伤杂志,2005,21(1):71-73.

[41] 禹海,叶剑,贺翔鸽. 兔额部撞击伤后视神经血栓素 A 2 和前列环素的变化[J]. 中华眼底病杂志,2003,19(1):49-51.

[42] 赵卫东,刘阳,王慧君,等. 颌面部交通事故伤的量化研究与进展[J]. 中国法医学杂志,2005,20(5):287-293.

[43] 赵堪兴,杨培增. 眼科学(全国高等学校教材)[M]. 第 7 版. 北京:人民卫生出版,2008.

[44] 赵辉,尹志勇,蒋建新,等. 准静态下颌部撞击致颅脑伤的有限元模拟分析及其临床意义[J]. 创伤外科杂志,2008,10(2):141-144.

[45] 唐豪,熊洁,赵丹妮. 汽车安全气囊致眼外伤临床分析[J]. 中国实用眼科杂志,2006. ,9(6):515-517.

[46] 袁洪峰,刘少章,贺翔鸽. 颅脑撞击伤早期视神经超微结构的改变[J]. 中华眼底病杂志,2005,219(1)41-43.

[47] ZHENG-CAI LOU,MD,ZI-HAN LOU,MD. Traumatic tympanic membrane perforations:a study of etiology and factors affecting outcome[J]. American Journal of Otolaryngology-Head and Neck Medicine and Surgery,2012,33:549-555.

[48] XYDAKIS MS,BEBARTA VS,HARRISON CD,et al. Tympanic-membrane perforation as a marker of concussive brain injury in Iraq[J]. N Engl J Med,2007,357:830-831.

[49] COL RS BHADAURIA,COL SC GUPTA. Bullet and blast ENT injuries in Counter-Insurgency Area[J]. MJAFI,2010,66:29-31.

[50] LOU ZC,HE JG. A randomised controlled trial comparing spontaneous healing,gelfoam patching and edge-approximation plus gelfoam patching in traumatic tympanic membrane perforation with inverted or everted edges[J]. Clin Otolaryngol ,2011,36:221-226.

[51] LOU ZC,HU YX,TANG YM. Effect of treatment at different time intervals for traumatic tympanic membrane perforation on the closure[J]. Acta Otolaryngol ,2011,131:1032-1039.

[52] 顾晓明,王立军,魏务建,等. 鼻眶筛复杂骨折的处理[J]. 中华创伤杂志,2003,19(1):34-36.

[53] 谭颖徽,王建华,张纲,等. 全面部骨折手术治疗的临床研究[J]. 创伤外科杂志,2006,8(5):402-404.

[54] 谭颖徽,张纲. 对颌面部创伤救治中几个难点问题的认识[J]. 第三军医大学学报,2008,30(22):2063-2064.

[55] ABDULBARI BENER,YASSIR S,ABDUL RAHMAN,et al. Incidence and severity of head and neck injuries in victims of road traffic crashes:in an economically developed country[J]. International Emergency Nursing,2009,17(1):52-59.

[56] AHMED N,MASSIER C,TASSIE J,et al. Diagnosis of penetrating injuries of the pharynx and esophagus in the severely injured patient[J]. Trauma,2009,67(1):152-154.

[57] BAKER SP,O'NEILL B,HADDON W,et al. The injury severity score:a method for describing patients with multiple injuries and evaluating emergency care[J]. J Trauma,1974,14:187-196.

[58] BOENISCH M,NOLST TRENITÉ GJ. Reconstruction of the nasal septum using polydioxanone plate[J]. Arch Facial Plast Surg,2010,12(1):4-10.

[59] BRIAN S WANG,STACEY L SMITH,KEVIN D. Pereira. Pediatric head and neck trauma from all-terrain vehicle accidents[J]. Otolaryngology-Head and Neck Surgery,2007,137(2):201-205.

[60] CAVUSOGLU T,VARGEL I,YAZICI I,et al. Reconstruction of orbital floor fractures using autologous nasal septal bone graft[J]. Ann Plast Surg,2010,64(1):41-46.

［61］ CHEEMA SA,AMIN F. Incidence and causes of maxillofacial skeletal injuries at the Mayo Hospital in Lahore,Pakistan［J］. Br J Oral Maxillofac Surg,2006,44:232-234.

［62］ ELLIS E,TAN Y. Assessment of internal orbital reconstructions for pure blowout fractures:cranial bone grafts versus titanium mesh［J］. J Oral Maxillofac Surg,2003,61(4):442.

［63］ GALLUCCI A,COULET O,BRIGNOL L,et al. Fractures of the nose:simplified diagnosis and management［J］. Med Trop,2009,69(6):549-550.

［64］ GASSNER R,TULI T,HACHL O,et al. Cranio-maxillofacial trauma:a 10 year review of 9543 cases with 21067 injuries［J］. J Craniomaxillofac Surg,2003,31:51-61.

［65］ GENDEN EM. Reconstruction of the mandible and the maxilla:the evolution of surgical technique ［J］. Arch Facial Plast Surg,2010,12(2):87-90.

［66］ HARRISON DH. Nasal injuries:their pathogenesis and treatment ［J］. British Journal of Plastic Surgery,1979,32(1):57-64.

［67］ HAUG RH,SAVAGE JD,LIKAVEC MJ,et al. A review of 100 closed head injuries associated with facial fractures ［J］. J Oral Maxillofac Surg,1992,50:218-222.

［68］ HYUN SJ,RHIM SC,RA YS. Repair of a cerebrospinal fluid fistula using a muscle pedicle flap:technical case report ［J］. Neurosurgery,2009,65(6):E1214-5;discussion E1215.

［69］ E BEY,A HAUTIER,JP PRADIER ,et al. Is the deltopectoral flap born again? Role in postburn head and neck reconstruction［J］. Burns,2009,35(1):123-129.

［70］ KELLER JL,EVAN KE,WETMORE RF. Toxic shock syndrome after closed reduction of a nasal fracture［J］. Otolaryngol Head Neck Surg,1999,120(4):569-70.

［71］ KNIGHT RB,WEBB DE,P COPPOLA C. Pharyngeal perforation masquerading as esophageal atresia［J］. Pediatr Surg,2009,44(11):2216-2218.

［72］ KONTIO R,SUURONEN R,PONKKONEN H,et al. Have the causes of maxillofacial fractures changed over the last 16 years in Finland? An epidemiological study of 725 fractures［J］. Dent Traumatol,2005,21:14-19.

［73］ KUCIK CJ,CLENNEY T,PHELAN J,et al. Management of acute nasal fractures［J］. Am Fam Physician,2004,70 (7):1315-1320.

［74］ LEHTO KS,SULANDER PO,TERVO TM. Do motor vehicle airbags increase risk of ocular injuries in adults Ophthalmology ［J］. J,2003,110(6):1082-1088.

［75］ MOTLEY WW 3RD,KAUFMAN AH,WEST CE. Pediatric airbag-associated ocular trauma and endothelial cell loss ［J］. J AAPOS,2003,7(6):380-383.

［76］ NIELS K RATHLEV,RON MEDZON,MARK E BRACKEN. Evaluation and Management of Neck Trauma［J］. Emergency Medicine Clinics of North America,2007,25(3):679-694.

［77］ PATHAK B,YU DC,LINDEN BC. Transoral closure of a perforation of the hypopharynx from blunt trauma［J］. J Pediatr Surg,2009. 44(12):2402-2405.

［78］ PIGNATARI S,NOGUEIRA JF,STAMM AC. Endoscopic "crossover flap" technique for nasal septal perforations ［J］. Otolaryngol Head Neck Surg,2010 Jan,142(1):132-134. e1. Epub 2009 Nov 22.

［79］ RAO SK,GREENBERG PB,FILIPPOPOULOS T,et al. Potential impact of seatbelt use on the spectrum of ocular injuries and visual acuity outcomes after motor vehicle accidents with airbag deployment［J］. Ophthalmology,2008,115 (3):573-576.

［80］ RIYAD KARMY-JONES,DOUGLAS E WOOD. Traumatic injury to the trachea and bronchus［J］. Thoracic Surgery Clinics,2007,17(1):35-46.

［81］ RONY AOUAD,HOMERE MOUTRAN,SIMON RASSI. Laryngotracheal disruption after blunt neck trauma［J］. The American Journal of Emergency Medicine,2007,25(9):1084. e1-1084. e2.

［82］ RUSSELL B SMITH,JOSEPH C,SNIEZEK,et al. Utilization of free tissue transfer in head and neck surgery［J］. Otolaryngology-Head and Neck Surgery,2007,137(2):182-191.

［83］ S V HOSSEINI,B SABET,S H HOSSEINI,et al. Management of penetrating neck injuries:Is exploration mandatory in penetrating neck injuries? ［J］. Injury Extra,2008,39(5):158-159.

[84] SARGENT LA,ROGERS GF. Nasoethmoid orbital fractures:diagnosis and management [J]. J Cranio Maxillofac Traum,1999,5(1):19.

[85] SASTRY SM,SASTRY CM,PAUL BK,et al. Leading cause of facial trauma in the major trauma outcome study [J]. Plast Recontr Surg,1995,95:196-197.

[86] SHIH-HSUAN HSIAO,BING-SHUO CHEN,TSAN-MU LEE,et al. Delayed diagnosis of complete tracheal transection after blunt neck trauma[J]. Tzu Chi Medical Journal,2009,21(1):77-80.

[87] SYLVIA ARCHAN,RAINER GUMPERT. Penetrating neck trauma causing tracheal rupture,spinal cord injury,and massive pneumocephalus[J]. The American Journal of Emergency medicine,2010,28(2):254. e1-e254. e2.

[88] TODD PRESTON,FRED G FEDOK. Blunt and penetrating trauma to the larynx and upper airway[J]. Operative Techniques in Otolaryngology-Head and Neck Surgery,2007,18(2):140-143.

[89] VORA NM,FEDOK FG. Management of the central nasal support complex in naso-orbital ethmoid fractures [J]. Faci Plast Surg,2000,16(2):181.

[90] WORRALL SF. Mechanisms,pattern and treatment costs of maxillofacial injuries[J]. Injury,1991,22:25-28.

[91] XIA Z,LI H,MA B,MA X,et al. Epiglottic and esophageal sequelaes of thermal blast injuries[J]. Trauma,2009,67 (4):892.

[92] YOSHIO OKA,JUNICHI NISHIJIMA,TATSUO AZUMA,et al. Blunt thyriod trauma with acute hemo rrhage and respiratory distress[J]. Journal of Emergency Medicine,2007,32(4):381-385.

[93] ZHANG J,ZHANG Y,EL-MAAYTAH M,et al. Maxillofacial injury severity score:proposal of a new scoring system [J]. Int J Oral Maxillofac Surg,2006,35:109-114.

[94] HOSPENTHAL DR,MURRAY CK,ANDERSEN RC,et al. Guidelines for the preventionof infectionafter combat-relatedinjuries[J]. JTrauma,2008,64(3S):S211-S220.

[95] SCHNURIGER B,INABA K,EBERLE BM,et al. Microbiological profile and antimicrobial susceptibilityinsurgical siteinfectionsfollowing hollowviscusinjury[J]. JGastrointest Surg,2010,14(8):1304-1310.

第二十四章　胸部道路交通伤

Abstract

Road traffic injury (RTI) is the main cause of chest trauma. Thoracic traffic injury (TTI), one of the most important traumas, directly accounts for 25% of all trauma-related deaths and contributes to another 25% of trauma deaths. Blunt injury, head injury and abdominal injury independently has adverse effects on the mortality after chest trauma. The commonly wounded are males aged 20 to 50 years. TTI is an important cause of hospitalization, morbidity and mortality in the young population. But the incidence of TTI for the older occupants doubles that of the younger occupants. The causes of TTI are significantly associated with not wearing lap-shoulder belts, tiredness and ultra-speed drive, and alcohol or drug abuse. Some researches show that the highest average peak forces, peak rib deflections, and peak rib strains are observed when only the ribs are impacted and lowest when the shoulder is impacted. In addition, higher average peak forces, peak rib deflections, and rib strains are observed when the arm is placed parallel with the thorax versus 45 degrees. Another research shows that in low-energy side impacts both the arm and shoulder reduce impacted force, rib deflection, and rib strain. In high-energy side impacts, the position of the arm has a considerable effect on both the total number and distribution of rib fractures. Several vehicle contact points, including the steering wheel, door panel, armrest and seat are associated with an increased risk of severe thoracic injury when the occupant is struck. In spite of the use of restraint devices, the thorax and head are still the priority vital areas for protection in the case of car drivers. For all vehicle passenger entrapments, 18.3% happened on highways, 25.6% on federal roads, 35.9% on country roads, and 18.3% on city roads. Of those involved, 69.9% were drivers, 19.4% were front passengers, and 8.5% were rear passengers.

The TTI were divided into two types: penetrated and blunt chest trauma. Rib fracture, flail chest, haemothorax, pneumothorax and pulmonary contusion are the major traumatic types of TTI. The clinical symptoms are chest pain, dyspnea, hemoptysis, paradoxical breathing movement, subcutaneous emphysema, pneumomediastinum, pneumopericardium and others. The diagnosis of TTI includes traumatic history, clinical symptoms, physical examination, chest radiographs, computed tomography, ultrasound, pleurocentesis or pericardiocentesis, bronchoscope or esophagoscope and video-assisted thoracic surgery. The mortality is mostly caused by serious pulmonary contusion, hemorrhage and flail chest. The life-threatening complications are hemodynamic instability, tachycardia, dyspnea, hypoxemia, and hypotension. The availability of an interventional radiologist and/or any surgical facilities plays an important role in the management of these life-threatening complications.

The emergency treatment is required for pre-and in-hospital hemorrhage, liquid loss, shock, airway obstruction, cardiac tamponade and other life-threatening complications. The therapeutic methods include conservative and surgical treatments. The most wounded may only need conservative treatment such as pleurocentesis and tube intubation. Tube thoracostomy is the most frequent and sometimes the only invasive procedure required as a definitive measure in TTI. The surgical treatment included thoracotomy and hemostasis, internal fixation of ribs and repair of laceration of lung.

The number of patients arriving at hospitals in extremis, rather than expiring in the prehospital setting, has increased due to the maturation of regionalized trauma systems. Salvage of individuals with imminent cardiac arrest or those already undergoing cardiopulmonary resuscitation (CPR) often requires immediate thoracotomy as an integral component of their initial resuscitation in the emergency department (ED). The optimal application of emergency resuscitative thoracotomy (ERT) requires a thorough understanding of its physiologic objectives, technical maneuvers, and the cardiovascular and metabolic consequences. This chapter reviews these features and highlights the specific clinical indications, all of which are essential for the appropriate use of this potentially life-saving yet costly procedure.

Blunt and penetrating trauma on the chest can result in cardiac or great vessel injury. Most of cardiac and great vessel injuries are the greatest immediate and life-threatening risks. Both the diagnosis and management of these thoracic injuries have evolved from more invasive to less invasive strategies paralleling the advent of advanced imaging tools and the development of endovascular therapies. Despite these progresses, conventional open repair and reconstruction techniques remain important and are often the definitive means toward effective management of these severely injured patients.

第一节 胸部创伤

一、概述

道路交通伤(road traffic injury,RTI)是和平时期胸部创伤的主要原因,在RTI中,胸部创伤发生率仅次于颅脑和四肢伤,居第3位,而在RTI致死原因中,胸部创伤仅次于颅脑创伤,居第2位。随着社会的发展,创伤已经成为1~44岁人群的第1位死亡原因,其中大约有25%的伤者是直接死于胸部创伤(chest trauma)或胸部损伤(chest injury),另有约25%的死亡与胸部创伤有关。在交通伤中,以胸部创伤为主的多发伤达66%,高于以颅脑(63.20%)和四肢(53.10%)为主的多发伤。近年来,创伤流行病学特征在一些国家或地区发生了显著变化,美国交通事故所致的钝性胸部创伤有所下降,但严重胸部创伤明显增加。严重胸部创伤病死率各地报道在4%~10%,这可能与统计的病例数量或诊断标准不尽相同有关。根据中国人创伤信息数据库的资料,我国9个省(自治区、直辖市)的24家二、三级医院10年收治的16 540例严重胸部创伤患者中,钝性胸部创伤约占72%,穿透性胸部创伤约占28%。

肋骨骨折、肺挫伤是胸部交通伤的典型伤类,严重肺挫裂伤、出血及连枷胸是伤员的主要死因。胸部交通伤伤员中,驾驶员和前排乘员多为与方向盘或仪表盘撞击所致,后排乘员和车内站立乘员损伤多因与座位撞击或跌倒所致。车内人员的损伤部位,大多为胸前部肋骨骨折,车外伤员损伤部位与一次及二次撞击部位有关。此外,有人对手臂位置在一侧胸部创伤及其严重性方面进行了研究,表明在低能量胸部侧撞击时手臂和肩部位置可降低撞击对肋骨的损伤,而在高能量胸部侧撞击时手臂位置对胸部和肋骨的损伤都有明显的作用。也有人对车设备在驾乘人员中的危险因素进行分析,发现方向盘、车门、扶手和座位都是造成严重胸部创伤的危险因素,而车门和扶手则是常见的引起损伤的原因。研究表明胸部道路交通伤中,未系安全带造成的损伤达到85%,在车祸伤时安全带比气囊对胸部的保护更早并更为有效。

胸部创伤是导致死亡的重要原因。许多胸部创伤患者在到达医院后死亡,然而,很多死亡是可以通过快速诊断和治疗避免的。胸部创伤的全面处理开始于创伤现场。有部分损伤如严重的心脏和主动脉伤在伤后数秒钟内致命,而其他很多严重胸部损伤(气胸、血胸、心脏压塞等)常可通过采用合理的、简捷的技术方法进行初期快速处理,达到稳定呼吸循环、挽救患者生命的目的。也就是说,通过规范救治许多胸部创伤死亡是可以避免的。总体而言,大约85%的胸部创伤最终不需确定性剖胸探查术,只需非手术处理,包括止痛、呼吸道管理与胸部呼吸物理治疗、气管插管、胸腔闭式引流等;仅10%～15%的胸部损伤需要手术干预(胸腔镜手术或剖胸探查术)。钝性胸部创伤手术干预不到10%,胸部穿透伤也仅为15%～30%。

(一)分类

按致伤机制将胸部创伤分为钝性胸部创伤与穿透性胸部创伤,不同致伤机制存在特定的创伤模式。

1. 钝性胸部创伤(blunt chest trauma)　指由钝性机械性暴力、物体或工具作用于机体,或机体与墙壁或地面碰撞所导致的胸部创伤。占所有胸部创伤的70%～80%,主要原因为道路交通事故(1/3因道路交通事故入院者存在胸部创伤),其他原因包括坠落伤、斗殴或胸壁遭受其他暴力撞击。轻者只有胸壁软组织挫伤或/和单纯肋骨骨折,重者多伴有胸膜腔内器官或血管损伤,导致气胸、血胸,有时还造成心脏挫伤、裂伤而产生心包腔内出血,甚至造成心脏破裂导致伤员即刻死亡。十分猛烈的暴力挤压胸部,传导至静脉系统,尚可迫使静脉压骤然升高,以致头、颈、肩、胸部毛细血管破裂,引起创伤性窒息。

2. 穿透性胸部创伤(penetrating chest trauma)　指致伤物穿透胸壁进入胸膜腔或纵隔的损伤,多为锐器伤或枪弹伤。穿透性胸部创伤占所有胸部创伤的20%～30%,好发于青年人,儿童和老年人少见。主要原因为枪伤和锐器伤。可导致开放性气胸或/和血胸,并可能损伤食管、心脏、大血管等,影响呼吸和循环功能,伤情多较严重。穿透性损伤如只有入口而无出口者称为非贯通伤,有入口又有出口者称为贯通伤。

(二)临床表现

在胸部创伤中,除一些特殊的症状和体征外,还有很多共同的临床表现。

1. 胸痛　胸部创伤中最为常见的症状之一,疼痛位于受伤处,在咳嗽、深呼吸、体位变动等情况下加剧。在肋骨骨折的患者中最为明显。

2. 呼吸困难　大多数胸部创伤患者都有不同程度的呼吸困难。临床表现为呼吸变浅,频率加快,如气管、支气管有血液或分泌物堵塞,不能咳出,或肺挫伤后产生出血、凝血或肺水肿,则更易导致和加重缺氧及二氧化碳滞留,严重时出现呼吸衰竭。如多根多处肋骨骨折的患者,胸壁软化后出现胸廓的反常呼吸运动、端坐呼吸等。

3. 咯血　支气管和肺损伤后多伴有咯血,开始为新鲜的血痰,以后逐渐变为陈旧性血痰直至停止。肺爆炸伤后出现泡沫样血痰。大支气管损伤时,咯血量多且出现早,并可出现气胸、纵隔和皮下气肿。气胸特别是张力性气胸,除影响肺功能外尚可阻碍静脉血液回流,导致循环功能障碍。心包腔内出血则引起心脏压塞症状和体征。

4. 体征　体征变化按损伤性质和伤情轻重而有所不同,可有胸壁挫裂伤、局部压痛、胸廓畸形、反常呼吸运动、皮下气肿、气管及心脏移位征象。叩诊可发现积气呈鼓音,积液则呈浊音。听诊发现呼吸音减低或消失,或可听到痰鸣音。如出现创伤性室间隔缺损,或心脏瓣膜撕裂,则可听到心脏杂音。

5. 其他

(1)常合并其他损伤且病情复杂。由于胸部占体表面积的15%,是心、肺、大血管等重要脏器之所在。因此,严重胸部创伤常常合并其他部位重要脏器的损伤,其病理生理变化复杂。

(2)伤情重且病死率高。国内文献报道严重胸部创伤合并多发伤患者的病死率,一般为9.80%～14.60%,也有学者报道高达38.10%。Delangy等通过大量病例分析得出,胸部创伤合并重型颅脑损伤的病死率为50%;本章笔者报道,严重胸部创伤合并严重的颅脑损伤,病死率为27.30%,而头、胸、腹部损伤都严重的多发伤病死率则高达61.90%。

(3)休克与昏迷并存。严重胸部创伤合并多发伤时休克发生率高,约占50%以上,本章笔者报道,发生率为63.90%,大多数为重度休克,其特点是低血容量与心源性休克可能同时存在。创伤后休克的主要原因是胸腔及腹腔内脏器和大血管的损伤,导致失血性休克。昏迷的主要原因则是合并有严重颅脑损伤。由于休克和昏迷同时存在,给诊断带来很大困难,容易造成漏诊或误诊。

(三) 诊断

1. 受伤史 有明确的交通事故致胸部损伤史。

2. 临床表现和体征 特别对穿透伤伤员应仔细检查伤口,包括大小、走向、有无出口,结合受伤姿势及部位等对估计可能损伤的脏器有一定的帮助。

3. 胸膜腔穿刺或心包腔穿刺 是一简便而又可靠的诊断方法,对疑有气胸、血胸、心包腔积血的伤员,在危急情况下,可先做诊断性穿刺,抽出积气或积血,既能明确诊断,又能缓解症状。

4. X线及CT检查 普通X线平片价格低廉,检查快捷方便,是目前检查胸部创伤的常规手段,可以观察有无肋骨骨折,反映有无血胸、气胸,判断膈疝、纵隔血肿以及肺损伤等,但可能漏诊或误诊轻度肺挫伤、少量气胸及少量胸膜积液等。常规CT扫描对病变定位准确、直观,可以显示气胸、血胸、肺挫裂伤等并发症,对肋骨、肩胛骨、胸骨骨折、错位及大血管损伤显示更清楚。多层螺旋CT采用容积扫描、三维重建技术,在观察肺部损伤情况的同时,还可以对肋骨及肋软骨骨折做出及时可靠的诊断。但在临床检查时,需要立即治疗的胸部创伤一般都能靠X线片诊断,而采用CT才能检出的胸部创伤大多不需立即治疗,因此主张有选择地使用CT检查,而不作为早期常规检查。

5. 超声 床旁超声具有简单快捷、无放射性、可反复进行的优点。对肋骨骨折、心包积液、胸腔积液的诊断或提示穿刺部位均有帮助,特别对气胸和血胸的诊断,具有很高的敏感性和准确度。此外,更重要的是用于心脏损伤的诊断,如房室间隔缺损、瓣膜腱索断裂、胸主动脉及其分支破裂以及主动脉假性动脉瘤等。经食道超声心动图(transesophageal echocardiography,TEE)较经胸超声心动图(transthoracic echocardiagraphy,TTE)对心脏创伤的诊断更有意义,这主要是因为TEE影像更清晰,观察更全面。

6. 食管镜和纤维支气管镜 食管镜或食管造影不仅可明确诊断食管穿孔,而且还能确定食管破裂部位、范围及穿孔方向。纤维支气管镜检查对早期诊断和救治气管及支气管损伤具有重要的临床意义,如伤员病情危重可在床旁施行。

7. 电视胸腔镜(video-assisted thoracic surgery,VATS) VATS对胸内损伤、出血部位可做出及时准确的诊断和治疗,使胸内手术简单化。创伤性血胸多数为肋间血管损伤出血,在VATS指导下用高频电刀电凝或缝扎,一般都能止血,同时对膈肌或胸腹联合伤的伤员提供剖胸探查的确切依据,减少不必要的手术探查。

根据外伤史、临床表现,以及影像学检查等较容易做出诊断。在诊断过程中需要详细了解患者受伤的时间、受伤的机制以及仔细的体格检查等,尽量做到不要漏诊和误诊,也要避免反复的会诊延误抢救。胸部创伤合并多发伤伤情严重、变化快,不适宜做耗时的检查,并且在诊断的过程中要遵守诊断与抢救同时进行的原则。有关文献提出,在诊断中要强调三点:①胸腹腔诊断性穿刺;②床旁B超检查;③床旁X线检查。这三种检查简单易行,结果也比较准确,为抢救节约了宝贵的时间,同时也减少了因搬动病人而加重病情的危险。对生命体征不稳定的患者可行床旁B超检查,因为B超检查对胸、腹部创伤的定位和定性有重要的价值。对生命体征稳定的患者可行CT检查,因为CT分辨率高,能够清楚显示头、胸、腹等重要脏器的损伤,还可行三维重建,提高检出率和诊断的准确率,因此,在有条件时应该首先选用。胸腔镜和腹腔镜技术可以对胸、腹腔脏器损伤进行诊断并且损伤较小,可同时进行治疗,尤其适用于穿透性胸部创伤合并腹部创伤血流动力学稳定、没有剖胸或剖腹探查术指征者,但血流动力学不稳定的患者禁忌使用胸腔镜和腹腔镜。

(四) 救治原则

以胸部创伤为主的多发伤,病情多危重,无论院前或院内创伤救治时,应熟练掌握胸部创伤及胸部创伤为主的严重多发伤处理原则。创伤后诊断处理是否及时准确往往比伤情本身更影响生存率。

1. 基本救治原则

(1) 一体化治疗。强调院前急救实行一体化治疗,以使胸部创伤为主的多发伤患者在受伤后"黄金1小时"内得到有效的治疗。

(2) 优先处理危及生命的情况和损伤。在早期救治中,必须优先处理危及生命的情况和损伤。主要包括:①解除呼吸道梗阻;②封闭开放性气胸;③对张力性气胸者需要立即减压;④连枷胸者需要控制反常呼吸;⑤急性心脏压塞者可行心包穿刺或切开心包减压;⑥胸、腹腔有活动性出血者需要尽快手术止血等。

(3) 快速伤情评估。紧急情况下,不允许进行耗时的辅助检查,胸、腹穿刺为简便有效的诊断方法,结合致伤机制分析、快速体检伤员,即可迅速做出是否手术的基本判断。

(4) 有效止血。手术止血才是最根本的抗休克措施,扩容只有在分秒必争紧急手术前提下同时进行,对挽救严重伤员才具有关键性作用,不可指望提升血压后再手术而坐失救命良机。

(5) 迅速解除通气障碍。在严重胸部创伤,通气障碍有时比失血性休克更快致死,因此,首先应迅速解除通气障碍,并及时纠正失血性休克。胸部创伤为主的多发伤有血气胸者,首先胸腔闭式引流,以保证患者通气功能、观察胸部失血情况,为判断是否剖胸探查或在胸部创伤伴多发伤进行其他部位手术时估计术中总失血量、制订液体复苏与输血计划提供参考。

2."先抢救再诊断,边治疗边诊断"的处理原则　遵循"先抢救再诊断,边治疗边诊断"处理原则,特别注意下列可能迅速致死而又可能逆转的严重情况。

(1) 保持呼吸道通畅。必要时行气管切开或气管内插管。通气障碍是比失血性休克更为迅速的致死原因,确保呼吸畅通,是救治以胸部创伤为主的多发伤的重要环节。主要处理措施包括清除口腔、咽部的血块、异物和分泌物,充分给氧;对于阻塞物在下呼吸道可行气管插管或气管切开彻底吸出呼吸道阻塞物,并建立确定性气道,必要时予以呼吸机支持。

(2) 维持呼吸。积极处理影响呼吸功能的下列情况:①胸部创伤为主的多发伤患者,低氧血症发生率高,对昏迷、呼吸功能不全或已经发生呼吸衰竭的患者,应及时使用机械辅助通气。通常采用呼气末正压(positive end expiratory pressure,PEEP)通气,因 PEEP 能增加肺功能残气量,从而改善肺内分流异常,增加组织供氧量。②积极处理血气胸。根据受伤史、症状、体征和胸膜腔穿刺及时明确血气胸诊断,有血气胸的患者需要行胸腔闭式引流术,排除胸内积血和减压。尤其对于张力性气胸所造成的患侧肺受压和纵隔移位,需要立即进行胸膜腔穿刺减压或胸腔闭式引流术,切忌依赖影像学检查而使伤员失去抢救时机。③对于连枷胸既要重视肺挫伤又要稳定软化的胸壁,同时控制反常呼吸。

(3) 积极止血抗休克,维持循环稳定。①胸部创伤为主的多发伤患者往往伴有不同程度的休克,需要积极寻找和处理导致休克的原因。②尽快建立输液通道,输注胶体、晶体液,及时补充血容量。③在积极纠正休克后若血压仍不升,则多伴有严重内出血,需要紧急手术治疗。④对于静脉回流受阻以及心脏压塞所致的低心排血量需要紧急处理,否则可危及生命。⑤对有胸腔大血管损伤、胸腹联合伤等患者要紧急剖胸探查。紧急剖胸探查指征见本节"二、胸部创伤的评估与处理路径"。

(4) 重视处理胸部以外的创伤的处理。①以胸部伤为主的多发伤患者常合并其他部位的损伤,需要全面及时地了解病史、查体以及相关的辅助检查。②对于合并腹部损伤的患者,需要重视腹部脏器的损伤,诊断性腹腔穿刺及腹部 B 超检查对诊断有意义。腹部创伤患者早期危及生命的因素是腹腔内大出血,伤后尽早控制出血是抢救伤员生命的关键环节,牢记时间就是生命,必须争分夺秒地抢救。④对于合并严重骨盆骨折大出血者,更容易发生严重的失血性休克,而且并发腹腔内脏损伤发生率高,需要及时处理腹腔内损伤、进行骨盆支架外固定等损伤控制措施。④对于合并有严重颅脑损伤的患者,需要警惕高颅压压迫延髓导致中枢性呼吸、心搏骤停。对这类患者要紧急开颅减压或使用脱水剂治疗。

本章笔者曾报道一组以严重胸部创伤为主的多发伤,总剖胸探查手术率为 51.39%(穿透伤 83.33%、钝性伤 28.57%),需同时剖腹探查手术率为 22.2%(穿透伤 6.5%、钝性伤 33.3%),因此,在严重胸部创伤合并多发伤情况下,必须确定正确的手术处理次序,遵循"挽救生命第一,保存器官第二"的原则,正确决定先剖胸或剖腹对挽救生命具有重要意义。

二、胸部创伤的评估与处理路径

对胸部创伤患者的初期评估和处理包括初次评估、生理功能的复苏、再次详细评估和确定性治疗。缺氧是胸部损伤最严重的问题,早期干预的目标就是为了预防或纠正缺氧。对于迅速威胁生命的损伤应尽可能快速、简捷地予以处理。大多数威胁生命的胸部损伤能通过控制气道或恰当地放置胸腔引管或胸腔穿刺处理。再次评估需要了解受伤经过,并需高度警惕具体的损伤。

(一)院前评估与处理

1. 院前评估

(1)进入现场前评估。①评估并确保现场救援人员与伤员的安全;②迅速接近患者;③评估是否需要院前急救人员和物资增援;④评估事故暴力与损伤机制。

(2)按照创伤急救 ABCs 程序进行伤情评估。创伤评估 ABCs 程序包括颈椎保护下维持气道通畅(airway maintenance with cervical spine protection)、呼吸和通气(breathing and ventilation)、循环/控制出血(circulation with hemorrhage control)、功能障碍/神经状态(disablity:Neurologic status)、暴露患者/环境控制(完全去除患者所有衣物,但要防止体温过低)(exposure/environmental control:completely undress the patient,but prevent hypothermia)。按照程序进行伤情评估,迅速辨别和处理危及生命的情况:①气道阻塞;②通气不足,如张力性气胸、开放性气胸、大量血胸、连枷胸;③循环不足,如大出血、心脏压塞,识别心搏骤停,决定是否启动心肺复苏(cardiopulmonary resuscitation,CPR)(按照 CPR 急救 ABCs 程序为开放气道、人工呼吸、循环即胸外按压、电除颤、药物支持治疗)。

2. 院前处理 抓住关键问题,对气道处理、通气支持、供氧等重点处置。

(1)颈椎保护下保持气道开放。采用没有头部倾斜的仰头提颏法和双手托下颌法打开气道,检查并吸引或手指清除口腔及上呼吸道内的阻塞物(分泌物、黏膜、血液、呕吐物、假牙、骨碎片、异物等),保持气道通畅;如患者意识丧失并伴咽反射消失,需放置口咽通气道暂时维持呼吸;对于可能无力维持气道完全开放者,需气管插管。

(2)给氧和通气支持。尽快使用纯氧通气,人工通气频率 12～16 次/min。

(3)连枷胸和肺挫伤。在优先保证气道通畅的前提下,给予供氧和通气支持,维持 $SpO_2>95\%$。如果出现严重呼吸困难应给予气管插管。

(4)张力性气胸。评估吸气阻力是否增加、面罩吸氧后是否仍有通气困难表现、呼吸音增强或减弱、血流动力学不稳定。急救时用粗针头穿刺减压,或胸腔闭式引流。

(5)开放性气胸。立即用敷料封闭伤口,使开放性气胸变为闭合性气胸,一旦出现张力性气胸征象,应及时开放覆盖的敷料减压。

(6)胸腔内大出血。需要手术才能止血,现场无剖胸手术条件,应立即建立静脉通道,低压容量复苏,快速转运至有条件的合适的医疗机构及时手术治疗。

(7)转运后送。迅速将患者转运至就近合适的医疗机构进行确定性急救和处理。

(二)医院内评估与处理路径

1. 快速伤情评估的一般原则 按照创伤急救 ABCs 程序进行伤情评估,迅速辨别和处理危及生命的损伤;识别心搏骤停,决定是否启动心肺复苏。

(1)体检。包括评估上呼吸道、胸壁对称性与稳定性、呼吸音、心音和循环功能状况。早期评价需特别注意皮下气肿、颈静脉怒张和气管移位的表现。

(2)开始复苏与给氧。在进行诊断检查的同时就应开始复苏,面罩高流量给氧,如果患者对容量复苏无反应(持续性低血压、酸中毒、碱缺失),应考虑胸腔内进行性出血,应再次评价有无心脏压塞、张力性气胸和急性心源性休克。对非控制性失血休克患者,在剖胸手术控制出血前,注意限制性(低压性)液体复苏原则。

（3）监测与辅助检查。①持续脉搏血氧饱和度与心电监测；②评估早期摄取胸部 X 线片；③采集病史、动脉血气分析、心电图。

（4）紧急剖胸探查手术指征。无论穿透性还是钝性胸部创伤，需确定有无以下立即手术的指征：①大量血胸（胸腔引流管置入后引流血液＞1 500ml）；②胸腔内进行性出血（＞200ml/h，连续≥4 小时）；③心脏压塞；④胸廓出口处血管损伤伴血流动力学不稳定；⑤胸壁破裂伴胸壁组织缺损；⑥胸腔引流持续重度漏气；⑦伤后大咯血；⑧膈肌破裂；⑨内镜或影像学证实的气管、支气管损伤；⑩内镜或影像学证实的食管损伤；⑪胸部大血管损伤的影像学证据；⑫可疑空气栓塞；⑬纵隔穿透伤，病情迅速恶化；⑭明显的弹片栓塞心脏或肺动脉；⑮近肝静脉损伤经心脏放置下腔静脉分流管；⑯急性血流动力学衰竭和院内心搏骤停；⑰穿透性躯干创伤患者复苏性剖胸探查术。

2. 穿透性胸部创伤的快速评估与处理路径

（1）评估与处理方法。

1）锐器所致穿透伤：锐器等异物未拔出的患者，在剖胸术前不应拔出，以免引起难以控制的大出血。

2）评估胸部伤口的位置与数量：避免探寻伤口来确定深度或方向，因为探查伤道可致气胸或血胸。

3）胸部 X 线片：在胸壁伤口置金属标记物，摄取胸部 X 线片，根据伤道轨迹确定解剖损伤的轮廓。

4）静脉通道建立和抽取血液标本：建立大口径静脉通道，对血流动力学不稳定者抽血实验室检查。

5）气胸或血胸处理：气胸或血胸者放置胸腔引流管，根据胸腔引流量和血流动力学稳定性，有指征者施行剖胸探查。

6）血流动力学监测与处理：①血流动力学不稳定者，放置胸腔引流管后，血流动力学仍不稳定，需在急诊室或手术室行剖胸探查；②血流动力学不稳定放置胸腔引流管后血流动力学稳定者，有纵隔或横穿纵隔的伤道者，需进行超声心动图、主动脉造影、纤维支气管镜（简称纤支镜）、食管造影、增强 CT 扫描、剑突下心包开窗探查等检查。

7）胸部 X 线复查：胸部 X 线片阴性者，6 小时内复查。因为初次胸部 X 线片阴性者，有 7%～10% 的创伤患者发生延迟性血/气胸。

8）其他：预防破伤风治疗；对无须手术处理的一般穿透伤，不推荐常规使用抗生素。

（2）处理流程。穿透性胸部创伤的快速处理流程，见图 24-1。

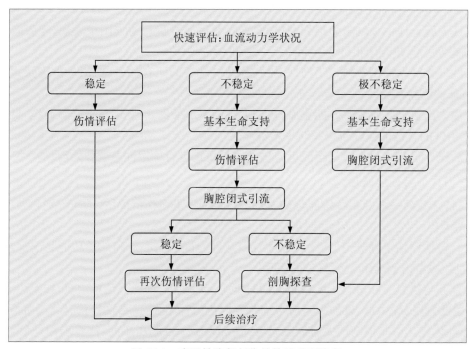

图 24-1 穿透性胸部创伤的快速处理流程

3. 纵隔区域穿透性损伤的快速评估与处理路径

(1) 诊断。主要依靠临床判断、伤道或子弹弹道、胸部 X 线片发现损伤的存在,并快速评估患者的气道、血流动力学状况。

(2) 分级。根据血流动力学状况将患者分为极危重、不稳定、稳定三级(图 24-2)。

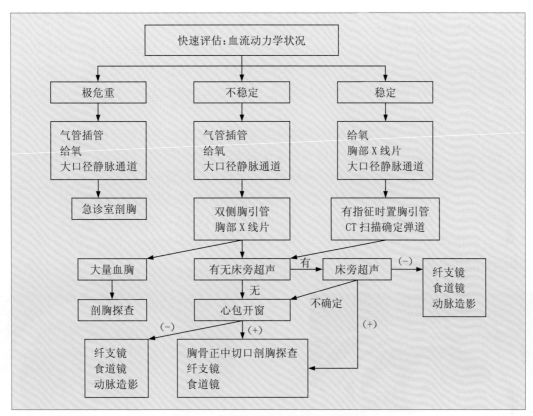

图 24-2 纵隔区域穿透性创伤处理流程

(3) 极危重(濒死)患者的评估与处理。患者表现为濒死呼吸、血压测不出。处理方法:①立即气管插管、给氧、开始容量复苏。②立即施行左前外侧切口剖胸探查术,控制出血或缓解心脏压塞。必要时可向右横断胸骨进行右侧剖胸探查术,即"蛤壳状剖胸"(clamshell thoracotomy)。

(4) 不稳定患者的评估与处理。患者表现为低血压,收缩压(systolic blood pressure,SBP)<13.33kPa (100mmHg),纵隔区域弹道伤常伤及肺、心、胸壁血管、大血管、食管、气管或支气管、肺动脉或肺静脉。处理方法:①评估气管插管的必要性,给氧,开始容量复苏。②摄取急诊室床旁 X 线胸片。③气胸或血胸时,放置胸腔引流管。④如有条件,行急诊室床旁超声检查心包积液:阳性者,立即经胸骨正中切口剖胸探查;可疑者,行剑突下心包开窗或剖胸探查;阴性者,可能是由于心包腔内血液流入胸腔而使心包腔减压造成的假阴性;如无急诊室床旁超声,则将患者送手术室行剑突下心包开窗探查。⑤根据胸腔引流量和血流动力学稳定性,有指征者施行剖胸探查。⑥控制胸腔大出血后行纤维食管镜或纤维支气管镜检查,以诊断呼吸道或食管损伤。⑦从伤道或弹道怀疑大血管损伤,且无其他手术指征者,行血管造影。

(5) 伤情稳定患者的评估与处理。评价有无心脏、大血管、食管、气管和支气管、肺损伤等。①评估气管插管的必要性,给氧,开始容量复苏。②在急诊室床旁摄 X 线胸片,静脉和口服造影剂后增强 CT 扫描,或动脉造影、纤支镜、食管造影、超声心动图等。③气胸或血胸时,放置胸腔引流管。④急诊室床旁超声检查以诊断心包积液。⑤如无急诊室床旁超声检查,将患者送手术室行剑突下心包开窗探查。在手术室可同时或在术后行纤支镜或纤维食管镜检查,以明确有无气管、支气管或食管损伤。⑥从伤道或弹道怀疑大血管损伤,行血管造影以评价潜在的血管损伤。

4. 钝性胸部创伤的评估与处理路径

(1)确保气道通畅、快速和充分复苏。①必须考虑和排除气管、支气管损伤。②有主支气管断裂引起张力性气胸时,迅速安放胸腔引流,在急诊室进行双腔气管插管,确保健侧通气,或急诊室剖胸钳闭损伤主支气管近断端,以保证健侧通气;否则因为全部潮气量被胸腔引流吸出,患者可在10余分钟内迅速死亡。

(2)心脏压塞。如果患者具有心脏压塞体征,必须考虑钝性心脏损伤。此外,张力性气胸也可表现为心脏压塞的一些体征,需加以鉴别。

(3)快速体检。予以救命性处理后,应快速进行体检。①快速评估检查颈部血肿和捻发音。②观察胸廓运动和反常活动,确定呼吸音状况。如果一侧无呼吸音,需立即行胸腔闭式引流;严重反常呼吸或塌陷胸应予纠正,可先采用肋骨悬吊牵引,根据病情再行内固定术;如果患者呼吸音减弱而且伤情稳定,及时摄取胸部X线片。

(4)影像学特征性表现。对于严重钝性胸部创伤需要注意以下影像学特征性表现:①胸膜腔积气或积液提示气胸或血胸。②纵隔影增宽或异常提示主动脉或主要分支损伤。③肺野液体密度提示肺挫伤。④膈肌模糊提示膈肌破裂。⑤肋骨骨折提示连枷胸。⑥软组织积气提示气胸等。

(5)诊断。通过仔细的体检和高质量的胸部X线片即可对大部分胸部损伤做出诊断。对于血流动力学稳定者,多层螺旋CT扫描或CT血管成像(CT angiography,CTA)检查已成为创伤患者评估的一项重要手段(图24-3～图24-5),结合经食道超声心动图(transesophageal echocardiography,TEE)等检查,严重胸部创伤可以获得快速评估。

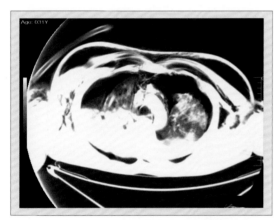

图 24-3　钝性胸部创伤 CT 扫描
可见胸部皮下气肿、双侧血气胸、纵隔气肿、肺挫伤

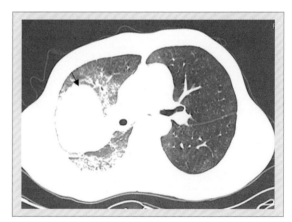

图 24-4　钝性胸部创伤 CT 平扫
见右侧肺内巨大血肿(黑色箭头),伤员咯粉红色血液

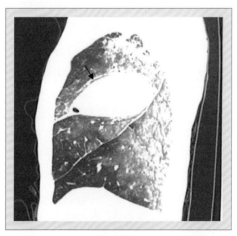

图 24-5　钝性胸部创伤 CT 三维重建
与图 24-4 同一钝性胸部创伤患者,右肺上叶巨大血肿(黑色箭头)

（6）剖胸探查。根据胸腔引流量和血流动力学稳定性,有指征者施行剖胸探查。

（7）钝性胸部创伤处理流程,见图 24-6。

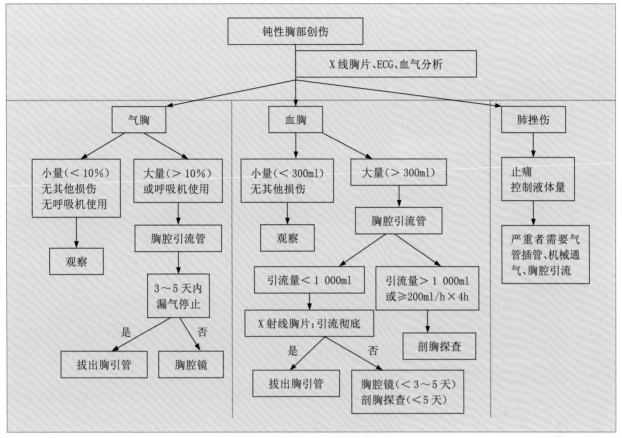

图 24-6 钝性胸部创伤处理流程

第二节 常见胸部创伤

一、肋骨骨折

近年来,随着交通和经济的发展,胸部创伤,尤其是肋骨骨折(rib fracture)的发生率呈明显上升趋势,特别是交通伤已成为胸部外伤的首位致伤原因。肋骨骨折是胸部交通伤最常见的形式,占胸部创伤的 61%～90%。其中第 4～9 肋是骨折好发部位,高位肋骨(第 1～3 肋)骨折常预示伴有大血管损伤的严重创伤,而低位肋骨(第 11～12 肋)骨折多存在腹腔脏器损伤。3 根以上相邻肋骨同时有两处或两处以上的骨折称为多根多处肋骨骨折,可因胸壁不稳定、连枷胸导致呼吸循环改变而发生严重的呼吸循环功能障碍。儿童的肋骨由于胶原含量高而富有弹性,因此不易折断。老年人骨质疏松,脆性较大,容易发生骨折。多根肋骨骨折,尤其是合并血气胸和反常呼吸者,可引起呼吸、循环功能障碍,如处理不当,可致死亡。

（一）病因

因胸部受到撞击,直接施压于肋骨,使承受打击处肋骨猛力向内弯曲而折断。胸部前后受挤压的间接暴力,则可使肋骨向外过度弯曲处折断。

（二）病理

不同的撞击作用方式所造成的肋骨骨折病变可具有不同的特点，作用于胸部局限部位的直接暴力所引起的肋骨骨折，断端向内移位，可刺破肋间血管、胸膜和肺，产生气胸或/和血胸。间接暴力如胸部受到前后挤压时，骨折多在肋骨中段，断端向外移位，刺伤胸壁软组织，产生胸壁血肿和软组织损伤。第1～3肋骨骨折常合并锁骨或肩胛骨骨折，并可能合并胸内脏器及大血管损伤、支气管或气管断裂，或心脏挫伤，还常合并颅脑伤。第10～11肋骨骨折可能合并腹内脏器损伤，特别是肝、脾和肾破裂，还应注意合并脊柱和骨盆骨折。

（三）临床表现

局部疼痛是肋骨骨折最明显的症状，且随咳嗽、深呼吸或身体转动等加重。疼痛以及胸廓稳定性受破坏，可使呼吸动度受限、呼吸浅快和肺泡通气减少，伤员不敢咳嗽，痰液潴留，从而引起下呼吸道分泌物阻塞、肺湿变或肺不张，这在老弱伤员或原有肺部疾患的伤员尤应予以重视。若多根多处肋骨骨折导致连枷胸，则出现明显的反常呼吸运动，出现不同程度的呼吸困难和循环障碍。

体检发现受伤的局部胸壁可有肿胀、压痛，甚至可有骨摩擦感。用手挤压前后胸部，局部疼痛加重甚至产生骨摩擦音，即可判断肋骨骨折而可与软组织挫伤鉴别。多根多处肋骨骨折，伤侧胸壁可有反常呼吸运动。若伴有皮下气肿、气胸、血胸并发症等，则还有相应的体征。

（四）诊断

（1）受伤史。明确的胸部交通伤史。

（2）临床表现和体征。局部疼痛，多根多处肋骨骨折可有反常呼吸运动。按压胸骨或肋骨的非骨折部位（胸廓挤压试验）而出现骨折处疼痛（间接压痛），或直接按压肋骨骨折处出现直接压痛阳性或可同时听到骨擦音、手感觉到骨摩擦感和肋骨异常动度。

（3）放射检查。X线、CT检查或CT三维成像可显示肋骨骨折断裂线、断端错位，对气胸、血胸、肺挫裂伤、大血管损伤等并发症做出及时可靠的诊断。

（五）治疗

肋骨骨折多可在2～4周内自行愈合，治疗中也不像对四肢骨折那样强调对合断端。单纯性肋骨骨折本身并不致命。治疗的重点在于对连枷胸的处理，对各种合并伤的处理以及防治并发症，尤其是呼吸衰竭和休克。

1. 单纯性肋骨骨折　处理原则是止痛、固定和预防肺部感染。可口服或必要时肌注止痛剂。肋间神经阻滞或痛点封闭有较好的止痛效果，且能改善呼吸和有效咳嗽功能。预防肺部并发症主要在于鼓励伤员咳嗽、经常坐起和辅助排痰，必要时行气管内吸痰术，适量给予抗生素和祛痰剂。如为开放性肋骨骨折，单根肋骨骨折伤员的胸壁伤口需彻底清创，修齐骨折断端，分层缝合后固定包扎。如胸膜已穿破导致血、气胸，则须做胸腔闭式引流术。多根多处肋骨骨折者，清创后可进行内固定术（见连枷胸的处理）。手术后应用抗生素，以防感染。

2. 多根多处肋骨骨折　若未出现连枷胸，可按单纯性肋骨骨折进行处理。若出现连枷胸，则按连枷胸处理。

二、胸骨骨折

胸骨骨折是由于外力作用胸壁，导致胸壁遭受猛烈撞击或受到挤压而造成。主要是由于车祸的减速伤或直接撞击伤引起，亦可是挤压及钝器直接打击造成的损伤，身体运动中前胸被硬物撞击等脊柱过度屈曲亦可造成胸骨骨折。其中仅有13％的伤员是由气囊引起，而有18％的伤员则是因为气囊失灵造成。据统计，胸骨骨折发生率大约为0.64％（267/42 005），其中轿车引起占0.81％（251/31 183），摩托车引起占0.19％（5/2 633），载重车引起占0.11％（4/3 258）。损伤部位多位于胸骨柄与体部交界处或胸骨体，骨折线多为横行或斜行。如出现骨折断端移位,通常为骨折下断端向前,两者重叠,但胸骨后骨膜常保持完整。胸骨骨折可合并心脏大血管、胸壁血管及气管损伤而引起胸腔积血、气胸和反常呼吸等严重并发症。胸骨骨折死亡率可达30%,主要是因其严重合并伤,而非胸骨骨折本身所致。

（一）临床表现

可有胸部剧痛、气促、发绀,局部有挫伤、血肿、压痛、骨摩擦感,咳嗽及深吸气时疼痛加剧。对于胸骨骨折合并有胸腹脏器损伤者,由于所遭受外力较强大,通常有多处肋骨骨折,形成连枷胸的比例较高,胸廓的稳定性差,易出现反常呼吸,短时间内引起呼吸、循环衰竭。骨折重叠移位时,可触及畸形及骨摩擦音或骨折端随呼吸移动。

（二）诊断

（1）胸部交通伤史。

（2）临床症状及体征。

（3）胸部X线(胸骨侧位或斜位)或CT检查。可显示胸骨骨折和移位。

（4）超声检查。对胸骨骨折(特别是胸骨柄骨折)的诊断更准确、快速。

鉴别诊断胸骨骨折并不困难,临床上需要鉴别的疾病较少,主要是防止漏诊。其早期漏诊的主要原因是纵隔与胸骨影重叠,胸部正位X线片不易显示;胸部及全身的其他严重外伤如多发肋骨骨折、血气胸、肺挫伤、颅脑损伤特别是昏迷等掩盖了胸骨骨折,尤其是对无移位的胸骨骨折更易漏诊。

（三）治疗

（1）无明显移位的单纯胸骨骨折遭受的外力多较轻,合并脏器损伤的机会少,一般不需手术,可卧床休息3~4周,平卧位时应不用枕头或于两肩胛间垫一薄枕,保持挺胸位。疼痛剧烈时,可口服镇静镇痛药物。但应密切观察病情变化,并监测心肌酶谱和心电图。如出现心肌酶异常升高及延迟出现的心电图异常,如ST段改变和各种心律失常等,应考虑存在心脏损伤,并及时给予心肌营养药和吸氧等相应治疗。

（2）对有明显移位的胸骨骨折伤员,或伴有连枷胸者,应积极采取手术治疗,采用手术固定较非手术方法更可靠,且有利于伤员恢复。胸骨骨折有移位者胸内器官损伤的发生率高,如心脏损伤、支气管损伤等,若延误治疗将带来严重后果,而积极手术能尽快发现并处理合并伤。手术可以横切口或正中切口,用骨膜剥离器或持骨器撬起骨折端,使上、下断端复位对合,然后在骨折断端附近钻孔,以不锈钢丝固定或用胸骨针缝合固定。如有连枷胸则同期固定肋骨断端以消除反常呼吸。同时探查和处理胸内合并伤,有心包积血时应打开心包处理心脏损伤。术后注意观察呼吸和心律,止痛,加强呼吸道管理,防止肺炎、肺不张、呼吸功能不全等并发症发生。

（3）重视合并伤的诊断和处理。胸骨骨折的处理应分清轻重缓急,首先处理危害生命的损伤,如失血性休克、心脏压塞、张力性气胸、活动性血胸及颅脑损伤等。任何胸骨骨折一旦诊断明确,原则上都应住院观察和治疗。

三、连枷胸

连枷胸(flail chest)占胸部创伤的10%左右,死亡率则可达30%~36%。在车祸等暴力撞击下,先是胸廓发生压缩变形,如暴力巨大,则造成多根多段肋骨骨折,形成连枷胸。它是指序列性多根多处肋骨骨折或多根肋骨骨折合并多根肋软骨骨骺脱离或双侧多根肋软骨骨折或骨骺脱离,也可以是因胸骨发生直接撞击后所产生的分离浮动的现象,局部胸壁因失去肋骨的支撑而软化,出现反常呼吸运动现象,即吸气时,软化区的胸壁内陷而不随同其余胸廓向外扩展,呼气时软化区向外鼓出;伤员出现呼吸困难、发绀等表现,严重时可发生呼吸循环衰竭而死亡,是一种严重威胁生命的胸部创伤。连枷胸患者钝性心脏损伤发病率明显增高,应引起高度重视;然而,儿童连枷胸不多见,可能与儿童胸壁顺应性较高有关。连枷胸是高能量创伤导致严重损伤的标志,成人连枷胸约50%伴肺挫伤、70%以上有气胸和(或)血胸,而且常伴头部、四肢、腹部及骨盆损伤。文献报道,在Ⅰ级创伤中心处理的连枷胸,1/3死于非胸部创伤。可依据损伤部位和范围进行分类,胸骨肋软骨关节或邻近肋骨骨折导致的胸骨分离形成的连枷胸称为胸骨型连枷胸,连续多根肋骨两处及两处以上骨折可能导致前壁型连枷胸、侧前壁型连枷胸或后壁型连枷胸。

(一) 致伤机制

连枷胸通常由于直接撞击造成,损伤机制包括:①机动车高速撞击、摩托车祸、车撞人,以及高处坠落。②在工农业事故中,胸部受压导致的严重挤压伤可引起连枷胸。③心肺复苏时,胸部按压也可造成胸骨型连枷胸。④导致骨折或脱位的力量大小不尽相同。导致连枷胸暴力大小的多样性一定程度上解释了为什么连枷胸范围大小对于预测深部肺挫伤及预后不重要。年轻患者较年长患者胸廓柔韧性高,发生连枷胸的暴力也更大;在儿童,可能有严重肺挫伤而没有肋骨骨折;在简单、低能量损伤情况下,骨质疏松的老年患者可能出现连枷胸而没有内在的肺挫伤,甚至有报道称在以骨质疏松和肾性骨营养不良为表现的骨病患者没有明确创伤或仅有轻微创伤也发生自发性连枷胸。

(二) 病理生理

1. **胸壁反常运动** ①连枷胸患者由于胸廓的完整机制受到破坏,吸气时浮动的部分胸壁向胸腔内移动,同时造成心脏和纵隔向健侧移位,呼气时浮动的部分胸壁向胸腔外凸出,心脏和纵隔向患侧移动,这种情况称为胸壁反常运动。②胸壁反常运动使双侧肺通气量降低,胸膜腔内生理负压丧失,发生肺不张。③由于潮气量下降,动静脉血在肺内分流,肺泡-动脉血氧压差加大,形成严重低氧血症。

2. **肺挫伤** ①胸壁塌陷使伤处胸腔内的肺组织发生挫伤,大量液体蛋白和细胞内物质渗出到间隙和肺泡内形成肺水肿。②肺水肿使肺顺应性下降,气道阻力增加,分泌物积聚;由于气体弥散减少,肺内动静脉分流增加,动脉血氧饱和度下降。

创伤早期,尽管有胸壁塌陷,胸壁反常运动并不明显,而在创伤后几小时胸壁反常运动渐渐明显起来。这是由于创伤后,病人不敢用力呼吸,不能咳嗽,肺的通气功能受损,潮气量下降,加上疼痛、肌肉痉挛,患者不愿改变体位,使胸廓相对固定,胸壁运动减少。这些因素又导致呼吸道分泌物蓄积,血和液体在肺内的渗出增加,使肺湿变后肺的阻力增加,肺通气需要的压力增加,使胸腔内压增加,呼吸时的力量增加,作用于塌陷的胸壁,造成胸壁反常运动。

目前认为,连枷胸患者出现的呼吸窘迫与低氧血症,主要是肺挫裂伤所致的肺实质损害,并非来自反常呼吸,而软化胸壁下的肺实质损害才是连枷胸最重要的病理生理变化。

(三) 诊断

连枷胸的诊断通过体格检查即可得出,诊断要点如下:①钝性胸伤体检时应充分显露身体,进行前、后、两侧全面检查。②临床诊断,而非影像学诊断,应当在几个呼吸周期内对患者多个方向观察,结合咳嗽、深呼吸运动以明确患者有无局部反常呼吸。③放射学检查可以明确多发肋骨骨折(图 24-7),但连枷胸诊断通常是临床判断,在评估肺组织的深部损伤时,CT 较 X 线平片更精确(图 24-3)。④伴发损伤,常伴肺挫伤,与胸壁损伤相比并发症和病死率与肺实质损伤更相关;可能发生气胸或血胸,可以迅速或延迟表现;15%患者伴发腹部损伤。⑤诊断注意事项,创伤至有连枷胸表现的时间各不相同,可能出现延迟性连枷胸表现,Landercasper 等报道诊断延迟 1~10 天高达 22%,Shackford 等报道诊

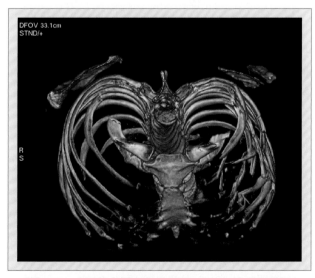

图 24-7 交通事故挤压致连枷胸,左胸多发肋骨骨折(三维 CT 胸廓重建)

断延迟 18～75 小时占 14%；颈椎损伤患者可出现类似连枷胸的表现而无确切胸部损伤；四肢瘫痪患者可能由于肋间肌和辅助呼吸肌的瘫痪而随着吸气出现双侧向内的反常呼吸运动；C_7 损伤引起 Brown-Sequard 综合征患者出现单侧连枷胸表现。

（四）治疗

经过一段时间的临床和实验研究，发现胸壁固定纠正反常呼吸运动仍然是非常重要的手段，国外的研究也发现对不稳定胸壁进行内固定治疗的好处是显而易见的。因此，连枷胸的现代治疗重在肺挫伤、胸廓稳定、处理合并伤及有关并发症等方面。

1. 急救处理要点　首要目的是保证重要器官的供氧，因此保证气道通畅，维持通气给氧是第一位的。

（1）保证呼吸道通畅。①现场应迅速清除口腔、上呼吸道内异物、血液及分泌物。②对咳嗽无力、不能有效排痰或呼吸衰竭者，迅速做气管插管或气管切开，以利给氧、吸痰和必要时机械辅助通气治疗。③吸痰、给氧。④必要时急诊纤维支气管镜检诊断排除支气管损伤的同时做吸痰治疗。

（2）防治休克。针对休克发生原因，积极进行处理。①纠正呼吸循环功能紊乱；②尽快判明是否合并气胸或血胸，若有应尽早胸腔闭式引流，解除对肺的压迫使肺膨胀，并通过胸腔引流管监测胸腔出血和漏气的情况；③若有张力性气胸，可先用一个粗针头经锁骨中线第 2 肋间插入胸腔排气，随后再建立胸腔闭式引流；④输液、输血；⑤迅速控制和治疗创伤性出血，需要建立有效的静脉通道，迅速补充血容量，同时对合并伤行相应的手术止血，如高度怀疑腹部损伤时，宜积极剖腹探查。

（3）维持正常的胸廓活动。①若胸壁软化范围小，除止痛外，仅需连枷胸的基础治疗。②开放性气胸应及时封闭伤口，胸腔闭式引流。③因胸痛使胸廓活动受限者，采用止痛措施。④胸壁反常呼吸运动的局部处理：既往使用的沙袋或重物压迫、棉垫加压包扎、巾钳悬吊牵引法、呼吸机气体内固定法等胸壁固定的观念已过时，不再使用。现场急救时，对连枷胸胸壁软化明显者可用气囊导尿管牵引法（既做牵引又做胸腔闭式引流用），经胸壁软化区中心肋间切口置入 24# 气囊尿管至胸膜腔内，将气囊充气或生理盐水，尿管远端连接牵引绳以软袋生理盐水作为牵引重物（根据牵引后胸壁软化纠正情况调节袋内生理盐水量），尿管远端内腔可连接胸腔闭式引流瓶做胸腔闭式引流用。

2. 评估和观察　初期评估重点保障通气和气道开放，检查有无连枷胸患者通常伴有的胸部或胸部以外致命性损伤存在。

3. 基础治疗要点

（1）给氧。以保持氧饱和度在 90% 以上。

（2）积极呼吸物理治疗。包括吸痰（上呼吸道及支气管）、深呼吸、早期翻身、湿化气道等措施，对所有连枷胸患者都适用。

（3）气管插管机械通气。在急诊室未气管插管的患者，收入 ICU 或创伤外科或胸外科后，应严密观察有无呼吸失代偿，有指征者使用气管插管和机械通气。

（4）正确复苏和适当的液体选择。可避免发生呼吸衰竭。①一般在院前或急诊室使用晶体液不超过 1 000ml；②当合并伤或较长时间手术需要输入较多液体时，注意维持血浆胶体渗透压，应多输一些血或其他胶体；③在复苏和麻醉时防止静脉压升高进一步加重肺水肿；④输液速度和种类取决于休克的表现，若无进行性出血，补液应适度，限制液体输入量。失血性休克一旦纠正，则应及时限制水、钠的输入，并适时使用利尿剂。

（5）对症及支持治疗。①鼓励深呼吸，帮助患者咳嗽和更换体位；②雾化吸入；③振荡或旋转病床；④利尿；⑤使用糖皮质激素；⑥预防性抗生素使用；⑦营养支持；⑧间歇性正压通气；⑨早期固定长骨骨折。

（6）有效镇痛。对于有效咳嗽及改善肺活量都有帮助。①非甾体抗炎药物（nonsteroidal anti-inflammatory drugs，NSAIDs）；②静脉用麻醉剂；③患者自控镇痛泵（patient controlled analgesia，PCA）；④局麻药持续肋间神经阻滞；⑤持续硬膜外镇痛。最有效控制疼痛的方法是硬膜外阻滞，而肋间神经阻滞和持续麻醉药硬膜外镇痛能有效缓解疼痛且无中枢性呼吸抑制作用。

（7）持续反复评估。①体格检查；②动态 X 线胸片或 CT 随访；③动态动脉血气分析；④血氧饱和度监测；⑤动态肺活量测定；⑥肺部并发症监测。

4. **胸部损伤的进一步处理** 有下述情况者,应及时进行剖胸探查：①大量血胸,胸引管置入后即引流出血液＞1 500ml；②胸腔内进行性出血（＞200ml/h,连续≥4 小时）；③心脏压塞；④胸壁破裂；⑤胸腔引出大量气体或严重气管支气管损伤、肺实质裂伤范围较大者；⑥胸廓出口血管损伤伴血流动力学不稳定；⑦食管损伤；⑧胸部大血管损伤的影像学证据；⑨可疑空气栓塞；⑩胸腹联合伤。

5. **肺挫伤与肺部并发症的处理**

（1）肺挫伤的治疗。包括限制液体、糖皮质激素、白蛋白、呼吸物理治疗、镇痛、给氧等。

（2）肺部并发症及处理。连枷胸发生肺部并发症很普遍。连枷胸/肺挫伤生存患者肺不张、肺炎、胸腔积液发生率分别为 34%、26%、21%,发生医院获得性肺炎、肺气压伤、大面积肺不张高达 49%,未气管插管治疗的连枷胸或肺挫伤患者肺炎发生率为 6.4%,而气管插管呼吸机治疗的连枷胸患者肺炎发生率高达 44%,其中住 ICU 病危的连枷胸患者 72 小时后近一半患者会出现革兰阴性细菌定居,其中的 1/4 发展为医院性肺炎。处理措施包括：①肺不张的处理。间歇性正压通气、拍背、体位引流、气管支气管内吸痰或纤维支气管镜检查,既做诊断又具治疗作用,可明确有无气管支气管损伤,可以有效清除呼吸道残留的血液和气道分泌物,对处理肺不张是必要的。②早期恢复活动,有助于防止肺部并发症。对于严重肺损伤的病例,振荡运动及旋转床有助于减少肺炎的发生和机械通气的时间。③早期对长骨和骨盆的固定也是有益的。

6. **气管插管与机械通气治疗** 气管插管与气管切开的相对优点以及何时气管切开仍存争议。早期气管切开具有改善呼吸道卫生、减少肺炎发生、避免喉部损伤的优点。但多数连枷胸患者仅需要短期的通气支持,因此,机械通气并非常规气管切开指征。在颅颌面部广泛损伤患者,特别是有上呼吸道阻塞证据,以及插管患者预计机械通气支持时间超过 7～10 天时,应气管切开。

呼吸衰竭是连枷胸患者需要气管插管机械通气的首要指征。在导致呼吸衰竭的发生过程中,连枷胸伴有的胸腔内脏器损伤严重度比胸廓反常呼吸运动更为重要,因此,对于连枷胸患者机械通气治疗重在纠正肺气体交换异常,而非纠正胸壁的不稳定。

有下列呼吸衰竭表现一项或多项者为连枷胸患者机械通气的指征：①进行性呼吸疲乏的临床体征；②RR＞35 次/min 或 RR＜8 次/min；③FiO_2≥0.5 时 PaO_2＜8kPa（60mmHg）；④FiO_2≥0.5 时 $PaCO_2$＞7.33kPa（55mmHg）；⑤PaO_2/FiO_2 的比率≤200；⑥肺活量（VC）＜15ml/kg；⑦FEV_1≤10ml/kg；⑧吸气力（inspiratory force）≥-25cmH_2O；⑨肺泡-动脉血氧梯度（FiO_2=1 时 A-a DO_2＞59.85kPa）；⑩肺内分流（Qs/Qt）＞0.2；⑪无效腔气量/潮气量比值（Vd/Vt）＞0.6；⑫有严重休克的临床证据；⑬连枷胸伴有严重的颅脑损伤,患者意识不清醒、不合作；⑭需要手术的严重合并伤；⑮气道梗阻。

在气管插管机械通气治疗的连枷胸患者,在胸壁稳定性恢复之前即可脱机。辅助呼吸的终止应当取决于呼吸力学测定和动脉血气分析指标恢复,而不是连枷胸的解决。

7. **胸壁手术内固定** 连枷胸剖胸行骨折复位内固定（open reduction internal fixation,ORIF）仍不是常规推荐的治疗方法。因为,许多连枷胸病人本来情况较好而不需气管插管、机械通气及手术；而另有许多病人是因为骨折或其他损伤手术才需要简短的机械通气治疗。手术切开复位内固定的目的是恢复正常的呼吸力学机制、减轻疼痛、防止胸壁畸形、完全不用或减少呼吸机使用时间。因此,对于连枷胸肋骨骨折切开复位内固定术的指征要严格掌握。

（1）手术切开复位内固定术指征。①有严重胸部创伤需要剖胸探查者；②连枷胸有明显的大面积胸壁软化者；③粉碎性骨折,保守治疗后畸形将严重影响呼吸功能者；④肋骨骨折断端移位明显可能损伤神经、血管者；⑤胸骨骨折明显移位疼痛难以控制者；⑥长时间明显的胸壁不稳定造成脱机困难者；⑦连枷胸手术固定的相对指征：胸痛剧烈难以忍受者。

（2）手术切开复位内固定术方法。连枷胸或胸骨可以用钢丝、螺钉、克氏针、锁定重建钛板、镍钛记忆合金肋骨环抱接骨支架（Judet struts）、可吸收生物钉板（bioabsorbable plates and screws）等进行内固定。

手术的显露通过在骨折处直接做切口或标准的后外侧剖胸切口来完成。

不是所有的肋骨骨折都需要固定。①建议内固定的肋骨骨折：对于胸壁支撑作用大、错位明显的第3~10肋腋段及前胸壁骨折；多处、粉碎性骨折。②不建议内固定的肋骨骨折：第1~2肋骨骨折位于胸廓上端对呼吸功能无明显影响，而且因靠近锁骨下动脉，固定时容易导致副损伤；浮肋及肩胛骨区域背段肋骨骨折对反常呼吸影响不大；后肋与脊柱交界处骨折固定困难，对身体瘦弱者可能有异物感；儿童及青少年应用环抱式固定器影响肋骨发育；邻近错位未行固定的肋骨骨折受牵引后自动复位，或由不稳定变为稳定骨折。

（五）胸壁创伤处理的关键临床路径

胸壁创伤处理的关键临床路径见图 24-8。

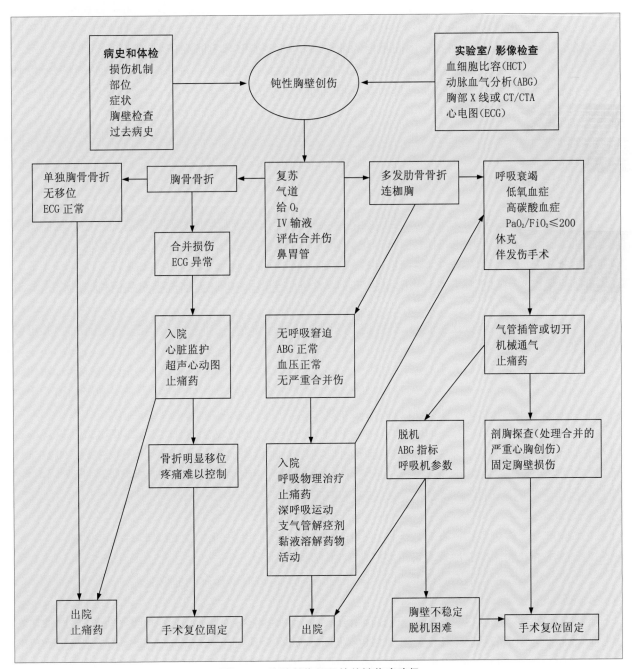

图 24-8　胸壁创伤处理的关键临床路径

四、气胸

胸膜腔内积气,称为气胸(pneumothorax)。在胸部创伤中,气胸的发生率仅次于肋骨骨折。多由于身体受到撞击导致肺组织及支气管破裂,空气逸入胸膜腔,或因胸壁伤口穿破胸膜,胸膜腔与外界沟通,外界空气进入胸膜腔所致。分为闭合性气胸、开放性气胸和张力性气胸三类。

(一)闭合性气胸

闭合性气胸(colsed pneumothorax)多为胸部创伤致肋骨骨折的并发症,肋骨断端刺破肺表面,空气漏入胸膜腔所造成。气胸形成后,胸膜腔内积气压迫肺裂口使之封闭,或者破口自动闭合,不再继续漏气。此类气胸抵消胸膜腔内负压,使伤侧肺部分萎陷。

1. 临床表现　小量气胸,肺萎陷在30%以下者,影响呼吸和循环功能较小,多无明显症状。中等量至大量气胸,伤员出现胸闷、胸痛和气促症状。检查发现气管向健侧移位,伤侧胸部叩诊呈鼓音,听诊呼吸音减弱或消失。X线检查可显示不同程度的肺萎陷和胸膜腔积气,有时尚伴有少量积液。

2. 治疗　小量气胸不需治疗,可于1~2周内自行吸收。中等量至大量气胸,需进行胸膜腔穿刺,抽尽积气,或行胸膜腔闭式引流术,促使肺及早膨胀,同时应用抗生素预防感染。如持续漏气肺未能复张,则应行开胸探查术,修补肺裂口。

(二)开放性气胸

开放性气胸(open pneumothorax)是由于胸部受到撞击造成胸壁创口,胸膜腔与外界大气直接相通,空气随呼吸自由进出胸膜腔而形成。

1. 病理

(1)伤侧胸腔压力等于大气压,肺受压萎陷,萎陷的程度取决于肺顺应性和胸膜有无粘连。健侧胸膜腔仍为负压,低于伤侧,使纵隔向健侧移位,健侧肺亦有一定程度的萎陷。同时由于健侧胸腔压力随呼吸周期而增减,从而引起纵隔摆动(或扑动)和残气对流,导致严重的通气、换气功能障碍。

(2)纵隔摆动引起心脏大血管来回扭曲以及胸腔负压受损,使静脉血回流受阻,心排血量减少,并可刺激纵隔及肺门神经丛,引起或加重休克(称为胸膜肺休克)。

(3)外界冷空气不断进出胸膜腔,不但刺激胸膜上的神经末梢,还可使大量体温及体液散失,并可带入细菌或异物,增加感染机会。

(4)空气出入量与裂口大小有密切关系。一般来说,裂口小于气管口径时,空气出入量尚少,伤侧肺还有部分呼吸活动功能。裂口大于气管口径时,空气出入量多,伤侧肺将完全萎陷,丧失呼吸功能。当创口大于气管直径时,如不及时封闭创口,常迅速导致死亡。

2. 临床表现　常在伤后迅速出现严重呼吸困难、脉搏细弱而快、发绀和休克。胸壁伤口开放者检查时可见胸壁有明显创口通入胸腔,呼吸时能听到空气出入胸膜腔的吹风样声音。除伤侧胸部叩诊呈鼓音,听诊呼吸音减弱或消失外,还有气管、心脏明显向健侧移位的体征,有时尚可听到纵隔摆动声。胸部X线检查示伤侧肺明显萎陷、胸膜腔积气、气管和心脏等偏移。

3. 诊断依据

(1)胸部交通伤史。胸壁有开放性伤口,可听到空气经伤口进出的声音,胸膜腔与外界相通。

(2)临床症状和体征。严重者可出现呼吸困难、发绀及休克。

(3)X线检查。可显示不同程度的肺萎陷和胸膜腔积气,有时尚伴有少量积液。

4. 治疗

(1)急救处理。现场尽快封闭胸壁创口,变开放性气胸为闭合性气胸。可用大型急救包,多层清洁布块或厚纱布垫,在伤员深呼气末敷盖创口并包扎固定。如有大块凡士林纱布或无菌塑料布则更为合用。要求封闭敷料够厚以避免漏气,但不能往创口内填塞。范围应超过创口边缘5cm以上,包扎固定牢靠。在伤员转送途中要密切注意敷料有无松动及滑脱,不能随便更换,并时刻警惕张力性气胸的发生。

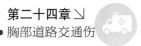

（2）医院内救治。伤员送至医院后,进一步的处理包括给氧和输血补液,纠正休克,清创、缝闭胸壁伤口,并做闭式胸膜腔引流术。清创既要彻底,又要尽量保留健康组织,胸膜腔闭合要严密。若胸壁缺损过大,可用转移肌瓣、转移皮瓣或人工材料修补。如疑有胸腔内脏器损伤或活动性出血,则需剖胸探查,止血、修复损伤。术后应用抗生素,鼓励伤员咳嗽排痰和早期活动。

（三）张力性气胸

张力性气胸(tension pneumothorax)又称高压性气胸,常见于较大较深的肺裂伤或支气管破裂,其裂口与胸膜腔相通,且形成活瓣。故吸气时空气从裂口进入胸膜腔内,而呼气时活瓣关闭,气体不能排出,造成胸膜腔内积气不断增多,压力不断升高。

1. 病理　胸膜腔内气体压力形成高压,压迫伤侧肺使之逐渐萎陷,并将纵隔推向健侧,挤压健侧肺,产生呼吸和循环功能的严重障碍。同时高压积气被挤入纵隔,扩散至皮下组织,形成颈部、面部、胸部等处皮下气肿。因上、下腔静脉和右心房与右侧胸腔毗邻,故右侧张力性气胸比左侧更为危险。

2. 临床表现　伤员极度呼吸困难,端坐呼吸。缺氧严重者,发绀、烦躁不安、昏迷,甚至窒息。体格检查可见伤侧胸部饱胀,肋间隙增宽,呼吸幅度减低,可有皮下气肿。伤侧胸部叩诊呈高度鼓音,听诊呼吸音消失。

3. 诊断要点

（1）胸部交通伤史。应注意询问受伤时间、情况和部位。

（2）临床症状和体征。表现高度呼吸困难,呼吸极度急促,张口呼吸,烦躁不安,可以出现休克。广泛的纵隔和皮下气肿,发绀,气管向健侧移位明显,胸部叩诊呈鼓音,听诊呼吸音消失。

（3）胸部X线。伤侧胸腔大量积气,肺完全受压萎陷,气管和心影偏移至健侧,常伴有血胸。

（4）胸膜腔穿刺。发现胸腔内压力明显增高,可以抽出大量气体,或抽气后,症状好转,但不久又见加重。

4. 治疗原则

（1）急救处理。立即排气,降低胸腔内压力,暂时解除呼吸困难。如果条件允许,可现场做胸膜腔闭式引流术,如无条件,可用任何能进入胸膜腔的物体迅速进入胸膜腔,放出高压气体,使张力性气胸变为开放性气胸。也可用大号针头,在后端绑上剪了小口的指套(活瓣),于伤侧锁骨中线二肋间插入胸腔,放出高压气体,并紧急后送。

（2）后送伤员。转运途中严密观察伤员的生命体征,保持呼吸道畅通。一旦伤员呼吸困难加重,脉搏细速且血压迅速下降,应迅速查明原因及时给予处理。

（3）医院内救治。伤员送至医院后,给氧和输血补液,纠正休克,清创、缝闭胸壁伤口,并做胸膜腔闭式引流术。如出现张力性纵隔气肿并有纵隔压迫症状,皮下气肿明显,应在局部麻醉下于胸骨切迹上方一横指处做一横切口,切开气管前筋膜,用手指钝性分开上纵隔疏松组织,切口不缝合或置入一带侧孔橡皮胶管引流。如疑有胸腔内脏器损伤或活动性出血、气管支气管断裂,则需剖胸探查,止血、修复损伤。术后应用抗生素,预防感染,鼓励伤员咳嗽排痰和早期活动。

五、血胸

胸部交通伤引起胸膜腔积血,称为血胸(hemothorax)。可与气胸同时存在。在钝性胸部创伤的发生率为 $25\% \sim 75\%$,在穿透性胸部创伤中为 $60\% \sim 80\%$。

胸膜腔积血多来自:①肺组织裂伤出血,一般出血量少而缓慢,多可自行停止;②肋间血管或胸廓内血管损伤出血,如果累及压力较高的动脉,则出血量多,不易自动停止,常需手术止血;③心脏和大血管受损破裂出血,出血量多而急,如不及早救治,往往于短期内导致失血性休克而死亡。

（一）病理

血胸发生后,不仅因丢失血容量出现内出血征象,并且随着胸膜腔内血液的积聚和压力的增高,迫使肺萎陷,并将纵隔推向健侧,因而严重地影响呼吸和循环功能。血胸形成后,如果破裂的血管被血块阻塞,出血停止,称为非进行性血胸。如破裂的血管继续出血,症状逐渐加剧,则称为进行性血胸。由于肺、膈肌和心脏的不断搏动有去纤维蛋白的作用,因此胸腔内的积血在短期内不易凝固,但胸膜受到刺激后,常渗出纤维素,时间较久则在胸膜覆盖成层,且呼吸动作减弱或消失后又可失去纤维蛋白的作用,而造成凝固性血胸。覆盖于胸膜的纤维素和血块,逐渐有成纤维细胞和血管细胞侵入,形成纤维层,慢慢增厚。这一纤维层无弹性,压迫肺,并使胸壁活动受到很大限制。在初期,纤维层和胸膜易于分离,到后期纤维组织侵入胸膜和肺,就失去胸膜和纤维层的界限,当胸膜上纤维素和血块成为厚层纤维组织覆盖肺和胸壁时,则称为机化性血胸。如胸膜间空隙完全为纤维组织填塞,又称为纤维血胸。如伴有感染,则称为感染性血胸。

(二)临床表现

根据出血量、出血速度和伤员的体质而有所不同。小量血胸(成人 500ml 以下)可无明显症状,胸部 X 线检查仅示肋膈窦消失。中量血胸(500～1 000ml)和大量血胸(1 000ml 以上),可出现脉搏快弱、血压下降、气促等低血容量休克症状,检查发现肋间隙饱满、气管向健侧移位、伤侧胸部叩诊呈浊音、心界移向健侧、呼吸音减弱或消失。

早期胸部损伤发现有血胸,须进一步判断出血是否已停止或还在进行。下列征象提示进行性出血:①脉搏逐渐增快,血压持续下降;②经输血补液后,血压不回升或升高后又迅速下降;③血红蛋白、红细胞计数和血细胞比容等重复测定,持续降低;④胸膜腔穿刺因血凝固抽不出血液,但连续胸部 X 线检查显示胸膜腔阴影继续增大;⑤闭式胸膜腔引流后,引流血量连续 3 小时,每小时超过 200ml。

(三)诊断

(1)胸部交通伤史。

(2)临床症状和体征。

(3)X 线检查。伤侧胸膜腔有大片积液阴影,纵隔可向健侧移位。如合并气胸则显示液平面。

(4)胸腔穿刺。抽出血液,更能明确诊断。

(四)治疗

1. 急救处理　现场可通过胸腔穿刺明确诊断,但不能判断出血量,如有条件,可紧急做胸膜腔闭式引流术,不但可以观察出血量,而且可以缓解积血对心、肺的压迫。但当发现出血迅猛时,不要持续引流,而应夹闭引流管,以减少出血,并输入足量血液,以防治低血容量性休克。

2. 后送伤员　转运途中严密观察伤员的生命体征,保持呼吸道畅通,同时补充血容量。一旦伤员呼吸困难加重,脉搏细速且血压迅速下降,应迅速查明原因及时给予处理。

3. 医院内救治

(1)非进行性血胸。小量血胸可自然吸收,不需穿刺抽吸。若积血量较多,应早期进行胸膜腔穿刺,抽除积血,促使肺膨胀,以改善呼吸功能。早期施行闭式胸膜腔引流术有助于观察有无进行性出血。

(2)进行性血胸。积极容量复苏的同时,及时剖胸探查,寻找出血部位。如为肋间血管或胸廓内血管破裂,予以缝扎止血。肺破裂出血,一般只需缝合止血。如肺组织严重损伤,则须做部分肺切除术或肺叶切除术。大血管破裂,给予修补裂口,如修补困难,则行人造血管移植术。

(3)凝固性血胸。最好在出血停止后数日内剖胸或在电视胸腔镜下清除积血和血块,以防感染或机化。对机化血块,在伤情稳定后早期进行血块和纤维组织剥除术为宜。至于血胸并发感染,则应按脓胸处理。

六、肺挫伤

肺挫伤(pulmonary contusion)是主要的胸部交通伤,占胸部创伤的 30％～70％,是胸部创伤的主要死亡原因之一,死亡率为 16％左右。伤员中 80％是驾驶员,49％的伤员未系安全带。严重肺挫伤死亡率较高,可达 10%~20%,如不及时有效地处理,会发展成 ARDS,后果更为严重,可因呼吸循环衰竭而死亡。

由于钝性暴力导致的创伤性肺囊肿有逐渐增加趋势,是深部肺裂伤的表现形式,伤情重,并发症多,临床重视不够。创伤性肺囊肿好发于儿童或青少年,大约 85% 的患者小于 30 岁,希腊报道的一组数据显示患者年龄均不超过 25 岁,推测其机制可能为:儿童或青少年胸壁的弹性及柔韧性较成年人好,钝性暴力作用于胸壁后容易传导到肺,导致肺组织损伤。随着城市建设和道路交通的高速发展,高能量损伤导致成年人创伤性肺囊肿并不少见,谭远康等报道 21 例创伤性肺内血肿或血气囊肿患者平均年龄为 35.5 岁,最大年龄为 72 岁,钱新初报道 65 例创伤性肺气囊肿患者平均年龄为 48 岁,最大年龄达到 83 岁。钝性胸部损伤中,肺囊肿的发生率为 2.6%~9.8%。单纯儿童创伤性肺囊肿的发生率约为 5%。肺囊肿消失时间报道不一,大多在治疗后 2 周至 5 个月内吸收,最长有 36 年之久,总体上肺内血肿或血气囊肿吸收过程较肺气囊肿漫长。伤后伴有咯血症状患者占 67%,咯血时间为 1~240 天,平均为 15.8 天,其中单纯肺气囊肿咯血时间为 8.3 天,肺内血肿或血气囊肿咯血时间为 28.2 天,肺内血肿或血气囊肿咯血时间是肺气囊肿的 3.4 倍。

(一)病因

胸部撞击暴力局限时,往往仅产生小面积的肺实质挫伤,强大暴力则可引起肺叶甚至整个肺的损伤。一般认为肺挫伤是由于强大暴力作用于胸壁,使胸腔缩小,增高的胸膜腔内压压迫肺,引起肺实质的出血水肿,外力消除后,变形的胸廓弹回,在增大胸内负压的一瞬间又可导致原损伤区的附加损伤。此外,原发和继发的炎症反应在肺损伤的发展中也起着关键作用,是肺挫伤后病情复杂的主要原因。

(二)病理

有研究发现肺挫伤与肋骨骨折之间通常存在相关性,肺挫伤随肋骨骨折数增加而加重。原因可能与肋骨骨折后对肺组织的保护作用减弱,以及骨折端刺伤肺组织有关。高速低位移时主要引起肺泡区肺挫伤,撞击侧损伤大于对侧;而低速高位移时,主要引起肺门区损伤,两侧损伤程度相似;高速高位移时,则所有肺组织均受损伤。

无论何种原因引起的肺挫伤,其病理学改变都是相似的。由于肺循环压力低,肺泡内及肺泡周围缺乏支持组织,加上毛细血管内压与血浆渗透压之间的平衡又不稳定,易使肺组织对创伤产生一系列独特反应。肺挫伤是一种实质细胞损伤。早期的病理改变主要是肺泡内出血、肺不张、水肿、实变和实质破坏,因而造成肺的通气/血流比例失调引起组织缺氧,这些改变在早期是可逆的,在伤后 12~24 小时内呈进行性发展。原发或继发炎症反应又进一步引起健肺组织的损伤,进而引发全肺损伤,造成全身组织缺氧。严重肺挫伤常常在早期发生急性肺损伤,急性肺损伤一方面是外力直接作用于肺组织引起,另一方面是细胞和体液免疫介导的多种炎性细胞向肺部迁移、聚集,炎性介质释放,促炎因子和抗炎因子作用失衡导致肺泡毛细血管急性损伤的结果。

肺挫伤后对呼吸和循环功能产生影响,其病理生理学基础主要表现在以下几方面。

1. **低氧血症** 严重肺挫伤后的低氧血症主要与以下因素有关。

(1)肺气血屏障改变。由于挫伤后肺泡及间质充血、水肿,使肺泡间隔变厚,肺气血的屏障发生改变,氧气和二氧化碳的弥散距离增加,肺泡膜弥散功能降低,影响红细胞的氧合,使肺静脉血氧饱和度降低及二氧化碳潴留。由于肺比其他脏器具有易于渗漏体液至间质的特性,若在治疗中输入大量含钠溶液可引起胶体渗透压降低,使体液经毛细血管渗出增多,加重间质性肺水肿,也更加重了气血屏障的改变。

(2)肺内分流对低氧血症的影响。①肺顺应性降低所产生的影响:研究证实肺挫伤时肺的肺泡表面活性物质出现障碍,肺泡表面活性物质减少,引起肺泡表面张力升高,肺顺应性降低,肺泡通气量减少,导致 V/Q 下降,造成肺内分流而引起低氧血症;②肺不张所产生的影响:肺挫伤后由于肺实质结构的破坏,肺泡和间质出血、水肿,以及邻近肺泡充满血液而致肺不张外,创伤后血液、液体及细胞碎屑的积聚阻塞细小气管及肺泡,以及气管及支气管黏膜因损伤刺激分泌物增多,胸壁软组织损伤所致疼痛使胸壁活动减低、咳嗽受抑制而影响气管内分泌物排除等因素更加重或引起肺不张,使肺通气/血流失调,肺内分流增加。

2. **肺挫伤与心排血量的关系** 严重肺挫伤时，由于存在大量肺内分流和严重的低氧血症，为了维持氧的输送，因而机体代偿性地加快心率及增加心排血量，如低氧血症得不到纠正，病人长时间处于高心排血量，可导致心力衰竭，心脏失代偿则进一步引起组织灌注不足及乳酸增高，在呼吸性酸中毒基础上产生代谢性酸中毒，心肺功能互为因果，形成恶性循环。同时，肺挫伤时也可伴有心肌挫伤，在这种情况下，心脏收缩力减弱，心排血量下降。

3. **肺挫伤与 ARDS** ARDS 是严重创伤后常见并发症之一，而肺挫伤更容易发生。肺挫伤后所致 ARDS 与肺出血、水肿、肺内分流、无效腔增大、肺顺应性降低及高凝状态等有直接关系，如果处理不当，病情加重，则增加了发生 ARDS 的可能性。此外，严重肺挫伤系因强大暴力引起，常合并其他部位损伤而出现休克，在创伤及休克基础上机体组织产生一系列体液因子及细胞因子，引起一系列病理生理改变，成为创伤后 ARDS 发病的基本因素。

4. **深部肺实质裂伤** 1940 年 Schmitt 首先报道了创伤性肺内血肿的存在。其形成机制主要有两个：其一，当暴力作用于肺，使肺泡压力急剧变化，导致肺泡壁破裂；其二，冲击波产生剪切力导致肺实质损伤，即肺撕裂伤。肺组织撕裂时支气管破裂后漏气聚集在肺实质内，肺弹性回缩形成肺气囊腔，囊壁主要由肺间质和萎陷出血的肺泡组成，因在镜下无真性囊肿壁的结构，故又称外伤性假性肺囊肿。如果囊腔内同时有血液进入则形成血气囊肿，囊腔内完全充满血液则形成血肿。

（三）临床表现

局限而不严重的肺挫伤，其症状往往为合并的胸壁损伤所掩盖，多在 X 线检查时发现。严重病例有呼吸困难、发绀、心动过速及血压下降，咯血亦为常见症状，深部肺实质严重挫裂伤也可导致气胸或血胸，表现为胸腔引流管持续大量漏气。严重肺挫伤伤员可并发 ARDS。

（四）诊断

（1）胸部交通伤史。

（2）临床表现和体征。

（3）血气分析。大多数伤员有低氧血症，出现在创伤早期。低氧血症程度与肺挫伤面积成正比。

（4）X 线。胸部 X 线检查是诊断肺挫伤的重要手段，70％的病例 X 线的表现在受伤后 1 小时内出现，其余 30％可延迟到 4～6 小时出现。X 线表现最常见是肺的浸润，呈斑片状边缘模糊的阴影，范围可由小的局限区域到一侧或两侧肺广泛的一致性阴影，这是由于肺泡内出血所致，经治疗后一般在 48～72 小时开始吸收，但完全清晰可能需要 2～3 周。如果经治疗后病变未见吸收反而加重者，应考虑合并其他并发症，如脂肪栓塞、肺炎或肺栓塞。

（5）CT 检查。表现为肺纹理增多、增粗，轮廓模糊，伴有斑点状阴影或边缘模糊不清的片絮状影。CT 敏感性高，可明确损伤部位、性质、程度，尤其对伤势严重且有复合伤的患者，可快速明确诊断，大大提高治愈率。随着螺旋 CT 和多探头 CT 在临床的应用，使得 CT 的诊断优势更加明显，因此，对严重胸部创伤、多发伤应尽早行胸部 CT 检查。

传统 X 线检查是发现深部肺实质裂伤所致创伤性肺囊肿的常用诊断方法，但有漏诊的风险。目前认为胸部 CT 检查是明确诊断创伤性肺囊肿的理想方法，同时创伤性肺囊肿需与先天性肺囊肿、肺脓肿、囊状支气管扩张、空洞性肺结核和肺内肿瘤等相鉴别。

Wanger 根据胸部 CT 表现将深部肺裂伤分为 4 型。Ⅰ型：由于脏层胸膜破裂，可见肺实质内有气腔或气液平面；肺裂伤呈线状撕裂时可见一含气线通过肺实质，但与支气管解剖方向不一致。Ⅱ型：可见脊柱旁肺内有气腔或气液平面，系暴力作用在活动度较大的下胸壁，使下叶肺突然移向椎体，形成剪切力所致的损伤。Ⅲ型：在肺周围出现一个小腔或线状透亮区，通常紧靠胸壁肋骨骨折处，这是由于肋骨骨折刺穿肺所致，此型合并气胸。Ⅳ型：只有经手术或尸检才能发现，因胸膜与肺紧密粘连，裂伤肺紧贴胸壁，由于胸壁骤然向内移动或骨折处向内移动所致。但其分型对临床救治指导意义不大。楼伟华等根据胸部

CT 扫描的特征将深部肺裂伤分为外带型、中带型、内带型及混合型四型,属于二维平面上的分区,有一定的临床指导意义。随着三维 CT 在临床上的广泛应用,对肺的立体分区提供了技术支持,以肺门为中心的立体弧形分区对治疗方案的制订或许更有价值。

(五)治疗

轻度肺挫伤无须特殊治疗,一般很快就可吸收而好转。当严重肺挫伤时,应及时有效地进行处理。

1. 对症处理 及时处理合并伤,如浮动胸壁、内脏损伤、气胸及血胸等。保持呼吸道通畅,给氧,抗感染,早期、大剂量、短疗程应用皮质激素,限制水分及晶体液输入,可适量输注白蛋白、血浆或全血。另外,充分止痛也是改善通气,减轻并发症的有效措施。有人认为采用硬膜外麻醉止痛可以降低肺挫伤的死亡率、缩短机械通气的时间。

2. 机械通气 严重肺挫伤后常有呼吸窘迫和低氧血症,当 $60mmHg > PaO_2 > 50mmHg$、肺内分流 $\geqslant$ 25%时,应及早气管插管行机械通气治疗。近年来对严重肺挫伤及 ARDS 提出了一些新的通气模式,如保护性通气的新概念。保护性通气包括低潮气量、压力限制通气、最佳 PEEP、容许的高碳酸血症和反比通气等。采用 $6ml/kg$ 体重的潮气量,中等水平($10 \sim 15cmH_2O$)的 PEEP 可以满足肺挫伤伤员的氧合需要,同时又可以减少并发症的发生,应用小潮气量和限制压力可使分钟肺泡通气量降低,$PaCO_2$ 随之升高,只要 $PaCO_2$ 上升速度不是太快,肾脏有时间进行代偿,维持 pH 值 $7.20 \sim 7.25$,则机体可以耐受,称为允许性高碳酸血症。此外,有人利用液体通气可以明显改善肺的通换气功能和减轻肺部炎症。也有报道在采用机械通气的同时间歇吸入 NO 气体,可使伤员的血氧饱和度明显上升,达到降低通气压力的目的。

3. 其他 针对肺挫伤的损伤机制,采用相应的药物进行治疗,如抗氧化剂、蛋白酶抑制剂、肝素和右旋糖酐、钙通道阻滞剂以及外源性肺泡表面活性物质等,此外还可采用体外膜式氧合治疗严重肺挫伤。

4. 手术治疗 由于肺挫伤病变广泛,而且所引起的功能紊乱亦非局限,绝大多数均不采用手术治疗。尽管国内外文献报道均认为大部分创伤性肺囊肿采取保守治疗可以治愈。但对于何时、何种情况采取何种治疗及其预后如何并不明确。综合文献归纳创伤性肺囊肿的处理路径如图 24-9 所示。对于以下情况可能需要采取相应的外科干预措施:①大咯血,一次咯血量在 300ml 以上或 24 小时超过 600ml 者;②以胸腔内失血为主的低血压休克者;③胸闷、气促明显并伴有伤肺呼吸音明显减低,经过吸氧后低氧血症难以纠正者;④内带型、中带型或混合型肺实质内血气囊肿直径 $\geqslant 5cm$ 者;⑤外带型肺实质内血气囊肿直径 $\geqslant 6cm$ 者;⑥胸腔闭式引流量明显少于病人总失血量者;⑦病人在保守治疗过程中出现胸闷、气促明显、咯血量增多、每天胸腔闭式引流量 $> 1\ 000ml$,低血压、伤侧肺呼吸音明显减低、低氧血症、胸片或胸部 CT 复查提示伤侧肺实质内血气囊肿增大、经输血后红细胞压积继续降低等情况,宜行亚急诊手术;⑧呼吸循环稳定,肺内血肿较小,伴有咯血的患者,行选择性支气管动脉介入栓塞治疗可能会取得理想的效果;⑨内径大于 6.0cm 的单纯肺气囊肿若与胸腔相通且重度漏气,呼吸不能维持者;⑩双侧肺囊肿可能是需要紧急手术处理的指征之一;⑪呼吸稳定,体积大、多个肺囊肿相聚且囊肿之间有交通者,并发感染者,可考虑在 CT 引导下经皮肺囊肿穿刺抽出气液并同时注入药物以及行囊肿引流等处理,必要时考虑手术治疗;⑫肺囊肿并发感染、直径大于 6cm,张力性肺囊肿,并发血胸经胸腔闭式引流治疗仍持续漏气,大咯血经纤支镜治疗无效者考虑行病灶切除术,从而可迅速改善伤员情况。手术中尽量采用双腔气管插管以避免术中窒息的发生。手术方式的选择上建议行肺囊肿清除、肺修补术,必要时行损伤肺叶切除术,尽可能保留正常肺组织。术后应用呼吸机辅助治疗可能导致未处理的肺囊肿破裂出血、漏气,故术中尽可能彻底处理肺囊肿,术后控制平均气道压以减少类似情况的发生。

七、创伤性窒息

创伤性窒息(traumatic asphyxia)是钝性胸部交通伤中的一种综合征,发生率占胸部创伤的 2% ~ 8%,是撞击作用于胸部所致的上半身广泛皮肤、黏膜、末梢毛细血管淤血及出血性损害。亦称为挤压伤发绀综合征、颈面部静止性发绀。

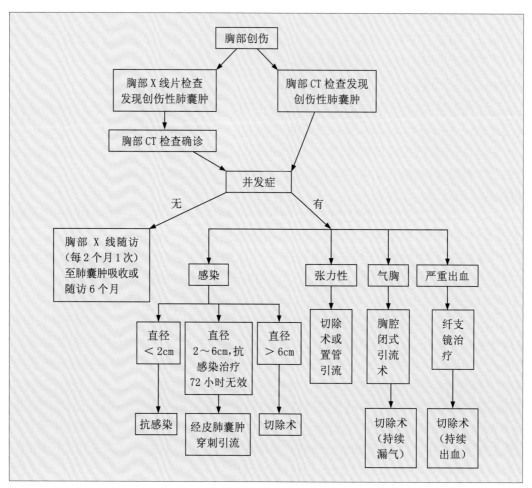

图 24-9　创伤性肺囊肿处理路径图

（一）病理

当胸部和上腹部遭受强力撞击的瞬间,伤员声门突然紧闭,气管及肺内空气不能外溢,两种因素同时作用而引起胸膜腔内压骤然升高,压迫心脏及大静脉。由于上腔静脉系统缺乏静脉瓣,这一突然高压使右心血液逆流而引起静脉过度充盈和血液淤滞,并发广泛的毛细血管破裂和点状出血,甚至小静脉破裂出血。

（二）临床表现

创伤性窒息表现为头、颈、胸及上肢范围的皮下组织、口腔黏膜及眼结膜均有出血性淤点或淤斑,严重时皮肤和眼结膜呈紫红色并浮肿。眼球深部组织内有出血时可致眼球外凸,视网膜血管破裂时可致视力障碍甚至失明。鼓膜破裂可引起外耳道出血、耳鸣,甚至听力障碍。颅内轻微的点状出血和脑水肿产生缺氧,可引起一过性意识障碍、头晕、头胀、烦躁不安,少数有四肢抽搐、肌张力增高和腱反射亢进等现象,瞳孔可扩大或缩小。若发生颅内血肿则引起偏瘫和昏迷。

（三）诊断

（1）受伤史。有明确的胸部交通伤史。

（2）典型临床表现。如胸、颈、颜面部出现淤斑、青紫、红眼为特征的创伤性窒息的特殊表现。

（四）治疗

对单纯创伤性窒息伤员仅需在严密观察下给予对症治疗,如半卧位休息、吸氧、保持呼吸道通畅、适当止痛和镇静、应用抗生素预防感染等。一般应限制静脉输液量和速度。对皮肤黏膜的出血点或淤血斑,无须特殊处理,2~3周可自行吸收消退。少数伤员在压力移除后可发生心跳呼吸骤停,应做好充分抢救准备。对于合并损伤应采取相应的急救和治疗措施,对合并血气胸者尽快行胸腔闭式引流术,对合并伤较重的伤员早期施行机械通气、及时的开颅或开胸或剖腹手术等。创伤性窒息本身并不引起严重后果，其预后取决于胸内、颅脑及其他脏器损伤的严重程度。

八、气管支气管创伤

胸部交通伤导致气管支气管损伤(trauma of trachea)是一种少见但严重的胸部创伤，发生率报道不一，为0.8%～6.0%。因受伤早期常被其他并发症掩盖而易漏诊，其误漏诊率可达35%～68%。按损伤部位可分为颈段气管、胸段气管或支气管损伤，最常见的部位为主支气管损伤。按损伤程度可分为气管黏膜撕裂、穿孔、断裂及气管-食管或血管瘘。颈段气管损伤以开放伤为主，胸段气管及支气管损伤主要见于钝性胸部外伤，且80%以上位于隆突附近，其中主支气管破裂以右侧多见，单纯气道损伤少见。

(一)病理

(1)胸部挤压后，胸廓前后径变小，横径增大，使肺向左右两侧牵引，对气管，尤其是近隆突处形成巨大张力。

(2)胸部受压瞬间声门紧闭，气管支气管内压力骤升，超出气管弹性所能承受的范围，造成气管膜部撕裂。

(3)人体和肺脏突然减速，在气管的固定点出现较大剪力将内压很高的支气管折断。

因此，钝性气道损伤多见于距隆突2.5cm的范围内，右侧主支气管断裂大多位于距隆突0.5cm内，而左侧因主动脉弓的存在多见于距隆突2.5cm处。

(二)临床表现

早期症状及体征取决于损伤的部位、程度、纵隔胸膜是否完整、气体外逸和血胸程度等因素。其突出症状是呼吸困难进行性加重及广泛的皮下气肿和伤侧气胸体征，特别是颈胸部皮下气肿，是支气管断裂一个主要征象。单纯气道黏膜撕裂临床症状可不明显或仅有少量血痰，如有气急、发绀、刺激性咳嗽、咯血及气胸则提示存在较严重的气管支气管损伤。若气管支气管破裂或断裂处与胸腔相通，伤后即可出现气胸和广泛的颈、胸部皮下气肿；若不与胸腔相通或不完全相通，伤员可无或有少量气胸，而主要表现为颈部皮下气肿。部分伤员，尤其是左主支气管损伤者由于破口周围组织的支撑仍可使气道在一段时间内保持通畅，后期可因局部肉芽组织形成而致气道狭窄，引起反复的阻塞性肺炎和支气管扩张，导致肺毁损。一侧主支气管完全断裂的伤员可因管腔完全闭锁形成肺不张，其远端的支气管腔为黏液封堵反而不易发生感染，但肺功能在手术重建后仍可以恢复。

(三)诊断

(1)受伤史。明确的胸部交通伤史。

(2)临床表现。对存在以下情况者应高度怀疑支气管断裂：①胸腔闭式引流术后肺仍不复张，持续漏气；②有严重纵隔或颈胸部皮下气肿；③有上胸部肋骨骨折；④伤侧肺被压缩并向心膈角区下垂。

(3)X线检查。常见气胸、纵隔气肿或皮下气肿，有时支气管周围可见气体影或有管腔阻塞征象；主支气管完全断裂使患侧肺失去支撑，胸片表现为肺门下垂而非气胸引起的肺组织向肺门处的压缩。

(4)纤维支气管镜检查。可显示合并肺不张，早期可见支气管断裂处，晚期则见支气管腔闭塞或肉芽组织形成。

(5)CT检查。有助于支气管断裂的诊断和定位，但对严重病人须在严密监护下施行。

(四)治疗

气管支气管断裂是临床少见的严重损伤，合并伤重，死亡率高。如及时诊断，急诊手术修补气管支气管裂伤，不但可挽救患者的生命，且能减少肺切除率，避免肺功能丧失；如诊断和治疗不及时，有些患者甚至会因出现肺感染实变而行肺叶或全肺切除手术，或需要接受狭窄气管支气管切除手术。

在治疗时应注意保持呼吸道通畅、供氧，及时行胸腔闭式引流术、上纵隔切开减压术、气管切开术等综合性急救措施，早行支气管重建术。早期外科手术重建支气管是支气管断裂最理想的治疗方法。手术切口决定于创伤部位,颈段气管创伤采用颈部切口,胸段气管创伤采用胸骨正中切口或后外侧切口或前外侧切口。单纯裂伤可间断缝合修补,完全损伤可行端端吻合。对破坏性的肺叶切除术应持慎重态度,特别是小儿及肺功能较差者。术后感染是手术失败的主要原因,除常规应用抗生素外,呼吸道管理十分重要。不完全性支气管断裂采用支气管灌洗也有治愈的可能。

九、食管损伤

食管损伤(esophageal trauma)在胸部交通伤中相对少见,一旦损伤,尤其是食管穿孔,危险极大。加上伤后容易漏诊和误诊,延误治疗时机,往往因严重并发症而危及生命。

(一)病理

胸部受到撞击时,由于腹肌收缩及膈肌下降、腹压升高,而此时幽门关闭、贲门及食管扩张,当逆蠕动的胃内容物强烈冲击食管胃接合部时,形成透壁的压力阶差,引起该部位的黏膜撕裂,造成黏膜下出血,出现呕血或便血。若发生食管穿孔,延误诊断和治疗,均可能造成纵隔炎、脓胸、出血、休克甚至心肺功能障碍等严重并发症。

(二)临床表现

轻度食管黏膜损伤可无明显症状,有时仅感觉进食后胸骨后不适或烧灼感,尤以进食硬质食物后为甚,全身可伴有低热。严重者或者出现食管穿孔早期可出现剧烈胸痛、呕血、便血、吞咽梗阻或疼痛,可有呼吸困难,甚至休克的临床表现。晚期除胸痛外,主要表现为发热、进食梗阻、呼吸困难等。

(三)诊断

(1)明确的胸部交通伤史。

(2)临床表现及体征。

(3)食管钡餐造影。对食管黏膜损伤阳性率较低,对食管穿孔,部分伤员可发现食管破口。若出现纵隔气肿、胸腹腔积液、积气等辅助征象可帮助诊断。

(4)食管内窥镜检查。这是食管创伤最直接可靠的诊断方法,可明确损伤性质、部位和大小等。

(四)治疗

食管创伤尤其是食管穿孔病情严重,合并伤多,要提高治愈率,必须早期诊断,及时治疗。

1. 食管黏膜损伤　食管黏膜撕裂伤以非手术治疗为主,但经12～24小时非手术治疗无效或再次反复出血者应手术治疗。手术方法有内镜下或开胸电灼止血,切开食管,缝合结扎出血的黏膜裂口,剪除撕裂坏死的黏膜等。食管撕裂形成壁间脓肿时,应手术切开引流。

2. 食管穿孔

(1)及时诊断,争取在破裂后12小时内进行修补,如因故不能及时手术,应立即安置胸腔闭式引流,尽量减少污染源,应用有效抗生素,积极抗休克,补足血容量,纠正水、电解质紊乱,维持心肺功能等。修补方式应根据穿孔的部位、大小、感染程度来选择。破裂时间并不是决定手术成功的唯一因素,超过时间的穿孔亦应争取在彻底清创的条件下完成食管破裂的修补。

(2)颈部食管穿孔以非手术治疗为主,包括禁食、放置胃管、加强支持治疗、经鼻饲或胃肠造瘘营养支持或肠外营养支持,全身应用有效广谱抗生素。胸段食管穿孔绝大多数需手术治疗,包括早期清创缝合、切开引流及食管重建手术。

(3)对晚期病例,破口大,胸腔感染严重而不能修补,或情况差不能耐受手术者,可考虑二期手术。

十、胸导管损伤

胸导管损伤后,乳糜液外溢到纵隔或胸腔,导致乳糜胸(chylothorax),比较少见。胸导管的主要生理功能是输送消化过的脂肪、蛋白质。大约进食脂肪的60%是通过淋巴管输送的,胸导管内淋巴的总蛋白含量约为血浆的一半。另外,乳糜液中还含有大量淋巴细胞、多种脂溶性维生素、各种抗体、酶和电解质等。

(一)病理

1. **机体代谢紊乱** 胸导管内淋巴流量为 60～195ml/h。由于大量乳糜液流入胸腔,每日乳糜液丢失量可达 2 000～3 000ml,如不及时阻止乳糜液丢失,补充乳糜液之重要成分,必然迅速导致机体代谢紊乱。

2. **心肺功能障碍** 由于胸腔积聚大量乳糜液,形成大量纤维素沉着,严重压迫肺致肺萎陷,引起呼吸困难。加上纵隔移位,胸腔负压改变,静脉回流受阻,回心血量不足,出现低血压或休克,加重缺血缺氧,可致呼吸循环功能障碍。

(二)临床表现

乳糜胸大多在伤后 2～10 天出现,少数在伤后 2～3 周出现。其流量多少与进食状态密切相关。除原发伤特有的症状和体征外,由于大量乳糜液积聚于胸腔,因此还有乳糜胸引起的压迫症状和乳糜液大量丢失的症状,同时由于乳糜胸压迫肺并使纵隔移位,且改变胸腔负压,致使肺泡气体交换障碍,回心血量减少,导致脱水、电解质紊乱、酸碱平衡失调、严重营养障碍以及免疫力下降、呼吸困难、心悸甚至休克等。由于大量乳糜液丢失,短时间内造成全身消耗,免疫力降低,可出现全身衰竭或严重感染而致死。

(三)诊断

由于多数合并胸内主要脏器损伤,出现血气胸等,掩盖胸导管损伤,早期不易被发现,因此早期及时诊断胸导管损伤比较困难。

(1)有明确的胸部交通伤史。

(2)X 线胸片。大量胸腔积液,或纵隔包裹性积液。

(3)胸液量和性状改变。胸腔引流出大量乳白色液体,无味,无细菌生长,碱性,在液体上层可见油脂,加入乙醚震荡后立即变澄清,口服亲脂染料后乳糜着色,苏丹Ⅲ染色涂片显微镜下观察可见大量脂肪球等。

(四)治疗

(1)非手术治疗。在胸导管损伤早期或引流液量少,伤员一般情况好时可采取非手术治疗,包括禁食或低脂、无脂饮食、放置胸腔闭式引流管、呼吸机支持等。

(2)手术治疗。凡经非手术治疗无效者均应考虑手术治疗。手术时机的选择视伤员当时具体情况而定,只要每日引流量连续动态观察数日无减少趋势,伤员出现明显消耗,均需及时手术治疗。为了便于术中寻找胸导管瘘口,术前可进食牛奶、从胃管注入亲脂染料等办法来及时发现破口。手术方法应选在患侧,若能找到瘘口,在其两端用粗丝线做双重缝扎或结扎即可。如无法找到瘘口,可在膈上奇静脉和主动脉间大块结扎或缝扎胸导管。

十一、胸内异物存留

胸内异物存留是指由胸部交通伤所致的外源性致伤物穿透胸壁而停留于胸膜腔。可造成胸腔内组织脏器的进一步损伤而出现严重并发症,如肺脓肿、脓胸、胸腔内致命性大出血等。

(一)临床表现

视致伤物的类型及大小、损伤部位、合并伤的严重程度等不同而表现各异。轻者可无明显症状而长期生存,重者可出现胸腔内感染或血气胸等表现。特别是由于肺组织的呼吸活动,可致异物移位而造成副损伤,如血管破裂、气管支气管断裂、肺破裂、心脏损伤等,可出现胸痛、呼吸困难、心悸、发绀、休克等表现。

(二)诊断

(1)有明确的胸部交通伤史。

(2)X 线检查。可发现胸内异物,若检查发现液气胸、肺不张、肺实变、肺脓肿等经长期治疗无变化

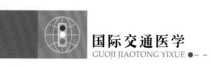

者,应考虑到肺内异物存留的可能。

（三）治疗

异物小,未在重要脏器附近,估计手术取出有一定困难,无明显的污染,可观察。如异物大,位于重要脏器附近,形状不规整,有咯血,异物移动可造成胸内脏器的继发损伤危险,因此,应早期手术治疗。手术方式取决于异物存留的部位、多少和伤员的具体情况。

十二、创伤性膈肌破裂

创伤性膈肌破裂(tramatic diaphragmatic rupture)是一种较严重的胸部交通伤。由于常伴多发伤及严重休克,因而临床表现常被掩盖。伤后早期漏诊率可达 30%～50%,若延误诊断疝形成胃肠道梗阻的发生率高达 20%,如果合并疝内容物的绞窄坏死,其死亡率就明显增高。

（一）病理

取决于膈肌破裂大小,膈疝内容物及其严重程度,是否发生梗阻或绞窄等。早期可出现膈肌麻痹致呼吸通气功能降低,由于对侧健肺代偿,可暂时无呼吸困难表现。当膈疝形成,腹内脏器进入胸腔压迫肺致肺萎陷,甚至纵隔移位时,就会阻碍正常的回心血流,使心排血量降低,引发并加重休克发生。当疝入脏器遭受膈肌裂口压迫时,可出现胃肠梗阻症状,尤以穿透性膈肌破裂发生晚期梗阻和绞窄者居多。如疝入内容物发生绞窄,可引起缺血坏死。

（二）临床表现

创伤性膈肌破裂的临床表现取决于创伤的性质、膈肌裂口大小、膈疝内容物及其多少、疝入时间长短、有无梗阻或绞窄发生以及有无合并伤等。

急性期可出现下胸或上腹部疼痛,甚至剧烈疼痛,伴胸闷、心悸、气促等。严重者可出现发绀、血压下降、休克等。随着创伤后腹部胀气,腹内压升高,使膈肌裂口逐渐扩大,促使更多腹内脏器疝入胸腔,可出现恶心、呕吐、脉搏加快、烦躁等症状,伴剑突下疼痛并放射至肩部,尤以饱餐后更甚。如膈肌裂口不大或被大网膜堵塞,腹内脏器未进入胸腔,或者即使裂口较大,部分腹内脏器已进入胸腔,但未形成梗阻或绞窄,伤员仅表现为胸腹部不适,伴恶心、呕吐、脉搏快、烦躁等。体检发现呼吸运动减弱,患侧胸部膨隆,叩诊浊音,出现舟状腹,呼吸音减弱或消失等。X 线检查可发现纵隔移位,胸腔内可见胃肠充气影等。

（三）诊断

早期诊断创伤性膈肌损伤仍然较为困难,遗漏诊断将导致严重后果。

（1）胸部交通伤史。同时撞击胸腹腔有可能致膈肌破裂。

（2）临床症状和体征。伤后呼吸困难明显,并出现一侧胸部膨隆,伤侧呼吸音减弱或消失,或可闻及肠鸣音,心尖冲动位置不明原因右上移位。

（3）X 线胸片。见膈肌形态发生改变,如异常的弓形、升高等。或一侧膈肌升高,伤侧膈影模糊并中断,膈上出现囊状阴影,致密气泡影或液平面,膈下出现游离气体,纵隔向健侧移位。

（4）胃肠造影。提示胃管或显影区在膈肌上方。

（5）腹部超声检查。提示膈肌有破裂或膈肌连续性中断。

（6）CT 检查。可确定膈疝的位置和疝入组织的性质。

（7）胸腔穿刺或胸腔闭式引流。若胸腔内穿出或引流出胃内容物可确诊。

（8）胸腔镜检查。可用于膈肌破裂的诊断与膈肌裂口的修补。

（四）治疗

创伤性膈肌破裂由于膈肌不停地舒缩和上下运动,裂口无法自行愈合,且易发生膈疝,因此,一经诊断明确,均需手术修补。早期单纯膈肌破裂修补多无困难,无须行膈肌折叠修补,行膈肌间断缝合即可,但应仔细检查疝入内容物是否穿孔或缺血。晚期因腹内脏器有粘连,膈肌萎缩、纤维化,使膈肌裂口变大或缺损,则需做补片修补。

1. 手术时机

(1) 急诊手术。一旦确诊膈肌破裂,应尽快行急诊手术,以防发生疝内容物嵌顿或绞窄。

(2) 择期手术。慢性期膈肌破裂伤员,在积极做好术前准备的情况下可择期手术。

2. 手术方法

(1) 经胸切口。以胸部创伤及其脏器损伤为主、无腹腔脏器损伤表现者。

(2) 经腹切口。已明确主要损伤部位在腹部,并通过检查发现腹部存在脏器损伤表现者。

(3) 胸腹联合切口。现多不主张采用此切口,因为要切断肋弓,创伤较大,术后影响伤员呼吸功能。

十三、胸腹联合伤

膈肌损伤是一种常见的损伤,而且是合并严重创伤的标志。由于漏诊和延误诊断,确切的膈肌损伤发生率难以估计。文献报道,由于腹部或胸部的穿透性或钝性暴力所致的膈肌损伤占创伤的 5%~7%,在交通事故伤住院患者中占 5%,在穿透性胸部创伤中占 10%~15%。损伤同时累及胸腔、腹腔脏器和膈肌者称为胸腹联合伤(thoracoabdominal injury),然而胸腹多发伤(thoracoabdominal polytrauma),是指胸腹部脏器损伤,无膈肌破裂。鉴于膈肌的特有运动功能和解剖学上的优点,膈肌损伤的发生往往不是单独的,而是作为联合损伤的一部分。胸腹联合伤的伤情严重,容易漏诊,早期诊断面临巨大挑战,而且其并发症和病死率高,严重胸腹联合伤死亡率高达 20%,严重并发症为 27%~43%,应引起足够重视。导致膈肌损伤的机制(钝性与穿透性)不同,其临床特点和处理上各具特殊性。手术前难以准确诊断,其成功处理有赖于对临床高度可疑者,进行仔细的胸部 X 线或 CT 检查和尽早的手术探查。

(一) 损伤机制

钝性暴力使腹腔内压瞬间急剧升高致伤能量的传递、下胸部肋骨骨折对膈肌的机械作用,以及穿透伤时锐器的直接损伤导致膈肌破裂和胸腹部损伤。因此,按照致伤机制分为钝性膈肌损伤(blunt diaphragmatic injury,BDI)与穿透性膈肌损伤(penetrating diaphragmatic injury,PDI)。本章笔者统计分析了"中国维普资讯"1994—2005 年 78 篇文献 2 067 例膈肌损伤,BDI 占 48.50%,PDI 占 51.50%;国外 Pub-Medline 1998—2005 年 24 篇文献 1 463 例膈肌损伤,BDI 占 52.40%,PDI 占 47.60%;而美国外科医师学院(American College of Surgeon,ACS)国家创伤数据库(National Trauma Data Base,NTDB)2000—2004 年报道,BDI 仅 35%,PDI 高达 65%。

(二) 临床流行病学特征

1. 损伤原因与发生率

(1) 损伤原因。

1) 穿透性膈肌损伤(PDI):刀刺伤为主,由于长刃器易于同时伤及胸腹与膈肌,火器伤少见,而在枪支管理不严的国家枪伤可能多于戳刺伤。

2) 钝性膈肌损伤(BDI):交通伤、高处坠落伤、钝器击伤,建筑物倒塌或重物压砸伤。

(2) 发生率。PDI 高达 8.50%~11.90%;BDI 发生率低,Sangster 等报道为 0.80%~80%;PDI 发生率是 BDI 的 4.80 倍。

2. 临床特点

(1) 钝性膈肌损伤。

1) 钝性暴力致伤伤情复杂:①多合并胸部多根多处肋骨骨折和严重肺挫伤,易出现肺部感染和急性呼吸窘迫综合征(acute respiratory disease syndrome,ARDS)。②常伴有明显的腹腔内和腹腔外的损伤,如颅脑、脊柱、骨盆和四肢等严重多发。合并颅脑损伤时,严重的脑伤可能成为致死的主要原因;NTDB 报道,BDI 同时伴随腹部器官损伤分别为肝 48%、脾 35%、肠道 34%、肾 16%,伴随胸部损伤分别为肋骨骨折 28%、血胸和(或)气胸 47%、胸主动脉损伤 4%,伴随其他部位损伤:肢体骨折 17%、骨盆骨折 14%、颅脑伤 11%、脊髓损伤 4%。Meyers 等报道,40%BDI 合并骨盆骨折,25%伴肝破裂,25%伴脾破裂,5%伴胸主动脉破裂;Ilgenfritz 等报道,81%BDI 患者表现为呼吸窘迫、呼吸音减弱或半侧膈肌抬高,42%伴明显的颅脑损伤,75%伴骨折,92%伴严重胸部损伤,腹腔内脏疝入胸腔占 67%,最常见的腹部伴随损伤器官是脾脏(60%),肝脏(35%),肾、胰、小肠(10%~12%)。Boulanger 等报道,发生 BDI 时,右侧膈肌破裂 100%合并腹腔内损伤,93%合并肝脏损伤;左侧膈肌破裂 77%合并腹腔内损伤,24%合并肝脏损伤。

2) 其他特点:①伤情判断困难,易误诊与漏诊,处理中也易失误。②能送达医院的钝性胸腹脏器伤多为挫裂伤,出血速度相对缓慢,伤情进展可能不如穿透伤迅速。③有文献报道,13 例 BDI 中,7 例存在不少于 3 个区域损伤,3 例术前漏诊膈肌损伤,术中探查时才得以发现,Mihos 等报道多发伤占 95%。

(2) 穿透性膈肌损伤。①穿透伤致伤因素单一,合并伤相对钝性伤要少。Demetriades 等报道,75%PDI 合并腹腔脏器损伤;Wiencek 等报道,PDI 刀刺伤平均合并 2 处损伤,枪伤平均合并 3 处损伤,合并肝损伤 50%、胃损伤 26%、肺、结肠、脾和直肠损伤 12%~18%。②PDI 致伤物的特点与伤道的走行有助于判断膈肌是否受累,诊断相对容易。③PDI 致伤物锐利,易造成胸腹腔脏器裂伤,出血严重,伤后早期即出现进行性血胸和失血性休克。④PDI 除早期纠正失血性休克和修补损伤脏器外,应注意刃器刺入体内造成的伤口及胸、腹腔感染。

3. 膈肌损伤部位

(1) 国内资料。本章笔者统计"中国维普资讯"1994—2005 年 34 篇文献,报道 933 例膈肌损伤,左侧占 77.40%,右侧占 22.20%,左侧是右侧的 3.50 倍;双侧仅占 0.40%。

(2) 国外资料。Pub-Medline 数据库 1998—2005 年国际上 15 篇文献,报道 1 102 例,左侧占 64.30%,右侧占 33.80%,左侧是右侧的 2 倍;双侧占 1.60%,中央型仅占 0.20%。

左侧膈肌损伤发生率明显高于右侧的原因是在穿透伤时,由于攻击者常常是右手使用凶器致患者受伤;钝性伤时,左侧膈肌薄弱,右侧有肝脏对膈肌的保护。

4. 发生膈疝比较 穿透性和钝性膈肌损伤形状是不同的。①PDI 膈肌裂口小、发生膈疝机会较小,为 3.80%~24.70%,但易致嵌顿。②BDI 膈肌裂口大、常见于膈肌中心腱部分,易致创伤性膈疝,为 50%~60%,但嵌顿机会较少。右侧膈疝发生率显著低于左侧,因肝脏体积大,不易疝入。

(三) 病理生理

膈肌是机体主要的呼吸肌,具有吸气和呼气功能。膈肌损伤后具有以下病理生理改变。

1. 血流动力学和呼吸功能异常 膈肌损伤将直接导致血流动力学和呼吸功能的异常。①腹腔内脏疝入胸腔,限制了心脏的充盈以及使心脏舒张末期的容积减少,从而导致心脏射血分数和心排血量减少。②膈肌损伤及其合并损伤所致的损伤出血,可导致有效循环血容量减少,发生失血性休克。③腹腔内脏疝入同侧胸腔,限制了同侧肺膨胀,阻碍了同侧肺的通气功能,而且纵隔向健侧挤压移位,也导致对侧肺通气障碍。

2. 胃肠道损伤 膈肌损伤对胃肠道也会造成急性或慢性损伤,疝入内脏的血液供应受损将导致器官缺血、坏死、穿孔以及随之的胸腹腔污染,慢性膈疝也可导致胃肠道溃疡和出血。

3. 影响膈肌愈合的生理因素 膈肌破裂后,影响膈肌愈合的生理因素:①膈肌连续的运动;②胸腔内负压与腹腔内正压的相互作用所致的剧烈咳嗽、用力和其他应急等;③疝入的内脏、大网膜等堵塞了膈肌破口,分隔开了损伤的膈肌纤维,阻碍了损伤膈肌纤维的愈合及愈合过程。

4. 联合损伤 由于膈肌的特有运动功能和解剖学上的优点,因此,膈肌损伤的发生往往不是单独的,而常常是联合损伤的一部分,需要充分考虑伴随损伤所致的相应病理生理学变化。

(四) 临床表现

1. 症状 膈肌损伤轻者可无或几乎无体检发现,重者可表现出休克或近距离枪伤所致的胸腹接合区域的大面积损伤。膈肌损伤的表现按胸部或腹部分别叙述,胸部表现取决于疝入胸腔的腹部脏器所占据的胸腔容积和胃扩张程度,可表现出呼吸困难、端坐呼吸和胸痛。胸痛可由膈肌损伤引起,并向肩部放射,也可由胸壁损伤或胸膜损害引起。膈疝嵌顿可导致胃进行性扩张,使肺受压萎陷,出现类似于张力性气胸的呼吸窘迫,而腹部的症状可表现为轻微、局限性或弥漫性剧烈腹部疼痛。

2. 体征　体检发现也按胸部或腹部分别叙述。胸部体征包括胸壁挫伤或伤口、连枷胸者出现胸壁反常运动,胸骨或肋骨骨折骨擦音,胸部叩诊浊音,呼吸音降低,甚或胸部听诊有肠鸣音。腹部体征包括舟状腹、局限性或严重的弥漫性腹部压痛、肌紧张和反跳痛,腹腔内出血者出现进行性腹胀。

（五）初步评估

1. 按照创伤急救ABCs顺序进行评估　对创伤患者的初步评估,应按照创伤急救ABCs顺序进行评估与复苏,重点是对患者进行气道、呼吸和循环功能的评估与复苏,建立大口径静脉通道。

2. 重视呼吸和循环功能评估　膈肌损伤可产生呼吸和循环功能障碍,初期评估时应高度重视。①呼吸窘迫和低血压可由腹腔内容物疝入胸腔或肺和纵隔移位而引起,类似于气胸或心脏压塞所致的肺萎陷和纵隔扑动引起的症状;②心排血量减少。因为胸腔压力增高、回心血量减少、心脏舒张充盈压降低,导致每搏输出量和心排血量减少;③腹腔内容物可通过膈肌破口疝入胸腔。

3. 防止腹腔内容物进一步疝入胸腔　面罩通气可使疝入胸腔的胃肠道充气扩张,影响通气;充气式抗休克服可进一步增加腹腔内压力,使腹腔内容物通过膈肌破口向胸腔内移位;相反,气管插管正压通气可减少胸腹腔间的压力梯度,可防止腹腔内容物的进一步疝入。在创伤评估和复苏时需充分考虑这些特点。

（六）诊断

膈肌损伤的诊断面临巨大挑战。初步评估时,急诊室床旁X线胸片(chest X-ray,CXR),20%～50%病例CXR正常或非特征性改变。文献报道,膈肌损伤CXR诊断准确率左侧27%～62%,右侧仅17%。总体上,膈肌损伤术前X线胸片诊断仅占51%,剖腹探查明确诊断占37%,诊断遗漏高达12%。本章笔者统计"中国维普资讯"1994—2005年23篇文献710例膈肌损伤,术前诊断67.10%,术中诊断32.80%;国际上Pub-Medline数据库1998—2005年4篇文献221例,术前诊断46.60%,术中诊断52.90%,漏诊0.50%。

1. 钝性膈肌损伤诊断

(1)病史。交通事故伤病史,需高度怀疑膈肌损伤的可能。

(2)X线或CT检查。为主要检查手段。有文献报道,75%膈肌破裂X线检查异常,膈疝时更明显。

1)膈疝X线征象:膈肌抬高、膈顶不规则、膈上团块影,肋骨骨折或胸骨骨折,左胸见胃泡影或肠腔液气平,放置有鼻-胃管者在左侧胸腔可见卷曲的胃管影,见图24-10。

2)CXR:立位易致疝入器官复位,且血胸也易掩盖膈疝而导致漏诊,应行头低足高位胸片检查,必要时先行胸腔引流,再行头低足高位胸片检查。对于气管插管呼吸机使用的患者,正压通气可使疝入胸腔的腹腔内脏推复至腹腔,在呼气末摄片更容易发现胃肠疝入胸腔的表现。胸片诊断膈肌损伤的准确率一般在40%～50%。

3)吞钡造影:对于血流动力学稳定者可进行吞钡造影检查。先头低足高位,使钡剂附着在胃底黏膜,再摄片,可见膈上胃肠影,见图24-10。

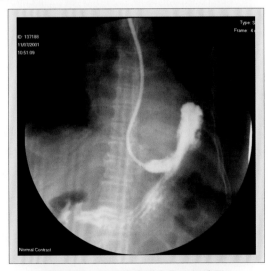

图24-10　钝性胸腹联合伤吞钡造影
左侧膈肌破裂,胃疝入胸腔

4)CT检查:如果腹腔内容物突入可见的膈肌水平以上(衣领征),则诊断可成立。CT平扫诊断膈肌损伤的敏感性仅14%～61%,特异性达76%～99%;而高速螺旋CT扫描提高了诊断准确率,诊断膈肌损伤的阳性率和准确率达到 80%～100%。因此,在患者伤情危重或多发伤检查评估时,多排螺旋 CT 可作为首选的诊断方法。

(3) MRI 检查。Shanmuganathan 等报道,MRI 对钝性伤患者膈肌损伤的诊断准确率为 44%。MRI 可能成为膈肌损伤更有价值的诊断方法,但对于血流动力学不稳定的患者,不宜进行 MRI 检查。

(4) 胸腔闭式引流出胃肠液体。①伤后胸腔闭式引流出胃肠液体,提示急性创伤性胃肠破裂;②发现时间长,提示胃肠嵌顿坏死破裂。

(5) 剖腹探查。BDI 常系高能量损伤,常伴腹部脏器损伤手术获得诊断。

2. **穿透性膈肌损伤诊断** 下胸部和上腹部的穿透伤,都应想到有膈肌损伤的可能,因此,按照解剖位置考虑,穿透性膈肌损伤的诊断相对容易。前胸腹接合部是乳头和肋弓之间的区域,侧胸腹接合部是上界至腋前线乳头平面、后至肩胛下角和肋弓之间的区域,后胸腹接合部是腋后线肩胛下角水平至最后一肋水平之间的区域。胸腹接合部的穿透性损伤需高度注意膈肌损伤。通常,胸腹接合部前、侧、后三部分发生穿透伤的概率相近。

(1) 临床表现和影像学检查。①下胸部伤口,腹部体征(腹膜炎表现),腹腔穿刺阳性,X 线气腹或 CT 征象,即可明确诊断;②上腹部伤口,同侧胸部血气胸体征,胸穿阳性,X 线或 CT 征象,即可明确诊断;③靠近膈肌的伤口,可经伤道探查证实。

(2) 微创诊断技术。电视胸(腹)腔镜已被认为是评估胸腹接合部位穿透伤时有无膈肌损伤的准确方法。对穿透性胸部创伤患者,电视胸腔镜(video-assisted thoracoscopy,VATS)对膈肌的检查和外科修复具有良好的直视效果,但是 VATS 不能探查腹腔,可能遗漏腹腔内损失,必要时加做腹腔镜探查。

Murray 等采用电视腹腔镜(video-assisted laparoscopy,VALS)对左侧胸腹接合部位穿透伤评估的前瞻性研究发现,膈肌损伤总发生率为 42%(枪伤时为 59%,刺伤为 32%),在这组膈肌损伤患者中 31%无腹部压痛、40%CXR 正常、仅 49%有血气胸。认为左侧胸腹接合部穿透伤时膈肌损伤发生率高,临床和影像学检查也难以发现隐匿性膈肌损伤。因此,对于这些无症状、血流动力学稳定、没有剖腹或剖胸探查指征的胸腹接合部位穿透伤使用电视胸(腹)腔镜是准确的诊断方法。在行电视腹腔镜探查时,应注意在形成气腹的过程中膈肌损伤者可能发生张力性气胸,需及时进行胸膜腔减压和中转开放性手术准备。

3. **诊断注意事项**

(1) 注意防止漏诊。对于下胸、上腹部的外伤不论致伤性质如何,都要注意防止膈肌损伤的漏诊及日后形成陈旧性创伤性膈疝。

(2) 创伤后膈肌抬高原因。①膈神经损伤、膈肌麻痹导致膈肌抬高;②膈肌破裂,尤其破裂口大,腹腔内脏疝入胸腔,形成膈肌抬高假象;③肺底积血(液)所致假性膈肌抬高,立位片出现、平卧片即消失。

(3) 诊断流程。胸腹联合伤诊断流程见图 24-11。

（七）处理

1. **急救** 如有胸部开放性损伤,应立即关闭胸部伤口。有气胸和血胸者,应尽快行胸腔闭式引流或胸腔穿刺术。如有休克表现应快速建立静脉通道,输血、输液、注射升压药物纠正休克,同时清除呼吸道污物,保持呼吸道通畅,并给予吸氧,必要时行气管插管或气管切开,同时尽快做好术前检查和准备工作。

2. **原则** ①无论钝性或穿透性胸外伤,一旦怀疑有膈肌破裂,都应积极手术治疗。因膈肌破裂不能自行愈合,并有可能扩大,有导致慢性膈疝的潜在可能(图 24-12)。②术前失血性休克者,手术止血对挽救严重伤员起关键性作用,是最根本的抗休克措施,扩容只能在分秒必争、紧急手术前提下同时进行,不可指望提升血压后再手术而错失救命良机。③优先处理危及生命的损伤,保证通气和循环,积极抗休克。④钝性胸部创伤术前常规放置胸腔闭式引流,以防止全麻后发生张力性气胸;穿透性胸外伤,术前则不必常规放置胸腔闭式引流,全麻前去除胸部伤口上的凡士林纱布即可。⑤创伤性膈疝术中治疗的关键问题是判断疝入脏器的活力和胸腹腔有无污染及其程度,不必要的胃肠切除增加器官损失和手术并发症,而遗留血运障碍的胃肠又将导致延迟性破裂的恶果。

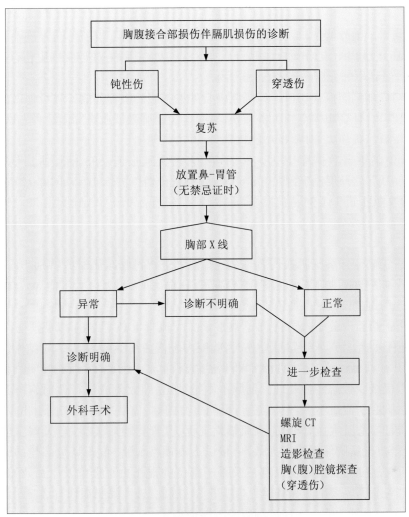

图 24-11 胸腹联合伤诊断流程

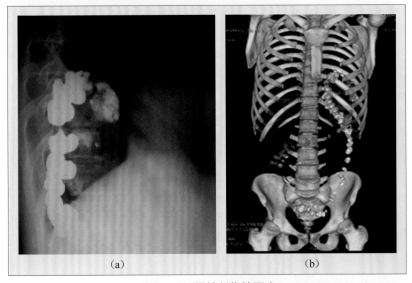

图 24-12 慢性创伤性膈疝

男性,45 岁,半年前有被载重卡车撞击病史,因腹部不适就诊

(a)全消化道吞钡造影显示结肠脾曲疝入左侧胸腔 (b)1 周后腹部三维 CT 重建显示结肠疝入左胸情况;手术发现左侧膈肌侧后缘 10cm 长破口,结肠脾曲疝入左胸

3. 手术径路

(1) 剖胸探查切口。前外侧切口,有开胸快、失血少、减少患者翻动的优点,经胸手术适用于以下两种情况:①右 BDI,肝疝,经胸手术工作,如经腹,肝后裸区损伤处理困难,如伴腹内脏伤,可另加做腹部切口;②慢性创伤性膈疝,经腹不好分离粘连,宜经胸手术。

(2) 剖胸探查切口加剖腹探查切口。经膈肌破裂处修补腹腔脏器显露不佳可加做剖腹切口。

(3) 剖腹探查切口。怀疑腹内空腔脏器损伤、有明显腹膜刺激征或腹穿阳性者先做剖腹手术。

(4) 胸腹联合切口。损伤大,对呼吸功能扰乱大,不主张使用。

本章笔者统计中国维普数据库 1994—2005 年 24 篇文献报道,895 例膈肌损伤,手术经腹路径占 47.40%,经胸占 40.10%,分别经胸经腹占 5.60%,胸腹联合切口占 6.10%;国际上 Pub-Medline 数据库 1998—2005 年 8 篇文献报道 181 例膈肌损伤,手术经腹路径占 50.00%,经胸占 39.80%,分别经胸经腹占 13.20%。

4. 治疗

(1) 一般治疗。①对于怀疑膈肌损伤者,放置鼻-胃管进行胃肠减压时应特别小心,胃管置入过程中切忌用力过猛,疝入胸腔的腹内脏器使食管胃交界严重扭曲,如果用力过大可能导致食管、胃或两者医源性损伤。②如果胃管不能顺利通过,提示胃管停留在远端食管,使用吸引器排除咽下的气体、防止胃进行性扩张。③同样,由于腹腔内疝入胸腔,放置胸腔闭式引流管也必须小心,以免损伤疝入的腹腔内脏。

(2) 钝性膈肌损伤的治疗。①通常钝性伤时,胸腔内脏伤往往不需剖胸手术(钝性伤剖胸术占 4%,穿透伤则为 20%～30%),如肺挫伤、多发肋骨骨折等往往不能靠手术解决,经胸腔闭式引流即可使一般血气胸得到合理治疗,仅极少数需开胸处理。剖胸手术指征:立即大量或进行性血胸;伤后大咯血;张力性气胸引流后无改善;胸腔引流血不多,但休克重,可能出血凶猛,血液凝固而未能引出;心脏压塞或纵隔高压表现,或辅助检查证实心脏大血管损伤;膈肌损伤证据;食管异物或破裂,经 X 线证实;气管、支气管严重损伤,经纤支镜证实;乳糜胸保守治疗无效;中量以上凝固性血胸;位于高危部位的胸内异物。②钝性膈肌损伤合并全身多发伤时,要明确伤及部位及哪一部位的损伤更直接危及生命,予以优先处理。③钝性伤常伴腹部多脏器损伤,需要剖腹探查治疗(约 75%),因此,钝性膈肌损伤宜经腹手术入路,选择全麻,以保证修补膈肌时肺的通气功能。④钝性胸腹腔脏器损伤无一定规律,应按顺序仔细探查,防止遗漏。

(3) 穿透性膈肌损伤的治疗。穿透伤可致胸部血管或心脏伤、肺深部裂伤等并发胸内大出血必须手术止血,而在腹部沿伤道的损伤也较局限,宜经胸手术。双侧穿透性胸腹联合伤宜在全麻下经腹手术,气管插管全麻保证剖腹后的呼吸功能(膈肌破裂对肺的压缩);如胸内不断涌血,应另行胸部切口,不主张胸腹联合切口(因膈肌损伤及手术切断肋弓对呼吸功能影响大)。穿透伤手术时需仔细探查伤道走行,分析与追踪伤道途径可能伤及的结构与器官。

(4) 电视胸腔镜(VATS)及辅助小切口下诊治膈肌损伤。①膈肌破裂缺乏典型临床征象,早期凭借临床症状和体征难以正确诊断,延缓诊治是创伤性膈肌破裂死亡率较高的原因之一。②VATS 或辅助小切口下治疗膈肌损伤,使膈肌损伤能得到及时的诊断和治疗,以最小的创伤换来最大的治疗效果。③VATS 下探查,确定小切口位置,以最佳手术路径、最小的切口完成手术,避免因切口选择不当造成膈肌修补困难,或漏诊腹部损伤。④胸腔镜系统高清晰度的监视器画面及放大作用和可移动的冷光源照射,视野清晰,易于寻找胸、腹腔异物痕迹,取出异物。⑤辅助小切口 VATS,多能以一个切口、一次麻醉同时完成 2 个以上手术;同时亦可避免大的剖胸、剖腹手术。⑥创伤后大出血伴休克者,怀疑有心脏大血管损伤或腹腔重要脏器损伤需要争分夺秒抢救生命时,应选择剖胸或剖腹手术处理,以免贻误抢救时机。⑦对于 VATS 发现膈肌破裂,而腹腔内脏损伤不明,可联合腹腔镜检查,如果患者血流动力学稳定,则在腔镜下完成膈肌修补术,否则中转剖胸或剖腹手术。

(5) 脊柱骨折截瘫并膈肌损伤的救治。①截瘫能否恢复取决于脊髓损伤程度,完全损伤者与脊髓减压手术迟早无关,部分损伤者则脊髓减压手术越早越好。②手术修补膈肌是此类伤员能否抢救成功的关键。③一旦此类损伤诊断明确,应优先修补膈肌及探查腹部脏器及胸腔的情况。④颈椎骨折可在颅骨牵引下行膈肌修补术,病情许可时可再做颈椎前路减压植骨术或颈椎间盘切除术,以解除颈髓的压迫。⑤胸腰椎骨折应先修补膈肌,无对侧肋骨骨折者,病情稳定 1 周后再取俯卧位行脊柱骨折内固定术;合并肋骨骨折者,宜在膈肌修补术后 2～3 周做脊柱手术。

(八)预后

1. 并发症 胸腹联合伤并发症总发生率为 30％～68％,肺不张为 11％～68％,肺炎和胸腔积液为 10％～23％,脓毒症、多系统器官功能衰竭(multiple systemic organ failure,MSOF)、肝脓肿、脓胸发生率为 2％～10％。BDI 并发症发生率较高(约 60％),而 PDI 约 40％。

2. 病死率 本章笔者统计中国维普数据库 1994—2005 年 37 篇文献报道的膈肌损伤总病死率从 0～37.50％,平均 9％;国际上 Pub-Medline 数据库 1998—2005 年 14 篇文献报道为 0～35.40％,平均 15.50％。NTDB 报道,病死率为 24.80％(1 497/6 038),且胸腹联合伤的病死率通常与合并损伤有关。Mihos 等认为,入院时损伤严重度评分(injury severity score,ISS)与失血性休克严重影响患者结局,即影响胸腹联合伤患者救治结局的主要因素是收缩压<9.33kPa(70mmHg)、休克持续时间>30 分钟、失血量>2 000ml,伴有 4 个或 4 个以上合并损伤。

按不同致伤机制分析,BDI 病死率,国内报道为 23％～30％,Wiencek RG Jr 报道为 27％,死亡原因为原发性颅脑损伤、失血性休克、严重多发伤和术后 ARDS 等;PDI 病死率,国内报道为 6％～12％,Wiencek RG Jr 报道为 12.30％,死亡原因为失血性休克、术后肺部感染和 MSOF。

第三节 心脏大血管损伤

按致伤机制分为穿透性心脏大血管损伤和或钝性心脏大血管损伤。

一、心脏损伤

(一)穿透性心脏损伤

1. 发生率与致伤原因 从已有文献尚难确定穿透性心脏损伤(penetrating cardiac injury,BCI)的确切发生率。Mattox 于 1989 年报道 30 年中收治的 4 459 例创伤患者,心脏穿透伤占 12.10％。1998 年 Asensio 报道发生率为住院创伤的 1.38％。ACS-NTDB 报告美国穿透性心脏伤占住院创伤的 0.16％,总体上穿透性心脏损伤不常见,但在城市大医院也是常见的损伤。Hirshberg 和 Mattox 报告一组 82 例胸腹联合伤中 21 例(26％)合并心脏损伤;Asensio 报告 73 例剖胸和剖腹的胸腹联合伤,其中 32 例(44％)伴发穿透性心脏伤。

和平时期,穿透性心脏损伤的常见致伤原因有枪击伤(gunshot wounds,GSW)、刺伤(stab wounds,SW),散弹枪伤(shotgun wounds)、碎冰锥伤(ice pick)和医源性损伤少见,罕见有肋骨骨折断端刺伤心脏。ACS-NTDB 报告的 2 016 例穿透性心脏伤,枪击伤占 63％,刺伤占 36％,散弹枪伤、碎冰锥伤和医源性损伤约 1％。战争时期,Rich 报道美军在越南战争中 96 例心脏伤,大多数是由于手榴弹或榴霰弹弹片致伤,少数为锐器刺伤,而枪击伤非常少见,这很可能与士兵遭受高速自动步枪子弹伤后难以活着被医疗队救援或送至手术室有关。

2. 损伤部位 右心室损伤占心脏伤的 37％～67％,而左心室伤占 19％～40％;右心房损伤(5％～20％)多于左心房(2％～12％)。多心腔损伤占 2％～36％。合并冠状动脉损伤占 5％～8％。

3. 合并损伤 心前区刺伤通常损伤局限于一个心腔,而枪弹伤既可致心前区也可致心前区以外的穿透性损伤,因此,枪弹伤可致多心腔损伤和合并损伤发生。Buckman 等报道,穿透性心脏枪弹伤中,50％合并肺门、大血管和腹部实质脏器损伤,而刺伤仅约 20％合并这些损伤。Asensio 等前瞻性研究报道了

105 例穿透性心脏伤,20%合并胸内大血管损伤(主动脉损伤 7 例、上腔静脉损伤 4 例、肺静脉损伤 3 例、肺动脉损伤 2 例、其他血管损伤 5 例),45%合并肺损伤,2%合并胸腔内食管损伤;42%合并腹部损伤(18%合并空腔脏器损伤、15%合并实质脏器损伤、9%合并腹部血管损伤);9%合并肢体、背部损伤,6%合并头颈损伤。

4. 处 理

(1)院前处理。①院前急救人员应快速将穿透性心脏伤伤员转运至医院,使其尽快获得手术救命的机会,或许没有任何部位受伤后要求快速转运显得如此重要。②在穿透性心脏伤伤员的现场应行气管插管,以增加实施心肺复苏的机会和耐受性。在任何情况下,院前急救人员都不应试图建立静脉通道而延误转运,静脉置管只能在转运途中进行。③立即通知接收医院心胸外科医师或创伤外科医师做好抢救准备。

Gervin 分析了影响穿透性心脏伤伤员结局的因素,报道了 23 例伴呼吸心搏骤停者,其中 13 例可能获救。将这些患者分为立即转运组和现场稳定组,前者在 9 分钟内到达医院,6 例患者中 5 例存活,而后者在现场时间超过 25 分钟,全部死亡。据此,Gervin 建议在现场不予复苏而快速转运至医院以增加穿透性心脏伤获救的机会。

(2)急诊室处理。①对所有怀疑穿透性心脏伤的患者应该快速进行初步评估(primary survey)和按照高级创伤生命支持(advanced trauma life support,ATLS)方案实施复苏。可以通过急诊室超声、床旁胸部 X 线、心电图(ECG)快速进行初步评估;予以适量的液体复苏和输 O 型或同血型的血液;采血进行动脉血气分析,了解动脉血初始 pH 值、碱缺失和乳酸水平。②对于血流动力学稳定者,进行较详细的评估。然而,大多数穿透性心脏伤患者到达急诊室已处于极危重或濒死状态,需要立即进行救命性外科干预。③对于血流动力学不稳定,而对液体复苏有反应者,应快速送手术室。④对于呼吸心搏骤停的患者,必须在急诊室进行救命性外科处理,如急诊室剖胸探查术(emergency department thoracotomy,EDT)。

EDT 是有重要价值的一种紧急外科处理措施,应严格掌握 EDT 指征。综合文献报道,42 组 EDT 共 1 165 例穿透性心脏伤患者,363 例存活,存活率为 31.1%。Asensio 分析了 ACS-NTBD 中 1 310 720 例创伤患者,穿透性心脏伤 2 016 例,其中 830 例(41%)进行了 EDT,存活 47 例(6%)。

5. 心脏损伤修补技术

(1)切口。对于穿透性心脏伤的处理,通常采用正中胸骨切口或前外侧剖胸探查切口。

1)正中胸骨切口:适用于心前区穿透伤患者到达时伴不同程度的血流动力学不稳定,隐匿性心脏损伤以及可进行术前超声或胸部 X 线检查。

2)左前外侧剖胸探查切口:对于到达时已处于濒死状态的患者,宜选用左前外侧剖胸探查切口,即适用于急诊室复苏性剖胸探查术、胸腹联合伤者剖腹探查时血流动力学恶化需要进行剖胸探查者。必要时,可横断胸骨向右延长切口进行双侧前外侧剖胸探查,可显露前纵隔、心包和双侧胸腔,适用于右侧胸部也有损伤或横穿纵隔的穿透性损伤血流动力学不稳定者,一旦灌注压恢复,横断胸骨时切断的乳内动脉必须妥善结扎。

(2)辅助手术技巧。

1)压迫心底部,控制回心血流:在前外侧剖胸探查切口,这一操作难以实施。全面控制回心血流,需要在心包腔内阻断上腔静脉和下腔静脉。阻断回心血流的适应证是:右心房最外侧壁的损伤和(或)上下腔静脉的腔-房接合部的损伤。阻断回心血流,心脏将迅速排空,有利于直视这些部位的损伤和快速修补。这一操作常常导致心搏停止,回心血流阻断的安全时限尚不清楚。文献常常引证的时间 1～3 分钟后阻断必须解除,一旦阻断解除,静脉回流充盈右心腔,继而心搏活动开始,但更多情况是心脏颤动,在用药物处理的同时需要立即电除颤。

2)肺门阻断:适用于心脏损伤合并肺损伤的处理,特别是肺门中央型血肿和(或)活动性出血。这一方法可防止来自肺的出血,也可阻止来自体循环的空气栓塞。由于近一半的肺循环血液不再进行灌注,将明显增加右心室的后负荷。使用直线切割缝合器处理肺伤道,操作方便、快捷,可以很快解除肺门阻断。

3)心脏后壁的显露:心耳钳钳夹右心室前下缘牵拉心脏可以显露膈肌右侧以及心脏后部的损伤和修

复。有时,外科医师需要向上搬动心脏以便于一些心脏伤的修补。快速、粗暴搬动心脏常会导致复杂心律失常,包括室颤,甚或心搏停止。如果手指能够控制出血,则采用大纱垫垫高心脏即可使心脏耐受并避免这一手法带来的心律失常。

4)针刺排气:在心脏修补后,在右心室或左心室针刺排除心腔内的气体,减少静脉或体循环空气栓塞。

(3)心脏伤的修补。

1)心房修补术:右心房破裂,采用心耳钳控制出血,用 2-0 号或 3-0 号普理灵(prolene)线连续或间断缝合修补。特别应注意心房的两侧,尤其在枪弹伤时往往心脏有多个伤口。

2)心室修补术:心室损伤常导致大出血,用手指控制出血后,用 2-0 号或 3-0 号普理灵线快速间断或褥式缝合修补。对于心室枪弹伤,由于某种程度的爆破效应致使心肌纤维回缩、易碎,往往需要多种缝合方法才能控制出血。如采用 2-0 号普理灵线带 Teflon 条或垫片支撑褥式缝合,再缝合心肌边缘。有时需使用纤维蛋白胶封闭,加强止血效果。

3)冠状动脉损伤:临近冠状动脉的损伤,如果缝合时不慎或缝线不当将导致心脏修补后冠状动脉及其分支狭窄或堵塞,缝合时进出针应在冠状动脉床的下方。冠状动脉近段主干损伤需要行冠状动脉搭桥,冠状动脉末梢损伤可以缝合或结扎而无心肌损害。

4)复杂心脏伤与合并伤:指穿透性心脏伤合并颈部、胸部、胸内血管、腹部、腹部血管或周围血管的损伤。这些损伤的处理面临巨大挑战,应优先处理导致失血量最大或最危及生命的损伤。

6. 预后   按照美国创伤外科学会器官损伤定级委员会(American Association of Trauma-Organ injury scaling,AAST-OIS)心脏伤分级标准,Asensio 报告了心脏损伤定级与病死率的相关性,AAST-OIS Ⅳ级病死率为 56%、Ⅴ级为 76%、Ⅵ级为 91%。影响穿透性心脏伤预后的因素:①损伤机制;②创伤现场、转运途中、到达医院时的生理指标存在与否(如瞳孔反应、自主呼吸、颈动脉搏动、血压可测出、窦性心律、任何肢体运动、气管插管心肺复苏现场时间大于 10 分钟);③合并损伤,如冠状动脉和大血管损伤及多心腔损伤;④到达医院时心搏呼吸骤停预示救治结局不佳。

(二)钝性心脏损伤

1. 致伤机制与发生率   由于钝性心脏伤(blunt cardiac injury,BCI)是一类损伤的总称,而非单一损伤,因此,难以确切定义。BCI 包括轻微的心肌挫伤到症状明显的心脏破裂,也包括罕见的心脏震荡,即胸前区暴力打击所致的突然心搏骤停产生的心源性休克。BCI 可继发于胸部挤压伤、减速伤、爆炸伤,或直接暴力作用于胸部或腹部压力经血管压力传导所致。如高速机动车碰撞或高处坠落都可致心脏挤压伤。心肺复苏时也可能由于压迫胸部导致医源性钝性心脏伤。

Parmley 1958 年报告 207 548 例尸检,钝性心脏伤发生率约 0.10%。在这一标志性研究中,353 例钝性心腔破裂中 273 例单纯心脏破裂、80 例合并主动脉破裂,右心室破裂占 18.70%(66/353)、左心室破裂占 16.70%(59/353)、右心房破裂占 11.60%(41/353)、左心房破裂占 7.40%(26/353)、多心腔破裂占 30%(106/353)。

2. 诊断

(1)临床表现。BCI 是一类损伤的总称,临床可表现为血流动力学不稳定,甚至呼吸心搏骤停。同时患者可表现出典型的心脏压塞的系列综合征,症状一样但非 BCI 特异性,包括前胸部疼痛、压痛。部分患者胸痛难以与心肌梗死的典型疼痛区别。体征包括前胸壁疼痛、压痛、挫伤、淤斑、前肋骨折或中央型连枷胸。

(2)诊断措施。BCI 的诊断措施包括胸部 X 线片,ECG,Holter 动态心电图,心肌酶谱和肌钙蛋白,经胸或经食道超声心动图,核医学扫描包括放射性核素血管成像(radionuclide angiography,RNA)、铊 201〔^{201}TI〕、单光子发射断层扫描(SPECT)和多门控采集扫描(multiple-gated image acquisition scans,MUGA)。

(3)BCI 分类(spectrum of BCI)。临床上,将 BCI 分为急性和亚急性两种类型。急性型通常是立即致死的灾难性损伤或外科手术不及时可迅速致患者死亡,包括心腔破裂伴急性心脏压塞、多心腔破裂伴心包破裂血液流入胸腔、急性心肌损伤伴心源性休克。亚急性心脏损伤包括心肌挫伤、亚急性心脏压塞、心肌梗死、瓣膜损伤、心内分流、附壁血栓、心律失常,这类损伤虽不立即导致死亡,但血流动力学受损,使患者面临发生明显的心律失常和血流动力学不稳定的风险。

1) 心包损伤:直接高能撞击或突然急性腹腔内压升高均可致钝性心包破裂。钝性创伤后多数并发广泛的心脏损伤,也可是单一的心包损伤。常见钝性心包破裂部位是膈面心包或与左膈神经平行的胸膜面心包。Fulda 等报道 22 例钝性心包破裂,左膈神经平行的胸膜面心包破裂占 64%、膈面心包破裂占 18%、右侧和纵隔面心包破裂占 9%。除此外,心脏可能疝入腹腔,偶尔可导致大血管急性扭转,这种广泛的损伤需要立即剖腹手术将疝入腹腔的心脏复位到心包腔。除心包损伤伴心包膈动脉破裂表现为出血外,单纯心包损伤往往没有重要意义。Parmley 等报道 71 例单一心房或单一心室破裂伴心包破裂。

钝性心包破裂的临床表现,可从血流动力学不稳定至由于心脏或大血管扭转或伴发多心腔破裂所致的呼吸心搏骤停。胸部 X 线片提示心脏轮廓移位、气心包,或疝入的腹部空腔器官征象。如果血流动力学稳定,需进行超声心电图、ECG 检查,通过剑突下心包开窗(subxyphoid pericardial window,SPW)发现血心包而明确诊断,如患者病情允许,可进行多排螺旋 CT 扫描(图 24-13)。无论伴或不伴心脏疝,用 2-0 号普理灵线间断缝合行心包修补术。

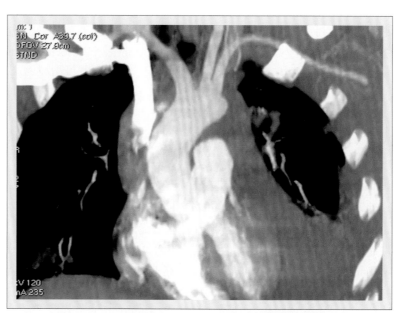

图 24-13　交通事故致钝性胸部伤,心包大量积血和血胸
手术发现心包左侧沿膈神经走向附近约 10cm 长破裂

2) 心瓣膜、乳头肌与腱索、间隔损伤:钝性心脏伤罕见瓣膜损伤。胸骨的直接能量传递可导致心脏瓣膜破裂。最常见受累瓣膜是主动脉瓣,其次是二尖瓣。其他严重威胁生命的损伤往往掩盖了瓣膜功能异常的典型表现,而低血容量和心排血量降低可进一步掩盖瓣膜损害的程度。临床重要表现包括出现新的心脏杂音、震颤、响亮的音乐样杂音,急性左心衰竭伴随的休克和肺水肿也是重要的临床征象。根据患者临床状况,怀疑瓣膜关闭不全需及时进行检查。

在心脏舒张期,胸廓受到暴力撞击或挤压所致的血流瞬间冲击可导致瓣叶、乳头肌或腱索撕裂产生瓣膜关闭不全。根据这一机制,主动脉瓣最常受累。最常受损的主动脉瓣瓣尖是左冠瓣或无冠瓣。在心脏最大舒末充盈期,二尖瓣也可因为同样机制导致损伤。心腔内压突然增加可导致瓣叶撕裂或破裂,并进一步扩展和在乳头肌内形成血肿。乳头肌解剖的突然变化致使瓣膜关闭不全。急性严重左心衰伴随肺毛细血管楔压增高、心排血量/心脏指数降低、左室跳动做功指数降低是瓣膜、腱索损伤或乳头肌功能异常的信号。

心脏间隔损伤同样罕见。1847 年,Hewett 首次报道钝性创伤致室间隔破裂;1935 年,Bright 和 Beck 报道在 152 例致死心脏伤中 11 例间隔破裂;1953 年,Guilfoil 首次报道了 1 例心脏导管诊断的间接破裂。

3）钝性冠状动脉损伤:钝性冠状动脉损伤极其罕见。常伴左前降支分布区域严重的心肌挫伤,右冠状动脉破裂更加罕见。这些患者的临床表现难以与急性心肌梗死鉴别。这些损伤的长期结局可能形成室壁瘤及其并发症(如破裂、心室功能衰竭、血栓形成或恶性心律失常)。

4）心脏破裂:钝性心脏破裂临床相当难见,仅少数患者可活着送达医院。钝性心腔破裂常常是机动车碰撞事故现场立即致死的原因,常在尸体解剖时发现。另外,当心肌挫伤后心肌坏死可致延迟性心脏破裂形成心脏压塞和迅速死亡。

钝性心脏破裂的致伤机制:心前区直接撞击、腹部压力经静脉系统向心脏传导的血液的流体力学作用、挤压、加速或减速导致心脏附着部位至胸部大血管的撕裂、爆炸作用、继发于恶性心律失常产生的震动性爆破被认为是致死性的。

1935 年,Bright 和 Beck 报道 152 例致死性心脏破裂,并复习了 1826 年 Berard 首次报道的左房损伤病例,收集了 1826—1926 年 100 年间文献报道的 30 例钝性心脏破裂。近 20 多年来,文献报道住院创伤患者,钝性心脏破裂发生率为 0.5%~2%。1954 年,Des Forges 报道了首次成功修补治疗的 1 例机动车撞击后 9 小时入院的钝性右心房破裂患者。

钝性心脏破裂通常表现为持续性低血压和(或)心脏压塞,患者表现出致命性大出血所致的呼吸心搏骤停,因此,需要快速床旁超声评估检查心包积血。对于血流动力学稳定的患者,需要超声或多排螺旋CT 评估检查(图 24-14),SPW 可以证实超声检查结果。对于呼吸心搏骤停的患者,尽管预后黯淡,EDT 可能是获救的唯一机会。

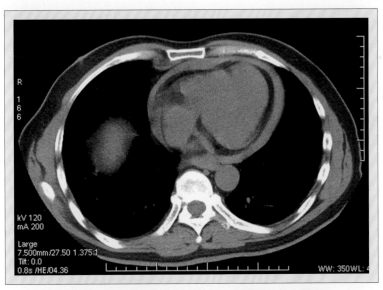

图 24-14　患者胸部钝性拳击伤,CT 扫描见心包大量积血
手术发现右心室两处约 1.50cm 破裂

5）心肌挫伤:在 BCI 中,最不重要、最难定义的是心肌挫伤/心肌震荡,钝性心肌挫伤的定义已经历了数十年的讨论。Mattox 等对于心肌挫伤/心肌震荡提出了较合理的定义,即 BCI 伴心力衰竭、伴复杂心律失常、伴轻微 ECG 改变或心肌酶谱异常。根据他们的观察,推荐前胸壁损伤无症状的患者不需入住外科 ICU(SICU)进行动态心电监测,需进一步随访心肌酶谱中 CPK-MB 水平变化。Civetta 等认为,年轻的胸部创伤患者罕有明显的原有心脏事件,在危重的创伤患者,早期的 ECG 异常是钝性心肌挫伤的很好证据。他们也发现在早期 ECG 异常、年轻而且伤情稳定的胸部创伤患者,心脏并发症也不常见,因此无论是否诊断心肌挫伤,一旦出现心脏异常应予处理。在缺乏这些异常的情况下,心肌挫伤的诊断无临床意义。

Pasquale 和 Fabian 制定了东方创伤外科学会（Eastern Association for the Surgery of Trauma, EAST）钝性心脏伤处理实践指南。BCI（曾称为心肌挫伤）在钝性胸部创伤中发生率为 8%～71%，由于缺乏诊断的"金标准"，其实际发生率仍然不清楚。因此，EAST 钝性心脏伤处理实践指南给出了三级推荐意见：

Ⅰ级（level Ⅰ）：对所有可疑 BCI 者收入院 ECG 检查。

Ⅱ级（level Ⅱ）：①如果入院 ECG 异常（心律失常、ST 段改变、缺血、心脏传导阻滞、不能解释的 ST），收入院持续 ECG 监测 24～48 小时；如果入院 ECG 正常，再出现需要处理的 BCI 的风险不显著，需终止 BCI 诊断的追踪检查。②如果患者血流动力学不稳定，需要进行超声心动图检查。如果不能进行经胸超声心动图检查，进行经食道超声心动图检查。③核医学检查。如果已行超声心动图检查，则不必进行此项检查。

Ⅲ级（level Ⅲ）：①有心脏病史的老年创伤患者、不稳定患者、入院 ECG 异常患者在严密监护下可以安全实施手术。对这些患者需考虑放置肺动脉漂浮导管监测血流动力学。②胸骨骨折并不预测 BCI 出现，对胸骨骨折患者并不需要进行 BCI 相关监测。③对于 BCI 相关并发症的预测，磷酸肌酸激酶（CPK）及其酶谱和肌钙蛋白 T 都无用。

二、胸部主动脉和大血管损伤

胸部主动脉和大血管损伤包括穿透性和钝性创伤所致的胸主动脉及其头臂干分支、肺动脉和肺静脉、上腔静脉和胸腔段下腔静脉、无名静脉和奇静脉的损伤。临床上主动脉弓和大血管的损伤相对少见。除了减速损伤与胸部降主动脉的峡部撕裂有关外，多数大血管损伤（约 90% 以上）是由于穿透性损伤所致。患者通常存在严重的失血征兆，并且约 50% 死于院前阶段，对此情形，不应追求诊断评估，应当送手术室紧急手术探查，在探查中发现有 20%～80% 的患者伴有消化系统空腔器官和神经损伤。

（一）诊断

对于血流动力学稳定者，依据病史和体格检查进行诊断。

1. 大血管损伤的临床征象　①损伤现场可能有明显的出血史；②颈部血肿；③持续性低血压；④Horner 综合征；⑤声带麻痹；⑥上肢脉搏消失。

2. 大血管损伤的胸部 X 线征象（图 24-15）　①纵隔增宽；②主动脉轮廓消失；③左侧顶部呈帽状影；④胸骨骨折、第 1 或第 2 肋骨骨折；⑤血胸；⑥气管偏移。

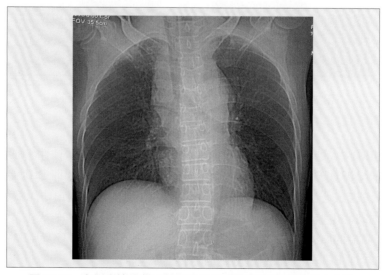

图 24-15　右侧胸锁关节刀刺伤致无名动静脉破裂、纵隔巨大血肿

3. **放置胸腔闭式引流管** 可以提供气胸或血胸的鉴别。胸腔引流即刻引出血液 1 500ml 或大于 200ml/h,连续 4 小时或 4 小时以上均可作为手术探查指征。

4. **动脉造影或 CT 血管造影(CTA)** 对于没有明显症状,也无其他剖胸探查指征者,动脉造影或 CTA 可以明确有无大血管损伤诊断(图 24-16、图 24-17),并且有助于合并腹部等部位多发伤患者的手术方案的制订。

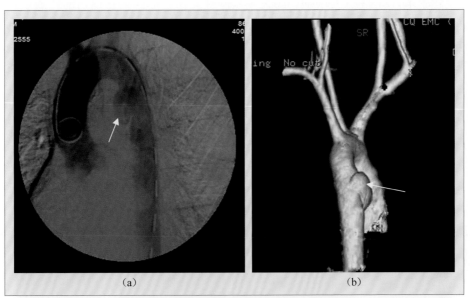

图 24-16 造影显示胸主动脉创伤性假性动脉瘤
交通事故多发伤患者,男性,21 岁
(a)动脉造影显示 (b)CTA 三维血管重建

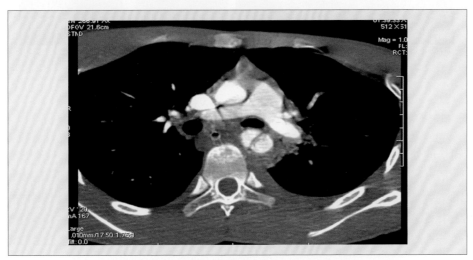

图 24-17 增强 CT 扫描显示创伤性主动脉夹层
交通事故多发伤患者,男性,21 岁

(二) 处理

1. **手术入路** 通常采用正中胸骨切口,这一入路对升主动脉、主动脉弓和无名动脉显露非常好。向胸锁乳突肌前缘延长切口可显露颈动脉,向锁骨上延长切口可非常好显露锁骨下动脉。缺点是对左锁骨下动脉的起始段显露欠佳,可于第 3 肋间横断胸骨向左延长切口加以显露。

2. **外科治疗原则** 包括控制出血、血管损伤修复、处理合并的损伤。

（1）控制出血措施。手指压迫、填塞、球囊堵塞，在清除异物或探查包裹性血肿前，应小心解剖，建立损伤血管近端、远端控制。

（2）损伤血管的修复。①所有动脉损伤都应当修复，依据血管损伤性质采用不同的修复方法。升主动脉和主动脉弓损伤破口小，采用部分阻断，加垫片缝合修复；对于有明显损伤的无名动脉和锁骨下动脉，清创后吻合修复或间置移植物（静脉或人造血管）修复；对于主动脉破口大，必须在全身肝素化体外循环下进行血管重建手术，死亡率大大增加。②大多数静脉损伤是动脉血管损伤的伴随损伤，而且增加了动脉损伤修复的难度，其显露与动脉损伤相同。一般情况下，结扎较大的头臂静脉很少有并发症。通常静脉血管可采用 4-0 号或 5-0 号普理灵线横向缝合修复。

（3）血管腔内介入治疗。1969 年 Dotter 等首次报道了血管腔内支架植入治疗大血管损伤。这一技术降低了创伤患者麻醉的风险，缩短了手术时间，减少失血，缩短了住院时间，现在已成为大血管损伤首选的治疗方式，特别适用于在钝性创伤所致的大血管损伤合并其他更严重威胁生命的多发伤患者（图 24-18）。血管腔内支架已有裸金属支架和覆膜支架，有多种大小型号，适用于不同的解剖部位。但是，对于大血管损伤本身所致血流动力学不稳定的患者，标准的治疗仍然是急诊手术探查。

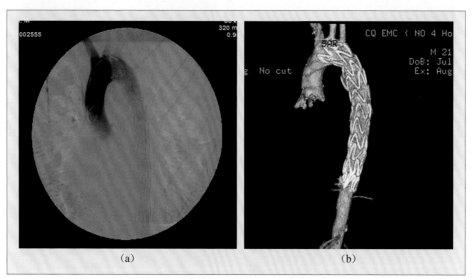

图 24-18　血管内覆膜支架植入术后动脉造影和 CTA

与图 24-17 为同一多发伤患者

(a)动脉造影　　(b)CTA

（4）合并损伤的处理。①由于可能合并的胸腔段食管损伤常常导致伤口污染，应彻底冲洗清创修复食管破口，这种情况下，手术重建血管的风险大大增加。②由于大血管损伤，特别是在钝性损伤情况下，往往伴随其他部位严重的损伤，需要区别哪些是优先处理的损伤，有手术指征者需积极手术探查，并积极采取相应措施稳定患者生命体征。

第四节　复苏性剖胸探查术在濒死创伤救治中的应用

随着创伤急救体系的建立和完善、便捷的交通运输系统发展，极危重（濒死）状态的创伤患者数量将不断增加。这些患者有的可能已心脏骤停，有的循环呼吸状况极不稳定而濒临心血管衰竭（虽有生命体征，如瞳孔反射、自主呼吸、自主运动或脉搏可触及，但并发深度休克或呼吸功能衰竭），需要"先治疗再诊断"的特殊临床处理路径指导。对濒死创伤患者的救治，需要立即气管插管，无法气管插管者，行气管切开;急诊室复苏性剖胸探查术（emergency resuscitative thoracotomy，ERT）已是创伤复苏的不可缺少的组成部分。ERT 是指在极危重（濒死）创伤患者达到急诊室后，为挽救其生命在急诊室开展的紧急剖胸探查术，现在，这一名词等同于急诊室剖胸探查术（emergency department thoracotomy，EDT）。濒死创伤复苏的关键临床路径见图 24-19。

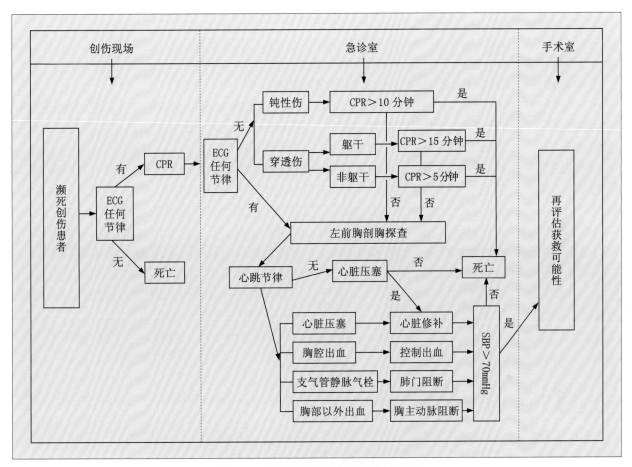

图 24-19　濒死创伤复苏的关键临床路径

注：ECG 为心电图；CPR 为心肺复苏；SBP 为收缩压；1mmHg＝0.133kPa

（一）现场对极危重（濒死）创伤患者的处理原则

1. 濒死状态无心电活动者　除穿透性胸部创伤外，宣布死亡。

2. 濒死状态伴心电活动者　立即气管插管，胸外心脏按压支持，快速转运至能获得确定性处理的医疗机构急诊室。

（二）急诊室及院内处理原则

1. 对无生命迹象的创伤患者到达医院急诊室后的处理原则　①钝性伤院前心肺复苏（CPR）＞10 分钟、穿透伤院前 CPR＞15 分钟，且无生命迹象者，宣布死亡。②在前述院前 CPR 时间内或伴生命迹象可触发者，继续 CPR，立即行急诊室复苏性剖胸探查术。

2. 急诊室复苏性剖胸探查的目的　①解除心脏压塞；②控制心脏出血；③控制胸腔内出血；④减少大量的空气栓子；⑤实施剖胸心脏按压；⑥暂时阻断降主动脉，使有限的血液供应心脏和大脑，减少膈下腹腔内的出血。

3. 急诊室复苏性剖胸探查的指征

（1）"可挽救"的创伤后心搏骤停。①有目击者发现的穿透性胸部创伤所致心搏骤停、院前 CPR＜15

分钟;②有目击者发现的穿透性非胸部创伤所致心搏骤停、院前 CPR<5 分钟;③有目击者发现的钝性创伤所致心脏骤停、院前 CPR<10 分钟。

(2)持续性严重低血压。创伤后,由于以下原因导致的持续性严重低血压[即 SBP<8kPa(60mmHg)]:①心脏压塞;②胸腔、腹腔、肢体、颈部大出血;③空气栓塞。

4. 急诊室复苏性剖胸探查的禁忌证

(1)穿透伤。CPR>15 分钟,无生命迹象(无瞳孔反应、无呼吸、无运动)。

(2)钝性伤。CPR>10 分钟,无生命迹象或心搏停止也无心脏压塞者。

5. 根据复苏性剖胸探查发现进行处理

(1)宣布死亡。如果无心跳,也无心包积血,则宣布死亡。

(2)积极处理。如果无心跳,而有心脏损伤、心脏压塞则需积极处理,包括:①切开心包减压、手法控制心脏出血后行心脏修补术;②心内注射肾上腺素;③积极容量复苏;④数分钟后再评估获救的可能性[能够维持 SBP>9.33kPa(70mmHg)者]。

经过复苏性剖胸探查,对具有自主心律的患者根据损伤情况予以处理:①心脏压塞者,立即心包减压、手指压迫控制心脏出血后给予心脏修补术。②如果怀疑支气管-静脉漏导致的空气栓塞,予以肺门阻断、将手术台置于头低足高位、主动脉根部和左心室穿刺抽气、积极心脏按压排除冠脉积气。③对于胸腔内出血,采用直接压迫控制出血、血管钳或肺钳控制出血、缝扎止血。④无论大出血来自胸或腹部所致的呼吸循环功能衰竭,暂时性阻断降主动脉有助于减少对有效循环血容量的需求,有助于加强复苏效果。

采取上述所有措施后,需要再评估对于这些干预措施和积极复苏的反应,目标 SBP>9.33kPa(70mmHg)者定义为可能获救者,立即送手术室给予胸或腹部创伤的确定性处理。一旦危及生命的胸腔内损伤得以控制,就应及时恢复患者的血流动力学稳定性和降低生命器官再灌注损伤。

(都定元)

参 考 文 献

[1] 都定元. 钝性与穿透性膈肌损伤临床比较研究[J]. 创伤外科杂志,2007,9(5):478-450.

[2] 都定元. 应用新理念新材料新技术,努力提高严重胸部创伤救治水平[J]. 中华创伤杂志,2014,30(9):868-872.

[3] 都定元. 躯干穿透伤的现代救治规范[J]. 中华创伤杂志,2015,31(9):781-785.

[4] 都定元. 重视复苏性剖胸探查术在濒死创伤患者救治中的应用[J]. 中华创伤杂志,2016,32(7):577-581.

[5] 都定元,高劲谋,林曦,等. 严重交通伤与坠落伤救治结局比较与创伤急救模式探讨[J]. 中华创伤杂志,2000,16(1):46-48.

[6] 都定元,孔令文,赵兴吉,等. 移动监护与急救手术前移在严重胸部创伤急救中的应用[J]. 中华创伤杂志,2009,25(2):107-111.

[7] 都定元,苏泓洁,谭远康. 连枷胸保守治疗与手术治疗对比研究[J]. 创伤外科杂志,2009,11(3):196-199.

[8] 高劲谋,都定元,杨俊,等. 穿透性胸部损伤 711 例的救治分析[J]. 中华创伤杂志,2003,19:187-188.

[9] 孔令文,都定元. 创伤性肺囊肿的处理策略[J]. 创伤外科杂志,2014,16(2):97-99.

[10] 林曦,都定元,高劲谋,等. 胸部穿透伤伴异物存留诊治分析[J]. 创伤外科杂志,2016,18(1):10-14.

[11] 闵家新,陈建明. 胸部道路交通伤[M]//王正国. 现代交通医学. 重庆:重庆出版社,2011:558-584.

[12] 石应康. 胸部创伤临床研究进展[J]. 中华创伤杂志,2007,23(10):793-795.

[13] 谭远康,孔令文,都定元,等. 创伤性肺内血肿与血气囊肿的处理规范探讨[J]. 中华创伤杂志,2012,28(7):613-616.

[14] 王正国. 创伤研究进展[J]. 临床外科杂志,2007,15(11):727-730.

[15] 王正国. 道路交通伤研究和思考[J]. 中国医学科学院学报,2007,29(4):455-458.

[16] 中华医学会创伤学分会交通伤与创伤数据库学组、创伤急救与多发伤学组. 严重胸部创伤救治规范[J]. 中华创伤杂志,2013,29(5):385-390.

[17] 中华医学会创伤学分会创伤危重症与感染学组、创伤急救与多发伤学组. 胸部创伤院前急救专家共识[J]. 中华创伤杂志,2014,30(9):861-864.

[18] ASENSIO JA,GARCIA-NUNEZ LM,PETRONE P. Trauma to the heart[M]// FELICIANO DV,MATTOX KL,

MOORE EE. Trauma. 6th ed. New York: McGraw-Hill Medical, 2008: 569-588.

[19] BARDENHEUER M, OBERTACKE U, WAYDHAS C, et al. Epidemiology of the severely injured patient. Aprospective assessment of preclinical and clinical management[J]. AG Polytrauma of DGU. Unfallchirurg, 2000, 103(5): 355-363.

[20] BERGIN D, ENNIS R, KEOGH C, et al. The "dependent viscera" sign in CT diagnosis of blunt traumatic diaphragmatic rupture[J]. AJR, 2001, 177(5): 1137-1140.

[21] BIFFL WL, MOORE EE, HARKEN AH. Emergency department thoracotomy[M]//MATTOX KL, FELICIANO DV, MOORE EE. Trauma. 4th ed. New York: McGraw-Hill. 2000: 245-259.

[22] BURLEW CC, MOORE EE. Emergency department thoracotomy [M]//Mattox KL, Moore EE, Feliciano DV. Trauma (eBook). 7th ed. New York: McGraw-Hill Companies Inc. 2013: 577-611.

[23] BOULANGER BR, MILZMAN DP, ROSATI C, et al. A comparison of right and left blunt traumatic diaphragmatic rupture[J]. J Trauma, 1993, 35(2): 255-260.

[24] BUFFONE A, BASILE G, LEANZA S, et al. Diaphragmatic traumas. Personal experience[J]. Ann Ital Chir, 2006, 77 (5): 385-389.

[25] COTHREN CC, MOORE EE. Emergency department thoracotomy[M]//FELICIANO DV, MATTOX KL, MOORE EE. Trauma. 6th ed. New York: McGraw-Hill Medical. 2008: 245-259.

[26] DAVIS JW, EGHBALIEH B. Injury to the diaphragm[M]//FELICIANO DV, MATTOX KL, MOORE EE. Trauma. 6th ed. New York: McGraw-Hill Medical. 2008: 623-635.

[27] DAYAMA A, SUGANO D, SPIELMAN D, et al. Basic data underlying clinical decision-making and outcomes in emergency department thoracotomy: tabular review[J]. ANZ J Surg, 2016, 86(1-2): 21-26. DOI: 10. 1111/ans. 13227. Epub 2015 Jul 14. Review.

[28] DEMETRIADES D, KAKOYIANNIS S, PAREKH D, et al. Penetrating injuries of the diaphragm[J]. Br J Surg, 1988, 75(8): 824-826.

[29] ESME H, SOLAK O, SAHIN DA, et al. Blunt and penetrating traumatic ruptures of the diaphragm[J]. Thorac Cardiovasc Surg, 2006, 54: 324-327.

[30] FRIESE RS, COLN CE, GENTILELLO LM. Laparoscopy is sufficient to exclude occult diaphragm injury after penetrating abdominal trauma[J]. J Trauma, 2005, 58(4): 789-792.

[31] GAO JM, GAO YH, WEI GB, et al. Penetrating cardiac wounds: principles for surgical management[J]. World J Surg, 2004, 28: 1025-1029.

[32] GRAEBER GM, JONES DR. The role of thoracoscopy in thoracic trauma[J]. Ann Thorac Surg, 1993, 56(3): 646.

[33] ILGENFRITZ FM, STEWART DE. Blunt trauma of the diaphragm: a 15-county, private hospital experience[J]. Am Surg, 1992, 58(6): 334-338.

[34] MANDAL AK, Sanusi M. Penetrating chest wounds: 24 years experience [J]. World J Surg, 2001, 25(9): 1145-1149.

[35] MATTOX KL, WALL JR MJ, LEMAIRE S. Thoracic great vessel injury[M] //FELICIANO DV, MATTOX KL, MOORE EE. Trauma. 6th ed. New York: McGraw-Hill Medical. 2008: 589-606.

[36] MEYERS BF, MC CABE CJ. Traumatic diaphragmatic hernia. Occult marker of serious injury[J]. Ann Surg, 1993, 218 (6): 783-790.

[37] MIHOS P, POTARIS K, GAKIDIS J, et al. Traumatic rupture of the diaphragm: experience with 65 patients[J]. Injury, 2003, 34: 169-172.

[38] MURRAY JA, DEMETRIADES D, ASENSIO JA, et al. Occult injuries to the diaphragm: prospective evaluation of laparoscopy in penetrating injuries to the lower left chest[J]. JACS, 1998, 187: 627.

[39] National Trauma Data Base® (NTDB). American College of Surgeons[R], years 2000-2004.

[40] OCHSNER MG, ROZYCKI GS, LUCENTE F, et al. Prospective evaluation of thoracoscopy for diagnosing diaphragmatic injury in thoracoabdominal trauma: a preliminary report[J]. J Trauma, 1993, 34(5): 704-749.

[41] POWELL DW, MOORE EE, COTHREN CC, et al. Is emergency department resuscitative thoracotomy futile care for the critically injured patient requiring prehospital cardiopulmonary resuscitation? [J]. J Am Coll Surg, 2004, 199(2): 211-215.

[42] RENDON F,GOMEZ DANES LH,CASTRO M. Delayed cardiac tamponad after penetrating thoracic trauma[J]. Asian Cardiovasc Thorac Ann,2004,12(2):139-142.

[43] RAHIMI SA,DARLING Ⅲ RC,MEHTA M,et al. Endovascular repair of thoracic aortic traumatic transections is a safe method in patients with complicated injuries[J]. J Vasc Surg,2010,52:891-896.

[44] ROZYCKI GS. Surgeon-performed ultrasound:its use in clinical practice [J]. Ann Surg,1998,228(1):16-28.

[45] SANGSTER G,VENTURA VP,CARBO A,et al. Diaphragmatic rupture:a frequently missed injury in blunt thoracoabdominal trauma patients[J]. Emerg Radiol,2007,13:225-230.

[46] SEAMON MJ,HAUT ER,VAN ARENDONK K,et al. An evidence-based approach to patient selection for emergency department thoracotomy:a practice management guideline from the eastern association for the surgery of trauma. J Trauma Acute Care Surg,2015,79(1):159-173.

[47] SHANMUGANATHAN K,KILLEEN K,MIRVIS SE,et al. Imaging of diaphragmatic injuries[J]. J Thorac Imaging,2000,15:104.

[48] SOAR J,PERKINS GD,ABBAS G,et al. European resuscitation council guidelines for resuscitation 2010 section 8. Cardiac arrest in special circumstances:Electrolyte abnormalities,poisoning,drowning,accidental hypothermia,hyperthermia,asthma, anaphylaxis, cardiac surgery, trauma, pregnancy, electrocution[J]. Resuscitation, 2010, 81 (10): 1400-1433.

[49] VOIGLIO EJ,COATS TJ,BAUDOIN YP,et al. Resuscitative transverse thoracotomy[J]. Ann Chir,2003,128(10):728-733.

[50] WISE D,DAVIES G,COATS T,et al. Emergency thoracotomy:"how to do it" [J]. Emerg Med J,2005,22(1):22-24.

第二十五章　腹部道路交通伤

Abstract

Abdominal injuries caused by traffic crashes are often multiple injuries and involve damage of abdominal organs, with a mortality of 3%~15%. Abdominal injuries caused by traffic accidents are divided into blunt and penetrating types based on the integrity of the visceral peritoneum. Blunt injury is mainly caused by motor-vehicle collision or vehicle-pedestrian impact, which has the characteristics of great variation in traumatic condition and combination with visceral injuries. It is difficult to be diagnosed early. Missed and delayed diagnosis frequently appears in blunt injury. Penetrating injury is mainly caused by sharp instruments, hard objects or glass. It needs emergent treatment. The clinical manifestations of abdominal injuries by traffic accidents involve non-obvious symptoms, serious shock, and even articulo mortis. Because of conscious disturbance, it is not easy to diagnose the abdominal injuries caused by traffic accidents. The diagnosis is mainly based on indications of trauma history, physical signs, laboratory findings, diagnostic abdominal paracentesis and lavation, imaging diagnosis, abdominoscopy, exploration or laparotomy. Pre-hospital care includes airway management, respiratory support and circulatory support. In regard to in-hospital treatment, rescue and traumatic condition judgment should be performed at the same time. However, emergent resuscitation should be taken preferentially. Definitive laparotomy should be correctly selected and performed as soon as possible, which is crucial to the reduction of mortality and complication rate in patients with abdominal injuries caused by traffic accidents. The operating procedure consists of hemorrhage control, exploration, damage control surgery and definitive management.

第一节　概　　述

现阶段,由于社会的需要及经济的快速发展,高速交通工具的应用变得越来越广泛,也导致了腹部道路交通伤患者数量的激增,以及伤情变得更加复杂和严重,多发伤和多内脏伤发生率增加。中国人严重创伤结局研究(C-MTOS)结果表明,交通事故造成的腹部损伤占所有腹部损伤的40.2%。腹部道路交通伤由于其伤情较重、病情变化较快,常常危及生命,虽然现代医学在复苏、监护、器官功能支持以及处理某些特殊脏器损伤等方面有了很大进步,腹部道路交通伤的死亡率已有明显降低,但仍高达3%~15%。这其中除了合并全身多处损伤的因素以外,腹部道路交通伤的预后还取决于:①受伤脏器的数量,被累及的脏器愈多,死亡率就愈高;②受伤脏器种类,如大血管、胰、十二指肠、肝、脾、结直肠损伤后果严重,而小肠、膀胱等损伤则危险性较小;③脏器损伤程度,损伤程度越大,预后越差;④受伤与确定性手术的间隔时间及治疗方法。因此,对腹部道路交通伤伤情的识别及干预是非常重要的。

一、分类

（一）闭合性腹部损伤和开放性腹部损伤

按受伤后腹部皮肤是否完整，将腹部道路交通伤分为闭合性腹部损伤和开放性腹部损伤两种类型。

1. 闭合性腹部损伤　闭合性腹部损伤可以仅累及腹壁，也可以累及腹腔内脏器，常由钝性暴力所致，如汽车撞伤、压伤等。合并内脏损伤以脾、肾、小肠和肝最常见。

2. 开放性腹部损伤　按腹膜是否完整又分为穿透伤和非穿透伤。穿透伤多伴内脏器官损伤。穿透伤中，有入口和出口者为贯通伤；有入口没有出口者为非贯通伤。穿透伤以肝、小肠、胃和结肠最容易受累。

（二）钝性伤和穿透伤

按受伤后壁腹膜是否完整，将腹部道路交通伤分为钝性伤和穿透伤两种类型。

1. 钝性伤　钝性伤伤情变化大，致伤范围可很广泛，多发伤、多部位伤常见，强调体腔完整，腹膜等无破裂，5%～10%可伴有腹腔内脏器损伤。早期诊断困难，容易发生漏诊或延误诊治。

致伤机制：①机动车直接撞击的造成的原发损伤；②由于车内物体的碰撞或人员间的撞击导致的继发损伤。未使用限制装置的乘员更容易出现此类损伤，伤员的腹部损伤可源于与方向盘、车门内侧、安全带、扶手等处撞击。司机、前排乘员腹部伤的发生率达 15%～18%。因此，车内乘员必须正确使用安全带，腰部安全带应跨过髂前上棘，若不恰当地从腹部跨过时，偶可发生腰椎骨折或造成小肠等空腔脏器损伤。

行人被机动车撞击后导致伤情非常重，死亡概率是车内人员的 9 倍。被机动车撞击后弹起坠地的伤员出现严重损伤机会可增加 3～5 倍。儿童和老人常见。所谓 Waddle 三联损伤常见于轿车前方撞击行人时发生：首先是保险杠和下肢接触，造成胫骨损伤；然后躯干与机动车前盖和挡风玻璃撞击导致钝性胸腹部损伤；最后掉落在地上发生颅脑损伤。

2. 穿透伤　发生在道路交通伤中腹部穿透伤主要为交通事故时出现的腹部刺伤，造成腹腔内组织或器官直接与外界相通，致伤物多为锐器、硬物、玻璃等，可导致机体组织的挫伤、撕裂、断裂和毁损等损伤。穿透伤强调腹膜破裂，90%～95%的伤员伴有内脏损伤。临床上伤情紧急，多需紧急救治，如腹部穿透伤应紧急剖腹探查，且伤道有一定规律性，手术中应仔细辨别。

二、临床表现

因伤情不同，腹部道路交通伤后的临床表现可从无明显症状到出现重度休克甚至濒死。

单纯性腹壁损伤可表现为受伤部位疼痛、腹壁肿胀、皮下淤斑和压痛。特点是程度和范围并不随时间的推移而加重或扩大。单纯腹壁损伤通常不会出现恶心、呕吐或休克等表现。

伴有腹腔内脏器损伤时，其临床表现取决于受损脏器的性质和受损程度不同而异，肝、脾、胰、肾等实质器官或大血管损伤主要表现为腹腔内（或腹膜后）出血，出血量在 1 500ml 以上或出血速度过快可造成低血容量性休克，伤者表现为烦躁不安，面色苍白，皮肤湿冷，脉搏细数，脉压变小，血压下降；腹部症状为持续性腹痛，轻中度压痛、反跳痛及肌紧张，移动性浊音是腹腔内出血的晚期表现。

腹内空腔脏器损伤（肠胃、胆囊、膀胱等）破裂，主要表现为弥漫性腹膜炎。上胃肠道破裂时，立即引起剧烈腹痛、压痛、反跳痛及腹肌紧张等表现；下胃肠道破裂时，腹膜炎表现呈渐进性，但造成的细菌性污染远较上胃肠道破裂重。随着腹膜炎的发展，逐渐出现发热、腹胀，肠鸣音常减弱或消失。胃、十二指肠或结肠破裂后可有肝浊音界缩小或消失，腹膜后十二指肠破裂的患者有时可出现睾丸疼痛、阴囊血肿和阴茎异常勃起等表现。

（1）全身情况。伤员常处于过度精神紧张状态，面色苍白，出冷汗和皮肤发凉，一般并无意识障碍；如果伤后出现意识障碍，应考虑到是否并发颅脑损伤。腹部损伤的早期，即使无内脏伤，由于剧烈疼痛可出现脉率加快,血压暂时升高,但休息后可恢复正常。如果伤及内脏,则随着出血量的增加,脉搏又逐渐加快、变弱,血压也随之下降,最后出现休克。胃肠道破裂对脉搏、血压的影响与损伤部位有关。胃、十二指肠破裂,腹膜受化学性胃肠液的强烈刺激,早期出现脉率加快、血压下降等休克表现,但经过短时间后多可好转,随后在细菌性腹膜炎明显时又再度恶化。回肠、结肠破裂,由于肠内容物刺激性较小,早期可无血压、脉搏改变。

(2)腹痛、腹内脏器伤除少数因严重脑外伤、休克者外,都具有腹痛症状,发生率为95%～100%。受伤后伤员有持续难以忍受的剧痛,即说明腹腔内有严重损伤。早期伤员诉说疼痛最重的部位,常是脏器损伤的部位,对诊断很有帮助。

(3)恶心呕吐、空腔脏器破裂,内出血均可刺激腹膜,引起反射性恶心、呕吐,细菌性腹膜炎发生后,呕吐是肠麻痹的表现,多为持续性。

(4)腹胀。早期无明显腹胀,后期由于腹膜炎产生肠麻痹后,腹胀常明显。腹膜后血肿由于刺激腹膜后内脏神经丛,也可反射性引起肠麻痹、腹胀和腰痛等症状。

(5)腹部压痛、反跳痛和肌紧张等腹膜刺激征。除单纯脾破裂对腹膜刺激轻外,其他腹内脏器伤有较明显的腹膜刺激征,空肠脏器破裂导致胆汁、胰液等消化液流入腹腔,腹肌可出现木板样强直,称为板状腹。压痛最明显处,往往是损伤脏器所在部位。

(6)肝浊音界消失。肝浊音界消失对闭合伤有诊断意义,多表示空腔脏器破裂,气体进入腹腔形成膈下积气。

(7)移动性浊音。移动性浊音属于晚期体征,但伤后早期出现移动性浊音是腹内大出血或尿外渗的依据。破裂出血的脏器部位可出现固定性浊音,这是因为脏器附近积存凝血块所致。

(8)肠鸣音减弱或消失。早期由于反射性肠蠕动受抑制,晚期由于腹膜炎肠麻痹致肠鸣音减弱或消失。

三、诊断

腹部道路交通伤的诊断有时并不容易,特别是闭合性腹部损伤,一方面伴有意识障碍的伤员往往不能提供腹部症状,颅脑伤、胸部伤、脊柱骨折等常掩盖腹部道路交通伤,造成诊断困难,因此常需应用实验室检验、影像诊断等手段;另一方面由于伤情的不确定性及变化,应当力求避免烦琐,不做不必要的检查,以免延误确定性手术。腹部道路交通伤的主要诊断依据包括外伤史、症状体征、实验室诊断、诊断性腹腔穿刺与灌洗、影像学检查、腹腔镜检查及剖腹探查术等。

(一)外伤史和症状体征

外伤史与体检仍是腹部道路交通伤最基本的诊断方法。详细询问清醒患者及现场目击者受伤史,包括受伤时间、受伤经过,受伤时姿势,致伤物种类,作用部位、方向等;以及受伤到就诊时的病情变化及处置,如有无腹痛、出血、伤口流出物情况及受伤后应用哪些处理措施等。

对全身多处损伤的重伤员,应先进行粗略的全身检查以便排除致命性损伤因素,如气道阻塞等,然后再对头面部、颈部、胸部、腹部、四肢及脊柱进行全面检查。

腹部的开放性损伤,因伤口存在,且大多为穿透伤,一般都能得到及时的诊断和处理。但应进行仔细的检查,避免遗漏以下情况:①穿透伤的入口或出口可能在腹部以外的部位;②有些腹壁切割伤,虽未穿透腹膜,但可能有内脏损伤;③穿透伤的出入口不一定为一条直线,可能发生转向;④伤口大小与伤情严重程度不成正比。

钝性伤的诊断相对困难。腹肌紧张和压痛是腹部脏器伤的重要体征,但应与单纯腹壁挫伤相鉴别。腹壁挫伤的患者安静休息时疼痛减轻,做腹肌收缩动作时则明显加重,整个病情有逐渐减轻的趋势,且腹壁损伤一般不会有消化道症状;而腹部脏器伤时疼痛与腹肌收缩关系不大,病情呈进行性加重。下列情况应考虑有腹部脏器损伤:①早期出现休克;②有持续性腹痛,伴恶心、呕吐等症状,并有加重趋势;③有固定的腹部压痛和肌紧张;④呕血、便血或尿血;⑤腹部出现移动性浊音。

在多发伤时,凡全身情况不好而难以用腹部以外部位损伤来解释者,应想到腹部伤的可能。有腹部损伤的多发伤患者发生顽固性休克,一般都是腹腔内损伤所致。明确何种脏器受伤对手术准备、切口选择和术中处理有重要意义。

(二)辅助检查

1. 化验检查　红细胞、血红蛋白与血细胞比容等数值下降,提示有出血。白细胞总数及中性粒细胞升高可见于腹部脏器损伤时,也是机体对损伤的一种应激反应。血或尿淀粉酶升高提示胰腺损伤或胃肠道穿孔。血尿是泌尿系损伤的重要标志,但程度与伤情可不成正比。

2. X线检查　凡腹部脏器伤诊断一经确定,尤其是出现休克的伤员,就不必再行X线检查,以免延误治疗。但如伤情允许,为防止遗漏多发病变,经一般检查未能明确诊断者可行X线检查。

(1)平片。包括胸片、腹部立卧位平片、骨盆正位片、左侧卧位片用于重伤员。可明确有无骨折、胃肠道破裂、腹腔内异物和除外胸部损伤等。一般腹腔内有50ml以上游离气体时,X线片上便能显示出来,是胃肠道破裂的确切证据。腹膜后积气提示腹膜后十二指肠或结肠、直肠破裂。腹膜后血肿时,腰大肌影消失。左侧膈疝时多能见到胃泡或肠管突入胸腔。

(2)胃肠道造影。疑有胃肠道破裂者禁忌行钡餐或钡灌肠等检查,以免加重腹腔污染。碘水在胃肠道通过迅速,进入腹腔后也能被吸收,在情况允许时,可行口服碘水胃肠道造影来确定胃肠道有无破裂及损伤部位。

(3)伤道造影。当穿刺伤不能确定是否穿透腹膜时,可行伤道造影,有助于判断腹膜是否穿透。但不能明确有无内脏损伤,故应用价值不大。

3. 诊断性腹腔穿刺　操作比较简单,并且安全可靠,阳性率可达90%以上,腹部道路交通伤后疑有肝、脾、胃肠道等脏器损伤者,特别是对外伤史不明、伤后昏迷以及休克难以用其他部位损伤解释者,可行腹腔穿刺。选择距病变较近、叩诊浊音或腹腔较低的部位,但应避开手术瘢痕、肿大的肝和脾、充盈的膀胱及腹直肌。注意有无气体逸出,穿刺液中有无血液、胆汁或肠内容物,并收集标本做细胞计数、细菌涂片及培养,怀疑胰腺损伤时做淀粉酶测定。如抽出血液,应注意观察其能否凝固,0.1ml以上不凝血液为腹腔积血,迅速凝固者为针头刺破血管的结果。腹腔穿刺阳性率较高,阳性结果有肯定的诊断价值,但阴性结果则不能完全排除内脏伤,必要时重复穿刺或行腹腔灌洗术。

4. 诊断性腹腔灌洗术　适用于临床怀疑腹腔内有损伤,而腹腔穿刺未能明确的钝性伤患者。一般在脐下中线处做小切口或直接用套管针进行穿刺,肥胖者可选用无脂肪组织的脐下缘。将有侧孔的塑料管送入腹腔,一般须插入20~25cm,塑料管末端连接在盛有500~1 000ml无菌等渗盐水的输液瓶上,倒挂输液瓶,使瓶内液体缓慢注入腹腔。当液体注完或患者感觉腹胀时,把瓶放正,转至床下,使腹腔内的灌洗液借虹吸作用回流入输液瓶内。符合以下任何一项即属阳性:①灌洗液含有肉眼可见的血液(25ml血可染红1 000ml灌洗液)、胆汁、胃肠内容物;②显微镜下红细胞计数超过$0.1×10^{12}$/L,或白细胞计数超过$0.5×10^9$/L;③淀粉酶超过1 000索氏单位/L;④灌洗液沉渣染色涂片找到细菌。诊断性腹腔灌洗是一项很敏感的检查,假阴性结果少,但有10%以上的阳性者经剖腹证明其实并不需要手术。因此不宜把灌洗阳性作为剖腹探查术的绝对指征。对于腹膜后损伤(胰头、十二指肠腹膜后部分及肾脏),腹腔灌洗没有诊断意义。

5. 超声检查　超声检查是评价腹部实质性脏器损伤(肝、脾、胰和肾等)的有效方法,对大多数损伤可明确其部位及大致程度,并动态观察,在急诊科可常规应用,或由外科医师操作。由于超声诊断水平在较大程度上取决于检查者的技术和经验;且医用超声无法穿透骨骼和含气组织,肥胖、胸腹壁增厚、手术瘢痕等容易影响图像质量;与CT相比,超声不能清晰地对腹膜后组织器官成像等,故超声作为腹部道路交通伤患者中的最终定位尚待明确。一般以肝肾间隙出现无回声带作为判断腹腔内出血的标志,可代替腹腔灌洗。

6. **CT 检查** 是诊断肝、脾及肾等实质性脏器损伤的首选方法,简便、迅速、安全、无痛苦,分辨率高,解剖关系清楚,与超声相比对检查者的技术和经验的依赖性不高。血流动力学稳定、有以下情况者应做腹部 CT 检查:①腹部检查体征可疑有腹内脏器损伤;②合并颅脑、脊髓伤并可疑有腹内脏器损伤;③腹部道路交通伤合并血尿患者;④有诊断性腹腔穿刺禁忌证或诊断性腹腔穿刺可疑有腹内脏器损伤者;⑤骨盆骨折需排除腹内脏器损伤者。严重损伤患者行腹部 CT 检查时,应连续扫描整个腹部,上部图像应包括肺部。但 CT 平扫检查对空腔脏器损伤价值有限,可行增强 CT 检查。

7. **MRI 检查** 仅在伤情允许、诊断困难时才考虑使用,可用于包括肝、胰、脾、肾及胆道损伤,腹主动脉夹层、腹主动脉瘤破裂等的检查。但应强调,腹部 MRI 检查时间相对较长,故对危重患者检查时应密切观察,以防意外。

8. **选择性血管造影** 虽然选择性动脉造影对于诊断腹部脏器损伤、出血有帮助,但腹部道路交通伤患者大多伤情严重,选择性动脉造影属侵入性检查手段,有一定危险性,只有在伤情允许,其他诊断方法不能确诊,如肝、脾、肾等脏器损伤及腹内动脉伤的定位等少数情况下才有必要选用,可同时对肝、脾损伤后出血行选择性动脉栓塞术止血。

9. **诊断性腹腔镜检查** 根据临床表现及上述辅助检查仍不能明确诊断,剖腹探查手术约有 20% 的伤员经证实为不必要,不手术又可能延误治疗,则可应用腹腔镜技术。近年来腹腔镜被越来越多地应用于腹部道路交通伤的诊治中,可避免部分不必要的剖腹探查术,有危险性小、操作简单、痛苦小和恢复快等优点。但腹腔镜检查有一定损伤,血流动力学不稳定或已明确腹内脏器损伤者、腹腔内广泛粘连、严重的心肺疾患,急性或陈旧性心肌梗死、肺心病等损伤患者不适合做腹腔镜检查。

四、治疗

(一) 初期处理

1. **院前处理** 严重腹部道路交通伤患者院前急救包括气道处理、呼吸支持和循环支持,包括迅速在上肢建立通畅输液通道、快速扩容、应用抗休克裤和胸外心脏按压等。穿透伤伤口应及时包扎;当肠管从腹壁伤口脱出时,一般不应将脱出肠管送回腹腔,以免加重腹腔污染。脱出的肠管可用大块无菌敷料覆盖后扣上饭碗,或用宽皮带等做成圆圈代替饭碗,进行保护性包扎。如腹壁缺损过大、肠管大量脱出、不易保护,过多肠管脱出牵拉肠系膜血管影响血压,或脱出肠管嵌顿等情况下,则可将肠管送回腹腔,包扎腹部伤口。

2. **急诊科处理** 腹部道路交通伤常是全身多发伤的一部分,不能把腹部道路交通伤作为孤立的、局部的损伤来处理,而要权衡各部位损伤的轻重缓急。到达急诊科后,首先处理对生命威胁最大的损伤,如保持呼吸道通畅、控制明显的外出血、处理开放性气胸或张力性气胸,尽快恢复循环血容量,控制休克,处理进展迅速的硬膜外血肿等颅脑损伤。除此以外,腹部道路交通伤的救治就应当放在优先的地位,因腹腔内大出血可导致休克,胃肠道破裂可引起腹腔感染等严重后果。

救治和伤情判断应同时进行,优先紧急复苏,随后根据患者血流动力学的稳定性、损伤的机制和合并伤等因素,全面、详细询问受伤史和体格检查,合理选择诊断性检查项目,交叉配血,迅速处理严重合并伤,并安置胃管和导尿管等。

(二) 非手术治疗

(1) 对于诊断明确、轻度的单纯实质性脏器损伤,且生命体征及血流动力学稳定的伤员,可行非手术治疗。

(2) 经详细体格检查和辅助检查难以确定是否有腹部脏器损伤的伤员,可暂行非手术治疗。

在行非手术治疗的同时,要严密观察伤员的病情变化,内容包括:①监测生命指征(体温、脉率、呼吸、血压);②每隔半小时检查腹部体征,注意变化;③每隔 1 小时测定血常规,注意红细胞、血红蛋白、红细胞比容及白细胞变化;④有病情变化时可再次行超声及 CT 检查。

治疗期间禁止随意搬动伤员;禁用或者慎用止痛药物;禁食水,行胃肠减压;给予补液及广谱抗生素应用。如病情加重可考虑行剖腹探查术。

(三) 剖腹探查术

1. **手术适应证** 正确选择和尽早进行确定性治疗,是降低腹部道路交通伤后病死率和并发症发生率的关键。出现下列情况应剖腹探查:①有明确的腹膜刺激征;②持续低血压而难以用腹部以外的原因解释;③伤道流血较多,或流出胃肠道内容物、胆汁、尿液者;④肠管经腹壁伤口脱出者;⑤腹部 X 线片膈下有游离气体、腹内金属异物存留、腹腔穿刺或灌洗阳性、胃肠道出血、尿血等提示腹部脏器伤时;⑥腹壁穿透性损伤者,或腹部、下胸部或腰腹部高速投射物贯通伤或非贯通伤。

腹部钝性伤,如经 CT、超声等明确为浅表裂伤,腹腔内出血在 500ml 以内,脉搏、血压平稳,肾挫伤、稳定的腹膜后血肿等,可暂时采用非手术治疗,包括应用 CT、超声等方法动态观察。若病情恶化或需大量输血(>2 000ml)才能维持血压稳定者,应及早中转剖腹手术。

2. **手术前准备** 院前和急诊科处理同时也是术前准备的组成,在完成建立输液通道补液、必要的化验检查、辅助检查、备血、胃肠减压、导尿等以后,应给予广谱抗生素,以保证手术时血液中有足够的药物浓度,兼顾需氧和厌氧两类细菌,可选用头孢类、氨基糖苷类或喹诺酮类等抗生素,联合应用甲硝唑。穿透伤或结直肠伤应注射破伤风抗毒素。考虑有腹腔内大出血的患者,应快速送至手术室,备血,剖腹前做好各项准备。

3. **麻醉选择** 由于腹部道路交通伤患者往往面临休克的威胁,且不宜过多搬动,宜选择气管内插管麻醉。合并胸部损伤伴血气胸者在麻醉前应先做伤侧胸腔闭式引流,避免张力性气胸。

4. **消毒、铺单和切口** 对于血流动力学不稳定的患者,应快速完成皮肤消毒,范围包括从大腿上部到颈中部(甲状软骨)、两侧到手术台。铺单应完全暴露前胸腹壁,两侧至腋中线。对于穿透伤,应尽量显露各伤口以便探查伤道。当合并存在头、颈和更广泛的损伤时铺单范围可更大。

常应用正中切口,可彻底探查腹腔内所有部位、能快速切开和缝合。腹部有穿透伤时,不可通过扩大伤口去探查腹腔,以免发生伤口愈合不良、裂开和内脏脱出,可在手术结束后进行清创作为引流出口。同时存在头、胸和腹部伤的患者,如果先进腹,可以应用胸骨劈开切口;如先进胸,在胸部出血控制、患者血流动力学稳定时,应在关闭胸部伤口后开腹;应尽可能不做胸腹联合切口,可在胸部和腹部分别做切口。

5. **术中处理** 腹部道路交通伤在行剖腹探查时,以"抢救生命第一,保全器官第二"为主,要遵循系统、有序的原则。术中操作包括:①控制出血,清除腹腔积血后应首先控制出血,暂时性措施包括钳夹、填塞或压迫等方法,确定性措施包括血管结扎、实质性脏器出血处理等;②探查,应有序地检查全腹腔脏器,明确损伤部位,控制腹腔污染;③对严重损伤者应遵循损害控制原则;④确定性处理,根据腹腔损伤和患者的全身情况,完成各损伤脏器的处理、重建。

(1) 控制出血。如果进腹后大量血液涌出腹腔,应立即清除积血,快速用至少两个吸引器、勺、纱垫等清除。如果出血量大、鲜红,应自膈肌下缘压迫主动脉,但时间不应超过 20~40 分钟。可经肝左外叶上方,或经肝胃韧带(切开韧带,肝左叶牵向上、胃向下)直接显露腹主动脉。在打开一个知名动脉周围血肿前,应先控制动脉。静脉出血、肝、脾和肾的出血常可用几块大的纱布垫压迫控制出血。

(2) 探查。出血控制后,或无腹腔内大出血时,应系统探查腹腔脏器。可依次探查右上腹、左上腹、小肠及系膜、结肠及系膜,以及盆腔内各脏器。腹内有胃肠道内容物积聚和气体溢出者,应先探查胃肠道,然后再探查腹内各实质脏器。也可根据切开腹膜时所见决定探查顺序,如见到食物残渣先探查上胃肠道,见到粪便先探查结直肠,见到胆汁先探查肝外胆道及十二指肠等。

无论从何处开始,最终必须完成系统的探查,绝不能满足于找到一两处损伤,须知损伤常是多发性的,任何遗漏都会导致功亏一篑的严重后果。当发现肠管穿孔时,可暂时用肠钳夹住避免更多肠内容物污染腹腔,然后继续系统探查,最后进行修补。胃肠道前壁穿破时,必须探查后壁。未显露的胰腺周围、肠旁、系膜上、十二指肠旁的血肿可能隐藏着严重的、对生命有威胁的损伤。若腹腔内发现异物应尽量取出,但腹腔异物不能作为剖腹探查的绝对指征,且术中应避免出现副损伤。

6. 关闭切口 脏器伤处理完毕后,应彻底清除腹腔内的异物、组织碎块、食物残渣和粪便等。用大量等渗盐水冲洗腹腔,污染严重的部位更要重点反复冲洗,然后吸净,注意勿使膈下和盆腔积存液体。

下列情况应留置引流物:①肝、胆、胰、泌尿道损伤者;②十二指肠、结肠等空腔脏器修补缝合后,有可能发生漏者;③局部已形成脓肿者。若估计引流物很多(如肠瘘、胆瘘、胰瘘),需放置双套管或封闭负压引流。

切口分层缝合,必要时减张缝合或延期缝合。

(四) 损害控制策略

道路交通伤导致的严重腹部创伤并发休克后,常出现严重生理功能紊乱和机体代谢功能失调,患者出现低体温、凝血功能障碍和酸中毒三联征,机体处于生理极限状态,患者面临着死亡和出现严重并发症的危险。①低体温(hypothermia),指机体中心温度低于35℃,大多数创伤患者离开手术室都有低体温,严重创伤患者低体温占66%,低体温与死亡率之间存在近乎直线的关系,当中心温度从34℃降至32℃时,患者死亡率从40%升至100%,低温时间越长,全身多器官功能障碍综合征发生率越高,病死率也越高。②凝血功能障碍(coagulopathy),约90%的创伤处于高凝状态,仅10%的创伤患者发生凝血功能障碍,主要是严重创伤者发生凝血病,创伤后早期凝血病是死亡的独立预测因子。③代谢性酸中毒(metabolic acidosis),指严重创伤早期血液 pH 值<7.25,出现代谢性酸中毒和碱缺乏是创伤患者预后不良的预测指标,乳酸清除率可预测严重创伤患者存活情况,24 小时内乳酸清除者存活率达100%,而48小时内清除者存活率仅为14%。故在 20 世纪 90 年代在严重腹部创伤救治时首先提出了损害控制策略,目的是避免低体温、凝血功能障碍和代谢性酸中毒构成的致命性三联征。

创伤患者发生多器官功能障碍综合征(multiple organ dysfunction syndrome,MODS)的"二次打击"机制有助于理解损害控制的原理。"第一次打击"代表损伤的类型、严重度及生物学反应,第一次打击时诱发炎症反应。"第二次打击"代表治疗的类型和结果,依赖于第一次打击的严重度,第二次打击使患者向有害的结局发展。损害控制是通过减少由创伤导致的第一次打击和救治过程中的第二次打击的强度,调节创伤后炎症反应,选择最合适患者的恰当外科干预实现提高救治成功率。

1. 腹部道路交通伤应用损害控制策略的适应证 大多数严重创伤患者可按非损害控制方式处理,并不需要采取损害控制及计划性再手术模式处理。只有那些少数生理潜能临近或已达极限患者,虽然技术上能达到创伤Ⅰ期修复和重建,但生理潜能临近耗竭,进行大而复杂的外科手术则超过患者生理潜能极限,必须采取损害控制处理模式。腹部道路交通伤救治中应用损害控制策略的适应证包括:①严重脏器损伤伴大血管损伤,如严重肝及肝周血管伤、骨盆血肿破裂和穿透性骨盆骨折;②严重脏器损伤,如严重胰十二指肠伤等;③严重多发道路交通伤,损伤严重度计分(ISS)≥25;④严重失血,估计失血量>4L,收缩压<70mmHg 等血流动力学不稳定,或输血量>10U,或手术室内血液置换大于 4L,或所有手术室内液体置换大于 10L;⑤出现致命性三联征,体温<34～35℃,pH 值<7.10～7.30,碱剩余>14,凝血功能障碍;⑥估计手术时间>90 分钟。

2. 腹部道路交通伤应用损害控制策略的方法 损害控制可以开始于受伤现场、急诊科或手术室,对于需要采取损害控制策略的患者越早开始效果越好,应避免在手术中无法稳定生命体征才决定采用损害控制。经典的损害控制程序通常包括 3 个不同的阶段:①第一次手术,包括判断损伤程度、控制出血和污染;②转运到 ICU 进行复苏、升温、纠正酸中毒和凝血功能障碍;③计划性再次手术,通常在 24～48 小时回到手术室,给予损伤脏器以确定性的处理修复。

(1)控制出血。是损害控制的首要任务。腹腔填塞节省时间且止血效果确凿,应强调要主动实施腹腔填塞,而不应等到其他方法都试用完毕后才想起,腹腔填塞可用于包括肝脏等腹腔内脏及腹膜后组织的各种损伤出血,包括动脉、静脉出血及创面渗血。手术巾、单及敷料是最常用的填塞材料。应避免过度填塞、填塞不够和填塞不当,前者增加腹腔内压,可能导致腹腔腔隙综合征;填塞不够和填塞不当均不能取得止血效果。腹腔广泛填塞时应将肠管推向腹部中央,防止直接压迫肠管。

(2)防止污染。指单层连续缝合、吻合器临时关闭肠管破裂;十二指肠、胆道、胰腺损伤可置管外引流;输尿管损伤不宜直接缝合,代以插管引流;膀胱广泛损伤时,建议行双侧输尿管插管,使尿液改道。

(3)暂时关闭腹腔。因需要早期再次手术,故常规关腹既无必要,又浪费时间。但为防止体液、体热丢失,腹腔应该关闭。可采用塑料单覆盖法、敷料填塞覆盖法、单纯皮肤缝合法和修复材料缝合法等暂时关闭腹腔。

(4)后续处理。上述简化手术完成后,患者送回 ICU,继续复苏,重点包括迅速恢复体温、纠正凝血障碍和酸中毒、呼吸支持和脏器功能维护等。并争取在 72 小时内进行再次手术。确定性手术的主要内容包括去除填塞,探查忽略的较次要损伤,完成确定性处理,关闭腹腔。

第二节　腹 壁 损 伤

腹部交通伤几乎都合并有腹壁损伤,大多因直接损伤作用所致。按腹部皮肤是否完整可分为闭合性腹壁损伤和开放性腹壁损伤两类。

闭合性腹壁损伤常由暴力作用所引起,是皮下脂肪组织、肌肉组织和筋膜组织的损伤。根据受伤的性质,又可分为腹壁挫伤、腹直肌出血或断裂、创伤性腹壁疝,其中腹壁挫伤最常见,可发生在腹壁的任何部位。

开放性腹壁损伤多数由利器致伤,常伴腹内脏器损伤,根据腹膜的完整性再分为穿透性和非穿透性;爆炸伤常导致腹壁撕裂缺损,伤情重出血多,常有内脏脱出、损伤,腹腔严重污染等。

一、临床表现及诊断

(一)临床表现

1. 闭合性腹壁损伤

(1)腹壁挫伤。伤员感觉腹壁疼痛,腹肌紧张时疼痛加重,局部可见皮肤淤血或皮下血肿。轻者仅伤及腹壁浅层组织,可有皮肤及脂肪组织坏死,重者可伤及腹壁全层,甚至伴有腹内脏器损伤。

(2)腹直肌血肿或断裂。常见于腹肌强烈收缩等情况。伤后立即出现腹痛、恶心、呕吐和腹膜刺激征,皮下有淤血,腹壁有压痛性、非搏动性包块,不随呼吸上下移动,常见于下腹部,或可扪及腹直肌缺损。

(3)创伤性腹壁疝。由于腹壁承受局限性钝性暴力时腹肌保护性收缩腹壁肌肉、筋膜或腹膜破裂,继而腹内脏器疝出。变现为剧烈腹痛,皮肤可见淤斑,可触及质软包块,可回纳,平卧位时包块消失,疝内容物多为网膜。

2. 开放性腹壁损伤

(1)腹壁挫裂伤。与腹壁挫伤相似,但常伴有腹腔内脏器损伤,查体可见皮肤裂口,可局限于皮肤、皮下组织,也可损伤肌肉和腹膜。合并腹腔内脏器损伤时可有腹膜刺激征及血流动力学改变。

(2)腹壁缺损。为较严重的开放性腹壁损伤。患者常意识模糊,合并全身多处损伤,腹壁出血较多,创口处可见腹内脏器脱出。

(二)诊断

由于腹部交通伤大多由腹壁受到暴力所致,所以重点是判断有无腹内脏器损伤。单纯腹壁损伤生命指征平稳,腹痛和压痛较轻、范围局限,不伴有恶心、呕吐等消化道症状和腹膜刺激征,肠鸣音存在,并随时间病情逐渐减轻;腹直肌血肿和断裂可能会有腹肌紧张等表现,诊断时应与急腹症鉴别;腹壁疝有局限性包块,质地较软,移动度大、包块可回纳,边缘可触及腹壁缺损。合并内脏损伤者,除具有腹壁损伤的各种表现外,还有腹部内脏伤的表现,如腹膜炎、失血性休克等。

开放性腹壁损伤者,应了解伤道部位、方向、深度、流出物的量和性质。伤道造影可有助于判断腹膜有无穿透。腹腔穿刺、腹腔灌洗有助于鉴别是否存在腹腔内脏器损伤。CT、MRI、超声等影像学诊断方法有助于明确腹壁损伤情况,能显示腹壁血肿的位置、形态,腹壁肌肉、腹膜完整与否,是否有腹内脏器损伤等。必要时可行腹腔镜检查或剖腹探查。

二、治疗

如能排除腹内脏器伤,可行非手术治疗,包括卧床休息、止血、抗生素应用等。腹壁钝性损伤严重、腹壁开放性损伤或不能除外腹腔内脏器损伤时,应行手术治疗。开放伤手术铺单时应尽量显露各伤口以便探查伤道。

(一)闭合性腹壁损伤

1. 腹壁挫伤   伤员只要无腹腔内脏器损伤可选择非手术治疗,早期应卧床使腹壁松弛,可以冰敷患处减轻疼痛和减少腹壁出血,若有较多皮下积血可抽出以防感染;若合并腹腔脏器损伤、腹壁血肿持续增大可采用手术治疗,清楚血肿后结扎出血点,必要时放置引流。

2. 腹直肌鞘血肿   由于腹直肌鞘的限制和腹直肌收缩等作用,半环线以上的腹直肌血肿可自行停止出血,故可采用非手术治疗,包括加压包扎、早期冰敷、止血等。对于疼痛严重、穿刺抽吸后再加重的半环线以上腹直肌鞘血肿,或半环线以下腹直肌鞘血肿,宜手术治疗,行血肿清除、结扎止血或缝扎断裂肌肉等。

3. 创伤性腹壁疝   首选手术治疗,但非急诊手术,可在排除腹腔脏器损伤后再行疝修补术(伤后 3~5 天为宜)。较小的腹壁疝可以选择直接缝合,直径大于 5cm 的腹壁疝可使用补片进行修补,术后常规使用腹带加压。

(二)开放性腹壁损伤

在处理腹壁损伤前应除外腹腔内脏器损伤。非穿透性腹壁开放伤,应行清创术,然后做一期缝合或延期缝合,必要时可放置引流。穿透性腹壁伤,需另做切口探查腹腔,处理脏器伤后再对腹壁伤进行清创缝合。因伤道周围组织已受到不同程度的损伤和污染,容易发生感染及窦道形成,故原则上不应利用原伤口探查腹腔或作腹腔引流。围手术期应选用适当的抗生素防治感染,注射破伤风抗毒素。

(三)损伤后腹壁缺损

1. 一期关闭腹腔   严重的腹壁损伤将导致腹壁肌层,甚至全层缺损,导致内脏脱出、损伤性腹壁疝等,是腹部道路交通伤救治的难题之一。为防止体液、体热丢失,应一期关闭腹腔。

为预防腹腔间隙综合征和便于二期确定性手术,损害控制剖腹术时常规关腹既无必要又浪费时间,通常采用简明方法暂时关闭腹部伤口(temporary abdominal closure,TAC),目的是限制和保护腹内脏器,腹腔扩容防治腹腔间隙综合征,控制腹部分泌,保持填塞区域的压力,防止体液和体热丢失,并为最终关闭奠定基础。尚无公认的暂时性腹部关闭方法,多数推荐采用假体植入于腹壁筋膜间的方法。Fabian TC 提出了三阶段治疗技术:在初次手术时植入假体,14~21 天后植皮形成计划性腹疝,6~12 个月后行确定性重建。缝合在筋膜层的假体材料分为不可吸收和可吸收两种,前者包括橡胶、聚丙烯、聚四氟乙烯、Wittmann 补片等,也有波哥大袋、膀胱冲洗袋、X 线盒盖的报道;后者如聚乙醇酸、聚乙醇 910 网。负压封闭引流技术(vacuum assisted closure,VAC)辅助的切口关闭方法是将无菌塑料膜衬于腹膜下、内脏表面,周围不与腹膜缝合(便于渗出引流),超出切口 5cm;根据切口大小将具有极强的吸附性和透水性的多聚乙烯醇明胶海绵泡沫材料置于塑料膜表面,四周与前鞘或白线缝合,包埋于海绵中的多侧孔引流管从切口上下方引出;清洁切口周围皮肤,擦干,用具有良好的透氧和透湿性的生物透性膜覆盖达到密封;引流管维持 60~80mmHg 的负压,持续 24 小时负压吸引(图 25-1)。该法使用生物透性膜封闭,使腹腔与外界隔开,可防止细菌入侵,不需要常规换药;可维持有效引流 5~7 天,无须更换;持续负压有利于腹腔渗液的引流及炎症和水肿的消退;可使切口相互靠拢有利于伤口愈合。

其他方法包括单纯皮肤缝合法、单纯筋膜缝合法或纱布填塞法等,由于腹腔扩容不足够、不能防止体热丧失、不能有效保护腹腔脏器等,逐渐被废弃。

2. 二期腹壁缺损修复 由于伤后早期炎症水肿,组织脆弱,合并污染或感染,或严重腹腔内脏损伤,肌层缺损宜在伤后3～6个月行二期修复。修复时间也不宜太晚,否则腹壁组织缺损可进一步增大,导致修复困难。组织缺损不多时,按腹壁解剖层次游离后分层缝合修复。组织缺损过多,应避免张力缝合,可选择适当的方法修复。

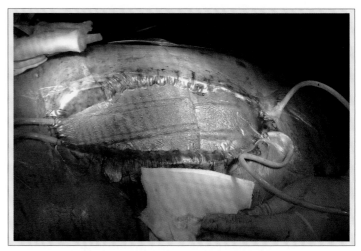

图 25-1 负压封闭法暂时关闭腹部切口

(1)腹膜缺损。可选用大网膜、阔筋膜等自体组织,或聚四氟乙烯材料。聚四氟乙烯材料为非通透性膜片,能与肠管等脏器直接接触,但抗张力性和固定性较聚丙烯差,与组织相容缓慢,故一旦有血肿存在较易感染。有皮肤、肠道损伤导致污染时禁用。

(2)腹壁肌层缺损。可采用肌瓣、筋膜瓣转移或人工补片修复,如带蒂的髂胫束和阔筋膜张肌肌肉瓣,经筋膜肌肉瓣下潜行游离后,旋转向下腹壁缺损区域,用于修复。应用于损伤后腹壁缺损修复的人工制品种类较多,过去的材料有的承受张力较小、组织相容性差,有的来源少、价格昂贵。如碳素纤维网、钽丝网,组织相容性差,异物反应较明显;聚酯纤维网易折碎,过于柔软以至于小片时不易放置平整。聚丙烯网片是目前广泛应用于修补腹壁缺损的人工材料,具有组织相容性好,不易感染,为单股细丝网片,每一结点并非交结而是压塑成型,可依据需要裁剪而不至于散开,软硬适度易操作,具有较好的弹性和自我塑型作用等,但不能与肠管接触。有报道即使在伤口感染病例,也可不取出网片,可用于有创面污染的病例。

术后应积极防治肺部并发症,避免腹胀、便秘、咳嗽等腹内压增高因素,局部有积液应及时抽吸或引流,术后使用有效腹带,卧床休息1周,半年内不做重体力劳动。

第三节 肝脏损伤

肝脏是人体最大的实质器官和消化腺,成人肝重量约1 500g,肝脏位于右上腹部,隐藏在右侧膈下和肋骨深面,大部分肝位于右季肋部,小部分在上腹部和左季肋部,仅在腹上区、右肋弓间露出并直接接触腹前壁。肝脏血液循环丰富,解剖结构和生理功能复杂,质地脆弱,少弹性。肝脏是道路交通伤时最容易受损的器官,也是腹部损伤引起死亡的最常见原因。肝损伤在各种腹部伤中的发生率占20%～30%,仅次于脾损伤,占第2位。肝损伤后主要表现为肝实质及肝内血管伤所引起的大出血、休克和肝内胆管伤所引起的胆汁性腹膜炎及继发感染。据近期资料统计,肝损伤的死亡率为6%～15%,有30%～40%伴有肝后下腔静脉、肝静脉主支及门静脉损伤等严重肝损伤,其死亡率可高达70%～90%,死亡原因主要为失血性休克并器官功能衰竭。

一、病因

1. 穿透性损伤 穿透性损伤多由于锐器刺伤,贯穿胸腹壁而损伤肝脏,占腹部损伤的28%～36%,

占肝损伤的 35%,其严重程度取决于肝损伤的部位及穿透速度。

2. 闭合性损伤　闭合性损伤是由于腹部、右下胸部或腰背部受到直接钝性外力的撞击、挤压等原因致使肝脏受到冲击或遭到间接对冲力量作用而破裂,占肝损伤的 65%,汽车方向盘的撞击极易引起肝损伤。腹部钝伤会导致广泛的肝实质破裂,主要为星状破裂和广泛而跨解剖分界的破裂,即使没有严重的合并伤,往往也会危及生命。

闭合性肝脏损伤的外力作用机制包括:①撞击能量通过腹腔急剧的压缩变形而直接作用于肝脏,使其产生严重的相对位移和不均匀性压缩变形,致肝脏发生撕裂性或破碎性损伤,如肝叶膈面广泛性包膜下出血纵行破裂伤等。②当肝脏受到瞬时强烈挤压时,肝脏急剧变形,肝脏撞击侧和对侧局部曲率明显增大。同时又受到胸前壁和脊柱的挤压,并形成应力集中,因而容易发生破裂。③腹部急剧压缩变形的同时,压力波对胸腹主动脉、腔静脉亦产生压缩及挤压,使血管内血流压力急剧增高,同时门脉系统血流压力也骤然升高,从而导致肝内毛细血管的破裂和肝脏的出血性损伤。

二、分类

根据致伤形态的不同,可将肝损伤分为包膜下破裂、全层破裂和中央破裂。

1. 包膜下破裂　又称肝包膜下血肿。是指肝包膜结构保持完整,而包膜下实质部分破裂。血肿积聚在包膜下,使包膜与肝实质分离,较小的血肿可自行吸收,而肝包膜下巨大血肿常需手术治疗,有时血肿可并发感染。

2. 全层破裂　肝包膜与肝实质同时破裂,有血液和胆汁流入腹腔引起腹膜炎。损伤的部位以肝右叶的膈面最常见。裂口可能小而深,也可能参差不齐而且很深或许多不规则的裂缝满布于整个肝组织或肝组织可能完全断裂,撕裂的肝组织脱落在腹腔中,可引起继发感染和肝脓肿。

3. 中央破裂　包膜完整,肝中央部分的实质损伤破裂,常伴有肝动脉、门静脉、肝静脉或肝内胆管损伤,发生出血、胆漏,继而形成血肿。血肿不但可以压迫肝组织而造成坏死,而且容易继发感染,也可造成胆道出血。

1984 年 Moore 根据包膜撕裂、肝实质损伤的程度以及伴有的血管损伤等情况,提出将肝损伤分为 5 级(表 25-1),有利于临床诊疗和对损伤程度及预后的判断。当肝损伤相当于 Moore 分级的Ⅲ级以上时,临床上称为严重肝损伤。

表 25-1　Moore 肝损伤分类

分级	伤情
Ⅰ	包膜撕裂或撕脱,无活动性出血;肝实质裂伤深度<1cm,无活动性出血
Ⅱ	肝实质裂伤深度 1~3cm;肝周边穿透伤;包膜下血肿<10cm
Ⅲ	肝裂伤深度>3cm,活动性出血;包膜下血肿>10cm;肝中央穿透伤,活动性出血
Ⅳ	一叶严重损伤;巨大中央型血肿;门静脉、肝动脉损伤
Ⅴ	双侧肝叶广泛破裂;肝后下腔静脉或主要肝静脉损伤出血

注:Ⅲ级以下多处伤分级增加一级。

1989 年美国外伤损伤学会(AAST)根据影像学、手术探查或尸检的发现,将 Moore 分级法加以改进,制定了 AAST 分级,并于 1994 年进行修改。此分级法的优点是较为全面地反映了肝损伤的状况,为临床治疗和预后的判断提供了较客观的依据(表 25-2)。

表 25-2   AAST 肝损伤分级

分级	类型	伤　情	AIS
Ⅰ	血肿	包膜下,不扩张,<10%表面面积	2
	裂伤	包膜撕裂,无出血,深度<1cm	2
Ⅱ	血肿	包膜下,不扩张,但涉及 10%~15%表面面积;	2
		实质内,不扩张,<2cm	2
	裂伤	包膜撕裂,活动性出血,深度 1~3cm,长度<10cm	2
Ⅲ	血肿	包膜下,>50%表面面积,扩张性包膜下血肿破裂伴活动性出血;	3
		实质内,>2cm 或扩张性	3
	裂伤	深度>3cm	3
Ⅳ	血肿	实质内血肿破裂伴活动性出血	4
	裂伤	实质破裂,涉及面积<50%肝叶	4
Ⅴ	血管	近肝静脉损伤,如肝后下腔静脉或主肝静脉	5
	裂伤	实质破裂,涉及面积>50%肝叶	5
Ⅵ	血管	肝撕脱	6

注:Ⅲ级以下多处伤分级增加一级。一般认为按 AAST 分类,Ⅲ~Ⅵ级为严重肝损伤。

三、临床表现

肝脏损伤的临床表现较为复杂,根据肝损伤的程度和范围,伤员的表现各有不同。小的损伤可无临床症状,较广泛的肝损伤可很快出现休克。

肝包膜下血肿较小可仅出现上腹部的轻度胀痛,较大血肿时出现疼痛加剧,体表有时可扪及肿大肝脏,血肿进行性增大可发展为真性破裂。

肝脏全层破裂因肝内血管及胆管撕裂,血液和胆汁进入腹腔,临床可表现为全腹性或局限性的腹膜刺激征,以受伤部位如左、右上腹部等处最为明显,其程度大多为轻、中度,伴不同程度的肝区叩击痛,少部分患者可因腹腔积血刺激膈神经而向右肩背部放射痛,伤后腹式呼吸减弱或消失。

严重肝损伤的另一表现为失血性休克,同时伴有不同程度的创伤性休克,临床上可表现为血压下降,脉搏增快,面色苍白,出冷汗,口渴,烦躁不安,头晕眼花,心慌,肢体发凉等,腹膨隆和移动性浊音提示失血量达 1 000ml 以上。

四、诊断

对于穿透性肝损伤,可通过伤口和致伤物的路径来判断肝脏是否受伤。但在闭合性腹部损伤时,特别是当有合并伤、伤情复杂或病人意识不清者(如同时有脑外伤),则诊断往往较困难。因肝损伤可能危及生命,所以对疑有肝损伤的病人,应尽快明确以下问题:①是否有肝损伤;②腹腔内出血的状况,出血是否已停止或仍在出血;③肝损伤的大致分级;④有无腹内其他脏器的合并伤;⑤血流动力学情况和生命体征是否稳定;⑥是否需立即手术。

1. 外伤史　凡有右下胸部或右上腹的外伤史,均应考虑肝损伤的可能。应了解致伤原因、外力作用的部位及方向。

2. 临床征象　肝损伤的主要临床征象是腹腔内出血、休克和腹膜刺激症状。当合并其他脏器伤或多发伤时,临床表现变得复杂。若仅为包膜下或实质内血肿,只表现为肝区疼痛、肝大或上腹肿块,而无腹内出血和腹膜炎表现。肝包膜下血肿也可因肝包膜张力过大而突然破裂,继而出现急性腹痛和腹腔内出血症状。

3. 腹腔穿刺　肝脏损伤时腹腔穿刺阳性率达 $89\%\sim95\%$，当抽出 0.1ml 不凝固血液时，即有诊断价值。但有时可出现假阳性，为避免这种情况，应做连续的不同部位的穿刺。包膜下血肿时则可阴性。

4. 诊断性腹腔灌洗　若腹腔穿刺尚不能诊断而临床怀疑腹内脏器损伤，可行腹腔灌洗。取灌洗液做肉眼或显微镜检查，必要时涂片、细菌培养或测定淀粉酶含量。灌洗液含有肉眼可见的血液、胆汁、胃肠内容物，或显微镜下红细胞计数超过 $0.1\times10^{12}/L$，或白细胞计数超过 $0.5\times10^{9}/L$ 时，则提示腹腔内脏器损伤。

5. 超声检查　是现代化医院急诊科和急救中心诊断肝损伤的常用方法，具有实时显示、操作简单、重复性好、快速准确以及无创无痛等优点，可行床旁检查，无绝对禁忌证。肝脏挫伤表现为局限性增强回声，边界欠清楚，内部回声分布不均匀。如有血肿形成则显示为液性暗区。肝包膜下血肿表现为肝脏增大，肝边缘处可见液性暗区或低回声区，肝脏断裂伤表现为条状不规则性液性暗区，裂口表浅者仅可见肝包膜回声中断或不规则，对于表浅的肝裂伤，尤其是裂口位于膈顶部时，超声不易显示裂口的直接征象，而仅见腹腔积血时，应建议 CT 扫描。

6. CT 扫描　CT 检查简便、迅速、安全、无痛苦，分辨率高，解剖关系清楚，与超声相比对检查者的技术和经验的依赖性不高，故在损伤后诊断中应用广泛，是腹部实质性脏器损伤诊断中的首选方法。急性包膜下血肿在横断面 CT 平扫上表现为新月形或双凸透镜状高密度影，边界清楚；肝实质内血肿多表现为不规则形高密度影，比正常肝实质密度高，边界模糊，随时间延长，其密度可逐渐减低；肝实质断离或肝实质梗死分别表现为单一或多发的线样、不规则形或扇形的低密度区，边缘模糊，增强后一般不出现强化表现。

7. 选择性肝动脉造影　对肝损伤的诊断与治疗有重要意义，它能明确肝内血管损伤的部位和程度。肝血管破裂表现为造影剂外溢；血管断裂或闭塞还可表现为肝实质呈尖端指向肝门的楔形充盈缺损；肝实质断裂或有血肿时，可见充盈缺损和裂缝或血管受压移位。对肝外伤出血还可行选择性肝动脉栓塞术。但由于检查过程较复杂，一般不作为急诊病人的常规检查项目。但对一些手术后和复杂的病例，如术后出血和胆道出血等，可通过此检查了解出血的来源和部位，并可行栓塞治疗以控制出血。

归纳以上，严重肝损伤的诊断依据主要包括：①明显的腹部或胸腹部外伤史；②休克的临床表现；③腹膜刺激症状和腹腔积血的体征；④血红蛋白下降，白细胞总数和中性粒细胞增高等；⑤腹腔穿刺抽出不凝固血。

需要强调的是，尽管现代医学诊断仪器不断地更新换代，图像更清晰，诊断的准确率越来越高，但临床诊断肝损伤的主要手段仍为物理诊断和实验室检查。因为肝损伤的伤情往往严重、复杂，临床救治的急迫性不允许我们去做过多的明确性检查。特别是在血流动力学不稳定的状况下，为明确诊断而耽误救治的教训并不鲜见。严重的伤情和治疗的延迟是导致肝损伤死亡的两大因素。

鉴别诊断：①脾脏损伤。常出现左上腹疼痛，有时向左肩部放射，失血量大时有休克表现，腹穿可抽出不凝血，结合影像学表现可鉴别。②胰腺损伤。胰腺损伤有剧烈的腹痛症状，严重者有休克表现，腹腔穿刺淀粉酶阳性。③肠道损伤。腹膜炎体征较多见，外周血白细胞及中性粒细胞增高，腹部立位平片可见膈下游离气体。

五、治疗

严重肝损伤死亡率很高，特别是合并其他脏器损伤时，对肝损伤的治疗，原则上应及时诊断，早期手术，除非对一些损伤较轻者（AAST 分级Ⅰ～Ⅱ级），可在严密观察下采用非手术治疗。

（一）非手术治疗

传统观点认为肝损伤必须进行手术，因为肝损伤出血不易自行停止，且伴有胆汁漏出。随着对肝损伤治疗经验的积累及高质量成像 CT 的应用，对循环稳定的闭合性肝损伤采用非手术治疗已成为治疗肝损伤的趋势。非手术治疗的闭合性肝损伤已超过 50%，成功率在 50%～80%。

肝损伤非手术治疗的适应证包括：①肝钝性损伤，神志意识清醒，有条件严密观察病情变化和重复检查；②无中、重度的休克表现，血流动力学较稳定或经补液治疗后便趋稳定；③无弥漫性腹膜刺激征；④无活动性出血，血红蛋白 24 小时内不低于 90g/L；⑤腹腔出血量小于 500ml；⑥不伴其他需要手术的腹内脏器损伤；⑦超声和 CT 提供可以进行保守治疗的影像学依据（Ⅲ级以内）。

非手术治疗优点：①避免手术造成的二次创伤；②减少输血的并发症；③减少手术并发症；④减少住院时间和降低住院费用；⑤降低死亡率。

在非手术治疗期间，仍应随时做好手术准备工作，观察期间病情一旦发生变化，如有循环不稳定、心率增快、血压下降，腹胀及腹膜炎体征加重，影像学检测证实发生继续出血、血肿扩大，感染症状或有肝功能损害的表现等情况时，应紧急中转手术治疗。

在对闭合性肝损伤的非手术过程中，住院观察不能少于 1 周，经 CT 和血细胞比容等监测无血肿扩大、继续出血等表现才可出院。出院后应限制活动，在 6～8 周内逐渐增加活动量，并严密随访，如出现腹膜刺激征或血肿严重扩大等应立即手术探查。

非手术治疗的常见并发症：①继发出血。最主要的并发症，一般情况下常需手术止血。②胆道并发症。包括胆道出血和胆瘘，可行选择性肝动脉造影检查显示出血部位并栓塞止血，效果不佳可手术治疗；胆瘘可选择超声引导下置管引流。③腹腔内脓肿。可选择超声引导下置管引流，并给予抗感染治疗。④腹腔间室综合征。很少见，因抗休克治疗后出现内脏水肿、缺血再灌注等引起的腹内压增高，主要治疗方法是手术探查。

（二）手术治疗

严重肝损伤的诊断明确后，多数应手术治疗，尤其是伴有出血性休克和其他脏器伤者，术前积极复苏、建立通畅有效的输液途径和保持呼吸道通畅。失血性休克是肝损伤死亡的主要原因，及时止血是治疗成败的关键。

1. 手术适应证　肝损伤如伴有休克，应在短时间内输血输液 1 000～2 000ml，迅速纠正低血压，然后立即做剖腹探查术。如经大量输血输液后仍不能纠正休克，仍需迅速施行手术，以挽救生命或在积极抗休克的同时紧急施行手术。手术指征：①经输血输液 800～1 000ml 血流动力学仍不稳定；②合并腹内其他脏器伤；③有弥漫性腹膜炎表现；④血肿出血量超过 250ml；⑤检查发现血肿进行性增大；⑥非手术治疗中血流动力学突然发生改变；⑦血肿继发感染而形成脓肿。

2. 麻醉和切口的选择　常选择静脉复合麻醉、气管内插管，以获得良好的肌肉松弛，随时清除呼吸道分泌物，充分的氧供应。切口多选用右上腹部腹直肌切口、正中旁切口或正中切口，必要时向右侧加横切口，并随时可向胸延长形成右侧胸腹联合切口，也可采用肋缘下切口。

3. 肝损伤处理　根据肝损伤的部位、程度及病理分型，采用不同的处理方法，包括：①控制肝门入肝血流以暂时止血，确认出血来源；②损伤处清创，探查损伤的血管和胆管，分别处理；③创面应用止血材料或带蒂大网膜填塞；④肝周引流。

（1）阻断肝门。入腹后，迅速清除局部血块及积血，明确腹内脏器损伤情况后，对肝损伤用盐水纱布垫填塞伤处暂时止血，如出血多可暂时用左手拇指和食指捏住肝十二指肠韧带中的肝动脉和门静脉，阻断肝门控制出血。阻断肝门也可采用细尿管、乳胶管或套有橡皮管的弯肠钳等扎住或夹住肝蒂，做暂时性阻断肝门血流以控制出血。阻断的时间，在常温下一般为 15～20 分钟。在暂时止血情况下，应立即采取有效的止血方法。当肝创面出血用局部压迫和阻断肝门都不能有效控制时，应怀疑有主肝静脉或肝后下腔静脉破裂。

（2）缝合法。适用于浅表性肝裂伤而无活动性出血者。缝合时可用大号弯圆针穿以 7 号或 10 号丝线作褥式或间断缝合肝裂口，注意缝针边距 1～1.5cm；穿过裂口底部，以免遗留无效腔发生血肿和感染；结扎缝线时用力适当。

（3）填塞止血法。①可吸收材料填塞：严重的肝损伤采用缝合、肝动脉结扎、热盐水纱布垫压迫等处理,创面仍有广泛渗血或出血不止者,可用大网膜、明胶海绵、可吸收止血纱布、纤维蛋白胶填塞止血,常可收到较好的效果。带蒂大网膜填塞术后再次出血和感染机会很少,可消灭无效腔,促进新生的血管生长、创面愈合。但只能在坏死组织清除、活动性出血和胆汁漏控制,并充分引流的条件下,才能应用大网膜填塞。②纱布填塞法：肝创面或肝脏周围填塞纱布是治疗肝损伤出血的传统方法,方法简单,止血效果可靠。因术后常出现肝坏死、再出血、感染、脓肿形成、胆瘘等并发症,曾一度被废用。近10多年来,随着"损害控制"概念的提出,肝周纱布填塞作为损害控制的一种有效手段被重新作为治疗严重肝损伤的重要措施之一。肝损伤纱布填塞法的适应证包括肝呈不规则破裂、两侧肝叶广泛性损伤、广泛包膜下血肿或肝包膜撕脱、肝损伤出血不能控制、伤情危重不能耐受较大手术。但肝静脉或下腔静脉损伤禁忌行纱布填塞止血。

纱布填塞止血的操作方法：用纱布垫紧密填塞肝创面,另一端自腹壁创口或另戳口引出体外并固定。术后观察3～5天,若病情稳定,局部无渗血,可逐渐向外抽取填塞物,更换敷料;如创面再次出血,可重新填塞。纱布填塞易继发感染,引起再出血和腹腔内感染、胆瘘等;填塞力量过大,可使肝创面进一步扩大,若直接压迫下腔静脉,可导致肾衰。

（4）肝创面血管和胆管结扎法。当肝创面有活动性出血,如能找到血管和胆管断端,将其结扎,是最有效的止血方法。若血管和胆管断端都已缩入肝组织内,可稍作分离找出断端——结扎。若寻找血管和胆管确有困难,可在肝创面做"8"字缝合。

（5）肝部分切除术。肝部分切除术适应证包括：①局部毁损性伤,切除损伤的肝组织有利于修复;②肝后静脉伤,需要切除部分肝组织以利显露;③肝损伤出血,用各种方法难以止血;④肝左外叶严重损伤。肝切除术包括清创性切除术、不规则性切除术和规则性切除术。手术方法包括：①清创性切除术。指清除外伤造成的失去活力、脱落、毁损的肝组织,并直接在创面上止血。多应用于周围型肝损伤。②不规则性肝切除术。最常用,适用于肝门裂伤或肝多发性裂伤等造成的部分肝组织坏死,同时无法止血时。方法是在肝门血流阻断后,迅速以指捏法或钝性分离法离断受损的肝组织,肝实质内的管道分别结扎,肝断面可予缝合或大网膜覆盖,留置双套管负压引流。③规则性肝切除术。规则性肝切除治疗肝损伤可能会牺牲过多健康的肝组织,且手术复杂,死亡率在50%以上,故较少用于治疗肝损伤,仅用于严重肝破裂或贯通伤。生命征平稳,无凝血障碍,则可根据损伤范围及程度,行肝叶、半肝或肝三叶切除。

（6）网片肝修补术。又称网罩包裹,是近年来用于治疗严重肝损伤的新技术,用可吸收性聚乙二醇等材料的网织片,紧紧包裹受损肝脏的一叶或全肝,利用包裹压迫使肝组织相互挤压以达到止血的目的,不需再次手术。此法的适应证是大面积的肝实质损伤,肝组织并未失去活力且与肝蒂相连,特别适合于肝星芒状裂伤,大面积肝实质损伤。其禁忌证为伴有主肝静脉或肝段腔静脉损伤而出血难以控制者。

（7）肝动脉结扎术。适用于广泛性肝包膜下血肿、肝创面弥漫性出血、凝血机制障碍时。但对大块的失活肝组织、肝静脉或肝后下腔静脉损伤无效。结扎肝动脉时,应争取选择性地结扎肝左动脉或肝右动脉,尽量避免结扎肝固有动脉。肝动脉结扎后,肝细胞可从门静脉血中增加摄氧量,但毕竟突然使肝脏血供减少,故对肝功有一定的影响,术后应加强保肝治疗。

（8）肝静脉和肝后下腔静脉损伤的修补术。肝静脉与肝后下腔静脉损伤是肝损伤最危险的合并伤,常因大量失血或空气栓塞,使病人伤后早期死亡。发生率约占肝损伤的10%,其死亡率高达30%～100%。术中阻断肝门入肝血流后,肝后方、小网膜腔、肝创面仍然出血不止者,应考虑为近肝静脉损伤。在血源困难、技术条件不具备、术野显露不良的情况下,切忌强行翻动肝脏探查出血处,以免造成更大的血管撕裂伤。可根据情况采用下列方法缝合止血。

直视下缝合修补术：先用纱布进行肝后填塞,向后挤压肝脏以达到暂时止血。立即行胸腹联合切口,剪开膈肌直达主肝静脉和下腔静脉,充分暴露第二肝门及裸区,用手指捏法或超声刀切除部分肝组织,在充分暴露下控制大血管裂口,用心耳钳或下腔静脉钳钳夹裂口,然后予以缝合修补。

阻断全肝血流缝合修补术：是处理近肝静脉损伤最简单和常用的方法。在常温下阻断肝上下腔静脉、肝下静脉、第一肝门,然后缝合修补损伤处。该法虽能达到止血、修补目的,但手术操作复杂,且因血液留滞在下半身,导致心排血量锐减,严重低血压或心搏骤停。故在全肝血流阻断时,必须先阻断膈肌以下的腹主动脉,以减少血液留滞在下半身;加速输血,保证生命中枢的血液供应,维持血压稳定。全肝血流阻断时间为 30～60 分钟。应用体外静脉-静脉转流有助于维持下腔静脉和门静脉回流,有助于避免全肝血流阻断所致全身循环紊乱。

腔静脉内分流后缝合修补术:Schrock 等倡用房腔分流下行腔静脉损伤处修补。其他有经右心房插管、经下腔静脉插管和经股隐静脉插管三个途径。但由于此术式操作复杂、费时、所需设备特殊,在抢救危重病人时难以奏效,故临床上应用较少。

(9)门静脉损伤的处理。门静脉主干一旦损伤,应尽量做修补或吻合,若静脉壁缺损较大则应做血管移植。若修复门静脉困难很大,在肝动脉供血正常的情况下,可结扎门静脉主干,近端做门腔静脉吻合术。

(10)引流。除 1～2cm 深的浅表肝裂伤外,肝损伤均须放置引流。其目的是监测有无继续出血和胆汁漏,预防膈下感染。对较深的肝裂伤进行缝合时,可在其深部放置潘氏引流。如为清创性切除术,较广泛的肝切除、大血管损伤,以放置双腔管引流较合适,一般放置 3～5 天。

(11)肝移植。在严重肝损伤包括无法修复的肝门部大血管伤、主肝静脉及肝后下腔静脉损伤,应用肝移植进行治疗尚处于尝试阶段。

4.肝损伤手术并发症的处理

(1)出血。包括肝创面继发性出血、胆道出血和应激性溃疡出血等。术后短期内再出血的原因包括创面处理不当、残留的坏死组织感染等,应再次手术清除坏死组织,结扎出血点,充分引流,或创面纱布填塞。肝实质深部裂伤或血肿,继发深部感染,侵蚀血管壁破裂与胆管相通,常发生胆道出血,表现为周期性上消化道出血,上腹部绞痛、黄疸、高热、寒战等胆道感染症状,可行选择性肝动脉造影、栓塞术;若血肿大、感染严重者,可手术缝扎出血血管,并选择性地结扎该侧肝动脉分支,甚至行肝部分切除术。在损伤、出血、感染等应急情况下,胃和十二指肠发生应激性溃疡大出血,多在伤后 10 天左右,表现为呕血或便血,应改善胃肠道血供,应用制酸剂等。术后出血可能与血液稀释、凝血因子消耗、先天性纤维蛋白溶解系统和血小板凝固系统的缺陷等凝血机制障碍有关。

(2)感染。包括膈下脓肿、肝脓肿、腹腔内感染和切口感染。与腹腔引流不当、填塞纱布、合并胃肠道损伤等有关。围手术期应用广谱、有效抗生素;处理肝损伤后留置有效引流;继发感染后应积极引流,可在超声引导下穿刺、剖腹引流等。

(3)胆漏。常由于肝创面断裂的胆管处理不当、失活的肝组织坏死感染使缝扎线脱落等导致,经充分引流后常可自行愈合。较大的胆管瘘,可切开胆总管放置 T 形管引流,降低胆道内压力,促进愈合;或通过 PTC 行胆管引流,并经十二指肠镜逆行在损伤的胆管内放置用可塑性树脂质制作的管形模型支撑治疗。

第四节　肝外胆道损伤

肝外胆道损伤占腹内脏器损伤的 3%～5%。由于肝外胆管的部位较深,单纯的肝外胆道损伤较少见,往往多伴有肝脏、胰腺、十二指肠或腹腔内大血管等脏器的损伤,伤情严重。其症状常被其他脏器伤的表现所混淆,可出现腹痛、腹胀、黄疸等,大量胆汁及胰液漏出或与出血同时发生时,伤员可出现腹膜炎和休克。腹腔穿刺如抽出胆汁或自伤口流出胆汁时,应考虑有胆管损伤的可能性,但难以与肝脏损伤、十二指肠破裂等相鉴别,一般在剖腹探查时才能确诊。

一、病因

1. 穿透性损伤　多由于贯穿腹壁造成损伤或由锐器直接刺伤。

2. 钝性损伤　因腹部受到交通事故中的直接钝性外力的撞击和挤压,致使肝外胆道受到冲击或遭到间接对冲力量作用而破裂;或由于快速减速产生强大的剪力所致,胆囊可从肝脏胆囊床上撕脱等。

二、分类

1. 胆囊损伤

(1) 胆囊挫伤。外界暴力直接钝性挤压可引起胆囊壁挫伤,表现为充血、淤血,或者胆囊内壁出血。轻微挫伤可自愈,严重的胆囊壁挫伤、血肿可影响局部血供,引起局部缺血坏死而发生延迟性胆囊破裂。

(2) 胆囊撕脱。可分为完全撕脱和部分撕脱。完全撕脱时胆囊由胆囊管及胆囊动脉悬吊在胆囊床上,常继发出血或胆囊扭转。

(3) 胆囊破裂。多发生于胆囊底部。胆囊内充满胆汁时更易于破裂,常合并肝损伤。

(4) 继发性胆囊炎。胆囊内出血聚集于胆囊腔内,有时可阻塞胆囊管,从而引起急性胆囊炎。

2. 胆管损伤　胆道损伤的发生率由高到低依次为胆总管、右肝管、左肝管。在减速伤或右上腹挤压伤时,由于肝脏在腹内突然变形移位,在位置相对固定的胰腺上方产生剪切力,因此在钝性损伤中胆总管胰十二指肠接合部破裂较多见。肝门部胆总管弯曲而富有弹性,不易招致钝性损伤。但在锐性伤中易和肝脏同时受到损伤。

肝外胆道损伤的基本病理改变包括胆道梗阻、胆汁瘘及胆汁性腹膜炎。损伤处远侧胆管炎性狭窄,近侧胆管增厚及扩张并向肝门区回缩。由于胆道阻塞及复发性胆管炎导致严重肝实质损害,肝功能衰竭乃至死亡。一部分晚期损伤性胆管狭窄病人,可形成继发性胆汁性肝硬化及门脉高压症,给手术修复带来极大困难。

根据受伤程度胆道损伤分为以下类型:①胆管挫伤。为非全层损伤,无胆汁渗漏。②胆管撕裂伤。撕裂或锐器所致伤口长度小于管壁周径的 1/2。③胆管横断伤。包括裂口长度大于管壁周径 1/2 的裂伤、胆管壁的节段性缺损、胆管的完全贯通伤。肝外胆道损伤的分级见表 25-3。

表 25-3　肝外胆道损伤分级

级别	伤情	AIS
Ⅰ	胆囊挫伤,肝门三角挫伤	2
Ⅱ	胆囊部分撕脱,未累及胆囊管	2
	胆囊撕裂或穿孔	2
Ⅲ	胆囊完全撕脱	3
	胆囊撕裂或横断	3
Ⅳ	左、右肝管部分或完全撕裂	3
	肝总管、胆总管部分撕裂(≤50%)	3
Ⅴ	肝总管或胆总管横断(>50%)	3~4
	左、右肝管联合损伤	3~4
	十二指肠或胰腺内胆管损伤	3~4

注:Ⅲ级以下多处伤分级增加一级。

三、临床表现及诊断

1. 临床表现　由于解剖学特点,肝外胆道损伤往往合并有腹内其他脏器损伤,临床表现不典型,主要为腹痛、腹膜炎、休克等。怀疑有胆道外伤时应注意伤员的血压、脉搏及呼吸,有无休克指征;胆瘘的主要表现为发热、腹痛,从损伤胆管中溢出的未浓缩胆汁对腹膜的化学性刺激较小,临床症状轻微,缺乏典型的腹部体征;而由胆囊溢出的浓缩胆汁造成的腹痛起初剧烈,但数小时后可因大网膜的包裹局限等原因而有所减轻,故病人经常被延迟到受伤后几天,甚至于几周后至出现发热、黄疸、腹腔积液、陶土样便等症状时才被诊断。胆道出血主要变现为周期性呕血、黑便、腹痛、黄疸。

2. **诊断** 单独肝外胆管损伤发生的情况虽然较少见,但也最容易造成临床上的漏诊或误诊。腹腔穿刺、腹腔灌洗可见胆汁样液体,但并无特异性,因肝脏、十二指肠损伤也有胆汁外溢,如无胆汁也不能否定诊断。临床上肝外胆管损伤术前明确诊断者很少,要求在腹部损伤行剖腹探查术时应注意探查肝外胆管,对可疑病人可行术中胆道造影,以免漏诊而造成严重的后果。因此,患者有腹部外伤史,又高度怀疑肝外胆道损伤时,应及早进行腹部 CT、B 型超声、ERCP 等辅助检查,及早明确诊断,若不能排除胆道损伤且伴有腹膜炎体征加重,应及早行探查手术。

胆管挫伤可因瘢痕收缩,引起迟发性胆道狭窄,发生时间一般在伤后 2~3 周者较为多见,也有发生在 6 周以上者。临床表现为黄疸、腹痛、胆管炎、食欲缺乏、消瘦。行 CT、ERCP、PTC、MRCP(磁共振胆胰管造影)等检查常可发现胆总管中下段狭窄闭塞。若能结合外伤史多能明确诊断。怀疑胆道出血时,观察皮肤、巩膜是否有黄疸,监测血常规是否有红细胞及血红蛋白下降变化,可行选择性肝动脉造影可发现出血部位。

鉴别诊断:①消化道出血,出血量较胆道出血量大,胆道出血一般少有休克症状,先有上腹痛后出现便血,呈间歇性周期发作。②消化道穿孔。有消化性溃疡病史,腹痛剧烈,板状腹,可通过腹穿结果和 X 线片鉴别。

四、治疗

肝外胆道损伤治疗的目的包括有效控制腹腔内出血和修复损伤的胆道。术中出血控制后,应仔细探查胆囊、胆总管、肝门、十二指肠、胰腺等脏器和组织。对于肝十二指肠韧带浆膜下的淤血、血肿,都应想到肝外胆管损伤的可能,应将肝十二指肠韧带剪开,清除血肿、吸净积血后再探查。有时为利于探查,还须剪开十二指肠外侧腹膜将胰头向前内侧翻转。若探查未见损伤,可应用水溶性造影剂行术中胆道造影。明确诊断后,根据损伤的部位、性质再决定手术方式。肝外胆道损伤的最大危险性是临床漏诊,以及对复杂性胆管损伤病人的不恰当手术处理。

(一)胆囊损伤的治疗

1. **胆囊修补术** 应严格掌握适应证。早期的单纯胆囊锐器裂伤伤口很小且边缘整齐者,可予双层修补缝合。但因胆囊壁残留缝线可能继发胆囊结石,并且修补处可能发生胆瘘,现多不主张采用。

2. **胆囊造瘘术** 多用于胆囊较小的裂伤而全身情况较危重,或胆囊内积血形成血凝块时。在探查确诊后,将胆囊穿孔处边缘修剪整齐,做双层修补后,在其底部另做胆囊造瘘术。如胆囊底部伤,也可在修整伤口后,行胆囊造瘘术。其缺点是大部分病例以后需二次手术。

3. **胆囊切除术** 对各种胆囊损伤,包括损伤时间较长、损伤严重的胆囊破裂、胆囊撕脱或严重的胆囊挫伤等,均可行胆囊切除术,是最常应用的方法。

不论采用何种手术方式,都应常规在肝下置腹腔引流管。

(二)胆管损伤的治疗

胆管损伤术式包括修复损伤的胆管、胆管内支撑、胆管减压引流。发现损伤后,对于血流动力学稳定、术野清洁的病人在术中即可行彻底性手术治疗。而病人一般情况差、受伤时间长、腹腔污染重或技术力量不足以完成一期缝合术时,最好先行清创、近端胆管外引流,延期二次手术。勉强行一期修补往往会造成严重的并发症。

1. **小于管壁周径1/2 的胆管裂伤** 缝合损伤的管壁、放置 T 形管外引流。缝合时剪去伤口边缘的坏死组织,做一层间断横行缝合,缝合时必须无张力。T形管放置时应在损伤处的上部或下部重做切口放入,T形管的长臂应通过伤口缝合处起支撑作用,引流管不宜过粗,缝合处不宜过紧,以免发生压迫性坏死。胆管修复术后,均需在小网膜孔处放置引流物。

2. 胆管部分断裂或缺损不大者　可酌情选用脐静脉、胆囊、带血管蒂的胃浆肌瓣或空肠片修复,并加用内支撑。由于胆管口径小,需细针细线缝合,内支撑需 3～6cm,局部感染重、胆漏时间长者可延长支撑时间。

3. 复杂性胆管损伤　一般采用胆肠吻合术。胆管壁部分缺损、贯通伤、管壁裂伤大于周径1/2者如行原位缝合或原位吻合,其远期胆管狭窄的发生率高达 50% 以上。而同样的病人采用胆肠吻合术,远期胆管狭窄的发生率仅为 5%,效果较好。施行胆肠吻合术应遵循以下基本原则:①彻底清创;②解剖显露清楚;③无张力的重建;④黏膜对黏膜的单层吻合,吻合口血运良好;⑤放置 T形管支撑引流,支撑时间 6个月以上。

胆肠吻合术可根据情况选择以下几种术式:①肝管空肠吻合和胆囊切除术,适应于肝总管的复杂损伤。如果肝总管广泛损伤,必须采取钝性法分离肝实质,解剖暴露出左侧肝管及右侧肝管,缝合左、右侧肝管形成共同通道后,再与空肠吻合。此种手术后,Oddi 括约肌即失去作用,胆囊也失去它原有的功能,故应同时切除胆囊,以防发生胆囊炎。②胆总管空肠吻合术,适用于复杂的胆总管损伤,疗效确切,目前使用最多。无论是胆总管空肠吻合术、肝管空肠吻合术或 Roux-en-Y 吻合都可选择。③胆总管十二指肠吻合术,常用于远端胆总管损伤。然而这种方法通常不被提倡。因为若发生胆汁渗出,可以造成严重的十二指肠侧壁漏。而且遇到胆总管细小或变异时,操作更加困难;④胆囊空肠吻合和胆总管结扎术,远端胆总管损伤时可应用,但也不被提倡。因为在结扎胆总管时有时会误将正常的胆囊管结扎,造成无功能吻合,而且术中一般不易被发现。待术后发生黄疸需再次手术时,手术将更加复杂。

(三)术后并发症

1. 吻合口出血　少见,系吻合处肠壁切开后止血不够完善所致。若出血剧烈,应再行手术止血。

2. 吻合口漏　虽不常见,但较严重,多因胆管损伤处清创不彻底、导致感染以及吻合口处有张力所致。如瘘口较小,经用双套管引流多能愈合。如为胆囊壁或胆总管-十二指肠吻合口瘘,流出胆汁及肠液过多,短期内难以愈合者,应禁食,并持续用双套管做负压吸引,并行全静脉营养治疗。如为胆总管空肠Y形吻合术后的漏则应加强营养,控制感染,引流通畅,并根据患者情况决定是否继续从胃肠道补充营养。

3. 吻合口狭窄　是最常见的并发症,多发生于术后数月至 2年内。临床表现为腹痛、黄疸、胆管结石以及反复发作的胆管炎,晚期甚至发生胆汁性肝硬化。行胆道造影可明确诊断。为防止胆管炎或胆汁性肝硬化,需再行手术,术式视术中具体情况而定。再次手术前可行选择性动脉造影以了解胆管的血供情况,可以提高再手术的成功率。肝外胆道损伤的病死率与其合并伤的种类有关,合并大血管和颅脑损伤者死亡率高。肝外胆道损伤的最大危险性是临床漏诊,以及对复杂性胆管损伤病人的不恰当手术处理。

第五节　胰　腺　损　伤

胰腺损伤在腹部各脏器损伤中的发生率较低,占腹部外伤的 1.0%～6.0%。由于胰腺位于腹膜后位置较深,胰腺损伤多伴有其他脏器的损伤(50%～98%),伤情复杂严重,死亡率高达 20%。而胰腺损伤本身又无特异性症状和体征,造成早期诊断的困难与处理上的复杂性。胰液含消化酶,外溢至腹腔并被激活后可消化组织,腐蚀血管引起组织坏死、腹膜炎、大血管破裂出血等严重并发症。

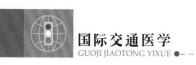

一、病因

1. **穿透性损伤** 除可直接造成胰腺断裂、组织缺损等外,胰腺的其他部位可因冲击、振动等而致严重的挫伤、出血明显。胰腺穿透伤常伴有胃(54%)、肝脏(49%)及肾脏(44%)的损伤。胰腺穿透伤病人的死亡率为25%。

2. **钝性损伤** 在交通事故伤中,如果外力较大,特别是在伤者无防备的情况下,腹壁肌肉无自卫性收缩时,暴力可直接作用于胰腺,导致胰腺直接挤压伤;汽车驾驶员在撞车或紧急刹车时,上腹部在无防备的情况下撞在方向盘上,是常见的胰腺钝性损伤致伤形式。胰腺钝性伤时常伴发肝脏(36%)、脾脏(30%)、肾脏(18%)、结肠(18%)及大血管损伤。

钝性胰腺损伤的外力作用可归纳为:①外力直接作用于脊椎右侧,使胰头部损伤,并常有肝脏上移、裂伤,胃十二指肠动脉撕裂,结肠下移,大网膜及结肠中动脉、结肠右动脉撕裂或断裂。②暴力直接作用于正中上腹,致胰腺完全或不完全断裂。胰腺裂伤的部位在其背侧或腹侧,可无其他组织损伤。③外力直接作用于脊椎左侧,造成胰尾挫伤或撕裂伤,也常伴有脾损伤。故了解外力的方向有助于判断胰腺损伤的部位。

二、病理

根据胰腺损伤的病理程度,可分为轻度挫裂伤、严重挫裂伤、部分或完全断裂伤等。胰腺损伤的程度是胰腺外伤病理分型的基本依据。

1. **轻度挫裂伤** 仅引起胰腺组织水肿和少量出血,或形成胰腺被膜下小血肿。有时少量胰腺腺泡及小胰管也可能遭到破坏,致少量胰液外溢及轻度的胰腺组织自身消化。多能自行愈合。

2. **严重挫裂伤** 小于胰腺周径1/3的裂伤称为严重挫裂伤,严重挫裂伤时部分胰腺组织坏死失去活性,同时有比较广泛或比较粗的胰管破裂致大量胰液外溢。外溢的胰液中消化酶被激活后,又可将胰腺组织自身消化,引起更多的胰腺组织进一步坏死及胰腺周围组织的腐蚀、皂化等。若消化酶腐蚀胰周的较大血管致破裂,可引起严重内出血。若胰液外溢比较缓慢,且被周围组织所包裹,可形成胰腺假性囊肿。

3. **断裂伤** 大于胰腺周径1/3的裂伤称为部分断裂伤;大于胰腺周径2/3的裂伤称为完全断裂伤。此类胰腺损伤会导致主胰管部分或完全断裂,大量胰液溢出,胰头部更甚,因此,所造成的自身消化和出血更为严重。

三、分型

目前,国内外常见的分型有以下几种。

1. **Lucas 分型** Lucas 将胰腺损伤分为4型:①轻度挫伤或裂伤,无大胰管损伤;②胰腺远侧部分的挫裂或断裂,可疑有大胰管损伤,或胰腺近侧部分即胰头的挫裂伤,无大胰管损伤;③胰腺近侧部分,即胰头的挫裂伤或断裂,可疑或有大胰管损伤;④严重的胰腺和十二指肠损伤。

2. **Smego 分型** Smego 提出的胰腺损伤分型为:①胰腺挫伤或被膜下小血肿;②无大胰管损伤的胰实质内血肿;③胰实质性断裂,可能有大胰管损伤;④严重挫裂伤。

3. **日本分型** 1996年山本分类法修改草案分为3型。Ⅰ型:损伤部肿大,点状或斑状出血;Ⅱ型:部分断裂,但不伴主胰管损伤;Ⅲ型:离断伤,合并主胰管断裂的胰实质裂伤。

4. **国内分型** 以其损伤程度分类,分为4类。Ⅰ类:胰腺轻度挫裂伤,胰腺表浅小裂伤,无主胰管损伤或包膜下血肿;Ⅱ类:胰腺重度挫裂伤,胰腺远端撕裂或横断,胰头部撕裂,无大胰管损伤;Ⅲ类:胰腺近端撕裂或横断,可疑主胰管断离;Ⅳ类:任何类型的严重胰头部损伤合并十二指肠伤,血供障碍。

5. **美国创伤外科协会(AAST)关于胰腺损伤分级** 见表25-4。

表 25-4　AAST 胰腺损伤分级

级别	伤情	损伤描述	AIS
Ⅰ	血肿	无胰管损伤的浅表挫伤	2
	撕裂	无胰管损伤的浅表撕裂伤	2
Ⅱ	血肿	无胰管损伤或组织丢失的较重挫伤	2
	撕裂	无胰管损伤或组织丢失的较重撕裂	3
Ⅲ	撕裂	远端横断或有胰管损伤的挫伤	3
Ⅳ	撕裂	近端横断(肠系膜上静脉以右)	4
		累及壶腹的实质撕裂	4
Ⅴ	撕裂	胰头严重毁损	5

注:分级在 3 级以上多处伤分级增加一级。

四、临床表现

胰腺位于腹膜后,位置较深,且常伴有其他脏器损伤,导致症状和体征常不明显或为其他脏器损伤的症状、体征所掩盖。因此,上腹部损伤时,不论作用力来自何方,均应考虑到有胰腺损伤的可能,并充分认识到这些损伤的隐蔽性。但就胰腺损伤而言,可总结出以下临床特点。

1. 轻度胰腺损伤　胰腺受到挫伤,局部有少量组织破损、渗血或胰液漏出,局部组织损害不重,症状轻微,易被忽视。伤员仅有轻度上腹不适,或轻度腹膜刺激症状。但数周或数月以致数年形成胰腺假性囊肿,出现上腹肿块或消化道压迫症状。

2. 严重胰腺损伤　可引起休克或虚脱。因出血、胰液外溢而出现腹膜刺激症状。伤员诉有上腹部剧烈疼痛,肩部或肩胛部放射性疼痛,腹胀、恶心、呕吐、呃逆等症状。局限性腹直肌强直与压痛。有时可在脐周围或腰部皮肤有不规则淤斑。

五、诊断

1. 病史　钝性损伤的病人,要了解外力的性质、作用方式和作用部位等。

2. 体格检查　典型的胰腺损伤经过 8～12 小时后可出现腹膜刺激征、腰部压痛、肠鸣音减弱或消失等,但无特异性。如果上腹部存在不同程度的触痛,都要怀疑有胰腺及十二指肠损伤,应反复仔细检查腹部体征。

3. 淀粉酶测定　特异性不高,血、尿淀粉酶升高时应怀疑有胰腺及十二指肠损伤。持续性及进行性的血、尿淀粉酶升高对胰腺及十二指肠损伤诊断更有意义。血清淀粉酶在伤后 12～24 小时多有明显的升高,一般在伤后 48 小时常可下降至正常。尿淀粉酶在伤后 12～24 小时可逐渐升高,持续时间较血清淀粉酶长。腹腔穿刺或行腹腔灌洗并测定腹腔液的淀粉酶值,对诊断胰腺损伤有较高的诊断价值。另一方面,血清淀粉酶正常并不能除外胰腺损伤。

4. B 型超声检查　对胰腺损伤的诊断价值有限。超声检查可显示胰腺的大小、形状以及连续性,有助于明确胰腺周围液体积聚、是否存在假性胰腺囊肿等,但由于胰腺体尾部受肠道气体干扰常无法探测。

5. CT 检查　CT 对胰腺损伤有较高的诊断价值,可发现胰腺弥漫性或局限性肿大、变形、胰腺断裂、密度变化以及出血、渗出导致的胰脾间积液,并可明确伴随的十二指肠损伤。高度怀疑胰腺损伤,但又尚无手术指征的病人,首选 CT 检查。但是,"阴性"结论并不能除外损伤,需复查 CT。Bakin 等报道 40% 严重胰腺损伤的 CT 扫描正常。

6. 诊断性腹腔灌洗　广泛用于腹部钝性伤中,当病人有明显的胰腺损伤时,其灌洗液淀粉酶含量增加。但对于胰腺等腹膜后损伤,阳性率并不高。

7. 经十二指肠镜逆行胰胆管造影(ERCP) 可显示主胰管损伤、造影剂由胰管外溢或聚集成团,而主胰管损伤是腹部探查的绝对指征。但在临床上胰腺损伤应慎用,以避免急性期并发症。

六、手术治疗

(一)手术指征

对于是否有胰腺损伤,或胰腺损伤的部位、程度,术前多难以做出诊断和准确估计。因此,除伤情较轻,又无明显腹膜刺激征的病人可行非手术治疗外,凡高度怀疑有胰腺损伤,又有明显腹膜刺激征,而伤员的情况又不允许做过多的检查和观察等待,或已明确腹部有其他脏器损伤者,均应积极地施行剖腹探查术。可仔细探查胰腺部位以明确诊断。

(二)探查原则

进入腹腔后,在探查过程中,不能满足于已发现的肝、脾或空腔脏器的损伤而忽略了对胰腺的直接探查;而在探查中首先发现胰腺损伤时,也不能放弃对于全腹腔的细致探查。特别是对于探查中见胰腺出血不明显,而腹腔积血较多时,更需注意有多脏器损伤的可能。

在探查过程中若发现下列情况,往往提示有胰腺损伤的可能,需全面探查胰腺:①胰腺或胰周有血肿、淤斑、水肿等;②大网膜或肠系膜上有脂肪坏死皂化斑;③腹腔内有棕色液或血性液体而未发现出血来源;④空肠起始部系膜根部或横结肠系膜根部血肿;⑤右侧腹膜后十二指肠旁血肿、组织水肿明显或见局部胆汁黄染及积气等。

探查时发现胰腺损伤后,应注意主胰管有无损伤、断裂。在探查中凡见下述情况之一者,可认为有主胰管损伤:①胰腺完全横断者;②在胰腺断裂面可清楚见到主胰管裂伤或断裂者;③胰腺断裂、撕裂直径大于胰腺的1/2,特别是在胰颈、胰体中上部断裂者;④胰腺中心部较大的穿透伤者;⑤胰腺组织严重碎裂者。

如在手术中不能判断是否有主胰管损伤,可以挤压胆囊,寻找是否有胆汁外泄,必要时可经十二指肠乳头插管注入造影剂行术中逆行胰管造影。

(三)手术处理原则

1. 胰腺创面严密止血 胰腺损伤术后最常见的并发症是术后继发性出血,因而要求对每个出血点进行严格止血。

2. 切除失去生机的胰腺组织 彻底清创以及尽可能多地保留胰腺功能在术中必须兼顾。术中要考虑对胰腺功能的保护,切除大于85%的胰腺组织会造成严重功能障碍,但若清创不彻底,遗留已失去生机的胰腺组织,术后可能发生感染、胰瘘、胰周脓肿等并发症,甚至导致死亡。

3. 胰周充分引流 严重的胰腺损伤,大量胰液、十二指肠液等可致腹腔及腹膜后严重渗出和炎症,术后发生腹腔积液、继发感染和胰瘘,另手术可能遗漏的小的胰腺裂伤也常导致胰瘘、胰腺假性囊肿或脓肿等严重并发症。因此,充分有效的腹腔及胰周间隙引流,是保证胰腺损伤治疗效果、防治并发症的关键措施之一。

4. 严重胰腺损伤时应附加胆道引流术 严重胰腺损伤手术后,为防止胆汁逆流于胰管内激活胰酶,诱发外伤性胰腺炎,可行胆总管 T 形管引流术降低胆总管压力,有利于胰腺损伤的愈合。

5. 正确处理其他脏器和血管合并伤 胰腺损伤常合并有肝、脾、空腔脏器及大血管的损伤(如门静脉、肠系膜上静脉、脾静脉、下腔静脉及肝动脉等),并发腹腔内大出血及休克,如治疗不及时可因失血性休克死亡,因而在伤后早期正确、及时有效地处理内脏合并伤及血管损伤,是防止患者早期死亡的关键。

(四)手术方式的选择

1. 轻度胰腺挫裂伤 手术探查确定胰腺属轻度挫裂伤,无主胰管的损伤,又无其他脏器损伤,仅在损伤部位的胰周放置引流即可。有胰腺被膜破裂或浅裂伤者,可用细丝线缝合;如发现胰腺被膜下的小血肿,则须切开被膜,清除血肿,局部用细丝线缝合止血。如有明显的胰腺组织缺损而又不能将其被膜缝合,但无主胰管损伤时,可在充分止血后做引流术。

2. 严重胰腺损伤的术式

(1) 严重胰尾部的损伤。发生于胰尾部的严重损伤,包括胰腺严重挫裂伤、胰尾部的部分或完全断裂伤及胰体尾交界处部分或完全断裂伤等。手术宜采用胰尾部切除术加断端的缝合修补。近侧胰腺残端应仔细清创,清除已失去活力的部分胰腺组织,防止术后并发胰瘘及假性囊肿等,止血后胰腺前后缘用丝线间断褥式缝合。由于胰尾与脾脏的解剖关系密切,在脾脏无损伤的情况下,施行胰尾部切除术如技术操作上无困难,应保留脾脏。但若合并有脾脏的裂伤,应一并切除。

(2) 严重胰体部的损伤。包括累及大部胰体尾组织的挫裂伤、胰体尾的多处断裂伤等。只能采用胰体尾部切除术加近侧断端缝合修补,或行近侧断端与空肠 Roux-en-Y 吻合术。

胰腺的部分或完全断裂伤多发生于肠系膜上血管左侧,在胰腺体、胰颈体交界处,手术方式有:①胰管吻合、胰腺断裂缝合修补术,若断裂伤局部组织毁损不严重,最理想的术式是胰管一期吻合,胰颈体部断裂处缝合修补,恢复胰腺的连接。为防止胰管吻合处发生狭窄或胰液外漏,可将一细塑料管或硅胶管插入胰管中,导管一端剪数个侧孔,另一端通过十二指肠乳头引出十二指肠,再经腹壁引向体外。②近侧断端缝合修补、胰体尾切除术,将断裂的胰腺远侧段切除(胰体尾切除),近侧断端胰管双重结扎,丝线间断缝合断面。③近侧断端缝合修补、胰体尾断端与空肠 Roux-en-Y 吻合术,可最大限度保留胰腺功能,注意近侧断端的胰腺组织可能有较严重的损伤,部分组织可能已失去生机,需彻底清创,最好单独结扎主胰管;在胰体尾断面将主胰管找出来,插入一硅胶管经空肠腔内穿出肠壁经腹壁引出体外;吻合口外留置引流管。

另外,根据术中情况,还可采取胰体尾侧断端与十二指肠吻合术,即近侧断端缝合修补,胰体尾侧断端与十二指肠升部行端侧吻合,为一种简单的胰腺损伤内引流方法。也可采取胰体尾断端与胃吻合术,即近侧断端缝合修补后,将胃前后壁沿长轴切开,将胰体尾断端通过胃后壁植入胃腔内,用丝线将胃后壁与胰腺吻合,再缝合胃前壁。但此术式有发生胰管逆行感染的机会。

为防止近侧断端缝合修补后发生胰瘘,也有在胰腺断裂的两侧断端与消化道间均行内引流术,但手术时间延长、难度较大,仅用于胰头侧组织同时有较严重的挫伤,其近端胰管的回流可能受到影响时。

(3) 严重胰头部的损伤。单纯胰头损伤较少见,多伴有十二指肠损伤。胰头部的严重挫裂伤和胰头断裂,根据损伤类型可采取不同的处理方法:①胰头部挫裂伤并主胰管损伤,清创止血后行胰管吻合修补及胰腺组织修补术。与胰颈体部断裂的胰管吻合修补术一样,为防止胰管狭窄或胰瘘等,可将一细塑料管或硅胶管插入胰管中,经十二指肠腔引出体外。②胰头部严重碎裂伤并主胰管损伤,如果不伴有十二指肠损伤,可施行胰头大部切除术。手术结扎近端胰管,胰体尾断端行胰空肠 Roux-en-Y 吻合术。但在切除胰头时,必须在十二指肠内侧保留 1~1.5cm 厚的胰腺组织,以保证十二指肠的血液供应,否则可能会发生十二指肠坏死。

3. 胰头十二指肠损伤 胰头十二指肠合并伤是一种非常严重的损伤,胰腺损伤合并十二指肠损伤占胰腺伤的 3%~19%,其中以钝性损伤为多见,约占 60%,这种损伤处理十分困难,有极高的并发症发生率,几乎达 100%,死亡率也高,为 25%~35%。

对于轻型胰头十二指肠损伤可分别行缝合修补及外引流术即可。而重型胰头十二指肠损伤则伤情重,手术复杂,术后并发症较多,是胰腺损伤治疗中的难点。胰头十二指肠损伤可有 3 种临床类型:①胰头损伤重,十二指肠损伤轻;②胰头损伤轻,十二指肠损伤重;③胰头与十二指肠的损伤均很严重。对于胰头损伤重,十二指肠损伤轻者,可按胰头严重挫裂伤和胰头断裂伤的处理原则进行处理,十二指肠的损伤予以缝合修补加引流术;对于胰头损伤轻,十二指肠损伤重者,胰头损伤行缝合修补加外引流术,而十二指肠的损伤则要根据其损伤的部位,损伤的严重程度分别采取损伤肠段切除吻合或补(贴)片术或十二指肠憩室化手术等;若胰头和十二指肠的损伤都很严重时,其处理最为困难,临床较常选择的术式如下。

(1) 十二指肠憩室化手术。Berne 于 1968 年首次报告使用十二指肠憩室化手术治疗严重胰头十二指肠损伤或单纯十二指肠损伤。此后该术式被较广泛地应用于严重胰头十二指肠损伤,并获得了满意的效果,已成为治疗严重胰头十二指肠损伤的标准术式。十二指肠憩室化手术包括胃窦部切除、迷走神经切断、胃空肠端侧吻合、十二指肠残端造瘘、十二指肠破裂缝合修补、胰头损伤局部清创及缝合修补、胆总管T形管引流、腹腔内置多根引流管等。

(2) 改良的十二指肠憩室化手术。Cogbill 于 1982 年报告了改良的十二指肠憩室化手术,即切开胃窦前壁,经胃腔内用可吸收缝线行荷包缝合闭锁幽门,再将胃窦切口与空肠吻合,使胃内容物由吻合口进入空肠,而不再切除胃窦部及迷走神经。改良手术大大缩短了手术时间,手术损伤小,适用于比较危重的患者。

(3) 胰头十二指肠切除术。适用于其他术式不能处理的严重胰十二指肠损伤,手术范围较大,术后并发症多,死亡率高。因此,应严格掌握其指征:①胰头严重损伤不能修补或与肠吻合者;②胰头损伤伴有十二指肠血运障碍或坏死者;③十二指肠严重广泛挫伤累及乏特壶腹者;④胰管自十二指肠撕脱;⑤胰头挫伤出血难以控制者。

急诊施行胰头十二指肠切除术的特点是:①患者多有中、重度损伤失血性休克,病情危重,显著增加了手术的风险性和术后并发症;②患者可能同时有腹腔内其他脏器损伤,如肝、脾或肠破裂等,增加了手术的复杂性和损伤程度;③患者多无胰、胆管扩张,行胰肠吻合与胆肠吻合都很困难,术后胰瘘或胆瘘的发生率高。在急症情况下行胰头十二指肠切除术的死亡率可达 30%~40%。因此,应严格掌握适应证,只有在上述任何一种术式均难以实施时,才作为最后的一种选择。

胰头十二指肠切除术后消化道重建可按胆管-胰-胃的顺序与空肠吻合(Whipple 法)或按胰-胆管-胃的顺序与空肠吻合(Child 法),目前多主张采用 Child 法。

(五) 术后处理

1. 一般处理

(1) 维护机体重要脏器的功能。严重胰腺损伤,尤其是伴有多处损伤的伤员,或术前休克时间较长者,可能发生 ARDS 或 MODS。术后应监护生命体征,保持呼吸道通畅并充分给氧,必要时机械辅助呼吸,或行气管切开以保证呼吸道的通畅及维持呼吸功能。

(2) 营养支持治疗。术后早期宜给予肠外营养支持,术后较长时间禁食可减少胰液分泌量,有利于胰腺损伤的修复及减少胰瘘的发生,故肠蠕动已恢复亦应延迟进食。

(3) 胰腺内分泌功能监测。广泛的胰腺组织损伤及切除,以及严重损伤和手术后的应激,易导致内源性胰岛素分泌不足。术后应定期监测血糖和尿糖,必要时给予外源性胰岛素。

(4) 应用抑制胰液分泌的药物。常用药物包括生长抑素、奥美拉唑、甲氰脒胍、阿托品、山莨菪碱、5-FU 等。生长抑素可以通过抑制胰泌素、胆囊收缩素等刺激的胃肠道激素的分泌,直接作用胰腺泡细胞上的生长抑素受体而抑制其分泌作用等,对胃肠道和胰液的分泌有明显的抑制作用,给药 24 小时以后,胃肠道的分泌可减少 50%~70%或更多,包括施他宁、善宁等。奥美拉唑、甲氰脒胍等通过抑制胃酸分泌,间接抑制胰液分泌。

(5) 保持引流持续通畅。损伤严重、渗液、渗血多者可用双套管负压引流,并加滴水管缓慢滴入无菌等渗盐水或含抗生素液体冲洗,边滴边吸;或应用负压封闭引流。

(6) 抗菌药物应用。可早期预防性应用广谱抗生素,如发生感染可根据细菌培养加药敏试验结果调整。

2. 术后并发症及其处理　胰腺损伤手术后并发症发生率可达 30%~40%,其发生率与胰腺损伤的部位、损伤的临床病理类型、手术种类、有无休克及是否合并腹腔其他脏器损伤有关。

(1) 胰瘘。最常见,发生率为 20%~30%,较多发生在胰腺头部,文献报道,胰头、胰体与胰尾损伤后瘘的发生率分别为 40%、30%和 10%。引流液中淀粉酶超出正常值 3 倍以上即可诊断。

胰瘘的非手术治疗:①通畅引流。保持其体外引流通畅是治疗胰瘘的最主要措施。经充分引流和应用生长抑素后可以自愈。②营养支持。全肠外营养可减少胃肠道分泌的 50%~70%,高渗葡萄糖可通过提高血浆渗透压抑制胰腺外分泌,氨基酸可使胰液中胰蛋白、HCO_3^- 明显减少,胰液量减少60%。因此,全肠外营养具有补充营养与治疗的双重作用。③抑制胰液分泌。常用药物治疗。也有采用直线加速器照射胰腺能减少胰液分泌,促使胰瘘的愈合。④增加蛋白质合成、促使胰瘘的愈合。最近几年在较大手术和急性坏死性胰腺炎治疗后期应用生长激素,增加蛋白质合成,减少蛋白质分解和肌肉游离氨基酸的流失,促进脂肪利用,促进上皮生长获得良好效果。常用的有思增、金磊生长激素等。⑤服用胰酶可使胰液量和胰蛋白酶浓度下降,Garcia 报道使用后 1~12 天胰液停止流出,瘘管愈合。胰瘘经非手术治疗后有 80%~90% 的病人能自行愈合,但仍有些胰瘘持久不愈,其原因是主胰管完全断裂无连续性,或是瘘管附近有腔、瘢痕形成,可经瘘管造影证实。若经非手术治疗后 3~6 个月仍未愈合可进行手术治疗。

(2)胰周感染、脓肿。发生率在 20% 左右,多与胰腺损伤的严重程度、合并胆道胃肠道损伤及腹腔引流不畅有关,胰瘘也是重要原因之一。若术后持续存在腹部症状,伴不同程度的体温升高,应注意观察有无胰腺区域性坏死脓肿或胰周感染。B 超和 CT 检查能提供诊断的依据。诊断明确后应及早进行引流,给予抗生素、营养支持等治疗。不能控制的感染可手术清除坏死组织并引流。

(3)损伤性胰腺炎。发生率约 5%。术后病人出现上腹痛及伴有麻痹性肠梗阻体征,血清及引流液中胰淀粉酶增高时,应考虑到损伤性胰腺炎。损伤性胰腺炎治疗方法与急性胰腺炎相似。一般采用非手术治疗,但若发生出血坏死性胰腺炎,虽然手术困难,死亡率极高,也多主张手术治疗。

(4)腹腔内出血。发生率为 5%~10%。出血的原因可能是:①由于术后血压回升,胰腺创面重新出血;②胰腺损伤较重,创面止血有一定困难,术后继续出血;③术后 48 小时以后,可因胰液、脓液等腐蚀血管出血;④胃肠应激性溃疡、胃肠道吻合口、胰空肠吻合口出血等。出血量少时可采用用非手术治疗,必要时可行血管造影进行栓塞止血;若为大量出血,则应再次手术止血。

(5)胰腺功能不全。由于胰腺组织损伤、坏死和切除范围过大,超过 85% 所致。多见于胰头十二指肠切除术后及广泛的胰体尾切除术后。外分泌不足临床主要表现为腹胀、脂肪泻等,内分泌不足表现为高血糖、高尿糖等。针对可能出现胰腺功能不全的患者,术后应定期监测血糖、尿糖,便于及时治疗。暂时性胰腺功能不全,在损伤恢复后胰腺可代偿而自行缓解,缓解前可行胰岛素替代治疗。永久性胰腺功能不全则需终身胰岛素替代治疗。

(6)胰腺假性囊肿。发生率为 10%~30%。根据临床体征、B 超或 CT 检查可明确诊断,可在 B 超引导下作经皮穿刺抽吸治疗,囊肿小者可能不再增大。如囊内还有胰液可腐蚀大血管,如脾动脉、腹腔动脉、肠系膜动脉或静脉及分支,造成囊内大出血,死亡率较高。假性囊肿破裂穿至腹腔,未能及时引流则死亡率甚高。一般在囊肿形成 6 周至 3 个月后,可以行囊肿内引流术。当囊肿较小且局限于胰尾者可予以切除;如囊肿形成较牢固与胃后壁粘连甚紧者,常采用囊肿胃后壁吻合术;多数囊肿可行囊肿与空肠吻合。

第六节 脾 损 伤

脾脏是一个含血十分丰富的实质器官,重 150~250g,长 11~12cm,质地柔软,血运丰富,有致密的被膜,所占腹腔面积较小,深在于左季肋下后部。由于脾脏组织较脆弱,当其受到一定的外力作用时极易引起破裂出血,脾脏损伤发生率在腹部创伤中占 40%~50%,而交通事故占 50%~60%,病情较凶险,又常合并其他脏器损伤,临床表现复杂,所以要求诊断和处理及时,否则危及生命。

一、病因

1. 穿透性损伤 多见于贯穿胸腹壁而损伤脾脏,或由于锐器刺伤,占腹内脏器伤的 3.9%~8%,常合并其他脏器损伤。

2. 钝性损伤　由于腹部、左下胸部或腰背部直接受到钝性外力的撞击、挤压致使脾脏受到冲击或遭到间接对冲力量作用而破裂。

二、分类

外伤性脾脏破裂,依其被膜的完整性,可区分为真性破裂和被膜下破裂。真性破裂指脾实质与被膜同时破裂,伤后出现脾周围、腹腔内出血,损伤的脾实质可呈线状、星状或破碎状等。被膜下破裂系脾实质破裂,但被膜完整性未破坏,损伤部位分别位于脾实质内或被膜下。脾损伤的分级见表 25-5。

表 25-5　脾损伤分级

级别		损伤类型	AIS
I	血肿	包膜下,面积不大于脾面积的 10%,并不继续增大	2
	破裂	包膜下,无出血,实质裂口深度<1cm	2
II	血肿	包膜下,非扩展型,占脾表面积的 10%～50%	2
		实质内,直径<5cm	2
	破裂	包膜破裂伴活动性出血,裂口深达 1～3cm,但未伤及分叶血管	2
III	血肿	包膜下,扩展型或占脾表面积的 50% 以上	3
		包膜下血管破裂伴活动性出血	3
		脾实质内血肿直径>5cm 或继续增大	3
	破裂	裂口深达 3cm 或伤及分叶血管	3
IV	血肿	实质内血肿破裂伴活动性出血	4
	破裂	破裂伤及段间血管或脾门血管,造成大面积丧失血供	4
V	血肿	脾蒂损伤致脾丧失血供	5
	破裂	脾脏完全破裂	5

注:III级以下多处伤分级增加一级。

三、临床表现

脾脏破裂主要表现为失血性休克、腹痛、腹胀。失血性休克包括血压下降、脉搏细速、呼吸增快、贫血貌、四肢厥冷、口唇发绀和意识变化等。休克的程度与脾损伤的严重程度、出血量相关,出血越多,休克越严重。脾损伤后可立即发生腹痛,为持续性左上腹或全腹性疼痛,性质多为胀痛。脾损伤后腹部有明显压痛、反跳痛和肌紧张,以左上腹部最为明显,伤后腹式呼吸减弱或消失。约半数脾破裂患者膈肌刺激征呈阳性。腹腔出血早期因刺激腹膜自主神经反射出现恶心呕吐,晚期由于腹膜炎导致肠麻痹加重腹胀。失血量达 1 000ml 以上时腹部可叩出移动性浊音,听诊肠鸣音减弱或消失。

四、诊断

典型的外伤性脾破裂可根据外伤史、体征以及腹穿诊断,准确率达 90% 以上,再辅之以实验室检查和影像学表现进一步确定诊断。脾破裂时,红细胞、血红蛋白及血细胞比容呈进行性下降。腹腔穿刺可抽出不凝血或血性液体。普通 X 线检查可显示肋骨骨折(左第 9～10 肋),左膈肌升高,脾脏阴影扩大等。B超检查可及时诊断脾损伤的程度、估计腹腔内出血量,是脾破裂首选检查方法,但超声显像一般不易显示脾损伤破裂口。CT 检查诊断脾损伤的敏感性和准确性达 95%。脾内血肿表现为稍高密度和等密度影,呈圆形或不规则形,对于等密度血肿应做增强扫描才能显示。当初次 CT 扫描阴性时应密切观察,并定期做 CT 复查,以避免遗漏延迟性脾破裂的诊断。选择性脾动脉造影是诊断、治疗脾损伤的有效方法,当脾内有血肿时可见脾内动脉小分支闭塞，血肿区无血管分布，偶尔可见造影剂外溢或静脉早期显影。一旦明确为脾破裂出血，即可同时行脾动脉栓塞术，以达到止血的目的。

对疑有脾脏损伤的病人，诊断上需明确：①是否有脾损伤；②脾损伤的程度、范围；③是否合并其他腹内脏器损伤或膈肌破裂；④是否合并有腹部之外的脏器或组织损伤；⑤是否存在需急救处理的合并损伤等。

鉴别诊断：①肝脏损伤。以右上腹疼痛为主，腹腔穿刺可含有胆汁，B超和CT可鉴别。②左肾破裂。左腰部疼痛，腰肌紧张，左肾区叩击痛，常伴有血尿。③胰腺损伤。腹痛较剧烈，腹腔穿刺液及血尿淀粉酶升高。

五、治疗

（一）非手术治疗

1. 非手术治疗的适应证　包括：①AAST分级标准为Ⅰ级；②病人年龄小于50岁；③诊断明确的单纯脾损伤，排除腹腔内其他脏器损伤；④排除病理性脾，无凝血功能障碍；⑤血流动力学稳定，输血在400～800ml以内；⑥B超和CT监测血肿未扩大，积血未增加，或脾动脉造影无或仅有极少量造影剂外溢；⑦具备随时中转手术治疗的条件；⑧具有重症监护病房（ICU）或相应监护条件。

非手术治疗应仔细排除腹内其他脏器的损伤，避免延误造成严重后果。另一方面延迟性脾破裂，多发生在伤后1～2周，也可在更长时间以后发生，通常是病人伤后逐渐恢复，进行活动甚至轻微活动，或在安静状态时突然发生，多数需手术治疗，但因腹腔内粘连较重、出血多，难度较未破裂时大。

2. 非手术治疗的方法　①有效监测。②一般治疗。病人绝对卧床，限制活动2周以上，维持水、电解质和酸碱平衡。③止血药物的应用。④脾动脉栓塞。可大大减少脾灌注量，但胃短动脉、胃左动脉及胃网膜左动脉分支的侧支循环仍能保留脾脏的血供，从而保留脾脏的功能。超选择性脾动脉造影时根据造影剂外溢阴影大小判断损伤程度，根据损伤的程度和范围可决定脾动脉主干栓塞或部分脾栓塞。

（二）手术治疗

在非手术治疗期间出现下列情况之一者，应尽早手术：①腹痛程度加剧，范围扩大，出现腹膜刺激征者；②输血量24小时内超过每千克体重40ml，血流动力学指标仍不能稳定者；③监测过程中血细胞比容稳定24小时后又下降0.06以上，或降至0.25者，输血800ml不能迅速纠正者；④监护期间发现合并有腹腔内其他脏器损伤者。

手术方式选择应根据脾损伤的严重程度确定，手术方式有以下几种。

（1）纤维蛋白黏合胶止血。适用于脾被膜下血肿、被膜撕裂伤或浅表的脾实质裂伤。清除血块后直接将纤维蛋白黏合胶喷洒或涂敷在脾创面上，再加压3～5分钟即可止血或使被膜与脾实质重新黏合，多不需要游离脾脏，其操作使用简便，止血效果可靠。

（2）脾缝合术。用于破裂伤口较浅者。控制脾蒂，清除血凝块和失去生机的组织，结扎或缝扎破裂口内的活动性出血，破裂口可用肠线或可吸收缝线，做8字或水平褥式缝合。也可用带蒂网膜填塞伤口，或行脾动脉结扎等。脾缝合术是一种安全、有效的手术方法。

（3）脾网罩包裹术。用于重度脾破裂者，如一个或多个深及脾实质扩展至被膜的裂伤，脾脏呈分叶状裂口，脾实质出血等情况时。包括应用肝镰状韧带等自体组织片、吸收或不吸收人工网片包裹损伤的脾脏。施行包裹术时，脾脏必须完全游离，修剪网片使其有一个脾动静脉能穿过的小窗，使脾脏各游离缘被包裹。可应用止血药物控制局部出血，如仍有某些部位出血，通过包裹网可持续局部加压。如出血仍不止，则需部分或全脾切除。

（4）脾动脉结扎术。多用作其他保脾手术的辅助方法，如脾缝合术、部分脾切除术时应用。脾动脉结扎后，尚有胃左血管和胃网膜左血管等侧支循环，可保证脾脏血供及功能。脾动脉结扎后，裂口出血减少，张力下降，填入吸收性明胶海绵，缝合数针即可。阻断或结扎脾动脉后脾脏颜色变紫变暗应行全脾切除术。

（5）部分脾切除术。适用于脾脏上极或下极的严重损伤，患者全身情况较好，生命体征平稳，无严重致命合并伤及严重污染性合并伤。包括不规则部分脾切除和规则性部分脾切除术。切除的范围可分为脾上、下极切除,半脾切除,节段性脾切除和次全脾切除术等。一般认为切除的脾不能超过2/3,最好控制在30%～50%范围内,且保留的脾组织要有良好的血供,才能有效维持脾脏功能。

(6)全脾切除术。严重脾损伤时为挽救患者生命,宜果断施行脾切除术,止血彻底可靠,手术操作也不复杂。其适应证为:①全脾破碎无法修补;②脾脏血管完全断裂,失去血供;③合并腹内脏器损伤,生命体征不稳定或有颅脑外伤等,需尽快止血处理并结束手术者;④缝合术等不能有效止血或失败者。全脾切除后,自体脾片移植是弥补脾功能的简单有效的方法,适用于全身情况允许、腹腔内无污染及非病理脾脏时,常用去被膜小脾块大网膜前后间隙内移植。在完成脾脏损伤的处理、有效控制出血后,应细致有序地进行腹腔内探查,注意检查有无其他实质脏器或空腔脏器的合并损伤,根据发现做出及时相应的处理。

(三) 术后处理

术后应严密观察病情变化,监测血压、脉搏、呼吸、体温、血氧饱和度以及其他血流动力学指标等,有条件者宜在ICU监护直至病情稳定。特别注意术后近期并发症,如腹腔内出血、应激性溃疡大出血、肠系膜血栓形成、胰腺炎、脾热、膈下感染、肺部感染等。一旦发生,应及时做出正确处理。术后保持引流管通畅,防止滑脱,记录引流量,观察其性状、色泽,必要时测淀粉酶、血红蛋白等。腹腔引流量若每天少于20～50ml,淀粉酶不高,通常于术后48～72小时拔除,个别可延至术后7天拔除。脾切除患者术后感染机会升高,需使用广谱抗生素预防感染,尤其是2岁以下的儿童脾切除术后。

第七节　胃　损　伤

由于有肋弓保护,活动度较大,且肌层组织富有韧性和弹性,腹部钝性损伤时胃很少受累,仅占0.4%～1.7%,多见于胃膨胀时。

一、分类

胃损伤主要包括4种类型:①挫伤,包括浆膜挫伤、浆肌层挫伤、胃壁全层挫伤;②血肿,可发生在浆膜下、肌层内、黏膜下;③胃不完全性撕裂,浆肌层或黏膜层撕裂,可导致出血和延迟性破裂;④胃破裂,指胃全层撕裂,胃内容物外溢至腹腔,严重者可发生胃横形断裂。美国医学会(AMA)和机动车医学发展协会(AAAM)制定的简明损伤定级标准(abbreviated injury scale,AIS)和美国创伤外科学会制定的器官损伤定级标准(organ injury scale,OIS)是应用最多的脏器损伤严重度定级法,AIS-2005、OIS与国际疾病分类(international classification of diseases,ICD)第10版ICD-10见表25-6。

表 25-6　胃损伤分级

伤情	AIS-2005	OIS	ICD-10
挫伤或血肿	2	I	S36.3
部分裂伤	2		S36.3
贲门或幽门部裂伤≤2cm	3	II	S36.3
胃近段1/3裂伤≤5cm	3	III	S36.3
胃远段2/3裂伤≤10cm	3		S36.3
贲门或幽门部裂伤>2cm	3		S36.3

续表

伤情	AIS-2005	OIS	ICD-10
胃近段 1/3 裂伤>5cm	3		S36.3
胃远段 2/3 裂伤>10cm	3		S36.3
组织缺失或失血供≤2/3胃	4	Ⅳ	S36.3
组织缺失或失血供>2/3胃	4	V	S36.3

注：Ⅲ级以下多处损伤，其级别增加一级。

二、表现及诊断

(一)临床表现

与其损伤的范围、类型和合并脏器伤的情况有关。若为不完全性胃撕裂，如浆膜或浆肌层裂伤、黏膜裂伤，可无明显症状。若完全性破裂，则伤后可立即出现剧烈腹痛、恶心呕吐，腹部压痛、反跳痛、腹肌呈板状，肝浊音界消失，肠鸣音减弱或消失。半数以上伤员出现呕血、柏油样大便，或胃管引流出血液，提示胃黏膜损伤。常伴休克。由于腹胀、腹式呼吸消失、膈肌抬高，患者出现呼吸短促；在合并膈肌破裂及食管撕裂者，常存在纵隔气肿、液气胸，出现颈部、上胸部气肿和呼吸困难。穿透性胃损伤可见腹壁伤口流出宿食或刚吃下不久的食物。

(二)诊断

穿透性胃损伤者，根据受伤史、致伤部位、伤道方向、深度、伤道流出物等，结合伤员的临床表现，多可明确诊断。钝性胃损伤者，除胃黏膜撕裂伤可借助胃镜检查做出外，多在术中确诊。必要时，站立位摄 X 线片和腹腔穿刺有助于诊断。

三、治疗

凡考虑胃损伤者，应立即给予胃肠减压。胃黏膜撕裂出血如出血量小、未合并其他脏器损伤者，可禁食、降酸、止血，冰盐水洗胃，给予胃黏膜保护剂等，并严密观察。若出现腹膜刺激征、休克、胃管内抽出大量血液时，应及时手术。

(一)探查

入腹后首先应控制出血和胃、肠内容物溢出，有序、全面探查各脏器。对穿透性损伤，注意检查胃底贲门部、肝胃韧带附着部小弯区，并切开胃结肠韧带探查胃后壁，绝不能满足于发现胃前壁破裂而放弃探查胃后壁，必要时可经胃管内注入气体或亚甲蓝溶液，避免遗漏。可在腹腔内倒入大量生理盐水，挤压胃壁观察有无气泡。怀疑或明确有胃黏膜撕裂者，应切开胃壁探查。

(二)处理

胃黏膜撕裂出血应采用胃壁切开，直视下缝扎止血。胃壁血肿可切开血肿处浆肌层，清除血肿，缝扎止血，再缝合浆肌层。绝大多数胃裂口可止血后直接缝合，或修整后缝合，应全层间断缝合。因荷包缝合可能导致胃黏膜回缩，引起术后出血，应避免采用。仅有少数胃损伤由于胃部分或完全横断、血管撕脱胃壁缺血坏死而需采用胃部分切除术。在贲门、幽门区损伤施行缝合修补时，注意避免术后狭窄或梗阻，有时需加做贲门或幽门成形术。如有胃破损严重，可根据破裂位置和大小行胃大部切除术或全胃切除术。关腹前应用大量生理盐水冲洗腹腔，留置腹腔引流。

术后伤员应半卧位，禁食，持续胃肠减压避免胃膨胀，直至胃肠蠕动恢复。胃损伤手术后，应注意防治腹腔脓肿、胃瘘、胃出血和梗阻等并发症。

第八节　十二指肠损伤

　　由于位置深在且有肋弓保护,十二指肠损伤较少见,占腹部道路交通伤的 3%～5%。另一方面,解剖上十二指肠毗邻许多重要脏器,临床上十二指肠损伤常合并邻近脏器损伤,以肝、胰、小肠、结肠、腹部大血管和胆道系统损伤常见。十二指肠损伤后 70% 可出现各种并发症,包括十二指肠瘘、胰瘘、腹腔脓肿和腹膜后间隙感染等。十二指肠损伤后病死率达 20%,其影响因素包括:①受伤到接受确定性手术的间隔时间;②首次剖腹探查手术时是否有漏诊;③合并伤的情况;④手术后并发症情况,并发十二指肠瘘者病死率高达 40%。故降低十二指肠损伤的并发症发生率和病死率仍是外科临床面临的严峻挑战。

一、分类

　　十二指肠道路交通伤多为钝性伤,以道路交通伤中司机腹部受方向盘撞击常见,致伤机制包括:①由于暴力直接作用,将十二指肠碾轧于脊柱上;②由于暴力引起处于紧闭状态的幽门与屈氏韧带之间的十二指肠闭襻内压力骤升而发生胀裂。钝性十二指肠损伤以第二、第三段最多见。总体而言,腹膜后十二指肠损伤者约占 25%。十二指肠损伤类型有肠壁血肿、撕裂、破裂及横断等,以十二指肠肠壁不完全性撕裂较常见。十二指肠破裂伤按损伤部位分为腹腔破裂和腹膜后破裂。由于十二指肠损伤的治疗和预后与是否合并胰腺损伤有关,故常将十二指肠损伤分为合并胰腺损伤和无胰腺损伤两类。AIS-2005、器官损伤分级(OIS)的十二指肠损伤严重程度分级及 ICD-10 见表 25-7。

表 25-7　十二指肠损伤分级

伤情	AIS-2005	OIS	ICD-10
血肿 限于 1 处	2	I	S36.4
裂伤 部分裂伤,无穿孔	2		S36.4
血肿 多于 1 处	2	II	S36.4
裂伤 <50%周径	2		S36.4
裂伤 50%～70%周径(第二段)	3	III	S36.4
50%～70%周径(第一、三、四段)	3		S36.4
裂伤 第二段>75%周径	4	IV	S36.4
累及壶腹部或胆总管下段	4		S36.4
裂伤 十二指肠胰头广泛损伤	5	V	S36.4
血管 十二指肠完全失血供	5		S36.4

注:同一器官多处损伤增加一级。

(一)单纯十二指肠损伤

1. **十二指肠肠壁血肿**　分血肿侵犯十二指肠乳头区域和未侵犯两类。
2. **十二指肠壁小的破裂或缺损**　指可直接行肠壁缝合修补的损伤。
3. **十二指肠肠壁大片撕脱或坏死缺损者**　指不能直接修补的损伤。
4. **十二指肠完全性横断**　依据准确的尸检、剖腹探查手术或放射学检查来确定。

（二）合并胰腺损伤的十二指肠损伤

1. **伴轻度胰腺损伤** 如胰腺轻度挫伤、血肿，未伤及主胰管的胰腺裂伤等。
2. **伴严重胰腺损伤** 如胰腺横断、严重胰腺挫伤，多发性胰腺裂伤和胰头部出血等。

二、临床表现及诊断

（一）临床表现

十二指肠损伤的临床表现与其损伤部位、损伤类型和有否合并伤有关。

1. **十二指肠肠壁血肿** 较为少见，多数为儿童受轻微暴力，如自行车把撞击腹部等致伤，常在伤后24～48小时内出现厌食、恶心、呕吐，感上腹及脐周围疼痛，有压痛和局限性包块。少数出现黄疸，说明血肿波及十二指肠乳头区域。

2. **腹腔内十二指肠破裂** 较常见。伤后出现右上腹剧烈刀割样疼痛、恶心呕吐，腹痛迅速漫延到整个腹部，呈现持续性钝痛，甚至休克。查体有上腹或全腹部压痛、反跳痛及腹肌呈板状，肝浊音界缩小或消失，肠鸣音减弱或消失等。穿透性十二指肠破裂者，伤道可有含胆汁样肠内容物漏出。

3. **腹膜后十二指肠破裂** 早期常缺乏典型表现。钝性损伤者，主要表现为上腹和右腰部疼痛，疼痛向肩胛、会阴及大腿内侧放射，少数伤员可以出现右侧睾丸疼痛和阴茎异常勃起。常伴恶心呕吐，呕吐物可呈血性。查体右上腹和脐周围压痛，伤后早期一般无反跳痛、腹肌紧张；一旦后腹膜破裂，可呈现典型的腹膜刺激征。早期右侧肋脊角局限性压痛，以后沿腰大肌的内侧缘呈广泛的压痛和叩击痛。少数伤员由于腹膜后积聚的十二指肠液体及气体的弥散，可出现颈部、上胸部和腋下皮下气肿，或盆腔腹膜后气肿。穿透性腹膜后十二指肠破裂，伤道多含有胆汁样肠内容物漏出。

（二）诊断

根据上腹部外伤史，结合伤后临床表现，如伤道流出胆汁样液体，上腹疼痛，伴有恶心、呕吐，或右腰疼痛，伴肩胛区、会阴、大腿内侧放射性疼痛、睾丸疼痛、阴茎异常勃起和右脊肋角或腰大肌内侧缘有叩、压痛者等，应高度怀疑十二指肠损伤。

腹腔内十二指肠破裂，常因腹膜炎剖腹探查，术中易确诊。但钝性伤所致的腹膜后十二指肠破裂诊断较困难，其早期症状体征多不明显，伤后往往有一段相对的缓解期，甚至经剖腹探查术，漏诊率仍达25%～30%。漏诊原因除十二指肠损伤临床表现无特异性，多被合并伤掩盖外，还与医生经验不足、手术中未探查整个十二指肠等有关。

腹腔内破裂者腹腔穿刺和腹腔灌洗常呈阳性，而腹膜后破裂者多为阴性。合并胰腺损伤或伴有损伤性胰腺炎者，血、尿淀粉酶可升高。十二指肠梗阻频繁呕吐者，常有脱水、低钾血症、低氯血症和代谢性碱中毒等改变。

十二指肠外伤多伴有白细胞持续性增高，合并其他脏器损伤时可有红细胞、血红蛋白及血细胞比容等指标下降。

X线检查有助于诊断。十二指肠肠壁血肿腹部平片可以显示血肿以上十二指肠肠腔充气、扩张，十二指肠充气阴影突然中断和肠腔内肿块阴影等；上消化道碘水造影可见"弹簧样"十二指肠黏膜，为十二指肠环形黏膜皱襞水肿增厚的结果。穿透性十二指肠破裂者腹部平片可见到膈下游离气体，碘水造影可见造影剂溢出肠外。腹膜后十二指肠损伤腹部平片见腹膜后间隙、膈肌脚、右肾周围和第一腰椎前有积气征象，肾脏阴影则更为清晰，但腰大肌阴影常较为模糊。

十二指肠损伤CT检查表现为十二指肠后方有渗液及血肿所形成的软组织密度肿块，并可见消化道造影剂通过中断，肠腔外气体和液体积聚等。

鉴别诊断：①小肠穿孔。症状较相似，胃管引流液无血性液体，CT可见肠壁增厚。②胰腺损伤。十二指肠损伤多合并胰腺损伤，血清和腹腔穿刺液中淀粉酶升高，但无特异性，可经超声和CT相鉴别。

三、治疗

除少数十二指肠损伤性血肿可行非手术治疗外,多数十二指肠损伤须行手术治疗。对于非手术治疗的选择必须慎重,因为十二指肠损伤除了出血之外,还会继发感染,造成严重后果。凡临床上腹部道路交通伤后,高度怀疑有十二指肠损伤者,应立即禁食并持续胃肠减压,以便减少消化道内容物外漏污染腹腔,并给予抗感染药物应用。如伤员出现隐匿性活动性出血、合并腹内其他脏器损伤、发现十二指肠腹膜外部分损伤、血肿增大造成的消化道梗阻及后腹膜出现积气积液,要选择手术治疗。

(一)探查

1. 十二指肠探查 及时手术探查和正确处理十二指肠损伤是提高救治成功率的关键。临床表现结合剖腹术中所见,发现下列情况应重点探查十二指肠:①伤后右上腹、右腰部疼痛和压痛,呕吐物血性,伤道流出胆汁样液,阴茎异常勃起,以及腹部 X 线片右腰大肌附近气肿、腰大肌阴影模糊或消失等;②后腹膜胆汁染色者;③后腹膜或右侧结肠系膜水肿,脂肪坏死和捻发感者;④十二指肠旁有血肿者;⑤右肾、肝、胰腺和下腔静脉有损伤者。

十二指肠损伤剖腹探查术中漏诊是死亡和发生严重并发症的重要原因之一,应避免漏诊:①外科医生应提高对本病的认识和警惕性;②手术野有良好的显露,并按顺序全面探查腹腔内脏;③根据前述征象,必要时探查整个十二指肠;④压迫十二指肠远侧有助于发现十二指肠穿孔,必要时将胃管引入十二指肠,经胃管内注入适量气体或亚甲蓝溶液,观察后腹膜有无气肿和亚甲蓝染色。

2. 十二指肠显露 十二指肠第一、四段为腹膜内位脏器,显露较容易。第二、三段大部位于腹膜后,探查显露其后侧较为复杂,常用 3 种方法:①切开十二指肠降段外侧后腹膜,将十二指肠降段向内前方翻转显露降段后方;②将横结肠和小肠推向右上侧,显露 Treitz 韧带和十二指肠第四段;切断 Treitz 韧带,向内上方翻转十二指肠第四段,显露十二指肠第三段远侧和第四段后方;③切开右半结肠外侧腹膜,将右半结肠和小肠翻向前内侧,显示十二指肠第二、第三段连接部和整个十二指肠第三段后侧面。

(二)处理

1. 十二指肠损伤特殊处理方法

(1)十二指肠憩室化手术。通过旷置十二指肠,减少胰腺分泌,可促进修补处愈合。方法包括胃窦切除、迷走神经切断、胃空肠吻合、十二指肠残端和胆总管造瘘等。但该法复杂费时,损伤较大。

(2)损伤修复加幽门旷置术。是在修补、吻合的基础上,通过胃窦部前壁切口,应用可吸收线将幽门做荷包式缝闭,做或不做胃空肠吻合,幽门在 3 周以后再通,恢复食糜正常走行。此法较十二指肠憩室化手术简便、损伤小,且只是暂时旷置十二指肠,不带来长远不良后果。

(3)"多管减压术"。由于十二指肠是由边缘动脉供血,有胆汁、胰液和胃液等滞留,内压较高,因此愈合能力较差,缝合口容易破裂成瘘。通过手术肠腔内置管,术后有效减压,有助于预防缝合处瘘。故在全层修补吻合后常行"多管减压术",即胃造瘘、十二指肠近端造瘘和吻合远侧十二指肠逆向插管造瘘和空肠营养造瘘,同时需于肠外留置引流管。

2. 十二指肠损伤的手术治疗 根据损伤部位、类型和程度,选择手术方式,包括单纯修补术、带蒂肠片修补术、损伤肠段切除吻合术等。

(1)十二指肠肠壁血肿。在血肿下缘做横切口,清除血肿,缝扎止血,缝合浆肌层,十二指肠旁留置引流。注意勿在肠壁血肿正中切开浆膜层或浆肌层,避免作垂直分离,以免分破黏膜层,污染腹腔和增加形成十二指肠瘘的危险。若伴有黏膜撕裂和黏膜坏死,可行血肿切除,参照十二指肠破裂处理。

(2)十二指肠壁挫伤。对组织生机有疑虑,直接单纯缝合恐难愈合时,可切取带蒂胃浆肌层组织片、带蒂空肠浆肌层组织片予以覆盖加固修补缝合处。或选用一段空肠袢,将空肠浆肌层直接贴附在十二指肠损伤修补处,并缝线固定。

(3)十二指肠破裂。多数破裂裂口不大,边缘整齐,血运良好且无张力者,清创后直接横行缝合修补。

少数大的破裂,直接双层缝合修补术后有肠狭窄、肠瘘的危险,常选用十二指肠裂口与空肠 Roux-en-Y 侧侧吻合、带蒂空肠浆肌瓣贴附修补术或带蒂空肠片修补术等;如破裂位于十二指肠球部或降段近侧,可行胃大部切除、胃空肠吻合和十二指肠残端造瘘术;如破裂位于第二、第三段交界处,可将损伤处十二指肠远侧关闭,十二指肠近侧断端与空肠作 Roux-en-Y 吻合术;损伤在第三、四段,可切除损伤段十二指肠、十二指肠近侧断端空肠吻合术。

(4)十二指肠大部断裂。可选用十二指肠对端吻合术,或十二指肠远侧端切除、近侧端与空肠吻合术。

(5)十二指肠横断。较少见。凡球部横断可做 Billroth Ⅱ 式半胃切除、十二指肠残端造瘘术。其余部位损伤性横断者应争取一期十二指肠端端吻合术。乳头下方十二指肠横断,可行十二指肠近断端空肠吻合、远断端封闭术。

(6)Vater 壶腹区域十二指肠损伤。①十二指肠在壶腹附近破裂或断裂,壶腹紧贴断裂上缘者,可先施行常规的乳头成形术,将胰胆管开口尽量上移,再修复十二指肠,避免伤及乳头;②胆总管和乳头从固定于后腹壁的十二指肠上撕脱,而胆管、胰管并未断裂,可以修补十二指肠破口,另行乳头空肠植入、Roux-en-Y 吻合术;③十二指肠第二段严重毁损已不可能修复但乳头尚完好者,可切除该段、保留乳头,将空肠上提与十二指肠第一段(或胃)作端端吻合,并将乳头植入该段空肠;④十二指肠第二段毁损,胰头脱离十二指肠但本身尚完整者,切开胆总管探查找到其下端开口,确认胰管无缺损后,将壶腹断端环绕支撑管间断缝合于周围胰头组织上,形成新的乳头;然后切除严重毁损的十二指肠,上提一段空肠与十二指肠第一段(或胃)吻合,并在该段空肠壁做戳孔,将新乳头连同支撑管插入肠腔,周围缝合固定。

(7)伴随胰腺损伤的十二指肠损伤。伤情严重复杂,处理困难,并发症发生率和病死率高,必须兼顾十二指肠损伤的修复和胰腺损伤的处理两个方面,预防十二指肠瘘和胰瘘,方法包括:①十二指肠损伤修复和胰腺周围引流,适用于未累及主胰管的胰腺浅表裂伤,胰腺裂伤可采用细丝线间断缝合,胰腺血肿一般可不予处理;②十二指肠憩室化手术和胰腺周围引流,适用于无主胰管损伤者,较胰十二指肠切除术安全;③胰十二指肠切除术,适用于严重十二指肠损伤、广泛十二指肠壁坏死、十二指肠乳头部严重毁损、胰腺及胆总管完全撕脱、胰头严重多发性裂伤及十二指肠胰腺合并损伤其中之一不能保留者等严重情况,术后病死率在40%左右。

无论施行何种手术,应行充分的腹腔引流和十二指肠腔内减压,术后应用广谱抗生素,并维持水电解质和酸碱平衡,加强营养支持,积极防治十二指肠瘘、胰瘘、腹腔脓肿、十二指肠狭窄和腹膜后间隙感染等并发症。

第九节　小肠及肠系膜损伤

小肠及其系膜在腹腔中分布广,占据位置大,相对表浅,又无骨骼保护,因此腹部穿透伤或钝性伤时都容易受累。钝性腹部道路交通伤中5%～15%为小肠损伤。单纯性小肠及其系膜损伤,如能及时诊断、早期手术,大多预后良好,少数可出现腹腔内感染、肠瘘、肠梗阻和短肠综合征等并发症。

一、分类

交通事故中撞击、碾压及急性减速的安全带挤压等时,由于暴力直接撞击腹部中央时,小肠中段易被挤压于脊柱上而破裂。

小肠损伤中以回肠损伤占大多数,与回肠较长及在腹腔内所占体积较大有关。小肠损伤包括挫伤、血肿、不完全性撕裂、破裂和小肠系膜撕裂五类。其中单纯系膜撕裂较少见,常合并小肠及其他腹内脏器损伤,系膜撕裂多伴系膜血管损伤,可引起肠管血运障碍、腹腔内出血等。AIS-2005、器官损伤分级的小肠损伤严重程度分级及 ICD-10 见表25-8。

表 25-8　小肠损伤分级

伤情	AIS-2005	OIS	ICD-10
血肿　不影响血供的挫伤或血肿	2	I	S36.4
裂伤　肠壁部分裂伤,无穿孔	2		S36.4
裂伤　<50%周径	2	II	S36.4
裂伤　≥50%周径,但未横断	3	III	S36.4
裂伤　小肠横断	4	IV	S36.4
裂伤　小肠横断伴节段性组织丢失	4	V	S36.4
血管　节段失血供	4		S36.4

注:同一器官多处损伤增加一级。

依据准确的尸检、剖腹探查手术或放射学检查来确定。

二、临床表现及诊断

(一)临床表现

小肠损伤的临床表现,取决于损伤的严重程度、合并脏器损伤的情况以及伤后的就诊时间等。

首先出现腹痛,早期局限于受伤部位或受伤小肠所在的部位,如果肠内容物外溢可出现全腹疼痛。部分患者腹痛可有数分钟到数小时的暂时缓解或消失,即所谓"间歇期"。常伴恶心、呕吐和腹胀。穿透性损伤伤道可见肠内容物漏出。

查体有腹部压痛、反跳痛及腹肌紧张,程度则取决于小肠损伤、内容物外溢多少以及腹内其他脏器损伤的程度。伤后早期肠鸣音消失或减弱,不久即可恢复,若不恢复说明腹腔损伤严重,或腹膜炎。肝浊音界消失或缩小。查体可见患者面色苍白、皮肤厥冷、脉搏微弱、呼吸急促、血压下降。

(二)诊断

根据腹部道路交通伤史,结合伤后临床表现,诊断多无困难。如果合并伤的伤情严重,如合并颅脑损伤、四肢大血管损伤、严重的多发性骨折等,小肠伤常易被忽略,尤其是意识丧失的颅脑损伤及休克伤员,腹部体征较少,又无法询问病史,常易漏诊。

肠壁挫伤或血肿一般在受伤初期可有轻度或局限性腹膜刺激症状,患者全身无明显改变,随着血肿的吸收或挫伤炎症的修复,腹部体征可以消失,但也可因病理变化加重而造成肠壁坏死、穿孔引起腹膜炎症。

肠破裂、穿孔时,肠内容物外溢,腹膜受消化液的刺激,患者可表现为剧烈的腹痛,伴有恶心、呕吐。可有全腹压痛、反跳痛、腹肌紧张、移动性浊音阳性及肠鸣音消失,随着距受伤时间的推移,感染中毒症状加重。

小肠破裂后只有部分病人有气腹,如无气腹表现不能否定小肠穿孔的诊断。有部分病人由于小肠损伤后裂口不大或受食物残渣、纤维蛋白素或突出的黏膜堵塞,可能在几小时或十几小时内无明确的腹膜炎症表现,称为症状隐匿期,应注意观察腹部体征的变化。

小肠损伤可合并有擦痕肠系膜或腹内实质脏器破裂,造成出血及休克,也可合并多器官和组织损伤,应强调认真了解伤情,做出明确诊断。

实验室检查要注意红细胞、血红蛋白、白细胞及淀粉酶变化。腹腔诊断性穿刺或腹腔灌洗有助于诊断。腹部立位或侧卧位 X 线平片可发现膈下游离气体及气腹征象。增强 CT 肠壁及肠系膜损伤的诊断有帮助。

三、治疗

小肠及其系膜损伤的死亡率取决于手术是否及时以及有无合并脏器伤,据文献报告,伤后 12 小时内手术,死亡率为 7.3%,伤后 12 小时后手术,死亡率高达 27.3%,单纯性小肠损伤死亡率在 5% 以下,随着合并脏器伤的增加,死亡率急骤上升。所以一经确诊应行持续胃肠减压,立即手术治疗。

（一）探查

切开腹膜时若有气体逸出,提示有空腔脏器破裂;绿色清淡的溢液,可能为上段空肠破裂;而有粪臭的黄色混浊溢液,则可能是下段回肠破裂。探查要求系统有序、全面仔细,小肠的探查应从上而下或自下而上,逐段检查两遍。如肠内容物从肠裂口不断外溢,可先用组织钳夹闭,大的裂口可先用肠钳阻断。每段小肠及系膜由术者与助手分别两面查看,对可疑之处可使肠段充盈,并适当挤压,以免遗漏。对小肠的起始与终末端、有粘连的肠段、系膜缘有血肿处要特别注意。凡探查发现邻近肠壁的血肿,必须打开血肿探查肠壁的完整性,避免遗漏浆膜下小肠破裂。有系膜损伤时,应判断相应肠祥的血运。

（二）处理

1. 小肠损伤　小肠的血运良好,愈合能力强,允许做相当部分的切除,常预后较好。其处理方式根据其损伤程度、数目、相隔距离及部位而定。小肠破裂后常有较严重的腹腔污染,处理肠道损伤后宜冲洗腹腔,必要时留置腹腔引流。

（1）肠壁挫伤。肌层及小肠全层的挫伤,虽无穿破但必须处理。小的挫伤或肠管横向挫伤,可做浆肌层缝合包埋挫伤处。大片状挫伤,包埋缝合可致肠管狭窄或梗阻时,需行肠切除术。

（2）小肠不完全性撕裂。可直接缝合撕裂处。大的撕裂或纵行撕裂修补后易致肠管狭窄时,应行切除吻合。

（3）肠壁血肿。应切开探查,清除血肿、止血后缝合浆肌层。

（4）小肠破裂。多数破裂可作双层修补。下列情况下应考虑行小肠切除吻合术:①无法修补的小肠撕裂或断裂伤;②邻近的多发性小肠撕裂伤,或修补缝合后易致狭窄梗阻者;③多个破裂虽不太集中,但分别修补费时较久,且切除肠段不长,术后不致发生营养障碍者。大段小肠拟切除时,应注意避免短肠综合征的发生。

2. 小肠系膜损伤　应根据具体情况决定,处理时既要妥善止血,又要避免缝扎尚未受累的血管。系膜挫伤及系膜撕裂伤无系膜血管出血者,可不必处理;肠系膜小血肿、无增大趋势、相应肠管无坏死征象的可不做处理;若血肿位于肠管系膜缘,应切开血肿探查有无肠壁损伤;大的血肿,应切开清除积血并彻底止血;肠系膜撕裂、出血,应及时止血,可钳夹止血、缝扎或直接"8"字缝扎止血。下列情况应行肠切除:①系膜损伤导致小肠血供障碍者;②小肠系膜缘破裂,修补缝合困难者;③肠系膜与肠管剥脱超过 3cm 者;④严重挫伤合并系膜血管损伤者。

手术后保持胃肠减压通畅,无休克者取半卧位,给予足量和有针对性的抗生素,维持水电解质平衡,并给予营养支持治疗,积极防治腹腔感染、肠梗阻、肠瘘、短肠综合征等并发症。

第十节　结肠损伤

在平时结肠损伤占腹部创伤中的 10%～22%,主要为交通事故伤等。结肠损伤的部位与腹部外伤的方式和受伤部位有关,前腹部受伤易造成横结肠和乙状结肠损伤,腰部受伤易造成升结肠或降结肠损伤,腹部挤压伤易造成内径较大的盲肠损伤。结肠损伤具有以下特点:①结肠中充满粪便,细菌含量高,每克干粪中含大肠杆菌 10^6～10^8,厌氧菌 10^{11}～10^{12},故结肠损伤后易发生严重感染;②结肠壁薄,血液供应较小肠差,伤口愈合能力较差;③升、降结肠后壁位于腹膜后,损伤后早期症状不明显,易漏诊,而致严重腹膜后感染;④结肠损伤合并伤多,穿透伤多。由于结肠造口术、抗生素的应用、早期确定性手术等,近年来单纯结肠损伤病死率已降至 4%～10%,但并发症发生率仍达 15%～50%,包括各种感染并发症、结肠瘘和各种造口并发症等。

一、分类

结肠损伤按部位分右半结肠损伤和左半结肠损伤,最常见的部位是横结肠,其次是升结肠和盲肠。按损伤与腹膜的关系分为腹腔内损伤和腹膜外损伤。AIS-2005、器官损伤分级的结肠损伤严重程度分级及 ICD-10 见表 25-9。George 将粪便污染分为 3 度:轻度指粪便仅污染损伤局部;中度指较多粪便污染,但局限于腹部的一个象限;重度指大量粪便污染并超过一个象限。

表 25-9　结肠损伤分级

伤情	AIS-2005	OIS	ICD-10
血肿　不影响血供的挫伤或血肿	2	I	S36.5
裂伤　肠壁部分裂伤,无穿孔	2		S36.5
裂伤　<50%周径	2	II	S36.5
裂伤　≥50%周径,但未横断	3	III	S36.5
裂伤　结肠横断	4	IV	S36.5
裂伤　结肠横断伴节段性组织丢失	4	V	S36.5
血管　节段失血供	4		S36.5

注:同一器官多处损伤增加一级。

依据准确的尸检、手术或放射学检查来确定。

二、表现及诊断

(一)临床表现

临床表现取决于结肠损伤部位是在腹腔内或腹膜外,粪便漏出量、积聚范围,以及合并伤情况等。

1. **腹腔内结肠破裂**　主要临床表现有腹痛、腹胀、压痛、腹肌紧张、反跳痛、肠鸣音消失等;远端结肠损伤患者常有便血症状。直肠指检指套染血,粪便潜血阳性。诊断性腹腔灌洗液呈混浊粪样液体。

2. **腹膜外结肠破裂**　缺乏特异性临床表现,患者可主诉后腰痛、腹胀,腹膜刺激征不明显,而腰部压痛明显。诊断性腹腔灌洗可呈阴性。

(二)诊断

结肠损伤是腹部道路交通伤中最易发生漏诊的伤型,中国人民解放军陆军军医大学(原第三军医大学)大坪医院 2005 年 7 月至 2009 年 3 月收治严重多发伤(ISS≥16)425 例中漏诊结肠损伤的有 15 例(占 3.53%),漏诊的原因包括意识障碍,或紧急情况下病史收集困难;各专科只考虑本科损伤,缺乏整体观念;注意到明显的骨盆四肢损伤,忽视深在或隐蔽的损伤;缺乏对损伤机制的仔细分析;损伤类型罕见和剖腹探查不细致等。结肠损伤的确诊多在剖腹探查术中做出,穿透伤入院后多立即剖腹探查,故诊断不难,一旦漏诊可导致灾难性后果。

钝性伤由于结肠内容物对腹膜无剧烈化学刺激,且流动性小,扩散慢,故早期症状局限而隐蔽,早期诊断困难,至腹腔或严重腹膜后感染出现时,诊断则较容易,但已丧失早期治疗的机会。应重视致伤机制,腹部道路交通伤多为高能量损伤所致,对于钝性伤应充分考虑伤情的复杂性,如碾压导致的骨盆前后环骨折者应高度怀疑肠道损伤。重视伤后临床症状,特别是持续高热、肠道梗阻等肠道损伤后的直接或间接症状,腹痛、发热等症状常常在肠道蠕动恢复后出现,但进食、排气排便等均不能完全除外肠道损伤。

体格检查应全面仔细,注意伤口位置、腹部膨隆、腹膜刺激征,注意肝浊音区、肝脾肾区叩击痛和肠鸣音情况。重视腹腔穿刺和诊断性腹腔灌洗。重视腹部X线、B超和CT等辅助检查的应用,胃肠道造影是有效方法,但怀疑胃十二指肠或结肠损伤者,禁忌行钡餐或钡灌肠检查,以免钡剂漏至腹腔无法清除、吸收而增加感染的危险,应强调用可吸收的碘剂。没有哪一项辅助检查是完美的,对于伤后或手术后持续发热的严重脓毒血症患者,在用肺部等其他部位感染无法解释时,阴性的诊断性腹腔灌洗和腹部CT扫描不应成为阻止外科医师进行剖腹探查术的依据。

三、治疗

结肠损伤本身不会致死,其主要死因是粪便污染所致的感染并发症,治疗的关键是早期确定性手术。故对疑有结肠损伤者,应及时剖腹探查,及早控制污染,在重度感染形成前处理,并避免漏诊。术中根据情况冲洗腹腔、留置引流,但在造口时应使引流远离造口。所有结肠损伤患者均应给予破伤风抗毒素。

(一)探查

结肠位于腹腔的四周,探查要求照明良好、腹壁肌肉松弛。强调全面、有序地探查全结肠,对任何小的肠壁血肿,均应仔细探查;腹腔内污染物的多少不能反映有无结肠损伤,有时即使存在结肠破裂,粪便干结,腹腔内污染也不严重;尤其注意肝曲、脾曲和结肠的腹膜后部分,若这些部位有血肿,应切开后腹膜探查;如发现升结肠或降结肠前壁有伤口,应探查后壁。

(二)处理

结肠损伤的手术方式种类较多,结肠损伤范围是决定手术方式的最重要因素。结肠损伤处理以一期修复为主,左右侧结肠损伤的处理也趋于一致。但切忌盲目追求一期手术,应综合考虑患者的具体情况、治疗条件等。对结肠损伤污染的腹壁伤口,经清创后最好敞开,待4~5天后延期缝合。

1. 一期缝合修补或切除吻合术 简单的缝合关闭破裂处是结肠损伤治疗的主要术式,也有采用带蒂肠浆肌片贴敷修补的方法,优点是不需再次手术、住院时间短、术后并发症少。适应证包括:①钝性外伤引起的单纯结肠损伤;②伤后6~8小时以内施行确定性手术;③术前无休克,腹内出血量少于1000ml;④轻度腹腔污染;⑤无其他脏器损伤;⑥无广泛腹壁组织缺损;⑦年龄小于60岁。但腹腔内及腹膜后间隙的严重粪便污染、合并严重伤、肠壁广泛撕裂和血管伤,以及伤员全身情况差者应避免一期手术。

非贯通伤等可清创后修补缝合;当结肠伤口较大,行缝合修补难度大,术后有可能出现缝合口瘘或者肠道狭窄时,应行一期切除吻合术;广泛的钝性损伤或缺损,损伤超过结肠周径25%者、邻近的多处损伤或由于系膜血管损伤导致结肠血运障碍,需行节段性结肠切除术。

2. 结肠造口术 结肠造口是降低结肠损伤病死率的简单、可靠和安全的经典术式,但常规造口的原则已被摒弃。造口的目的是使粪便转流,减轻腹腔内感染,保证损伤修复处愈合,避免术后修补处或吻合口瘘等。适应证有:①受伤距手术时间超过6小时;②腹腔内粪便污染较重;③合并全身多发损伤及腹腔多脏器损伤;④年龄较大或伤员机体不能耐受长时间手术;⑤左半结肠损伤。

结肠造口有4种术式:单腔造口、标准式袢式造口、远端肠道关闭近端造口和双腔造口。应用方式包括损伤处修补或切除吻合后近端保护性造口、损伤肠管外置造口、切除损伤肠段后双腔造口、切除损伤肠段后近端造口远端关闭等。应根据损伤的部位、损伤严重程度、腹腔污染程度等选择,通常选用较游离的右侧横结肠和乙状结肠做造口。近端保护性造口适用于结肠修补或切除吻合认为不可靠,而又无法外置者,尤其是升结肠、降结肠等固定部位的肠袢。严重的右半结肠毁损伤有时可采用损伤结肠切除、远端回肠及结肠断端双腔造口。

标准式袢式造口操作及还纳均容易,但可能存在转流不全。在结肠近端和远端造口间,间隔一段皮肤对完全转流的原则,至今仍为多数外科医师接受。有学者用一棒状物将袢式造口结肠抬高出皮面,经钡餐证实可完全转流,具有手术容易、回纳简单等优点;支撑棒应在7~14天后拔取,避免造口肠段缩回腹腔发生粪便性腹膜炎。

但造口术的并发症率远高于单纯修补,除同样有的感染并发症外,还包括造口并发症、再次手术引起的肠粘连等并发症。结肠造口的关闭常在手术后 2～3 个月,如果机体未恢复或者腹腔感染未愈可延期进行,在关闭前应行钡灌肠检查了解远端结肠情况。

3. 结肠外置术 对修补和吻合存在疑虑时,可将损伤结肠袢外置 5～10 天,待愈合后再回纳腹腔。外置术手术操作简单,不必行广泛的解剖分离,特别对危重伤员争取抢救时间有益。缺点是住院时间长、并发症多、需再次手术,有些部位如升结肠、肝曲外置困难等。适应证包括:①有广泛的肠壁损伤时;②结肠袢活力存在疑问时;③修补困难或修补后可能瘘者;④伴有严重的多发伤。

手术方式有修补后外置术和损伤肠袢直接外置术两种。修补后外置术即使修补失败,也不会造成腹腔内感染,可使 60% 以上的患者避免结肠造口,外置 7～14 天后若损伤处愈合则还纳入腹腔,裂开则改为造口。外置并发症发生率达 36%～50%,其中肠梗阻占 21%。因此,所有结肠损伤均作外置的观点早已被抛弃,目前外置术应用已日渐减少。

术后应加强抗感染,做好结肠外置和造口的护理,积极防治各种感染、结肠外置和造口等并发症。

第十一节　腹膜后血肿及大血管损伤

腹膜后间隙的解剖范围,上自横膈,下至盆膈,两侧相当于第十二肋尖至髂嵴的垂直线,且左右侧之间无明显间隔;壁腹膜为其前界,后界为椎体、腰大肌、腰方肌、腹横肌以及骶骨和梨状肌等。肠系膜根部两层腹膜之间的潜在间隙也与腹膜后间隙相通。腹膜后间隙内的器官有肾、肾上腺、腹主动脉、下腔静脉等,腹膜后血肿是骨盆、腰椎、肾、胰腺、腹膜后大血管及其主要分属支等严重道路交通伤的常见并发症。多由交通事故所致撞击、碾压或挤压等引起,由于腹膜后组织疏松,且前方腹腔容量极大,故腹膜后血肿可积血达 3 000～4 000ml,甚至更多,可引起严重休克,死亡率高。

腹部大血管指腹主动脉、下腔静脉和门静脉及其主要分支或属支。这些血管多位于腹腔深处或腹后壁,位置较深,或有骨盆保护,一般不易受伤。主要由交通事故撞击或碾压致伤,一旦发生则伤势严重,多在受伤现场或在后送途中死亡。随着院前急救、复苏、血管外科技术和术后监护技术的进步,腹部大血管道路交通伤的病死率有所降低。但腹主动脉、下腔静脉和门静脉损伤的病死率仍高达 33%～71%。

一、分类

(一)腹膜后血肿

腹部腹膜后血肿常见于脊柱骨盆骨折、肾、胰腺、十二指肠和腹膜后静脉丛等损伤后,多数需手术治疗。

(二)腹部大血管损伤

1. 腹主动脉及其分支 包括:①肾动脉以上腹主动脉损伤,常合并肝、胰、十二指肠、腹腔动脉、肠系膜上动脉等损伤,伤情复杂而严重,救治困难,病死率很高;②肾动脉以下腹主动脉损伤,手术显露、控制出血和修复损伤皆较容易,病死率较低;③腹主动脉分叉处损伤,往往合并一侧或两侧髂总动脉撕裂,出血严重,修复困难,病死率较高。腹主动脉损伤分为动脉壁切线伤、部分裂伤、贯通伤、断裂伤、挫伤,损伤后可发生大出血、腹膜后血肿、假性动脉瘤和动静脉瘘。

2. 下腔静脉及其属支 包括:①肝后下腔静脉损伤,几乎皆伴有肝静脉撕裂,不仅出血严重,且因显露困难,很难迅速控制出血和修复,病死率最高;②肝以下、肾静脉以上下腔静脉损伤,常合并肝、胰、十二指肠、肝动脉、门静脉等脏器和血管损伤,结扎该段下腔静脉可能因回心血量骤减而死亡;③肾静脉以下至分叉处之间下腔静脉损伤,显露、控制出血较容易,病死率较低;④下腔静脉分叉部损伤,多伴有一侧或两侧髂静脉撕裂伤,处理困难。

3. 门静脉及其属支 门静脉邻近有许多重要脏器和大血管,其损伤皆合并肝、胰、十二指肠、胃、脾、肾、小肠和结肠的损伤,或下腔静脉、腹主动脉、肠系膜上血管、肝动脉和肾血管等血管损伤,伤情复杂而严重,病死率和并发症发生率高。

4. 髂总动(静)脉及其分(属)支 髂总动脉和髂外动脉损伤,伤侧下肢血液供应将中断,截肢率高。髂内血管有丰富的侧支循环,即使同时结扎双侧髂内动(静)脉,也不致发生盆腔器官和盆壁组织缺血、坏死。严重骨盆挤压伤、复杂性骨盆骨折导致的髂血管及其属支损伤,出血严重,且常合并后尿道、肛管直肠的损伤。

AIS-2005、器官损伤分级的腹部血管损伤严重程度分级及 ICD-10 见表 25-10。

表 25-10 腹部血管损伤分级

伤情	AIS-2005	OIS	ICD-10
肠系膜上动、静脉无名分支	NFS	I	S35.8
肠系膜下动、静脉无名分支	NFS		S35.8
膈动、静脉	NFS		S35.8
腰动、静脉	NFS		S35.8
生殖腺动、静脉	NFS		S35.8
卵巢动、静脉	NFS		S35.8
其他无名小动静脉(需结扎处理的)	NFS		S35.8
肝左、肝右及肝总动脉	3~4	II	S35.2
脾动、静脉	3~4		S35.2/S35.3
胃左、右动脉	3~4		S35.2
胃十二指肠动脉	3~4		S35.2
肠系膜下动、静脉主干	3~4		S35.2/S35.3
肠系膜动、静脉一级分支(如回结肠动脉)	3~4		S35.8
其他有名称的血管(需结扎或修复)	3~4		S35.8
肠系膜下上静脉主干	3~4	III	S35.2/S35.3
肾动、静脉	3~4		S35.4
髂动、静脉	3~4		S35.5
髂内动、静脉	2~4		S35.8
肾下下腔静脉	3~4		S35.1
肠系膜上动脉主干	3~5	IV	S35.2
腹腔动脉干	3~5		S35.2
肾上肝下下腔静脉	3~5		S35.1
肾下主动脉	3~5		S35.2
门静脉	3~4	V	S35.3
肝外肝静脉	3(肝静脉),5(肝及其静脉)		S35.1
肝后或肝上下腔静脉	5		S35.1
肾上、膈下主动脉	4		S35.2

注:多处Ⅲ、Ⅳ级损伤,累及血管周径>50%者,其级别增加一级;Ⅳ、Ⅴ级损伤,血管裂伤<25%者,其级别降低一级。

二、临床表现及诊断

（一）临床表现

1. 腹膜后血肿　临床上多伴有腹膜后脏器和间位脏器损伤，临床表现差异较大，主要症状包括：①腹痛、背痛及相应部位的压痛；②腹胀、肠鸣音减弱或消失等麻痹性肠梗阻表现；③失血性休克，严重骨盆骨折所致的血肿，腹膜后积血可达 3 000～4 000ml，而无明显的腹部膨隆表现。

腹膜后血肿可向腹部两侧、前腹壁和盆腔延伸而出现侧腹部和腰部淤斑；腹部或直肠指诊可以扪及压痛性包块。血肿穿破后腹膜可导致腹内积血和腹膜炎，术前难以与腹腔内出血相鉴别。某些部位腹膜后血肿具有特征性症状和体征，如腹部中央腹膜后血肿可扪及膨胀性、搏动性或逐渐增大的肿块；肾区、骨盆腔前部之腹膜后血肿，可有血尿等泌尿系症状和体征。

2. 腹部大血管损伤　由于迅猛的出血，伤员多在现场死亡，少数能存活送达医院者也往往处于重度休克甚至濒死状态。伤口大量流血、进行性腹胀和重度休克提示腹部大血管损伤。早期伤员精神紧张，面色苍白，出冷汗；脉搏快速，血压下降。随后，表情淡漠，躁动，四肢冰冷，脉搏细弱，血压继续下降，呼吸浅快。以后昏迷，脉搏和血压均不能测得，呼吸微弱，瞳孔散大，最终心搏停止而死亡。腹主动脉损伤可出现双下肢动脉搏动明显减弱或消失。伤侧下肢疼痛，皮肤苍白，肢体冰冷，动脉搏动微弱或消失，伤肢活动受限，甚至下肢因急性缺血而迅速发生坏疽，提示髂总动脉、髂外动脉损伤。

（二）诊断

1. 腹膜后血肿　损伤后出现腹痛、腰背痛、腹胀、肠鸣音稀少和全身失血表现，尤其是骨盆或椎体骨折时，应考虑腹膜后血肿的可能。血常规显示血液各种成分呈平行地进行性减少，若生命体征平稳，腹部平片、超声、CT、CTA 及 DSA 有助于明确诊断。

鉴别诊断：主要与相关血管及相邻脏器损伤相鉴别，如胰腺损伤、十二指肠损伤、泌尿系损伤、骨盆骨折、腹膜后感染等。

2. 腹部大血管损伤　腹部创伤后短期内即出现失血性休克，而无其他部位出血者，高度怀疑腹部大血管损伤。应立即将伤员送至急救室，或直接送手术室。由于出血凶猛，病情的迅速恶化不允许进行全面检查，只有在积极抗休克的同时立即剖腹控制出血才有救治的可能。

三、治疗

对于腹膜后血肿及腹部大血管损伤的病人而言，时间就是生命，伤后 6 小时特别是第 1 小时是抢救此类病人的"黄金时间"，挽救生命的关键是控制出血而不仅仅是维持血流。要使病人在最短时间内到达有效治疗机构，在心跳停止前控制住出血。

腹膜后血肿及腹部大血管损伤常因其他脏器损伤，或因失血性休克而剖腹探查，术中得以明确诊断。损伤后迅速出现休克，经快速输入晶体溶液、血浆代用品或全血 2 000ml 无改善者，提示有大量出血，宜果断地行剖腹探查术，不应强求血压回升、休克纠正后再手术。

应经上肢静脉或颈静脉建立通道输液，经下肢静脉输液由于液体从下腔静脉或髂静脉破裂处溢出而达不到扩容的目的，或术中一旦须阻断下腔静脉或髂静脉，下肢输液自然中断，再穿刺将耽误抢救。

（一）腹膜后血肿

腹膜后小血肿，或未引起血流动力学改变的较大血肿，尤其是因骨盆骨折、腰椎骨折、后腹壁组织损伤所致的腹膜后血肿，常可吸收，可行非手术治疗。但应密切观察 6～8 小时，若出现血压不稳或下降，或出现腹膜刺激征等，则应积极处理。

若术中发现腹膜后血肿，应根据致伤原因、血肿部位和血肿是否进行性增大等决定处理方法。较大血管损伤或内脏损伤所致腹膜后血肿应切开后腹膜探查，探查指征包括：①搏动性血肿或血肿进行性扩大；②后腹膜已有裂口持续出血者；③腹部钝性损伤后出现下肢动脉搏动消失或减弱者；④腹部火器伤等穿透性损伤引起的骨盆腹膜后血肿;⑤中线部位的腹膜后血肿要考虑有腹主动脉或下腔静脉损伤的可能性,切开探查前应做好充分准备,先控制膈肌角平面的腹主动脉;⑥超过肾周围筋膜囊,或证实有肾血管蒂或肾严重损伤的肾区血肿;⑦血肿位于十二指肠、升结肠或降结肠旁、胰腺周围等处,疑有这些脏器损伤时。

手术治疗:①胰腺、十二指肠旁腹膜后血肿,无论血肿大小,均应经腹探查,如发现存在十二指肠损伤,则根据血肿及破口大小选择手术方式,比如:单纯修补术、端端吻合或 Roux-en-Y 吻合、十二指肠憩室化手术和胰十二指肠切除术。②肾脏周围血肿,血肿不稳定时考虑切开探查止血,必要时行肾动脉造影加栓塞治疗控制出血。

(二)腹部大血管损伤

1. 处理原则

(1)术前准备。包括留置尿管、鼻胃管和建立足够数量的静脉管道,给予广谱抗生素。另外,至少应准备两台吸引器。对于血流动力学不稳定的病人,应快速送至手术室、完成皮肤消毒,铺单应完全暴露前胸腹壁,两侧至腋中线。

(2)探查、控制出血。经中线切口进腹后快速清除出血,如果出血量大、鲜红,应由助手自膈肌下缘压迫主动脉,如果操作不能在 40 分钟内完成,应每隔 20 分钟开放腹主动脉血流至少 10 分钟;若在肾动脉水平以下阻断,则时间可延长。腹部大血管损伤 93% 合并有不同程度的腹腔脏器损伤,应遵循先控制出血后处理合并伤的原则。腹主动脉损伤形成的血肿呈搏动性,动静脉瘘所形成的血肿有连续性震颤。门静脉损伤出血通过压迫肝十二指肠韧带多可控制,确定肝动脉未受损伤后,应恢复肝动脉血流。

最好的控制出血的方法是解剖出损伤血管的远近端并加以控制,具体有:①进腹后腹腔充满血液,应自膈下阻断腹主动脉,考虑腹主动脉伤则应预先阻断膈上胸主动脉;②破口小可指压、侧方钳闭或填塞;③缺损、横断或贯通伤时作损伤两端钳闭或束带阻断;④肝后下腔静脉大出血填塞不能控制时,应阻断肝上和肝下的下腔静脉及肝十二指肠韧带,无法在膈下阻断者应迅速开胸,下腔静脉阻断可能因回心血量骤减而诱发停搏。切记未控制主动脉前勿贸然打开中线附近高张力的腹膜后血肿,避免导致严重后果。

出血暂时控制后应暂停手术,手术医师会同麻醉医师讨论病情、完成必要的准备:①联系准备足够的血液和液体;②建立足够的快速升温输液输血装置和通道;③必要时准备新鲜的冰冻血浆和血小板;④联系有经验的手术医师;⑤准备特殊的缝线、器械及仪器,如血管夹、人造血管等。对于严重血管损伤,口头预演各步骤非常有帮助:谁拉钩显露、谁用吸引器,光线是否到位,该用什么器械和缝线,等等。

(3)止血和修复方法。血管结扎是最简单、可靠的止血措施,肾静脉平面以下的下腔静脉、髂静脉均可结扎;极端情况下,门静脉、肠系膜上静脉也可以考虑结扎,但可引起大量液体向第三间隙转移,需要大量补液;髂总动脉、髂外动脉结扎可引起严重肢体缺血,应慎行。

血管修复技术包括直接缝合修补、静脉片贴补、对端吻合、自体血管移植和移植替代物等,修整后缺损在 2cm 以内,或内膜完整者可端端吻合;缺损大于 2cm,一段血管多处损伤及严重挫伤者应血管移植。下腔静脉、腹主动脉、门静脉、肠系膜上血管、髂总血管、髂外血管等应力争行修补或血管移植。手术中应注意:①避免盲目钳夹血管,造成血管内膜损伤;②先修复静脉后修复动脉;③无张力缝合血管;④大部或全部断裂的血管,争取修整后对端吻合;⑤大血管的贯通伤可通过前壁裂口修补后壁,然后修补前壁。复杂的血管重建技术如血管端端吻合、血管移植花费较多时间,对严重损伤病人应尽可能避免。

静脉壁薄,修复比动脉难,术后易因血流缓慢而形成血栓;大口径静脉移植取材难,许多静脉如脾、左肾静脉可结扎,多数无严重并发症发生;但有条件时,大静脉仍应争取修复。

(4)术后处理。术后加强监护,尤应注意监测生命征、每小时尿量和中心静脉压,补充液体、全血或血浆,使血容量恢复正常。防治感染。防治凝血功能障碍。防治急性肾功能衰竭、改善呼吸功能、预防肺部并发症和防治感染。

2. 主要大血管损伤的处理

（1）腹主动脉损伤。处理腹主动脉损伤有赖于良好的显露，暴露其出血部位可以通过"脏器旋转"手法完成。常用的方法是切开右结肠外侧及小肠系膜根部下缘的腹膜，在腹膜后钝性游离，将右半结肠连同十二指肠和胰头向左翻转。如受伤的是胰腺后方或上方的腹主动脉，则可切开降结肠外侧腹膜，沿左肾前方游离，将脾、胰、胃及结肠脾曲一并向右翻转，必要时还可改为胸腹联合切口，以便更好显露。

彻底查明伤情后，在破损处的近、远端阻断血流，进行修补。如血管有缺损不能直接缝合，可用自体大隐静脉或髂内动脉做补片修复，大隐静脉作移植物应取自无髂股血管伤的一侧，代动脉时须倒置；聚四氟乙烯补片或人造血管等常用于大动脉的修复，若有腹腔较重污染（如结肠破裂），则不宜使用。

腹腔动脉和肠系膜上动脉损伤的处理较困难，但应争取修复，或行血管移植；肝总动脉损伤可结扎，肝固有动脉伤在门静脉无损伤时也可结扎；肠系膜下动脉损伤可结扎。肾动脉损伤时阻断血流不应超过40分钟，在有肾功能障碍时时间应缩短，左肾动脉损伤可切脾后将近端脾动脉与远端肾动脉作替代吻合。髂外动脉损伤用髂内动脉转移吻合。

（2）下腔静脉损伤。

1）肝后下腔静脉损伤：其病死率高达65％～85％，伤员常处于濒死状态且伴凝血障碍，手术中采用Pringle法阻断肝门仍未缓解肝后涌血时，表明有肝后静脉伤，切忌贸然翻动肝脏，应用纱垫暂填塞或将肝压向后上方以控制出血。常伴有肝静脉损伤，若有可能应分别修复下腔静脉和肝静脉；若肝静脉损伤严重，难以修复者，可结扎受伤的肝静脉，但应至少修复、保留一支肝静脉主干。有条件时可行下腔静脉腔内分流等各种转流或全肝血流阻断，或半肝切除和显露修补肝后静脉，但操作复杂、许多病人不能耐受。

肝周填塞法是控制该段下腔静脉损伤的重要方法。填塞材料分为可吸收与不可吸收两种，可吸收材料无须再次手术拔除；但手术巾、单及敷料等不可吸收材料仍是最常用的填塞材料。技术要点：①吸收性明胶海绵浸凝血酶或肾上腺素填塞；②大网膜自横结肠左半分离延展后覆盖创面及第二肝门；③多层纱垫在网膜上均匀填入肝膈间并紧贴下腔静脉，层间置油纱，垫尾留伤口外。引流管勿靠近损伤处，以利破口与周围紧贴止血，3～5天后逐渐拔除。

2）肝以下、肾静脉水平以上下腔静脉损伤：该段静脉损伤出血可采用下腔静脉腔内分流术控制。方法是经右心耳切口插入两端有侧孔的34～38号Argyle导管至下腔静脉，使近端侧孔位于右心房，远端侧孔开口位于肾静脉下，在下腔静脉的心包段和肾静脉上方分别套以线绳，阻断下腔静脉血流，使下腔静脉的血液可以经导管回流至右心房，避免回心血量急骤、大量减少，失血性休克经救治后得以恢复。同时在肝门处间断阻断肝动脉和门静脉血流，可使损伤处出血大大减少，利于修补或利用自体静脉做补片修复。

3）肾静脉水平以下下腔静脉损伤：该段静脉广泛损伤或合并伤重时，必要时可在肾静脉平面以下结扎，伤员可以耐受，并且可以预防肺栓塞，双侧下肢可产生水肿，但由于侧支循环的建立，下肢水肿可逐渐减轻或消退，较下腔静脉重建更优越。

（3）门静脉主干损伤。门静脉主干损伤的伤情严重，病死率在50％以上。肝脏血供的70％来自门静脉，损伤后应尽量修复。若肝动脉同时受累，两条血管至少要修复其中之一。小的裂口可以缝补，局部毁损可以修剪后适当游离行对端吻合。脾静脉与肠系膜上静脉汇合处远侧损伤，必要时可缝合关闭肠系膜上静脉的近断端，切除脾脏，将脾静脉转向下内与肠系膜上静脉的远侧断端行端端吻合，肠系膜上静脉的血液经脾静脉回流至门静脉而入肝脏。条件具备时，对大范围的门静脉损伤，可采用人造血管、同种异体血管或自体血管行血管移植术，重建门静脉。

毁损严重无法修复，可行门腔静脉分流术或结扎门静脉。肠系膜上静脉下腔静脉转流可导致肝性脑病，且技术复杂，对危重伤员常不适宜，较少应用。由于下腔静脉血流50％来自肝静脉，门静脉结扎后，回心血量骤减，而大量血液滞留在腹腔脏器，导致低血容量性休克，需超量扩容，可很快建立侧支循环，数天之后便会逐渐恢复入肝血流，可不遗留门静脉高压。

（4）髂总动（静）脉及其属支损伤。髂总动脉及髂外动脉损伤宜修复或重建血管，恢复血管的连续性，以保障下肢的血液循环。根据情况选择采用侧壁缝合、血管对端吻合、自体血管或同种血管移植术等方法。髂总动脉和髂外动脉结扎,由于下肢严重缺血缺氧,截肢率很高,应尽量避免。

髂总静脉和髂外静脉损伤,若能修复血管,下肢静脉血液回流通畅,将避免伤侧下肢水肿。损伤广泛而严重,不能修复者,也可结扎静脉,但近端可形成血栓,有栓子脱落引起肺栓塞的危险。

髂内血管及其属支位置较深,修复困难。因为有丰富的侧支循环,结扎受伤血管的两侧断端,不仅止血可靠,也不会引起盆腔器官缺血,故无须行修复术。

术后根据损伤血管、术中修复及脏器缺血情况等,严密观察生命征,必要时应监测中心静脉压、肺毛细血管楔压、凝血功能及主要脏器功能,积极防治大量输血后的并发症、支持各脏器功能,避免再出血等。

(朱长举)

参 考 文 献

［ 1 ］朱长举,李宏娟,宋耀东,等.胰腺损伤的 CT 诊断与手术治疗［J］.中华创伤杂志,2016,32(10):934-935.

［ 2 ］朱长举,姚国华,王万鹏,等.损伤控制性外科对十二指肠损伤的应用价值［J］.中华急诊医学杂志,2014,23(10):1174-1176.

［ 3 ］孙士锦,张连阳.损害控制性剖腹术的伤口处理［J］.创伤外科杂志,2009,11(1):94-96.

［ 4 ］张连阳.重视肠造口手术［J］.消化外科,2006,5(5):383-384.

［ 5 ］张连阳.多发伤的紧急伤情评估策略［J］.创伤外科杂志,2010,12(1):1-3.

［ 6 ］张连阳.加强严重多发伤院内早期救治的质量控制［J/CD］.中华临床医师杂志(电子版),2008,2(12):1321-1325.

［ 7 ］张连阳,姚元章.严重创伤的早期救治［J］.中国实用外科杂志,2008,28(7):582-584.

［ 8 ］张连阳.正确应用损害控制性剖腹术［J］.创伤外科杂志,2009,11(1):1-3.

［ 9 ］张连阳,王韬,李英才,等.结直肠损伤诊断治疗策略［J］.创伤外科杂志,2008,10(4):295-297.

［10］BRITT RC,GANNON T,COLLINS JN,et al. Secondary abdominal compartment syndrome:risk factors and outcomes［J］.Am-Surg,2005,71(11):982-985.

［11］BROOKE MAGDALENE,Victorino Gregory P. Repeat computed tomography is highly sensitive in determining need for delayed exploration in blunt abdominal trauma［J］.J Surg. Res2017,219:116-121.

［12］CARTER JEFFREY W,FALCO MARK H,CHOPKO MICHAEL S,et al. Do we really rely on fast for decision-making in the management of blunt abdominal trauma? ［J］.Injury,2015,46(5):817-821.

［13］PARREIRA JOSé G,OLIARI CAMILLA B,MALPAGA JULIANO M D,et al. Severity and treatment of "occult" intra-abdominal injuries in blunt trauma victims ［J］.Injury 2016,47(1):89-93.

［14］BULGER EM,MCMAHON K,JURKOVICH GJ. The morbidity of penetrating colon injury［J］.Injury,2003,34(1):41-46.

［15］CLEARY RK,POMERANTZ RA,LAMPMAN RM. Colon and rectal Injuries［J］.Dis Colon Rectum,2006,49(8):1203-1222.

［16］KORDZADEH A,MELCHIONDA V,RHODES K M,et al. Blunt abdominal trauma and mesenteric avulsion:a systematic review ［J］.Eur J Trauma Emerg Surg,2016,42(3):311-315.

［17］MCGRATH ANTHONY,WHITING DEAN. Recognising and assessing blunt abdominal trauma ［J］.Emerg Nurse,2015,22(10):18-24;quiz 25.

［18］AHMAD RAHEEL,SHAFIQUE MUHAMMAD SALMAN,Ul Haq Najibul et al. Isolated Duodenal Injuries After Blunt Abdominal Trauma［J］.J Ayub Med Coll Abbottabad,2016,28(2):400-403.

［19］CHEREAU NATHALIE,WAGNER MATHILDE,TRESALLET CHRISTOPHE,et al. CT scan and Diagnostic Peritoneal Lavage:towards a better diagnosis in the area of nonoperative management of blunt abdominal trauma［J］.Injury,2016,47(9):2006-2011.

［20］GÜNEŞ TATAR İDIL,YILMAZ KERIM BORA,ERGUN ONUR,et al. The effect of clinical,laboratory and radiologic results on treatment decision and surgical results in patients admitted to the emergency department with blunt abdominal trauma due to traffic accident ［J］.Ulus Travma Acil Cerrahi Derg,2015,21(4):256-260.

［21］HOFF WS,HOLEVAR M,NAGY KK,et al. Practice management guidelines for the evaluation of blunt abdominal trauma:the EAST practice management guidelines work group. ［J］J Trauma,2002,53(3):602-615.

［22］ KAIDAR-PERSON O,PERSON B,WEXNER SD. Complications of construction and closure of temporary loop ileostomy[J]. J Am Coll Surg,2005,201(5):759-773.

［23］ MAXWELL RA,FABIAN TC. Current management of colon trauma[J]. World J Surg,2003,27(6):632-639.

［24］ MILLER PR,FABIAN TC,CROCE MA,et al. Improving outcomes following penetrating colon wounds:application of a clinical pathway[J]. Ann Surg,2002,235(6):775-781.

［25］ MILLER PR,CROCE MA,BEE TK,et al. Associated injuries in blunt solid organ trauma:implications for missed injury in nonoperative management[J]. J Trauma,2002,53(2):238-242.

［26］ Vailas Michail G,Moris Demetrios,Orfanos Stamatios,et al. Seatbelt sign in a case of blunt abdominal trauma:what lies beneath it? [J]. BMC Surg,2015,15:121.

［27］ PERRY WB,BROOKS JP,MUSKAT PC. The history of military colorectal trauma management[J]. Semin Colon Rectal Surg,2004. 15:70-75.

［28］ TZOVARAS G,HATZITHEOFILOU C. New trends in the management of colonic trauma[J]. Injured,2005,36(9):1011-1015.

［29］ WILLIAMS MD,WATTS D,FAKHRY S. Colon injury after blunt abdominal trauma:results of the EAST Multi-Institutional Hollow Viscus Injury Study[J]. J Trauma,2003,55(5):906-912.

［30］ Woo K,Wilson MT,Killeen K,et al. Adapting to the changing paradigm of management of colon injuries[J]. Am J Surg,2007,194(6):746-749.

第二十六章　盆腔脏器和泌尿生殖系道路交通伤

Abstract

Pelvic organ injuries consist of anorectal injury, pelvic retroperitoneal hematoma and urogenital system injury, which are secondary to pelvic fractures due to impact and rolling. Anorectal injury may be associated with serious infectious complications, easily resulting in misdiagnosis and missed diagnosis, and staging operations are applied for its treatment. Pelvic retroperitoneal hematoma often develops into hemorrhagic shock, with a mortality of 4.8%～50%. Its treatment procedure should abide by the damage control strategy, and all surgeries should aim to save patients' lives. The measures to stabilize the pelvic ring include bandage binding, pelvic suspension, external and internal fixation using pelvic stent and C-type clamp. Besides, hemorrhage control includes artery blocking, surgical hemostasis, pelvic packing, pelvic angiography or embolism.

Traffic injury to the genitourinary system is usually urethral injury, followed by kidney and bladder injury, and injury to the ureter and reproductive system is rare. Due to the inherent anatomical characteristics of the genitourinary system, the occurrence and treatment of genitourinary wounds are different from those of other organs, mainly in the following aspects: ①The causes of injury are complex and indirect damage plays an important role. For instance, a sudden change in the body's movement velocity can lead to renal pedicle injury due to inertia. Excessive stretching of the body, or inertia caused kidney displacement can lead to ureteral tear. Following pelvic fracture, the displacement of pelvic structures can lead to a posterior urethral injury. ②Associated injuries often occur. For instance, kidney and ureteral injuries are usually associated with abdominal organ injury and bladder, and urethral injuries are usually complicated with pelvic and rectal injury. ③Iatrogenic injury can not be ignored, of which ureteral injury the most representative. ④Post-injury clinical manifestations are complex, and are often masked by other associated injuries, thus delaying the diagnosis and treatment. ⑤The most important first aid measures are not surgical interventions. Conservative treatment is the primary treatment for kidney injury, and ureteral and urethral injuries are often subjected to secondary surgical interventions according to the injury conditions. ⑥During the treatment process, to preserve tissues and organs and their functions as much as possible should be emphasized.

The above mentioned features make the diagnosis and treatment of urinary tract injury difficultly. Especially, in traffic accidents, due to restricted treatment conditions, hemorrhagic shock often occurs due to massive loss of blood. Infection occurs early, causes are complex, and the condition is serious, thus aggravating the injury and easily resulting in multiple organ failure. Therefore, during the treatment of genitourinary trauma, it is necessary to reach an early diagnosis and take effective and timely interventions according to the principles of treatment of urinary tract injury, the injury causes and characteristics, so as to preserve tissues, organs and their functions as much as possible and prevent and treat complications.

第一节 直肠肛管交通伤

由于有骨盆保护,直肠肛管损伤较少见。直肠肛管交通伤以撞击或碾压导致骨盆骨折引起的继发性损伤多见。直肠肛管损伤具有以下特点:①直肠内粪便成形,细菌含量多,损伤后污染严重;②直肠周围为疏松结缔组织,易发生严重感染并发症;③直肠损伤常伴其他脏器损伤,如骨盆骨折、后尿道断裂等;④直肠肛管损伤发生率低,临床医师多经验不足,易误诊、漏诊。如果诊断和治疗不及时或不恰当,可能发生严重的感染并发症。由于第二次世界大战以后转流性结肠造口等处理原则的确立,其手术病死率已降至5.7%~16.7%。但并发症发生率仍达28.6%~75%,早期并发症主要为直肠肛管周围脓肿、出血、直肠瘘、直肠阴道瘘、直肠尿道瘘等,后期并发症包括肛管直肠狭窄及肛门失禁等。

一、分类

(一) 按照解剖部位分类

按解剖部位直肠和肛管损伤可分为3类:①腹膜内直肠损伤;②腹膜外直肠损伤,指腹膜反折以下、肛提肌以上的直肠损伤;③肛提肌以下的肛管损伤,包括括约肌及其周围皮肤的损伤,常合并会阴部撕裂伤、阴道损伤等。AIS-2005、器官损伤分级的直肠损伤严重程度分级及ICD-10见表26-1。

表26-1 直肠损伤分级

伤情	AIS-2005	OIS	ICD-10
血肿 不影响血供的挫伤或血肿	2	I	S36.6
裂伤 肠壁部分裂伤,无穿孔	2		S36.6
裂伤 ≤50%周径	2	II	S36.6
裂伤 >50%周径	3	III	S36.6
裂伤 全层裂伤,扩展至会阴	4	IV	S36.6
血管 节段失血供	5	V	S36.6

注:同一器官多处损伤增加一级。

(二) 按照致伤机制分类

按致伤机制将直肠肛管损伤区分为穿透伤和钝性伤。

1. 穿透伤 主要包括火器伤、冷兵器伤、咬伤和其他刺伤,可导致机体组织的撕裂、断裂、毁损和挫伤等。腹部穿透伤不仅有皮肤完整性的破坏,还存在腹膜破裂,常伴内脏损伤。临床上伤情紧急,可根据伤口及受伤时姿势推测伤道,多需紧急剖腹探查。

2. 钝性伤 主要包括道路交通伤、坠落伤、冲击伤等。腹部钝性伤包括全部闭合伤及开放伤中腹膜完整者,强调腹膜腔完整。临床上钝性伤伤情变化大,致伤范围可很广泛,多发伤、多部位伤常见,早期诊断困难,常见漏诊或延误诊断的情况,延误治疗可导致严重后果。

(三) 按照损伤程度分类

1. 毁损伤 指裂伤>50%周径、节段性肠壁缺损或系膜去血管等需行节段性切除者,通常是高能量枪弹损伤所致,也可为钝性损伤所致。

2. 非毁损伤 指肠壁挫伤、血肿,或裂伤<50%周径者,清创后能Ⅰ期修补,通常是刺伤等低能量损伤所致。

二、临床表现及诊断

伤员到达急诊科后应按高级创伤生命支持(advanced trauma life support,ATLS)处置,首先评估气道、呼吸和循环功能,在评估对生命威胁不大的结直肠损伤前应处理所有威胁生命的损伤。

直肠肛管损伤,尤其是直肠损伤的术前早期诊断仍然是临床面临的严峻挑战,与下列因素有关:①结肠内容物对腹膜无剧烈化学刺激,且流动性小,扩散慢,故早期症状局限而隐蔽;②损伤腹膜后部分则临床表现更为隐匿;③与颅脑、胸部和骨关节损伤基本可以以CT等现代影像学诊断技术为金标准不同,腹部损伤,尤其是空腔脏器损伤,迄今为止仍然缺乏敏感性和特异性均令人满意的影像学诊断手段;④和平时期以钝性损伤多见,临床表现不典型时是否剖腹探查常常困扰外科医师;⑤缺乏整体观念,非创伤或普通外科医师对本科损伤更为重视和熟悉,常易忽视不明显的结直肠损伤;⑥伤情危重,血流动力学状态不稳定,救治的重点是确定性止血手术、复苏以挽救生命,导致在急诊科最初评估时间缩短,或无时间或机会行全面检查或影像学检查;⑦意识障碍,包括颅脑损伤、醉酒、中毒或药物滥用等情况,有报道创伤漏诊患者中63.5%存在意识障碍;⑧致伤机制和病史不详,如被发现"躺在地上"而送至医院,或因颌面部损伤无法交流等。

(一)临床表现

直肠腹膜内段破裂的临床表现同腹膜内结肠损伤。腹膜反折以下直肠损伤后腹痛不明显,可无腹膜炎表现。直肠损伤主要表现为肛门出血,会阴部、肛门或下腹部疼痛,或里急后重、肛门坠胀等,有时直肠出血或局部疼痛是唯一症状。若损伤同时累及膀胱、尿道,尿液和粪便即会互相沟通而排出。

(二)诊断

腹膜内直肠损伤诊断不难。肛管损伤部位表浅,诊断容易,但应判断是仅为肛管撕裂伤,或合并括约肌损伤。腹膜外直肠损伤的诊断则并不容易,凡下腹部、臀部、骶尾部、肛门周围及会阴部有外伤史,出现便血、腹痛、肛门坠胀、发热、血尿或尿液从肛门流出等症状,或剖腹术中直肠周围、腹膜外血肿形成等,均应考虑直肠损伤的可能。应常规进行肛管直肠指检,检查肛管括约肌的松紧度,有无破裂口及指套是否染血,男性病人应检查前列腺,放置尿管;女性患者应行阴道检查。

疑有直肠损伤而指检即使阴性,也应行直肠乙状结肠镜检查,可据伤情决定在检查室或手术室进行。X线骨盆摄片有助于了解有无骨盆骨折和异物存留。肛管直肠腔内超声对判断括约肌损伤有重要价值。

三、治疗

直肠肛管损伤的危害包括早期的出血和后期因粪便污染而导致的感染并发症,治疗的关键是早期确定性手术。术前应积极抗休克、应用广谱抗生素等;术中根据患者全身情况、是否休克、损伤部位和时间、腹腔污染情况及治疗条件等综合决定手术方式,对于伴酸中毒、凝血功能障碍者应遵循包括手术止血和暂时性钉合损伤肠道等损害控制外科策略直到酸中毒和凝血功能障碍纠正,并超量温盐水冲洗腹腔,留置引流;术后密切观察注意防治感染并发症等。

除浅表的肛管皮肤撕裂伤、单纯直肠黏膜损伤可行非手术治疗外,其余肛管直肠损伤均应手术治疗,避免或控制严重感染的发生。手术方式包括转流性结肠造口,直肠伤口修补,骶前引流和远侧直肠灌洗,可单用或合用上述几种方法。应根据损伤原因、部位、伤情、就诊时间等综合选择手术方式。

术前疑有直肠损伤者,手术应取截石位,便于术中行直肠指诊或直肠乙状结肠镜检查,或行远侧直肠灌洗、骶前引流等。

(一)腹膜内直肠损伤

伤口较小时可双层修补,然后近侧结肠去功能性造口;肠段损伤重如毁损伤等应切除损伤段,远端关闭,近端提出腹壁造口,即 Hartmann 手术;若损伤时间短、直肠空虚、损伤肠壁无明显炎症改变时,可行一期修补。

(二)腹膜外直肠损伤

腹膜外直肠损伤原则上应手术治疗。

1. 去功能性结肠造口　去功能性乙状结肠造口是直肠损伤治疗的基本原则,可根据具体情况选择应用以下 5 种方式。

(1)标准袢式造口。与端式造口相比,具有操作容易、还纳简单的优点,但若提出的结肠系膜缘未高出皮肤,可能出现转流不彻底的情况。

(2)远端肠道关闭法袢式造口。通过关闭袢式结肠造口的远侧端,达到完全转流,具备标准式袢式造口操作简单、快速、还纳容易等优点。

(3)双腔造口。即近端端式造口、远端黏膜瘘法,用于需切除一段乙状结肠者。

(4)Hartmann 手术。即近端端式造口、远端关闭于腹腔内。用于乙状结肠和(或)直肠有严重、广泛的损伤,修补有危险,可能发生盆腔并发症时。切除过多则二期还纳时较困难。

(5)经腹会阴直肠肛管切除、乙状结肠造口。用于腹膜外直肠肛管严重毁损伤时。

结肠造口常在术后 3～6 个月还纳。由于损伤病人多较年轻,身体条件较炎症性或癌性结直肠疾病为好,有学者提出可早期(伤后 15 天)还纳结肠造口,缩短住院时间、减少费用、减少造口护理的需要,减轻造口带来的心理、社会及经济上的问题,其适应证包括:①初次手术无严重并发症,术后恢复好,全身情况较好者;②无腹壁切口感染,无开放的会阴部伤口存在;③钡灌肠等证实直肠远侧伤口已愈合。

2. 直肠伤口修补　腹膜内段直肠损伤应修补或切除,但腹膜外段损伤由于显露损伤困难,需游离大部分直肠,技术上有时难以达到,并可能增加感染并发症。伤口修补的适应证包括:①容易显露的损伤处;②在暴露探查周围脏器如膀胱、髂内血管、阴道时,同时发现的损伤;③伴泌尿生殖系统损伤时,应修补以避免直肠尿道瘘、直肠阴道瘘发生。

对于经腹途径难以显露的伤口,则不强求直接修补,只要转流彻底、感染得到控制,未经修补的直肠损伤,除毁损伤外,一般都能自行愈合。

对腹膜外直肠损伤应慎重选用一期修补,适应证仅为术前已行肠道准备的盆腔、会阴盆底手术中意外损伤者,并且术后应严格控制饮食。

3. 骶前引流　骶前引流用于直肠腹膜外伤口已经腹修补者、形成肛提肌上方的直肠周围感染或脓肿时。常不需切除尾骨,一般不做预防性引流。

4. 远侧直肠灌洗　理论上远侧直肠灌洗可减少直肠内细菌的数量,但可能因灌洗液沿伤道流入直肠周围间隙,造成直肠周围甚至骨盆骨折部位的感染,故应慎用。事实上多数直肠损伤者直肠相对空虚,取截石位时大多数粪便可手法掏出,常不需直肠灌洗。如果发现直肠旁间隙有粪便,应设法清除。

(三)肛管损伤

浅小的损伤只需单纯清创缝合。损伤大而深,累及括约肌和直肠者,应行乙状结肠造口。应仔细清创,注意保留尚未累及的括约肌,并修复损伤的直肠和括约肌,以期尽量保存肛管直肠的功能。对括约肌损伤应分期手术,即先去功能性乙状结肠造口;肛管及括约肌损伤处清创后修补,或在感染控制后(1～2个月后)修补,同时肛管成形;之后 2～3 个月还纳造口。伤口愈合后应定期扩张肛管和直肠,防止狭窄。肛管、肛门括约肌、腹膜外直肠严重毁损伤时行经腹会阴直肠切除、乙状结肠造口术。

术后应加强抗感染、保持引流管通畅及局部伤口处理等,防治直肠肛管周围脓肿、出血、直肠瘘、直肠阴道瘘、直肠尿道瘘等早期并发症。后期若发生肛管直肠狭窄可给予扩张、狭窄成形、狭窄切除等处理,出现肛门失禁应行括约肌修复、生物反馈及括约肌移植等治疗。

第二节　骨盆腹膜后血肿

　　骨盆腹膜后血肿是严重交通伤中骨盆骨折的常见并发症,常导致失血性休克,死亡率达 4.8%～50%,由于机动车撞击、挤压和碾压等高能量致伤,常常出现其他脏器的伴随损伤,其紧急救治对于经验丰富的创伤外科医师仍然极具挑战性,通常需要多学科协作。

一、发生机制

　　不稳定性骨盆骨折导致骨盆环移位,2%～20%的患者合并血流动力学不稳定。骨盆腹膜后血肿的来源包括:①骨盆骨折断端出血。骨盆大部分由松质骨组成,断端血运丰富,可以大量渗血。②骨盆壁静脉丛出血。骨盆壁盆腔内静脉丛多吻合成网状,壁薄而缺乏弹性,极易被损伤而致大出血。③骨盆壁动脉出血。占 10%～20%,骨盆壁动脉与骨盆环的关系密切,不同部位的骨折,可累及特定的动脉损伤而引起出血。前环骨折可损伤髂外动脉、闭孔动脉,后环骶髂关节、骶骨损伤可能导致髂内动脉及其主要分支损伤等(图 26-1)。④骨盆壁及其邻近软组织撕裂出血。⑤盆腔内脏器如膀胱、直肠、子宫、阴道等被骨折断端撕裂致出血。

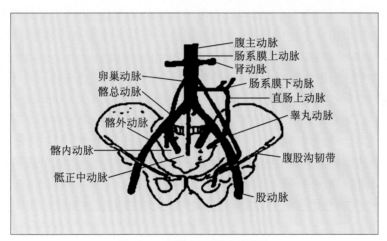

图 26-1　骨盆骨折和动脉出血

(来源:GIANNOUDIS PV,PAPE HC. Damage control orthopaedics in unstable pelvic ring injuries[J]. Injury,2004(35):671-677)

　　腹膜后间隙可以容纳 4L 以上的出血,出血将持续直到超过血管内压和产生填塞效应时。如果发生外来因素破坏腹膜后肌间隙,腹膜后不再是封闭的空间,则出血可能难以控制,无法发挥填塞效应。

二、临床表现及诊断

(一)临床表现

　　临床上多伴有骨盆骨折或脏器损伤,稳定性骨盆骨折多表现为局部疼痛和肿胀,移动下肢时骨盆部疼痛加重,皮下淤血斑及压痛均较显著。不稳定性骨盆骨折可以出现双侧脐棘距不等,伤侧髂后上棘与健侧不对称伴压痛,耻骨联合间隙增宽并压痛,下肢不等长或明显旋转畸形,骨盆明显变形等。应慎行骨盆分离、挤压和伸屈髋关节检查以免加重出血。

　　可出现明显的失血性休克表现。严重骨盆骨折所致的血肿,腹膜后积血可达 3 000～4 000ml,而无明显的腹部膨隆表现。腹部或直肠指诊可以扪及压痛性包块。血肿穿破后腹膜可导致腹内积血和腹膜炎。

如果合并膀胱、直肠、肛管、阴道等损伤，可以出现尿血、便血、阴道流血等具有特征性症状和体征。

（二）诊断

骨盆骨折的诊断首先是根据致伤机制判断是否有骨盆骨折的可能性，在交通事故等高能量损伤时应考虑此种可能。在体格检查时应注意提示骨盆骨折可能性的以下表现：①盆腔区域淤斑，会阴或阴囊血肿，尿道口血迹；②双下肢不等长或旋转臀部不对称；③直肠指诊前列腺漂移，扪及骨折，指套带血；④阴道检查扪及骨折，宫颈上移，有出血。如果致伤机制或查体提示骨盆骨折可能，则应行骨盆前后位平片明确，而不是进行骨盆挤压分离试验。如果致伤机制和查体提示骨盆骨折可能性小，则用手轻触髂前上棘处，前方-后方、侧方-中线轻压确定有无压痛及判断骨盆稳定性，或轻推、拉下肢确定轴向稳定性。怀疑骨盆骨折查体时，首要的原则是避免过度、重复的骨盆检查，需了解每次骨折的移位都可能增加 800～1 000ml 的失血量。

骨盆 X 线片可显示骨折类型，解读骨盆 X 线片要注意双侧耻骨上、下支，髋臼、股骨头和颈是否完整；双侧髂骨和骶髂关节、骶孔是否对称，是否合并 L_5 横突骨折。应特别注意常伴随大量失血的影像，如耻骨联合分离程度、骨盆环移位程度等。骨盆一处损伤不影响稳定性，骨折位移意味着至少存在两个断裂位点。但骨盆 X 线片不能单独预测死亡、出血或造影的必要，孤立的髋臼和骨盆环骨折一样可能需要血管造影。

对于严重创伤后伴血流动力学不稳定的患者在建立静脉通道进行损害控制性复苏、寻找休克原因的同时，应视同存在不稳定性骨盆骨折，立即用骨盆带或床单包裹骨盆（如同怀疑颈椎不稳定就固定颈椎一样）。对于复苏后暂时反应后又恶化的患者，应考虑可能是低估失血量或存在持续失血。为除外腹腔内脏器损伤推荐行脐上诊断性腹腔穿刺，以避免脐下穿刺抽出腹膜前血液而误诊为腹腔内出血。诊断性腹腔灌洗现多为创伤超声重点评估所替代，创伤超声重点评估通常用于血流动力学不稳定者，由临床医师操作，重点评估腹腔内肝肾隐窝、左上腹和盆底是否存在游离液体，发现 250ml 以上为阳性，但其不能确定来源和脏器损伤程度，主观性较大，受肠道或皮下积气、检查者的技术和经验等影响，故不宜单用作为手术与否的依据，血流动力学稳定者应进一步行 CT 以确定损伤严重度。CT 是血流动力学稳定者的首选方法，可明确骨盆骨折、伴随血肿和腹腔内脏器损伤等，增强扫描见造影剂外溢或血肿＞50cm² 提示动脉损伤可能性大，需要动脉造影。

16％～55％的骨盆骨折患者可能合并腹腔内脏器损伤，有腹腔探查指征。腹腔镜探查适用于血流动力学稳定、无颅脑损伤时；血流动力学不稳定及创伤超声重点评估阳性需剖腹探查，但对血流动力学不稳定的骨盆骨折大出血患者行剖腹探查发生致死性出血的风险较高。

三、治疗

骨盆骨折伴腹膜后血肿患者常处于不稳定或濒死的临床状态时，延长的手术干预可能诱发一系列炎症反应而导致预后不良。怀疑或明确骨盆骨折伴出血时，除避免过度、重复的骨盆检查，保持小腿内旋固定外，也可在两侧臀部外以沙袋固定，或骨盆带、床单包裹，尽快将患者转运到能提供确定性救治的医院。

救治应遵循损害控制骨科（damage control orthopaedics，DCO）策略，任何的外科手术都必须是救命性质的，并遵循简单、迅速和适当的原则，应该严格限制时间，避免不必要的延迟，因为时间是影响患者生存的关键，降低死亡率的救治措施包括控制出血、控制伴随损伤和稳定血流动力学。

在最初的 24 小时，大量失血是导致死亡的最主要原因。出血的严重程度影响是创伤后早期存活的关键因素。年轻患者可以代偿严重失血数小时，低估出血的严重性可能导致致命性结果。这些患者由于灾难性的血流动力学状态，单纯的外固定装置简单的应用可能有效，通过外压减少骨盆容积暂时性控制出血，同样可以重建稳定性和骨断面接触有利于血液凝固。在使用外固定后仍然存在持续出血的患者可以考虑行骨盆填塞、血管造影和栓塞等治疗。

骨盆骨折引起的腹膜后血肿，常可吸收，可行非手术治疗。但应密切观察 6～8 小时，若出现血压不稳或下降，或出现腹膜刺激征等，则应积极手术。

对任何创伤后失血性休克的患者，在排除外出血后，均应建立静脉通道，怀疑骨盆骨折时忌用下肢静脉。开放性骨盆骨折应紧急闭合(以敷料填塞或手压迫等)伤口，恢复骨盆填塞效应。积极实施损害控制性复苏，包括晶体液、胶体液、血液制品输注恢复血容量、携氧功能和纠正凝血功能，防治低体温，尽快到达复苏终点。结合骨盆包裹，损害控制性复苏可以有效逆转 2/3 的骨盆骨折伴出血患者，尤其是骨折断端、软组织和静脉源性出血。

(一) 骨盆环稳定

稳定骨盆环是控制骨盆腹膜后血肿的基本方法，机械性稳定有许多形式，包括绷带捆绑、骨盆悬吊、骨盆支架或 C 型钳行外固定及内固定术。在骨盆骨折急性期行外支架固定可显著降低这类患者的死亡率。

1. 床单或骨盆带加压包裹　可迅速稳定骨折，减少骨盆容积，控制出血效果类似外支架，适用于院前和院内紧急救治。包裹时应以股骨大转子为中心，髂窝加棉垫后加压包扎，利用骶髂关节后侧"张力带"关书样作用，使骨盆逐渐复位固定。若骨折复位矫枉过正，可能导致神经血管损伤及骨盆内脏器损伤，或压迫损伤皮肤。需要定时松解，一般使用时间应少于 36 小时。

2. 抗休克裤　20 世纪 70 年代曾经是现场急救首选临时性措施，通过无创性固定骨盆、缩小血管裂口达到止血的目的，同时可将下肢血液转移供应生命器官。穿用时应包括双下肢和躯干下部。但其同时限制了对身体其他可能损伤部位的检查，不利于呼吸。由于需一定压力才起效，可导致压疮、呼吸受限和下肢骨筋膜室综合征等，并影响下肢检查，仅用于转运需要 30 分钟以上者，要求压力＜40mmHg，2 小时放松 1 次，以免导致肢体缺血，到达医院后更换为外支架。实际上现在院前急救中已经很少使用。

3. 外固定装置　是控制骨盆静脉丛和骨折断端出血的标准方法，常规用于院内血流动力学不稳定骨盆骨折的固定。立即使用可有效降低休克发生率，使死亡率从 22％降至 8％。现已有多种将钉棒插置到髂峰的外固定装置，操作容易，可以在床旁完成，可达到暂时性或确定性快速骨盆环稳定的作用，对于伴随广泛软组织、肠道或膀胱损伤等患者尤其是首选。外固定装置通过直接加压骨折部位和压迫损伤血管而控制出血，准确的钉棒置入部位是骨盆外固定器的基础，常常包括应用 2 根髂峰的钉棒，髂峰钉棒安置不当常导致脏器损伤等并发症。

4. 骨盆 C 型夹　用于骨盆环后方的骨折，可以直接对骶髂关节骨折脱位横向加压固定。但如果存在髂骨骨折其效果可能下降。潜在的并发症包括臀部神经血管结构的医源性损伤、长期压迫骨盆骨折导致的继发性神经损伤。

5. 内固定　由于清楚的、显著的生物机械学的优势，切开复位内固定被作为骨盆环固定的选择。但在紧急状态下，尤其是濒死患者时，这种方法由于费时、需要扩大切口进入，可能导致患者发生不可控制的出血、凝血功能紊乱和早期死亡。故先应用外固定架或骨盆 C 型夹，3～7 天全身情况稳定后再改用内固定，尤其是跨骶髂关节的骨折或脱位时。

(二) 出血控制

骨盆骨折致腹膜后血肿的治疗应该高度个体化，多数患者采用上述稳定骨盆的措施后可以控制出血。术中发现的骨盆骨折等导致的腹膜后血肿，只要血肿主要局限于盆腔并不再扩大，又排除泌尿系和肠道损伤，可不探查，以免引起更大量的、难以控制的出血。

但对于血流动力学不稳定的患者，或术中无法查清出血点或出血广泛无法控制者，可能需要进一步的外科处理，包括动脉阻断、直接手术止血、盆腔填塞、盆腔血管造影和栓塞等。

1. 动脉血流阻断　对于大出血的患者，紧急的大动脉阻断可能是一种暂时的控制出血的措施，可以通过开放手术横形钳断、经皮穿刺或开放腔内气囊导管等技术达到，也有行髂内动脉结扎或栓塞满意控制动脉出血的报道。

2. 直接外科止血　外科直接止血具有理论优势,但在临床实际工作中由于继发的损伤静脉丛出血和难以控制等因素不容易实施,由于周围环境持续出血、无法清楚显露,缝线和钳夹可能导致医源性神经或脏器损伤。

3. 盆腔血管造影栓塞　适用于积极复苏和骨盆固定后血流动力学仍不稳定者,是控制动脉源性出血的标准方法,可栓塞臀上动脉、阴部动脉或髂内动脉等。10%～15%的骨盆骨折需要动脉造影,63%～66%栓塞有效。美国东部创伤外科学会推荐适应证包括:①不论血流动力学状况,CT 发现造影剂外溢,或开书样、垂直剪切等严重不稳定性骨盆骨折的 60 岁以上患者;②血流动力学不稳定骨盆骨折,或排除非骨盆来源后有进行性出血者,骨盆骨折造影后无论是否栓塞,排除非骨盆来源后仍然进行性出血者。由于血管痉挛、不稳定血凝块、低血压、凝血功能改变、骨折移位等可导致间歇性出血,对血流动力学不稳定的骨盆骨折推荐非选择性栓塞。造影栓塞应在短时间内完成,最好能在急诊科完成,甚至有学者提出应在腹腔积血患者的剖腹探查术前完成。但动脉栓塞对静脉源性出血和松质骨出血效果不佳,部分动脉出血需反复栓塞。一般认为双侧栓塞很少有严重并发症,不影响性功能,臀肌坏死可能与直接损伤和长期制动相关。

经腹股沟韧带下方股动脉穿刺,插入 Fogarty 导管 20cm 于腹主动脉下端,球囊充水 8～10ml 可暂时性阻断腹主动脉,为血管造影或手术探查创造机会,一般阻断时间<60 分钟。有报道应用于 23 例,100%成功,阻断时间 15～120 分钟(平均 46 分钟),手术时间 2～7 小时(平均 4.2 小时)。对于救治血流动力学不稳定患者不失为可供选择的方法。

4. 骨盆填塞　骨盆填塞对盆腔内部直接加压,联合外支架固定骨盆环,可加强容积压迫效应达到止血目的,而不必等待出血自身填塞造成过多输血和浪费时间。对静脉源性出血效果优于动脉源性,但争议较大,主要担心手术时破坏腹膜后血肿,需二次取出,并增加内固定手术时感染的风险。多作为外支架或(和)栓塞之后的补救措施。一般经过下腹正中 8cm 纵形切口,分别于一侧骶髂关节下方、骨盆窝中部和耻骨后窝填塞 3 块纱布,然后再填塞另外一侧。骨盆填塞术后需要再次评估患者血流动力学状态,并在 24～48 小时内去除或更换纱布,填塞时不必清除血凝块。欧洲国家常用,Cothren 等报道骨盆直接填塞术后患者的死亡率为零。

(张连阳)

第三节　肾 脏 损 伤

一、发病情况及一般特点

肾脏是腹膜外位器官,深藏于肾窝,受到肋骨、腰肌、脊椎和前面的腹壁、腹腔内脏器官、上位的膈肌的保护。正常肾脏有一定的活动度,故不易受损。但肾血供丰富,质地脆,包膜薄,周围有骨质结构,一旦受到暴力打击也可以引起肾损伤,如肋骨骨折的断端可穿入肾实质导致损伤。因此在交通事故中肾脏损伤并不少见。肾损伤占所有创伤病例的 1%～5%,在腹部创伤中占 10%。一般而言,肾钝性损伤更为常见,占肾损伤的 90%～95%。战时肾损伤则以穿透性损伤为主,发生率较高,可占 20%以上,多为火器、弹片及其他锐利武器刺戳致伤。此外,40%的多发伤病人合并肾组织挫伤。

交通事故是导致肾钝性损伤的主要致伤原因。大量病例回顾分析发现,交通事故导致的肾损伤占70%,其次是高处坠落伤(占 11%)、运动伤(占 7%),其他原因约占 10%。交通事故所致的撞击损伤均为肾脏的直接撞击致伤。在外力(包括方向盘、安全带等)作用下,12 肋与脊柱之间或胸廓下腹壁与脊柱旁肌肉之间的剧烈挤压导致肾实质的裂伤或碎裂。间接减速损伤则主要是由于身体向前运动突然停止的瞬间,肾脏由于惯性作用仍然继续向前,拉扯肾蒂而引起血管内膜的撕裂或直接破裂,如交通事故中紧急刹车。

二、病理

肾脏损伤根据其损伤的程度可分为以下病理类型。

1. 肾挫伤　损伤仅局限于部分肾脏实质,导致局限性毛细血管破裂或小的裂伤,形成局限性肾包膜下血肿或淤斑,但肾脏包膜及肾盂黏膜完整。这是最轻微也是较常见的一种肾损伤,约占全部肾损伤的85%,可有镜下血尿或轻微肉眼血尿,影像学检查常无异常发现,非手术治疗可治愈且无后遗症。

2. 肾部分裂伤　为不完全性裂伤,指肾实质裂伤累及肾包膜但未累及集合系统,往往有包膜下血肿,但无尿外渗。这类损伤亦较轻,常不需手术治疗,可自行愈合。

3. 肾全层裂伤　肾实质深度裂伤,外及肾包膜,内达肾盂肾盏黏膜,常常需紧急手术治疗。

4. 肾蒂伤　约占肾损伤的2%,包括肾蒂穿孔、肾动脉或肾静脉主干或分支血管撕裂或断裂,或血管内膜的撕裂。此类损伤最为严重,可引起大出血、休克,需紧急手术治疗。

三、分类

肾损伤的分类方法有很多,有分为轻型肾损伤(肾挫伤、表浅裂伤和包膜下血肿)和重型肾损伤(肾碎裂伤、横断伤和肾蒂损伤),也有分为Ⅰ类损伤(肾挫伤)、Ⅱ类损伤(肾裂伤)、Ⅲ类损伤(肾碎裂伤)和Ⅳ类损伤(肾蒂伤)。目前临床上最为广泛使用和认同的是1989年美国创伤外科协会提出的AAST OIS(American Association for the Surgery of Trauma's Organ Injury Scaling)分级标准:Ⅰ级,肾损伤主要为包膜下血肿无肾实质裂伤;Ⅱ级,肾周围血肿局限在腹膜后间隙或皮质裂口<1.0cm;Ⅲ级,肾实质裂伤>1.0cm,无尿外渗;Ⅳ级,实质裂伤超过皮髓交界处并达集合系统,伴肾段动脉和静脉损伤;Ⅴ级,肾粉碎伤、肾蒂撕裂、肾动脉血栓形成。

四、诊断

肾损伤的检查及诊断主要根据伤员的病史、症状、体征、尿检和各种影像学检查等确定。交通事故时各种复杂的危险因素,再加上肾损伤的严重危害,使得肾损伤的早期诊断有困难,但是又非常必要。

1. 病史　交通事故肾损伤的诊断应该非常重视外伤史的询问,受伤的整个过程对肾损伤的早期诊断很有用;另一方面也应该充分考虑到以前有肾脏疾病或肾功能紊乱这些因素,已有肾脏异常的伤员在交通事故时更可能发生肾损伤。

2. 症状体征　伤员的一些症状体征如肾区的肿胀、疼痛、腹壁强直以及血尿等,对诊断也非常重要。条件许可时,及早的检查设备的介入也非常关键。

3. 检查　对于钝性创伤,仅有镜下少许血尿而没有休克的伤员,一般不需要进一步检查;而对于穿透性创伤,应当高度怀疑肾损伤,此时用超声检查的作用比较有限,一般用来评估是否需要进一步的检查;而X线检查对肾损伤的诊断很有帮助,X线片上,肾脏阴影增大提示有肾被膜下血肿,肾区阴影扩大则提示肾周围出血,腰大肌阴影消失、肾阴影模糊肿大提示肾周组织有大量血或尿外渗;在血流动力学稳定状态下,电子计算断层扫描(CT)是肾损伤的患者影像学检查的金标准,它可以对损伤进行定性、定位,还能检查出原有的形态异常,并且对于很小的肾挫伤以及腹部、盆腔的其他脏器损伤都能很好地显像。对于碘过敏或者CT上不能确定的患者,可行MRI进一步检查。排泄性尿路造影术能帮助确定肾损伤的程度和范围、尿外渗和双肾功能等;而动脉造影适宜于排泄尿路造影未能提供肾损伤的部位和程度,尤其是伤侧肾未显影,做选择性肾动脉造影可显示肾动脉和肾实质损伤情况以及肾动脉出血的栓塞治疗。

五、治疗

交通事故肾损伤救治的一般原则:首先处理严重休克,进行紧急抢救,包括绝对卧床休息、镇静止痛、输血输液治疗等,有些伤员经过上述抗休克治疗仍然无效,血流动力学仍不稳定,提示有持续出血,此时应在输血输液的同时及早行探查手术。对于一些较轻的肾挫伤,如果无严重出血或休克,一般只需采用支持治疗,绝对卧床、镇静止痛、止血、抗感染等。而对于没有严重出血或休克的伤员,一旦确定其存在肾裂伤时,并且患者状态较好适合手术时,应及时行一期修复手术,以免引起较严重的尿外渗、感染等;当肾挫裂伤较严重无法修复时,并且伤侧肾功能较差而对侧肾功能较好时,可能要考虑肾切除术;肾蒂损伤时,应该在控制休克的条件下,尽早手术修复。

(一)非手术治疗(保守治疗)

肾损伤的非手术治疗被证实对大部分肾钝性损伤和一些特殊情况下的肾贯通伤是有效的。临床上90%以上的肾脏损伤可通过非手术治疗获益。对于血流动力学稳定的患者,应该采取非手术治疗的方法。对于所有Ⅰ级和Ⅱ级肾损伤患者,都可以采取保守治疗;对于绝大部分Ⅲ级肾损伤患者,除非出现血流动力学不稳定或合并其他脏器损伤,也都可以采取保守治疗。

非手术治疗的内容包括:

(1)绝对卧床,留置三腔尿管以便监测尿液颜色。

(2)补充血容量,保持充足尿量,维持水电解质平衡。

(3)密切监测生命体征。

(4)应用广谱抗生素预防感染。

(5)使用止血药物,必要时使用镇静、镇痛药物。

(6)定期检测血、尿常规及床旁彩超检查,必要时可重复增强CT检查。

(7)有腹、背部肿块的患者,准确测量并记录其大小,以便比较和监测伤情变化。

(二)手术治疗

1. **手术目标** 术前明确手术治疗的目标是至关重要的。根据伤者所处医疗救治机构的条件,必须迅速决定采取早期的完整手术还是快速简单的损伤控制手术。此外还要仔细评估患者的血流动力学状态,急诊手术引流或探查手术适用于血流动力学不稳定,对复苏治疗无反应或只有暂时性反应的患者。急诊手术治疗的目标包括:控制出血、尽可能地修复伤肾、建立肾周引流、如无法控制出血或修补患肾,在明确对侧肾脏功能的前提下,可考虑行肾切除术。

2. **术中处理原则** 严重肾出血者,首先处理伤肾;反之,则先处理腹腔内其他脏器损伤。处理肾脏时,在未切开肾周筋膜前,应先显露肠系膜根部及后腹膜,沿肠系膜下动脉之上方腹主动脉旁切开后腹膜,控制伤肾的肾动脉,控制出血后,打开肾周筋膜,清除肾周血肿及尿外渗、骨折片及已游离的无生机组织,然后仔细检查伤肾,决定伤肾的手术方式。无论施行何种手术,术毕均应引流肾周及肾窝,使尿外渗及残存积血及时排出,减少感染的机会。一般用烟卷引流2~3天即可达到效果。

3. **手术方法** 需要手术患者,依据肾脏损伤的程度及范围,可分别选用以下手术方式。

(1)单纯肾周引流术。主要用于严重肾损伤需手术探查,但在设备、血源不足的条件下,无法施行较复杂的手术者,属于损伤控制手术;此外也常用于开放性肾损伤并有尿外渗,创面污染严重或已有感染者。手术方法是:用一张宽大的凡士林纱布铺在肾脏表面,再向创口内填塞长纱布条,以达到压迫止血及伤口引流的目的。引流时间至少在5~7天以上,然后逐日松动拔除。

(2)肾探查术。考虑为持续性(活动性)、危及生命的肾脏原发性出血以及肾蒂撕裂(表现为巨大的、不断扩大的、搏动性血肿),或怀疑有其他脏器合并损伤时多采用肾探查术。

(3)肾脏裂伤修补术。适用于肾脏裂伤范围比较局限,整个肾脏血运无障碍者,如创缘整齐,可直接对拢缝合。不整齐的创缘应稍行修剪。肾实质的出血点应用细微乔线缝扎止血,用可吸收性缝线严密缝合肾盂或肾盏裂口,再缝合肾实质及肾包膜。肾实质对拢缝合有困难者,不可勉强拉拢,以免撕裂肾脏,可用明胶海绵、带蒂大网膜或肾周脂肪充填后再缝合,其表面可用腹膜覆盖固定。根据情况决定是否行暂时性肾或肾盂造瘘引流。

(4)肾脏套包术。适用于肾脏有多数裂伤、修补有困难但整个肾脏血运尚正常者;或双侧肾脏同时受伤无法修补而又需保存者,或孤立肾的挫裂伤等。应用自体带蒂大网膜包裹肾脏,既有止血作用,又不会产生瘢痕挛缩造成肾缺血。亦可用羊膜或可吸收性缝线编结成网套包套肾脏。

(5)肾脏部分切除术。适用于损伤限于肾的上极或下极又无法修补者。部分切除后,肾断面应用肾包膜或游离腹膜覆盖,以促进其愈合,预防切面继发性出血。

(6)血管介入术。当肾脏损伤合并出血但血流动力学稳定;伴随其他损伤不宜行开腹探查;出现迟发性出血;孤立肾、对侧肾功能不全;或手术(如经皮肾镜取石手术)导致的肾脏损伤伴出血时,可考虑行肾动脉造影术(DSA),术中可快速显示出血部位及范围,明确诊断后可行超选择性肾动脉栓塞,达到止血的目的且最大限度保留肾脏功能,创伤较手术探查小,临床应用越来越广泛,术后应密切监测患者病情,如发生病情变化应立即做好外科手术的准备。

(7)肾切除术。肾切除术多适用于以下情况:①肾脏、肾血管损伤广泛且严重(Ⅳ级或Ⅴ级);②探查术中出现大出血、肾蒂损伤或集合系统广泛破裂难以完成修补或手术修补可能导致患者生命危险;③肾损伤并发症,如脓肿形成、肾盂输尿管狭窄及肾积水、无法控制的肾盂肾炎、经久不愈的尿瘘、顽固性肾性高血压,或其他情况无法保留肾脏者。

六、并发症及预后

肾损伤患者在治疗早期就会出现一些并发症,据报道肾损伤并发症的发生率为5%～30%。接受肾修补缝合术的患者比肾切除、肾部分切除和保守治疗的患者更容易发生相关并发症。其并发症主要包括以下几个方面。

1. 尿外渗和尿性囊肿　持续性的尿液外渗伴尿性囊肿形成是最常见的肾损伤并发症,发生率约为7%。发生尿性囊肿的临床表现为侧腹部的疼痛、尿量减少、发热。CT检查可以确诊。大部分的(75%～85%)尿液外渗可以自然消退。而持续性的尿液外渗,可以通过置入输尿管支架或经皮穿刺引流解决。

2. 迟发性出血　迟发性出血通常发生在伤后的最初几天里,但是也可以发生在肾损伤数周后,通常不会超过3周。这可能与肾脏血管损伤、伤后制动不严或合并感染等因素有关。通常情况下,迟发性出血常继发于动静脉瘘或假性动脉瘤。在采取保守治疗的Ⅲ、Ⅳ、Ⅴ级肾损伤患者中,迟发性出血的发生率可达25%。

3. 术中损伤周围脏器　肾损伤进行手术探查或手术治疗过程中可能损伤周围脏器,主要包括十二指肠损伤、结肠损伤、下腔静脉损伤、肾上腺损伤、脾脏损伤、胸膜损伤等。

4. 肾周脓肿　损伤后肾周脓肿发生率并不高,但持续性尿外渗和尿性囊肿往往是肾周脓肿发生的诱因。一般可在伤后5～7天出现高热、腰背部疼痛或胃肠道症状,结合CT或超声检查可明确诊断。治疗上主要采用经皮穿刺引流术,早期应用广谱抗生素,并注意将引流的脓液进行微生物学检查以指导进一步的药物选择。

5. 外伤后肾积水　肾脏损伤后的肾积水可继发于早期血肿对输尿管外部的压迫,也可发生于损伤后晚期由于炎症导致的腹膜后粘连,发生率为1%～3%。根据梗阻的严重程度和对肾功能的损害程度可选择留置输尿管导管引流、输尿管松解或肾切除术等。

第四节　输尿管损伤

输尿管属腹膜间位器官,其损伤在泌尿生殖系统损伤中相对少见,约占泌尿生殖系损伤的1%,这主要是由输尿管的形态及解剖位置所决定的。输尿管是由肌肉黏膜构成的周径较小的长管状器官,上接肾盂,下通膀胱,是尿液引流器官。其全长隐蔽于腹膜后间隙,周围受到脊柱、椎旁肌肉、腰部肌肉、腹前壁及腹腔器官等保护,且有一定的活动范围;当受到外界暴力(除贯通伤外)时,输尿管的损伤较为少见。因此,在交通事故中所见的输尿管损伤,主要是穿透伤;几乎都合并多脏器损伤,伤后往往缺乏输尿管损伤的特殊临床表现,而被其他严重腹部脏器伤的症状所遮盖。因而,输尿管损伤后易被忽视,多延误至出现症状时才被发现。

一、致伤原因

输尿管损伤的致伤原因主要包括两个方面:外伤性损伤和医源性损伤。

1. 外伤性损伤　外伤性输尿管损伤较为少见,包括开放性及闭合性或钝性输尿管损伤。开放性多见于战时、交通事故、刀器刺割伤等。外伤性输尿管损伤包括输尿管部分或完全切割、离断伤、撕脱伤,碎裂伤,输尿管穿孔等。枪弹或弹片瞬时空化作用所致的"爆炸效应"一方面可直接造成输尿管损伤;另一方面也可因其速度及热力对输尿管造成灼伤,导致周围组织内小血管内膜破坏,血栓形成或缺血,最终引起输尿管节段性坏死,腹部贯通伤中输尿管损伤的发生率为5%～10%。非贯通性输尿管钝性挫伤发生率很低,占所有输尿管外伤的1%～8%。多见于解剖异常如先天异常或腹膜后及泌尿外科手术患者,背后受到重击或垂直减速伤所致肾脏突然向上移位,相对固定的输尿管被强烈牵拉而过度伸展,从而导致肾盂破裂、输尿管从肾盂撕裂或离断。外伤性输尿管损伤多合并其他脏器的损伤,以致输尿管损伤征象被掩盖,导致漏诊、治疗延迟或严重并发症的发生。

2. 医源性损伤　医源性损伤是输尿管损伤最为常见的原因,约占输尿管损伤的75%。主要见于开放性手术、腔镜操作及放射性治疗等,如交通伤导致腹腔及盆腔多脏器损伤的手术。部分医源性损伤往往在出现相应症状后才被发现,因而可导致严重后遗症。

(1) 手术损伤。多见于下腹部及盆腔的手术,主要是根治性或次全子宫切除术、巨大卵巢肿瘤或囊肿切除术、结直肠癌根治术等。其他少见原因如剖宫产、髂血管手术、腰交感神经切除术及泌尿生殖系相关手术,包括肾、输尿管、膀胱及前列腺手术也有发生输尿管损伤的报道。妇科手术操作是引起输尿管手术损伤最主要的原因,约占54%;结直肠手术占14%;骨盆手术占8%;腹部血管手术占6%;泌尿外科手术操作占23%。常见的输尿管手术损伤包括钳夹、结扎、切开、部分切除、离断、套叠、撕裂及撕脱。有时虽然没有直接伤及输尿管,但破坏了其血液供应,也会导致输尿管部分缺血、坏死甚至穿孔。术中不一定被及时发现,直到术后出现漏尿甚至无尿时才被发现。手术损伤多见于下段输尿管,因为此部位的解剖较复杂,手术野位置较深;术中出血或肿瘤侵犯导致局部解剖不清,是引起该段输尿管损伤最主要的原因。

(2) 器械损伤。随着各种腔内器械及技术在泌尿外科的运用,器械操作所致的输尿管损伤的发病数有所上升,占医源性输尿管损伤的89.4%。多见于泌尿外科本身的医疗器械操作不当所造成。有过结石、创伤或感染性炎症的输尿管,在器械操作过程中,因壁层溃疡或组织脆弱而更容易遭受损伤。最为严重的器械损伤是输尿管镜操作中将输尿管撕脱甚至脱套至膀胱。

(3) 放射性损伤。由于宫颈癌或其他盆腔新生物的外照射和内照射治疗的广泛应用,输尿管放射性损伤并不少见。盆腔脏器肿瘤高强度放疗引起输尿管及其周围组织的充血、水肿及炎症,最终导致局部瘢痕纤维化粘连而狭窄,主要表现为膀胱近端输尿管局限性狭窄以及广泛性盆腔输尿管狭窄或广泛性输尿管壁放射性硬化等。输尿管狭窄导致同侧近端输尿管梗阻,肾积水,严重者可致同侧肾脏功能丧失。由于放射性输尿管损伤症状隐匿,梗阻症状往往在放射治疗后数月或数年后出现。

二、病理

输尿管损伤的病理与损伤类型、发展及诊断处理时间、方法和预后有着密切关系。根据其损伤类型可将其病理分为贯通伤、钳夹伤、缝扎伤、扭曲、离断或切开伤及缺血性坏死等。术中发现及时并做修补,一般预后较好;若被忽视,则可发生尿外渗,从而形成尿性囊肿,甚至形成尿瘘;腹膜内尿外渗可引起弥漫性腹膜炎。当输尿管被钳夹或部分结扎,可发生输尿管狭窄,严重者可导致肾积水。被完全结扎后,患侧肾功能逐渐减退,最终发生严重肾萎缩,合并感染则可发生肾积脓。输尿管放射性损伤的病理特点为:输尿管及其周围组织近期充血、水肿,局部瘢痕远期纤维化粘连而致输尿管狭窄。

三、诊断

输尿管损伤的及时诊断非常重要,特别是医源性损伤,如果发现及时,可行Ⅰ期修复,免除再次手术痛苦。临床上根据病史、症状、实验室检查,尤其是影像学检查进行诊断。

1. 病史及症状诊断 外伤、腹盆腔手术及腔内泌尿外科术后,如果出现伤口内流出尿液或一侧持续性腹痛、腹胀,腹膜刺激征等症状时,均应警惕输尿管损伤的可能性。值得注意的是,以血尿来判断是否存在输尿管损伤并不可靠,因为仅有 $50\%\sim75\%$ 的患者会出现血尿。

2. 实验室检查

(1) 常规化验检查。尿常规:可见大量红细胞;血常规:当合并感染时可见白细胞升高。

(2) 生化检查。双侧输尿管损伤时血肌酐和尿素氮升高;腹腔或切口引流液肌酐水平升高。

3. 影像学诊断 增强 CT 或静脉尿路造影是诊断输尿管损伤最为准确有效的方法。对创伤病人而言,CT 检查对其他部位合并损伤的诊断也具有重要价值。

(1) 增强 CT 延迟排泄期扫描,可以良好显示肾盂或输尿管损伤及尿外渗、尿瘘及肾积水等。AUA 推荐增强 CT 加 10 分钟延迟显像(CTU)作为输尿管损伤的重要检查手段。输尿管损伤导致造影剂外渗,延迟肾盂显影,肾盂积水,损伤部位的远端输尿管不显影。通过 CT 重建能更清楚直观地显示输尿管损伤部位及造影剂外渗情况。

(2) 静脉尿路造影。由于外伤性输尿管损伤多合并腹部其他脏器损伤,静脉尿路造影在外伤性泌尿系损伤中的价值受限。在没有 CT 扫描的条件下或怀疑单纯输尿管损伤时,95% 以上的输尿管损伤可通过静脉尿路造影明确诊断。当输尿管被误扎时,可能出现不完全梗阻和完全梗阻两种情况,从而导致造影剂排泄障碍,出现输尿管不显影或造影剂排泄受阻。输尿管扭曲时,可以表现为单纯弯曲,也可以表现为弯曲处合并狭窄引起完全或不完全梗阻。当输尿管穿孔、撕脱、完全断裂时,表现为造影剂外渗。静脉尿路造影多用于术中提供输尿管解剖及功能信息,但是检查阴性也不能排除输尿管损伤可能,且只有血流动力学稳定的情况下才可进行。

(3) 逆行肾盂造影。当伤侧肾脏功能受损,输尿管无显示或显影不良时,膀胱镜下输尿管逆行插管造影可以明确损伤部位、尿外渗情况及外渗范围,需要时可以直接留置输尿管支架管引流尿液,多用于医源性输尿管损伤延迟诊断及治疗。

(4) 静脉靛胭脂注射。术中怀疑输尿管损伤时,应静脉注射靛胭脂,观察输尿管破损处有无蓝色尿液流出。术中或术后怀疑输尿管损伤行膀胱镜检查时,也可行静脉靛胭脂注射,可发现伤侧输尿管口无蓝色尿液喷出。

(5) B 超。简易方便,可以初步了解患侧肾脏,输尿管梗阻情况,同时发现尿外渗,但价值有限。

(6) 放射性核素肾图。对了解患侧肾功能及病变段以上尿路梗阻情况有帮助。

四、治疗

1. 治疗目的 恢复正常的排尿通路和保护患侧肾脏功能。

2. 治疗原则 首先处理危及生命的其他部位严重创伤,纠正休克、脱水、失血等全身状况。手术中发现输尿管损伤或剖腹探查并存的没有污染的新鲜输尿管损伤,应一期修复。损伤超过 24 小时,条件允许者,可延迟至 72 小时或以上。组织发生水肿或伤口污染明显者,一期修复有困难,且易失败,可先行伤侧肾造瘘,引流外渗尿液。

3. 治疗方式 如果术中及时发现误扎或缝扎了输尿管,应立即拆除结扎线或者缝扎线。当输尿管发生严重创伤或穿孔时,则可采用下列方法。

(1) 输尿管插管法。输尿管镜手术所致输尿管穿孔,可立即插入输尿管导管或者双 J 管,保留 4~6 周,创面部位多可自行修复。

(2) 支架管法。术中发现输尿管发生破裂、部分撕裂,以及长轴方向的输尿管管壁发生缺损,但未影响到输尿管全周径者,在进行局部清创后,可于输尿管腔内留置双J管即可。也可经肾造瘘用多孔硅胶管支架引出。

(3)经皮肾穿刺造瘘术。该手术方法不复杂,尤其适用于危重患者、不能行输尿管支架管植入或植入失败以及输尿管损伤延迟诊断不能一期手术修复者。进行肾脏穿刺后可立即解除输尿管梗阻及漏尿症状,部分病例经长期尿液转流后可自愈。

(4)对于输尿管完全断裂、坏死、缺损的输尿管损伤者,或保守治疗失败者,应尽早手术修复损伤的输尿管,恢复尿液引流,保护肾脏功能。对于立即发现的损伤,吻合修复效果更佳;对于后期修复,只要局部炎症、水肿消退,同样能达到治疗的目的。吻合术要求:首先应彻底清创,去除所有坏死或失活组织;其次应避免张力,输尿管两端应做一定长度的游离,以达到吻合后无张力,游离输尿管时应尽量远离输尿管外侧,以保留血液供应。为了使上端的输尿管更好向下延伸,可将肾脏适当游离,使之置于人为下垂位置上固定,减少吻合口张力;吻合口宜宽大,一般有3种方法,即斜行、匙形及圆形,前两种方法输尿管断端口径较大、效果较好,后一种方法口径较小、效果较差;最后吻合口缝合应细巧、谨慎、创缘要对齐,采用5-0号可吸收缝线间断缝合,不强求做防漏水型缝合,以避免缝合过密而影响吻合口的血供以及缝合过紧而造成的吻合口狭窄。手术方式包括以下几种吻合方式:输尿管-肾盂吻合术,输尿管-输尿管端端吻合术,交叉输尿管-输尿管端侧吻合术,输尿管-膀胱吻合术,输尿管替代术。

(5)自体肾脏移植术。当输尿管广泛损伤如输尿管镜输尿管黏膜撕脱伤时,残留输尿管长度明显不足以完成以上所有手术时,可以将肾脏移植到髂窝中,以缩短距离,注意保护残留输尿管外膜内营养血管。需要注意的是,约8%的自体移植肾者术后出现移植肾脏无功能。

第五节　膀　胱　损　伤

膀胱为盆腔脏器之一,位于腹膜外,前方为耻骨,后方男性为直肠,女性为子宫。膀胱的前上及顶部有腹膜遮盖。正常膀胱的容量可达400～500ml,其形状及位置,随贮尿的多少而变化很大。膀胱空虚时位于骨盆深处,受到周围筋膜、肌肉、骨盆及其他软组织的保护,除贯通伤或骨盆骨折外,很少为外界暴力所损伤,因而膀胱损伤常为开放性贯通伤。膀胱充盈时其壁紧张而薄,高出耻骨联合伸展至下腹部,此时一些直接暴力或间接暴力撞击、挤压膀胱或骨盆骨折骨片刺破膀胱壁,从而形成膀胱闭合性损伤。

一、致伤原因

根据致伤原因膀胱损伤可大致分为两类:非医源性损伤和医源性损伤。

1. 非医源性损伤　又可分为钝性损伤、贯通性损伤和病源性损伤。

(1)钝性损伤。其原因主要包括交通伤、坠落伤、工矿伤、挤压伤、外力冲击伤等,其中交通伤是膀胱钝性损伤中最常见的原因。膀胱损伤与骨盆骨折关系密切,60%～90%的膀胱损伤是钝性伤伴骨盆骨折引起,并且44%～68%的膀胱损伤患者至少有一个腹腔内其他器官损伤。然而,骨盆骨折合并膀胱损伤仅占约3.6%。骨盆遭受暴力性损伤时可引起骨盆骨折,骨折断端或游离的骨碎片刺破膀胱或形成的剪切力可将膀胱从其与骨盆的筋膜附着处撕裂,多为腹膜外型或混合型膀胱破裂。其次,机动车事故中,由于安全带的牵拉,腹腔内压力升高传导压迫膀胱,是造成不伴骨盆骨折的膀胱破裂的另一个原因。

(2)贯通性损伤。尖锐的异物,如刀、铁钉、针、枪弹等锐器、火器可以导致膀胱贯通性损伤。膀胱贯通性损伤大多为急性损伤,常伴腹部脏器及血管损伤。由刀刺伤导致的死亡率在10%以上;武器导致的膀胱贯通伤在总人群中发病率较低,大多发生于战时及斗殴,目前相对较少见,这与大多数国家普通公民不能拥有武器及处于非战争环境有关。膀胱贯通伤多为开放性膀胱损伤,常合并肠道(膀胱直肠贯通伤)、阴道(膀胱阴道贯通伤)、子宫等其他脏器损伤。

（3）病源性损伤。即自发性膀胱破裂，其发生原因包括膀胱本身的病变（膀胱结核、膀胱肿瘤、膀胱非特异性炎症、溃疡、憩室）、既往膀胱手术史（如膀胱多次手术致膀胱壁变薄）、膀胱出口及以下部位的梗阻（前列腺增生、尿道狭窄等导致的下尿路梗阻）、神经源性膀胱、放射性膀胱炎和化学性膀胱炎等。在醉酒或过度控制憋尿等外因存在时可出现自发性膀胱破裂。其次，各种原因导致膀胱感觉和传导障碍或反射迟钝如神经源性膀胱等，导致膀胱逼尿肌失去神经支配和营养，膀胱长期处于充盈状态失去收缩功能，在大笑、咳嗽及排便等腹压增大时可发生破裂，该类型破裂大多发生在膀胱较薄弱的顶后壁。

2. 医源性损伤　膀胱损伤另一大类原因是医源性损伤。任何盆腔、下腹部以及阴道手术均可能引起外源性膀胱损伤。超过半数的膀胱损伤是由非泌尿外科手术引起的，最常见于妇产科的盆腔、阴道和分娩手术，其次是普外科和泌尿外科。随着经尿道的各种腔镜检查和手术操作的普及，泌尿外科手术操作导致的膀胱损伤也越来越多见，尤其是各种经尿道膀胱/前列腺手术（如经尿道膀胱肿瘤电切术等），其危险因素包括：较大的肿瘤体积，高龄患者，既往膀胱手术或灌注治疗史及肿瘤位于膀胱两侧闭孔反射区或膀胱顶部等。

二、损伤机制和类型

根据病理类型可以将膀胱损伤分为以下3类。

1. 腹膜外型膀胱破裂　膀胱壁破裂，但腹膜完整。常为骨盆骨折并发症，破裂口多位于膀胱底部，尿液外渗到膀胱周围组织及耻骨后间隙并延伸到前腹壁的皮下，沿骨盆筋膜到盆底，或沿输尿管周围疏松组织蔓延到肾区。损伤部位多见于膀胱的前壁。

2. 腹膜内型膀胱破裂　多于膀胱充盈时在薄弱的膀胱顶部破裂，膀胱壁破裂伴腹膜破裂，膀胱壁裂口与腹腔相通，尿液流入腹腔，引起腹膜炎。其损伤部位多见于膀胱的后壁和顶部。其中包括有病变的膀胱（如膀胱结核）过度膨胀，导致的自发性破裂。

3. 混合型膀胱破裂　同时兼有以上两种类型，多见于火器伤、利器伤或严重骨盆骨折等，且常合并有其他多种脏器损伤，所以一般伤势严重。

膀胱损伤分级：Ⅰ级损伤包括膀胱挫伤、内层血肿以及膀胱壁的部分裂伤未穿透；Ⅱ级腹膜外膀胱壁裂伤＜2cm；Ⅲ级腹膜外膀胱壁裂伤＞2cm或腹膜内膀胱壁裂伤＜2cm；Ⅳ级腹膜内膀胱壁裂伤＞2cm；Ⅴ级腹膜外或腹膜内膀胱壁裂伤延伸到膀胱颈或输尿管开口（膀胱三角区）。

三、诊断

膀胱损伤的诊断需要结合患者病史（外伤史、手术史、基础疾病史）、临床表现（症状、体征）、辅助检查（超声/X线/CT膀胱造影）等行综合分析后，才能得出准确的诊断。

1. 病史和临床表现　膀胱损伤常有明确的病史，病人一般有下腹部、骨盆部及膀胱受到暴力或刺伤史。出现腹痛、血尿及排尿困难，体检发现耻骨上区压痛，直肠指检触及直肠前壁有饱满感，提示腹膜外膀胱破裂；全腹剧痛，腹肌紧张，压痛及反跳痛，并有移动性浊音，提示腹膜内膀胱破裂。自发性膀胱破裂常有膀胱结核、肿瘤等原发病或下尿路梗阻病史，多在用力排尿、排便等使腹压急剧升高时发生自发性膀胱破裂。医源性膀胱损伤有经尿道的手术操作、腹腔镜操作、妇产科手术史等。当患者有明确病史，并出现上述临床表现，提示可能膀胱损伤。

2. 辅助检查　导尿时若导出不少于300ml的清亮尿液，可初步排除膀胱破裂，若不能导出或仅导出少量尿液，则膀胱破裂的可能性很大；当注入生理盐水300ml，停留5分钟，如能抽出同量或接近同量的液体，说明膀胱无破裂，否则有破裂。腹部钝性创伤时，出现骨盆骨折再加上血尿的典型症状时，一般推荐立即行逆行膀胱造影。逆行膀胱造影是膀胱损伤的标准诊断方法，通过放入导尿管，然后注入15％泛影葡胺300ml，行前后位摄片，抽出造影剂后，再次摄片，可发现造影剂漏至膀胱外，排液后的照片更能显示遗留于膀胱外的造影剂。腹膜内膀胱破裂时，则显示造影剂衬托的肠袢。必要时也可以行CT、MRI、膀胱镜等检查。

四、治疗

膀胱损伤常合并其他器官的损伤,因此在对膀胱损伤治疗时,应特别注意是否伴随有其他并发症。治疗上,应在稳定患者生命体征的基础上,优先处理最危及生命的并发症;并根据膀胱损伤的病因、严重程度和位置等,选择合适的治疗手段。

1. **保守治疗** 保守治疗的方法包括临床观察、持续性膀胱引流和预防性使用抗生素等。对于膀胱挫伤或由钝伤引起的没有合并腹膜外其他器官的膀胱损伤推荐保守治疗,治疗时保证充分引流膀胱内尿液,同时积极应用抗生素预防感染。

2. **手术治疗** 对于需要手术的患者,应做好充分的术前准备。合并骨盆骨折或多脏器损伤的膀胱损伤伤患者,常伴有不同程度的休克而表现出不稳定的生命体征,对这类患者术前需积极抗休克以稳定生命体征,包括补液、输血及血管活性药物的使用。早期留置导尿管充分引流尿液,能减少尿外渗及感染的发生,术前术后则需积极应用抗生素预防感染。在输血输液条件下,再行进一步的手术探查,不仅能够了解膀胱损伤情况,还可了解其他并发伤。对于膀胱破裂伴有出血和尿外渗的患者,病情严重时应尽早手术,手术处理包括充分清理膀胱周围和其他部位外渗的尿液,修补膀胱壁缺损,远离损伤部位行尿流改道。如为腹膜内破裂,应行剖腹探查,同时处理其他脏器损伤,吸尽腹腔内液体,分层修补腹膜与膀胱壁,并做腹膜外耻骨上膀胱造瘘。腹膜内破裂膀胱撕裂伤口一般很大,尿液大量外渗,易引起腹膜炎,所以应充分引流膀胱周围尿液,并使用足量抗生素抗感染。如为腹膜外膀胱破裂,即使存在腹膜后或阴囊尿外渗,也只需要导尿管引流,但是若发生膀胱颈撕裂或膀胱壁有骨折碎片时,则需要手术介入,且膀胱颈损伤时须用可吸收缝线准确修复,以免术后发生尿失禁。无论是否伴有腹膜内型膀胱破裂,术中均应切开膀胱顶部以便详细探查;为避免结石形成或继发感染,建议用可吸收线间断、双层缝合膀胱破口。

第六节 男性尿道损伤

男性尿道是尿液和精液的共同排出通道,长 17～20cm,平均 18cm,成人可通过直径 0.8cm 的尿道探子,起始自膀胱颈尿道内口,依次分为前列腺部(穿过前列腺)、膜部(尿生殖膈)、海绵体部(纵贯尿道海绵体,走行于阴茎海绵体腹侧,又可分为球部、悬垂部和阴茎头部三部分),终止于尿道外口。以尿生殖膈为界,分为前、后两段,其中前列腺部和膜部构成后尿道,海绵体部尿道为前尿道。后尿道位于盆腔内,膜部尿道穿过尿生殖膈,周围有尿道外括约肌。由于上述解剖位置上的差异,前后尿道伤的致伤原因、临床表现和救治原则均不尽相同。一般来讲,单纯前尿道损伤伤情较轻,而后尿道损伤伤情多较严重,出血多,休克发生率高,可发生严重的并发症和后遗症。

一、致伤原因及损伤特点

尿道损伤是泌尿系常见的损伤,多发于男性,以青壮年居多。尿道损伤方式主要包括钝性伤、贯通伤以及尿道器械操作损伤等。尿道损伤处理不及时或不恰当,可发生严重的并发症和后遗症,给患者造成持久的身心困扰。

1. **尿道外暴力闭合性损伤**

(1) 前尿道损伤。主要原因是会阴部的骑跨伤,损伤前尿道的尿道球部。典型的会阴部骑跨伤多发生于高处跌落或摔倒时。会阴部骑跨于硬物上,或会阴部踢伤、会阴部直接钝性打击伤,球部尿道被挤压在硬物与耻骨下缘之间,造成球部尿道损伤,少数伤及膜部尿道。阴茎折断伤往往发生在勃起状态。性生活时,阴茎海绵体破裂可能同时导致前尿道海绵体破裂,国外学者报道阴茎折断伤者有 21% 合并有尿道损伤。

（2）后尿道损伤。主要原因是交通事故、高处坠落和挤压伤所致的骨盆骨折，常伴其他脏器的严重创伤。骨盆骨折的患者5%～15%会导致后尿道损伤，不稳定骨盆骨折比稳定骨盆骨折损伤后尿道多，坐骨耻骨支的蝶形骨折伴骶髂关节骨折或分离时后尿道损伤的概率最大，其次为坐骨耻骨支的蝶形骨折，再其次是同侧坐骨耻骨支骨折和单支坐骨或耻骨支骨折。

2. **尿道外暴力开放性损伤**　一般为枪伤和刺伤等穿透性损伤，偶可见于畜咬伤、牛角刺伤，往往伤情较重。尿道刀割伤十分罕见，偶见于精神病患者或暴力犯罪行为。会阴手术、直肠手术有损伤尿道的可能。

3. **尿道内暴力损伤**　多为医源性损伤，由于经尿道手术或操作的增多，近年此类损伤有增加趋势。大部分是尿道内的器械操作损伤，如经尿道的内窥镜检查或手术，导尿操作。留置导尿时导尿管球囊段未插到膀胱就充盈球囊，或球囊未抽尽就强行拔除导尿管是常见的导尿管相关的尿道损伤原因。

4. **非暴力性尿道损伤**　较为少见，常见原因有化学药物烧伤、热灼伤、放射线损伤等。留置尿管和心血管重大手术时，因局部压迫和循环血流降低导致患者出现尿道缺血和继发尿道狭窄的可能。

二、病理特征

按损伤程度，尿道损伤分为3种类型，即挫伤、破裂和断裂。挫伤为尿道黏膜或黏膜下损伤；破裂为尿道部分断裂，尚有部分尿道完整而保持连续性；断裂为伤处完全离断，有时尚可发生尿道缺损。

按伤后病理过程，尿道损伤分为3个阶段，即外伤期、炎症期和狭窄期。钝性尿道损伤伤后72小时以内为外伤期，局部病变以出血、尿外渗、组织破损为主；钝性尿道损伤超过72小时，或穿透性尿道损伤虽未超过72小时，但已有感染迹象，则进入炎症期，此时局部已出现炎症性病变，组织水肿，或已继发细菌感染；尿道损伤3周后，损伤部位炎症逐渐消退，代之以纤维组织增生，形成瘢痕，导致尿道狭窄，称为狭窄期，是损伤后极易形成的病变。治疗尿道损伤必须了解这3个不同阶段的病理变化规律和特点。

尿外渗及血肿是尿道损伤后局部的重要病理改变。尿道破裂或断裂后，损伤部位可形成血肿，尿液及血液经破损的尿道渗至周围组织内，形成尿外渗。尿外渗及血肿的部位、范围和蔓延方向，与尿道损伤的部位和局部解剖有密切的关系。限制尿外渗部位和蔓延方向的筋膜有阴茎筋膜（Buck筋膜）、会阴浅筋膜（Colles筋膜）、腹壁浅筋膜深层（Scarpa筋膜）、尿生殖膈、膀胱直肠筋膜（Denonvillier膜）。会阴浅筋膜远端附着于腹股沟部，近侧与腹壁浅筋膜的深层汇合，会阴浅筋膜与尿生殖膈间的间隙，称为会阴浅袋。

球部尿道损伤后尿外渗先聚积于会阴浅袋内，使阴囊肿胀。若继续发展，可沿会阴浅筋膜蔓延，使会阴、阴茎肿胀，并可沿腹壁浅筋膜深层，向上蔓延至腹壁，但于腹股沟处受阻。由于尿生殖膈的限制，尿外渗不进入盆腔。后尿道损伤后尿外渗聚积于前列腺和膀胱周围。尿生殖膈完整时，尿外渗不进入会阴浅袋内，若已破损，阴囊、会阴部亦可出现尿外渗。尿道阴茎部破裂时，若阴茎筋膜完整，尿外渗局限于阴茎范围。

三、诊断依据

尿道损伤的诊断需结合外伤史、临床症状体征、实验室检查以及辅助检查，具体如下。

1. **外伤史**　男性后尿道损伤、女性尿道损伤患者大多有骨盆外力撞击病史，而男性球部尿道损伤患者大多有骑跨伤病史，阴茎体部尿道损伤患者大多有异物刺伤、枪伤病史。偶见经尿道医疗操作病史（如内镜检查，导尿操作，TURP术，盆腔、会阴部辅助性放疗，阴茎手术等），经尿道口插入异物病史，或枪伤、穿刺伤病史等。

2. **临床症状体征**　根据典型症状及血肿、尿外渗分布也可区分前尿道损伤、后尿道损伤。

（1）休克。严重的尿道损伤，特别是骨盆骨折或合并其他内脏损伤者，常发生休克，失血性休克常为早期死亡的主要原因之一。

（2）尿道出血。为前尿道损伤最常见的症状；后尿道损伤若无尿生殖膈破裂，也可于排尿后或排尿时尿道滴血，故出血状况不能反映损伤程度。

（3）局部疼痛及压痛。排尿时疼痛可向阴茎头或会阴部放射。

（4）排尿困难及尿潴留。损伤严重者，伤后即不能排尿，如发生尿潴留时可在耻骨上扪及胀满的膀胱。

（5）会阴部血肿及淤斑，阴囊及会阴部肿胀。

（6）尿外渗。前尿道损伤如阴茎浅筋膜完整，尿外渗局限于阴茎；如阴茎深筋膜破裂而会阴浅筋膜完整，尿外渗至阴囊或腹前壁；后尿道破裂尿外渗在尿生殖膈以上，积聚于前列腺和膀胱周围，可出现直肠刺激症状及下腹部腹膜刺激症状。严重的尿外渗可造成膀胱周围、会阴部等严重感染及中毒症状。局部感染或坏死可形成尿瘘。

3. **实验室检查**　行血常规、尿常规检查，根据血红蛋白、红细胞水平，评估患者失血量；同时还可根据血液白细胞水平，评估患者是否合并感染。

4. **辅助检查**

（1）泌尿系 X 线平片。如果怀疑有骨盆骨折，可行泌尿系 X 线平片检查。

（2）尿道造影。尿道造影是男性尿道损伤后的首选检查，也是确诊尿道损伤的金标准，不用于女性尿道检查。该检查可以清晰显示尿道损伤部位、长度和类型，并根据造影结果选择恰当的治疗方式。如果怀疑有膀胱损伤，应特别注意膀胱周围有无造影剂外渗。造影剂无外渗同时进入膀胱者为尿道挫伤；造影剂外渗同时进入膀胱者为尿道部分裂伤；造影剂大量外渗，不能进入膀胱者可诊断为尿道完全断裂。须注意鉴别尿道断裂与膀胱颈、尿道外括约肌的生理性收缩造成的暂时性部分尿道不显影。

（3）CT 和 MRI。CT 和 MRI 可检查全身有无其他合并伤，如骨盆骨折、胸腹腔积血、盆腔血肿等。对于尿道损伤，该检查作用不大。

（4）超声。超声不是后尿道损伤的常规检查方法，仅用于评价盆腔内血肿范围、膀胱的位置高低和膀胱是否充盈，特别在行耻骨上膀胱造瘘前，对了解膀胱充盈度以及膀胱颈位置和活动度有较大价值。

（5）诊断性导尿。对于诊断性导尿，目前仍有一定的争议。诊断性导尿可使尿道部分断裂变成完全断裂，加重出血并诱发感染；有时导尿管会从断裂处穿出却误认为已放入膀胱，充盈气囊导致尿道损伤进一步加重，因此应谨慎采用。无条件立即行尿道造影检查时，可试行诊断性导尿。如一次插入困难，说明可能有尿道断裂，应立即行耻骨上膀胱造瘘，而不是反复试插，以免加重损伤。如果一次导尿成功，说明尿道损伤不重，应注意固定导尿管，至少留置 2～3 周。

四、治疗

尿道损伤的处理主要包括抗休克、导尿和断端吻合。

1. **抗休克**　是尿道损伤紧急处理的关键措施，前尿道损伤时，尿道海绵体严重出血所致休克，应立即压迫会阴部止血，采取抗休克措施，尽早施行手术治疗；后尿道损伤多伴有骨盆骨折，易导致失血性休克，此时勿随意搬动，以免加重损伤，应及时输血输液抗休克。

2. **导尿**　若前尿道损伤较轻时，可以试行导尿，导尿管如果可以插入，则留置导尿管；若尿道裂伤较重，导尿失败，应即行经会阴尿道修补，并留置导尿管 2～3 周；病情严重者，应试行耻骨上膀胱造瘘术，该操作既可使尿液远离损伤尿道，也可以避免对损伤尿道的进一步操作。

3. **断端吻合**　若有尿道断裂，应即时施行经会阴尿道修补术或断端吻合术，留置导尿管 2～3 周；断裂严重时，会阴或阴囊形成大血肿，可做膀胱造瘘术。而后尿道损伤一般不考虑插入导尿管，避免加重局部损伤及血肿感染，通常在病情稳定后，局麻下做耻骨上高位膀胱造瘘，尿道不完全断裂一般在 3 周内愈合，恢复排尿。若不能恢复，造瘘后 3 个月再行尿道瘢痕切除及尿道端端吻合术。一般不直接行开放性手术重连尿道，以免引起阳痿和尿失禁。对尿外渗处理主要是在外渗区做多个皮肤切口引流外渗尿液，切口应深达浅筋膜以下，并做耻骨上膀胱造瘘，3 个月后行尿道修补。尿道损伤病人术后很容易发生尿道狭窄，此时病人拔除导尿管以后，需定期做尿道扩张术，对晚期发生的尿道狭窄，可用腔内技术经尿道切开或切除狭窄部的瘢痕组织，或经会阴部切口行尿道吻合术。一般较短的、程度较轻的狭窄可行经尿道内切开术或尿道扩张术；狭窄程度较重的尿道则需要行尿道重建术；一般狭窄的尿道短于 1cm 时，可行延迟吻合尿道成形术；对于有较长尿道出现狭窄的患者，一般不推荐尿道端端吻合术，以免引起尿道下弯，此时一般行尿道成形术。若有尿瘘时,则要切除或者搔刮瘘管。

第七节　男性生殖系损伤

一、阴茎伤

阴茎的位置很隐蔽,平时又能大幅度移动,阴茎海绵体柔韧,还包裹着一层坚韧的白膜,一般不易造成损伤。但当受到外力打击、骑跨、枪弹、利刃以及爆炸等伤害时也可以发生损伤,多与尿道损伤同时存在。

1. 阴茎伤分类分级　外伤随外力作用方向和大小而有所不同,可以将其分为以下几类。

(1) 阴茎挫伤。多因阴茎勃起时受到钝性外力直接作用而致,轻者形成青紫色淤斑,重者形成皮下、海绵体或龟头血肿,疼痛难忍。

(2) 阴茎脱位伤。钝性暴力打击、过度牵拉或骑跨等可造成阴茎脱离其皮肤,脱位到大腿根部或阴囊会阴部。

(3) 阴茎嵌顿伤。阴茎包皮上翻后没有及时复位,环口较小的异物套于阴茎上没有及时取下,引起缩窄部末梢血液循环障碍,静脉回流受限,故出现水肿,严重时甚至阻断动脉血液供应,发生组织坏死。

(4) 阴茎折断。阴茎勃起时受到很强的外力冲击,导致阴茎坚硬勃起的海绵体周围白膜及海绵体肌破裂。白膜平时的厚度可达 2mm,但勃起后只有 0.25~0.5mm 厚,所以容易破裂。一旦破裂,血液由海绵体喷出至阴茎皮下,而且伴有剧痛。

(5) 阴茎断离。战伤、锐器伤等都可造成阴茎断离伤。

(6) 开放性裂伤。战时多因爆炸伤所致。

(7) 阴茎皮肤撕脱伤。由于阴茎皮肤薄,皮下组织疏松,战时或交通伤中被车辆碾压之后出现皮肤撕脱,而阴茎深筋膜下层组织则完整无损。

根据阴茎损伤程度分级:Ⅰ级:阴茎皮肤挫伤和裂伤;Ⅱ级:Bucks 筋膜撕裂,但没有组织缺损;Ⅲ级:龟头、尿道或海绵体的皮肤撕裂或尿道缺失<2cm;Ⅳ级:海绵体或尿道缺失≥2cm,或者部分阴茎缺失;Ⅴ级:全部阴茎缺失。

2. 阴茎伤临床表现　主要症状包括疼痛、尿血、尿外渗、肿胀、排尿困难等。不同程度的阴茎损伤都会有一定程度的会阴部或阴茎体的疼痛。当损伤侵及尿道内黏膜时,可以引起尿血;而当损伤贯穿阴茎体时,就会导致尿外渗,从而引起阴茎体周围肿胀,压迫尿道,导致排尿困难等。

3. 阴茎伤诊断　阴茎战伤的诊断主要依赖于外伤史、局部症状和体征,必要时可行海绵体造影或超声诊断。有阴茎外伤史、阴茎皮肤水肿、皮下出血、青紫时,应高度怀疑阴茎损伤。若无明显可察觉伤口时,海绵体造影可显示海绵体损伤的部位及程度。超声可见阴茎各层组织厚度及连续性发生异常,局部可有低回声血肿。

4. 阴茎伤治疗　尽量保持原形,着眼于恢复性功能和排尿功能。①对于轻度挫伤,一般仅需休息,用丁字带兜起阴囊和阴茎;急性期仍有渗血时,可冷敷,出血停止后,用热敷促进血肿吸收,必要时给予抗生素,以预防感染;重者可穿刺或切开皮肤,放出积血,必要时结扎出血点,并轻轻挤压阴茎海绵体,以防止血肿机化。如血肿液化或继发感染形成脓肿或气肿时,可切开引流或穿刺放脓。②对于脱位伤,治疗时除止血、手法复位外,须用缝线固定阴茎于正常位置。③对于嵌顿伤,处理的关键是尽快去除绞窄物(如缠绕在阴茎的衣物等),或手术解除包皮嵌顿。④对于折断伤,多须立即手术,不然会肿胀得相当厉害,首先固定和抬高阴茎,冷敷止血,缝合破裂的白膜,但往往遗留阴茎向折断缝合处相反方向的弯曲。拖延越久,越难恢复原状。更严重的后果是可能造成阴茎不能勃起。⑤对于断离伤,若断离时间短,边缘整齐,可及时施行再植手术,往往还能保持一定的勃起能力和功能;开放性裂伤多需要及时扩创与缝合。⑥对于撕脱伤,若撕脱皮肤与正常组织仍连接,色泽也好,可在清创时尽量保留,缝合后成活的机会大。若完全撕脱,则可采用其他部位皮肤植皮。

二、阴囊损伤

阴囊的位置在人体相对隐蔽处,加上阴囊组织松软,富有弹性,其内容物有一定的活动余地,因而它们受到损伤的机会不是很大。但是由于阴囊及内容物又接近于体表,并且阴囊血供丰富,所以其易受到损伤,并且受伤后易引起较严重后果。

1. 阴囊损伤分类分级　根据损伤情况可以将阴囊及内容物损伤分为开放性损伤和闭合性损伤。其中开放性损伤较多见,包括作战时枪弹、锐器等所致穿透伤,车辆碾压导致撕脱伤,及其他原因导致的裂伤。而闭合性损伤包括战时暴力导致的踢伤、骑跨伤、挤压伤等。

阴囊损伤分级:Ⅰ级主要是阴囊挫伤;Ⅱ级是阴囊撕伤<其直径的 25%;Ⅲ级是阴囊撕伤≥其直径的25%;Ⅳ级是阴囊撕裂伤<其直径的 50%;Ⅴ级是阴囊撕裂伤≥其直径的 50%。

2. 阴囊损伤临床表现　阴囊损伤主要表现为阴囊出血、疼痛、肿胀等。阴囊血液供给丰富,在皮肤、皮下纤维膜之间,有大量小血管,阴囊内组织疏松,所以受伤后轻者皮肤出血、皮下淤血,重者因血管破裂形成血肿或血囊肿。

3. 阴囊损伤诊断　主要根据伤员的病史、症状、体征,必要时可行 B 超和 CT 检查。一般患者都有阴囊的外伤史,阴囊肿胀、疼痛,表面皮肤有淤斑,阴囊内有血肿,开放性损伤伤员可见阴囊部位的伤口。若仍不能诊断,可行 B 超,对阴囊肿块进行检查。CT 能对阴囊内部损伤了解更清楚。对于一些伤例,还可以对会阴部伤口流出物进行检查,显微镜下观察是否有精子,若存在精子,则怀疑睾丸、附睾或输精管损伤。有血尿症状的伤员,一般需要做逆行尿路造影。

4. 阴囊损伤治疗　尽可能早期彻底清创,清除失活组织和异物后一期修复。若阴囊皮肤缺损较多,睾丸无法完满覆盖,则可将睾丸暂时埋藏于大腿内侧皮下,待以后再行二期阴囊整形术,再将睾丸还纳到阴囊内。阴囊皮肤松弛,有高度的再生能力,较易将伤口关闭,一般不需植皮。如缺损十分严重,则可植皮或用转移皮瓣修复。

三、睾丸损伤

睾丸由于有阴囊的保护作用及活动度大,损伤发生率低于阴囊皮肤损伤。常见于直接暴力。睾丸损伤的轻重程度差异较大,临床上可分为穿透性损伤和钝性损伤。钝性损伤系指阴囊皮肤未破裂者;反之,则为穿透性损伤。闭合伤多由直接暴力所致,可发生挫伤、裂伤或碎裂伤。穿透性损伤常由锐器造成,可造成睾丸组织缺损、严重者可伤及睾丸动脉,引起出血和巨大血肿,导致睾丸萎缩或坏死等。

1. 睾丸损伤的分类分级　根据睾丸的损伤程度,分为以下 4 类。

(1)睾丸挫伤。睾丸白膜完整,睾丸实质组织挫裂,形成睾丸内血肿。

(2)睾丸破裂。睾丸白膜破裂,睾丸组织自白膜破裂口突出。

(3)外伤性睾丸脱位。阴囊或会阴部受到外界钝性暴力作用导致单侧或双侧睾丸移位至阴囊以外的周围组织当中。其机制可能在于区域解剖的异常,如腹股沟疝或腹股沟环松弛。此外,创伤时提睾肌痉挛性收缩也导致了睾丸位置的改变。睾丸移位的位置取决于创伤的方向,浅部脱位时,睾丸被推至腹股沟、耻骨前、会阴或股内侧皮下;深部脱位时,睾丸则被推向腹股沟管、腹部或股管。

(4)外伤性睾丸扭转。在外力作用下,提睾肌强烈收缩,造成精索扭转,睾丸出现缺血、坏死。多见于存在先天性睾丸鞘膜囊宽大或睾丸下降不全患者。

2. 睾丸损伤分级　Ⅰ级主要是挫伤或血肿;Ⅱ级是白膜的亚临床撕裂;Ⅲ级是白膜的撕裂伴有<50%的软组织的缺失;Ⅳ级是白膜的大部分撕裂伴有≥50%的软组织的缺失;Ⅴ级是睾丸的完全毁损或撕裂。

3. 睾丸损伤诊断　睾丸损伤的诊断主要依靠外伤史、症状体征、辅助检查。

（1）外伤史。大部分睾丸损伤患者都有明确的外伤史。

（2）症状体征。开放性损伤一般多合并其他器官损伤，导致睾丸脱出或白膜破裂，甚至可见破碎或坏死的睾丸实质组织突出白膜外，睾丸组织裸露，或有活动性大出血。闭合性损伤后患者自觉阴囊或睾丸剧烈疼痛，且向腹股沟及下腹部放射，可伴有恶心，严重者可引起疼痛性休克。阴囊皮肤完整，但出现水肿、血肿，皮下淤血、皮肤淤斑甚至青紫，疼痛明显，这些表现可以仅为阴囊单纯损伤，也可以伴有轻微的或严重的睾丸损伤，没有特殊临床表现可以提示是否有睾丸破裂。如仅为单纯挫伤不伴阴囊血肿可触及坚硬的睾丸，睾丸的轮廓不易扪及。如睾丸脱位可发现阴囊空虚，在脱位睾丸处有触痛，并可触及睾丸状肿物。外伤后睾丸扭转起病突然，疼痛剧烈，局部迅速水肿，腹股沟管皮下环处肿胀，压痛明显，可触及睾丸状肿物。

（3）辅助检查。超声是诊断睾丸损伤的首要影像学检查方法，具有简便、无创、廉价、准确性高的优势，已经被广泛应用于阴囊损伤的诊断，可准确判断单纯阴囊血肿或是伴有阴囊内容物损伤。由于睾丸损伤患者阴囊和睾丸肿胀，触痛明显，少数患者因疼痛难以完成超声检查；因血块等干扰，部分闭合性损伤导致的睾丸挫伤和破裂在B超上难以确诊，有可能延误诊断。CT扫描具有分辨率高以及扫描速度快等优点，可为临床诊断提供完整、直观的睾丸损伤图像，对于脱位至腹腔、B超无法显示的睾丸，也可提供相应信息。MRI通过多平面成像，对于睾丸、附睾轻微损伤能够清楚显示，可明确分辨睾丸挫伤与破裂，以及鞘膜内是单纯的积液或是积血。

4. 睾丸损伤治疗　治疗的目的是为了挽救睾丸功能，控制感染，止血和减轻疼痛。临床上需根据睾丸损伤的类型确定具体治疗方式。单纯的睾丸挫伤伴小血肿形成，或阴囊血肿体积较大，但小于对侧睾丸体积的3倍，且动态观察无进行性增大，可以考虑非手术治疗。若睾丸挫伤导致的睾丸血肿体积较大，或阴囊血肿体积大于对侧睾丸3倍，或合并有中等量以上的鞘膜积血（>5cm），都必须及时行手术治疗。外伤性睾丸脱位的患者，如果无其他合并损伤，可尝试闭合状态下手法复位。睾丸破裂应立即行手术治疗，手术应尽早进行（伤后72小时以内），时间越长，感染机会越大；同时睾丸破裂导致的精子抗原暴露，会诱使机体产生抗精子抗体，使得对侧正常睾丸遭受自身免疫系统的攻击，而导致睾丸萎缩。外伤性睾丸扭转应立即手术治疗，复位并固定睾丸。

四、精索损伤

精索损伤往往合并有下腹部、会阴部、阴囊损伤。精索损伤包括精索扭转、精索血肿、精索血管损伤和精索断裂等类型。一些腹股沟部位的手术也可能造成精索的医源性损伤。暴力造成的损伤，在治疗其他复合伤时应同时处理；血管损伤、输精管损伤，可用显微外科技术修复。

第八节　女性尿道及生殖器交通伤

女性尿道位于耻骨联合之后，阴道前壁下部之前，周围由筋膜固定，活动度小，开口于阴道前庭。成年女性尿道长3～5cm，直径约1cm，外口最细。女性尿道与膀胱颈交接处构成了尿道后角，正常值为90°～110°。尿道的轴线与身体垂直轴线构成了倾斜角，约30°，正常不超过45°（侧位观）。女性尿道的解剖结构及位置，对保持尿道的排尿功能至关重要。由于女性尿道的解剖部位与阴道紧贴，阴道后方为直肠，故女性尿道损伤易合并阴道或直肠损伤。

一、致伤机制

骨盆骨折是女性尿道损伤的主要原因。骨盆骨折致伤者，尿道损伤部位多接近膀胱颈。女性尿道及阴道血液循环丰富,伤后出血较严重,易并发创伤性休克。创伤后初期若处理不当,后期极易发生尿失禁,尿道狭窄、闭锁或尿道阴道瘘等严重后遗症。分娩损伤中,胎先露在盆腔内嵌顿时间过久,膀胱尿道、阴道壁等软组织挤压在胎先露与母体耻骨联合之间,造成软组织缺血坏死,也可导致尿道损伤。

二、诊断依据

女性尿道损伤的诊断需结合外伤史、临床表现、实验室检查以及影像学检查,具体如下。

1. **外伤史** 女性尿道损伤患者大多有骨盆外力撞击病史,偶见于经尿道、阴道医疗操作病史(如内镜检查,导尿操作,妇科手术,经尿道膀胱肿瘤电切术,尿道悬吊术,膀胱颈悬吊术,盆腔、会阴部辅助性放疗,外阴部手术等),经尿道口插入异物病史,或枪伤、穿刺伤病史等。

2. **实验室检查** 行血常规、尿常规检查,根据血红蛋白、红细胞水平,评估患者失血量;同时还可根据血液白细胞水平,评估患者是否合并感染。

3. **影像学检查** 如果怀疑有骨盆骨折,可行泌尿系 X 线平片检查。疑有尿道损伤者,可出现试插导尿管或探子不能进入膀胱,可见导尿管或探子经尿道伤部进入阴道,或插入后行阴道前壁触诊,能触到导尿管或探子;阴道伤与膀胱相通者,导尿管放入膀胱后,注入无菌等渗盐水,可发现阴道内漏尿的部位。必要时也可行尿道超声检查,会阴部 CT 检查以及尿道镜、阴道镜检查,当体格检查疑及尿道损伤时,尿道镜检查是较好的诊断方法。

三、治疗

女性尿道损伤提倡Ⅰ期尿道修复,否则容易产生闭锁性尿道狭窄、尿道阴道瘘、尿道直肠瘘、尿失禁等并发症,不利于后期尿道修复重建。尽管Ⅰ期尿道修复不够完善,但鉴于女性尿道血供丰富的特点,Ⅰ期女性尿道对位缝合会减少后期并发症,降低Ⅱ期手术难度,故在情况允许的情况下,还是应尽量行Ⅰ期尿道修复。若合并阴道、直肠损伤,也应尽快予以缝合。

(江 军)

参 考 文 献

［1］张连阳.骨盆骨折大出血救治到外科技术[J].创伤外科杂志,2015,17(1):1-4.

［2］张连阳.重视多发伤的精确伤情评估[J].重庆医学,2010,39(9):1025-1026.

［3］张连阳,孙士锦,谭浩,等.腹膜外外置术治疗结肠损伤 24 例[J].解放军医学杂志,2011,36(4):411-413.

［4］张连阳.创伤救治损害控制中应避免的错误[J].创伤外科杂志,2011,13(2):100-102.

［5］易成腊,刘振辉,白祥军.重视血流动力学不稳定型骨盆骨折的早期救治[J].创伤外科杂志,2012,14(1):83-85.

［6］ALLEN CF,GOSLAR PW,BARRY M,et al. Management guidelines for hypotensive pelvic fracture patients[J]. Am Surg,2000,66(8):735-738.

［7］American College of Surgeons,Committee on Trau-ma. Advanced trauma life support for doctors:student manual[M]. 6th ed. Chicago:First Impression,1997.

［8］BURLEW CC,MOORE EE,SMITH WR,et al. Preperitoneal pelvic packing /external fixation with secondary angio-embolization:optimal care for life-threatening hemorrhage from unstable pelvic fractures[J]. J Am Coll Surg,2011,212 (4):628-637.

［9］American college of surgeon. Advanced trauma life support[M]. 9 ed. ACS Committee on Trauma,2012:174-199.

［10］COTHREN CC,OSBORN PM,MOORE EE,et al. Preperiton al Pelvic Packing for Hemodynamically Unstable Pelvic Fractures:A Paradigm Shift[J]. J Trauma 2007,62(4):834-842.

［11］CLEARY RK,POMERANTZ RA,LAMPMAN RM. Colon and rectal injuries[J]. Dis Colon Rectum,2006,49: 1203-1222.

［12］DYER GS. Vra~s M&. Review of the pathophysiology and acute nmnagement of haemo rrhage in pelvic fracture[J]. Injury,2006,37(7):602-613.

［13］ HAK DJ，SMITH WR，SUZUKI T，et al. Manageme nt of hemorrhage in life threatening pelvic fracture［J］. J Am Acad Orthop Surg，2009，17(7)：447-457.

［14］ MAXWELL RA，FABIAN TC. Current management of colon trauma［J］. World J Surg，2003，27：632-639.

［15］ MORENO C，MOORE EE，ROSENBERGERA，et al. Hemorrhage associated withmajor pelvicfracture：amuhispeciality challenge［J］. J Trauma，1986，26(11)：987-994.

［16］ SATIN EL，MOORE JB，MOORE EE，et al. Pelvic fracture pattern does not always predict the need for urgent embolizatior［J］. J Trauma，2006，58(5)：972-973.

［17］ TZOVARAS G，HATZITHEOFILOU C. New trends in the management of colonic trauma［J］. Int J Care Injured，2005，36(9)：1011-1015.

［18］ TSUGAWA K，KOYANAGI N，HASHIZUME M，et al. New therapeutic strategy of open pelvic fracture associated with rectal injury in 43 patients over 60 years of age［J］. Hepatogastroenterology，2002，49(47)：1275-1280.

［19］ VERBEEK D，SUGRUE M，BALOGH Z，et al. Acute managenment of hemodynamically unstable pelvic trauma patients：time for a change? Multicenter review of recent practice［J］. World J Surg，J Trauma，2008，32(8)：1874-1882.

［20］ WOO K，WILSON MT，KILLEEN K，et al. Adapting to the changing paradigm of management of colon injuries［J］. Am J Surg，2007，194(6)：746-749.

［21］ 王正国. 交通医学［M］. 天津：天津科学技术出版社，1995.

［22］ 吴阶平. 泌尿外科学［M］. 济南：山东科学技术出版社，1993.

［23］ 黎鳌，盛志勇，王正国. 现代战伤外科学［M］. 北京：人民军医出版社，1998.

［24］ 那彦群. 中国泌尿外科疾病诊断治疗指南［M］. 北京：人民卫生出版社，2014.

［25］ SUMMERTON DJ，KITREY ND，LUMEN N. EUA guidelines on iatrogenic trauma［J］. Eur Urol，2012，62(4)：628-639.

［26］ CHOUHAN JD，WINER AG，JOHNSON C，et al. Contemporary evaluation and management of renal trauma［J］. Can J Urol，2016，23(2)：8191-8197.

［27］ LYNCH TH，MARTINEZ-PINEIRO L，PLAS E，et al. EAU guidelines on urological trauma［J］. Eur Urol，2005，47：1-15.

［28］ PHILLIPS B，HOLZMER S，TURCO L，et al. Trauma to the bladder and ureter：a review of diagnosis，management，and prognosis［M］. Eur J Trauma Emerg Surg，2017.

［29］ MOREY AF，BRANDES S，DUGI DD，et al. Urotrauma：AUA guideline［J］. J Urol，2014，192：327-35.

［30］ HIRSCH K，HEINZ M，WULLICH B. Diagnosis and Therapeutic Management in Kidney，Ureter and Bladder Trauma［J］. Aktuelle Urol，2017，48(1)：64-71.

［31］ LUMEN N，KUEHHAS FE，DJAKOVIC N，et al. Review of the current management of lower urinary tract injuries by the EAU Trauma Guidelines Panel［J］. Eur Urol，2015，67(5)：925-929.

［32］ MOREY，A F，et al. Bladder rupture after blunt trauma：guidelines for diagnostic imaging［J］. J Trauma，2001，51(4)：683-686.

［33］ PARISER JJ，PEARCE SM，PATEL SG，et al. National Patterns of Urethral Evaluation and Risk Factors for Urethral Injury in Patients with Penile Fracture［J］. Urology，2015，86：181-185.

［34］ MUNDY AR，ANDRICH DE. Urethral trauma. Part I：introduction，history，anatomy，pathology，assessment and emergency management［J］. BJU Int，2011，108：310-327.

［35］ CHAPPLE C，BARBAGLI G，JORDAN G，et al. Consensus statement on urethral trauma［J］. BJU Int，2004，93：1195-1202.

［36］ LYNCH TH，MARTINEZ-PINEIRO L，PLAS E，et al. EAU guidelines on urological trauma［J］. Eur Urol，2005，47：1-15.

［37］ MOREY AF，BRANDES S，Ⅲ DDD，et al. UROTRAUMA：AUA GUIDELINE［J］. J Urol，2014，192：327-335.

［38］ EIRO LMN，DJAKOVIC N，PLAS E，et al. EAU Guidelines on Urethral Trauma［J］. Eur Urol，2010，791-803.

［39］ PEREIRA BM，OGILVIE MP，GOMEZ-RODRIGUEZ JC，et al. A review of ureteral injuries after external trauma［J］. Scand J Trauma Resusc Emerg Med，2010，18：6.

［40］ BHOIL R，SOOD D. Signs，symptoms and treatment of penile fracture［J］. Emerg Nurse，2015，23(6)：16-17.

[41] ATEYAH A，MOSTAFA T，NASSER TA，et al. Penile fracture：surgical repair and late effects on erectile function [J]. J Sex Med,2008,5(6):1496-1502.

[42] GONTERO P，MUIR GH，FREA B. Pathological findings of penile fractures and their surgical management. Urol Int,2003,71(1):77-82.

[43] HUNTER S R，LISHNAK T S，POWERS A M，et al. Male genital trauma in sports[J]. Clin Sports Med，2013，32 (2)：247-254.

[44] MANISH GARG，APUL GOEL，DEEPANSH DALELA，et al. Penile fracture with urethral injury：evaluation by contrast imaging[J/OL]. BMJ Case Rep，2013;2013:bcr 2013010318. doi:10. 1136/bcr-2013-010318.

[45] CHURUKANTI G R，KIM A，RICH D D，et al. Role of Ultrasonography for Testicular Injuries in Penetrating Scrotal Trauma[J]. Urology，2016,95：208-212.

[46] MARCHALIK D，TRIEST JA，WRIGHT HC，et al. Use of "off the shelf" extracellular matrix graft materials for repair of testicular rupture：a novel technique[J]. Urology，2014,84(3):719-721.

[47] GóMEZ RG1，STORME O，CATALáN G，et al. Traumatic testicular dislocation[J]. Int Urol Nephrol，2014，46 (10):1883-1887.

[48] 王德富. 骨盆骨折致女性尿道损伤的处理与预后[J]. 岭南急诊医学杂志,2000,5(2):71-72.

第二十七章　上肢道路交通伤

Abstract

As the important part of limbs injuries, upper limb injuries in traffic accidents are becoming more common with the increasing number of high energy traffic accidents. These include simple fractures and peripheral nerve injuries, and also open fractures, multiple fractures or multiple injuries combined with injuries of other vital organs (such as combination injuries of brain, spinal cord, chest and abdomen, urinary system and other damages). Correct assessment of injuries in the timely manner, selection of the appropriate first aid measures and effective and comprehensive post-treatment and rehabilitation programs, all of these can maximize the recovery of limb function, avoid early and late related complications, improve the long-term quality of life of the injured significantly. On the contrary, if handled in properly, then it will bring great pain to patients, even in the face of disability and death. This paper describes the upper limbs fractures, major nerve and vascular damage that are common in clinical practices, summary comprehensive and refined principles of the relevant diagnostic regulations and treatment options. Due to special nature of hand structure and the importance of its functions, a detailed description of the hand was closed injury and open injury was included, in which the closed injury include: subcutaneous fracture, joint dislocation, ruptures of joint collateral ligament and subcutaneous tendon ruptures. Open injuries are divided into cuts, saw injury, contusion, stabbed, burned and degloving injury according to the cause of injuries; are divided into skin, tendon, nerve, blood vessels, bones and joints injuries according to the injured site and wound size, and depth. In addition, combination of the author's long term experience and relevant domestic and foreign literatures, common errors in diagnosis and treatment of hand injuries and the treatment of common subtype-unclean hand injuries were discussed.

随着社会经济的发展和机动车辆的急剧增多,交通事故伤害已成为"世界第一公害"。我国每年需急诊和住院治疗的伤害患者估计可能超过 2 000 万人。我国从 2005 年开始正式启动伤害检测,参照全国疾病监测点抽样框架,随机抽取 43 个县(市、区)作为全国伤害监测点,并结合当地实际情况进行适当调整。25 家综合性医院急诊伤害调查结果,以机械性损伤居急诊伤害首位,绝大多数报道以道路交通事故居伤害首位。

在公路上行驶的车辆车速比较快,冲击力很大。因此发生交通事故时导致的骨折也比较严重,开放性骨折以及四肢骨折多见,多发性骨折也常见,而且易合并其他脏器的损伤,如颅脑、肺、肝、脾等损伤等。根据文献统计,道路交通伤导致的骨折以四肢骨折为主,而四肢骨折中下肢骨折多于上肢骨折。正确的处理,可以最大限度地恢复患肢功能,若处理不当,可以导致残疾和死亡。

上肢道路交通伤,包括骨折、血管、神经损伤及手外伤,在交通事故中很多见。下文中内容依次从不同部位的骨折、手外伤、血管损伤、神经损伤和开放性骨折的治疗原则几方面来叙述。

第一节　锁　骨　骨　折

　　锁骨为一S形管状骨,呈致密的蜂窝状结构,没有明显的髓腔。位于胸廓的顶部前方,全长位于皮下,为上肢与躯干连接的唯一骨性结构。外侧半呈凹形向后弯曲,内侧半向前突出成弓状。外1/3截面呈扁平状,内1/3呈棱柱状,中1/3是内、外两端的移行交接部位,直径最小,是锁骨的薄弱点,轴向的负荷作用于弯曲的锁骨,会形成一剪式应力,在中1/3容易造成骨折。

一、损伤原因及机制

　　锁骨骨折约占全身骨折的6%,好发于青少年,常见的受伤机制是侧方摔倒,手掌或肩部着地,暴力传导致锁骨发生斜行骨折。直接撞击常由胸上方撞击锁骨,导致粉碎性骨折,但较少见[图27-1(a)]。成人锁骨骨折的典型移位如图27-1(b)所示:内侧断端因受胸锁乳突肌作用向后上方移位,外侧端则因骨折远端肢体的重力影响而向下移位,由于胸大肌的收缩,断端同时出现短缩重叠移位。

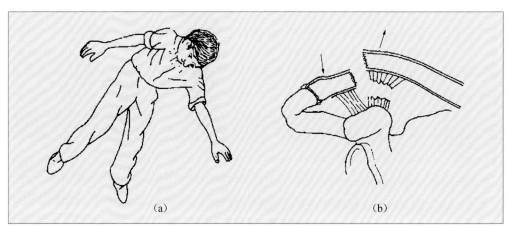

图 27-1　锁骨骨折
(a)致伤机制　(b)典型移位

二、骨折分类

　　锁骨骨折一般按骨折部位分为外1/3骨折、中1/3骨折和内1/3骨折。中1/3锁骨骨折最为多见,占骨折总数的75%~80%,骨折可为横行、斜行或粉碎性。锁骨外1/3骨折较为少见,占12%~15%。锁骨外端骨折常因肩部的重力作用,使骨折远端向下移位,近端则向上移位,移位程度较大者,应怀疑合并喙锁韧带损伤。

三、临床表现及诊断

　　成人及较大年龄的儿童能主诉病史及症状,因此一般诊断困难不大。
　　1. 疼痛　多较明显,幼儿跌倒后啼哭不止,患肢拒动时,应注意脱衣检查其肩部,否则容易漏诊,在冬季尤其应注意。
　　2. 肿胀与畸形　因锁骨位于皮下,位置表浅,骨折后,临床表现为局部肿胀、畸形,上臂连同肩下坠。
　　3. 压痛及传导痛　触诊时骨折部位压痛,可触及骨擦音及锁骨的异常活动。对小儿青枝骨折,可以通过对锁骨触诊压痛的部位来判定,并结合传导叩痛的部位加以对照。
　　4. 功能受限　骨折后患侧上肢运动明显受限,尤以上举及外展时因骨折端的疼痛而中止为明显。病人常将患侧上臂靠在胸壁上，或健手托住肘部，减少肩部活动引起的骨折端移动所导致的疼痛，头部向患侧偏斜，以减轻因胸锁乳突肌牵拉骨折端活动而导致疼痛。

5. 合并损伤　注意上肢神经功能及桡动脉搏动，异常者应与健侧对比观察，以判定有无神经、血管损伤。对直接暴力所致者，应对胸部认真检查，以除外其他的合并损伤，如肋骨、肩部的骨折及胸腔损伤。

四、治疗

锁骨骨折的治疗方法很多，主要应以非手术治疗为主。虽然非手术治疗难以达到解剖复位，但是不愈合率仅为 0.1%～0.8%，而手术治疗骨折不愈合率可高达 3.7%。

（一）婴幼儿及儿童锁骨骨折

新生儿及婴儿锁骨骨折，由于骨折愈合很快，皮肤细嫩，不需特殊固定，以免损伤皮肤。幼儿的锁骨骨折后，骨塑形能力很强，畸形在生长发育过程中可自行矫正，无必要为取得较好的复位而反复整复，更不宜随意采用手术治疗。对青枝骨折和无移位的骨折，只需用颈腕吊带保护，限制患肢活动。

6 岁以下儿童移位的锁骨骨折，一般不需特别复位，可用 8 字绷带固定 3 周即可。注意固定不要过紧，以免压迫皮肤坏死或造成肢体循环障碍。年龄较大的儿童或 10 余岁的少年锁骨骨折时，由于患儿活动量较大，因此需严格制动。一般骨折复位后以"8"字绷带固定，必要时需以石膏加固制动 4～6 周，伤后 3～4 个月内避免剧烈运动。

（二）成人锁骨骨折

成人的锁骨骨折常由较大的外力引起，因此骨与软组织损伤较重。而且骨愈合能力及塑形能力减弱，需重视骨折的复位与固定。对于中 1/3 锁骨骨折，一般应首选闭合复位"8"字绷带固定 6～8 周。去除"8"字绷带后再用吊带保护 3～4 周，以免因骨折愈合不牢发生再骨折。

复位方法：病人坐位，骨折部局部麻醉。术者在病人背后，用膝顶住病人背部，两手握住病人上臂使肩向后、上、外牵拉，病人双手叉腰挺胸即可达到复位。也可在前方，同时由另一术者用拇指、示指捏住骨折的近端、远端进行复位(图 27-2)。

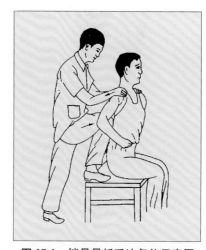

图 27-2　锁骨骨折手法复位示意图

固定方法：术者维持复位姿势，另一助手将棉垫分别放在两侧腋窝，在骨折处放一薄棉垫，经肩－背－肩，用无弹性绷带做横"8"字固定，然后用胶布条做横"8"字加强固定(图 27-3)。

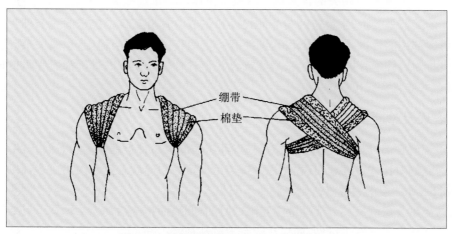

绷带
棉垫

图 27-3　锁骨骨折复位后以"8"字绷带固定

术后严密观察双侧上肢血循环及感觉运动功能,若出现肢体肿胀、麻木,表示固定过紧,应立即放松固定。术后 1 周左右,由于骨折区肿胀消失,或因绷带张力降低,常使固定的绷带松弛而导致再移位,因此复位后 2 周内应经常检查固定是否可靠,随时调整固定的松紧度。由于锁骨的功能主要是支撑上肢,即使复位不良,只要骨折愈合,多不影响功能。

(三)手术治疗

绝大多数锁骨骨折采用非手术治疗可望得到满意的治疗结果。但在某些情况下,一些类型的骨折须采用手术治疗,以下为手术治疗的参考指征:

(1)开放锁骨骨折。

(2)有神经、血管受压症状,经一般处理无明显改善或加重者。

(3)锁骨骨折合并同侧肩胛颈骨折,形成浮动肩,需手术固定锁骨以稳定肩胛颈骨折。

(4)锁骨外端骨折,合并喙锁韧带断裂,骨折移位较大,难以用手法复位。

(5)锁骨粉碎骨折,骨块间夹有软组织影响骨愈合,或有潜在顶破皮肤的危险不能闭合复位时。

(6)多发损伤,肢体需早期开始功能锻炼时。

(7)不能忍受"8"字绷带固定的痛苦,如患者并发有神经系统或血管病变,不能长期忍受非手术制动时。

(8)对因职业关系需双肩外形对称美观者,如演员、模特及其他舞台表演者,可放宽施术标准。

(9)陈旧骨折不愈合或晚期畸形影响功能或职业者等。

第二节　肩胛骨骨折

肩胛骨(scapula)为一宽薄的扁骨,呈不规则三角形,位于胸廓背部上方两侧偏后,与胸廓冠状面成 30°～40°角。肩胛骨骨折(scapula fracture)较为少见,为 0.4%～1%。

一、骨折分类

肩胛骨骨折的分类有多种不同方法。

(一)根据解剖部位分类

可分为肩胛骨体、肩胛颈、肩胛盂、肩胛骨突起部骨折。体部骨折最为多见,占肩胛骨骨折的 49%～89%,其次为肩胛颈骨折。

(二)根据骨折线与肩胛盂相关的位置以及肩关节整体的稳定性分类

可分为稳定的关节外骨折、不稳定的关节外骨折和关节内骨折三种。稳定的关节外骨折包括肩胛体骨折和肩胛骨骨突部位的骨折。肩胛颈骨折,即使有一定的移位,常相当稳定,也属关节外稳定骨折。不稳定的关节外骨折为肩胛颈骨折合并喙突、肩峰或合并锁骨骨折。关节内骨折为肩胛盂的横行骨折或大块盂缘骨折,常合并肱骨头脱位或半脱位。

二、临床表现及诊断

1. 疼痛　限于肩胛部,肩关节活动时尤为明显,其压痛部位与骨折部位多相一致。

2. 肿胀　需双侧对比才可发现,其程度视骨折类型而定。粉碎性骨折者因出血多,肿胀明显易见,甚至皮下可出现淤斑,而一般的裂缝骨折则多肿胀不明显。

3. 关节活动受限　患侧肩关节活动范围受限,并伴有剧痛而拒绝活动。

4. 其他　除注意有无伴发骨折外,尚应注意有无臂丛神经损伤。

了解外伤史,拍摄后前位、侧位及切线位 X 线片。CT 检查更为准确,并注意有无胸部伴发伤。

三、治疗

1. 保守治疗　多数病例可采用保守疗法,包括患侧上肢吊带固定,早期冷敷,后期热敷、理疗等。制动时间4~6周,可较早地开始肩部功能活动。

2. 手术治疗　肩胛骨骨折手术治疗的指征包括:①肩胛骨体部骨折移位明显,肩关节活动时肩胛骨与胸壁发出摩擦音并引起疼痛者,需要手术切开复位内固定。②明显移位的肩峰和肩胛冈外侧骨折,伴有骨折块回缩侵占肩峰下间隙者。这种情况比较少见,肩峰骨折可行克氏针张力带钢丝固定(图27-4)或钢板螺钉内固定。③喙突骨折伴肩锁关节分离者。喙突骨折伴有肩锁关节脱位时,应切开复位,用螺钉或粗丝线对喙突进行固定,并同时修复肩锁韧带。⑥关节盂缘骨折,伴有肩关节外伤性脱位,如骨折达到关节面1/4,应行手术切开复位及内固定术(图27-5)。

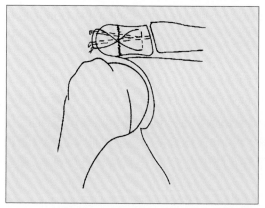

图 27-4　肩峰骨折切开复位的张力带内固定示意图

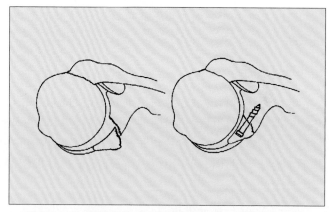

图 27-5　严重移位的肩胛盂骨折须行切开复位内固定术

第三节　肱骨近端骨折

肱骨近端骨折是指包括肱骨外科颈在内及其以上部位的肱骨骨折,占全身骨折的4%~5%。肱骨近端骨折中,年龄在40岁以上的患者占76%,骨折的发生率与骨质疏松有明显关系,因此随着人类平均寿命的延长,该部位骨折的发生率有进一步增高的趋势。女性患者发生率为男性的2倍。

一、骨折分类

对于肱骨近端骨折,最常用的分类方法是Neer分类。Neer分类基于肱骨近端的4个解剖部位:肱骨头、大结节、小结节和肱骨干近端。骨折移位的标准是断端间移位大于1cm或成角大于45°。

Neer分类如下:

1. 一部分骨折　肱骨近端骨折,无论有几处的骨折,只要骨折块之间未超过上述移位的标准,说明骨折部位尚有一定的软组织附着连接,尚保持一定的稳定性,这种骨折为Neer一部分骨折。

2. 二部分骨折　累及4个解剖部位中任一部位的移位骨折即为二部分骨折。其中肱骨外科颈二部分骨折、大结节二部分骨折比较常见,肱骨解剖颈二部分骨折和小结节二部分骨折比较少见。

3. 三部分骨折　三部分骨折涉及移位的3个部分,通常是肱骨头、外科颈以下的肱骨干和其中的一个结节。

4. 四部分骨折　是肱骨近端4个解剖部位之间均有明显移位,形成4个分离的骨块。此时肱骨头成游离状态并往往失去血液供应。

5. 骨折脱位　Neer 对肱骨近端骨折脱位的诊断有明确、严格的定义。真正的骨折脱位是骨折伴有肱骨头脱出盂肱关节,而不能将肱骨近端骨折时伴有的肱骨头向下半脱位或肱骨头的旋转移位混为一谈。根据脱位的方向可分为前脱位、后脱位。

二、临床表现及诊断

一般肱骨近端骨折均有明显的外伤史。伤后患肩疼痛、肿胀、活动受限。外伤 24 小时以后肩部可出现皮下淤血斑,范围可延及胸背部。由于肩部肿胀,局部畸形可不明显。患肢活动受限,常紧贴躯干,主动、被动活动时均可引起疼痛加重,有时可感到骨擦音。诊断骨折的同时必须除外有无神经、血管的损伤。肱骨上端骨折时,也应注意对肩胛骨、锁骨以及胸部的检查。此外也需注意肩袖损伤、病理性骨折的鉴别诊断。

肱骨近端骨折的分型诊断必须依赖 X 线片。但是详细的病史和体检对分析判断损伤的性质、合并损伤的诊断是非常重要的。决不能只靠 X 线诊断而忽视病史和体检,否则易漏诊严重的合并损伤或造成延误诊断。

三、治疗

肱骨近端骨折的治疗原则是争取理想的复位,尽可能保留肱骨头的血循环供应,保持骨折端的稳定,并能早期开始功能锻炼。目前的治疗方法包括非手术治疗(颈腕吊带固定)、闭合复位颈腕吊带固定、闭合复位内固定、外固定、各种切开复位内固定(髓内钉、钢板螺钉等)和假体置换。早期对肱骨近端骨折的非手术治疗手段还包括牵引、悬垂石膏固定和外展架固定,尽管有其历史意义,但只适合极少患者,随着手术技术的提高,这些方法目前已很少应用。

(一) Neer 一部分骨折

由于骨折块间没有明显的移位和成角畸形,骨块间仍留有一定的软组织联系,因此骨折比较稳定,一般不需再复位。初期治疗是适当的制动,保持病人舒适与骨折的稳定。一般可使用颈腕吊带、三角巾将患肢保护于胸侧,腋窝部垫一棉垫。也可采用绷带、棉垫将患肢包扎固定于胸侧,以达到制动、止痛舒适的效果。

当肿胀开始消退、疼痛减轻,骨折端相对更为稳定后,即可开始肩关节功能锻炼。功能锻炼期间需间断拍摄 X 线片,复查骨折有无移位,以便指导功能锻炼的进程。功能锻炼的活动范围和强度应由小到大、循序渐进。初期主要为被动活动,增加活动范围为主。随着软组织的修复及骨折的愈合进程,逐渐转变为主动的、增进肌肉力量的锻炼和抗阻力功能锻炼。一般每日可练习 3～4 次,每次持续 20～30 分钟。锻炼前局部可先行热敷 20 分钟,以使软组织松弛。初期锻炼时可配合应用止痛药物,有条件者可在理疗医师指导下制订康复锻炼计划和进行功能锻炼。

(二) Neer 二部分骨折

1. Neer 二部分外科颈骨折　较为多见,占全身骨折的 1% 左右,占成人肱骨近端骨折的 60%～70%,尤其多发于中老年患者,此年龄的患者该处骨质大多较为疏松、脆弱,易在轻微外力作用下发生骨折。

(1) 致伤机制及分型。因该处骨质较薄,甚易发生骨折。视外伤时机制不同所造成的骨折类型各异,临床上多将其分为外展型及内收型两类。

1) 外展型:跌倒时患肢呈外展状着地,由于应力作用于骨质较疏松的外科颈部而引起骨折。骨折远侧端全部、大部分或部分骨质嵌插于骨折的近侧端内(图 27-6)。多伴有骨折端向内成角畸形,临床上最为多见。

2) 内收型:指跌倒时上肢在内收位着地所发生的骨折,在日常生活中此种现象较少遇到。在发生机制上,患者多处于前进状态下跌倒,以致手掌或肘部由开始的外展变成内收状着地,且身体多向患侧倾斜,患侧肩部随之着地,此时,骨折远端呈内收状,而肱骨近端则呈外展、外旋状,以致形成向前、向外的成角畸形(图 27-7)。

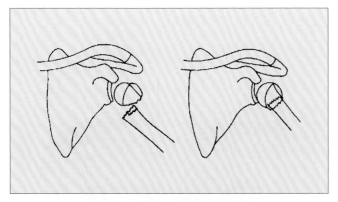

图 27-6　肱骨外科颈骨折外展型

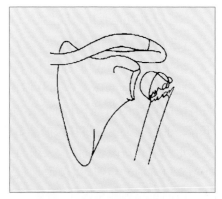

图 27-7　肱骨外科颈骨折内收型

（2）治疗。一些外科颈骨折在复位后是稳定的，可以在麻醉下屈曲内收位纵向牵引下复位，复位后患肢置于体侧颈腕吊带固定3～6周。内固定的指征包括不稳定骨折或多发创伤。

1）闭合复位内固定：闭合复位经皮穿针内固定是可复性外科颈骨折的理想选择。麻醉下按照前述的方法复位骨折，然后用顶端带螺纹的2.5mm粗螺纹针经三角肌结节通过骨折线钻入肱骨头，另外一根经肱骨大结节上半部分经骨折线钻入内侧肱骨皮质。如果外科颈和干骺端粉碎，是该手术的相对禁忌证。术后颈腕吊带悬吊固定4～6周，术后3周开始肩关节开始钟摆样活动，术后6周逐步过渡到主动抗阻练习活动。

2）切开复位内固定：如果外科颈骨折粉碎或骨折不能在透视下复位，常须切开复位内固定，内固定方法可以选择克氏针固定、钢板螺钉内固定等（图27-8），但目前最常用肱骨近端解剖锁定钢板螺钉固定。

2. Neer二部分解剖颈骨折　解剖颈骨折较为少见。由于肱骨头的血循环受到破坏，因此肱骨头易发生缺血坏死。对于年轻患者，早期仍建议采用切开复位内固定。术中操作应力求减少软组织的剥离，减少进一步损伤肱骨头的血液循环，尤其头后内侧仍连有部分干骺端的骨折块

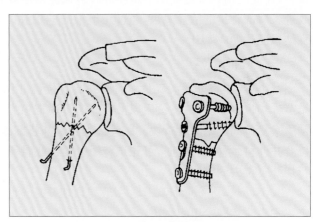

图 27-8　肱骨外科颈骨折常用内固定方法

时，肱骨头有可能经由后内侧动脉得到部分供血而免于坏死。此外有碎骨折块或解剖复位有困难时，可接受一定的骨折移位，不必强求解剖复位而增加更多的软组织剥离。内固定应力求简单有效，多采用克氏针、螺钉或用钢丝张力带固定，以减少手术创伤。如果肱骨头骨折块较小，难以行内固定，或老年患者，可行一期人工肱骨头置换术。

3. Neer二部分大结节骨折　二部分大结节骨折约占肱骨近端骨折的15%，其中1/3与肩关节前脱位同时发生。尽管Neer骨折移位标准是1cm，但大多数文献作者认为，大结节移位超过3～5mm就会影响肩关节的活动，畸形愈合的大结节骨折会显著影响肩关节的外旋和上举活动。急性骨折一般可采用肩峰下切口显露复位骨折，然后采用缝线缝合或螺钉固定等。大结节骨折伴肩关节前脱位者，大约2/3的病人盂肱关节在复位后，大结节可以自行复位，无须手术治疗，按照肩关节前脱位进行外固定。如果肩关节不能复位或复位后大结节仍有移位，需切开复位内固定。

4. Neer二部分小结节骨折　除与肩关节脱位及肱骨上端粉碎性骨折伴发外，单独发生者罕见。

（1）无移位者。上肢悬吊固定3～4周后即开始功能锻炼。

（2）有移位者。将上肢内收、内旋位制动多可自行复位,然后用三角巾及绷带固定4周左右。对复位失败且移位严重者,可行开放复位及内固定术。

（3）合并其他骨折及脱位者。将原骨折或脱位复位后,多可随之自行复位。

（三）Neer 三部分骨折

手法复位难以成功,原则上应行手术治疗。由于肱骨头的血循环受到部分损伤,因此肱骨头有缺血坏死的可能,有的报告自 3%～25% 不等。手术的关键是将移位的结节骨块与肱骨头及干骺端骨块复位固定,无须力求解剖复位而剥离更多的软组织,以免增加损伤头的血循环。内固定可选择克氏针、钢丝、不吸收缝线或固定钢板、螺钉固定（图 27-9）。年老、严重骨质疏松者,难以行内固定维持复位时,可行人工肱骨头置换术。

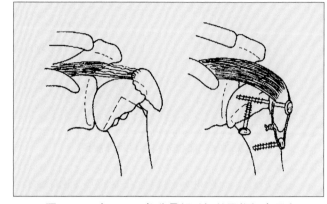

图 27-9 对 Neer 三部分骨折以钢丝及螺钉内固定

（四）Neer 四部分骨折

常发生于老年人、骨质疏松者。有较高的头缺血坏死发生率,有的报告高达13%～34%。一般应行人工肱骨头置换术。只在年轻患者,如果肱骨头骨折块没有脱位,并保留有一定的软组织附着条件下,可试行切开复位,以克氏针、钢丝等较小创伤的内固定物固定。人工肱骨头置换术首先由 Neer 在 1953 年报告,在此之前肱骨近端的严重粉碎骨折只能采用肱骨头切除术或肩关节融合术治疗。人工关节的应用改进了肩部骨折的治疗效果,经过几十年的应用和改进,目前人工肱骨头置换术治疗肱骨近端骨折的优良结果已达80%以上。

（五）骨折脱位

1. Neer 二部分骨折脱位 盂肱关节脱位合并结节移位骨折时,应先复位肱骨头,关节脱位复位后,结节骨块也多可复位,复位后以吊带或绷带固定患肩。肩脱位复位后,如果结节骨块仍有明显移位时,则须手术复位固定结节骨折块。肱骨头脱位合并解剖颈移位骨折时,多须行人工肱骨头置换术。肱骨头脱位合并外科颈移位骨折时,可先试行闭合复位肱骨头,然后再复位外科颈骨折。如闭合复位不成功,则须行切开复位内固定。

2. Neer 三部分骨折脱位 一般均须切开复位肱骨头及移位的骨折。选择克氏针、螺钉、钢丝缝合固定。术中注意减少组织剥离。

3. Neer 四部分骨折脱位 由于肱骨头失去血循环,因此应行人工肱骨头置换术。

第四节　肱骨干骨折

肱骨干骨折一般系指肱骨外科颈以下2cm至肱骨髁上2cm之间的骨折。肱骨干骨折多见于青壮年患者,发生率占全身骨折的1%～1.5%。多为交通、工矿事故伤、运动训练伤。肱骨干上方为圆柱状,中段以下则近似三角形,近髁上部又呈扁形。肱骨中上1/3、三角肌附着点以下为桡神经沟部位,有桡神经和肱深动脉绕过该沟向下走行（图 27-10）。

肱骨干骨折时与骨折端移位有关的肌群主要有胸大肌、三角肌、肱二头肌、肱三头肌、背阔肌、大圆肌和喙肱肌等。因此,在主要肌群附着点之上或之下的骨折,其移位方向可以截然不同,这对手法复位的成败至关重要。

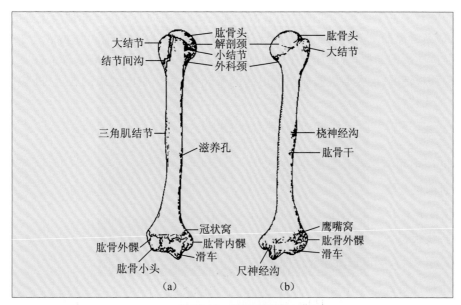

图 27-10　肱骨解剖图
(a)前面观　(b)侧面观

一、损伤原因及机制

1. **直接暴力**　暴力直接作用于肱骨干局部,包括重物撞击、压砸等,以致在受力处常可见一个三角形骨块(底部在受力侧,尖部在对应处)。

2. **间接暴力**　因跌倒时手掌或肘部着地所致。由于身体多伴有旋转或因附着肌肉的不对称收缩,骨折线多呈螺旋形或斜行走行。

3. **旋转暴力**　主要因肌肉收缩所致,好发于肱骨干的中下 1/3 处。主要由于肌肉突然收缩,引起肱骨轴向受力,因而其骨折线多呈螺旋形,并伴有程度不同的移位。以掰手腕所引起的骨折最为典型。

骨折断端的移位方向除取决于暴力的方向及骨骼本身的重力外,肌肉的收缩更具有直接关系,因此,在骨折复位前必须全面了解,并注意有无伴发桡神经损伤。

骨折线位于三角肌附着点以上,近侧端受胸大肌、背阔肌及大圆肌的作用而向内移位,呈内收状;远端则因三角肌收缩而向外上方移位,并同时受纵向肌群作用而出现短缩(图 27-11)。

骨折线位于三角肌肱骨附着点以下,骨折近端受三角肌及喙肱肌的作用而向前、向外移位;骨折远侧端因纵向肌群作用而向上移位(图 27-12)。

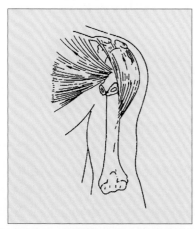

图 27-11　骨折线位于三角肌附着点以上时骨折端移位示意图

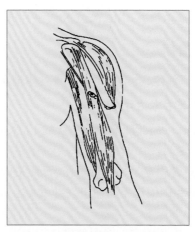

图 27-12　骨折线位于三角肌附着点以下时骨折端移位示意图

骨折线位于肱骨干下 1/3,两端肌肉拉力基本平衡,其移位方向及程度主要取决于外力的方向、强度、肢体所处位置,以及骨骼的重力等。此处骨折易合并桡神经损伤,桡神经有可能被嵌夹于骨折断端之间,加之受伤时的肢体向远端牵拉,从而加重了桡神经损伤的程度;但真正完全断裂者十分少见。

以上是典型移位情况,但大型机器损伤所引起的碾轧伤,由于肌肉组织的毁灭、断裂,其骨折端移位多不典型,甚至可无移位。

二、骨折分类

视分类要求不同,可有多种分类及分型。

(一)按骨折部位分类

一般分为肱骨干上 1/3 骨折、中 1/3 骨折及下 1/3 骨折三种。

(二)按骨折线状态

一般分为横行、斜行、螺旋形及粉碎性四种。

(三)按骨折部位是否与外界交通

可分为开放性骨折及闭合性骨折两大类。

(四)AO 分类

1. 简单骨折 包括螺旋形、斜行和横行三种亚型。
2. 楔形骨折 亦包括螺旋楔形骨折、斜行楔形骨折和横行碎裂楔形骨折三种亚型。
3. 复杂骨折 又有螺旋粉碎骨折、多段骨折及不规则骨折三种。

三、临床表现及诊断

1. 疼痛 表现为局部疼痛、环状压痛及传导叩痛等,一般均较明显。
2. 肿胀 完全骨折尤其是粉碎性者局部出血可多达 200ml 以上,加之创伤性反应,因而局部肿胀明显。
3. 畸形 在创伤后,患者多先发现上臂出现成角及短缩畸形,除不完全骨折外,一般多较明显。
4. 功能受限 亦较明显,且患者多采取用健手扶托患肢的被迫体位。
5. 异常活动 亦于伤后立即出现,患者可听到骨摩擦音。就诊检查时无须重复检查,以避免增加患者痛苦。
6. 并发症 骨折线多波及桡神经沟,桡神经干紧贴骨面走行,甚易被挤压或刺伤;周围血管亦有可能被损伤。因此,在临床检查及诊断时务必对肢体远端的感觉、运动及桡动脉搏动等加以检查,并与对侧对比观察。
7. 影像学检查 正、侧位 X 线平片即可明确显示骨折的确切部位及骨折特点。

四、治疗

视骨折部位、类型及患者全身具体情况等不同,可酌情灵活掌握。

(一)非手术治疗

1. 复位 局部麻醉或臂丛麻醉下,采取徒手操作即可,无须特殊设备或骨牵引。
2. 固定

(1)石膏固定。采用石膏托、石膏夹板和 U 形、O 形石膏固定,根据肢体肿胀的程度随时调整石膏的松紧度,避免因固定不当而引发并发症。固定 5 天左右,当石膏松动时,可更换石膏,而后持续 4~6 周后酌情拆除。

(2)小夹板固定。对内外成角不大者,可采用二点纸垫直接加压方法;对侧方移位较多,成角显著者,常可用三点纸垫挤压原理,以使骨折达到复位。不同骨折水平的骨折需用不同类型的小夹板,如:上 1/3

骨折用超肩关节小夹板,中 1/3 骨折用单纯上臂小夹板,而下 1/3 骨折需用超肘关节小夹板固定。其中尤以中 1/3 骨折的固定效果最为理想。利用小夹板治疗肱骨干骨折时,需密切随诊,根据肢体肿胀的程度随时调整夹板的松紧度,避免因固定不当而引发并发症。

(3)牵引固定。外展架加牵引或鹰嘴骨牵引等在治疗肱骨干骨折偶有应用。

3. 功能锻炼 在石膏固定期间即开始做肩及手部的功能活动,拆除石膏后应加强肩肘部的功能锻炼,以防僵硬。

(二)手术治疗

1. 手术适应证 保守治疗无法达到或维持功能复位的;合并其他部位损伤,如同侧前臂骨折、肘关节骨折、肩关节骨折,伤肢需早期活动的;合并有其他系统特殊疾病无法坚持保守治疗的,如严重的帕金森病;合并有肱动脉、桡神经损伤须行探查手术的;多段骨折或粉碎性骨折;骨折不愈合;经过 2～3 个月保守治疗已出现骨折迟延愈合现象、开始有失用性骨质疏松;病理性骨折。

2. 手术治疗的方法

(1)拉力螺丝钉固定。单纯的拉力螺钉固定只能够用于长螺旋形骨折,而且术后常需要外固定保护一段时间,优点是骨折段软组织剥离较少,骨折断端的血运影响小,正确使用可缩短骨折愈合时间。

(2)接骨钢板固定。这是目前仍在最广泛使用的内固定器材。钢板应有足够长度,螺钉孔数目不得少于 6 孔,最好选用较宽的 4.5mm DCP 或 LC-DCP,远近骨折段至少由 3 枚螺钉固定,以获得足够的固定强度。对于老年骨质疏松骨折,最好选用锁定钢板螺钉固定。对于短斜行骨折尽量使用 1 枚跨越骨折线的拉力螺钉,而粉碎性骨折最好同时植入自体松质骨。AO 推荐的手术入路是后侧切口(Henry,1966),将钢板置于肱骨干的后侧,而且在骨折愈合后不再取出。但国内多数骨科医师愿意采用上臂前外侧入路,将钢板放置在骨干的前外侧,在骨折愈合后取出内固定物也相对比较容易。

(3)带锁髓内针固定。使用带锁髓内针的优点是软组织剥离少,术后可以适当负重,对肩关节功能影响不大,用于粉碎性骨折时其优点更为突出。使用时可采用顺行或逆行穿针方法,与股骨或胫骨不同的是,其近端锁钉一般不穿过对侧皮质(避免损伤腋神经),而远端锁钉最好采用前后方向(避免损伤桡神经)。

(4)Ender 针固定。利用不同方向插针和三点固定原理,可较好地控制骨折端的旋转、成角。操作比较简单,既可顺行也可逆行打入。术前需要准备比较齐全的规格、型号,包括不同长度和直径。切忌强行打入,否则可造成骨质劈裂和髓内针穿出髓腔。

(5)外固定架固定。从严格意义上讲,外固定架固定是一种介于内固定和传统外固定之间的一种固定方式,优点是创伤小、固定相对可靠、愈合周期比较短、不需二次手术取出内固定物、对邻近关节干扰小。缺点是针道可能发生感染,用于中上 1/3 骨折时可能影响肩关节活动。肱骨干骨折多用单边固定方式,有多种比较成熟的外固定架可供选择,治疗成功的关键在于熟悉和正确使用。

第五节 肱骨远端骨折

肱骨远端扁而宽,前有冠状窝,后有鹰嘴窝,两窝之间骨质菲薄,故髁上部位容易发生骨折。肱骨的关节端,内侧为滑车,又称内髁;外侧为肱骨小头,又称外髁,两髁与肱骨长轴形成 30°～50°的前倾角。在冠状窝和鹰嘴窝两侧的突出部分,内侧为内上髁,为前臂屈肌腱附着部;外侧为外上髁,为前臂伸肌腱附着部。由于肱骨滑车低于肱骨小头 5～6mm,故肘关节伸直时前臂与上臂不在一条直线上,形成外翻角,即提携角(图27-13),男性 5°～10°,女性 10°～15°。

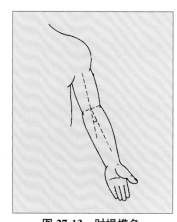

图 27-13 肘提携角

一、肱骨髁上骨折

肱骨髁上骨折是指肱骨干与肱骨髁的交界处发生的骨折,为儿童常见肘部损伤,发生率占肘部骨折首位,占儿童肘部骨折中的 50％～60％。常发生在 5～12 岁儿童,6～7 岁为发病高峰。此损伤并发症颇多,可原发或继发血管神经损伤、前臂肌肉缺血挛缩,治疗不当容易导致肘部畸形或关节僵硬,诊治时应注意。

(一)骨折分类

肱骨髁上骨折有两种分类方法,一种按受伤机制而分,另一种按骨折移位程度而分。两种分类均与临床治疗有密切关系。

1. **按骨折移位程度分类**　1959 年 Gartland 把伸展型骨折分为 3 型:Ⅰ型骨折无移位;Ⅱ型骨折远段后倾,或同时有横向移位,后侧皮质仍完整;Ⅲ型骨折断端完全移位,皮质无接触。

2. **按受伤机制分类**

(1)伸展型。占 95％。跌倒时肘关节呈半屈状手掌着地,间接暴力作用于肘关节,引起肱骨髁上部骨折,骨折近侧端向前下移位,远折端向后上移位,骨折线由后上方至前下方(图 27-14),严重时可压迫或损伤正中神经和肱动脉。按骨折的侧方移位情况,又可分为伸展尺偏型和伸展桡偏型骨折,其中伸展尺偏型骨折易引起肘内翻畸形,发生率可高达 50％。

(2)屈曲型。约占 5％。由于跌倒时肘关节屈曲,肘后着地所致,骨折远侧段向前移位,近侧段向后移位,骨折线从前上方斜向后下方(图 27-15)。

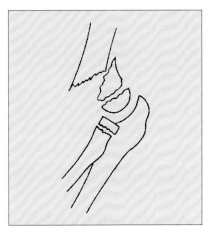

图 27-14　肱骨髁上骨折伸展型

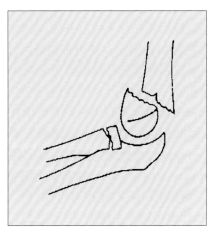

图 27-15　肱骨髁上骨折屈曲型

(二)临床表现及诊断

1. **症状**　儿童有手掌着地受伤史,肘部出现疼痛、肿胀、皮下淤斑,肘部向后突出并处于半屈位,应想到肱骨髁上骨折的可能。

2. **体征**　检查局部明显压痛,有骨摩擦音及假关节活动,肘前方可扪到骨折断端,肘后三角关系正常。

3. **神经血管损伤**　应特别注意观察前臂肿胀程度、腕部有无桡动脉搏动、手的感觉及运动功能等。骨折移位大时可使神经血管挫伤或受压,伸展型骨折容易挫伤桡神经与正中神经,屈曲型骨折易损伤尺神经。

4. **诊断**　一般通过临床检查多能做出初步诊断。肘部正、侧位 X 线拍片不仅能确定骨折的存在,更主要的是准确判断骨折移位情况,为选择治疗方法提供依据。

(三)治疗

1. **伸展型骨折的治疗**

(1)Ⅰ型骨折。骨折无移位或远段有 5°以内后倾,可不必整复,使用长臂石膏后托固定患肢于屈肘

90°～120°、前臂旋转中立位 2～3 周。

（2）Ⅱ型骨折。骨折无移位，远段后倾 5°～20°，断端张开间隙＜1mm。此型骨折有移位趋势，远段后倾角度矫正后要求固定于稳定位置，即尺偏型骨折需固定于屈肘 120°、前臂最大旋前位；桡偏型骨折固定于屈肘 90°～100°、前臂旋后 90°位。为控制前臂旋转，石膏固定远侧应过腕关节。

（3）Ⅲ型骨折。骨折移位 0～2mm，远段后倾≥20°或内侧皮质压缩，或骨折间隙＞1mm。此型仅后侧皮质保持连续，手法复位要轻柔，以免失去稳定。内侧皮质压缩明显者，单靠前臂旋前固定难以防止肘内翻或提携角丧失，有条件可经皮穿入钢针固定。

（4）原发性或继发性血管神经损伤。手术治疗可使骨折充分复位，肘前筋膜间室高压得到缓解，避免了闭合复位可能引起的各种严重并发症。由于断裂肌肉得到修补，有利于早期关节功能锻炼。

2. 屈曲型骨折的治疗

（1）Ⅰ型骨折。骨折无移位或移位很小，肱骨小头前倾角在可接受范围内。可用长臂前后托适当伸肘位固定，7～10 天换石膏适当加大屈肘角度。

（2）Ⅱ型骨折。骨折远段向前倾，前侧皮质尚保持连续，或为完全骨折断面仍有部分接触。单纯远折段前倾者，伸肘位缓慢牵引多可矫正，若伸肘复位不完全可在屈肘位手扶患者前臂向后推，直至小头前倾角恢复正常，然后再伸肘稳定骨折，复位后可用长臂前后托固定或使用伸肘位。7～10 天换石膏，适量增加屈肘度数，3 周后去除固定积极进行屈肘活动。部分侧向移位骨折稳定性差，复位成功可经皮穿针固定，否则容易导致肘时内翻或畸形愈合。

（3）Ⅲ型骨折。骨断端完全移位，远折段向前移，近折段移向后下，容易挫伤尺神经。由于前臂屈肌牵拉，闭合复位困难而且不稳定，复位成功应经皮穿针固定，复位失败则手术治疗。近骨折端穿出肱三头肌，牵拉须切开复位。移位大的屈曲型骨折保守治疗效果不满意，容易导致肘内翻畸形或屈肘受限。

二、肱骨髁间骨折

肱骨髁间骨折是青壮年严重的肘部损伤，常呈粉碎性，复位较困难，固定后容易发生再移位及关节粘连，影响肘关节功能。

（一）骨折分类

1. 导致肱骨髁间骨折的外力是相当复杂的，故骨折的类型也是多种多样的。Riseborough 根据骨折的移位程度，将其分为 4 度（图 27-16）。

Ⅰ度：骨折无分离及错位。

Ⅱ度：骨折有骨折块的轻度分离。

Ⅲ度：骨折时，内及外髁均有旋转移位。

Ⅳ度：骨折肘关节面有严重破坏。

这种分类法对治疗方式的选择提供了一定的依据。但其对错位型骨折的描述并不十分详尽。从现有的临床资料观察，虽然骨折的形状很复杂，但还是有一定的规律性。

2. 根据外力的作用方向及骨折的移位情况及形状，可将错位型肱骨髁间骨骨折分为伸直内翻型及屈曲内翻型两大类骨折。

（1）伸直内翻型。肘伸直位受伤，伴有明显的肘内翻应力作用，骨折块向尺侧及后方移位，依损伤程度而将其分为 3 度。

Ⅰ度骨折：外力沿尺骨传导到肘部，尺骨鹰嘴半月切迹就像一个楔子嵌入肱骨滑车而将肱骨髁劈裂。

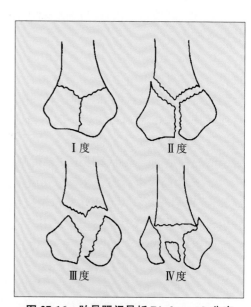

图 27-16　肱骨髁间骨折 Riseborough 分度

内翻应力仅只将骨折远段及前臂移向尺侧,髁间的骨折线偏向内侧并向内上方延续,内上髁及其上方的骨质完整。

Ⅱ度骨折:也是伸直内翻应力致伤。但内翻应力较Ⅰ度损伤时大,致使在内上髁上方有一个蝶形三角骨折片,但它并未完全分离,其骨膜仍与肱骨下端内侧骨膜相连。它的存在不利于骨折复位后的稳定。

Ⅲ度骨折:内翻应力较Ⅰ度及Ⅱ度时更大,内侧的三角形骨折片已完全分离,即使将其复位也难于维持其稳定。由于肘内侧结构的缺陷而极易导致骨折段向内倾斜,是导致晚期发生肘内翻的一个因素。

(2)屈曲内翻型。肘关节在屈曲位受伤,同时伴有肘内翻应力,骨折块向尺侧及肘前方移位,依据损伤程度也将其分为3度。

Ⅰ度骨折:有两种不同的表现。一种为肘在屈曲位受伤,尺骨鹰嘴从后向前将肱骨髁劈裂,同时屈曲应力致使在髁上部又发生骨折。其特点为肱骨髁关节面较完整,髁上部骨折线较高且呈横断状,是典型的T形骨折表现;另一种为屈曲及内翻应力共同致伤者,骨折形状类似于伸直内翻型的Ⅰ度骨折,但骨折块移向时前方。

Ⅱ度骨折:也是屈曲及内翻应力共同致伤者,其表现和伸直内翻型的Ⅱ度类似,但骨折块也是向肘前方移位。

Ⅲ度骨折:致伤外力与前者相同,与伸直内翻型Ⅲ度骨折类似,但内侧三角形骨折片的形状不如伸直型的典型,骨折块也是处在肘前内侧。

绝大部分的肱骨髁间骨折都可纳入这两种类型的损伤之中,但因致伤外力的复杂性,尤其是还有直接外力致伤者,故而骨折的类型可能很特殊,但这仅是很少一部分。进行上述骨折分类的目的在于根据不同的骨折类型而选择合适的治疗方式。

(二)临床表现及诊断

肘关节剧烈疼痛,呈半屈曲状,伸展,屈曲和旋转受限,肿胀明显并可伴有畸形。压痛广泛,检查时可触及骨折块活动和骨摩擦感。肘后三角形骨性标志紊乱。血管和神经有时受到损伤,检查时务必注意。肘部正、侧位X线拍片能准确判断骨折情况。

(三)治疗

肱骨髁间骨折的治疗方法很多,而要得到优良的结果,其关键在于掌握好各种方法的适应证及正确的操作技术。

1. 闭合复位外固定　是常采用的治疗方法之一。适用于内髁、外髁较为完整及轻度分离而无明显旋转者。在良好的麻醉下,在上臂及前臂行牵引及反牵引,待肱骨下端与髁的重叠牵开后,再从肘的内侧及外侧同时向中间挤压两髁,此时内外髁的分离及轻度旋转即可矫正,透视后如果复位满意即可用长臂石膏前后托制动,2周后再更换一次石膏,肘部的屈曲程度不能单纯依靠是屈曲型还是伸展型而定,更要在透视时观察在何种位置最稳定,复位固定即在那种位置。制动时间为4～5周,去除制动后再逐渐练习肘关节的屈伸活动。至于无移位的骨折则仅只维持住骨折不再移位即可,可用石膏托或小夹板制动4周。

2. 尺骨鹰嘴牵引闭合复位　伤后未能及时就诊或经闭合复位而未成功者,肘部肿胀严重,皮肤起水疱等,此种情况不宜再次手法复位及应用外固定,可行床边尺骨鹰嘴牵引,待肱骨髁和骨折近端的重叠牵开后,再做两髁的手法闭合复位。其后可用夹板或大的巾钳夹持住内及外髁以维持复位。待3～4周后去除牵引再逐渐练习关节的屈伸活动。

3. 开放复位内固定　适用于以下几种情况:①开放性骨折患者;②青壮年不稳定性骨折,手法复位失败者;③髁间粉碎性骨折,不宜手法复位及骨牵引者。

手术方法:取侧卧或俯卧位,肘后侧切口,将肱三头肌及其腱膜做舌状瓣切开后翻向远端,显露骨折并予以复位。Ⅰ度骨折时,将内髁和外髁分别用钢板螺丝与骨折近端固定。在两髁之间可不用固定而仍能得到很稳定的程度。术后不用外固定,1周后开始主动练习肘关节的屈伸活动,在术后3个月左右即可得到很满意的功能恢复。Ⅱ度骨折时,因内侧三角形骨折片在复位后有完整的骨膜维持其稳定,故先将内外髁用1枚松质骨螺钉做横穿固定,再将外髁与骨折近端用钢板固定,如此即可得到很牢固的固定。术后也无须用特殊外固定。Ⅲ度骨折时,可在Ⅱ度骨折固定的基础上,将内侧三角形骨折片复位后,再用1枚螺钉将其固定。也可在骨折复位后,用1枚螺钉将两髁做横穿固定,再用两枚钢板分别将内髁及外髁与骨折近端固定。

术后的处理原则是早期活动关节,但如在术中发现内固定不甚牢固,可适当推迟关节活动的时间。对高龄患者,可不做手术,三角巾悬吊,早期活动关节。

三、肱骨外髁骨折

肱骨外髁骨折在儿童肘部骨折中较常见,约占儿童肘部骨折的7%,其发生率仅次于肱骨髁上骨折。常见于5~10岁儿童。

(一)损伤原因及机制

肱骨外髁骨折的伤因多由间接复合外力造成,当摔倒时手掌着地,前臂多处于旋前,肘关节稍屈曲位,大部分暴力沿桡骨传至桡骨头,再撞击肱骨外髁骨骼而发生骨折,同时多合并肘内外翻应力,以及前臂伸肌群的牵拉力,而造成肱骨外髁骨折的不同类型。

(二)骨折分类

根据骨折块移位程度,分为4型(图27-17)。

Ⅰ型:外髁骨骺骨折无移位。

Ⅱ型:骨折块向外后侧移位,但不旋转。

Ⅲ型:骨折块向外侧移位,同时向后下翻转,严重时可翻转90°~100°,但肱尺关节无变化。

Ⅳ型:骨折块移位伴肘关节脱位。

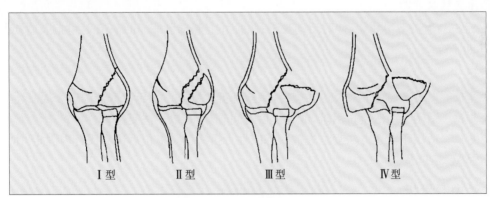

Ⅰ型   Ⅱ型   Ⅲ型   Ⅳ型

图27-17 肱骨外髁骨折及分型

(三)临床表现及诊断

1. 疼痛 肘部外侧有明显压痛,若发生第Ⅳ型骨折,肘内侧亦有明显压痛,甚至可发生肱骨下端周圈性压痛。若发生移位型骨折,肘外侧可扪及活动的骨折块,并可触及骨擦音。

2. 肿胀 肘部外侧肿胀,并逐渐扩散,以至达整个肘关节。局部肿胀的程度与骨折类型有明显的关系,骨折脱位型肿胀最严重。肘外侧出现皮下淤斑,逐渐向周围扩散,可达腕部。伤后2~3天发生皮肤水疱。

3. 畸形 肘关节稳定性丧失,可发生肘外翻畸形、肘部增宽,肘后三点关系改变。

4. 功能障碍 肘关节活动丧失,患儿将肘关节保持在稍屈曲位,被动屈伸活动局部疼痛加重。

5. 神经血管损伤 肘部肿胀严重者,需要检查桡动脉的搏动情况,注意有无肘部筋膜下血肿压迫肱动脉的情况。对第Ⅲ、Ⅳ型骨折者要注意检查有无桡神经或尺神经牵拉损伤症状。

6. X线表现 在成人可清楚显示骨折线,但对儿童可仅显示外髁骨化中心移位,必须加以注意,必要

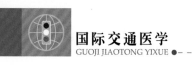

时可拍对侧肘关节 X 线片对照。

（四）治疗

（1）无移位的骨折肘关节屈曲 90°，长臂石膏托固定 3～4 周。

（2）侧方移位的骨折应及时采取相应的治疗措施。复位方法，麻醉下取肘伸直内翻位使外侧间隙加大。前臂旋后，腕关节背伸位使伸肌群松弛，用拇指将骨折块向内侧推移，如骨折块向外后方移位时，拇指将骨折向前内侧推移，使之复位。摄 X 线片证实复位情况。可用长臂石膏后托固定 4～6 周。固定时依据骨折复位后的稳定情况，取伸肘或屈肘位及前臂旋后位。此型骨折多数为不稳定骨折，闭合复位后应密切观察，若再次发生移位或整复失败应切开复位。

（3）旋转移位型骨折脱位，当肱骨外髁骨折移位大于 2mm 时就应选择手术治疗。常用方法有经皮或切开复位克氏针固定方法。

肱骨外髁骨折，经闭合复位或切开复位，只要骨折对位好，骨愈合过程是顺利的。一般 2 周后肱骨远端出现较多的骨膜下新生骨，5 周后骨折线间出现内骨痂，2～3 个月后可完全愈合。肱骨远端的鹰嘴窝和喙突窝经常出现团块状骨痂，可产生暂时性的肘关节屈伸受限，随着时间的推移，一般在骨愈合后 3～6 个月，团块状骨痂逐渐被吸收，肘关节功能可逐渐恢复正常。肱骨外髁骨折，如复位不满意，骨折块向外移位或残留不同程度的旋转畸形，在骨愈合过程中将发生迟缓愈合、畸形愈合或不愈合。

四、肱骨外上髁骨折

肱骨外上髁骨折约占肱骨远端骨折的 7%，患者多为成年男性。

（一）损伤原因及机制

多由于患者前臂过度旋前内收时跌倒，伸肌剧烈收缩而造成撕脱骨折，骨折片可发生旋转移位。

（二）临床表现及诊断

有跌倒外伤史；肘关节半屈位，伸肘活动受限；肱骨外上髁部肿胀、压痛；有时可扪及骨折块。结合 X 线片表现，诊断不难。

（三）治疗

1. 手法复位　肘关节屈曲 60°～90°并旋后，挤压骨折片复位。术后石膏外固定 3 周。

2. 撬拨复位　适用于手法复位困难，或骨折后时间较长，难以手法复位者。

3. 开放复位　适用于上述方法复位失败和陈旧性骨折病例。复位后用克氏针内固定，术后长臂石膏托屈肘 90°位固定 3～4 周。

五、肱骨内髁骨折

肱骨内髁（骨骺）骨折是一种少见的肘关节损伤，仅占肘关节骨折的 1%～2%，在任何年龄组均少见，相对儿童多一些。骨折块一般包括大部分滑车、内上髁与尺侧干骺端三角骨块。

（一）损伤原因及机制

肱骨内髁（骨骺）骨折多为间接外力致成，摔倒时肘关节处于伸展位，手掌撑地，应力经尺骨传导至滑车，撞击发生骨折。直接应力多发生于屈肘位损伤，尺骨鹰嘴着地，直接撞击发生骨折。骨折块受屈肌总腱及侧副韧带的牵拉，造成向尺侧、尺侧上方或旋转移位。骨折一般始自滑车沟，向内上斜形走行，至相当于髁上骨折内侧缘处。如导致骨折的楔形应力是由桡骨头内侧缘所致，骨折线可起始于肱骨小头滑车切迹。滑车外柱对维持肘关节的骨性稳定机制是非常重要的，起始于肱骨小头滑车切迹的骨折，将会严重影响肘关节的稳定性。

（二）骨折分类

根据骨折块移位情况，可将肱骨内髁骨折分为 3 型。

Ⅰ型损伤：骨折无移位，骨折自滑车关节面斜形向内上方，至内上髁上方。

Ⅱ型损伤：骨折块轻度向尺侧或内上方移位，无旋转。

Ⅲ型损伤：骨折块明显旋转移位，尺骨可随骨折块向尺侧移位，特别是见于骨折始自肱骨小头滑车切迹的Ⅰ型损伤，肘关节半脱位尤为明显。

（三）临床表现及诊断

外伤后肘关节处于部分屈曲位，明显活动受限，肘关节肿胀、疼痛，尤以内侧明显。局部明显压痛，可触及内髁有异常活动。Ⅲ度损伤时，由于尺桡骨近端向尺侧移位，肱骨外髁会显得较为突出，此时应与肱骨外髁骨折相鉴别。伸肘时，由于屈肌总腱的牵拉，骨折块移动明显，有助于做出初步诊断。

在已出现滑车二次骨化中心的大龄儿童，诊断一般并不困难。但在滑车二次骨化中心尚未出现的较小儿童，诊断并不容易，有可能把干骺端内侧的小骨折片误诊为内上髁（骨骺）骨折。遇有肱骨内髁（骨骺）骨折，尺骨向后上方移位时，要注意与肱骨远端全骺分离相鉴别。肱骨内髁（骨骺）骨折还有可能同时并发桡骨颈、鹰嘴骨折，一般认为均由外翻应力所致。肱骨内髁（骨骺）骨折也有可能出现尺神经损伤症状，少见。

（四）治疗

一般手法复位可成功，复位后前臂旋前，屈肘 90°石膏外固定 3～5 周。开放复位适用于旋转移位的Ⅲ型骨折，手法复位失败的有移位骨折，肘部肿胀明显手法复位困难的Ⅱ型骨折以及有明显尺神经损伤者。

1. Ⅰ度损伤　只需长臂石膏托制动，固定于肘关节屈曲、前臂旋前、轻度屈腕位，放松屈肌总腱，减少牵拉移位。伤后 1 周应摄 X 线片复查，如无移位，持续制动 4 周。如有移位，应及时处理。局部穿刺抽出积血、积液，可以缓解症状，但有继发感染的可能，除非肿胀特别明显，一般不宜采纳。

2. Ⅱ度损伤　在摸清肘内侧骨折块后，于屈肘、旋前、外翻应力下，将骨折块向外侧推挤，有可能复位，但往往难以维持复位。复位 1 周后复查，如移位小于 3～4mm，虽可接受但难免不在石膏固定过程中继续移位。复位 1 周后复查移位已大于 5mm，则应切开复位。

3. Ⅲ度损伤　应当切开复位内固定，恢复肘关节的骨性解剖稳定关系。小儿宜选用两根克氏针，一根垂直骨折线，一根贯穿髁固定，成人可以选择两枚细的松质骨螺钉固定，或一枚松质骨拉力螺钉贯穿髁固定。克氏针内固定者，术后仍须长臂石膏托外固定 3～4 周，去石膏托后开始关节活动练习，6～8 周骨愈合后拔除克氏针。螺钉内固定者，术后 1 周开始练习关节活动。

六、肱骨内上髁骨折

肱骨内上髁骨折是一种常见的肘部损伤，多见于 7～15 岁的青少年，约占儿童肘关节骨折的 10%，仅次于肱骨髁上骨折与肱骨外髁骨折，占肘关节骨折的第 3 位。因儿童内上髁属骨骺，故又称为肱骨内上髁骨骺撕脱骨折。

（一）损伤原因及机制

跌倒时前臂过度外展，屈肌群猛烈收缩将肱骨内上髁撕脱，骨折块被拉向前下方。与此同时，维持肘关节稳定的内侧副韧带丧失正常张力，使得内侧关节间隙被拉开或发生肘关节后脱位，撕脱的内上髁嵌入关节内或被夹在关节内侧。

（二）骨折分类

内上髁变位的程度，实际上标志着肘关节内侧结构损伤的程度，根据其严重程度分为 4 型（图 27-18）。

Ⅰ型：肱骨内上髁骨折，轻度移位。

Ⅱ型：撕脱的内上髁向下、向前旋转移位，可达关节水平。

Ⅲ型：骨折块嵌于关节内。

Ⅳ型：骨折块明显移位伴肘关节脱位。此型为肱骨内上髁骨折最严重的损伤。

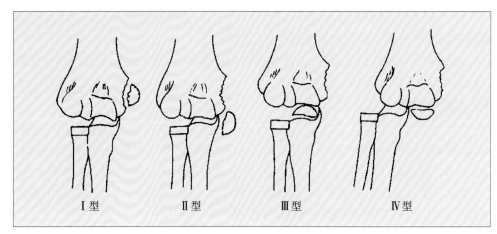

图 27-18 肱骨内上髁骨折及分型

（三）临床表现及诊断

肘关节处于部分屈曲位，活动时，特别是外翻应力下活动，肘关节疼痛，肘内侧明显。局部肿胀、压痛，内上髁的正常轮廓消失。肘关节活动受限，前臂旋前、屈腕、屈指无力。Ⅲ型、Ⅳ型损伤者，肘关节功能障碍更为明显，往往合并有不同程度的尺神经症状。Ⅳ型损伤或同时并发桡骨颈骨折、尺骨鹰嘴骨折者，症状尤为明显。根据病人体征，结合外伤史和 X 线片所见，比较容易诊断。在局部弥漫性肿胀不是十分明显的病例，往往可以摸到撕脱可以移动的内上髁（骨骺）。小于 5 岁且内上髁二次骨化中心未出现前的病人肱骨内上髁骨骺分离，单纯靠 X 线片诊断，易出现漏诊、误诊，对有疑问的病例，应摄健侧 X 线片对比，最好摄斜位像。

（四）治疗

1. 手法复位外固定　无移位的肱骨内上髁骨折，不需特殊治疗，直接外固定。对有移位的骨折，包括轻度旋转移位和Ⅳ型骨折，均宜首选手法复位；但复位后骨折对位不稳定，易再移位，故石膏外固定时，内上髁部要加压塑形，固定 4～5 周。对合并肘关节脱位者，在肘关节复位时内上髁骨折块常可随之复位。

2. 开放复位内固定　适用于旋转移位的Ⅲ型骨折估计手法复位难成功者，闭合复位失败者及合并尺神经损伤者。对儿童肱骨内上髁骨骺撕脱骨折，可用粗丝线缝合或用细克氏针交叉固定。术后上肢功能位石膏外固定 4～6 周。

七、肱骨小头骨折

肱骨小头骨折是少见的肘部损伤，占肘部骨折的 0.5%～1%。好发于青少年，12～17 岁的伤者占大多数。此种骨折易被漏诊或误诊为肱骨外髁或外上髁骨折，应引起注意。

（一）损伤原因及机制

间接暴力经桡骨传至肘部，桡骨小头成锐角撞击肱骨小头造成骨折，故凡桡骨小头骨折病例均应想到肱骨小头骨折的可能。

（二）骨折分类

可分为以下 4 型（图 27-19）。

Ⅰ型：完全性骨折，骨折块包括肱骨小头及部分滑车。

Ⅱ型：单纯肱骨小头完全骨折，有时因骨折片小而在 X 线片上很难发现。

Ⅲ型：粉碎性骨折，或肱骨小头与滑车均骨折且二者分离。

Ⅳ型：肱骨小头关节软骨挫伤。

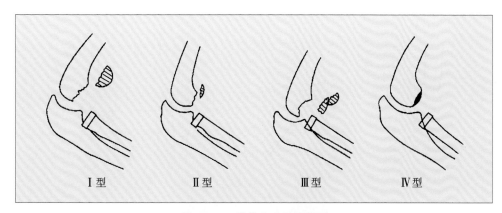

I 型　　　　Ⅱ 型　　　　Ⅲ 型　　　　Ⅳ 型

图 27-19　肱骨小头骨折类型

（三）临床表现及诊断

局部症状不突出,可有肘关节积血肿胀,活动受限,多于拍照 X 线片时发现。漏诊病人,或因骨折块嵌在桡骨窝处形成骨档屈肘受限,或骨折块移位至肘后,伸肘时牵张关节囊引起疼痛而发现。有些病人可触及骨擦音,伸肘时,在桡骨头前上方可触及骨折块。临床上还应注意检查是否合并肘内侧副韧带损伤。

骨折块中包含大块的关节面软骨,从 X 线照片难以正确估计骨折块的大小。正位片骨折块与残留的肱骨外髁相重叠,难以显示骨折,但可以显示已出现的滑车二次骨化中心轮廓,有助于判断是否累及滑车。侧位片可显示骨折块,斜位片也会因重叠影响判断。Ⅰ 型损伤骨折块包含骨质多,显示比较清楚;Ⅱ 型损伤骨折块包含骨质少,显示就差一些,特别是年龄偏小软骨厚的病例,有时仅仅在侧位片上显示有很薄的骨阴影,警惕切勿漏诊或误诊。骨折块位于前方者,其关节面往往向前,侧位片上要注意肱骨小头的轮廓,注意其缺损是否与骨折块对应。骨折块位于后方者,更应与外上髁骨折相鉴别。肱骨小头骨折有可能合并桡骨头骨折或内侧副韧带损伤,亦应特别注意。单纯滑车关节面骨折非常罕见,偶尔可见到肱骨小头并发滑车骨折,尤其是水平分离、上下分离型容易混淆,应予重视。

（四）治疗

治疗上要求解剖复位,多数学者主张先试行闭合复位外固定。

1. 手法复位　牵引肘关节成完全伸直内翻位,术者用两拇指向下按压骨折片,常可复位。复位后用石膏固定肘关节于 90°屈曲位。

2. 开放复位　适用于骨折手法复位失败者。

3. 肱骨小头骨折片切除　适用于骨折片小而游离,肱骨小头粉碎性骨折(Ⅲ型)及老年人肱骨小头移位的 Ⅱ 型骨折。

八、肱骨远端全骨骺分离

肱骨远端骨骺分离较少见,其临床特点与肱骨髁上骨折相似。由于幼儿肘部骨骺的骨化中心未出现之前发生骨骺分离,易与肱骨外髁骨折和肘关节脱位相混淆,而骨骺的骨化中心出现后的全骨骺分离易诊断为经髁骨折,再加上骨骺的骨折线 X 线不显影,与肘部损伤时的 X 线表现相似,故极易误诊。治疗不当易引起肘关节畸形。

（一）损伤原因及机制

肱骨远端骨骺包括肱骨小头、滑车以及内、外上髁,其分离部位在肱骨远端骨骺线上,多由间接暴力所致,损伤时肘关节伸直或微屈手掌着地,肘部承受强大的内旋、内翻与过伸应力,引起全骨骺分离,多属 Salter-Harris Ⅱ 型骨骺损伤(图 27-20)。

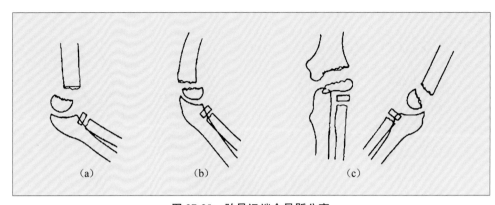

图 27-20　肱骨远端全骨骺分离
(a)向后移位　(b)向前移位　(c)前外侧移位

（二）临床表现及诊断

患肘疼痛、肿胀、活动障碍。诊断主要依靠 X 线片检查。其典型表现为分离的肱骨远端骨骺连同尺骨、桡骨一并向后、内侧移位，而外髁骨骺与桡骨近端始终保持正常的对位关系。阅 X 线片时应注意外髁骨骺与肱骨干及桡骨近端的对位关系，有无旋转移位，以及肱骨干与尺桡骨长轴的对位关系，必要时可加照对侧肘关节照片对比。

（三）治疗

1. **手法复位**　整复方法同肱骨髁上骨折。尺侧方向移位必须完全矫正，以免发生肘内翻畸形。对伤后肘部肿胀明显者，可复位后做尺骨鹰嘴骨牵引，待 3～5 天肿胀消退后再固定，外固定采用屈肘 90°位石膏固定 2～3 周。

2. **闭合穿针**　对于不稳定骨折，如技术与设备条件允许，可行闭合整复经皮钢针固定。

3. **开放复位**　适用于手法复位失败的严重分离移位者。复位后用细克氏针内固定，术后屈肘 90°石膏固定 3 周。

第六节　尺骨近端骨折

尺骨近端的滑车切迹似半圆形，中间有一纵形的嵴起于鹰嘴突，止于冠状突，将关节面分隔，与滑车中央沟形态一致。

一、尺骨鹰嘴骨折

尺骨鹰嘴骨折常发生于成人，较常见。绝大部分骨折波及半月状关节面，属关节内骨折。治疗上要求解剖复位、牢固固定及早期功能锻炼。

（一）损伤原因及机制

直接暴力与间接暴力均可导致鹰嘴骨折。直接暴力引起的骨折见于跌倒，肘部直接着地，或肘后部的直接打击、碰撞。在治安不好的地区，鹰嘴骨折亦常为利器砍削所致。间接暴力引起的骨折常见于跌倒手撑地致伤，肱三头肌强烈收缩使鹰嘴骨折，骨折多为横行或斜行。

骨折移位与肌肉收缩有关。由于肱肌和肱三头肌分别止于尺骨的喙突和鹰嘴，二者分别为屈伸肘关节的动力，故鹰嘴的关节面侧为压力侧，鹰嘴背侧为张力侧，骨折时以肱骨滑车为支点，骨折背侧张开或分离。

（二）骨折分型

根据骨折形态及移位程度可分为 5 型（图 27-21）。

A 型：斜行骨折，轻度移位。

B 型：横行骨折，分离移位。

C 型：粉碎性骨折。

D 型：斜行骨折伴肘关节前脱位。

E 型：粉碎性骨折伴肘关节前脱位。

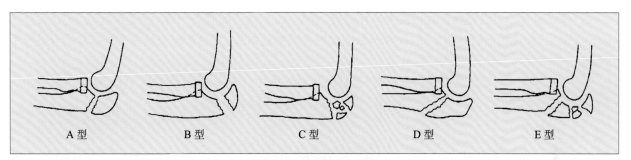

A 型　　　　　　B 型　　　　　　C 型　　　　　　D 型　　　　　　E 型

图 27-21　尺骨鹰嘴骨折

Delee,JC(1984)改良了已往的分型，将移位骨折分为 4 型。

Ⅰ型：ⅠA 为关节内撕脱骨折；ⅡB 为关节外撕脱骨折。

Ⅱ型：横行或斜行骨折。

Ⅲ型：粉碎性骨折。

Ⅳ型：靠近冠状突水平的骨折，常造成前脱位。

（三）临床表现及诊断

伤后肘后肿胀、疼痛，皮下淤血，局部压痛显著，有时可触及骨擦音，可扪及骨折线，肘后三角关系破坏。活动肘关节时有疼痛，注意检查能否主动抗重力伸肘，注意检查尺神经有否损伤。正侧位 X 线片可以明确诊断，并帮助决定治疗方案。

（四）治疗

治疗的目标为：恢复关节面平整和关节的稳定性，恢复肘的力量，保持关节的活动度，避免治疗的并发症。

1. **手法复位**　对无移位骨折用石膏外固定肘关节于功能位 3～4 周，或先固定肘关节于伸直位 1～2 周，再屈肘功能位固定 1～2 周。对轻度移位者则置肘关节伸直位，将骨折片按压复位。复位后伸直位固定 2～3 周，再改为屈肘位固定 3 周。

2. **切开复位**　移位性骨折采取非手术治疗，结果并不理想，骨折的对位不良不仅削弱了肱三头肌的肌力，也将造成创伤性关节炎。此外，伸肘位固定的结果必将造成肘屈曲功能障碍。

手术指征有：开放性骨折患者；合并有肌腱、神经损伤者；手法复位后关节面仍不平滑者；复位后骨折裂隙仍大于 3mm 者；陈旧性骨折有功能障碍者。

对关节外的撕脱骨折可以缝回原位，经关节的有移位骨折可以螺钉、钩状钢板、克氏针钢丝张力带固定，固定坚固可早期功能锻炼。粉碎严重的移位性骨折，可考虑行骨块切除，将肱三头肌肌腱止点重新固定在鹰嘴残端上，这种方法特别适于高龄者，可保留部分关节功能。

二、尺骨冠状突骨折

尺骨冠状突的主要作用为稳定肘关节，阻止尺骨后脱位，防止肘关节过度屈曲。此种骨折可单独发生,亦可并发肘关节后脱位,骨折后易发生移位。

（一）损伤机制及分类

此种骨折多为间接暴力所致,可分为 3 型:Ⅰ 型为撕脱骨折;Ⅱ 型为骨折块小于关节面 50%;Ⅲ 型为骨折块大于关节面 50%。

（二）临床表现

肘关节肿胀、疼痛、活动受限。X 线片检查能确定诊断。

（三）治疗

1. 保守治疗　多数冠状突骨折仅为小片骨折(Ⅰ 型)和无移位的骨折一样,仅需屈肘位 90°石膏外固定 5~7 天后,即改用前臂悬吊 2 周,同时开始主动肘关节功能锻炼;对分离较明显者或Ⅱ 型骨折可试行手法复位。

2. 手术治疗　对Ⅲ 型骨折可行开放复位内固定;对骨折片分离大、骨折块游离于关节腔者,可手术切除骨折块。

第七节　桡骨近端骨折

桡骨近端骨折包括桡骨头、颈骨折和儿童桡骨近端骨骺损伤。成人以桡骨头骨折多见,儿童因桡骨头表面有厚层弹力软骨被覆,头骺骨折十分少见,主要发生颈部骨折与 Salter-Harris Ⅱ 型骺板损伤。

一、桡骨头骨折

桡骨头骨折多见于青壮年,发病率较高,治疗不及时可造成前臂旋转功能障碍。

（一）损伤机制及类型

跌倒时肩关节外展,肘关节伸直并外翻,桡骨小头撞击肱骨小头,引起桡骨头颈部骨折,这种骨折常合并肱骨小头骨折或肘内侧损伤。由于桡骨头与其颈干不在一条直线上,而是偏向桡侧,故外伤时桡骨头外 1/3 易骨折。按 Mason 和 Johnston 分类法可分为 3 型(图 27-22):Ⅰ 型为骨折无移位;Ⅱ 型为骨折有分离移位;Ⅲ 型为粉碎性骨折。

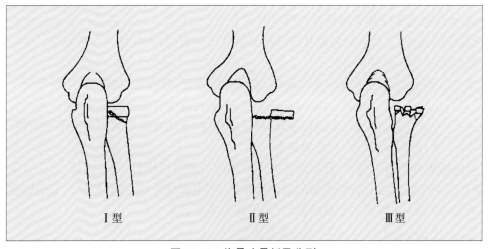

Ⅰ 型　　　Ⅱ 型　　　Ⅲ 型

图 27-22　桡骨头骨折及分型

（二）临床表现及诊断

肘关节外侧疼痛、肿胀，压痛明显，肘关节屈、伸及旋转活动受限，尤以旋后功能受限明显。X线片检查可明确损伤的类型和移位程度，必要时可加照对侧肘关节X线片对比。

（三）治疗

1. 非手术治疗　对Ⅰ型、Ⅲ型骨折无移位者，用石膏固定肘关节于功能位；对Ⅱ型骨折则采用手法复位，牵引后前臂旋前内翻，挤压桡骨头骨折复位，复位后石膏外固定3～4周。

2. 手术治疗　包括以下3种术式。

（1）开放复位。适用于关节面损伤较轻，估计复位后仍可保持良好功能者。

（2）桡骨小头切除。适用于Ⅱ型骨折超过关节面1/3，对合不良，Ⅲ型骨折分离移位、合并肱骨小头关节面损伤及陈旧性骨折影响功能者。切除范围为桡骨头颈1～1.5cm。但对儿童则不宜行桡骨小头切除。

（3）人工桡骨头颈置换术。适用于合并有尺骨冠状突骨折并肘关节脱位者，因为人工桡骨头颈置换可保证肘关节的稳定性，有利于关节功能恢复。

二、桡骨小头骨骺分离

桡骨小头骨骺分离在儿童肘部骨关节损伤中常见。

（一）损伤机制及类型

其损伤机制与桡骨头骨折相似。多属Salter-HarrisⅡ型和Ⅰ型损伤。可分为4型（图27-23）：Ⅰ型为歪戴帽型，约占50%；Ⅱ型为压缩型；Ⅲ型为碎裂型；Ⅳ型为压缩骨折型。

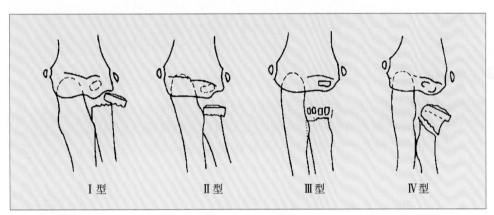

Ⅰ型　　　　Ⅱ型　　　　Ⅲ型　　　　Ⅳ型

图 27-23　桡骨小头骨骺分离

（二）临床表现及诊断

肘部受伤后出现肘外侧肿胀、疼痛、压痛及功能障碍者，均应行X线片检查以明确诊断。

（三）治疗

1. 手法复位　多数病例效果良好，伸肘旋前、内翻肘关节，按压桡骨小头可复位，复位后屈肘90°石膏外固定3周。

2. 撬拨复位　适用于手法复位无效的歪戴帽压缩骨折且分离者。

3. 开放复位　适用于上述方法复位不满意者。复位后可用细克氏针固定，以免术后移位。骨骺融合前的桡骨小头骨骺分离不宜切除桡骨小头，否则可明显影响前臂发育。

三、桡骨颈骨折

桡骨颈骨折并不多见，常与桡骨头骨折伴发，亦可单发，二者的致伤机制及诊治要求均相似。

（一）损伤原因及机制

肘关节多呈自然外翻状,在跌倒手部撑地时暴力沿桡骨向肘部传导,当抵达桡骨上端时,桡骨头与肱骨小头撞击,引起桡骨头、桡骨颈或两者并存之骨折。如暴力再继续下去,则可出现尺骨鹰嘴或肱骨外髁骨折及脱位等。

（二）骨折分类

主要依据 X 线平片分型,一般分为以下 4 型(图 27-24)。

1. 无移位型　指桡骨颈部的裂缝及青枝骨折,此型多见于儿童,稳定,一般无须复位。

2. 嵌顿型　多系桡骨颈骨折时远侧断端嵌入其中,此型亦较稳定。

3. 歪戴帽型　即桡骨颈骨折后,桡骨头部骨折块偏斜向一侧,犹如人戴法兰西帽姿势。

4. 粉碎型　指桡骨、颈和(或)头部骨折呈 3 块以上碎裂者。

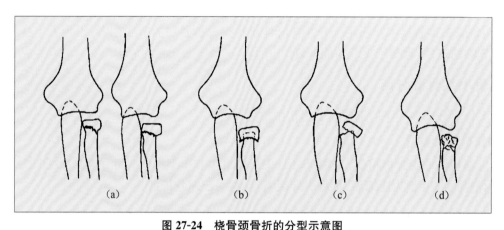

图 27-24　桡骨颈骨折的分型示意图
(a)无移位型　(b)嵌顿型　(c)歪戴帽型　(d)粉碎型

（三）临床表现及诊断

桡骨小头处有明显疼痛感、压痛及前臂旋转痛。肿胀较一般骨折轻,且多局限于桡骨头处。除肘关节屈伸受影响外,主要表现为前臂的旋转活动明显障碍。可合并桡神经深支损伤。除外伤史及临床症状外,主要依据 X 线平片确诊。

（四）治疗

1. 无移位及嵌入型　仅将肘关节用上肢石膏托或石膏功能位固定 3～4 周。

2. 有移位者　先施以手法复位,在局部麻醉下由术者一手拇指置于桡骨小头处,另一手持住患者腕部在牵引下快速向内、外两个方向旋转运动数次,一般多可复位。复位不佳者,可行桡骨头开放复位,必要时同时行螺钉内固定术(图 27-25)。不稳定及粉碎型者,则须行桡骨小头切除术,但骨骺损伤者切勿将骨骺块切除。

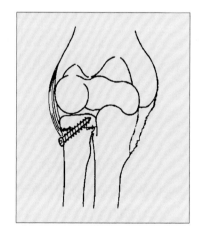

图 27-25　桡骨颈骨折开放复位螺钉内固定术示意图

第八节　前臂骨折

前臂骨折约占骨折总数的 11.2%,青壮年居多。前臂不仅使人类上肢具有一定的长度,其旋转功能对手部灵巧功能的发挥也具有重要作用,因此前臂双骨折后如何最大限度地恢复其功能,是个至关重要的问题。

一、桡骨干骨折

桡骨干(shaft of radius)单纯骨折者较为少见,约为尺桡骨骨干双骨折患者的1/6,且以青少年为多见。

(一)损伤原因及机制

无论是直接暴力或间接暴力,均可引起桡骨干单纯骨折。由于尺骨未骨折,且上、下尺桡关节亦无脱位,因而具有内固定作用而不会产生短缩或明显的侧方移位。以横行、短斜型及青枝型为多见,其中约半数伴有移位,由于桡骨干有3组旋转肌群附着,因而以旋转移位为多见,其移位特点如下(图27-26):

1. 桡骨干中上1/3骨折　近端有旋后肌及肱二头肌附着,致使近侧桡骨呈旋后及前屈位,而远侧端则由于受中段的旋前圆肌及远侧的旋前方肌作用而呈旋前位。

2. 桡骨干中下1/3骨折　近端因中部旋前圆肌及上端旋后肌的拮抗作用处于中立位,远端则因旋前方肌的作用呈旋前位。

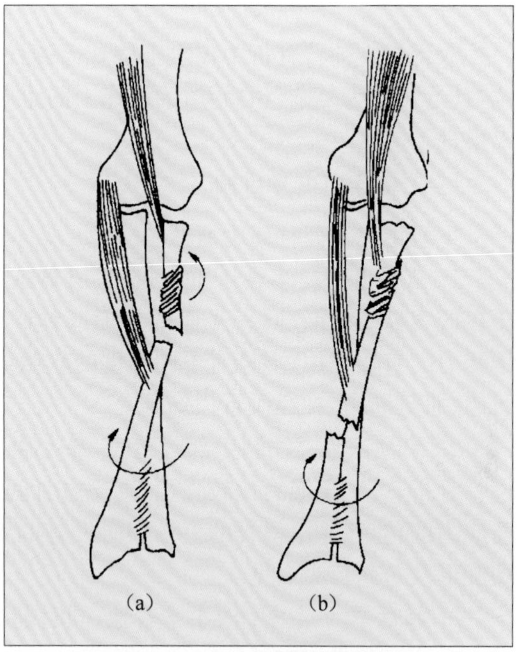

图 27-26　桡骨干骨折移位特点
(a)中上1/3骨折,近端旋后,远端旋前
(b)中下1/3骨折,近端中立位,远端旋前

(二)诊断

一般均无困难,但应注意判定上、下尺桡关节有无同时受累,包括脱位等,故应常规摄包括上下关节的X线片。

(三)治疗

依据骨折端移位情况分以下两种。

1. 无移位者　多为青少年,可视骨折部位不同而将前臂置于旋后屈肘位(中上1/3段骨折)或中间位(中下1/3段骨折)用上肢石膏托或石膏管形固定,注意按前臂肢体的外形进行塑形,并将骨间膜撑开。消肿后应及时更换石膏,并再次塑形。

2. 有移位者　按骨折近端的移位方向施以手法复位,以便远端对近端将其复位。要求与方法同前,应注意在石膏塑形时,将骨间膜分开。闭合复位失败的成年患者,多系斜行、螺旋形及粉碎性等不稳定型者,可行开放复位内固定术。一般自桡骨茎突处插入三角髓内钉,并注意纠正旋转及其他移位,待骨折局部愈合,一般需4~5周,无再移位的可能时,应早期拔除内固定物。断端间切不可有间隙存在,否则易造成不愈合。并注意功能锻炼。亦可采用AO动力加压钢板内固定。

二、尺骨干骨折

尺骨干骨折较前者为少见,在诊治方面一般多无难题。单独尺骨干骨折,多系直接打击所引起。

(一)诊断

方法与前相似,但应排除上、下尺桡关节损伤。

(二)治疗

其基本要求与前者相似,以非手术疗法为主。闭合复位失败的成年人,可行开放复位三角钉髓内固定术,钉尾留置于鹰嘴处的皮下或皮外,4~8周后拔除,再以外固定保护。整个治疗过程中,由于尺骨全长处于皮下,较为浅在,可通过观察尺骨嵴来纠正成角及旋转畸形,少儿不大于 15°,成年人不大于 10°。亦可采用 AO 动力加压钢板等内固定(图 27-27)。

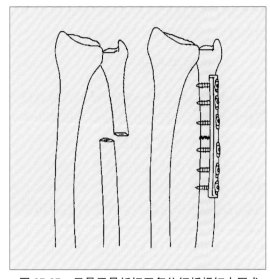

图 27-27　尺骨干骨折切开复位钢板螺钉内固术

三、尺桡骨骨干双骨折

双骨折在前臂骨折中仅次于桡骨远端骨折而居第二位,且治疗较为复杂,预后差,为临床上的难题之一,应加以重视。

(一)损伤原因及机制

主要由以下两种暴力所致。

1. 直接暴力　多由于重物打击、机器或车轮的直接压榨或刀砍伤,导致同一平面的横形或粉碎性骨折。由于暴力的直接作用,多伴有不同程度的软组织损伤,包括肌肉、肌腱断裂,神经血管损伤等。

2. 间接暴力　跌倒手着地时,暴力通过腕关节向上传导,由于桡骨负重多于尺骨,暴力作用首先使桡骨骨折,若残余暴力比较强大,则通过骨间膜向内下方传导,引起低位尺骨斜行骨折。骨间膜纤维走向及应力的传导,是由桡骨的上方斜向尺骨的下端,故桡骨骨干骨折平面一般高于尺骨骨折平面,以斜行、螺旋形及短斜行为多见。

3. 扭转暴力　跌倒时手掌着地,同时前臂发生旋转,导致不同平面的尺桡骨螺旋形骨折或斜行骨折。多为高位尺骨骨折和低位桡骨骨折。

(二)骨折分类

依据骨折的特点及临床治疗上的要求不同,一般分为两种。

1. 稳定型　指复位后骨折断端不易再移位的横行骨折、短斜行以及无须复位的不完全骨折、青枝骨折和裂缝骨折等,适合非手术疗法。

2. 不稳定型　指手法复位后骨折断端对位难以维持者,包括斜行、螺旋形及粉碎性骨折,或上下尺桡关节不稳者,或尺桡骨骨干双骨折等。

(三)临床表现及诊断

尺桡骨双骨折在诊断上多无困难,除注意一般骨折症状外,尚应注意有无血管、神经及肌肉组织的伴发伤。尤其是被机器绞压者,软组织的损伤可能重于骨的损伤,容易发生挤压综合征或缺血性肌挛缩等,必须反复检查。X 线正、侧位平片检查不仅能明确诊断,且有助于分型、随访观察及疗效对比。应常规拍摄,并包括尺桡上关节及尺桡下关节,以防漏诊。

(四)治疗

1. 手法复位外固定　尺、桡骨骨干双骨折由于暴力大小、作用方向、受伤姿势及急救方法不同,可发生多种移位,如重叠、成角及侧方移位等。由于肌肉牵拉,可出现典型的旋转移位。若治疗不当可发生尺、桡骨交叉愈合,影响旋转功能。因此治疗的目标除了良好的对位、对线以外,特别注意防止畸形和旋转。

(1)复位手法。麻醉后仰卧位,在肩外展 90°,屈肘 90°位,沿前臂纵轴向远端牵引,肘部向上做反牵引。若为桡骨在旋前圆肌止点以上骨折,近折端由于旋后肌和肱二头肌的牵拉而呈屈曲、旋后位,远折端因旋前圆肌及旋前方肌的牵拉而旋前,此时应在略有屈肘、旋后位牵引。若骨折线在旋前圆肌止点以下,近折端因旋后肌和旋前圆肌力量平衡而处于中立位,骨折端略旋前,应在略旋后位牵引;若骨折在下 1/3,由于旋前方肌的牵拉,桡骨远端多处于旋前位,应在略旋后位牵引。经过充分持续牵引,取消旋转、短缩及成角移位后,术者用双手拇指与其余手指在尺桡骨间用力挤压,使骨间膜分开,紧张的骨间膜牵动骨折端复位。必要时再以折顶、反折手法使其复位。在操作中还应注意以下几点:

1) 在双骨折中,若其中一骨干骨折线为横形稳定骨折,另一骨干为不稳定的斜行或螺旋形骨折时,应先复位稳定的骨折,通过骨间膜的联系,再复位不稳定的骨折。

2) 若尺、桡骨骨折均为不稳定型,发生在上 1/3 的骨折,先复位尺骨;发生在下 1/3 的骨折先复位桡骨。发生在中段的骨折,一般先复位尺骨。这是因为尺骨位置表浅,肌肉附着较少,移位多不严重,手法复位相对较为容易。只要其中的一根骨折复位且稳定,复位另一骨折也就比较容易成功。

3) 在 X 线片上发现斜行骨折的斜面呈背向靠拢,应认为是远折端有旋转,应先按导致旋转移位的反方向使其纠正,再进行骨折端的复位。

(2) 固定。X 线片证实复位成功后选择小夹板或石膏固定。

1) 小夹板固定:维持复位位置,用 4 块小夹板分别放置于前臂掌侧、背侧、尺侧和桡侧,用带捆扎后,将前臂放在防旋板上固定,再用三角巾悬吊患肢。为了更好地维持复位位置,过去曾在尺、桡骨间使用分骨垫和固定垫,但应注意松紧度,避免压迫引起皮肤、肌肉坏死,或骨筋膜室综合征。

2) 石膏固定:手法复位成功后,也可用上肢前、后石膏夹板固定。待肿胀消退后改为上肢管型石膏固定,一般 8～12 周可达到骨性愈合。

闭合复位外固定治疗前臂骨折,其预后不理想,除方法本身所固有的弊病外,与对前臂功能的认识不深,可接受的整复标准过低也有密切关系(特别是对尺骨的成角畸形,旋转畸形的忽视)。因此,多数人的观点是:对成人前臂骨折的治疗应持积极手术的态度,反对反复多次的闭合复位。

2. 切开复位内固定

(1) 手术指征。手法复位失败;受伤时间较短、伤口污染不重的开放性骨折;合并神经、血管、肌腱损伤;同侧肢体有多发性损伤;陈旧骨折畸形愈合。

(2) 手术方法。麻醉后仰卧,患肢外展 60°～80°置于手术桌上。驱血后,在止血带控制下手术。根据骨折的部位选择切口,一般均应在尺、桡骨上分别做切口,沿肌间隙暴露骨折端,在直视下准确对位,用加压钢板固定,也可用髓内钉固定。

3. 康复治疗

(1) 无论手法复位外固定或切开复位内固定,术后均应抬高患肢,严密观察肢体肿胀程度、感觉、运动功能及血循环情况,警惕骨筋膜室综合征的发生。

(2) 术后 2 周即开始练习手指和腕关节屈伸活动,4 周以后开始练习肘、肩关节活动。8～10 周后拍片证实骨折已愈合,才可进行前臂旋转活动。

四、前臂骨折的并发症

(一) 筋膜间室综合征

前臂有掌侧及背侧两个骨筋膜室,当尺桡骨因暴力作用发生骨折时,易出现前臂筋膜室高压,引起肌肉缺血、坏死、手指感觉运动障碍。此症可发生于原始损伤时或手术后,可累及前侧或后侧间隔区,或二者同时累及。主要原因为:①外固定过紧;②严重创伤,前臂肌肉、软组织挫伤出血,组织创伤反应严重;③反复多次手法复位,加重软组织损伤;④切开复位内固定操作粗暴,组织挫伤重,止血不仔细;⑤骨折端出血等。

应严密观察肿胀程度、手指血循环及感觉功能。一旦高度怀疑骨筋膜室高压存在,即应紧急做两个筋膜室切开减压(由肘至腕)术,抬高患肢,应用脱水剂等。手术后伤口内出血,深筋膜缝合过紧亦可发生此症,故手术者不应缝合深筋膜。

(二) 延迟愈合和不愈合

尺桡骨骨折的延迟愈合和不愈合率可高达 20%。造成骨折的不愈合和延迟愈合的因素是极为复杂的,诸如全身体质情况,骨折损伤程度,开放骨折还是闭合骨折,手术治疗还是非手术治疗,手术的时机,内固定物类型等均有密切关系。骨折延迟愈合或不愈合,应行植骨术,以自体髂骨移植术为宜,而其他植骨方法则甚少适应证。

当尺骨鹰嘴部骨折不愈合时,将影响伸肘功能,故须手术治疗。在做松质骨移植的同时,骨折处应以松质骨螺钉内固定,或以克氏针、钢丝做张力带缝合。

(1) 单纯尺骨骨折不愈合率略低于单纯桡骨骨折不愈合率,处理单纯尺骨骨折不愈合时,骨折端不宜切除过多,否则将造成上尺桡关节脱位的后果,如骨折端缺损较多,可嵌以松质骨块填塞之,以保持尺骨的长度。当然移植带血管蒂的植骨块来填充尺骨的缺损也可以选用,但要求复杂的技术。

1) 尺骨近 1/3 段不愈合时,常伴有未整复的桡骨头脱位(Monteggia 骨折),此时应将尺骨骨折以加压钢板内固定,同时行松质骨移植,并切除桡骨头。此种情况髓内钉固定也是一种选择,但术后须应用较长时间的外固定。如应用尺骨的加压髓内钉则效果更好。

2) 尺骨中段骨折不愈合时,选用加压钢板或加压髓内钉内固定,同时做松质骨移植,都是行之有效的办法。

3) 尺骨远段骨折不愈合时,髓内钉的固定力量较差,应选用钢板内固定,同时做松质骨移植。

(2) 单纯桡骨骨折不愈合时,骨折端不宜切除过多,否则将造成下尺桡关节的脱位。缺损多应嵌以松质骨块或带血管蒂的植骨块,以保持桡骨长度及下尺桡关节的完好。桡骨的远 1/3 段骨折不愈合,常伴下尺桡关节脱位(Galeazzi 骨折),骨折端缺损较多时,应在钢板内固定、松质骨移植的同时,做尺骨头切除术,以利前臂旋转功能的恢复。

(3) 尺桡骨骨干双骨折不愈合时,桡骨选用钢板、尺骨选用钢板或髓内钉内固定,同时做松质骨移植。如做硬化骨端的切除时,必须注意双骨长度应一致,以免造成下尺桡关节脱位,影响前臂的旋转功能。

无论单骨或双骨骨折不愈合,做松质骨移植时,应注意不要将植骨块填入骨间膜处,以免使骨间距离变小或交叉愈合而影响前臂的旋转功能。

(三)神经、血管损伤

伴有严重软组织伤的开放性骨折时很易发生此种并发症。清创时应探查神经是否断裂,如断裂而不能一期缝合者应将断端以缝线标志,以利晚期修复。前臂侧支循环丰富,一个血管的损伤,另一个血管可代替供应。对尺桡动脉均有损伤者,应妥善吻合桡动脉。

(四)感染

感染为一严重并发症,多见于开放骨折或闭合骨折切开复位后,常导致不愈合、骨髓炎等不良后果,故应及早处理。感染发生后伤口应引流,全身应用敏感的抗生素,局部亦可应用灌注等措施。如内固定未失败,应保持之等待骨的愈合。晚期感染,内固定失效,不愈合发生时,应去除内固定,控制感染,肢体暂以石膏或支具制动。待感染痊愈后 6 个月,再行进一步处理。

(五)畸形愈合

在前臂骨折的治疗中,特别是非手术治疗中,尺桡骨畸形愈合乃是常见并发症,畸形可轻可重,对前臂的旋转活动将会带来不同程度的影响。畸形愈合的发生,常是未能精确复位或虽然复位良好,但愈合过程中固定不牢再度移位所致。前臂骨折畸形愈合,其畸形可分为两类:成角畸形和旋转畸形愈合,在同一患者身上可以两者兼有。通过临床和尸体试验的观察,它们对前臂旋转活动的影响是有规律性的。

1. 成角畸形 不论单骨或双骨成角畸形,达到一定程度时均会造成旋转障碍,角度愈大,障碍愈大。其障碍的主要原因是成角畸形后尺骨及桡骨干旋转过程中相接触形成骨性阻挡,或是引起骨间膜紧张而妨碍旋转活动,或是二者兼而有之。单桡骨骨折或尺桡双骨折向掌侧成角时旋前运动会因骨性阻挡而受限,旋后运动会因骨间膜紧张而受限;反之如向背侧成角引起旋转障碍的因素则相反。桡骨向尺侧成角或尺桡骨向尺侧成角畸形,旋前旋后运动均会出现骨性阻挡而受限。如果此种畸形甚大以致前臂旋转轴上移至桡骨上方时,旋转活动将因骨间膜紧张而不能进行。尺桡骨双骨折向桡侧成角,旋前旋后均因骨间膜紧张而受限。尺骨骨折向掌侧成角,旋后活动因骨间膜紧张而明显受限;反之向背侧成角时,旋前活动因骨间膜紧张而明显受限。

2. 桡骨骨折时近端旋后畸形 因骨间膜紧张,桡骨按前臂旋转轴所进行的旋转活动在某方位上即会超过骨间膜的最大允许范围,而影响旋后运动,畸形愈重,障碍愈大。尺骨骨折远折端旋后畸形将造成骨间膜紧张,旋转时使骨间膜发生顺时或逆时针的卷绕,有如绞车绞紧绳索,造成骨间膜在某一方向旋转运动时的紧张,从而限制了旋转活动。

前臂骨折畸形愈合的治疗原则,既要着眼于矫正外形,更应着重改进前臂的旋转功能。

(六)交叉愈合

尺桡骨骨折后交叉愈合为一少见的晚期并发症。多认为是由于骨间膜损伤较重,使得相距很近的尺桡骨骨折端血肿相互沟通,继而机化成骨,形成架在尺桡骨骨间的骨桥。此种情况一旦发生,前臂的旋转功能将消失。尺桡骨交叉愈合的治疗可行手术切除新生骨,术后一俟麻醉恢复即应进行主动功能锻炼。有时为避免复发,可以阔筋膜条间隔于尺桡骨之间。

(七)再骨折

前臂骨折愈合后,再骨折的发生率不高,其发生的原因有以下3种。

(1)骨折虽然愈合,但并不牢固,此时再受外伤可以发生再骨折。

(2)使用加压钢板或双钢板等坚固内固定物时,骨折愈合后去除钢板有发生再骨折的可能。因为此时骨折愈合过程中并无外骨痂,当钢板未去除时,其弹性模量亦不同于骨质,应力主要经钢板传导,骨质不能按 Wolf 定律塑形,且钢板下的骨皮质萎缩,因而去除钢板后有发生再骨折的可能。

(3)手术取出钢板时发生再骨折。有时遇到钢板螺钉取出困难,此时粗暴的撬凿等操作可以造成再骨折。此种情况虽然罕见,但确有发生,因而须轻柔操作。

再骨折发生后多无严重的移位,成角畸形可经手法纠正而行保守治疗。但其晚期功能则会受到影响。

第九节　尺桡骨远端骨折

尺桡骨远端骨折主要指 Colles 骨折、Smith 骨折、Barton 骨折、桡骨远端骨骺分离、桡骨茎突骨折、尺骨茎突骨折、Monteggia 骨折及 Galeazzi 骨折等。该解剖段的骨折虽不如尺桡骨近端复杂,但如处理不当仍可引起疼痛,以致影响手腕部的功能,应加以重视。

一、Colles 骨折

Colles 骨折指发生于桡骨远端 2.5cm 以内、骨折远端向背侧及桡侧移位者,自 1814 年 Colles 详加描述后,一直沿用至今。Colles 骨折为人体最常发生的骨折之一,占所有骨折的 6.7%～11%,常发生于中年及老年,女性多于男性。

(一)损伤原因及机制

多为平地跌倒,手掌撑地、腕关节处于背伸及前臂内旋位,以致暴力集中于桡骨远端骨松质处而引起骨折。在此种状态下,骨折远端必然出现向背侧及桡侧的移位。此时,尺骨茎突可伴有骨折,三角纤维软骨盘亦有可能撕裂。

(二)临床表现及诊断

1. 一般骨折的症状 较明显,伤后腕部疼痛并迅速肿胀,常波及手背及前臂之下 1/3。

2. 畸形 典型者呈餐叉状畸形(图 27-28),如局部肿胀严重,则此种畸形可能被掩盖而不明显。

3. 活动受限　腕部及前臂的功能均障碍,尤其是骨折线侵及关节内者。

4. 桡骨远端有压痛　可触及向桡背侧移位的远折端,如系粉碎骨折,可触及骨擦音。仔细检查可发现尺桡骨茎突关系异常,如桡骨茎突与尺骨茎突处于同一水平或尺骨茎突较桡骨茎突更向远侧突出。

5. X线片　典型的错位表现为:桡骨远端骨折块向背侧移位;桡骨远端骨折块向桡侧移位;骨折处向掌侧成角;桡骨短缩,骨折处背侧骨质嵌入或粉碎骨折;桡骨远端骨折块旋后。以上的错位组成一典型餐叉状畸形,使得掌倾角及尺偏角减小或呈负角,X线片上常见合并

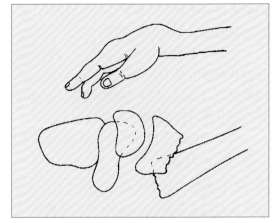

图 27-28　Colles 骨折的餐叉状畸形

有尺骨茎突骨折,骨折的尺骨茎突不同程度的分离,严重者并向桡侧移位。如无尺骨茎突骨折,而桡骨远折端向桡侧移位明显时,说明有三角纤维软骨盘的撕裂。

(三) 治疗

无移位的 Colles 骨折,功能位石膏托制动 4 周即已足够;有移位的 Colles 骨折绝大多数均可采用闭合复位外固定的方法治疗。

1. 复位技术　患者卧位或坐位,术者沿前臂长轴方向牵拉患者手掌及拇指,使腕部尺偏,并使前臂旋前。然后使腕关节掌曲并同时在桡骨之远骨折端上向掌侧及尺侧推压。保持腕部在旋前及轻度掌屈尺偏位,应用外固定。

2. 整复时间　主张尽早整复,延迟整复不仅增加患者的痛苦,也会增加整复时的困难。

3. 麻醉方法　局部血肿内麻醉仍是最多采用的方法,简便易行,但是一旦感染则通达骨折端,其后果是严重的,因此操作时应严格注意无菌技术。臂丛阻滞麻醉,肌肉放松,效果更好,对青年患者适用。

4. 外固定方法　无移位的骨折可采用简单的短臂石膏托固定。有移位的骨折,整复后采用短臂前后石膏托固定,或采用石膏夹固定。石膏夹简便易行,牢固可靠。小夹板固定也是常用的方法。

5. 固定期限　4 周的固定期限已足够,再长的固定期对防止骨折的再移位不起作用,相反却会影响腕关节功能的恢复。

6. 固定位置　应固定于掌曲尺偏位,待 10～14 天之后,骨折端间发生了纤维粘连,再更换中立位石膏。

7. 穿针固定　一些不稳定性粉碎性 Colles 骨折,即使严格按上述原则处理,也仍有一些发生再度错位,关节骨折和近关节骨折的治疗原则是应当做到解剖复位,并维持此种位置直至骨折愈合。为达此目的,许多人采取了更为复杂的治疗方法,在前臂近端和掌骨横穿克氏针(或史氏针),牵引复位,然后将克氏针固定在石膏管型之内,起维持牵引,防止再移位的作用。

8. 内固定　1949 年 Rush 提出采用闭合复位,Rush 针内固定方法治疗 Colles 骨折。Jung 和 Heineman(1961)曾主张切开复位,克氏针内固定,但对一粉碎性骨折而言,其困难程度是可以想见的。目前,外固定支架牵引和有限内固定对一些粉碎性骨折取得了较好的效果。

总之,治疗的办法虽多,但重要的是,在我们选择各种治疗时,应同时积极合理地进行早期功能锻炼,不仅积极活动手指,也要重视活动肘关节和肩关节。

二、Smith 骨折

Smith 骨折是指桡骨远端 2.5cm 以内骨折、远折端向掌侧及尺侧移位者。1847 年 Smith RW 详细描述了桡骨远端骨折,其远折端向掌侧移位合并下尺桡关节脱位的病例,此后即称此类骨折为 Smith 骨折,沿用至今。此类损伤的畸形恰与 Colles 骨折相反,故亦称之为反 Colles 骨折。

（一）受伤机制

此类骨折多为跌倒时腕背着地，腕关节急骤掌曲致伤。但 Thomas（1957）、Flandream、sweeney（1962）等认为，更容易发生此种骨折的机制是跌倒时手掌伸展，旋后位着地而造成。直接暴力也可造成，例如骑摩托车撞车时。

（二）临床表现及诊断

伤后腕部肿胀，疼痛，并出现腕部畸形，此畸形恰与 Colles 骨折的典型畸形相反。腕部活动受限。桡骨远端有明显压痛，并可感知骨擦音，尺桡骨茎突关系异常。X 线片上，典型的畸形是桡骨之远折端连同腕骨向掌、尺侧移位，尺骨茎突可受累或不受累。很少有嵌入骨折，掌侧骨皮质常有粉碎。

（三）治疗

此种骨折手法整复较为容易，但维持整复的位置有时甚为困难。可于局部血肿内麻醉或臂丛神经阻滞下行闭合复位。术者于腕伸直位牵引，助手于肘部做反牵引，在牵引状态下，术者一手由掌侧推挤远折端使向背侧。闭合复位后，以短臂石膏托固定于轻度腕背伸位，前臂中立位，4～6 周。此种损伤也可采用小夹板加垫固定。对于一些极不稳定，整复后再次错位的骨折，可考虑行切开复位内固定术。术后不需任何外固定，可早期活动腕关节，有利于腕关节功能的恢复。

三、Barton 骨折

桡骨远端关节面纵斜向断裂、伴有腕关节半脱位者称为 Barton 骨折，系 Barton 于 1838 年首次描述，故名。Barton 骨折很少见。

（一）损伤原因及机制

多为间接暴力引起，常见于跌倒时腕背伸而前臂旋前，腕骨冲击桡骨远端关节面之背侧线，造成骨折。骨折线纵斜向桡骨远端，且大多伴有腕关节的半脱位。

（二）诊断及分型

此型骨折的诊断除依据外伤史及伴有腕关节半脱位的桡骨远端骨折等要点外，主要依据 X 线平片所见。视其发生机制及骨折线特点不同，可分为两型（图 27-29）。

1. 背侧型　较多见，手掌着地跌倒时，由于手部背伸，以致在桡骨远端背侧缘造成骨折，骨折片多向背侧移位，并伴有腕关节半脱位。

2. 掌侧型　少见，系手背着地跌倒，以致应力方向沿桡骨远端向掌侧走行，骨折片向掌侧位移，腕关节亦出现半脱位。有人将此型列入 Smith 骨折中的一型。

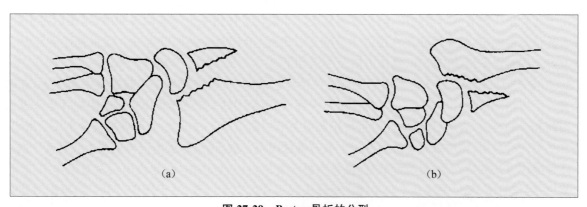

图 27-29　Barton 骨折的分型

（a）背侧型　（b）掌侧型

（三）治疗

以非手术疗法为主，关节面达不到解剖对位者，则需手术疗法。在手法复位时应尽量利用牵引作用获得满意复位。必要时再加用手指铁丝夹板牵引，并注意定期观察与更换石膏，纠正与防止位移。

遇有对位不佳或变位者，应及早施术，由于骨折多呈斜行，复位后稳定性较差，一般多需较确实的内固定物。因局部有较多的肌腱通过，内固定物不允许外露太多，以免影响肌腱活动。一般以短螺钉或Rush钉为宜，钉尾尽量不要外露，并争取于3周左右时拔除。

四、Monteggia 骨折

Monteggia 骨折是指尺骨近端 1/3 骨折合并桡骨头脱位。由于这种特殊类型的骨折为 Monteggia 在1914 年首先报道，故以他的名字命名，并沿用至今。

（一）损伤原因及机制

Monteggia 骨折可由直接暴力、间接暴力引起。除少数因直接暴力打击所致外，大多数病例是在前臂极度内旋位（旋前）跌倒手部撑地所致。此时由上而下的身体重力及由下而上的反作用力均汇集于尺骨上端及桡骨头部，使桡骨头脱位。若暴力未衰减，使尺骨遭受暴力，则发生尺骨上段骨折。因直接暴力撞击所致者多呈现桡骨头前脱位及尺骨上 1/3 横折或粉碎性骨折。当前臂近侧 1/3 段受直接暴力打击时，则可发生尺骨骨折，并向前移位，其残余暴力可导致桡骨头向前方脱位。

（二）临床表现及诊断

1. 一般症状　骨折后局部疼痛、肿胀及活动受限。

2. 触及桡骨头　即于肘前方或侧、后方可触及隆突的桡骨小头，且伴有旋转痛及活动受限。

3. 畸形　尺骨表浅，易于发现移位。桡骨头脱位亦易被检查出，但肿胀明显者则难以确定。

4. 神经损伤　屈曲型骨折由于尺骨近端 1/3 向掌侧成角移位，有可能损伤正中神经；桡骨头向外、后方脱位时，可能损伤桡神经深支。在诊断时，需进行正中神经、桡神经功能检查，以免延误骨折合并神经损伤的诊断。

5. X 线检查　常规进行包括肘关节的前臂近端 X 线片，即可明确骨折的类型、移位方向。桡骨头脱位和尺骨骨折在 X 线片上极易判断，但 Monteggia 骨折的漏诊率却比较高。其原因是：X 线片未包括肘关节；X 线机球管未以肘关节为中心，以至于桡骨头脱位变得不明显；体检时忽略了桡骨头脱位的存在，以致读片时亦未注意此种情况；患者伤后曾做过牵拉制动，使脱位的桡骨头复了位，以致来院检查时未发现脱位，但固定中脱位可复发。

（三）治疗

由于此种损伤兼有骨折与脱位，治疗较为复杂。如果在具体措施上不能两者兼顾，则预后多不佳，即便手术复位及内固定，其疗效亦往往难以十分满意。因此，治疗时务必加以重视。需根据患者年龄及骨折情况等不同特点酌情加以处理，具体方法及要求如下。

1. 儿童及幼儿骨折　绝大多数可用闭合复位治疗。麻醉后，将患肢置于上肢螺旋牵引架上，在牵引下术者一手拇指压住桡骨小头、另一手持住患儿腕部，在边牵引边旋转前臂的同时，迫使桡骨小头返回原位。当闻及弹响声时，表示已还纳，此时可将患肢肘关节屈曲至 70°～80°，如此可减少桡骨小头的滑出率。如桡骨小头向后脱出，则应取略伸位。并以上肢石膏托固定。数天后，肿胀消退再更换上肢石膏 1 次。

此种操作方式的特点是：复位疗效佳，桡骨头易于复位，且一旦还纳，则起内固定及支撑作用，尺骨亦随之复位；操作简便，复位手法几乎与单纯之桡骨头或颈骨折完全一致，易于操作；预后佳，根据对此类骨折患儿的远期随访，疗效均较满意。

2. 成人骨折　治疗多较复杂，多选择手术。

（1）尺桡骨双骨折及桡骨小头脱位。原则上采取开放复位及内固定，其中包括对环状韧带的修补或重建。尺骨及桡骨骨折宜选用三角钉髓腔内固定,并注意尺桡骨本身的生理弧度。

(2) 其他类型者。仍先以手法复位及石膏固定。具体要求如下:①麻醉。②尽量利用骨科牵引床操作,尺骨鹰嘴以克氏针牵引。③先对桡骨头复位,复位后屈肘至 80°～90°(前脱位者)或 110°～120°(后脱位者),然后再对尺骨进行复位。④透视或拍片显示骨折端对位满意后,立即行上肢石膏固定,注意石膏塑形。⑤再次拍片,至少应达到功能对位,否则须改为开放复位。⑥消肿应及时更换石膏,并定期拍片及复查以防变位。如手法失败,应尽早开放复位及内固定术(图 27-30)。

(3) 切开复位内固定。

1) 指征:以下情况应作切开复位内固定:①手法复位失败;②桡骨头复位后再脱位,表示有环状韧带嵌入关节窝,应手术切开复位,修复环状韧带;③陈旧骨折畸形愈合,影响前臂功能;④陈旧骨折不愈合。

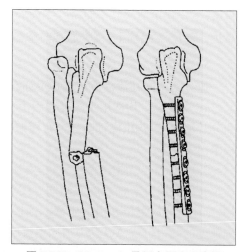

图 27-30 Monteggia 骨折内固定示意图

2) 手术方法:在尺骨嵴上做弧形切口,骨膜下剥离直接暴露骨折端。牵引、手法复位桡骨头,克服尺骨成角畸形,恢复长度,复位尺骨。用加压钢板螺钉固定,也可选用髓内针固定。若尺骨在直视下复位困难,应怀疑桡骨头复位不良或桡骨头复位后不稳定,表示环状韧带嵌入关节窝,此时应在肘桡侧另做切口,以后外侧切口暴露桡骨头及关节窝,松解嵌入的环状韧带,将桡骨头复位,修复环状韧带,然后再作尺骨复位与内固定。

3) 术后处理:术后用石膏托板在屈肘 90°位固定 3 周,待环状韧带修复后,开始主动功能训练。

(4) 对于陈旧性骨折畸形愈合者,可行截骨术矫正畸形;对于骨不愈合者,可取自体髂骨植骨,重新内固定。

五、Galeazzi 骨折

Galeazzi 骨折(盖氏骨折)是指桡骨远端 1/3 骨折合并尺骨小头脱位(图 27-31)。由 Galeazzi 于 1934 年首先报道,并以他的名字命名。其在临床上较多见。

(一)损伤原因及机制

多因以下两种外力所致。

1. 直接暴力 可因直接打击桡骨远 1/3 段的桡背侧而造成;还可因机器绞轧而造成。后者损伤程度较严重,预后差。

2. 间接暴力 多在前臂内旋位时手掌撑地跌倒,暴力沿桡骨向上传递,与身体重力相交引起桡骨中下 1/3 处骨折,随之出现尺桡下关节脱位。亦可因跌倒,手掌撑地的传达应力而造成。

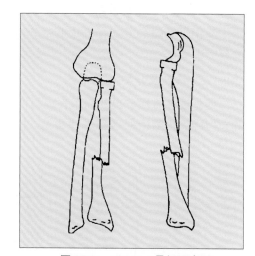

图 27-31 Galeazzi 骨折示意图

无论直接暴力或间接暴力,可发生以下几种移位:桡骨远折端向近侧移位;尺骨小头向背、尺侧脱位;下尺桡关节分离。

(二)临床表现及诊断

症状和体征与创伤严重程度有关。移位不显著的骨折仅有疼痛、肿胀和压痛。如移位明显桡骨将出现短缩和成角,下尺桡关节压痛,尺骨头膨出。多为闭合性骨折,开放骨折时多为桡骨近折端穿破皮肤所致,伤口小。罕见神经血管损伤。

X 线片表现通常骨折部位在桡骨中下 1/3 交界处,为横行或短斜行,多无严重粉碎。如桡骨骨折移位显著,下尺桡关节将完全脱位。于前后位 X 线片上,桡骨表现为短缩,远侧尺桡骨间距减少,桡骨向尺骨靠拢。侧位 X 线片上,桡骨通常向掌侧成角,尺骨头向背侧突出。

(三)治疗

按分型不同在治疗方法选择上亦有所差异。

1. 青枝型　均选用手法复位后上肢石膏托,或管形石膏固定和分骨塑形,以防止桡骨内并。有短缩倾向者,可加用手指铁丝夹板牵引。

2. 单纯型　先施以手法复位,方法同前。在石膏塑形时应防止尺骨小头脱位及桡骨内并倾向。闭合复位失败,多系骨折端不稳,则应行开放复位和内固定术。内固定物可选用能维持尺骨生理弧度的髓内钉或 AO 动力加压钢板(图 27-32),由于损伤的关节囊韧带结构的修复需一定时间,应附加上肢石膏托固定前臂于中立位,3～4 周后开始主动活动锻炼。对于桡骨骨折固定后仍有半脱位表现者,则应从背侧做切开进入下尺桡关节,缝合三角纤维软骨和撕裂的腕背侧关节囊韧带。

3. 双骨折型　此型大多需开放复位和内固定术。创面较大需观察换药及做其他处理者,可用外固定技术。

4. 陈旧性损伤　陈旧性骨折畸形愈合,影响功能,应作切骨矫正术。陈旧性尺骨小头脱位,影响前臂旋转功能者,可行尺骨小头切除术,或下尺桡关节融合、尺骨小头近端切骨假关节成形术。

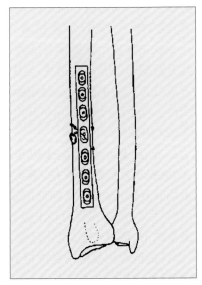

图 27-32　Galeazzi 骨折内固定示意图

六、桡骨远端骨骺分离

在人体骨骺损伤中,桡骨远端为最易发生的部位,占全身骨骺损伤的 40%～50%。

(一)损伤原因及机制

与桡骨远端 Colles 骨折几乎完全相似,个别病例则类似 Smith 骨折,多系来自手掌或手背向上传导的暴力。

(二)诊断及分型

桡骨远端骨骺分离的临床表现与桡骨远端骨折完全一致,包括餐叉状畸形、肿、痛、压痛及活动受限等。但确诊仍需依据 X 线平片所见,并从 X 线片所见分为 5 型(图 27-33)。

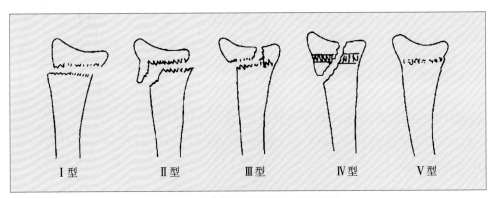

Ⅰ型　　Ⅱ型　　Ⅲ型　　Ⅳ型　　Ⅴ型

图 27-33　桡骨远端骨骺分离的分型

Ⅰ型:骨折线完全通过骺板的薄弱带。此型较少见,约占 10%。
Ⅱ型:与前者相似,但于骨质边缘处常有一个三角形骨折片。此型最为多见,约占 70%。

Ⅲ型：骨折线自关节面进入骨骺达骺板处，再沿一侧薄弱带到骨骺板边缘。此型少见。

Ⅳ型：与前者相似，唯骨折线自关节面进入骺板后，继续向前穿过薄弱带而延伸至骨骺端，形成类似巴顿骨折样移位，且骨折片不稳定，易变位。本型罕见。

Ⅴ型：为压缩型，即骨骺软骨板的压缩性骨折。此型诊断主要依靠医师的临床经验。易漏诊，直至晚期形成骨骺早期闭合、停止发育时才被发现。

对腕部外伤后疼痛、沿骨骺线处有环状压痛者，均应想到此类损伤，并予以复位及固定等治疗。

（三）治疗

与桡骨远端骨折治疗方法完全一致，但更应强调如下几点。

1. 早期 越早复位，对骨骺的发育影响越小。

2. 解剖对位 无论何型骨骺损伤，均应力争解剖对位。由于小儿骨骺小，易获得解剖对位，个别有软组织嵌顿者则需开放复位。

3. 手法复位 一般均应力争通过手法等非手术疗法达到复位，以免因开放复位操作时对骨骺的损伤。

4. 骨骺处忌用内固定 任何波及骨骺的内固定物均影响骨骺的正常发育，非用不可者应选择避开骨骺线的骨质处（图 27-34）。

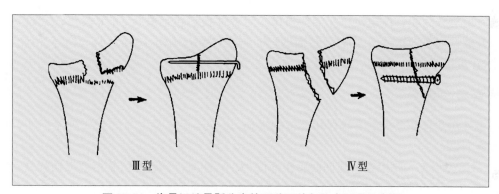

图 27-34 桡骨远端骨骺分离的两种开放复位内固定示意图

5. 避免损伤 指重复多次手法操作，势必加重对骨骺的损伤而引起早闭，以致后期出现马德隆（Madelung）样畸形。因此，在操作时应争取一次到位，切勿多次重复。

七、桡骨茎突骨折

（一）损伤原因及机制

多为跌倒时手掌着地，暴力沿腕舟骨冲击桡骨下端，而造成桡骨茎突（styloid process of radius）的横行骨折。另一类桡骨茎突骨折，骨折块甚小并向远侧移位，此种类型的骨折为撕脱骨折，其发生机制不同于前者，系腕关节强力尺偏，桡侧副韧带强力牵拉桡骨茎突造成的撕脱骨折。

（二）临床表现及诊断

伤后桡骨茎突部位出现肿胀，疼痛，于该处有明显压痛，并可扪及骨擦音。此种骨折部位十分浅表，加之X线片能清楚显示骨折线，故易于诊断。因骨折线波及关节面，仍属关节内骨折，故要求尽可能地解剖复位。

侧位X线片上不易见到骨折，正位X线片可见到一横行骨折线，起于腕舟、月骨关节面相交外，向外走行止于桡骨茎突顶端近侧约1cm处。

（三）治疗

治疗应以非手术疗法为主，局部麻醉后在牵引下使手掌略向尺侧偏斜，术者用拇指由桡侧向尺侧推挤骨折片，当触及骨折处并显示裂缝消失，再将患手放归原位，一般可获得满意的复位。闭合复位失败者,则开放复位,以螺钉或克氏针固定(图 27-35),术后用前臂石膏托保护之。此种损伤的预后一般良好,因属关节内骨折,有引起创伤性关节炎的可能。

八、尺骨茎突骨折

尺骨茎突骨折多与 Colles 骨折伴发,但少数情况下也可单发,多系腕关节过度桡偏所致。常伴有三角软骨损伤,后期易残留腕痛及腕部无力等后遗症。治疗可采用尺偏石膏托固定 4～5 周,拆石膏后再用护腕保护 4～6 周。后期疼痛加剧及功能受限者,可将其切除。如系三角软骨损伤(可用造影证实),仅将三角软骨切除即可。

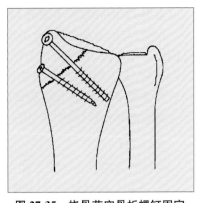

图 27-35 桡骨茎突骨折螺钉固定

第十节 手 外 伤

手外伤一般可分为闭合性损伤和开放性损伤。闭合性损伤包括骨折、关节脱位、关节韧带断裂及肌腱断裂等。开放性损伤根据致伤因素又分为切割伤、锯伤、挫伤、刺伤、烫伤及脱套伤等,由受伤的部位和伤口的大小、深度决定皮肤、肌腱、神经、血管、骨及关节的损伤。

一、检查与诊断

严重的手外伤常合并全身重要器官和部位的损伤,先要排除危及生命的重要脏器损伤,再对手部损伤做详细检查。

1. 手部创面的检查 要检查手部创面所在部位、大小、性质、污染程度、软组织损伤程度,预先估计创面修复的方法,是否需要植皮或皮瓣移植。

2. 血管损伤的检查 要检查手指的颜色、温度、毛细血管充盈时间、指腹饱满程度及桡动脉搏动情况,以判断手指有无血供,并根据创伤程度及创面所在部位以判断血管损伤的部位,Allen 试验可检查桡、尺动脉的通畅情况。

3. 神经损伤的检查 支配手部的重要神经有正中神经、尺神经和桡神经,主要通过检查手指的感觉和运动即可鉴别。

4. 肌腱损伤的检查 手部肌腱主要分为指屈肌腱和指伸肌腱,只要有肌腱断裂首先就表现为手指的休息位姿势改变,其次通过逐个手指的主动伸屈运动检查来判断有无指屈或指伸肌腱的断裂。

5. 骨、关节损伤的检查 手部的骨折或脱位与普通骨折一样具有异常活动、畸形、骨擦音等特征,一般诊断不难。但对外伤后局部疼痛、功能障碍、肿胀明显者,均应摄 X 线片检查,以防关节内骨折或无移位骨折者漏诊。

二、急救原则

(1) 现场抢救。手部损伤的现场处理,以减少伤口污染、止血和预防加重损伤这三方面为原则。应立即用洁净敷料覆盖,手部固定,出血量大者于上臂中上 1/3 处扎止血带,每 1 小时放松 1 次,休息 5～10 分钟。就近送医院。

(2) 急诊处理。首先要了解病史,有休克者,立即抗休克治疗。注射止痛剂,检查伤口,切忌在伤口内盲目探查。TAT 1 500IU 肌注,预防破伤风。

(3) 怀疑有骨骼损伤时,拍 X 线片。

(4) 给单位、家属等介绍病情及手术的目的和可能的结果。

在适当的麻醉下,彻底清创,若伤口过大,不能完全缝合时可行皮瓣移植。6 小时以上的伤口,清创后可做延期缝合。

三、处理原则

严重的手外伤常合并重要脏器的损伤,在首先处理危及生命的重要脏器损伤或处理好休克的前提下,积极地治疗手外伤。其原则如下。

1. 早期彻底情创 清创术应在伤后 6～8 小时进行。超过 12 小时的创口,很可能发生感染。清创术应在臂丛麻醉止血带下进行,有利于手术野清晰,便于区分神经、肌腱组织,缩短手术时间,减少出血。要求清除一切异物,切除失去血运的皮肤及肌肉组织,保留好重要血管、神经、骨骼组织,使一个污染的创面转变成一个相对无菌的清洁创面,以利减少感染机会,促使伤口一期愈合。

2. 争取一期修复深部组织 重要的血管不修复会影响手的成活时必须一期做血管吻合或血管移植,以恢复手的血供,骨折或脱位必须一期整复及做内固定,以恢复骨骼支架。肌腱及神经的断裂,在尽可能的情况下做一期修复,以利于早期恢复功能。外伤超过 12 小时或修复技术有困难时可留做二期修复。

3. 一期闭合创口 手部创口的闭合方法有 3 种。

(1) 直接缝合。适用于无张力、无皮肤缺损的创口。但纵行跨越关节或与指蹼边缘平行的创口,应采用"Z"字成形术来闭合创口,以防瘢痕粘连影响手指的功能。

(2) 皮片移植术。适用于单纯皮肤缺损,深部织织不裸露的创面,可用自体中厚皮片或全厚皮片移植术来闭合创面。如有深部组织裸露,周围无健康软组织覆盖的创面,才选用皮瓣移植术来修复创面。选择皮瓣宜先用局部后用远处,先选带蒂后选带血管游离皮瓣。原则上由简单到复杂依次选择最佳皮瓣。

(3) 对创口污染重、受伤后时间长、预计易发生感染或疑有厌氧菌感染的创口者,则宜延期修复创面。延期修复创面的方法是用生理盐水抗生素纱布外敷 48～72 小时,如无明显感染再行创面修复。

四、骨与关节损伤的处理

其治疗原则是,早期复位和牢固固定,尽可能达到解剖复位。一期闭合创口,以减少创口感染。早期功能锻炼要求固定的手指及未固定的关节术后尽早活动,以防止关节僵硬。

掌骨和指骨骨折无移位者可用石膏托外固定,有移位者应立即复位,如不稳定均应开放复位内固定,可用克氏针或微型钢板螺钉内固定。骨折内固定术后均需用石膏将伤手固定在功能位。

五、肌腱损伤的处理

指伸肌腱及指屈肌腱包括腱鞘损伤后应尽早一期修复。指伸肌腱由于无腱鞘,大部均有腱周组织覆盖,一期修复后能满意恢复功能。指屈肌腱尽管大部分被腱鞘包绕,吻合后容易发生粘连而影响术后功能恢复,但随着显微外科技术的发展,只要掌握无创伤操作技术及正确缝合方法,早期术后功能锻炼,也能较好地恢复功能。

肌腱缝合的方法很多,目前公认的较好的缝合方法有 Kessler 缝合法、Bunnell 缝合法。肌腱吻合后应将伤手固定在肌腱松弛位 3～4 周,待肌腱愈合后拆除外固定进行功能锻炼。功能锻炼的好坏与肌腱粘连的程度有重要关系。

第十一节　血　管　损　伤

一、诊断

现代社会中,由于各种交通事故造成的血管损伤时有发生。而全身血管损伤中,以四肢血管损伤较多见,其次为颈、胸腹部大血管伤。严重的血管损伤如处理不当或治疗延误,伤者可因短时间内失血过多而死亡,或因伤肢缺血导致坏死而截肢,使伤者致残,丧失劳动能力。因此,应高度重视交通伤中血管损伤的救治。

（一）血管损伤的病因及病理

血管损伤在交通伤中主要为挤压伤和切割所致,也可因刺伤、烧灼伤导致。致伤原因不同,血管损伤机制也有所不同。挤压伤除暴力造成的机械伤外,高速致伤造成的震荡区对血管的损伤程度远比单纯的机械伤严重。钝性创伤,往往发生于钝性打击、高空跌落、挤压等情况下,常合并有多脏器伤,病情复杂、救治难度大。

按照血管损伤的病理改变,主要可分为以下几种:①动脉痉挛。各种损伤均可引起血管平滑肌收缩,数小时后可缓解。②动脉挫伤。由钝性损伤引起,可诱发血栓形成,轻者仅内膜挫伤,重者出现内膜撕裂和管壁血肿,撕裂的内膜可脱入血管,使远端组织缺血。③动脉完全断裂。动脉血供中断,肢体可能缺血坏死,但动脉断裂后断端回缩,容易止血。④动脉部分断裂。远端动脉可能维持一定血供,但动脉不回缩,出血量较大。⑤创伤性假性动脉瘤。动脉裂口周围形成血肿,机化包裹后,血流通过裂口进出于原血肿腔内而形成。⑥创伤性动静脉瘘。伴行的动脉和静脉同时受损,动脉血流流入静脉而形成。

（二）临床表现

依血管损伤种类和部位的不同,临床表现可有很大的不同。

1. **出血** 急速的搏动性鲜红色出血为动脉损伤,而持续性暗红色出血提示静脉损伤。出血既可持续存在,也可自行停止,或因血栓形成、脱落交替出现而表现为间歇性。

2. **血肿** 出血流入组织间隙即形成血肿,多见于闭合性血管损伤。血肿可具有红、肿、热、痛等炎症样表现,如误诊为脓肿而切开,将导致大出血。

3. **休克** 主要原因是失血性休克,并可因创伤和疼痛而加重,常见于周围血管主干的损伤。

4. **组织缺血表现** 动脉断裂或广泛血栓形成者,远端肢体将出现严重的缺血现象,包括远端动脉搏动减弱或消失、皮肤苍白、皮温降低、缺血性疼痛、感觉和运动障碍等。颈动脉损伤致血流阻断时,同侧大脑半球缺血,可见对侧肢体无力、偏瘫,甚至昏迷。

5. **震颤和杂音** 动脉损伤部位发生狭窄或交通性血肿时,局部触诊可有震颤感,听诊可发现收缩期杂音,并向远端传导。至后期,血管损伤主要表现为创伤性假性动脉瘤和动静脉瘘。

（三）诊断

血管损伤不难诊断,但在交通事故发生大批伤员及以下特殊情况时容易漏诊:①钝性损伤和间接损伤时,血管外膜常保持完整而无出血;②肢体严重损伤、肿胀者,血管损伤易被掩盖;③因血栓形成而暂时止血者。故应详细了解受伤原因和出血情况,注意发现各种肢体缺血症状,必要时可通过彩色多普勒超声或血管造影检查明确诊断。血管损伤往往合并其他伤情,需要进行相应的诊断评价,包括血管邻近伤口的损伤情况,出血史/休克史,非扩张性血肿,相关的神经损伤等。

二、治疗

（一）交通事故现场急救

首先必须确保呼吸道通畅,并通过快速有效的输血补液防治休克。同时应根据条件,采取以下措施紧急止血:①手指压迫近端动脉暂时控制动脉出血,如压迫颈根部、腋部或股三角区以控制颈动脉、肱动脉或股总动脉远端的出血;②纱布填塞后绷带加压包扎;③能显露血管断端者,钳夹止血;④以止血带压迫包扎上臂或大腿控制远端出血,但因为可能导致远端肢体缺血和增加静脉出血,现已少用。止血带止血应注意:止血带需绑扎在靠近伤口的近侧,不可过高,以免发生长段肢体缺血。止血带和皮肤之间要用布类衬垫,凡上止血带的患者,必须记录阻断时间,并立即送至医院做进一步处理。

（二）输血补液

对于严重的血管损伤,需迅速建立多条通畅的静脉输液通道,以备快速复苏。大量出血引起休克者,需立即配血、输血。输血前可先输入林格乳酸钠溶液,也可输入低分子右旋糖酐和血浆扩充血容量。大量出血伴有严重休克的伤员,应尽快从交通事故现场后送至医院。缩短受伤到手术治疗之间的时间,是提高伤员生存率的关键。

（三）预防感染

血管损伤后的感染率一般在 5%～10%。为了预防感染导致的手术失败,应在术前、术中和术后静脉滴注广谱抗生素。此外,还应肌注破伤风抗毒血清。

（四）手术治疗

1. 手术时机　血管损伤后越早修复效果越好,研究表明肢体缺血小于 6 小时,90% 的肢体可存活;6～12 小时,存活率为 50%;12～24 小时,仅仅 20% 的肢体可以存活。由于血管伤后 6～8 小时内修复,肌肉可以恢复活力,因此是修复动脉损伤的最佳时期。超过这一时期因肌肉等组织的坏死,会造成肾脏等脏器功能不全综合征。但侧支循环丰富的病人例外,可在 6～8 小时后争取手术。

2. 手术方法　原则上先抢救危及生命的大血管损伤,后行肢体手术;多发性损伤应分组进行;危重病人须监测心肺功能、血氧饱和度等;手术先清创后修补血管的损伤。血管修补的方法主要有以下 4 种。

（1）侧面修补术。适用于血管尖锐性损伤,伤口<周径的 1/3 者。一般纵裂横缝,裂口较大时可用静脉片修补移植。

（2）端端吻合术。适用于动脉缺损<2cm 的病人(或<血管直径 8 倍)。血管管径>0.4cm 者可连续缝合,<0.4cm 应间断缝合,儿童要求间断缝合。

（3）动脉移植术。适用于动脉缺损>2cm 的病人(或<血管直径 8 倍)。胸、腹部大血管多用人造血管,四肢血管以对侧大隐静脉倒置移植为最佳。一般不主张灌洗,以免损伤血管内膜。

（4）动脉结扎术。适用于非主干动脉,有桡、尺动脉,胫、腓动脉,颈外动脉,髂内动脉等结扎后无明显影响者;肢体严重损伤而无法保留者;出现严重休克及重要脏器功能衰竭者。各动脉结扎后肢体坏死率分别为:锁骨下动脉 25%～30%,腋动脉 40%～60%,肱动脉(肱深动脉以上)56%,肱动脉(肱深动脉以下)20%～25%,髂外动脉 48%,股总动脉 80%,股浅动脉 50%,腘动脉 70%。

（五）术后处理

常规观察包括生命体征、肢体血循环、神经功能、出血情况。减少对病人的探视等外界干扰,戒烟,保温,平卧等。为防止已有血栓的蔓延和形成新的血栓,保证手术成功,须采取抗凝措施。可每日静脉滴注低分子右旋糖酐 500～1 000ml,连续数日。术后要注意防治感染,如有伤口感染,只要及时正确处理,如充分引流,使用适当抗菌药物等,仍有可能保持血管修复的效果。

第十二节　周围神经及臂丛神经损伤

一、周围神经损伤

（一）周围神经的解剖结构

周围神经由粗细不等的神经纤维及多层结缔组织被膜包绕而成。神经纤维包括轴突及树突,也包括有髓纤维和无髓纤维。每条神经纤维为基膜包绕,数十条神经纤维被薄层结缔组织——神经束膜包绕称神经束,神经最外层包以完整的结缔组织——神经外膜。神经的血运来源于知名血管的多级分支或周围组织的血管共通支,血管在神经外膜纵行相当长的距离,且不断分支形成外膜血管网及向深层形成神经束间血管网,直至神经内膜,形成神经内部的丰富血管网络。

(二)周围神经损伤的病理分级

现在较多引用的是 Sunderland 的五度法。

Ⅰ度:神经脱髓鞘改变,神经纤维保持良好的连续性,且没有 Waller 变性。此种程度的损伤多表现在运动机能障碍,2 个月左右失功能肌与神经支配顺序无关联地同时恢复。

Ⅱ度:轴索受损,神经内膜连续性存在,将有 Waller 变性,神经的再生需要从损伤节段到效应器的一个时间系数。

Ⅲ度:神经内膜与神经轴索均损伤,神经束膜连续性良好。

Ⅳ度:神经外表连续性虽然存在,但内部为由结缔组织、schwann(SC)细胞及轴索新芽形成的神经瘤,神经的传导功能已全部消失。

Ⅴ度:神经完全断裂。

(三)临床表现及检查法

1. 运动功能障碍　神经损伤后所支配的肌肉即麻痹,数周后可见肌肉萎缩。临床上可见到各种体位畸形,如桡神经损伤后的垂腕、垂指畸形,尺神经损伤后爪形指畸形,正中与尺神经损伤后的扁平手畸形,腓总神经损伤后的垂足畸形等。

要确切地了解肌肉的麻痹情况,除检查与肌肉有关的关节活动功能外,还应用观察和扪触的方法,仔细检查每个肌肉的收缩情况。应注意区别一些代偿动作或假象等以免混淆诊断。

2. 感觉功能障碍　每个感觉神经在皮肤上的分布区域有一定的范围,且互相重叠,没有重叠的部位,称单一神经分布区。如正中神经单一神经分布区只有示指、中指远端一节半手指,尺神经只有小指远端一节多,桡神经损伤时,只有拇指蹼背侧一小块皮肤感觉完全丧失。

感觉功能包括痛觉、触觉、温度觉及实体感觉等。检查痛觉,应从感觉消失区向四周检查,所得感觉障碍的范围较确切。检查皮肤触觉,用棉毛或软毛刷而不用较粗重的物件做检查,以免所得结果与深部感觉相混。两点区别试验能说明触觉及痛觉功能,能代表感觉恢复的程度,在手上很有用,手部正常的两点区别能力在儿童约为 2mm,在成年人为 4～6mm。指端两点区别能力较强,越靠近端越差。

3. 自主神经功能障碍　自主神经到皮肤上的纤维与感觉纤维分布相同。主要管汗腺的分泌和血管的舒缩,感觉消失区与无汗区相符合。神经中断后,其所支配的区域出汗停止、皮肤干燥、脱屑、皮肤纹渐变平、光滑发亮、指甲发弯、出现横嵴。

检查出汗情况,可帮助判断神经损伤及再生情况,在儿童更为有用。检查出汗情况的最简单而实用的办法是用手触摸或用眼直接观察。用淀粉和碘的检查方法可清楚地观察到有汗区和无汗区。茚三酮试验检查指端出汗情况较方便,且可保留记录。

4. 肌电检查　在周围神经损伤中,可用肌电检查协助临床进一步诊断及预后。

(四)治疗

从目前的文献来看,国内外对周围神经的修复方法大多依然采用 20 世纪 60 年代问世的显微外科技术进行神经松解、神经吻合、神经移植等手术。

1. 神经松解术　主要适用于神经粘连、受压和灼性神经痛。方法是纵向切开神经外膜,彻底切除神经周围瘢痕组织,将神经放置在健康的组织床上。如果手术中发现神经损伤部位较粗大,触之较硬或有结节,说明神经内也有瘢痕,需要行神经束膜松解术。

2. 神经吻合术　包括神经外膜缝合法、神经束膜缝合法。

(1)神经外膜缝合术。此法操作简单且效果尚好,至今不失为缝接神经的重要方法之一。主要缺点是难以准确地对接相应的神经束致神经再生不满意。用刀片整齐切割神经断端或切除神经瘤,直至断面出现正常神经束为止。间断缝合神经外膜,使神经束不外露,外膜不内翻。

（2）神经束膜缝合术。神经束膜缝接法的主要优点是能精确地缝接相应的神经束,有利于再生的神经纤维生长。缺点是技术难度较大,手术较费时费事。在手术显微镜下,自正常部分的神经束或束组间隙开始向断端游离粗大的神经束或束组,用9～0号或11～0号无损伤尼龙针线分别缝接各神经束或束组,先缝位于中心的神经束,继之向周边一一缝接。

3. 神经移植术　神经缝合需在无张力下进行,若神经缺损过大或邻近关节强直,通过游离神经、屈曲关节等处理后仍不能达到无张力对端吻合,则可行神经移植术,以次要的正常神经进行游离移植。

（1）神经干游离移植术。用于移植的神经直径与被修复神经相仿,可采用神经外膜缝合法将移植神经与修复神经外膜缝合,移植神经长度稍大于缺损长度。

（2）电缆式神经游离移植术。用于移植的神经较细,根据神经缺损区长度将移植神经截成数段,并成排,将其外膜缝合在一起,形成一较大神经,然后与待修复的神经行外膜缝合。

（3）神经束间移植术。手术显微镜下将神经两断端外膜环形切除1～2cm,分离出相应神经束,将被移植的神经束置于相对应的神经束间行束膜缝合。

（4）带血管蒂神经游离移植术。多用带小隐静脉的腓肠神经移植,小隐静脉与受区邻近动脉吻合,使移植神经获得血供,利于神经再生。

（五）术后处理

术后适当固定肢体,并使用促使神经生长和功能恢复的药物,同时进行理疗和体疗等功能锻炼,以便肢体功能早日恢复。

二、臂丛神经损伤

臂丛从神经根到神经干反复编织组合的解剖特点、分支分配于双上肢的功能特点及牵拉损伤为主的病理特点,构成了其在周围神经损伤疾患中的特殊性。

（一）臂丛的解剖构成

第5～8颈神经和第1胸神经前支分别出椎间孔,在前斜角肌的外缘处,颈5～6合成上干;颈7独立形成中干;颈8、胸1合成下干。各干约下行0.5～1cm,均在锁骨上方分成前后两股。上、中干的前股合成外侧束,下干前股自成内侧束,三干后股汇合成后束。三束分别从内、外、后三面包绕腋动脉下行并发出分支。

（二）臂丛的分支及其支配范围

1. 臂丛神经根的分支

（1）短肌支。由颈5～8神经根处发出,支配斜角肌及颈长肌等。

（2）膈神经支。颈5神经根发出细支参与膈神经组成。

（3）胸长神经。由颈5、6、7神经根发出。穿过中斜角肌或由其表面跨过,从臂丛后方进入腋窝,沿前锯肌表面下降,支配该肌。

（4）肩胛背神经。由颈4、5神经根发出,穿中斜角肌,在肩胛骨与脊柱间下行,支配菱形肌和肩胛提肌。

2. 臂丛干的分支

（1）肩胛上神经。起自上干颈5、6向上,向后经肩胛骨上缘入冈上窝,转至肩峰前方入冈下窝,支配冈上肌、冈下肌。

（2）锁骨下肌支。起自上干的前股,由颈5、6神经纤维组成,经锁骨后进入锁骨下肌。

3. 臂丛的束及束以下分支及支配的肌肉

（1）胸外侧神经。起于外侧束,由颈5、6、7神经纤维组成,经锁骨后方与胸前动、静脉一起进入胸大肌。颈5、6神经纤维主要支配胸大肌锁骨部,颈7神经纤维主要支配胸大肌胸肋部。

（2）胸内侧神经。起于内侧束,由颈8、胸1神经纤维组成,行于腋动静脉之间,经胸小肌进入胸大肌,常发出 1～2 细支与胸外侧神经交通。主要支配胸小肌及胸大肌胸肋部。

（3）肩胛下神经。从后束发出，常有两根，由颈 6、7、8 神经纤维组成为上肩胛下神经，由颈 7 神经纤维组成为下肩胛下神经。前者支配肩胛下肌上部及大圆肌，后者支配肩胛下肌下部。

（4）胸背神经。从后束发出，由颈 6、7、8 神经纤维组成，循肩胛外侧缘伴同名血管下行，支配背阔肌。

（5）腋神经。自后束发出，是后束中较小的一个终支。由颈 5、6 神经纤维组成，经上干后支进入后束。该神经在腋动脉后方，肩胛下肌前面下行。经四边孔后发出分支支配小圆肌，绕肱骨外科颈进入三角肌，支配该肌。皮支分布于肩部和臂后部的皮肤。

（6）桡神经。从后束发出，由颈 5～8 及胸 1 神经纤维组成，是后束的延续，行于腋动脉之后，在背阔肌下源自腋部沿桡神经沟进入肌肉中，仅胸大肌与肱三头肌等由臂丛全部神经根纤维支配。若肱三头肌功能完全丧失时，常提示可能有两种情况：一种是全臂丛神经损伤；另一种是指桡神经在腋部肱三头肌分支以上的完全性损伤。两种情况依靠臂丛是否残存其他神经功能而鉴别。

（7）肌皮神经。从外侧束发出，由颈 5、6 神经纤维组成，沿上干前股而进入外侧束，是外侧束外侧的终末支，在喙突下邻近喙肱肌，发出该肌肌支后，由肱二头肌内侧进入此肌。

（8）正中神经（外侧头）。从外侧束发出，由颈 5、6、7 神经根纤维组成，沿上干及中干前支进入外侧束，是外侧束内侧的终末支，下行 2～3cm 后在腋动脉前面与正中神经内侧头联合组成正中神经主干。正中神经外侧头神经纤维主要支配旋前圆肌及桡侧腕屈肌。

（9）正中神经（内侧头）。从内侧束发出，由颈 8、胸 1 神经根纤维组成，沿下干前支进入内侧束，是内侧束外侧的终末支。沿该束下行 2～3cm 后，在腋动脉前面与正中神经外侧头联合组成正中神经主干。正中神经内侧头神经纤维主要支配掌长肌、全部指屈肌及大鱼际肌群（3 块半肌肉），并支配桡侧 2 块蚓状肌。

（10）尺神经。从内侧束发出，由颈 8、胸 1 神经纤维组成。沿肱动脉内侧下降，支配尺侧腕屈肌、指深屈肌尺侧半、小鱼际肌群、全部骨间肌、尺侧 2 块蚓状肌、拇收肌及拇短屈肌尺侧半。

（11）臂内侧皮神经。从内侧束发出，由颈 8、胸 1 神经纤维组成，沿腋动脉、肱动脉内侧下降，支配臂内侧皮肤感觉。

（12）前臂内侧皮神经。从内侧束发出，由颈 8、胸 1 神经纤维组成，随腋动脉及肱动脉内侧下降，支配前臂内侧皮肤感觉。

（三）诊断

1. **臂丛神经根损伤**　为了叙述方便，将臂丛神经根分为上臂丛神经根及下臂丛神经根。上臂丛神经根包括第 5 至第 7 颈神经根；下臂丛神经根包括第 8 颈神经根与第 1 胸神经根。

（1）上臂丛神经根损伤。上臂丛（颈 5～7）神经根受伤时，腋神经、肌皮神经、肩胛上下神经，以及肩胛背神经发生麻痹，桡神经与正中神经发生部分麻痹，因此，下述肌肉出现瘫痪或部分瘫痪：三角肌、肱二头肌、肱肌、肩胛下肌、大圆肌、冈上下肌、肩胛提肌、大小菱形肌、桡侧腕屈肌、旋前圆肌、肱桡肌等。

临床上的主要表现是：肩关节不能外展与上举，肘关节不能屈曲而能伸展，腕关节虽能屈伸但肌力减弱，上肢伸面感觉大部分缺失。检查时，可发现肩部肌肉萎缩，三角肌最明显，上臂肌肉萎缩以肱二头肌为主。另外，前臂旋转亦有障碍，手指活动尚属正常。

上述症状与臂丛上干损伤类同，如果有前锯肌萎缩、翼状肩胛以及肩胛提肌与菱形肌出现麻痹，即表示上臂丛神经根在近椎间孔处断伤。

（2）下臂丛神经根损伤。下臂丛（颈 8 胸 1）神经根受伤时，尺神经、前臂及臂内侧皮神经出现麻痹，正中神经与桡神经出现部分麻痹，因此，出现下述肌肉瘫痪：尺侧腕屈肌、指屈肌、大小鱼际肌群、全部蚓状肌与骨间肌。而肱三头肌与指伸肌出现部分瘫痪现象。

临床上的主要表现是：手的功能丧失或发生严重障碍，肩、肘、腕关节活动尚好，患侧常出现 Horner 综合征。检查时可发现手内肌全部萎缩，其中以骨间肌为主，有爪形手及扁平手畸形，手指不能屈伸或有严重障碍,但掌指关节能伸直。前臂手部尺侧皮肤感觉缺失,臂内侧皮肤感觉亦可能缺失。

上述症状与臂丛下干及内侧束损伤类同,如果有 Horner 综合征出现,证明胸1交感神经已断伤,此常提示颈8、胸1近椎间孔处断伤。

2. 臂丛神经干损伤

(1)臂丛神经上干损伤。第5、6颈神经联合构成臂丛神经上干。当上干受伤时,腋神经、肌皮神经与肩胛上神经即出现麻痹,桡神经与正中神经出现部分麻痹,其临床症状与体征和上臂丛损伤相似。

(2)臂丛神经中干损伤。臂丛神经中干由第7颈神经单独构成,其独立损伤极少见,此时除伸肌群肌力有影响外,无明显临床症状与体征。

(3)臂丛神经下干损伤。颈8与胸1神经联合构成下干,当其受伤时,尺神经、臂内侧皮神经与前臂内侧皮神经即发生麻痹,正中神经与桡神经发生部分麻痹,其临床症状与体征和下臂丛损伤类同。手的功能全部丧失,不能执捏任何物体。

3. 臂丛神经束损伤 臂丛神经束损伤后所产生的体征十分规则,根据臂丛结构,即可明确诊断。

(1)臂丛神经外侧束损伤。臂丛神经外侧束受伤后,肌皮神经、正中神经外侧根与胸外侧神经发生麻痹,因此,下述主要肌肉即瘫痪:肱二头肌、桡侧腕屈肌、旋前圆肌与胸大肌(锁骨部)。

临床上的主要表现是:肘关节不能屈,或虽能屈(肱桡肌代偿)但肱二头肌麻痹;前臂能旋前但旋前圆肌麻痹,腕关节能屈但桡侧腕屈肌麻痹,上肢的其他关节活动正常。前臂桡侧感觉缺失。肩关节与手部诸关节的活动正常。

(2)臂丛神经内侧束损伤。臂丛神经内侧束受伤后,尺神经、正中神经内侧根与胸内侧神经发生麻痹,它们所支配的肌肉除正中神经支配的桡侧腕屈肌与旋前圆肌外均出现瘫痪。

临床上的主要表现是:由于手内部肌与指屈肌全部瘫痪,致手指不能屈伸(掌指关节能伸直),拇指不能掌侧外展,不能对掌、对指。故手已无功能。感觉缺失主要限于上肢内侧及手部尺侧。手内部肌与前臂屈肌明显萎缩,手呈扁平手和爪形手畸形。肩、肘关节功能正常。

内侧束损伤须与颈8、胸1神经根损伤鉴别。后者有 Horner 综合征,肱三头肌、腕伸肌与指总伸肌部分瘫痪;前者则无此现象。

(3)臂丛神经后束损伤。后束受伤后,下述神经及其支配的主要肌肉发生瘫痪:肩胛下神经支配的肩胛下肌和大圆肌,胸背神经支配的背阔肌,腋神经支配的三角肌和小圆肌,桡神经支配的上臂与前臂背面的伸肌群。

临床上的主要表现是:肩关节不能进展,上臂不能旋内,肘与腕关节不能背伸,掌指关节不能伸直,拇指不能伸直和外展,肩外侧、前臂背面和手背桡侧半的感觉障碍或丧失。三角肌、背阔肌、肱三头肌与前臂伸肌群萎缩,其他的关节活动正常。

4. 全臂丛神经损伤 全臂丛神经损伤早期时,整个上肢呈迟缓性麻痹,各关节不能主动运动,但被动运动正常。由于斜方肌功能存在,依然可做耸肩运动。上肢感觉除臂内侧部分区域存在外,其余全部丧失。上肢内侧皮肤感觉由臂内侧皮神经与肋间臂神经共同分布,后者来自第2肋间神经,故在全臂丛神经损伤时臂内侧皮肤感觉依然存在。上肢腱反射全部消失,温度略低,肢体远端肿胀,并出现 Horner 综合征。在晚期,上肢肌肉显著萎缩,各关节常因关节束挛缩而致被动运动受限,尤以肩关节与指关节严重。

(四) 治疗

一般来说,手术探查及修复,越早越好。

1. 手术切口 颈、锁、胸、臂皮肤切口从胸锁乳突肌后缘中点开始,沿该肌后缘向下,再在锁骨上缘横形向外达锁骨中点,向下越过锁骨中点后,沿胸大肌与三角肌间隙下行,过腋前皱襞后横行向内,至臂内侧后再沿肱三头肌内侧沟向下根据损伤部位,在此皮肤切口设计线上选定长度。

2. 手术方法的选择 根据手术前诊断臂丛神经受损的水平和范围,选择上述的切口部位。对受损区域进行神经探查术,并依探查结果采取不同的复修方法。如神经连续性尚好,质地也正常,只行神经周围瘢痕切除、神经外松解术;如神经质地不佳,有神经内瘢痕存在,需进一步行神经内松解术,且松解后有神经束缺损者,应做神经束间移植。如有神经断裂,一般应行自体游离神经移植。

第十三节　开放性骨折的治疗

开放性骨折即骨折部位皮肤或黏膜破裂,骨折与外界相通。按软组织损伤的轻重,可分为 3 度:Ⅰ度,皮肤被自内向外的骨折端刺破,软组织损伤轻;Ⅱ度,皮肤被割裂或挫伤,皮下组织与肌肉有中等度损伤;Ⅲ度,广泛的皮肤、皮下组织与肌肉严重损伤,常合并血管神经伤。

开放性骨折的处理原则是彻底清创,使开放污染的创口转变为接近无菌的创面,防止感染,力争创口迅速闭合,将开放性骨折转化为闭合性骨折,从而为组织修复和骨折治疗创造有利条件。

一、清创术实施的时间

任何开放性骨折,原则上清创越早,感染机会越少,治疗效果越好。一般认为伤后 6～8 小时清创最好。经过彻底清创缝合术后,绝大多数伤口可以一期愈合。超过 8 小时,感染的可能性增大。但在 24 小时之内,在有效使用抗生素的情况下也可进行清创。

二、术前准备

(1) 询问病史,了解创伤经过、受伤时间和性质、急救处理情况等。

(2) 检查全身情况,是否有休克和其他危及生命的重要器官损伤。

(3) 通过肢体的运动、感觉、动脉搏动和末梢血液循环状况,确定是否有神经、肌腱和血管损伤。

(4) 观察伤口,估计损伤的深度,软组织损伤情况和污染程度。

(5) 拍摄患肢 X 线片以了解骨折类型和移位情况。

三、开放性骨折清创术的步骤及要点

包括清创、骨折复位和软组织修复以及伤口闭合。其要求比单纯软组织损伤更为严格。

1. 清创　即将污染的创口经过清洗、消毒,然后切除创缘、清除异物,切除坏死和失去活力的组织,使之变成清洁的创口。

(1) 清洗患肢。在严格无菌条件下,彻底清洗患肢和创面周围健康组织上的污垢。清洗范围应限于患肢皮肤至伤口边缘。创面内一般不用刷洗,如果污垢较重,可用无菌纱布或软毛刷轻柔地进行清洗,再用无菌生理盐水彻底冲洗干净。接着再用 0.1% 的活力碘(聚吡咯酮碘)冲洗创口或用其浸湿的纱布敷于创口 5 分钟,无菌生理盐水冲净。伤肢清洗干净后用无菌纱布擦干皮肤,然后常规消毒、铺单,准备清创。除有大的血管破裂外,应避免使用止血带。

(2) 创口边缘处理。一般应切除创缘皮肤 1～2mm;对失去活力的皮肤要彻底清除。

(3) 创腔和创袋。如皮下有创腔和创袋,都要求彻底清创,直至能够清楚显露最远处的盲角。

(4) 皮下组织、脂肪组织和筋膜。术中对坏死、污染、不出血的皮下组织、剥脱皮瓣下的脂肪组织和筋膜要彻底切除。

(5) 肌肉与肌腱。对失去血运和已发生坏死的肌肉组织要彻底清除。污染严重的肌腱,应予切除,但因肌腱不出血,因此只需切至出现正常组织时即可。如仅沾染一些异物,可切除被污染的腱周组织和其表面组织,尽量保留肌腱的完整性。

(6) 血管与神经。断裂而污染较轻的血管,不要随便切除,可将血管的外膜小心剥离,清除污染物质后再进行修复;任何神经都要尽量保留,对污染较轻的,可用生理盐水纱布小心擦拭;污染严重的,可将神经外膜剥离切除。

(7) 关节囊与韧带。污染或挫伤严重的关节囊与韧带,都要切除。若仅有轻度污染的,则只切除表层,保留健康组织,有利于关节功能的恢复。

(8) 骨外膜与骨折端。骨外膜应尽量保留。若已污染,可仔细将其表面去除。对于已污染的骨折端表层,应尽可能清除。骨髓腔内如有污染,可用刮匙伸入髓腔 1～2cm 将污物刮除。用毛刷刷洗污染骨是不适宜的。为防止骨缺损,即使与周围组织完全失去联系的游离碎骨块也不要轻易去除,否则因骨缺损,易造成骨不连。

(9) 止血。微小血管的出血,只需用止血钳夹住数分钟即可止血。对较大血管的出血则必须结扎。

(10) 再次清洗。清创彻底后,再用无菌生理盐水清洗创口及周围组织 2～3 次,然后用 0.1% 的活力碘浸泡或湿敷创口 3～5 分钟。若创口污染较重,伤后时间较长,可加用 3% 的过氧化氢液清洗,以减少厌氧菌感染的机会,然后再用无菌生理盐水冲洗干净。清洗后应更换手套、敷单及手术器械,继续按无菌术操作进行组织修复手术。

2. 组织修复

(1) 骨折复位固定。清创后应将骨折复位,根据情况给予外固定或内固定。对于骨折端污染较轻、软组织损伤不重、复位后较为稳定的骨折,可用创口部开窗的石膏、骨牵引或外固定架等方法固定。近年来,随着手术条件的逐步改善和高效抗生素的合理应用,开放性骨折清创术后可以同时行内固定。

(2) 肌腱修复。断裂的肌腱如系利器切断,断端干整、无挫伤,可在清创后将肌腱一期缝合。若肌腱系被钝性拉断,则不宜缝合,待创口愈合后二期修补。

(3) 血管修复。如血管已断裂,但不影响患肢血液供应,清创后可不吻合。如果血管部分断裂,且裂口不大者,可直接修补缝合;如为主要血管损伤,清创后要将两断端切至内膜完整处。在无张力下进行吻合;若血管缺损较多,可行自体静脉倒转移植修补。

(4) 神经修复。神经断裂如无功能影响,清创后可不吻合;如为神经干损伤,争取在清创彻底的前提下一期缝合。若神经有部分缺损,可将邻近的关节屈曲或将骨折端做适当的截除,行神经的端端吻合。如缺损较大、断端回缩不易吻合或污染严重时,可将神经两断端用黑丝线结扎作为标记,缝于神经附近的软组织,留待二期处理。

3. 创口引流及闭合

(1) 创口引流。除手指外,一般创口内均要求放置引流。可用硅胶管或橡胶条作为引流物。但引流物应避免直接放在创口中,可在创口所属骨筋膜室的最深处向外穿破健康皮肤,将引流物从此引出,连接于负压吸引器,24～48 小时后将引流物拔除。

(2) 创口闭合。当创口较小、污染较轻、软组织挫伤不严重时,可考虑一期缝合创口。对于 6～8 小时内的创口,经彻底清创后,绝大多数可以一期闭合。对于组织损伤和污染程度较重的创口,应延期缝合。即在清创后用肌肉等软组织覆盖裸露的骨端,伤口开放,再用无菌敷料包扎,3～5 天后,待局部炎症控制后再闭合创口。

4. 应用抗生素及破伤风抗毒素　应在急诊术前即通过静脉输入大量抗生素。在时间紧迫的急诊情况下,可先给予广谱高效的抗生素。同时,开放性骨折病人,术前要给予肌注破伤风抗毒素。

(赵玉峰　郭庆山　王爱民)

参考文献

[1] 王正国. 外科学与野战外科学[M]. 北京:人民军医出版社,2007.

[2] 刘侃,陈琪,周红,等. 道路交通伤害调查与信息化干预分析[J]. 西部医学,2009,21(9):1570-1571.

[3] 张连阳,姚元章. 简明创伤救治学[M]. 重庆:重庆出版社. 2008.

[4] 陈建,朱建炜. 交通伤致多发性骨折的急救与早期治疗[J]. 中国医疗前沿,2009,4(11):69-70.

［5］韩文朝,申五一.现代交通创伤诊疗学[M].北京:北京医科大学出版社,2003.

［6］YANAKA K,SPEFIMAN SR,MCCARTHY JB,et al. Reduction obrain injury using hepafin to inhibit leukocyte accumulation in a rat model of transient focal cerebral ischemial protectivmechanism[J]. J Neurosttrg,1996,85:1102-1107.

第二十八章　下肢道路交通伤

Abstract

With the development of the city and the increasing traffic accidents, traffic casualties have become the leading cause of death for modern people. Traffic accidents can cause a variety of injuries, of which limb fractures are the most common type of injury.

Nearly all of the body can be hurt at traffic crash. The brain and chest trauma often lead to die. Lower limbs are the easiest parts of body at traffic crash. Many people get the lower limbs fracture or soft tissue hurt. In which, the leg fracture, foot trauma and the knee joints hurts are the most common injures. Though the seldom leads to die, it is one of the familiar reasons to deformity.

In this chapter, we discuss lower limbs trauma by four parts, which are joint hurt, fractures, soft tissue hurt and foot trauma. In each part, we introduce the general situation of the trauma firstly. Then we expound the treatment principle. At last, we explain some common traumas for example.

第一节　开放性下肢关节损伤

一、诊断

由于当代交通伤的严重性与复杂性,要求在诊断开放性关节损伤时必须要有整体概念,开放性关节损伤与身体其他部位的严重损伤相比,位于深处的关节开放损伤常较隐蔽,而且较少立即危及生命,因此常易被经验不足的施救者忽视。这些开放性关节损伤早期看似并不严重,但若治疗不当可导致严重的并发症,造成极高的远期致残率。因此,对下肢的开放性关节损伤,我们须首先掌握其诊断。

开放性关节损伤往往需手术治疗,处理开放性关节损伤的关键在于早期确诊。所有的开放性关节损伤在确诊后必须在 6 小时以内探查和处理。具有以下特点的临床表现提示可能存在开放性关节损伤:①有明确交通受伤史,受伤部位、伤口靠近关节;②关节附近处发生骨折;③关节暴露;④关节滑液渗出;⑤关节活动障碍;⑥X 线片见关节腔内积气或异物,或 MRI 检查提示关节损伤。

关节腔穿刺注射无菌亚甲基蓝或生理盐水可用于可疑开放关节损伤的确诊。关节腔穿刺注射的技术要点有几点:①准备。无菌穿刺包,30ml 注射器。②穿刺。注意进针点避开神经血管结构,进入可疑损伤的关节。肩关节、肘关节(侧方)、膝关节(髌骨旁)和踝关节(前外侧)为穿刺途径。③尝试抽吸。抽出血性液体则表明存在关节积血。若未抽出积血,则通过注射器向关节腔内注入生理盐水(或亚甲基蓝),直至关节饱胀,此时若能检测到外渗则表明关节有损伤。即便没有外渗,也不能完全排除开放性关节损伤存在的可能性。

二、处理原则

开放性关节损伤的现场急救应首先处理影响生命的严重伤和并发症,遵循"生命第一,关节第二"的原则,同时应用损害控制理论。

在控制住大血管出血的基础上,积极处理关节局部,包扎创面以制止出血和防止再污染,肢体给予临时制动。先行非手术处理,并立即撤出交通事故现场以行进一步的手术治疗及术后康复。一旦确诊为开放性关节损伤,在治疗上应特别注意止血和预防感染、尽可能保留或恢复正常关节的功能。伤后应尽早进行静脉抗生素治疗,并且持续到术后48小时。在条件允许的状况下,止血带控制下尽早施行手术探查,四肢须用无菌巾单包裹,保证在手术时被动活动不受限制。若受伤关节有以下征象:①持续肿胀;②剧烈疼痛,活动受限;③局部皮温升高;④发热。高度怀疑出现关节感染,均应立即探查。

开放性关节损伤,从其性质来说是一个较难处理的问题,轻者可影响关节功能,重者可造成残废,因此,必须以慎重的态度加以处理。其主要原则包括控制出血、预防感染、保护关节软骨和恢复功能。具体步骤如下:

1. 控制出血　尽早发现和治疗休克。如有出血,应立即止血。视伤口情况和现有条件可采用指压止血、填塞止血、加压包扎、止血带止血等方法,并准备尽快手术止血。

2. 损害控制　早期识别低体温、凝血功能障碍和酸中毒三联症,一旦出现上述情况,应立即处理,待伤员严重生理功能紊乱和机体代谢功能失调得到纠正后,再着手进行确定性手术。

3. 彻底清创　在清创以前,应做创口细菌培养和抗生素敏感试验。切除一切污染失活组织,需要时应扩大创口,充分显露关节,摘除异物和脱落的软骨块,用大量生理盐水冲洗关节和创面。彻底清创是预防感染的重要措施。手术操作的要求和原则,与其他开放损伤基本相同,但应更为严格,因为一旦感染,极易造成关节的严重功能障碍。

4. 创面处理和抗生素的应用　为了保护关节软骨,要严密缝合关节囊,关节腔内不放引流。对于皮肤的处理,可根据创面污染情况,行一期或二期缝合。伤口内可留置引流24～48小时。术中和术后应用广谱抗生素。近年来,有人提出在术后使用吸引灌注,灌注液中加入抗生素,由输入管滴入,由输出管吸出。但灌注吸引装置本身可能成为污染源,故亦有人不主张使用,即使应用也不能时间过长,平均3～5天即可。一般认为,应根据伤情而定,对于污染不重,时间较短而又清创彻底者,可不使用;而对于污染重,时间长,难以彻底清创者,可以使用。

5. 关节制动　为了预防感染和促进伤口愈合,受伤的关节应用石膏托或支具加以制动及保护。

6. 关节内骨折的处理　在完成清创的同时,关节内的骨折必须复位,并妥善地加以固定。外固定常是需要的,有利于防止感染和功能恢复。

7. 功能锻炼　如于手术后局部无感染,全身反应正常,除有骨折须继续固定外,可在创面愈合后,去掉固定物,开始有计划地逐渐活动关节。同时应严密观察,如有体温上升、关节积液等反应,应暂停锻炼,行关节穿刺,并做关节积液细菌培养。待症状好转,再恢复功能锻炼。

对于已感染的开放性关节损伤,则应扩大引流,彻底清除坏死组织。全身及局部使用抗生素。待感染完全控制后,再进行后期处理。临床结果表明,交通开放性关节伤一旦关节感染,其关节功能将大部丧失。

三、髋关节开放伤的处理

髋关节开放性损伤的特殊性包括:①髋关节位置较深,诊断困难;②严重的并发症导致死亡或长期致残;③交通事故现场缺乏设备且关节穿刺和注射较困难,难以排除关节损伤。因此,为预防严重的并发症,怀疑髋关节开放伤的病例必须在伤情许可下尽早进行关节探查。

髋关节切开探查技术要点包括:

1. 体位　仰卧位或侧卧位,腹部、骨盆和全下肢准备并铺单。

2. 手术切口及入路　常采用前外侧切口及入路,使得髋、髋臼和髂骨的暴露最大。后侧入路途径用于后路的暴露和引流。

3. 注意事项　合并股骨颈和股骨头的完全骨折应避免股骨头血供破坏,否则易并发感染和缺血性坏死。

四、膝关节开放伤的处理

膝关节开放伤是一种高能量损伤,多合并膝关节韧带、股骨远端、胫骨近端及髌骨骨折,处理困难且愈后较差,严重者可致关节功能障碍。

开放性膝关节损伤的 Collins-Temple 分型:Ⅰ度,单一的裂伤,没有广泛软组织损伤;Ⅱ度,包括单个或多个裂伤,并伴有广泛软组织损伤或缺损;Ⅲ度,开放性关节周围骨折,关节呈开放状态,再根据关节损伤和半月板韧带撕裂程度分为不同亚型;Ⅳ度,开放性脱位,伴有需手术修复的神经或血管损伤。

膝关节开放伤手术要点包括:

(1) 尽早清创。伤后 6～8 小时完成清创术,越早清创,术后感染的风险越小。

(2) 对于关节内骨折,主张Ⅰ期手术,解剖复位,简单固定,以免加重污染,减少对软组织的再次损伤;对于压缩骨折,骨膜起子撬起复位后,缺损区加压植骨;对于髌骨粉碎骨折,保留并恢复其关节面平整,克氏针固定,丝线荷包缝合,这样有利于闭合关节腔,重建股四头肌功能。

第二节　下肢软组织损伤

下肢软组织损伤是指交通事故致软组织擦伤、挫伤、撕裂伤、撕脱伤、非机械性伤,包括下肢人体的皮肤、皮下浅深筋膜、肌肉、肌腱、腱鞘、韧带、关节囊、滑膜囊、周围神经、血管等组织的损害。软组织损伤的主要分类有扭伤类、挫伤类、碾压伤类;有开放性损伤类、闭合性损伤类等。检查伤员下肢软组织损伤包括创口的大小、形状、出血情况、受伤程度及范围,皮肤有无淤斑、水疱,皮温有无改变,趾端循环情况,肌肉有无缺血性坏死,伤肢是否肿胀、皮肤紧张和发硬、能否活动,有无感觉障碍。软组织损伤的临床表现:疼痛,肿胀,局部渗血或出血,功能障碍。治疗下肢软组织损伤严重者,应严密观察,注意休克征兆,记录血压、脉搏、尿量及其性状。抬高并固定患肢。早期即伤后 48 小时以内,冷敷非常重要,可控制出血和渗出,减轻肿胀、疼痛等症状;中后期可采用理疗、按摩、活血药物治疗等,结合功能锻炼,促进淤血与渗出的吸收、组织修复。加强营养,促进创口愈合。

一、下肢皮肤撕脱伤

下肢皮肤撕脱伤是交通事故最常见软组织损伤,是下肢皮肤受挤压、碾挫所致撕脱皮肤损伤。当肢体在切面方向受压并平行推移(如被刹车后的汽车轮挤压并在地面移动),往往使较坚韧的皮肤与疏松的皮下组织分离,此时供应皮肤的血管均已断裂,虽然外表未见裂口,皮肤也无缺损,分离的皮肤由于丧失血供也无法全部存活。其后果与皮肤撕脱相同,故称为潜在性皮肤撕脱伤。擦伤的伤口皮肤表面有擦痕,同时伴有组织液渗出,点状出血;挫裂伤的伤口边缘不整齐,周围组织挫伤较重;刺伤的伤口小而深,有时可见伤口内遗留的致伤物;切伤的伤口多呈直线状,边缘整齐,周围组织损伤较轻,出血较多。

(一)诊断

(1) 详细询问车祸受伤时间、原因和受伤情况,是否为挤压伤,伤后有无尿闭、尿少及血尿;曾接受过何种治疗,疗效如何。

(2) 注意有无休克或身体其他部位的损伤,有无挤压综合征(以肢体或躯干肿胀、肌红蛋白尿及高血钾等为特点的急性肾衰竭)。

(3) 详查受伤部位,注意创口的大小、形状、出血情况、受伤程度及范围,皮肤有无淤斑、水疱,皮温有无改变,趾端循环情况,肌肉有无缺血性坏死,伤肢是否肿胀、皮肤紧张和发硬、能否活动,有无感觉障碍。

(4) 严重创伤(包括挤压伤)或全身症状严重者,应每日查血、尿常规,记录尿量,必要时做血、尿生化检验(包括肌红蛋白)、心电图及肾功能等。

(二) 治疗

(1) 如有休克,首先治疗休克。

(2) 如有出血,应立即止血。轻微或中度出血,可采用加压包扎或填塞法止血;四肢大血管出血,先上止血带并准备尽快手术止血,术前应每30分钟放松止血带1次。失血较多时,应及时输液、输血。出血不止时,应紧急手术止血。疼痛较重者,可给哌替啶或吗啡,也可给其他镇静剂、镇痛药。有骨折时,应适当固定伤肢。

(3) 有筋膜间隙综合征和挤压综合征者,应及时处理。

(4) 严重闭合性挫伤的治疗。

1) 早期在肢体周围放置冰袋或做冷敷,待出血停止(一般在48小时后),改用热敷,促进局部淤血吸收。必要时,予抗生素防治感染。

2) 若水肿严重,影响肢体血液循环,或小腿严重挤压伤有肌肉功能障碍及动脉搏动减弱者,应早期切开减张,将皮肤、深筋膜和肌膜纵行多处切开,然后用生理盐水纱布条疏松填上。若中毒症状严重,保留患肢将危及生命,应考虑截肢。

(5) 开放性创伤,除表浅的擦伤及小的刺伤外,应尽早做初期外科处理(清创术)。

1) 根据伤情、创口部位、大小及形状,选用氯胺酮静脉麻醉、局部麻醉、椎管内麻醉或吸入麻醉。

2) 清创术步骤及注意点:①解除急救包扎,创口内暂时填塞无菌纱布,创口周围先用肥皂水、清水(必要时用汽油或乙醚)洗去皮肤的血渍和污垢,剃除毛发。然后取出填塞物,清除创口内异物,用大量生理盐水冲洗创口数次,拭干后再用无菌纱布覆盖创口,用碘酊及乙醇消毒创口周围皮肤,并辅以无菌巾。②除大出血外,不应在止血带下清创,以免影响对组织活力的辨别。③充分切开皮肤和深筋膜,彻底暴露伤道。切开方向与肌纤维、大血管和神经的走向一致,必要时在深筋膜切口两端各加一横切口,以解除其张力。④沿创口边缘切除皮肤(一般不超过0.2~0.6cm)及皮下组织,注意勿损伤重要血管及神经。凡已失去活力的组织,均应全部切除。⑤清除伤道内一切肉眼可见的异物,如致伤异物已进入深部组织,不宜寻找时间过长,以免损伤过多健组织或扩大污染范围。⑥如发现神经或肌腱损伤,可根据具体情况考虑缝合或做定位缝合。⑦彻底清创后,再用生理盐水冲洗创口,以清除一切微小异物、血块、组织碎片,并仔细止血。

3) 创口缝合:按致伤原因、伤后时间、创口部位、污染程度及车祸伤时条件等,考虑创口应否做一期缝合。①伤后6~8小时内经彻底清创后一般可行初期缝合。损伤6~8小时以后清创者,可不做初期缝合而用生理盐水纱布松填,待3天后无继发感染时再做延期缝合。但不应机械地受时间限制,应根据创伤部位及性质等酌情决定。如受伤后24~72小时内的软组织血供好、关节腔等,虽受伤时间较长,如无明显感染,清创后仍可考虑做初期缝合。若创面过大、组织破坏过多、污染严重,虽早期施行清创术,也不应做初期缝合。②下肢伤部不应使肌腱和神经暴露,须用肌肉和皮瓣覆盖。如创口较大不能缝合时,宜及早植皮。③较浅的贯通伤,如出、入口接近,可将伤道间表面的组织切开,变两个创口为一个,清创后可根据交通伤时条件决定是否做初期缝合。伤道很深的贯通伤,须分别处理出、入口,不应做初期缝合。④缝合时,应注意消除无效腔,逐层缝合,缝后创口应无张力。

4) 清创后的处理:①行初期缝合的创口,必要时可置橡皮片引流,术后24~48小时拔除。②缝合的创口,如有感染或出血现象时,应立即拆除缝线,以利引流或止血;如无感染的创口,可不更换敷料,待适当时间拆线。③未缝合的创口,如无感染,可在术后3~8天做延期缝合。④酌情应用抗生素,但创口内不用磺胺药或抗生素。⑤创面深、血循环差者,可酌情采用高压氧治疗;久治不愈的创面,可用表皮生长因子(EGF)或成纤维细胞生长因子(FGF)促进愈合;创面大、愈合困难者,视情况植皮。

(6) 预防破伤风常规处理。开放性创伤或伤前未经全程免疫者,除注射破伤风类毒素外,可酌情在创口周围组织内或另一部位肌内注射精制破伤风抗毒素 1 500～3 000U。

二、急性软组织挫伤

急性软组织挫伤是指人体运动系统中除皮肤及骨骼之外的其他组织所发生的一系列急性挫伤或（和）裂伤，包括肌肉、韧带、筋膜、肌腱、滑膜、脂肪、关节囊等组织以及周围神经、血管的不同情况的急性损伤。这些组织受到外来或内在的不同致伤因素的作用，造成组织急性破坏和组织生理功能的暂时紊乱而产生损伤。急性软组织损伤一般是受外来的机构应力的作用，当应力作用达到一定的强度超过软组织承受负荷，即能诱发损伤，产生症状。

（一）致伤机制

急性软组织挫伤多是钝性或挤压暴力致伤，包括擦伤、扭伤、挫伤、跌扑伤或撞击伤，造成机体局部皮下软组织撕裂出血或渗出。

（二）临床症状

1. 疼痛　与暴力的性质和程度、受伤部位神经的分布及炎症反应的强弱有关。
2. 肿胀　因局部软组织内出血或（和）炎性反应渗出所致。
3. 功能障碍　引起肢体功能或活动的障碍
4. 伤口或创面　据损伤的暴力性质和程度可以有不同深度的伤口或皮肤擦伤等。

（三）鉴别诊断

主要是注意有无合并肢体骨折、颅内损伤、血气胸、腹内脏器损伤的可能，予以 X 线片、CT 等检查鉴别排查，如合并有神经、大血管、肌腱、关节囊损伤，可于 2 周后检查肌电图、彩色多普勒、MIR 予以确诊。

急性软组织挫伤的恢复过程：

（1）无伤口且未伤及神经、大血管、肌腱、关节囊的软组织挫伤，疼痛一般经过对症处理，3～7 天逐渐好转消失，部分病人需要 2 周左右恢复，少数病人经过 2 周治疗后，疼痛仍未减轻，或出现麻木、肢体无力、肿胀明显、关节活动明显障碍等情况，应注意有无合并神经、大血管、肌腱、关节囊损伤的可能，并进一步检查。

（2）局部肿胀消退情况视受伤部位稍有差异，一般致密结缔组织水肿消退较快。肿胀一般为 2 周左右基本消失。

（3）如有全身多处明显挫伤的患者，应注意小便情况，警惕"肌红蛋白尿"、急性肾衰竭的可能。

（四）治疗

通常可以镇痛、理疗、制动、中成药活血化淤等方法治疗。在受伤 24 小时内，局部可用冷敷，可以使皮毛血管收缩，组织水肿消退，起到止血消肿止痛的作用。对于软组织挫伤采用早期敷药方法治疗，有着非常好的疗效。患者往往在敷药后就能即时消肿止痛，敷药时的绷带固定，不仅能保持关节于受伤韧带松弛的位置，暂时限制肢体活动，还有利于损伤韧带的修复，从而缩短了治疗时间。

三、韧带损伤

韧带损伤分为Ⅰ度韧带拉伤、Ⅱ度韧带拉伤和Ⅲ度韧带拉伤。

Ⅰ度韧带拉伤只有少量的纤维撕裂，轻微肿胀，无功能障碍，关节活动度正常。

Ⅱ度韧带拉伤因纤维撕裂的多少不同，症状和体征也不相同。Ⅱ度韧带拉伤可以是 1/3 的纤维断裂，也可以是仅有少量纤维未断裂。Ⅱ度韧带拉伤的表现有肿胀、压痛和功能障碍，但是关节活动大致正常，无明显的关节异常活动。损伤后关节予以制动，保护关节免受损伤应力破坏，约 6 周后Ⅱ度韧带损伤就能愈合。

Ⅲ度韧带拉伤时韧带完全断裂，关节有异常活动。伤后不久就出现严重肿胀，功能障碍很明显。将韧带断端对合产生的瘢痕要少，这比断端不缝合的疗效要好。韧带断端对合后可加快胶原化，恢复正常的韧带组织。若韧带两端分离且未制动,则愈合时中间会形成一个裂隙。比较缝合的韧带张力和未缝合韧带的张力,发现前者更牢固,未缝合韧带从瘢痕处断裂。因此,笔者主张负重关节的主要支撑韧带Ⅲ度断裂应在伤后1周内予以修复。

用以下方法可鉴别Ⅱ度拉伤和Ⅲ度拉伤:沿与关节正常活动平面相垂直的方向行应力检查即可鉴别是Ⅱ度拉伤还是Ⅲ度拉伤,Ⅲ度拉伤的关节明显张开。Ⅲ度拉伤在行应力检查时常发现有明显不稳,但无疼痛,这提示需手术治疗。拉伸部分损伤的韧带可引起剧烈疼痛,且关节张开受限。

四、肌腱断裂

撕脱伤或撕裂伤均可导致肌腱损伤。肌腱撕裂伤要比撕脱伤多见。肌腱撕脱伤发生于肌腱止点或肌肉肌腱交界处。最常见的下肢肌腱撕脱伤有跟腱撕脱伤和股四头肌撕脱伤。

肌腱在骨附着点撕脱或带有骨折片,可行手术重新附着。对于部分肌腱断裂,若能避免进一步受伤可获得良好的愈合。肌肉肌腱交界处若存在裂隙可导致愈合后肌腱强度下降,因此肌腱完全断裂须行手术修复。

五、神经损伤

有3种类型的神经损伤。①单纯的神经挫伤称为神经失用症,可单纯观察处理,数周至数个月后功能可恢复至正常。②轴轴突断裂伤是更为严重的裂伤,随后会发生神经退变。这类损伤的恢复需更长的时间。③神经的完全断裂为神经断裂伤,须行手术修复。

第三节　下 肢 骨 折

在各类交通伤中,下肢骨折的发生率最高,并且常常合并全身的多发伤,因此,现场急救不仅要注意骨折的处理,还要注意全身情况的救治。骨折伤员现场救治的目的是,用既简单又有效的方法抢救生命,保护患肢,迅速离开交通事故危险环境并后送,以便尽快得到妥善处理。严重的交通现场往往伤员众多而前期到达的救援人员无法满足救援需求,此时应快速对各个伤员进行伤情判断及分类处置,对需要立即抢救和手术的伤员给予迅速的处理以挽救生命,对需要包扎外固定的伤员可给予止血等应急处理,待后续救援人员赶到后迅速后送治疗。分类人员根据伤员的受伤机制,经简要采集病史、查验伤情后,做出初步判断,并根据伤情轻重缓急和伤员的综合情况,快速做出处置分类。

1. 需立即抢救的伤员　伤情危重,生命体征严重紊乱,合并其他重要脏器损伤或出现严重并发症的,如休克、窒息、呼吸窘迫、高位截瘫后呼吸肌麻痹等。

2. 需立即手术的伤员　下肢开放性骨折,创口内有明显活动性出血、污染,须清创止血的;骨筋膜室综合征症状逐渐加重的;骨折并发血管神经损伤,转运途中可能发生伤肢坏死的。

3. 需包扎外固定的伤员　暂不需立即手术的各类闭合或开放性骨折可给予暂时性的包扎外固定。关节脱位需先行手法复位固定。

4. 需常规处理的伤员　常规处理如导尿、吸痰、吸氧,伤口换药,注射抗生素、止痛剂、止血剂、破伤风抗毒素,建立静脉补液通道,采血化验,X线片检查等。

5. 可转送的伤员　伤情不重,骨折稳定,暂无危险,不需立即处理;或诊断明确,伤情复杂,一线医院处理困难,伤员情况允许转送的。

一、下肢骨折的现场处理

(一)纠正休克

休克是骨折伤员最常发生的并发症之一。首先检查伤员的全身情况,判断有无休克症状,如发生休克,应使伤员呈休克体位(即头高、脚高卧位),注意保温,尽量减少搬动,立即给予输液、输血,补充循环血量,维持气道通畅,给予呼吸、循环支持。

(二)包扎、伤口止血

开放性下肢骨折,应立即用敷料加压包扎止血,防止再污染。如大血管出血,包扎不能止血时,可用充气式止血带或就地取材捆扎止血,但应标记上止血带的时间,条件允许时立即进行冲洗和清创术以预防感染。扩大伤口时应使用纵切口充分暴露骨折段,充分切开筋膜以暴露深部组织结构并松解筋膜间室,清除术野中所有异物。保留所有附着有软组织的碎骨片,清除不足大拇指指甲大小的碎骨片。保留构成长骨结构且较为完整的大骨片,注意反复冲洗术野。如合并开放性关节伤,应扩大伤口,检视关节囊内污染情况,如污染严重、组织损伤广泛,则应充分暴露关节腔,清除破碎组织和游离骨片,生理盐水或苯扎溴铵溶液冲洗关节腔,固定关节上下骨端,避免关节活动,缝合、修补关节囊,关节囊内注入抗生素抗感染治疗。污染伤口闭合时不可行一期缝合,用一至两根缝线固定松动的组织,以覆盖神经、血管和肌腱,且经充分引流。初步处理中,禁行植皮术、局部皮瓣和切口松解。应该对软组织损伤进行延迟闭合以创造稳定的环境。

开放性骨折发生感染风险很大(约40%),从开始到后送途中全程应用抗生素。注意:氨基糖苷类抗生素可能对休克或脱水的伤员有肾、耳毒性。第一代头孢菌素已可以覆盖危害最大的两种细菌——梭状芽孢杆菌和链球菌,可使用头孢唑林1g/8h,注意反复多次检查肢端的神经血管状态并做记录。

(三)妥善固定

凡疑有骨折者,均应按骨折处理。固定的目的:避免骨折端在搬运过程中对周围重要组织如血管、神经、内脏等的损伤,减轻伤员疼痛,便于后送。现场骨折固定的方法主要为外固定架固定、夹板固定、石膏固定等。

骨折外固定架固定的适应证包括以下几种:①后送途中需要评估软组织情况,例如合并血管损伤;②存在其他损伤而不宜使用石膏管型固定,例如合并股骨骨折和腹部损伤;③伤员伴有大面积软组织损伤、烧伤。外固定的优点主要是考虑了软组织损伤的因素,适用于多发伤伤员,且对伤员的生理影响很小。它的缺点是固定钉部位有引起感染的风险,且它对软组织支持少于石膏管型外固定。

石膏固定的优点:①为接诊医生保留了最多的治疗选择;②软组织得以很好的支持;③操作技术难度相对较小。缺点:①管型石膏覆盖了软组织,影响对软组织的观察;②不适用于多发伤的伤员。

夹板疗法适用于稳定性骨折,特别是对于手、腕、前臂、足、踝和小腿。严重的不稳定性骨折不能使用夹板疗法后送。

在进行后送前应全面考虑患者的安全,出发前应该规划好可能需要的药物,确保镇痛时间够长或镇痛药物充足。运送途中不能使用骨牵引,石膏应该尽量采用石膏托。后送途中应该检查神经血管状况,因为石膏会因组织肿胀而引起下肢固定过紧,影响肢体的血供等副作用。所有的医疗文书包括X线片应该与患者一起后送。

(四)迅速转运

伤员经初步处理、妥善固定后,应尽快脱离交通事故现场并转运至救援指挥中心指定的医院。

搬运及后送:因骨折伤员伤情复杂,往往合并神经、血管或其他重要脏器的损伤,搬运不当会加剧或引发新的损伤,务必确定骨折固定稳妥方可后送。下肢骨折合并脊柱骨盆骨折应将伤员平卧,并由3人平行抬起,移至担架、平车或木板上,在给予有效呼吸循环的支持下,快速平稳地送至医院。如最近的医院已收治大量伤员,则可在救援指挥中心的指导下直接前往备选的医院,避免反复搬运。后送时注意:①填写伤票,记录简要病历,并随伤员一同后送;②注意保持伤员呼吸道通畅,维持正常呼吸功能,必要时行气管内插管或气管切开;③途中注意伤员的神志、生命体征的变化,注意有无休克和循环功能紊乱,必要时给予补充血容量、药物等循环支持;④注意伤员伤肢固定、包扎情况,观察有无出血、末端血运和外固定是否适度,颈椎牵引或下肢牵引伤员应注意牵引重量和轴向立线;⑤途中应配备抢救器材和药品,如途中伤员伤情恶化,应及时与指挥部联系。

二、严重并发症

紧急救治与预防在大量交通事故发生下肢骨折伤员中,有相当比例的伤员往往合并其他部位的损伤或脏器伤,如颅脑、胸腹、重要血管损伤等,并可导致休克、脂肪栓塞、呼吸窘迫、骨筋膜室综合征等。

(一)创伤性休克

1. 临床表现与诊断

(1)意识。休克早期伤员表现兴奋、烦躁、焦虑或激动;严重者表情淡漠、意识模糊,甚至昏迷。

(2)体征。早期面色苍白或有细汗,严重时面色青紫,指端温度降低、冰冷。脉搏:早期增快;血压:早期收缩压可正常,舒张压可升高,脉压差可小于 30mmHg,严重时血压下降;尿量:正常人尿量为 50ml/h,休克时伤员尿量减少甚至无尿;中心静脉压(central venous pressure,CVP):在休克诊治中,中心静脉压的测定并不直接反映血容量或液体需要量,而是反映心脏对回心血量的泵出能力,并提示静脉回流量是否不足,因此判断休克程度,必须将血压、脉搏、每小时尿量测定综合考虑。

(3)实验室检查。主要是血常规检查、血细胞比容和血气分析等。

2. 应急救治

(1)体位。头高、脚高卧位,头偏向一侧,予以吸氧、保暖、止痛。

(2)病因治疗。结扎、加压包扎、止血带、手术等方式妥善止血。

(3)扩容。建立多条补液通路,快速补液的同时完成现场救治的各项措施。常用的补充液体有晶体液和胶体液两大类,晶体液有平衡盐液、林格液、生理盐水等,胶体液有全血、血浆和血浆代制品等。

(4)血管调节药物。在补足血容量的基础上使用,包括血管收缩剂(如异丙肾上腺素、间羟胺、去甲肾上腺素等)和血管舒张剂(包括酚妥拉明、多巴胺、多巴酚丁胺等)。

(5)纠正酸中毒。酸中毒可引起小血管扩张导致血压难以恢复,可使用碳酸氢钠在血氧分析和血生化指标的监测下进行抗酸中毒治疗。

(6)应用激素。在血容量充足和酸中毒纠正后使用,一般使用不超过 48 小时。

(二)脂肪栓塞综合征

1. 临床表现及诊断

(1)发病时间。80%的伤员于伤后 48 小时内发病。

(2)症状。肺部症状主要为呼吸困难、咳痰、呼吸功能不全或病理性呼吸,发绀。神经系统症状主要有头痛、烦躁不安、痉挛、嗜睡、昏迷。

(3)体征。伤员可有发热、脉搏增快等;眼底、结膜伤后 1～2 天出血,可很快消失并反复出现;皮下出血:伤后 2～3 天双肩前部、锁骨上部、前胸、腹等部位出现皮下出血点。

(4)辅助检查。胸片检查肺部广泛性实变。动脉血氧分压下降,血红蛋白下降,血小板减少,血脂肪酶上升,游离脂肪增多等。

2. 应急救治

(1)早期预防。伤后骨折部位固定不良、搬动伤员或骨折后、手术复位固定中,手法粗暴、用力过猛等均可诱发本病,须加注意。休克和酸中毒,亦是本病诱发的原因之一,应及时加以纠正。

(2)支持呼吸功能。纠正低氧血症,轻者给予鼻导管或面罩吸氧,重者给予间歇正压通气,必要时行气管切开,协助排痰和防止肺部感染。

(3)中枢神经系统保护。根据症状可采用脱水、头部冷敷、冬眠疗法等治疗,亦可给予激素和脑细胞活化剂等。

(4)药物治疗。①乙醇(酒精)。可扩张血管,净化血液,可抑制脂肪酸转化为游离脂酸,故有治疗作用,但目前临床上已经不应用。②肝素。有溶解乳糜的作用,增加血清中脂肪酶的活性,对脂血症有澄清作用,改善微循环。但肝素可使血管渗透性增加,产生水肿,加重低氧血症,故应当慎用。用法:2 500IU, 6～8h/次。③右旋糖酐 40 氯化钠溶液。有扩容和减少血液凝集,提高血流速度的作用,伤员伴心力衰竭、肺水肿时应慎用。用法:500ml,每 12～24 小时一次。④激素。可降低毛细血管的通透性,减轻肺部炎症反应,改变气体交换,有利于纠正低氧血症。用法:氢化可的松,第 1 天 1 000mg,第 2 天 500mg,第 3 天 200mg,3～5 天后停药。⑤其他。如利尿剂、抑肽酶、利舍平和支气管扩张剂等。

(三)呼吸窘迫综合征

1.临床表现及诊断

(1)创伤后有过量补液、输血、休克、感染、手术、急性中毒、脂肪栓塞等诱发因素。

(2)自发性持续性过度通气,既往的心肺疾病无法解释。

(3)早期无缺氧体征,X 线片检查示肺片正常,中晚期双肺可闻湿啰音,X 线片检查肺片呈斑点状或片状阴影。动脉血氧分压降低,二氧化碳分压早期下降、晚期增高,并可影响水电酸碱平衡。

2.应急救治

(1)早期预防和治疗是治疗本病的关键,创伤后迅速补充血容量,纠正休克,给予积极有效的呼吸循环支持,保持呼吸道通畅和预防肺部感染,防止误吸等。

(2)有针对性地采用给氧途径和方式维持有效血氧浓度。

(3)亚低温治疗可减少氧耗和二氧化碳的产生,减轻肺损伤。

(4)脱水治疗:控制液体入量,应用利尿剂、白蛋白等有利于肺水肿的控制与消退。

(5)激素类药物可早期使用,以纠正低氧血症,减轻肺水肿。

(四)骨筋膜室综合征

1.临床表现及诊断

(1)创伤早期因神经受压而引起肢体持续疼痛,进行性加剧;当病情发展至晚期肢体缺血严重时,神经功能丧失,感觉消失,可表现为无疼痛。

(2)肢体末端肌力减低,手指或足趾呈屈曲状态。被动牵伸指、趾时,可引起剧烈疼痛,为肌肉缺血的早期表现。

(3)患肢皮温升高,红肿明显,伴压痛,触诊可感到骨筋膜室内张力增高。

(4)骨筋膜室综合征发展至晚期表现为缺血性肌挛缩和坏疽,症状和体征进一步变化。缺血性肌挛缩体征表现为:患肢无痛,皮肤苍白,感觉异常,麻痹,无脉。

2.应急救治

(1)早期预防和治疗是治疗本病的关键,骨筋膜室综合征确诊后应立即切开筋膜减压。

(2)积极防治酸中毒、高钾血症、肾衰竭、心律不齐、休克等严重并发症,必要时行截肢术。

三、常见的下肢骨折

(一)股骨颈骨折

股骨颈骨折是指股骨头下至股骨颈基底部的骨折。易发生骨折不愈合及股骨头缺血性坏死。好发于老年人,应注意与转子间骨折相鉴别。术后易出现骨不连、股骨头缺血坏死等并发症。

1.诊断

(1)车祸伤有跌倒时臀部着地、下肢突然扭转的外伤史。

(2)患侧髋部疼痛(或膝上反射痛),腹股沟中点压痛,髋关节功能障碍,若股骨颈骨折移位明显,可出现患肢缩短、外旋畸形。

(3)X 线摄片检查可明确有移位骨折的诊断及类型。按骨折线位置可分为头下型、经颈型、基底型,头下型骨折破坏股骨头大部分血供,极易造成股骨头坏死。

2. 治疗

（1）非手术治疗。适用于一般情况较差，无移位骨折或骨折坎插者。伤肢制动，卧床休息 6～8 周后摄 X 线片复查，如骨折位置保持良好且已愈合，则可拄双拐、伤肢不负重行走。

（2）手术治疗。根据伤员的具体伤情选择适合手术方式达到治愈的目的：①条件允许情况下行螺钉或钉板内固定治疗；②高龄患者完全骨折合并骨折移位者，根据患者耐受情况选择人工股骨头置换或全髋关节置换术。

（二）股骨转子间骨折

股骨转子间骨折是指由股骨颈基底至小转子水平以上部位的骨折，易发生髋内翻及下肢外旋畸形。通常由低能量损伤所致，多发于老年人，应注意与股骨颈骨折相鉴别。

1. 诊断

（1）车祸时有跌倒时伤肢旋转、内收、臀部着地及转子部内翻和向前成角的外伤史。

（2）髋部疼痛、肿胀，检查大转子处压痛、上移，伤肢缩短、内收、外旋畸形，功能障碍。

（3）X 线摄片检查可明确有移位骨折的诊断及类型。较常使用 Evans-Jeasen 分型：Ⅰ型，简单二部骨折，进一步分为ⅠA 型（无移位）和ⅠB 型（有移位）；Ⅱ型，三部骨折，进一步分为ⅡA 型（累及大转子）和ⅡB 型（累及小转子）；Ⅲ型，同时累及大、小转子的四部骨折。

2. 治疗

（1）非手术治疗。

1）无移位或不完全性骨折：局部外敷中药，患足穿"丁"字鞋或沙袋保持伤肢外展 30°～40°中立位制动，亦可用皮牵引，重量 3～5kg，时间 6～7 周。骨折处稳定后，在外展夹板保护下拄双拐不负重行走，直至 X 线片显示骨折愈合，再开始伤肢负重行走。

2）有移位型骨折：先行顺势拔伸牵引后内旋外展以复位，再行骨牵引，足穿"丁"字鞋使伤肢保持外展中立位 6～8 周，待骨折愈合后去牵引，拄拐离床。

（2）手术治疗。

1）骨折复位：行治疗前应先行骨折复位，尤其应注意恢复小转子的解剖位置。复位方式包括闭合复位和切开复位。①闭合复位：将患肢外展外旋位下沿下肢长轴牵引，随后内收内旋，在中立位可获得复位；②若闭合复位失败行切开复位。

2）术式选择：根据伤员的具体伤情选择适合手术方式达到治愈的目的。①条件允许情况下尽量选择动力髋螺钉或髓内钉内固定；②反转子间骨折应使用动力髁钢板或股骨髁刃钢板；③伤员高龄体质差，条件不允许切开复位内固定时，可行外固定支架固定；④内固定失败者可行人工髋关节置换术。一般治愈为骨折对位满意，骨折处已骨性愈合，无瘸行及疼痛，能恢复正常行走、下蹲及劳动。

（三）股骨转子下骨折

股骨转子下骨折是指股骨小转子下 5cm 范围内的骨折。该部位既是松质骨和皮质骨的移行区，也是髓腔由宽到窄的过渡区，为应力集中部位，术后内固定失败率高，术后骨折延迟愈合和骨不连发生率高，是一种难治性骨折。

1. 诊断

（1）高能量损伤外伤史，常合并其他部位损伤。

（2）大腿肿胀、畸形、负重疼痛、肢体缩短、骨折远端肢体异常内旋或外旋，局部压痛，有时可触及骨折断端。

（3）X 线摄片检查可明确有移位骨折的诊断及类型。Russell-Taylor 分型按骨折是否累及梨状窝和小转子，可分Ⅰ型（不累及梨状窝）和Ⅱ型（累及梨状窝）。

2. 治疗

（1）非手术治疗。适用于一般情况较差者。伤肢胫骨结节牵引制动，卧床休息 6～8 周后摄 X 线片复查。

（2）手术治疗。无禁忌证患者首选手术治疗，应以保留最大血供和最大程度恢复稳定性为原则。首选髓内钉固定，若病人一般情况差或合并严重多发伤，可选择外支架固定。

（四）股骨干骨折

股骨干骨折是包括自股骨小转子至股骨髁以上部位的骨折。骨折后出血较多，易伴有休克，也可能发生脂肪栓塞综合征而危及生命。通常由高能量损伤所致，多发于20～40岁的青壮年。

1. 诊断

（1）车祸伤有直接暴力打击、挤压或间接暴力的杠杆作用的外伤史。

（2）局部肿胀、疼痛明显，压痛敏锐，功能丧失，出现短缩、成角或旋转畸形，可扪及骨擦音及异常活动，下1/3骨折可合并血管神经损伤。

（3）X线摄片检查可明确诊断及类型。上1/3骨折：骨折近端屈曲、外展、外旋移位，骨折远端向后、向上、向内移位。中1/3骨折：除两骨折端重叠外，骨折远端多有向外成角和向内后移位。下1/3骨折：骨折远端多向后移位。

2. 治疗

（1）现场急救及搬运。根据受伤史注意伤者有无休克、颅脑损伤和胸腹部损伤等并发症，若无并发症，则做临时有效固定。

（2）整复方法。根据骨折不同类型移位方向分别采用拔伸牵引、端提夹挤、折顶回旋等手法予以纠正。

（3）固定方法。复位后，儿童及年老体弱患者用皮肤牵引，成人在骨牵引维持牵引下（下1/3骨折远端向后移位者行股骨髁上牵引，向前移位者行胫骨结节牵引），根据上1/3、中1/3、下1/3不同部位及移位情况放置压垫，然后用4块夹板固定。

（4）手术治疗。经手法复位或牵引治疗仍未能达到功能复位，或折断端有软组织嵌入，或合并主要血管和神经损伤者行手术治疗。治疗应首选交锁髓内钉固定，当骨折面延伸至关节周围时，可选择钢板固定，条件不允许时可行外固定支架固定。一般治愈标准为骨折对位对线满意，骨折处已骨性愈合，功能完全或基本恢复。

（五）股骨远端骨折

股骨远端骨折是指距股骨髁关节面7cm（或股骨腓肠肌起点以上2～4cm）范围内的骨折，包括股骨髁上骨折和髁间骨折。术后易发生关节粘连、畸形或继发骨关节炎，常合并腘动脉或坐骨神经等重要结构损伤。

1. 诊断

（1）大腿远端肿胀、畸形、压痛。

（2）高能量损伤可合并腘动脉、坐骨神经、腓总神经、胫神经损伤并出现对应症状。

（3）X线摄片和CT检查可明确诊断及类型。AO分型可分为关节外型骨折、部分关节骨折和完全关节骨折。

2. 治疗

（1）非手术治疗。适用于一般情况较差者，无移位骨折或骨折坎插者。患肢置于Thomas架上，行胫骨结节牵引6～8周后摄X线片复查。临床愈合后可不负重下地活动。

（2）手术治疗。有以下情况者可考虑行手术治疗：①有移位的关节内骨折；②伴重要结构损伤的骨折；③开放性骨折须清创治疗；④同侧胫骨干骨折形成"漂浮膝"。根据伤员的伤情选择合适的内固定方式：①角钢板和DCS内固定术；②LISS系统；③髓内钉固定术（逆行）。

（六）髌骨骨折

髌骨骨折，易造成伸膝装置连续性丧失以及髌股关节面不平整，从而在后期形成创伤性关节炎。多见于30～50岁成年人。

1. 诊断

(1) 交通伤时有因某种情况屈膝,股四肌肉突然强烈收缩或屈膝位同时有外翻动作或膝前部直接碰撞等外伤史。

(2) 膝部肿胀、疼痛、压痛,皮下淤斑,膝关节不能伸直,有移位者可在髌骨骨面摸到裂隙。

(3) X 线摄片可明确诊断及类型。①无移位型:骨折端无移位,可有横行、边缘、星状粉碎及纵行等多种形态的骨折线出现。②移位型:以髌骨的中 1/3 或下 1/3 多见,骨折端分离,骨折远端可向前下方翻转。

2. 治疗

(1) 非手术治疗。无移位骨折,以超关节夹板将膝关节固定于伸膝位 4 周;骨折端分离小于 1cm 轻度位移者,用双手拇指、食指、中指捏住骨折断对推,使之相互连接,外加抱膝圈固定,再用托板固定膝关节于伸膝位。

(2) 手术治疗。①骨折分离超过 2~3cm,关节面不平整或闭合复位不满意者,可行手术复位内固定。可选择张力带钢丝、空心钉张力带等多种内固定方式。②若髌骨粉碎性骨折,应行髌骨部分切除术或髌骨全切术,并尽可能修复伸膝装置。一般治愈为骨折对位满意,骨折处已骨性愈合,行走无疼痛,膝关节功能完全或基本恢复。

(七)胫骨平台骨折

胫骨平台是胫骨上段与股骨下端的接触面,是膝关节重要的负荷结构,交通事故和严重撞击伤可导致胫骨平台骨折。由于胫骨平台上有内、外侧副韧带和交叉韧带附着,故骨折发生后常伴随半月板和韧带损伤。

1. 诊断

(1) 有交通事故伤直接暴力外伤史;伤后出现膝关节肿胀、疼痛,内、外翻畸形及超常的内、外侧向活动。

(2) 伴有血管损伤者足背动脉搏动减弱或消失,伴有神经损伤者出现胫神经和(或)腓总神经支配区域的感觉运动障碍。

(3) X 线摄片检查可明确诊断及骨折分类、移位情况。

2. 治疗 胫骨平台骨折以恢复关节面平整,韧带完整和膝关节正常活动范围为原则。

(1) 非手术治疗。无移位或轻微移位的骨折,韧带结构完整,抽出关节内积液后加压包扎,长腿石膏管型固定,行股四头肌练习,3~4 周后除去石膏,行膝关节伸屈练习。

(2) 手术治疗。以下情况考虑手术治疗:①开放性胫骨平台骨折;②骨折伴骨筋膜间室综合征;③经关节骨折移位超过 3~5mm,对于年轻或活动多者骨折移位超过 2mm;④轴性对线不良。根据伤员情况选择合适的手术方式:单纯劈裂骨折使用空心螺钉或支撑钢板固定;明显的平台塌陷应撬起骨折块,在骨折块下植骨;不稳定骨折、骨折疏松患者加用 T 型钢板或胫骨平台解剖钢板;合并严重软组织挫伤的骨折应待软组织条件允许时延期手术。

(八)闭合性胫腓骨骨折

闭合性胫腓骨干骨折是指胫骨结节、腓骨小头及胫腓骨远端内、外踝以上的闭合性骨折。胫腓骨上 1/3 骨折可引起血管、神经损伤,易并发骨筋膜室综合征;中下 1/3 交界处骨折易发生迟缓愈合或不愈合。

1. 诊断

(1) 有交通事故伤直接暴力外伤史;足部固定时小腿扭转受伤或小腿固定时有扭转暴力作用于足上致伤。

(2) 小腿局部肿胀、疼痛、压痛、畸形、功能丧失,若骨折累及腓骨上段可有腓总神经损伤表现。

(3) X 线摄片检查可明确诊断及骨折分类、移位情况。

2. 治疗 胫腓骨干骨折以恢复小腿长度和轴线为原则,以处理胫骨骨折为重点。

(1) 整复方法。有移位骨折:麻醉下,通过拔伸牵引、提按推挤、夹挤分骨或回旋捺正矫正移位,复位时应特别注意矫正旋转畸形。

（2）固定方法。①无移位骨折：用5块夹板固定,至骨折愈合；②有移位稳定型骨折（如横断骨折）：手法复位后,用5块夹板固定,至骨折愈合；③不稳定骨折（如螺旋形、斜面骨折或粉碎骨折）：手法复位后,用5块夹板固定、跟骨牵引4～6周。

（3）手术治疗。合并筋膜间隙综合征者,应及时切开减压。不稳定骨折可行内固定或外固定支架固定。一般治愈为骨折对线对位满意,骨折处已骨性愈合,局部无压痛、叩痛,伤肢无明显短缩,骨折成角小于5°,膝关节屈伸功能受限在15°内,踝关节屈伸活动受限在5°以内。

（九）闭合性踝关节骨折脱位

闭合性踝关节骨折脱位是车祸伤致胫腓骨远端踝部骨折或脱位,是最常见的骨与关节损伤。

1. 诊断

（1）车祸伤有跌倒时足部处于旋后位,距骨受外旋和垂直压缩等联合外力致伤史。

（2）踝部肿胀、疼痛、压痛,踝部可呈内翻或外翻畸形,功能障碍。

（3）X线摄片检查可明确诊断及移位情况。常见分型：①外旋骨折,暴力使足部极度外旋所致；②外翻骨折,暴力使足部极度外翻所致；③内翻骨折,暴力使足部极度内翻所致；④垂直压缩骨折,由高处跌落,足部着地所致。

2. 治疗

（1）整复方法。通过拔伸牵引、踝内翻外翻或背伸压跖屈,挤按纠正骨折移位和关节脱位。

（2）固定方法。骨折复位后正确放置塔形垫和梯形垫,5块夹板超关节固定。内翻骨折固定在外翻位,外翻骨折固定在内翻位,外旋及垂直压缩骨折固定在中立位。

（3）手术治疗。双踝骨折合并胫距关节内损伤或骨折移位者,三踝骨折有下胫腓不稳分离或后踝骨折块较大,超过胫骨下关节面的1/3者,可手术治疗。一般治愈为骨折解剖或接近解剖复位,骨折处已骨性愈合,功能完全或基本恢复。

第四节　足部损伤

在交通伤中,足部的损伤往往发生率高,但死亡率低,虽然很少发生死亡,但足部一旦发生损伤,哪怕是极小的损伤,也可能终生影响其功能。因为足部的特点是：通过许多微小、复杂的结构精细地配合,以良好地发挥作用。在平时情况下发生的损伤主要是裂伤；足的挤压伤很常见,挤压伤可能造成骨筋膜室综合征。

一、足损伤

足挤压伤和毁损伤导致预后不良的可能性很大。当无足跟垫、合并明显的神经血管损伤或深部组织严重污染时,预后不良的可能性进一步升高。治疗的最终目的是减轻疼痛,保持足底感觉不丧失,减少残疾率。

（一）初步的评估及处理

不管是足部开放伤还是闭合伤,受伤处张力明显增大。通过触诊足背动脉及胫后动脉的搏动来评估足部血管的情况。当患者出现骨筋膜间室综合征但同时能触及动脉搏动时,可行足趾毛细血管充盈试验。脚底麻木往往提示胫后神经或其大分支的损伤,提示预后较差。足部开放伤也可能发生足部的骨筋膜间室综合征,一旦诊断为骨筋膜间室综合征,须紧急处理。

（二）脚趾损伤

尽一切努力保留第一、二趾，其余脚趾截除对功能影响较小。

（三）足部骨筋膜间室综合征

足部有 9 个骨筋膜室，分别为内侧骨筋膜室、外侧骨筋膜室、中央浅骨筋膜室、4 个骨间骨筋膜室、足跟部骨筋膜室和足踇收肌骨筋膜室。其中外侧骨筋膜室和 4 个骨间骨筋膜室局限于前足部，足跟部骨筋膜室局限于足后部，其余间室贯穿足部全长。筋膜切开减压术常使用的入路方式包括足背途径、足内侧途经和两者联合。足背途径可通过足背两道切口来减压：第一道切口可选择在第二跖骨稍内侧，在第一和第二跖骨之间进入内侧骨筋膜室；第二道切口选择在第四跖骨外侧，在第四和第五跖骨之间进入外侧骨筋膜室。足内侧途径是通过足内侧面第一跖骨内下缘的全长纵行切口，先切开内侧骨筋膜室，然后通过中央浅骨筋膜室到达骨间骨筋膜室和其余各间室。当单一的入路方式不能解除足部骨筋膜室压力时，应选择足背途径和足内侧途径联合应用。筋膜切开伤口处置：筋膜切开后，筋膜切开伤口按一般外科伤口处理；所有坏死组织应予以去除，筋膜切开术后伤口应予以敞开，同时覆盖无菌纱布。

二、距骨骨折

距骨居于胫腓骨与跟骨、舟骨之间，是足部主要负重骨之一，对踝关节的活动有非常重要的作用。距骨脱位较骨折更多见。距骨的营养血管供给主要来自前后关节囊及韧带附着处，如骨折或脱位后营养血管供给断绝，复位后距骨坏死率可高达 95% 以上。

（一）骨折类型及移位机制

1. **距骨头部骨折**　占距骨骨折的 5%～10%，由于受轴向负荷造成的距骨头压缩和胫骨前穹隆的背侧压缩所致。距骨头骨折发生隐匿，易被忽视。

2. **距骨颈部及体部骨折**　多由高处坠地，足跟着地，暴力沿胫骨向下，反作用力从足跟向上，足前部强力背屈，使胫骨下端前缘插入距骨的颈、体之间，造成距骨体或距骨颈骨折，后者较多。如足强力内翻或外翻，可使距骨发生骨折脱位。距骨颈骨折后，距骨体因循环障碍，可发生缺血性坏死。

3. **距骨外侧突骨折**　损伤机制为轴向负荷、足背伸、外旋、外翻，其发生率较距骨后突骨折常见。

4. **距骨后突骨折**　足强力跖屈位时被胫骨后缘或跟骨结节上缘冲击所致。

（二）临床表现与诊断

伤后踝部疼痛、肿胀、压痛、功能障碍都十分显著，易与单纯踝关节扭伤相鉴别。由于跟骨及踝部骨折可与距骨骨折同时发生，给临床鉴别诊断带来难度，多需 X 线片检查确诊，必要时行 CT 检查。但对于距骨后突骨折，经验较少的医生容易与距骨后大小相似的副骨相混淆，后者是一边缘光滑的子骨，同时距骨后缘也无缺损现象，而距骨后突骨折则相反，应注意鉴别。

（三）治疗

距骨除颈部有较多的韧带附着，血循环稍好外，上、下、前几个方向都为与邻骨相接的关节面，缺乏充分的血液循环供给，故应注意准确复位和严格固定，否则骨无菌性坏死和不连接发生率较高。

1. **无移位骨折**　应以石膏管型固定 6～8 周，在骨折未坚实愈合前，尽量不要负重。

2. **有移位骨折**　距骨头骨折多向背侧移位，可用手法复位，注意固定姿势于足跖屈位使远断端对准近断端，石膏靴固定 6～8 周。待骨折基本连接后再逐渐矫正至踝关节 90° 功能位，再固定 4～6 周，可能达到更坚实的愈合。尽量不要强迫过早负重。距骨体的骨折如有较大的分离，手法复位虽能成功，但要求严格固定 10～12 周。如手法复位失败，可以采用跟骨牵引 3～4 周，再手法复位。然后改用石膏靴严格固定 10～12 周。但因距骨体粉碎或劈裂骨折时，上下关节软骨面多存在损伤，愈合后发生创伤性关节炎的比例较高，恢复常不十分满意。距骨后突骨折如移位，骨折片不大者可以切除，骨折片较大、影响关节面较多时，可用克氏针固定，石膏靴固定 8 周。

3. 手术治疗　闭合复位失败的多需手术切开整复和用螺丝钉内固定,但因手术不可避免会破坏部分距骨血循,骨折片的坏死率增高。所以粉碎度较大者,宜施行距骨摘除,并施行胫跟关节面的直接融合为好。

三、距下关节脱位

距下关节脱位是指足在外力的作用下,产生距下关节和距舟关节脱位,同时距骨仍停留于踝穴中,未发生脱位,并且无跟骰关节脱位。该损伤一般由高能量的创伤所致,发生率低,仅占全身关节脱位的1%。

(一)临床表现与诊断

典型的临床表现为后足肿胀、畸形明显,呈弹性固定,距下关节空虚,闭合脱位的距骨头位于皮下,压迫皮肤,甚至使皮肤撕裂,造成开放脱位。典型的临床症状及X线片检查多可确诊,必要时可行CT检查。

(二)治疗

早期急诊处理脱位及合并伤是预防远期并发症的关键。

1. 非手术治疗　不伴有跟骨及距骨边缘骨折的距下关节内侧脱位可行闭合复位,使用非负重型石膏固定6~8周后,下地负重并恢复活动。手法复位时注意应当屈髋屈膝90°,防止小腿三头肌紧张影响复位,同时踝关节屈曲90°。

2. 手术治疗　伴有严重软组织损伤的脱位、开放性脱位及需要手术复位的脱位可使用外固定支架固定6~8周后,下地负重并恢复活动。

四、跟骨骨折

成年人较多,常由高处坠下或挤压致伤。经常伴有脊椎骨折、骨盆骨折和头、胸、腹伤,初诊时切勿贻误。跟骨为松质骨,血循供应比较丰富,骨不连者甚少见。但如骨折线进入关节面或复位不良,后遗创伤性关节炎及跟骨负重时疼痛者很常见。跟骨骨折因部位不同有可能有移位或无移位,移位主要受到跟腱或韧带牵拉以及外力的影响。

(一)骨折类型及移位机制

1. 关节内骨折　约占跟骨骨折的75%,由于受轴向负荷造成,由于下肢力线在跟骨着力点内侧多形成指向跟骨内侧壁的剪切应力,造成的骨折多存在于跟骨结节近端。

2. 关节外骨折　分为跟骨结节骨折、跟骨载距突骨折和跟骨前突骨折,前两种骨折少见,跟骨前突骨折多发生在内翻损伤中。

(二)临床表现与诊断

跟骨骨折伤员多有典型的外伤史,如高处落下或跳下,汽车或重物挤压等。伤后局部疼痛、肿胀、压痛明显,有时皮下淤血,出现跟部的畸形,不能负重和关节活动受限等。应该注意的是,与跟骨骨折同时经常出现并发伤,如颅骨骨折、脊柱骨折、骨盆骨折和内脏损伤等,不能忽略。X线片检查对确定骨折类型及选择治疗方式很有帮助,经常要拍照侧位与纵轴位象。

(三)治疗

1. 对骨折不影响关节面者　以手法复位为主,足跖屈使断面对位,用石膏靴固定于轻度跖屈位4~6周,并照片检查骨折对位情况。如手法复位失败,则可行切开复位以螺丝钉固定,石膏靴外固定4~6周;可先用克氏针穿过跟骨结节,成人3~5kg持续牵引约4周,矫正跟骨Bohler角(跟骨后结节至距跟关节面两线的交叉角),然后再用石膏靴固定4周。

2. 对骨折影响关节面者　部分关节面塌陷骨折者:可在无菌操作下试用撬拨术将塌陷的骨块撬起复位,然后连同撬拨的钢针一起固定在石膏管型中,3~4周后拆除石膏、拔钢针,逐渐进行功能练习,避免过早负重。如闭合撬拨复位失败,可施行切开复位,将塌下关节面撬起至正常关节面,其下填松质骨,并以石膏管型固定 6～8 周。全部关节面塌陷骨折者:可在麻醉后于下肢螺旋牵引架上复位,克氏钢针穿过跟骨后上角,向跟骨后上方牵引 10～20 分钟。然后用 Bohler 跟骨压迫复位器挤压跟骨两侧复位。挤压时应有力而短暂,以免压迫皮肤坏死,复位后可再照片复查跟骨复位情况,满意后用石膏靴将牵引针一起固定,以防跟骨复位后再缩回移位。通常石膏靴固定 4～6 周后拆除。

(熊　雁　李帅峰　王爱民)

参 考 文 献

［1］BASHIR MM,SOHAIL M,SHAMI HB. Traumatic Wounds of the Upper Extremity:Coverage Strategies[J]. Hand Clin,2018,34(1):61-74.

［2］DEFRODA SF,GIL JA,BORN CT. Indications and anatomic landmarks for the application of lower extremity traction: a review[J]. Eur J Trauma Emerg Surg,2016,42(6):695-700.

［3］IORIO ML,HARPER CM,ROZENTAL TD. Open Distal Radius Fractures:Timing and Strategies for Surgical Management[J]. Hand Clin,2018,34(1):33-40.

［4］MANDELL JC,KHURANA B,SMITH SE. Stress fractures of the foot and ankle,part 2:site-specific etiology,imaging,and treatment,and differential diagnosis[J]. Skeletal Radiol,2017,46(9):1165-1186.

［5］MÄRDIAN S,RAU D,HINZ P,et al. Acetabular Fractures in an Advanced Age-Current Knowledge and Treatment Options[J]. Acta Chir Orthop Traumatol Cech,2017,84(4):241-246.

［6］MARKS M,POLECRITTI D,BERGMAN R,et al. Emergent Soft Tissue Repair in Facial Trauma[J]. Facial Plast Surg Clin North Am,2017,25(4):593-604.

［7］MORRIS B,MULLEN S,SCHROEPPEL P,et al. Open physeal fracture of the distal phalanx of the hallux[J]. Am J Emerg Med, 2017,35(7):1035.

［8］SCHULTE LM,SCULLY RD,KAPPA JE. Management of Lower Extremity Long-bone Fractures in Spinal Cord Injury Patients[J]. J Am Acad Orthop Surg,2017,25(9):e204-e213.

［9］TSANG KW,MORRISON WB. Update:Imaging of Lower Extremity Infection[J]. Semin Musculoskelet Radiol,2016,20(2):175-191.

［10］MANOLI A 2ND, WEBER TG. Fasciotomy of the foot:an anatomical study with special reference to release of the calcaneal compartment[J]. Foot Ankle,1990,10(5):267-275.

第二十九章　脊柱和骨盆道路交通伤

Abstract

With the development of transportation and architecture building, the number of road traffic injuries of spine and pelvis increases rapidly in China, which has become one of the toughest problems characterized by serious traumatic condition, difficult management and poor prognosis. This chapter provides essential information on medical treatments and surgical techniques to halt the progression of road traffic injuries of spine and pelvis and to treat them associated with road traffic injuries. From imaging modalities, anesthesia considerations, to operative monitoring techniques, this introductory text presents a thorough overview of all key concepts for the accurate diagnosis and successful treatment of road traffic injuries of spine and pelvis. Road traffic injuries of spine and pelvis have became the first nuisance that threaten the health of people. This article mainly analyze cause of road traffic injuries of spine and pelvis, features and mechanism of trauma, and then analyze the process of treatment and evaluation about the judgment of the traffic type. Many treatment techniques have been used for managing injuries involving the spine and pelvis. Various types of spinal and pelvis instrumentation systems have been devised, and the surgical indications for spinal and pelvis injuries have been better defined to facilitate the success of operative management. Orthopaedic surgeons treating any multiply injured patient must understand and be prepared to deal with the consequences of major pelvic disruption. In addition, even after treatment of the pelvic injury, residual deformity can create significant problems in functional recovery. In a word, straightforward explanations of the etiology, pathogenesis, radiologic and clinical findings, differential diagnosis, and both conservative and surgical treatment options for each disorder provide the reader with the information necessary for handling each clinical situation with confidence.

　　随着我国经济的快速发展,交通伤急剧增多,脊柱脊髓创伤和骨盆伤已成为交通伤中的常见损伤,如何在最短的时间内对患者进行合理的救治,使患者的功能得到最大的保留或恢复,是骨外科医师的努力方向。

第一节　脊柱与脊髓损伤

一、概述

　　脊柱是人体的中轴,由椎体、椎间盘、椎间小关节和椎旁各韧带及肌肉紧密联结而成。脊柱以颈、腰段活动度最大,较易受伤,而胸椎有肋骨胸廓的支撑,受伤机会相对较少。常见的损伤方式是颈椎挥鞭样损伤、腰椎爆裂性骨折、Chance 骨折等。由于损伤机制不同,病理变化各异,故治疗较困难,致残率高。

(一)脊柱运动学及生物力学

脊柱具有前屈、后伸、左右侧屈及左右旋转等运动功能(图 29-1)。颈椎处于头颅与较稳定的胸椎之间,活动度大的同时又要支持头部平稳,故易致损伤,尤以下位颈椎多见。胸椎参与构成胸廓,运动幅度比颈腰椎小,稳定性较高。胸椎椎体由上到下逐渐增大,故上位胸椎力学性能与颈椎类似,下位胸椎与腰椎类似。小关节面由上到下逐渐从冠状面转为矢状面,因而上位胸椎的轴向旋转比下位胸椎要大。腰椎处于较稳定的胸椎与骨盆之间,为人体之中点,在运动中受剪切应力最大,承受重力也最大,但由于腰椎椎体较颈胸椎大,其抗损伤能力亦大于颈胸椎。

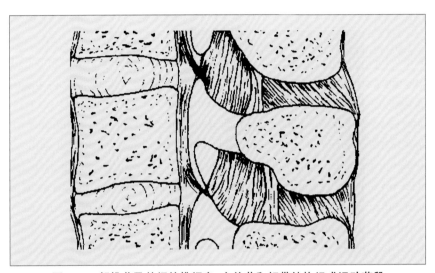

图 29-1　邻椎节及其间的椎间盘、小关节和韧带结构组成运动节段

为了分析和描述脊柱运动节段在运动中的稳定机制和遭受损伤后的不稳定机制,许多学者提出多种理论。其中以 Denis"三柱"学说最为重要,他将胸腰椎分为"前、中、后"三柱,即前柱为椎体、椎间盘的前 2/3 和前纵韧带;中柱为椎体、椎间盘的后 1/3 及后纵韧带与椎管;后柱为椎板、黄韧带、棘间韧带、棘上韧带和棘突(图 29-2)。根据上述"三柱"理论,脊柱在屈曲外力作用时,以中柱为轴,前柱产生压应力,后柱产生张应力;在伸展外力作用时,后柱产生压应力,前柱产生张应力;在挤压外力时,其前柱、中柱与后柱均产生压应力;在拉力外力时,前柱、中柱与后柱均产生张应力;在剪切外力时,主要由椎间盘与小关节来承受,其他韧带也分担部分的切应力;在扭转外力时,主要由小关节来传送,一侧小关节受挤压,对侧小关节被拉开。

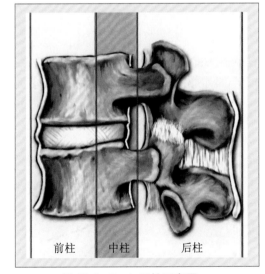

前柱　中柱　　后柱

图 29-2　Denis 三柱示意图

(二)脊柱与脊髓的损伤机制

1. 脊柱损伤机制　在正常生理载荷的情况下,脊柱通过屈、伸、旋转等运动,来维持正常的脊柱生理活动。当暴力大于生理载荷时,超过了运动节段各部分的极限强度,将会导致脊柱结构完整性的破坏,即产生脊柱损伤。

(1)屈曲暴力。如患者由车顶高处坠落,多呈屈曲位,臀部或双足着地,易引起脊柱屈曲型挤压损伤。前柱产生压应力造成压缩骨折,如应力停止则为单一的前柱压缩或爆裂骨折;应力继续向后传导则产生中柱损坏;如应力仍未停止,后柱产生超负荷的张应力,出现后柱断裂分离。当三柱都发生损伤,则可产生脊柱骨折-脱位(图 29-3)。

(2)伸展暴力。如患者由背部受到猛烈撞击,胸部前移,颈部过伸,可造成前柱产生张应力,使其断裂分离;如外力继续则产生中柱断裂,而后柱除直接受到冲击外还受到过伸产生的压应力,出现后柱骨折,椎板向椎管内移位(图 29-4)。

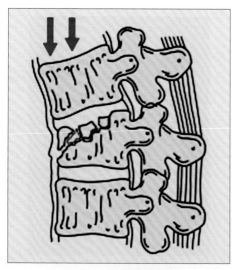

图 29-3 屈曲暴力骨折

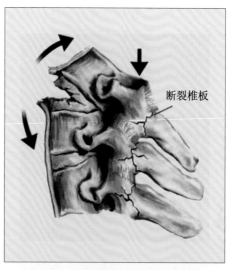

断裂椎板

图 29-4 伸展暴力所致骨折示意图

(3)旋转暴力。此种暴力既使脊柱过度屈曲,又使其侧屈,使压应力与剪应力集中于一侧,如患者由车顶坠落着地,地面不平,两臀落于不同高低地面,均可使过度屈曲的脊柱再发生侧弯,造成压应力与剪应力作用于一侧,出现椎体前方楔形变和该侧小关节受挤压;如应力继续存在,将造成对侧小关节拉开,发生脱位-交锁(图 29-5)。

(4)剪切暴力。此种暴力系水平暴力所致。如患者脊柱受到前、后或侧方水平暴力冲击,脊柱的三柱遭受剪切损坏,使运动节段向前、向后或向侧方平移,椎体高度无改变,而前后纵韧带撕裂,小关节骨折,像刀切一样(图 29-6)。

2. 脊髓损伤的病理及分类 脊髓损伤是脊柱骨折-脱位的严重并发症,其病理改变有以下几种。

(1)脊髓横断。解剖学上远近端分离,为脊髓损伤最严重的形式。

(2)脊髓完全性损伤。解剖学上连续,但其传导功能完全丧失,患者呈完全瘫痪,后期损伤段脊髓为瘢痕组织所代替。

(3)不完全性脊髓损伤。脊髓连续性完好,传导功能部分丧失,呈不完全性瘫痪,损伤程度及恢复功能有较大差异。

(4)轻微损伤。脊髓神经元及其纤维暂时性功能

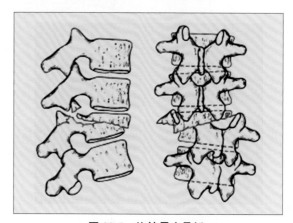

图 29-5 旋转暴力骨折

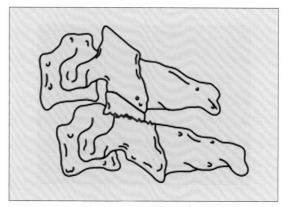

图 29-6 剪切暴力骨折

受损,表现为不完全瘫痪,大部分脊髓功能可恢复。

(5)脊髓震荡。表现为损伤平面以下神经功能暂时抑制,伤后24小时以内有恢复,3～6周完全恢复。

3. 脊柱损伤分类

(1)按损伤机制分类。脊柱损伤的受力方向可分为以下6种,其骨折类型与脱位的关系如下。

1)屈曲损伤:常发生椎体前方楔形压缩骨折或骨折脱位。

2)后伸损伤:易发生棘突骨折和(或)椎板骨折,一般不发生脱位,或有脱位而自动复位。

3)侧屈损伤:可发生椎体的侧方楔形压缩骨折、横突骨折及侧方脱位。

4)旋转损伤:多发生单侧关节突脱位,严重者椎体间也发生脱位。

5)垂直压缩损伤:由于椎间盘压迫椎体,使其发生爆裂骨折,骨折块分别向前、后、左、右四周移位,使椎体前后径及横径均增大。而向后突入椎管的骨折块即可压迫脊髓而致其损伤。

6)剪力性损伤:多属于分离性剪力损伤,如系安全带自高处骨折坠下,这种损伤以脱位为主,主要见于上腰椎损伤,Chance骨折属此类(图29-7)。

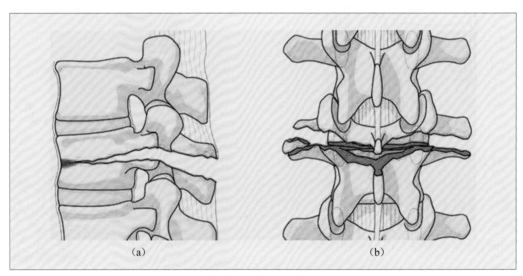

图 29-7　Chance 骨折
(a)骨折通过棘突　(b)骨折通过棘突间韧带

(2)按脱位程度分类。根据脱位椎体的前后径和横径计算,小于1/4者为Ⅰ度脱位;大于1/4,但小于1/2者为Ⅱ度脱位;大于1/2,但小于3/4者为Ⅲ度脱位;大于3/4者为Ⅳ度脱位;完全错位者为全脱位。

(三)临床表现

1. 脊柱骨折的表现　脊柱创伤视损伤部位、程度、范围等因素不同,其临床表现各异。但均具有以下共同特点:①剧烈疼痛,尤其在搬动躯干时为甚,患者多采取被动体位;②骨折局部均明显压痛及叩痛,其疼痛部位与损伤部位相一致;③脊柱均出现明显的活动受限。

2. 脊髓损伤的表现　不同脊髓损伤部位的神经损害表现不同。颈段脊髓损伤,会发生四肢瘫痪,可有呼吸紊乱,并常伴 Horner 综合征(瞳孔收缩,眼呈缝隙和上眼睑下垂)。颈段脊髓损伤 C_4 平面以上可表现为危重状态伴呼吸功能损伤,可伴有脑干症状,即意识丧失,吞咽障碍和心血管系统功能损伤。胸段脊髓损伤可出现双下肢截瘫,盆腔器官功能障碍和损伤平面以下感觉功能障碍。下腰段及骶段脊柱损伤表现为马尾神经根损伤,临床可见下肢弛缓性麻痹,神经根性疼痛和括约肌功能障碍。

脊髓损伤后立即表现出相应的症状和体征,根据损伤节段水平和损伤严重程度,有明显的差别。如损伤在颈1、2水平即可因呼吸中枢衰竭而当场死亡,如损伤在颈4节段以上即因膈肌麻痹和其他呼吸肌的功能丧失而致呼吸功能障碍,如不及时救治则因缺氧而死亡。脊髓损伤后可根据早期连续检查及救治经过的变化判断损伤的性质,必须随时注意观察损伤平面的上升或下降的变化,要仔细记录救治中每次检查的结果。在损伤平面以下出现运动和感觉障碍,其障碍范围与损伤部位和程度有关。如高位和中位颈髓损伤可有"四瘫",低位颈髓损伤可表现为双下肢瘫痪。瘫痪在早期多为弛缓性,肌张力低下或完全无张力。感觉障碍为损伤节段以下深浅感觉完全丧失。损伤平面的上升则可能是脊髓水肿或活动性出血所致,亦可能是治疗措施不恰当而引起。损伤节段水平以下的腱反射在伤后早期减弱或消失,远离损伤水平的反射恢复较早,如跟腱反射先于膝腱反射。

脊髓损伤早期对损伤严重程度的准确判断,对治疗和预后的评估都有重要意义。脊髓损伤后,最先恢复的是球海绵体肌反射或肛门收缩反射。球海绵体肌反射(又称阴茎反射),为一正常的经脊髓传导的反射,将手指插入患者直肠内,挤压阴茎或牵拉带气囊的导尿管,可引起明显的直肠括约肌快速收缩。肛门收缩反射也是骶髓固有的正常反射,用针刺肛门周围皮肤,可引起肉眼可见的肛门括约肌收缩。在脊髓休克结束后上述反射之一恢复,而运动和感觉功能仍然处于丧失状态,预示为完全性脊髓损伤。如此持续24小时,则99%的患者不能恢复。假如肛门周围保留感觉,对针刺有分辨觉,足趾屈曲或括约肌有控制能力,提示为不完全性损伤,有可能日后功能有所恢复,损伤平面以下功能保存得越多,预后越好。随时间的推移,借助肢体的状态也可以做出判断。完全性损伤的四肢是弛缓性的,肌张力低下呈疲软状态,无力对抗被动运动,如伸肌很早出现痉挛,通常表明损伤是部分性的;而屈肌先出现痉挛性瘫痪则表明是完全性损伤。但必须引起注意的是,有些病例在休克期内提睾反射和肛门反射还可能存在,这种情况不宜作为脊髓是否完全性损伤的判断依据,尚须做进一步观察。

3. 脊髓损伤的诊断和检查　临床上根据X线片所显示的脊柱骨折脱位的部位及与之相应的脊髓节段做出判断,通常从皮肤感觉障碍或异常变化的节段水平、肌肉运动障碍和反射变化来确定。

(1) 高颈段($C_1 \sim C_4$)。枕颈区放射性痛,四肢瘫痪,并躯干、四肢的感觉障碍。如膈神经和肋间神经受累,可出现呼吸困难,甚至呼吸停止。当累及枕骨大孔区可有颈项强直、强迫头位、后组脑神经、延髓、小脑受损及颅内压增高表现。

(2) 颈膨大段($C_5 \sim T_1$)。肩及上肢放射性疼痛,上肢弛缓性瘫痪,下肢痉挛性瘫痪,肱二头肌反射消失、肱三头肌反射亢进;病灶以下感觉障碍,$C_8 \sim T_1$受损侧出现眼裂狭小、瞳孔缩小、面部无汗和眼球内陷即Horner综合征。

(3) 胸段($T_2 \sim T_{12}$)。早期胸腹背部放射痛及束带感,继而由一侧下肢发展至双下肢无力及麻木,双下肢痉挛性瘫痪并感觉障碍,腹壁反射减弱或消失,括约肌功能障碍。

(4) 腰段($L_1 \sim S_2$)。腹股沟、臀部、会阴及双下肢放射性根痛,双下肢弛缓性瘫痪,损害平面以下感觉障碍,膝反射、跟腱反射、提睾反射消失,明显的括约肌功能障碍。

(5) 圆锥部($S_2 \sim$尾$_1$)。大腿后部、臀部、会阴肛门区有鞍状感觉障碍,肛门反射消失,性功能障碍,括约肌功能障碍出现较早,但根痛不明显,下肢运动功能正常。

(6) 马尾部(L_2以下)。早期有剧烈的下腰部、骶尾部、会阴部根痛或坐骨神经痛,臀部及会阴肛门区呈鞍状感觉障碍,可有下肢弛缓性瘫痪,膝以下各种反射消失,早期排尿费力、晚期尿潴留。症状和体征两侧不对称。

常用的辅助检查:为了对脊柱骨折与脊髓损伤获得全面、正确诊断,并指导治疗,还需进行以下检查。

(1) X线片。对脊柱损伤患者,不仅是诊断,也是分型、指导治疗和估计疗效的重要依据。进行X线检查时,搬运或移动伤员都必须慎重,以免增加脊柱骨折部位和脊髓的再损伤。特别是颈椎骨折合并四肢瘫痪,必须在医护人员的保护下进行。X线摄片检查应包括正侧位,必要时做斜位、张口位检查。

(2) CT扫描。不仅可明确骨折类型,还可确定椎管内有无骨片、椎间盘、血肿等,也为确定脊柱骨折和脊髓损伤的治疗方法提供了依据。

(3) 脊髓造影。对某些迟发性脊髓损伤以及晚期脊柱骨折合并脊髓损伤的患者可选择性做脊髓造影检查,以明确脊髓损伤部位和范围。也可配合CT扫描;并做延迟CT扫描,更有助于脊髓实质病变的诊断。

（4）MRI 检查。不仅能显示出椎体骨折块与椎间盘破裂向后压迫硬脊膜的范围和程度，而且还可反映脊髓损伤后的病理变化，脊髓内出血或实质性损害，还可观察到脊髓损伤后的脊髓萎缩情况。

（5）诱发电位的检查。通过反复多次的运动诱发电位（MEP）和体感诱发电位（SEP），可判断脊髓损伤的程度。

随着影像学技术的进步与检查设备的普及，对于脊柱脊髓损伤患者辅助检查的选择，目前学界认为首选 CT 扫描及三维重建，可以避免漏诊，同时也避免多次实施不同部位和体位照片搬动患者造成疼痛及医源性损伤。

（四）急救与治疗

1. 急救与后送　脊柱骨折与脊髓损伤的现场抢救很重要，稍有不慎和疏忽，将可造成不可弥补的严重后果。除注意对有危及伤员生命的危急症立即抢救外，对怀疑有脊柱骨折或脊髓损伤的伤员，也应立即做现场简单检查和处理。

（1）就地检查和急救。检查时应注意禁止过分搬动伤员。对有影响伤员生命的危急状态，如颈椎损伤所致的高位截瘫而引起的呼吸困难及伴有休克者，必要时给予静脉输液。此外，还需简要地检查有无颅、胸、腹和四肢等部位的合并伤，一经发现，紧急处理（图 29-8）。

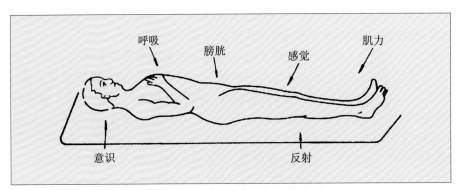

图 29-8　急诊快速检查示意图

（2）后送。①检查时怀疑或确定脊柱骨折脱位者，应按脊柱骨折进行搬运（图 29-9），特别疑有脊髓损伤的患者，更应注意；②对由于被重物埋压的伤员，应移除重物后再搬运伤员，切忌强行拖拉埋压的重物；③经以上处理后，立即将伤员送至附近设备较好、有能力处理该类伤员的医院，做进一步检查和治疗。运送伤员须注意以下几点：①运送工具应选用硬担架或木板，不可采用软担架或毛毯等；②绝对禁止一人背送或 2～3 人徒手抬送，容易造成或加重脊柱畸形或脊髓损伤的危险（图 29-10）；③搬运前先将患者两下肢靠

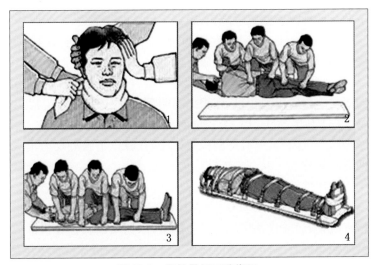

图 29-9　脊柱骨折正确搬运

拢，两上肢贴于身侧，担架放于患者一侧，将伤员平托或滚动移至担架上；④特别应指出，颈部损伤需专人给予保护，对头颈部略加牵引。采用平托法搬于担架上，再用衣服的两袖将患者颈部垫好。禁忌用枕垫头，以免造成颈部屈曲。对颈椎损伤合并瘫痪的患者，由于有呼吸困难，气管分泌物不易咳出有引起窒息

的危险,必要时应做紧急气管造口及吸痰。搬运时对这类患者最好有医护人员护送,患者的头应在后方,医护人员身随其后,以便随时观察伤情变化。在特殊情况下,如战时、地震或矿井坑道中,虽可因地制宜,就地取材,灵活机动,但仍应遵循以上原则。

2. 脊柱骨折的治疗 视受伤的机制、病理、类型以及受伤部位的不同而异。无脊髓损伤的稳定性脊柱骨折,治疗方法简单,效果也满意。但伴有脊髓损伤的脊柱骨折治疗困难,致残率很高。早期处理应重视脊柱骨折与脊髓损伤两方面,对脊柱不稳定骨折,给予早期复位,恢复椎管的管径,以解除脊髓的压迫,并对复位后的脊柱骨折给予妥善内固定,以保持脊柱的稳定,防止对脊髓的再损伤,并使伤员早日离床进行康复训练。

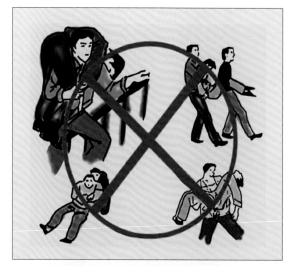

图 29-10 脊柱骨折错误搬运

(1) 稳定性脊柱骨折的处理。单纯椎体前缘高度压缩不超过高度 1/3,中柱和后柱末受损害者,可采用石膏固定或颈部支具固定。而对于胸腰段骨折仅卧硬床,早期功能锻炼,也可采用腰部悬吊及功能锻炼(图 29-11);或采用过伸复位,石膏背心固定。

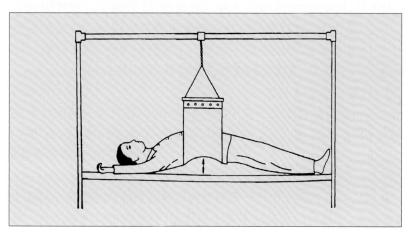

图 29-11 胸腰椎骨折悬吊复位

(2) 不稳定性骨折的处理。治疗原则:应尽早整复骨折,恢复脊柱的正常力线,有利于功能的恢复。对因椎管的改变引起脊髓受压者,目前主张采取早期切开复位,其优点为:①可获得满意的复位,矫正畸形,恢复脊柱的生理弧度,有利于脊柱骨折的愈合;②恢复椎管的管径,对进入椎管的骨片,可通过复位而得到整复或给予摘除,解除对脊髓的压迫;③坚强的内固定可使脊柱获得即刻稳定,防止脊髓再损伤;④通过植骨融合,获得脊柱的长期稳定。

3. 脊髓损伤的治疗 对伴有脊髓损伤的伤员,应先确定损伤的程度和类型,再决定治疗方案。手术的时机并不是影响神经功能恢复的唯一因素,尤其在颈椎损伤合并颈脊髓损伤时,早期手术有一定的风险。对胸椎和胸腰段骨折脱位合并脊髓损伤,经 X 线摄片、CT 及 MRI 扫描,发现有脊柱骨折脱位或椎管内有骨片或椎间盘等压迫的情况,在全身情况允许的前提下,尽早做开放复位、减压,并行可靠的内固定。其手术目前多主张后路减压固定,只有在后路手术不能彻底减压时才考虑前路手术。

其他治疗方法包括:①甲泼尼龙(methylprednisolone,MP)是一种合成的中效糖皮质激素,其抗炎作用是氢化可的松的 5 倍。MP 是唯一被 FDA 批准的治疗脊髓损伤药物。MP 能够减轻急性脊髓损伤早期继发性损害程度,主要通过抑制炎性反应、抑制脂质过氧反应等机制发挥治疗作用。②神经节苷脂

(GM-1)是一种含唾液酸的糖鞘脂,广泛存在于哺乳动物细胞膜上,占细胞膜总脂类的 5%～10%,尤以脑脊髓含量丰富。研究表明外源性 GM-1 能减少脊髓损伤后神经脱髓鞘改变,促进功能恢复。③高压氧治疗:高压氧治疗脊髓损伤,一方面可以使血液稀释,血流速度加快,组织血流量增加;另一方面可以使纤维蛋白溶解度增加,减少血栓形成的危险性,改善脊髓组织的血液循环,促进脊髓运动和感觉传导功能的恢复。

4. 并发症及处理　脊柱骨折和脊髓损伤的本身并不是造成患者死亡的直接原因,而是其并发症。因此必须认真对待,预防为主,积极治疗。

(1) 排尿障碍。它是脊髓损伤严重并发症之一,在死亡病例中有相当一部分是由于尿路感染、结石、肾盂积水等引起的肾衰竭所致。脊髓损伤引起的排尿障碍主要有两种类型:一种是排尿中枢以上的脊髓损伤引起上运动神经元膀胱;另一种是排尿中枢本身或周围神经损伤引起下运动神经元膀胱。以上两种神经元膀胱,根据损害的程度又分为完全性与不全性。完全性上运动神经元膀胱相当于反射性膀胱。完全性或不全性下运动神经元膀胱相当于自律性膀胱。对以上情况做出正确的临床结论是指导治疗的依据。一般采用导尿管做保留导尿,最好用气囊导尿管。为预防尿路感染,如能做到保持管道封闭,并切断感染途径,感染机会将大大降低。做膀胱训练和增加饮水量,可改善感染情况。对经过膀胱训练,仍不能建立反射性膀胱,且出现严重尿路感染,特别是并发尿道和附件感染的,可做尿流改道手术,其中以耻骨上膀胱造瘘术最为简单、可靠。

(2) 肺部感染和肺功能衰竭。肺部感染是截瘫伤员,特别是颈椎损伤合并高位四肢瘫最易发生的并发症。预防方法是每 2 小时翻身一次,给予祛痰剂,根据痰培养结果选用抗生素。对颈椎损伤合并截瘫的患者,如有呼吸功能不佳,排痰困难,可做预防性气管切开,这有助于改善呼吸功能,并利于排痰,对预防感染有一定价值,还需加强气管造口的护理,减少呼吸道感染的机会。对颈椎损伤引起高位截瘫的伤员,除肺部感染外,由于肋间肌瘫痪,特别是第 4 颈椎以上的脊髓损伤,膈肌瘫痪,可出现急性呼吸麻痹。最有效的急救措施是紧急气管造口,并做机械通气。待脊髓、肋间肌和膈肌功能有所改善,呼吸功能有所恢复,可拔除气管导管,恢复正常呼吸功能。

(3) 褥疮的防治。褥疮是脊髓损伤又一常见的并发症,有的伤员在入院前已有发生。定时翻身是唯一的有效的预防措施,一般 2～3 小时 1 次,并保持床单、被褥干燥、清洁柔软,褥垫应有一定厚度,对易受压的骨性突出部位,要勤洗、勤按摩。一旦发生褥疮,除加强护理外,深度褥疮最有效的方法是彻底扩创,采用肌皮瓣修复。

(4) 体温失调。体温失调是颈髓损伤致一系列植物性神经功能紊乱的重要临床表现。临床上以高体温为多见,亦可出现低体温,低体温的危险性不亚于高体温,而处理也较高热困难。对高热(40℃以上者)处理,以物理降温为主,如酒精擦浴、颈部、腋下或腹股沟等大血管区放置冰袋。也可用冰生理盐水或葡萄糖(4℃)静脉滴注。高位脊髓损伤所致的低温,可分为轻度低温(37～32℃)、中度低温(32～26℃)、重度低温(26～20℃)和极度低温(20℃以下)。以上应以中心体温(直肠、食管体温)而定。病人处于低体温时,易产生严重的生理功能紊乱,其治疗方法采用加温输血、输液及电热毯等复温方法,但疗效并不满意,重点在于预防及早期处理。

总之,脊髓损伤的并发症较多,且是病情恶化和死亡的重要因素,必须以预防为主。治疗效果往往欠佳。

二、颈椎与颈脊髓损伤

颈椎与颈脊髓损伤患者,绝大多数为青壮年,在汽车交通伤中较常见。常伴有四肢瘫痪,后果严重,须积极抢救。

(一)颈椎损伤机制与分类

颈椎在暴力冲击时,发生过屈、过伸、侧屈、旋转或剪切时,都可造成颈椎损伤合并脊髓损伤。特别值得提出的是,在交通伤中,正在高速行驶的机动车突然刹车、停驶时突然开动,或因突然来自后方车辆的撞击,常由于靠背较矮,头部没有依靠,乘客因惯性作用,头部继续向前或向后摆动,使颈部产生过屈及过伸运动造成了联合损伤(图29-12)。这类损伤 X 线常无异常征象,但应重视。如纵向暴力作用轴与头部成一直线,可引起寰椎或下颈椎爆裂骨折。如侧方暴力或旋转暴力,其骨折类型将很复杂。

颈椎的损伤分类有多种方法,有按解剖分类和损伤机制分类,目前以后者为主。介绍如下:

1. 屈曲型损伤 上颈椎损伤中有寰椎前脱位(图29-13)、齿状突骨折合并寰椎前脱位(图29-14)、寰枢椎旋转半脱位等。下颈椎损伤中有颈椎半脱位(图29-15)及颈椎单纯压缩骨折;颈椎骨折脱位可伴有或不伴有关节突交锁。

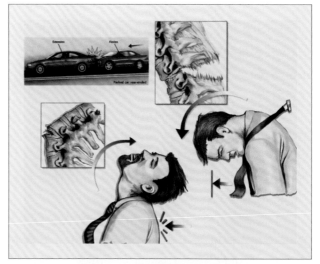

图 29-12　颈椎挥鞭样损伤示意图

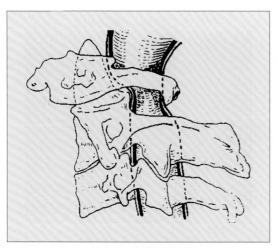

图 29-13　寰椎前脱位

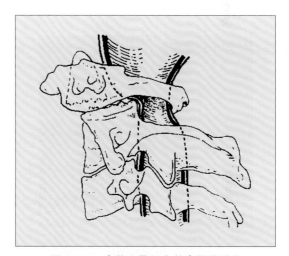

图 29-14　齿状突骨折合并寰椎前脱位

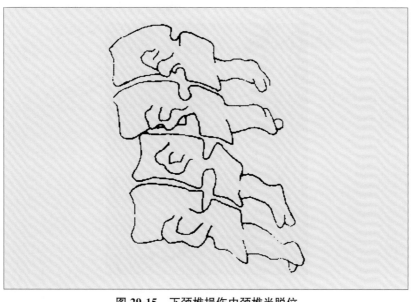

图 29-15　下颈椎损伤中颈椎半脱位

2. 侧屈型损伤　钩突骨折。

3. 伸展损伤　上颈椎损伤中有寰椎前弓撕裂骨折、寰椎后弓骨折、创伤性枢椎滑脱（Hang-man 骨折）。下颈椎损伤中有伸展性骨折脱位、椎板骨折。

4. 旋转型损伤　单侧小关节脱位；单侧关节突骨折。

5. 垂直压缩　寰椎爆裂骨折（Jefferson 骨折）（图 29-16），轴向负荷的颈椎爆裂、分离骨折。

6. 纵行牵拉损伤　纵行分离骨折脱位。

下颈椎损伤的 Allen-Ferguson 分型（A-F 分

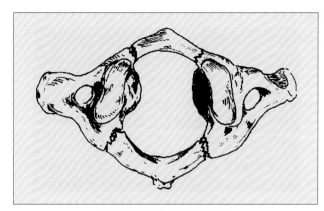

图 29-16　寰椎爆裂骨折

型）至今仍在使用，是最为知名的颈椎损伤分型系统之一。该分型方法结合暴力矢量因素与受损伤即刻的颈椎位置进行分类（Allen, et al.，1982）。包括屈曲压缩型、纵向压缩型、牵张屈曲型、压缩后伸型、牵张后伸性及侧方屈曲型（图 29-17～图 29-22）。不同的损伤类型又进行了详细的分期（表 29-1）。虽然在这个分型系统中并未针对神经功能进行讨论，但是后续的研究证明，潜在的神经损伤也直接与损伤的类型以及损伤的严重程度相关。在不断的临床探索中，A-F 分型系统的不足之处逐渐显露出来，但是该分型系统对于医生快速理解、分析、预测损伤因素、初步制订手术方案仍具有深远意义。

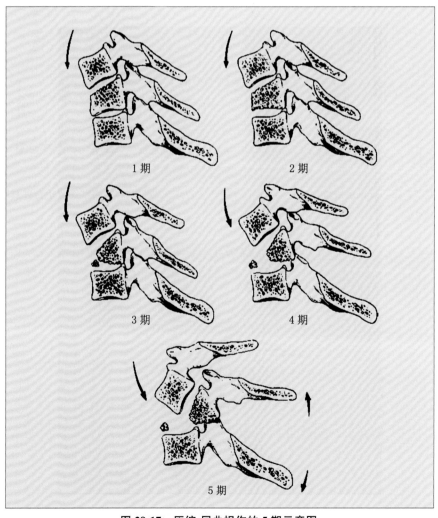

1 期　　　　　2 期

3 期　　　　　4 期

5 期

图 29-17　压缩-屈曲损伤的 5 期示意图

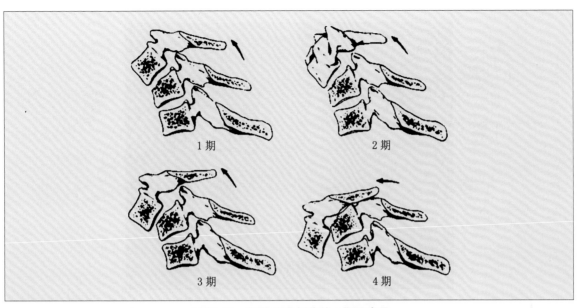

图 29-18　分离-屈曲损伤的 4 期示意图

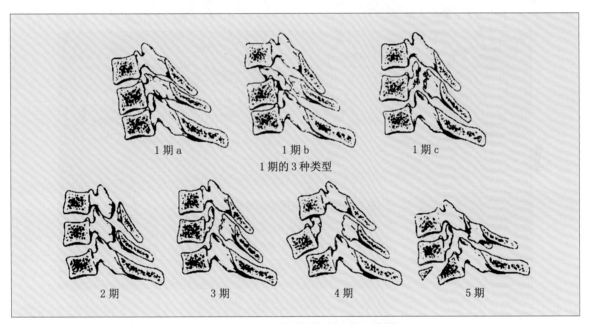

图 29-19　压缩-背伸损伤的 5 期示意图

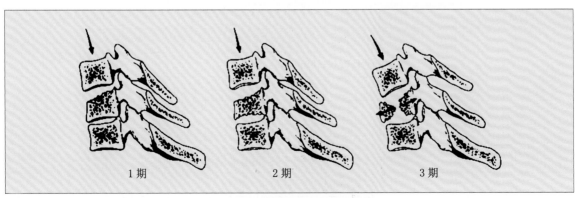

图 29-20　压缩损伤的 3 期示意图

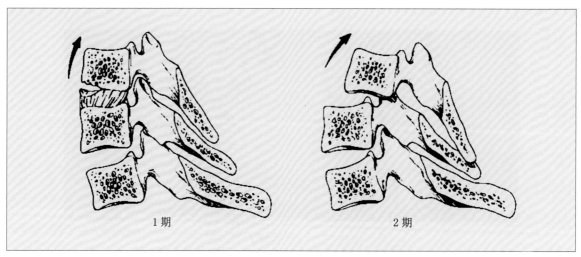

图 29-21 分离-背伸损伤的 2 期示意图

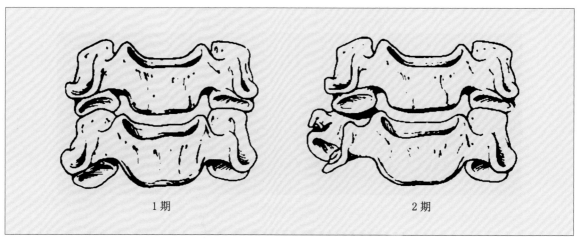

图 29-22 侧倾损伤的 2 期示意图

表 29-1 A-F 分型表

屈曲-压缩型	
分期	骨折描述
Ⅰ	椎体前上缘变钝
Ⅱ	椎体前下缘骨折
Ⅲ	椎体喙状骨折
Ⅳ	椎体头侧骨折向后移位＜3mm
Ⅴ	椎体头侧骨折向后移位≥3mm
垂直压缩型	
分期	骨折描述
Ⅰ	上椎板或者下椎板呈环状
Ⅱ	上椎板或者下椎板杯状骨折,无明显位移
Ⅲ	椎体粉碎或骨折块明显移位进入椎管

续表

压缩-伸展型	
分期	骨折描述
I	单侧椎板骨折
II	双侧椎板骨折
III	双侧无位移骨折
IV	双侧部分位移骨折
V	完全移位骨折
分离-伸展型	
分期	骨折描述
I	前纵韧带断裂、椎体横行骨折
II	位移骨折累及后柱
分离-屈曲型	
分期	骨折描述
I	PLC 损伤（常被忽略，影像学改变非常小，建议行动力位检查）
II	单侧侧块关节脱位，椎体前移≤50%椎体长度
III	双侧侧块关节脱位，椎体前移≥50%
IV	全部椎间连接断裂，可呈现为浮动颈椎
侧方-屈曲型	
分期	骨折描述
I	不对称的椎体压缩、骨折单侧椎弓根骨折
II	移位骨折、对侧韧带断裂

（二）颈髓损伤的病理与分类

颈髓损伤由于损伤部位高低的不同，其临床表现有明显区别，治疗也有所不同，预后也不一致。故临床将其分为高位颈髓（$C_1 \sim C_4$）损伤和低位颈髓（$C_5 \sim C_8$）损伤。

1. 高位颈髓（$C_1 \sim C_4$）损伤 高位颈髓为延髓的延续，严重损伤由于波及呼吸中枢而引起呼吸麻痹、呼吸困难或呼吸道机械阻塞，可迅速导致死亡。存活者除表现损伤平面以下四肢呈痉挛性瘫痪外，由于延髓受到外伤的影响，可出现延髓的血管运动障碍和其他严重的内脏功能紊乱，除此尚可出现自主性神经功能紊乱。

2. 低位颈髓（$C_5 \sim C_8$）损伤 该部为颈膨大部，其颈 C_5、C_6、C_7 受损，可出现四肢瘫痪。其上肢常为弛缓性瘫痪，而损伤平面以下为痉挛性瘫痪。如 C_5 以上损伤，则有膈肌麻痹；C_7、C_8 损伤时，只表现上肢的手内肌瘫痪和尺神经麻痹，其他功能尚正常，而下肢出现不同程度的瘫痪。除上述表现外，低位颈髓损伤尚有括约肌和自主性神经功能障碍。

（三）临床表现与诊断

患者颈部受伤后，局部有疼痛和功能障碍。如合并有颈髓损伤，常伴有四肢瘫痪，检查有感觉消失或减退的平面。患者有尿潴留或膀胱涨满后的充盈性尿失禁，大便秘结或失禁。对怀疑有脊髓损伤者，须做详细的神经系统检查，以明确脊髓损伤的程度和类型，为治疗和预后提供依据。

根据上述病史与临床体征，即能诊断颈椎损伤以及有无脊髓损伤。但为了确定骨折类型、程度、是否稳定,须做 X 线摄片。对上颈椎损伤,除正侧位、斜位片外,还须拍张口位片,以明确有无寰枢椎脱位和骨折。此外尚须做 CT 扫描和磁共振(MRI)检查,既可了解骨折和椎管内的情况,又能了解脊髓损伤情况,对指导治疗和预估疗效有所帮助。

(四)治疗

制订颈椎损伤治疗方案时,必须明确几个问题:①颈椎损伤是稳定性还是不稳定性,有无合并脊髓损伤;②损伤的类型和程度。当然也须重视有无其他合并伤和休克。在未确定治疗前,须做好临床支架或颈围固定,以防在检查、拍片等搬运中造成再次损伤。

1. 牵引复位固定

(1)枕颌带牵引。此牵引仅适用于稳定性无脊髓损伤的颈椎损伤,如单纯的无移位齿状突、棘突、椎板骨折且无神经症状患者。牵引重量不超过 2~3kg,3~4 周后改头颈胸支具固定 6~8 周,临床愈合后可去除(图 29-23)。

(2)颅骨牵引。该方法为颈椎损伤最常用的牵引复位固定法。它不仅适用于不稳定性颈椎损伤,也适用于 X 线摄片无颈椎骨折的脊髓损伤,而且也是作为颈椎手术切开复位减压固定的术前和术后必不可少的治疗手段。牵引重量按年龄、体型和体重酌情考虑,通常在中、下颈椎以每椎节 1.5~2.0kg,例如 C_6~C_7 椎骨折脱位牵引重量可用 9~14kg。牵引方向根据颈椎损伤机制和复位节段而定,也可通过改变床位高低的方法进行调整。牵引期间需定时翻身,否则可发生枕部皮肤压迫坏死。对无脊髓损伤的患者,尚须鼓励患者在床上做全身关节活动,对截瘫病人要加强护理(图 29-24)。

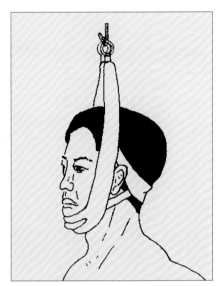

图 29-23 枕颌带牵引

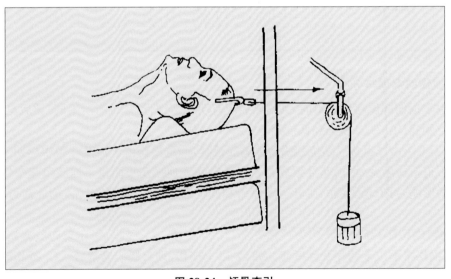

图 29-24 颅骨牵引

2. 手术治疗

(1)上颈椎融合或减压融合术。适用于上颈椎不稳定损伤,如寰枢椎脱位、齿状突骨折脱位、寰椎爆裂骨折、枢椎椎弓骨折、寰枕脱位等。上述骨折合并脊髓损伤则须加做减压术(图 29-25)。

(2)下颈椎融合术或减压融合术。适用于下颈椎不稳定,如屈曲型颈椎半脱位、伴或不伴关节交锁的颈椎骨折-脱位、下颈椎爆裂骨折、伸展型下颈椎骨折-脱位、单侧小关节交锁或骨折-脱位、下颈椎爆裂骨折等,对伴有脊髓损伤则加做减压术(图 29-26)。

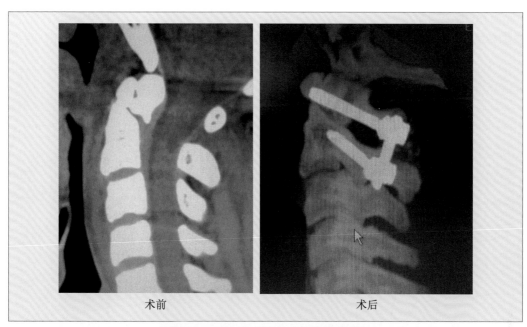

术前　　　　　　　　　　　　术后

图 29-25　寰枢关节脱位后路寰枢融合术

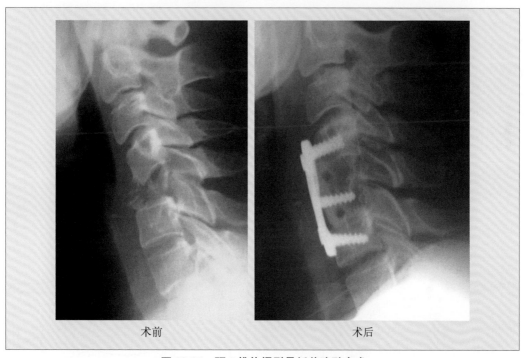

术前　　　　　　　　　　　　术后

图 29-26　颈 5 椎体爆裂骨折前路融合术

三、胸腰椎与脊髓损伤

胸腰椎是脊柱损伤的好发部位,特别是胸腰段。胸腰椎骨折主要由于交通事故,也可由高处跌落引起,常合并有脊髓损伤。

(一)损伤机制和分类

胸腰椎骨折的原因以间接暴力为主,再为直接暴力,由于暴力不同,引起胸腰椎骨折的类型各异。

1. 压缩型骨折　由向前的屈曲力引起,造成单纯前柱破坏。除非有多个相邻椎体节段受损,一般很少引起神经损伤(图 29-27)。

2. **稳定爆裂型骨折** 由轴向压缩性负荷引起,造成前柱和中柱破坏,后柱保持完整(图 29-28)。

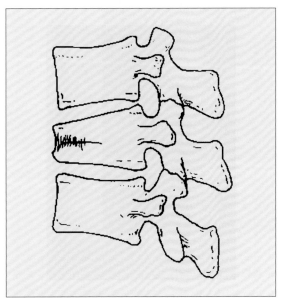

图 29-27　楔形压缩性骨折

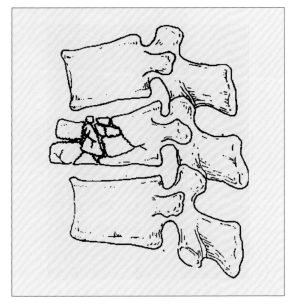

图 29-28　稳定爆裂型骨折

3. **不稳定爆裂型骨折** 压缩造成前柱和中柱破坏伴有后柱断裂。后柱可以因为压缩、侧方屈曲或旋转而造成破坏。因为不稳定,所以有创伤后脊柱后凸和进行性神经损害的可能(图 29-29)。

4. **屈曲牵张型损伤** 屈曲轴位于前纵韧带后方,前柱被压缩力破坏,而中柱和后柱则被牵张力破坏。因为黄韧带、棘间韧带和棘上韧带通常是断裂的,所以这种损伤是不稳定性的(图 29-30)。Chance 骨折亦属于这种类型(图 29-31)。

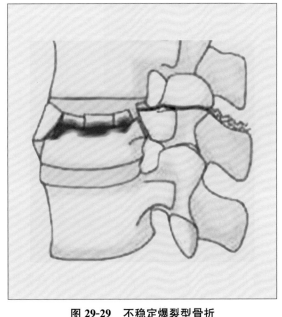

图 29-29　不稳定爆裂型骨折

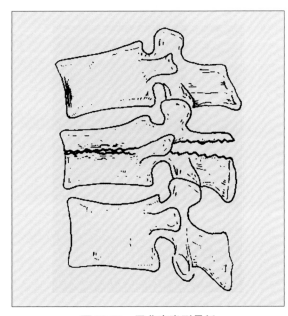

图 29-30　屈曲牵张型骨折

5. **骨折脱位** 骨折脱位通常是由于巨大的压缩、牵张、旋转或剪切暴力导致脊柱三柱均发生损伤,通常存在椎管排列紊乱、脊髓损伤(图 29-32)。

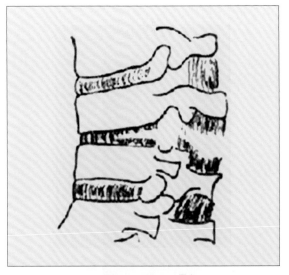

图 29-31　Chance 骨折

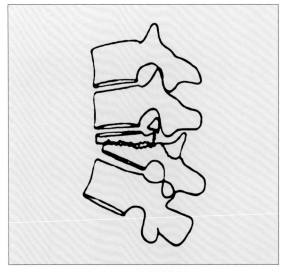

图 29-32　骨折脱位

（二）临床表现与诊断

伤后患者局部疼痛，活动时更明显。即使脊髓无损伤，患者也因疼痛而不敢活动。如有脊髓损伤则伴有一侧或双侧下肢瘫痪、尿潴留或充盈性尿失禁、便秘或失禁。此外还可合并其他内脏损伤，严重者可能有休克。根据上述病史和临床所见，诊断脊柱损伤并不困难。但为了解骨折的程度、类型，指导治疗和预估疗效，须做 X 线摄片检查。必要时还须做斜位片、CT 及 MRI 扫描，为胸腰椎骨折合并脊髓损伤的治疗提供可靠的依据。

（三）治疗

脊柱稳定性对脊柱骨折治疗方式和方法选择具有极其重要的意义，在诊断和处理胸腰段骨折时，必须以脊柱是否稳定作为着眼点。故如何判定其稳定性至关重要，Denis 认为三柱结构中有两柱或两柱以上的结构受累即可判定为不稳定；此外，治疗时还应考虑有无合并脊髓损伤及其他脏器损伤和休克。

1. 非手术治疗　对于稳定性胸腰段骨折可通过非手术疗法治愈，如系单一的腰椎屈曲压缩性骨折，可卧硬板席或腰部垫枕，早期做腰背肌功能练习，3～4 周可下床，继续做康复训练 6 个月。对多发性屈曲型压缩骨折应采用过伸复位法，石膏背心固定，并坚持带石膏背心的康复训练。3～4 个月可拆除石膏背心。

2. 手术治疗　脊柱骨折治疗的目的是力争达到脊柱持久无痛性稳定。对于不稳定骨折及骨折脱位者，目前多主张采取减压、植骨融合、内固定的手术治疗方式，以恢复、维持正常脊柱序列，预防脊髓再损伤，便于护理和预防各种并发症，但究竟采取前路、后路还是前后联合施术尚不统一。

（1）前路手术适应证。①不完全脊髓损伤或有前脊髓综合征，经 X 线或 CT 扫描等影像学检查证明椎管前方有致压物并需切除，而后路又难以切除者；②椎体爆裂性骨折致前、中柱不稳；③椎体高度减少50％以上，估计后路难以间接复位者；④陈旧性脊柱骨折合并后凸畸形或伴不全瘫；⑤后路手术减压不彻底，椎管前方仍有致压物者。但因椎体解剖部位深在，技巧上要求高，操作复杂，需有胸外科及普外科基础（图 29-33）。

（2）后路手术。其操作简便，目前已广泛应用，但对胸腰段骨折病例，因其致压物大都来自椎管前方，故选择术式时应予全面考虑（图 29-34）。

后路手术适应证：①损伤以后柱为主，尤其伴有小关节突交锁、椎体脱位，后路能对受损组织进行处理；②胸腰椎骨折合并脊髓完全性损伤，可按急诊立即施行减压、复位、内固定术，尤其伤后 6 小时以内来诊者；③进行性脊髓损伤与伤节病变不稳有关，并除外血管因素；④脊髓神经功能恢复到一定程度即停滞不前,经影像学检查证实椎管后方有骨性致压物;⑤屈曲分离骨折。

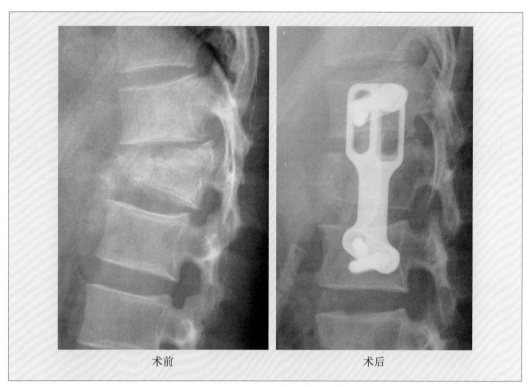

术前 术后

图 29-33　腰 1 爆裂骨折前路手术

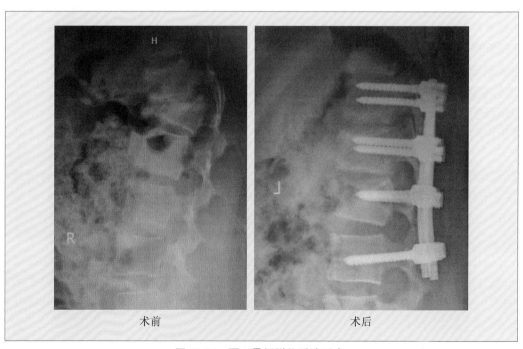

术前 术后

图 29-34　腰 1 骨折脱位后路手术

（殷　翔　刘　鹏）

第二节　骨　盆　损　伤

骨盆骨折是交通事故中常见的损伤,在躯干骨折中发生率仅次于脊柱损伤。多见于火车或载重车翻车压砸,也见于车祸撞击损伤,而且多为直接暴力。

一、骨盆的应用解剖

骨盆是由耻骨、坐骨和髂骨组成的髋骨连同骶骨、尾骨构成的环状骨性结构。两侧髂骨与骶骨构成骶髂关节,并借腰骶关节与脊柱相连;两侧髋臼与股骨头构成髋关节,与下肢相连。因此,骨盆将躯干重量传到下肢,将下肢的震荡传到脊柱,起到承上启下的作用。

骨盆两侧的耻骨在前方借纤维软骨连接构成耻骨联合。骨盆呈一环形,其前半部(耻骨支、坐骨支)称为前环,后半部(骶骨、髂骨和坐骨结节)称为后环。骨盆环的稳定性有赖于后方骶髂复合体的完整性,骨盆的后环起负重支撑作用,故后环骨折较前环更为重要。

骨盆对盆腔脏器、神经、血管具有很重要的保护作用,因此骨盆骨折很容易损伤盆腔内由前向后排列的内脏器官,位于前方的膀胱、尿道和后方的直肠易受累及。

二、损伤机制

交通伤所致骨盆骨折大多为骨盆部被撞击、砸压或碾轧等高能量直接暴力所致,如交通损伤中翻车的挤压,机动车撞击骨盆部,其次是从车顶跌下时臀部受打击。依照损伤暴力作用在骨盆的不同部位可分为4类。

1. 前后挤压或外旋暴力损伤　骨盆前后方向的挤压暴力作用在耻骨联合和后侧髂嵴上,一侧或两侧髂骨将随着外旋使耻骨联合分离。亦称"开书样骨盆骨折"。

2. 侧方挤压或内旋暴力损伤　骨盆受侧方挤压暴力时首先发生骨盆前环闭孔区的骨折,损伤可局限在一侧耻骨单支或上下支,或双侧耻骨上、下支骨折,发生断裂、重叠或嵌插。

3. 垂直剪切暴力　由高处跌下,一侧下肢着地,力量沿肢体纵轴传导,致骨盆受到垂直剪切应力而骨折,造成垂直剪力损伤。

4. 复合暴力损伤　由前后、侧方及垂直暴力联合导致骨盆损伤,骨折和移位的程度取决于外力作用的大小、方向和骨质密度的情况。

三、Tile 分型

骨盆骨折分型的方法有很多,包括按照骨折后形态分型、按照骨折部位与数量分型、按照损伤暴力的方向分型(Young 分型)、按照骨盆环稳定性分型(Tile 分型)等。Tile 骨盆骨折的分型直接与治疗选择和损伤的预后有关,这一分型系统在最近的文献中得到了广泛应用。

1. A 型(稳定型)　骨盆环骨折,位移不大,未破坏骨盆环的稳定性,如耻骨支、坐骨支骨折,髂前上棘、髂翼骨折等。

2. B 型(旋转不稳定型)　骨盆的旋转稳定性遭受破坏,但垂直方向并无移位,仅发生了旋转不稳定,根据损伤机制不同分为:①B1 开书型,即分离型骨折,B1.1 骨盆裂开<2.5cm,B1.2 骨盆裂开>2.5cm;②B2 骨盆侧方压缩骨折,即压缩型,受伤的同侧发生骨折(图 29-35);③B3 骨盆受侧方压缩,对侧发生骨折。

3. C 型(旋转与垂直不稳定型)　骨盆骨折即发生旋转移位,同时发生垂直移位。C1 单侧骶髂关节脱位(图 29-36),C2 双侧骶髂关节脱位,C3 骶髂关节脱位并有髋臼骨折。

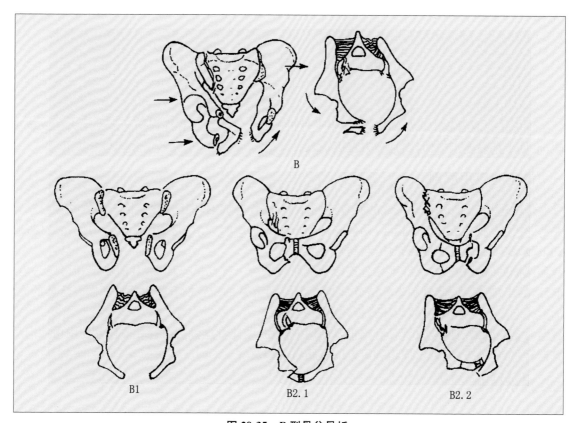

图 29-35　B 型骨盆骨折
B1:开书样损伤;B2.1 和 B2.2:侧方挤压损伤

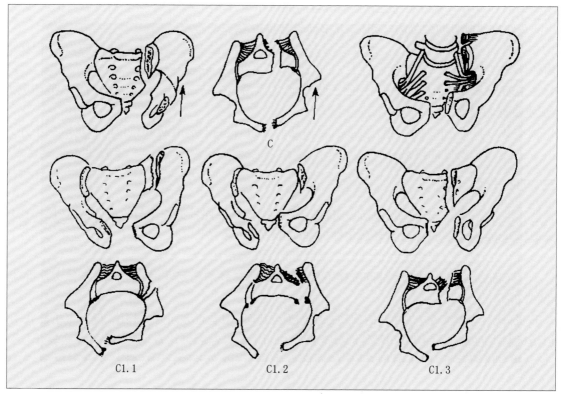

图 29-36　C1 型旋转与垂直不稳定型骨盆骨折
C1.1:髂骨骨折;C1.2:骶髂脱位;C1.3:骶骨骨折

四、诊断

1. **病史** 尽可能详细地了解患者的受伤过程,这对骨盆骨折损伤机制能有初步的了解,同时有助于判断是否存在内脏器损伤。

2. **体格检查** 对怀疑有骨盆骨折的患者首先要进行 ABC 评估,注意病人的生命体征。如果存在休克表现,极大可能为失血过多引起,所有的病人都必须进行腹部检查,包括肛门指检,了解是否有开放的骨盆骨折的骨折片刺入阴道或直肠。应常规留置导尿,以便发现尿道是否有损伤,还可对尿道出血的患者施行逆行尿道造影;女性病人会阴部有异常出血者,应请妇产科医生进行相应的检查。

3. **影像学检查** X 线检查应包括 3 个标准的骨盆像:①前后位,能显示骨盆骨折的基本征象,应作为基本检查[图 29-37(a)];②入口位,能显示骨盆环的完整性[图 29-37(b)];③出口位,能显示骶骨、髂骨翼、髋臼和髂耻隆突部位的骨折[图 29-37(c)]。对怀疑合并髋臼骨折和软骨损伤的患者另加闭孔斜位、髂骨斜位,可以分别清楚显示髋臼前柱和后壁、髋臼后柱和前壁的情况。

CT 扫描显示骨盆骨折整体概况不及 X 线片好,但能较好显示局部微小损伤,如骶骨裂缝骨折和椎板骨折、骶髂关节的粉碎性骨折、髋臼顶弓部骨折、坐骨棘和坐骨结节撕脱骨折等,此外 CT 扫描可以显示软组织阴影,如骶髂后部的韧带损伤、骨折血肿、骨折周围脏器和大血管等,对进一步判断骨盆损伤的稳定性都有帮助。

螺旋 CT 三维重建技术形成了清晰逼真的三维立体图像,使骨盆完整、直观、立体地展现在医生的面前,并且可以使图像任意轴向和角度旋转,选择暴露病态的最佳视角观察,对于判断骨盆骨折的类型和决定治疗方案均有指导意义。

其他还有 MRI、血管造影和核素检查等,除了血管造影对怀疑血管损伤有诊断作用,必要时还可进行血管栓塞,急诊时其他的检查并不能达到快捷、准确的作用,一般也不是首选的检查。

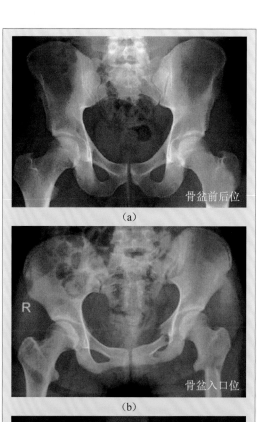
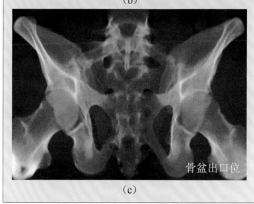

骨盆前后位

骨盆入口位

骨盆出口位

图 29-37 X 线标准骨盆像

(a)骨盆前后位片可显示骨盆全貌 (b)骨盆入口位片显示耻骨支骨折,以上缘部显示最为明显 (c)骨盆出口位片可清楚显示骨盆出口结构完整性

五、治疗

骨盆骨折的救治原则是:首先处理威胁生命的颅脑、胸部、脏器损伤,防止大量出血,早期采取的所有治疗措施均应以此为目的;积极救治创伤性休克,生命体征平稳后再进行骨盆骨折的处理。

(一)复苏期急救治疗

20 世纪 80 年代初,Mcmurtry 等针对有重度骨盆骨折的多发伤伤员,遵循损伤控制原则,提出按照 ABCDEF 顺序救治的方案。A(airway,气道):通畅呼吸道;B(bleeding,出血):扩充血容量,输血和血液制品,监测凝血功能;C(central nervous system,中枢神经系统):保持 $PaCO_2$ 在 30～35mmHg,应用肾上腺皮质激素;D(digestion,消化):腹内脏器损伤;E(excretion,排泄):尿道、膀胱损伤;F(fracture,骨折):骨与关节损伤。具体来说,早期紧急处理包括:正确处理复苏救治休克,处理急性脏器伤或大血管伤以及稳定骨盆骨折。

1. 纠正失血性休克　迅速控制外出血,建立 2 个以上静脉通道,重症患者深静脉置管,快速输血输液。首先根据血压、体表标志和尿量估计失血量,先输入部分晶体液,然后再交替输入胶体液、血液和血液制品。一般来讲,重度休克,输血可增加机体携氧功能,提供凝血因子,输血越早越好,量越合适越好,输液不能替代输血。输液总量要大,直至患者血压平稳,尿量增加。早期输入少量的高渗液可使细胞内液进入细胞外间隙和血管腔,并能直接刺激心肌、中枢神经系统和交感神经,改善微循环状况。但在输液速度得到保证的情况下,一般不能长期使用。

粉碎骨折所致腹膜后血肿进行性增大,伴重度休克,单纯依靠液体复苏血压不升或持续下降,须积极行剖腹探查,髂内动脉结扎控制出血,如输血、输液有效或病情尚能稳定,一定不要贸然切开后腹膜。通过血管造影明确血管有无损伤并直接栓塞髂内动脉的方法较为安全,而且止血效果确切。

2. 初步固定骨盆　骨折治疗的核心是固定。患者休克初步纠正,诊断明确后,为避免再次陷于极端危机状态,应早期对骨盆进行复位和固定,及时有效控制出血。早期急诊外固定可控制创伤继发性损害,迅速恢复血流动力学稳定,为确定性处理提供了更好的条件,亦便于搬移患者(图 29-38)。

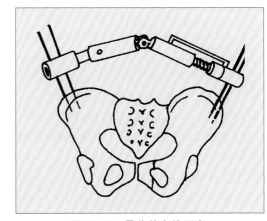

图 29-38　骨盆前方外固定

3. 并发症与合并症　骨盆骨折常伴有严重的并发症,而且常较骨折本身更为严重,应引起高度重视。

(1) 出血和血肿。目前已明确出血是骨盆骨折最危险的并发症,它与损伤时暴力大小、方向、骨折移位距离和骨折片是否刺破血管等因素有关。对诊断和制订治疗计划有重要的意义。由于出血原因的不确定性,临床上治疗出血可用以下的方法:①剖腹探查,结扎止血;②血肿取出,腹膜外内固定;③使用抗体克衣做短期急救;④较大的知名血管破裂可用栓塞;⑤内固定或外固定器固定骨盆。

(2) 泌尿生殖器的损伤。伴有下尿道损伤的骨盆骨折发病率高达 16%,单纯膀胱损伤为 6%,两者同时损伤占 2.5%,男性较女性多。病人会阴部可有血迹,阴囊淤肿和不能自主排尿,导尿时有血或不能导出尿液,肛门指检时前列腺移位,逆行造影可见尿道不连续。根据病史和体征,诊断不难,治疗上以膀胱造瘘、引流外渗的尿液或血及恢复尿道的连续性为治疗目的。

(3) 直肠损伤。常在会阴部开放性损伤时发生,如果在腹膜反折以上破裂,可引起弥漫性腹膜炎,时有血迹,甚至可触及骨折端。治疗上早期手术探查、结肠造瘘和引流,尽可能缝合直肠,直肠内放置排气管,全身辅以抗感染和支持疗法。

(4) 神经损伤。骶髂关节移位明显或骶骨骨折时,可造成骶神经损伤。对严重的半侧骨盆移位的病人,应该考虑到骶丛或腰丛损伤的可能,神经损伤后可造成臀肌、腘绳肌和小腿腓肠肌有肌力减弱,小腿后方和足外侧的感觉丧失。神经如轻度损伤,一般 1 年后可逐步恢复,严重者预后不佳。

(二) 重建期治疗

病情稳定后,应尽早行骨盆骨折及其合并伤和并发症的确定性处理,分为非手术治疗和手术治疗两大类。非手术治疗为传统治疗方案,包括卧床、手法复位、下肢骨牵引和骨盆悬吊牵引。手术治疗主要用于不稳定型骨盆骨折,分为外固定器和切开复位两大类型。手术治疗主要适应证包括:①单纯后侧韧带损伤;②闭合复位失败;③外固定后骨折仍有移位;④多发性损伤;⑤伴有髋臼骨折。手术时机选择在病情稳定后,即伤后 2～3 天。

1. **骨盆边缘性骨折**　无移位者不必特殊处理,只有极少数骨折片移位明显者才需手术处理(图 29-39)。

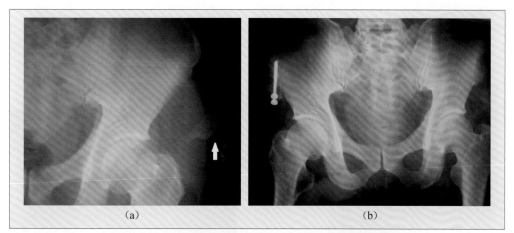

图 29-39　单纯髂前上棘撕脱,移位明显,予以复位固定
(a)复位前　(b)复位后

2. **骨盆环单处骨折**　此类骨折无明显移位,对骨盆稳定性影响不大,卧床休息数周即可(图 29-40)。

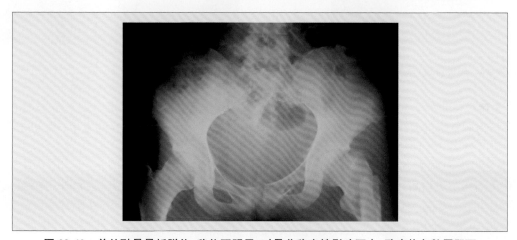

图 29-40　单处耻骨骨折脱位,移位不明显,对骨盆稳定性影响不大,卧床休息数周即可

3. **耻骨联合分离**　若为单纯性耻骨联合分离较轻者,可用骨盆兜悬吊固定;若耻骨联合分离大于 3cm,需手术治疗(图 29-41)。

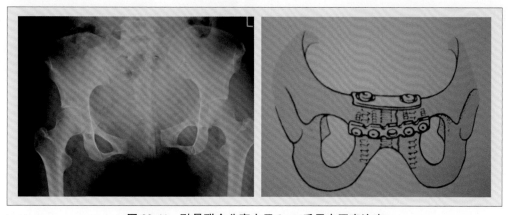

图 29-41　耻骨联合分离大于 3cm,采用内固定治疗

4. 骶尾骨骨折　采用非手术治疗。以卧床休息为主,骶部垫气圈或软垫,2～4周疼痛症状逐渐消失(图29-42)。对于不稳定性骶骨骨折,可采用2枚骶骨棒进行内固定。对于有移位的尾骨骨折也可将手指插入肛门内向后推挤复位,但易发生再移位。

5. 骶髂关节脱位　对髂骨移位不大者,可采用持续牵引复位。重量为体重的1/7～1/5,6周之前不应减重,牵引时间不少于8周。对于移位较大者需闭合复位,必有可采用松质骨螺钉于骶髂关节后侧固定(图29-43)。

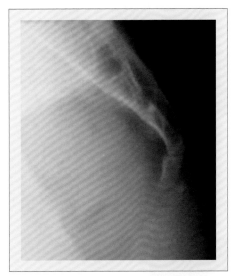 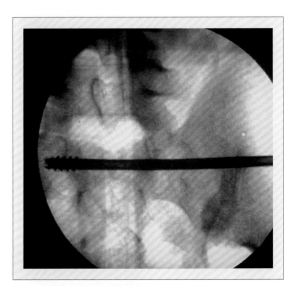

图 29-42　尾骨骨折,采用非手术治疗　　　图 29-43　骶髂关节脱位的松质骨螺钉固定

6. 骨盆环联合骨折　为不稳定型骨折,骨盆环在旋转和垂直方向均不稳定。近来多采用手术复位固定,以使骨折得到良好的复位,同时可缩短治疗时间,大大减少骨盆骨折后遗症的发生(图29-44)。

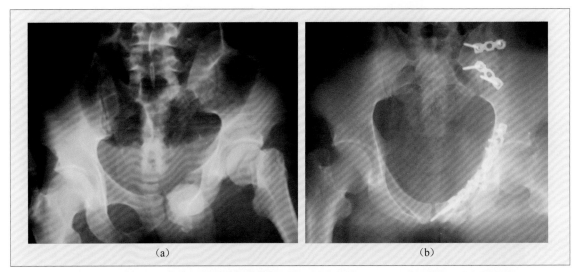

(a)　　　　　　　　　　(b)

图 29-44　骨盆前环双骨折伴骶髂关节骨折脱位,手术复位内固定以稳定骨盆,减少并发症
(a)复位前　(b)复位后

（刘瑶瑶　刘　鹏）

参 考 文 献

［1］王正国.我国道路交通伤的现状[J].中华创伤杂志,2000,16:200-201.

［2］王正国.新世纪道路交通事故的发生趋势［J］.中华创伤杂志,2002,18(6):325-328.

［3］王正国.交通医学［M］.天津:天津科学技术出版社,1997:675-697.

［4］吴新宝.不稳定骨盆骨折的治疗［J］.中华创伤杂志,2010,26(7):577-580.

［5］ALLEN BL,FERGUSON RL,LEHMANN TR,et al. A mechanistic classification of closed,indirect fractures and dis-locations of the lower cervical spine［J］. Spine (Phila Pa 1976),1982,7(1):1-27.

［6］HALAWI MJ. Pelvic ring injuries:emergency assessment and management［J］. J Clin Orthop Trauma,2015,6(4):252-258.

［7］HALAWI MJ. Pelvicring injuries:surgical management and long-termoutcomes［J］. J Clin Orthop Trauma,2016,7(1):1-6.

［8］STAHEL PF,HAMMERBERG EM. History of pelvic fracture management:a review［J］. World J Emerg Surg,2016,11:18.

［9］Thakkar SC,Thakkar RS,Sirisreetreeyus N,et al. 2D versus 3D fluoroscopy-based navigation in posterior pelvic fixa-tion:review of the literature on current technology［J］. Int J Comput Assist Radiol Surg,2017,12(1):69-76.

［10］WONG ML,BUCKNILL A. Fractures of the pelvic ring［J］. Injury,2013,46(4):351-366.

［11］YI C,HAK DJ. Traumatic spinopelvic dissociation or U-shaped sacral fracture:a review of the literature［J］. Injury,2012,43(4):402-408.

第三十章　软组织交通伤

Abstract

Soft tissue injury is the most common type of injuries in road traffic accidents, including damage to the skin, subcutaneous fibrous connective tissue, fascia, muscles, tendons, ligaments, joint capsules, articular cartilage, and peripheral nerves or blood vessels. However, the soft tissue injuries often occur simultaneously with the damage of other important organs in traffic accidents, so it is easy to be neglected and without any early diagnosis, which often result in adverse outcomes. The development of science and technology provided a good platform for the basic and clinical research on soft tissue injuries. External and internal factors were considered to be involved in the occurrence, development, and repair of soft tissue injuries. Soft tissue injuries are classified into open and closed injuries, and their injury mechanisms, clinical manifestations, and treatments vary from each other. Metabolic abnormalities, immunosuppression, cell degeneration and necrosis after severe soft tissue traffic injury may be associated with damage and complications of vital organs. Knowing the injury history and mechanism, imaging examinations and laboratory tests are helpful for the diagnosis. The treatment should follow the principle of combining traditional Chinese and western medicine, surgery and physical therapy, local and systematic treatment. With the development of medical science, a lot of new concepts, technologies and methods on soft tissue injury have emerged. Vacuum sealing drainage (VSD) is a treatment option for severe soft tissue injuries such as extensive avulsion or defection injury of skin.

第一节　软组织交通伤概论

一、概述

软组织是指人体的皮肤、皮下组织、肌肉、肌腱、韧带、关节囊、滑膜囊、神经、血管等。这些组织在交通事故外力作用下,发生功能或结构的异常,称软组织交通伤(soft tissue traffic trauma)。软组织损伤一般是受外来的机构压力的作用,当达到一定的强度而诱发损伤、产生症状的。正常情况下,软组织均有一定的抵御损伤的能力,当致伤因素造成这些组织解剖结构破坏和功能紊乱时,损伤才可能发生。软组织交通伤是交通伤中的一种常见病、多发病。引起软组织交通伤的病因多种多样,损伤的程度与外力作用的强弱和持续的时间密切相关,轻者是可复性的,重者则引起严重的不可复损伤,危害甚大。

面对日益增高的软组织交通伤发生率及伤残率的挑战,近 20 年来,临床工作者利用分子生物学、细胞生物学、医学电子学、医学物理学、影像学、医用金属及高分子材料等科学技术的发展平台,在软组织急、慢性损伤的基础理论和治疗技术方面有了长足的进步和发展。

二、现代医学对软组织交通伤的认识

由于软组织交通伤致死率较低,临床医师对软组织交通伤的认识,往往没有对骨折、脏器损伤等那样重视。现代医学虽然对软组织交通伤的发生、发展、诊断与治疗等方面进行了不少研究,但仍有很多重要问题尚未明了。现代医学认为软组织损伤的修复是生物的共有特性,是机体组织自身修复、再生、重建的过程,此过程受到生物、物理、生化等多因素的影响,创伤后的局部和全身反应也会影响软组织交通伤的修复。外来因素及内在因素共同影响软组织交通伤的发生、发展和修复过程。因此,在处理软组织损伤时,应考虑到局部损伤对全身生理功能的影响,做到因势利导,顺其自然,加强促进愈合的有利因素,消除妨碍愈合的不利因素。

(一)外来因素

外来因素是造成软组织损伤的主要原因,但在同一外因、不同环境条件下,损伤的类型、性质、程度可能是不同的。车辆的直接撞击暴力往往是造成软组织和内脏损伤最常见、最重要的原因之一,但交通事故时,受伤机制较为复杂,跌扑、闪扭等间接致伤因素等也夹杂其中。严重时可导致同时有两种以上的组织或脏器损伤。

(二)内在因素

内在因素是软组织交通伤的病理基础,在机械性致伤因素的作用下,体质、年龄、局部解剖结构、内分泌系统功能等因素对损伤的类型、性质和程度都有一定的影响。中老年人因组织的退行性改变,骨关节软组织生物力学平衡易受到破坏,症状较明显;无退行性改变的青壮年,症状就不明显或较轻;糖尿病、使用激素、营养不良、免疫功能不全的伤员,软组织交通伤后愈合慢,感染机会相对增加。如果伤后早期处理不及时、处理时机把握不好,也可能使损伤加重,产生严重的并发症。

第二节 软组织交通伤的分类和修复

一、分类

软组织交通伤具有较强的意外性和偶然性,根据受伤部位皮肤完整情况,可将软组织交通伤分为开放性损伤与闭合性损伤两大类。开放性损伤多为直接暴力所致,如皮肤裂伤、肌肉裂伤、肌腱断裂等;闭合性损伤常为间接暴力引起,如关节的擦伤、扭伤、挫伤、韧带损伤等。临床上,一般将软组织交通伤分为以下几种类型。

(一)挤压伤

挤压伤(crush injury)是外力挤压身体的四肢或其他部位,造成受累身体部位的软组织、血管、神经及骨等组织器官发生的损伤。常见汽车侧翻、碰撞变形,司乘人员不能及时逃离,躯干和肢体受长时间挤压或瞬间暴力挤压所致。损伤可呈现为开放性和闭合性损伤两种类型,或两种兼有。挤压暴力越大,作用时间越长,组织损伤和破坏越重。更严重的挤压伤是体积较大和重量较重的物体挤压人体,使人体组织器官发生广泛性损伤。

(二)断裂伤

断裂伤(rupture)是指某一部位软组织的全部断裂,以严重的功能障碍和明显的局部疼痛、肿胀、畸形等为主要表现的损伤性疾病。多由外力的过度牵拉和肌肉组织的猛烈收缩而引起的闭合性损伤。如交通事故时突然躲避造成的腰扭伤、跟腱断裂等。

（三）擦伤

擦伤（bruise）是钝性致伤物与皮肤表皮层摩擦而造成的以表皮剥脱为主要改变的损伤，通常仅有皮肤点片状的出血斑，或同时有少量血清样渗液。擦伤可单独存在，亦可与挫伤、挫裂伤，甚至砍伤等并存。

（四）挫伤

由交通事故时的钝性暴力（擦、挫）所致以皮内或/和皮下及软组织出血为主要改变的闭合性损伤。根据致伤因素和暴力的大小，挫伤可表现为局部皮肤淤斑、组织肿胀和出血，也可因损伤力大而同时引起深层组织或器官不可复性损伤，累及范围较大。

（五）挫裂伤

由钝性或锐性暴力所致的一种开放性损伤，是软组织交通伤的主要类型。其特点是损伤范围大，创口不整齐，创面不规则，可伴有皮肤、皮下组织、肌肉组织的断裂，严重者可伴有神经、血管、肌腱和深层组织的损伤，外表有出血性伤口，组织外露，污染轻重不一，裂口周围有大范围的挫伤区。

（六）切割伤

切割伤是指皮肤、皮下组织或深层组织受到玻片、刀刃等锐器划割而发生破损裂伤。在交通事故中较为少见，其特点是创口整齐、创面平滑、创口周围组织损伤相对较少，但出血较多，严重者可切断肌肉、神经、大血管等，甚至使肢体离断。

（七）扭伤

扭伤（sprain）是指四肢关节或躯体部位的软组织（如肌肉、肌腱、韧带等）损伤，而无骨折、脱臼、皮肉破损等。交通事故发生时，由于关节活动超过生理运动范围而使韧带、肌肉、肌腱等过度牵拉所致的闭合性损伤。严重者可有关节囊、软骨等断裂或附着点的撕脱。

（八）撕裂伤

撕裂伤是钝性暴力作用于体表，由于急剧牵拉或扭转，造成皮肤和皮下组织撕裂，快速行驶的车辆牵拉人体时容易造成此类伤。撕裂伤是人体的开放性损伤之一，其特点是创面大、范围广、损伤重、边缘不整齐、出血多、污染重。有时表现为局部的撕脱或撕裂，有时则表现为大面积的剥脱和撕裂，常伴有大量的肌肉、血管、神经、肌腱、骨的损伤。

软组织交通伤往往是多种致伤因素共同作用的结果，常常出现多因素、多部位、多类型、多脏器损伤并存的现象。

二、修复

软组织交通伤后，机体需对缺损的组织进行修补、修复。修复后可完全或部分替代原组织的结构和功能。修复过程始于创伤后的炎症反应，炎性渗出伴随有坏死的细胞、组织碎片，然后由损伤局部周围的健康细胞分裂增生来完成。修复包括再生和纤维性修复两种不同的过程及结局。多数情况下，上述两种修复过程常同时存在；当发生缺损时，不能通过原来的组织再生修复，而是由肉芽组织填补后形成瘢痕，称瘢痕修复。

1. 软组织交通伤愈合的基本过程　①早期变化，受伤局部在伤后数小时内便出现炎症反应，表现为充血、浆液渗出及白细胞游走，故局部红肿明显；②伤口收缩，伤后 2～3 天，伤口边缘的皮肤及皮下组织向中心移动，逐渐使伤口收缩、创面缩小；③肉芽组织增生和瘢痕形成，伤后第 3 天开始，伤口底部及边缘逐渐生长出肉芽组织，填平伤口；④表皮及其他组织再生，组织细胞损伤发生 24 小时内，伤口边缘的表皮基底细胞增生，并在凝块下向伤口中心移动，形成单层上皮，覆盖于肉芽组织表面，当这些细胞彼此相遇时，则停止前进，并增生、分化成鳞状上皮。

2. 软组织交通伤愈合类型　根据损伤程度及有无感染，也可分为一期愈合、二期愈合和痂下愈合三种类型。

3. 影响软组织交通伤愈合的因素　影响再生修复的因素包括全身因素及局部因素。年龄、全身营养状况等因素对损伤的愈合是十分重要的。蛋白质、维生素缺乏，老年人组织再生能力差，愈合的速度慢；局部的感染或有异物存在，血液循环差，无神经支配等因素也会延迟伤口愈合。

第三节　软组织交通伤的诊断和并发症

一、诊断

应尽可能详细了解软组织交通伤的病史，最好在排除危及生命的情况下，边检查边询问，快速而全面地进行初步体格检查及必要的辅助检查，有助于对损伤的诊断和处理。

（一）病史要点

1. 受伤情况　了解受伤时的情况有助于对伤情的判断和处理。如对大面积皮肤软组织开放性损伤合并多发性损伤、骨折，应特别警惕并发休克的可能性。

2. 暴力　对暴力的性质、大小、作用部位与时间、方向与方式等的了解，有利于判断伤情。如直接暴力，易合并神经、血管损伤；间接暴力多数引起组织的撕裂伤和扭伤；瞬间的强大暴力，可能引起多发性创伤、肌腱断裂、血管、神经损伤及挤压伤。

3. 受伤后经过　了解伤后的诊断、治疗、搬运的时间和方法，有利于后期的救治与预后判断。

4. 基础疾病　了解受伤前的健康状况对救治及预后有参考意义，如并存糖尿病，应警惕其继发感染的可能性。

（二）临床表现

急性期伤员的伤情有轻有重。常见的局部表现有伤处的红、肿、热、痛，损伤处出血、淤血、淤斑等；如伴有肌腱、血管、神经损伤，可有肢体的缺血表现和功能障碍；如伴有其他脏器损伤及骨折时，则出现相应的症状和体征。如出现发热、血象高、呼吸功能不全等全身症状，对并发症的诊断及后期治疗、预后判断有重要参考价值。根据伤情演变，软组织损伤可分为3期：①早期，疼痛剧烈，局部迅速肿胀，一二天内出现瘀紫、功能障碍；②中期，为伤后3～7天，淤血逐渐吸收，肿胀减退，疼痛减轻，功能轻度障碍；③后期，为伤后2～4周，大部分淤肿疼痛消失，功能恢复正常。有的软组织因病情重，治疗不当，病程迁延，形成难治愈的陈旧性软组织损伤。

（三）影像学改变

软组织交通伤后，常规X线检查能显示有无骨折及其移位情况。近年来，CT、MRI已广泛用于急性软组织损伤的诊断，因其高分辨率可清楚显示肌腱、血管、神经的损伤程度或病变局部，甚至局部不同结构间的关系，因而能为指导治疗，特别是选择手术入路及设计最佳手术技术或方法提供更趋科学先进的依据。

（四）实验室检查

实验室检查是诊断的重要手段之一，常规检查有血、尿、便检查，肝肾功能检查等。严重挤压伤时，尿肌红蛋白数值对骨筋膜间室综合征的诊断起着关键作用。但是，实验室检查仅能作为临床分析的参考依据，不能替代病史、相关检查的汇总分析。

二、全身并发症

严重软组织交通伤后发生的一系列全身并发症，是机体遭受创伤打击致内环境稳定失衡的结果。发生并发症的机制有几个方面：①伴有重要脏器的直接损伤，激活多种细胞和体液因子，造成过度的炎症反应；②合并休克，引起重要脏器的缺血/再灌注损伤(ischemia/reperfusion injury)；肠黏膜屏障损害，肠道内细菌和毒素移位，导致菌血症、毒血症或脓毒血症；③软组织交通伤后，削弱或破坏了机体的局部屏障和全身防御系统，导致感染，激活多种细胞和体液因子，造成过度的炎症反应；④通过神经内分泌反应引起持续高代谢反应和营养不良；⑤创伤或感染等导致凝血系统紊乱，促发弥漫性血管内凝血(DIC)。

有关软组织交通伤引起的全身并发症，如休克、感染、挤压综合征、呼吸功能不全、心功能不全、应激性溃疡、多器官功能障碍综合征、代谢障碍等全身并发症，详见第三十二章。

(一) 骨筋膜间室综合征

创伤后急性骨筋膜间室综合征(post-traumatic acute compartment syndrome, PACS)是指肢体创伤后发生在四肢特定的筋膜间室内，其内的肌肉和神经因急性缺血、缺氧而产生的一系列早期症候群。各种原因造成筋膜间室内容物的增加或间室有效容积的缩小，使间室内压力持续升高，血液供应明显减少或中断，造成神经、肌肉功能障碍乃至坏死的一种病理过程。

1. 发生机制

(1) 筋膜间室有效容积缩小。

1) 肢体挤压伤：当肢体长时间被重物挤压，使筋膜间室容积缩小，受压组织缺血，使筋膜间室内压力升高，容易发生 PACS。

2) 筋膜缺损闭合不当：常因手术中强张力缝合筋膜或皮肤，使筋膜间室容量缩小，压力骤升，引起PACS。

3) 包扎过紧：四肢损伤或骨折应用绷带石膏或小夹板后，随着患肢创伤性水肿的发展，使原松紧适中的包扎物变得过紧而形成压迫，使筋膜间室内压力升高，诱发 PACS。

4) 牵引失当：创伤后肢体严重肿胀伤员，行皮肤或骨骼牵引，造成筋膜间室变小，压力增加而发生PACS。

(2) 筋膜间室内容物体积增加。

1) 肢体损伤后出血：严重砸伤、挤压伤、挫伤后持续不断的渗血、渗液和组织肿胀等均可引起筋膜间室积血、积液，无法排出，增加了筋膜间室内容物的体积。

2) 筋膜间室内毛细血管通透性增加：创伤后组织细胞坏死产生的有害物质刺激，直接或间接造成毛细血管通透性增加，大量体液渗漏至组织间隙，使间室内容物体积增加。

3) 毛细血管压增加：软组织损伤伴主静脉干受压、栓塞，引起毛细血管微动脉扩张或后阻力增加，毛细血管压随之升高，体液加速外渗，增加了筋膜间室容积，如肱动脉、腘动脉的损伤，而诱发前臂或小腿骨筋膜室综合征。

2. 临床表现

(1) 全身症状。早期全身症状常不明显。多有体温升高，脉率加快，白细胞计数上升等表现；晚期则出现肌红蛋白尿，进而发展为挤压综合征。

(2) 局部症状。

1) 疼痛：疼痛是最早的症状，其特点是范围广，呈持续性，伴有深部胀痛感，渐呈针刺刀割样或进行性灼痛。疼痛不因肢体固定或服用止痛剂而缓解。如受压组织发生缺血变性后，神经功能障碍或丧失，疼痛可逐渐减轻乃至消失。疼痛常为最早的唯一的主诉。

2) 肢体肿胀：肢体严重肿胀，坚硬无弹性，皮肤常起张力性水疱。肌肉广泛紧张与坚硬是 PACS 早期的重要特征，肢体无弹性、呈圆筒状僵硬为晚期肌肉变性坏死的特征。

3) 压痛及牵扯痛：受累肢体可呈广泛性压痛及挤压痛。晚期因肌肉、神经干缺血性坏死，肢体压痛、感觉异常均可减轻或消失。被动牵扯痛不仅是 PACS 发病的早期征象，而且也是 PACS 典型的临床表现。

4) 感觉异常：皮肤感觉异常是 PACS 的又一早期症状。因缺血造成神经传导功能障碍，出现受损区皮肤感觉减退、消失或麻木。

5)肤色改变:PACS的早期肢体末端潮红,皮温稍高;继而皮肤光亮菲薄,进一步发展则呈暗红色或紫暗色,皮温降低,有时可出现大理石样花斑纹并有水疱发生。后期肢体末端可呈苍白或发绀,微血管充盈时间延长,动脉搏动消失。

3. 实验室检查 白细胞计数可升高,血沉加快,肌酐、尿素氮、血清钾、谷草转氨酶、乳酸脱氢酶、肌酸磷酸肌酶等视病情变化而异。可出现肌红蛋白尿、蛋白尿及颗粒管型尿。

4. 诊断

(1)主要依据受伤史和受伤部的临床表现,即典型的"5P"征:疼痛(pain),苍白(pallor),感觉异常(paresthesias),麻痹(paralysis),无脉(pulseless)。只要具备上述5项中的3项即可确诊,同时也具备了手术切开减压的指征。

(2)骨筋膜室内压测定(compartment pressure determine)对诊断和预后有较大帮助。目前比较一致的看法是,正常筋膜间室内压力为0~1.066kPa(0~8mmHg),站立时小腿前筋膜间室内压力为2.67kPa(20mmHg)以下。4kPa(30mmHg)是急性筋膜间室综合征的临界压,如能及时切开减压,肌肉、神经多能恢复正常。如压力超过40mmHg以上,多因微循环和细小动脉闭塞,即使彻底切开减压,往往已发生部分肌肉变性或坏死,最终将遗有肌肉或神经损伤的并发症和后遗症。

5. 治疗 一旦发生PACS,后果十分严重,轻则神经及肌肉坏死致肢体畸形及神经麻痹,而且恢复困难,重者则发生肢体坏死。需早诊断、早治疗。

(1)非手术治疗。一般治疗,如输血、输液,纠正休克、酸中毒和高钾血症,预防和治疗肾衰竭,适当运用利尿剂、广谱抗生素。切忌长时间抬高患肢,防止因体位性供血不足而加重缺血,局部热敷、红外线照射或按摩等,有外固定者,应立即予以解除。

1)适应证:病程在6小时,骨筋膜室综合征早期,筋膜室内压测定<4kPa(30mmHg)可以保守治疗。

2)方法:20%甘露醇125ml+呋塞米40mg+地塞米松5~10mg,每6小时快速静脉滴注;内服外用中药,防止血栓形成(低分子右旋糖酐);血管扩张剂;保护肾衰竭等。

(2)手术治疗。手术切开减压是治疗PACS最有效手段。

1)手术时机:由于PACS发展迅速,后果严重,应争取在伤后6~8小时内立即行切开减压,特殊病例最迟不得超过12小时。

2)手术指征:肢体严重肿胀与疼痛;筋膜间室压力较大,肌肉压痛明显;被动牵扯肌肉时有广泛性疼痛;筋膜间室压测定≥4kPa(30mmHg)者。

3)手术方法:全麻或局部麻醉,严禁使用止血带。在受累筋膜间室的长轴肿胀最严重、肌肉丰富部位,做纵行切口或"S"形切口,筋膜切口与皮肤切口一致或略大,肌膜也应切开,以充分减压切开。要求每个受累间隙均应打开。

4)骨折固定:筋膜间室切开减压后,有骨折者可适当行外支架固定。

5)伤口闭合:减压术后4天肢体末端肿胀已完全消退,即可开始缝合伤口;感染、坏死创面应常规换药,感染控制及肉芽新鲜后,二期处理创面。

(二)脂肪栓塞综合征

创伤后脂肪栓塞综合征(fat embolism syndrome,FES)是广泛软组织损伤特别是伴有多发性骨折时,骨髓腔内与其他组织的脂肪滴进入血循环,栓塞于肺、脑等器官而引起的以呼吸窘迫及中枢神经系统功能障碍为主要表现的综合征。伤情越重,休克时间越长,发病率越高。FES发病急,进展快,病情重,若诊治不及时,死亡率可高达10%~15%。

1. 发生机制

(1)软组织损伤。严重软组织交通伤时,局部血管损伤,脂肪滴自破损血管挤压入血,造成FES。

(2)合并骨折。严重软组织交通伤合并长骨干骨折,骨折端血肿压力增高,使骨髓腔内丰富的脂肪滴被挤压入损伤的小血管而进入血循环。

2. 临床表现

(1) 呼吸系统症状。呼吸功能障碍常最早出现症状轻重不等,在临床上可表现多种形式,如早期表现为吸气与呼气均感十分费力,呼吸频率增快,变浅,呼吸频率在 25 次/min 以上,呼吸节律异常,晚期病人可表现出鼻翼翕动,大汗淋漓,可以伴有顺应性下降、咳痰(血性痰液多见)。呼吸困难同时不伴有胸痛,临床检查时胸部无明显征象,两肺呼吸音粗,湿啰音不明显,可以排除严重肺部感染等。此类症状主要是由于脂肪栓子引起肺小动脉痉挛,肺泡血流灌注障碍所致。

(2) 神经系统症状。脑功能障碍常出现于呼吸功能障碍之后,通常表现为患者入院时意识及精神状态均良好,治疗过程中患者逐渐出现异常兴奋、烦躁不安、夜间难以入眠,而后逐渐过渡为头痛、谵妄、神志错乱、昏迷、阵发性痉挛、尿失禁等。但局灶性神经系统体征较为少见,反复的头部 CT 扫描可以排除脑内血肿或脑的实质性损伤。

(3) 出血点。FES 的病例中 50%～60% 有出血点,多在伤后 8 小时至 3 天出现呈散在或片状、点状分布,最常见于双侧肩前部、锁骨上区、前胸部、腹部皮肤相对疏松部位,偶尔也可见于结膜,通常伤后 1～2 天成批出现,持续数小时后可自动消退。

(4) 发热。发热是 FES 的常见症状之一,体温在 38℃ 以上,多发生于创伤后 48 小时之内,几乎与神经症状同时出现。

(5) 心血管及血液系统表现。心电图显示心肌缺血和急性肺心病改变,Ⅰ 导联 S 波加深,Ⅲ 导联 Q 波明显突起,T 波倒置,并可出现右束支传导阻滞。另外,在无其他部位出血的情况下,而突然发生急剧的 Hb 下降,12 天内下降 40～50g/L 时,有临床诊断价值。

3. 检查

(1) 眼底检查。阳性率不高,须连续观察,如发现眼底血管内脂滴或有出血、渗血时,有诊断意义。

(2) 胸部 X 光片。肺部 X 线检查早期显示膈肌上升,肺门阴影呈白色扇形向外扩展,由于肺部呈间质性水肿和广泛肺泡型水肿,故全肺可呈均匀分布的网状斑点状阴影,肺纹理增粗,典型者可见肺野呈"暴风雪"样改变。

(3) 血凝块快速冰冻切片法检查。可见到橘红色颗粒即为脂肪滴阳性,对早期诊断,特别是创伤后昏迷而原因不能确定的伤员极有价值。

4. 诊断

(1) 主要标准。①皮肤出血点;②呼吸系统症状;③肺部 X 光片显示具有特征性的"暴风雪"样改变;④排除颅脑外伤引起的神经系统症状。

(2) 次要标准。①动脉血氧分压降低(<60mmHg);②非出血原因导致的 Hb 下降,Hb<100g/L,若 12 天内下降 40g～50g/L,更具诊断价值。

(3) 参考标准。①脉搏 100～120 次/min;②体温 38℃ 以上;③血小板减少;④尿脂肪滴阳性;⑤血沉增快,>70mm/h;⑥血清脂肪酶升高;⑦血中游离脂肪阳性。

当主要标准两项,或主要标准一项,次要标准和参考标准有四项以上时,均可确诊。无主要标准,只有次要标准一项及参考标准有四项以上时,应疑为 FES。

5. 治疗 治疗原则是预防为主,到目前为止,尚无一种药物可以直接溶解脂肺栓子或消除脂栓,关键是早期复苏,减轻应激反应和恢复血容量,重点措施是对重要脏器(肺组织和脑组织)的保护,纠正缺氧和内环境紊乱,防止发生并发症。

(1) 呼吸支持,纠正低氧血症。

1) 轻型 FES:可用鼻管或面罩给氧,氧浓度保持在 40%～45%,氧流量为 5～8L/min,维持 PaO_2 在 70mmHg 以上,必要时可辅以间歇正压通气。根据血气分析和肺部 X 检查结果,调整给氧量。

2) 重型 FES:可选用定容型呼吸机,频率在 12～18 次/min,潮气量为 800～1 000ml,并采用呼气末正压的通气模式(PEEP)。PEEP 在整个呼吸周期中,能保持呼吸道处于正压状态,能使萎缩的肺泡重新开放,减少肺内滞留气量,使肺的顺应性增加,提高换气效率,减少肺循环的动静脉分流。目前认为呼气末正压通气是治疗 FES 最重要也是最有效的方法。

3)气管切开:若机械通气需持续 4 天以上,则应行气管切开。对重型伤员应果断早期行气管切开。

4)高压氧治疗:可以提高动脉血氧分压,纠正组织缺氧,改善心、肺、脑等重要脏器的氧储备,从而迅速改善病灶区域的供氧状态,增加有氧代谢,减少酸性代谢产物。

(2)保护脑功能。

1)头部降温:用冰帽或头颈部置冰袋降温,减轻脑缺氧状态和脑细胞损害。同时可采取人工冬眠 3～5 天。

2)脱水疗法:减轻脑水肿,改善颅内高压状态及脑部血液循环,一般用甘露醇 1.5～2g/kg 静滴。

(3)药物治疗。

1)肾上腺皮质激素:动脉血 $PaO_2<60mmHg$ 时必须应用激素,用药原则是早期用、大剂量、短疗程。可选用甲泼尼龙 125mg 首次静脉滴注,以后每 6 小时用 80mg,持续 3 天,停药不需逐步减量。肾上腺皮质激素治疗 FES 的机制为:①对抗游离脂肪酸对肺实质细胞、毛细血管和肺泡膜的毒性刺激,有效降低肺部炎性反应;②可明显减少血中脂肪滴数量,直径变小,减轻肺小血管的机械性栓塞;③抑制透明质酸酶的活性,从而降低毛细血管壁的通透性,减少体液和细胞成分渗出于血管外;④稳定肺泡表面活性物质,改善气体交换,提高肺泡的氧弥散率,纠正低氧血症;⑤降低血小板聚集附着,阻止血小板在微血管内滞留;⑥抑制血管释放活性物质,减轻肺内血管和支气管痉挛,增加肺内换气与灌注比率。用药后血氧饱和度增加、脉率减慢、肺部阴影消除、神经症状消失等是病情好转的标志。

2)低分子右旋糖酐:虽不具有溶解脂肪栓子的作用,但可以扩充血容量,降低血液黏稠度,改善微循环,维持血管内膜的光滑完整性,防止微血栓形成。但对伴有心衰和肺水肿的伤员应慎用。成人用量为 500～1 000ml/d,分 2 次静脉滴注。

3)极化液:10％葡萄糖 500ml＋胰岛素 12U＋10％氯化钾 10ml 静滴,每日 1 次,可以促进脂肪代谢,减少脂肪栓塞的发生。

4)抑肽酶:可以影响脂肪代谢,降低创伤后的一过性高脂血症,防止创伤后血管内出现的高凝状态,抑制骨折血肿内激肽释放和组织蛋白分解,减慢脂滴进入血液的速度,并有稳定血压的作用。首次剂量 20 万 U 或更大,以后给 8 万～12 万 U/d。连用 3～6 天,可获良好效果。

5)利尿剂:早期应用 20％甘露醇 250ml,呋塞米 20～40mg 静滴,6 小时交替使用。应用利尿剂时要注意预防低钾血症。

6)抗生素:用大剂量广谱抗生素防治感染。

7)其他药物:注射止痛剂和镇静剂以充分止痛镇静;心动过速时应用毛花苷 C;支气管痉挛时给予气管扩张剂,如氨茶碱等。

(三) 压疮

压疮(decubital ulcer)是骨突部位的皮肤软组织长时间受压,导致坏死和溃疡形成。好发于骶尾部、跟部、枕部、髂部、肩胛部等。多见于深昏迷、长期卧床、营养不良、护理不当等伤员。

1. 发生机制　软组织在外力压迫下易发生小血管受压、血循环受阻、微循环障碍、组织缺血缺氧而坏死溃疡。营养不良、低蛋白血症、贫血、深昏迷、长期卧床、休克、护理不善是压疮的间接因素。

2. 临床表现及诊断　根据其发生、发展过程可分为 3 度。一度:局部仅表现为红斑水肿,或苍白色、青灰色,境界清楚。有麻木感或触痛。若及时处理,可于数天内好转。二度:皮肤颜色为深紫色或紫黑色,可出现水疱,疱壁破裂后形成浅表糜烂面。三度:溃疡形成,浅者达皮下组织,深者可达骨组织,继发感染后脓液多,且有臭味,严重者可继发全身性感染如菌血症、败血症、脓毒血症的表现。

3. 治疗

(1)非手术治疗。①去除病因,解除压迫,勤翻身,避免长时间压,每 3～4 小时 1 次;②睡气垫床、按

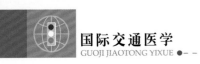

摩骨突部位;③辅助理疗,如红外线等;④外用药膏及加强全身营养支持治疗。

(2) 手术治疗。适用于溃疡面积大、较深在、骨外露及非手术治疗长期不愈者。原则是去除溃疡,修复缺损,促进愈合。采用切除溃疡加皮瓣(皮片)修复缺损的方法。

(四)坠积性肺炎

坠积性肺炎一般都是伤员由于长卧床导致肺底部长期处于充血、淤血状态,从而使得肺部水肿而发炎。主要表现为患者发热,伴咳嗽、咳痰及肺部固定湿啰音,胸部 X 线或 CT 提示有肺部感染,外周血象增高。治疗上以预防和护理为主,在抗感染、化痰等治疗基础上,加强翻身拍背、湿化气道、吸痰、清理呼吸道、咽部护理等干预性措施。坠积性肺炎如果治疗不及时,会引发呼吸窘迫、败血症等疾病。

第四节 软组织交通伤的治疗

交通伤早期救治目标是抢救生命、控制感染,在救治过程中对软组织损伤予以及时有效的处置,对于后期肢体功能恢复有积极意义,能有效加速患者康复。软组织交通伤损伤程度的评估目前没有统一标准,正确的判断损伤严重程度是治疗的前提,目前评估损伤常用的有美国组织学皮肤损伤评分系统(American Histological Skin Damage Scale)、LENT-SOMA 评分系统等。软组织交通伤积极有效的救治能有效降低伤残率,改善患者生活质量。

一、药物治疗

(一)内服药

内服药主要包括镇痛药和非甾体抗炎药。镇痛药主要作用于中枢神经系统,缓解疼痛作用强烈,可用于剧痛,主要药物有吗啡、可待因、哌替啶等。非甾体抗炎药具有解热、镇痛、抗炎作用,但其作用部位不在中枢神经系统,缓解疼痛程度稍弱,多用于钝痛,主要药物有阿司匹林、对乙酰氨基酚、吲哚美辛等。同时还有维生素类药物,如维生素 B、维生素 C 等,能有效增强抵抗力和修复能力。

(二)局部用药

封闭疗法是通过将一定药物注射在痛点、关节囊、神经干等部位,使药物直接在病变部位发挥作用,减少病变部位对中枢的刺激,并且能改善局部营养来达到消炎止痛、促进疾病痊愈等目的。常用的药物有普鲁卡因、利多卡因,类固醇类药物如醋酸泼尼松龙、曲安奈德、地塞米松,其他类药物如复方丹参注射液等。

(三)中药治疗

传统中医学认为软组织损伤的本质是血淤,损伤后脉络破损,血离经成淤,局部气血运行受限,不通则痛,因此治疗以活血化淤、消肿止痛为主。中药疗法有悠久历史,对于软组织交通伤有独特疗效,不管是内服还是外用,中药应有尽有,但治疗过程中应该注意整体配合使用。常用中药包括有敷贴药、擦洗药、熏洗湿敷药、热熨药及新剂型喷雾剂、涂膜剂、巴布剂等。

二、手术治疗

交通软组织损伤如果有开放性创口则需进行清创缝合处理。清创的时间窗曾定为 6 天,后来延迟 8 天、12 天或更长。延迟处理伤口会导致组织暴露时间过长、细胞损伤程度加重、细菌增殖等不利因素,因此伤口越早处理,效果越好。清创过程中应清除伤口细菌、彻底止血、去除坏死组织及异物,同时尽最大可能保留神经、肌腱,对于伤口污染重、张力过大等情况,应加引流或者延期缝合。

三、物理治疗

物理疗法治疗软组织损伤历史悠久,早在《黄帝内经》中就有记载,它详细记录了通过攻、达(包括熨、灸、刺)、角(拔罐)、导引、按跷、药熨等治疗疾病。理疗主要通过各种方法使物理因子作用于皮肤、肌肉，或周围神经、血管，改善血液循环，促进渗液吸收，从而起到消肿、止痛的作用。目前临床应用理疗主要分为损伤初期(冷敷、蜡疗、光疗、脉冲电疗法、放磁疗法、超声波疗法)和损伤后期(石蜡疗法、红外线、光浴疗法、陈醋离子透性疗法、电疗等)。理疗既具备共同性作用如消肿、消炎、止痛，又有其特异性作用，例如低频电流可以引起肌肉收缩，紫外线能促进维生素 D 的形成，高频电能使组织内部产生"内生热"等。

(一) 手法治疗

手法治疗是软组织交通伤后的有效治疗手段，主要作用是消淤退肿、理顺筋络、舒筋活血。对于手法治疗时机建议不宜在损伤早期应用，以避免加重出血、肿胀，应在肿胀消退后实施。

目前临床应用手法治疗：①复贴复位法，主要应用于软组织及骨关节损伤治疗，是促进损伤的软组织加快愈合的有效手法。②软组织粘连分离法，主要应用治疗损伤后期出现粘连、增生等；③推拿活血法，主要应用于瘫痪、半身不遂及陈旧性软组织损伤；④解痉法，主要用于损伤后产生的痉挛性疼痛、肌肉发紧及邻近组织受累等；⑤点穴法，主要应用陈旧性软组织损伤、深部组织损伤的恢复。

(二) 牵引疗法

牵引疗法是指应用外力对肢体某一部位或关节施加牵拉力，使其发生一定程度的分离，周围组织得到一定程度的拉伸，从而达到治疗的一种方法。牵引疗法作用：①能够解除肌肉痉挛，缓解肌肉疼痛；②改善血液循环，促进水肿吸收及损伤组织的修复；③松解软组织粘连，拉伸挛缩韧带及关节；④调整脊柱后关节微细异常改变，使错位得到复位；⑤增加关节活动反复，改善脊柱的正常生理弯曲；⑥加大椎间隙，减轻椎间盘压力，缓解神经刺激和压迫；⑦脊柱外伤时的早期制动及复位作用。

第五节　新技术在软组织交通伤治疗中的应用

近年来，现代医学发展飞速，在疾病诊治过程中出现许多新理论、新方法、新技术，组织工程技术、克隆技术、基因组计划、生物芯片技术、纳米技术以及干细胞技术等生命科学技术的发展改变了我们救治思维方式，将会对软组织交通伤的治疗带来里程碑式的突破。

一、组织工程技术

组织工程技术是指应用生命科学与工程学的原理和技术，在正确认识哺乳动物的正常及病理状态下的组织结构与功能关系的基础上，研究、开发用于修复、维护、促进人体组织或器官损伤后的功能和形态的生物替代物的一门新技术。它最终目的是提供目的器官或组织，修复损伤组织。组织工程技术主要包括种子细胞、生物材料、构建组织和器官的方法和技术、组织工程的临床应用四个方面。这些新技术在软组织交通伤治疗中的应用如下。

(一) 种子细胞

种子细胞的培养是组织工程最基本要素之一，细胞来源主要有自体、同种异体、异种组织细胞等，自体组织细胞一般为首选。在细胞培养过程中往往需要高浓度的细胞接种，但现在仍然存在数量上局限性及长期传代后细胞功能老化的问题。对于建立合适种子细胞目前仍需要解决以下问题：①增强细胞增殖能力；②延长细胞生命期；③提高细胞分泌能力；④选择同一功能的最佳细胞；⑤建立标准细胞系，使研究有可比性和科学性；⑥同种异体与异种移植的免疫学；⑦细胞与人工细胞外基质作用及影响因素。

(二) 可降解支架材料

细胞外基质主要包括均质状态的基质和细丝状态的胶原纤维，它是种子细胞附着的基本框架和代谢

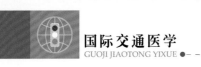

场所,能直接影响所构成的组织形态和功能。理想材料要具备以下特点:①生物相容性好;②有可吸收性;③有可塑性;④便于细胞黏附和生长;⑤降解速率能根据再生速率而调整。目前所用材料主要为天然材料与人工合成材料,各自有其自身的特点和用途,可根据不同要求进行选择。

(三) 生长调节因子

生长因子是一类通过细胞间信号传递影响目的细胞活动的多肽因子,它对目的细胞有促进或抑制其增殖、迁移及基因的表达的作用。已发现的生长因子有几百种,但目前对大部分生长因子的结构、功能和机制都不清楚,了解和使用较为广泛的主要有转移生长因子 TGF-β、成纤维细胞生长因子 FGF、血小板源性生长因子 PDGF、类胰岛素生长因子 IGF 和神经生长因子等。目前生长调节因子应用仍存在难题:①如何使生长因子维持活性;②怎样保证生长因子的有效作用浓度,因此外源性生长因子控制释放成为研究的关键点。

(四) 组织工程人工皮

皮肤组织工程是组织工程学中发展最早、最成熟的领域,目前已经有多种皮肤产品应用临床治疗,并取得一定疗效。目前广泛应用临床并被认为是最好的组织人工皮肤是 Apligraf,它是一种双层皮肤替代物,它从新生儿包皮中分离得到角朊细胞及成纤维细胞,先将成纤维细胞接种在牛 I 型胶原中,形成真皮类似物,培养一段时间后,再把角朊细胞接种其表面并继续培养,最后就形成了有活性的人工复合皮。尽管目前已经有多种比较成熟的组织人工皮肤,但它们只是具备皮肤的屏障功能,因为缺少皮肤附件,所以不具备完整的皮肤功能,还没有达到真正的皮肤重建。

二、治疗性克隆技术

克隆技术的出现和发展经历了 70 多年的历史,直到第一个体细胞克隆哺乳动物 Dolly 诞生——生物工程的里程碑,人类进入克隆研究和应用热潮。1998 年人类胚胎干细胞建系成功,因其能够分化为机体的各种细胞类型,所以可以成为组织工程最理想的种子细胞。治疗性克隆技术就是将组织工程技术和克隆技术有效地结合起来,以病人的体细胞为细胞核供体,移入去核的卵母细胞中构建重组培养,发育到胚囊后从中分离出多能的胚胎干细胞,最后培育成为各种需求的组织或器官。

(一) 优点

治疗性克隆技术能够培育出理想的各种组织甚至器官,能解决供体来源不足的问题,使人工替换衰老或功能不全的组织变得简便可行,同时因为胚胎干细胞的核物质来源于患者本身,所以在移植时不会出现排异反应。

(二) 存在的问题

治疗性克隆技术距离临床应用仍有不小距离,如何解决在体外将克隆得到的胚胎干细胞成功诱导分化为特定的功能细胞是用于临床的重要前提,同时因为胚胎干细胞在发育的早期阶段,对周围的依赖性很强,如果条件不适很容易发生恶化,无法调控,从而具肿瘤性。

三、生物芯片技术

生物芯片技术是指通过缩微技术,依据分子间特异性地相互作用机制,将生命科学领域中不连续的分析过程集成于芯片表面的微型生物化学分析系统,以实现对细胞、蛋白质、基因及其他生物组分的准确、快速、大信息量的检测。生物芯片技术使医学从系统、组织、细胞层次向基因、蛋白层次过渡,为现代医学发展提供强有力手段。

(一) 软组织修复生物芯片

近年来,随着对创伤基因、修复相关基因以及修复失控理论的不断深入研究发现,创面之所以出现经久不愈或瘢痕愈合,主要因为修复细胞表型改变,使其对生长因子调控的反应性超长所致,同时还发现生长因子基因表达还受到"早期即刻"基因调控,如果这些"早期即刻"基因表达异常,将无法启动生长因子表达,从而使修复发生失败。生物芯片技术为创面修复提供一种新方法,但目前仍需要进一步研究。

(二)诊治及预后检测芯片

随着对创伤基因、修复基因的研究不断深入,建立早期创伤诊断、治疗以及预后检测的生物芯片,医生就能提前预估创伤患者转归及愈后,这样就可以有的放矢地制订科学的治疗方案,大大降低病死率及伤残率。

四、纳米技术

纳米技术也称毫微技术,是研究结构尺寸在 $1\sim100nm$ 范围内材料的性质和应用的一种技术。纳米技术是以许多现代先进科学技术为基础的科学技术,它是现代科学和现代技术结合的产物,但距离临床应用仍有一定距离。

(一)诊断作用

目前常规的成像技术手段只能检测到组织上造成可见的变化,这时已经有数以千计细胞发生损伤,如果对损伤细胞以某种手段进行标记,使用传统检测设备也能迅速、正常地诊断创伤。

(二)治疗作用

对于严重创伤、难以修复组织,可以应用纳米机器——控制细胞聚集机和细胞修复机填充和刺激自身组织,增强修复机制,促进伤口快速愈合,同时清理和强化血管结构,去除焦痂与坏死组织,用天然物质填充组织缺损。

五、干细胞技术

干细胞技术又称为再生医疗技术,指通过对干细胞进行分离、立体培养、定向诱导,甚至是基因修饰等过程,在体外繁育出全新的细胞、组织或器官,并通过细胞组织或器官移植达到治疗临床疾病的目的。干细胞技术一直是生物技术领域热点,具有广阔的发展前景,将对医学和生物学产生重要影响。

(一)胚胎干细胞与软组织交通伤修复

胚胎干细胞的形态结构和早期胚胎细胞相似,有在体外无限增殖并保持未分化状态的能力,同时它还具备多向分化潜能,在一些细胞诱导分化因子和化学诱导剂作用下,能被诱导成机体的各种类型的细胞,再利用组织功能技术最终在体外形成完整的组织和器官,成为移植的来源。

(二)成体干细胞与软组织交通伤修复

成体干细胞存在于机体的各种组织器官中,在正常情况下大多处于休眠状态,当在病理状态或在外因诱导下可以表现出不同程度的再生能力。在通常情况下,成体干细胞会分化成与其组织来源一致的细胞,但是在某些情况下,它的分化并不遵循该规律,表现出很强的分化可塑性,这些生物学特性使得它在修复、取代受损组织、器官方面发挥重要作用。

第六节　负压封闭引流技术与严重软组织交通伤

负压封闭引流技术(vacuum sealing drainage,VSD)也叫负压创面治疗技术,是目前应用比较广泛的治疗软组织交通伤后急、慢性创面或创腔的方法。对于严重复杂的软组织交通伤,常伴有创面污染严重或大面积组织缺损,传统的处理方案是一期清创后暂予以敷料覆盖伤口,待创口感染控制、肉芽组织新鲜后行再行二期修复。这种治疗方案存在治疗周期长,易发生交叉感染,频繁换药加重病人痛苦,增加医务

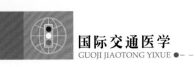
人员工作量,同时加重患者经济负担等缺点。德国 Fleischmann 医生于 20 世纪 90 年代原创并应用负压引流技术治疗软组织创面,发现 VSD 技术能显著地降低创面的细菌负荷,明显提高创面愈合的速度。

一、负压封闭引流技术的设计思路及原理

(一)设计思路

外科引流的目的是将人体组织间或体腔内积聚的脓液、坏死组织、血或其他液体导流到体外的技术,但传统的引流方式存在一定的局限性,只能单点状或多点状引流,引流面局限,不能全方位引流,引流动力不足,而且还存在长时间引流容易阻塞的缺点,理想的引流方式是创面覆盖广泛、持续引流且不易堵管,同时便于冲洗和护理优点,VSD 技术满足了我们的需求。

(二)设计原理

VSD 设计原理是引流管用医用泡沫材料(聚乙烯醇)包裹,作为中介的柔软的医用泡沫材料在高负压作用下可以均匀分布在引流区表面,因为泡沫材料有良好透水性,因此液体及小颗粒物能容易通过其中并且进入引流管,再被迅速吸入收集容器中。泡沫材料可以防止传统负压吸住组织导致受压引起缺血、坏死,密闭使引流动力的高负压得以维持,同时也把引流区和外界隔绝,高负压有利于改善局部微循环,减轻组织水肿和刺激肉芽组织生长。

(三)工作原理

VSD 技术利用医用泡沫包裹有多侧孔引流管置入引流区,再用透性粘贴薄膜封闭引流区,使其与外界隔绝,接通负压源(负压瓶或吸引器等,负压值在−60kPa 以上),就形成了一个高效的引流系统。在这个系统里,负压经过引流管传递到医用泡沫材料上,并且压力均匀地分布在材料表面。因为泡沫材料有高度的可塑性,负压可以到达引流区的每一个点,形成了一个全方面的引流。

二、负压封闭引流技术的组成

(一)多聚乙烯醇明胶海绵泡沫材料

医用泡沫材料是一种泡沫型合成敷料,它的主要成分是聚乙烯醇(polyvinylalcohol),外观形似海绵,白色,质地柔软且富有弹性,抗张力强,其内密布大量彼此相通的直径 0.2~1mm 的孔隙,有极好的可塑性和透水性以及良好的组织相容性,能为细胞提供最好的生长环境,而且应用时可以据伤口大小、形状进行修剪。

(二)多侧孔引流管

引流管直径为 0.8cm,长度为 50cm,其中 14cm 范围包裹在医用泡沫材料中,内有密集的侧孔。多侧孔引流管的质地硬,高负压吸引时管腔不会出现塌陷。多侧孔引流有利于把创面即时生成的细小坏死组织排除到体外。

(三)负压引流装置

负压源目前多采用中心负压吸引机或小型负压吸引机,压力在 60~80kPa,提供引流动力。

(四)生物透明透性密封贴膜

透性粘贴薄膜有半透膜特性,有"分子门阀"效应,创面内腐臭气体、水汽能渗透到薄膜外,薄膜外的空气、细菌不能进入膜内,使引流区与外界隔绝。

三、负压封闭引流技术的操作方法

(一)彻底清创

如引流创面污染严重或存在感染时,应当彻底清除坏死组织、异物,开放所有腔隙,达到通畅引流。

（二）准备引流物

根据引流区面积大小、形状、深度，对医用泡沫材料进行合适修剪，如引流面积过大，可采取多块材料缝合连接后使用。

（三）填充

对于表浅的创面，泡沫材料可以直接覆盖或使之与创缘缝合固定后覆盖，对于体腔或深部不规则创面，要使其与创面充分接触，尽量不留无效腔，同时要注意尽可能避免材料直接接触大血管和神经，引流管口可直接从创口引出或从正常组织戳孔引出。

（四）封闭

粘贴生物薄膜时，首先剃除创口周边毛发，用酒精清洁周围皮肤，清除皮屑，防止因粘贴不严密而导致漏气，引流管封闭时有戳孔法、"系膜"法和缝合法三种，可根据情况选择，应用时注意检查引流管周围密闭性。

（五）开放负压

连接引流管与负压组织并开放负压，负压有效标志是泡沫材料塌陷，薄膜下无液体积聚，创口周围无漏气声，引流瓶压力指示处于紧缩状态。通常一次负压引流可维持 3～10 天，如引出物黏稠并且有大量坏死组织，超出引流系统处理能力时，要及时更换引流，一旦引流达到目的，引流量每日少于 20ml，即可去除引流物。

四、负压封闭引流技术的应用基础研究

（一）生长因子

负压封闭引流技术能调节创面上皮的生长，使创面细胞保持活力，使其启动修复基因表达，促进其产物（生长因子和功能酶）的释放，减少细胞凋亡，抑制胶原和明胶的降解，促进创面愈合。

（二）病理检查

组织学发现负压封闭引流技术有利于创面血流灌注和肉芽组织的生长，能有效地减轻组织水肿，减轻创面微血管后负荷，使各期炎症细胞浸润明显减少，减少局部感染机会，促进组织愈合。

五、负压封闭引流后的创面再处理

（一）直接愈合

对于表浅的创口较小的创面，无须特殊处理，一般可以直接愈合。

（二）二期缝合或植皮

对于较深腔隙或缺损面积较大的创面，使用 VSD 肉芽组织新鲜后，可行二期缝合或植皮愈合。

（三）皮瓣转移

对于创面较大，周围软组织覆盖较少，功能要求较高的部位，使用 VSD 技术污染控制后，二期行皮瓣转移，最终愈合。

六、负压封闭引流技术的临床应用效果

（一）更新传统引流理念

VSD引流技术与传统外科引流相比，它使引流由点扩展到面，避免引流动力不足所导致的引流不及时、不彻底极其容易堵塞，同时避免了可能发生的逆行性或交叉感染。

（二）促进创面愈合

VSD 治疗初期，负压和密封所形成的缺氧和微酸环境，能促进成纤维细胞的生长及刺激血管增生，创面血流量显著增加，为创面的愈合提供了更多养料，同时也能刺激多种相关修复基因的表达、增殖和释放，促进其产物生长因子、功能酶等作用，从而减少细胞凋亡，促进肉芽组织增生，加速创口愈合。

（三）减少感染机会

VSD 技术将创面封闭，使其与外界隔绝，明显减少交叉感染机会，同时持续的负压吸引，能将创面的分泌物、坏死组织及细菌及时清除，减少细菌生长的培养基，自动产生一个创面清创的过程。密闭环境和持续负压使创面形成一个低氧或相对缺氧的微酸环境，从而抑制创面病原微生物的生长，为创面的预后提供了基本条件。

（四）减轻医护人员工作量

VSD 可以有效维持 5～7 天不换药，能大大减轻换药给患者带来的痛苦，同时也减少医务人员工作量。

七、负压封闭引流技术的适应证、禁忌证

（一）适应证

VSD 技术应用指征可归纳为：①严重软组织挫裂及组织缺损；开放性骨折可能或已经感染者；骨筋膜室综合征；急慢性骨髓炎开窗引流者；②体表脓肿、化脓感染、慢性溃疡及褥疮；手术后切口感染，乳腺癌及直肠癌根治术后创面预防引流；不太大烧伤感染创面和植皮术后植皮区的保护；③腹腔手术（肝、胆、胰腺、上消化道）的预防性引流，肝脓肿、脾脓肿、腹腔脓肿的引流；重症急性胰腺炎的治疗性引流，胰腺、十二指肠、上消化道漏的治疗；④局限性胸腔积液和脓胸的引流。

（二）禁忌证

VSD 治疗的禁忌证包括癌性溃疡伤口、活动性出血伤口、凝血功能障碍、低蛋白血症、有湿性坏疽改变、干性焦痂、未经治疗的慢性骨髓炎。

八、负压封闭引流技术的观察和管理

（一）一般观察

VSD 术后须观察：①负压源的负压力是否在规定范围内；②泡沫材料是否塌陷；③引流管管形是否存在；④有无大量新鲜血液流出；⑤记录引流物的颜色、形状及数量。

（二）常见问题的处理

1. 负压消失　常见的原因有：①密封问题。创面较大或创面位置复杂导致密封不严密，负压瓶压力指示器显示是密封不严密的标志，最常见是引流管处。②负压源问题。没有打开负压源、引流瓶的阀门或电动吸引器故障等。负压消失导致没有引流动力，就会导致引流区内出现积液。因此如发现负压失效，应立即查找原因，及时做出有效处置。

2. 及时更换　一次 VSD 引流可维持有效引流 3～10 天，若引流未达到预期目的，可重新填入泡沫材料，继续封闭引流，根据创面情况，缩短或缩小引流物。

3. 拔管　如引流达到目的，引流量每日少于 20ml，就可去除引流物，同传统引流无区别。深部或体腔的去除引流后会遗留类似窦道的创面，大多可自行愈合。

创面 VSD 技术是近年来兴起的一种促进创面愈合的新方法，在临床应用因疗效确切、优点诸多，深受临床医生欢迎，目前已取得了良好的效果，但是目前我们还没有创面分类的规范，也没有科学评价创面愈合的指标，在治疗及材料运用方面我们还停留在传统治疗及敷料的使用上，因此 VSD 技术在创面治疗

领域应用,我们的任务任重而道远。

(张其庸　邓　进)

参 考 文 献

［1］蒋鸣福.软组织损伤治疗学[M].北京:北京科学技术出版社,2010.

［2］付小兵,王正国,盛志勇.正常的创伤修复与"失控"的创伤修复[J].感染、炎症、修复杂志,2001,2(2):1-3.

［3］吴多庆,潘富文.皮肤软组织损伤创面的修复[J].中国烧伤创疡杂志,2008,20(3):203-206.

［4］姚元章,黄显凯,麻晓林,等.创伤软组织缺损的负压封闭治疗[J].中国重建与修复杂志,2002,16(6):388-390.

［5］段晓卿.综合疗法治疗急性软组织损伤[J].现代中西医结合杂志,2007,16(11):1514-1515.

［6］刘浩,孙磊,齐岩,等.封闭负压引流修复严重软组织损伤:多种因素联合应用的评价[J].中国组织工程研究,2014,18
(47):7666-7671.

［7］龚振华,姚建,季建峰,等.负压封闭引流技术治疗软组织损伤合并感染创面[J].中华创伤杂志,2012,28(1):76-77.

［8］COLLINS NC. Is ice right? Does cryotherapy improve outcome for acute soft tissue injury? [J]. Emerg Med J,2008,25
(2):65-68.

［9］POLYKANDRIOTIS E,KNESER U. KOPP J. et al. Modified gloving technique for vacuum therapy in the hand[J].
Zentralbl Chir,2006,131(Suppl 1):S36-39.

［10］TAUTENHAHN J,BURGER T,LIPPERT H. The present state of vacuum sealing[J]. Chirurg,2004,75(5):
492-497.

［11］TAUTENHAHN J,PROSS M,KUHN R. et al. The use of v. a. C. -system in wound management for borderline indi-
cations[J]. Zentralbl Chir,2004,129 (Suppl 1):12-13.

［12］TU YK,ON TONG G,WU CH,et al. Soft-tissue injury in orthopaedic trauma[J]. Injury-international Journal of the
Care of the Injured ,2008,39 (4):3-17.

第三十一章　多发交通伤

Abstract

Traffic polytrauma or Traffic Multiply Injury refers to the motor vehicle crash causes injuries in at least two anatomic body regions, single one of which is life-threatening or limb-threatening. Traffic polytrauma is one of the common injuries presenting in the hospital, is the major cause of mortality, disability and organ dysfunction. Definitively controlling bleeding, fracture fixation and hematoma debridement within the golden hour are the critical challenges, the proactive prevention of multiple organ disfunction syndrome(MODS), coagulopathy, sepsis is also necessary. The staged operation and recovery management should be followed. Polytrauma is major trauma that potently affect the body as a whole, other than one injury plus another, and it usually requires multi-disciplinary management and staged strategies. Polytrauma is the trauma that is a crucial threat to a life and has higher risk to cause complications. The infrastructure to improve the care for the polytrauma is the multi-disciplinary team that have very profound knowledge of polytrauma and treat the patient in the specialized trauma center.

This chapter focuses on the definition of Traffic Polytrauma, the pathophysiology features, the polytrauma diagnosis that including the assessment strategies, the primary assessment, the secondary assessment, the missed diagnosis and the delayed diagnosis. The section of management strategies and techniques discuss the intrahospital model of polytrauma treatment, the care strategies, the prehospital techniques and the in-hospital emergent care techniques.

多发交通伤(traffic polytrauma；traffic multiple injury)是指机体因交通事故导致的，两个或两个以上解剖部位同时或相继遭受损伤，其中一处损伤即使单独存在也可危及生命或肢体。多发交通伤是临床常见的严重创伤，是导致死亡、残疾和脏器功能障碍的重要原因，临床救治面临在黄金时间内确定性止血、骨折固定、血肿清除等原发性损伤救治的严峻挑战，随后更需要积极防治多器官功能障碍(multiple organ disfunction syndrome，MODS)、凝血功能紊乱(coagulation disorders)、脓毒症(sepsis)等严重并发症，后期需要多次计划性手术、康复治疗等。多发伤绝非伤情简单的叠加，而是对全身多系统产生深远影响的严重创伤，需要多学科参与，常常分阶段处理。多发伤更多地强调严重威胁生命并导致并发症发生风险很高的创伤，深刻认识多发伤，组建集中收治模式的创伤中心和多学科团队，是提升多发伤救治水平的基础。

第一节　多发交通伤概述

交通事故可以导致钝性多发交通伤及穿透性多发交通伤。如轿车前方撞击行人时首先是保险杠和下肢接触,常是小腿被撞导致胫骨骨折,然后躯干与机动车前盖和挡风玻璃撞击导致闭合性胸腹部损伤,最后掉落在地上发生颅脑创伤。

一、多发交通伤概念

多发伤(polytrauma)通常被用于描述累及身体多个部位或体腔的损伤,导致生理状态不稳定,并可导致未受直接伤的远隔脏器功能障碍。多发伤的死亡率和并发症发生率高于各脏器损伤叠加的预期水平。ISS(创伤严重度评分)>16 即为严重多发伤,其死亡率达 18.7%。

自 20 世纪 80 年代以来,随着创伤救治体系、损害控制策略和技术等的高速发展,多发伤救治真正起步,基本特征是出现了由多学科外科团队负责多发伤的急诊复苏、紧急手术、ICU 治疗、稳定后的确定性手术等整体化救治模式。另一方面,多发伤的定义长期以来争论不休,导致有关多发伤的多中心研究、学术交流、救治体系和技术水平评价等困难。2014 年 Pape 等发表了新的柏林定义,为多发伤划定了新的基线,对于创伤医学发展具有重大意义。

(一) 多发交通伤定义发展

目前关于多发伤的定义国内外尚无统一标准。Dorland 医学辞典指出凡多于一个机体系统的损伤均称为多发伤;北约野战外科学指出多发伤伤员常有多个脏器或多个部位损伤,并有多个脏器功能系统的病理生理紊乱,休克发生率高,程度严重,常有致死性后果。1993 年 10 月首届全国多发伤学术会议对多发伤定义达成以下共识:①多发伤是相对于部位伤而言的;②单一致伤因素造成的两个或两个以上解剖部位(根据简明创伤评分划分的 9 个部位)的损伤称为多发伤;③多发伤严重程度视创伤严重度评分(injury severity score,ISS)而定,ISS>16 则定为严重多发伤;④单一解剖部位的多处损伤不应该称为多发伤,应以解剖部位命名,如"腹部多脏器伤""多发骨关节损伤"等。

多发伤一直是临床研究的热点,自 1975 年以来有近 50 篇文献试图定义多发伤概念,这些文献大致基于 8 个方面定义多发伤:创伤累及部位或脏器的数量、致伤机制、继发功能障碍、致命性创伤、损伤综合分级、ISS、致命性创伤结合 ISS、SIRS(全身性炎症综合征)。合理的多发伤定义应是可重复的,兼具敏感性和特异性,能够在紧急救治阶段确定,兼顾原发的解剖损伤和继发的生理影响。

1. 多发伤定义发展简史

(1) 国际多发伤定义。Baker(1974)提出以 ISS 描述多发伤伤员的严重度。北大西洋公约组织(1975)出版的《野战外科学》(Emergency War Surgery)将多发伤定义为多个脏器或多个部位损伤,并有多个脏器功能系统的病理、生理紊乱,休克发生率高,程度严重,常有致死性后果。Border(1975 年)将多发伤定义为 2 个以上部位的创伤。Schweiberer(1978)提出多发伤分 3 级:Ⅰ级为中度损伤,需要住院,无休克,PaO_2 正常;Ⅱ级为重度损伤,休克,丢失约 25% 的血容量,PaO_2 低于正常;Ⅲ级为紧急的威胁生命损伤,严重休克,丢失约 50% 的血容量,PaO_2 低于 60mmHg。

以后的作者多强调多发伤是威胁生命的创伤,可以发生在创伤后即刻或短期内,可以是某处为致命伤,也可多处创伤叠加致命。1994 年,Ertel 等认为多发伤是指 ISS≥16 的多处损伤及其继发的全身反应的临床综合征,可导致远隔脏器功能障碍。

Osterwalder 等(2002)提出了现代多发伤定义的基础,即 AIS(AIS-85 版)≥2 分的 ISS 六分法的区域中≥2 个部位受伤。Keel 等(2005)提出多发伤是指 ISS>17 的创伤,合并全身性炎症反应综合征(systemic inflammatory response syndrome,SIRS)至少 1 天,可导致无原发损伤的远处脏器和重要系统的功能障碍或衰竭。

2009 年 Butcher 等复习 68 篇文献,发表名为《多发伤定义:国际共识的需要》的文章,指出关于多发伤定义尚缺乏共识,尤其是为高级别证据所支持的共识。他倡导建立国际专家组达成可重复的、普遍适用的多发伤定义,以便于描述和比较不同救治中心的伤员,促进多中心研究。他提出了 3 个相关的概念:①单部位伤(monotrauma)。一个部位损伤,严重单部位伤是指 ISS>15,或 ISS<15 时伴明显急性生理

功能恶化(心血管、呼吸或神经系统)。②多部位伤(multitrauma)。一个以上部位损伤,AIS≥3 的部位未超过 2 个,不伴 SIRS。严重多部位伤是指 ISS>15,或 ISS<15 时伴明显急性生理功能恶化(心血管、呼吸或神经系统)。③多发伤(polytrauma)。AIS≥3 的损伤超过 2 个部位,最初 72 小时内伴 SIRS 至少 1 天。

(2)中国多发伤定义。1985 年王正国、盛志勇及黎鳌三位院士在《中华创伤杂志》的前身《创伤杂志》上共同署名发表文章,提出了国内首个多发伤定义,指同一机械因素作用下,人体同时或相继遭受 3 处以上解剖部位或脏器等严重创伤,其中至少有一处损伤可危及生命,伤员均有休克。

1994 年中华创伤杂志刊发了在郑州召开的全国首届多发伤学术会议纪要,重点介绍了国内首个多发伤共识,是指单一因素造成的 AIS-90 版所指的 9 个部位中 2 个或 2 个以上解剖部位损伤。2009 年中华医学会创伤学分会成立了创伤急救与多发伤学组,经过数次学组会议讨论,提出多发伤的国内定义:机体在单一机械致伤因素作用下,同时或相继遭受两个或两个以上解剖部位的损伤,其中一处损伤即使单独存在也可危及生命或肢体。并于 2010 年发布了《多发伤病历与诊断:专家共识意见》。此定义类似Butcher 提出的多部位伤(multitrauma),而国内的多部位伤是指同一解剖部位或脏器有两处以上及同一致伤因素引起同一解剖部位两处以上的 AIS<3 的损伤,可以理解为国内多发伤和多部位伤均轻于国际标准。另外,胸、腹部同时存在损伤且合并膈肌破裂被特称为胸腹联合伤。

(3)柏林多发伤新定义。自 2010 年开始,组建了包括欧洲创伤和急诊手术协会(European Society for Trauma and Emergency Surgery)、美国创伤外科协会(American Association for the Surgery of Trauma)、德国创伤协会(German Trauma Society)和英国创伤协会(British Trauma Society,BTS)等组织的国际多发伤专家组。充分回顾复习了 2014 年 6 月 8 日前的原始文献后,专家们同意多发伤诊断应由医疗专业人员做出,而不推荐警察或非医疗机构人员做出;推荐基于简明损伤定级标准(abbreviated injury scale,AIS)及其派生的《损伤严重度评分》(injury severity scale,ISS)为多发伤严重度评估标准,因在急诊科难以准确记录 AIS-ISS,应在入院后第一天做出多发伤诊断。

基于德国创伤网(www.traumaregister.de)1993—2010 年的 43 175 名多发伤登记病例,排除转运来的、AIS≤2 的伤员,共 28 211 名伤员纳入研究。在这一人群中,损伤的部位相关死亡率为:至少两个 AIS 身体部位受累,至少两处 AIS≥3 分时,死亡率为 11.8%;至少 3 个部位受累时死亡率为 28.3%;至少4 个部位受累时死亡率为 37.4%;至少 5 个部位受累时死亡率为 58.0%。故取死亡率≥30% 为致命性损伤的标准。

经过历时 4 年的 10 余次会议和邮件讨论等方式,于 2014 年提出新的多发伤柏林定义:大于等于 2 个的 AIS 不同解剖分区中存在 AIS≥3 分的严重损伤,合并以下病理参数变化一个以上:收缩压≤90mmHg,GCS≤8 分,碱剩余≤−6,INR≥1.4 或部分凝血活酶时间≥40 秒,年龄≥70 岁。

多发伤的定义应包括原发创伤及其导致生命威胁状态,过去其定义多为描述性,概念相对模糊,缺乏客观的量化标准,且存在相互矛盾。在 2010 年以来,通过"预设标准-数据库检验-修订标准"的方法,历经13 次会议,形成了 2014 年的柏林定义,为多发伤国际交流奠定了新的基础。柏林定义体现了动态的理念,即多发伤强调的是救治难度,随着创伤救治体系建设和创伤救治技术进步等,多发伤的标准可以提高,以便聚焦更具挑战性的"多发伤",促进对此类危及生命损伤的救治水平提升。但该定义在原发损伤累及部位、损伤严重度界定标准等方面还需要经过国际上多个创伤数据库的检验。

2. 多发伤定义要素　多发伤伤员的死亡率和并发症发生率高于单个脏器损伤和较轻的多发伤,通过有效分拣、集中收治此类伤员,可以提高此类严重创伤伤员获得救治的机会。一般将 ISS≥16 分为重伤,ISS≥25 分为严重伤。ISS≥50 分者死亡率很高,ISS=75 分者极少存活。普遍接受的多发伤定义应基于对比数据和多中心研究的结果,是可重复的、敏感和特异的、能在早期复苏阶段获得的,且包含多发伤的解剖和生理影响(如认识到多个区域受累)等。多发伤的定义涉及损伤累及的部位界定、严重度、全身反应和救治难度等。

(1)两个或两个以上解剖部位受伤。多发伤至少累及两个部位,但"部位"的界定一直存在争议。Lorenz 等(1980)提出至少 3 处以上体腔(头、胸、腹),2 处体腔+1 处肢体骨折,1 处体腔或 2 处肢体骨折,或 3 处非常严重的骨折(指肱骨或股骨等长骨骨折)。Marx 等(1986)提出腹部、胸部或头部损伤并合并严重骨折;或如果没有内脏损伤,长骨大于等于 2 处骨折或 1 处长骨骨折合并骨盆骨折。Dick 等(1999)提出 1 处体腔(头、胸或腹)损伤外加 2 处长骨骨折和(或)骨盆骨折或损伤涉及 2 处体腔。Pape 等(2006)提出至少2 处长骨骨折,或 1 处威胁生命的损伤及至少 1 处其他损伤,或严重头部损伤并至少合并其他 1 处损伤。

《简明创伤定级标准》(2005)将人体分为头、面、颈、胸、腹和盆腔、脊柱脊髓、上肢、下肢、体表共 9 个部位,用于单或多部位伤,多数创伤专著中认为这九个部位中有两处损伤则为多发伤。损伤严重度评分法(injury severity score, ISS)是 1974 年 Baker 在 AIS 的基础上提出多发伤损伤严重度评估方法。此法将人体分为 6 个区域:头颈部(包括头皮、脑、颅骨和颈椎)、面部(包括五官和面部骨骼)、胸部(包括胸腔脏器、胸椎、膈肌和胸廓等)、腹部(包括腹腔及盆腔脏器、腰椎)、四肢(包括四肢、骨盆或肩胛骨)和体表(包括机械损伤、烧伤、冷伤和电击损伤等导致的皮肤损伤)。通过多年的应用,ISS 已经为国内外同道所公认。近年来,关于部位的争议逐渐集中在是 AIS 的 9 个部位还是 ISS 的 6 个部位上。Greenspan 等(1985)进一步明确了多发伤 6 个解剖部位是指头颈部(包括头皮、脑、颅骨和颈椎)、面部(包括五官和面部骨骼)、胸部(包括胸腔脏器、胸椎、膈肌和胸廓等)、腹部(包括腹腔及盆腔脏器、腰椎)、四肢(包括四肢、骨盆或肩胛骨)和体表(包括机械损伤、烧伤、冷伤和电击损伤等导致的皮肤损伤)。2014 年新的柏林定义仍然采用 AIS 的九分法。如果多发伤的部位界定采用九分法,如上肢和下肢算两个部位,但则无法计算 ISS。故多发伤解剖部位的区分应统一为 ISS 的六分法。故 1994 年的国内共识采用 AIS 的九分法;Osterwalder 等(2002)及笔者也赞同 ISS 的六分法作为多发伤的部位的界定标准。

(2) 损伤严重度、全身反应及救治措施。

1) 损伤严重度。早期的定义没有纳入创伤的严重度,如蔡汝宾教授(1994)认为多发系针对单发而言,仅仅将严重者称为多发伤是不全面的,不应包括严重程度。2000 年出版的《Dorland 医学辞典》仅指多于 1 个系统的损伤。但以后多数专家强调创伤所致的继发性功能障碍及其对生命的威胁。多发伤除指损伤累及两处以上的部位外,更强调损伤的严重性和救治的困难性,如果是腹部皮肤擦伤、小腿闭合性骨折,虽然是两处伤,但不威胁生命或肢体,则不能称为多发伤。

国际多发伤定义指至少累及九分法或六分法中的两个部位,且两个部位均为严重伤(AIS≥3 分),即强调了大于等于 2 个部位的 AIS 不同解剖分区中存在大于等于 3 处的明显创伤。故其 ISS 值至少在 18 分以上。中国多发伤定义指至少一处为严重伤,可能威胁生命或肢体,即至少一处损伤 AIS≥3 分,故其 ISS 值至少在 10 分以上。中国读者应注意中国定义与国际定义的区别,以便理解国际文献和进行国际学术交流。

2) 伤后全身反应和救治措施。多发伤的定义还涉及创伤所致的继发生理功能改变和救治措施的内容,如 Lew 等(2005)认为多发伤特指脑损伤合并其他部位或系统损伤,并导致生理、认知、心理、社会心理损害和功能障碍。美国退伍军人事务部(2008)将多发伤定义为大于等于 2 处身体部位或脏器损伤,其中1 处为可能致命伤,并导致生理、认知、心理、社会心理损害和功能障碍。有作者提出 3 个以上脏器创伤并涉及剖腹探查,或头、胸、腹或四肢中有 3 处以上严重创伤并导致休克,或需要住院和积极救治,或需要入住创伤 ICU。2014 年柏林新定义的最大亮点是给出了明确的低血压、意识丧失、酸中毒、凝血障碍和年龄等五个方面全身反应的量化标准,符合现代医学精准化发展的趋势,更具操作性。

(二)其他相关损伤的概念

多发伤须与以下概念相区别。

(1) 复合伤(combined injury)。指两种或两种以上致伤因子同时或相继作用于机体所造成的损伤。解剖部位可以是单一的,也可以是多部位或多脏器,如大面积烧伤合并骨折。

(2) 多部位伤。或称多处伤,有 3 层含义:①在同一解剖部位或脏器有两处以上的损伤,如由刀刺伤所致的小肠多处穿孔;②同一致伤因素引起同一解剖部位两处以上脏器损伤,如投射物造成的肠穿孔和肝破裂,或上、下肢或整个体表共有多个伤口等;③多部位损伤,但均为轻伤,每一损伤 AIS<3 分。

(3) 联合伤。属描述性用语,指两个相邻解剖部位均发生的损伤,多特指胸腹联合伤(同时膈肌破裂)。

(4) 合并伤。亦为描述性用语,指前一种伤为主、后一种伤为辅的两个或多个部位伤,如颅脑伤合并肺损伤。

二、多发交通伤病理生理特点

由于多发伤伤员合并有两个或两个以上部位或系统的损伤,伤势严重,应激反应剧烈,伤情变化快,其病理生理变化不仅仅是各部位、各系统损伤的简单相加,而是相互影响、叠加。其中钝性伤致伤能量大,组织破坏广泛,对生理扰乱大,病理生理变化更为显著。各种交通事故的致伤因素常引起不同的病理生理特征,如碾压、挤压或撞击常发生多处肋骨骨折、脊柱骨折、挤压综合征等;撞飞后坠落致伤,除多发骨折外,常有胸腹多脏器的损伤;方向盘或安全带致伤常致腹内空腔脏器伤,如小肠撞击在脊柱前所致的穿孔、断裂、肠系膜血管破裂等。另一方面,多发伤并发休克后,常出现低体温、凝血功能障碍和酸中毒三联征,三者形成恶性循环,使机体处于生理极限状态,伤员面临着出现严重并发症和死亡的危险。

(一)多发交通伤病理生理变化

1. 休克发生率高 多发伤的休克发生率为 50%~80%,导致休克发生的机制较多,但具有显著的时间特点,在抢救时应注意鉴别。

(1) 创伤性失血性休克。由于多发伤损伤范围广、创面大、失血多及隔离于第三间隙的液量大、创伤的应激反应剧烈,易发生低血容量性休克,是严重创伤、多发伤后休克的主要机制。早期休克的发生与失血、失液量成正比,但失血失液量的临床评估往往比实际血容量丢失量要少。因为休克早期血压、脉搏、血红蛋白并不能真正反映失血量,现场和运输途中的外出血和体腔内积存的血无法准确估计,休克微循环障碍,血管渗透性增加而漏入第三间隙的体液更难估计,因此,多发伤并发休克有时难以纠正。

(2) 心源性休克。见于合并有严重胸部创伤时,穿透伤常导致心脏压塞,钝性伤则以心肌挫伤、创伤性心肌梗死等常见,造成心脏收缩减弱,舒张受限,严重的心律失常,心排血量骤减引发的休克。

(3) 神经源性休克。存在脊髓损伤时,肢体肌肉瘫痪促使静脉容积扩大和血流缓慢,回心血量减少,从而合并存在神经源性休克。

(4) 脓毒性休克。创伤中后期由于细菌等致病微生物感染,释放的内毒素和外毒素引起微循环阻滞,有效循环血量不足,回心血量和心排血量减少,可导致脓毒性休克。

2. 严重低氧血症发生率高 多发伤早期低氧血症发生率可高达 90%,尤其是颅脑伤、胸部伤伴有休克或昏迷者,PaO_2 可降至 4~5.3kPa。多发伤早期低氧血症根据临床特征可分为两种类型。

(1) 呼吸困难型。伤员缺氧明显,呼吸极度困难,辅助呼吸肌收缩明显。此型呼吸困难是由于通气换气障碍引起。

(2) 隐蔽型。伤员临床缺氧体征不明显,仅表现为烦躁不安,呼吸增快,但无呼吸困难表现。此型呼吸困难是由于循环障碍全身氧供不足、脑缺氧引起,随着休克的纠正 PaO_2 可上升。

3. 感染发生率高 多发伤后机体的免疫功能受到抑制、伤口污染严重、肠道细菌移位以及侵入性导管的使用而感染发生率高。据统计,创伤感染所致的死亡占全部死亡的 78%。多发伤的感染多为混合感染,菌群包括革兰阳性菌、革兰阴性菌及厌氧菌。多发伤感染的另一个特点是由于大量使用广谱抗生素,易发生耐药菌和真菌的感染。

(1) 免疫功能抑制。机体遭受严重创伤后,破坏的组织激活血管活性介质及活性裂解产物易导致异常炎性反应,抑制免疫功能,尤其是细胞免疫功能。主要表现在创伤早期外周血中出现大量幼稚型单核细胞,巨噬细胞趋化性、吞噬功能、杀菌活性及廓清能力明显下降,中性粒细胞呼吸爆发功能下降,B 淋巴细胞合成抗体及 T 淋巴细胞刺激转化功能受到抑制,易继发感染。

(2) 肠源性感染。正常肠道内寄生着厌氧菌及革兰阴性菌和革兰阳性菌构成肠道微生物,由于严重创伤后出血性休克引起肠黏膜缺血水肿、局部坏死、肠道机械屏障遭到破坏、肠道通透性增高及免疫功能抑制,肠道内细菌穿过肠黏膜上皮细胞或间隙进入固有层,侵入淋巴、血流并扩散至全身,称细菌移位,是创伤早期感染的重要机制,肠源性感染多为两种以上的细菌混合感染。

4. 高代谢状态　多发伤后高代谢是机体在遭受烧伤、创伤、大手术和大出血等情况下发生的一种应激性反应。多发伤后代谢的改变主要是由于失血性休克及创伤应激引起的。经过充分复苏抗休克治疗后,循环相对稳定,但器官内微循环有可能由于循环血液的重新分配而存在灌注不足,若病情继续发展,而在伤后第三天就会出现高代谢反应,可持续 14～21 天。

(1) 糖代谢异常。多发伤早期呈现高血糖,主要原因是由于肝糖原分解产生游离葡萄糖,胰岛素分泌受抑和胰高血糖素增加,促进糖原分解。

(2) 蛋白质代谢变化。特点是负氮平衡,主要表现为肌肉蛋白严重分解,尿氮丢失增加,血尿素氮升高,伤后 5～10 天达高峰。

(3) 脂肪代谢变化。多发伤后由于脂肪大量动员,血中游离脂肪酸及甘油三酯浓度明显升高,而胆固醇浓度降低,胆固醇浓度降低与创伤严重程度呈正比。

(4) 水电解质、酸碱平衡失调。多发伤伴休克时呈现酸中毒、高钾血症。后者可抑制心脏窦房结,引起窦性心动过缓,甚至窦性停搏。

(二) 多发伤后致命性三联征

无论在平时或战时,致伤动能都在不断加大,组织、器官损伤的严重程度大大增加,多发伤、复合伤、多部位伤的比例显著增高,多发伤发生日益频繁,事故现场、院内死亡率增高。创伤尤其是多发伤并发休克后,出现严重生理功能紊乱和机体代谢功能失调,伤员出现低体温、凝血功能障碍和酸中毒三联征,机体处于生理极限状态,伤员面临着死亡和出现严重并发症的危险。针对多发伤救治中致命性三联征的严峻挑战,也发展了此类严重创伤救治中的革命性理念——损害控制(damage control,DC),可以有效降低多发伤伤员的死亡率。

1. 低体温(hypothermia)　指机体中心温度低于 35℃。大多数创伤伤员离开手术室都有低体温,低于 32℃ 死亡率接近 100%。温度控制依赖于产热,中枢神经系统体温控制,以及传导、对流、蒸发和辐射等引起的体热丢失之间的平衡,热量丢失在创伤现场就开始。发生低体温的机制包括:①原发性低体温,指因环境导致的体热丧失超过体热产生所致的低体温,创伤后脱去衣物、打开体腔、输入大量液体,以及应用肌松剂、镇静剂、麻醉剂和止痛剂等都可加重原发性低体温,其相关影响因素包括脱险时间、损伤严重度、出血量、年龄和是否饮酒等。儿童和老人尤其容易发生。②继发性低体温,指体热产生减少所致的低体温。正常体热是氧耗的结果,当严重创伤休克时,氧耗下降,机体产热明显减少。

2. 凝血病(coagulopathy)　诊断标准包括:凝血酶原时间(PT)>1.5 倍正常,部分凝血酶原激活时间(APTT)>1.5 倍正常,纤维蛋白原<0.8g/L,凝血因子水平<30%正常,血小板计数<$50×10^9$/L。约 90%的创伤伤员处于高凝状态,仅 10%主要是严重创伤者发生凝血病。创伤后早期凝血病是死亡的独立预测因子。

除弥漫性血管内凝血(OIC)外,凝血病的其他机制包括:①消耗性凝血病,由于大量失血导致持续的血小板和凝血因子丢失所致;②稀释性凝血病,由于复苏所需输入大量晶体液、胶体液,包括不含血小板和凝血因子的浓缩红细胞,导致凝血因子和血小板稀释;③血小板功能障碍,在已经接受大量输血的伤员血小板数量和功能间常缺乏关系,即使血小板计数正常也仍需输入血小板;④低体温,低体温引起温度依赖性血栓素 B2 产生障碍,延迟血小板聚集的启动和加速,导致尽管有足够数量的血小板但存在功能障碍;⑤酸中毒,许多凝血因子和酶反应是 pH 依赖性的,出现严重的代谢性酸中毒可直接导致凝血功能衰竭;⑥低钙血症,输血中的枸橼酸盐可降低钙浓度,快速给予血浆蛋白导致游离钙被结合也可降低血钙;⑦凝血因子合成减少,由于低氧、缺血等导致肝功能障碍所致;⑧纤维蛋白溶解,纤维蛋白溶解过度也见于广泛软组织损伤和低血压,尤其常见于头伤和肺损伤时,导致凝血时间延长、低纤维蛋白原和 D-二聚体

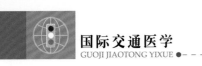
增加等;⑨药物使用,在创伤发生之前使用的非甾体类抗炎药物和阿司匹林也可损害血小板功能。

3. 代谢性酸中毒(metabolic acidosis)　指血液 pH 值<7.25。多由于低血容量性休克引起的氧输送减少,细胞无氧酵解取代了有氧代谢,乳酸产生过多所致。乳酸清除率可预测严重创伤伤员存活情况,24 小时内乳酸清除者存活率为 100%,而 48 小时内清除者存活率仅为 14%。

第二节　多发交通伤诊断

多发伤等严重创伤由于伤情(损伤后出血量、休克程度、脏器功能失代偿程度等)随时间而显著变化,故称为"时间敏感性疾病",救治的关键是尽快稳定生命体征,而不是所有损伤的确定性处理,故基本原则是"先救命后救伤"。所以与疾病的"诊断"不同,创伤称为"伤情评估",强调在短时间内做出判断,是动态和变化的过程,既允许早期认识威胁生命的损伤而忽略不危及生命的损伤,也可能实施多次计划性或非计划性的手术。多发伤救治争分夺秒,接触伤员后首要的任务是紧急救治挽救生命,在控制气道、呼吸循环功能稳定后才涉及诊断问题,因此,多发伤的诊断和救治常常交错重叠,不能截然分离,如多发伤的初次评估和二次评估都同时涉及诊断和救治的内容。

多发伤伤情评估(即诊断)更强调动态性和紧急性,其面临的挑战包括确定救治方案、避免遗漏或错误诊断等,临床实际是多发伤漏诊率为 2%～40%。漏诊可发生于多发伤救治的各个环节,包括急诊科、手术室或 ICU,甚至外科病房。与部位伤诊断形成明显区别的是多发伤诊断的复杂性,如多发伤伤员可能被骨科、神经外科或普通外科等专科收治,专科医师对本科损伤更为重视和熟悉,常易忽视不明显的非本专科损伤;或仅注意到明显的损伤,忽视隐蔽的损伤,尤其是多处远隔部位损伤存在时;或因伤情危重,血流动力学状态不稳定,需确定性止血手术、复苏以挽救生命,导致在急诊科最初评估时间缩短,或无时间或机会行全面检查或影像学检查;或因颅脑创伤、醉酒、中毒或药物滥用等导致意识障碍等。

在不影响结局的前提下尽早确诊是多发伤伤情评估的基本原则,应根据不同时间、地点等有重点的进行评估,借助影像学技术精确评估,最终建立标准化、高效率的评估策略是提高多发伤救治时效性的关键。

一、多发伤评估策略

多发伤伤情精确评估主要依据受伤史(致伤机制)、伤后生命体征、损伤局部临床表现及必要的辅助检查做出。受伤情限制,有时在实施救命手术前可能无条件进行辅助检查,如交通事故致腹部穿透伤伴生命体征不稳定者需紧急剖腹探查,可能伴随的四肢骨折需术后再检查评估等,这是由多发伤救治规律所决定的。

多发伤的诊断应由医疗专业人员做出,2014 年的柏林多发伤定义也不推荐警察或非医疗机构人员做出多发伤的诊断,同时推荐基于简明损伤定级标准(abbreviated injury scale, AIS)及其派生的损伤严重度评分(injury severity scale, ISS)为多发伤严重度评估标准,因在急诊科难以准确记录 AIS-ISS,应在入院后第一天做出多发伤诊断。

在不影响结局的前提下尽早确诊是多发伤伤情评估的基本原则。如稳定性骨盆骨折不需紧急处理,可数天后摄片确诊;不稳定性骨盆骨折则需要紧急控制出血和处理伴随的盆腔脏器损伤,应紧急影像学评估处理;张力性气胸则甚至不能等待胸片检查而须尽早穿刺减压。多发伤的救治是与时间赛跑的过程,每个环节都必须节省每一分每一秒。其漏诊和延迟诊断的因素复杂,多发伤伤情评估要"既快又好",遵循标准化、高效率的策略则可避免超过 60% 的漏诊。应合理应用各种伤情评估技术,没有哪一项辅助检查是完美的,临床上常遇到因复杂骨折转到笔者医院,却发现漏诊的肠道损伤、膈肌损伤的病例。在早期救治中的紧急伤情评估是整个创伤小组的任务,降低漏诊率的关键是遵循标准化、高效率的评估策略,包括从致伤机制、CRASHPLAN、影像学、重点及动态评估。

（一）根据交通伤致伤机制评估

多发伤是由能量损耗导致的人体的物理损伤，原发性解剖损伤和继发性功能紊乱依赖于损伤的部位和能量损耗的多少。致伤机制是多发伤临床判断、评估伤情的重要依据，详细、全面地了解损伤机制有助于多发伤的伤情评估。多数创伤伤员不能提供他们受伤机制的详细信息，应该训练院前急救人员和警察评估受伤现场和询问受伤情况。应注意某些伤员可能同时存在钝性伤和穿透伤，不要假设某位刺伤伤员不会有钝性伤可能，伤员可能同时遭受多种因素致伤，但因为明显的穿透伤而被掩盖。

交通伤是人体与车体的某些部位或道路等结构间相互撞击引起的损伤。道路交通事故的发生受人、车、道路、环境等因素影响。交通伤类型主要包括机动车撞击、摩托车撞击和步行被机动车撞击等致伤。

1. **机动车车内人员受伤** 机动车车内人员受伤属减速性损伤，即在短距离内快速减速导致的损伤，严重度决定于(取决于)撞击或坠落减速时的能量传导。机动车撞击伤机制包括3个方面：①机动车撞击另外一个物体的原发撞击，如头部加速性损伤、减速性损伤、挤压性损伤等；②由于车内物体或人员间导致的撞击称继发撞击，如甩挥鞭伤等；③由于减速引起的机体变形，导致体内固定和非固定部分间位置移动不同而导致的体内结构间的撞击，引起的颅脑对冲伤、胸主动脉横断损伤等。对于机动车碰撞，应该明确车辆速度、碰撞角度、安全带使用、气囊打开、方向盘和挡风玻璃情况、车厢变形程度(amount of intrusion)、伤员是否从机动车中弹出、同车人员是否有死亡等。

机动车撞击伤严重度的影响因素最主要是速度，其他包括以下4个方面。

(1) 车辆大小。车内人员的损伤危险与车辆的大小和重量呈反比。

(2) 车内伤者位置。危险性从大到小依次为司机、前排乘员和后排乘员。颅面部伤以前排座者居多；据100次致死交通事故的报告，共死亡174人，其中司机100人，前排乘员55人，后排乘员19人。脊柱伤、胸部伤、上肢伤、股骨骨折及足部伤以司机居多，锁骨和肱骨骨折以乘员居多。

(3) 安全装置的正确使用。就车内人员而言，有无防护结果大不相同，有防护者伤亡可减少20%～40%，小儿安全带佩戴后甚至可减少90%的伤亡。未使用限制装置的乘客受伤机会增加，没有系安全带的司机和乘客中头面部损伤的发生率为36%～45%；并常因与方向盘、仪表盘或座位发生撞击而导致严重的胸部创伤，侧胸可与座位、车门等撞击而致伤；腹部与方向盘、车门内侧、安全带、扶手等撞击，司机、前排乘客腹部伤的发生率达15%～18%；膝部与仪表盘及发动机移位等撞击常导致髋关节后脱位和股骨头骨折等。

如果使用正确，安全带等限制装置是有效的，不恰当的使用则可导致损伤。如固定腰部的安全带可以使创伤死亡率下降50%，三点式安全带加气囊能进一步降低死亡率，尤其是前方撞击，可减少继发撞击的发生，显著减少了死亡率；可防止乘客的头部接触车壁，但常见胸骨和肋骨骨折，不能避免肢体损伤，驾驶者的头可能接触方向盘而发生头部伤。腰部安全带应跨过髂前上棘；若不恰当地从腹部跨过时，偶可发生腰椎骨折，或发生小肠等空腔脏器损伤。气囊减速虽然较三点式安全带慢，但在前方撞击时，可减轻肋骨和胸骨骨折，避免头部接触方向盘，但下肢损伤的比例和严重度相对于躯干和头部损伤增加。

(4) 撞击方向。前方撞击占机动车撞击伤的64%，死亡率较侧方撞击低。损伤类型以面部和胸部常见，下肢损伤是侧方撞击的3倍；尾端撞击很少导致严重损伤，高速尾端撞击可以导致继发性前方撞击，引起颈椎扭伤或挥鞭伤；翻滚撞击由于力量变化难以估计，在乘坐人员使用安全带时，可能引起严重的头部伤或脊柱压缩性骨折，未使用安全带的人员可能被抛出车外并被车辆碾压致伤；侧方撞击由于侧方无金属阻挡和空间避让，侧方撞击的死亡率是前方的2倍。

2. **摩托车驾驶员及乘员受伤** 是最易受伤的人群，驾驶者或乘坐人员常吸收所有的能量，损伤远较轿车等车辆的乘员严重，死亡概率是小型机动车内人员的20倍。损伤严重程度决定于摩托车的速度和撞击的解剖部位。摩托车乘员少数在骑座上受伤，多数被抛出一定距离后坠落致伤。摩托车驾驶员上半身基本上无防护，容易受伤，头颅损伤占摩托车死亡的75%，多为挥鞭伤，常导致弥漫性轴突性损伤。当戴保护性头盔时危险下降一半。脊柱、骨盆和四肢骨折常见,胫骨和腓骨骨折常是严重开放性损伤,常导致截肢。肩胛骨骨折常见于撞击后倒地者。

3. 自行车骑车人受伤　由于自行车车速较慢,损伤程度较轻。但从自行车摔下,若头部先着地也可导致严重颅脑伤。骑自行车被机动车撞击时同行人伤情类似,以皮肤擦伤、肢体骨折常见;若被机动车撞倒则伤情更重,可发生撞击伤、碾压伤和摔伤,以头、下肢和上肢伤多见。

4. 火车所致创伤　均为严重损伤,常见火车撞击抢行的机动车、火车相撞、火车脱轨等致伤。以颅脑伤和肢体离断伤最常见,其次是四肢开放性骨折或闭合性骨折;主要为碾压伤、撞击伤和摔伤。

5. 行人受伤　伤情重,因交通伤致死的行人占交通伤死亡的 14.9%～38.5%。北京地区统计交通伤致死者的比例为机动车:摩托车:自行车:行人=1:1.7:2.34:3.55。一般交通伤中行人死亡概率是小车内人员的 9 倍。机动车撞击后弹起坠地严重损伤机会增加 3～5 倍。儿童和老人常见,儿童常见"撞飞"。小腿伤最常见,其次为头伤和臂部伤。

(1)撞击伤。保险杠撞击伤常导致下肢骨折;散热器撞击伤可发生腹部挫伤,脊柱或骨盆骨折;车前盖撞击伤常导致胸腹部损伤。

(2)碾压伤。身体或衣服上有轮胎印迹,由于车轮转动时强力牵拉组织,形成许多与皮肤纹线方向一致的表浅而平行的裂口,常见于胸腹部被碾压时。皮肤完整时形成闭合性撕裂伤,皮下可形成袋状血肿。

(二)CRASHPLAN 系统评估

及早准确地判断伤情是提高多发伤抢救成活率的关键,由于多发伤可能从头到脚,查体和辅助检查不可能面面俱到,应有的放矢、重点突出,首先是简明扼要地询问病史和重点查体,而系统地询问病史和体格检查应放缓。公认的系统检诊程序是"CRASHPLAN"。

1. 心脏及循环系统(cardiac)　了解血压、脉搏、心率,注意有无心脏压塞的 BECK 三联征,即颈静脉怒张、心音遥远、血压下降。注意有无休克及组织低灌注。

2. 胸部及呼吸系统(respiration)　有无呼吸困难;气管有无偏移;胸部有无伤口、畸形、反常呼吸、皮下气肿及压痛;叩诊音是否异常;呼吸音是否减弱。常规的物理检查、胸腔穿刺、X 线片及心脏超声检查可确诊绝大部分胸部创伤,对部分伤员可行 CT 检查确诊。

3. 腹部(abdomen)　实质性脏器损伤根据血流动力学变化、CT 和超声等动态检查,多数能确诊。而肠道损伤仍是全身脏器中最易漏诊、误诊的。应注意腹部创伤后约 40% 的伤员缺乏腹膜炎体征,且如果伤员不清醒、中毒和高位脊髓损伤等均可缺乏腹部感觉,对于主观性较强的腹膜刺激征而言,对于不稳定者可"多人检查",对于稳定者可单人"多次检查",以提高其客观性。对腹部而言没有哪一项辅助检查是完美的,对于伤后或手术后积极复苏仍无法稳定血流动力学,或持续发热的严重脓毒血症伤员在用肺部等其他部位感染无法解释时,阴性的诊断性腹腔灌洗和腹部 CT 扫描不应成为阻止外科医师进行剖腹探查术的依据。

4. 脊柱(spine)　脊柱有无畸形、压痛及叩击痛;运动有无障碍;四肢感觉、运动有无异常。尤其注意锁骨以上损伤可能存在颈椎损伤的可能性,应及时颈托固定,一旦怀疑应行脊柱各部位 X 线片、CT、MRI 检查。

5. 头部(head)　注意意识状况,检查有无伤口、血肿及凹陷;检查 12 对颅神经有无异常及 GCS 评分;注意肢体肌力、肌张力是否正常,检查生理反射和病理反射的情况;GCS 记分;疑颅脑创伤应行头颅 CT 检查。

6. 骨盆(pelvis)　检查骨盆挤压、分离试验,可行 X 线片和 CT 检查。

7. 肢体(limbs)　常规行视、触、动、量检查,必要时行 X 线片等检查。

8. 动脉(arteries)　主要是外周动脉搏动和损伤情况,可行超声多普勒、CT 血管造影或 DSA 检查。

9. 神经(nerves)　检查感觉、运动,明确各重要部位神经有无损伤及定位体征。

应注意 CRASHPLAN 重在检查的系统性,实际应用时不必强求按 CRASHPLAN 的顺序,如头部伤常重于脊柱伤,可先于脊柱检查;存在大血管伤应优先检查,之后才是四肢伤评估。

(三)影像学检查精确评估

多发伤伤员常伴意识障碍时,由于病史采集困难及查体不合作,对一些比较隐蔽的致命伤难以及时做出准确诊断,很容易因漏诊、误诊或延迟诊断而导致严重后果。创伤急救中"黄金1小时"的概念,就是强调尽可能缩短创伤发生至接受确定性治疗的时间间距,已成为原则和共识。以往多发伤的救治工作中,由于受传统观念的束缚,要把握住"黄金1小时"往往很困难。

多发伤影像学检查是明确诊断的重要方法,由于影像学检查的发展历史等原因,传统的思维对于头部损伤首选CT,胸部创伤首选平片,腹部损伤则首选B超等。因此,即使医生在初次评估中发现了可疑的损伤部位,由于上述传统思维的束缚,伤员入院后早期最宝贵的时间大部分花费在送各个科室检查的途中,或在急诊室长时间等待放射科人员做床旁检查,既效率低下又延误诊断治疗。另一方面,多发伤伤员分别行X线片、超声及CT等影像学检查,须转送到多个影像诊断室,变化多种体位,有时因生命体征不稳定而不具操作性。

总体而言,现代影像学的发展为多发伤救治奠定了坚实的基础,除腹部损伤外,影像学几乎可确诊所有损伤和损伤并发症。恰当地运用影像学技术能从根本上降低多发伤延迟和漏诊的风险,必要时应动态、重复检查。

1. **普通X线检查** X线片可显示骨折、金属异物存留、气胸、气腹等。随着CT、MRI检查技术的进步,用于创伤的造影检查逐渐减少,如膝关节造影、椎管造影基本不用。但支气管造影、食管造影、胃肠道造影、膀胱造影、逆行性尿道造影等仍有一定应用价值。

2. **超声检查** 超声影像由超声波探头发出脉冲波,并检测从组织界面反射回来的声波振幅及延迟时间而生成。常用的超声工作频率为2~12MHz。该设备的主要优点包括:①能够提供实时非侵入性的影像信息,并且不使用电离射线;②便携性强,能够床旁检查;③价格低廉;④能够从不同的界面获取图像。此外通过分析血流的多普勒频移,超声能够以显示动脉、静脉波形和血流定量速度的形式来提供血流信息。

(1)超声检查的应用。由于肝脏、脾脏和膀胱为超声提供了极佳的声窗,故超声特别适合用于评估腹部和骨盆。肝窗为胆囊、胰腺、右肾、心脏和右侧胸膜腔的检查提供了很好的视野。脾脏常用作左肾和左侧胸膜腔的超声检测声窗。胀满的膀胱常用于检查子宫和周围附属构造。经阴道、直肠、食管和内镜探头也可用于获得盆腔、前列腺、直肠、心脏、上消化道和胰腺的精细影像。超声同时也是用于评估胎儿的首选检查手段,因为其不存在放射性且不需使用造影剂,而且超声波的传播能量在产科检查中是安全可接受的。此外,胸穿、胰腺穿刺、浅表脓肿引流、经皮胆囊造口以及其他一些小型床旁侵入性诊疗操作常常在实时超声的引导下完成。另外,超声可通过未闭的囟门、去骨瓣后的窗口明确颅内出血、硬膜下血肿等;多普勒超声血流检查可诊断血管损伤。

(2)创伤超声重点评估。由于超声检查突出的便携性和实时成像能力,超声常常被用于评估那些不适合做CT检查的创伤伤员。超声能够快速地评估肝脏、脾脏、肾脏等实质脏器损伤。从20世纪70年代超声应用于腹部创伤诊断开始,超声检查在创伤急救领域得到不断应用和发展,创伤超声重点评估(focused assessmentwith sonography for trauma,FAST)已经成为血流动力学不稳定伤员的首选影像学评估方法,是评估伤员是否存在内出血的第一手段,主要是通过检测腹腔、心包和胸膜腔内是否存在积液来实现的。美国东部创伤外科学会2002年《临床实践管理指南》推荐将FAST作为排除腹腔积血的初步诊断方法。美国外科医师学会《高级创伤生命支持指南》和《欧洲严重创伤出血的治疗指南》均推荐将FAST应用于钝性腹部创伤血流动力学不稳定伤员的病情评估。

(3)超声检查的局限性。超声检查诊断水平在较大程度上取决于检查者的技术和经验。在检查脑、胸腔和肠道等部位时,因为存在"组织-气体"和"组织-骨"界面,几乎会使超声波完全反射,进而阻碍超声波的穿透。肥胖伤员由于皮下脂肪厚,超声波穿透困难,所获超声影像质量往往较差。超声波可能会受到来自斜散射和多次反射成像的影响而形成伪影。而且超声在显示内脏损伤方面缺乏敏感性，不能清晰地对腹膜后组织器官成像等，可能遗漏某些损伤，必要时应复查 CT。

3. 螺旋 CT 检查　螺旋 CT 是多发伤精确评估的革命性进步，能在极短时间内（亚毫米全身扫描 15 秒）、单一检查方法（不必再分别行超声检查、普通 X 线摄片）、单一检查体位完成多部位多系统检查，且其轴位、冠状、矢状或任意方位图像质量最为完善，影像直观准确，显著提高了肋骨、椎体、骨盆等骨折的诊断率，能显示 X 线平片或普通 CT 难以发现的内脏损伤和膈肌损伤，显著提高了骨折、腹腔和胸腔内脏器损伤的诊断水平。

（1）螺旋 CT 检查适应证。多发伤伤员入院后由急诊或创伤科医师首诊处理，经快速的初步评估和稳定处理（包括气管插管、呼吸机支持、补液抗休克、骨折简单固定、伤口包扎止血等）后，如伤员血流动力学能基本保持稳定，即在严密监测下行螺旋 CT 检查。送检前备好氧气源、呼吸皮囊、简易呼吸机、监护仪和必要的抢救药品，主管医师全程护送。检查的目标根据创伤初步评估的结果确定高度可疑、可能危及生命的部位，重点是头、颈、胸、腹部。严重的多发伤应选择头颈胸腹的联合扫描，甚至全身扫描。各部位纳入 CT 检查的标准为：①头部，受伤后表现有意识障碍、精神症状、神经体征改变等；②颈部，有局部压痛、四肢阳性神经体征或是严重颅脑创伤昏迷者；③胸部，有多发肋骨骨折、呼吸功能受损或怀疑血气胸、肺挫伤、心脏大血管损伤可能者；④腹部，有腹痛、腹膜刺激征或腹穿可疑阳性。

（2）螺旋 CT 检查的方法。关于螺旋 CT 检查的目标部位选择，目前尚未达成统一的规范。Self 等认为，对于颅脑创伤者在头颅 CT 扫描的同时应常规行胸、腹、骨盆扫描，结果有 38% 的伤员能发现其他部位的损伤。Heyer 等则只对初步评估后怀疑有损伤的部位进行螺旋 CT 检查，并认为效果满意。国内大多数学者认为，全身 CT 检查虽然能快速高效地提供各部位损伤的信息，但费用也是需要考虑的因素。因此，在严重多发伤初步评估后对有怀疑的部位进行检查比较合理，不但能解决问题，也能节约费用，效果也满意。关于多发伤伤员的 CT 检查范围，笔者所在陆军军医大学大坪医院经过多年的临床研究认为，对于多发伤，为挽救伤员生命赢得时间，为防止危及生命损伤的漏诊，从尽可能抢救伤员生命的角度，直接全身增强扫描，并基于此扫描数据在后处理工作站选择性地行血管重建值得推荐。我们一组 284 例多发伤中 247 例行 64 层螺旋 CT 检查，平均费时 8.4 分钟，可显著缩短院内术前时间，显著提高了诊断水平，推荐在生命体征平稳的多发伤伤员中普遍使用。

CT 在具有空间分辨率高、软组织显示对比度高、获取图像速度快、多维成像能力强和应用组织脏器广泛等优点的同时，也存在电离辐射大、有发生造影剂肾损害及不良反应的风险，且检查成本相对较高，仍然会受到运动和金属内置物等物件的影响等不足。

（四）复苏无效时重点评估

多发伤复苏是一个包括有序、全面寻找血流动力学不稳定原因的过程。虽然休克存在低血容量性休克、脓毒性休克、神经源性休克、心源性休克等多种类型，但多发伤伤员的休克通常由出血导致血容量不足所造成。外出血的量对于在院内初次接诊伤员的医师而言可能难以估计，事实上，多数伤员由于未输液血红蛋白可能未下降。对于没有明显外出血，复苏后失血体征或血流动力学无明显改善，应考虑有继续失血。一定要全面暴露检查，避免漏诊后背、腰和臀等部位的损伤。对于没有明显外出血，复苏，甚至剖腹手术后失血体征无明显改善，伤员面色苍白、大汗、心动过速、呼吸加快、脉压缩小、低血压和尿量减少等，静脉补液无反应和不能维持生命体征稳定提示有继续失血。通常应重点检查 5 个部位：①胸部创伤，是否存在延迟性胸腔出血，有无心脏压塞等；②腹膜后损伤，是否存在腹膜后血管、脏器损伤导致血肿；③腹腔内损伤，肝、脾及胃肠道等出血是否有效控制；④下肢长骨骨折，可能因为昏迷或脊髓损伤无感觉而无症状，应对照检查两侧肢体；⑤骨盆骨折，是否存在、不稳定等。

其中腹部仍然是多发伤中最容易发生误诊和漏诊的部位，腹膜炎的临床症状和体征缺乏并不可靠，约 40% 的伤员缺乏腹膜炎体征，且如果伤员意识障碍、中毒和高位脊髓损伤等均可缺乏腹部感觉，无腹部症状和体征，临床高度怀疑者，必须密切观察脉搏、血压、呼吸等生命体征，行动态 CT 和诊断性腹腔灌洗。

罕见情况下,低血压和血流动力学不稳定不是由出血造成的,而是由高位脊髓损伤导致的神经源性休克引起,伤员通常表现为低血压和心动过缓。

（五）多次动态检查全面评估

多发伤的救治是与时间赛跑的过程,每个环节都必须节省每一分每一秒,因此误诊漏诊就难以避免。为了最大可能地避免误诊漏诊,提倡在多发伤救治过程中 3 个不同的时间点对伤员进行反复检查。

1. 初次评估　在事故现场、救护车上或急诊科医护人员首次接触伤员时,紧急评估气道、呼吸和循环等威胁生命的损伤,重点在颅脑、颈、胸及腹部的检查,同时给予生命支持。

2. 二次评估　在急诊室,对伤员进行系统全面的整体评估,有助于明确身体各部位明显的损伤,同时借助先进的仪器设备,对头颅、胸腹腔和骨盆腔内脏器组织进行更直观的观察和评估。腹部损伤是最易漏诊的类型,其中肠道又是最难诊断的,笔者单位 2005 年 7 月至 2009 年 3 月间收治严重多发伤(ISS≥16)425 例中漏诊肠道损伤的有 15 例(占 3.53%),多人、多途径、多时相检查非常重要。

3. 三次评估　多发伤到达外科病房通常生命体征已经稳定,或已完成紧急外科手术,此时应从头顶到脚趾进行系统检查,避免遗漏的微小损伤(有时是大的损伤)导致长期的功能障碍。由于多发伤伤员可能被骨科、神经外科或普通外科等专科收治,专科医师常易忽视不明显的非本专科损伤;或者伤员因颅脑创伤、高位脊髓损伤、使用镇静止痛药物等影响局部症状或体征,导致漏诊。

及早准确地判断伤情是提高多发伤抢救成活率的关键,由于多发伤可能从头到脚,查体和辅助检查不可能面面俱到,应有的放矢、重点突出,除了上述的 5 个评估策略外,多发伤应特别重视腹部评估,腹部仍然是最后的"黑箱",即使在医学技术高度发达的今天,肠道损伤的漏诊仍是导致严重并发症和死亡的重要因素。必要时可以应用诊断性腹腔灌洗和腹腔镜检查。

(1) 诊断性腹腔灌洗。体征对于腹部创伤伤员价值显著下降。约 40% 的伤员缺乏腹膜炎体征,合并颅脑创伤、高位脊髓损伤、机械通气时药物镇静者均可缺乏腹部感觉。在反复查体动态评估的基础上,腹腔穿刺液淀粉酶升高、为脓性或穿刺抽出气体可诊断肠道损伤。除了超声、CT 检查外,诊断性腹腔灌洗仍是除外肠道损伤的有效方法,使用时应注意诊断性腹腔灌洗敏感性高、特异性差,不能作为指导手术的唯一依据。

(2) 腹部腔镜检查。上述各种方法检查腹部仍然存在一定的假阴性率、假阳性率,最终 15%~20% 的伤员进行了不必要的探查手术。腹部损伤腔镜检查对于生命体征稳定的伤者有显著优势,适用于包括穿透伤和钝性伤诊断、骨盆骨折脏器损伤的排除诊断、损伤后并发症诊断等。但重度休克者、严重颅脑创伤和呼吸道梗阻存在者禁忌腔镜检查。另外,应特别注意的腔镜诊断和确定性处理相对于开放手术时间更长。因此,已明确诊断为严重腹部脏器损伤、多脏器伤等不应为追求短期的微创效果采用腔镜治疗,而应果断剖腹以便在黄金时间内给予损害控制或确定性处理,包括不确定时探查等。

二、多发伤初次评估

鉴于给予适当、及时的治疗能显著地改善多发伤伤员结局的假设,美国外科医师协会创伤委员会始于 20 世纪 70 年代末建立了高级创伤生命支持(advanced trauma life support,ATLS)课程。ATLS 提供了一个处理创伤伤员的标准结构路径,强调"黄金时间"概念,即必须及时地、按优先次序地对创伤伤员进行干预治疗以避免死亡。本章重点介绍 ATLS 理念及基本原则。

多发伤伤员处理的第一步骤就是进行初期评估,目的是识别和处理立即危及生命的伤情。ATLS 课程的初期评估涉及"ABCs"评估方法,即 A 气道和颈椎保护、B 呼吸和 C 循环。虽然初期评估是以序列的方式进行,但实际上评估内容常常是同时进行的。在进行第二次评估之前,必须识别和处理危及生命的伤情。

（一）气道管理与颈椎保护

1. 气道评估和颈托应用　在初期评估中第一优先是确保多发伤伤员气道通畅。除非血氧含量足够,否则恢复血流动力学稳定的一切努力都是徒劳的,故气道管理是重中之重。应假定所有创伤伤员存在颈椎损伤,固定颈椎的基本方法是颈部中轴线固定,一般应用硬颈托,直到影像学检查排除了颈椎损伤。也可在头部两侧放置沙袋,胶带要包绕伤员前额、沙袋及背板。切记软颈围固定颈椎效果不佳。对清醒、无呼吸急促、能正常发音的伤员,早期不需要特别关注气道。

2. 开放气道方法　异常发音、异常呼吸音、呼吸急促或意识状态改变的伤员需要进一步地评估气道。血液、呕吐物、舌后坠、异物、软组织肿胀都可能引起气道阻塞,吸痰、上提下颚或上推下颌骨,以及应用口咽或鼻咽通气道都有助于开放气道。

3. 安全气道方法

(1)气管插管。多发伤伤员建立确定性气道(如气管内插管)的指征包括:呼吸暂停,意识状态改变丧失气道保护功能,即将发生气道窘迫的吸入性损伤、血肿、面部出血、软组织肿胀或误吸,以及不能维持正常氧合。遇颈部穿透伤、进行性增大的血肿、累及口鼻或咽喉部的化学性损伤或热损伤、颈部广泛性皮下气肿、复杂颌面部损伤或气道出血等特殊情况时,即使最初气道是通畅的,也应在气道出现危险之前实施选择性气管插管。

气管内插管的方法包括经鼻气管内插管术、经口气管内插管术或外科方法。经鼻气管内插管仅仅用于有自主呼吸的伤员,经常在院前急救中使用。经口气管内插管术是建立确定性气道最常用的方法,能直接看见声带,能用更大直径的气管导管,并能用于呼吸暂停伤员;缺点是清醒伤员通常需要用肌肉松弛剂,可能发生气管内插管失败、误吸或药物并发症。

(2)外科气道。气管内插管失败的伤员,或由于广泛的面部损伤预先确定不能经口/鼻气管内插管的伤员,需要采用环甲膜切开术和气管切开术等外科方法建立气道。

(二)呼吸功能评估和维护

一旦确定或建立了安全的气道,第二步就是评估和保证足够的氧合和通气。所有创伤伤员都应给予辅助供氧,并监护脉搏血氧饱和度。在初次评估中应通过体格检查识别张力性气胸、开放性气胸和连枷胸伴肺挫伤等危及生命的损伤。

1. 张力性气胸　此时肺实质撕裂伤形成单向活瓣,每次吸气允许额外的气体积聚于胸膜腔。正常地胸膜腔内负压变成正压,伤侧肺严重萎缩,纵隔向健侧移位。以后,健侧肺被压缩,并且压迫心脏移位使上、下腔静脉扭曲,减少静脉回心血量,最终降低心排血量导致循环衰竭。对于胸部受伤后表现有呼吸性窘迫和低血压,伴随任何下列体征应诊断为张力性气胸:气管偏移远离伤侧、伤侧呼吸音消失或减弱、伤侧出现皮下气肿。怀疑张力性气胸时,现场急救可立即用14G导管针在锁骨中线第二肋间隙胸腔穿刺减压,在院内则应立即进行胸腔闭式引流术,而不是等待胸片结果,张力性气胸到放射科拍摄胸片可能失去救治机会。

2. 开放性气胸　此时存在胸壁全层伤口,允许空气在胸膜腔和大气之间自由的交换。由于大气压与胸膜腔压平衡损害了通气功能,阻碍肺膨胀和肺泡通气量,导致缺氧和高碳酸血症。如果未安置胸腔闭式引流管而完全封闭胸壁缺损可能将开放性气胸变为张力性气胸。对于开放性气胸可用封闭敷料覆盖伤口,三边胶带粘紧,以形成一个扑动的活瓣,既允许吸气时的有效通气,又允许胸膜腔内积聚的气体从未封闭的一边溢出,防止发生张力性气胸。确定性治疗需要关闭胸壁缺损,远离伤口的部位行胸腔闭式引流术。

3. 连枷胸　当3根或更多根邻近的肋骨至少2处部位骨折时,可发生连枷胸。此时由于吸气的胸膜腔内呈负压,胸壁浮动部分的反常运动在自主呼吸的伤员表现更明显。额外的呼吸做功以及连枷胸所致的胸壁痛通常不足以严重危害通气功能。然而,伴肺顺应性下降和肺内分流增加的肺挫伤常是损伤后肺功能障碍的根源。在发生后的前半天中,肺挫伤常常进行性加重。肺通气不足和低氧血症同时存在可能需要预先考虑行气管内插管和机械通气。伤员初期评估的胸片经常低估肺实质损伤的程度,应特别注意密切监护和经常地进行临床再评估。

（三）循环功能评估和维护

创伤伤员确定了安全气道和足够通气后，第三步就是循环状态评估和维护。通过触诊外周脉搏可初步判断伤员心血管状态。一般收缩压（systolic blood pressure，SBP）达到 60mmHg 可触及颈动脉搏动，70mmHg 可触及股动脉搏动，80mmHg 可触及桡动脉搏动。在创伤伤员评估过程中，发生任何低血压（定义为 SBP<90mmHg）首先应考虑为出血所致，直到有证据排除为止。对于明显失血的伤员，血压和脉搏应该至少每 5 分钟监测一次，直到恢复正常生命体征为止。

1. 输液通道建立　为了容量复苏，静脉输液管道应短而直径大，一般首选用 16G 或更大的导管针建立 2 条外周静脉通道。如果外周静脉不适合建立大口径静脉通道，应行中心静脉穿刺，并首选置入三腔中心静脉导管，颈静脉或锁骨下静脉中心静脉导管能提供更可靠的中心静脉压（central venous pressure，CVP）测定，有助于确定伤员的容量状态和排除心脏压塞。对于 6 岁以下的低血容量创伤伤员，可在无骨折的下肢胫骨近端（首选）或股骨远端放置骨内穿刺针，一旦建立了其他静脉输液途径就应拔除骨内穿刺针，以免骨髓炎发生。

2. 控制外出血　对于四肢出血，应用止血带控制出血，但注意完全性血管阻断有可能导致永久性神经肌肉损伤。对于开放性创伤伴进行性出血，应该用纱布棉垫等行手法压迫止血。大块的敷料覆盖伤口可能掩盖敷料下方的进行性出血。颈、腋窝或腹股沟等部位的穿透伤出血通常须戴手套后直接地按压控制出血。对于开放性骨折伤员，采用夹板固定骨折可限制外出血，使出血进入皮下组织。

3. 识别危及生命的损伤　在循环部分的初期评估中，常用胸片、骨盆 X 线片和 FAST 来评估这些部位损伤的出血，主要包括 4 种威胁生命的伤情。

（1）大量血胸。大量血胸（第一个威胁生命的伤情）定义为大于 1 500ml 的血液，或在儿童大于 1/3 的血容量积聚于胸膜腔内。胸片评估血胸不准确，胸腔闭式引流术是血胸定量化唯一可靠的方法。钝性伤时，血胸通常是由于伴随多发性肋骨骨折的断裂的肋间动脉出血所致，偶尔出血来自撕裂的肺实质。穿透伤时，应该假定存在全身性的或肺门血管损伤。有时大量血胸是手术干预治疗的指征，胸腔闭式引流术有助于促进肺再膨胀。

（2）心脏压塞。最常见于胸部穿透伤；偶尔见于钝性伤所致心脏破裂，尤其是见于心耳破裂。心包急性出血小于 100ml 就能引起心脏压塞，典型表现是贝氏三联征（Beck's triad）：颈静脉怒张、心音遥远、动脉血压下降。因为心包不能扩张，心包内压力将升高到与受伤的心室相当的压力，当这种压力超过右心房压力时，右心房充盈受损，右心室前负荷下降，导致右心室输出量下降和中心静脉压（CVP）增高。增高的心包内压也损害心肌血流量，导致心内膜下缺血并进一步地降低心排血量。

心包腔的床旁超声检查是诊断心脏压塞的最好方法。在心脏压塞早期，输入液体能短暂地改善血压和心排血量。伴血流动力学不稳定伤员，可行超声引导下心包穿刺抽液。抽出 15～20ml 血液常常能暂时地稳定伤员的血流动力学状态，防止心内膜下缺血和与其关联的致命性心律失常，并有机会转送伤员到手术室行胸骨切开术。心包穿刺术能成功地解除大约 80% 的心脏压塞伤员的心包压力，大多数失败是由于心包内存在血凝块。SBP<70mmHg 的心脏压塞伤员应在行急诊科剖胸术（emergency department thoracotomy，EDT），单纯心脏穿透伤 EDT 后，35% 出现休克、20% 没有生命体征（如脉搏或可测量的血压）可成功复苏。所有穿透伤的总存活率为 15%。但钝性伤伤员实施 EDT 后结局很差，发生休克的伤员存活率约为 2%，没有生命体征伤员存活率<1%。

（3）大量腹腔内积血。腹部仍然是诊断的"黑箱"。因为药物使用、醉酒、头部和脊髓损伤等，使得腹膜刺激征等准确性下降。钝性伤如果存在腹肌紧张，或血流动力学不稳定伴腹腔 FAST 阳性或穿刺有血则是立即剖腹探查的指征。腹部穿透伤通常需要剖腹探查术。腹腔镜探查是另一可供评估腹腔内状况的方法，如果发现损伤可以中转剖腹修补。如果仍然不能明确，剖腹探查更为安全，而不是再观察等待。针对大量腹腔积血通常需要遵循损害控制策略采用损害控制性剖腹术，因为正中切口的可变通性，成人腹部探查常用正中切口。而对于 6 岁以下的儿童可采用横切口。术中主要是控制出血，其次是控制污染和暂时性关腹。

进入腹腔后首先是控制出血,用纱布垫和吸引器吸净血液和血凝块后找到主要活动性出血源。钝性伤后应触诊脾脏和肝脏,如发现脾脏或者肝脏碎裂,应进行填塞;还应探查肠系膜以排除损伤。相反,穿透伤后,应该沿着利器所形成的伤道寻找出血源。如剖腹时伤员的 SBP<70mmHg,应在膈肌裂孔水平指压或者钳夹主动脉控制出血。在找到出血源后,直接的手指压闭(血管损伤)或者纱布垫填塞(实质脏器损伤)控制出血。如果肝脏损伤是伤员血流动力学不稳定的根源,可钳夹肝门(Pringle 手法)控制出血。同样地,血管夹夹闭脾门可能比单独填塞控制出血更有效。游离脾脏时,应该轻柔地向内侧旋转脾脏显露侧腹膜;切开侧腹膜和腹横筋膜后,把脾脏和胰腺一起从腹膜后钝性分离出来。从降结肠远端开始,切开侧腹膜(Toldt 白线),向上沿脾曲结肠,绕到脾脏和胃底之后达食管,向中线旋转左结肠、脾脏、胰腺和胃,可以显露主动脉、腹腔干、近端肠系膜上动脉(superior mesenteric artery,SMA)和左肾动脉。下腔静脉损伤可通过右内侧脏器旋转显露后处理。探明出血原因后,根据具体情况采取结扎、缝合、切除、固定、栓塞和填塞等方法控制出血,应选择花费时间最短的方法。损伤血管结扎可能是唯一可选择的救命手术,脾、肾等导致的严重出血在 DCL 中应切除而不是修补,肝脏和血管损伤是损害控制性剖腹术的主要适应证。来自非动脉源性(静脉渗出或凝血紊乱)的出血应首选填塞止血法。除腹主动脉、肠系膜上动脉根部、肝后腔静脉外,几乎所有腹部血管结构都能够耐受简单的结扎。管腔内分流器可能是不能结扎的血管损伤在面对严重生理紊乱和濒死时确定性修复的一种选择,已经应用于肠系膜上动脉、肾动脉和髂动脉损伤等,可留置 4 天而不需全身抗凝。

(4)血流动力学不稳定的骨盆骨折。骨盆钝性伤可致伴有大出血的复杂骨盆骨折。骨盆平片有助于临床诊断,CT 扫描则可提供更为精细的骨折移位情况。锐利的骨折碎片可刺破膀胱、直肠、阴道壁和尿道等盆腔内结构。闭合性骨盆损伤很少见到因大血管破裂引起大出血;但可发生髂股部动脉或静脉血栓,CT 血管造影或普通血管造影可以发现血栓。在伴有危及生命的大出血的骨盆骨折时不能急于行过多的影像学检查。

血流动力学不稳定的骨盆骨折是最常见的多发伤,此类伤员的诊治是创伤外科临床常面临的挑战之一。就此种损伤的治疗策略是根据骨折及血流动力学的稳定性的不同阶段而采取不同的救治措施,对出血的控制采用骨盆填塞或血管栓塞。由创伤外伤、骨科、放射介入科、输血科和麻醉科等构成的学科团队的早期及时介入可最大限度地降低死亡率。

1)血流动力学不稳定骨盆骨折伤情评估。首先是根据致伤机制判断是否有骨盆骨折的可能性,在交通事故、高处坠落伤等高能量损伤时应考虑此种可能。在体格检查时应注意提示骨盆骨折可能性的以下表现:①盆腔区域淤斑,会阴或阴囊血肿,尿道口血迹;②双下肢不等长或旋转臀部不对称;③直肠指诊前列腺漂移,扪及骨折,指套带血;④阴道检查扪及骨折,宫颈上移,有出血。如果致伤机制或查体提示骨盆骨折可能,则应行骨盆前后位平片明确,而不是进行骨盆挤压分离试验。如果致伤机制和查体提示骨盆骨折可能性小,则用手轻触髂前上棘处,前方-后方、侧方-中线轻压确定有无压痛及判断骨盆稳定性,或轻推、拉下肢确定轴向稳定性。怀疑骨盆骨折查体时,首要的原则是避免过度的、重复的骨盆检查,须知每次骨折的移位都可能增加 800~1 000ml 的失血量。

骨盆 X 线片可显示骨折类型,解读骨盆 X 线片要注意双侧耻骨上、下支,髋臼、股骨头和颈是否完整性;双侧髂骨和骶髂关节,骶孔是否对称,是否合并 L5 横突骨折。应特别注意常伴随大量失血的影像,如耻骨联合分离程度、骨盆环移位程度等。骨盆一处损伤不影响稳定性,骨折位移意味着至少存在两个断裂位点。但骨盆 X 线片不能单独预测死亡、出血或造影的必要,孤立的髋臼和骨盆环骨折一样可能需要血管造影。

对于严重创伤后伴血流动力学不稳定的伤员,在建立静脉通道进行损害控制性复苏、寻找休克原因的同时,应视同存在不稳定性骨盆骨折,立即用骨盆带或床单包裹骨盆(如同怀疑颈椎不稳就固定颈椎一样)。对于复苏后暂时反应后又恶化的伤员,应考虑可能是低估失血量或存在持续失血。为除外腹腔内脏器损伤推荐行脐上诊断性腹腔穿刺,以避免脐下穿刺抽出腹膜前血液而误诊为腹腔内出血。诊断性腹腔灌洗现多为创伤腹部超声重点评估(FAST)所替代。FAST 通常用于血流动力学不稳定者,由临床医师操作,重点评估腹腔内 Morison 隐窝、左上腹和盆底是否存在游离液体,发现 250ml 以上为阳性,但其不能确定来源和脏器损伤程度,主观性较大,受肠道或皮下积气、检查者的技术和经验等影响,故不宜单用作为手术与否选择的依据,血流动力学稳定者应进一步行 CT 以确定损伤严重度。CT 是血流动力学稳定者的首选方法,可明确骨盆骨折、伴随血肿和腹腔内脏器损伤等,增强扫描见造影剂外溢或血肿大于 500cm² 提示动脉损伤可能性大,需要动脉造影。

16%~55%的骨盆骨折伤员可能合并腹腔内脏器损伤,有腹腔探查指征。腹腔镜探查适用于血流动力学稳定、无颅脑创伤时;血流动力学不稳定及 FAST 阳性须剖腹探查,但对血流动力学不稳定的骨盆骨折大出血伤员行剖腹探查发生致死性出血的风险较高。

2)血流动力学不稳定骨盆骨折紧急救治技术。怀疑或明确骨盆骨折伴出血时,除避免过度的、重复的骨盆检查,保持小腿内旋固定外,也可在两侧臀部外以沙袋固定,或骨盆带、床单包裹,尽快将伤员转运到能提供确定性救治的医院。

首先是损害控制性复苏。对任何创伤后失血性休克的伤员,在排除外出血后,均应建立静脉通道,怀疑骨盆骨折时忌用下肢静脉。开放性骨盆骨折应紧急闭合(以敷料填塞或手压迫等)伤口,恢复骨盆填塞效应。积极实施损害控制性复苏,包括晶体液、胶体液、血液制品输注恢复血容量、携氧功能和纠正凝血功能,防止低体温,尽快到达复苏终点。结合骨盆包裹,损害控制性复苏可以有效逆转 2/3 的骨盆骨折伴出血伤员,尤其是骨折断端、软组织和静脉源性出血。

其次是床单或骨盆带加压包裹。该方法可迅速稳定骨折,减少骨盆容积,控制出血效果类似外支架,适用于院前临时急救时。包裹时应以股骨大转子为中心,髂窝加棉垫后加压包扎,利用骶髂关节后侧"张力带"关书样作用,使骨盆逐渐复位固定。若骨折复位矫枉过正,可能导致神经血管损伤及骨盆内脏器损伤,或压迫损伤皮肤。需要定时松解,一般使用应不超过 36 小时。抗休克裤 20 世纪 70 年代曾经是现场急救首选临时性措施,由于需一定压力才起效,可致压疮、呼吸受限和下肢骨室筋膜综合征等,并影响下肢检查,仅用于转运需要 30 分钟以上者,要求压力<40mmHg,2 小时放松 1 次,到达医院后更换为外支架。实际上现在院前急救中已经很少使用。

再次是外固定架固定。是控制骨盆静脉丛和骨折断端出血的标准方法,常规用于院内血流动力学不稳定骨盆骨折的固定。立即使用可有效减低休克发生率,使死亡率从 22%降至 8%。包括经髂骨翼固定的前方外固定架(固定前环)和从两侧骶髂关节固定的 C 型钳(固定后环)。外固定架可稳定骨盆环,减少骨折块移动,防止凝血块脱落;纠正旋转移位,复位骨折,使骨折端相互挤压,促进凝血块形成;避免耻骨联合过度分离,限制骨盆腔和后腹膜间隙容积增大。外固定架具有损伤小,操作简单;可调节,并发症少,床旁可完成;不影响腹部、下肢和开放伤口检查处理;并有利于伤员翻身和护理。

动脉造影及栓塞适用于积极复苏和骨盆固定后血流动力学仍不稳定者,是控制动脉源性出血的标准方法,可栓塞臀上动脉、阴部动脉或髂内动脉等。10%~15%的骨盆骨折需要动脉造影,63%~66%的栓塞有效。美国东部创伤外科学会推荐适应证包括:①不论血流动力学状况,CT 发现造影剂外溢,或开书样、垂直剪切等严重不稳定性骨盆骨折的 60 岁以上伤员;②血流动力学不稳定骨盆骨折,或排除非骨盆来源后有进行性出血者,骨盆骨折造影后无论是否栓塞,排除非骨盆来源后仍然进行性出血者。由于血管痉挛、不稳定血凝块,低血压、凝血功能改变、骨折移位等可导致间歇性出血,对血流动力学不稳定的骨盆骨折推荐非选择性栓塞。造影栓塞应在短时间内完成,最好能在急诊科完成,甚至有提出应在腹腔积血伤员的剖腹探查术前完成。但动脉栓塞对静脉源性出血和松质骨出血效果不佳,部分动脉出血需反复栓塞。一般认为双侧栓塞很少有严重并发症,不影响性功能,臀肌坏死可能与直接损伤和长期制动相关。经腹股沟韧带下方股动脉切开,插入 Fogarty 导管 20cm 于腹主动脉下端,球囊充水 8~10ml 可暂时性阻断腹主动脉,为血管造影或手术探查创造机会,一般阻断不超过 60 分钟。有报道应用于 23 例,100%成功,阻断时间 15~120 分钟(平均 46 分钟),手术 2~7 小时(平均 4.2 小时)。

骨盆腹膜外骨盆填塞对盆腔内部直接加压,联合外支架固定骨盆环,可加强容积压迫效应达到止血目的,而不必等待出血自身填塞造成过多输血和浪费时间。对静脉源性出血效果优于动脉源性,但争议较大,主要担心手术时破坏腹膜后血肿,需二次取出,并增加内固定手术时感染的风险。多作为外支架或/和栓塞之后的补救措施。一般经过下腹正中 8cm 纵行切口,分别于一侧骶髂关节下方、骨盆窝中部和耻骨后窝填塞 3 块纱布,然后再填塞另外一侧。骨盆填塞术后需要再次评估伤员血流动力学状态,并在 24～48 小时内去除或更换纱布,填塞时不必清除血凝块。欧洲国家常用,Cothren 等报道骨盆直接填塞术后伤员的死亡率为零。

总体而言,骨盆骨折伴大出血仍是临床面临的严峻挑战,至今尚无公认的救治规范,准确判断出血原因,黄金时间内有效地针对性治疗是成功救治的关键。丹佛医学中心推荐对骨盆大出血伤员首先实施损害控制性复苏,包括输入 2L 晶体液、中心静脉置管、查动脉血气、拍摄胸片;如需输血则考虑外科手术;同时通知创伤、骨科医师、输血科和手术室做好准备。然后经 FAST 评估,FAST 阳性则行剖腹探查、骨盆外固定架或骨盆腹膜外填塞;FAST 阴性则做好输血准备,ICU 监护或 CT 评估。动脉造影和栓塞作为仍不稳定伤员的选择。2012 年的第 9 版 ATLS 则给出了更为简捷伴失血性休克骨盆骨折的救治流程,但其没有包括腹膜外骨盆填塞。我们的现状是争论多,实践少,争论包括院前急救及转运、院内转运期间骨盆包裹技术,以及院内标准化的外支架固定、造影栓塞和腹膜外填塞技术等。放下争论,积极实施这些技术,才能奠定此类伤员成功救治的基础。

(四)失能和暴露

格拉斯哥评分应该用于所有的创伤伤员,通过运动反应、语言反应和睁眼反应三者的分数相加来评估伤员的意识状态,分值范围从 3 分(最低)到 15 分(最高)。13～15 分为头部轻度损伤,9～12 分为中度损伤,分值<9 分为严重损伤。格拉斯哥评分是对神经系统功能的量化测定,有助于伤员分拣和预后。

给予肌松药行气管插管前进行神经系统功能评估是非常关键的。意识方面微妙的变化可由缺氧、高碳酸血症、低血容量等引起,也可能是颅内压增加的一个早期信号。意识异常时应该立即再次评估气道、呼吸和血循环等方面(ABCs),并考虑中枢神经系统损伤。意识方面恶化可能很轻微,其发展形势也难以预测。例如,由于缺氧,先前平静合作的伤员变得焦虑烦躁。如果失血性休克不断加重,由于药物和乙醇等因素而烦躁不安的伤员可能变得嗜睡。严重损伤伤员须将衣服全部除去,以避免遗漏危及生命或者肢体的损伤。

三、多发伤二次评估

一旦气道、呼吸、循环、伤残和暴露都进行了评估,所有危及生命的损伤已经得到解决或稳定,应再次进行初次评估以确保基本情况没有发生改变。如果伤员仍然稳定,应行导尿,对于昏迷或瘫痪等伤员应记录尿量以指导复苏。胃肠减压有助于防止误吸,尤其是在气管插管的伤员。此时,可再次审查初次评估所有的实验室和影像学结果,决定是在本院进行救治,或是转移到更高水平的医疗机构进行处理。如果明确需要转移到其他医疗机构,应着手与接收机构联系。决定是在本院进行救治则开始二次评估。二次评估是从头到脚的评估,主要是对伤员既往病史进行回顾以及发现全身各个主要系统的尚未被发现的损伤,根据二次评估结果做进一步的检查确诊和处理。切记二次评估不应干扰初次评估。

(一)病史询问

再次评估包括简短定向病史询问和完整的体格检查。病史询问应该包括过敏史,目前服用的药物,过去疾病、妊娠及手术史,最后一餐时间,以及损伤相关的周围事件和环境。病史询问的目的在于了解伤员基本情况,以及可能会改变治疗进程的药物。

(二)体格检查

体格检查应从头到脚,并特别注意常易被忽略的伤员的背、腋窝和会阴等部位。所有严重损伤的伤员均应行指肛检查,评价括约肌张力、指套是否有血迹、直肠有无伤口及前列腺是否高处移位,这些对于怀疑脊髓损伤、骨盆骨折或经骨盆的枪弹伤伤员尤其重要。对于骨盆骨折的女性伤员也应行阴道窥镜检查以排除开放性骨盆骨折,并确保在评估过程中全脊柱的保护措施到位。一般如前所述系统检查CRASHPLAN 的 9 个方面,常用的顺序是头—颌面结构—颈椎和颈部—胸部—腹部—会阴—直肠—阴道—肌肉骨骼系统和神经系统。

1. 头与颌面部的评估与处理　视诊、触诊检查整个头面部有无撕裂伤、挫伤、骨折、热损伤;重新评估瞳孔;重新评估意识水平和 GCS 评分;评估有无眼出血、穿透性损伤、视敏度变化、晶状体脱位、隐形眼镜;检查颅神经功能;检查耳、鼻有无漏液(脑脊液漏出);检查口腔有无出血、脑脊液漏出、软组织撕裂、牙齿松动。处理要点包括通畅气道,持续通气与氧合;控制出血;避免二次脑损伤;摘除隐形眼镜。

2. 颈部与颈椎的评估与处理　视诊检查颈部有无钝性与穿透性损伤、气管移位、使用辅助呼吸肌呼吸;触诊有无压痛、畸形、肿胀、皮下气肿、气管移位、脉搏是否均匀;听诊颈动脉有无杂音;行颈椎 CT 或颈椎 X 线检查。处理要点是保持颈部中线位置固定,保护颈椎。

3. 胸部的评估与处理　视诊检查前、侧、后胸有无钝性与穿透性损伤,有无使用辅助呼吸肌呼吸,检查两侧呼吸动度;听诊两侧前、后胸壁呼吸音及心音;触诊胸壁检查有无钝性与穿透性损伤、皮下气肿、压痛、捻发音;叩诊检查有无过清音或浊音。处理要点包括必要时行针刺胸腔减压或闭式胸腔引流,正确处置开放性胸部伤口,必要时行心包穿刺术,或送手术室进行手术。

4. 腹部的评估与处理　视诊腹部有无钝性与穿透性损伤,有无内出血;听诊有无肠鸣音;叩诊有无移动性浊音;触诊检查有无压痛、肌肉有无僵硬、明确的反跳痛、妊娠子宫;行骨盆 X 线检查;必要时行诊断性腹腔灌洗或腹部超声检查;伤员血流动力学稳定时行腹部 CT 检查。

必要时送手术室进行手术,如前所述,一旦腹腔内明显出血得到控制,就应寻找肠道等空腔脏器损伤控制污染。应沿着小肠和大肠探查全部肠道,寻找污染来源。伴有血肿的部位应该清除表面血肿、排除邻近肠道损伤,尤其是穿透伤时。胃的前后壁都要探查,这需要打开小网膜囊后充分显露。应用广泛的Kocher 手法评估是否存在十二指肠损伤。探查小网膜囊过程中,应该显露并触诊胰腺以排除胰腺损伤。损伤明确后,根据伤员血流动力学状态决定是否遵循损害控制策略。如果行损害控制性剖腹术,则目的是控制消化道、泌尿道等导致的污染,而不是重建其连续性。通常采用夹闭、结扎、缝合、引流、修补或外置等方法,决定因素仍是所采用措施将花费的时间。多发伤伤员可考虑应用胃或空肠造瘘建立肠内营养通道。

伤员伤情明确和处理后,如果可以关腹,大量温盐水冲洗腹腔后,粗线连续缝合拉拢中线筋膜(腹白线)。如果行损害控制性剖腹术,常规关闭腹部筋膜可能导致伤员术后发生腹腔间隙综合征,如实施了腹腔填塞或需要早期再次手术,则常规关腹既无必要,又浪费时间,通常采用暂时性关闭。暂时性关腹的目的是限制和保护腹内脏器,控制腹部分泌,保持填塞区域的压力,防止体液和体热丢失,为最终最佳化关闭腹部奠定基础。单纯皮肤缝合法简便易行,但腹腔容积增加有限;采用合适的人工修复材料(人工补片、3 升袋等)缝合关闭腹腔,可有效扩展腹腔容积,但伤口治疗工作量大,可能发生肠瘘等。目前多推荐负压封闭辅助的方法,将海绵与筋膜层缝合,可有效扩展腹腔容积,通过持续负压吸引产生一相对密闭的空间和环境,并保持筋膜层一定的张力,减少其回缩,可准确定量引流液,减少护理工作量。

必要时采用骨盆包裹或骨盆外固定支架对骨盆进行暂时性固定,以降低骨盆容量并控制出血。

5. 会阴部与阴道的评估　评估会阴部有无挫伤、血肿、撕裂、尿道出血;对部分可疑直肠损伤者,行直肠指诊评估有无直肠出血、肛门括约肌张力、肠壁完整性、直肠有无骨折碎片、前列腺解剖学位置;对部分可疑阴道损伤者,评估阴道内有无出血、阴道撕裂。必要时手术处理。

6. 肌肉骨骼系统的评估与处理　视诊上下肢有无钝性与穿透性损伤,包括挫伤、撕裂、畸形;触诊上下肢有无压痛、骨擦感、活动异常、肢体感觉;触诊所有外周脉搏,检查脉搏有无消失,脉搏是否左右均等;评估有无骨盆骨折及相关的出血;视诊、触诊胸腰椎检查有无钝性与穿透性损伤,包括挫伤、撕裂、压痛、畸形、感觉;借助于骨盆片评估是否有骨盆骨折;必要时对可疑骨折部位进行摄片。

处理要点包括必要时对肢体骨折进行夹板固定或重新调整夹板,维持胸腰椎制动。必要时采用骨盆包裹或骨盆束带对骨盆进行暂时性固定,以降低骨盆容量并控制出血。利用夹板对肢体损伤进行固定。

破伤风预防注射,必要时给予药物治疗,或在专家的指导下用药治疗。考虑骨筋膜室综合征的可能,必要时给予处理。肢体行完整的神经血管检查。

7. 神经系统的评估与处理　重新评估瞳孔与意识水平;确定 GCS 评分;评估上下肢运动与感觉功能;观察神经定位体征。处理要点是持续通气与氧合,并维持伤员充分的制动。

(三)必要的辅助检查

其他辅助检查包括生命体征和 CVP 监测、ECG 监测、鼻胃管安置、Foley 导尿管安置、FAST、实验室检查和放射学检查等。所有插管伤员均应安置鼻胃管以减少胃内容物反流误吸的危险,鼻胃管引流的胃内容物如果有血可能提示胃十二指肠损伤,通过胸片观察鼻胃管行径可能有助于发现膈肌损伤。不能自行排尿的伤员应该插置 Foley 导尿管,以获得尿标本,并观察尿量,若发现肉眼血尿应该排除外泌尿生殖系统损伤。对于泌尿生殖系统检查发现尿道口出血、会阴部或阴囊血肿或者漂浮的前列腺等怀疑泌尿系统损伤时,应该推迟 Foley 导管插置。如果插管困难,应该考虑行经皮耻骨上穿刺膀胱造瘘。如果怀疑腹部损伤或有隐性失血则应反复行 FAST 检查。

1. 头颈部　主要辅助评估方式是头面颈部的 CT。头部 CT 可以可靠地检测颅内出血和颅骨骨折。颈部 CT 是一种筛查颈椎骨折的手段,已在很大程度上取代了敏感度低的平片。颈部 CT 也可以用静脉造影来评估软组织,CT 血管造影对发现颈动脉或椎动脉或颈静脉血管损伤高度敏感。

2. 胸部　大部分胸廓检查在初步评估时完成,其中体检、胸部 X 线和 FAST 可以诊断出大多数损伤,除了胸主动脉损伤及胸椎骨折。这两种损伤都能导致纵隔增宽和背部疼痛。所有胸部创伤明显或是胸部 X 线示纵隔明显增宽或胸椎中线压痛的伤员都应进行胸部 CT 静脉造影。胸部 CT 能可靠诊断脊椎骨折,提供更多肺实质损伤(挫伤,裂伤,隐匿性气胸)信息,是目前胸主动脉损伤的首选筛查方式。与曾是金标准的血管造影相比,胸部 CT 更快捷方便,需要的专业技术知识更少,对造影剂需求更低,不需要动脉穿刺,且灵敏度和特异性更高。

3. 腹部　和胸部检查一样,大多数腹部和骨盆检查已在初步评估中完成。腹部和骨盆 CT 是再次评估的辅助方式。所有由于中毒或 GCS 低而无法评估的稳定伤员应进行腹部盆腔 CT,看是否存在胸腰椎骨折及骨盆骨折,并行盆腔静脉造影以评估实质器官损伤。此外,如果存在骨盆骨折或是肉眼血尿,可获取延迟期图像。延迟期图像可检测尿液收集系统中是否存在造影剂,从而诊断出膀胱及输尿管损伤。不能依赖腹部和骨盆 CT 诊断空腔脏器损伤。空腔脏器损伤的 CT 图像包括不含实质器官损伤的游离液体、局部增厚的肠壁和腹腔游离气体,然而这些指标既不敏感也不具备特异性。检测空腔脏器损伤的金标准仍然是定时观察和剖腹探查术。

4. 骨骼肌肉系统　二次评估期间还应进行完整的骨骼肌肉系统评估,应评估所有关节的主被动运动范围,长骨稳定性,四肢应检查外伤或异常关节活动,所有皮节进行感官检查以评估外周神经损伤,还应对所有外周脉搏进行完整评估。如果脉搏不对称,有明显的骨折或畸形情况下,即使患肢远端有搏动,也应在骨折后测量踝-臂指数(ankle-brachial index,ABI)或肱肱指数(BBI),以排除隐匿性血管损伤。取损伤部位以下血压值,如果 ABI 或 BBI>0.9,隐匿性动脉损伤的可能性不大,如果 ABI 或 BBI<0.9,应获得进一步的影像。在腹股沟韧带下方的下肢和肩下部的上肢行超声检查是一个很好的选择。若存在软组织损伤,则该检查不易进行,且检查结果取决于操作者,并且在数小时后难以获得准确结果。另一种方法是 CT 血管造影,其具有优异的灵敏度和特异性。CT 血管造影具有传统血管造影的所有好处。此外,还可以使用相同的造影剂同时进行双侧肢体检查。对近端血管如锁骨下和髂动脉,CT 血管造影比超声检查更可靠,而且对相关的软组织和骨损伤的评估也有好处。再次评估中另一个组成部分是 FAST 检查在四肢的应用。超声被用于检测皮层缺陷、韧带损伤、软组织水肿。一项关于 FAST 的研究显示,FAST 在检测骨折和韧带损伤方面具有高灵敏度。

四肢必须随时监测以防发展为骨筋膜室综合征。如果出现以下症状,如与检查结果不符的疼痛或是被活动时出现疼痛,或是出现水肿、骨筋膜室张力增加,均应进行骨筋膜室压力测量。筋膜室压力明显增高为紧急筋膜切开术的指征。

肌肉骨骼损伤最有可能被漏诊或延误诊断。很多机构都设立了3次评估,在初步评估和复苏完成后进行全面的体格检查,以减少漏诊率。

综上所述,在伤情初次评估后应该及时行选择性放射学检查和实验室检查。对于严重钝性伤的伤员,应行侧位颈椎、胸部和骨盆 X 线片检查,通常称为三大片(the big three),实际上目前基本被全身 CT 所代替。对于躯干枪弹伤伤员,应行胸部、腹部前后位和侧位 X 线片检查,应特别注意要在穿透伤的入口和出口处用心电图电极、金属夹和钉做标记,以便评估同侧投射物的轨迹。有时也可仅拍摄一张 X 线片。对于危重伤员,按照创伤常规套餐抽取血标本送检,包括血型检测和血细胞计数、血生化检测、凝血功能检测、乳酸检测和动脉血气分析。只有极少数严重创伤伤员仅行血细胞计数和尿液分析。由于年老伤员即使是轻微损伤时也可能出现亚临床休克,55 岁以上伤员应该常规行动脉血气分析。

二次评估完成后,如果决定将伤员转移到另一个机构,不应为了进行辅助检查而延迟转移,应提前确定和安排好适当水平的运输护理。必须完成所有的干预措施,如有必要应预防性气管插管或胸腔置管以防血气胸恶化、胃肠减压、留置导尿,如果有需要还应该提供温液体和血液制品。转移前应给伤员连接便携式监测装置,并准备好医院记录和检验结果。

四、多发伤诊断遗漏和延迟

创伤的伤情评估类似疾病的诊断,但更强调动态性。多发伤的伤情常随时间(以分钟或小时为单位)改变,包括以生理指标为基础的评分(GCS、院前指数等)和以解剖指标为基础的评分(AIS-ISS,如颅脑伤颅内出血量、胸部钝性伤所致的胸腔出血量等)均可变化,这就要求多发伤伤情评估应有时间标准。另一方面,与疾病诊断不同,多发伤救治争分夺秒,接触伤员后首要的任务是紧急救治挽救生命,在控制气道、呼吸循环功能稳定后才涉及全面诊断问题,而这一过程可能耗时数分钟到数小时,甚至更长时间。执行与疾病一样的按医院等级制定的初步诊断与最后诊断符合率、3 天内确诊率等具体要求,显然不符合严重多发伤救治的具体情况。

如何定义多发伤漏诊尚无确切的标准,有定义为在急诊科、ICU 或手术室检查、手术探查仍遗漏的所有创伤;或外科医师最初接触伤员评估后又发现的创伤;或完成病历、首次病程记录或/和手术记录后又发现的创伤。鉴于多发伤伤情的复杂性、救治的紧急性和可能面对批量伤员等情况,笔者认为多发伤漏诊有两方面含义:①入院 24 小时后发现的损伤,不包括延迟性血肿(如颅内)和损伤并发症;②由于救治中未制订相应的措施,漏诊的损伤造成了一定的后果。如基层医院承担了相当多的胸腹伤急救任务,由于未行 CT 等检查,可能未诊断肺挫伤,但若未造成 ARDS 等,就可不视为漏诊。

(一)多发伤诊断现状

由于定义不一致,多发伤漏诊率为 2%~40%。以创伤登记为依据,漏诊率约 2%;回顾性分析入院时漏诊或诊断延迟占 8%~10%,尤其是从急诊科直接送入 ICU 或手术室者高达 50%。死亡的多发伤伤员中以漏诊严重出血和支气管肺炎常见;存活伤员中平均每名漏诊 1.3 处损伤,其中骨关节损伤约占 75%,且如果先发现骨折则常增加其他损伤的漏诊率。

即使在影像学技术高度发达的今天,腹部脏器损伤仍然是所有创伤中最难诊断的,漏诊并不少见,主要是肝、脾、肠道和血管损伤等。膈肌损伤漏诊报道较多,可能与其漏诊导致的严重后果有关,严重多发伤中 66% 的膈肌损伤不能及时诊断,其死亡率达 7%~40%。

漏诊可发生于多发伤救治的各个环节。约 15% 发生在急诊科、手术室或 ICU 紧急救治、初次评估时,25% 发生在紧急救治后 ICU 或外科病房行二次评估时,50% 是在外科病房进行第三次评估时。早期剖腹探查后仍有约 40% 的伤员发生漏诊,常导致严重后果,此类伤员并发症发生率和死亡率分别达 80% 和 15%。

(二)影响多发伤诊断的因素

影响多发伤伤情评估的因素复杂,涉及急救体制、检查设备、医师水平、伤员伤情等多方面,一般而言,钝性伤、严重伤、儿童和老年人、批量伤员时漏诊率高于穿透伤、轻伤、成年人、单个伤员。漏诊有关因素大致上可分为医师和伤员两类。

1. **医师方面因素**

（1）缺乏整体观念。由于中国多数医院未设立集中收治创伤伤员的创伤外科病房,多发伤伤员可能被骨科、神经外科或普通外科等专科收治,专科医师对本科损伤更为重视和熟悉,常易忽视不明显的非本专科损伤,是导致漏诊的最重要因素。如有报道一组肌肉骨骼创伤为主的多发伤伤员,收入矫形外科的漏诊率为 10%,收入其他急诊内科及外科为 16%,收入口腔等非急诊病房则达 46%。

（2）影像学误导。影像学尤其是多层螺旋 CT 是伤情精确评估的基础,是病史询问、体格检查及其他检查措施无法替代的,但也常常导致医师对其过度依赖。Spitz 等以^{99m}Tc-HMDP 对 162 例曾行 X 线检查的多发伤伤员行全身骨扫描,发现骨折漏诊率达 50%。常见的原因包括摄片视野不当或质量不高、未进行 X 线检查、阅片水平不高、临床经治医师未读片等。

（3）其他。注意到明显的四肢损伤,忽视隐蔽的损伤,尤其是多处远隔部位的损伤;缺乏对损伤机制的认识,尤其是腹部创伤容易漏诊,包括术中探查漏诊等,如胸腹刀刺伤术中发现胰腺损伤却漏诊结肠损伤。

2. **伤员方面因素**

（1）伤情危重。血流动力学状态不稳定,救治的重点是确定性止血手术、复苏以挽救生命,导致在急诊科最初评估时间缩短,无时间或机会行全面检查或影像学检查。

（2）意识障碍。包括颅脑创伤、醉酒、中毒或药物滥用等情况,有报道创伤漏诊伤员中 63.5% 存在意识障碍。

（3）致伤机制和病史不详。如被发现"躺在地上"而送至医院,或因颌面部损伤无法交流等。

第三节　多发伤救治策略与技术

随着高速公路不断延伸、机动车辆大量普及、高层建筑拔地而起,交通肇事和高处坠落伤发生率越来越高,伤势越来越重,严重创伤和多发伤的比例显著增加。多发伤损伤的组织器官范围广、伤情复杂严重、内环境紊乱严重及免疫功能明显抑制,而且各种并发症发生率高,因此死亡率极高。多发伤绝大多数都需要进行手术治疗,但是由于损伤的部位和严重程度不同,处理重点和先后次序也不一样。多发伤经常几个部位的损伤都很严重,此时在处理顺序上就很难抉择。另外,多发伤的救治往往是同时处理多种多处损伤,参与的人员、使用的设备和药品都很多,经常会造成场面的混乱,影响救治过程。挽救伤员生命,尽可能恢复其正常生理功能成为多发伤救治的核心,近年来众多医疗机构都进行了大量的尝试,对多发伤救治模式、具体处理方案都进行了新的探索,并着力培养专业化人才,使得多发伤救治水平有了较大提高,死亡率和致残率有了明显的下降。

一、多发伤院内整体化救治模式

多发伤救治涉及救治模式、救治策略和救治技术,模式是基础,先进的模式远比救治策略和技术重要,是救治策略和技术产生效果的前提。

现代创伤救治包括现场急救、伤员转运、院内救治以及创伤救治信息管理系统等,近 20 年来多发伤伤员的院内救治发生了本质性的改变,由多学科外科医师组成的团队全程负责其急诊复苏、紧急手术、ICU 复苏、稳定后的确定性手术的整体化救治逐渐成为新的标准模式,甚至包括早期直接康复重建。这种新型创伤救治模式,是"以疾病为中心"向"以伤员为中心"治疗模式转变的结果,有利于提高救治的时效性,提高抢救的成功率,提高创伤救治质量。

（一）多发伤整体化救治模式

随着科学技术的不断发展,医学的多数学科呈现出分科越来越细的趋势,半个世纪前只有内外科,现在内外科都发展成为 7~10 个专科,而且有的专科又有若干亚专科,甚至专病病房等。由于多发伤救治涉及多部位、多学科,这与现代医学的专科化、专病化趋势产生了明显的矛盾。中国综合性医院大多采用分诊分科式,即分别由普通外科、骨科、神经外科等收治休克、腹部创伤、骨伤和颅脑创伤等,遇多发伤涉及其他学科损伤时,请相关学科会诊解决,专科救治水平较高,但存在救治时效性差、对非本科损伤重视不够、相互间推诿伤员等弊端,尤其不能满足严重创伤救治的快速通过、"黄金 1 小时内给予确定性处理"等要求。

多发伤救治水平的提高,除了得益于气道控制、液体复苏、出血控制、重症监护等医疗技术的进步外,更得益于急救体系运行、医院综合管理的进步,是多发伤救治理念进步的具体体现。多发伤整体化救治既要求将与多发伤救治相关的学科在空间上集中,同时也要求将多发伤救治的各个环节有机联系起来,打破既往在院前由急诊科负责,手术由外科医师负责,监护由危重病学科负责的"各管一段"局面,或神经外科负责头伤、普通外科负责腹部损伤、骨科负责脊柱损伤的"各医各伤"的局面,而是由多学科组成的创伤救治小组负责全程救治,整体化救治需要卫生主管部门、医院机关、相关临床和医技科室及所有参与人员共同努力构建形成。

发达国家的研究表明,创伤死亡曲线已从 20 年前的三峰模式转变为近年来的单峰模式,除院前救治技术和体系建设外,提高严重创伤急救效果的重要因素包括:①将重伤员集中收治;②由多学科医师组成的团队全程负责其急诊复苏、紧急手术、重症监护治疗、稳定后的确定性手术的院内整体化救治,已经成为多发伤急救新的标准模式,尤其是伴随致命性三联征的伤员。

陆军军医大学大坪医院 1985 年设立了创伤外科集中收治多发伤、休克、骨伤、腹部损伤和颅脑创伤等,克服了分诊分科式收治的不足;在 2000 年提出整体化、系统化、专业化的救治模式,将创伤院前急救和院内救治有机结合起来,整合全院力量成立了创伤专科医院,显著提高了多发伤救治水平。

（二）整体化救治基本要求

是多发伤救治的最佳、标准形式,集急诊科、创伤专科和 ICU 为一体,集中收治多发伤,发挥中心的最大效应;培养专业化的创伤专科医疗队伍,医、技、护详细分工,责任明确,熟练掌握整个救治过程中的每个环节步骤;制订多发伤救治的规范流程,设立创伤复苏区,复苏区内仪器、药品和人员的位置标准化;构建多发伤院内紧急救治程序(绿色通道),具体明确开通标准,相关医疗文书标准化;医院整合其他科室力量,在人员和技术上向多发伤救治倾斜,保证相关工作在第一时间完成,达到无缝连接。

1. 组建专业化的创伤中心 中国医院内多发伤救治尚无统一模式,主要有两类:①分科分段式,分科指由急诊科根据伤情邀请相关专科会诊处理各部位损伤,分段指在时间节点上急诊科、专科手术和重症监护等分属不同科室,这一模式为大多数综合性医院采用,近年来区、县医院发展也多采用此类模式;②整体一段式,指由专业化的创伤外科或急诊外科(以下称为"创伤中心")负责创伤伤员的院内早期救治,包括手术和监护,对多发伤救治、复苏性的手术具有明显优势,近年来取得较快发展,基本特征是"多发伤等严重创伤伤员集中病房收治"和"实体化的多外科和重症团队"。

2. 构建多学科团队 多学科团队(multidisciplinary team,MDT)通常指针对某种疾病由两个以上相关学科组成固定的工作组,基本工作模式是固定时间、固定地点的临床讨论会,提出个体化的临床诊治方案。这种在肿瘤、代谢病或老年疾病等"非急诊"状态下的以会议讨论会诊模式为主的机制并不适合于创伤急救。

根据 2006 年世界卫生组织(WHO)一个创伤数据库的资料,多发伤占同期创伤伤员的 16.3%(26 514 例/162 662 例),各部位损伤发生率从高到低依次为四肢和骨盆(49 200 例单部位伤/18 904 例多发伤)、头颅(25 776 例单部位伤/12 340 例多发伤)、胸部(11 730 例单部位伤/13 625 例多发伤)、腹部(2 625 例单部位伤/4 249 例多发伤)。可以看出,有近 1/5 的为多发伤,其中创伤急救面临的最主要伤类为四肢和骨盆损伤、头颅损伤,故骨科和神经外科是创伤急救中 MDT 的重要组成。该数据库的资料进一步显示与同期单发伤比较分析,合并多发伤的骨关节损伤、颅脑创伤、胸部创伤和腹部损伤的死亡率分别为 15.9%、32.4%、29.6% 和 36.3%,说明多发伤、头胸腹等体腔损伤可显著升高死亡率,腹部损伤虽然相对少见,但死亡率最高,与其伤情危险、隐匿,伤情评估困难和救治难度大有关。故创伤急救中 MDT 的外科团队应包括骨科、神经外科、胸外科和普通外科医师,其中骨科医师应占 1/2～2/3(由于骨伤可以远途转运,越高级别的医院骨科医师比例应越高),普通外科医师由于熟悉休克、感染等外科基础问题和腹部外科等,通常在创伤急救的 MDT 中起领导作用。

实际上不是每例创伤伤员急救均需 MDT 参与,如未导致全身反应的远端肢体损伤、单纯肝挫伤等。MDT 的作用是确保黄金时间内确定性手术,避免漏诊导致严重后果,避免救治过程中的医源性损害(即损害控制),启动 MDT 的过程类似院内检伤分类,通常确定或怀疑多发伤、严重部位伤伴失血性休克或远隔脏器损害(如挤压伤导致的急性肾损害)等需要启动 MDT,具体阈值包括:①生命体征。脉搏<60 次/min,或脉搏>100 次/min;呼吸<10 次/min,或呼吸>29 次/min;收缩压<90mmHg;GCS<14;修正创伤指数(RTS)<12。②解剖损伤。明确或怀疑多部位、多系统损伤,如头、颈、躯干、四肢近端穿透伤以及浮动胸壁;两处以上近侧长骨骨折;骨盆骨折;瘫痪;肢体毁损。③致伤机制。现场脱险时间>20 分钟;20m 以上的坠落伤;交通伤中人从机动车中弹出,同车乘客中有死亡者,翻滚事故,高速撞击,机动车撞击行人>5m/h,摩托车撞击>20m/h 或从自行车上摔下等。④伤前状态。年龄<5 岁或年龄>55 岁;心脏或呼吸系统疾病;糖尿病(特别是使用胰岛素者);肝硬化或肝病;肥胖;出血病史等。⑤其他因素。包括因长时间掩埋、封闭、饥饿等导致伤员状态衰弱,再次受伤和环境威胁等。

3. 确定创伤中心收治范围　创伤中心一般基于急诊外科建设,与临床医学的其他专业相比较,中国急诊外科(acute care surgery,ACS)尚处于起步阶段,学科运行存在诸多形式。因处在院内救治的最前线,ACS 可显著提高严重创伤和急腹症伤员诊治的时效性。2012 年,美国创伤外科协会(AAST)前主席、弗吉尼亚州东弗吉尼亚医学院 Britt L. D. 教授等主编出版了《急诊外科》(Acute Care Surgery)一书,2015 年底白祥军和赵晓东教授与笔者一起,受人民军医出版社委托,将其主译在国内出版。2016 年第一期 J Trauma Acute Care Surg 又刊出 Britt L. D. 教授的文章"Acute care surgery:Is it time for a 'victory lap'",与笔者 2016 年《加快创伤与急诊外科建设步伐》一文中的诸多观点不谋而合。

位于医院外科的最前线,优势在于诊治的时效性,这也是其建设的核心理念。创伤中心应围绕迅速和有效地实施评估诊断和内外科治疗,构建收治病种、运行机制和学科团队等。应将需要尽可能早期干预和确定性处理的时间敏感性外科疾病纳入 ACS 收治范畴,而不是按照解剖部位或生理系统划分,故严重创伤和急腹症等应由创伤中心处置。另一方面,严重创伤和急腹症常存在炎症、穿孔、梗阻、出血、局部缺血、坏死和感染等,血流动力学状态常不稳定,需要终点导向的复苏,故应配以重症医学团队。创伤中心通常收治创伤、急腹症和外科重症三类疾病;创伤中心应能实施迅速初次评估、目的导向复苏、早期干预和确定性处理。创伤中心软硬件要使伤员就诊流程的每一步都达到高时效,需要规划契合的路径,具备便捷的影像学检查、手术救治和重症监护等条件,以实现快速、有条不紊和准确的诊治。

美国外科医师学院国家手术质量提升计划的数据显示,手术救治失败率约 10%,其中绝大部分是创伤中心的病种,由高效团队提供的早期干预可以最大限度地降低救治失败的发生率,这是创伤中心建设的初衷和目标。已发表的数据证明创伤中心提高了严重创伤及急性胆囊炎等急腹症的治疗时效。

二、多发伤救治策略

多发伤救治是创伤医学发展到比较成熟的阶段后才开始得到真正意义上的发展的,是在对多发伤的认识不断深入,对多发伤的治疗方法和手段不断进步中实现的。长期以来都认为对多发伤的救治在临床上就是部位伤处理的简单相加,给予确定性手术就是治疗多发伤的最佳方法,但这样处理后多发伤伤员往往陷入难以逆转的严重生理功能紊乱中,多发伤的存活率一直没有得到明显的改善。20 世纪 80 年代以来,多发伤的救治以提高生存率为目标,各类严重损伤救治技术取得了显著进展,其中最重要的是

90 年代早期对濒死或即将面临严重生理紊乱时采取简明外科策略的损害控制技术,以避免低体温、凝血功能障碍和代谢性酸中毒构成的致命性三联征(triad of death)。对于非高危的多发伤伤员行早期整体救治、确定性手术是最佳的治疗方案;而对于濒危伤员初次手术应遵循损害控制策略,以避免长时间、大创伤手术导致的"二次打击"。

（一）VCOIP 程序

West 等在 1985 年提出了多发伤救治的 VIP 程序,即按通气(ventilation)、灌注(infusion)和搏动(pulsation)顺序救治,在救治严重伤员的过程中,发挥了重要作用,提高救治成功率达 97％以上,经过不断总结和发展,发现紧急状态下控制出血和急诊手术的重要性,归纳为 VIPCO 程序,增加了控制出血(control bleeding)和手术(operation)。经过长期的实践和总结,笔者提出确定性手术作为严重创伤复苏的组成,是首要关键的环节,在确定性止血前应遵循损害控制原则,给予限制性复苏等,有必要将传统的紧急救治策略由 VIPCO 改为 VCOIP,以更好地提高救治成功率。

1. V(ventilation)　即保持通气及呼吸道通畅。在多发伤院内救治中,首先保证伤员有通畅的氧道和正常的通气和给氧。迅速清除口咽腔凝血块、呕吐物及分泌物。鼻导管给氧,放置口咽通气管、气管切开和辅助呼吸。昏迷伤员应及早气管插管,颌面及喉部严重损伤宜行气管切开术。有胸腔创伤发生通气障碍,应行气管切开、胸腔闭式引流。开放性气胸宜用凡士林纱布填塞胸部伤口,予以包扎,预防纵隔摆动。张力性气胸应行胸腔闭式引流。

2. C(control bleeding)　即控制出血。通过敷料加压包扎有效地控制外出血是多发伤抢救中最有效的方法之一;对大血管伤经压迫止血后应迅速手术进行确定性止血(结扎和吻合);一旦经胸腹腔穿刺或腹腔灌洗术明确了腹腔内出血,应立即剖腹探查止血。

3. O(operation)　即紧急手术。抢救多发伤伤员,必须争分夺秒。时间和伤情不允许做过多的检查,将伤员后送可能会延误抢救时机。手术是创伤救治的决定性措施,也是控制出血的最有效的手段,手术救治的主要目的是控制出血、修复或切除受损的组织和器官及血肿清除和减压。

常见紧急手术包括:①头颅紧急手术。开颅探查颅内血肿清除术或去骨瓣减压术等。②胸部紧急手术。开胸探查止血、胸腔闭式引流术、心脏穿透伤的修补及心包引流和减压术、肺裂伤缝合术等。③腹部紧急手术。开腹探查脾切除术、肝修补术、肠切除肠吻合术等。④肢体骨折紧急手术。四肢长骨骨折的内固定术和外固定术等。⑤血管紧急手术。血管结扎、血管移植、血管吻合术。⑥紧急介入手术。多发伤伴有严重骨盆骨折,肾脏的裂伤或挫伤,无手术征或不能行手术处理时,选择介入止血无疑是一种较好的选择。

多发伤是一时间敏感性疾病,应缩短院内术前时间,院内紧急手术时应遵循上述时效性、整体性和合理性原则。

4. I(infusion)　即保持良好的灌注。纠正缺氧时应快速建立多条液体通道,一般选择上肢、颈静脉,在有腹部伤时忌用下肢静脉通道。根据出血控制与否迅速补充血容量,以防止休克发生和恶化,第 1 小时内输平衡液及血液 2 000～2 500ml(其中血及血浆代用品＞400ml);如确定确定性止血需 30 分钟以上,可视情况使用抗休克裤。对严重休克伤员,应适当补充碳酸氢钠,以纠正酸中毒。7.5％高渗盐水的输注有改善血流动力学、提高生存率和升压效果,其输入量为失血量的 10％～20％,10～15 分钟内可输入200～400ml,对出血未能控制者可加重出血,要慎用。

5. P(pulsation)　即监护心脏搏动,维护心脏功能。及早发现和处置"心包填塞"征,否则后续通气或扩容都是无效的;对张力性气胸应立即行胸腔闭式引流,对心肌挫伤可选用多巴胺治疗。

（二）损害控制策略

创伤尤其是多发伤并发休克后,出现严重生理功能紊乱和机体代谢功能失调,伤员出现低体温、凝血功能障碍和酸中毒三联征,机体处于生理极限状态,伤员面临着死亡和出现严重并发症的危险:①低体温(hypothermia),指机体中心温度低于 35℃,大多数创伤伤员离开手术室都有低体温,严重创伤伤员低体温占 66％;②凝血功能障碍(coagulopathy),约 90％的创伤处于高凝状态,仅 10％的创伤伤员发生凝血功能障碍,主要是严重创伤者发生凝血病,创伤后早期凝血病是死亡的独立预测因子;③代谢性酸中毒(metabolic acidosis),指严重创伤早期血液 pH 值<7.25,出现代谢性酸中毒和碱缺乏是创伤伤员预后不良的预测指标。

1. 多发伤损害控制定义　损害控制是针对多发伤等严重创伤伤员进行阶段性修复的外科策略,旨在避免由于体温不升、凝血病、酸中毒互相促进形成致命性三联征而引起的不可逆的生理损伤。创伤伤员发生多器官功能障碍综合征(multiple organ dysfunction syndrome,MODS)的"二次打击"机制有助于了解损害控制的原理。"第一次打击"代表损伤的类型和严重度及生物学反应,第一次打击时诱导炎症反应。"第二次打击"代表治疗的类型和结果,依赖于第一次打击的严重度,第二次打击使伤员向有害的结局发展。损害控制是通过减少由创伤导致的第一次打击和救治过程中的第二次打击的强度,调节创伤后炎症反应,选择最合适的伤员行恰当的外科干预实现提高救治成功率。

损害控制可以开始于受伤现场、急诊科或手术室,对于需要采取损害控制策略的伤员越早开始效果越好,应避免在手术中无法稳定生命体征才决定采用损害控制。经典的损害控制程序通常包括 3 个不同的阶段:①第一次手术,包括判断损伤程度、控制出血和污染;②转运到 ICU 进行复苏、升温、纠正酸中毒和凝血功能障碍;③计划性再次手术,通常在 24～48 小时内回到手术室,给予损伤脏器以确定性的处理修复。

2. 多发伤损害控制适应证　大多数严重创伤伤员可按非损害控制方式处理,并不需要采取损害控制及计划再手术模式处理。只有那些少数生理潜能临近或已达极限伤员,虽然技术上能达到创伤 I 期修复和重建,但生理潜能临近耗竭,进行大而复杂的外科手术则超过伤员生理潜能极限,必须采取损害控制处理模式。主要适用于高能量躯干钝性创伤或多发性躯干穿透伤,具体适应证包括:①严重脏器损伤伴大血管损伤,如胸部心脏血管伤、严重肝及肝周血管伤、骨盆血肿破裂和开放性骨盆骨折;②严重脏器损伤,如严重胰十二指肠伤等;③多发伤,损伤严重度计分(ISS)≥25;④严重失血,估计失血量>4L,收缩压<70mmHg 等血流动力学不稳定,或输血量>10U,或手术室内血液置换>4L,或所有手术室内液体置换>10L;⑤出现致命性三联征,体温<35℃,pH 值<7.30,碱剩余大于 14,凝血功能障碍;⑥估计手术时间>90 分钟。

3. 多发伤损害控制主要方法　1983 年 Stone 全面系统地阐述了在严重失血导致低体温和凝血障碍的创伤伤员中简明剖腹术和腹腔内填塞术的应用,之后损害控制策略和技术得到了较大的发展,其并非一次单独的手术,而是一系列有计划的、分期的策略。首先是确定采取损害控制策略,包括复苏、评估和决策;以腹部严重损伤为例,具体分 3 个阶段:①第一阶段,是在加温的手术室内进行简明手术,控制出血、污染,可以采用腹腔内填塞和负压封闭引流的方法;②第二阶段,是在 ICU,进行复温、纠正凝血功能障碍、机械呼吸支持,再次检查和评估;③第三阶段,又回到手术室,取出填塞物,行确定性修补和腹腔关闭。采取损害控制策略具有明显的生存优势,而且延迟的胃肠道重建、骨折固定等是安全的,并发症率极低。以后相应的紧急手术技术逐渐发展,如腹部切口暂时关闭技术和延迟的腹壁重建技术,改良的填塞和局部止血剂应用技术,复温、逆转凝血功能障碍技术和复苏终点的判断,紧急救治初期控制出血的介入性放射技术等。

随着损害控制技术的进步和效果的显现,对于多发伤伤员,多数创伤中心已经广泛应用损害控制策略。损害控制的应用范围从早期的腹部损伤扩展到周围血管、胸部、颅脑及骨关节损伤等,提出了损害控制性开颅术、损害控制性剖腹术、损害控制性骨科等概念;应用技术从单纯的主动计划性分期手术减少手术带来的二次打击,扩展到液体复苏、机械通气等各种应用不当可能带来二次打击的救治措施,也提出了一系列的新的概念,如损害控制性复苏、损伤控制性机械通气等。

(三) 各系统损伤救治顺序

多发伤伤情严重,紧急救治与伤情评估常常同时进行,但具体实施时外科医师必须确定处理优先次序。有内出血和神经损害的症状的伤员可能需要两组人员处理;胸腹伤通常需要立即处理。

1. 第一优先 目的是维持和(或)恢复伤员生命支持系统的功能,包括一系列基础生命支持措施(气道控制、呼吸及循环功能维持等),以及颅脑伤、脊髓伤的评估和救治。

2. 第二优先 目的是迅速明确并控制生命支持系统的一系列病理生理性改变,包括实施各种确定性的救治措施和有针对性的检查。如确定性包扎、止血,血流动力学稳定的情况下进行快速的辅助检查(X 线片、CT、B 超等)。

3. 第三优先 目的是及时确定并处理一些隐匿的病理生理性变化。包括在建立静脉通道复苏,在出血未控制时(如脾破裂出血术前)应行限制性低压复苏;通过鼻导管、面罩吸氧,或行环甲膜穿刺、气管插管辅助呼吸纠正低氧血症;胸部外伤合并多根多处肋骨骨折易引发纵隔摆动,应迅速用多头胸带加敷料进行加压包扎纠正反常呼吸;有血气胸时应行胸腔闭式引流。

(四)多发伤手术救治优先权

除上述 3 项策略外,多发伤手术救治常常面临如何选择先后次序的问题,一般应遵循以下原则:①先治致命性损伤,后治其他伤;②先治内伤,后治表浅伤;③先治头胸腹伤,后治四肢脊柱伤;④先治软组织伤,后治骨骼伤(或同时进行);⑤先多科联合抢救,后专科治疗。具体部位伤的手术也应根据对生命或肢体威胁的程度决定。

1. 颅脑伤伴有其他损伤时

(1)双重型。颅脑伤多为广泛的脑挫裂伤、颅内血肿等,其他伤如胸、腹腔内有大出血。此时两者均需紧急手术,可以分组同时进行,以免延误抢救时机。

(2)单重型。颅脑伤重、合并伤轻,则手术的重点应放在颅脑伤,轻伤可行简单处理,后期再做进一步治疗。合并伤重、颅脑伤轻,则颅脑伤可暂行非手术治疗,积极处理合并伤(如胸、腹腔内大出血),以后再复查头颅 CT 决定。

2. 胸部伤并其他损伤时

(1)优先处理对生命威胁最大的损伤。胸部伤存在下列情况时应给予优先处置:胸壁有较大的外伤性缺损;开放性气胸、张力性气胸;急性心肌损伤、心脏压塞;胸腔的大血管伤导致的大量血胸(一次闭式引流量≥1 500ml);气管或支气管破裂等。

(2)胸腹联合伤。胸部伤伴腹腔内出血者有开胸探查指征时,最好同时进行手术开胸(进行性血胸)和开腹探查;如腹部伤情允许,可先开胸以解除呼吸循环障碍,稍后再行腹部手术,如膈疝压迫肺造成呼吸困难或疝有绞窄等。如腹腔出血量多,则先行胸腔闭式引流后腹部紧急手术。一般而言,胸腹部穿透伤应先剖胸,胸腹部钝性伤在安置胸腔闭式引流后先剖腹。须指出的是,在平时胸部伤中,90%的胸部外伤,均可以通过保守治疗达到良好的治疗效果,而不需进行手术。

3. 腹部伤并其他损伤时 腹部伤伴有躯干其他部位损伤,只要这些伤不危及生命,则可先处理腹部伤,待全身情况稳定后再行其他损伤的进一步处理。考虑腹腔内实质性脏器伤,特别是伴有大血管伤时,需在限制性复苏的同时行紧急剖腹手术。空腔脏器损伤者则可先处理危及生命的损伤或先行抗休克治疗,然后再作相应处理。

4. 脊柱、四肢伤并其他损伤时 优先处理头、胸、腹等危及生命的损伤。对四肢骨折性外固定或牵引治疗,尤其是外固定术后易于变动体位,肢体可早期进行功能锻炼,能显著降低肺部并发症、ARDS 和脂肪栓塞。待血流动力学稳定后对骨伤行二期处理,即在救命手术 1~2 周内完成内固定手术。

5. 软组织伤并其他损伤时 软组织损伤在多发伤中最为常见,包括切割、毁损、撕脱等开放性损伤;也包括擦伤、挫伤等闭合性损伤。多发院内救治中因忽视处理软组织损伤带来一些较为棘手的并发症,在临床上屡见不鲜。因此,除积极处理休克和危及生命的损伤外,必须重视多发伤伤员中软组织伤的处理。清创术应伤后 6~12 小时进行,术中彻底清除坏死或失活组织,颜面部、会阴部组织尽可能保留,重要血管、神经尽量保留。对于皮肤剥脱伤可将撕脱皮瓣修成真皮下血管网薄皮瓣回植,创面可采用负

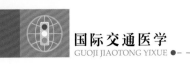

压封闭引流。

（五）多发伤院内紧急救治程序

为避免综合性医院分诊分科式救治多发伤的弊端，如救治时效性差、对非本专科损伤重视不够、相互间推诿伤员等，充分满足严重创伤救治的快速通过、黄金 1 小时内给予确定性处理等要求，各医院应基于自身的创伤救治条件和状况制订"多发伤院内紧急救治程序"，增强多发伤救治相关各科室人员的急救意识，缩短伤员在急诊科停留的时间，提高多发伤的救治水平。

1. **紧急救治流程基本方法** 应组建固定的创伤救治队伍，由有丰富创伤救治经验的创伤外科或普通外科医师指挥。提升急诊科救治水平，具备现场抢救能力，24 小时有急诊医师值班；一旦接到创伤伤员的院前通知，急救部工作人员应立即准备；医护人员应做好必要的防护，如手套、眼罩、口罩、隔离衣等，才能接触伤员的体液；如果生命体征不稳定或需要紧急手术，应立即通知创伤队伍；通知可能需要的其他人员，如会诊人员、手术室人员、放射或 CT 人员等；全程陪同完成有关影像学检查。有紧急手术指征者直送手术室，尽量缩短院内术前时间；24 小时有麻醉医师、普通外科医师值班；手术室设备及人员随时待命；具有骨科、胸心外科、神经外科、泌尿外科和整形外科等外科专科医师，能够对所有类型的创伤给予确定性处理。24 小时能够完成 X 线平片、CT、血管造影、超声等影像学检查和血液化验；可立即获得的 O 型血液；满足院前救治需要的院前救治队伍和设备。

2. **紧急救治流程主要时间指标**

（1）缩短院内术前时间。速度是多发伤救治的灵魂，"黄金时间"的概念要求缩短受伤到确定性手术的时间。在缩短院外救治的时间，提高院内的救治速度是提高多发伤救治水平的关键。国内外多家单位的实践证明由专业化的创伤外科或类似的急诊外科，或有较多处置经验的较大的科室负责多发伤伤员的治疗，具有明显优势。应注意在多发伤救治中，检查永远不应影响复苏，在病情汇报或电话联系中应遵循"45 秒"原则，即在 45 秒内简要描述受伤机制、发现或怀疑的损伤、生命体征和已给予的治疗及反应等。

（2）缩短手术中时间。严重多发伤救治应遵循损害控制策略，其中心环节是缩短手术时间，如对腹部脏器损伤时，应用填塞处理肝损伤，全脾切除处理脾损伤，采用结扎、外置、造口处理肠道损伤，以及简易关腹等；对于骨关节损伤可行早期临时或确定性外固定，或留待二次手术处理，控制手术时间在 90 分钟以内。

（3）缩短复苏时间。ICU 中严重多发伤伤员重症监护的重点是尽快逆转低血容量，纠正低体温，防止凝血功能障碍，纠正代谢性酸中毒。应通过多学科协作处理，在数小时到数十小时内达到最好的恢复，将可能的并发症控制到最少，以便积极进行二次确定性手术。由于初次手术血管痉挛、低灌注，以及术后温度升高、再灌注，送到 ICU 的损害控制伤员可能再次发生活动性出血，也可能因初次手术时未发现的血管突然出血，应及时发现，并与凝血功能障碍导致的出血相鉴别。

三、多发伤院前救治技术

多发伤同其他严重创伤救治一样，须就近就急，在黄金时间内给予确定性处理，其院前救治包括现场伤员伤情评估、有限生命拯救和快速安全后送。

（一）将伤员转移到安全区域

通常需要搜救、消防或公共部门人员帮助，可能需专用器械、起重机或绞车等，在可燃物体现场应避免产生火花。当救助伤员脱离现场困难时应考虑送急诊内科医师或外科医师到现场。存在余震、通电的电线、烟雾吸入或烧伤、爆炸、敌对的人群等危险状态时应注意确保救护人员的安全。

（二）生命支持

多发伤可能致死的原因主要包括窒息、挤压伤、颅脑伤、颈部伤、躯干伤及低血容量性休克。在现场首先应给予紧急救命处理，即 ABC 法则，保持气道通畅、维持呼吸和循环功能。

1. **保持呼吸道通畅（airway，A）** 创伤后气道阻塞可于数分钟内因窒息而导致呼吸及心搏停止，保持气道通畅和防止误吸是创伤伤员救治的首要措施,成功的气道处理是野外现场救治中最重要的技术,决定受伤者的预后。应快速开放气道仰头举颌,昏迷伤员向外牵拉舌,防止舌后坠,清理呼吸道异物,用手抠除或吸引器清除口腔异物、血凝块及分泌物,保持呼吸道通畅,必要时应及时做快速环甲膜切开置管或做气管切开。现场搜救发现严重颅脑创伤等伤员后,应及时行气管切开或插管控制气道,避免伤员在获救后的 0.5~1 小时内窒息死亡。

2. 维持呼吸功能(breathing,B) 对有呼吸功能障碍的伤员应及时寻找原因予以排除。口对口人工呼吸,有条件时给予吸氧。用手背贴近口鼻,判断伤员有无自主呼吸,无自主呼吸则应立即行口对口人工呼吸,注意应捏闭伤员鼻孔,每次吹气量 800~1 200ml;条件许可经气囊活瓣面罩通气或行气管插管后机械通气;并给予胸外心脏按压 30 次,吹气 2 次。开放性气胸应密封包扎伤口。进行性呼吸困难、气管严重偏移、广泛皮下气肿等考虑张力性气胸时,应立即用粗针穿刺抽气。

3. 维持循环功能(circulation,C) 采用加压伤口包扎、指压止血、填塞止血、屈曲肢体加垫止血或止血带等方法控制外出血。建立静脉通道液体复苏,给予肾上腺素等复苏药物等。去除直接导致血液循环及呼吸衰竭的原因,待呼吸、心跳恢复后,迅速后送。对心跳停止、大动脉搏动消失、意识丧失等考虑心脏停搏者,先实施心前区叩击术(于胸骨中下 1/3 交界处用力叩击)。若连续叩击 3~5 次仍无效,应改行胸外心脏按压。

(三) 其他处理

对于肢体长时间挤压,在解除压迫前应用止血带绑扎挤压处的近端,避免被压肢体或组织发生缺血再灌注,引起低血容量性休克、高钾血症、脓毒症或其他毒素快速入血而导致死亡。应严密观察有无脏器活动性出血;胸部伤后要严密观察有无心包或胸腔内积血,有条件时可行胸腔穿刺以明确诊断及伤情严重程度;腹部穿透伤后要特别注意有无腹部移动性浊音,有条件时可行腹腔穿刺以明确诊断及伤情严重程度。对有明显疼痛或烦躁不安者可适当应用镇静、止痛药物,使伤员安静休息、避免躁动,从而防止伤部继续出血。注意保暖、防暑,以免诱发和加重休克的发生。注意伤员的体位,对有效血容量不足的伤员可采用平卧,下肢抬高 15°~20°以促进静脉回流。应积极预防感染,除及时包扎伤口外,应及时后送迅速处理,有条件时应给予抗感染药物。

(四) 快速转运

转运的前提是完成基础生命支持和初期伤情评估,避免现场转运到医院途中由于伤势严重等死亡,应遵循"安全、快速"的原则。院前转运的质量与伤者的死亡率与伤残率密切相关。

1. 转运次序 多数伤员伤情严重,在保持呼吸道通畅情况、妥善止血,并在初步抗休克治疗后,应按以下顺序转运后送:①已经危及生命需要立即治疗的严重创伤者;②需要急诊救治有可能有生命危险的伤员;③需要医学观察的非急性损伤;④不需要医疗帮助或现场已经死亡者。在整个搬运过程中,应继续观察伤情变化,如神志、吸呼、脉搏等,并及时处理。

2. 转运方法 清醒、下肢无骨折、伤势不重、能自己行走的伤员,采用扶行法。老幼、体轻、清醒的伤员采用背负法。担架搬运省力、方便,适用于怀疑头伤、四肢或骨盆或脊柱骨折等不宜徒手搬运的伤员,或需要长途转运者。常用帆布折叠式担架、组合式(铲式)担架和自动简易担架,紧急时也可就地取材,用座椅、门板、毛毯、竹竿等制作临时担架。

中国长距离院前转运的主要方式是急救车、救护车等,未来的发展方向是救护直升机的空中转运。转运途中,应简要通知医院,包括致伤机制、生命体征、考虑的损伤和已给予的处置等,使医院有足够时间准备。如果伤员量大,则只需告知需要紧急手术、监护或其他治疗的人数。

转运中应防止加重损伤。尽可能固定骨折的伤肢,以防止加重骨折部位软组织的损伤和出血。考虑脊柱骨折时,应防止脊椎弯曲或扭转引起脊髓继发性损伤,要求使用木板担架,严禁用一人抬胸、一人抬腿的拉车式搬运;搬运时必须托住伤员的头、肩、臀和下肢,保持躯体成一直线;颈椎骨折搬运时,要有专人牵引,固定头部,然后多人分别托肩、臀、下肢,动作一致抬放到硬板担架上,颈下垫一小垫,使头部与身体成直线位置;颈两侧用沙袋固定或用颈托,肩部略垫高,防止头部左右扭转和前屈、后伸。考虑骨盆骨折时,应使伤员仰卧,两腿膝关节半屈,膝下垫好衣卷,用三角巾围绕臀部和骨折,在下腹部前面的中间打结,多人平托放在木板担架上搬运。

四、多发伤院内紧急救治技术

多发伤是一类对全身生理状况影响较大,病理生理变化急剧,且危及生命的损伤,伤员如救治不及时,有较高的死亡率。多发伤的院内救治涉及多学科、多专业的协调配合,如何处理好救治中存在的矛盾,在国内尚无统一模式、规范可循。中国大多数医院目前尚缺乏相对专业的创伤急救队伍和专业的救治平台,各单位、各部门对创伤急救的认识和技术水平参差不齐,这些因素是导致严重创伤特别是多发伤延误处理、漏诊、并发症发生率高、死亡率和伤残率居高不下的主要原因。因此,有效整合院内医疗资源,缩短伤员得到确定性治疗的时间和空间,做到快速、准确和高效救治是提高多发伤救治水平的前提。本章主要介绍多发伤救治中遵循损害控制策略的阶段性手术技术。

多发伤损害控制性手术如前所述,包括 3 个阶段:一是在加温的手术室内进行简明手术,控制出血、污染,可以采用腹腔内填塞和负压封闭引流的方法;二是在 ICU,进行复温、纠正凝血功能障碍、机械呼吸支持,再次检查和评估;三是又回到手术室,取出填塞物,行确定性修补和腹腔关闭。采取损害控制策略具有明显的生存优势,而且延迟的胃肠道重建、骨折固定等是安全的,并发症率极低。

(一)初次手术

是损害控制策略的首要关键技术,有时甚至是唯一的技术,如腹部创伤的损害控制多数仅与救治的初期有关,有时无确定性修复阶段。初次手术期间损害控制技术的常见错误包括延迟决定采用损害控制策略,与麻醉师、护士和重症监护队伍的沟通差,未监测术中温度,在急诊科或手术室未监测血气,液体复苏的容量监测不充分,外科医师过于自信等。在行损害控制的初次手术前应通知手术室提前完成有关准备:①手术间加温到 27℃;②做好大量失血的救治准备,如复苏液体、血液回收机、启动特殊供血机制等;③在切开腹部之前准备好填塞纱布;④准备好两套吸引器,但在剖腹术的早期避免使用吸引器;⑤在手术控制出血前应限制性复苏。

1. 腹部创伤

(1)控制出血。控制活动性出血是损害控制性剖腹术的首要目标。通过正中切口或两侧肋缘下切口进腹。根据具体情况采取结扎、缝合、切除、固定、栓塞和填塞等方法控制出血。损伤血管结扎可能是唯一可选择的救命手术,损伤动脉结扎可带来缺血性损害。

如果出血量巨大,则用手移除较大血凝块后快速填塞全部 4 个象限,应配备血液回收机,最大限度收集和回输自体血。在填塞的同时应判断最明显损伤的部位。腹膜一旦打开,可能导致急剧和严重的低血压;如果在填塞后伤员仍有严重低血压,就应当着手控制主动脉血流,方法是快速在膈裂孔位置用拇指、示指压迫或用手直接压向脊柱阻断主动脉。在主动脉阻断和腹内填塞双重作用下,大多数明显出血可得以暂时的控制,然后从最不可能大出血的区域开始依次移除填塞物,确定并快速处理各种损伤导致的出血。具体方法包括:①肝损伤,控制肝出血的方法包括电凝、生物蛋白胶等局部应用、清创性肝部分切除、缝扎止血和肝动脉结扎等,对于严重肝损伤尤其伴肝后腔静脉损伤等导致的严重出血应果断用大块无菌敷料或干净的织物填塞至创腔或创口内。②脾、肾损伤,应采用简捷的脾、肾切除术。③知名血管损伤可采用快速的动、静脉缝合。复杂动脉损伤的确定性修复应当延迟,仅在确信能快速置修复补片且确认无肠道损伤时。腹主动脉、肠系膜上动脉、髂总动脉或髂外动脉可采用旁路手术方法。④非动脉源性出血,包括静脉渗出或凝血紊乱引起者首选填塞法。

(2)控制污染。是损害控制性剖腹术的第二目标,但不包括胃肠道连续性的重建和修复。目的是控制消化道、泌尿道和开放伤导致的污染,通常采用夹闭、结扎、缝合、引流、修补或外置等方法。具体方法:①胃肠道损伤,胃及小肠损伤为防止内容物溢出到腹腔,可缝合、结扎或钳夹破裂处,放置于腹腔外或腹腔内,结直肠损伤为减少腹腔污染可行结肠外置或造口。②胆胰管损伤,可行外引流,或加填塞,胰管损伤可放置负压封闭引流,胆道损伤可造瘘引流。③泌尿道损伤,输尿管损伤应插管引流,膀胱损伤一般可经尿道或耻骨上造瘘,膀胱广泛损伤时可行双侧输尿管插管。

（3）暂时性腹腔关闭。为预防腹腔间隙综合征和便于二期确定性手术,损害控制剖腹术时常规关腹既无必要,又浪费时间,通常采用简明方法暂时关闭腹部伤口（temporary abdominal closure,TAC）,目的是限制和保护腹内脏器,腹腔扩容防治腹腔间隙综合征,控制腹部分泌,保持填塞区域的压力,防止体液和体热丢失,并为最终关闭奠定基础。尚无公认的暂时性腹部关闭方法,多数推荐采用假体植入于腹壁筋膜间的方法。Fabian TC 提出了三阶段治疗技术:在初次手术时植入假体,14～21 天后植皮形成计划性腹疝,6～12 个月后行确定性重建。缝合在筋膜层的假体材料分为不吸收和可吸收两种,前者包括橡胶、聚丙烯、聚四氟乙烯、Wittmann 补片等,也有波哥大袋、膀胱冲洗袋、X 线盒盖的报道;后者如聚乙醇酸、聚乙醇 910 网。负压封闭引流技术（vacuum sealing drainage,VSD）辅助的切口关闭方法是将无菌塑料膜衬于腹膜下、内脏表面,周围不与腹膜缝合（便于渗出引流）,超出切口 5cm;根据切口大小将具有极强的吸附性和透水性的多聚乙烯醇明胶海绵泡沫材料置于塑料膜表面,四周与前鞘或白线缝合,包埋于海绵中的多侧孔引流管从切口上下方引出;清洁切口周围皮肤,擦干,用具有良好的透氧和透湿性的生物透性膜覆盖达到密封;引流管维持 60～80mmHg 的负压,持续 24 小时负压吸引。该法使用生物透性膜封闭,使腹腔与外界隔开,可防止细菌入侵,不需要常规换药;可维持有效引流 5～7 天,无须更换;持续负压有利于腹腔渗液的引流及炎症和水肿的消退;可使切口相互靠拢有利于伤口愈合。

其他方法包括单纯皮肤缝合法、单纯筋膜缝合法或纱布填塞法等,由于腹腔扩容不足够、不能防止体热丧失、不能有效保护腹腔脏器等,逐渐被废弃。

2. 胸部创伤　损害控制策略也用于面临死亡威胁的胸部创伤伤员,但与腹部损害控制不同,胸腔内损伤需要初期手术时行确定性修补。首先应气管插管或切口等确保气道通畅,安置胸腔闭式引流导管,建立大口径的静脉通道,备血液回收装置,行配血和交叉配血。

（1）急诊科剖胸术（emergency department thoracotomy,EDT）。主要用于血流动力学不稳定的穿透性胸部创伤,而不建议用于钝性胸部创伤伤员。急诊科剖胸术目的是解除心脏压塞、控制胸腔内出血、控制巨大空气栓塞或支气管胸膜瘘、胸内心脏按压等。通常经采用左前外侧切口开胸,从胸骨到第五肋间乳头下,迅速显露整个胸腔,需要时可切开心包;心脏缺损可暂时用手指堵压控制,迅速缝合控制;通过用血管钳钳闭肺门或分离下面的肺韧带并在其轴线上旋转 180° 来控制严重的肺出血或大量漏气;胸腔内、胸廓出口血管的出血可用手指压迫、导管阻断或血管钳钳闭。一旦出血、漏气暂时控制,也可将伤员送入手术室行确定性修补。

（2）手术室损害控制性剖胸术。应注意保温,插置动脉导管监测血流动力学变化,应用单侧排气的气管插管。心脏损伤的修补应注意保护冠状动脉。肺损伤的治疗包括肺止血术、楔形切除术、肺段切除术、肺叶切除术和肺切除术。胸腔内血管损伤关键是设计最佳的手术入路和显露,必要时可切口正中胸骨、或扩大到锁骨上,首选修补或重建,也可行腔内分流,大于 5mm 的血管可选用人工血管,如果伤员濒临死亡和没有足够的时间放置移植物可行暂时性分流。气管损伤少见的,在怀疑有气管损伤的紧急条件下,近端支气管损伤可先放置气管内插管,修补时注意确保黏膜与黏膜的相接,结应打在气道外面;远端支气管损伤可行肺叶切除术或肺切除术。

暂时性胸腔关闭一般不采用,以避免胸壁血管的出血。可将胸廓、肌肉和皮肤用连续交锁缝合一层关闭。对于应激扩张的心脏可用波哥大袋行暂时性覆盖,以免产生过度的胸腔压力。

3. 颅脑创伤　损害控制性神经外科（damage control neurosurgery,DCNS）的初次手术包括颅内出血控制、颅内血肿清除、颅脑创伤伤口早期手术清创等,预防性或治疗性去骨瓣术仅用于大脑水肿存在或可能加重时。对于有明显的颅内血肿、处于昏迷状态、瞳孔散大、GCS 评分低的情况,应争取紧急开颅手术。非神经外科医师因缺乏神经外科手术经验和担心无法控制的脑肿胀或出血,急性硬膜下血肿等手术难度较大,但对于硬膜外血肿则应积极手术。应注意即使是脑内血肿的部分清除,也可能是挽救生命的操作,应避免不经清除血肿就向上级医院转运。快速开颅术是指没有电动工具(开颅器)时由非神经外科医师进行的快速打开颅骨的方法,在血肿上方行颅骨钻孔,然后用咬骨钳扩大开口,可用于引流硬膜外血肿等。

4. 四肢创伤　四肢损伤存在以下状况时应行损害控制:①ISS>20 分的多发伤;②同时合并 AIS>2 的胸部创伤;③ISS>40,未合并胸部创伤;④胸部 X 线片提示双侧肺挫伤;⑤最初平均肺动脉压>24mmHg,在插置髓内钉过程中肺动脉压升高>6mmHg。初次手术的时间应控制在 6 小时内,目的是不稳定骨折的早期暂时性固定和出血控制,对于四肢骨折最普通的是暂时应用外支架固定骨折,简便、省时,可在急诊室或 ICU 完成;股骨干骨折处理的金标准是髓内针,其愈合率达到了 99%,但其是否导致脂肪栓塞综合征和 ARDS 等肺部并发症仍有争议。二次手术的时间是在伤后第 6~8 天,避开严重的创伤后炎症反应阶段,降低 ARDS 等脏器功能障碍。

5. 骨盆骨折　伴血流动力学不稳定时可采用单纯的外固定支架,通过外压减少骨盆容积暂时性控制出血,同样可以重建稳定性和骨断面接触有利于血液凝固;在使用外固定后仍然持续出血的伤员可行骨盆填塞,也可行盆腔动脉血管造影和栓塞;怀疑有严重骨盆骨折伴腹膜外血肿时,若需要剖腹探查则切口下缘应限制脐下缘,以保持腹膜完整性,对潜在的巨大盆腔血肿持续压迫。

6. 血管损伤　四肢动脉干结扎可导致筋膜间隔综合征、截肢。颈内动脉结扎可带来偏瘫的危险,应予高度警惕。作为在面对严重生理紊乱和濒死时重要血管确定性修复的一种选择,胸、腹及四肢大血管非横断及血管壁失活的损伤可行血管壁修补。

(二)纠正致命性三联征

随着损害控制概念的推广,ICU 中进行复苏的严重创伤伤员和不稳定伤员增加。这些伤员对 ICU 队伍是巨大挑战,从本质而言损害控制的重症监护与其他高质量的重症监护完全一致,强调多学科优化创伤伤员处理,同时处理多种生理紊乱,争取在数十小时内达到最好的恢复,将可能的并发症控制到最少。

损害控制伤员在手术时决定采取损害控制策略时,应在到达 ICU 之前通知 ICU 工作人员,描述创伤的细节、初期复苏和外科干预措施,以便 ICU 根据伤员情况准备好一间室温较高的独立房间、准备机械通气和透析治疗等特殊设备,通知血库可能需要的血液制品。送达 ICU 后,外科医师应与 ICU 医师讨论酸中毒、凝血紊乱和低体温的程度并制订出相应措施,包括讨论是否需要行动脉造影处理活动性出血。

在伤员到达 ICU 后,应重新评估,证实气道、呼吸和循环功能,在转运中不稳定或发生严重事件的伤员在到达 ICU 后应立即处理。

ICU 复苏的根本原则是提供最佳恢复的生理支持,中心是逆转低血容量,确保足够的心输出量和氧输送,以纠正代谢性酸中毒、凝血病和低体温。

1. 纠正低体温

(1)减少体热丢失。保持室温>28℃是升高体温的重要方法,在多床位的 ICU 病房困难,但在单床的 ICU 病房相对容易。遮盖或保护伤员,减少对流、传导和辐射导致的热量丢失,并避免不必要的暴露。移去任何湿的床单和衣物,保持伤员干燥,以减少蒸发的热量丢失。通气的伤员应注意气体湿化和加温,这时加温的水浴增湿器比加热和湿气交换装置更有效。

(2)主动加热。采用强力空气加热设备、加温水毯或辐射加热器等外源性装置;使用预先加温的液体、高容量液体加温(如快速输液系统)、胃灌洗、膀胱灌洗、腹腔和胸腔灌洗等内源性复温方法。

(3)避免输入冷的液体。所有输入的液体都应加温,市场上有数种设备提供连续的液体加温,包括低的和高的流量,高流量液体加温器能够以 0.5~1.5L/min 的速度将液体 4℃升至体温。

2. 纠正凝血功能障碍　应动态检查凝血象,血栓弹力描计仪评价,从最初的血小板纤维蛋白结合到血凝块溶解全过程,大约 20 分钟,在 ICU 和手术室非常实用。活化凝血时间(activated coagulation time, ACT)被用于总体凝血状态的评价,升高的 ACT(检查仅需数分钟)是凝血系统功能储备接近耗尽的客观指标。没有适用于所有创伤伤员的纠正凝血病的简单策略。除纠正低体温、维持有效的循环血量和组织氧合外,输新鲜冷冻血浆、血小板、凝血因子等是关键,应注意补充钙和维生素 K 等。

（1）建立特殊供血机制。长距离地来回运送血液制品不利于创伤伤员救治。区域性的"创伤血液计划"有助于实施损害控制时和 ICU 救治中能及时获得所需血液制品,只需电话联系即可快速将血液和血液制品送到手术室。较大的创伤中心应储备有 10U 的 O 型血、不需要交叉配血的 PRBCs、6U 的血小板和 4U 的已溶解的新鲜冰冻血浆。

（2）应用最新鲜的血液制品。由于无偿献血和成分输血的增加,使血液制品的获得非常有限。但如果可能,损害控制伤员应接受能获得的最新鲜的血液制品。

（3）输入血小板、新鲜冰冻血浆(fresh frozen plasma,FFP)和冷沉淀。在大量输血和损害控制策略时保持血小板$>100\times10^9/L$是安全的,输入 7U 浓缩红细胞后,应输入血小板和新鲜冰冻血浆,三者的输注比例是 1∶1∶1。血液制品应持续输入直到 PT 和 APTT 达到拟控制时间的 1.25 倍,血小板$>100\times10^9/L$,纤维蛋白原$>1g/L$。

3. 纠正酸中毒　低灌流状态代谢性酸中毒治疗的基本原则是扩容,提高血细胞比容和血红蛋白浓度,提高动脉氧分压和提高碱贮备。包括控制出血,有效的输血和输液,使心脏指数$>3.5L/min$,血细胞比容>0.35。提高吸入氧浓度,采用呼气末正压呼吸,减少肺内分流,使$SaO_2>0.94$。血管活性药物和碳酸氢钠应尽量不用。出现急性肾衰竭者早期应用血液净化可能有益于更快的纠正酸中毒,尤其是使用碳酸氢钠透析液时。

4. 循环和呼吸功能支持　通过生命体征、尿量、血乳酸、碱缺乏、混合静脉血氧饱和度和胃黏膜 pH 等监测,尽快恢复血容量维持血流动力学稳定。对那些需要机械通气的伤员,给予不引起进一步损伤的充分氧化的损害控制性机械通气。

（三）再次确定性手术

如果伤员的代谢性酸中毒、低温、凝血功能障碍得到纠正,生命体征平稳,治疗进入第三阶段,对伤员行确定性手术,包括针对出血、遗漏的损伤及各种创伤或手术后并发症的处理,以及有计划的分期手术,腹部手术多在 24～48 小时进行,在 72 小时后再回手术室的伤员会有更多发生率(脓肿率)和死亡率;骨关节损伤手术则可延至 10 天后。

1. 积极控制出血　多发伤伤员损害控制简明手术后在 ICU 期间出血的机制包括:①初次手术时因血管痉挛、低灌注等未发现的血管损伤,因复苏体温升高、再灌注而引起活动性出血;②初次手术未行确定性处理的部位出血;③由于大量失血导致持续的血小板和凝血因子丢失所致消耗性凝血功能障碍;④由于复苏所需输入大量晶体液、胶体液,包括不含血小板和凝血因子的浓缩红细胞,导致凝血因子和血小板稀释;⑤低体温、酸中毒、低钙血症、凝血因子合成减少等导致的凝血功能障碍。

早期诊断是救治的关键,应动态检查凝血象,血栓弹力描计仪可评价从最初的血小板纤维蛋白结合到血凝块溶解全过程,大约 20 分钟,在 ICU 期间非常实用。应针对每名多发伤伤员的具体情况制订纠正凝血病的策略,除纠正低体温、维持有效的循环血量和组织氧合外,输新鲜冷冻血浆、血小板、凝血因子等是关键,应注意补充钙和维生素 K 等。在发生凝血功能障碍不能解释的出血时,应积极给予外科处理,陆军军医大学大坪医院全军战创伤中心 2006—2008 年的 168 例多发伤中有 14 例发生出血,包括:①胸部钝性伤行胸腔闭式引流后考虑胸腔进行性出血者,引流总量$>1\,500ml$,或连续 4 小时引流量$>200ml/h$,行剖胸探查肋间血管缝扎、肺裂伤缝合或部分切除术;②腹部进行性出血者,虽经积极复苏,但血流动力学仍不稳定,腹腔穿刺、床旁超声检查等有阳性发现者,行剖腹探查肝清创性切除、肠系膜血管缝扎、肝动脉栓塞术等;③骨盆碾压伤致阴道撕裂出血,给予纱布填塞;④骨盆骨折致腹膜后血肿进行性增大者,行外支架固定术。

2. 遗漏损伤的处理　多发伤致伤能量大,由于血流动力学不稳定需要紧急救命处理,在急诊科或手术室常发生检查不全面、遗漏损伤的情况,在 ICU 期间生命体征稳定后应行全面的体格检查和放射学检查等,避免遗漏损伤(有时甚至是严重的损伤),即使是小的骨折或韧带损伤也常导致长期功能障碍。常见的遗漏损伤包括肠道损伤、骨折、韧带损伤、胸腔出血等,特别应注意的是肠道损伤早期可能因症状体征轻微而被忽视,待肠蠕动恢复后,腹腔或腹膜后严重感染时诊断则已丧失早期治疗机会,笔者单位曾收治3例基层医院早期漏诊的伤员,教训深刻,分别是刀刺伤剖腹术后漏诊结肠脾曲损伤14天、坠落伤骨盆骨折漏诊直肠损伤7天、交通事故伤回肠穿孔漏诊3天,应强调根据致伤机制警惕腹内脏器损伤的可能,动态体格检查、反复应用CT或超声检查等。

3. 创伤或手术并发症的外科处理 多发伤紧急救治后常见腹腔间隙综合征(abdominal copartment syndrome,ACS)、应激性溃疡、深静脉血栓、ARDS、医院内感染及胸腹部并发症等,其中主要涉及外科处理的并发症包括以下几种。

(1)腹腔间隙综合征。常因腹腔内出血、大量失血、大量液体复苏后或腹腔内严重感染致腹腔脏器水肿等引起,可导致腹部扩张,需要增加机械通气压、颅内压增加、进行性少尿,甚至无尿、心排血量下降和低血压等,对于此类伤员应常规动态监测膀胱内压力,早期诊断。可采用切口负压封闭简易关闭扩大腹腔容积、7~10天压力降低后确定性关腹;对清创性肝切除、填塞止血术后仍有出血者,可采用腹腔穿刺置管减压、肝动脉栓塞止血。由于此阶段生理紊乱重,应继续采取损害控制策略,选用简单、有效的措施降低腹腔内压力,改善脏器灌注、心功能和机械通气。

(2)应激性溃疡。早期纠正内脏缺血缺氧性损害、预防性应用质子泵抑制剂等可显著降低应激性溃疡的发生率,多发伤等危重伤员一旦发生应激性溃疡大出血,提示预后不良,手术与否常难以决断,甚至胃镜检查也无法进行。应首选胃镜介入止血,也可果断在进入死亡三角前手术止血。

(3)医院内感染。多发伤由于大量失血、皮肤或空腔脏器损伤、大量导管插管等,在ICU期间是医院内感染的高发人群,应注意以下几点:①对于污染或感染,手术中"超量"(数十升)接近体温的盐水冲洗是防止感染的第一步,也是最重要的一步,将污染"稀释"到最低程度,并注意清除严重污染、无生机的组织,此类清创性手术可以在紧急手术时实施,也可在ICU期间实施;②对于局限性的感染灶应果断采取外科处理,如行腹腔脓肿穿刺引流术;③对于高度怀疑腹腔感染、漏诊肠道损伤、持续高热等严重脓毒症伤员,我们认为"阴性的影像学检查(CT、超声等)不能阻止外科医师行剖腹探查术",以避免灾难性后果。

4. 计划性分期手术实施 多发伤伤员损害控制简明手术、ICU复苏后的计划性分期手术分两个阶段:①早期计划性手术,24~48小时后实施,成功复苏、纠正凝血功能障碍、低体温和酸中毒后,包括再次探查、损伤脏器的确定性处理、骨牵引等;②后期计划性手术,7~14天,生命体征稳定、SIRS缓解、组织水肿减轻、开放伤口愈合后,包括骨折钢板或髓内钉内固定术、硬膜下积液颅骨钻孔引流、凝固性血胸清除等。

(张连阳)

参 考 文 献

[1] 中华医学会创伤学分会创伤急救与多发伤学组.多发伤病历与诊断:专家共识意见[J].创伤外科杂志,2010,12(1):96-97.

[2] 王正国,盛志勇,黎鳌.战伤的含义及有关术语的探讨[J].创伤杂志,1985,1(2):102-104.

[3] 王正国.多发伤的救治[J].中华创伤杂志,2004,20(1):1-3.

[4] 邓进,张连阳.中国创伤中心建设的困境与对策[J].中华灾害救援医学,2017,5(8):464-466.

[5] 张连阳,白祥军.多发伤救治学[M].北京:人民军医出版社,2010.

[6] 张连阳.努力提高多发伤救治速度[J].中华创伤杂志,2007,23(4):241-243.

[7] 张连阳.重视严重多发伤救治中的损害控制外科细节[J].中华创伤杂志,2008,24(2):83-85.

[8] 张连阳.加强严重多发伤院内早期救治的质量控制[J].中华临床医师杂志(电子版),2008,2(12):1321-1325.

[9] 张连阳.多发伤的紧急伤情评估策略[J].创伤外科杂志,2010,12(1):1-3.

[10] 张连阳.重视多发伤的精确伤情评估[J].重庆医学,2010,39(9):1025-1026.

[11] 张连阳.重视严重创伤院内救治质量控制[J].陆军军医大学学报,2010,32(23):2475-2477.

[12] 张连阳.论严重创伤急救中的多学科团队模式[J].中华创伤杂志,2011,27(5):385-387.

[13] 张连阳. 骨盆骨折大出血救治到外科技术[J]. 创伤外科杂志,2015,17(1):1-4.

[14] 张连阳. 多发伤定义的演进[J]. 中华创伤杂志,2015,31(9):802-804.

[15] 张连阳,张茂,白祥军. 积极推进中国创伤救治的规范化培训[J]. 中华创伤杂志,2016,32(1):7-9.

[16] 陈维庭. 首届全国多发伤学术会议纪要[J]. 中华创伤杂志,1994,10(1):30.

[17] 蔡汝宾. 多发伤几个问题刍议[J]. 中华创伤杂志,1994,10(1):36.

[18] 张连阳. 多发伤的致伤机制与紧急救治原则[J]. 中华创伤杂志,2009,25(2):97-99.

[19] BAKER SP,O'NEILL B,HADDON W,et al. The Injury Severity Score:A method for describing patients with multiple injuries and evaluating emergency care[J]. J Trauma,1974,14(3):187-196.

[20] BARBIERI S,MICHIELETTO E,FELTRACCO P,et al. Prognostic systems in intensive care:TRISS,SAPS Ⅱ, APACHE Ⅱ[J]. Minerva Anestesiologica,2001,67(7-8):519-538.

[21] Blacker DJ,Wijdicks EF. Clinical characteristics and mechanisms of stroke after polytrauma. [J] Mayo Clinic Proceedings,2004,79(5):630-635.

[22] BORDER JR,LADUCA J,SEIBEL R. Priorities in the Management of the Patient with Polytrauma[J]. Progress in Surgery,1975,(14):84-120.

[23] BUTCHER N,BALOGH Z. The definition of polytrauma:the need for international consensus. Injury[J],Int J Care Injured,2009,40S4:s12-s22.

[24] CERRA FB,MAZUSKI J,TEASLEY K,et al. Nitrogen retention in critically ill patients is proportional to the branched chain amino acid load[J]. Critical Care Medicine,1983,11(10):775-778.

[25] DEBY-DUPONT G,HAAS M,PINCEMAIL J,et al. Immunoreactive trypsin in the adult respiratory distress syndrome[J]. Intensive Care Medicine,1984,10(1):7-12.

[26] DICK WF,BASKETT PJ. Recommendations for uniform reporting of data following major trauma:the Utstein style A report of a Working Party of the International Trauma Anaesthesia and Critical Care Society (ITACCS)[J]. Resuscitation,1999,42(2):81-100.

[27] Dorland's Illustrated Medical Dictionary. 29th edition. W. B. Saunder's Company [J],2000:1436.

[28] ERTEL W,TRENTZ O. Polytrauma and multiple organ failure syndrome. Definition-pathophysiology-therapy[J]. Zentralbl Chir,1994,119(3):159-167.

[29] FAIST E,BAUE AE,DITTMER H,et al. Multiple organ failure in polytrauma patients[J]. J Trauma,1983 23(9): 775-787.

[30] GREENSPAN L,MCLELLAN BA,GREIG H. Abbreviated injury scale and injury severity score:a scoring chart[J]. J Trauma,1985;25(1):60-64.

[31] KROUPA J. Definition of Polytrauma and Polytraumatism[J]. Acta Chirurgiae Orthopaedicae et Traumatologiae Cechoslovaca,1990,57(4):347-360.

[32] KEEL M,EID K,LABLER L,et al. Influence of injury pattern on incidence and severity of posttraumatic inflammatory complications in severely injured patients[J]. European Journal of Trauma,2006,32(4):387-395.

[33] LORENZ W,FISCHER M,ROHDE H,et al. Histamine and stress ulcer:new components in organizing a sequential trial on cimetidine prophylaxis in seriously ill patients and definition of a special group at risk (severe polytrauma)[J]. Klin Wochenschr. 1980,58(13):653-665.

[34] LEW HL. Rehabilitation needs of an increasing population of patients:Traumatic brain injury,polytrauma,and blastrelated injuries[J]. Journal of Rehabilitation Research & Development,2005,42(4):xiii-xvi.

[35] MARX AB,CAMPBELL R,HARDER F. Polytrauma in the elderly[J]. World Journal of Surgery,1986,10(2): 330-335.

[36] MITTLMEIER TH,KHODADADYAN C,HAAS NP. Grundsatze der Akutversorgung[M]// Mutschler W,Hass NP (Hrsg) Praxis der Unfallchirurgie. Stuttgart New York:Thieme,1999:85.

[37] MCLAIN RF,BENSON DR. Urgent surgical stabilization of spinal fractures in polytrauma patients[J]. Spine,1999,24 (16):1646-1654.

[38] NATO. Emergency War Surgery. U. S. Government Printing Office[M]. Washington D. C,1975:82-87.

[39] OSTERWALDER JJ. Could a regional trauma system in eastern Switzerland decrease the mortality of blunt polytrauma

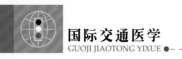

patients? A prospective cohort study[J]. J Trauma,2002,52(6):1030-1036.

[40] PAPE HC,ZELLE B,LOHSE R,et al. Evaluation and outcome of patients after polytrauma-can patients be recruited for long-term follow-up[J]. Injury,2006,37(12):1197-1203.

[41] PAPE HC,LEFERING R,BUTCHER N,et al. The definition of polytrauma revisited:An international consensus process and proposal of the new 'Berlin definition'[J]. J Trauma Acute Care Surg,2014,77(5):780-786.

[42] SCHWEIBERER L,DAMBE LT,KLAPP F. Die Mehrfachverletzung,Schweregrad und therapeutische Richtlinien[J]. Chirurg,1978,(49):608.

第三十二章 交通伤常见并发症

Abstract

Stress ulcer（SU）one type of acute gastric and duodenal mucosal lesions caused by serious stress reaction to body such as multiple trauma，severe systemic infection，extensive burns，shock and multiple organ failure，is one of the common causes of gastrointestinal bleeding. The pathogenesis of stress ulcer is relatively complicated and has not yet been fully elucidated. Presently the majority of scholars consider that it is closely related with weakness in domestic and international defense mechanism and relative enhancement role of damage factor in gastric and gastric mucosal. Gastrointestinal bleeding is the main clinical manifestation，but massive hemorrhage，which only presents in $2\% \sim 10\%$ of the patients，occurs rarely. Small amount of bleeding mainly presents as black brown or tar-like stools or only fecal occult blood test shows positive，some patients are accompanied with abdominal pain or discomfort，acute peritonitis and perforation. Gastroscopy is the best way for stress ulcer diagnosis.

With the improvement of clinical care condition，deeply understanding of SU pathogenesis and active adoption of preventive measures，SU incidence is decreasing. However，as a serious disease，original SU lead to high mortality combined with hemorrhage or perforation. Prevention of stress ulcer bleeding（SUB）directly influences the outcome，which is particularly important.

Now，scholars at home and abroad have reached a consensus on taking measures to critically ill patients to prevent occurrence of SU，i. e. administration of H_2 receptor antagonists or proton pump inhibitors to maintain high intragastric pH is the key point for prevention of SUB.

第一节　休　　克

一、发生特点

休克（shock）是由于各种严重致病因素如严重战创伤、失血、感染、心脏功能障碍及过敏等所致的机体有效循环血量不足，组织灌流减少，而出现的器官功能障碍的一种综合征。交通伤休克多为创伤失血休克，其发生率和死亡率均很高。一般交通事故伤休克的发生率在 20％左右，有胸腹部实质脏器损伤时其发生率可高达 50％～70％。若在 1 小时内能得到有效救治，其死亡率可控制在 10％，若超过 6～8 小时，则死亡率可高达 75％。死亡原因多为重型颅脑损伤、重要脏器损伤或大血管破裂引起的大出血，而现场未得到及时抢救。交通伤休克早期为创伤失血休克，后期也常常伴发感染和脓毒性休克。

二、病理生理

(一)休克后血流动力学紊乱

1. **心排血量变化** 心排血量(cardiac output,CO)是反映心泵功能的综合指标,如以单位体表面积计算,称为心脏指数(cardiac index,CI)。心排血量是由心率和每搏量决定的,而每搏量又依赖于前负荷、后负荷以及心肌收缩力。在出血性休克过程中,CO或CI都有绝对或相对降低,成人CO的正常值为 $3.5\sim5.5$ L/min,心功能不全和衰竭时CO常低于 2.5 L/min。休克后心排血量的变化受下列因素的影响。

(1)前负荷。前负荷(preload)代表心肌纤维在收缩前的牵张程度。整体情况下,前负荷是舒张期末心室的容积,由于临床舒张期末的容积很难测定,因此用较容易测定的心室内压力来代表前负荷。前负荷依赖于循环血量、静脉张力、动脉收缩以及胸腔压力,对心脏功能受损的患者动脉收缩在影响前负荷中发挥更重要的作用。在正常健康人,动脉收缩仅占心排血量的 $5\%\sim10\%$,但在严重的左心室功能失常患者,动脉收缩占心排血量的 $40\%\sim50\%$。增加胸腔压和增加静脉容量可通过降低静脉回流而影响前负荷。硝基类血管扩张剂如硝酸甘油尽管可引起动脉扩张,但由于它可引起静脉扩张而降低前负荷进而增加心排血量。相反,交感神经兴奋剂和外源性儿茶酚胺输注可通过静脉收缩而使静脉回流和前负荷增加进而引起心排血量的增加,交通伤失血休克为低血容量休克,常出现前负荷明显降低。

(2)后负荷。后负荷(afterload)主要是指在心脏收缩过程中血液从心室射出的阻力。后负荷的增加可导致心肌收缩程度和速度降低。一些血管活性药物包括 α 受体激动剂如去氧肾上腺素、去甲肾上腺素和血管升压素均可增加后负荷,而硝酸盐类以及其他血管舒张剂则可降低后负荷。低动力型休克心脏后负荷是增加的,而高动力型休克心脏后负荷是降低的。

(3)心肌收缩力。心肌收缩力是指在给定负荷条件下心肌固有的收缩能力。在正常情况下,心肌的收缩力由心肌体积和交感肾上腺系统活性状态决定。在休克状态下,由于前负荷和后负荷的不稳定,所以在此条件下测定心肌收缩力是比较困难的,常用指标 $+\mathrm{dp/dt_{max}}$ 和心肌最大收缩速度 (v_{max}) 来反映心室收缩功能。心肌收缩性减弱时 $+\mathrm{dp/dt_{max}}$ 可降低,v_{max} 是指负荷为零时的心肌最大收缩速度。反映心室舒张性能的常用指标是 $-\mathrm{dp/dt_{max}}$,它代表在等容积舒张期心室内压下降的最大速度,当心功能不全时尤其伴有舒张性能异常时,上述各项指标都可降低。

2. **动脉血压变化** 尽管心排血量是由平均动脉血压和血管阻力的变化来反映的,在许多生理状态下心排血量并不直接依赖于平均动脉血压,相反血压却明显依赖于心排血量和血管阻力。所有器官血管床均可在一定血压范围内维持正常的血流供应,一些重要器官特别是心脏和大脑可在较大的血压范围内自动调节血流供应。在低灌注性的循环性休克中,当平均动脉血压和灌注压不能维持在自动调节范围内时说明心排血量严重降低。一些升压药物如 α 受体激动剂通常是通过敏感血管的收缩和全身血管阻力增加而实现升压作用,它可引起全身灌注明显降低,但由于器官的自动调节功能,重要器官可维持血流灌注。有效的器官灌注除了需要足够的心排血量外,还需要合适的血流分布。当血压不能维持在器官可调节范围时,器官的血流将发生明显的分布不合理,在重症休克晚期主要表现为由前毛细血管括约肌扩张引起的微血管血流异常。

3. **心力贮备降低** 心力贮备是指心排血量随机体代谢需要而增长的能力,亦称心泵功能贮备。心力贮备的降低是各种心脏疾患使心功能降低时最早出现的改变,在休克后心力贮备明显降低。

4. **射血分数降低** 射血分数(ejection fraction,EF)是指心室舒张末期容积和心室收缩末期容积之差与心室舒张末期容积之比。射血分数也是反映心功能尤其是收缩功能的常用指标,在脓毒性休克后心脏射血分数明显降低。

5. **心室舒张末期压(或容积)升高** 心室舒张末期压(或容积)变化是心功能不全时出现较早的变化。当左室收缩功能减弱或容量负荷过度时都可使左室舒张末期压力(left ventricular end diastolic pressure,LVEDP)增高。因临床测定LVEDP比较困难,多用肺动脉楔压(PAWP)来代替LVEDP反映左室功能

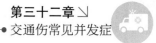

状态,在休克不同时相,心室舒张末期压均升高。

(二)休克后心脏功能障碍的特点与机制

以往的观点认为,除了心源性休克伴有原发性心功能障碍外,其他类型的休克,在休克早期,通过血流再分配,心脏的血液灌注在早期无明显减少,一般不会出现心肌的缺血缺氧损害,故心功能障碍发生较晚。但近年来发现,在休克早期,特别是在一些严重创伤性休克包括交通伤休克情况下,心功能多有不同程度的损害。有研究发现创伤性休克引起心肌缺血缺氧损伤可在伤后1小时内出现,与心肌收缩力减弱和心排血量减少有密切关系。由于心脏的特殊性,这种早期心功能损害引起心脏的泵血功能障碍,是造成全身循环紊乱、全身组织和器官缺血缺氧性损害以及休克进一步加重的重要因素。

休克后心功能障碍的主要表现是输出功能障碍,若能及时纠正诱发休克的病因,心脏的输出功能障碍大多能得到纠正;但若病因持续存在并加重,在缺血缺氧和心肌抑制因子等多种因素的作用下,心泵功能、心肌收缩功能和舒张顺应性都明显抑制,表现出严重的心功能障碍,甚至发生心功能衰竭。休克持续时间过长,并可产生心肌局部缺血性坏死和心内膜下出血。由于诱发休克的病因复杂多样,休克的种类、致病因素的强弱和机体的状态也不尽相同,休克后心功能障碍的临床表现和严重程度差异较大,因而临床诊断,特别是早期诊断,较为困难。因此对于休克患者,特别是严重创伤诱发的休克,加强对患者心脏功能的监护并及时采取治疗措施,对防止病情恶化、提高患者生存率有重要意义。

1. **休克时心功能改变的特点**　休克时心功能改变的主要特点是呈时相性的,即先出现高动力相后转入低动力相改变。高动力相:当致休克因素作用于机体后,机体动员各种应激代偿机制,如交感-儿茶酚胺系统以及其他应激物质等释放,导致心率加快、代偿性心脏前负荷增加,故此动力相心排血量增多或保持不变,平均血压可维持正常。关于心肌的收缩性能由于实验休克模型和动物所处状态不同,而测定所用心功能指标以及实验时休克发生时间不同,有的报道脓毒性休克时心肌收缩增强,有的报道减弱。但大多数报道认为脓毒性休克患者或清醒动物模型的早期,心肌收缩功能是加强的。本时相是否出现及维持时间的长短,主要决定于致病因素的强弱、侵入途径以及患病机体的应激代偿功能。低动力相:这是休克的主要时相。大量研究显示,绝大多数研究证明休克的低动力相心功能呈现进行性下降。主要表现为心泵功能降低,与休克的发展、心脏储备功能密切相关。即休克越严重和休克时间越长或心脏储备功能越低,心泵功能降低就越明显。

2. **休克时心功能障碍的诱发因素**

(1)心脏血液灌注不足和分布异常。心肌是人体耗氧量最多的组织,一般组织从动脉血液中大约摄取20%～30%的氧,而心肌摄取的氧却可高达动脉氧含量的65%～70%。在严重创伤休克后心脏冠状动脉血流量显著减少,致使心肌缺血、缺氧,造成心肌细胞代谢障碍和结构损伤,继而心肌细胞供能不足、心肌收缩力下降、心泵功能障碍。冠状动脉的血供还依赖于舒张压力差梯度,休克时发生心外膜和内膜之间的压力梯度降低,所以不但心肌总灌流量降低,并且由于心外膜和心肌膜区血液的分布异常,更易使心内膜区供血不足,导致心肌的缺血缺氧。但在脓毒性休克时,最早认为心肌是缺血的,后来研究发现脓毒性休克后心肌并不缺血,冠脉微循环血流反而是增加的。但由于冠脉内皮细胞肿胀以及内皮渗漏增加导致心肌肿胀和炎症细胞浸润,在休克后心肌细胞是缺氧的。

(2)心率加快,心肌耗氧量增加。休克时由于交感神经-儿茶酚胺系统的兴奋,通过β肾上腺素受体信息传递系统,使心率加快和心肌收缩力加强。心率加快在一定范围内,由于提高了心排血量,具有代偿意义。但心率过快时,一方面因心率过快使心室充盈不足,不但使心排血量减少,并因舒张期缩短而影响心肌冠脉舒张期的灌流;另一方面心率加快可使心肌耗氧量增加。心脏每收缩一次,耗氧5～15ml/(min·100g心肌组织),舒张一次耗氧为2ml/(min·100g心肌组织),故心率由正常的75次/min增加到100次/min时,心肌耗氧量可增加113%。心率愈快,心肌耗氧量愈高。临床研究显示心率与脓毒症休克患者预后相关,当心率>106次/min时,患者死亡率明显增加。加之,外周血管阻力增高,加大了心脏做功。心肌完成同样的射血量时,需要心肌耗更多的氧。低血容量休克时,一方面因心肌供血、供氧不足,另一方面心肌耗氧量增加,其结果由于血氧供需矛盾,造成心肌能量代谢障碍,进而影响心肌的舒缩功能。

(3) 酸中毒。在低血容量休克时可继发酸中毒。一方面,因有氧代谢障碍,无氧代谢加强,酸性代谢产物增加;另一方面,此时肾脏常因血液灌流低下对酸性代谢产物的排泄障碍。其结果会导致代谢性酸中毒和心肌内 H^+ 蓄积。后者不但可通过糖酵解限速酶和氧化磷酸化酶以及 ATP 转换酶的抑制,妨碍 ATP 的产生,间接导致心肌舒缩障碍;并且还可通过 H^+ 与 Ca^{2+} 竞争结合钙蛋白和降低收缩蛋白对 Ca^{2+} 的敏感性,直接引起心肌收缩性能减弱。当 H^+ 蓄积酸中毒时,主要影响心肌的收缩功能。但当休克发展到后期,心肌舒缩功能的障碍,往往是心肌能量不足和代谢性酸中毒共同作用的结果。

(4) 心肌抑制因子(MDF)。1966 年 Lefer 等首先在出血性休克猫的血浆中发现有一种能抑制心肌的物质,取名为心肌抑制因子(MDF),以后相继报道在脓毒性、创伤性以及心源性休克的患者也存在这种物质。研究认为 MDF 可能是两种不同大小分子量物质,一种是小分子量 MDF,对心肌可能发挥早期快速抑制作用,另一种是大分子量 MDF,对心肌发挥晚期延迟性抑制作用。但也有研究认为 MDF 可能是一些细胞因子或炎性因子,MDF 究竟是何物质有待进一步研究证实。

3. 休克后功能障碍机制

(1) 受体失敏机制。正常心脏功能的维持有赖于中枢神经系统和内分泌系统共同调节,肾上腺素能受体系统功能紊乱在失血休克心脏功能障碍中起重要作用。

肾上腺素受体有 α_1、α_2 受体和 β_1、β_2 受体,参与体内多数脏器功能的调节。分布在心肌细胞膜上的受体主要有 β_1、β_2 和 α_1 受体。β_1 受体多分布于心肌窦房结以及冠状血管中,占总受体数的 $70\%\sim80\%$,β_1 和 α_1 受体主要分布于心肌细胞如血管壁、心内膜、外膜和传导系统,两者占受体总数的 $20\%\sim30\%$。

休克时由于交感神经和心肌交感神经末梢去甲肾上腺素(NE)以及循环血中去甲肾上腺素水平升高,在休克早期去甲肾上腺素可通过 β 肾上腺素受体信息传递系统加强心肌的收缩。但在休克中期、晚期,由于 β_1 受体长期暴露于高浓度 NE 的环境下,则发生下调,而 β_2 和 α_1 受体主要分布在非心肌组织中,受高浓度 NE 的影响较小,故变化不大。休克时 β 肾上腺素受体及其信息传递系统各环节均明显受抑,从而导致对儿茶酚胺的敏感性降低,心肌收缩功能下降。

(2) 钙稳态失衡机制。心肌细胞内 Ca^{2+} 浓度的调控是决定心肌舒缩的枢纽。它受心肌膜、线粒体尤其是肌浆网膜上各种钙运转系统的控制。当心肌细胞兴奋时,首先心肌功能细胞膜上的电压依赖性钙通道开放,使胞外钙通过钙通道流入胞内,并诱发肌浆网释放大量的 Ca^{2+} 进入胞质;当其浓度迅速升高时,Ca^{2+} 与调节蛋白结合,导致构型改变,使肌球蛋白横桥作用位点暴露,形成有效横桥;与此同时,Ca^{2+} 激活肌球蛋白上 ATP 酶分解 ATP 放出能量,致使心肌收缩。当心肌复极化时,通过肌浆网钙泵对 Ca^{2+} 的摄取以及 Na^+-Ca^{2+} 交换等外移,使 Ca^{2+} 浓度降低,导致心肌舒张。在心肌兴奋-收缩和复极-舒张的偶联中,心肌细胞膜钙通道和肌浆网对胞内游离钙浓度的调控起关键作用,休克时膜钙通道和肌浆网对钙的摄取和释放都可发生改变,出现钙稳态紊乱,心肌收缩力下降。

(3) 钙失敏机制。保证和维持心肌正常舒缩功能,除了肾上腺素 β 受体信息传递系统和心肌细胞内 Ca^{2+} 的维持平衡稳定外,尚须心肌收缩蛋白和调控蛋白功能正常。当心肌缺血、缺氧损害时,由于心肌发生局部性或弥漫性坏死,使大量的心肌收缩成分丧失,可使心室的收缩性减弱。笔者实验室发现,休克时,尤其晚期,由于心肌的缺血缺氧、各种细胞毒性物质及其代谢产物等对心肌的作用,可通过各种途径和机制,使 Ca^{2+} 与钙结合蛋白的结合力降低(如 H^+ 和 Ca^{2+} 竞争结合钙蛋白位点),或使肌原纤维对 Ca^{2+} 反应减弱,或因 ATP 不足和 ATP 酶活性降低,使心肌化学能变为机械能障碍,也或因收缩蛋白结构和功能被破坏,其结果都可导致心肌舒缩功能下降。

(4) 线粒体功能障碍机制。休克可严重损害细胞"能量加工厂",即线粒体功能。在失血性休克和脓毒性休克中均存在心肌细胞线粒体功能障碍,主要表现为休克后心肌细胞线粒体超微结构被破坏,呼吸功能紊乱以及细胞利用氧能力降低,能量产生受抑,心脏功能下降。

总之,休克时引起心脏功能障碍的原因、机制极其复杂。不但与休克种类、发展阶段和严重程度有关,还与不同的诱发因素分别或同时通过器官、细胞、亚细胞和分子水平发挥作用有关。

（三）休克血管低反应性发生

血管低反应性（vascular hyporeactivity）是指在严重创伤、休克、多脏器功能不全综合征（MODS）等临床重症时血管对血管活性物质反应性降低或不反应，它严重影响创伤、休克等的治疗。近年来有关休克后血管低反应性的问题日益受到重视，目前对其诱发因素、发生特点、发生机制以及防治措施等进行了较为深入的研究，并取得了较大进展。

1. 休克血管低反应性发生特点和规律　失血性休克后血管反应性变化存在双相变化规律和器官差异。失血性休克早期，血管反应性升高，表现为多种动脉包括肠系膜上动脉、肾动脉、肺动脉对去甲肾上腺素（NE）收缩反应升高，随着休克时间延长，血管反应性逐渐降低，一般在休克1小时后，血管反应性明显降低。失血性休克后血管反应性还存在器官差异，腹腔动脉、左股动脉血管反应性丢失程度最重，其次为肠系膜上动脉和肾动脉，各器官血管反应性的丢失程度与其一氧化氮合酶、细胞因子以及ET-1表达不同有关。

2. 休克血管低反应性的诱发因素　多种因素可诱发休克血管低反应性的发生。最初研究认为，酸中毒、能量代谢是引起休克血管低反应发生的主要原因，通过纠正酸中毒和补充能量对恢复休克血管低反应性有一定的作用，但效果有限；随后研究发现一氧化氮（NO）、内皮素（ET）在诱发休克血管低反应性中也起重要的作用，其中NO在休克血管低反应性的发生中研究较多，用NO和ET的抑制剂防治休克血管低反应性有一定的效果。

随着研究不断深入，近年来研究发现除了上述因素外，细胞因子、内源性阿片肽以及肾上腺髓质素等在休克血管低反应性的发生中也发挥重要作用，其中细胞因子在诱发休克血管低反应性的发生中受到较多关注，细胞因子引起血管反应性的变化有时间依赖关系。短时间作用，主要表现为缩血管作用，长时间作用可引起血管反应性降低。在休克后期，细胞因子大量释放在血管低反应性的发生中具有重要作用，细胞因子可通过引起肾上腺素能受体失敏而参与了休克血管低反应性的发生。此外，研究发现内源性阿片肽和肾上腺髓质素在休克血管低反应性的发生中也发挥重要作用，内源性阿片肽可能通过抑制肾上腺素能受体，调节血管平滑肌细胞大电导钙依赖的钾通道（BK_{Ca}）通道调节休克后血管反应性；肾上腺髓质素通过诱导NO产生而参与休克血管低反应性的发生过程。

3. 休克血管低反应性的发生机制　现有研究认为，休克后血管低反应性的发生主要与血管平滑肌细胞受体失敏、膜超极化和钙失敏有关。

（1）受体失敏机制。受体失敏机制是指在高浓度的细胞因子、受体激动剂和内源性阿片肽、NO等刺激下引起肾上腺素能受体数目减少，受体亲和力降低，导致受体失敏，从而引起血管低反应性。

（2）膜超极化机制。膜超极化机制是指休克后由于ATP减少和一些炎性因子刺激，使血管平滑肌细胞BK_{Ca}通道和K_{ATP}通道过度开放，导致血管平滑肌细胞膜超极化，抑制电压依赖性钙通道，钙离子内流不足而致血管低反应性。

（3）钙失敏机制。尽管受体失敏和膜超极化机制在一定程度上解释了休克血管低反应性的发生机制，但随着研究不断深入，发现它们不能完全解释休克后血管低反应性的发生，因为它们的中心思想认为休克后血管低反应性的发生是由于休克后血管平滑肌细胞内钙离子升高不足所致，但在重症休克或休克晚期，血管平滑肌细胞并非少钙，而是多钙，甚至存在钙超载，但仍然存在血管低反应性，提示还有其他机制参与，如肌肉收缩蛋白本身的问题。基于基础研究发现的肌肉收缩效率取决于力/钙比率，即肌肉收缩蛋白对钙的敏感性，笔者实验室提出了休克后血管平滑肌细胞肌肉收缩蛋白可能存在钙失敏，钙失敏可能在休克后血管低反应性的发生中起重要作用的假说，即钙失敏假说，通过系列研究，笔者实验室证明了休克血管低反应性的这一假说。

研究发现Rho kinase、PKC在休克后血管平滑肌细胞钙失敏调节中具有重要的作用。Rho kinase是一种丝氨酸/苏氨酸（Ser/Thr）蛋白激酶，大约在10年前被确认为RhoGTP酶的靶蛋白，分子量约为160kDa。Rho激酶由多个结构域组成，它包括一个氨基末端的催化结构域、一个含有Rho的、呈卷曲螺旋的结构域(Rho binding domain，RBD)和一个 C 末端的 pleckestrin 同源的负性调节催化结构域 (pleckestrin homology domain，PHD)。GTP-Rho 可与 Rho 激酶卷曲区的 C 末端部分发生相互作用而使 Rho 激酶活化。Rho 的活化可使单体肌动蛋白形成丝状体肌动蛋白并聚合形成应力纤维和灶性黏附；Rho 与细胞骨架相关蛋白如黏着斑激酶(FAK)、桩蛋白(paxillin)、MLC_{20} 和内收蛋白(adductin)的磷酸化直接相关，参与细胞运动和迁移调节。研究证明 Rho kinase 主要通过抑制肌球蛋白轻链磷酸酶活性进而增加肌球蛋白轻链磷酸化水平参与休克血管反应性调节。PKC 是一组磷脂依赖的钙激活的蛋白丝氨酸/苏氨酸激酶，按生化性质及结构可分为：①传统型 PKC(cPKC)，可由钙、磷脂(PL)、二酰基甘油(DAG)或佛波酯激活；②新型 PKC(nPKC)，可由 PL、DAG 或佛波酯激活；③非典型 PKC(aPKC)，不与 Ca^{2+}、DAG 和 TPA 结合，仅由 PL 类物质激活。研究证明 PKC 主要通过 ILK、ZIPK、CPI-17 调节血管平滑肌的钙敏感性和血管反应性。参与休克血管反应性调节的 PKC 亚型主要为 α、ε 亚型，进一步研究发现 PKCα 和 PKCε 可直接作用于 ILK 和 ZIPK，进而调节肌球蛋白磷酸酶活性，也可通过 ILK 和 ZIPK 作用于 CPI-17 再调节 MLCP 活性，调节 MLC_{20} 磷酸化水平，最终调节失血性休克大鼠的血管反应性和钙敏感性。

(四)休克后微循环功能障碍

1. 微循环和微循环功能障碍的概念　微循环(microcirculation)是 1954 年在第一届国际微循环大会上提出的，广义的微循环系统包括血液微循环系统、淋巴微循环系统和组织液微循环系统，通常所说微循环是指血液微循环。血液微循环系统指微动脉与微静脉之间微血管中的血液循环，一般由微动脉、后微动脉、毛细血管前括约肌、真毛细血管、直捷通路、动-静脉吻合支和微静脉所组成，是循环系统的基层结构，也是各种器官组织内最小的功能形态单位。微循环的功能包括调节全身血压和血液分配、进行血管内外物质交换、调节回心血量、沟通组织细胞之间的信息传递等。

微循环障碍是指在许多疾病或病理过程中出现的、原发或继发性的、在微血管和微血流水平发生的功能性或器质性紊乱所引起的微循环血液灌注障碍。其直接后果是组织灌注量明显减少，导致组织细胞缺血缺氧损伤，同时代谢产物在局部蓄积，导致组织细胞发生功能障碍甚至死亡。微循环障碍可以出现在局部，也可以在全身。休克后微循环障碍是一种全身性的、以引起重要脏器血液灌注量急剧减少和急性循环衰竭为特点的病理过程。

2. 休克各期微循环障碍的特点　休克时微循环障碍大多以微血管收缩、缺血，微血管扩张、淤血和微血管麻痹、血流停滞的顺序发展。在此过程中，微血流的改变常表现为线流、线粒流、粒线流、粒流、粒缓流、粒摆流、血流停滞等不同的流态。

(1)休克早期/微循环收缩期。微血管的自律运动增强，血管反应亢进，微动脉收缩反应增强，收缩期延长，血管平滑肌对儿茶酚胺的敏感性升高，微动脉、微静脉和毛细血管前括约肌收缩使血液流入真毛细血管网减少，部分组织器官(尤其是皮肤和腹腔脏器)持续性缺血缺氧。

(2)休克进展期/淤血缺氧期。微动脉、后微动脉和毛细血管前括约肌不再收缩，反而松弛和扩张，毛细血管后阻力大于前阻力，大量血液涌入真毛细血管网，多灌少流，灌大于流，微循环淤血。毛细血管内压增高，缺氧和众多炎症介质、细胞因子的作用使微血管通透性增加，大量血浆超滤液从毛细血管进入组织间隙。组织的胶体渗透压升高，血液浓缩，黏滞性增高，血流更加缓慢，呈粒缓流、粒摆流、血流停滞等流态，并出现白细胞滚动、贴壁嵌塞、红细胞聚集、血小板聚集等改变。组织处于严重的低灌注状态，组织细胞缺氧更加严重。

(3)休克晚期/微循环衰竭期。微血管发生麻痹性扩张，对血管活性药物失去反应。微循环中可有微血栓形成，又由于凝血因子耗竭，纤溶亢进，可有出血症状，以及弥漫性血管内凝血(DIC)。毛细血管大量开放，微循环血流停止，不灌不流，组织几乎得不到氧气和营养物质供应，导致机体出现重要器官功能衰竭。

三、诊断与程度判定

(一)休克诊断

创伤失血休克诊断并不难，有创伤或失血诱因，符合下列表现一条或多条，即可诊断：①有诱发休克的病因,创伤或失血;②意识异常;③脉搏细数,超过 100 次/min 或不能触及;④四肢湿冷,胸骨部位皮肤指性(指压后再充盈时间>2 秒),皮肤花纹、黏膜苍白或发绀,尿量<30ml/h 或无尿;⑤收缩压<80mmHg;⑥脉压差<20mmHg;⑦高血压者收缩压在原基础上下降 30%以上。凡符合①以及②、③、④项中两项,或⑤、⑥、⑦项中一项,即可诊断为休克。

(二)休克的程度判定

临床上失血休克可分为轻、中、重三度,见表 32-1。

表 32-1　休克程度判定

指标	轻度	中度	重度
失血量	15%~20%	20%~40%	>40%
血压	收缩压偏低或接近正常	收缩压 60~80mmHg,脉压差<20mmHg	收缩压<60mmHg 或测不到
心率	快,尚有力	脉搏细数	脉搏微弱,几乎摸不到
意识	神志清晰,可焦虑或激动	表情淡漠、反应迟钝	昏迷
皮肤黏膜	面色皮肤苍白,肢体湿冷	皮肤黏膜苍白	发绀
尿量	减少	少尿或无尿	无尿

(三)休克的器官功能监测

为了及时掌握休克进程,制订或修正诊疗方案,需要对休克进行严密的监测。休克的基本监测指标包括基本生命体征、血流动力学、组织灌注和氧合、血生化检验等。

1. 基本生命体征监测　休克是一种以组织灌注不足为特征的临床病理状态,所以作为传统的循环动力学监测指标,血压、心率、尿量仍是休克监护的基本指标,结合患者的神志、呼吸、四肢末梢的温度等可了解组织灌注情况,以评估出血量和出血速度,以及制订治疗方案。这些指标在一定程度上反映了血液循环系统的功能状态,对以血压过低、心动过速和少尿为特征的失代偿性休克是适用的,但对于以组织血流和氧供异常的代偿性休克,则有明显的局限性。

休克血压指动脉收缩压<90mmHg(国内定为<80mmHg),脉压差<20mmHg,高血压患者收缩压较原水平下降 30%以上,表明回心血量严重不足。诊断中应当正确认识血压,由于休克时通常有血压下降,因此低血压是判定休克的重要指标,但低血压不是判定休克及休克程度的唯一指标,因为低血压不一定都是休克,血压正常也不能排除组织器官的低灌流。如有些高血压患者,又伴有高张力性脱水,血压就常常偏高,但实际上处于低灌流状态。另外,血压本身也有不敏感的地方,实验证明,当心排血量大幅度下降时,血压至少在 40 分钟后才见下降,而且在心排血量尚未能完全恢复时,血压却最先恢复正常。

相比之下,心率和尿量的变化比血压更敏感。心率是最简明、快捷的指标,通过心率可以判断休克病情,指导补液和血管活性药物的应用。尿量是判断肾脏等内脏系统灌流的重要指标,尿量正常值为 0.5~1ml/(kg·h),或成人 24 小时尿量不少于 700ml,每小时不少于 30ml。休克时,肾脏灌流量降低使肾小球滤过压降低,导致尿量降低;反之,尿量降低也可能是由于肾脏灌流量减低,提示血压维持不足,休克未得到根本改善。休克时的尿量常先于血压的降低而降低,又后于血压的升高而升高。

2. 血流动力学监测　休克时的血流动力学监测主要包括血压、心排血量(CO)、中心静脉压(CVP)、肺动脉楔压(pulmonary artery wedge pressure,PAWP)、体循环阻力、肺循环阻力等。

(1)动脉血压。对血压进行监测是休克时的最重要最基本的监测手段,外周动脉血压在急性创伤监测中用处很大,可为显著失血提供证据。最常见的是用袖袋式血压计监测外周动脉血压,然而,由于休克时外周血管收缩,手动的血压测定和无创的自动血压示波技术均不准确,即使失血量达血容量的 30%,所测血压也可能表现为正常。而且这些技术均不能快速、连续地检测不稳定患者的血流动力学改变。因此,对于严重休克和血压不稳的病人,使用直接有创血压监测更为有效和安全。动脉导管插入术被认为是一种在正常血流状态下测量收缩压和平均动脉压(MAP)的准确方法,但在低血容量性休克,由于小血管阻力升高,可导致反弹波进入放置导管的大动脉,致使所测收缩压值的假性升高,而动脉内测量平均动脉压则受小血管收缩的影响小,因此在低血流状态的失血性休克中准确性更高。

(2)心排血量。心排血量(cardiac output,CO)指心脏每分钟射出血液的量,是反映心泵功能的重要指标,计算公式为 CO=每搏输出量×心率,正常值为 4~8L/min,受回心血量、心肌收缩力、心率、心排阻力、氧需求和氧消耗等多种因素影响。监测心排血量有助于诊断休克的类型、时期,判断疗效和预后。当心排血量<4L/min 时,提示有低血容量休克,心排血量过低是危险的信号,而在感染性休克,心排血量可较正常值高。测定心排血量常采用心阻抗血流图、多普勒、肺动脉导管热稀释法等方法,其中肺动脉导管热稀释法为有创检查,但准确率较高。

(3)中心静脉压、肺动脉楔压。中心静脉压(central venous pressure,CVP)指右心房和胸腔内大静脉的血压,反映右心前负荷及右心功能,同时也反映血容量、回心血量及右心室排血功能之间的动态变化。正常值为 6~12cmH$_2$O,它受血容量、静脉血管张力、右心室排血能力、胸腔或心包内压力及静脉回心血量等多种因素影响,休克时的变化一般早于动脉压的变化,且动态观察中心静脉压的趋势比测定单一的数值更有意义。低血压时,若中心静脉压低于 6cmH$_2$O,提示血容量不足;若高于 15cmH$_2$O,提示心功能不全、静脉血管过度收缩或肺循环阻力增加;若高于 20cmH$_2$O,提示有充血性心力衰竭。中心静脉压可用于区分不同类型的休克,如低容量休克时中心静脉压降低,心脏压塞时中心静脉压增高。但中心静脉压不能准确评价危重症患者的左心室前负荷,而且在存在瓣膜病变以及胸、腹腔压力增高的情况下,其意义也受到限制。

肺动脉楔压(PAWP)代表左心前负荷,反映肺循环阻力和左心室充盈压,正常值为 8~12mmHg,不超过 18mmHg。若 PAWP<8mmHg 提示血容量不足,准确性高于中心静脉压;若 PAWP>20mmHg 提示左心功能不全,若 PAWP≥30mmHg 常提示发生肺水肿。如果肺动脉楔压已经增高,即使中心静脉压不高,也应避免输液过多,以防肺水肿,并应考虑降低肺循环阻力。肺动脉楔压是临床上鉴别心源性休克和非心源性休克时的重要方法,但其测定值受瓣膜病变、心肌顺应性以及心室率等因素的影响。

中心静脉压和肺动脉楔压在心功能正常时,可反映血容量是否充足;在血容量正常时,可反映心脏和血管的功能状态。尽管这些参数可用来指导液体复苏,但若存在心功能障碍,则均不能准确预示急性失血。而且,中心静脉压和肺动脉楔压都是通过以压力代容积的方法来反映心脏的前负荷,因此受心室顺应性的影响。低血容量会造成心室顺应性降低,使中心静脉压和肺动脉楔压增高,使其测量值不可靠。而在超声下直接测定左、右心室舒张末容积被认为是准确反映心脏前负荷的最有效的方法,可以在其余监测方法存在疑问时用来判定心脏前负荷。

(4)体循环血管阻力(SVR)、肺循环血管阻力(PVR)。根据平均动脉压(MAP)、中心静脉压(CVP)和心排血量(CO),可以算出体循环血管阻力(SVR),公式为 SVR=(MAP−CVP)×7.5×80/CO,其正常值为 700~1 500dyn·s/cm^{-5}。根据肺动脉压(PAP)、肺动脉楔压(PAWP)和心排血量(CO)可以算出肺循环血管阻力(PVR),公式为 PVR=(PAP−PAWP)×7.5×80/CO,其正常值为 100~250dyn·s/cm^{-5}。临床上通常以体循环阻力作为监测左心室后负荷的主要指标,肺循环阻力作为监测右心室后负荷的指标。

3. 组织灌流和氧合的监测　由于机体的代偿机制,在一定范围的失血情况下,心排血量、平均动脉压、心脏灌注压也可以维持,因此单纯的血流动力学变化不足以评估病人是否出现失血性休克,而确定具有可积累性的氧债对于正确评估病人病情和复苏效果、防止多器官功能衰竭有重要意义。氧债、器官耗氧量、组织酸中毒是评价组织灌注和氧合状况的主要指标。

(1)氧饱和度。氧饱和度是评估组织血液灌注的重要指标,包括混合静脉氧饱和度(SmvO$_2$)和中心静脉氧饱和度(ScvO$_2$)。SmvO$_2$ 指来自全身血管床的混合静脉血氧饱和度的平均值,此时组织中毛细血管静脉端血液氧分压与组织氧分压达到平衡,所以这些组织的静脉血氧分压与血氧饱和度可以反映全身氧输送(DO_2)和氧消耗(VO_2)的平衡,以及组织的氧合状态,其正常范围是 $60\%\sim80\%$。临床上普遍将测量 $SmvO_2$ 作为监测组织氧合的方法,并将由 Swan-Ganz 导管抽取的肺动脉血作为测试标本。休克时氧运输不足,组织细胞的氧摄取增加,从而使 $SmvO_2$ 下降,若 $SmvO_2<60\%$ 提示全身组织氧供不足或氧耗增加,若 $SmvO_2<50\%$ 提示出现无氧代谢和酸中毒,若 $SmvO_2<40\%$ 提示代偿已达极限,若 $SmvO_2<30\%$ 则提示濒临死亡,若 $SmvO_2>80\%$ 则提示氧供增加或氧耗减少,一般不会超过 90%。

（2）氧输送和氧消耗。氧输送（oxygen delivery, DO_2）指心脏每分钟向外周组织输送的氧量,由血红蛋白（Hb）水平、动脉血氧饱和度（SaO_2）和心指数（CI, CI＝CO/体表面积）共同决定,公式为 $DO_2＝CI\times13.4\times Hb\times SaO_2$,静息状态的正常值为 $520\sim720ml/(min \cdot m^2)$。氧消耗（oxygen consumption, VO_2）指机体每分钟实际的耗氧量,需乘上动脉血氧饱和度（SaO_2）和混合静脉血氧饱和度（$SmvO_2$）之差,公式为 $VO_2＝CI\times13.4\times Hb\times(SaO_2-SmvO_2)$,静息状态的正常值为 $100\sim180ml/(min \cdot m^2)$,氧消耗在正常情况下反映了机体的氧需求量,但并不代表组织的实际需氧量。氧摄取率（oxygen extraction rate, ERO_2）指每分钟氧的利用率,即组织从血液中摄取氧的能力,公式为 $ERO_2＝VO_2/DO_2$。氧摄取率反映了组织的内呼吸,与微循环灌注及细胞内线粒体的功能有关,正常值为 $20\%\sim25\%$,最高极限值为 75%。

氧摄取率（ERO_2）是一个比单纯应用 DO_2 和 VO_2 评价氧供需平衡更敏感的指标,可以判断病人预后。$ERO_2>0.4$ 提示氧供不足、氧债积累;危重病人若 ERO_2 接近 0.5 则提示非常危险。在一定的心排血量和血压范围内,若 DO_2 下降,ERO_2 可以增高以维持 VO_2 不变（即 VO_2 不受 DO_2 的影响）;但若 DO_2 降至临界值以下时,ERO_2 即使增高也无法满足有氧代谢的需要,此时 VO_2 则随着 DO_2 的下降而线性下降,同时伴有高乳酸血症等机体缺氧的表现,这种状态称为氧供依赖,此时的 DO_2 值称为氧输送临界值 $[330ml/(min \cdot m^2)]$,即维持组织细胞有氧代谢的最低氧需求量。另外,在脓毒症高代谢状态,存在"病理性氧供依赖"现象,表现为即使 DO_2 正常或增高,VO_2 仍然依赖于 DO_2,提示 ERO_2 下降和组织氧供不足、氧债存在。但有研究认为,这样反映全身灌注和氧合的数据在大量危重患者的预后中有意义,而对于个别患者的意义还存在争议。

（3）血清乳酸盐和碱缺失（BD）。血清乳酸盐和碱缺失是最常见的休克诊断和复苏监测的血清标记物,可反映创伤患者全身灌注和氧合以及厌氧代谢的程度。

血清乳酸盐:作为糖酵解的产物,血清乳酸盐可间接反映氧债,它可在血流动力学发生改变之前反映组织低灌注和酸中毒,是评估组织低灌流和组织氧债的可靠指标,可间接反映休克的严重程度,也是评价休克患者预后的一个良好指标。动脉血清乳酸盐的正常值为 $0.1\sim1mmol/L$,危重患者允许达 $2.0mmol/L$,若动脉血清乳酸盐浓度>2mmol/L 则为高乳酸血症,若动脉血清乳酸盐浓度>4mmol/L 则为乳酸中毒。休克时,由于缺氧,导致动脉血清乳酸盐浓度增高,并常伴酸中毒。有资料显示,血清乳酸盐浓度<4mmol/L 尚可救治,若动脉血清乳酸盐浓度>4.0mmol/L 则仅有 11% 生存,若动脉血清乳酸盐浓度>8.0mmol/L 则鲜有存活。若血清乳酸盐浓度在 $12\sim24$ 小时内迅速降低到正常水平,常提示休克复苏理想、组织灌流和氧合在短时间内得到了改善。越来越多的研究表明,血清乳酸盐可以作为休克复苏的终点指标。

碱缺失（BD）:碱缺失反映了组织低灌注时乳酸等无氧代谢产物的水平,能快捷敏感地反映组织低灌流和酸中毒的程度以及持续时间。在代偿性休克,碱缺失比其他生理指标（如心率、平均动脉压、心排血量、混合静脉血氧饱和度）更敏感地反映容量的实际丧失。在容量不足、缺血缺氧的患者中,碱缺失水平的持续降低往往与危重病人的器官衰竭和死亡密切关联。Davis 等研究发现,碱缺失能准确反映休克的严重程度和复苏效果,且与成人呼吸窘迫综合征、多器官功能衰竭的发生率和死亡率密切相关。他们观察了大量伤后 1 小时内碱缺失≤－6 的创伤病人,发现存活者的碱缺失值一般在伤后 4 小时内就开始恢复,16 小时内达正常;未存活者的碱缺失值在伤后 24 小时后仍处于低水平。因此,采用碱缺失值将休克病人分为 3 度,2～－5 为轻度,－6～－14 为中度,－15 及以下为重度,并以此估计病人的平均动脉压和复苏所需液体量。还有研究发现,在进行复苏而碱缺失值持续下降的病人中,65% 有活动性出血,因此认为碱缺失是评价微循环灌注不足的严重程度和持续时间的重要指标,并用碱缺失来判断复苏终点。

(4)胃黏膜内 pH。胃黏膜内 pH(pHi)是反映胃黏膜缺血缺氧的敏感指标,在临床上常规应用,其正常值为 7.32～7.44,pHi<7.32 提示胃黏膜有酸血症,内脏血液灌注不足;维持 pHi 值在 7.35 以上,可提高存活率。胃黏膜内 pH 值与全身和器官氧消耗、器官衰竭以及危重病人预后密切相关,纠正胃黏膜内 pH 值可以改善存活率,并成为休克复苏的目标,以及检验复苏是否有效的重要指标。研究表明胃黏膜内 pH 值作为组织缺氧指标,非常敏感,即使在休克和灌注的其他指标(如血清乳酸盐、碱缺失、心排血量等)都未出现异常时,胃黏膜内 pH 值即已降低;而当休克复苏后,即使平均动脉压恢复正常,胃黏膜内 pH 值依然低于正常。而且,胃黏膜内 pH 值是诊断"隐形代偿性休克"(指一般传统的监测方法都无明确显示,但局部组织器官确实处于缺血和缺氧的状态)并指导复苏的唯一方法,比其他指标更能准确地预测病人的预后。甚至有人认为,胃黏膜内 pH 值是入院 24 小时预示多器官功能不全死亡率的唯一可靠指标。但是,如果胃黏膜内 pH 值是根据 Henderson-Hasselbach 公式 $pH = 6.1 + \log[HCO_3^-/(0.03 \times PCO_2)]$ 计算出的,那么公式中使用的动脉血 HCO_3^- 会降低胃黏膜内 pH 值作为胃肠道参数的特异性,所提供治疗信息可能过晚。如果胃黏膜内 pH 值是通过插鼻胃管的方法直接检测的,那么操作将比较麻烦,且盐溶液与胃黏膜的交换平衡需要 1 小时的时间。

近年来研究显示,胃黏膜 PCO_2 也能准确反映胃肠道的缺血缺氧变化,胃黏膜 PCO_2 与动脉血 PCO_2 的差值是反映胃肠黏膜氧代谢的指标。有研究发现,皮下组织 PO_2、经皮 PO_2、胃黏膜 PO_2 和 PCO_2 的相关性很好,均可准确反映失血程度。还有研究发现,在休克复苏后全身氧合正常时,胃黏膜 PO_2 仍然低下,表明胃黏膜 PO_2 比全身 PO_2 和血流动力学参数对缺血更为敏感,但胃黏膜 PO_2 与急性期阶段处理的临床关系还需进一步研究。而且,监测胃黏膜 PO_2 实施起来比较麻烦,在复苏初期进行的可能性小,与急诊科和创伤科的处理关系不大。近年来,采用光导纤维传感探头直接测出胃黏膜 PO_2 和 PCO_2,可明显缩短测定时间(60 秒内即可显示 PCO_2 变化),可望为危重病人的处理提供直接依据。

另外,还有研究者在胃肠道以外的其他位置测量 PCO_2,如食道 PCO_2、舌下黏膜 PCO_2(Psl CO_2)。Povoas 等发现舌下黏膜 PCO_2 与组织氧合状态有良好的相关性,随着休克的加重,舌下黏膜 PCO_2 升高,当休克纠正时,舌下黏膜 PCO_2 也下降至正常,而且舌下黏膜 PCO_2 与动脉血乳酸盐变化呈高度一致性。因此认为连续性监测舌下黏膜 PCO_2 对休克复苏具有指导意义。Weil 等通过比较临床患者资料,认为舌下黏膜 PCO_2 高于 70mmHg 提示临床休克存在。这些指标的监测与胃黏膜 PCO_2 相比,无创且应用简单,可望成为有用的临床应用手段。

四、现场急救与后送途中救治

(一)现场急救

1. **快速准确止血** 交通伤后失血休克的关键是控制出血。体外大出血应在伤口近侧上止血带或用止血钳夹闭活动性出血点。

2. **保持呼吸道通畅** 各种原因引起的呼吸骤停或呼吸道阻塞可用口对口呼吸、使用口咽呼吸管呼吸、气管内插管或紧急环甲膜切开、穿刺或气管切开予以解除。开放性气胸应密封包扎。

3. **骨折固定** 股骨骨折失血量可达 1 500ml,骨盆骨折失血量可达 2 000ml。充气夹板较木制或铁丝夹板效果好,骨盆骨折时可使用抗休克裤,具有良好的固定、防震、止痛及止血作用。

4. **抗休克裤的使用** 可以自身回输 750～1 000ml 的储血,是有效的休克急救装备,应正确使用。先展开抗休克裤,从患者的侧方垫入患者的身后,将腹部及双下肢分别包裹腹部及双下肢。抗休克裤的上缘必须达到剑突水平,下方可达踝部。充气时可用口吹或用打气筒充气,通常囊内压 40mmHg 即可。注意监测患者各项生命体征和囊内压的变化。解除抗休克裤时须在加快输血输液情况下缓慢放气。较长时间使用抗休克裤,应适当降低充气压,适量输注碱性药物和 5％碳酸氢钠以防止或纠正酸中毒。

患者的收缩压低于 80mmHg 的低血容量性休克、神经源性休克和过敏性休克,腹部或腹部以下的活动性出血需直接加压止血以及有骨盆骨折或双下肢骨折需要急救固定可用抗休克裤。对心源性休克,伤员有明显的脑水肿或脑疝以及横膈以上有活动性出血尚未止血者应禁用抗休克裤。

（二）后送途中急救及到达手术室以前的早期处理

1. 一般处理　　休克伤员在后送途中应保持呼吸道通畅,注意有无内脏器官损伤,有颅脑、胸、腹部穿透伤者应注意保持呼吸道通畅;对有呼吸功能障碍的伤员应及时寻找原因予以排除,必要时应及时做快速环甲膜切开置管或做气管切开,有条件时给予吸氧;开放性气胸应密封包扎伤口;胸部伤后要严密观察有无心包或胸腔内积血;腹部穿透伤后要特别注意有无腹部移动性浊音。有条件时可行胸或腹腔穿刺以明确诊断及伤情严重程度;四肢伤有肉眼可见的活动性出血应及时止血或上止血带;有明显四肢骨折者应及时行夹板固定,使用充气夹板不仅对骨折有良好的固定作用,而且有止血及后送途中防止因颠簸而加剧疼痛的作用;对伤员有明显疼痛或烦躁不安者可适当应用镇静、止痛药物,使伤员安静休息、避免躁动,从而防止伤部继续出血;注意伤员的体位,对有效血容量不足的伤员可采用平卧,下肢抬高15°~20°以促进静脉回流;预防感染,除及时包扎伤口外,应及时后送迅速处理,与此同时有条件时应及时给予抗感染药物预防感染的发生。

2. 液体复苏　　交通伤后失血休克和其他原因引起的休克均存在有效血容量不足及微循环灌流不足的共同特点,因此容量复苏是休克治疗首先需要解决而且是必不可少的基本措施,以往曾提出“恢复丢失的容量”,现在认为对控制性出血休克,以恢复有效循环血量为指导原则,对于有活动性出血者(非控制性出血休克),应尽快止血,到达手术室彻底止血前,给予适量液体,以保持机体基本需要。

（1）建立静脉输液通道。休克伤员到达后应立即建立静脉输液通道。如表浅静脉充盈较好,可用较大的穿刺针头进行静脉穿刺输液。如休克较重,外周静脉塌陷穿刺困难时可行静脉切开插管,以满足输液、输血的需要,也可监测上下腔中心静脉压。有条件时可行锁骨下静脉穿刺插管。严重休克时可以同时建立2~4条输液通道同时输液。选择穿刺部位也要注意,若为腹部伤休克时不宜做下肢静脉穿刺或插管,应做上肢或锁骨下静脉插管。有配血条件时在静脉穿刺时即应抽取血标本进行血型检查及合血,以便及时输血。

（2）控制性和非控性出血休克液体复苏原则。①对出血控制的伤员:无休克表现者,建立静脉通道,伤情稳定(桡动脉脉搏强)者,可不予输液,但密切观察,同时提倡口服补液。对有休克表现的(桡动脉脉搏微弱或缺失),可用乳酸林格液或6%的羟乙基淀粉维持平均动脉压在70mmHg以上(9.33kPa)。若无其他液体可选择,必要时可用7.5%的高渗氯化钠或6%右旋糖苷。②对未控制出血性休克:彻底止血前给予小剂量(限制性)补液,可选晶体液,也可选胶体液,最好是晶胶2∶1比例混合液。复苏的原则是在彻底止血前满足器官组织的基本灌注需要,以最大限度地减少血液丢失,复苏的标准是复苏到桡动脉脉搏可触及,即收缩压为80~90mmHg或平均动脉压50~60mmHg。在早期(院前)考虑到液体携带的问题,也可用7.5% NaCl 和6%Dextran(HSD)250ml(缓慢输注,10~15分钟以上),如伤员无反应再给250ml,总量不超过500ml,其后根据情况可给一定的等渗溶液。限制性(低压复苏)时间不宜过长,尽可能不要超过90分钟,过长时间的低压复苏会导致组织细胞的缺血缺氧损害。出血控制后进行确定性治疗包括输血、输液、器官功能保护等。

五、药物治疗

随着对休克病理生理研究的不断深入,目前已从整体、器官水平深入到细胞、亚细胞及分子水平。由此休克的治疗,特别是抗休克的药物有了明显的发展,出现了许多新的抗休克药物,如新型肾上腺素能激动剂、阿片受体拮抗剂、钙通道阻滞剂、花生四烯酸代谢产物抑制剂、磷酸二酯酶抑制剂、休克细胞因子拮抗剂及内毒素拮抗剂等,为休克的治疗展示了广阔的前景。

1. 血管活性药物

（1）缩血管药物。以往常用缩血管药物来提升休克伤员的血压,用得较多的缩血管药物有去甲肾上腺素、间羟胺、麻黄碱等。大多数休克伤员用药后血压有所增高,临床症状有所改善,但其组织灌注是明显减少的,其动脉血压的升高是以组织灌注减少为代价换来的,仅为权宜之计。在交通事故伤现场急救时,只能用于血压急剧下降危及生命时(先使用缩血管药物为赢得输血、输液时间)。必须应用时,宜用小剂量、低浓度,且应尽快进行手术止血、输血、输液,以恢复有效循环血量。

(2)舒血管药物。使用舒血管药物的目的是在充分输液、输血扩容的基础上适当扩张毛细血管前括约肌以增加微循环血容量,使外周组织得到充分的灌流。

常用血管扩张药物有肾上腺素 β 受体兴奋剂(异丙肾上腺素),肾上腺素能 α,β 受体兴奋剂(多巴胺);肾上腺素能 α 受体阻滞剂(酚苄明,酚妥拉明,妥拉苏林);莨菪类药物(阿托品,山莨菪碱,东莨菪碱)和均衡性血管扩张剂(硝普钠)等。

应用血管扩张剂的适应证包括:①静脉输液后,中心静脉压已上升至正常范围以上,但休克的临床症状并无好转。②患者存在交感神经活动亢进的临床征象(皮肤苍白,肢体厥冷,脉压较小,毛细血管充盈不足等)。③心排血量难以满足正常或已增加的外周阻力的需要。④晚期低血容量休克导致心力衰竭。心排血量降低,总外周阻力及中心静脉压升高。⑤休克患者存在肺动脉高压及左心衰竭的表现。

值得注意的是在使用血管扩张剂后腹腔脏器(包括肾脏)灌流压下降,灌流量减少;氧耗量下降但氧债增高,有可能加重酸中毒。因此使用扩血管药物时应及时监测各项指标如血气、心功能等,需要时应及时采取相应的措施。

2. 改善心脏功能药物   创伤休克(交通伤)经液体复苏和适量血管活性药物后血流动力学和血压仍不能得到改善,怀疑有心脏功能不全时可考虑使用心功能改善药物,常用的有:

(1)异丙肾上腺素。异丙肾上腺素是一种强大的肾上腺素能 β 受体激动剂,兴奋心脏 β_1 受体,引起心率显著加快,传导加速,收缩力加强,心排血量增多。异丙肾上腺素也可兴奋 β_2 受体,使骨骼肌和皮肤血管扩张,也可使心脏、肠系膜等内脏血管扩张,外周阻力下降。故表现为收缩压升高而舒张压降低,脉压增大,临床可用于治疗失血性休克及感染脓毒性休克,剂量为 $1\sim5\mu g/min$,总量 1mg,加至 500ml 糖盐水中。

(2)多巴胺。多巴胺又名儿茶酚乙胺,属儿茶酚胺类,能激动 α 和 β 肾上腺素能受体,还能激动多巴胺受体。多巴胺能增加心肌收缩力,增加心排血量,提高心肌耗氧量,扩张冠状动脉,扩张肾血管和肠系膜血管。多巴胺在扩张肾、肠系膜血管的同时,可使骨骼肌和皮肤血管收缩,使血液分配到生命攸关的器官中去,故使休克时血液分配比较合理。而异丙肾上腺素则使全身大部分血管扩张,使血液分配不合理。这就是多巴胺优于异丙肾上腺素而受到临床重视的重要原因。小剂量多巴胺减少外周阻力和降低血压的作用一般不显著,但对血容量不足患者可出现明显血压下降,所以多巴胺也要在补液基础上使用。可用多巴胺 20mg 加入 5% 的葡萄糖液 250ml 中静滴,每分钟 15 滴,如效果不明显,可逐渐加大剂量。

(3)多巴酚丁胺。多巴酚丁胺为多巴胺衍生物,主要通过作用于肾上腺素能 β_1 受体,增强心脏功能,舒张外周血管,增加组织氧供及氧摄取量,改善组织氧合功能而发挥抗休克作用。常用剂量为 $2.5\sim10\mu g/(kg \cdot min)$,总量 $5\sim20mg$,加入 5% 的葡萄糖液 250ml 中静滴。

(4)洋地黄制剂。具有正性肌力作用,治疗休克并发充血性心力衰竭时效果好,可增加衰竭心脏排出量,减慢心率,减少心室舒张末期容量,节约心脏氧耗量。常用西地兰 $0.2\sim0.4mg$ 加入 50% 的葡萄糖液 20ml 内静脉缓注。由于休克时心脏总有一定程度的缺氧,故对这类药物特别敏感,用药后易发生心律失常,这类药物应缓慢谨慎使用,剂量应较通常为小,并应做心电图监测。

(5)胰高血糖素。为胰岛 α 细胞分泌的一种 29 个氨基酸肽。可中等程度提高心肌收缩力,对外周阻力无明显影响,也不易引起心律失常,常用剂量为 $1\sim3mg/$次或每小时 $3\sim4mg$ 静脉滴注。

3. 改善微循环药物   改善微循环在休克治疗中非常重要,其主要措施包括:①适当应用血管扩张剂;②使用低分子右旋糖酐,可稀释血液,抗红细胞凝集及抗凝血作用,与血管扩张剂同时使用效果较好;③使用适宜剂量的肝素,有 DIC 倾向者,应及早启用肝素 $0.5\sim1.0mg/kg$ 加于 250ml 葡萄糖液中静滴,每 6 小时 1 次,使凝血时间延长 1 倍,过量应用有出血倾向时,可用鱼精蛋白中和。

4. 纠正酸中毒药物　休克时组织灌流不足，无氧代谢增强，产生乳酸增多，且细胞内失钾，常出现酸中毒和高血钾。可选用碳酸氢钠纠正乳酸蓄积过多的代谢性酸中毒。首选是 5％的碳酸氢钠，24 小时用量：轻度酸中毒是 300～400ml，重度酸中度是 600ml；伤员有心、肾功能不全或忌用钠者可用 3.5％的氨基丁醇，轻症剂量为 300～400ml，重症为 500～800ml。高血钾也要积极纠正，除可采用碳酸氢钠滴注外，还可采用葡萄糖酸钙静滴，以钙离子拮抗钾离子对心脏的毒性作用。此外，尚可通过葡萄糖、胰岛素和碳酸氢钠联合静滴，使血中 K^+ 进入细胞内以降低血钾。

5. 恢复休克血管低反应性药物　如前所述，严重创伤、休克等临床重症存在血管低反应性，它严重影响创伤、休克的治疗。针对休克血管低反应性的诱发因素和发生机制，目前正在寻找其有效的防治措施。目前的实验室和临床研究，发现小剂量的血管升压素（AVP，0.04～0.4U/kg）和一定剂量的去甲肾上腺素（50μg）合用，有较好地改善创伤失血性休克和感染脓毒性休克血管低反应性的作用。另有研究发现 NO 合酶的抑制剂 L-NAME，ET-1 的拮抗剂 PD142893，阿片受体的特异性拮抗剂 ICI174，864 和 Nor-BNI，K_{ATP} 通道的抑制剂优降糖，以及蛋白酪氨酸酸激酶的抑制剂 Genistein 等，也有较好的抗休克血管低反应性的作用，但这些药物的效果目前仅为实验室研究，能否用于临床尚需进一步研究。笔者实验室近期发现特利加压素小剂量应用可提高去甲肾上腺素治疗无效的难治性休克病人的早期目标复苏率。

6. 改善细胞代谢药物　常用的细胞代谢改善措施包括：①ATP-$MgCl_2$。ATP 在三磷酸腺苷酶及其辅助因子 Mg^{2+} 的参与下，分解为 ATP 和磷酸，并释放能量，供细胞生理活动的需要。外源性 ATP 供给能量有限，Mg^{2+} 除参与 ATP 酶的辅助因子外，还可催化腺苷酸环化酶，使 ATP 生成cAMP，增强心肌收缩力，扩张血管，促进糖原和脂肪分解，以提供更多能量。②GIK。GIK 即葡萄糖、胰岛素、氯化钾联合疗法。休克早期，因交感-肾上腺髓质系统兴奋，糖原分解，血糖升高，但休克晚期可使糖原耗竭而出现低血糖。GIK 联合治疗，可改善代谢。GIK 临床试用，治疗感染性休克患者，取得良好效果。③1,6-二磷酸果糖（FDP）。FDP 是葡萄糖代谢中间产物，在无氧酵解时可比葡萄糖多产生 2 分子 ATP。

7. 类固醇皮质激素　应用皮质类固醇，能增强心肌收缩力，保护肝肾功能。较大剂量应用可阻断 α 受体，使血管扩张，降低外周阻力，改善微循环。皮质类固醇可增加细胞内溶酶体膜的稳定性，防止蛋白水解酶的释放，减少心肌抑制因子产生。还可降低细胞膜的通透性，减少毒素进入细胞，并有中和毒素的作用。感染/脓毒性休克时主张大剂量早期使用，休克严重者行静脉注射给药。氢化可的松一般为 20～25mg/kg，地塞米松一般为 0.5～1.5mg/kg。值得注意的是，应用类固醇皮质激素超过 24 小时，有免疫抑制作用，使感染易于扩散，产生应激性溃疡等副作用。因此类固醇皮质激素一般只用于在补足血容量，纠正酸中毒后伤员情况仍不见明显改善，或感染脓毒性休克血压急剧下降者。如见到皮肤转红，脉搏由细弱转为宏大，血压上升后即可停止。

8. 抗生素的应用　感染休克或创伤（交通伤）休克有感染及广泛组织损伤者应静脉给予大剂量抗生素。其使用原则是早期足量有效地迅速杀灭细菌控制感染，有脓肿者应及时引流。对已知菌种或估计较正确之菌种，可根据病情、机体状态及药物敏感度选用，对暂不能估计菌种者，可根据病情、临床情况，选择广谱抗生素或联合用药，对未发生感染的严重战创伤及休克患者也可应用广谱抗生素做非特异性预防。

（刘良明）

第二节　感　　染

感染（infection）是伤员受伤 5 天后死亡的主要原因，也是仅次于休克的致死原因。尽管清创术、组织修复术和抗生素的应用均取得长足的进展，但感染仍然是创伤伤员的常见并发症，如处理不当，可引起多器官功能障碍综合征和死亡。据统计，软组织创伤伤口的感染率约为 12％，结肠伤约为 8％，多发伤并伴股骨开放性骨折约为 90％。感染不仅取决于伤部，而且与伤口的类型有关。如结肠火器伤感染率可达 58％。有关交通伤后感染的发生率尚未见报道，但与其他伤因所致的创伤感染具有相似的特征。

一、基本概念

无论何种类型的创伤感染,其防治措施主要依靠良好的早期外科处理,抗菌药物只起到辅助作用。因此,对创伤感染的防治,决不能放松正确外科处理而过分依赖抗菌药物。为了本文描述方便,首先应明确以下几个基本概念。

(一) 感染(infection)

是指微生物侵入机体后引起的炎症反应。

(二) 外科感染(surgical infection)

是指需要外科治疗的感染,包括创伤、烧伤、手术等并发的感染。

(三) 菌血症(bacteremia)

循环血液中存在活的细菌称为菌血症。同理可有病毒血症(viremia)、真菌血症(fungemia)等。

(四) 毒血症(toxaemia)

大量毒素而非病原体进入血液循环,引起剧烈的全身反应,如内毒素血症。

(五) 败血症(septicemia)

以往败血症的定义是指循环血液中存在细菌或由其产生的各种毒素引起的全身性反应,但其概念容易混淆,因此美国胸科医师协会(The American College of Chest Physicians,ACCP)和危重病医学会(The Society for Critical Care Medicine,SCCM)建议放弃这一名称。

(六) 全身性炎症反应综合征(systemic inflammatory response syndrome,SIRS)

各种感染性和非感染性致病因素作用于机体所引起的一系列全身性炎症反应的过程称为 SIRS。SIRS 可见于临床多种情况,如感染、胰腺炎、缺血、多发外伤、免疫应答引起的脏器损害,TNF、IL-1 等介质的作用等,如进一步发展,可导致急性肺损伤、肾功能障碍、休克以及多器官功能障碍综合征(multiple organ dysfunction syndrome,MODS)。

(七) 序贯性器官功能衰竭评分(sequential organ failure assessment,SOFA)

SOFA 是欧洲重症监护医学协会(European Society of Intensive Care Medicine,ESICM)感染相关问题工作组制定的主要针对机体呼吸系统、神经系统、心血管系统、凝血系统、肝脏和肾脏等六个系统和器官功能衰竭严重程度的评分体系。其评估指标明确,评分简单易行,可序贯性评价机体脏器功能障碍,对危重病患者的病情及预后有良好的评估能力,在动态监测过程中更能反映病情的变化及治疗效果,也便于回顾性分析。在第三次脓毒症和脓毒性休克定义国际共识中,SOFA 成为确定患者脓毒症的临床标准。目前专家组推荐:在基础 SOFA 值假定为 0 的基础上,SOFA≥2 分代表器官功能障碍。

(八) 脓毒症(sepsis)

过去脓毒症被定义为宿主因感染而引起的 SIRS。除检查证实体内存在感染外,临床上还同时出现 SIRS 症状和体征。但 SIRS 往往忽视了机体的炎症反应以及对炎症的适应性反应,同时以其作为传统的定义太过宽泛,特异性低。Sepsis 3.0 将脓毒症重新定义为针对感染的宿主反应失调导致危及生命的器官功能障碍。其中器官功能障碍是指感染后新增 SOFA≥2。

(九) 全身性感染(systemic infection)

有学者主张使用"全身性感染"这一名词替代"脓毒症"。因为"脓毒症"的表达并不确切,容易使人望文生义,理解为脓肿形成和化脓性细菌产生的毒素。事实上全身感染可以不伴有脓肿形成,而"毒"也主要不是直接来自化脓性细菌而是指由细菌及其毒素激发机体防御系统产生的细胞因子和炎症介质。但"全身性感染"这一表述也远非完美,容易使人误解为全身各系统都发生感染。实际上多年来"外科脓毒症"已约定俗成地具有明确的含义,即外科严重感染伴有全身炎症反应的临床表现(如烧伤脓毒症),与

"脓、毒"并无必然联系。但目前国内外文献仍普遍使用"脓毒症"一词,短期内还不可能将其废除。目前我们只需知道这两个名词指的是同一个临床综合征,可以通用,而让时间去判断其优劣,决定其取舍。

(十) 多器官功能障碍综合征

由于传统的多系统器官衰竭(MSOF)的概念比较模糊,ACCP 和 SCCM 提出了多器官功能障碍综合征(multiple organ dysfunction syndrome,MODS)的新概念,即罹患急性病(创伤、感染常为始动因素)导致两个或以上脏器功能不全的临床综合征,脏器功能不全可以同时或序贯的发生。根据致病因素的不同,MODS 可分为原发性和继发性。原发性 MODS 是病因直接的结果,而继发性 MODS 主要是异常的宿主炎症反应所致。一些慢性疾病的终末期及发病学上相关的脏器疾病,虽也涉及多个器官,均不属于MODS 的范畴。

二、感染的主要病原体

(一) 主要病原体的演变

数十年来,创伤感染的主要病原体经历了明显的变化。20 世纪 30 年代创伤感染的病原体以链球菌为主;40 年代则主要是对青霉素敏感的葡萄球菌;50 年代出现大量对青霉素耐药的葡萄球菌;从 60—70 年代开始,以大肠杆菌、绿脓杆菌为代表的革兰阴性(G^-)杆菌逐渐取代以链球菌、金葡菌为代表的革兰阳性(G^+)球菌,成为创伤感染的主要病原体。据国外统计,1945—1956 年,创伤感染的致病菌有 2/3 为 G^+ 球菌,到 1957—1974 年,G^- 杆菌引起的创面感染率增加 14 倍。70—80 年代创伤感染中无芽孢厌氧菌明显增多,一些新的机会致病菌和过去认为的"非致病菌"不断出现,如各种霉菌、黏质沙雷菌、克雷伯菌、产气杆菌、阴沟杆菌和不动杆菌等。并已注意到有厌氧菌参与的混合感染和真菌(如白色念珠菌、曲霉菌、毛霉菌等)感染日渐增多。1995 年以来,以金葡菌为代表的 G^+ 球菌卷土重来,由其感染的比例超过了临床感染病例的 50%,逐步取代 G^- 杆菌,成为创伤感染的主要病原体。如耐甲氧西林金黄色葡萄球菌(MRSA)感染,已构成临床威胁,令人瞩目。表皮葡萄球菌感染的发生率不断增加。此外,创伤后主要由巨细胞病毒和单纯疱疹病毒引起的病毒感染也时有发生。

表 32-2 创伤感染的主要病原菌

微生物	G^+ 球菌	G^+ 杆菌	G^- 球菌	G^- 杆菌
需氧菌	金黄色葡萄球菌 表皮葡萄球菌 链球菌属 肠球菌属	棒杆菌属	淋病奈瑟球菌 脑膜炎奈瑟球菌	埃希菌属 变形菌属 铜绿假单胞菌 其他假单胞菌 克雷白菌属 孢囊杆菌属 莫拉菌属
厌氧菌	消化球菌属 消化链球菌属 链球菌属	梭菌属 丙酸杆菌属 棒杆菌属 乳杆菌属 真杆菌属 放线菌属	韦荣球菌属	拟杆菌属 梭杆菌属

创伤感染病原体的演变过程至少与下列因素有关:

(1) 抗菌药物的广泛应用,是导致病原体演变的重要原因。随着新的抗生素的不断研制和应用,虽可有效杀灭对抗生素敏感的细菌,但同时引起了耐药菌株的繁殖。另外,抗生素的滥用,可引起人体的正常生理菌群失调,易导致内源性感染的发生。

(2)微生物检验技术的进步,使一些临床医生不太熟悉的新的病原体得以发现。如黏质沙雷菌,在20世纪60年代曾被公认为无害的细菌,但后来证实,它不但可以致病,而且可以致死。随着厌氧菌培养技术的改进和应用,已发现厌氧菌在创伤感染中的比例日渐增大。这同时也说明,以往创伤厌氧菌感染可能仅仅因为培养和检测手段的限制而常被漏诊。

(3)外科处理手段的改进,也导致病原体的演变。如第一次世界大战早期,梭状芽孢杆菌的感染相当普遍,但随着清创技术的改进,这类感染已明显减少。

(4)医疗新设备、新技术的应用,如呼吸装置、弹性敷料、各种动静脉导管、传感器、人工材料的移植等,常可致医源性感染,如霉菌感染等。

由此可见,创伤感染的主要病原体将处在不断地变化之中。在不同的地区,其演变过程可能不尽一致,对此我们应有清醒的认识。

(二)感染病原体的来源及入侵途径

创伤时由致伤器械、投射物等带入,以及随之经衣物、泥土和其他污物带入,是致病菌的主要入侵途径,此类感染称为外源性感染。另一来源是人体本身的常驻菌,主要分布在皮肤的汗腺、毛囊、口咽部、呼吸道、胃肠道和泌尿生殖道。在生理条件下,这些正常菌群并不致病,而是与人体构成一种共生互利的生态平衡。当皮肤和这些腔道受伤而破损时,细菌可随之入侵;如结构上未破损,但其防御屏障功能降低时,细菌也可穿过皮肤、黏膜进入深部组织造成感染,此类感染称为自家感染或内源性感染。细菌或其他微生物由外源或内源入侵后,多侵入淋巴管和血管,或沿自然孔道造成特定部位乃至全身性感染。轻微损伤、不太严重的单纯外伤或烧伤,多只发生外源性感染,而在严重创伤、烧伤等情况下,既可发生外源性感染,又可发生内源性感染,特别是肠源性感染。

(三)菌量计数的临床意义

创伤感染研究中的一大进展是认识到伤口或创面细菌生长水平比细菌的存在更为重要。一般而言,污染伤口或创面的细菌数量越多,形成感染的机会就越大。目前公认的细菌感染临界数量为每克组织或每毫升液体中有 $10^5 \sim 10^6$ 个细菌。这一"临界值"适合于任何细菌。一些非致病菌如沙霉杆菌、表皮葡萄球菌、枯草杆菌,在组织或体液内的数量超过上述临界线,也可招致感染。值得一提的是,这一"临界值"并不是绝对的。一方面,当微生物毒力特别强,如 A 组 β-溶血性链球菌,在少于 10^5 个/g 组织的情况下,也可引起感染;另一方面,当伤员全身抵抗力下降,局部又有利于细菌滋生而不利于杀灭细菌的条件时,即使少于这个"临界值"的细菌,如菌量为 10^2 个/g 组织也会造成感染。相反,在某些特殊的情况下,这一"临界值"也可能增高。如有作者报告,高原地区细菌感染的临界数为 10^8 个/g 组织。

创伤组织细菌的定量检查,不仅可作为判定创伤污染与感染、指导合理应用抗生素的依据之一,而且是指导清创缝合和预测创伤治疗成败的一个客观指标。凡菌量在 10^5 个/g 组织以下,清创后即缝合,不致伤口感染,且愈合率很高。但如果菌量超过 10^5 个/g 组织,即使经过彻底清创,早期缝合后的伤口感染率仍很高,有时可超过半数。

三、化脓性感染

常见的化脓性细菌包括金黄色葡萄球菌、表皮葡萄球菌、化脓性链球菌、肠球菌、绿脓杆菌、大肠杆菌等。化脓性感染因发生的部位、范围不同,可分为伤口局部化脓性感染、内脏及体腔化脓性感染、全身化脓性感染。

(一)临床表现

(1)局部症状。伤口疼痛,周围组织肿胀,伤口附近皮肤发红发热,局部压痛,创面覆盖有不同数量和颜色的脓性渗出物或坏死组织,受罹器官功能失调。

（2）全身反应。在局部感染形成的同时，全身也有轻重不同的反应，如果没有细菌侵入血液，则全身症状仅为细菌毒素所造成的毒血症引起。如果细菌侵入血液，并在血液内生长繁殖、产生毒素，即可发展成为全身性感染，形成脓毒症。有的发生多器官功能障碍和脓毒性休克。

（二）诊断

（1）根据临床症状和体征即可诊断，急性感染（创面化脓、创面周围蜂窝织炎等）的诊断依据为临床表现，一般不会有何困难。如果创面或伤口没有明显的脓性渗出物形成，可做细菌培养计数，细菌感染的临界数量为每克组织或每毫升液体中有 $10^5 \sim 10^6$ 个细菌。如果从血液中培养出活菌，可诊断为菌血症（bacteremia）。

（2）在病情较重时（如合并厌氧菌感染，内脏器官和骨发生化脓性病变）以及在感染蔓延至全身时，除了常规的涂片镜检、创面分泌物、血液培养外，还得依靠一些现代设备予以确诊，如超声波、CT、磁共振等，或依靠化验方法诊断，如气相色谱法等。

（三）治疗方案及原则

（1）最重要的无疑是及时手术根治，一定要广泛检查患处，切除一切无生机的组织，切开脓包和肿胀处并充分引流；引流可采用吸引冲洗法，流水冲洗法或创面纱布疏松填塞法加上使用水溶性基质的高渗性软膏等。在感染被控制后，进行二期缝合，或用植皮、邻近皮瓣转移等方法，尽早闭合创面。

（2）感染伤口分泌物较多时，可用湿敷，常见的湿敷溶液有：漂白粉-硼酸溶液、过氧化氢溶液、高渗或等渗盐水、抗生素溶液等。肉芽组织水肿时用高渗盐水湿敷。患肢制动抬高。也可使用水溶性基质的高渗软膏、碳纤维和其他吸收剂，含氨敷料、固定在不同基质上的蛋白溶解酶等。

（3）应用广谱抗感染药物，然后根据分泌物的细菌培养和药物敏感试验结果，选用有效抗感染药物。

（4）启动积极的体外解毒方法，以降低血液、淋巴液和间质液内毒性成分的循环浓度。最常用的体外解毒方法有肠道吸收法、血液吸收法和淋巴液吸收法、血液透析法、血浆置换法、紫外线照射法以及血和血浆间接电化学氧化法。

（5）全身支持疗法以增进伤员的抵抗力，纠正水、电解质和酸碱失衡，纠正代谢紊乱，补充营养等，条件许可时酌情实施免疫调节治疗。

四、破伤风

破伤风自古以来就被认为与历次战争相伴随。每万次创伤中有 6～7 次发生破伤风这一并发症。据世界卫生组织（WHO）统计，每年因破伤风致死的超过 16 万人，年轻人中病死率为 25%～50%，而老年人中病死率高达 70%～80%。由于城市化社会的发展，加之自然灾害和人为事故发生大批伤亡，平时外伤人数不断攀升，因此，破伤风已不单纯是一个战争问题。

破伤风是创伤感染的一种特殊类型，是由破伤风杆菌（tetanus bacillus）侵入人体开放伤口内增殖并分泌毒素，导致一系列临床症状和体征。它的局部症状少，而中枢神经系统严重受罹，表现为不断加重的强直性痉挛、缺氧、心肺功能紊乱。

（一）病因与发病机制

破伤风杆菌是一种 G^+ 厌氧性梭状芽孢杆菌，是一种严格的厌氧菌，革兰染色阳性，长 3～5 μm，有繁殖体和芽孢两种形态。繁殖体周身有鞭毛，能运动，不形成荚膜，易被杀灭；芽孢为正圆形，位于菌体的一端，故带芽孢的破伤风杆菌外观呈鼓槌形。芽孢是细菌在不利环境中的生存形式，对外界抵抗力极强。破伤风杆菌芽孢极其顽固，在煮沸和 150℃ 干热中可存活 1 小时，一般条件下它可存活数十年。

破伤风杆菌在自然界分布广泛。牛、马、羊等食草动物及 2%～30% 的成人肠道中均有此菌生存。粪便污染的土壤表层、灰尘中也可含有破伤风杆菌。故粪便和泥土是该菌的重要传染源。创伤伤口的污染率很高，可达 20%～80%，但破伤风的发病率只占污染者的 1%～2%。这是因为破伤风杆菌进入创伤组织后需在一定的缺氧环境条件下才能生长繁殖，即芽孢转化为繁殖体，并产生外毒素才能致病。发生破伤风的外伤通常多为深刺伤、枪弹伤、动物咬伤、开放性骨折、挤压伤、大面积烧伤、创面污染严重或有混合感染者，其共同特征是：创面深、坏死组织多、污染重。少数伤员的创伤很轻微，并未引起伤员注意，需要仔细询问及检查。土法接生所致脐带感染可引起新生儿破伤风，不洁分娩或人工流产也可使产妇发生破伤风感染。个别伤员可发病于手术摘除体内存留多年的金属异物（子弹、弹片）之后。此外，偶有被虫咬伤、拔牙、不洁注射或手术后发病者，皮肤溃疡、疖、中耳炎、甲沟炎以及压疮引起破伤风的病例也曾有过报道。10%～20%的伤员没有明显的伤口或外伤史，称为隐源性破伤风（cryptogenic tetanus）。

破伤风的症状和体征是由于破伤风杆菌所产生的强烈外毒素引起。外毒素有痉挛毒素和溶血毒素两种。前者可损及神经系统，而后者可破坏红细胞。主要是痉挛毒素起作用，它对中枢神经系统有特殊的亲和能力，是引起肌肉紧张、痉挛的直接原因。致病机制主要是毒素与灰质突触小体膜的神经节苷脂结合，阻止突触释放抑制性介质，以致 α 和 γ 运动神经系统失去控制，导致特征性的全身横纹肌的痉挛和强直，运动不协调。此外，痉挛毒素还在外周阻断神经肌肉结合点，并能直接作用于肌肉产生肌肉收缩。

（二）临床表现和诊断

破伤风可分为全身性和局部性两种。后者较少见，在伤肢侧伴有长期强直，它不危及生命，因为随着创口的治疗强直会自行消退，但是要记住有一些种类的局部性破伤风，如 Rose 面部破伤风和 Brunner 头部破伤风由于发生喉痉挛可导致死亡。全身性破伤风的临床分期如下。

1. 潜伏期　长短不一，大多数为 5～14 天，个别伤员也有短于 1 天或长达几个月乃至数年，或仅在摘除遗留多年的异物时才发病。潜伏期越短，病程越急重，预后越差。如伤后 2～3 天即出现症状，死亡率极高。新生儿破伤风潜伏期一般为 5～7 天，俗称"四六风"或"七日风"。

2. 前驱期　大多在 12～24 小时，其症状有全身乏力、头晕、头痛、烦躁不安、咀嚼无力、局部肌肉紧张、扯痛、下颌僵硬、张口不便、吞咽困难、咀嚼肌和颈项肌紧张或酸痛等。

3. 发作期　一般在最初症状后 24～72 小时发作，受累肌肉呈阵发性痉挛。咀嚼肌最先受累，出现牙关紧闭；随后累及面部表情肌、颈、背、腹、四肢肌肉；最后是膈间肌和肋肌；由于面部肌肉群的持续性收缩，可形成特征性的"苦笑面容"，伤员蹙眉、口角下缩；颈部强直、头后仰，背、腹肌同时收缩，因项背肌肉较腹侧的强大，躯干因而扭曲成弓，结合颈、四肢的痉挛状态，形成"角弓反张"或"侧弓反张"；出现"典型的破伤风三联症"，即牙关紧闭、吞咽困难和项部肌肉强直。肌痉挛往往导致肌断裂。膈肌受影响时，可使呼吸失调，咳嗽加剧，可能误吸呕吐物，膈肌痉挛严重时可致呼吸停止。痉挛也可导致心血管系统功能紊乱，表现为脉搏、血压和心律均不稳定。任何轻微的刺激如光、声、震动、饮水、注射等均可诱发强烈的痉挛发作。每次发作时间长短不一，短的仅几秒钟，长的可达数分钟。在两次发作期间肌肉紧张始终存在。但无论是发作还是缓解期，伤员意识始终清楚。

4. 恢复期　病程一般为 3～4 周，严重者在 6 周以上。自第二周后，随病程的延长，症状逐渐减轻。在破伤风治愈后的一个较长时间内，某些肌群仍可有紧张和反射亢进现象。

5. 并发症　肺不张、肺炎是常见并发症，50%～70% 伤的死亡原因是肺炎。也可能在一次痉挛发作中出现致死性呼吸停止——窒息性危象。导致痉挛性窒息的直接原因是喉痉挛和膈肌痉挛性收缩。突然而强烈的肌肉痉挛可引起肌肉撕裂、出血、骨折脱位和舌咬伤等。

破伤风症状较典型，诊断一般并无困难。若有外伤史并出现伤后肌肉紧张、牙关紧闭、颈项强直、阵发性全身肌肉痉挛发作等，应考虑此病的可能。早期仅有一些前驱症状时诊断较困难，应密切注意病情变化。

临床上有些疾病表现常可与破伤风相似，应注意加以鉴别。颞颌关节炎、扁桃体或咽后壁脓肿、牙齿及齿龈的病变均可因局部的肿痛引起张口困难；脊椎及肌肉的病变可引起局部肌肉强直；脑炎时常有颈项强直及全身抽搐，但伤员意识不清，脑脊液检查异常有别于破伤风；士的宁中毒症状与破伤风相似，称为假性破伤风，但是痉挛间歇期肌肉松弛，有服药史、停药 24～48 小时后症状消失等特点可助于鉴别诊断；有时癔症临床表现与轻度破伤风十分相似，细致的动态观察可发现其与破伤风表现规律的不符之处。

此外,小儿低钙性手足抽搐、狂犬病等均有其特征,临床上鉴别不难。

（三）预防

1. **伤口处理** 创伤、污染严重的伤口必须彻底清创,可用3%过氧化氢溶液及甲硝唑溶液反复冲洗,清除一切坏死和无活力的组织,摘除异物,敞开伤口。小而深的伤口,应给予充分扩创、引流。

2. **主动免疫** 是预防破伤风的有效方法。破伤风疫苗是用破伤风杆菌经多代特殊培养后产生的类毒素,其注入人体后产生抗体,可产生较稳定的免疫力。具体方法:前后共注射3次,每次0.5ml。第一次皮下注射间隔4~8周,再注射第二次即可获得"基础免疫力"。在0.5~1年后进行第三次注射就可获得较稳定的免疫力。这种免疫力可保持10年以上,若随后5年追加注射一次(0.5ml)便能保持足够的免疫力。对于已获得"基础免疫力"者,伤后应注射0.5ml破伤风类毒素的加强量,以延长主动免疫时效。

3. **被动免疫** 对伤前未接受主动免疫者,伤后应尽早采取联合免疫措施。除应用破伤风类毒素外,还应尽早皮下注射破伤风抗毒素(TAT)1 500~3 000U。注射后,血液中抗体滴度可迅速增高,但仅能维持10天左右。由于破伤风潜伏期长,因此对深部创伤、污染严重者可在1周后重复注射一次。破伤风抗毒素是马血清制剂,易发生过敏反应,注射前必须常规做皮内敏感试验。若阳性,应用脱敏法进行注射。

（四）治疗

破伤风的治疗原则有控制痉挛;保持呼吸道通畅,防止窒息;尽快中和游离毒素;预防并发症等。

1. **控制并解除肌肉痉挛** 是治疗的中心环节。伤员应隔离在安静的避光室内,减少声、光的刺激。根据病情可使用下列镇静、解痉药物,以减少和控制痉挛的发生。

（1）安定。适用于症状较轻者。它的优点是作用迅速,不干扰呼吸和循环,又无明显的毒副作用,应用剂量幅度大、安全,是当前公认的首选镇静解痉药。通常10mg肌注或静滴,每日4~6次。

（2）氯丙嗪。也具有较好的镇静催眠作用,成人常用剂量为50mg肌注或静滴,每6~8小时1次。

（3）水合氯醛。可使用水合氯醛10ml或30ml保留灌肠。适用于症状较轻或严重伤员镇静解痉剂的联合应用。

（4）冬眠疗法。适用于严重痉挛伤员特别是伴有高热者,常用冬眠1号半量(氯丙嗪25mg、异丙嗪25mg、哌替啶50mg)肌注,每6~8小时1次,可有效地减轻肌肉强直,减少肌肉痉挛。

（5）硫喷妥钠。适用于严重痉挛和抽搐伤员。静脉注射硫喷妥钠0.1g,可迅速解除痉挛,缺点是使伤员意识不清,并有呼吸抑制作用。

（6）肌肉松弛药。对全身骨骼肌具有良好的松弛作用,同时也使呼吸肌麻痹,故只能在有呼吸机控制呼吸条件下使用。仅用于症状极重,频繁发生呼吸肌痉挛的伤员。常用药物有左旋筒箭毒碱、氯化琥珀酰胆碱、氨酰胆碱、戈拉碘铵、粉肌松等。

2. **保持呼吸道通畅,防止窒息** 严重破伤风伤员应尽早给予气管切开术,气管切开一方面可以预防喉痉挛引起的窒息,另一方面也为呼吸肌痉挛时应用肌松药及呼吸机做准备,不至于发生窒息时措手不及。常用药物是硫喷妥钠0.5g溶于20ml葡萄糖溶液内,静脉注射2~4ml,可以立即解除呼吸肌痉挛,辅以短时间人工呼吸,伤员即可恢复自主呼吸。如呼吸肌痉挛频繁发生,可事先把所需的硫喷妥钠溶好备用,但存放时间不能超过24小时。有条件单位可使用肌松药及呼吸机控制呼吸。同时并注意吸出分泌物,清洁导管,吸入雾化气体和定期滴入抗生素溶液。

3. **中和游离毒素TAT** 在原则上应是小剂量,一般总量5万~10万IU即可达到治疗目的。在清创和注射大剂量青霉素后,分别按重型、中型和轻型伤员注射10万IU、7万IU和5万IU,TAT肌注后6小时血中浓度才逐渐上升,故以静脉给药较好。但静脉用药不能有效地透过血脑屏障,常配合蛛网膜下腔注射(鞘内注射)。鞘内注射的优点是控制抽搐快、疗程短、用药少,一般用TAT 5 000~10 000IU。为避免TAT制剂中含有少量的甲苯和苯酚可能对神经的损害和产生炎症反应,注射时可用脑脊液稀释并加用肾上腺皮质激素。有条件者可用人体破伤风免疫球蛋白(TIG),国外已普及,国内因药源关系应用不多。其疗效远远超过TAT,且无过敏反应的危险。不宜静脉注射,因可引起血压升高。采用深部肌肉注射 3 000～6 000IU,即可保持有效抗体效价达 8～12 周,因此仅需一次用药。

4. 预防并发症

(1)肺部感染。破伤风伤员因呼吸肌痉挛、排痰困难、镇静剂的应用以及长期卧床,常并发肺部感染,甚至导致呼吸功能衰竭。控制肺感染的要点为有效地应用抗生素,加强气管切开后护理,经气管切开给氧、吸痰、雾化吸入或滴药。

(2)心脏损害。长期交感神经功能亢进和溶血毒素所致的心肌损害可导致伤员心脏功能衰竭,故对有心动过速、血压高的伤员可给予普萘洛尔口服或静滴。偶尔可见恢复期伤员下床活动后突然发生心衰甚至猝死,因此,即使是恢复期也不应忽视对伤员心功能的监护。

(3)营养不良及水电解质平衡紊乱。伤员由于频繁的肌肉抽搐,大量出汗及感染等原因,消耗极大,在较长的时间内又不能正常进食,所以营养维持问题对破伤风伤员是至关重要的。应该给予高热量、高蛋白、高维生素饮食。病情轻者可经口或经导管鼻饲,对抽搐频繁者,可给予全胃肠外营养支持。

五、气性坏疽

在创伤感染中,气性坏疽占有特殊地位,因为它的特点是感染经过特别严重,病死率极高,康复者中伤残率也高。在二战时期,气性坏疽约占全部伤员的 1.5%,而病死率高达 60%,康复者中因患肢截肢而致伤残者占 50%。气性坏疽又称梭状芽孢杆菌性肌炎或肌坏死,是由梭状芽孢杆菌引起的急性特异性软组织感染,多见于创伤后伤部肌肉组织严重开放性挫伤。

(一)病因与发病机制

气性坏疽的病原菌是一组 G+ 梭状芽孢杆菌,主要为产气荚膜梭状芽孢杆菌、败血梭状芽孢杆菌、恶性水肿梭状芽孢杆菌、产芽孢梭状芽孢杆菌和溶组织梭状芽孢杆菌等,但以产气荚膜梭状芽孢杆菌最常见和最重要,其生物特性是易在缺氧、失活的组织中生长繁殖。这类细菌在人体的胃肠道、输胆管和阴道内常年生长繁殖。其突出特点是有形成芽孢的能力,而芽孢对环境条件十分耐受,因而广泛存在于泥土和人、畜粪便中,极易污染创伤伤口,在适宜的条件下,可在局部生长繁殖并产生多种外毒素和酶损害人体。各种梭状芽孢杆菌均能分泌外毒素,它们可引起溶血、血管血栓形成、肾损害和肌肉损害。梭状芽孢杆菌毒素的主要特点是破坏结缔组织和肌肉,并使之发生坏死。其生化结构十分复杂,由多种成分组成,每一组分均有一定的致病作用(表 32-3)。

表 32-3 梭状芽孢杆菌毒素各组分的致病作用

组分	致病作用
α 毒素(卵磷脂酶 C)	有明显的致坏死和溶血作用
β 毒素(溶血素)	有明显的致坏死和心脏毒性作用
κ 毒素(胶原酶)	使蛋白质结构溶解
n 毒素(透明质酸酶)	具穿透、扩散因子作用
μ 毒素	破坏细胞 DNA
纤溶酶	使纤维蛋白溶解
神经氨酸酶	破坏红细胞上的免疫受体
血凝集系	有明显的抑制吞噬作用

(二)临床表现与诊断

创伤并发气性坏疽的时间一般在伤后 1～4 天,但也有短至 6 小时以内者。

1. 局部表现　伤口局部剧痛是最早出现的症状。早期感伤肢沉重,以后由于气体和液体迅速侵润组织至压力增高而出现胀裂样剧痛,用止痛药无效。伤口周围水肿,皮肤苍白、紧张和发亮,皮肤表面可出现大理石样斑纹。伤口中有大量恶臭味的浆液性或血性渗出物,并出现气泡。触诊肢体有捻发音(又称握雪感)。伤口肌肉大量坏死,呈砖红色,无弹性,切割时不收缩、不出血,最后呈黑色腐肉。

2. 全身表现　主要是由毒素引起的严重毒血症。在局部症状出现不久,伤员就出现口唇皮肤苍白,脉快,表情淡漠,神志恍惚,烦躁不安,呼吸急促,脉快无力,节律不整,体温与脉搏不成正比,体温不高但脉搏很快。以后,由于毒血症加重,体温可高达 40℃以上,进而昏迷,严重贫血并发生多脏器衰竭。

3. 实验室检查　伤口渗出液涂片可见大量 G^+ 短粗杆菌,白细胞很少。血常规检查伤员明显贫血,红细胞计数降至 $(1.0 \sim 2.0) \times 10^{12}/L$;血红蛋白下降 30% ~ 40%;白细胞计数升高,但一般不超过 $(12 \sim 15) \times 10^9/L$。尿液检查出现血红蛋白尿。厌氧培养可明确诊断,但需时较长(2 ~ 3 天),无助于早期诊断。

4. 诊断　早期诊断很重要。由于病变进展非常迅速,耽误诊断 24 小时就足以致命。早期诊断的 3 项主要依据是:伤口周围有捻发音、伤口渗出液涂片可见 G^+ 短粗杆菌、X 平片检查发现肌群内有积气阴影。也可采用间接免疫荧光法进行早期诊断。在诊断时应注意:临床上组织间积气并不限于梭状芽孢杆菌的感染,应予区别。厌氧性链球菌和脆弱类杆菌在感染组织内也可产生气体,体检也可出现皮下气肿和捻发音,甚至筋膜坏死,但病情发展较慢,疼痛和全身中毒症状较轻,预后也较好,伤口渗出液涂片检查可发现链球菌和 G^- 杆菌。

（三）治疗

1. 手术治疗　诊断一经确立,立即做急诊手术。即使伤员处于濒死状态,也应在抢救休克的同时立即进行手术,彻底地清创引流、最大限度地切除坏死组织和切开筋膜减压是治疗的关键。术前静脉给予大量抗生素(青霉素＋甲硝唑),输血,输液,纠正酸碱平衡。术前准备时间尽量缩短,一般不超过 30 ~ 45 分钟。手术采用全身麻醉(如氯胺酮静脉给予),伤肢严禁用止血带。手术方法是在病变区域做广泛、多处的纵形切开,迅速切除所有坏死不出血的组织,直至颜色正常、出血良好的正常组织。因感染的范围常超出肉眼病变的范围,所以应整块切除肌肉,包括其起止点;如果感染限于某一筋膜间隙,可将受累的肌肉和肌群从起点到止点全部切除;如整个肢体的肌肉均已受累,即应在健康部位进行高位截肢,残端开放,不予缝合。术中用大量 3%过氧化氢溶液或 1 : 4 000 的高锰酸钾溶液反复冲洗创腔,以改善无氧状态。术后伤口保持开放状态,并用过氧化氢和高锰酸钾溶液浸泡的纱布松松覆盖,每日更换数次,直至伤口感染控制为止。

2. 抗生素治疗　术后继续应用大剂量青霉素和甲硝唑治疗。抗生素对这类感染有特殊的治疗作用,因这类感染属于急性扩散型的感染。厌氧菌的培养特别是药物敏感试验,需要专门的设备与技术,很难普遍做到,而且时间不允许。根据多数实验室的材料,在现有抗生素中可选青霉素、甲硝唑或其他广谱抗生素。青霉素剂量要大,每天应在 1 000 万 U 以上。氨基糖苷类抗生素(如卡那霉素、庆大霉素等)对此类细菌已证实无效。

3. 高压氧疗法　应在术后最早期启用。目的是提高组织间的含氧量,造成不适合细菌生长繁殖的环境。可作为手术的辅助疗法。第三军医大学高压舱曾对经细菌学证实的 11 例气性坏疽(年龄 21 ~ 50 岁)进行高压氧治疗(同时局部彻底清创、全身使用大剂量青霉素)。方法是:3 个大气压纯氧下每次吸氧 20 分钟,间隔 8 小时;第一个 24 小时治疗 3 次,以后每 12 小时治疗一次,共 3 天。结果显示,显效者 6 例,明显进步者 4 例,1 例无效(此例 50 岁,晚期入院、昏迷)。所以,有条件者应争取进行高压氧治疗。

4. 其他疗法　应用较多的是用过氧化氢持续滴注伤口,以增加组织间的含氧量。其法是在伤口深处留置导管,用线固定于伤口边缘,并接于盛有 1%过氧化氢等渗盐水的输液瓶,以每分钟 8 ~ 10 滴的速度持续滴入,伤口用过氧化氢纱布湿敷,以此保持局部的有氧环境,并有利于引流。一般为 3 ~ 5 天至伤口感染控制为止。此外,全身支持疗法包括多次少量输血;维持水、电解质和酸碱平衡;给予三高(高热量、高蛋白、高维生素)饮食;保护心、肺、肝、肾功能,每日尿量需大于 1 500ml,以有利于毒素排出。气性坏疽抗毒血清防治效果不佳,且有过敏反应,现已不用。

5. 厌氧菌性蜂窝组织炎　及时切开、减张、充分引流,切去肯定的坏死组织,加上抗生素治疗,预后较好。气体弥散范围可以相当广泛,但不必根据气体弥散范围过分切开,更不能贸然进行截肢。

6. 污物处理　伤员接触过的污物、敷料应单独收集或消毒或废弃(火焚)。有芽孢细菌的煮沸消毒,需 1 小时以上。

(四)预防

对容易发生此类感染的创伤应加注意,如开放性骨折合并大腿、臀部广泛肌肉损伤或挤压伤者;有重要血管损伤或继发血管栓塞者;用止血带时间过长、石膏太紧或早期清创不彻底进行缝合的病史者。预防的关键是尽早彻底清创;包括清除失活、缺血的组织;尽可能彻底去除异物特别是非金属性异物,对深而不规则的伤口应充分敞开引流,避免无效腔的存在;筋膜下张力增加者,应早期进行筋膜切开减张等,对伴有软组织广泛损伤的开放性骨折,清创后不宜早期缝合。此外,由于挫伤、压榨伤的软组织,在早期较难判定其活力,在这段时间内,要密切观察。对腹腔穿透性损伤,特别是结肠、直肠、会阴部创伤,应警惕此类感染的发生,因为这类细菌是人类肠道中的常驻菌。对上述伤员早期使用大剂量的青霉素或甲硝唑等有其指征。据报道,第一次世界大战时,气性坏疽的发生率为 1.5%;第二次世界大战降至 0.7%;朝鲜战争进一步降至 0.08%;越南战争又有所下降,其主要经验就是早期充分清创与血循环的重建,说明本症重在预防,而且是可以预防的。

六、侵袭性链球菌感染

创伤伤口如处理不当或治疗延迟,可致侵袭性链球菌感染。最初表现为伤口周围局部蜂窝组织炎的表现,之后可迅速发展为全身性中毒症状。本病的特点是:任何部位的皮肤均可感染,且病变不易局限,扩散迅速,病变组织与正常组织无明显界线,全身中毒症状明显。但局部组织一般不发生明显的坏死和溶解,故痊愈后多不留痕迹。

(一)病因

根据链球菌在血液培养基上生长繁殖后是否溶血及其溶血性质,可将链球菌分为以下 3 类。

1. α-溶血性链球菌　菌落周围有 1～2mm 宽的草绿色溶血环,也称甲型溶血,这类链球菌多为条件致病菌。

2. β-溶血性链球菌　菌落周围形成一个宽 2～4mm、界限分明、完全透明的无色溶血环,也称乙型溶血,因而这类菌亦称为溶血性链球菌,该菌的致病力强,常引起人类和动物的多种疾病。

3. γ-链球菌　不产生溶血素,菌落周围无溶血环,也称为丙型或不溶血性链球菌,该菌无致病性,常存在于乳类和粪便中,偶尔也引起感染。

创伤伤口的侵袭性链球菌感染通常由 β-溶血性链球菌所致,其在自然界中分布较广,存在于水、空气、尘埃、粪便及健康人和动物的口腔、鼻腔、咽喉中,可通过直接接触、空气飞沫传播或通过皮肤、黏膜伤口感染。为需氧或兼性厌氧菌,呈球形或椭圆形,直径 0.6～1.0μm,呈链状排列,长短不一,从 4～8 个至 20～30 个菌细胞组成不等。不形成芽孢,无鞭毛,易被普通的碱性染料着色,革兰阳性,老龄培养或被中性粒细胞吞噬后,转为革兰阴性。该菌抵抗力一般不强,60℃ 30 分钟即被杀死,对常用消毒剂敏感,但在干燥尘埃中可生存数月。对青霉素、红霉素、氯霉素、四环素、磺胺均敏感。

(二)致病机制

β-溶血性链球菌的致病性与其产生的毒素及其侵袭性酶有关,主要有以下几种。

1. 链球菌溶血素　溶血素有 O 和 S 两种,O 为含有－SH 的蛋白质,具有抗原性,S 为小分子多肽,分子量较小,故无抗原性。

2. 致热外毒素　曾称红疹毒素或猩红热毒素,是人类猩红热的主要毒性物质,会引起局部或全身红疹、发热、疼痛、恶心、呕吐、周身不适。

3. 透明质酸酶　又称扩散因子,能分解细胞间质的透明质酸,故能增加细菌的侵袭力,使病菌易在组织中扩散。

4. 链激酶　又称链球菌纤维蛋白溶酶,能使血液中纤维蛋白酶原变成纤维蛋白酶,具有增强细菌在组织中的扩散作用。该酶耐热,100℃ 50 分钟仍可保持活性。

5. 链道酶　又称链球菌 DNA 酶,能使脓液稀薄,促进病菌扩散。

6. 杀白细胞素　能使白细胞失去动力,变成球形,最后膨胀破裂。

由于该病菌产生毒素及其侵袭性酶,加之受侵组织的质地较疏松,故其急性化脓性炎症病变扩展较快。病变侧的淋巴结常受感染,且常有明显的毒血症或菌血症。组织病理学检查可见真皮及皮下组织广泛的急性化脓性炎症改变,浸润细胞主要是淋巴细胞和中性粒细胞。皮肤附属器被破坏,血管和淋巴管扩张或栓塞,后期可见肉芽肿形成。常伴有淋巴结炎、淋巴管炎、坏疽、转移性脓肿,甚至发生脓毒症。

(三)临床表现

1. 局部症状　蜂窝织炎可发生于皮下任何部位,但以四肢及面部多见。

(1)一般性皮下蜂窝织炎。皮肤损伤的伤员发生本病时常有恶寒发热和全身不适。患处肿胀疼痛,表皮发红,指压后可稍褪色,红肿边缘界限不清楚,中央部颜色较深,周围颜色较浅。感染部位较浅、组织较松弛者,肿胀明显且呈弥漫性,疼痛较轻;感染位置较深或组织较致密时,则肿胀不明显,但疼痛剧烈。病变部位侧的淋巴结常有肿痛,例如前臂有蜂窝织炎时腋窝淋巴结肿痛,面部有蜂窝织炎时颈部淋巴结肿痛。病变加重扩大时,皮肤可起水疱,一部分变成褐色,或破溃出脓。

(2)颌下急性蜂窝织炎。在颌面部各种组织之间,如皮下组织、肌、唾液腺、颌骨,充填有数量不等的疏松结缔组织或脂肪,其中有血管、神经、淋巴组织、唾液腺导管走行。这种结构从生理上具有缓冲运动产生的张力和压力作用,从解剖上即是潜在的间隙,而且相邻的间隙之间相互通连。当感染侵入这些潜在间隙内,可引起疏松结缔组织溶解液化,炎性产物充满其中时才出现明显间隙。感染可起源于口腔或面部的污染伤口。局部表现红肿热痛,常向下方蔓延,全身反应较重;感染累及颈阔肌内结缔组织后,可发生喉头水肿和压迫气管,引起呼吸困难,甚至窒息。有时炎症还可以蔓延到纵隔,引起纵隔炎及纵隔脓肿。

2. 全身症状　急性病人可出现高烧、寒战、头痛、乏力和全身不适等。有的病人可伴有淋巴结炎、淋巴管炎、坏疽、转移性脓肿或严重的脓毒症。

3. 体征　病变局部红肿,有明显的压痛。病灶较深者局部红肿多不明显,常常只有局部水肿和深部压痛。

4. 并发症　主要包括感染性休克和脓毒症。

(四)诊断

1. 临床表现和体征　根据典型的局部和全身临床表现和体征可做出诊断。

2. 实验室检查

(1)外周血象。

1)白细胞计数。一般感染时,白细胞计数>10×10⁹/L。若白细胞计数>(20~30)×10⁹/L,或白细胞计数<4×10⁹/L,或未成熟白细胞>0.1%,或出现毒性颗粒时,应警惕并发感染性休克和脓毒症。

2)白细胞分类计数。白细胞计数升高时常伴有中性粒细胞比例升高。

(2)细菌学检查。

1)细菌培养。对多发、反复感染者,可由脓肿直接抽取脓液进行细菌培养。

2)药物敏感性试验。在脓液细菌培养的同时,行药物敏感性试验,结果可为临床药物治疗提供科学依据。

3. 影像学检查　影像学检查有助于早期病种判断,了解局部组织破坏程度。

(1)B 型超声。病灶局部组织结构紊乱,中心部呈不均匀中低回声影,周围组织水肿明显,边界不清。

(2)X 线片。口底、颌下、颈部蜂窝织炎蔓延引起纵隔脓肿时,可见纵隔增宽的高密度影像。

(3)CT 检查。周围组织水肿,中心部液化。纵隔脓肿时,可见纵隔增宽的高密度影像。

4. 鉴别诊断

(1) 丹毒。溶血性链球菌侵入皮肤及网状淋巴管引起的感染。局部表现为绛红色斑块,指压后褪色,皮肤轻度水肿,边缘稍隆起,界线清楚。感染蔓延迅速,但不化脓,很少有组织坏死,易反复发作。下肢反复发作者,可有皮下淋巴管阻塞。

(2) 坏死性筋膜炎。常为需氧菌和厌氧菌混合感染。发病急,全身症状重,而局部症状不明显。感染沿筋膜迅速蔓延,筋膜与皮下组织大量坏死。病人常有贫血、中毒性休克。皮肤可见溃疡、脓液稀薄,脓培养可有多种细菌生长。

(3) 肠球菌、兼性大肠杆菌、拟杆菌、兼性变形杆菌或产气荚膜梭菌。炎症主要在皮下结缔组织,未侵及肌肉层。初期表现类似一般性蜂窝织炎,特点是扩展快且可触知皮下捻发音,破溃后可有臭味,全身状态较快恶化。CT检查可见有不同程度的皮下积气及深部软组织气肿。

(4) 气性坏疽。常见于深及肌肉的严重创伤,伴有伤肢或躯体功能障碍。早期局部皮肤光亮、紧张、有捻发音,病变可累及肌肉深部。分泌物有某种腥味,涂片可检出革兰阳性粗大杆菌。肌肉污秽坏死,可有肌红蛋白尿出现,X线片可发现肌间有游离气体。

（五）治疗

1. 局部处理

(1) 切开引流。一般性蜂窝织炎的早期,都应及时切开引流,以缓解皮下炎症扩展和减少皮肤坏死。如手指部的蜂窝织炎,应早期切开减压,防止指骨坏死。对于口底及颌下的蜂窝织炎,经短期积极抗感染治疗无效时,应及早切开减压,以防喉头水肿压迫气管造成窒息。一旦炎症局限形成脓肿,也应及时切开引流。切开可做多个较小的切口,用药液湿纱条引流。

切开引流指征包括:局部肿胀、跳痛、压痛明显者;局部有凹陷性水肿,有波动感,或穿刺抽出脓者;腐败坏死性感染者;脓肿已穿破,但引流不畅者。切开引流术的目的是:使脓液、坏死感染物迅速排出,减少毒素吸收;减轻局部肿胀、疼痛及张力,缓解对呼吸道和咽腔的压迫,避免发生窒息;可防止感染向邻间隙蔓延,防止向颅内、纵隔和血液扩散,避免严重并发症;可防止发生边缘性骨髓炎。

(2) 局部湿敷。用50%硫酸镁或生理盐水,然后外用10%鱼石脂软膏包扎。

(3) 物理治疗。早期应用紫外线、红外线可促进脓肿局限与消炎;脓液排出后可选择透热法,如超短波、微波等,可促进局部血液循环、肉芽组织生长并加快创口愈合。

2. 全身疗法

(1) 早期给予足量高效抗生素。首选青霉素480万~800万U/d静脉滴注,过敏者可用红霉素1~1.5g/d静脉滴注。或选用环丙沙星0.2g/次,每日2次静脉滴注。口服氧氟沙星0.2g/次,每日2次。也可用先锋V号6g/d静脉滴注,或选用抗菌谱较广的头孢类抗生素。一般疗程10~14天,在皮损消退后应维持一段时间。

(2) 全身支持疗法。保证病人充分休息。感染严重者应适当加强营养,补充热量及蛋白质,适量输入新鲜血或血浆,补充维生素,如维生素C、复合维生素B。

(3) 对症处理。应用止痛、退烧药,如APC和索米痛片等。

(4) 抗休克治疗。对并发感染性休克的病人,应给予积极的补液扩容,改善微循环状态及相应的对症治疗,密切注意病人的尿量、血压、心率及末梢循环情况。对低血压者选用多巴胺静脉滴注效果好。补液时应限制葡萄糖液的浓度,以免因渗透性利尿作用而掩盖少尿症状,造成补液充足的假象。

（六）预后

若无严重并发症,经积极、规范治疗后,预后较好。机体免疫力低下者、糖尿病病人等有再发的可能。

七、坏死性筋膜炎

坏死性筋膜炎(necrotizing fasciitis)又称"食肉细菌"感染,是一种由细菌入侵皮下组织和筋膜引起的急性坏死性软组织感染。这种疾病在临床上较为少见,但发病急,进展较快,破坏力强,病死率较高,并会造成严重的残疾。临床表现为沿深浅筋膜播散的感染,在累及血管内形成血栓,引起相应皮下组织、皮肤和筋膜的坏死。可发生在全身各个部位,以四肢为多见,尤其是下肢;其次是会阴、颈部、面部、腹壁和背部、臀部等。严重时受感染部位的内部组织完全暴露在体外,坏死部分形成凹陷,就像被吃过一样,十分恐怖。

（一）病因

坏死性筋膜炎常为多种细菌的混合感染,包括革兰阳性的溶血性链球菌、金黄色葡萄球菌、革兰阴性菌和厌氧菌。随着厌氧菌培养技术的发展,证实厌氧菌是一种重要的致病菌,坏死性筋膜炎常是需氧菌和厌氧菌协同作用的结果。

创伤病人如合并有糖尿病、肾病、肥胖、外周血管疾病、营养不良等疾病或长期使用皮质类固醇等免疫抑制剂者,更易于发生坏死性筋膜炎。

（二）致病机制

坏死性筋膜炎是需氧性和厌氧性细菌协同作用的结果。在全身或局部组织出现免疫损害后,多种细菌侵入皮下组织和筋膜,需氧菌先消耗组织中的氧气,使氧还电势降低,体系还原性增强。同时细菌分泌的酶将组织中的过氧化氢分解,创造出适宜厌氧菌生存繁殖的少氧环境。细菌感染沿着筋膜组织迅速广泛地潜行蔓延,引起感染组织广泛性地炎症充血、水肿,继而皮肤和皮下的小血管网发生炎性栓塞,组织营养障碍导致皮肤缺血性坑道样坏死,甚至发生环行坏死。镜检可见血管壁有明显的炎性表现,真皮层深部和筋膜中有中性粒细胞浸润,受累筋膜内血管有纤维性栓塞,动静脉壁出现纤维素性坏死,革兰染色可在破坏的筋膜和真皮中发现病原菌,但肌肉组织无损害的表现。坏死性筋膜炎的重要特征是:感染只损害皮下组织和筋膜,不累及感染部位的肌肉组织。

（三）临床表现

1. 局部症状　起病急,早期局部体征常较隐匿而不引起病人注意,24 小时内可波及整个肢体。

（1）片状红肿、疼痛。早期皮肤红肿,呈紫红色片状,边界不清,疼痛。此时皮下组织已经坏死,因淋巴通路已被迅速破坏,故少有淋巴管炎和淋巴结炎。感染 24 小时内可波及整个肢体。

个别病例可起病缓慢,早期处于潜伏状态。受累皮肤发红或发白、水肿,触痛明显,病灶边界不清,呈弥漫性蜂窝织炎状。

（2）疼痛缓解,患部麻木。由于炎性物质的刺激和病菌的侵袭,早期感染局部有剧烈疼痛。当病灶部位的感觉神经被破坏后,则剧烈疼痛可被麻木或麻痹所替代,这是本病的特征之一。

（3）血性水疱。由于营养血管被破坏和血管栓塞,皮肤的颜色逐渐发紫、发黑,出现含血性液体的水疱或大疱。

（4）奇臭的血性渗液。皮下脂肪和筋膜水肿、渗液发黏、混浊、发黑,最终液化坏死。渗出液为血性浆液性液体,有奇臭。坏死广泛扩散,呈潜行状,有时产生皮下气体,检查可发现捻发音。

2. 全身中毒症状　疾病早期,局部感染症状尚轻,病人即有畏寒、高热、厌食、脱水、意识障碍、低血压、贫血、黄疸等严重的全身性中毒症状。若未及时救治,可出现弥漫性血管内凝血、中毒性休克及多器官功能衰竭。

（四）诊断

局部体征与全身症状的轻重不相称是坏死性筋膜炎的主要特征。

1. 诊断标准　诊断标准 Fisher 提出 6 条诊断标准,有一定的参考价值。

（1）皮下浅筋膜的广泛性坏死伴广泛潜行的坑道,向周围组织内扩散。

（2）中度至重度的全身中毒症状伴神志改变。

（3）未累及肌肉。

（4）伤口、血培养未发现梭状芽孢杆菌。

（5）无重要血管阻塞情况。

（6）清创组织病检。发现有广泛白细胞浸润，筋膜和邻近组织灶性坏死和微血管栓塞。

2. 实验室检查

（1）血常规。

1）红细胞计数及血红蛋白测定。因细菌溶血毒素和其他毒素对骨髓造血功能的抑制，60%～90%病人的红细胞和血红蛋白有轻度至中度的降低。

2）白细胞计数。呈类白血病反应，白细胞升高，计数大多在 $(20～30)×10^9/L$ 之间，有核左移，并出现中毒颗粒。

（2）血清电解质。可出现低血钙。

（3）尿液检查。

1）尿量、尿比重。在液体供给充足时出现少尿或无尿，尿比重衡定等，有助于肾脏功能早期损害的判断。

2）尿蛋白定性。尿蛋白阳性提示肾小球和肾小管存在损害。

（4）细菌学检查。

1）涂片镜检。取病变边缘的分泌物和水疱液，做涂片检查。

2）细菌培养。取分泌物和水疱液分别行需氧菌和厌氧菌培养，未发现梭状芽孢杆菌有助于本病的判断。

（5）血清抗体。血中有链球菌诱导产生的抗体（链球菌释放的透明质酸酶和脱氧核糖核酸酶 B 能诱导产生滴度很高的抗体），有助于诊断。

（6）影像学检查。

1）X 线摄片。皮下组织内有气体。

2）CT。显示组织中的小气泡影。

（7）活组织检查。取筋膜组织进行冷冻切片，对坏死性筋膜炎的诊断也有帮助。

（8）鉴别诊断。

1）丹毒。丹毒局部为片状红斑，无水肿，边界清楚，且常有淋巴结、淋巴管炎。有发热，但全身症状相对较轻，不具有坏死性筋膜炎的特征性表现。

2）链球菌坏死。链球菌坏死由 β-溶血性链球菌感染。以皮肤坏死为主，不累及筋膜。早期局部皮肤红肿，继而变成暗红，出现水疱，内含血性浆液和细菌。皮肤坏死后呈干结，类似烧伤的焦痂。

3）细菌协同性坏死。细菌协同性坏死主要是皮肤坏死，很少累及筋膜。致病菌有非溶血性链球菌、金黄葡萄球菌、专性厌氧菌、变形杆菌和肠杆菌等。病人全身中毒症状轻微，但伤口疼痛剧烈，炎症区中央呈紫红色硬结，周围潮红，中央区坏死后形成溃疡，皮缘潜行，周围有散在的小溃疡。

4）气性坏疽。气性坏疽是专性厌氧菌的感染，常发生在创伤伤口污染的条件下。早期局部皮肤光亮、紧张、有捻发音，病变可累及肌肉深部。分泌物涂片可检出革兰阳性粗大杆菌。肌肉污秽坏死，可有肌红蛋白尿出现，X 线片可发现肌间有游离气体。

5）梭状芽孢杆菌厌氧性蜂窝织炎。是一种梭状芽孢杆菌所致的严重的皮肤组织坏死，有广泛的气体形成，多好发于污秽或外伤清创不彻底的部位，特别是肛周、腹壁、臀部及下肢等易污染的部位。其临床表现与坏死性筋膜炎相似，表现为皮肤突然出现红、肿、痛等症状，很快发展为中心呈黑色的斑块，黑色区逐渐变成坏疽，并出现发热、寒战，但有某些缺氧性坏疽的现象，其分泌物黑色并有恶臭，常含有脂肪小滴，在皮损四周有明显的捻发音，X 线检查软组织中有大量气体，混合性厌氧菌群感染者则无。

6）Fornier 坏疽。是发生于男性阴茎、阴囊、会阴及腹壁的严重坏疽。可能为肠内杆菌、革兰阳性菌或厌氧菌感染所致。多见于糖尿病、局部外伤、嵌顿包茎、尿道瘘或生殖器部位手术后的患者。临床表现为局部皮肤突发红肿，并很多发展成中心暗红色斑块、溃疡，溃疡边缘为潜行性，表面有浆液性渗出，压痛剧烈,常有发热。

（五）治疗

坏死性筋膜炎是外科危重急症,发展很快,一经确诊,应立即进行广泛切开引流。有文献报道,切开引流的早晚与病死率有直接关系。坏死性筋膜炎是沿筋膜蔓延,有时筋膜已发生坏死,而皮肤却表现正常,因而切开清创不应以受累皮肤为边缘,而应切开至正常筋膜为准。如受累面积过大,则须做多切口切排。并用过氧化氢反复冲洗切口,以消灭厌氧菌生长环境。尽早全身应用大剂量抗生素,首先给予大剂量青霉素注射或头孢类抗生素。全身症状较重者可同时应用糖皮质激素。加强支持疗法及对症治疗。

坏死性筋膜炎其治疗原则是:早期诊断,尽早清创,应用大量有效抗生素和全身支持治疗。

1. 清创引流　彻底清创,充分引流是治疗成功的关键。手术应彻底清除坏死筋膜和皮下组织,直至不能用手指分开组织为止。常用方法如下。

（1）切除感染部位的健康皮肤备用。清除坏死组织,清洗创面;行游离植皮,覆盖创面。此法可防止创面大量的血清渗出,有利于维持术后体液和电解质的平衡。

（2）在健康的皮肤上做多处纵形切开。清除坏死筋膜和脂肪组织,以 3% 过氧化氢、甲硝唑溶液或 0.5%～1.5% 高锰酸钾溶液等冲洗伤口,造成不利于厌氧菌生长的环境;然后用浸有抗生素药液(甲硝唑、庆大霉素等)的纱条湿敷,每 4～6 小时换药 1 次。换药时须探查有否皮肤、皮下组织与深筋膜分离情况存在,以决定是否需要进一步扩大引流。

（3）择期行植皮术。皮肤缺损较大,难以自愈时,应待炎症消退后,择期行植皮术。手术操作中应注意健康筋膜的保护,损伤后易造成感染扩散。甲硝唑局部湿敷可延缓皮肤生长,不宜长期应用。

2. 抗生素坏死性筋膜炎　是多种细菌的混合感染(各种需氧菌和厌氧菌),全身中毒症状出现早、病情重,应联合应用抗生素。甲硝唑对脆弱类杆菌高度有效,伍用克林霉素可控制脆弱类杆菌;氨基糖苷类(庆大霉素、妥布霉素、丁胺卡那等),可控制肠杆菌属;氨卞青霉素对肠球菌和厌氧性消化链球菌敏感;头孢菌素如头孢噻肟、头孢三嗪等的抗菌谱较广,对需氧菌和厌氧菌均有效。

3. 支持治疗　积极纠正水、电解质紊乱。贫血和低蛋白血症者,可输注新鲜血、白蛋白或血浆;可采用鼻饲或静脉高营养等保证足够的热量摄入。

4. 高压氧治疗　近年来外科感染中合并厌氧菌的混合性感染日益增多,而高压氧对专性厌氧菌有效。须注意的是,虽然高压氧疗法可以降低患有坏死性筋膜炎病人的病死率,减少额外清创的需要,但该疗法绝不能取代外科清创和抗生素治疗。

5. 并发症的观察　在坏死性筋膜炎治疗全程中均应密切观察病人的血压、脉搏、尿量,做血细胞比容、电解质、凝血机制、血气分析等检查,及时治疗心肾衰竭,预防弥漫性血管内凝血与休克的发生。

八、脓毒症

脓毒症是外科感染最严重的一种,据 2017 年第七十届世界卫生大会统计,全球每年有超过 3 100 万新发脓毒症病例,且其数量以每年 1.5%～8.0% 的速度递增,每年大约有 600 万人死于脓毒症。在美国约 50% 的院内死亡是由脓毒症所致,每年花费 240 亿美元,排在医疗开销的首位。

严重创伤与烧伤伤员罹患脓毒症的机会均增加,而脓毒症与多器官功能障碍综合征(MODS)的发生和发展密切相关。近年来,有关脓毒症的发生机制及防治措施均取得明显进展,并已成为创伤感染领域中的重要研究方向之一。

（一）发生机制

病原微生物及其毒素是创伤后脓毒症的触发因素。已有证据表明,细菌的细胞壁成分如脂多糖、肽聚糖、磷壁酸等,G+ 菌外毒素如链球菌溶血素 O、金葡菌肠毒素 B 与 TSST-1(toxic shock syndrome toxin)毒素等均可参与脓毒症的致病过程。但脓毒症发生与否、轻重程度则在更大程度上取决于机体的反应性。脓毒症的本质是机体对致炎物质的反应。这一过程十分复杂,广泛涉及神经-内分泌-免疫网络、补体、凝血、纤溶、激肽系统及血管内皮细胞系统,其中免疫系统和血管内皮细胞系统所起的作用特别重要。

创伤后脓毒症的特点是由进行性的、持续高动力、高代谢状态逐渐发展成为内脏功能衰退的过程,肺功能往往首先受损。内脏的损害往往是经过两次打击的结果。机体在接受第一次打击或原发性损伤(创伤、大手术、感染等)时,中性粒细胞、单核-巨噬细胞、淋巴细胞等免疫细胞以及内皮细胞被激活而处于一种"激发状态"。当出现第二次打击(继发感染、手术、医源性错误或刺激等)时,即使程度不严重,也易使处于激发状态下的免疫细胞及内皮细胞出现超强反应,超量释放体液介质,即所谓放大效应。但这些体液介质只不过是机体反应的初级产物,当激活靶细胞以后,其靶细胞还可产生"二级""三级"乃至更多级的次级产物,即瀑布效应。这些参与炎症反应的介质大致可以分为两类。

(1) 具有直接细胞毒性。溶酶体酶、弹性蛋白酶、髓过氧化物酶、阳离子蛋白、氧自由基等,可直接杀伤靶细胞。

(2) 细胞因子。如肿瘤坏死因子 α(TNFα)、白细胞介素 1(IL-1)、白细胞介素 6(IL-6)、白细胞介素 8(IL-8)、γ-干扰素(γ-IFN)、血小板活化因子(PAF)、粒细胞-巨噬细胞集落刺激因子(GM-CSF)、花生四烯酸代谢产物等。上述体液介质对机体可产生不利的影响。主要表现为"高排低阻"的高动力型循环状态、心肌抑制、内皮损伤及血管通透性增加、血液高凝及微血栓形成、强制性和"自噬"性高代谢。这些改变最终将导致多器官功能的损害。除直接细胞损害外,主要是缺血性损害。尤其是心、肺功能受损时,将加速加剧机体各器官的损害过程。

(二) 诊断

2016 年 2 月发表于美国医学会杂志 *JAMA* 的第三次脓毒症和脓毒症休克定义,国际共识将脓毒症的类型分为两类:脓毒症和脓毒症休克。这是基于对脓毒症病理学的进一步认识和临床大数据分析的结果而获得的,并形成新的诊断标准。

脓毒症的新定义是针对感染的失调宿主反应所引起的危及生命的器官功能障碍。它既强调感染引发的非稳态宿主反应的重要性——这种反应已超出直接感染本身的可能致死性,也强调了及时诊断的必要性。

尽管 2001 年的国际共识提出了扩展诊断标准,并能够通过床旁和常规实验室检查提示炎症或器官功能障碍的存在,但目前仍没有临床方法能够反映失调的宿主反应这一概念。

重症医学研究显示,危重病人的预后与衰竭器官的数量和功能衰竭的程度密切相关,而对危重病人的器官功能进行评价有助于评估其预后情况。新近大数据临床研究表明,使用 SOFA 体系预测(受试者工作曲线下面积为 0.74,95% CI 范围为 0.73~0.76)死亡风险效果优于 SIRS 标准(受试者工作曲线下面积为 0.64,95% CI 范围为 0.62~0.66);SOFA 评分 2 分以上感染患者医院总体病死率风险为 10%,高于 ST 抬高的心梗患者(8.1%);SOFA 评分 2 分以上感染患者死亡风险较 2 分以下增加 2~25 倍。上述结果提示,SOFA 评分涉及的临床标准更适用于感染患者脓毒症的判断(表 32-4),即在基础 SOFA 值假定为 0 的基础上,SOFA≥2 分代表器官障碍。这可以成为确定患者脓毒症的诊断标准,并纳入第三次脓毒症和脓毒症休克定义国际共识。

实践证明,SOFA 及其衍生的快速 SOFA(qSOFA)体系均有利于脓毒症的筛查。一项临床模型确定以下 3 项当中符合 2 项与完全的 SOFA 评分类似:格拉斯哥评分 13 分以下;收缩压 100mgHg 以下;呼吸频率 22 次/min 以上,这个模型在院外、急诊、病房(美国以外及非美国资料)得到验证。对于 ICU 怀疑感染的患者,SOFA 评分好于这个模型,并能很好反映干预措施的修正效果(如血管加压药、镇静药、机械通气)。增加血乳酸测定不能改善预测效果,但可帮助确定中等危险的患者。这个新的措施,即 qSOFA。它可提供简单快速床旁判断成人感染患者可能有不良预后的标准。虽然 ICU 内 qSOFA 不如 SOFA 评分有效力,但它不需实验检查,可快速评价及重复评价。因此,qSOFA 标准用于让临床医生及时识别并进一步调查可能的脏器功能障碍,启动或升级治疗,考虑重症监护治疗或增加监护的频率。另外,对于之前未考虑感染但符合阳性的 qSOFA 标准的患者要注意感染的可能。

表 32-4 序贯性器官功能衰竭评估(SOFA)

器官系统	指标	得分
呼吸系统		
PaO_2/FiO_2	<400mmHg(53.3kPa)	1
	<300mmHg(40.0kPa)	2
	<200mmHg(26.7kPa)+机械通气	3
	<100mmHg(13.3kPa)+机械通气	4
神经系统		
Glasgow 昏迷评分	13～14 分	1
	10～12 分	2
	6～9 分	3
	<6 分	4
心血管系统		
平均动脉压	<70mmHg	1
药物剂量	多巴酚丁胺(任何剂量)或多巴胺≤5μg/(kg·min)	2
	多巴胺>5μg/(kg·min)或(去甲)肾上腺素≤0.1μg/(kg·min)	3
	多巴胺>15μg/(kg·min)或(去甲)肾上腺素>0.1μg/(kg·min)	4
凝血系统		
血小板	$<150×10^9/L$	1
	$<100×10^9/L$	2
	$<50×10^9/L$	3
	$<20×10^9/L$	4
肝脏		
胆红素	1.2～1.9mg/dl (20～32μmol/L)	1
	2.0～5.9mg/dl (33～101μmol/L)	2
	6.0～11.9mg/dl (102～204μmol/L)	3
	>12mg/dl (>204μmol/L)	4
肾脏		
肌酐(或尿量)	1.2～1.9mg/dl (110～170μmol/L)	1
	2.0～3.4mg/dl (171～299μmol/L)	2
	3.5～4.9mg/dl (300～440μmol/L)(或尿量<500ml/d)	3
	>5mg/dl (>440μmol/L)(或尿量<200ml/d)	4

(三) 防治

根据目前沿用的脓毒症相关治疗国际指南推荐的方法,脓毒症的治疗措施主要为早期控制感染和器官支持治疗,并指出"目标导向无依据,早期液体目标复苏(EGDT)不推荐,血糖控制有目标,深度镇静危害多"等诸多注意事项,同时提出分子靶向治疗的方向。

(1) 早期目标治疗。对脓毒症和脓毒性休克实施积极的早期复苏治疗,甚至将复苏时相提前至急诊科。复苏目标除要求使中心静脉压、血压和尿量等常用指标基本满意外,更要求使混合静脉血氧饱和度≥70%,为此可采用增加输液、血管活性药物和输血等手段,以达至目标。

(2) 低潮气量通气。对 ARDS 和急性肺损伤的通气理念已经由既往的仅追求血气"正常化"转向"血气正常与肺保护并举"。采用低潮气量通气可以避免受损肺脏过度膨胀,从而减轻"继发性肺损伤"。研究证明:使用 AVC 模式、TV 6ml/kg、平台压≤30cmH_2O 的通气策略较经典通气(TV 12ml/kg、平台压<50cmH_2O)获得更好的预后。

(3) 中等剂量糖皮质激素。有价值的文献报告已经彻底否定大剂量、短疗程的糖皮质激素治疗策略(氢化可的松 30mg/kg,1～2 天),而提倡使用中等剂量、长疗程的治疗方案(50mg/6h,持续 7 天)。

（4）严格控制血糖。脓毒症时高糖血症并非简单的适应性反应或受体亲和力降低,有证据表明存在胰岛β功能损坏,因此给予胰岛素是合理和必要的。高糖血症抑制免疫功能,导致机体对感染的易感性增加,因此控制高糖血症具有重要临床意义。

（5）合理使用抗生素。尽管只有半数脓毒症的血培养阳性,但感染仍是一重要因素。故应预防性使用抗生素。

（6）抗凝血治疗。可应用低分子量肝素、尿激酶、抗凝血酶Ⅲ等。

（7）血浆置换。既可清除内毒素,也可清除细胞因子,有条件的医院可以用于治疗严重脓毒症伤员。

（8）去除病灶。对明确的感染灶必须及时清创引流。

（9）中药制剂。国内现已研制成功既有拮抗内毒素作用,又有拮抗 TNFα 失控性释放作用的中药注射液"血必净"。抗生素与血必净并用,可以起到"细菌/内毒素/炎性介质并治"的作用。

（四）预警

目前主要有以下几类指标可用于预测创伤后脓毒症的发生。

（1）伤员流行病学信息。如年龄、性别、种族、损伤严重度、损伤机制/部位/数量、生理学评分等。

（2）生物化学和免疫学指标。如乳酸清除率、降钙素原（procalcitonin,PCT）、IL-6、IL-18、新蝶呤、Gc 球蛋白、N 末端 C 型钠尿肽前体（NT-proCNP）、犬尿氨酸/色氨酸比值、单核细胞的人白细胞 DR 抗原（HLA-DR）等。临床研究显示,上述指标中只有 PCT 可用于鉴别脓毒症与非感染性 SIRS 患者,并可指导抗生素的使用（缩短经验性抗生素的使用时间）,已被列入脓毒症的预警及辅助诊断指标。

目前主要有以下几类指标可用于预测脓毒症的不良结局。

（1）常规临床指标。

（2）评分系统。

（3）急性期反应蛋白。

（4）细胞因子及黏附分子。

（5）免疫功能指标。

（6）血管活性及免疫调节神经肽。

（7）凝血系统指标。

（8）心肌损害标志等。

由于患者发生脓毒症的原因、背景（如年龄、基础疾病或基础状态）的不同,以至于精确预测脓毒症的发生及其结局十分困难。就创伤所致的感染/脓毒症而言,其预测研究较少。有学者发现,腹部穿透伤儿童术后脓毒症发生的相对危险性（relative risk）>2 的因素包括年龄>10 岁、枪弹伤、腹腔损伤器官数量>2、结肠损伤、损伤严重度评分（ISS）>15、穿透性腹部创伤指数（penetrating abdominal trauma index,PATI）>15。另有资料表明,创伤患者 3～7 天的 SIRS 积分是医院感染及住院时间长短的预测指标,持续的 SIRS 直至第 7 天将明显增加死亡的危险性（相对危险性为 4.7）。对于钝性创伤患者,早期检测血清 C-反应蛋白（C-reactive protein,CRP）和 IL-6 水平无助于脓毒症的诊断。有文献证实,多发伤患者外周血多形核白细胞迁移率降低,其预测感染的阳性预测值、阴性预测值、敏感性、特异性、似然比分别为 0.72、0.93、0.88、0.82、5.0。提示外周血多形核白细胞迁移率是高度敏感的感染预测指标,其早期测定将指导积极的抗感染治疗。高血糖与创伤患者的高死亡率相关,高血糖组感染并发症如肺炎、尿路感染、伤口感染、菌血症的发生率也明显增高。多元 Logistic 回归分析结果显示,在控制年龄、性别、ISS 的情况下,高血糖为死亡、住院时间、ICU 停留时间以及感染并发症的独立预测因素。近来有研究证实,严重创伤患者血浆 PCT 水平升高预示脓毒症发生的危险性增加。创伤患者 PCT 水平在预测伤后脓毒症方面虽然优于 IL-6,但创伤早期如果二者水平均升高,则提示其发展为创伤后 MODS 的风险急剧增加。

由于目前用于脓毒症预警和诊断的生物标志物有限,故利用基因组学、蛋白质组学、代谢组学和生物信息学的研究手段,以发现脓毒症早期的生物标志物正逐渐得到重视。如有学者发现脓毒症大鼠肝脏、心脏蛋白质表达谱的改变与能量代谢有关。也有学者通过检测脓毒症患者血清蛋白质组学以及全血细胞基因表达谱的变化,试图用于脓毒症的诊断与分级。但遗憾的是,该技术手段在创伤脓毒症领域的研究尚未见报道。

通过预测创伤后脓毒症发生与否,可以将创伤患者预先划分为脓毒症发生的高危组和低危组,如能对脓毒症发生的高危组患者实施早期的干预性治疗措施(该措施无疑比经诊断为脓毒症后再实施治疗措施更加靠前),则可在"萌芽"状态有效遏制脓毒症的发展进程,从而降低脓毒症的发生率。对于已经发生脓毒症的患者,也可通过对其不良结局(如 MODS、死亡)进行预测,将脓毒症患者分为不良结局的高危组和低危组,如能对高危组患者实施严密的监控及加强治疗措施,则可有效改善脓毒症患者的预后,最终降低脓毒症的病死率。Pusajo 等对于腹腔手术后发生脓毒症并发症的患者,计算腹部再手术预测指数(abdominal reoperation predictive index,ARPI),该指数对下述影响脓毒症患者结局的 8 个参数分别进行计分:第一次手术为紧急手术计 3 分、出现呼衰计 2 分、出现肾衰计 2 分、术后 72 小时后肠梗阻计 4 分、术后 48 小时腹痛计 5 分、术后伤口感染计 8 分、意识改变计 2 分、术后 4 天出现症状计 6 分。对每一患者进行计分后累加,即为该指数的积分值。如果指数为 1~10 分的患者,则保守观察,如果症状持续存在,则进一步做实验室与影像学检查,对于检查的阳性结果则行第二次手术(阴性结果则继续观察);如果指数为 11~15 分的患者,立即做实验室与影像学检查,对于检查的阳性结果则行第二次手术(阴性结果则继续观察,如观察期症状持续存在,则行第二次手术);如果指数为 16 分或以上的患者,则立即实施第二次手术。该 ARPI 以影响腹腔手术后脓毒症患者结局的参数作为预测依据,经过临床应用,不仅减少了患者两次手术之间的间隔时间及 ICU 停留时间,而且使再手术患者的死亡率由 67% 降低到 45%。

笔者近期通过对国内多中心近 3 000 例创伤病例资料分析,首次提出了创伤后脓毒症预测评分(aepsis predictive score post-trauma,SPSPT),通过对损伤严重度计分(ISS)、ISS 的 LD50(致某年龄段人群半数死亡的 ISS 值)、创面/伤道初始污染程度、系统性炎症反应综合征(SIRS)计分进行综合计算得出,其临床意义为:①SPSPT<4.25,预示脓毒症发生概率较低,建议常规处理;②SPSPT≤4.25,预示脓毒症发生概率较高,建议早期干预治疗;③SPSPT≤6.45,预示脓毒症发生概率极高,且死亡率高,建议早期积极的确定性干预治疗;以 SPSPT 值(分别为 4.25、6.45)预测创伤患者在住院期间脓毒症发生和脓毒症所致的死亡结局,具有较高的准确度(分别为 84.6%、82.1%)。该评分系统简单实用,根据血常规检测结果和相关简易积分就可进行计算,不需要进行复杂的生化指标检测,适用于基层医院创伤脓毒症的预警,但其准确性尚需进行前瞻性多中心大样本量验证。

九、抗菌药物使用原则

创伤伤口都是污染的。中国人民解放军陆军军医大学野战外科研究所的一项创伤细菌学调查表明,伤后数小时,清创前的早期伤口细菌种类繁杂,可检出需氧菌 29 种,厌氧菌 16 种,这些细菌与作战区土壤的细菌是相同的。清创后细菌种类数量减少,但阳性率仍高达 66.7%~75%。据统计,软组织创伤伤口的感染率约为 12%,结肠伤约为 8%,多发伤并伴股骨开放性骨折约为 90%。感染不仅取决于伤部,而且与伤口的类型有关。如结肠火器伤感染率可达 58%。

创伤感染预防与治疗的基本原则仍然是积极处理创面,合理应用抗生素及对症、支持治疗。预防性应用抗生素的基本原则如下。

(一)给药时机

大量研究表明,伤口污染后的 6 小时是关键时期,随着伤后时间的推移,细菌数量呈指数级增加,故抗感染的最有效措施是伤后 6~8 小时即实施早期清创。尽管抗生素的应用不能替代清创术,但可能由于恶劣环境以及运送工具的限制,相当一部分伤员可能延迟初期外科处理的时间,因此早期抗感染的治疗显得极为重要。早期应用抗生素可阻止细菌的生长与向深部组织的侵袭。有学者对穿透性腹部损伤的回顾性分析研究发现,术前使用抗生素者,其术后感染并发症发生率为 7%,而术中和术后才使用抗生素者,其感染并发症分别为 33%、30%。一项 meta 分析显示,在 1 241 例安放胸导管的胸部创伤患者中,669 例预防性使用抗生素,572 例未使用,脓胸的发病率分别为 2.1% 和 6.8%,meta 分析表明在这些患者中预防性使用抗生素后发生脓胸的风险要比不使用者大约低 3 倍。以上的实验研究均证明了创伤后尽早使用抗生素的优越性,即减少感染并发症的风险。

关于预防性使用抗生素的具体时间,有学者通过动物实验证实,伤后 1 小时应用抗生素可以控制伤后 12 小时内细菌生长,从而为清创赢得时间。也有文献报道在伤后 2 小时对金黄色葡萄球菌污染伤后的实验动物给予青霉素,90% 的伤口没有发生感染。对于创伤伤员,有学者推荐在创伤后 3 小时内,应尽快给予单剂量口服、静脉或肌肉注射抗生素。而在受伤 3 小时后,对污染伤口预防性使用抗生素没有明显的治疗价值,其原因是伤口处外渗的纤维蛋白能够包绕入侵的细菌并且形成一种抗生素所不能穿越的屏障。目前,多数学者认为,伤后 3 小时之内是预防用药的“黄金时间”,且这一期间又是机体急性反应期,局部的充血反应有利于药物的弥散并发挥其抑菌或杀菌作用,延迟使用如伤后 6 小时使用抗生素将明显增加感染的风险。

(二) 抗生素的选择

创伤后选择预防性使用抗生素的种类不是越多越好,应视情况而定。一项研究显示,创伤后使用单一抗生素(时间<24 小时)与多种抗生素(时间>24 小时)对脓毒症发生率、器官衰竭发生率、住院时长和死亡率的影响没有差别。

创伤特别是战伤发生后,预防性使用抗生素是选择广谱抗生素还是窄谱抗生素存在争议。美军推荐使用广谱抗生素,特别是对紧急情况下不能接受外科处理时更是如此。1993 年 10 月,美军在索马里的首都摩加迪沙展开了越南战争以后规模最大的一次城市地面攻击战。1998 年 12 月,美特别行动医学会召集有关专家和人员对这次城市战中伤员救治遇到的问题和经验教训进行了总结。在这次战斗中,由于手术时间的延误,感染发生率甚高,因此强调尽早给予抗生素的必要性。专家认为噻吩甲氧头孢菌素(cefoxitin)抗菌谱广、效果好,应为首选;其次是头孢三嗪酮(ceftriaxone),尽管其抗菌谱较噻吩甲氧头孢菌素窄,价钱也较贵,但每天只需用一次,在后送时间延长情况下使用很有优越性。它穿透至间质液内的抗生素量可达 92%,在体内半消失时间为 8 小时。1981—1989 年经 140 个单位、22 901 例伤员使用,失败率仅为 5.49%,使用剂量 1 次/d,一次剂量为 2g,可使污染伤口预防感染达 48 小时。另外,氟喹诺酮(fluoroquinolones)抗菌谱广,口服后吸收很快,适于恶劣条件下使用。在战时,配发到单兵药盒和卫生员药包的抗生素,其选择除了考虑抗菌谱外,还需结合其杀菌能力、组织穿透力、安全性、稳定性、使用的方便性以及是否受储藏条件限制等因素进行综合考虑。目前美军将可供口服的莫西沙星(moxifloxacin)配发到单兵药盒和卫生员药包,该抗生素系 8-甲氧基氟喹诺酮类抗菌药。

一项英国的研究表明,对于肢体伤感染的预防,基于青霉素的疗法是足够的。对于战伤感染的预防,英军应用相对窄谱的抗生素,典型的是青霉素加上 β-内酰胺酶抑制剂。马岛战争时英军要求所有开放性伤口的伤员均静脉注射氨苄西林,头部贯通伤加用磺胺二甲嘧啶,腹部伤静注庆大霉素加甲硝唑。

国际红十字委员会推荐,对于战伤伤员在院前尽可能使用青霉素,因为其最大的感染杀手是 β-溶血性链球菌和梭菌,而对于此类病原菌,青霉素仍然是最好的抗生素。

无论是广谱还是窄谱,抗生素的选择最好能针对多数污染的伤口部位,选用的抗生素抗菌谱应能覆盖可能污染伤口的细菌(如正常的皮肤与肠道菌丛金黄色葡萄球菌、埃希大肠杆菌和消化道厌氧菌)。不同部位的创伤,污染的病原菌种类是有差异的。例如腹部创伤后,病原菌几乎都来自肠道,其中很大一部分感染是需氧菌和厌氧菌协同引起的混合感染,为此就应选择能同时覆盖需氧菌和厌氧菌的抗生素或抗生素配伍。不可直接启动抗多重耐药菌的预防性治疗,毕竟多重耐药菌如鲍曼不动杆菌、铜绿假单胞菌和克雷伯肺炎球菌都不是损伤时伤口的代表性细菌。经验性使用万古霉素预防耐甲氧西林金黄色葡萄球菌(MRSA)感染是没有必要的。对部分伤类如创面深、坏死组织多、污染重的伤员,应适当给予破伤风免疫球蛋白和破伤风类毒素。

"适当的"抗生素应用通常意味着缩窄抗菌谱或停用抗生素,不加限制地使用广谱抗生素使得多重耐药菌和机会菌感染变得更加普遍。考虑到广谱抗生素应用伴随的耐药性,窄谱抗生素应用可能带来更大的长期益处,但这需要大量的实践证实。近来相关文献推荐预防性使用抗生素的种类见表32-5。

(三) 剂量

研究发现,不足或过量使用抗生素会导致细菌耐药性的产生,从而并发各种耐药菌感染,例如,呼吸机相关性肺炎、导管相关性感染以及真菌感染等。故创伤后预防性使用抗生素初次应使用最大允许剂量。近来相关文献推荐预防性使用抗生素的剂量见表32-5。

(四) 疗程

创伤后预防性使用抗生素的传统观点是1周左右,但现行的观点认为,应最大限度减少抗生素使用的持续时间,即给予抗生素的时间由5～7天减少为3天或1天,甚至1个预防剂量。前瞻性的研究显示,预防性使用抗生素1天与传统推荐使用5天的疗效相当,伤后长期给予抗生素预防感染并不能带来益处。研究表明,在腹部创伤中短时(≤24小时)预防性使用抗生素与长期(>24小时)给予抗生素,两者的并发症发生率没有差异。严重创伤也并不是延长预防性使用抗生素的一个理由,研究发现,在严重创伤中预防性使用一种以上抗生素且使用时间大于24小时,这对患者发生器官衰竭和脓毒症并不能起到预防作用,也不能减少其死亡率,相反,增加了病人感染耐药菌的可能性。对于战伤伤员,在紧急后送的理想条件、早期院前急救以及足够的基础卫生条件下,可单剂量或不超过24小时预防性使用抗生素,但在医疗资源有限如不理想的卫生环境、延迟的后送等情况下,抗生素使用可达5天直到延迟的初期缝合。不同部位的创伤,预防性使用抗生素的疗程有所不同。相关文献推荐预防性使用抗生素的疗程见表32-5。

表 32-5　创伤后预防性使用抗生素的种类、剂量及疗程

损伤部位	首选抗生素	次选抗生素	疗程
穿透性颅脑损伤	头孢唑林 2g IV q6～8h	头孢曲松 2g IV q24h,若对青霉素过敏者,万古霉素 1g IV q12h＋环丙沙星 400mg IV q8～12h	5d
开放性颌面部损伤	头孢唑林 2g IV q8h	克林霉素 900mg IV q8h	1d
穿透性胸部损伤	头孢唑林 1g IV q8h,避免使用氨基糖苷类药物		1d
穿透性腹部损伤	头孢西丁 2g IV q6h	莫西沙星 400mg IV q24h,或环丙沙星 400mg IV q24h,＋甲硝唑 500mg IV q8h	1d
四肢骨折和软组织损伤	头孢唑林 1g IV q8h	克林霉素 900mg IV q8h	1～5d
后送时间延迟的战伤	莫西沙星 400mg po。若有腹部穿透伤、休克或不能耐受口服药物者,厄他培南 1g IV 或 IM	左氧氟沙星 500mg。若有腹部穿透伤、休克或不能耐受口服药物者,头孢替坦 2g IV 或 IM q12h	单剂量

(五) 给药途径

创伤后预防性抗生素的给药途径,静脉输注应作为首选,尤其在血流动力学不稳定的患者中,静脉推注抗生素优于肌肉注射。当然,不是所有的创伤患者都需要全身用药,烧伤患者就不需要全身用药,除非明确有全身感染或者合并有其他创伤。有学者认为局部用药优于全身用药,因为其较少受体内代谢的影响,发生全身过敏反应和毒副作用的概率也明显减少,还可以避免因全身使用抗菌药物所导致的菌群失调,尤其适合于清除定植在皮肤局部的细菌,例如将抗生素粉末直接敷于伤口能达到更高的药物浓度水平和更长的持续时间。美军在处理珍珠港事件中受伤伤员时,除强调早期清创外,就规定了创面常规使用磺胺药物,使感染率大为降低。自此以后美军背包中都随带磺胺粉。深度烧伤的患者除血管栓塞外,血循环障碍波及的范围甚广,全身用药后有效剂量无法到达局部,改用局部用药可收到一定效果。为此研制了不少烧伤创面用药,如磺胺嘧啶银(锌)、碘胺嘧啶银-硝酸银、1%庆大霉素等。有学者推荐对烧伤的患者应湿敷磺胺嘧啶银或醋酸磺胺米隆。在越南战争中,美军对一些不能早期清创的伤员给予抗生素(包括用四环素或新霉素、杆菌肽、多黏菌素等)局部喷雾,与没有用药的伤员比较,伤口感染率也明显降低(由 39%降至 16.3%)。所以,局部用药只要合理,是可以奏效的。药物选择可先考虑那些不准备全身使用的药物,但要注意浓度不能太高,所用的创面不宜过大,以免药物吸收中毒。此外,脓肿、腹腔内用药、气道雾化等也是局部用药的不同形式。近年使用药物控制释放技术将抗菌药物制成可生物分解的多聚体,国外在创面抗生素缓释胶囊或缓释珠的研究方面,已取得了一定的进展,其优点是局部高浓度、高效、副作用小,不足之处是局部给药难以达到伤道深部。有证据表明,抗生素缓释珠的应用对于那些等待从战区往后送的开放性骨折病人是恰当的,但对于伤后 1~3 天即被后送至确定性治疗机构的伤员的疗效并不确切。有人建议全身和局部用药相结合,效果会更好。

创伤后感染由多因素造成,包括受损机体的免疫反应以及损伤的环境、机制和部位等。预防性使用抗生素就是为了减少创伤后的感染及其并发症,用药应基于实践指南选择使用抗生素。若发生感染,在细菌培养和药敏试验结果出来之前,应根据当地抗菌谱经验性选择抗生素,同时避免不必要的经验性广谱抗生素的使用,因为不合理的预防性抗生素也会导致细菌耐药的发生。研究发现,大约 50%的病人由于接受了不恰当的经验性抗生素治疗,导致肠杆菌对氨苄西林舒巴坦产生很高的耐药性。在诊疗过程中,抗生素的合理运用需具体情况具体分析,根据不同的环境和个体情况制订出相应的治疗方案,同时注意到药物种类、疗程、剂量以及给药时机等。综上,合理的选择和使用抗生素能够减少药物副作用和细菌耐药的发生,缩短住院日,节约医疗资源。

最近美国外科感染学会对预防性抗生素应用是否影响开放性骨折后感染发生率进行了系统的文献回顾,相关数据支持了一些重要且实用的结论:损伤后尽早且短程使用第一代头孢菌素,同时对骨折实施及时和现代处置措施,将极大地降低感染的风险;没有足够的证据支持其他通常的处置手段有效,如延长抗生素的使用疗程或重复性短程应用抗生素、将抗生素的抗菌谱覆盖到革兰阴性杆菌或梭菌属、局部应用抗生素如使用缓释珠;需要进行大规模的随机、盲法试验证明或反驳这些传统路径的价值。

治疗性应用抗生素的基本原则是对已确诊的细菌感染,应根据创伤感染类型、严重程度,伤员全身状况,致病菌的种类,细菌对药物的敏感性,药物在组织中的渗透性及有效浓度、维持时间和副作用等全面综合考虑。在未获得细菌培养结果以前,临床医生需要做出初步的菌种判断与药物选择。下列情况可供经验性用药的参考。

1. 结合创伤部位进行菌种分析　创伤感染的细菌来源,既有外源,也有内源,后者在近年来越发受到临床的重视。临床医生熟悉不同部位的常驻菌很重要,因创伤感染的致病菌常与创伤邻近部位的常驻菌相一致。

(1) 皮肤、皮下组织、口鼻腔周围浅表创伤常以革兰阳性球菌为主,如链球菌、葡萄球菌等。

(2) 肌肉广泛损害的感染。除革兰阳性球菌外,特别要警惕厌氧菌感染。

(3) 骨折感染。除葡萄球菌外,变形杆菌感染也相当突出。

(4) 腹部(特别是胃肠穿透性损伤)、会阴、肛周、大腿根部损伤。常见的致病菌是肠道菌丛。肠道菌丛比较复杂,主要有 3 类:肠道厌氧菌、肠道革兰阴性杆菌及粪链球菌。

(5) 口腔复杂损伤。除革兰阳性球菌外,厌氧菌感染也常发生。

至于颅内、胸部创伤感染的常见致病菌,因报道不一,尚无一定的规律。

2. 结合局部情况进行菌种分析

(1) 链球菌感染。炎症反应明显,扩散较快,较易形成创周蜂窝组织炎、淋巴管炎等,脓液比较稀薄,有时为血性。

（2）葡萄球菌感染。局部化脓性反应较重，脓液较稠厚，易形成灶性破坏。

（3）大肠杆菌感染。脓液较稀薄。以往认为有粪臭味，实际上是肠道厌氧菌之误。

（4）绿脓杆菌感染。敷料绿染，与坏死组织共存时，有霉腥或阴沟臭味。

（5）厌氧菌感染。因菌种而异。如系气性坏疽，则由于蛋白分解和发酵的作用，常有硫化氢、氨等特殊臭味，局部产气或有皮下气肿，组织腐败；分泌物涂片染色可发现革兰阳性芽孢杆菌。应予指出，无论属于那类厌氧菌感染，在普通细菌培养中往往无菌生长（混合感染时可有其他细菌生长）。

3. 结合病情进行致病菌分析　发病急剧，恶化迅速，较快出现低温、低白细胞、低血压、呼吸急促者以革兰阴性杆菌、厌氧菌感染为多见。病情发展相对较缓，以高热为主，有转移性脓肿者以革兰阳性球菌为常见。病程迁延，持续发烧，对一般抗生素治疗反应特差者，应考虑念珠菌感染。

4. 针对病原菌选用抗生素　由于不同地区、单位的细菌药敏情况可能不同，所以有条件者应进行药物敏感试验。此处只按细菌对药物敏感的一般情况，供选用药物时参考。

（1）溶血性链球菌。首选青霉素。虽然它用于临床已 50 多年，但耐青霉素的溶血性链球菌仍很少见。对青霉素过敏的伤员，可选用林可霉素、红霉素等。

（2）金黄色葡萄球菌。青霉素在诸抗生素中，活力较强，组织弥散性也较好，非耐药性金黄色葡萄球菌感染仍可选用青霉素。耐青霉素金黄色葡萄球菌感染，可选用半合成青霉素、头孢菌素、林可霉素、克林霉素、吉他霉素、氨苄西林、红霉素、泰能等。多重耐药性金葡菌可选用万古霉素。

（3）肠道革兰阴性杆菌。在需氧菌中较常见的是大肠杆菌、克雷白杆菌、产气杆菌、变形杆菌等。这些杆菌对药物敏感情况比较近似，可选用的药物是庆大霉素、阿米卡星、多黏菌素 B、第三代头孢菌素和泰能等。

（4）厌氧菌感染。常见的厌氧菌有类杆菌、梭状厌氧杆菌、厌氧性链球菌、梭状芽孢杆菌等。厌氧菌的培养较难，药物敏感试验更难，后者尚缺乏标准的方法，如需对逐例伤员进行药敏试验，不但条件要求较高，又比较费时，所以当前多借鉴于一些专门实验室的材料，以助选药。几乎所有氨基糖苷类抗生素（如阿米卡星、庆大霉素、新霉素）以及多黏菌素 B，对厌氧菌均不敏感。青霉素对上述厌氧菌大都敏感，只脆弱杆菌例外。林可霉素的抗菌谱与青霉素近似，伤员对青霉素过敏时可选用。在目前常用抗生素中，氯霉素、克林霉素与甲硝唑等，可供选用。近年来，许多制药部门注意开发能兼顾需氧与厌氧菌的广谱抗生素，如第二、三代头孢菌素、泰能（亚胺培能/西司能丁）、舒普生（头孢哌酮/舒巴坦）、哌拉西林/他唑巴坦等等。

（5）绿脓杆菌感染。可供选用的药物有庆大霉素、多黏菌素 B、阿米卡星、泰能与第三代头孢菌素等。临床还发现有一部分菌株对氯霉素相当敏感。

（6）真菌感染。可选用两性霉素 B 与氟康唑（Fluconazole）等。

5. 根据药物的组织分布能力进行选药　临床现用的药物敏感试验，都是以血清中有效的抑菌浓度为标准，并不反映不同组织中能达到的药物有效浓度。例如由于存在"血脑屏障"，脑脊液中的药物浓度往往明显低于血清中的浓度。且不同种类的抗生素穿透"血脑屏障"的能力，更有明显的区别：庆大霉素、卡那霉素、多黏菌素 B 即使在体外试验中对颅内感染的致病菌高度敏感，但是这些药物基本不能穿透至脑脊液中，故不宜选用。相对之下，氯霉素、四环素、磺胺嘧啶、氨苄西林等则较好；林可霉素、头孢菌素也可考虑选用。此外，前列腺、胆汁等处的药物浓度也有较明显的差异。胆道感染时，临床多用氨苄西林，因该药可进行"肝肠循环"，在胆道无阻塞的情况下，胆汁浓度可达到血清浓度的数倍。头孢菌素在骨与软组织感染时，疗效较好，也与其对上述组织的弥散作用较好有关。因此，在选用抗生素时，除选其敏感者外，还应考虑该菌对各有关组织的分布情况。

（梁华平　田李星　马晓媛）

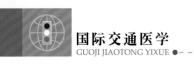

第三节 呼 吸 衰 竭

近年来,随着交通运输业的发展,交通事故引发的创伤、多发伤已成为我国住院病因的首位,胸部创伤也日益增加,且重伤和多发伤是胸部创伤的重要特点,成为仅次于颅脑损伤的重要死亡原因。胸部创伤包括胸壁、肺和心血管系统的创伤,占创伤相关死亡率的 23％～28％。其中由于交通事故多发伤引起的呼吸衰竭和肺部感染导致长期住院治疗、长期残疾,丧失全职就业机会。因此,如何提高呼吸衰竭伤员的救治水平,改善患者的生存率,标准化胸部创伤的临床路径管理,是当代交通伤救治中面临的严重挑战。

呼吸衰竭(respiratory failure)是各种原因引起的肺通气和(或)换气功能严重障碍,以致不能进行有效的气体交换,导致缺氧伴(或不伴)二氧化碳潴留,从而引起一系列生理功能和代谢紊乱的临床综合征。在海平大气压(760mmHg)下,于静息条件下呼吸室内空气,并排除心内解剖分流和原发于心排血量降低等情况后,动脉血氧分压(PaO_2)低于 8kPa(60mmHg),或伴有二氧化碳分压($PaCO_2$)高于 6.65kPa(50mmHg),即为呼吸衰竭(简称"呼衰")

一、病因

完整的呼吸过程是由相互衔接的外呼吸、气体运输和内呼吸三个环节完成的,参与呼吸的每一个环节发生故障或疾病,均可导致呼吸衰竭。交通事故引发的多发性肋骨骨折、气胸、血胸和肺部损伤可导致胸壁不稳和连枷胸,随后出现呼吸功能不全,需要呼吸机支持和高死亡率。导致呼吸衰竭产生常见的病因如下。

(一)呼吸道病变

包括由于交通事故多发伤导致喉头水肿、支气管痉挛、支气管断裂、瘢痕性狭窄或异物阻塞等上下呼吸道梗阻均可引起呼吸功增加、通气不足和气体分布不匀,导致通气与血流比例失调,发生缺氧和(或)CO_2 潴留。

(二)肺组织病变

交通事故的多发伤导致肺挫伤、肺裂伤肺水肿、肺纤维化、肺不张等,引起肺容量、通气量、有效弥散面积减少,通气与血流比例失调,肺内右至左分流增加,发生缺氧。

(三)肺血管病变

创伤后脂肪栓塞、多发性微血栓形成,使肺换气功能损害,导致缺氧。

(四)胸廓病变

交通事故引发胸廓外伤、大量气胸或胸腔积液等,出现"浮动"或矛盾呼吸影响胸廓活动和肺扩张,导致通气减少及吸入气体分布不匀,影响换气功能。单侧胸壁损伤常见的是跌倒,而双侧损伤中最常见的是交通事故。少部分创伤出现膈肌损伤,导致晚期并发症,死亡率高。

(五)神经肌肉病变

重度脑外伤,交通事故导致多发性神经损伤等中枢神经病变,各种原因的肌力降低或肌萎缩等可引起通气不足。

二、分类

通常呼吸衰竭可按发病缓急、病理生理和动脉血气改变进行分类。与交通医学相关的呼吸衰竭,分为以下几类。

（一）按病程分类

1. 急性呼吸衰竭　患者既往无呼吸道疾病，由于交通事故多发伤等突发因素等，呼吸功能突然衰竭，因机体缺少足够时间代偿，出现急性缺氧和呼吸性酸中毒，需要及时救治。本型呼吸衰竭在交通事故导致的多发伤患者最常见。

2. 慢性呼吸衰竭　多见于交通事故多发伤治疗的后期，肺纤维化等，其呼吸功能损害逐渐加重，虽有缺氧和（或）CO_2 潴留，但通过机体代偿适应，仍保持一定的生活活动能力，称为代偿性慢性呼吸衰竭。

3. 慢性呼吸衰竭急性加重　创伤和多发伤伤员后期治疗中，可以发生慢性呼吸衰竭，主要是由于伤员合并呼吸道感染，或因其他原因增加呼吸生理负担，则发生呼吸功能失代偿，出现严重缺氧，CO_2 潴留和酸中毒的临床表现。亦称为慢性呼吸衰竭急性加重（恶化）或失代偿性慢性呼吸衰竭。

（二）按病理生理和血气分类

1. Ⅰ型呼吸衰竭　是指由于肺的通气与血流比例失调、弥散功能障碍和肺内右至左的分流量增加等换气功能损害，导致严重缺氧。血气分析特点通常是指在海平面、静息状态、呼吸空气的条件下，PaO_2 显著降低，$PaO_2 < 60mmHg$，$PaCO_2$ 正常或偏低。

2. Ⅱ型呼吸衰竭　肺泡通气不足，使肺泡氧分压下降，二氧化碳分压升高，且二者呈对应性的变化。血气分析示 $PaCO_2$ 升高，PaO_2 相应降低，$P_{A-a}O_2$ 正常。通常是指在海平面、静息状态、呼吸空气的条件下，$PaCO_2 > 50mmHg$，并除外心脏等因素者。这类呼吸衰竭只能靠增加通气量来解决。

3. 混合性呼吸衰竭　伤员缺氧的程度比单纯Ⅰ型或Ⅱ型所致的缺氧更为严重。血气分析示 $PaCO_2$ 升高，PaO_2 显著降低，$P_{A-a}O_2$ 增宽。慢性呼吸衰竭急性加重多属此型。其治疗应在氧疗的基础上改善通气。

三、发病机制和病理生理

（一）交通事故多发伤导致呼吸衰竭的分子机制

交通事故多发伤后的全身反应与创伤后全身反应相似，包括炎性介质（细胞因子、化学趋化因子、补体系统、氧自由基、花生四烯酸类、NO）、效应细胞（中性粒细胞、单核/巨噬细胞、内皮细胞）等的全身免疫反应，可导致全身炎症反应综合征（systemic inflammatory response syndrome，SIRS）。伤后的免疫活性细胞产生的炎性细胞因子失衡是导致器官功能不全的主要因素，首先受累的是呼吸系统，引起呼吸功能不全。当然，器官功能不全和 SIRS 的严重程度与伤员受伤程度、组织损伤的类型、年龄、性别等诸多因素有关。

1. 炎性介质的改变

（1）细胞因子。在 SIRS 发生发展过程中细胞因子起着重要作用。包括促炎细胞因子（IL-1、IL-6、TNF-α、IL-8、IL-12、IL-18、G-CSF 和 GM-CSF）过度释放，在伤后初期与促炎因子相抗衡的抗炎因子（IL-1Ra、IL-4、IL-10、IL-11 和 IL-13）释放减少。打破了机体促炎因子/抗炎因子的生态平衡，表现为促炎因子释放增多，导致机体的免疫抑制效应，结果出现全身感染和脓毒症。

（2）促炎因子。促炎因子在细胞间信号传递的启动、放大和全身或局部的反应中起着关键作用。细胞因子的生物学活性是复杂的，存在着多标记性和多效应性。伤后单核/巨噬细胞分泌过多的促炎因子，包括 TNF-α、IL-1β、IL-6 和 IL-8。尽管 TNF-α 和 IL-1β 在自身结构与作用受体存在着很大差异。但是，它们的生物学功能是类似的。一般认为，TNF-α 和 IL-1β 与伤后早期前炎介质的诱导产生关系密切。TNF-α 可增加 NO 产物和环氧酶活性（COX），引起血栓素、前列腺素和血小板活化因子释放增加，进一步导致内皮细胞前凝活性增强。同时，TNF-α 也可增加 ICAM1 和 E 选择素释放和表达，增大了内皮细胞的通透性，介导了中性粒细胞向组织内游走。有报道指出，在脓毒症伤员血清 TNF-α 浓度明显升高，甚至有人认为 TNF-α 的改变可作为脓毒症的一个标志。是否为脓毒症的标志目前尚有争议。然而，相当多的研究证明，TNF-α 与创伤、多发伤关系密切。

IL-6 是由活化的单核细胞、巨噬细胞、中性粒细胞、内皮细胞、T 细胞和 B 细胞以及平滑肌细胞分泌产生，它的生物学作用是调节伤后的急性期反应，包括 C 反应蛋白、降钙素原、血清淀粉样蛋白 A、纤维蛋白素原、α₁ 抗胰蛋白酶和补体因子的产生。另外，IL-6 还具有调节淋巴细胞生长和分化、激活 NK 细胞和中性粒细胞。有报道证明创伤、多发伤伤员血清 IL-6 浓度明显增加，而且，其增加的程度与组织损伤的严重程度成正比。并且与并发急性呼吸衰竭的死亡率显著相关。因此，有研究认为 IL-6 是临床评估创伤损伤严重性和伤员预后判断的一个重要参数。

IL-8 是一个趋化因子，创伤后趋化白细胞到损伤部位并激活。与 IL-6 一样，创伤后有明显升高，并与是否发展为成人呼吸窘迫综合征有关联。

（3）抗炎细胞因子。IL-10 是由淋巴细胞和单核细胞合成分泌。它的主要作用是抑制单核-巨噬细胞产生 TNF-α、IL-6 和 IL-8。有报道 IL-10 可以改善腹膜炎脓毒症模型的死亡率，相反如果给予抗 IL-10 抗体可以增加动物的死亡率。

（4）补体系统。在伤后宿主立即反应机制中补体系统起着重要作用。补体系统的激活有 3 种方式：交替、经典和凝集素通路。补体激活的过程可以产生生物活性肽，这些肽类可以改变促炎因子对组织的损伤，包括 C3a、C3b、C4b 和 C5b-9。C3a、C4a 和 C5a 是过敏毒素，它们有很多的功能，有白细胞趋化作用、吞噬细胞、肥大细胞和嗜碱性粒细胞的脱颗粒、平滑肌细胞的收缩和血管通透性增加。在补体系统活化的后期，C5b-9（细胞膜攻击复合物，MAC）可以造成细胞膜形成小孔并破裂，导致细胞的溶解，因此成为免疫系统的靶细胞。而且，补体激活的炎症反应过程还可以生成氧自由基、花生四烯酸代谢产物和细胞因子。在临床研究中，创伤后补体系统立即活化，与损伤严重性、并发症以及死亡率有关的 C3 和 C3a 在血中的浓度增加。这类血管活性物质的增加是创伤伤员治疗的参考。

2. 创伤后效应器 多形核中性粒细胞（polymorphonuclear neutrophils，PMNs）、单核-巨噬细胞、树突状细胞和 NK 细胞在创伤后细胞免疫反应中起重要作用。通过趋化因子 IL-8 的作用，中性粒细胞游走到组织损伤部位，它的主要作用是机体的防御和坏死组织的清除。然而，中性粒细胞的活化可激活如 TNF-α、IL-8、血小板活化因子（platelet activating factor，PAF）、过敏毒素（C5a）和粒细胞/巨噬细胞集落刺激因子（macrophage colony-stimulating factor，GM-CSF），进一步促进炎症状态。中性粒细胞在 SIRS 中的重要作用不言而喻，其也可通过上调黏附分子促进内皮和上皮细胞的损伤，导致血管通透性增加、细胞肿胀和细胞功能障碍。由于内皮细胞和上皮细胞的损伤，CD11b/CD18 受体的裸露，中性粒细胞通过细胞内细胞黏附分子 1（intercellular cell adhesion molecule-1，ICAM-1）与血管内皮细胞结合，然后，在趋化因子和过敏毒素的作用下游走到损伤的组织脱颗粒，释放许多活性物质，包括促炎细胞因子 TNF-α、IL-8、中性粒细胞蛋白酶（弹性蛋白酶，capthesin G）、活性氧簇、氧自由基、髓过氧化物酶、NO、白三烯和 PAF。已有临床报道，中性粒细胞弹性蛋白酶、弹性酶-α1-蛋白酶抑制复合物（E-α1-PI）在严重钝性伤、脓毒症并发 MOF 和腹部手术伤员的增加有重要临床意义。中性粒细胞弹性蛋白酶浓度升高是严重创伤伤员的关键标志物，并与预后相关。

3. "肠道"假说 肠道黏膜屏障结构和功能具有阻滞内源性细菌产物和炎性介质侵入机体的重要功能，同时也阻滞了内源性介质对机体的损伤。在多发伤时，由于机体的应激反应，胃肠功能紊乱，肠胀气和潴留，肠道细菌过度生长繁殖，加上肠道黏膜屏障功能遭到破坏，是产生 SIRS 的重要原因之一。许多报道证明，肠道本身和肠系膜是产生促炎因子的重要器官，它本身的结构和功能的不全，特别是肠道屏障功能丧失后，肠道中的细菌及其内毒素可穿过肠道黏膜屏障，与肠道的免疫细胞接触，在这个过程中，大多数细菌被免疫细胞吞噬，刺激了肠道的免疫反应。另一方面，其余的细菌及其毒性产物，蓄积在肠道的淋巴结，引起炎症反应。因此，在循环系统的作用下，肠道产生的毒素和炎性产物进入全身，最终导致 SIRS，急性呼吸衰竭。

（二）交通医学多发伤致呼吸衰竭的器官机制

多发交通伤急性呼吸衰竭主要以缺氧为主，很少有二氧化碳潴留。机体的缺氧可以影响全身多个器官和系统,甚至发生组织细胞变性坏死。通常,机体的器官和系统也发生特定的代偿反应,改善组织的缺氧、调节机体的酸碱平衡以适应机体内环境的变化。

1. 缺氧的发生机制

(1)肺泡通气不足。由于多发伤导致肺部本身直接和间接损伤和水肿,改变了正常生理状态下的肺泡气方程式的范围。呼吸空气的条件下其严重程度与肺泡通气量的关系如图 32-1。

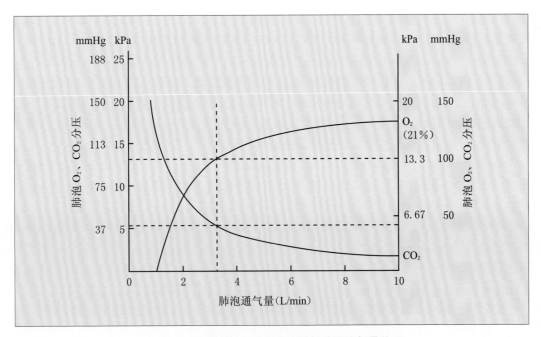

图 32-1　肺泡氧和二氧化碳分压与肺泡通气量关系

(2)通气与血流比值失调。生理情况下肺泡通气与周围毛细血管血流的比例必须协调,才能保证有效的气体交换。一般肺泡通气为 4L/min,心排血量为 5L/min,其比值为 0.8。如果肺泡通气量在比率上小于血流量(<0.8),形成分流;导致肺泡通气量在比值上大于血流量(>0.8),结果使生理无效腔增加。通气与血流比值的失调,产生缺氧,但无 CO_2 潴留。造成这种现象的原因是因为动静脉血氧分压差距大,静脉样分流对混合后的 PaO_2 影响十分显著。加上氧离解曲线的特性,健全肺泡毛细血管血氧饱和度已处于平坦段,吸空气时肺泡氧分压虽有所增加,但血氧饱和度上升极少,所以发生缺氧。而动静脉血 CO_2 分压差较小(6mmHg),这种分流对混合后的 $PaCO_2$ 影响很小;因为 CO_2 解离曲线在生理范围内成直线关系,高通气/血流的肺泡(区)排出较多的 CO_2,足以代偿低通气/血流的肺泡(区)CO_2 排出不足,甚至可以出现 $PaCO_2$ 偏低。

(3)肺内动-静脉解剖分流增加。肺动脉内的静脉血未经氧合直接流入肺静脉,导致 PaO_2 降低,特别是这种分流大于 30%时,即使吸入高浓度氧也不能明显提高 PaO_2。这种情况常见于肺部病变如交通事故多发伤导致肺泡萎陷、肺不张、肺炎和肺水肿,其均可致肺内分流增加,静-动脉分流使静脉血没有与肺泡气进行气体交换的机会。

(4)弥散障碍。肺部的直接和间接的损伤,导致肺泡的呼吸膜增厚,肺泡的弥散面积减少。同时,氧气和二氧化碳在肺泡交换的物理过程仍然按照氧的弥散能力为 CO_2 的 1/20,故弥散障碍主要影响氧的交换,产生单纯缺氧。

(5)氧耗量增加。多发交通伤,以及发热、寒战、呼吸困难和抽搐均可增加氧耗量。严重的呼吸窘迫,呼吸的氧耗量可达正常的十几倍。此时,氧耗量的增加,肺泡氧分压下降,若同时伴有通气功能的障碍,则会出现严重的低氧血症。

2. 缺氧对机体的影响

(1) 对中枢神经的影响。肺部的交通事故伤后急性缺氧,众所周知,中枢神经系统的神经元细胞对缺氧十分敏感,完全无氧供4~5分钟,脑部可出现不可逆损害,如吸纯氮20秒使机体缺氧可出现抽搐,深昏迷。逐步降低氧浓度,症状发展缓慢。当 PO_2 降至 60mmHg 时,表现为注意力不易集中、智力减退、定向障碍;当 PO_2 降至 30mmHg 重度缺氧时出现烦躁不安、神志恍惚、谵妄乃至昏迷。

(2) 对心脏、循环的影响。心肌对缺氧十分敏感,急性严重缺氧引起心室颤动或心搏骤停。缺氧可刺激心脏,使心率加快和心搏量增加,血压上升。冠状动脉血流相应增加,有利心肌活动增加所需要的氧和能量。缺氧能使肺小动脉收缩,肺循环阻力增加,使右心负荷加重,可发展成肺心病。

(3) 对呼吸的影响。从生理学角度看缺氧对呼吸的影响主要通过颈动脉体和主动脉弓化学感受器的反射作用刺激通气,如缺氧程度较轻或缓慢加重,这种反射较迟钝。由于 ARDS 时存在弥漫性肺损伤、肺微循环障碍,肺泡毛细血管内皮损伤通透性增加,Ⅱ型肺泡上皮细胞损伤表面活性物质缺失,引发肺泡水肿、肺泡萎缩,进而透明膜形成、氧弥散障碍、通气血流比例失调、肺不张、肺内分流升高、肺顺应性下降、功能残气量下降,导致患者出现呼吸窘迫和难治性低氧血症。

(4) 对肾功能的影响。当动脉血氧降低时,肾血流量、肾小球滤过量、尿排出量和钠排出量均有所增加;但当氧分压为 40mmHg 时,肾血流量减少,肾功能受到抑制。随着呼吸功能的好转,肾功能可以得到恢复。

(5) 对消化系统的影响。缺氧可直接或间接损害肝细胞,使谷丙转氨酶(alanine transarninase,ALT)等上升,但随着缺氧的纠正,肝功能逐渐恢复正常。通常缺氧可出现消化不良的表现,如食欲不振,甚至出现胃肠黏膜糜烂、溃疡、坏死、大出血等。

(6) 对酸碱平衡和电解质的影响。严重缺氧可使机体的无氧代谢增强,如三羧酸循环、氧化磷酸化作用以及有关酶的活动降低。这不但降低能量产生的效率,且因产生大量乳酸和无机磷积蓄,引起代谢性酸中毒。由于能量不足,负责体内离子转运的钠/钾泵遭到损害,使钾离子由细胞内转移到血液和组织间液,钠和氢离子进入细胞内,造成细胞内酸中毒及高钾血症。代谢性酸中毒产生的固定酸与缓冲系统中碳酸氢盐起作用,产生碳酸,使组织 CO_2 分压增高。

pH 的改变取决于 HCO_3^-/H_2CO_3 比值,H_2CO_3 靠肾脏调节,而 H_2CO_3 靠呼吸调节。在持续缺氧或严重缺氧的伤员体内,无氧代谢明显增强,能量生成减少,但同时体内乳酸和无机磷产生也增多,引起代谢性酸中毒。严重酸中毒引起血压下降、心律失常、心脏停搏。

四、临床表现

交通事故伤所致急性呼吸衰竭的临床表现为疼痛和创伤、多发伤的相应临床表现,除此之外,主要为缺氧所引起的多脏器功能紊乱的表现,具体如下。

(一)疼痛

交通事故伤、多发伤,特别是肺部的直接挫伤、多发肋骨骨折引起的剧烈疼痛,对呼吸频率、节律和深度影响较大,严重者影响呼吸的正常功能,可出现急性呼吸衰竭。此外,相邻脏器的损伤如腹部严重创伤、头部严重创伤,以及长骨骨折等也可导致急性呼吸衰竭。由于剧烈的疼痛使用大量的镇静和止痛剂抑制呼吸可诱发急性呼吸衰竭。

(二)呼吸困难

是急性呼吸衰竭最早出现的症状,表现在频率、节律和深度方面的改变。较早为呼吸频率增快,随着病情的加重出现辅助呼吸肌参与呼吸活动,如"三凹征"、点头或提肩呼吸。

(三)发绀

氧缺乏的典型表现。当动脉血氧饱和度低于 85％ 时,可在血流丰富的口唇、指甲出现发绀;值得注意红细胞增多者发绀可明显,而贫血的伤员则不明显或不出现发绀;严重休克者即使 PaO_2 正常,也可有发绀。

（四）精神神经症状

在交通事故伤所致急性呼吸衰竭的精神症状较慢性为明显,因为急性严重缺氧可立即出现精神错乱、狂躁、昏迷、抽搐等症状;而慢性缺氧机体已经有足够的时间代偿,即使如此,慢性缺氧者也多有智力或定向功能障碍。

（五）循环系统症状

缺氧对循环系统的影响主要是交通事故伤直接作用引起,肺功能不全引起的缺氧,伤员可出现心动过速,严重者可引起心肌损害,甚至引起心律失常、心脏停搏。很少发生右心衰竭。

（六）消化系统症状

严重呼吸衰竭除引起丙氨酸氨基转移酶的升高外,还能引起胃肠道黏膜充血水肿、糜烂、渗血。消化道出血在呼吸衰竭患者的发生率约为20%,消化道溃疡包括糜烂可达70%。但这些症状均可随呼吸衰竭的缓解而消失。

五、诊断

交通事故伤引发的急性呼吸衰竭的诊断主要依赖动脉血气分析,因为动脉血气分析不仅对诊断呼吸衰竭的类型和程度有帮助,而且在指导治疗和疗效评估方面均具有重要价值。通常认为,急性呼吸衰竭的诊断标准为:在海平面、标准大气压、静息状态、呼吸空气条件下,$PaO_2 < 60$ mmHg,单纯的 $PaO_2 < 60$ mmHg 称之为 I 型呼吸衰竭。由于交通事故伤所致的急性呼吸衰竭实际上就是急性肺损伤(acute lung injury,ALI)或急性呼吸窘迫综合征(acute respiratory distress syndrome,ARDS)。所以,急性呼吸衰竭可参照 ARDS 的柏林定义的诊断标准:①发病时间,已有的临床伤害新发或原有呼吸系统症状加重在 1 周内(如交通事故伤);②肺水肿起因,不能完全由心力衰竭或容量过负荷解释的呼吸衰竭;③氧合指数(轻度 PaO_2/FiO_2 201～300mmHg 且 $PPEP/CPAP \geqslant 5cmH_2O$;中度 PaO_2/FiO_2 101～200mmHg 且 $PPEP \geqslant 5cmH_2O$;重度 $PaO_2/FiO_2 \leqslant 100mmHg$ 且 $PPEP \geqslant 10cmH_2O$);④胸部 X 线或 CT 检查双肺透光度下降,并且胸腔积液、肺叶/肺塌陷或结节不能完全解释。凡符合以上 4 项可诊断为 ARDS。

六、治疗

交通事故引发胸部创伤的标准化管理是基于不同创伤的损伤机制、不同的损伤模式,进行相应的标准化的处理。涵盖院前的现场、后送,到急救、手术过程中的核心处理,如氨甲环酸(TXA)、气管切开或环甲膜穿刺、胸腔闭式引流术、插管/机械通气、血气分析、缓解疼痛、麻醉、CT 影像学扫描、手术等环节的集束化治疗和筛查确认。从适时观察、动态评估的指标,如呼吸频率、脉率、瞳孔大小、氧饱和度、格拉斯哥昏迷分数、气道状态、血压、瞳孔反应性、呼吸状态、毛细管充盈,到干预措施,如气道支持、胸腔引流、插管、呼吸支持、脊柱保护、去除脊柱保护、血液制品、流体、栓塞、氨甲环酸、镇痛等一系列的标准化治疗。

引起呼吸衰竭的原因很多,几乎所有呼吸衰竭伤员都存在肺泡表面活性物质缺乏。这种缺乏会导致肺泡表面张力增加,肺泡回缩力加强,呼气末肺泡萎陷,最终导致呼吸功能不全,包括低氧血症、肺顺应性降低、肺内分流增加、功能残气量降低、肺膨胀不全和肺水肿。预防和治疗呼吸衰竭主要目的是围绕 3 个生理学基础方面进行:重新打开萎陷的肺泡单元,保护剩余肺泡单元表面活性物质功能和预防呼气末肺泡萎陷。对肥胖合并阻塞性睡眠呼吸暂停交通伤患者,持续气道正压通气(continuous positive airway pressure,CPAP)治疗可以减轻心脏压力并促进有利的心脏重塑。肥胖低通气综合征(obesity hypoventilation syndrome,OHS)是比阻塞性睡眠呼吸暂停更严重的病症,尽管两者常常并存。与单纯 OSA 患者相比,未经治疗的 OHS 患者住院率、呼吸衰竭、心血管疾病和猝死风险增加。OHS 患者的双水平无创通气(NIV)可以帮助逆转左心室肥厚。

呼吸衰竭处理的原则是保持气道通畅,改善或纠正缺氧以及代谢功能紊乱,从而为基础疾病和诱发因素的治疗争取时间和创造条件。

严重创伤是年轻人死亡的主要原因之一,大约50%的病例与多发伤的胸部损伤有关。大多数轻度至中度呼吸衰竭的肺损伤患者对无创呼吸支持反应良好。然而,少数肺损伤患者可能出现严重的呼吸衰竭,并从缺氧伴全身炎症反应综合征进展为急性肺损伤或急性呼吸窘迫综合征(ARDS)。这些患者插管和机械通气可能成为纠正缺氧和高碳酸血症的必要条件。一般来说,建议在这种呼吸窘迫中使用较低的潮气量和较高的呼气末正压(PEEP)。然而,即使在通气良好的情况下,仍有患者进展为肺功能衰竭。重症肺功能障碍患者的住院率为26%～58%。在大多数治疗方案(包括有创通气)失败的情况下,使用体外膜肺氧合(ECMO)可以作为受伤肺部的临时替代品;它有助于减少呼吸机设置并防止进一步的气压伤,提供足够的通气、氧合和改善高碳酸血症,并提供"肺休息"的效果和赢得肺部恢复的时间。

急性呼吸衰竭的治疗目标包括:消除诱发因素和治疗基础疾病,心肺支持,肺损伤的特异性治疗。目前对前二者的研究在理论和实践上相对比较成熟,而肺损伤的特异性治疗仍处于实验研究阶段。

(一)机械通气

1. 传统机械通气策略　ARDS时应用呼气末正压(PEEP)通气可以显著改变PaO_2。要点包括:①以容量控制型呼吸机采用较高潮气量,潮气量(tidl volume,VT)应达到10～15ml/kg;②呼吸频率视pH值而定;③PEEP高低应在PaO_2和FiO_2之间衡量。通常要求PaO_2能维持动脉血氧饱和度(SaO_2)在90%以上,而FiO_2应在不产生氧中毒的安全范围内(通常限制在65%以下)为准。理论依据是ARDS在病理上早期常见有肺微不张,采用高潮气量(10～15ml/kg)所需吸气压为10～15cmH_2O,以防止肺不张加重和打开已经不张的肺泡使之恢复充气;为避免酸中毒对机体的危害,故要求调节呼吸频率,保持足够通气量,使pH接近正常。有关PEEP的方法实施,常规是在安全FiO_2下逐渐增加PEEP数值,以达到SaO_2维持在90%或PaO_2在60mmHg以上。PEEP最高以不超过15cmH_2O为宜。

2. 机械通气的新动向　高VT和高PEEP可导致肺损伤是不争的事实。临床CT证明,ARDS的肺部病变欠均匀一致。高VT通气时病变肺区依然难以获得足够通气,气流大量进入正常肺区,导致这些肺泡过度膨胀,甚至出现气压伤。为预防和减少机械通气加重ARDS伤员肺损伤的措施有:①避免高VT,其平台压不应超过压力-容量曲线的上拐点(VT 4～8ml/kg,平台压<30～35cmH_2O),防止肺泡过度膨胀;②为符合低VT,允许性高碳酸血症;③PEEP水平稍高于压力-容量曲线的下拐点。

3. 俯卧位通气　利用翻身床或人工徒手操作,使患者在俯卧位进行机械通气,改善ARDS患者的氧合能力。俯卧位通气时间尽可能延长(>12h/d),腹部悬空,防腹主动脉受压,影响回流。俯卧位对ARDS呼吸病理生理的影响有功能残气量增加、通气血流比好转、膈肌的运动方式和位置改善、引流较容易、减少纵隔和心脏对肺的压迫、改变胸廓的顺应性。俯卧位通气通过降低胸腔内压力梯度、促进分泌物引流和促进肺内液体移动,明显改善氧合。俯卧位通气治疗常见4个问题是血流动力学改变、导管脱出、导管阻塞、压力性损伤。俯卧位通气原理:①改善膈肌运动,改变膈肌运动方式和位置,增加功能残气量,俯卧位时背侧膈肌向尾侧移位,使局部肺组织复张,减少V/Q失调。②V/Q的改善和分流减少。通气减少或血流灌注不足,都会导致V/Q比例不均,引致气体交换失调。而俯卧位通气使肺内通气改善,从而改善了V/Q和分流Q的减少,从而改善氧合。③减少纵隔和心脏对肺的压迫,仰卧位时重量直接垂直压向肺背侧胸壁,使该部位的肺组织通气、血流受限;而俯卧位时心脏重量作用于胸骨,从而改善心脏下肺单位的通气灌注。④功能残气量增加。俯卧位时垫起病人的肩部和髋部会使胸廓和腹部的运动改善,增加功能残气量,改善氧合。适合的镇痛镇静药物,血流动力学不稳定和肾功能不全病人,可选择芬太尼或瑞芬太尼,舒芬太尼镇痛效果比芬太尼强几倍,有良好的血流动力学稳定性。稳定血流动力方面,注意监测,维持血流动力学稳定,必要时应给予血管活性药物,根据病人的血流动力学变化调整输液速度,避免镇静不足引起高血压、心率快。

4. 通过鼻插管提供高流量氧气(high flow oxygen by nasal cannula)的新系统(Optiflow、Vapotherm)近年来得到广泛应用　这些系统可以以高达100%的浓度提供50L/min的加热和加湿氧气的流量。高流量氧气比无创通气(NIV)更适合于急性低氧性呼吸衰竭。无创通气减少了呼吸功,并增加了大量空气流量,这可能是为什么它在高碳酸血症呼吸衰竭患者(高 PCO_2,伴或不伴缺氧显著)中的益处特别显著。高流量氧气患者确实有更多的无呼吸机日,无创通气的益处表现为高碳氧血症呼吸衰竭,主要是慢性阻塞性肺病(COPD)和心力衰竭恶化。这项研究表明,在没有高碳酸血症的低氧性呼吸衰竭患者(例如由于肺炎)的情况下,通过鼻插管的高流量氧气可能更优,并且应该被认为是一线治疗而不是 NIV。

5. ECMO 作为创伤性 ARDS 治疗的选择　大量失血和大量输血常常导致多发伤患者出现"凝血病",这限制了 ECMO 在严重创伤性肺损伤中的应用,因为全身肝素化。因此,由于出血并发症的风险,ECMO 在严重创伤性肺损伤患者中的使用仍然存在争议。然而,Arlt 等报道了 10 例严重创伤和失血性休克患者使用 ECMO,存活率为 60%,表明 ECMO 可能在严重创伤性肺损伤凝血病患者中发挥作用。

上述措施的改进是基于对 ARDS 病理生理和机械通气相关性肺损伤的研究结果而提出的,是 ARDS 机械通气治疗的重要进展。美国国立心肺血液研究所主持的多中心研究初步结果表明,与传统机械通气比较,它能降低 ARDS 的病死率。静脉-体外膜外氧合(VV-ECMO)经常被用作严重 ARDS 的挽救性治疗。

(二) 药物治疗

急性呼吸衰竭的药物治疗是辅助性的,虽然经过数十年研究,药物治疗急性呼吸衰竭仍没有取得突破性进展。相关药物如下。

1. 纠正生理异常的药物　阿米脱林(Almitrine),具有增加通气驱动和加强缺氧性肺动脉收缩,从而改善通气/血流比率的作用。有报道在 ARDS 静脉给药可使氧合改善,分流减少,平均肺动脉压和心排血量轻度增加,但体循环血压和血管阻力并无明显改变,亦未发现其他不良反应。

2. 一氧化氮(NO)　低浓度一氧化氮选择性扩张有通气肺区的肺血管,减少肺内分流,降低肺动脉压,与阿米脱林联合使用效果更明显。目前应用在新生儿和成年人肺动脉高压颇为有效。

3. 表面活性物质　作为新生儿呼吸窘迫综合征的补充治疗得到公认,但用于成人 ARDS 的治疗尚未得到公认。理论上说,ARDS 患者表面活性物质减少,只是损伤的结果而已,临床应用还需进一步研究。

4. 抗炎药物　由于 ARDS 是一种炎症性肺损伤,抑制炎症反应的药物当是从根本上治疗 ARDS 的途径。到目前为止,尚无一种能显示其临床治疗价值。

(三) 并发症防治

1. 气压伤　其发生与机械通气的高 VT 和峰值压有关,但也有可能与 ARDS 的炎症过程有关。新的限制 VT 的保护性通气策略有助于减少气压伤。

2. 呼吸机相关性肺炎　一旦临床诊断肺炎,应充分引流,理想的湿化效果,及时使用能覆盖常规 G^- 杆菌,必要时加用针对耐甲氧西林金黄色葡萄球菌(MRSA)的抗生素联合治疗。48~72 小时后获得病原学诊断后即改用针对性的相对窄谱的抗生素继续治疗。

3. 多器官功能衰竭(MOF)　这是导致 ARDS 死亡的最主要原因。对 ARDS 抢救及时和尽早改善组织氧供、尽量避免治疗措施影响心血管、肾脏的功能,纠正患者的代谢紊乱,维护消化道正常功能和保护肠道黏膜屏障,有效地控制感染,避免药物的肝肾损害,将可能有助于预防或减少 MOF 的发生,从而改善 ARDS 的预后。

大多数临床研究人员认为由于急性呼吸衰竭、肺损伤/ARDS 的治疗已经相对完善,所以建议在治疗过程中可参照以下措施实施。

(1) ALI 伤员需要 ICU 的密切监测。

(2) 肺动脉漂浮导管、中心静脉插管和尿管可用于检测氧输送、心排血量和 PAWP,并提供静脉通路,方便取血,以及进行血压和尿量的监测。

(3) 从起病时即应努力寻找诱发因素,并进行适宜的治疗。

(4) 所有满足 ARDS 定义的伤员均需要接受机械通气。推荐采用辅助-控制定容通气模式,VT 6~8ml/kg,设置呼吸频率以保持 pH 值和 PCO_2 接近正常。开始进行机械通气时,不使用 PEEP,FiO_2 为 100%,此后在维持 PaO_2 约为 60mmHg 的前提下尽量降低 FiO_2。每次增加 PEEP 2~3cmH_2O,同时监测心排血量以保证足够的氧输送。如果采用上述方法仍无法保证充分的氧合可以尝试侧卧位或俯卧位。在氧合充分的患者,逐渐降低 FiO$_2$ 至 60% 以下。然后,每 30～60 分钟将 PEEP 降低 2～3mH$_2$O。尽管有研究者主张应用其他的通气模式,但是与现行的应用 PEEP 的辅助-控制通气模式相比,这些通气模式无显著的优点。

(5) 多数患者需要接受常规的镇痛镇静治疗。

(6) 液体治疗的目的在于尽可能维持最低的 PAWP,同时不影响心排血量。

(7) 应当避免血管内容量负荷过多。

(8) 常规治疗还应包括营养和血栓栓塞性疾病的预防。

(9) 每日进行床旁胸像检查,以寻找气胸和浸润影恶化的证据。

(10) 对于发热患者应当寻找感染源,尤其注意肺炎和血管内插管的感染。

(王耀丽)

第四节　心功能不全

一、分类

(一) 根据发病的缓急分类

1. **急性心功能不全**　系因急性的严重心肌损害(如交通伤)或突然加重的心脏负荷,使心功能正常或处于代偿期的心脏在短时间内发生或使慢性心功能不全急剧恶化。

心源性休克通常被定义为持续性低血压(SBP<90mmHg 或 30mmHg 以下已知基线),由心脏指数(CI)<2.2L/(min·m^2)定义的低心排血量(CO),由肺毛细血管定义的高中心充盈压楔压(PCWP)>12mmHg,组织灌注减少。

2. **慢性心功能不全**(chronic heart failure,CHF)　指缓慢发生的心功能不全,一般均有代偿性心脏扩大或肥厚及其他代偿机制参与。

(二) 根据解剖部位分类

1. **左心功能不全**　因左心室代偿功能不全而发生,以肺循环淤血为特征。

2. **右心功能不全**　因右心室代偿功能不全而发生,以体循环淤血为主要表现。

3. **全心功能不全**　左心、右心同时或先后受累,左、右心功能不全同时存在。

(三) 根据心排量分类

1. **低心排量性心功能不全**　交通伤中绝大多数属此型。

低心排量性心功能不全时,病人在基础状态下心排血量低于正常。常见于冠心病、高血压病、心脏瓣膜病。心排血量的下降需低至心脏指数 2.5L/(min·m^2)时才出现一些临床症状,如心率增快,脉压变小,血压下降(收缩压低于 12kPa),桡动脉、足背动脉脉搏细弱,四肢发冷苍白或发绀等。尿量可减少至0.5～1ml/kg 以下。

2. **高心排量性心功能不全**　高心排量性心功能不全时,心排血量可稍高于正常水平,但比心力衰竭前有所降低,多继发于代谢增高或心脏后负荷降低的疾病,如甲状腺功能亢进、贫血、维生素 B$_1$ 缺乏、感染性休克所致的心力衰竭。

(四) 根据机制分类

1. **收缩性心功能不全**　心脏收缩功能障碍,心排血量降低并有阻性充血的表现。临床通常通过多普勒超声心动图测算 LVEF(左室射血分数)来判定,LVEF 正常范围为 50%～70%,小于 40% 为收缩性心功能不全的诊断标准。

2. 舒张性心功能不全　　当心脏收缩期射血功能尚未明显降低,因舒张功能障碍而导致左室充盈压增高引起肺的阻性充血。通过超声多普勒测算 E/A 比值来判定,正常为 $E/A>1.2$,若 $E/A<1.0$ 则提示舒张性心功能不全。

二、判定

(一)NYHA 心功能分级

1928 年由美国纽约心脏病学会(NYHA)提出,它是按诱发心功能不全症状的活动程度将心功能的受损状况分为 4 级:

Ⅰ级,日常活动无心功能不全症状。

Ⅱ级,日常活动出现症状(呼吸困难、乏力)。

Ⅲ级,低于日常活动出现症状。

Ⅳ级,休息时亦出现症状。

该分类方法简便易行,所以临床上沿用至今,但其也存在主观性太强等缺点。另外,反映左室收缩功能的 LVEF 与心功能分级症状并非完全一致。

(二)6 分钟步行试验

此方法安全、简便、易行,已逐渐在临床应用,不但能评定患者的运动耐力,而且可预测患者的预后。根据美国的卡维地洛研究设定的标准做如下判定:①6 分钟步行距离<150m 为重度心功能不全;②6 分钟步行距离 150~450m 为中度心功能不全;③6 分钟步行距离 450~550m 为轻度心功能不全;④6 分钟步行距离<300m 提示预后不良。

(三)心功能不全的分期

为了从整体上减少心功能不全患者的死亡率,仅仅针对已发生心功能不全临床表现的患者是不够的,必须从预防着手,从源头上减少和延缓心功能不全的发生。为此 2001 年美国心脏病学会/心脏学会(AHA/ACC)的成人慢性心力衰竭诊疗指南提出了心力衰竭分期的新概念,在 2009 年第二次更新版中仍然强调了这一概念。具体分期如下:

1. A 期　　有心衰危险,但无心脏结构和功能改变。

2. B 期　　有心脏结构改变但无心衰症状和体征(相当于 NYHA 心功能Ⅰ级)。

3. C 期　　曾有或目前有心衰症状(相当于 NYHA 心功能Ⅱ、Ⅲ级及部分Ⅳ级患者)。

4. D 期　　顽固性终末期心衰需特殊治疗(相当于部分 NYHA 心功能Ⅳ级)。

该分期建议是对 NYHA 分级的补充,而非替代。NYHA 分级主要针对"分期建议"中的 C 期和 D 期患者,而"分期建议"还包括了发展为心力衰竭的危险因素(A 期)和心脏结构变化(B 期)。

三、发病原因

交通伤对心脏的直接损伤以及创伤后任何降低心肌收缩力和加重心脏前后负荷的因素均可引起心功能不全的发生。

(一)心脏的直接损伤

心脏交通伤是一种伤情急、危险性大的损伤。随着现代高速交通工具日益增多,心脏创伤的发生率亦随之增加。心脏的损伤类型包括心脏破裂、心包破裂、心肌挫伤、瓣膜、腱索、乳头肌甚至冠状动静脉的断裂等。开放性心脏创伤常因失血、休克、急性心脏压塞和急性心功能不全而死亡。在闭合性心脏创伤中心肌挫伤最为常见,其发生率可达 15%~17%,可由方向盘损伤及强外力作用于腹部使腹部血液大量涌向心脏,从而使心脏内压力突然上升等引起。心脏挫伤时,心排血量可降低 40%~50%,严重者可出现心律失常、心源性休克及心功能不全。如若冠状动脉发生挫伤、血栓形成或产生痉挛,可引起心肌供血不足,进而导致心功能不全、心律失常等。由于闭合伤的暴力第一作用点不在心脏,且不少患者的体表伤不一定明显,以及同时伴有其他更为明显的脑、胸、腹、四肢骨骼的损伤,因此闭合性心脏损伤常常被忽略。

(二)心肌收缩力下降

在创伤早期心肌一般只有心肌充血、水肿、退变及心外膜出血点等改变,心肌收缩力降低可不明显。但在严重创伤性或失血性休克,心排血量降低、静脉回心血量减少,且由于儿茶酚胺释放增加,当冠状动脉压下降到 70mmHg 以下时可出现冠状动脉灌注不足,致使心肌缺血缺氧,收缩力降低而引起心功能不全。此外,在休克的发生和发展过程中,机体内也可产生一些直接抑制心肌收缩力的内源性和外源性毒性物质,如缺血胰腺释放的心脏抑制因子(myocardial depressant factor,MDF)可以抑制心肌收缩力,酸中毒、内毒素、电解质紊乱及一些激肽类的物质也可抑制心肌收缩力。

近期的研究结果表明,严重创伤所致的低血容量性休克及随后的败血症性休克常显示有右室射血分数降低,舒张末期容积增加,甚至出现明显的右心功能不全表现。这可能与创伤后肺组织损伤、肺水肿所致肺循环阻力增高、右心室后阻抗增高等有关,心力衰竭的发展特征是触发的扇动性心脏损伤级联的神经激素反应。

(三)急性机械性梗阻

创伤(特别是颅脑伤)或创伤后休克而给予持续性的血管收缩药物输注时,可引起外周血管的持续性收缩,左心室收缩的后阻抗增高,必然导致左心室心排血量的减低;而在创伤并发肺损伤、肺水肿等肺功能不全表现时,右心室的后阻抗增高,可导致右心室的输出功能障碍。

(四)心室舒张受限

心脏创伤后 80%~90% 的病例出现急性心脏压塞,多由于心脏损伤后血液快速在心包内积聚所致。另外气管或支气管损伤或有张力性气胸时,空气也可经由心包破口进入心包腔引起心脏压塞。其后果是心脏输出量、动脉血压急剧的降低。

(五)急性循环血量增加

短期内过多、过快的静脉输注液体或血液可以引起循环血容量突然增加,如若是在创伤水肿的回收期或同时伴有少尿型肾功能不全时则更易发生,如此可使心脏前负荷明显增加,从而诱发心功能不全。

(六)严重心律失常

创伤后心律失常多是心功能不全的表现,但在一些严重创伤病人存在感染、严重休克、电解质紊乱、酸碱失衡等情况时,可伴发心房颤动、室性心动过速、心室扑动、心室颤动等严重心律失常,诱发或加重心功能不全。

(七)感染

多与后期并发的心功能不全有关。严重的肺部感染、腹腔感染以及其他的重症感染时可引起心肌炎、心包炎或全心炎,也可导致心包积液、心肌出血等,从而引起心肌收缩力降低致心功能不全。

四、发生机制

(一)急性心功能不全

交通伤后的心脏严重挫伤时,可造成心脏多种结构的复合损伤,如乳头肌损伤、腱索断裂及相关瓣膜损伤等可引起急性而严重的瓣膜反流,心室的前负荷急剧加重;房间隔和室间隔穿孔伤导致心脏的左向右分流,心包积血或填塞造成急剧的心脏舒张障碍,所有这些血流动力学改变均可导致肺水肿、心源性休克等急性心功能不全表现。

从生理学角度来看,心源性休克的特别区别在于泵功能的机械损伤(收缩性),这导致心排血量不足。

当患者出现泵衰竭时,它们进入心脏内和系统变化的恶性循环,这导致每搏输出量的进一步下降。左心室舒张末期压力增加导致左心室壁张力增加,导致冠状动脉缺血影响收缩力。由每搏输出量下降导致的全身性低血压导致组织灌注不足和随后的酸血症,这进一步损害了收缩性。

(二)慢性心功能不全

目前已经明确,导致慢性心功能不全发生发展的基本机制是心肌重构。心肌重构是由于一系列复杂的分子和细胞机制导致心肌结构、功能和表型的变化。其特征为:①伴有胚胎基因再表达的病理性心肌细胞肥大,导致心肌细胞收缩力降低,寿命缩短;②心肌细胞凋亡是心功能不全从代偿走向失代偿的转折点;③心肌细胞外基质过度纤维化或降解增加。临床上可见心肌肌重、心室容量的增加和心室形状的改变(横径增加呈球状)。

在交通伤的初始心肌损伤后交感神经系统和肾素-血管紧张素-醛固酮系统(RAAS)兴奋性增高,多种内源性的神经内分泌和细胞因子激活。交感神经兴奋作用能加快心率、升高血压,并可进一步致心律失常、心肌损伤和坏死;交感神经也能激活 RAAS 系统,造成多种内源性神经内分泌和细胞因子激活,如 Ang II、NE、醛固酮等。Ang II 作为一种活性肽,可作用于 AT$_1$ 受体,使血管收缩、血压升高、间质纤维化、心脏负荷增加;Ang II 还能促进醛固酮合成和释放,致水钠潴留,促进精氨酸血管升压素(AVP)分泌,进一步促进血管收缩和水钠潴留;NE 增强外周血管 NE 源神经递质的敏感性,促进血管挛缩,进一步加重心脏负荷。

上述因素长期、慢性作用促进心肌重构,加重心肌损伤和心功能恶化,如此又反过来进一步激活神经内分泌和细胞因子等,形成恶性循环,最终导致心功能不全。心功能不全一旦从无症状进入有症状阶段,便每况愈下,进展加速,直至终末心功能不全阶段。

五、临床表现及诊断要点

交通伤后心功能不全早期症状可能较轻,特别是对一些亚临床的心脏创伤一般门诊的常规方法难以检出,易被忽略,但重者也可迅速致死。两者如同时合并胸腹脏器和(或)其他部位严重多发伤,则情况更为复杂,死亡率亦将因此增高。

(一)急性心功能不全

急性心功能不全或称急性心力衰竭(acute heart failure,AHF)是一种伴有心排血量减少、组织低灌注、肺毛细血管楔压(PCWP)增加和组织充血的临床综合征,可以表现为急性起病或慢性心功能不全急性失代偿,以肺水肿、心源性休克为典型表现。交通伤诱发的 AHF 可以有冠心病、高血压、心肌病等,也可以没有基础心脏病史。不同类型的 AHF 具有不同的临床特点,临床 AHF 主要分为前向性衰竭、后向性衰竭或是两者同时存在。下面结合 2005 年 ESC(欧洲心脏病学会)公布的 AHF 诊治指南及 2006 年 HFSA 美国心力衰竭学会发布的心力衰竭治疗指南中关于急性失代偿性 ADHF 对 AHF 的诊治进行评述。

1. 临床分型

(1)前向性衰竭(forward failure)。亦称低排出量综合征(syndrom of low output),特点为心排血量减少,心室充盈受损等。症状可以仅表现为轻到中度的劳力性呼吸困难,严重时可表现为心源性休克:低血压、脉搏细数、皮肤湿冷、面色苍白、发绀、嗜睡、谵妄、虚弱及少尿等,部分患者可表现为心源性昏厥。创伤后心脏压塞可出现心音遥远、颈静脉怒张及奇脉等。乳头肌及瓣膜损伤、腱索断裂、室间隔穿孔可出现特征性的杂音。

(2)后向性衰竭(backward failure)。亦称静脉淤血综合征(syndrome of venous congestion),包括肺循环淤血(pulmonary congestion)即左心后向性衰竭,体循环淤血(systemic congestion)即右心后向性衰竭。左心后向性衰竭症状可表现为劳力性呼吸困难、端坐呼吸,肺水肿时可表现为平卧位后诱发或加重的咳嗽(干咳或有多量白痰)、粉红色泡沫痰、咯血,同时情绪紧张、焦虑,大汗淋漓,极重患者面色苍白、口唇青紫、四肢湿冷。肺部听诊早期可闻及干性啰音和喘鸣音,肺水肿发生时可闻及广泛湿性啰音。心率增快,心音低钝,常可闻及肺动脉瓣第二心音亢进及舒张期奔马律,部分患者也可表现为心脏骤停。

右心后向性衰竭典型表现包括乏力、踝部凹陷性水肿、上腹部压痛(肝淤血性肿大)、气短(胸腔积液)和腹部膨隆(腹水)、少尿,也可表现为全身水肿。

2. 诊断流程　根据交通伤病史(结合既往疾病病史)、相关症状体征(最重要)、心电图、X 线表现(早期间质水肿时肺门血管影模糊、小叶间隔增厚,肺水肿时蝶形肺门或"大白肺"等)及实验室检测 NT-proBNP($>$300pg/ml 有诊断意义)和 BNP($>$100pg/ml 有诊断意义),如果异常则进一步行超声心动图(可明确心脏创伤情况)及其他影像学检查。必要时可选择血管造影、血流动力学检测等有创检查。

鉴别诊断:急性心源性肺水肿需与创伤导致的非心源性肺水肿相鉴别(表 32-6)。

表 32-6　急性心源性肺水肿与创伤导致的非心源性肺水肿的鉴别诊断

项目	心源性肺水肿	非心源性肺水肿
病史		
近期急性心脏事件	有	有或无
临床症状		
末梢充盈	不佳,四肢发凉	好,四肢温暖
奔马律	可有第三心音左马律	无
脉搏	细弱	有力
颈静脉充盈	有	无
肺部啰音	湿性啰音	干性啰音
辅助检查		
ECG	可有心肌缺血、损伤或心包炎等表现	无特殊
胸片	肺淤血或肺水肿	不典型
心肌损伤标志物	升高	无变化
PCWP	18mmHg 以上	18mmHg 以下

3. 急性心功能不全严重程度分级与预后　主要有 3 种不同分级方案,其分级越高则病死率越高。

(1) Killip 分级。用于交通伤后合并急性心肌梗死(AMI)的严重性评价。

Ⅰ级,无急性心功能不全,死亡率为 0～5％。

Ⅱ级,急性心功能不全,诊断标准包括湿性啰音、S_3 奔马律和肺静脉高压、肺淤血,但湿性啰音局限于肺野下 1/2,死亡率为 10％～20％。

Ⅲ级,严重的急性心功能不全,肺水肿,满肺湿啰音,死亡率为 35％～40％。

Ⅳ级,心源性休克,死亡率为 85％～95％。

(2) Forrester 分级。根据临床特点和血流动力学特征分为 4 级(表 32-7)。

表 32-7　急性左心功能不全的 Forrester 法分级

分级	PCWP(mmHg)	CI[ml/(s・m²)]	组织灌注状态
Ⅰ级	≤18	>36.7	无肺淤血,无组织灌注不良
Ⅱ级	>18	>36.7	有肺淤血
Ⅲ级	<18	≤36.7	无肺淤血,有组织灌注不良
Ⅳ级	>18	≤36.7	有肺淤血,有组织灌注不良

注:PCWP 为肺毛细血管楔压。CI 为心脏排血指数,其法定单位 ml/(s・m²)与旧制单位 L/(min・m²)的换算因数为 16.67。

（3）"临床严重性"分级。根据末梢循环（灌注）和肺部听诊（充血表现）进行临床严重性分级（表 32-8）。

表 32-8　急性左心功能不全的临床程度分级

分级	皮肤	肺部啰音
Ⅰ级	干、暖	无
Ⅱ级	湿、暖	有
Ⅲ级	干、冷	无/有
Ⅳ级	湿、冷	有

（二）慢性心功能不全

交通伤后急性心功能不全病因未去除或病人原有心脏病心功能状态恶化，均可发展为慢性心功能不全（或称慢性心力衰竭）。

1. 临床分型

（1）左心功能不全。以肺淤血及心排血量降低表现为主。可表现为劳力性呼吸困难、端坐呼吸、夜间阵发性呼吸困难，重者可出现急性肺水肿表现。另可有乏力、疲倦、头晕、心悸、少尿、肾功能损害等表现。体征主要为肺部不等的湿性啰音、交替脉、肺动脉瓣区第二心音亢进、舒张期奔马律等，另还可有心脏扩大以及创伤后心脏损伤或原有基础心脏病的相关体征。

（2）右心功能不全。以体循环静脉淤血的表现为主。症状可有恶心、呕吐、食欲不振、腹胀等消化道症状；继发于左心功能不全的右心功能不全也有呼吸困难等表现，但相对较轻；体征主要有颈静脉怒张、肝大及下垂性水肿。

（3）全心功能不全。具有左、右心功能不全的表现，多由左心功能不全发展而来，但呼吸困难症状往往有所减轻。

2. 诊断　根据交通伤等既往病史、症状、体征及 X 线检查、超声心动图、有创血流动力学检查等做出慢性心功能不全的诊断，其中症状体征是重要依据。

（1）左心功能不全。原有心脏病体征＋肺循环充血表现。

（2）右心功能不全。原有心脏病体征＋体循环淤血表现，但多数有左心功能不全的病史。

六、治疗

（一）急性心功能不全

由于急性心功能不全（临床上急性左心功能不全较为常见且严重）发病急、进展快、表现复杂、并发症多、预后差，故必须争分夺秒地进行抢救。

1. 急性肺水肿

（1）体位。坐位、双腿下垂有利于减少回心血量，减轻心脏负荷。必要时可四肢轮流绑扎止血带，保持动脉血流通畅，而静脉回流受阻，减少静脉回心血量。

（2）氧疗。目的是尽量保持患者 SaO_2 在 $95\%\sim100\%$，最好使用酒精吸氧（即氧气流经含 $50\%\sim70\%$ 酒精的湿化瓶）或使用有机硅消泡剂达到抗泡沫治疗。方法有：①高流量鼻导管吸氧。②开放面罩吸氧。③病情严重者应采用面罩呼吸机持续加压（CPAP）或双水平气道正压（BiPAP）给氧，可以使气体交换加强，对抗组织液向肺泡内渗透，并减少气管插管的概率，降低死亡率。适用对象：Ⅰ型或Ⅱ型呼吸衰竭患者经常规吸氧和药物治疗仍不能纠正时应及早应用。主要用于呼吸频率≤25 次/min、能配合呼吸机通气的早期呼吸衰竭患者。在下列情况下应用受限：不能耐受和合作的患者、有严重认知障碍和焦虑的患者、呼吸急促（频率＞25 次/min）、呼吸微弱和呼吸道分泌物多的患者。④气管插管通气治疗。应用指征为心肺复苏时、严重呼吸衰竭经常规治疗不能改善者,尤其是出现明显的呼吸性和代谢性酸中毒并影响到意识状态的患者。

(3)镇静。吗啡有强大的镇静作用,减少氧耗,减轻躁动带来的额外心脏负担,并能轻度扩张动静脉,同时可使浅快的呼吸变深慢,有利于氧气的吸入。可予以吗啡 3～5mg 静脉注射,必要时每间隔 15 分钟重复,共 2～3 次。但昏迷、严重呼吸道疾病、休克或痰液极多者慎用,老年、体衰、瘦小患者酌情减量或改为皮下、肌肉注射。哌替啶疗效不如吗啡,仅适用于对吗啡有禁忌或不能耐受者,可应用 50～100mg 肌肉注射。哌替啶 100mg 相当于吗啡 10mg 的疗效。

(4)出入量管理。肺淤血、体循环淤血及水肿明显者应严格控制饮水量和静脉输液速度,对无明显低血容量因素(大出血、严重脱水、大汗淋漓等)者的每天摄入液体量一般宜在 1 500ml 以内,不要超过 2 000ml。保持每天水出入量负平衡约 500ml,严重肺水肿者的水负平衡为 1 000～2 000ml,甚至可达 3 000～5 000ml,以减少水钠潴留和缓解症状。3～5 天后,如淤血、水肿明显消退,应减少水负平衡量,逐渐过渡到出水量大体平衡。在水负平衡下应注意防止发生低血容量、低血钾和低血钠等。任何复苏液均可导致间质性水肿,这可能对呼吸机脱机、心血管功能、伤口愈合或其他结果具有不利影响。大量给予生理盐水可引起高氯性代谢性酸中毒,并且与肾损伤有关。

(5)血管扩张剂。应用指征:此类药可应用于急性心功能不全早期阶段。收缩压水平是评估此类药是否适宜的重要指标。收缩压>110mmHg 的急性心衰患者通常可以安全使用;收缩压在 90～110mmHg 之间的患者应谨慎使用;而收缩压<90mmHg 的患者则禁忌使用,实属必要时可采用血管扩张剂-多巴胺联合疗法。

1)硝酸甘油:扩张小静脉,降低回心血量,使 LVEDP 及肺血管压降低。可以 $10\mu g/min$ 起始,每 10 分钟调整 1 次,每次增加 5～10μg,以收缩压达 90～100mmHg 为度。紧急情况下亦可先舌下含服(硝酸甘油 0.5mg 舌下含服,若血压稳定,每 5 分钟可多次重复)或喷雾吸入硝酸甘油 400～500μg/次。硝酸异山梨酯静脉滴注剂量 5～10mg/h,亦可舌下含服 2.5mg/次。

2)硝普钠:应用于严重心功能不全,为动、静脉血管扩张剂。起始剂量为 $0.3\mu g/(kg \cdot min)$,滴定中逐渐上调剂量,可达 $5\mu g/(kg \cdot min)$,维持量为 $50～100\mu g/(kg \cdot min)$。应用时做好避光保存(用棕色或黑色管),以免化学分解产生氰酸盐,且连续应用一般不宜超过 72 小时,对严重肝肾功能异常的患者更要小心。由于其强效降压作用,应用过程中要密切监测血压,根据血压调整合适的维持剂量。停药应逐渐减量,并加用口服血管扩张剂,以避免反跳现象。

3)重组人脑钠肽(rhBNP):新型血管扩张剂,具有扩张血管、利尿、利钠、抑制 RAAS 和交感神经系统等作用,有效降低心脏前后负荷,改善患者急性血流动力学障碍,但无直接正性肌力作用,不能改善预后。通常以 $1～2\mu g/kg$ 负荷量静脉注射,然后按 $0.01～0.03\mu g/(kg \cdot min)$ 持续静脉注射,疗程一般为 3 天,不超过 7 天。

(6)快速利尿。适用于急性心功能不全伴肺循环和(或)体循环明显淤血以及容量负荷过重的患者。作用于肾小管亨利袢的利尿剂如呋塞米、托拉塞米、布美他尼静脉应用可以在短时间里迅速降低容量负荷,应列为首选。噻嗪类利尿剂、保钾利尿剂(阿米洛利、螺内酯)等仅作为袢利尿剂的辅助或替代药物,或在需要时作为联合用药。呋塞米可予以 20～40mg 快速静注,10 分钟起效,可持续 3～4 小时,4 小时后可重复。对血容量增加不明显甚至减少者应慎用,以免引起低血压、休克等。亦可应用托拉塞米10～20mg 或依那尼酸 25～50mg 静脉注射。袢利尿剂疗效不佳、加大剂量仍未见良好反应以及容量负荷过重的急性心功能不全患者,应加用噻嗪类和(或)醛固酮受体拮抗剂:氢氯噻嗪 25～50mg、每日 2 次,或螺内酯 20～40mg/d。临床研究表明,利尿剂低剂量联合应用,其疗效优于单一利尿剂的大剂量,且不良反应也更少。

(7)正性肌力药物。应用指征和作用机制:此类药物适用于低心排血量综合征,如伴症状性低血压或心排血量降低伴有循环淤血的患者,可缓解组织低灌注所致的症状,保证重要脏器的血液供应。血压较低和对血管扩张药物及利尿剂不耐受或反应不佳的患者尤其有效。

1) 洋地黄类药物：主要有正性肌力、降低交感活性、负性传导和负性频率等作用。可予以毛花苷 C 0.2～0.4mg（心率缓慢时可予毒毛旋花子苷 K 0.25mg）稀释于 25% 葡萄糖溶液 10～20ml 中静脉注射。若病情无好转，1.5 小时后可重复。若 1 周内用过洋地黄类药物者，据情可适当减少剂量。24 小时毛花苷 C 总量不超过 1.2mg。

2) 儿茶酚胺类：多巴酚丁胺起始剂量为 $2～3\mu g/(kg \cdot min)$，持续静脉注射，根据血流动力学监测可逐渐增加至 $15～20\mu g/(kg \cdot min)$，病情好转后应逐渐减量[每天减少 $2\mu g/(kg \cdot min)$]至停药，不可骤停。急性心功能不全伴低血压时多巴胺更适宜，起始剂量为 $2～3\mu g/(kg \cdot min)$，有正性肌力、改善肾血流和尿量的作用。正在应用 β 受体阻滞剂的患者不推荐应用多巴酚丁胺和多巴胺。

3) 磷酸二酯酶抑制剂（PDEI）：PDEI 具有正性肌力和扩张外周血管作用，并可降低肺动脉压、肺动脉楔嵌压和增加心排血量。米力农首剂为 $25～50\mu g/kg$，静脉注射（大于 10 分钟），继以 $0.25～0.50\mu g/(kg \cdot min)$ 静脉滴注。氨力农首剂为 $0.5～0.75mg/kg$，静脉注射（大于 10 分钟），继以 $5～10\mu g/(kg \cdot min)$ 静脉滴注。常见不良反应有低血压和心律失常。

4) 钙离子增敏剂：左西孟旦（levosimendan）是钙浓度依赖的钙离子增敏剂活性代谢产物，半衰期达 80 小时，可增加心排血量、降低肺动脉楔嵌压、降低血压。其正性肌力作用独立于 β 肾上腺素能刺激，可用于正接受 β 受体阻滞剂治疗的患者。用法：首剂 $12～24\mu g/kg$，静脉注射（大于 10 分钟），继以 $0.1\mu g/(kg \cdot min)$ 静脉滴注，可酌情减半或加倍。对于收缩压＜100mmHg 的患者，不需要负荷剂量，可直接用维持剂量，以防止发生低血压。

5) 心肌糖苷类：应用指征是心动过速引起的心功能不全，如通过应用 β 受体阻滞剂未能控制心率的心房颤动者，但不宜用于交通伤后合并急性心肌梗死患者。

（8）支气管解痉剂。在急性肺水肿时有增加心肌收缩力、扩张周围血管、解除支气管痉挛、降低肺动脉压等作用。一般应用氨茶碱 0.125～0.25g 以葡萄糖水稀释后静脉推注（10 分钟），4～6 小时后可重复一次；或以 $0.25～0.50mg/(kg \cdot h)$ 静脉滴注。亦可应用二羟丙茶碱 0.25～0.50g 静脉滴注，速度为25～50mg/h。但由于其明显增加心率、增加心肌氧耗等作用，此类药物不宜用于交通伤合并冠心病如急性心肌梗死或不稳定性心绞痛所致的急性心功能不全患者，不可用于伴心动过速或心律失常的患者。

（9）激素。静脉注射地塞米松 10～20mg 可降低周围阻力、减少回心血量和肺泡渗出、解除支气管痉挛并增加对其他药物的敏感性。

（10）静脉放血。尤其适用于交通伤后大量快速输液、输血所致的急性肺水肿。用静脉穿刺或切开放血 300～500ml 以减少过多的血容量。

（11）机械辅助治疗。

1) 主动脉内气囊反搏（IABP）：IABP 可延长收缩压时间，增加动脉舒张压和冠状动脉灌注压。临床研究表明，这是一种有效改善心肌灌注同时又降低心肌耗氧量和增加心排血量的治疗手段。应尽早地应用于交通伤伴急性心肌梗死合并低血压甚或心源性休克的患者。

2) 体外膜氧合器：体外膜氧合器（extracorporeal membrane oxygenation，ECMO）是一种临时性的部分心肺辅助系统，通过引流管将静脉血引流到 ECMO 内进行氧合，再经过另一根引流管将氧合血泵入体内（静脉或动脉），改善全身组织供氧，可以暂时替代肺的气体交换功能和心脏的泵功能。

3) 心室辅助泵：如可植入式电动左心辅助泵、全人工心脏，在积极纠治基础心脏病的前提下，短期辅助心脏功能，可作为心脏移植或心肺移植的过渡。

4) 透析疗法。

（12）其他新的药疗。如重组人纽兰格林、重组人心钠肽、加压素受体拮抗剂等。

（13）纠治病因。交通伤后的急性心功能不全除以上相关的处理措施外，积极的纠治病因非常重要，如有心脏压塞者应予心包穿刺或开胸手术解除心脏压塞，纵隔及胸腔积液、积血、积气者，也应予以胸腔引流减压或开胸手术等。

急性左心功能不全（急性肺水肿）的处理流程总结如下：急性左心功能不全确诊后即按图 32-2 的流程

处理,初始治疗后症状未获明显改善或病情严重者应做进一步治疗。血管活性药物可按表 32-9 所列方法选择应用。

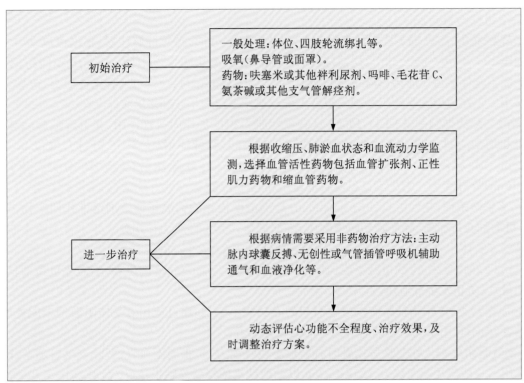

图 32-2　急性左心功能不全的处理流程

表 32-9　急性左心功能不全血管活性药物的选择作用

收缩压	肺淤血	推荐治疗方法
>100mmHg	有	利尿剂(呋塞米)＋血管扩张剂(硝酸酯类、硝普钠、重组人 B 型利钠肽、乌拉地尔)、左西孟旦
90～100mmHg	有	血管扩张剂和(或)正性肌力药物(多巴胺、多巴酚丁胺、磷酸二酯酶抑制剂、左西孟旦)
<90mmHg	有	此情况为心源性休克。①在血流动力学监测(主要采用床边漂浮导管法)下进行治疗;②适当补充血容量;③应用正性肌力药物如多巴胺,必要时加用去甲肾上腺素;④如效果仍不佳,应考虑肺动脉插管监测血流动力学、使用主动脉内球囊反搏和心室机械辅助装置;肺毛细血管楔压高者可在严密监测下考虑多巴胺基础上加用少量硝普钠、乌拉地尔

(14)国际标准化比值(INR)与心脏指数(CI)。交通事故引发的心脏功能不全,需要关注伤者的凝血功能检测,国际标准化比值,或者血栓弹力图(TEG),以便及时处理创伤性凝血病。同时,应维持心脏指数 $CI>2.0L/(min \cdot m^2)$。

2. 心源性休克

心源性休克的治疗旨在两方面:确定触发因素和支持泵功能。如果潜在问题是明显的,例如急性心肌梗死,急性瓣膜衰竭或药物过量(例如钙通道阻滞剂过量),应制定特定疗法。然而,在许多情况下,心脏需要时间(几小时、几天或几周)才能恢复。在这些情况下,主要疗法是为患者"购买时间"。正性肌力药是心源性休克的第一线疗法,它们试图通过直接增强收缩性(β肾上腺素能效应或磷酸二酯酶-3抑制)来打破周期,并通过增加血管阻力(α效应)来改善全身性灌注不足。尽管这些药物(例如肾上腺素、多巴酚丁胺、米力农等)都有改善血流动力学的能力,并能稳定一些患者,但当严重失败时,单纯药物治疗通常会以非常高的价格从两个角度来看心肌和外周和内脏循环。β肾上腺素能刺激可能会改善灌注区域的收缩性,但会大大增加心肌的氧气需求,加剧并加剧恶性循环。α肾上腺素能血管收缩可能会改善冠状动脉和全身灌注压,但会增加全身和肺血管阻力,使失血室维持射血分数更困难。它还会使外周和内脏床血管收缩和组织不充分。

(1)一般性紧急处理。

1)体位:去枕取平卧位,腿部抬高,如同时有急性肺水肿不能平卧,则采取半卧位。

2)吸氧:鼻导管或面罩给氧,必要时呼吸机辅助呼吸。

3)尿量观察:宜置入导尿管测定每小时尿量。如无肾病史,少尿或无尿可能由于心功能不全或血容量不足所致的灌注不足,应详查病因并予以治疗,直至尿量超过20~30ml/h。

4)血流动力学监测:病情危重时可经过有创方式监测中心静脉压、肺动脉压、肺动脉楔嵌压、心排量等指导治疗。

5)镇痛:交通伤后常合并明显疼痛,可加重心源性休克,宜用吗啡、哌替啶等止痛。

(2)维持血压。宜选同时具备α和β受体平衡效应的多巴胺,起始剂量5~15μg/(kg·min),可有正性肌力、升血压、扩张肾动脉等内脏血管作用,当剂量超过15μg/(kg·min)时α效应加强,升压作用更趋明显。也可与间羟胺按2:1左右比例合用,可能效果更好。紧急时可予间羟胺5~10mg缓慢静推以维持收缩压在90~100mmHg,以保持重要器官的血流灌注。多巴酚丁胺2.5~10μg/(kg·min)静脉滴注,作用与多巴胺类似,但增加心排量的作用较强,对急性心功能不全合并休克也较为有效。若低血压明显或上述药物无效,应立即静滴去甲肾上腺素,其作用与间羟胺相同,但较快、较强而持续时间较短,能瞬时调节血压,可以1~2mg加入5% GS 100ml中静滴,根据血压调整滴速。

(3)扩充血容量。部分病人由于呕吐、出汗、发热、使用利尿剂等原因而有血容量不足,需要补充血容量来治疗。最好能根据血流动力学监测结果来决定输液量。如中心静脉压在5~10cmH$_2$O以下,肺楔嵌压在6~12mmHg以下,提示有低血容量存在,可予以低分子右旋糖酐、5%~10%葡萄糖液、生理盐水或高渗盐水快速滴注。输液后如中心静脉大于15~18cmH$_2$O,肺楔嵌压大于15~18mmHg则应停止。在心源性休克同时合并有肺水肿时补液量应从严掌握。

液体补足后的指标有:①尿量大于30ml/h;②收缩压在100mmHg以上;③肺动脉压在30mmHg以上;④中心静脉压为6~8cmH$_2$O。

(4)应用血管扩张剂。经以上处理血压仍不升,而肺楔嵌压增高,心排血量低,或周围血管显著收缩表现,可以血管扩张剂以减低周围血管阻力和心脏的后负荷,增强收缩功能,从而增加心排血量,改善休克状态。可选用硝酸甘油50~100μg/min、硝普钠15~400μg/min或酚妥拉明0.25~1mg/min静滴等。

(5)机械辅助循环(mechanical circulatory support,MCS)。机械循环支持涉及多种设备,这些设备共同支持甚至替代失效心室的泵功能。它们降低左心室壁张力,改善冠状动脉血流和收缩性。与正性肌力药物不同,MCS装置可恢复心肌供氧与需求之间的平衡,并产生有效的全身灌注。取决于泵的位置,MCS装置被分类为体内(植入装置),经皮或体外。根据它们打算提供支持的时间,它们也被归类为短期(或抢救)和长期治疗。体内装置包括左、右或双心室辅助装置(VAD)和全人造心脏。经皮装置包括主动脉内气囊泵(IABP),Impella®和TandemHeart®。体外装置包括Centrimag®、Rotaflow®和Cardio-Help®。IABP以增高舒张期动脉压而不增加左室收缩期负荷,并有助于增加冠状动脉灌注。

MCS支持的早期启动可以减轻全身灌注不足、恶化血症和心功能下降的后果。鉴于正在使用长期MCS装置(特别是LVADs)进行管理的急性心力衰竭患者数量迅速增加,临床医师必须理解这些并发症才能适当管理,例如LVAD患者的室性心律失常,传导系统感染,胃肠道出血或抽吸事件,等等。

(6)其他。包括纠正电解质紊乱、纠正酸中毒、保护肾功能,必要时应用洋地黄类药物(特别合并急性肺水肿时)及糖皮质激素。

值得注意的是,交通伤后的心源性休克常同时合并失血性休克、感染性休克等,应注意其处置特点。

3. **心源性昏厥** 将病人平卧,迅速查明病因对症处理。

4. **心脏骤停** 立即就地进行初期心肺复苏处理,即畅通气道、人工呼吸及胸外心脏按压,同时静注肾上腺素、阿托品等,并施行其他心脏复苏处理。

(二) 慢性心功能不全

慢性心功能不全(或称慢性心力衰竭)的治疗自 20 世纪 90 年代以来已有显著转变:从短期血流动力学/药理学措施转为长期的修复性策略,目的是改变衰竭心脏的生物学性质。心功能不全的治疗同样不仅仅是改善症状,提高生活质量,更重要的是针对心肌重构的机制,防止和延缓心肌重构的发展,从而降低心功能不全的死亡率和住院率。

近年来,以循证医学(evidence based medicine,EBM)为基础的慢性心功能不全诊断和治疗的指南不断更新。以往强心、利尿、扩血管的"标准治疗"目前已被神经内分泌拮抗剂为主的"新标准治疗"所取代,其主要包括血管紧张素转换酶抑制剂(ACEI)/血管紧张素 Ⅱ 受体拮抗剂(ARB)、β 受体阻断剂、利尿剂,有时加用地高辛。CHF 的患病率随着寿命的延长而增加,舒张性心力衰竭在老年人群中占优势。通过积极的血压控制来预防冠状动脉疾病和危险因素管理是预防左心室功能障碍新发生的关键。CHF 的最佳治疗包括识别和纠正潜在的可逆性沉淀物,药物治疗的目标剂量滴定和失代偿的住院治疗。心电图的病因学表型,左心室射血分数的绝对降低和 QRS 持续时间的扩大通常用于鉴定可能受益于预防性植入式心脏复律除颤器放置有或无心脏衰竭和猝死风险增加的患者心脏再同步治疗。尽管最佳的传统医疗和器械治疗过渡到疾病晚期的患者可能是血流动力学指导方法的候选者,例如左心室辅助装置,在某些情况下,可能需要列入心脏移植手术。

1. **一般治疗**

(1) 去除诱发因素。对交通伤后遗留的心脏乳头肌、腱索、瓣膜及房间隔、室间隔缺损等损伤要及时予以手术治疗。心律失常(特别是快速心房颤动等)、电解质紊乱、酸碱失衡、贫血、肾功能损害等均可引起心功能恶化,应及时处理和纠正。

(2) 监测体重。每日测定体重以早期发现液体潴留非常重要。如在 3 天内体重突然增加 2kg 以上,应考虑水钠潴留(隐性水肿),须使用或加大利尿剂用量。

(3) 调整生活方式。

1) 限钠、限水:低盐饮食,轻度心功能不全应控制在 2~3g/d,中重度者应小于 2g/d,但食欲差且进食量少者或应用大剂量利尿剂不应严格限盐。在限制钠盐前提下每日进水量可不作限制,但严重低血钠(血钠<130mmol/L)者液体摄入量应<2L/d。

2) 调节饮食:宜少食多餐,避免不易消化食物如高脂饮食和易产气食物。

3) 休息和适度运动:失代偿期患者需卧床休息,多做被动运动以预防深静脉血栓形成。临床症状改善后应鼓励在不引起症状的情况下进行体力活动。总之,应多鼓励患者做动态运动,以避免去适应状态,行为和生活方式的改变对确保心力衰竭药物疗法的成功至关重要。

(4) 心理和精神治疗。压抑、烦躁不安、精神紧张、焦虑和孤独在心功能不全恶化中发挥重要作用,综合性情感干预可改善心功能状态,必要时可适当镇静或应用抗抑郁药物。

(5) 氧气。慢性心功能不全并非氧疗的指征,无肺水肿的患者给氧可使血流动力学恶化。但对心功能不全伴严重睡眠呼吸障碍合并低氧血症患者,夜间给氧可减少 cheyne-stokes 呼吸,减少低氧血症的发生。

2. **药物治疗**

(1) 利尿剂。所有心功能不全患者有液体潴留证据或原先有过液体潴留者,均应给予利尿剂,且应在出现水钠潴留的早期应用,充分给予利尿剂对于治疗症状和功能状态至关重要。A、B 期患者不需应用利尿剂。利尿剂一般应与 ACEI/ARB 和 β 受体阻滞剂联合应用,勿单独应用,但应最早应用。袢利尿剂是多数心功能不全患者的首选药物,特别选用于有明显液体潴留或伴肾功能障碍的患者,而噻嗪类仅适用于有轻度液体潴留、伴有高血压而肾功能正常的患者。具体应用应从小剂量开始(氢氯噻嗪 25mg/d,呋塞米 20mg/d,托塞米 10mg/d),逐渐加量。呋塞米剂量不受限制,而氢氯噻嗪 100mg/d 已达最大效应。上述排钾利尿剂必要时可与保钾利尿剂螺内酯(20~60mg/d)或氨苯蝶啶(50~100mg/d)合用。一旦病情控制(肺部啰音消失、水肿消退、体重稳定)即以最小有效量长期维持。在长期维持期间,仍应根据液体潴留情况随时调整剂量,每日体重变化是最可靠检测利尿剂效果和调整利尿剂剂量的指标。

出现利尿剂抵抗时(常伴有心功能不全症状恶化)的处理对策:呋塞米静脉注射 40mg,继以持续静脉滴注(10~40mg/h);可 2 种或 2 种以上利尿剂联合使用;或短期应用小剂量的增加肾血流的药物(如多巴胺 100~250μg/min)。当利尿剂无法从急性失代偿性心力衰竭患者体内去除足够的体积时,许多医生认为超滤或肾替代疗法是护理中的下一步。

(2)血管紧张素转换酶抑制剂(ACEI)。ACEI 是公认的治疗慢性心功能不全的基石。A 期人群可考虑应用 ACEI 预防之,而所有慢性心功能不全患者,包括 B、C、D 各期患者和 NYHA Ⅰ-Ⅳ 级心功能患者(LVEF＜40%)都必须使用 ACEI,而且需要终身服用,除非有禁忌证或不能耐受。应用方法:从小剂量开始,如能耐受则每隔 1~2 周剂量加倍,一旦达到目标剂量或最大耐受量即可长期维持(表 32-10)。有低血压史、糖尿病、氮质血症以及服用保钾利尿剂者,递增速度宜慢。目前或以往有液体潴留的患者,ACEI 必须与利尿剂合用,但慎与保钾利尿剂或钾盐合用,且起始治疗前需注意利尿剂已维持在最合适剂量,从无液体潴留者亦可单独应用。ACEI 一般应与 β 受体阻滞剂合用。

表 32-10　治疗慢性心功能不全的 ACEI 口服剂量及用法

药名	起始剂量及用法	目标剂量及用法
卡托普利	6.25mg,3 次/d	50mg,3 次/d
依那普利	2.5mg,2 次/d	10~20mg,2 次/d
福辛普利	5~10mg,1 次/d	40mg,1 次/d
赖诺普利	2.5~5mg,1 次/d	20~40mg,1 次/d
培哚普利	2mg,1 次/d	4~8mg,1 次/d
喹那普利	5mg,2 次/d	20mg,2 次/d
雷米普利	1.5~2.5mg,1 次/d	10mg,1 次/d
西拉普利	0.5mg,1 次/d	1~2.5mg,1 次/d
贝那普利	2.5mg,1 次/d	5~10mg,2 次/d

应用 ACEI 应注意其引起低血压、肾功能恶化、高血钾、咳嗽、血管性水肿等副反应。ACEI 的绝对禁忌证包括对 ACEI 曾有致命性不良反应(如严重血管性水肿)、无尿性肾衰竭或妊娠期妇女。ACEI 的相对禁忌证为:①双侧肾动脉狭窄;②血肌酐＞265.2μmol/L;③血钾＞5.5mmol/L;④收缩压＜90mmHg,经处理待血流动力学稳定后再决定是否应用;⑤主动脉瓣狭窄、梗阻性肥厚型心肌病等左室流出道梗阻情况。

(3)血管紧张素Ⅱ受体拮抗剂(ARB)。ARB 可用于 A 期患者,以预防心功能不全的发生,亦可用于不能耐受 ACEI 的 B、C 期和 D 期患者,替代 ACEI 作为一线治疗,对于常规治疗(包括 ACEI)后心功能不全症状持续存在且 LVEF 低下者,可考虑加用 ARB。其应用方法基本同 ACEI(表 32-11),与 ACEI 相关的副作用,除干咳外均可见于 ARB,用药的注意事项也类似。血管紧张素Ⅱ受体阻滞剂应用于不耐受 ACEI 的患者,但应避免使用三重神经激素阻断剂(ACEIs、β 受体阻滞剂和血管紧张素Ⅱ受体阻滞剂)。

表 32-11　治疗慢性心功能不全的 ARB 口服剂量及方法

药名	起始剂量及用法	目标剂量及用法
坎地沙坦	4～8mg,1 次/d	32mg,1 次/d
缬沙坦	20～40mg,2 次/d	160mg,2 次/d
氯沙坦	25～50mg,1 次/d	50～100mg,1 次/d
厄贝沙坦	150mg,1 次/d	300mg,1 次/d
替米沙坦	40mg,1 次/d	80mg,1 次/d
奥美沙坦	10～20mg,1 次/d	20～40mg,1 次/d

　　(4) β 受体阻滞剂。传统观念一直认为 β 受体阻滞剂由于其负性肌力作用而禁用于心功能不全。而现代研究表明,慢性心功能不全时肾上腺素能系统的持续、过度激活可介导心肌重构,而 β 受体阻滞剂能阻断这种影响,这是应用 β 受体阻滞剂治疗慢性心功能不全的根本基础,血管紧张素转换酶抑制剂和 β 受体阻滞剂形成 CHF 药物疗法的基石。

　　所有慢性心功能不全 NYHA Ⅱ～Ⅲ级病情稳定以及 B 期、无症状性心功能不全或 NYHA Ⅰ级 (LVEF<40%)的患者均必须应用 β 受体阻滞剂,而且需终身使用,除非有禁忌证或不能耐受。对于新诊断的 CHF 患者,可安全使用 β 受体阻滞剂或 ACEI 作为一线治疗,应该努力达到临床试验中研究药物的剂量,并且快速门诊滴定药物是可行的。NYHA Ⅳ级者需待病情稳定(4 天内未静脉用药、已无液体潴留并体重恒定)后小心使用。一般应在利尿剂和 ACEI 的基础上加用 β 受体阻滞剂,且应尽早使用。推荐应用琥珀酸美托洛尔、比索洛尔和卡维地洛,必须从极小量开始(琥珀酸美托洛尔 12.5mg/d;比索洛尔 1.25mg/d;卡维地洛 3.125mg,2 次/d;酒石酸美托洛尔平片 6.25mg,3 次/d),每 2～4 周剂量加倍。以用药后的清晨静息心率 55～60 次/min 为达到目标剂量或最大耐受量,但不宜低于 55 次/min,也不按照患者的治疗反应来确定剂量。应用过程中应注意低血压、心功能恶化及窦性心动过缓、房室传导阻滞等副反应。

　　输注艾司洛尔使败血性休克死亡率降低约 40%,已知阻断激素肾上腺素(肾上腺素)和去甲肾上腺素的心脏鞭打效应可改善充血性心力衰竭的长期存活。接受艾司洛尔治疗的患者的血流动力学变量(每搏输出量,全身血管阻力,左心室卒中功指数)均较高。生物学上的机制是减少儿茶酚胺的毒性作用和改善的心搏量,且舒张期充盈时间更长。

　　β 受体阻滞剂的禁忌证有支气管痉挛性疾病、心动过缓(心率<60 次/min)、二度及以上房室传导阻滞(除非已安置起搏器)患者,有明显液体潴留,需大量利尿者,暂时不能应用。

　　(5) 正性肌力药物应用。

　　1) 洋地黄类:地高辛适用于已在应用 ACEI/ARB、β 受体阻滞剂和利尿剂但仍持续有症状的心功能不全患者,尽管体积状态和药物治疗优化,残留症状患者应考虑加用地高辛。重症患者可将地高辛与 ACEI/ARB、β 受体阻滞剂和利尿剂同时应用。地高辛没有明显降低心功能不全患者死亡率的作用,因而不主张早期应用,亦不推荐应用于 NYHA Ⅰ级患者。地高辛应用须采取维持量疗法,即 0.125～0.25mg/d,70 岁以上、肾功能减退者宜用 0.125mg/d 或隔日 1 次。地高辛不能用于窦房传导阻滞、二度或高度房室传导阻滞患者(除非安置永久性人工心脏起搏器),与能抑制窦房结或房室结功能的药物合用时要谨慎。应用时要注意过量时的心律失常、胃肠道反应及神经精神症状等毒性反应。

　　快速作用制剂:在慢性心功能不全急性加重时可给予毛花苷 C 0.2～0.4mg 或毒毛旋花子苷 K 0.125～0.25mg 稀释后静脉推注。

　　2) cAMP 依赖性正性肌力药物:包括 β 肾上腺素能激动剂如多巴胺、多巴酚丁胺以及磷酸二酯酶抑制剂如米力农,但该类药物不主张长期应用。对 D 期难治性终末期心功能不全患者,可作为姑息疗法应用。对心脏移植前终末期心功能不全、心脏手术后心肌抑制所致的急性心功能不全,可短期应用 3～5

天。应用方法：多巴胺 250～500μg/min、多巴酚丁胺 100～250μg/min、米力农负荷量为 2.5～3mg，继以 20～40μg/min，均为静脉给予。

（6）醛固酮受体拮抗剂。适用于 NYHA Ⅲ～Ⅳ级的中、重度心功能不全患者。应用方法为起始量 10mg/d，最大剂量 20mg/d，有时也可隔日给予。开始治疗后一般要停止补钾制剂（除非有低钾血症），ACEI/ARB 应适度减量。应用时的主要危险是高钾血症和肾功能异常。晚期（纽约心脏协会Ⅲ和Ⅳ）心力衰竭患者的醛固酮拮抗作用是有益的。

（7）神经内分泌抑制剂的联合应用。

1）ACEI＋β受体阻滞剂：为心功能不全治疗的经典常规，应尽早使用。

2）ACEI＋醛固酮受体拮抗剂：可以进一步减少慢性心功能不全患者的死亡率。

3）ACEI＋ARB：目前仍有争论。

4）ACEI＋ARB＋醛固酮受体拮抗剂：不推荐。

5）ACEI＋ARB＋β受体阻滞剂：目前存在争议。

（8）其他药物。

1）代谢疗法：是心功能不全治疗的新途径。通过调节心脏的代谢可能延缓心功能不全的进展、改善心脏功能，如曲美他嗪、哌克昔林（perhexiline）、卡尼汀棕榈酰转移酶Ⅰ抑制剂 etoxomir 等。

2）他汀类：除调脂作用外，对于慢性心功能不全发生和演变中涉及神经内分泌激素、交感神经系统、血流动力学和代谢等病理生理变化可产生有益影响。但仅据目前的循证医学证据仍还不能常规应用于心功能不全患者。

3）钙拮抗剂（CCB）：如缺乏 CCB 治疗心功能不全有效证据，此类药物不宜应用。若同时合并高血压或心绞痛而需要应用 CCB 时可选择氨氯地平或非洛地平，但其他具有负性肌力作用的 CCB 如维拉帕米（verapamil）、地尔硫卓（diltiazem）等应避免使用。第二代钙通道阻滞剂氨氯地平和非洛地平在降低血压方面安全有效，但对发病率、死亡率或生活质量没有影响。

4）血管扩张剂：血管扩张剂可减轻心脏的前后负荷，在初期都能改善临床症状，但长期应用由于神经内分泌细胞因子活性的增加却导致死亡率增加，某些药物还增加猝死。这些药物有硝酸类（硝酸甘油、异山梨酯）、α受体阻滞剂（酚妥拉明、哌唑嗪等）、直接作用于血管的药物（硝苯地平），因此均不适用于心功能不全的治疗。肼苯哒嗪和硝酸盐的联合应限制在特殊人群中：高血压患者使用神经激素阻断剂和肾功能不全禁用 ACEIs 或 ARBs 的患者。

5）心肌营养药：这类药物包括辅酶 Q_{10}、牛磺酸、抗氧化剂、激素（生长激素，甲状腺素）、1.6-二磷酸果糖等，由于缺乏对心功能不全有益的充分证据、存在不同意见，因此不推荐使用。

6）Ⅰ类抗心律失常药物：避免使用。

7）非甾体消炎药 COX-2 抑制剂：可引起钠潴留、外周血管收缩、减弱 ACEI 和利尿剂的疗效，并增加其毒性，应尽量避免使用。

（9）非药物治疗。

1）心脏再同步化治疗（CRT）：CRT 不仅使心脏整体活动实现再同步化，而且有拮抗神经内分泌系统的作用，逆转心肌重构并具有抗心律失常的作用。凡符合以下条件的慢性心功能不全患者，除非有禁忌证，均应接受 CRT：LVEF≤35%，窦性心律，左室舒张末期内径≥55mm，心脏不同步（QRS＞120ms），尽管使用了优化药物治疗，仍为 NYHA Ⅲ～Ⅳ级。

2）埋藏式心律转复除颤器（ICD）：ICD 对预防心功能不全患者的猝死非常重要，推荐应用于全部曾有致命性心律失常而预后较好的患者。若心功能不全患者伴有低 LVEF 者、曾有心脏停搏、心室颤动或伴有血流动力学不稳定的室速，推荐植入 ICD 作为二级预防以延长生命。对于 NYHA Ⅲ～Ⅳ级、LVEF≤35%且 QRS＞120ms 的症状性心功能不全，可植入心脏再同步化复律除颤器（CRT-D）以达到预防心源性猝死和提高生活质量这两个心功能不全治疗的目标，同时也可以降低死亡率。

3）心肌细胞移植术：适合于终末期心功能不全的治疗。包括自身骨髓干细胞、骨骼肌卫星细胞等移植于受损心肌,促使心肌修复,改善心功能。已在临床进行了一些有益的探索,显示了其应用前景。

4）左心辅助装置:适合于终末期心功能不全的治疗。指用人工制造的机械装置部分或完全替代心脏的泵血功能,从而保证组织器官的供血,在临床应用方面显示了其独特疗效。VA-ECMO 应用于晚期心力衰竭。

5）心脏移植:可作为终末期心功能不全的一种治疗方式,主要适用于无其他可选择治疗方法的重度心功能不全患者。

总之,对慢性心功能不全应根据不同病情予以个别化治疗,对轻症无液体潴留的心功能不全病人可首选 ACEI(或 ARB),逐渐增加剂量至足量;如伴有液体潴留应加用利尿剂(待症状消除后减量或停用);如病情不见改善可加用地高辛,继之可选用 β 受体阻滞剂;心功能Ⅳ级者可增加小剂量螺内酯。按心功能不全分期及心功能 NYHA 分级对慢性心功能不全的治疗总结如下。

按心功能不全分期:

A 期,去除高危险因素或基础疾病,部分病人可予以 ACEI。

B 期,阶段 A 措施,部分病人可予以 ACEI 和(或)β 受体阻滞剂。

C 期,阶段 A 措施;常规用药:利尿剂、ACEI、β 受体阻滞剂、地高辛;低盐饮食。

D 期,前述所有措施;机械辅助设备、心脏移植、持续静脉使用正性肌力药物、临终关怀。

按心功能 NYHA 分级:

心功能Ⅰ级,控制危险因素;ACEI。

心功能Ⅱ级,ACEI;利尿剂;β 受体阻断剂;地高辛用或不用。

心功能Ⅲ级,ACEI;利尿剂;β 受体阻断剂;地高辛。

心功能Ⅳ级,ACEI;利尿剂;地高辛;醛固酮拮抗剂;病情稳定者谨慎应用 β 受体阻断剂。

(10) 健康素养。健康素养对心力衰竭患者的临床结局有影响。健康素养包括一个综合体技能,不仅涉及阅读和理解,而且涉及印刷信息、数字信息和口头读写能力。没有这些技能的患者不能充分提供自我照顾,并且可能会因较高的死亡率而面临风险。在急性和慢性心力衰竭患者中,存在健康素养不足。心力衰竭患者的健康素养偏低不仅与死亡率增加有关,而且与住院治疗相关,行为和生活方式的改变对确保心力衰竭药物疗法的成功至关重要。

(周　健)

第五节　急性肾损伤

一、肾功能的检查和评价

(一)尿液检查

1. 尿量　正常成人每日总尿量为 1 000～2 000ml。当每日尿量<400ml 或少于 17ml/h 称为少尿,每日尿量少于 100ml 则称为无尿,每日尿量>2 500ml 称为多尿。

2. 尿常规检查　包括尿液颜色、比重、蛋白质、红细胞、上皮细胞、管型等。如交通伤损伤泌尿系统,可有肉眼血尿或镜下血尿;合并横纹肌溶解综合征(如挤压综合征、药物、酒精、感染、剧烈运动等引起的横纹肌溶解)时尿液呈茶色,为肌红蛋白尿。尿常规简单、便捷,能直接反映泌尿系统损伤和有助于急性肾损伤的鉴别诊断。

3. 尿液的特殊生物标志检查　尿酶中尿 N-乙酰-β-D-葡萄糖苷酶(N-acetyl-β-glucosaminidase,NAG)可作为预测急性肾损伤的传统标志,已广泛用于临床。文献报道较多的能早期诊断急性肾损伤的尿生物学标志,包括尿中性粒细胞明胶酶相关载脂蛋白(neutrophil gelatinase-associated lipocalin,

NGAL)、白细胞介素 18(interleukin-18,IL-18)等。目前最公认的生物标志包括尿胰岛素样生长因子结合蛋白 7(insulin-like growth factor binding protein 7,IGFBP7)和组织金属蛋白酶抑制物-2(tissue inhibitor of matrix metalloproteinase 7,TIMP-2),在血清肌酐升高之前即可异常增加,可作为早期诊断急性肾损伤的重要指标。

(二)肾功能测定

包括肾小球滤过功能测定和肾小管功能检查,前者常用的检测指标包括血尿素氮、肌酐及胱抑素 C(cystain C),基于血肌酐利用慢性肾脏病流行病学协作组新近公布的估计肾小球滤过率计算公式(CKD-EPI)估算肾小球滤过率(glomerular filtration rate,GFR)。

(三)其他辅助检查

1. B超检查　B超是一种无创性诊断技术,对肾的大小结构显示较好,可作为交通伤患者肾脏的必须检查项目。

2. X线检查　泌尿系统平片能了解肾脏外形、双肾位置等。肾脏的 CT 及磁共振检查能清楚地显示肾脏的创伤、出血的部位、范围等,对指导临床治疗方案的制订有重要意义。

二、急性肾损伤的定义与分类

传统观点认为急性肾损伤(acute kidney injury,AKI)是一组临床综合征,指多种原因导致肾组织结构或/和功能不同程度的损害。2012 年改善肾脏病全球预后组织(KDIGO)指南对 AKI 进行了定义,是指在 7 天或更短时间(48 小时)以内出现肾功能突然下降,伴有尿量减少和电解质酸碱平衡紊乱。符合以下情况之一者均可被定义为急性肾损伤:①48 小时内血清肌酐水平升高≥0.3mg/dl(≥26.5μmol/L);②已知或推测 7 天之内血清肌酐增加至大于等于基础值的 1.5 倍;③尿量<0.5ml/(kg·h),且持续时间≥6 小时。

最新的专家共识(2017 年急性透析质量倡议/ADQI)认为 AKI 是疾病进展的病理生理过程。首次提出亚急性 AKI(subacute AKI)的概念,是指 7 天或更短时间(48 小时)内血肌酐升高小于基础值的 1.5 倍,或是血肌酐正常而生物标志异常或肾脏储备功能丢失。在 AKI 定义的基础上,提出急性肾脏病(acute kidney disease,AKD)的概念,是指 AKI 发生后 7～90 天以内出现的急性或亚急性肾脏损伤和(或)肾功能丢失。ADQI 对 AKD 具体定义明确指出以下 3 点:①AKD 状态下,肾脏功能必须符合 KDIGO 对 AKI 设定的诊断标准;②AKD 出现于 AKI 发生 7 天以后;③AKD 持续出现若超过 AKI 发生后的 90 天,则应考虑诊断为慢性肾脏病(chronic kidney disease,CKD)。AKD 结局包括痊愈、AKI 复发、AKD 进展和(或)死亡。对多数患者而言,只要及时发现、积极治疗,AKI 是一个可逆的过程。创伤所致的急性肾损伤的预后取决于创伤本身的病情程度,反过来也影响创伤的后期愈合和转归。

三、创伤所致急性肾损伤

(一)病因和发病机制

创伤所致的急性肾损伤主要见于以下几种情况。

1. 失血性休克　创伤后急性大出血使有效循环血容量减少,可导致失血性休克,引起肾灌注压降低,肾小球滤过率下降,但开始阶段,尚未发生明显的肾实质损害,如果肾灌注减少能在 6 小时内纠正,则血流动力学损害可以逆转,肾功能可恢复;如严重低灌注持续超过 6 小时,则肾小管上皮细胞明显损伤,继而发展为急性肾小管坏死(ATN)。由肾缺血导致肾实质性急性肾损伤的机制非常复杂,可能机制如下:

(1)肾血流动力学改变。当机体有效血容量相对不足引起失血性休克时,肾脏许多血管活性物质释放异常,引起血流动力学改变,致使肾血流量减少(以保证心、脑等脏器血供),肾小球滤过率下降。目前认为参与肾血流动力学改变的血管活性物质主要包括:肾素-血管紧张素系统激活,前列腺素拮抗物增加,儿茶酚胺大量释放,血管升压素、去甲肾上腺素、抗利尿激素、内皮素及其他缩血管物质释放增加,一氧化氮释放减少等,它们对启动肾缺血、炎症介质趋化、细胞因子激活及一些黏附分子的产生等都起重要作用。创伤大出血后,交感神经兴奋性异常增高,也是导致肾缺血的重要机制。由于上述神经体液反应,导致肾脏的大体灌注和肾内微循环发生异常,肾小管上皮细胞因缺血、氧自由基反应和代谢障碍而损伤。此外,心钠素、血小板活化因子、肿瘤坏死因子、白细胞介素-1 等也可能参与了肾小管上皮细胞的损伤作用。

(2) 肾小管上皮细胞代谢异常。肾小管损伤过程中存在共同现象,表现为细胞代谢紊乱,胞内三磷酸腺苷(ATP)减少、钙离子增多、Na^+-K^+-ATP 酶等重要酶类功能减弱,而磷脂酶和蛋白酶被活化。损伤后的细胞正常结构破坏,变现为胞内线粒体、内质网及溶酶体等细胞器肿胀、变性或破坏,细胞骨架失去正常排列,细胞管腔的微绒毛结构消失,最终细胞凋亡或坏死。

(3) 肾小管阻塞与反漏。受损伤的肾小管上皮细胞与肾小管基底膜的附着能力显著下降,而易于脱落,脱落到管腔内的肾小管上皮细胞及其分解产物形成管型,阻塞肾小管,使肾小球滤过功能进一步下降。肾小管上皮细胞脱落后,肾小管壁出现缺损和剥脱区,小管腔中的原尿经裸露的肾小管基底膜反流扩散到肾间质,引起肾间质水肿,压迫肾单位,加重肾缺血,使肾小球滤过率进一步降低。

2. 脓毒血症 严重创伤后的感染和各种化脓性感染可引起脓毒血症,导致急性肾损伤。以往认为,显著的体循环低血压、肾血管收缩及缺血-再灌注损伤是脓毒血症导致 AKI 的主要机制,但在可重复实验的大型动物模型中,这些理论已经受到挑战。目前认为免疫与炎症在脓毒血症 AKI 发生发展中具有重要作用。免疫细胞激活或病原体直接产生的炎性介质可被免疫系统识别后对抗感染,但同时也会引起宿主细胞的损伤。肾小管上皮细胞上 Toll 样受体 4 活化可引起 NF-κB 及肿瘤坏死因子 α 的过度表达,导致肾小管细胞损伤。新近研究表明脓毒血症 AKI 与肾小管细胞凋亡、自噬等密切相关。

3. 横纹肌溶解综合征 严重的交通伤,有时会造成广泛的骨骼肌钝性损伤,有时翻车和碰撞挤压后较长时间得不到施救和缓解,均能导致广泛而严重的骨骼肌损伤、炎症、坏死,大量肌红蛋白和组织分解产生的毒素进入血液循环,导致有效循环血容量减少、电解质紊乱、急性肾损伤等一系列并发症,称为横纹肌溶解综合征。其引起 AKI 的机制为大量的肌红蛋白经肾小球基底膜滤出,在肾小管内形成管型,同时肾小管上皮细胞的整合素受体的表达也促进了管型形成,进而堵塞了肾小管;肌红蛋白具有直接肾毒性作用,其代谢产物铁可在肾小管中催化自由基反应,该反应与脂质过氧化作用导致肾小管损伤;肌肉坏死使大量液体流入第三腔室,使有效循环血量不足、血液重新分配等导致肾脏缺血;横纹肌溶解引起机体细胞和免疫系统过度活化,从而产生一些可溶性炎症介质参与了 AKI 的病理生理过程。加之伤员往往同时有失血、脱水、疼痛、毒素(感染和坏死组织)等多种复杂的致肾损伤因素,故横纹肌溶解综合征导致的急性肾衰竭的发生机制较前述缺血引起的急性肾衰竭要复杂得多,治疗难度要大,预后也相对较差。

4. 腹腔间隔室综合征 交通伤后腹腔内出血、失血性休克大量液体扩容后易引起患者腹内压(intra-abdominal pressure,IAP)升高,当 IAP≥12mmHg 时则为腹腔内高压。若 IAP 持续升高超过 20mmHg 时并出现新的器官功能衰竭即为腹腔间隔室综合征。腹腔内高压早期肾内血管充血可诱导 AKI;随着 IAP 升高进入腹腔间隔室综合征阶段,可出现心排血量下降,儿茶酚胺类的增加、肾素血管紧张素和炎症细胞因子的增加等进一步加重 AKI。

5. 外力损伤泌尿系统

(1) 外力损伤肾脏。各种创伤,特别是交通伤,当致伤物体直接作用于肾区体表,外力通过体壁组织传导作用于血管丰富而质脆的肾脏,能导致肾脏挫裂伤,甚至肾脏破裂。若致伤物体贯穿肾区体壁,能直接导致肾脏的贯通伤。无论是肾脏挫裂、贯通,还是破裂,除了能导致不同程度的出血(有时是致命的)和感染外,都会导致有功能的肾单位数量减少,引起不同程度的肾功能损伤。

(2) 外力损伤尿路。创伤也可损伤尿路,包括输尿管、膀胱、尿道。尿路损伤后,虽然肾脏产生尿液的功能正常,但产生的尿液不能顺利排出体外,而渗漏到腹腔和尿路周围的组织间隙,引起相应的局部症状和体征;与该受损尿路相连的肾脏虽仍能泌尿,但由于尿路渗漏出的尿液中的代谢废物和毒素会通过淋巴和血液回流,导致血中各种代谢废物和毒素浓度增高,出现急性肾损伤。

6. **院内获得性急性肾损伤** 由于某些医源性因素如肾脏低灌注、药物、手术、感染、造影剂等引起的AKI。针对此类AKI,应重在预防。其危险因素包括老年、糖尿病、基础血肌酐水平、有效循环血容量情况等。

(二)临床表现

急性肾损伤(AKI)是一种常见的临床综合征,包括原发疾病表现、AKI所致代谢紊乱和并发症等三方面。某些轻症或早期的AKI患者仅有实验室检查异常,缺乏临床表现。若肾脏长时间缺血,并且合并其他肾损伤因素时,易导致肾脏出现ATN,根据临床过程可分为起始期、维持期和恢复期。

1. **起始期** 此期患者尚未发生明显的肾实质损伤,经采取有效措施预防AKI。起始期的长短依病因和程度的不同而不同,通常为数小时到数天,患者常无明显临床症状。

2. **维持期** 维持期又称少尿或无尿期。此阶段肾实质损伤已经形成,GFR降至5～10ml/min或以下,一般持续1～2周,但也可长达4～6周。多数患者由于GFR下降引起进行性尿量减少伴氮质血症。可表现为少尿(<400ml/d),甚至无尿(<100ml/d)。但也有些患者可没有少尿,尿量在400ml/d以上,称为非少尿型急性肾损伤。随着肾功能减退,临床上均可出现一系列尿毒症的临床表现。

(1)水、电解质紊乱和酸碱平衡失常。

1)容量负荷:见于水分控制不严格,摄入量或补液量过多,表现为稀释性低钠血症、组织水肿、体重增加、高血压、急性心力衰竭和脑水肿等。

2)高钾血症:正常血钾3.5～5.5mmol/L,高钾血症无特征性临床表现,可有口唇和四肢麻木等感觉异常、心率减慢,严重者出现神经精神症状,心电图表现为T波高尖。当血钾高于7.5mmol/L时,可出现严重心脏电生理紊乱,包括高度房室传导阻滞、窦性静止、室内传导阻滞甚至心室停搏,是导致急性肾损伤患者突然死亡的常见原因。

3)代谢性酸中毒:急性肾损伤时,由于酸性代谢产物排出减少,肾小管泌酸能力和重吸收碳酸氢根能力下降等,致使血浆碳酸氢根浓度下降,高分解代谢时酸中毒更重。此外,也可出现低钙血症、高磷、低钠、低氯、高镁血症等电解质紊乱。

(2)心血管系统表现。多因尿少及容量负荷而出现高血压及心力衰竭、肺水肿表现,因毒素滞留、电解质紊乱、贫血及酸中毒引起各种心律失常及心肌病。

(3)消化系统表现。患者食欲减退、恶心、呕吐、腹胀、呃逆、腹泻等,严重者可发生上消化道大出血。这些症状的出现,与尿毒素的作用有关。持续、严重的消化道症状又加重水、电解质紊乱。

(4)神经系统表现。患者可出现意识障碍、躁动、谵妄、抽搐、昏迷等尿毒症脑病症状。

3. **恢复期** 此阶段肾小管细胞再生、修复,肾小管完整性恢复,肾小球滤过率逐渐恢复正常或接近正常范围。根据病因、病情轻重程度、多尿期持续时间、并发症和年龄因素,ATN患者在恢复早期症状可有较大差异。与肾小球滤过率相比,肾小球管上皮细胞功能的恢复相对延迟,常需要数月才能恢复。进行性尿量增多是肾功能开始恢复的一个标志,每日尿量可成倍增加,达2 500ml或以上称多尿。血清肌酐逐渐下降,但肌酐下降比尿量增多滞后数天。多尿期早期,肾不能充分排出血中氮质代谢产物、钾、磷,故此时仍可能发生高钾血症,持续多尿则可能发生低钾血症、失水、低钠血症。部分患者可遗留不同程度的肾脏结构和功能损害。

(三)实验室检查

1. **尿液检查** 外观尿色深、呈酱油色样,要警惕横纹肌溶解综合征。急性肾损伤患者尿蛋白多为(＋)～(＋＋),有时达(＋＋＋)～(＋＋＋＋),常以中、小分子蛋白质为主。尿沉渣检查常出现不同程度血尿,以镜下血尿较为多见;可见脱落的肾小管上皮细胞、上皮细胞管型和颗粒管型及不同程度的白细胞,有时尚见色素管型或白细胞管型。尿比重降低且较固定,多在1.015以下,尿渗透浓度低于350mOsmol/kg。尿液中肌红蛋白阳性对于横纹肌溶解综合征的诊断有重要意义。

2. **肾小球滤过功能检查** 血肌酐(SCr)与血尿素氮(BUN)浓度高于正常,动态观察能及时发现高分

解代谢。基于血肌酐根据 CKD-EPI 公式估算肾小球滤过率(GFR)

3. 血气分析和电解质检查　能及时发现电解质紊乱、酸中毒、低氧血症。

4. 血清肌酶及肌红蛋白检查　对于挤压综合征患者有特别的意义,这类患者肌酸磷酸激酶显著升高,大多数病例都在 10 000IU/L 以上。同时乳酸脱氢酶及肌红蛋白也明显升高,严重患者可有血浆白蛋白降低。

5. 新型的肾小管上皮细胞损伤标志物　现已发现血液、尿液中一些生物标志物可以早期诊断 AKI,如尿酶中尿 NAG、NGAL、IL-18、IGFBP7 和 TIMP-2 等。

(四) 诊断和鉴别诊断

急性肾损伤的诊断是对临床医生水平的挑战和考验,不同病因引起的急性肾功能损伤,其治疗和预后完全不同,因此需要按照正确的思路迅速做出诊断。对于一个创伤患者,如果有尿量减少,血尿素氮、肌酐升高的证据,则较易做出急性肾损伤的诊断。国际上关于急性肾损伤的最新 KDIGO 及 ADQI 诊断及分期标准,见表 32-12。

表 32-12　急性肾损伤诊断及分期标准

分期	血肌酐	尿量
0[a] 期 (亚急性期)	A:无肾脏损伤证据,但仍有出现不良事件的风险 B:血肌酐正常,生物标志异常或肾脏储备功能丢失提示有进行性肾脏损伤 C:血肌酐升高小于基线水平的 1.5 倍	—
1 期	血肌酐升高至基线水平的 1.5～1.9 倍,或肌酐升高≥0.3mg/dl(≥26.5μmol/L)	<0.5ml/(kg·h), 6～12 小时
2 期	血肌酐升高至基线水平的 2.0～2.9 倍	<0.5ml/(kg·h), ≥12 小时
3 期	血肌酐升高至基线水平的 3.0 倍以上或肌酐升高≥4.0mg/dl(353.6μmol/L)或需要进行肾脏替代治疗或年龄<18 岁,eGFR<35ml(min·1.73m²)	<0.3ml/(kg·h), ≥24 小时 或无尿≥12h

注:[a] 指即使无明显肾功能损伤,但肾脏仍处于易受损期。

鉴别诊断方面,病史十分重要,应仔细甄别每一种可能的 AKI 诱因。先筛查肾前性和肾后性因素,再评估可能的肾性 AKI 病因,确定为肾性 AKI 后,尚应鉴别是肾小球、肾血管或肾间质病变。不同病因、不同病理改变所导致 AKI 在早期治疗方法截然不同。系统筛查 AKI 肾前性、肾性、肾后性三类病因有助于做出准确诊断并制订针对性治疗方案。

1. 与肾前性急性肾损伤鉴别　肾前性氮质血症是 AKI 最常见的病因,详细询问病史有助于获得判断。常见的引起容量不足或相对不足的原因包括呕吐、腹泻、食物缺乏、严重的充血性心力衰竭、利尿剂使用不当等。容量不足常见的体征包括心动过速、全身性或直立性低血压、黏膜干燥、皮肤弹性差,肾前性 AKI 时,实验室检查可见 Scr 和尿素氮升高,但氮质血症一般不严重。尿沉渣常无异常,尿比重>1.020,尿渗透压>550mOsm/kg。无尿患者可行中心静脉压测定,ATN 者一般正常或偏高,而肾前性者偏低。临床怀疑肾前性少尿,可在早期小心地试用补液实验,即 30 分钟内快速输液(5%葡萄糖 250ml),并静脉缓慢注射利尿剂(呋塞米 40～100mg),以观察输液后循环系统负荷情况。如补足血容量后血压恢复正常,尿量增加,则支持肾前性少尿诊断。低血压时间过长,补液后无尿量增加应怀疑过长时间的肾前性氮质血症已进展为 ATN。

2. 与肾后性急性肾损伤鉴别　肾后性急性肾损伤又称肾后性梗阻。肾后性梗阻具有如下特点:①有尿路外伤的病史、症状和相应体征;②有导致尿路梗阻的原发病(如结石、肿瘤、前列腺肥大等)病史;③梗阻后尿量突然减少,梗阻一旦解除,尿量突然增多;④超声检查可见梗阻侧肾脏增大、肾盂积水、输尿管扩张现象;⑤顺行或逆行尿路造影,可发现梗阻部位和病变性质。

3. 与重症急性肾小球肾炎或急进性肾小球肾炎鉴别　原发性或继发性肾小球肾炎多伴有血尿、蛋白尿、高血压等表现,蛋白尿较多,多大于 2g/24h。重症急性肾小球肾炎少尿突出,甚至可完全无尿,急进性肾小球肾炎很少完全无尿,前者在少尿同时常伴有高血压和水肿,后者则否。对诊断困难者,应尽早进行肾活检明确诊断。

4. 与急性肾间质病变鉴别　主要依据引起急性间质肾炎的病因及临床表现,如药物过敏史或感染史,药物引起者可有皮疹、关节疼痛、嗜酸性粒细胞升高等表现。对诊断困难者,应尽早进行肾活检明确诊断。

5. 双侧急性肾静脉血栓形成和双侧肾动脉闭塞　急性肾动脉闭塞常见于动脉栓塞、血栓、主动脉夹层分离,偶见血管炎。动脉栓塞常见于斑块脱落等。急性静脉血栓罕见,常见于成人肾病综合征等。患者主要以腰痛为主要症状,常伴有肺、脑等器官栓塞,肾血管影像学有助于确立诊断。

6. 与慢性肾衰竭鉴别　交通伤患者出现的肾衰竭,除了急性肾损伤外,也可能患者以前本身就存在慢性肾脏疾病甚至慢性肾衰竭。急性肾损伤是交通伤的直接后果,理应由肇事者承担全部医疗费用;而慢性肾衰竭是先于交通事故存在的,与交通事故本身无直接因果关系,不应由肇事者承担全部医疗费用(慢性肾衰竭的治疗费用每年需 10 万元以上,直至患者生命终结,若将这些高昂的医疗费用强加给交通肇事者,是不公正的)。而医生的诊断,将是患者医疗费用出处判决的直接法律依据,必须慎之又慎。主要鉴别点如下:

(1) 临床资料。对于每一个外伤,特别是交通伤肾衰竭患者,要仔细询问,了解以下临床资料:①伤前夜尿是否增多,夜尿多是指夜间尿量超过白天尿量 1/2 而言,提示远端肾小管浓缩功能障碍,慢性肾衰竭患者多有夜尿增多表现。②是否早期出现少尿,慢性肾衰竭患者多在终末期即 GFR<10ml/min 时才出现少尿,而很多急性肾损伤患者则在病程早期出现少尿,因此,如果伤后早期出现少尿,多提示为急性肾损伤。

(2) 辅助检查。急性肾损伤时肾脏常明显充血、水肿,故双肾体积增大,而慢性肾衰竭时肾小球硬化、肾小管萎缩及间质纤维化,故双肾体积常缩小。因此,B超发现双肾体积增大者多为急性肾衰(肾淀粉样变性或糖尿病肾病所致慢性肾衰竭早期,双肾体积亦可增大),而双肾体积缩小者均为慢性肾衰竭。

(3) 肾活检。肾活检是 AKI 鉴别诊断的重要手段。对于从病史询问和辅助检查排除肾前性、肾后性病因后,拟诊肾性 AKI 但不能明确病因时,如无禁忌证,应尽早进行肾活检,以便尽早实行针对性治疗。肾活检也是鉴别急性肾损伤与慢性肾脏病的金指标。急性肾损伤的肾脏病理特点是肾组织病变高度均一,若主要由缺血引起,病变初期可无异常,如病程进展可表现为急性肾小管坏死。而慢性肾衰竭的肾脏病理特点是肾组织病变高度不均一,在同一张切片上可以同时见到急性病变(固有细胞增殖、炎症细胞浸润)、慢性病变(肾小球硬化、肾间质纤维化、肾小管萎缩)、代偿性病变(肾小球肥大、肾小管扩张)。

(五) 预防

所有创伤(含交通伤)患者均是急性肾损伤的易患人群,应常规列入严密观察和预防急性肾损伤的对象。对于无骨折、无体表出血和伤口的患者,应仔细检查有无胸腔和腹腔脏器破裂和内出血,必要时可留观 24 小时。对于有明显骨折、出血表现的患者,应预防急性肾损伤的发生,具体预防措施如下。

1. 快速止血　创伤后应快速止血,为保证组织灌注,越快越好。对于外伤出血患者而言,有效止血也至关重要,关键要落实在"有效"二字上。对于肢体的大静脉出血,止血带必须压迫相应肢体的大动脉,以伤口远端触不到动脉搏动、出血停止为标准,否则,反倒会阻碍静脉回流而加重静脉出血。

2. 积极纠正恢复有效循环血容量　尽快建立输液通道,给予补液,晶体复苏仍是一线稳定血流动力学用药,欧洲指南仍推荐晶体用于出血引起的低血压。并且 NaCl 0.9% 被认为是通用的抗休克晶体。对于胶体,既往的经验是与晶体1:2或1:3进行液体复苏,但最近的CRISTAL研究及一些荟萃分析,提示胶体使用对死亡率并无明显改善,反而会增加AKI风险。故KIDIGO指南已经不建议使用胶体复苏(2B)。既往高渗盐也被认为可以在液体复苏中使用,并且还有降低颅内压和调节炎症反应作用,但也有研究报道其对预后没有影响。

3. 抗生素、抗菌药物使用 该类药物需要慎重,应仔细评估目前机体状况,及时发现现存的感染或潜在的感染。及时彻底的清创、换药很有必要,有条件的患者如能局部用药,不建议静脉给药。尽量避免使用氨基糖苷类药物,必须使用时,在保证疗效的同时应注意降低肾毒性,如使用氨基糖苷类药物时采用每日单次给药替代每日多次给药;使用两性霉素B的脂质制剂或使用唑类及棘白菌素抗真菌药物代替两性霉素B传统型等。

4. 其他药物使用 尽量避免使用非甾体消炎药、对比剂等肾毒性药物。

(六) 治疗

对于肾脏损伤本身,如果损伤较轻,可以保守治疗,如果损伤较重,则需要进行外科手术修补甚至肾脏切除。但在外伤痊愈后,残留的肾组织能代偿性的肥大、残留的肾单位能代偿性的增强做功,整体肾功能可在一定的程度上有所恢复,恢复的程度与残存的肾组织量密切相关。对于大出血引起的肾缺血和挤压综合征导致的急性肾损伤的内科治疗原则如下。

1. 一般治疗

(1)少尿期。急性肾损伤少尿期是导致患者死亡的主要危险时期,威胁患者生命的主要危险是严重的电解质紊乱、酸中毒及其他严重并发症。急性肾损伤少尿期的处理可以概括为"积极等待"四个字。所谓积极,就是要积极寻找并积极治疗和处理原发病因;积极观察患者生命体征、尿量、血液生化、酸碱度和电解质的改变(每天测);积极纠正水电解质紊乱和氮质血症(透析),预防、治疗各种并发症。所谓等待,就是等待肾功能的逐渐恢复,到目前为止,还没有确切的药物或者治疗手段能够加速急性肾损伤患者肾功能的恢复;以往在动物实验研究发现表皮生长因子(EGF)能缩短急性肾损伤动物的少尿期,但在临床并未得到印证。据称中药虫草及其虫草制剂能促进受损肾小管上皮细胞的恢复,可以试用。注意补充机体所需的热量。液体应以"量出为入"的原则控制。每日液体入量应小于或等于前一日排尿量+大便+呕吐+引流液量及伤口的渗出量+700ml(为不显性失水量——内生水量)。应将血钾控制在4~5mmol/L,预防和纠正高钾血症的措施包括:①严格限制食物及药物中钾的摄入量;②积极控制感染,清除病灶及坏死组织;③避免输陈旧库存血液(两周以上);④口服阳离子交换树脂使钾从消化道排出;⑤纠正酸中毒,(静脉滴注5%碳酸氢钠溶液);⑥10%葡萄糖500ml加普通胰岛素12U静脉滴注,促进糖原合成使钾进入细胞内,该作用可持续4~6小时;⑦10%葡萄糖酸钙10~20ml静脉注入,可拮抗钾对心肌的毒害作用。当血钾＞6mmol/L,药物处理无效时,应尽快进行透析治疗,透析是纠正高血钾的最快最有效措施。当出现低钠血症、低氯血症、低钙血症、高磷及高镁血症时,应给予积极的对症处理。

(2)多尿期。急性肾损伤多尿期仍可以导致患者死亡,尤其是老人和小孩,该期威胁患者生命的主要是水、电解质紊乱。进入多尿期后,要防止脱水及电解质紊乱(低钾血症、低钠血症、低钙血症、低镁血症等)。应鼓励患者多进食(少食多餐),多喝汤,加大钠、钾的摄入量,并注意监测血电解质的动态变化,根据测定结果,适当静脉补充相应电解质。增加饮食中蛋白质摄入量,以利于损伤的肾小管上皮细胞修复与再生。

(3)恢复期。恢复期无须特殊治疗,应避免使用肾毒性药物。每1~2个月复查肾功能。

2. 血液净化治疗

(1)开始血液净化治疗的指征。关于创伤后AKI血液净化指针,目前尚无可参考的指南。传统观点认为指针如下:①少尿、无尿。②严重电解质紊乱和酸中毒。血钾＞6.5mmol/L,或已经出现严重的心律失常;严重的代谢性酸中毒pH值＜7.2,且有急性左心衰和液体容量过多而不能给予足量碱性药物。③严重的容量负荷,出现急性左心衰和急性肺水肿,且利尿剂效果不满意。④合并其他严重并发症:脓毒血症时引起的全身炎症反应综合征、横纹肌溶解综合征引起的急性肾衰竭等。据 2017 年中国血液净化急诊临床应用专家共识，创伤后 AKI 的开始血液净化指针具体如下：①创伤后 AKI 合并急性肺水肿、急性左心衰、严重高钾血症（血钾＞6.5mmol/L）、严重的代谢性酸中毒（pH 值＜7.2）。②脓毒血症时引起的全身炎症反应综合征；ARDS 引起的肺水肿；部分药物过量，且该药物可被透析清除。③横纹肌溶解综合征所致的急性肾损伤。伤员出现少尿、无尿、氮质血症以及高钾血症、酸中毒等电解质和酸碱平衡紊乱，经补液治疗后无明显好转；或者如果补液 3L 以上仍无尿，合并容量超负荷的伤员，均应尽早进行血液透析治疗。2017 年急性透析质量倡议/ADQI 提出可通过呋塞米应激实验来帮助判断是否需行持续性肾脏替代治疗（CRRT），即在前负荷充足的条件下，给予呋塞米 1～1.5mg/kg 静脉推注后，若 2 小时尿量大于 200ml，可以给呋塞米观察，暂时不上 CRRT；若 2 小时尿量小于 200ml，应考虑 CRRT。CRRT 时置换液超滤量应达 20～25ml/(kg·h) 以上，采用间断或延长 RRT 时，每周尿素清除指数（Kt/V）至少应达到 3.9。

(2) 血液净化治疗的模式。常用血液净化治疗的方法包括血液透析、持续性肾脏替代治疗（CRRT）、杂合型肾脏替代治疗（HRRT）及其他治疗模式。

1) 血液透析（hemodialysis，HD）：血液透析是将患者血液与透析液同时引进透析器，在透析膜两侧呈反方向流动，借助膜两侧的溶质梯度、渗透梯度和水压梯度，通过扩散（diffusion）、对流（convection）清除毒素；通过超滤（ultrafiltration）和渗透（osmosis）原理来清除体内毒素和过多的水分，同时纠正电解质和酸碱平衡紊乱。血液透析需要透析器、透析液供给系统及监测系统（血透机）。血液透析效果确切，疗效肯定。缺点是需要相应的机器和技术人员，需要使用抗凝剂，对于危重患者和严重出血倾向患者不适宜。

2) 持续性肾脏替代治疗（continuous renal replacement therapy，CRRT）：CRRT 技术对患者心肺功能干扰小，可在患者床旁治疗，清除大分子、中分子毒素的作用显著优于普通血液透析。CRRT 还能通过对流及吸附等方式，清除脓毒血症、严重的炎症反应综合征和多器官功能障碍综合征中起重要致病作用的炎症介质，清除速度越快、清除量越大则作用越明显，通过调控促炎性反应介质和抗炎性反应介质生成失控，减少循环中游离炎性介质及细胞因子对相关脏器的损害，能显著提高患者的存活率。2005 年急性透析质量指南（acute dialysis quality initiative，ADQI）提出对不伴有脓毒症的 AKI 患者行 CRRT，置换液剂量至少 35ml/(kg·h)，对于复杂性的伴有脓毒症的 AKI 患者则需要更高的剂量。研究发现采用 45ml/(kg·h) 的治疗剂量更加有利于脓毒血症合并 AKI 患者的恢复。根据 2012 年 KDIGO 指南推荐，对于 AKI 患者 CRRT 期间，超滤量为 20～25ml/(kg·h)；RRT 治疗 AKI 患者时，推荐每周 Kt/V（尿素清除指数）为 3.9。

3) 腹膜透析（peritoneal dialysis）：腹膜透析是利用腹膜具有半透膜和较大表面积（2m²）的特性，通过向腹腔内注入透析液，借助腹腔内透析液和腹膜毛细血管内血液的溶质浓度梯度和渗透梯度差异，依赖弥散和对流原理，清除机体内的代谢废物、毒物和过多的水分，同时补充体内必需的物质的一种治疗方法。腹膜透析的优点包括：①不需昂贵设备；②对患者心血管的干扰小；③可离开医院；④费用相对较低；⑤对中分子和大分子毒素的清除效率高于血液透析。腹膜透析的缺点包括：①对小分子毒素的清除效率不如血液透析；②身体上有导管，生活质量较血液透析稍差；③易发生腹膜炎、堵管等管道相关的并发症；④易导致蛋白丢失而出现营养不良。

4) 杂合式肾脏替代治疗（hybrid renal replacement therapy，HRRT）：采用持续、低效、延长时间的日间血液透析或血液透析滤过来替代目前以连续性静-静脉血液滤过为基础的 CRRT。在欧美国家约 7% 的 AKI 患者初始治疗时采用此种模式，它具有血流动力学稳定、清除溶质恒定、不需要 24 小时连续治疗、治疗费用相对较低等优点。通常每日治疗时间为 8～12 小时，血流速度为 200ml/min，透析液速度为 300ml/min。

5) 其他：针对脓毒血症患者可采用高剂量 CRRT、内毒素吸附方法清除炎症介质。若合并严重呼吸窘迫综合征（acute respiratory distress syndrome，ARDS）时，可在血液净化基础之上联合体外膜肺氧合（ECMO）。

对于具体的急性肾损伤患者而言,采用何种血液净化治疗方式,应根据患者的病情、经济状况、医院的设备和技术条件等多种因素综合考虑,有针对性地选择使用。

(3)血液净化中的抗凝方案选择。首先充分评估其抗凝风险。①对于创伤合并出血或有明显出血倾向的患者,建议使用局部枸橼酸抗凝,如有肝功能损害的患者避免使用枸橼酸抗凝和含有乳酸缓冲液的透析液。采用前稀释治疗模式,治疗前给予40mg/L的肝素生理盐水预冲,治疗过程中每30～60分钟,给予100～200mg/L生理盐水冲洗管路和透析器,但要预防血栓并发症的形成。②对于创伤出血已控制或无出血风险,可在血液净化治疗期间抗凝治疗。可以使用普通肝素或者低分子肝素。对于存在肝素诱导的血小板减少症(Heparin-induced thrombocytopenia,HIT)患者,应停用所有类型肝素,推荐使用直接凝血酶抑制剂(如阿加曲班)或Xa因子抑制剂(如达那肝素或磺达肝素)。无严重肝功能衰竭的HIT患者,建议使用阿加曲班,不建议使用其他凝血酶抑制剂或Xa因子抑制剂。

(4)停止血液净化治疗指征。①进入多尿期后数天;②患者达到电解质、酸碱、溶质和液体的平衡。

3. 利尿剂使用　鉴于目前荟萃研究证实袢利尿剂对预防AKI无显著益处,对AKI严重程度亦无影响,对AKI患者住院死亡率、透析风险、透析时间均无改善,且大剂量袢利尿剂(＞1g/d)易引起耳聋等并发症,预防性应用袢利尿剂甚可增加AKI患病率等原因,而甘露醇预防和治疗AKI证据也不充足,因此,除非针对容量负荷状态,不建议使用利尿剂来预防或治疗AKI。

4. 营养支持治疗　急性肾损伤患者,特别是挤压综合征等伴有高分解代谢状态的患者,热量摄入不足易导致氮质血症快速进展。营养支持可提供足够热量,减少体内蛋白分解,从而减缓血氮质升高速度,增加机体抵抗力,降低少尿期死亡率。营养补充尽可能利用胃肠道循序渐进地增加。一般能量供给按20～30kcal/(kg·d),能量供给包括糖3～5g(最高7g)/kg,脂肪0.8～1.0g/kg,无须为了避免或延迟开始RRT而限制蛋白质摄入,无须RRT及非高分解代谢患者蛋白质或氨基酸摄入量0.8～1.0g/(kg·d)。接受CRRT及高分解代谢者蛋白质或氨基酸摄入量可达1.7g/(kg·d)。

(七)预后

AKI预后与原发病、并发症、年龄、肾功能损害严重程度、诊断治疗是否及时、有无多脏器功能障碍和并发症等有关。随着肾替代治疗广泛开展,直接死于肾衰竭的病例显著减少,而主要是死于原发病和并发症,尤其是肾外脏器功能衰竭,多见于严重创伤、大面积烧伤、大手术等外科病因和脓毒血症所致AKI患者。存活患者约50%遗留永久性肾功能减退,主要见于原发病重、原有慢性肾脏病、高龄或诊断治疗不及时者,部分患者需要终身透析。

(何娅妮　陈　佳)

第六节　应激性溃疡

应激性溃疡(stress ulcer,SU)是机体在多发性外伤、严重全身性感染、大面积烧伤、休克和多器官功能衰竭等严重应激反应情况下发生的急性胃、十二指肠黏膜病变,是上消化道出血常见原因之一。应激性溃疡的发病机制较为复杂,迄今尚未完全阐明,目前国内外大多数学者认为与胃黏膜防御机制削弱和胃黏膜损伤因子作用相对增强有关。应激性溃疡可出现胃肠道黏膜糜烂、溃疡等病变,严重者可并发消化道出血甚至穿孔,可加重或恶化原有疾病,增加病死率。ICU的危重症患者在发病后的24小时内即可发生应激相关的胃肠道黏膜损伤。SU发生消化道出血的发生率为1%～17%。消化道出血主要表现为解黑褐色或柏油样大便,或少量出血仅仅是大便潜血试验检查阳性,部分患者伴有上腹部隐痛或不适。SU并发穿孔的发病率约为1%,但出血、穿孔一旦发生,病死率将明显升高,可达50%～80%。胃镜检查是诊断应激性溃疡的最好方法。随着临床监护条件的改善、对SU发病机制认识的加深、预防措施的积极采取,SU 的发病率有所降低,但由于 SU 的原发病严重,一旦发生大出血或穿孔,其病死率仍较高。应激性溃疡出血(stress ulcer bleeding,SUB)的预防效果直接影响原发病的预后,因而预防 SUB 的发生尤为重要。目前国内外学者对危重患者采取措施预防 SU 发生已达成共识,即使用抑酸药物维持胃内高 pH 是预防 SUB 的关键。

一、病因及发病机制

(一)病因

多种疾病均可导致应激性溃疡的发生,其中最常见的应激源有:

(1)重型颅脑外伤(又称 Cushing 溃疡)。严重颅脑创伤、颈脊髓外伤、颅内肿瘤和颅脑手术引起的溃疡称为 Cushing 溃疡,其特点是单发性的较深溃疡,穿孔是突出并发症,发病机制是胃酸和胃蛋白酶分泌过多所致。

(2)严重烧伤(又称 Curling 溃疡)。严重烧伤引起的急性胃十二指肠溃疡称为 Curling 溃疡,由于抑酸药物的普遍使用,出血和穿孔并发症已很少见。

(3)严重创伤及各种困难、复杂的大手术术后。

(4)全身严重感染(败血症、脓毒血症等)。

(5)多脏器功能障碍综合征(MODS)和(或)多脏器功能衰竭(MOF)。

(6)休克、心、肺、脑复苏术后。

(7)心脑血管意外。

(8)严重心理应激,如精神创伤、过度紧张等。

在上述应激源存在的情况下,下述危险因素会增加 SU 并发出血的风险:①机械通气超过 48 小时;②凝血机制障碍;③原有消化道溃疡或出血病史;④大剂量使用糖皮质激素或合并使用非甾体类抗炎药;⑤急性肾衰竭;⑥急性肝功能衰竭;⑦急性呼吸窘迫综合征(ARDS);⑧器官移植等。

(二)发病机制

应激性溃疡的发病机制较为复杂,迄今尚未完全阐明。目前国内外的研究显示,应激性胃黏膜损伤是由神经内分泌失调、胃黏膜保护屏障的破坏、胃黏膜损伤因素增强、细胞凋亡等因素共同作用而产生的一种严重的身心应激并发症。

1. 神经内分泌失调

(1)下丘脑-垂体-肾上腺(hypothalamus-pituitary-adrenal,HPA)轴。应激可以引起 HPA 轴活动增强,导致肾上腺肥大,血清糖皮质激素分泌增加。糖皮质激素对应激性胃黏膜损伤的影响较复杂,传统观点认为,在应激过程中,HPA 轴兴奋引起糖皮质激素释放以对抗应激,促进溃疡的产生,对机体产生有害影响。糖皮质激素可以使胃壁细胞数目增多,胃酸和胃蛋白酶分泌增多,导致胃黏膜糜烂、溃疡愈合延迟。同时糖皮质激素还抑制胃黏膜细胞更新,破坏胃黏膜的完整性。

(2)交感-肾上腺髓质系统。此系统也参与了应激性胃黏膜损伤的发生。应激引起交感-肾上腺髓质系统兴奋,血中儿茶酚胺浓度升高,导致组织细胞上暴露在高浓度的儿茶酚胺中的受体表达下调。儿茶酚胺分泌增多,可以引起胃黏膜下血管收缩,使胃黏膜血流量明显减少,胃黏膜内前列腺素 E2(prostaglandin E2,PGE_2)合成减少,从而削弱了黏膜屏障功能,促进胃黏膜损伤的发生。另外,室旁核、海马、下丘脑外侧部对于 SU 的形成具有重要意义。同时,多巴胺及 5-HT、胃泌素、血管活性肠肽等也参与应激反应。

2. 黏膜屏障的损伤

(1)胃黏膜血流量(gastric muco-sal blood flow,GMBF)。胃黏膜血流量下降是应激性胃黏膜损伤发生的中心环节。强烈应激引起 HPA 轴功能亢进和交感-肾上腺髓质兴奋,导致糖皮质激素及儿茶酚胺分泌增多,由于糖皮质激素的允许作用,使儿茶酚胺作用增强,胃肠道黏膜及黏膜下血管强烈收缩,导致血流量明显下降，胃黏膜缺血缺氧，又由于胃黏膜细胞自身糖原储备量有限，对缺血缺氧异常敏感，此时胃黏膜上皮细胞内 ATP 合成障碍，丧失了正常的生理功能，导致黏液、HCO_3^- 分泌减少，屏障保护功能遭到破坏。GMBF 减少还导致胃黏膜抵御 H^+ 的反渗能力下降，H^+ 在胃黏膜蓄积，引起胃黏膜受损。

（2）胃黏膜屏障。该屏障是由紧密连接的上皮细胞和富含 HCO_3^- 的黏液凝胶叠加而成，起润滑和保护黏膜的作用。此屏障还能有效中和 H^+，阻止胃蛋白酶和 H^+ 的逆向弥散以及阻止胃腔内其他有害物质的损害。在严重创伤、败血症、休克等状态下，黏液、HCO_3^- 分泌减少，H^+ 扩散至胃黏膜内，引起胃黏膜屏障受损。

（3）胃黏膜保护性物质。前列腺素、表皮生长因子、三叶肽家族等物质均有保护胃黏膜的作用，其中前列腺素（prostaglandin, PGs）为最重要的一种。PGs 能够直接刺激黏膜细胞增生、延长黏膜细胞生命周期、防止有害物质对消化系统上皮细胞损伤刺激胃十二指肠黏膜基底细胞向表面移行、促进黏膜修复有关。但 PGs 并不能加速急性黏膜损伤后的重建。也有其他学者认为 PGs 可能通过维护和重建微循环保持胃黏膜细胞的完整性而起到保护胃黏膜的作用。

3. 胃黏膜损伤因素相对增强

（1）胃酸。胃酸与应激性溃疡的发生、发展有着密不可分的关系。应激引起黏液、HCO_3^- 分泌减少，黏膜屏障遭到破坏，其中和胃酸能力下降，从而使胃内 H^+ 浓度相对较高，H^+ 渗入胃黏膜内的量较黏膜未破损时增加，最终引起胃黏膜损伤。

（2）胃肠动力障碍。应激引起 HPA 轴活动加强，糖皮质激素分泌增加，同时迷走神经兴奋性增强、儿茶酚胺分泌增加，以上几种因素共同作用导致胃肠蠕动亢进，收缩幅度加大，胃肠道肌层的微血管受到挤压而加重黏膜缺血缺氧，而引起溃疡产生。

（3）免疫反应。应激可以抑制免疫系统。躯体应激和心理应激均可影响细胞因子的产生、释放及活性。应激激活了 HPA 轴及交感-肾上腺髓质轴，分别释放糖皮质激素及儿茶酚胺，从而诱导免疫细胞凋亡、抑制免疫细胞的增殖、干扰细胞因子生成及抗原呈递细胞的特异性调节 T 细胞的能力、抑制抗体生成、增加细胞的溶解反应等。以上这些因素共同构成一个复杂体系，最终引发胃黏膜损伤。

（4）氧自由基损伤。正常情况下，胃黏膜内的 ATP 分解产生次黄嘌呤，后者可被黄嘌呤氧化酶（xanthine oxidase, XO）氧化为黄嘌呤而最终生成尿酸，此时 XO 的活性很低。一旦发生应激反应，GMBF 下降，胃黏膜缺血，组织中原有的高浓度黄嘌呤脱氢酶迅速转变为 XO。此时，虽然有多余的酶作用物（次黄嘌呤）和已激活的酶（XO）存在，但由于缺乏分子氧，氧化反应在缺血的情况下还不能进行。由于胃自身具有适应性保护功能，在胃黏膜损伤后，黏膜下微动脉扩张，以增加 GMBF。但当再灌注时，立即向组织提供了分子氧，从而产生了超氧自由基甚至羟自由基。这些代谢物通过损伤细胞膜和线粒体的脂质过氧化而产生细胞损害，引发胃黏膜损伤。

4. 胃黏膜细胞凋亡　近些年发现，凋亡有可能参与 SU 的发生。正常情况下胃黏膜细胞的凋亡与增殖相互协调以维持胃黏膜细胞的结构和功能的稳态。应激造成胃内局部细胞新陈代谢障碍，使细胞的凋亡速度大于增殖速度而导致胃黏膜屏障功能受损。

5. 幽门螺杆菌感染　幽门螺杆菌（helicobacter pylori, HP）感染与消化性溃疡发生直接相关。消化性溃疡患者的 HP 阳性检出率显著高于对照组普通人群，在十二指肠球部溃疡的检出率约为 90%，胃溃疡的检出率为 70%～80%。成功根除 HP 后溃疡复发率明显下降。幽门螺杆菌感染直接或间接作用于胃窦 D 细胞、G 细胞，削弱了胃酸分泌的负反馈调节，从而导致餐后胃酸分泌增多。对于应激性溃疡，HP 感染起到的作用仍不明确，一项丹麦的纳入 3 379 名研究对象的前瞻性研究表明应激可增加溃疡的发生率，与 HP 感染或使用非甾体类抗炎药无关。因此，HP 感染与应激性溃疡发生的关系仍需进一步研究。

（三）病理改变

在发生应激情况后几小时内胃镜检查可发现胃黏膜苍白，有散在的红色淤点局限于胃底。显微镜检查可见黏膜水肿，黏膜下血管充血，少许炎症细胞浸润。电镜检查多处上皮细胞膜破坏，局部整片上皮细胞脱落,暴露其下的黏膜固有层。发生应激情况 24～48 小时后整个胃体黏膜有 1～2mm 直径的糜烂,显微镜下可见黏膜有局限性出血和凝固性坏死。如果经治疗病情好转,在 3～4 天后检查 90% 的病人有开始愈合的迹象。一般 10～14 天完全愈合。若病人的情况继续恶化,则糜烂灶相互融合扩大,全层黏膜脱落,形成溃疡,深达黏膜肌层及黏膜下层,暴露其营养血管。如果血管腐烂破裂,即引起出血。

二、临床表现

在应激因素作用下,突然出现呕血或黑便以至休克,应考虑应激性溃疡的可能性。出血往往是应激性溃疡的主要临床表现,少量出血经胃酸作用,可呈黑褐色或咖啡色。很少有上腹部疼痛或不适,偶有穿孔并发急性腹膜炎。其临床特征表现为:①原发病越重,应激性溃疡的发生率越高,病情越加凶险,死亡率越高。②无明显的前驱症状(如胃痛、反酸等),主要临床表现为上消化道出血(呕血或黑粪)与失血性休克症状。对无显性出血的病人,胃液或粪便潜血试验阳性、不明原因血红蛋白浓度降低大于或等于 20g/L,应考虑有应激性溃疡伴出血的可能。③SU 发生穿孔时,可出现急腹症症状与体征。④SU 的发生大多集中在原发疾病产生的 3～5 天内,少数可延至 2 周。

三、辅助检查

(一) X 线钡餐

对于浅表黏膜病变者,诊断欠佳,目前临床上已较少应用。

(二) 胃镜

胃镜下应激性溃疡的特点:①病变以胃底、胃体部最多,也可见于胃窦、食管、十二指肠及空肠。②病变形态以广泛性糜烂、多发的黏膜溃疡为主,前者表现为多发性出血点或出血斑,溃疡深度可至黏膜下、固有肌层及浆膜层。以此可区别胃十二指肠溃疡、急性胃炎。同时胃镜检查出病变部位后,可给予内镜下止血治疗。因此,胃镜检查是应激性溃疡的重要诊断及治疗方法。

(三) 选择性动脉血管造影

对胃镜检查不能确定出血原因和出血部位,选择性腹腔干及分支以及胃左动脉造影,可在胃黏膜区发现多处造影剂外渗影像,明确出血部位,同时可给予弹簧圈、PVC 微粒等栓塞剂进行栓塞,也可使用血管收缩药物持续泵入,如生长抑素、特利加压素、垂体后叶素(vasopresin)等,达到止血效果。

四、诊断

(1) 有明确的应激病史。

(2) 在原发病后 2 周内发生上消化道出血、穿孔等临床表现。

(3) 胃镜检查,有糜烂、溃疡等病变存在;必要时可行选择性腹腔动脉造影明确出血部位。

五、预防及治疗

(一) 应激性溃疡的预防

应激性溃疡重在预防,对高危病人应作为预防的重点。

1. 应激性溃疡的高危人群　具有以下一项高危情况者应使用预防药物:

(1) 高龄(年龄≥65 岁)。

(2) 严重创伤(颅脑外伤,烧伤,胸、腹部复杂、困难大手术等)。

(3) 合并休克或持续低血压。

(4) 严重全身感染,脓毒症。

(5) 并发 MODS、机械通气＞24 小时。

(6) 重度黄疸。

(7) 合并凝血机制障碍,国际标准化比值(INR)>1.5,血小板<50×10⁹/L 或部分凝血酶原时间>正常值 2 倍。

(8) 脏器移植术后。

(9) 长期应用免疫抑制剂与肠外营养。

(10) 1 年内有溃疡病史,长期口服 NSAIDS 药物。

(11) 急性肾衰竭或肝功能衰竭。

(12) 心血管意外。

(13) 严重心理应激,如精神创伤、过度紧张等。

若同时具有以下任意两项危险因素时也应考虑使用预防药物:①ICU 住院时间>1 周;②粪便隐血持续时间>3 天;③大剂量使用糖皮质激素(剂量>氢化可的松 250mg/d);④合并使用非甾体类抗炎药。

2. 预防措施

(1) 积极处理原发病,消除应激源。抗感染、抗休克,防治颅内高压,保护心、脑、肾等重要器官功能。

(2) 胃肠道监护,插入胃管,可定期定时检测胃液 pH 值或做 24 小时胃 pH 值检测,同时可充分引流冲洗,清除胃内潴留液,减少逆弥散的氢离子,清除胃内血凝块,防治胃扩张;去除十二指肠内容物反流而致胆盐和胰液对胃黏膜的损害。

(3) 动态检测粪便隐血情况。

(4) 对原有溃疡史者,在重大手术的围手术期前可做胃镜检查,以明确有否合并溃疡。

(5) 支持疗法。①若病情许可,鼓励早期肠内营养或进食,以中和胃酸,增强胃肠黏膜屏障功能。②若有低蛋白血症、电解质和酸碱平衡紊乱时,应及时补充与调整。

(6) 心理应激的防治。现代医学认为心理因素对胃溃疡的形成有很大影响,溃疡形成后,如果不良情绪刺激仍未解除,会使病情进一步加重。因此应针对胃溃疡患者的情绪反应进行心理和情志疗法,这是治愈应激性胃溃疡的重要方法。

3. 药物预防

(1) 化学药物。

1) 抑酸药:①抗酸药。碱性制酸药中和盐酸,使胃酸减少,降低胃蛋白酶活性,缓解疼痛,促进溃疡愈合。此类药物,如氢氧化铝、铝碳酸镁、5%碳酸氢钠溶液等。但此类药物降低 SU 合并出血的效果不及 PPI 及 H₂ 受体拮抗剂。②H₂ 受体拮抗剂。选择性竞争结合 H₂ 受体,使壁细胞胃酸分泌减少,对消化性溃疡发挥治疗作用。临床可选择的有西咪替丁、雷尼替丁、法莫替丁、尼扎替丁和罗沙替丁等。③质子泵抑制剂。胃酸分泌最后一步是通过壁细胞分泌膜内质子泵即 H⁺-K⁺-ATP 酶驱动的。质子泵抑制剂明显减少任何刺激引起的胃酸分泌。常用药物有奥美拉唑、兰索拉唑、泮托拉唑、雷贝拉唑、艾司奥美拉唑等。术前预防:对拟做重大手术的病人,可在围手术前 1 周内应用口服抑酸药或抗酸药,以提高胃 pH 值。对严重创伤、高危人群的预防:应在疾病发生后静脉滴注抑酸剂,使胃内 pH 值迅速上升至 4 以上。PPI 比 H₂RA 更能持续稳定的升高胃内 pH 值,降低 SU 相关出血风险的效果明显优于 H₂RA。最近一项随机对照试验(RCT)表明,对于准备脱机的机械通气患者,与不使用 PPI 或使用其他药物相比,预防性使用兰索拉唑可降低上消化道出血的发生率。因此,PPI 是预防 SU 的首选药物,推荐在原发病发生后以标准剂量 PPI 静脉滴注,每 12 小时 1 次,至少连续 3 天,重症患者可采用先给予 80mg,静脉注射,然后再用 8mg/h 持续泵入,维持 3~5 天。当患者病情稳定可耐受肠内营养或已进食、临床症状开始好转或转入普通病房后,可由静脉给药改为口服用药至逐渐停药。

2) 黏膜保护剂药:①胶体铋。在酸性环境下铋剂与溃疡面的黏蛋白形成螯合剂,覆盖于胃黏膜上发挥治疗作用,促进胃上皮细胞分泌黏液,抑制胃蛋白酶活性,促进前列腺素的分泌,对胃黏膜起保护作用。②硫糖铝。硫糖铝是硫酸化二糖和氢氧化铝的复合物,在酸性胃液中,凝聚成糊状黏稠物,附着于胃、十二指肠黏膜表面,阻止胃蛋白酶侵袭溃疡面,有利于黏膜上皮细胞的再生和阻止氢离子向黏膜内逆弥散,促进溃疡的愈合。③前列腺素。米索前列醇能抑制胃酸的分泌,增加胃十二指肠黏膜黏液/碳酸氢盐分泌,增加黏膜血流量,具有细胞保护作用,加强胃肠黏膜的防卫能力,加速黏膜修复。黏膜保护剂用药时间不少于2周。

(2) 中药。

1) 丹参:为活血化淤类的中药,可改善微循环和血液流变学特性,扩张血管,增加血流量,提高细胞对缺氧的耐受性。近来研究显示,丹参还具有抗氧自由基,能降低胃酸,抑制胃蛋白酶。

2) 大柴胡汤:大柴胡汤由柴胡、黄芩、白芍、制半夏、大黄、枳实、生姜和大枣组成。柴胡多糖对实验性胃黏膜损伤有一定的保护作用。大黄可抑制胃酸分泌,降低蛋白酶活性,从而达到预防和治疗溃疡的目的。

3) 芦荟:芦荟是一种古老的常用中药。有研究显示,芦荟活性成分有增强免疫力、促进血液循环、促进新陈代谢、促进伤口愈合等功效。因此,芦荟可加快溃疡面的愈合。

4) 云南白药:有研究认为,在全身应用止血药物下使用大剂量云南白药,能增加血小板活化。活化状态下的血小板可加速凝血酶生成,从而促进血凝;同时云南白药也能促进胃黏膜血管内皮细胞与成纤维细胞生成,加速结缔组织增生,促进创面愈合;另外云南白药还有消炎消肿、活血化淤、祛腐生肌、保护胃黏膜、促进溃疡愈合等功能。

(二)应激性溃疡并发消化道出血的治疗

一旦发现呕血或黑便等消化道出血症状,提示应激性溃疡已发生,此时除继续治疗原发病外,还必须立即采取各种止血措施及治疗应激性溃疡。

(1) 根据患者出血情况立即输血补液扩容,维持内环境稳定,必要时可输血治疗。

(2) 采取药物治疗措施,迅速提高胃内pH值,使pH值≥6,以促进血小板聚集和防止血栓溶解,创造胃内止血必要的条件。迅速提高胃内pH值可采用"80+8"方案,即静推奥美拉唑或艾斯奥美拉唑80mg,而后8mg/h微泵泵入。若条件许可,也可考虑使用生长抑素类药物。

(3) 对合并有细菌感染者,为防止菌群移位,应加强黏膜保护剂和抗生素的应用。

(4) 对合并有凝血机制障碍的病人,可输注血小板悬液、凝血酶原复合物等,以及其他促进凝血的药物。

(5) 药物治疗后,仍不能控制病情者,若病情许可,应立即做紧急胃镜检查,明确出血部位。胃镜检查发现出血部位后,可使用去甲肾上腺素喷洒止血、钛夹夹闭血管残端止血等。如发生穿孔,可采用圈夹缝合封闭穿孔部位,防止腹膜炎进一步发展。如内镜治疗后再出血,可行选择性腹腔胃左动脉造影,以明确出血部位,并可采用弹簧圈动脉栓塞或药物泵入(生长抑素或特里加压素)。

(6) 经药物和内镜介入治疗,仍不能有效止血者,为抢救病人的生命,在情况许可下,也可考虑外科手术治疗。

(7) 在出血停止后,应继续使用抗溃疡药物,直至溃疡愈合。推荐使用PPI,疗程为4~6周。

(8) 若患者HP阳性,可在合适的时间采用四联方案根除治疗。

(三)手术治疗

1. 手术指征 虽然选择手术时机并无统一意见,但一般认为经多种非手术治疗而出血仍持续或复发,出血量甚大,或出血合并穿孔,即应考虑手术。胃镜复查发现溃疡较深,难以愈合或黏膜有较大多发性活动性出血灶,不但据此决定手术,也可选择合适的术式。

2. 手术方式 理想的手术方式应是手术损伤最小,有效控制出血,手术死亡率最低,手术并发症最少,再发出血机会少。迄今尚无合适的首选手术方式。应根据病人全身情况、主要病变部位及病因,特别是内窥镜检查结果全面综合考虑。通常应用的手术方式有出血点缝扎止血,迷走神经切断术加幽门成形术,迷走神经干切断术加部分胃切除术,胃大部切除术,全胃切除术。对广泛出血的病变,Richardson 和 Auut 采用胃左动脉、胃右动脉及胃网膜左、右动脉于根部结扎的胃去血管手术(Devascularization),整个胃的血供来自胃短动脉,并无胃坏死,再出血率低。

(刘凯军　陈东风)

第七节　多器官功能障碍综合征

严重多发伤和交通事故伤后发生休克、感染和单器官功能障碍如不能治愈,则会发展到两个或以上器官或系统功能障碍,即多器官功能障碍综合征(multiple organ dysfunction syndrome,MODS)。MODS的定义是各种感染或非感染因素损害机体24小时后发生两个或两个以上器官或系统功能障碍以至衰竭的临床综合征。脓毒症是感染引起的全身炎症反应和免疫功能紊乱,当其合并(单一)器官功能障碍时称严重脓毒症;伴有两个或以上器官功能障碍为MODS。脓毒症和MODS起源于各种病因引起机体发生持续的、难以控制的炎症反应和免疫紊乱。缺血、缺氧和弥散性血管内凝血也是引起MODS的重要因素。促炎细胞因子以及细菌内/外毒素受体基因多态性与脓毒症和脏器损伤的严重程度及预后密切相关。MODS诊断依据为原发病打击+SIRS或脓毒症+两个或两个以上器官功能障碍。脓毒症和MODS重在预防和早期诊断,一旦发生则救治困难,病死率很高。应及时将伤员转入有条件的医院或ICU进行救治。治疗原则主要为治疗原发病、抗炎与免疫调理以及器官支持和保护三方面。临床医师可重点参阅2007年12月国际脓毒症研讨会提出的《2008国际脓毒症和脓毒性休克治疗指南》。

多器官功能障碍综合征是创伤,特别是严重多发伤和交通事故伤后的常见并发症。严重多发伤和交通事故伤后发生休克、感染和单器官功能障碍如不能治愈,则会发展至两个以上器官或系统功能障碍以至衰竭,即MODS。

一、概念和流行病学

MODS自20世纪70年代初在外科领域提出以来,其表述和含义随着人们对其认识的深入有较大的变化。根据2001年12月华盛顿"国际脓毒症会议"的观点:MODS与脓毒症(sepsis)和全身炎症反应综合征(SIRS)的关系密切。SIRS是各种致病(感染和非感染)因素引起的全身炎症反应。脓毒症是感染引起的全身炎症反应和免疫功能紊乱。据美国危重病医学会报道,美国每年约有75万例脓毒症患者,约1/3发展成MODS。我国目前尚缺乏详细统计资料,据此推测,每年约有300万例以上脓毒症患者。脓毒症及MODS病情凶险,病死率高,据国内外报道,严重脓毒症的病死率为30%～50%,而MODS患者病死率高达56%～77.8%,超过了急性心梗,被认为是良性疾病的第一死因。

二、发病因素和临床类型

任何引起SIRS和脓毒症的疾病均可能发展成MODS。交通事故引起的下列后果均可能诱发MODS,如严重创伤、烧伤、颅脑及内脏损伤,休克、大手术和心肺脑复苏,肢体和内脏挤压造成的组织或器官缺血再灌注损伤等。各种治疗干预措施(如输血、输液、药物治疗或机械通气等)有时也可能诱发或加重MODS。

MODS临床常见速发和迟发两种类型:速发型是指交通事故伤原发打击24小时后发生的MODS,此型发生迅速且严重,与原发打击(创伤和休克)的严重程度以及机体易感性(受基因调控)有关。迟发型指原发打击引起的休克和单个脏器功能障碍救治成功后,经过一段相对稳定期(可1周至数周),继而发生MODS。迟发型MODS与脓毒症(存在持续的细菌、毒素或抗原刺激或继发感染)、二次打击以及机体代偿能力丧失有关。

三、病因机制

目前对脓毒症和MODS发病机制的基本认识是:脓毒症和MODS起源于各种病因引起机体发生持续的、难以控制的炎症反应和免疫紊乱。各种感染或非感染因素(如创伤、休克、缺氧、胰腺炎等)损害机体,同时造成非特异性炎症反应亢进和特异性免疫系统抑制。早期常以 SIRS 为主,中后期又表现为以免疫功能抑制为特点的代偿性抗炎反应综合征(compensatory antiflammatory response syndrome,CARS),而临床更常见的则是所谓的混合型抗炎反应综合征(mixed antiflammatory response syndrome,MARS)。近年的研究表明,严重创伤和感染时体内大量增加的某些促炎因子、蛋白酶以及肾上腺糖皮质激素能诱导细胞 B 淋巴细胞和辅助性 T 细胞(CD4$^+$ 细胞)以及树突状细胞数量减少或凋亡加速,引起特异性免疫功能抑制。与此同时,体内非特异性免疫系统则呈现高反应状态。研究发现,在炎症和应激状态下,中性粒细胞能释放氧自由基和蛋白酶等炎性介质,直接造成组织损伤、细胞破坏和全身剧烈的炎症反应;单核/巨噬细胞和内皮细胞也能产生大量的促炎细胞因子,如 TNFα、IL-1、IL-6、IL-8、粒细胞克隆刺激因子等抑制白细胞的凋亡,增强炎症反应和组织损害。巨噬细胞抑制因子、一氧化氮和高迁移率族蛋白 1(high mobility group box-1 protein,HMGB1)在脓毒症介导的器官损害中也起一定的作用。

缺血缺氧是引起 MODS 的重要原发因素。持续缺血缺氧不仅能直接造成器官功能障碍或衰竭,而且能通过诱发 SIRS 和脓毒症,导致 MODS 和 MOF。肺和胃肠道是 MODS 发病的两个关键脏器。肺与外界相通并担负血气交换与氧合功能,易于发生缺血、感染、炎症或免疫反应,造成急性肺损伤和急性呼吸窘迫综合征(acute respiratory distress syndrome,ARDS);进而导致全身氧输送减少,组织细胞代谢障碍,诱发或加重其他器官的功能障碍和 MODS。胃肠道是机体最大的细菌库,严重创伤、感染和休克均能通过胃肠缺血的共同环节造成胃肠功能损害。胃肠道持续缺血和炎症能引起肠动力障碍,造成肠道细菌过度繁殖及细菌和毒素移位,诱发肠源性脓毒症和远隔器官的损伤,作为二次打击导致 MODS。

弥散性血管内凝血(disseminated intravascular coagulation,DIC)也是诱发 MODS 的一个重要因素。临床和实验研究以及尸检结果均显示,DIC 能造成脏器血管中微血栓形成和内皮细胞损害,进而诱发 MODS。严重创伤和感染时组织和循环中各种凝血因子、补体和细菌内外毒素能引起强烈的全身炎症和凝血纤溶功能障碍。在炎症与凝血过程中,促炎细胞因子能使中性粒细胞和内皮细胞活化及相互作用,促使纤维蛋白在器官微血管中沉积。临床观察表明,SIRS 和 DIC 常同时存在、相互协同,影响脓毒症和 MODS 的发展和预后。

尽管各种损伤最终导致全身炎症失控和免疫功能紊乱这一共同结果。但在遭受相似程度的打击后,为什么有的人群炎症反应易于失控,发展到脓毒症和 MODS?而有的则不发生?采取同样的治疗措施,为什么在不同患者可以出现截然不同的结果?这提示机体对各种感染或非感染因素是否产生炎症反应或免疫应答一定程度上受到体内特异的基因调控,即体内可能存在某种脓毒症和 MODS 相关的特异性基因或者基因表达的多态性将影响个体炎症因子水平、免疫反应强弱以及脓毒症和 MODS 进程和预后。近年来通过对脓毒症和 MODS 相关细胞因子和炎性介质调控基因的研究,确实已经发现不同个体的各种促炎细胞因子以及细菌内/外毒素受体基因都存在多态性,并有足够的实验证据表明 TNF、IL-1、核因子 B(NFκB)以及 Toll 样受体 4(toll-like receptor 4,TLR4)的基因多态性与脓毒症和脏器损伤的严重程度及预后密切相关。毫无疑问,这些基因学的研究成果将为 MODS 的早期诊断、预后分析、基因治疗开辟新的途径和方法。

四、诊断依据及临床表现

诊断依据:原发打击＋SIRS 或脓毒症＋两个或两个以上器官功能障碍。

(一)原发打击

交通事故引起的严重创伤、烧伤、颅脑及内脏损伤;休克、心肺脑复苏及大手术;肢体和内脏挤压造成的组织或器官缺血再灌损伤;凝血及纤溶障碍以及治疗干预措施(如输血、输液、药物或机械通气)等诱发因素。

(二)全身炎症反应综合征或脓毒症

早期出现的轻度 SIRS 或脓毒症是机体遭受致伤因子刺激时出现的一种正常保护性反应,但如果出现持续的、难以控制的 SIRS 或脓毒症则应警惕发生 MODS 的可能。严重的 SIRS 或脓毒症的诊断根据 2001 年华盛顿脓毒症国际研讨会的共识(后经 2003 年 12 月和 2007 年 12 月拯救脓毒症研讨会完善),主要包括已明确或疑似的感染(在抗生素治疗前至少获取两份血培养标本,并尽快完成影像学确定感染源)并出现下列某些征象。

1. **全身表现** 体温>38℃或体温<36℃、呼吸频率>30 次/min、心率>90 次/min、意识改变、水肿或液体正平衡(>20ml/kg 超过 24 小时)。

2. **代谢紊乱** 常表现为高代谢、高血糖症(血糖>110mg/dl 或 7.7mmol/L)和高乳酸血症(>3mmol/L)。

3. **心血管功能紊乱** 低血压(收缩压<90mmHg,平均动脉压<70mmHg 或成人收缩压下降<40mmHg),混合静脉血氧饱和度>70%,心指数>3.5L/(min·m²);早、中期常表现为高排低阻循环状态和心功能损害,后期出现低排高阻或低排低阻循环状态。

4. **过度炎症反应** 白细胞计数>12×10⁹/L 或白细胞计数<4×10⁹/L,不成熟 WBC>10%;血浆 C 反应蛋白或前降钙素>正常值 2 个标准差。

(三)多系统器官功能障碍

出现两个或两个以上器官功能障碍:低氧血症(PaO_2/FiO_2<300);血肌酐增加>0.5mg/dl 或急性少尿<0.5ml(kg·h)至少 2 小时;总胆红素>4mg/L 或 70mmpl/L;血小板计数<100×10⁹/L 或凝血异常;腹胀(肠鸣音消失)。在 MODS 发展过程中各器官或系统功能障碍的临床表现可因为严重程度、对机体的影响、是否容易发现而有较大差别。如肺、肾和心血管功能障碍较明显而易于诊断,而肝、胃肠道和血液系统障碍较重时临床表现才明显,不易早期诊断。应熟悉引起 MODS 的危险因素,及时做细致的检查。出现单器官障碍时,应注意其他器官的变化。当前 MODS 的诊断、病情严重度评估国内外仍无统一的标准。1995 年 Marshall 通过近 700 例多中心临床研究发表的 MODS 评分具有一定的权威性而被临床应用,并被 2001 年华盛顿脓毒症国际会议推荐(表 32-13)。2008 年北京市"MODS 中西医结合诊治/降低病死率研究"课题组通过对全国 11 省市 36 家三级医院 ICU 1 087 例 MODS 病例的研究得出的"多器官功能障碍综合征诊断标准、病情严重度评分及预后评估系统和中西医结合证型诊断"也有一定的参考价值(表 32-14,表 32-15)。

表 32-13 MODS 评分系统(Marshall,1995)

器官或系统	0分	1分	2分	3分	4分
肺(PaO_2/FiO_2)	>300	226~300	151~225	76~150	≤75
肾(Cr,μmol/L)	≤100	101~200	201~350	351~500	>500
肝(Br,μmol/L)	≤20	21~60	61~120	121~240	>240
心(PAR,mmHg)	≤10	10.1~15	15.1~20	20.1~30	>30
血(PLT,×10⁹/L)	>120	81~120	51~80	21~50	≤20
脑(GCS)	15	13~14	10~12	7~9	≤6

引自:Crit Care Med,1995,23:1638-1652.

注:PAR(压力校正心率)=心率×RAP/平均动脉压。

表 32-14 MODS 诊断标准

项目	条件	诊断条件
心血管功能障碍诊断标准	a. 收缩压<90mmHg(1mmHg=0.133kPa); b. 平均动脉压(MAP)<70mmHg; c. 发生休克,室性心动过速(室速)或心室纤颤(室颤)等严重心律失常,心肌梗死	具备 a、b、c 三项之一,即可诊断

续表

项目	条件	诊断条件
呼吸系统功能障碍诊断标准	氧合指数(PaO_2/FiO_2)<300mmHg	具备即可诊断
中枢神经功能障碍诊断标准	a. 意识出现淡漠或躁动、嗜睡、浅昏迷、深昏迷; b. 格拉斯哥昏迷评分(GCS)≤14 分	具备 a、b 二项之一,即可诊断
凝血系统功能障碍诊断标准	a. 血小板计数(PLT)<$100×10^9$/L; b. 凝血时间(CT)、活化部分凝血酶原时间(APTT)、凝血酶原时间(PT)延长或缩短;3P 试验阳性	具备 a、b 二项之一,即可诊断
肝脏系统功能障碍诊断标准	a. 总胆红素(TBil)>20.5μmol/L; b. 血白蛋白(ALB)<28g/L	具备 a. b 二项之一,即可诊断
肾脏系统功能障碍诊断标准	a. 血肌酐(SCr)>123.76μmol/L; b. 尿量<500ml/24h	具备 a、b 二项之一,即可诊断
胃肠系统功能障碍诊断标准	a. 肠鸣音减弱或消失; b. 胃引流液、便潜血阳性或出现黑便、呕血; c. 腹内压(膀胱内压)11cmH_2O(1cmH_2O=0.098kPa)	具备 a、b、c 三项之一,即可诊断

引自:中国危重病急救医学,2008,20:1-3.

表 32-15　MODS 病情严重程度评分系统

器官、系统	指标	0分	1分	2分	3分	4分
心血管	收缩压(mmHg)	≥90	75~90	65~74	≤64	
肺	PaO_2/FiO_2(mmHg)	≥300	260~300	190~259	90~189	≤89
脑	意识状态	清楚	躁动或淡漠	嗜睡或浅昏迷	深昏迷	
凝血	PLT($×10^9$/L)	≥100	80~99	60~81	≤60	
肝脏	TBil(μmol/L)	≤22.2	22.3~34.1	34.2~102.5	102.6~203.4	≥203.5
肾脏	SCr(μmol/L)	≤124	125~177	178~265	266~486	≥487
胃肠	症状/体征	肠鸣音无减弱,便潜血试验阴性、无黑便或呕血	肠鸣音减弱或消失,或便潜血试验阳性	肠鸣音减弱或消失,或便潜血试验阳性	肠鸣音减弱或消失,有黑便或呕血	

引自:中国危重病急救医学,2008,20:1-3.

(四）鉴别诊断

对于伤后 24 小时内因器官衰竭死亡的伤员一般只归于复苏失败,不作为 MODS。此外,MODS 与慢性疾病引起的多器官功能损害虽然都表现为器官功能障碍,但属于不同的概念。两者的发病因素、发病机制、病理过程与预后转归不同,治疗方法也有很大区别。MODS 主要指健康人群,多发生于青壮年,突遭上述危险因素的打击而发病。慢性器官功能障碍和老年多器官衰竭与发病前存在心、肺、肝、肾、脑慢性疾病或老年由于器官储备和代偿功能差有关。MODS 一旦治愈,不会复发和留有后遗症;而慢性器官功能障碍可反复发作或缓解,最终死亡。

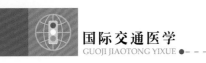
五、预防与治疗

脓毒症和 MODS 重在预防和早期诊断,一旦发生,则救治困难,病死率很高。应及时将伤员转入有条件的医院或 ICU 进行救治。MODS 治疗原则主要为治疗原发病、抗炎与免疫调理以及器官支持和保护三方面,临床医师可重点参阅 2007 年 12 月国际脓毒症研讨会提出的《2008 国际脓毒症和脓毒性休克治疗指南》,此治疗指南是与会的 55 位国际专家根据 4 年的应用实践,采用循证医学方法评估和优化了《2003 国际脓毒症和脓毒性休克治疗指南》后提出的脓毒症和 MODS 治疗的最具权威性的指导性意见。在此仅作简单介绍。

(一)去除或控制原发病和危险因素

1. 及时和充分地进行休克复苏　①现场和院前休克复苏:严重交通事故伤能导致致死性低血容量休克,如不能及时输血输液、补充血容量,伤员可能在短时间内死亡或发生严重器官损害。因此,现场救治休克最有效的方法是及时充分地进行液体治疗。液体治疗实施得越早,救治成功的概率就越大。但在交通事故伤现场或伤员转运途中,短时间内常出现批量休克伤员,由于环境恶劣、交通破坏、后送延迟以及医疗资源匮乏等条件,使常规静脉液体治疗难以实施或延迟实施,而使病死率或并发症大大增加。此时,可采用口服补液、骨髓腔输液、抗休克裤、人工心肺复苏或给予生命维持和细胞保护药物。②院内休克救治:院内休克救治主要是迅速改善循环和器官缺血、保证组织氧供,达到早期治疗目标(即中心静脉压 8~12mmHg,平均动脉压 $\geq$65mmHg,尿量 $\geq$0.5ml/(kg·h),混合静脉血氧饱和度 $\geq$7.0)。

2. 积极防治感染　创伤和烧伤伤员应及早清创或切痂;对可能发生感染或已有感染的患者,在未查出明确微生物以前,必须合理使用广谱抗生素或联合应用抗细菌药物;对明确的感染灶,应采用各种措施使其局限化,及时做充分的引流,以减轻脓毒症。

3. 控制各种诱发脓毒症和 MODS 的危险因素　高度注意老年和患有基础疾病的交通伤患者诱发脓毒症和 MODS 的危险,尽量减少外科手术时低温处理,积极预防和控制院内获得性感染和侵入性操作性感染等。对营养不良、创伤严重程度评分 $\geq$25 分以及入院时昏迷、大量反复输血和使用 H_2 受体抑酸剂的患者,也应警惕发生 MODS 的危险。

(二)抗炎和免疫调理

对难以控制的 SIRS 和脓毒症,可有针对性地进行抗炎和免疫调理治疗。抗感染治疗可采用蛋白酶抑制剂乌司他丁或血液净化技术清除血中的炎性介质和细胞因子。免疫调理常采用干扰素、胸腺素、人体免疫球蛋白。根据对脓毒症免疫状态及形成机制的认识,合理的免疫调理治疗策略应是免疫刺激和抗感染治疗同时并举,应对具体药物作慎重选择,避免相互间对实现上述目标的干扰。

(三)器官支持和保护

1. 积极治疗单个器官障碍　MODS 多从单个器官功能障碍开始,连锁反应导致更多的器官发生功能障碍,治疗单个器官功能障碍的效果胜过治疗 MODS。呼吸支持推荐半俯卧位和采用 6ml/kg 的小潮气量机械通气;对急性肾衰伴血流动力学不稳定患者,采用连续血滤有助于维持液体平衡;伴有高血糖者可用强化胰岛素治疗控制高血糖;可给予普通肝素或低分子肝素进行早期抗凝治疗、预防肾静脉血栓形成;血红蛋白<7.0g/dl 或血小板<5×10^9 严重脓毒症患者应考虑输血或补充血小板;推荐使用 H_2 受体阻滞剂或质子泵抑制剂预防上消化道应激性溃疡;合理给予基础镇静剂有助于改善病情;中药血必净能减轻 SIRS 和脓毒症的病情。

2. 改善全身营养和胃肠道功能　积极改善胃肠血流灌注和保护肠黏膜屏障功能。尽可能采用肠内营养,防止细菌和内毒素移位;使用包含有谷氨酰胺、精氨酸、核苷酸、多不饱和脂肪酸等肠内营养剂,增强免疫功能,防治肠道并发症的发生。纠正水电解质紊乱和酸碱平衡失调,纠正低蛋白血症和营养不良,使静脉营养尽快过渡到肠内营养。大黄和通腑颗粒对脓毒症引起的肠功能障碍有一定疗效。

六、脓毒症和 MODS 治疗研究的进展及评价

目前在脓毒症和 MODS 治疗方面,虽然国内外无统一的方案,总体病死率仍然居高不下,但随着对脓毒症和 MODS 机制认识的深化,近年来在治疗方面提出了一些新的方法及策略,并已证明有一些治疗方法确能降低脓毒症病死率。而以往看似有效的治疗方法,一些已经多中心大样本的临床验证无效,另一些还有待多中心大样本临床验证。已证明对改善脓毒症和 MODS 病死率无效的治疗方法或药物主要有:大剂量短疗程皮质激素、血小板活化因子抗体或拮抗剂、抗脂多糖(LPS)抗体、IT-1 受体拮抗剂、可溶性 TNF 受体、前列腺素抑制剂、NO 合成酶抑制剂、后期目标性治疗、生长激素。已被临床多中心研究证明有一定疗效的方法和药物包括重组人活化蛋白 C、早期目标导向治疗、严格控制血糖、中小剂量的皮质激素、低潮气量保护性通气、训练有素的 ICU 医护人员、合理给予基础镇静剂等。

(一)早期抗凝治疗和活化蛋白 C

炎性介质可以抑制抗凝物质并激活外源性凝血系统,使脓毒症早期即处在高凝状态而发生纤维蛋白沉积乃至 DIC。因此,目前已将抗凝作为脓毒症的常规治疗。在抗凝方面,主要使用低分子肝素,作为预防用药 $40\sim80mg/d$ 是安全的,更大的剂量可用于治疗 DIC。已证明抗凝血酶Ⅲ和血浆素原活化抑制因子-1 治疗,不能改善脓毒症的预后。2001 年完成的重组人活化蛋白 C(activated protein C,APC)的多中心研究是脓毒症治疗上令人鼓舞的进展。这项研究在 11 个国家、164 个医疗中心同时进行。原计划收集 2 280 个病例,但在完成了 1 690 个病例后即由于明确的结论而提前结束。研究显示,以重组人活化蛋白 C $24\mu g/(kg \cdot h)$ 连续输入 96 小时能使脓毒症病人的 28 天死亡率由对照组的 30.8% 降至 24.7%。APC 治疗的问题是有较高的出血风险(3%),因此美国 FDA 仅推荐 APC 用于 APACHEⅡ$\geqslant25$ 的器官衰竭、脓毒性休克、ARDS 和对出血风险没有绝对禁忌的患者。

(二)早期目标导向治疗

早期目标导向治疗(early goal-directed therapy,EGDT)是指通过积极的输血、输液、强心、血管活性药、增加氧供等治疗措施,使患者在复苏的头 6 小时内达到以下治疗目标,即混合静脉血氧饱和度$\geqslant7.0$、中心静脉压 $8\sim12mmHg$、收缩压$>90mmHg$ 和平均动脉压$\geqslant65mmHg$,尿量$\geqslant0.5ml/(kg \cdot h)$。国内外研究结果均显示,实施 EGDT 患者与接受常规治疗的患者相比,达到混合静脉血氧饱和度的治疗目标后,脓毒症患者的病死率从 46.5% 降低到 30.5%($P<0.009$)。

在血管活性药物使用方面,去甲肾上腺素和多巴胺已再度成为治疗脓毒症休克首选和常规用药。过去一度废弃的去甲肾上腺素现被认为是最可靠的升压剂,对增加肾灌注和尿量、降低血肌酐、提高肌酐清除率等均有明显促进作用。如果与低剂量多巴胺或多巴酚丁胺合用,还能增加胃肠黏膜血流灌注。而对于充分液体复苏和足量常规升压剂无效的难逆性休克,可持续泵入小剂量血管升压素($0.01\sim0.04U/min$)治疗,以迅速提升血压。

(三)严格控制血糖

Berghe 等证明采用胰岛素加强治疗能显著改善脓毒症和 MODS 患者的预后。研究将 1 548 例患者分为两组:治疗组将血糖水平控制在 $80\sim110mg/dl$($4.4\sim6.1mmol/L$),对照组将血糖水平控制在 $180\sim200mg/dl$($10.0\sim11.1mmol/L$)。结果显示,治疗组病死率比对照组显著降低($4.6\%:8.0\%$),其中严重脓毒症和 MODS 患者病死率降低更为显著($10.6\%:20.2\%$)。而且上述治疗作用与患者接受治疗前是否有糖尿病史无关。但 2008 年 Brunkhorst 等在《新英格兰医学杂志》上发表了 537 例脓毒症患者采用强化胰岛素治疗的多中心临床研究报告却显示,与常规胰岛素治疗组相比,强化胰岛素治疗组 28 天病死率和脏器功能评分均未有统计学差别。相反,强化胰岛素治疗组患者低血糖的发生率及其引起的并发症明显高于常规胰岛素治疗组。说明采用强化胰岛素治疗脓毒症的策略还存在争议,有待更多的临床研究报告得出结论。因此各级临床医师对脓毒症患者采用早期强化胰岛素治疗时应十分慎重。

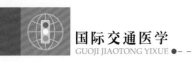

（四）皮质激素治疗

皮质激素很早就被应用于重症脓毒症患者的临床治疗中。2000 年前临床常用皮质激素大剂量短疗程治疗脓毒症,但之后多项临床多中心随机对照研究表明,这种治疗手段对患者预后并无任何益处。近年来,越来越多的证据表明,持续使用中小剂量的皮质激素对脓毒症患者是有益的。Briegel 等人发现中等剂量皮质激素对脓毒症具有较好的治疗作用。2001 年法国学者在 19 个医学中心,完成了 1 项 229 例患者的Ⅲ期临床研究,结果显示,持续使用低剂量皮质激素治疗能使脓毒症休克患者 28 天病死率降低 1/3。最近的脓毒症皮质激素疗法试验报告,氢化可的松能缩短脓毒症患者休克复苏时间,但未能发现对死亡率有改善作用,因此皮质激素对脓毒症的治疗价值仍需后续研究加以判断。

（五）抗炎和免疫调理治疗

传统观念将脓毒症定义为过度炎症反应引起的一系列综合征,即机体针对病原体入侵产生的炎症和免疫反应过度和失控,导致机体自身损伤,造成 MODS 和死亡。早期研究通过较为简单的思维方式来指导脓毒症免疫调理治疗。例如早期多个研究发现,脓毒症动物和患者 TNFα 水平上升,给予外源性 TNFα 在健康动物和人身上能复制脓毒症症状,而降低 TNFα 水平可提高多个动物模型存活率,从而研制了多种抗细胞因子或炎症介质的生物制剂(如针对 TNFα 和 IL-1 β 的抗体)治疗脓毒症,但大部分的后续的临床试验都归于失败。

2005 年 Fannin 等研究发现,给予脂多糖(LPS)后 2 小时,大鼠有 226 个基因的表达发生变化。这些基因的功能包括急性期反应、炎症、细胞黏附和氧化呼吸。而在烧伤、创伤/失血和 LPS 注射 3 个大鼠模型中,建模后 2 小时存在 500~1 400 个基因出现差异表达。健康志愿者注射小剂量 LPS 后超过 1 500 个基因表达出现变化,其中很多与机体炎症反应相关。这些研究证明了脓毒症表型的复杂性,也说明了为什么针对单一途径或单一细胞因子的治疗药物大多归于失败。

目前研究的结果认为,脓毒症是由于机体反应的“失调”引发,即脓毒症的主要机制促炎反应和抗炎反应之间失平衡。目前流行的理论包括“序贯论”和“平行论”。这一内稳态平衡中如果抗炎反应占优势,则机体呈免疫抑制,导致机体对病原体清除能力降低,易发生院内感染,应给予免疫刺激疗法如给予干扰素-γ 或者粒细胞巨噬细胞集落刺激因子;相反如致炎反应占优势则表现为细胞损伤、多器官功能障碍以至死亡,应给予免疫抑制治疗。但临床更常见的脓毒症和 MODS 患者机体的免疫状态可能为特异性免疫细胞抑制与非特异性炎症反应亢进并存。因此,免疫加强和抗感染治疗并举仍是 MODS 治疗中的重要环节。

国外研究显示,CD14+ 单核细胞 HLA-DR<30％,提示机体陷入免疫麻痹,是使用免疫增强剂的可靠指标。HLA-DR 持续低下提示病人预后不良,而 IFN-γ 能够使其逆转。在 HLA-DR 逆转的同时,TNFα 水平升高,表明炎症反应增强。国内林洪远等报告的多中心临床研究,对 175 例脓毒症患者(对照组 167 例)采用抗炎与免疫刺激联合治疗,即 α1 胸腺素(1.6mg,皮下注射,1/日)＋乌司他丁(10 万 U,静脉滴注,3 次/d)连续 7 天。治疗后研究组 28 天(25.14％：38.32％)和 90 天(37.14％：52.10％)病死率均显著低于对照组。阿非莫(afelimomab)单抗和活化蛋白 C 能通过不同的途径调节机体对感染过于强烈的炎症反应,可用于促炎反应占优势的脓毒症患者。通过对 2 600 例脓毒症患者的多中心临床研究证明阿非莫单抗能降低 TNFα 水平和提高存活率,并已通过Ⅱ期临床试验。

（六）低潮气量和保护性通气

ARDS 既是 MODS 功能障碍的脏器之一,也是 MODS 死亡的主要原因之一。据国外流行病学资料,ARDS 的发病率约在 15 例/(10 万人·a),病死率在 20 世纪 90 年代仍达 40％~60％。因此,进一步提高 ARDS 的治疗水平是降低 MODS 病死率的关键。目前治疗 ARDS 的主要手段是机械通气。尽管采用高通气量还是采用低潮气量通气由于各有利弊,一直存在争论,但经多个大样本多中心的临床研究结果证明,采用 6ml/kg 的低潮气量机械通气优于高潮气量通气,并能显著降低 ARDS 患者 28 天脱机比例和院内病死率(31％：39.8％,P<0.007)。由于低潮气量机械通气可能会导致肺泡萎陷,降低患者的氧合。

有人提出"保护性肺通气"策略,即允许一定程度的高碳酸血症和酸血症,并采用较高的呼气末正压通气(通常达到 25mmHg),使小气道和肺泡尽可能在整个呼吸周期中处于开放状态。另一些学者还提出在实施低潮气量机械通气的过程中,辅以肺复张法,即间断给予高于常规通气平均气道压的压力,并持续一定时间,以达到使萎陷肺泡复张,防止低潮气量通气引起的继发性肺不张,达到改善氧合、提高肺顺应性和减少呼吸机相关性肺损伤的目的。目前优化 ARDS 机械通气策略的临床研究仍在进行。

(七)改善胃肠缺血和功能障碍

胃肠道是 SIRS、MODS 的启动器官,也是 SIRS、MODS 时最易受损的靶器官,在 MODS 的发生发展过程中,胃肠功能障碍的发生率为 58.2%。目前针对 MODS 时胃肠功能障碍的治疗原则主要是纠正隐匿性休克,改善胃肠缺血;进行早期肠道营养,恢复胃肠动力;保护胃肠黏膜,防止微生态紊乱等。国内学者研究的大黄和通腑颗粒剂等中药经动物与临床研究验证,在恢复胃肠动力、保护胃肠黏膜及防止微生态紊乱等方面显示了良好的治疗效果。而拟胆碱药卡巴胆碱(carbachol)除了能促进胃肠动力外,还能改善肠道缺血和抑制肠黏膜的炎症反应,对于治疗严重创伤和感染引起的肠道功能障碍也有一定的效果。

(八)中医中药

中医中药是祖国医学的宝库,也是中国 MODS 研究的一大特色。近年来国内外有关中医中药防治MODS 的研究方兴未艾,并寄希望在这方面有所突破。友谊医院感染内科分析了 100 例感染性 MODS患者的临床症状、舌象、脉象等,总结出其主要中医证型为:实热证(100%),血瘀证(73%),胃气上逆腑气不通证(46%),厥脱证(71%)。目前国内用于 MODS 实验和临床的中药方剂也主要针对上述 4 种中医证型分为解毒、化瘀、通腑、扶正四类。其中以解毒、化瘀为主的中药有热毒清(金银花、公英、大青叶、鱼腥草等),912 液(黄芪、当归、赤芍、丹参等 6 味)和血必净(主要成分:赤芍、红花等 5 味)等;以通腑为主的中药有通腑颗粒(大黄、厚朴等 8 味)和大黄;双清颗粒(柴胡、黄芪、石膏、知母等 9 味)除具有解毒和化瘀作用外,还有扶正养阴及气血两清功效。上述药物中血必净注射液和大黄在临床应用已获得良好的效果,但还需对中药治疗脓毒症和 MODS 进行系统的多中心、大样本的临床研究和验证,并在此基础上制订中西医结合防治脓毒症和 MODS 的综合方案。

(九)ICU 治疗和合理使用镇静剂

国外一些临床研究报告还显示:适时和有针对性地使用抗生素、训练有素的 ICU 医护人员以及合理使用基础镇静剂等治疗措施都有助于改善脓毒症患者的预后,降低死亡率。

(十)处于研究阶段的有前景的治疗措施

1. 维生素 D 维生素 D 可能通过调节抗菌肽 LL-37 水平,诱导和增强先天免疫反应,有希望用于脓毒症的辅助治疗。表皮细胞生长因子受体抑制剂能降低肺血管通透性,治疗机械通气引起的急性肺损伤。依那西普(etanercept)是人工合成的可溶性重组 TNF 受体融合蛋白,可能对脓毒症和胰腺炎有治疗作用。

2. 在动物实验证明有效的药物及方法 主要有白介素-12,因具有很强的免疫刺激作用,能降低烧伤脓毒症的死亡率。C_{5a} 的抗体对减少菌血症和细胞凋亡的发生及改善存活有效。表皮细胞生长因子不仅能减轻缺血再灌注损伤大鼠肠上皮细胞损害,还能加快吸入性损伤动物受损的肺泡 II 型上皮增殖,促进肺水转运功能,减轻肺水肿。电刺激迷走神经或针刺足三里能兴奋胆碱能抗炎通路,减轻脓毒症时过度炎症反应和脏器功能损害。此外,抑制淋巴细胞凋亡和中性粒细胞活性以及组织氧自由基损伤均有助于减轻脓毒症的病情。

3. 干细胞、生长因子与内脏修复 以往对已经发生器官功能障碍和细胞损害的患者,除了实施有限的器官支持手段外,只能被动等待受损脏器的细胞自身修复。近年来,生长因子和干细胞研究日新月异的进展已经为受损内脏的主动性修复创造了条件。在创伤和烧伤研究领域中,一些学者正从体表修复研究转向内脏修复研究。如用表皮细胞生长因子修复缺血再灌注损伤的肠上皮细胞和急性肺损伤时受损的肺泡Ⅱ型上皮。目前用生长因子和干细胞技术,科学家已经能使干细胞分化生长出几十种具有功能的组织细胞。在人体外使用胚胎干细胞可以培养出各种内脏、骨骼、神经细胞、血液细胞、皮肤细胞及角膜、眼球等各种组织器官,用以置换人体内因疾病或外部损伤而丧失功能的组织和器官。这个领域的研究几乎涉及人体所有的重要组织和器官,也涉及人类面临的大多数医学难题。利用胚胎干细胞自我更新、高度增殖和多向分化的能力,结合现代生物医学及工程技术,能使人类组织或器官的修复和替代美梦成真。干细胞工程将解决传统的最为短缺的器官来源问题,使人类对复制自体细胞、组织、器官,并用于治疗癌症、自身免疫疾病、神经退行性疾病等疑难疾病充满了希望。利用干细胞工程进行体外器官克隆,然后移植或通过干细胞工程对受损的组织器官进行体内的重建或替代,是治疗相应多器官衰竭等终末期疾病的最终手段。

(蒋东坡　唐　昊)

第八节　代谢障碍

交通事故伤是日常最多见的创伤之一,其严重多发性损伤的发生率高,严重的交通事故伤的水、电解质和代谢的改变符合严重创伤的变化规律;人体内环境的稳定受内分泌、神经递质及器官功能的调控,机体遭受创伤、感染及外来损害,出现失血及组织低灌流,导致组织分解、蛋白质丢失,能量消耗增加,代谢率升高,可持续数周,如并发感染,消耗更大。机体及创面修复时也需大量营养物质。正确的代谢营养支持和稳定的内环境,有利于降低代谢消耗,维护脏器功能,增强免疫功能,预防和控制感染,促进创面愈合。

一、交通伤常见水、电解质平衡紊乱

交通伤在现代的急救条件下绝大多数能在短时间内得到适当的治疗,因此水、电解质平衡紊乱的发生率低,多数是因病人既往的健康状况及不当治疗措施诱发或导致内环境紊乱;严重创伤、感染所致的细胞外液进入非功能性间隙,亦称第三间隙异常;创伤所并发的急性肾功能异常,如挤压伤产生的肌红蛋白导致的急性肾衰等。

水、电解质平衡失调可以分为3种类型:容量紊乱、浓度改变和组成成分的改变。虽然几种类型间是相互关联的,但却应分别进行看待。体液中等渗盐溶液的增减,只是细胞外液容量的改变。在急性的等渗性细胞外液丢失时,如腹泻、呕吐所至细胞外液急性缺失时,只要细胞内外的渗透压一致,细胞内液不会转移补充细胞外液的不足,所以细胞内液几乎无变化。

细胞外液进入非功能性间隙,亦称第三间隙,如烧伤等渗性液体的扣留、腹膜炎、腹水、肌内挫伤等,统称分布异常。这种细胞外液在体内的转移和功能丧失,被称为第三间隙异常。第三间隙异常可导致功能性细胞外液减少。

细胞外液单纯的水分增减可使渗透压活性离子的浓度随之改变,并促使细胞内外水的转移,导致细胞内外液间渗透压活性离子的浓度再度平衡。钠离子是细胞外液中起决定作用的渗透压活性离子,也能反映其他部分体液的渗透压,细胞外液钠的丢失,水随着从细胞内转移至细胞外,直至细胞内外的渗透压再次获得平衡。

细胞外液中的其他离子浓度的变化不能引起总渗透压活性离子的浓度的明显变化,因此仅有成分的改变。如血钾的升高自 4mmol/L 升至 8mmol/L,对心脏有明显的作用,而对细胞外液的渗透压则无明显影响,正常情况下肾能纠正这些变化,特别当溶质和水的增加是慢性过程时。

(一)容量紊乱

1. 容量不足(volume deficit)　又称等渗性缺水。外科病人最易发生这种缺水。水和钠成比例地丢失,血清钠仍在正常范围,细胞外液的渗透压也保持正常。它造成细胞外液量(包括循环血量)的迅速减少,常因为:①消化液的急性丧失,如大量呕吐、肠瘘等;②体液丧失在感染区或软组织内,如腹腔内或腹膜后感染、肠梗阻、烧伤等,这些丧失的液体与细胞外液成分基本相同。

2. 高容量(volume excess) 又称高血容量,细胞外液量过多通常是因治疗不当或继发于肾功能不全所导致的血浆和细胞间液过量。

(二)钠的改变

1. 低钠血症(hyponatremia) 又称慢性缺水或继发性缺水。水和钠同时缺失,但失水与失钠比较,比例高于生理状态的水钠比,故血清钠低于正常范围,细胞外液呈低渗状态。机体抗利尿激素分泌减少,使水在肾小管内的再吸收减少,尿量排出增多,以提高细胞外液的渗透压。但细胞外液量反更减少。组织间液进入血液循环,虽能部分补偿血容量,但组织间液的减少更超过血浆的减少。面临循环血量的明显减少,机体将不再顾及渗透压而尽量保持血容量。肾素醛固酮系统兴奋,使肾减少排钠,Cl⁻和水的再吸收增加,故尿中氯化钠含量明显降低。血容量下降又会刺激垂体后叶,使抗利尿激素分泌增多,水再吸收增加,导致少尿。如血容量继续减少,上述代偿功能不再能够维持血容量时,将出现休克。这种因大量失钠而致的休克,又称低钠性休克。交通伤伤员常见于:①胃肠道消化液持续性丧失,如反复呕吐;②大创面慢性渗液;③肾排出水和钠过多,例如应用排钠利尿剂(氯噻酮、依他尼酸等)时、未注意补给适量的钠盐,以致体内缺钠相对地多于缺水。

2. 高钠血症(hypernatremia) 血清钠高于正常范围,细胞外液呈高渗状态。位于视丘下部的口渴中枢受到高渗刺激,病人感到口渴而饮水,使体内水分增加,以降低渗透压。另一方面,细胞外液的高渗可引起抗利尿激素分泌增多,以致肾小管对水的再吸收增加,尿量减少,使细胞外液的渗透压降低和恢复其容量。如继续缺水,则因循环血量显著减少,引起醛固酮分泌增加,加强对钠和水的再吸收,以维持血容量。缺水严重时,因细胞外液渗透压增高,使细胞内液移向细胞外间隙,结果是细胞内、外液量都有减少。最后,细胞内液缺水的程度超过细胞外液缺水的程度。脑细胞缺水将引起脑功能障碍。主要病因:①摄入水分不够,如口、咽、食道创伤所致吞咽困难,重危病人的给水不足,鼻饲高浓度的要素饮食或静脉注射大量高渗盐水溶液。②水分丧失过多,如高热大量出汗、烧伤暴露疗法、糖尿病昏迷等。非显性水分丢失,由于呼气和皮肤蒸发每千克体重 0.4~0.5ml/h,平均 70kg 成人为 650~850ml/24h。由于发热,体温较正常高 1℃,增加失水 50~75ml/24h,汗丢失一般可忽略不计。

(三)钾的改变

1. 高血钾症(hyperkalemia) 血清钾高过 5.5mmol/L 时,即称高血钾症。其原因大多和肾减退,不能有效地从尿内排出钾有关。常见的原因有:①进入体内(或血液内)的钾增多,如口服或静脉输入氯化钾,服用含钾的药物,组织损伤所致大量细胞内钾释放,以及大量保存期较久的库血等。②肾排泄功能减退,如急性肾功能衰竭等。③经细胞的异常分布,如酸中毒、应用琥珀酰胆碱以及输注精氨酸等。

2. 低钾血症(hypokalemia) 血清钾的正常范围为 3.5~5.5mmol/L。低于 3.5mmol/L 表示有低钾血症。缺钾或低钾血症的常见病因有:①进食不足。②应用呋塞米、依他尼酸等利尿剂,肾小管性酸中毒,以及盐皮质激素过多,使钾从肾排出过多。③补液病人长期接受不含钾盐的液体。④静脉营养液中钾盐的补充不足。⑤呕吐、持续胃肠减压、禁食、肠瘘和输尿管乙状结肠吻合术等,钾从肾外途径丧失。一般说来,持续性血清钾过低常表示体内缺钾严重。

(四)酸碱平衡失调

原发性酸碱平衡失调(acid-base imbalance)有代谢性酸中毒、代谢性碱中毒、呼吸性酸中毒和呼吸性碱中毒四种。不论发生哪种酸碱平衡失调,机体都有继发性代偿反应,减轻酸碱紊乱,使 pH 恢复至正常范围,以维持内环境的稳定。根据代偿程度,酸碱平衡失调可分为未代偿(早期或代偿反应未起作用)、部分代偿(pH 未能恢复正常)、代偿和过度代偿。但是,很少发生完全代偿。此外,还有两种或两种以上的原发性酸碱平衡失调同时存在的情况,称为混合型酸碱平衡失调。

1. **呼吸性酸中毒(respiratory acidosis)** 系指肺泡通气功能减弱,不能充分排出体内生成的 CO_2,以致血液的 PCO_2 增高,引起高碳酸血症。交通伤时常见于气道阻塞如气道异物、麻醉药、镇痛药、创伤所致中枢神经系统抑制(表 32-16)显著地影响呼吸,使通气不足,引起急性、暂时性的高碳酸血症。

表 32-16 呼吸性酸碱紊乱的病因

酸中毒 通气不足	碱中毒 通气过度
气道阻塞	中枢性紊乱
气道异物、肺炎、肺气肿、喉痉挛	创伤、肿瘤、卒中、焦虑
中枢神经系统抑制	低氧症
麻醉药、镇痛药、创伤、肿瘤	ARDS、肺栓塞、肺不张、贫血
胸部损伤	机械通气
气胸、连枷胸、气管损伤	潮气量过大或呼吸过速
机械通气	高代谢状态
潮气量不足、呼吸无效腔增大	高热、创伤、脓毒症
其他	其他
充血性心力衰竭、心肌病、肥胖症	水杨酸药物中毒

2. **呼吸性碱中毒(respiratory alkalosis)** 系指肺泡通气过度,体内生成的 CO_2 排出过多,以致血 PCO_2 降低,引起低碳酸血症。引起通气过度的原因较多,有癔症、精神过度紧张、发热、创伤、感染、中枢神经系统疾病、轻度肺水肿、肺栓塞、低氧血症、肝功能衰竭和使用呼吸机不当等。慢性呼吸性碱中毒在外科病人中比较少见。

3. **代谢性酸中毒(metabolic acidosis)** 代谢性酸中毒在交通伤中最为常见,由体内 HCO_3^- 减少所引起。根据阴离子间隙(anion gap)有否增大可将 HCO_3^- 造成减少的原因分为两类:①阴离子间隙正常, HCO_3^- 的减少(如腹泻)或 Cl^- 增多所致的酸中毒;②阴离子间隙增大,有机酸增高(如休克时血乳酸增高)或硫酸、磷酸潴留(如肾衰)。

阴离子间隙增大的酸中毒原因可分为两类:①体内有机酸形成过多。组织缺血、缺氧、碳水化合物氧化不全等,产生大量丙酮酸和乳酸,发生乳酸性酸中毒。②肾功能不全。肾小管功能不全,不能将内生性 H^+ 排出而积聚在体内。

阴离子间隙正常的酸中毒原因常可分为 3 类:①丧失 HCO_3^- 过多。应用碳酸酐酶抑制剂(如乙酰唑胺、外用磺胺咪隆),也可引起 HCO_3^- 的丧失。腹泻时排出的粪便中, HCO_3^- 的含量几乎都高于血浆中的含量。输尿管乙状结肠吻合术后,偶见于回肠代膀胱术后,尿液储留在乙状结肠内时间较长后,发生 Cl^- 和 HCO_3^- 的交换,尿内的 Cl^- 进入细胞外液,而 HCO_3^- 留在乙状结肠内,随尿排出体外。②肾小管泌 H^+ 功能失常,但肾小球滤过功能正常,造成 HCO_3^- 再吸收或(和)尿液酸化的障碍。见于远曲肾小管性酸中毒(泌 H^+ 功能障碍)和近曲肾小管性酸中毒(HCO_3^- 的再吸收障碍)。③体液中加入 HCl 因治疗需要,应用氯化铵、盐酸精氨酸或盐酸过多,以致血内 Cl^- 增多, HCO_3^- 减少引起酸中毒。

4. **代谢性碱中毒(Metabolic Alkalosis)** 由体内 HCO_3^- 增多所引起。交通伤伤员发生较少,常因酸性胃液丧失过多,如严重呕吐、长期胃肠减压等,实际上是丧失了大量的 H^+。由于肠液中的 HCO_3^- 未能被来自胃液的盐酸所中和, HCO_3^- 被重新吸收,进入血液循环,使血液 HCO_3^- 增高。此外,大量胃液丧失也丧失了钠、氯和细胞外液,引起 HCO_3^- 在肾小管内的再吸收增加,而且在代偿钠、氯和水丧失的过程中, K^+、Na^+ 的交换和 H^+、Na^+ 的交换增加,引起 H^+ 和 K^+ 丧失过多,造成碱中毒和低钾血症。

二、交通伤的代谢紊乱

交通伤是创伤的主要类型,严重交通伤的代谢和营养要素的变化符合严重创伤的变化规律;严重创伤后组织分解、蛋白质丢失,能量消耗增加,代谢率升高,可持续数周。如并发感染,消耗更大。机体及创面修复时也需大量营养物质。正确的代谢营养支持及调理,有利于降低代谢消耗,维护脏器功能,增强免疫机制,预防和控制感染,促进创面愈合。

(一)交通伤的代谢紊乱

创伤后代谢反应的分期目前沿用分解代谢旺盛期及合成代谢增强期两个期。

1. 分解代谢旺盛期　即肾上腺能-糖皮质激素增进期,在手术、创伤后 1～3 天。其主要特点集中在儿茶酚胺、胰高糖素、皮质醇等分解代谢激素的增加,可引起代谢率升高、负氮平衡、胰岛素抵抗等。

此期机体蛋白质分解加速,出现负氮平衡。蛋白质分解所释放的氨基酸,除用作氧化供能以及作为糖异生原料合成葡萄糖外,还供肝脏等合成蛋白,用以修复创面,维护、恢复器官的结构及功能,以及增强机体免疫力。创伤后肝脏合成急性期反应蛋白迅速增加,说明肝脏本身修复能力却减弱。创伤后,机体动用骨骼肌等蛋白储存库,用以合成蛋白质、氨基酸、葡萄糖、免疫物质等以供修复创伤之急需。这是一种生物学的优先原则,即机体牺牲不太重要的蛋白质库而保证创伤修复。机体由于肌肉蛋白的动用,可出现负氮平衡,创伤愈重,负氮平衡愈大。因每克氮代表 6.25g 蛋白质或相当于 27～30g 肌肉组织,所以每日丢失 5～15g 氮相当于消耗肌肉组织 150～500g。

此期糖异生增强,葡萄糖生成增加,由于胰岛素抵抗,对其利用率相对减低,而出现高糖血症。有时因营养不良及严重脓毒症等,还可出现低糖血症。糖代谢也由激素、脂类介质及细胞因子调节,使血糖保持较高的水平,以保证以葡萄糖为主要能源的脑组织、外周神经、红细胞、白细胞、某些吞噬细胞以及肾髓质等组织细胞修复的需要。由于体内糖原储备有限,仅能提供 12～14 小时的代谢需要,血糖的维持主要依靠糖异生作用。

创伤后游离脂肪酸及甘油的血浆浓度均增加,甘油经肝等转变为磷酸甘油,脱氢后循糖途径代谢。脂肪酸增高的来源有二:主要系脂肪组织分解增加所致,伤后儿茶酚胺及胰高糖素增高,而周围组织的胰岛素活力降低,以致储存脂肪的动员增加;其次是由血浆乳糜微粒及低密度脂蛋白所含甘油三酯水解所致。此外,由于伤后创面的渗出及分解代谢增加,血浆白蛋白大量丧失,呈低白蛋白血症,而血浆白蛋白是游离脂肪酸通过细胞膜进入胞浆的主要运转者,血浆白蛋白降低则限制了脂肪酸的转运也使脂肪酸浓度增高。

由于肌肉和脂肪组织的消耗,一般在较大手术和严重感染后病人均有体重下降,其下降程度因营养支持是否足够而有区别。值得注意的是,在蛋白质分解代谢增强的同时,体内某些蛋白质的合成仍在不断进行,如代谢所需要的各种酶、抗体、免疫球蛋白、补体、肽类激素和其他应激蛋白等,此期若没有充足的蛋白质或氨基酸的供给,蛋白质合成代谢就会受到抑制,加重了负氮平衡,低蛋白血症更为严重。

2. 合成代谢增强期　即肾上腺能-糖皮质激素减退期。在创伤、手术后第 4～8 天。在分解代谢期机体的内分泌和代谢发生了强烈的变化后,若无感染或并发症、内分泌的变化将逐渐缓和,儿茶酚胺分泌减少,对胰岛素的抑制作用减弱,糖皮质激素、胰高血糖素逐渐恢复正常。此时,组织蛋白质分解和负氮平衡降低,氮平衡开始转向正平衡。体内脂肪消耗减少,出现由分解代谢转向合成代谢的转折期。机体虽仍处于负氮平衡,但伤口处的组织能优先获得修复所需物质,以满足愈合的需要。在这个阶段,病人进食或从胃肠外得到营养支持,都能被很好地吸收利用,若营养供给顺利,则可进入合成代谢,并出现正氮平衡。由于合成代谢的速率远较分解代谢期负氮平衡为慢,故体重恢复到创伤前水平所需时间较长,但正氮平衡对病人体力和精力的恢复是必需的。

(二)交通伤的营养支持

营养支持应用于创伤的救治在降低病死率、减少并发症和促进病人身体康复方面均起着重要作用。

同时,营养支持还具有保护与支持器官的结构功能,参与机体的生理功能调节及组织的修复作用。符合伤员所需的营养方案包括正确地评估伤员能量和各种营养素需要量,选择合适的肠内或/和肠外的营养途径,制订科学的营养方案。严重创伤及大手术后会出现高代谢,合理的营养是伤员正常痊愈和减少并发症所必需的。创伤及术后无高代谢及并发症,则可通过静脉输注葡萄糖溶液以防止病人发生明显的营养不良。但如果病人体重已丧失 10% 以上,则须确定营养素需要量,给予营养支持。

1. **伤员营养状态的评估**　正确的营养状态估计是解决伤员营养问题的关键,也是评价营养治疗效果的依据。通过一般性的临床检查来评估营养状态,如体重下降、肌肉消瘦、肢体浮肿、舟状腹、腹水等只能粗略的估计。仔细询问伤员、体检、实验室检查,可以得到临床客观指标来评估伤员的营养状态(表 32-17)。

表 32-17　成人营养不良程度的估计

营养监测指标	标准值	正常	轻度	中度	重度
标准体重(%)	100	>90	80~90	60~80	<60
三头肌皮皱(mm)	男 12.5	>11.3	10.0~11.3	7.5~10.0	<7.5
	女 16.5	>14.9	13.2~14.9	9.9~13.2	<9.9
上臂周径(cm)	男 29.3	>26.4	23.4~26.4	17.6~23.4	<17.6
	女 28.5	>25.7	22.8~25.7	17.1~22.8	<17.1
上臂肌周径(cm)	男 25.3	>22.8	20.2~22.8	15.2~20.2	<15.2
	女 23.2	>20.9	18.6~20.9	13.9~18.6	<13.9
肌酐-身高指数 [mg/(kg·d)]	100 男 23 女 18	>90	80~90	60~80	<60
人血白蛋白(g/L)	45	35~45	30~35	25~30	<25
血清转铁蛋白(g/L)	2.5~3.0	>2.0	1.5~2.0	1.0~1.5	<1.0
血清前白蛋白(mg/L)	150~300	>150	100~150	50~100	<50
维生素 A 结合蛋白(mg/L)	30~60	>30	25~30	20~25	<20
氮平衡(g 氮/24h)	±1	±1	−5~−10	−10~−15	<−15
淋巴细胞总数×10^8/L	>17	>17	12~17	8~12	<8
皮敏反应 阳性:>5mm	至少对两种抗原有反应		只对 1 种抗原有反应		对抗原 无反应

实验室检查:可通过氮平衡来测定。通常方法是计算 24 小时的氮摄入量。然后从尿量中计算氮的排出量,氮摄入量与氮排出量之差就是 24 小时氮平衡量。24 小时氮平衡的计算如下:

氮平衡＝氮摄入量－氮排出量

血清蛋白质是基本的内脏蛋白质,与营养状态直接相关。在应激状态下呈负相关关系,其中人血白蛋白容易测定,且测定费用低,是预测营养状况的有用指标。由于人血白蛋白的半衰期为 20 天,反映营养的短期改变比较慢。血清运铁蛋出的半衰期为 8~10 天,对预测手术后并发症比血清蛋白更有效。

2. **创伤及术后伤员的营养需要量**

(1) 能量。

1) 创伤及手术后伤员的能量需要:创伤及手术后伤员必须增加能量供给,能量供给包括基础代谢(BEE)、活动消耗的能量及疾病应微等能量的消耗。

基础代谢能量消耗是指人体处于安静状态,不受活动、环境温度、食物及精神等因素影响时的能量代

谢率。BEE 可按 Harris-Benedic(简称 HB)公式计算:

男性:BEE(kcal/24h)＝66.4730＋13.751×体重(kg)＋5.0033×身高(cm)－6.7550×年龄(岁)

女性:BEE(kcal/24h)＝655.0955＋9.463×体重(kg)＋1.8496×身高(cm)－4.6756×年龄(岁)

婴儿:BEE(kcal/24h)＝22.1＋31 身高(cm)＋1.16 年龄(岁)

按 HB 公式计算所得的 BEE 与临床不同状态下伤员的能量消耗相差很大。如在长期禁食状态下能量消耗将减少 10%～15%,而当存在发热、应激、活动等各种因素时,能量消耗将增加,所以创伤及手术后伤员能量需要虽可根据下列公式计算:

$$能量需要＝BEE×AF×IF×TF$$

其中,AF(activity factor)为活动系数,不同伤员的活动系数见表 32-18;IF(injury factor)为损伤系数,不同手术或创伤时应激系数见表 32-19;TF(thermal factor)为体温系数,不同体温的体温系数见表 32-20。

表 32-18 不同伤员的活动系数(AF)

伤员	完全卧床	卧床＋活动	轻度活动	中度活动	重度活动
AF	1.1	1.2	1.3	1.4	1.5

表 32-19 不同创伤或手术时的损伤系数(IF)

创伤或手术	损伤系数	创伤或手术	损伤系数
复合伤	1.6	小手术	1.0～1.1
骨折	1.2～1.35	大手术	1.1～1.2
挤压伤	1.15～1.35	轻度感染	1.0～1.2
脑外伤(激素治疗)	1.6	中度感染	1.2～1.4
		重度感染	1.4～1.8

表 32-20 不同体温的温度系数(TF)

温度	38℃	39℃	40℃	41℃
TF	1.1	1.2	1.3	1.4

上述公式的计算结果仅用于维持体重所需的能量,如果要恢复体重,则还要再增加 4.184MJ(1 000kcal)能量。

2) 烧伤伤员的能量需要:交通伤中合并烧伤的不在少数,以烧伤为主要伤情的伤员按烧伤伤情估算能量需要,较常用的能量需要计算公式 Curreri 成人公式和中国人民解放军陆军军医大学(原第三军医大学)烧伤热量供应公式。

Curreri 成人公式:Curreri 成人公式是目前应用于烧伤成人最广泛的公式,虽然在其 20 多年的使用过程中提出了一些修改方案,如不断地评估并修改体重,根据创面愈合及供皮区状况不断地调整用于计算烧伤面积等。

$$成人热能需量(kJ/d)＝104.6kJ×体重(kg)＋167.4×烧伤面积(\%)$$

但该公式最大缺点是估算大面积烧伤伤员的热能需量过高。

陆军军医大学烧伤热量供应公式:通过 105 例烧伤及正常成人 REE 测定,在调查烧伤成人能量消耗规律基础上,制定了我国第一个烧伤成人热量估算公式(陆军军医大学烧伤热量供应公式):

$$供应烧伤成人热量(kJ/d)＝4 184×体表面积(m^2)＋104.6×烧伤面积(\%)$$

(2) 蛋白质。为了及时纠正负氮平衡,促进合成代谢,蛋白质供给量应适当提高,一般要求每日为

1.5～2.0g/kg,若应激较大的手术或创伤,供给量应更高。当蛋白质供给量提高而能量未相应提高时,可使蛋白质利用不完全,因此要求能量和蛋白质的比值要达到150kcal:1g 氮。当肝、肾功能严重受损时,蛋白质的供给量应适当减少,并有所选择。如肝功能衰竭时,要控制芳香族氨基酸,增加支链氨基酸;而急性肾衰竭时应以优质蛋白质或必需氨基酸为主。

(3)脂肪。主要靠烹调油和肉类供给,供给量应占总能量的20%～30%。但胃肠功能不好,肝、胆、胰手术后或脂代谢障碍时,脂肪摄入量应降低,具体摄入量应结合病情而定。但应考虑必需脂肪酸需要,特别是长时间依靠完全肠外营养的病人。应选择中链三酰甘油,而不选长链三酰甘油,因前者较后者易于消化吸收,也易于氧化分解代谢。

(4)维生素。如果手术、创伤前营养状况良好,则手术、创伤后脂溶性维生素供给无须太多,但水溶性维生素在创伤、手术后消耗和丢失较多,故应增加供给,一般以正常需要量的2～3倍为宜。创伤、手术伤员维生素每日供给量见表32-21。另外,对骨折、骨病病人应注意补充维生素 D,以促进钙磷代谢,有利于骨折愈合。使用脂肪乳剂的伤员则应补充维生素 E。

表 32-21　创伤、手术伤员维生素供给量　(mg/d)

维生素名称	维生素 C	维生素 B_1	维生素 B_2	维生素 B_6
供给量	100～200	20～40	20～40	25～50

(5)矿物质。矿物质补充量与手术、创伤严重程度有关,要结合血生化检测结果补充,特别是 K、Na、Ca、Mg 和 P 等。微量元素视病人需要而补充,补充前应考虑病人有无微量元素缺乏症及缺乏程度、有无丢失途径、有无排泄途径障碍、是否有血清水平低而总量并未减少的现象、病人的合成及分解代谢状况如何、微量元素与治疗中所用药物可否产生相互反应等情况。①铁:每日剂量维持在 12mg 左右,月经期间可增加,创伤或术后合并严重感染时,应更为恒重。②锌:取决于每日丢失量和摄入量,若病人无腹泻每日约需 2.5～3mg;腹泻、肠造瘘、引流等丢失肠液者,锌的需要量大增。据估计,丢失 1L 胃肠液排锌 10～12mg,腹泻大便每升含 17～20mg 锌,尿中丢失 2～5mg;感染病人尿锌有所增加,其补充量可由此推算。补锌时应注意过量问题,特别是肾功能不全者,更易发生。③另外铜、硒、铬、锰、碘等元素,对于肠外营养支持的病人也应适当补充。

(6)特殊营养素。

1)谷氨酰胺(Gln):静脉补充 Gln 有助于降低多发性创伤、外科大手术、急性腹膜炎和急性胰腺炎后感染性并发症的发生率;接受肠外营养(parenteral nutrition,PN)的重症患者应早期补充药理剂量的谷氨酰胺,烧伤、创伤及合并肠屏障功能受损的重症患者,经肠道补充 Gln 可使其获益。谷氨酰胺是机体内含量最多的游离氨基酸,占肌肉中氨基酸量的60%,是肠黏膜细胞、淋巴细胞、肾小管细胞等快速生长细胞的能量底物,对蛋白质合成及机体免疫功能起调节与促进作用。在创伤、感染应激状态下,血浆谷氨酰胺水平降至正常的50%～60%,肌肉谷氨酰胺降至正常的25%～40%,谷氨酰胺需要量明显增加,被称为组织特殊营养素。通过肠外途径补充谷氨酰胺的药理剂量≥0.3g/(kg·d)×[0.30～0.58g/(kg·d)],补充谷氨酰胺双肽 0.7g/(kg·d),可单独或混合于"全合一"营养液中输注。谷氨酰胺补充应遵循早期足量的原则,一般大于 5 天,可通过中心静脉或周围静脉输注。有临床研究显示,对于烧伤患者的研究表明,给大面积烧伤患者添加 Gln 的肠内营养(enteral nutrition,EN)支持,可使创面感染率明显降低,住 ICU时间与住院时间缩短,住院费用降低。

2)精氨酸:添加精氨酸的 EN 对创伤和手术后病人有益,但严重感染患者 EN 不应添加精氨酸。精氨酸能有效地增强细胞免疫功能,其通过增强巨噬细胞吞噬能力,增强自然杀伤细胞(NK)的活性等,提高机体对感染的抵抗力。精氨酸还可促进生长激素、催乳素、胰岛素、生长抑素等多种内分泌激素分泌,能促进蛋白及胶原合成。临床研究表明对创伤患者肠道补充精氨酸能减少其住院时间,并具有降低重症监护时间的趋势。一般认为静脉补充量可占总氮量的2%～3%,静脉补充量一般为 10～20g/d。

3) 生长激素(growth homone,GH):创伤和脓毒症患者早期存在严重应激,不推荐应用 GH;度过急性应激期的创伤、大手术后患者,呼吸机依赖等重症患者,在营养物提供充足的前提下,可使用 GH。20 世纪 80 年代后,基因重组 GH 问世并被广泛用于临床,在创伤、脓毒症、营养不良和呼吸机依赖等重症患者中已有许多基础和临床研究结果,在创伤、大手术等状态下,GH 可促进蛋白质合成,降低蛋白质分解,改善氮平衡。对呼吸依赖的机械通气患者,联合应用营养支持和 GH,可提高呼吸肌力量,缩短呼吸机撤离时间;促进创面、伤口、吻合口和瘘口的愈合。1999 年欧洲一项多中心、前瞻、随机对照研究表明,严重感染和应激早期的重症患者使用 rhGH 后病死率明显增加,致使该项研究被迫中期停止。此结果表明,重症患者应用 GH 后病死率增加,与患者选择(严重应激)、GH 剂量过大和血糖控制不好有关,因此,GH 应避免用于严重应激期的重症患者、感染未控制的重症患者和内稳态紊乱的重症患者。

3. 营养支持途径　营养支持途径可分为肠内营养(EN)和肠外营养(PN)支持,各自存在优缺点。肠内营养应用简单易操作,并发症少,费用低,可促进肠道功能,改善门静脉循环,维持肠黏膜细胞结构和功能的完整性,维护肠黏膜屏障功能,防止肠道细菌移位,减少肠源性感染的发生。肠外营养并发症尤其是代谢并发症较为严重,应用时需要细致的监测和护理。比较肠外营养支持与肠内营养支持对重度创伤患者作用的 RCT 研究结果显示,EN 组患者的感染性并发症发生率低于 PN 组,两组差异有统计学意义。Cochrane 协作网 2002 年发表的系统评价发现,对于头颈部创伤患者,早期营养支持可能有益于提高患者生存率,减少致残率。

肠外营养支持应用指征:不能耐受 EN 和具 EN 禁忌的重症病人,应选择全胃肠外营养(total parenteral nutrition,TPN)的途径。此类病人不包括:①胃肠道功能障碍的重症病人;②由于手术或解剖问题禁止使用胃肠道的重症病人;③存在尚未控制的腹部情况,如腹腔感染、肠梗阻、肠瘘等。

肠内营养支持的应用指征:胃肠道功能存在或部分存在,但不能经口正常摄食的重症病人,应优先考虑给予肠内营养,只有肠内营养不可实施时才考虑肠外营养。禁忌证:出现肠梗阻、肠道缺血时,肠内营养往往造成肠管过度扩张,肠道血运恶化,甚至肠坏死、肠穿孔;严重腹胀或腹腔间室综合征时,肠内营养增加腹腔内压力,高腹压将增加反流及吸入性肺炎的发生率,呼吸循环功能进一步恶化。

经口喂养是肠内营养的首选,不能接受喂养的伤员需管饲营养。置管途径选择取决于有无误吸危险和置管时间的长短,有误吸危险的须置鼻空肠管或鼻十二肠管;无误吸危险时置鼻胃管,置管时间不足 6 周可经鼻置管,大于 6 周则须经皮置管(图 32-3)。

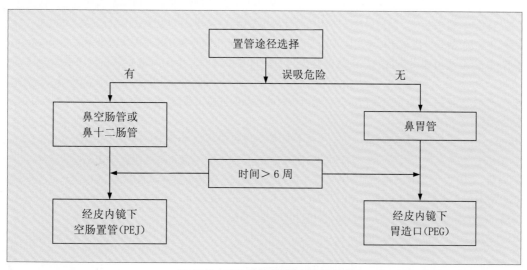

图 32-3　肠内营养置管途径的选择

创伤病人进行肠内营养支持的原则:先少后多,速度不宜过快,滴注速度最好以输液泵控制,病人无不良反应后逐渐增量,同时逐渐减少肠外营养比例,直到全量肠内营养支持,停止肠外营养,鼻饲的内容可以很丰富,其选择可参照表32-22。

表 32-22　不同配方肠内营养制剂的特点及其适用伤员

配方	主要营养物质			特点	适用伤员
	碳水化合物	氮源	脂质		
整蛋白配方	双糖	完整蛋白	中、长链脂肪酸	营养完全、可口、价廉	胃肠消化功能正常者
预消化配方	糊精	短肽或短肽＋氨基酸	植物油	易消化吸收、少渣	胃肠道有部分消化功能者
单体配方	葡萄糖	结晶氨基酸	植物油	易消化吸收	消化功能障碍者
免疫营养配方	双糖	完整蛋白	植物油	添加 Gln、鱼油等	创伤、大手术后伤员
匀浆膳	蔗糖	牛奶鸡蛋	植物油	成分全面、接近正常饮食	肠道消化吸收功能基本接近正常者
组件膳				单一营养成分	补充某一营养成分
低糖高脂配方	双糖	完整蛋白	植物油	脂肪供 50% 以上热量	糖尿病、通气功能受限的重症伤员
高能配方	双糖	完整蛋白	植物油	热量密度高	适合限制液体的伤员
膳食纤维配方	双糖	完整蛋白	植物油	添加膳食纤维	适合便秘或腹泻的重症伤员

（蒋东坡　唐　昊）

参 考 文 献

[1] 王正国.灾难和事故的创伤救治[M].北京:人民卫生出版社,2005,17-21.

[2] 陈文亮.现代卫勤前沿理论[M].北京:军事医学科学出版社,2006,151-187.

[3] 王正国,梁华平.战创伤感染与脓毒症防治新策略(专家论坛)[J].中华卫生应急电子杂志,2015,1(1):1-3.

[4] 陈俊健,都定元,梁华平,等.创伤后抗菌药物预防性使用策略[J].创伤外科杂志,2013,15(3):278-280.

[5] 梁华平,王正国.战伤分级救治体系对灾害医学救援的启示[J].中国急救复苏与灾害医学杂志,2008,3(1):34-36.

[6] 梁华平,王正国.汶川地震伤员的分级救治阶梯与卫勤自我保障[J].中国急救复苏与灾害医学杂志,2009,4(3):129-130.

[7] 梁华平,严军,王正国.应重视批量伤员分级救治与时效救治的抗感染策略(专家论坛)[J].中国急救复苏与灾害医学杂志,2014,9(8):679-682.

[8] 梁华平,王正国.批量伤员感染防治应注意的几个问题(专家论坛)[J].中华卫生应急电子杂志,2015,1(3):180-182.

[9] 黄健,梁华平.脓毒症发生发展及其结局预测的研究进展[J].中国急救复苏与灾害医学杂志,2009,4(8):629-632.

[10] 靳贺,肖雅,梁华平.早期预测创伤后脓毒症发生的研究进展[J].中华危重病急救医学,2014,26(9):685-688.

[11] BINKOWSKA AM,MICHALAK G,SLOTWINSKI R. Current views on the mechanismsof immune responses to trauma and infection[J]. Cent Eur J Immunol,2015,40(2):206-16.

[12] CHRISTAKI E. Personalized medicine in sepsis:the coming of age[J]. Expert Rev Anti Infect Ther,2013,11(7):645-647.

[13] Glannou C,Baldan M. War surgery (Volume 1). Geneva,Switzerland[J]. International Committee of the Red Cross,2010,5:253-265.

[14] GOLIKHATIR I,MONTAZER SH,BAGHERI N,et al. Diagnostic Accuracy of Quick Stick for Identifying Traumatic Patients in Need of Tetanus Prophylaxis:a Cross-sectional Study[J]. Emerg (Tehran),2017,5(1):e66.

[15] HAKE ME, YOUNG H, HAK DJ, et al. Localantibiotic therapy strategies in orthopaedic trauma: Practical tips and tricksand review of the literature[J]. Injury, 2015, 46(8): 1447-56.

[16] JIN H, LIU Z, XIAO Y, et al. Prediction of sepsis in trauma patients[J]. Burns & Trauma, 2014, 2(3): 106-113.

[17] KEEN EF, 3RD, MENDE K, et al. Evaluation of potential environmental contamination sources for the presence of multidrug-resistant bacteria linked to wound infections in combat casualties[J]. Infect Control Hosp Epidemiol, 2012, 33(9): 905-911.

[18] LIANG H-P, JIN H, XIAO Y, et al. Two novel formulae are superior to procalcitonin for prediction ofsepsis in trauma patients[J]. Critical Care, 2014, 18(Suppl 2): 10.

[19] MA X, TIAN L, LIANG H. Early prevention of trauma-related infection/sepsis[J]. Military Medical Research, 2016, 3: 33.

[20] MEDAM S, ZIELESKIEWICZ L, DUCLOS G, et al. Risk factors for death in septic shock: A retrospective cohort study comparing trauma and non-trauma patients[J]. Medicine (Baltimore), 2017, 96(50): e9241.

[21] MORRISON JJ, YAPP LZ, BEATTIE A, et al. The epidemiology of Scottish trauma: A comparison of pre-hospital and in-hospital deaths, 2000 to 2011[J]. Surgeon, 2016, 14(1): 1-6.

[22] PASUPULETI LV, SIFRI ZC, MOHR AM. Is extended antibiotic prophylaxisnecessary after penetrating trauma to the thoracolumbar spine withconcomitant intraperitoneal injuries? [J]. Surg Infect (Larchmt), 2014, 15(1): 8-13.

[23] POOLE D, CHIEREGATO A, LANGER M, et al. Systematic review of the literature and evidence-based recommendationsfor antibiotic prophylaxis in trauma: results from an Italian consensus ofexperts [J]. PLoS One, 2014, 9(11): e113676.

[24] RAYMOND SL, HOLDEN DC, MIRA JC, et al. Microbial recognition and danger signals in sepsis and trauma[J]. Biochim Biophys Acta, 2017, 1863(10 Pt B): 2564-2573.

[25] SHAW KS, SAPKOTA AR, JACOBS JM, et al. Recreational swimmers' exposure to Vibrio vulnificus and Vibrio parahaemolyticus in the Chesapeake Bay, Maryland, USA[J]. Environment international, 2015, 74: 99-105.

[26] SIRIJATUPHAT R, SIRITONGTAWORN P, SRIPOJTHAM V, et al. Bacterial contamination of fresh traumatic wounds at Trauma Center, SirirajHospital, Bangkok, Thailand[J]. J Med Assoc Thai, 2014, 97(Suppl 3): S20-25.

[27] TANAKA S, LABREUCHE J, DRUMEZ E, et al. Low HDL levels in sepsis versus trauma patients in intensive care unit[J]. Ann Intensive Care, 2017, 7(1): 60.

[28] TOKER I, KILIC TY, KOSE S, et al. Tetanus immunity status among adult trauma patients in an ED[J]. Turk J Emerg Med, 2017, 17(3): 95-98.

[29] VINCENT JL, TACCONE FS, HE X. Harmful Effects of Hyperoxia in Postcardiac Arrest, Sepsis, Traumatic Brain Injury, or Stroke: The Importance of Individualized Oxygen Therapy in Critically Ill Patients[J]. Can Respir J, 2017, 2017: 2834956.

[30] WANG YC, LIU QX, LIU T, et al. Caspase-1-dependent pyroptosis of peripheral blood mononuclear cells predicts the development of sepsis in severe trauma patients: A prospective observational study[J]. Medicine (Baltimore), 2018, 97(8): e9859.

[31] BAGGA B, KUMAR A, CHAHAL A, et al. Traumatic Airway Injuries: Role of Imaging[J]. Curr Probl Diagn Radiol, 2018, pii: S0363-0188(18)30198-1.

[32] STÖRMANN P, LUSTENBERGER T, RELJA B, et al. Role of biomarkers in acute traumatic lung injury[J]. Injury, 2017, 48(11): 2400-2406.

[33] BART BA, GOLDSMITH SR, LEE KL, et al. Ultrafiltration in decompensated heart failure with cardiorenal syndrome [J]. N Engl J Med, 2012, 367(24): 2296-2304.

[34] FRAT JP, THILLE AW, MERCAT A, et al. High-Flow Oxygen through Nasal Cannula in Acute Hypoxemic Respiratory Failure[J]. N Engl J Med, 2015, 372(23): 2185-2196.

[35] GAUTAM V. RAMANI, PATRICIA A. et al. Chronic Heart Failure: Contemporary Diagnosis and Management[J]. Mayo Clinic Proceedings, 2010, 85(2): 180-195.

[36] MORELLI A, ERTMER C, WESTPHAL M, et al. Effect of Heart Rate Control With Esmolol on Hemodynamic and Clinical Outcomes in Patients With Septic Shock: A Randomized Clinical Trial[J]. JAMA, 2013, 310(16): 1683-1691.

[37] ZHONG-MIN LI,LE-XIN WANG,et al. Relationship between Plasma Cortisol Levels and Stress Ulcer following Acute and Severe Head Injury[J]. Medical Principles and Practice,2010,19:17-21.

[38] 中华医学会心血管病学分会,中华心血管病杂志编辑委员会. 慢性心力衰竭诊断和治疗建议[J]. 中华心血管病杂志,2007,35(12):1076-1095.

[39] 中华医学会心血管病学分会,中华心血管病杂志编辑委员会. 急性心力衰竭诊断和治疗指南[J]. 中华心血管病杂志,2010,38(3):195-208.

[40] 中华医学会重症医学分会. 危重病人营养支持指导意见(2006)[J]. 中国实用外科杂志,2006,10:721.

[41] 王正国. 交通伤临床救治手册[M]. 重庆:重庆大学出版社,1999.

[42] 王正国. 创伤基础研究进展[J]. 中华创伤杂志,2005,21:6.

[43] 王正国. 灾难和事故的创伤救治[M]. 北京:人民卫生出版社,2005.

[44] 王正国. 创伤学基础与临床[M]. 武汉:湖北科学技术出版社,2007.

[45] 北京市科委重大项目"中西医结合诊治/降低病死率研究"课题组. 多器官功能障碍综合征诊断标准、病情严重度评分及预后评估系统和中西医结合证型诊断[J]. 中国危重病急救医学,2008,20(1):1-3.

[46] 孙邦勇,杨壁,蔡雄,等. 重型颅脑损伤并发应激性胃溃疡的诊治分析[J]. 海南医学,2010,21:80-81.

[47] 江正辉. 临床水、电解质及酸碱平衡[M]. 重庆:重庆出版社,1992,32-81;301-306.

[48] 杨宗城. 烧伤治疗学[M]. 3 版. 北京:人民卫生出版社,2006,76-114,421-459.

[49] 罗正曜. 休克学[M]. 天津:天津科学技术出版社,2001.

[50] 祝墦珠,黄培志. 休克的基础与临床[M]. 北京:科学出版社,2005.

[51] 胡异平,曹禹,马开军. 上海市城市轨道交通事故死亡案例分析[J]. 法医学杂志,2009,25:198.

[52] 赵克森,金丽娟. 休克的细胞和分子基础[M]. 北京:科学出版社,2002.

[53] 钟文玲,林曙光,黄少芬,等. 福建省惠安县道路交通伤害的流行特征[J]. 海峡预防医学杂志,2009,15:36.

[54] 康凌. 脑卒中应激性溃疡的治疗及预防[J]. 中西医结合心脑血管病杂志,2009,7:1506-1508.

[55] 柏愚,李延青,任旭,等. 应激性溃疡防治专家建议[J]. 中华医学杂志,2015,95(20):1555-1557.

[56] 海燕,顿晓熠,柏愚,等. 中国上消化道出血的临床流行病学分析[J]. 中华消化内镜杂志,2013,30(2):83-86.

[57] ABRAHAM E,SINGER M. Machanisms of sepsis-induced organ dysfunction[J]. Crit Care Med,2007,35(10):2408-2456.

[58] AMINI,MANOUCHEHR,SALARIFAR,et al. N-acetylcysteine does not prevent contrast-induced nephropathy after cardiac catheterization in patients with diabetes mellitus and chronic kidney disease:a randomized clinical trial[J]. Trials,2009,10(1):45.

[59] BARDOU M,QUENOT JP,BARKUN A. Stress-related mueosal disease in the critically ill patient[J]. Nat Rev Gastroenterol Hepatol,2015,12(2):98-107.

[60] ANDA VD,LACHMANN. Treatment and Prevention of Acute Respiratory Failure:Physiological Basis[J]. Archives of Medical Research,2001,32:91-101.

[61] ANGUS DC,LINDE-ZWIRBLE WT,LIDICKER J,et al. Epidemiology of severe sepsis in the United States:analysis of incidence,outcome,and associated costs of care[J]. Crit Care Med,2001,29(7):1303-1310.

[62] LEVENSTEIN S,ROSENSTOCK S,JACOBSEN RK,et al. Psychological stress increases risk for peptic ulcer,regardless of Helicobacter pylori infection or use of nonsteroidal anti-inflammatory drugs[J]. Clin Gastroenterol Hepatol,2015,13(3):498-506. e1.

[63] ANGUS D C,BARNATO A E,BELL D,et al. A systematic review and meta-analysis of early goal-directed therapy for septic shock:the ARISE, ProCESS and ProMISe Investigators[J]. Intensive Care Med,2015,41(9):1549-1560.

[64] CETINKAYA M, KÖKSAL N, H Ö. A new scoring system for evaluation of multiple organ dysfunction syndrome in premature infants. [J]. American journal of critical care:an official publication, American Association of Critical-Care Nurses,2012,21(5):328-337.

[65] CHIUMELLO D, CRESSONI M, CARLESSO E, et al. Bedside selection of positive end-expiratory pressure in mild, moderate, and severe acute respiratory distress syndrome[J]. Critical Care Medicine,2014,42(2):252-264.

[66] CRAIG D G N, REID T W D J, MARTIN K G, et al. The systemic inflammatory response syndrome and sequential organ failure assessment scores are effective triage markers following paracetamol (acetaminophen) overdose[J]. Ali-

mentary Pharmacology & Therapeutics,2011,34(2):219-228.

[67] CUENCA A G, DELANO M J, KELLYSCUMPIA K M, et al. A paradoxical role for myeloid-derived suppressor cells in sepsis and trauma[J]. Molecular Medicine,2011,17(3-4):281-292.

[68] DELL'ORTO V G, BELOTTI E A, GOEGGEL-SIMONETTI B, et al. Metabolic disturbances and renal stone promotion on treatment with topiramate: a systematic review[J]. British Journal of Clinical Pharmacology,2014,77(6): 958-964.

[69] DESAI S, LAKHANI J D. Utility of SOFA and APACHE Ⅱ score in sepsis in rural set up MICU. [J]. J Assoc Physicians India,2013,61(9):608-611.

[70] FRIERI M, KUMAR K, BOUTIN A. Review: Immunology of sinusitis, trauma, asthma, and sepsis[J]. Allergy & Rhinology,2015,6(3):205-214.

[71] FURMAGA W, COHN S, PRIHODA T J, et al. Novel markers predict death and organ failure following hemorrhagic shock[J]. Clinica Chimica Acta,2015,440:87-92.

[72] GANDO S. Microvascular thrombosis and multiple organ dysfunction syndrome[J]. Critical Care Medicine,2010,38(2 Suppl):S35.

[73] GUéRIN C, REIGNIER J, RICHARD J C, et al. Prone positioning in severe acute respiratory distress syndrome[J]. New England Journal of Medicine,2013,369(10):979-980.

[74] HICKS P, COOPER D J. The Surviving Sepsis Campaign: International guidelines for management of severe sepsis and septic shock: 2008[J]. Critical Care & Resuscitation,2008,10(1):8.

[75] HIETBRINK F, KOENDERMAN L, ALTHUIZEN M, et al. Kinetics of the innate immune response after trauma: implications for the development of late onset sepsis[J]. Shock,2013,40(1):21-27.

[76] HITES M, DELL'ANNA A M, SCOLLETTA S, et al. The challenges of multiple organ dysfunction syndrome and extra-corporeal circuits for drug delivery in critically ill patients[J]. Advanced Drug Delivery Reviews,2014,77:12-21.

[77] KIM Y S, KIM D Y, HA E J, et al. Early Changes in the Sequential Organ Failure Assessment (SOFA) Score as a Prognostic Factor in Acute Respiratory Failure in Children with Mechanical Ventilator Support[J]. Pediatr Allergy Respir Dis,2010,20(4):277-283.

[78] KIRKPATRICK A W, ROBERTS D J, WAELE J D, et al. Is intra-abdominal hypertension a missing factor that drives multiple organ dysfunction syndrome? [J]. Critical Care,2014,18(2):124.

[79] KJP V W, LPH L. Reduction in Mortality Rates of Postinjury Multiple Organ Dysfunction Syndrome: A Shifting Paradigm?: A prospective population based cohort study. [J]. Shock,2017,49(1):1.

[80] KNOX D B, LANSPA M J, PRATT C M, et al. Glasgow Coma Scale score dominates the association between admission Sequential Organ Failure Assessment score and 30-day mortality in a mixed intensive care unit population[J]. Journal of Critical Care,2014,29(5):780-785.

[81] KNOX D, JONES J P, KUTTLER K G, et al. Organ dysfunction in critical illness: Glasgow Coma Score dominates the association between admission SOFA score and 30-day mortality[J]. Journal of Critical Care,2013,28(1):e21-e22.

[82] KüMPERS P, HAFER C, DAVID S, et al. Angiopoietin-2 in patients requiring renal replacement therapy in the ICU: relation to acute kidney injury, multiple organ dysfunction syndrome and outcome[J]. Intensive Care Medicine,2010, 36(3):462.

[83] LIN J C, SPINELLA P C, FITZGERALD J C, et al. New or Progressive Multiple Organ Dysfunction Syndrome in Pediatric Severe Sepsis: A Sepsis Phenotype With Higher Morbidity and Mortality[J]. Pediatric critical care medicine: a journal of the Society of Critical Care Medicine and the World Federation of Pediatric Intensive and Critical Care Societies,2017,18(1):8.

[84] MANN E A, BAUN M M, MEININGER J C, et al. Comparison of mortality associated with sepsis in the burn, trauma, and general intensive care unit patient: a systematic review of the literature[J]. Shock,2012,37(1):4.

[85] MANSON J, COLE E, DE ATH H D, et al. Early changes within the lymphocyte population are associated with the development of multiple organ dysfunction syndrome in trauma patients[J]. Critical Care,2016,20(1):1-10.

[86] MCCONACHIE E, GIGUèRE S, BARTON M H. Scoring System for Multiple Organ Dysfunction in Adult Horses with Acute Surgical Gastrointestinal Disease[J]. Journal of Veterinary Internal Medicine,2016,30(4):1276-1283.

[87] MICHOPOULOS V, VESTER A, NEIGH G. Posttraumatic stress disorder: A metabolic disorder in disguise? [J]. Experimental Neurology,2016,284(Pt B):S1691612138.

[88] MISHEVA B, HAJJAR R, MERCIER F, et al. Conservative management of pelvic sepsis with severe shock and multiple organ dysfunction syndrome after rubber-band ligation of internal haemorrhoids: surgery is not the only option [J]. Journal of Surgical Case Reports,2018(8):riy199.

[89] MOFIDI R, DUFF M D, WIGMORE S J, et al. Association between early systemic inflammatory response, severity of multiorgan dysfunction and death in acute pancreatitis. [J]. British Journal of Surgery,2010,93(6):738-744.

[90] MOORE J P, DYSON A, SINGER M, et al. Microcirculatory dysfunction and resuscitation: why, when, and how [J]. British Journal of Anaesthesia,2015,115(3):366-375.

[91] NAUMANN D N, HAZELDINE J, DAVIES D J, et al. Endotheliopathy of Trauma is an On-Scene Phenomenon, and is Associated with Multiple Organ Dysfunction Syndrome: A Prospective Observational Study[J]. Shock,2018,49:1.

[92] OSTERBUR K, MANN F A, KUROKI K, et al. Multiple Organ Dysfunction Syndrome in Humans and Animals[J]. Journal of Veterinary Internal Medicine,2014,28(4):1141-1151.

[93] PROVINCE E G T C. The effect of early goal-directed therapy on treatment of critical patients with severe sepsis/septic shock: a multi-center, prospective, randomized, controlled study [J]. Zhong guo wei Zhong Bing Ji Jiu yi xue, 2010,22(6):331-334.

[94] RHODES A, EVANS L E, ALHAZZANI W, et al. Surviving Sepsis Campaign: International Guidelines for Management of Sepsis and Septic Shock: 2016[J]. Critical Care Medicine,2017,43(3):486-552.

[95] ROCHA T D, BOTTA A, MULLE L D, et al. 1668 Systemic Inflammatory Response Syndrome (SIRS), Multiple Organ Dysfunction Syndrome (MODS) and Sepsis after Open Heart Surgery in Children[J]. Archives of Disease in Childhood,2012,97(Suppl 2):A472.

[96] RUSCONI A M, BOSSI I, LAMPARD J G, et al. Early goal-directed therapy vs usual care in the treatment of severe sepsis and septic shock: a systematic review and meta-analysis[J]. Internal & Emergency Medicine, 2015, 10(6): 731-743.

[97] SHEPHERD J M, COLE E, BROHI K. Contemporary Patterns of Multiple Organ Dysfunction in Trauma[J]. Shock, 2016,47(4):429.

[98] THIEMERMANN C, RUETTEN H, WU C C, et al. The multiple organ dysfunction syndrome caused by endotoxin in the rat: attenuation of liver dysfunction by inhibitors of nitric oxide synthase[J]. British Journal of Pharmacology, 2012,116(7):2845-2851.

[99] TYPPO K V, WONG H R, FINLEY S D, et al. Monitoring Severity of Multiple Organ Dysfunction Syndrome: New Technologies[J]. Pediatric critical care medicine: a journal of the Society of Critical Care Medicine and the World Federation of Pediatric Intensive and Critical Care Societies,2017,18(3_suppl Suppl 1):S24-S31.

[100] WATSON R S, CROW S S, HARTMAN M E, et al. Epidemiology and Outcomes of Pediatric Multiple Organ Dysfunction Syndrome[J]. Pediatric critical care medicine: a journal of the Society of Critical Care Medicine and the World Federation of Pediatric Intensive and Critical Care Societies,2017,18(3_suppl Suppl 1):S4-S16.

[101] ZHUANG S, CHAI J, DUAN H. Advances in the research on the relationship between brown adipose tissue and metabolism in burn and trauma [J]. Zhonghua shao shang za zhi = Zhonghua shaoshang zazhi = Chinese journal of burns,2014,30(3):251-253.

第三十三章　交通伤护理

Abstract

Nurses play an important role in all aspects of traffic injuries treatment, such as on-site first aid, shock resuscitation, damage control, intensive care, specific treatment. This chapter mainly summarizes the nursing work of traffic injury from three aspects: emergency care, intensive care and nursing of specific injuries. In the first-aid stage, adequate preparation, proper primary assessment and management, careful secondary evaluation and preoperative preparation in the hospital emergency department and safe in-hospital transportation are the key points; in the critical care stage, airway and respiratory management, IV infusion, central nervous system monitoring, injury care, temperature management are the foci. At last, the nursing of head, chest, abdomen, limb and pelvic/spine and cord traffic injuries are introduced. Generally speaking, the nurses should follow the latest research evidence and specific characteristics of the wound, to do a good job in the early emergency treatment, intensive care and complications prevention to rescue, to treat and to promote rehabilitation.

护理人员在交通伤救治的现场急救、休克复苏和损害控制外科等紧急救治、重症监护、专科治疗等各个环节发挥着重要的作用。本章主要从交通伤急救护理、重症监护、各部位伤护理 3 个方面对交通伤护理工作进行概述。在急救阶段,充分的人员和物品准备、妥善的现场初次评估和处置、医院急救部细致的再次评估与紧急术前准备、安全的院内转运是重点内容;在重症监护阶段,护理人员需要重点关注气道和呼吸管理、容量管理、中枢神经系统监护、各部位损伤的护理、体温管理、感染防护、围术期护理等内容;在各部位伤的护理中,重点介绍了颅脑、胸部、腹部、四肢骨盆/脊柱脊髓交通伤的护理要点。总的来说,护理人员应根据交通伤各阶段救治的主要任务和具体特点,遵循最新研究证据,做好各部位伤的早期急救、重症监护和并发症的防治工作。

第一节　交通伤急救护理

在交通伤早期急救阶段,快速地识别和处置危及生命的损伤,及时将患者转送到合适的医疗机构,确保患者在黄金时间内得到确切的救治是交通伤患者救治成功的关键。在早期急救阶段护理人员要做好 4 个方面的重要工作:充分的人员和物品准备、现场初次评估和处置、医院急救部的再次评估处置与术前准备、院内安全转运。

一、院外急救

(一) 接诊及物品准备

1. 120 电话接诊　接诊 120 急救电话时应询问患者受伤地点、受伤人数、致伤机制、受伤部位、简要伤情及联系电话号码。

2. 物品准备 120 救护车上常规配置有外科急救箱,箱内药品可配备:血管活性药物、呼吸兴奋剂、止血药物、镇静镇痛药物、脱水剂等。急救物品可配置:各种型号的注射器、输液器、留置针、无菌纱布、绷带、各种型号的夹板、剪刀、简易呼吸器、环甲膜穿刺器、皮肤消毒剂等。可根据患者或家属提供的简要伤情增加相应的急救物品和药品。

(二)初次评估

1. 现场评估 救护人员到达现场后,应首先评估是否存在继发危险,检查车辆引擎是否关闭、有无爆燃风险等问题,并设置警示和路障。使患者脱离危险环境,保证患者及救护人员安全。

2. 伤情评估 按"ABCDE"法在 5 分钟内对伤情进行快速评估。

(1)气道和颈椎保护(airway,A)。判断患者气道有无梗阻,给予颈椎保护。

(2)呼吸(breathing,B)。观察患者有无颜面部发绀,有无使用辅助呼吸肌,必要时给予氧气面罩吸氧。听诊患者双侧呼吸音是否对称、呼吸次数、有无呼吸杂音。触诊患者有无皮下气肿。

(3)循环(circulation,C)。检查患者有无活动性出血,如有应立即给予有效止血;检查患者脉搏是否有力,脉搏频率,用手背感受患者皮温有无湿冷,检查患者毛细血管再充盈时间,>2 秒代表外周组织灌注不足。

(4)神经功能/意识状态(disability,D)。通过 AVPU 判断患者意识程度,A:清醒,V:对语言刺激有反应,P:对疼痛刺激有反应,U:对语言、疼痛均无反应。观察患者瞳孔大小及对光反射,迅速评估意识障碍程度,有无神经功能损害。

(5)暴露和环境控制(exposure and environment,E)。剪开患者衣裤,快速全身检查。同时注意为患者保暖,预防低体温发生。

头面部:检查头/面/后枕有无出血或骨折,检查鼻腔和外耳道有无脑脊液漏出。

颈:检查有无肿胀/颈静脉怒张或塌陷/气管是否移位。

胸:检查呼吸情况,胸廓有无伤口、触痛或骨折。

腹:检查有无伤口,有无压痛、触痛、腹胀。

骨盆:检查有无触痛、血迹等,如果有应立即给予骨盆带固定止血。

上肢:检查有无出血/骨折,桡动脉搏动情况,上肢活动及感觉。

下肢:检查有无出血/骨折,足背动脉搏动情况,下肢活动及感觉。

背部:用轴向翻身转动患者,检查有无出血/骨折。

将伤情评估结果与医师进行交流,遵循边抢救边检查的原则,首先抢救危及患者生命的损伤。

(三)急救护理措施

1. 患者转运至救护车的方法

(1)铲式担架。由对称两部分组成,行似铲,故得名。其头尾两端各有一开关按钮,控制担架的开合。当患者平卧时,担架分开由患者两侧铲入合拢锁定,将患者妥善固定后搬运,尤其适用于骨盆骨折、四肢骨折患者搬运。

(2)脊柱板固定搬运。脊柱损伤患者必须先一人使用头肩锁固定头颈部,其余两人双臂交叉予以轴线翻身,另一人将脊柱板放置在患者背部,由管理头侧的急救人员发令"翻"和"放",妥善将患者固定在脊柱板上再行搬运。

2. 患者体位安置 ①在不影响急救的情况下,对轻症或中、重度损伤患者可采用平卧头偏向一侧或屈膝侧卧位。这种体位可保持呼吸道通畅,防止误吸,尤其在处理批量伤时,对轻症或中、重度患者不能照顾周全,这种体位具有最大的安全性。②如患者面部朝下,但必须移动时,应整体翻转,即头、肩、躯干同时转动保持在一个轴面上。

3. 保持呼吸道通畅

(1) 开放气道。患者无意识,肌张力下降,舌体和会厌可能阻塞咽喉部。舌是造成呼吸道阻塞最常见的原因。有自主呼吸患者吸气时气道内呈负压,也可将舌体、会厌或两者吸附到咽后壁,产生气道阻塞,此时可采用仰头抬颏法或托颌法开放气道保持呼吸道通畅。

(2) 口咽通气管的使用。防止舌后坠、紧贴咽后壁堵塞气道。患者取仰卧位,张口,有义齿者应取出,清洁口腔分泌物。选择合适的口咽通气管,测量门齿至下颌角或耳垂的长度。持压舌板,在直视下使用反转法或旁路法置入口咽通气管,当尖端通过舌体后将其旋转至正确位置。用胶布将口咽通气管外端固定于面部,防止脱出或移位。

(3) 鼻咽通气管的使用。当患者频繁恶心呕吐或牙关紧闭时,宜选择鼻咽通气管。颅底骨折患者禁用。首选经右侧鼻孔置入。患者取仰卧位,置入前快速检查患者的鼻腔有无出血、异物及明显的鼻中隔偏曲等。选择合适型号的鼻咽通气管,测量耳垂至鼻孔的距离以确保长度正确。将鼻咽通气管充分润滑,弯曲面对着硬腭放入鼻腔,沿鼻腔底面置入,方向与面部垂直,并使鼻咽通气管斜面朝向鼻中隔。通过后咽部时边轻旋,边前进,直至通气道的凸缘到达鼻孔。用胶布将鼻咽通气管外端固定于面部,防止脱出或移位。

4. 有效氧疗　院前急救中的给氧途径包括:面罩、简易呼吸器、气管插管等。可根据患者缺氧原因选择切实有效的给氧途径,对于创伤患者常规给以面罩给氧。注意将面罩放置于患者面部并确保密封良好。休克患者使用高浓度带储氧袋的无呼吸面罩。应尽量将脉搏血氧仪维持在95%以上,呼吸末二氧化碳<45mmHg。脉搏血氧仪读数低于90%,表明患者严重缺氧,需要立即干预处理。

5. 建立有效输液通路及液体复苏

(1) 穿刺部位。一般选择前臂肘正中或贵要静脉,对疑有骨盆骨折、腹部内脏出血时不能选择下肢,勿在受伤的肢体远端建立静脉通道。

(2) 穿刺工具。尽量选择16~18号留置针,并固定牢固,以防在患者躁动、体位改变和搬运过程中脱出或穿破血管。对外周静脉塌陷者可选择骨髓内输液。

(3) 液体复苏。对于低血容量休克患者,在控制出血的同时尽快输入晶体液等恢复有效循环血量。如果为非控制性出血,应遵循低压复苏策略。

6. 离断伤处理　如果身体某部位已从身体离断,尽力找到离断的残端部分并携带到医院。离断部分冲洗干净,用无菌的生理盐水或乳酸林格氏液湿润或湿敷,放入塑料袋。袋子上标注伤者姓名、日期、离断时间、肢体包装及冷藏时间。如果有冰块,把封好的袋子放入有冰及水的大袋子或容器中,但不要把离断部分直接放在冰上,切记不要用干冰。存放于低温状态,可以减慢化学反应,延长可再植的时间;但又不能冻结或者在水中浸软。

(四) 转运及监护

1. 转运前准备　充分评估患者伤情,对紧急情况,如气道阻塞、不可控制的大出血等,应就地给予紧急处置后再行转运,确保患者途中安全。

2. 知情同意　评估患者伤情后,应将转运途中的风险充分告知患者或其家属,取得理解及配合,并在院前急救记录单上签署知情同意书。

3. 途中监护　常规给予患者心电监护及面罩给氧。交通伤患者损伤以头部、下肢和躯干为主,在转运途中应严密观察患者生命体征,动态评估呼吸和循环情况,通过对意识的观察,可了解患者脑氧合、脑功能情况;通过对瞳孔的观察,可及时发现创伤性脑损伤的情况。

4. 沟通报告　在转运途中医护人员应及时与接收医院取得联系,做好急救人员、设备及药品准备,保证患者入院后得到及时有效的抢救和治疗。

5. 护理文书　积极完善院前急救记录,包括患者基本信息、呼救时间、呼救地点、简要病情、接诊时生命体征及院前给予的处置、用药情况等。

（五）患者交接

患者到达急诊科后出诊医护人员应对急诊抢救室工作人员就患者救治情况进行详细交接，包括院前生命体征、院前急诊检查项目、院前急救措施及所用药物、到达急诊室的生命体征等，并双方签字确认。

二、院内急救

（一）人员安排

接诊交通伤患者应根据患者的病情及现有的医护力量，合理安排接诊人员，对于严重重症创伤患者应安排3名医生、3名护士共同完成抢救工作。

（二）快速监测及吸氧

快速、准确进行心电、生命体征、脉搏氧饱和度等的监测，常规给予面罩吸氧，在第一时间为医生提供准确的信息，为评估伤情判断和治疗决策提供依据。

（三）伤处暴露技术

如有衣物等物品影响检查、处理时应及时除去。脱除时，须动作轻柔，以免加重伤情。如患者情况紧急或肢体开放损伤，衣服较难脱去时，可用剪刀顺衣缝小心剪开，剪刀尽量选用钝头剪刀，避免误伤。暴露时须保护隐私，减少不必要的移动。

1. 脱上衣法　如患者有一侧上肢受伤，脱衣袖时，应先脱健侧后脱患侧。平卧位时，解开衣扣，将衣服由肩部退至腰部，使健侧手臂屈曲，脱下衣袖，将已脱衣袖由腰部推至患侧，再脱下患侧衣袖。

2. 脱长裤法　如患者有一侧下肢受伤，脱长裤时，应先脱健侧再脱患侧。患者尽量取平卧位，解开腰带及裤扣，从腰部将长裤推至髋下，保持双下肢平直，不可随意抬高或屈曲，将长裤平拉下脱出。如确认患者无下肢骨折，可以屈曲，使小腿抬高，拉下长裤；如患者长裤难脱时，可直接使用剪刀剪开长裤。

3. 脱鞋袜法　托起并固定住踝部，以减少震动，解开鞋带，向下再向前顺脚方向脱下鞋袜。

4. 脱头盔法　须两人合作，先由一人从两侧扶稳头盔，另一人松开或剪断扣带。负责剪带者把双手放在头盔底部，轻轻把手伸入头盔底部边缘，张开手指，牢牢地托住患者后枕及下颚，稳定头颈部，并保持此姿势直至完全卸除头盔为止；另一人将夹着头部的盔边用力向外掰开，把头盔向后翻起，以免卡住鼻子。最后把头盔向前翻起绕过后枕，小心地除去。对疑有颈椎损伤者应十分慎重，必要时与医生共同处理。

（四）二次评估

患者到达急诊室后应采用CRASH PLAN检诊程序再次评估患者。

（1）循环（cardiac，C）。评估有无休克及组织低灌注。

（2）呼吸及胸部（respiration，R）。评估患者有无呼吸困难、气管偏移，听诊患者呼吸音是否对称、有无杂音，胸部有无伤口、畸形及压痛，有无反常呼吸、皮下气肿，叩诊患者胸部是否存在异常。常规进行诊断性胸腔穿刺。

（3）腹部（abdomen，A）。评估腹部有无膨隆，有无腹膜刺激征，有无移动性浊音，肝脾肾有无叩痛，肠鸣音是否正常，有无血便、血尿。常规行诊断性腹腔穿刺。

（4）脊柱脊髓（spinal，S）。评估患者脊柱有无畸形、压痛、叩击痛，有无运动障碍和感觉异常，有无大小便障碍等。

（5）头（head，H）。评估患者意识程度，头部有无伤口、血肿及凹陷，四肢肌力检查。

（6）骨盆（pelvis，P）。检查患者骨盆有无畸形、肿胀、青紫。对骨盆处无明显外伤者，可做骨盆挤压、分离试验，阳性者给予骨盆带固定。

（7）四肢（limb，L）。四肢有无畸形、脱位、弹性固定，有无压痛，关节可否活动。

（8）动脉（arteries，A）。检查患者动、静脉有无损伤。

（9）神经(nerve,N)。检查 12 对颅神经及其他部位神经有无损伤。

（五）病史采集

询问病史,包括:体征与症状,过敏史,用药史,过去史,进食史(应了解受伤前最后一次进餐时间),受伤经过及致伤机制,对于下腹痛的女性患者还应询问月经史。

（六）VIPCO 急救护理流程

1. 通气(ventilation,V)　保持呼吸道通畅,维持有效通气,充分给氧。及时清除口腔血块、呕吐物、痰液等分泌物。根据病情严重程度进行综合分析,可选择面罩给氧、口咽/鼻咽通气道、气管插管、气管切开和呼吸机辅助呼吸。对疑有颈椎损伤者,行各种开放气道操作时应防范颈椎的继发性损害。

2. 灌注(infusion,I)　快速补充血容量,输液、输血,迅速在健侧上肢建立 2～3 个静脉通道,并尽快交叉配血。严重胸腹部损伤患者,出血未控制前,不主张"充分"输液和快速提升血压至正常水平,以免加重出血和血液过度稀释,可将收缩压维持在 80～90mmHg。

3. 脉搏(pulsation,P)　维护心脏的泵血功能,监测血压、心率、中心静脉压等血流动力学指标,及时纠正心律失常、心源性休克等。

4. 止血(control? bleeding,C)　紧急控制明显或隐匿性大出血。对明显外出血者通过伤口加压包扎、使用止血带达到止血目的,对疑有胸、腹腔大出血者可通过胸、腹腔穿刺,床旁"B超"明确诊断,一经确诊,立即手术。

5. 手术(operaion,O)　对于心脏、大血管损伤,张力性气胸,血气胸,腹腔脏器破裂所致的大出血等危重症患者需争分夺秒争取手术时间。

（七）术前准备

向患者、家属及陪护人员介绍病情和诊治方案,并征得患者及家属、陪护者的同意,同时应介绍手术的危险性和可能达到的治疗效果,并签署手术、麻醉同意书。对于危及生命的危重症患者,无家属在场时,可征求陪伴者的同意或直接由院方负责人做出决断并签字后进行手术抢救,而不应等待家属的同意延误抢救时机。

纠正血容量不足,充分扩容,交叉配血;为了配合手术麻醉应了解患者的进食情况,了解目前呼吸、循环和肾功能情况;手术区备皮,根据医嘱术前用药;留置导尿管,尿量是患者容量状态及反映肾脏灌注的敏感指标,创伤者应在条件允许的情况下,尽早留置尿管,当怀疑有尿道损伤时禁止经尿道插入导尿管,可做紧急膀胱造瘘;对疑有胃、十二指肠损伤,气管插管患者常规予以胃肠减压。

（八）预防低体温

减少患者身体暴露时间,给予保暖,如盖好棉被或使用复温毯,在条件允许时也可以使用加温输液/输血器对输入的液体、血液进行加温。创伤者持续 4 小时以上低体温,死亡率可达 40%;体温降至 32℃以下,死亡率为 100%。

（九）绿色通道

严重创伤救治绿色通道抢救团队由急诊科、创伤科(或相关外科组成的多学科团队)、重症监护室、麻醉科、手术室、检验科、影像中心组成。绿色通道的启动标准:钝性伤患者院前指数评分＞4 分;胸腹部穿透伤生命体征不平稳者;难以控制的外出血者等。

三、院内转运

急诊创伤患者病情危重,发展变化迅速,需要多个部门和多学科团队协作救治。目前,在国内大多数医院的布局和诊治模式下,重症创伤患者常常需要在院内各科室间进行转运,以完成各种检查和治疗。有研究表明,院内转运可增加重症患者的并发症和死亡风险。因此,如何保证急诊创伤患者安全有效转运,已成为急诊工作的重要环节。标准化分级转运流程,是根据急诊危重症患者的特点和临床工作实际情况制定,包括评估分级、沟通解释、充分准备、正常转运、转运途中监测及护理、突发事件应对标准化等内容,进一步规范了转运操作,可大幅降低转运风险,同时也为检查和评价转运效果提供参考。

(一)评估分级

评估分级由转运决策者(抢救室主班及以上医生)负责,从患者病情(包括生命体征、意识、呼吸支持、循环支持、主要临床问题5项)和预计转运时间进行评估,确定转运分级(表33-1)。分级标准按照转运风险由高到低分为Ⅰ、Ⅱ、Ⅲ级,按照所有评估项目对应的最高风险等级确定分级等级(例:患者生命体征Ⅱ级、呼吸支持情况Ⅰ级、意识情况为Ⅲ级,则患者转运分级确定为Ⅰ级)。

表33-1 转运分级标准

评估项目	Ⅰ级	Ⅱ级	Ⅲ级
生命体征	在生命支持条件下,生命体征不平稳	在生命支持条件下,生命体征相对平稳	无须生命支持条件下,生命体征尚平稳
意识状态(GCS评分)	昏迷,GCS评分<9分	轻度昏迷,GCS评分9~12分	GCS评分>12分
呼吸支持情况	人工气道,呼吸条件高,PEEP≥8cmH$_2$O,FiO$_2$≥60%	人工气道,呼吸支持条件不高,PEEP≤8cmH$_2$O,FiO$_2$≤60%	无人工气道,可自主咳痰
循环支持情况	泵入2种及以上血管活性药物	泵入1种及以上血管活性药物	无须血管活性药物
临床主要问题	急性心肌梗死、严重心率失常、严重呼吸困难、反复抽搐、致命性创伤、夹层、主动脉瘤等	ECG怀疑心肌梗死、非COPD患者SaO$_2$<90%、外科急腹症、剧烈头痛、严重骨折、持续高热等	慢性疾病
转运时间	≥20min	≥10min且<20min	<10min

注:前5项为主要评估项目,依据5项中最高级别进行分级;转运时间为次要指标,可依据实际情况进行相应调整;1cmH$_2$O=0.098KPa。

(二)沟通解释

根据转运分级等级进行有效沟通。①与患者家属沟通。告知转运风险,获取家属的知情同意及配合。②与团队内部沟通。明确职责,相互配合。③与接收部门沟通。详细告知患者病情及预计转运时间,做好相应准备工作。

(三)充分准备

1. 转运人员准备 一是按照转运分级人员配备标准(表33-2)要求选定相应的医护人员;二是做好转运人员分工,明确职责,根据急诊的特殊性,护士群体应相对固定且熟悉工作流程以及应急方案,由转运护士来担当领队,负责转运过程中的协调管理工作。

表33-2 转运人员配备标准

人员	Ⅰ级	Ⅱ级	Ⅲ级
医生	急诊工作时间≥2年;急诊住院医师培训阶段第三年;掌握急救技能:心肺复苏、气管插管、除颤等	急诊工作时间≥2年;急诊住院医师培训阶段第二年;掌握基本急救技能	急诊工作时间≥1年;急诊住院医师培训阶段第一年;掌握基本急救技能
护士	N3能级护士;取得急诊专科护士证书;熟练使用抢救仪器	N2能级护士;熟练使用抢救仪器	N1能级护士;基本使用抢救仪器

注:以上分级标准为推荐标准,各医院可根据实际情况按照推荐原则进行调整。

2. 转运装备准备 　一是按照转运分级装备配备标准(表 33-3)要求配备相应的仪器设备和药品；二是转运仪器设备调试并试运行，及时发现问题并解决问题。

表 33-3　转运装备配备标准

装备	Ⅰ级	Ⅱ级	Ⅲ级
仪器设备	氧气瓶、转运监护仪、转运呼吸机或 PEEP 简易呼吸器、口咽通气道、微量泵、AED 除颤仪、便携式吸痰器、插管用物、穿刺用物	氧气瓶、转运监护仪、简易呼吸器、口咽通气道、微量泵、AED 除颤仪(必要时)、穿刺用物	氧气瓶、指夹式脉搏血氧仪、简易呼吸器(必要时)、穿刺用物
药品	肾上腺素、多巴胺、胺碘酮、咪达唑仑、利多卡因、阿托品、生理盐水	肾上腺素、咪达唑仑、生理盐水	生理盐水

注：以上分级标准为推荐标准，各医院可根据实际情况按照推荐原则进行调整。

3. 患者准备 　出发前按照转运分级再次评估病情(主要包括生命体征、意识、呼吸及循环情况等)，并检查各种管路及引流固定妥当，确保通畅，尽量在患者病情稳定的情况下转运。

4. 接收方准备 　告知接收方患者的病情及生命体征、所用仪器设备、用药情况及到达时间等，使其做好充分接收患者的准备。

(四)正常转运

为确保患者安全，医护人员必须各司其职，在转运过程中持续监测生命体征；患者在床单位间移动过程要注意各种管路连接的有效性，避免牵拉松脱；保证仪器正常工作；力求在最短时间完成转运工作。为确保医护人员安全，转运仪器须规范放置，防止被仪器砸伤。同时，在转运途中也要特别注意行人，避免不必要的意外事件。

(五)转运途中监测及护理

1. 监测生命体征 　转运过程中严密监测患者生命体征，特别是对呼吸和循环功能支持效果的监测。可借助便携式监护仪和呼吸机监测血压、心率、呼吸、血氧饱和度、气道压力、潮气量，及时发现病情变化。也可以借助体格检查来判断，如用手触摸脉搏，感知脉率和脉搏强度及末梢循环温度来评价循环功能及外周灌注情况。通过观察呼吸状态、频率，皮肤、黏膜颜色变化，有无发绀及听诊呼吸音来判断呼吸功能。通过对意识瞳孔的观察，及时发现创伤性脑损伤者意识有无改变，对心率的观察预防脊髓损伤患者心跳呼吸骤停的发生。及时发现患者生命体征的改变及昏迷评分和创伤评分的变化，及时记录，采取相应的紧急处置措施，确保患者转运途中的安全。

2. 管道护理 　急诊创伤患者可能同时带有多种管道，如气管插管、输液管道、吸氧管、导尿管、胃管、胸腔闭式引流管等，在转运过程中要注意妥善固定，保持通畅。对于严重创伤导致不同程度失血引起血容量不足者，需保证液体、药物、血液制品的及时输入。保持呼吸道通畅，关注气管插管及输氧管，保证氧气的供给，防止脑缺氧。

3. 患者体位 　烦躁不安的患者会影响检查及转运的安全，应根据病情予以镇静或用约束具约束等处理。平车转送时必须拉上两侧护栏，注意安全。休克患者头位于推车后方，脑外伤患者头高足低位，昏迷患者头偏向一侧，胸腰椎骨折患者平卧背板。

(六)突发事件应对

主要是转运过程对突发事件的应对与控制。①患者病情加重，根据不同转运级别，按如下原则处理：转运分级为Ⅰ级的患者就地抢救；转运分级为Ⅱ级的患者进行初步处理后如病情平稳可继续转运，否则须尽快返回急诊抢救室抢救；转运分级为Ⅲ级的患者须尽快返回病室处理。②未能检查需要等待的患者，一般处理原则如下：转运分级为Ⅰ级的患者允许等待时间不得超过 5 分钟；转运分级为Ⅱ级的患者允

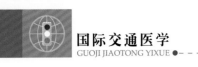
许等待时间不得超过 10 分钟;转运分级为Ⅲ级的患者允许等待时间不得超过 20 分钟。

(七)创伤重症患者交接注意事项

患者转运到病房或手术室后进行详细全面的交接是患者后续治疗及护理的基础。有效合理的交接可以使接收科室的医护人员迅速了解患者病情及治疗情况,及时进行有效的后续处理。转运护士在转运前填写转运交接护理单上的项目并签名,包括患者的基本信息、病情、转运时间、转运方式、生命体征、实验室及辅助检查项目、用药、导管、皮肤、伤口、静脉通道建立情况、带入住院部的药物名称及剂量、有无心肺复苏、电除颤、气管插管和使用呼吸机及病员原物品等情况。患者到达目的地后,交接双方医护人员共同安置患者,心电监护、固定导管、吸氧等,然后进行详尽的床旁交接班,交接双方认真核实各项内容无误后,接收方填写接收时间并签全名,完成交接流程。

(杨秀华　梁泽平)

第二节　交通伤重症监护

一、患者接诊

ICU 交通伤患者主要来源于院内绿色通道,交通致伤外科手术后并发症期及外院救治效果不佳 3 类。根据受伤部位、程度、伤后时间及并发症等不同,病情的轻重不一,准备的物品也有所不同。完善的接诊准备是后续治疗及护理的基础保障。当接到危重交通伤患者的收治通知时,接诊人员应快速记录患者伤情并询问患者当前生命体征及用药情况,按需做好接收准备。

(一)护士准备

交通伤患者多为急诊,伤情重、病情变化快,首先应安排业务素质过硬的高年资护士进行接诊;其次是护理人员必须做好标准化职业防护,避免因紧急情况造成的职业暴露。

(二)环境准备

交通伤患者治疗、护理过程中有创操作多,应安置在空间宽敞、光线充足的房间,方便医护人员操作及仪器设备的有序摆放。如遇疑似或明确特异性感染患者时,为避免交叉感染及声光刺激,应安排单间隔离。

(三)物品、药品准备

根据病情准备好相应的急抢救物品及药品。物品准备包括床单位、麻醉机、呼吸机、监护仪、除颤仪、亚低温治疗仪、冰帽、复温机、连续性肾脏替代治疗机、输液泵、微量泵、输血加温器、血流动力学监测套装、肠内营养输注泵、感染防护用品及其他常规物品等,病床尽量选择多功能电动床,满足患者后续的特殊体位安置及皮肤护理要求;按需备抢救车,气管插管/切开用物,胸、腹腔穿刺引流包等。药品准备包括扩容、止血、抗休克、抗心律失常、镇痛镇静、预防破伤风感染等特殊药物。

(四)患者准备

进入重症监护病房的部分交通伤患者因伤情严重,有可能会进行紧急手术,需要对患者进行必需的术前准备,如腕带及身份信息核对、交叉合血、术区准备、皮试准备、手术部位标记等。

(五)接诊要点

1. 人员安排　接诊交通伤患者应在护理责任组长及值班医生的统一安排下进行,护士做好分工协作,安排 3 名护理人员分别负责生命体征监测,重要通路与管道检查,体位摆放及标本采集,并与相关科室做好病情、管路、皮肤的交接。

2. 身份确认　交通伤患者起病急,入院时常常没有家属陪同,应做好与随行人员的沟通,对患者身份信息进行核对确认,查看可获得的病历等相关资料,避免信息错误,特别是接收批量患者时更应注意。

3. 患者搬动及体位安置　首先应确认患者有无翻身、叩背等相关禁忌证。如无特殊禁忌,遵循多发伤处理原则,在未明确排除有颈、脊髓损伤时,均按损伤患者处理,故所有患者搬动时均需在保护颈椎的情况下进行;在确诊损伤部位或手术后,接诊护士应充分熟悉患者受伤原因、部位、程度、手术名称等,按需予以体位安置及摆放。

4. 快速监护　快速、准确的进行基础生命体征监测,第一时间提供准确数据。对于有除颤指征的患者心电电极片应连接于患者双上臂,显露除颤部位。同时迅速评估患者有无意识障碍、出血、畸形等异常情况。

5. 重要通路及管道确定　立即检查患者气道、静脉管路的通畅性。静脉通道至少建立 2 条以上,以1 条中心静脉、1 条外周静脉为宜。中心静脉通路予补液、泵药及监测中心静脉压,外周静脉通路行输血及药物推注等治疗。术后患者应逐一检查确定留置管道的位置、深度、通畅度、引流液的颜色、性状及量。

6. 留取检验标本　及时采取交叉合血、血气分析、血常规及凝血象、肾功、心肌损伤标志物、降钙素原、血栓弹力图等重要检验标本,为进一步治疗提供及时准确的诊疗依据。

7. 配合处置及记录　将患者安置监护妥当后,积极配合医生对患者进行后续治疗,完善接诊护理的相关记录。

二、监护要点及护理措施

交通伤患者监护的目的是为了动态观察病情变化,以便及时处理。及时、系统、连续地严密监测为诊疗提供依据,避免治疗的盲目性,防止致命性并发症的出现,从而为专科治疗赢得宝贵时间。常见重症监护项目及相关护理措施包括:气道、呼吸管理,容量管理,中枢神经系统监测,损伤观察,以及体温管理、感染防护、床旁损害控制手术围手术期管理等。

(一)气道、呼吸管理

1. 监测要点

(1)呼吸。正常情况下呼吸频率应为 16～20 次/min,气管居中无偏移,胸廓活动对称无畸形或塌陷。当存在机体损害时,如颅脑损伤、严重胸部损伤、多根多处肋骨骨折、腹腔高压等情况,均可导致呼吸频率及节律的变化,如呼吸急促、窘迫、呼吸暂停等异常情况,需结合损伤机制、血气分析等指标综合评判损伤程度,协助医生做好气管插管或气管切开等抢救准备。

(2)经皮血氧饱和度。经皮血氧饱和度是利用光学法监测,与动脉血氧分压存在很好的相关性,同时明显减少了采血次数,且有快速、动态、连续监测的特点。对于常常合并有低氧血症的交通伤患者是必不可少的监测项目。监测时传感器夹应避开受伤手指及灰指甲,尽量不与测压肢体同侧,否则会影响数据准确性。当经皮血氧饱和度<90%时,应加强观察,排除传感器接触不良等因素时,告知医生给予处理。长时间使用应定期更换受夹部位,防止压力性损伤。

(3)呼气末二氧化碳。呼气末二氧化碳分压监测是一种无创性持续肺泡二氧化碳压力监测技术,可动态监测二氧化碳分压。通过呼气末二氧化碳监测值的变化,可以快速、动态了解通气功能障碍,如呼吸暂停、过度通气,指导下一步治疗。

(4)动脉血气分析。血气分析是测定血液中的氧分压、二氧化碳分压和氢离子浓度等指标的检测方法。通过血气分析能判断呼吸功能、监测组织氧合状态、判断酸碱平衡及电解质情况。可根据血气分析结果,及时调整呼吸机参数、指导补液等保持内环境稳定。需要注意的是,采血时应避免在输液侧肢体进行;应在患者无烦躁、无剧烈活动、充分休息 15 分钟以上、未调整吸氧浓度、未调整机械通气参数的情况下采血,采血后务必在 15 分钟内完成检测,以免人为因素造成结果不准确。

2. 护理措施

(1) 无人工气道的患者。保持呼吸道通畅,观察患者有无气道梗阻,并根据不同原因采取相应措施。鼓励并协助清醒患者及时有效咳嗽、排痰,胸腹部有伤口的患者,教会并协助患者保护伤口,防止伤口裂开。必要时经口鼻腔吸痰,颅底骨折患者除外。对意识丧失的患者,如为舌后坠引起,则可托起下颌使下颌骨移向前以敞开气道;如为上呼吸道异物或分泌物引起,则用吸引器及时清理。对疑有颈椎、脊髓损伤的患者在必须行气管插管时,选择双手抬颌法开放气道,最好在纤维支气管镜引导下进行,必要时可行气管切开或做环甲膜穿刺术。

(2) 建立人工气道的患者。及时吸痰清理呼吸道分泌物;氧饱和度不能维持者,采用密闭式吸痰;观察有无气道梗阻及出血等异常情况,同时观察痰液的颜色、性状及量。如遇有气道损伤或出血患者每次吸痰时均应评估导管的通畅性,注意动作应轻柔,避免反复刺激,必要时配合医生行纤维支气管镜肺泡灌洗,防止痰痂或血痂形成。①无体位禁忌的患者,常规抬高床头 30°～45°,有条件时建议早期进行肺康复训练,争取早日脱机拔管。②合理湿化。保持温度在 22～24℃,湿度维持在 50%～60%。痰液黏稠可每日给予 2～3 次雾化吸入联合多频体外振动排痰治疗。③根据血氧饱和度及血气分析结果提醒医生调节呼吸机参数,并准确记录患者呼吸情况,及时正确处理呼吸机相关报警。

(二) 容量管理

1. 监测要点

(1) 血压。血压是评估循环的常用方法。交通伤患者伤情重,血流动力学不稳定,最好行有创血压监测。可通过压力监测系统持续监测动脉血压并获得动脉压力波形,以指导患者抢救和治疗。测压前必须先校正归零,管路内不能有血块或气泡,否则会影响测压结果。一般情况下有创血压较无创血压所得结果高 5～20mmHg,下肢血压比上肢血压高 20～40mmHg。

(2) 心率/脉搏。心电监护能第一时间发现患者心电图异常,及时进行心电图检查,明确心律失常的类型,以指导用药。

(3) 尿量。尿量是判断是否发生休克的评判指标之一。正常成人尿量为 1 000～2 000ml/24h,交通伤患者常规安置尿管,观察每小时尿量、颜色、性状。当发生严重创伤失血、感染等情况时,可导致绝对或相对血容量不足从而引起少尿,每小时尿量少于 30ml 伴随低血压,立即报告医生,给予对症处理;每小时尿量>200ml 时,需考虑尿崩的可能,报告医生进一步完善检查明确多尿原因。如遇尿道断裂修补术后患者,留置尿管需 3～4 周,所以应特别注意防止尿管脱落,观察是否出血导致尿管堵塞,给予膀胱冲洗,达到预期留置时间,利于尿路损伤部位的修复。

(4) 尿比重。尿比重的高低主要取决于肾脏的浓缩功能。成人在正常情况下尿比重波动于 1.015～1.025 之间,一般尿比重与尿量成反比。当尿比重<1.010 时,提示肾浓缩功能受损,可能存在尿崩;当尿比重值>1.025 时,提示存在脱水现象。

(5) 中心静脉压(central venous pressure,CVP)。是指腔静脉与右心房交界处的压力,是反映有效循环血容量和右心前负荷的重要监测指标之一。正常值为 5～12cmH_2O。当 CVP 值<5cmH_2O 时,提示容量不足,当 CVP 值>12cmH_2O 时,提示心功能不全或(和)容量过多。对于容量情况不明确的患者,可予以"容量负荷试验"。测压端应避免输液,以免影响测压效果。

(6) 无创心功能监测。能简单、无创、快速地监测血流动力学变化和心功能变化,主要针对患者在经历创伤后循环功能差,而未行有创监测前,根据其结果进行心功能评估及容量管理。可采用连续多普勒无创血流动力学监测仪探测出经主动脉瓣和肺动脉瓣射出的血流速度,实时流量跟踪,提供定量的、每一次搏动的血流动力学信息。也可采用生物电阻抗技术,通过测量胸腔阻抗值的变化来测定心脏血流动力学参数。当心输出量下降时,提示容量不足或(和)心功能不全;当心输出量增高时,出现高排低阻,警惕感染性休克发生。

(7) 脉搏指示持续心排血量监测(pulse indicator continous output,PiCCO)。患者出现严重创伤、休

克、急性肺水肿、ARDS、心功能不全等情况时,可行 PiCCO 监测,可相对全面地反映血流动力学参数与血管外肺水情况,为更好地进行容量管理及血管活性药物的使用提供重要依据。

(8) 心脏超声检查。应用心脏超声预测和测量容量反应性。当患者无右心功能结构和功能异常时下腔静脉明显纤细(直径<1cm)提示容量不足,有容量反应性;下腔静脉明显充盈固定(直径>2cm)提示容量过负荷,无容量反应性;下腔静脉直径 1～2cm,不能评估容量状态,可通过抬腿试验或扩容试验直接判断。

2. 护理措施

(1) 观察指标。根据患者血压、脉搏、尿量、尿比重、中心静脉压、休克指数、血乳酸、血红蛋白等指标指导输液输血。活动性出血密切观察血压、心率变化及局部伤口情况,及时发现活动性出血,根据医嘱及时抽取交叉配血试验标本备血。大量的液体复苏及不含凝血因子或血小板的血液制品,造成严重的血液稀释等使患者很快发生严重的凝血障碍,应重点观察患者全身及局部各穿刺点有无出血迹象,全身皮肤黏膜有无出血点、淤斑等情况发生。循环不稳定需频繁采集动脉血,监测动脉血气及电解质情况时,首选安置动脉留置针,行有创血压监测,必要时行 PiCCO 监测。

(2) 输液的量与速度。对于输入液体,应详细记录、分类统计,根据患者情况,每 1～4 小时小结出入量,运用输液泵和微量注射泵控制液体和药物的输入。推荐在血栓弹力图(thrombo ela-stogram,TEG)指导下进行止血及复苏。无颅脑外伤时,目标收缩压在 80～90mmHg,有严重颅脑外伤时(GCS≤8)时,目标平均动脉压应≥80mmHg。患者有颅脑损伤时常出现颅内压增高和脑水肿,治疗中常用大量脱水剂和利尿剂,加之患者因呕吐、失血、早期不能进食等因素,易发生体液失衡。准确记录液体出入量,是指导每日补液量的重要依据。

(3) 输血管理。①输血应建立专用静脉通道,交通伤大量失血患者,通常时间紧急,输血量大,需要专人管理。严格进行输血三查八对制度,完整准确填写输血监测表,及时观察有无输血不良反应。大量输入库存血时应定时监测血钾浓度,防止高钾血症发生,同时进行复温,避免低体温的发生。②失血性休克的患者采用加压输血时,输血过程中严密观察患者生命体征,防止空气栓塞及肺水肿的发生。③输注多种血液制品时,遵循血液输注原则,先输注血小板及冷沉淀,再输注血浆和红细胞等血液制品。

(三) 中枢神经系统监测要点

1. 意识　意识变化是反映患者颅脑损伤及病情变化的主要依据,意识障碍患者常见于脑出血、脑梗死、脑水肿、脑疝等,应协助医生做好抢救准备。严密观察患者意识情况。针对昏迷患者采用格拉斯哥昏迷评分(Glashow coma scale,GCS)评估昏迷程度(最高 15 分,表示神志清楚;12～14 分为轻度意识障碍;9～11 分为中度意识障碍;8 分以下为昏迷)。由于交通伤重症患者伤势重、病情发展迅速,因此严密观察患者的意识水平尤为重要。

2. 瞳孔　密切观察瞳孔变化情况。一般情况下,每 4 小时一次;颅脑损伤的患者更应增加瞳孔观察频次,每 1 小时一次。双侧瞳孔的大小、对光反射的异常变化,通常是神经系统损伤的客观指标。例如双侧瞳孔出现不等大时,往往提示脑出血可能性大,可立即完善头颅 CT 检查明确;出现对光反应迟钝,一侧或双侧瞳孔散大是脑疝的危急信号,需立即报告医生处置;双侧瞳孔散大、对光反射消失时,提示脑干功能损害(需排除患者是否使用阿托品等扩瞳药物的影响),同时需要监测心率、呼吸节律、血压变化,必要时给予人工辅助呼吸,防止窒息缺氧的发生。小脑幕切迹疝出现早期,患侧瞳孔可先缩小,光反应减弱,健侧瞳孔相对扩大,但光反应正常,或出现短暂的瞳孔大小瞬间变化,若能及时发现处理,对降低死亡率有重要作用。动眼神经、视神经损伤也可以出现双侧瞳孔不等大,对光反射消失。如果患者伤后即出现两侧瞳孔不等大,而意识清楚,生命体征无明显变化时,常表明有动眼神经或视神经的损伤,可进一步通过直接和间接光反射,以及其他检查予以判定。

3. 脑电双频谱指数监测(bispectral index,BIS)　是将脑电图的功率和频率经分析得出的混合信息拟合成一个数字,用 0～100 表示。它能反映大脑皮质的功能状况,能敏感、准确地评估患者的意识状态。

数值越大,患者越趋于清醒。BIS监测适用于颅脑损伤后意识状态的评估以及创伤后使用机械通气时镇静深度的评估,可指导合理用药,防止镇静过度。一般情况下BIS控制在70～80;当严重创伤合并ARDS或急性心力衰竭时,控制在60～70。

(四) 损伤的观察护理

1. 四肢、骨盆骨折患者的观察护理

(1) 损伤情况观察。重点关注肢体浅表动脉有无搏动及其强弱、远端指(趾)颜色、肢体活动变化、肢体肿胀程度等,测量双下肢双侧腿围及肢体长度是否一致,做好肌力及深浅反射的查体,判断肢体灌注、感觉运动功能受损的情况;观察尿液的颜色、性状等;进行直肠指检,判断有无膀胱、直肠等重要周围脏器损伤。

(2) 腿围的测量。是一种无创、简单、直观的监测方法。当腿部血液循环障碍、回流受阻,容易发生腿部肿胀时,应定时测量腿围。将患者双腿伸直,每日测量大腿周径(髌骨上缘10cm)和小腿周径(髌骨下缘10cm),动态观察腿围变化,及早发现问题,防止出血、血栓、骨筋膜室综合征等并发症的发生。

(3) 固定和牵引的护理。①夹板的护理。固定肢体应适当抬高,利于静脉回流,消除肢体肿胀,骨突部位应加棉垫保护,以防皮肤受压,翻身时保持功能位。②石膏的护理。维持石膏位置的固定,搬动患者时避免折断石膏;观察肢体有无骨筋膜室综合征的典型症状;观察石膏有无潮湿、污染、变形或断裂、有无过紧或过松;石膏内有无异味,石膏下有无出血或渗出,若有血液或渗出液渗出石膏外,用笔标记出范围、日期,并立即报告医生处理。保持石膏清洁,避免大小便污染;做好对受压部位和石膏边缘处皮肤的减压保护;指导、督促患者每日进行肌肉收缩锻炼,活动手指和脚趾,促进肢体血液循环,防止发生失用性肌肉萎缩。③骨折牵引的护理。观察患肢血液循环及肢体活动情况,维持牵引正常状态,保持牵引锤悬空,滑车灵活,牵引绳与患肢长轴平行,以免影响牵引效果。牵引的重量应根据病情需要调节,不可随意增减,翻身时不可放松牵引。

2. 软组织损伤的观察和护理 ①皮肤黏膜。观察皮肤黏膜有无发绀、青紫等缺血缺氧,有无水肿、出血、黄染等症状。闭合性损伤时,皮肤完整,无伤口,应严密监测有无皮下血肿、气肿、软组织损伤等。如为开放性损伤时,应了解伤口部位、大小、深度、出血及邻近器官损伤情况。②伤口护理。伤情允许宜取半卧位,以减轻腹壁牵拉和切口疼痛,利于胸、腹腔液体引流,减少炎性物质和毒素的吸收;教会患者在咳嗽、打喷嚏等增加腹压动作时,用双手保护伤口以减轻疼痛;对老年、体弱、全身营养情况差者,咳嗽时需协助保护切口,防止切口裂开;观察伤口敷料有无渗液、渗血、脱落和异味,发现异常及时处理;胸、腹带包扎松紧适宜。

3. 术区引流管护理 ①确定引流管的放置位置及深度,保持引流管的固定、通畅,做好标识及颜色区分,防止意外滑脱。观察引流液的颜色、性状及量,及时发现有无出血风险。②行VSD负压封闭引流时实施分区护理。将新鲜肉芽创面、清洁创面、污染创面和感染创面、炎性渗出创面和坏死创面各管道做好明显标识,分区VSD引流,应用不同压力源,设定不同压力值。行伤口冲洗时关注出入量平衡情况,防止伤口内积液。

4. 腹腔内压监测 腹腔内压(intraabdominal pressure,IAP)是指密闭的腹腔内稳定状态时的压力。对交通伤所致腹腔出血、后腹腔出血、腹部手术、创伤性休克需大量液体复苏等患者,通过直接或间接测量的手段对腹腔内压力进行监测,以早期发现腹腔高压(intra abdominal hypertension,IAH),降低或减轻腹腔间室综合征(abdominal compartment syndrome,ACS)的发病率和死亡率。根据IAP的高低将ACS分为4级:Ⅰ级:IAP 12～15mmHg,对机体危害较小,不需要特殊处理;Ⅱ级:IAP 16～20mmHg,应注意患者病情变化,及时采取相应临床治疗;Ⅲ级:IAP 21～25mmHg,多数患者需要腹腔解压;Ⅳ级:IAP>25mmHg,提示患者病情危重,需急诊行腹腔解压。

临床常因直接测量困难而使用间接测压,是通过测定内脏压力间接反映腹腔内压力,膀胱测压法是目前临床最常用的方法,也是目前公认的间接测定腹腔内压的"金标准"。可将压力传感器连接到患者的导尿管上,即可很容易地测到膀胱内压。需要注意:患者体位对测量结果影响较大,测量时患者应取平卧位;安静时读数,避免在咳嗽、排便等增加腹压的情况下进行;保持测压管通畅,管中充满液体,排尽空气;如有膀胱收缩、骨盆血肿或骨折、腹腔内脏器粘连等均可影响测压结果;尿道狭窄、断裂、膀胱外伤等情况应为禁忌。

5. 重症超声监测 超声具有无创、动态、实时、便携、可重复等优点,不仅可用于交通伤患者伤情评估、及时发现问题,还可与其他监测手段共同获得重要监测和评估数据,为诊断与治疗交通伤提供及时、准确的指导,尤其适合于不能挪动或不便于外出行 CT 扫描的血流动力学不稳定患者。可用于胸、腹腔及心脏损伤的诊断及体腔内积血的动态评估,以及从头至脚的检查,包括骨折超声、创伤所致周围神经损伤、四肢血管损伤、心脏、肺部等方面。对于护理人员来说,可利用超声引导进行有难度的动静脉穿刺置管、鼻空肠置管、深静脉血栓的筛查、呼吸道管理及膀胱功能评估,以便进行有针对性的护理,更好地指导临床护理工作。

(五)体温管理

1. 高热管理 对于重症感染、颅脑损伤等患者,出现持续高热将严重影响全身代谢及神经系统功能,需积极迅速采取降温措施控制体温,降温过程中应警惕患者出现寒战症状,必要时可采取深镇静、肌松、亚低温治疗等措施。①通常使用冰毯机结合降温药物进行。冰毯机运用的同时可酌情在颈部、腋窝、腹股沟处放冰袋,加强降温效果,以不产生肌颤为宜,必要时加用肌松剂。②严密监测体温。可采取持续监测腋温变化动态观察体温变化,及早发现体温异常及早处理。使用冰毯机时宜选用肛温监测,温度传感器放于直肠内。妥善固定温度传感器,防止脱落或滑出而影响测温效果。降温速度不宜太快,以每小时降1℃为宜。随时观察记录降温的效果,以保持患者生命体征稳定、消除寒战症状为原则进行调节。③防止冻伤。使用冰块前应先用布袋进行包裹,定时更换部位,及时观察,足底、心前区、耳廓、阴囊等敏感部位应避免放置。

2. 低体温管理 当体温低于35℃时即可定义为低体温,它会加重 DIC 和酸中毒的发生。低体温分为:轻度低体温(35～34℃)、中度低体温(34～32℃)、重度低体温(低于32℃)。对于大出血、严重低血容量休克或大手术后,要积极预防低体温的发生。如出现低体温时,可采用静脉输注液体、管饲营养液、吸入氧气加温等中心复温法以及体表复温法进行复温;积极防治酸中毒、凝血功能障碍等并发症。例如呼吸道复温:面罩吸氧患者通过面罩吸入湿热雾化气体,人工气道患者通过呼吸机加湿器加温加湿等。①复温过程中体温的安全范围为肛温37～38℃,其中37.5℃为最佳温度,且要循序渐进,不可过快。轻度低体温患者升温每小时不超过0.3～1.2℃,严重低温和心血管功能不稳定的患者每小时升温不超过3℃。护理时操作轻柔,不要随意按摩肢体,减少搬动。②对于轻度低温、平时健康并有完整热调节反应的交通伤患者:调节病房温度至25℃,加盖棉被;使用复温毯,毯温控制在36.5℃以上;及时更换患者潮湿的衣着、被服,保持干燥。③对于中度至重度低体温患者,需要大量液体复苏的交通伤患者:使用液体恒温器,维持注射液温度为38～39℃;将库存血置于37℃水浴箱10分钟后再输注或使用输血加温器进行加温输注。

(六)感染防治

1. 分区护理 根据感染控制的要求将患者的护理任务、护理区域进行划分,分别实施专人护理。根据无菌技术的要求将护理任务划分为气道和静脉通道管理模块、创面和造口护理模块。

2. 伤口感染的预防 加强伤口换药,换药时严格无菌操作。骨牵引或外固定支架患者,应及时进行钉道护理,针眼处保持清洁,用酒精纱条填塞保持无菌状态。严密监测患者发热情况,及时留取相关培养标本送检。

3. 血导管相关感染预防 ①静脉通路保持密闭、无菌,严格消毒。有深静脉导管患者及时评估管路留置的必要性,紧急插管或指征不明时及时拔除。②保持三通、输液接头及泵管的密闭性,每日更换,减少输液接头的连接个数及断开频次。③监测有创动脉血压时,每72小时更换动脉导管针留置部位,防止动脉闭塞及感染的发生。

4. 尿导管相关感染预防　①留置导尿管患者,保持尿袋的密闭、通畅,防止返流。无须严密监测并记录每小时尿量的患者尽早行膀胱功能锻炼,早日拔除尿管。②及时倾倒集尿袋,不能超过 2/3 满。女性患者无体位限制时每日行会阴冲洗 2 次。及时清理大小便,每次便后行会阴冲洗,喷洒抗菌保护膜。③需长期留置尿管患者每 6 天留取尿培养 1 次,根据培养结果决定更换尿管的频次。

5. 呼吸机相关感染的预防　①每日评估患者插管的必要性。保持呼吸机管路密闭、通畅、无污染,及时倾倒冷凝水。及时吸痰,加强气道管理,无特殊禁忌者床头抬高 30°～45°。建议使用带声门下吸引的气管导管,及时清除气道上方的分泌物。②每日行口腔护理 6 次。口腔护理采用冲洗法。方法:无特殊禁忌患者取半卧位、头偏向操作者;调节好负压吸引器的压力,一般在 300～400mmHg,套上吸痰管后试吸;先吸净口腔内的痰液及口水,吸痰管放置于口腔低位,冲洗管放置于口腔对侧,边冲边吸;舌体活动无受限的患者,嘱其用舌尖对牙齿的舌侧面按一定的顺序按摩,起到清洁牙齿舌侧面的作用。一般直至吸出液体澄清为止,每次冲洗液一般为 200～250ml;每天冲洗 2～3 次。冲洗液可用生理盐水、碳酸氢钠溶液、1∶5000 高锰酸钾液、1∶1000 的呋喃西林溶液等。为消除口腔臭味,可用过氧化氢溶液清洗后,再用生理盐水冲洗。

(七)床旁损害控制手术围手术期管理

1. 手术前

(1)人员准备。明确床旁手术指征,快速组建床旁手术救治团队,按日常演练要求做好职责分工,各司其职,保证配合良好。

(2)环境准备。调节病房温度为 22～25℃,湿度为 50%～60%。准备约 20m² 手术空间,将手术无关的仪器设备转移,根据吊塔麻醉机管道接口位置将病房吊塔后移至最底部。将左右邻近的 2 张病床平行移开,保持手术区域内最大床旁距为 2m 的临时床旁手术室。保留中间通道,缩短患者紧急转移时的路线和时间。

(3)物品准备。准备手术光源(移动式无影灯 2 个)、空气消毒机,检查吸痰及负压装置是否完好,电动吸引器推至床旁备用。将麻醉机、除颤仪、抢救车、可视喉镜、气管插管箱、深静脉穿刺包、暖风机、测压套件(CVP 套件、动脉套件及 PICCO 套件)及连接线、加压袋、加温器、纱布、引流管及引流袋等备至床旁,连接好呼吸机管路备用。

(4)患者准备。对清醒患者做好必要简短的心理护理。手术区域备皮,并与手术医师沟通并调节床位及手术台面合适高度,根据手术方式及部位合理安置手术体位。遵医嘱导尿、安置胃管。

2. 手术中　团队成员根据分工不同,预见性地发现所缺手术物品并及时补充,以保证手术顺利进行。遵医嘱合理安排输血输液。补液通路首选深静脉。循环不稳定者需专用通道双泵泵入血管活性药物,不间断地给予以保证手术过程中患者循环的稳定。带泵液体应匀速输注,避免引起血压及心率的波动。加强术中体温监测。遵医嘱及时采集相关检验标本,将检查结果及时反馈给经管医师。严密观察生命体征、及时记录体温、心率、血压、氧饱和度、尿量、出血量、CVP 监测值等。观察患者有无输血、输液的不良反应,及时记录护理文书。

3. 手术后　严密观察患者的生命体征变化;密切监测患者尿量、出血量、血气分析指标及凝血象指标;准确记录出入量,为医师术后补液输血提供依据,并遵医嘱合理安排输液输血。妥善固定各类引流管,根据不同危险因素采用不同颜色的标识卡做好标识;定时挤捏引流管保持通畅并观察引流液的颜色、性质及量,及时反馈给经管医师。根据患者病情采取相应的护理措施并及时做好护理记录。

(八)其他护理

1. 用药观察　患者伤情重,难以口头表述,应密切观察药物使用后的不良反应及相互作用。使用大剂量强烈收缩血管药物(盐酸肾上腺素、去甲肾上腺素)等,应严密观察患者四肢肢端末梢循环情况,及早发现有无指端缺血及坏死。

2. 营养护理 ①肠外营养。如交通伤重症患者行肠内营养不足或者有肠内营养禁忌时,予行肠外营养支持。营养制剂应 24 小时匀速输注,严密监测血糖及电解质变化情况。②肠内营养。能经口进食患者应根据病情,安排高营养、易消化的流质或软质饮食,进食后观察肛门排便排气情况。不能经口进食者,应进行管饲营养,保持管路的固定通畅,每 4 小时评估、检查胃潴留情况,防止误吸及返流。行肠内营养时遵循浓度由低到高、速度由慢到快、温度适宜的原则,防止腹泻、腹胀、堵管等并发症的发生。

3. 个性化护理

(1) 连续肾脏替代疗法(continuous renal replacementtherapy,CRRT)。护理上应注意上机引血及下机回血时密切观察患者心率、呼吸有无变化,避免加重心脏负荷及引起低血压的发生。严密监测患者水电解质情况,根据患者病情需要定时复查血气分析、血常规及凝血象等检验指标。为了减少出血风险,常规使用枸橼酸钠体外抗凝治疗方案,应密切观察患者的伤口及穿刺部位有无出血。

(2) 体外膜肺氧合(extracorporeal membrane oxygenation,ECMO)的护理。①管道的有效固定。每次翻身前检查管路,翻身与活动时插管处大腿弯曲不应超过 30°,翻身后再将患者的各种管道妥善固定,保持通畅,使各肢体处于功能位。②密切监测 ACT 值(1/h),维持在 160～220 秒,有活动出血时将 ACT 值控制在 140～160 秒;监测活化部分凝血活酶时间(APTT)(1/4h),维持在 60～80 秒。③全身肝素化后易出现出血、血小板减少等并发症,观察各穿刺点有无出血迹象,全身皮肤黏膜有无出血点、淤斑等。观察插管侧肢体活动及皮温、颜色,有无肿胀、僵硬,以及足背动脉搏动情况。同时观察尿液、胃液及痰液的颜色。

4. 并发症护理

(1) 疼痛护理。根据医嘱及时给予镇痛镇静药物,减轻疼痛,保证患者休息。减少声、光等刺激,合理设置设备报警参数,降低噪音分贝。对于胸、腹部术后患者应用胸、腹带固定,减少疼痛。翻身时动作轻柔,保护伤口,活动不受限的患者让其主动参与体位更换。

(2) 深静脉血栓的预防及护理。无禁忌患者予脉冲空气波压力治疗仪行抗血栓预防治疗,清醒患者鼓励患者主动运动,昏迷患者请康复理疗师进行肢体功能锻炼等康复训练。对于高凝风险患者遵医嘱使用低分子肝素皮下注射,注射部位应轮换进行,注射后观察有无全身及局部出血。行有创操作后应延长按压时间,防止皮下出血及硬结的形成。

5. 心理护理 交通伤患者伤情严重,入院时已有不同程度的失血、休克、疼痛等症状,患者存在不同程度的恐惧心理,应做好患者及家属的思想工作,详细解释患者的病情、抢救措施及治疗方案,充分告知下一步治疗方案及患者可能会出现的状况及预后等情况,取得患者及家属的理解和配合。同时,给予患者专门的心理支持与疏导,从而解除患者的焦虑及恐惧心理,增强战胜疾病的信心。

(姚　娟　肖喜娥)

第三节　各部位交通伤护理

一、颅脑交通伤的护理

交通事故是 5～65 岁人群发生颅脑创伤的最主要原因。颅脑损伤也是道路交通伤中最常见的损伤,是多发伤患者致残和死亡的主要原因。在创伤死亡患者中约 50％归因于颅脑损伤。颅脑损伤根据是否引起脑组织暴露分为闭合性和开放性颅脑损伤;根据损伤部位分为头皮损伤、颅骨损伤、脑损伤(如脑震荡、脑挫伤、脑裂伤等);脑损伤按时间和类型分为原发性和继发性脑损伤。原发性颅脑损伤是指受伤即刻发生的直接损伤,例如头部撞击物体时引起的撞击伤及对冲伤。脑组织对于损伤最主要的反应是脑水肿,脑水肿可引起灌注不足,继而引起缺氧,两者同时作用于脑组织引起继发性损伤。

(一) 早期伤情评估和处理

1. **识别需要紧急救治的患者**　通过了解现场交通事故车辆相撞和变形的程度,患者的畸形或损伤模式,判断事故能量高低、患者致伤机制以及潜在的损伤。护理评估的主要目的首先是识别患者是否需要优先救治或即刻需要生命支持,例如有中间清醒期的颅脑损伤患者,可能是硬膜外血肿,需要紧急救治。

2. **做好患者呼吸道管理**

(1) 保护颈椎。颅脑损伤患者经常存在意识水平的改变,无法有效地评估颈椎情况。护理人员需要考虑到颅脑损伤患者可能合并颈椎及脊柱损伤,护理操作时需要限制脊柱活动,保持颈椎和脊柱位于同一水平轴线。

(2) 保持呼吸道通畅。颅脑损伤后 1 小时内,患者常出现呕吐。对于仰卧及昏迷的患者,常因舌后坠、血液或呕吐物等阻塞呼吸道。针对 GCS≤8 分,或是无法自行维持呼吸道通畅的患者,运用快速插管的技巧进行气管内插管。操作中应尽量熟练,迅速缩短时间,避免刺激患者导致颅内压增高。在操作前,给予患者高流量氧气吸入,避免缺氧。

(3) 氧疗。GCS≥9 分使用非复吸面罩吸氧,维持氧饱和度≥90%,理想状态≥95%,并且持续监控患者是否有低血氧与换气不足的早期征象。对于机械通气的患者初期 FiO_2 应为 100%,PEEP 应设定在最低的程度,避免引起颅内压升高。

3. **建立静脉补液通路**　置入 2 根大管径导管,及时补液以维持有效血容量,保持颅脑灌注。静脉输液应包括生理盐水、乳酸林格溶液或浓缩红细胞,而非 5% 的葡萄糖溶液,以免低渗液体加重脑水肿。另外,患者可出现应激性高血糖,持续高血糖严重影响患者预后。因此,除非患者发生低血糖,否则围术期液体治疗不输注葡萄糖溶液。

4. **做好损伤局部的评估**　头颈部是颅脑损伤患者检查的重点。

(1) 头皮与颅骨。快速检查头皮有无撕裂伤、开放性或凹陷性颅骨骨折。临床中因为头发掩盖常不能正确评估撕裂伤的受伤面积和裂口的大小。轻柔按压头皮判断是否存在不稳定性骨折。如果没有不稳定性骨折则可以进行头皮压迫性包扎止血。

(2) 颅底骨折。下列症状和体征提示患者可能存在颅底骨折:鼻和耳出血、鼻腔或外耳道流出澄清或血性液体、耳后淤斑(Battle 征)、眶周淤肿(熊猫眼)。熊猫眼是前颅底骨折的体征之一,且可能出现脑脊液或血液鼻漏。

(二) 护理观察要点

1. **神经功能状态**　在保持呼吸道通畅和维持循环稳定后,应对患者的神经系统功能进行评估,重点包括意识程度、GCS、瞳孔反射、生命征象、运动和感觉功能、神经反射等。

(1) 意识水平。意识是中枢神经系统对内外环境的整体知觉状态及反应的能力。意识水平是脑功能状态最敏感的指标,意识水平下降是颅脑损伤或颅内压增高首先出现的症状。为了解意识程度,检查者必须施予患者一个刺激并评估其反应。护理人员每给予一个刺激,必须等待以确认患者是否有反应,若语言刺激无法引起患者的反应,则应施予其他触觉上或疼痛的刺激。意识程度可介于完全清醒到昏迷之间。传统方法将意识障碍分为清醒、嗜睡、浅昏迷、昏迷和深昏迷等五级。AVPU 意识程度评估法简便易记,适用于初次评估。意识水平改变的患者应进行快速血糖监测。

(2) GCS 评分。GCS 已成为评估患者意识程度的准则,也是评价颅脑损伤严重程度的客观方法。但其不足之处是未体现脑干功能状态,相同评分的不同部位损伤,其结局可能明显不同。评估内容为患者睁眼、运动与语言反应三个部分。三者得分相加为总分,即 3～15 分。评分的每个部分都应单独列出,这样随着时间推移可以观察具体变化。如因气管插管或气管切开无法发声的患者,计算睁眼和运动反应分值,其语言评分以"T"(tube)表示。如因眼肿、骨折等不能睁眼,应以"C"(closed)表示。临床人员应以患者每项中最佳的得分作为依据。当测试运动反应时,若患者有偏瘫情形,应测试健侧身体;若患者有脊髓损伤的情形,则测试头部和脸部。可以根据评分情况判断颅脑损伤严重程度,轻伤 13～15 分,中伤 9～12

分,重伤 3～8 分,3～5 分为特重型颅脑损伤;但要注意系统性异常因素的影响,如低血压、缺氧、低体温、低血糖和影响神经学功能的药物。

(3) 瞳孔反射。瞳孔是反映颅脑损伤程度及病情变化的重要标志。正常休息状态的瞳孔大小为 2～5mm,等大正圆。高达 20% 的人双眼瞳孔的大小会略有差异,一般差异≤0.25mm,但是对光反射正常。当亮光从侧边照射至其中一眼时,双眼的瞳孔都会立即收缩。瞳孔括约肌收缩使瞳孔缩小,瞳孔扩大肌收缩使瞳孔扩大。括约肌由第三对脑神经,即动眼神经的副交感神经纤维支配;扩大肌由交感神经支配。小脑幕属于硬脑膜的一部分,位于大脑和小脑之间,包含一个开口-幕切迹,位于中脑水平。动眼神经起源于脑干,穿过幕表面。出血或水肿导致大脑向下疝出,压迫动眼神经,损害其功能,因此导致瞳孔散大。单侧瞳孔扩大且对光反射存在,是颅内压升高早期信号。对于单侧瞳孔扩大且对光反射消失的昏迷患者,需给予过度通气且紧急转运至医院。如果双侧瞳孔扩大但对光反射存在,提示颅脑损伤是可逆的,应及时转运患者去有条件的医院救治。如果双侧瞳孔散大且固定是脑干损伤的指征,死亡率高达 91%。如果瞳孔扩大但是无意识障碍,可能是由于眼睛损伤或药物所致。

(4) 生命体征。如同每个受伤的患者一样,颅脑损伤患者也应持续监测生命体征,如体温、脉搏、呼吸、血压和血氧饱和度等。每项数值改变都可以反映患者的神经学状态。①中枢性高热。颅脑损伤或颅内高压引起下丘脑体温调节中枢功能障碍,患者体温可急剧升高或下降。体温每上升 1℃,代谢率会上升 10%。中枢性高热往往不易控制,多发生在术后 12～48 小时,体温可高达 40℃。物理降温效果差,应及时使用冬眠低温疗法。②血压。患者的平均动脉压是维制大脑灌注压的关键。颅脑损伤后,低血压发生率为 20%～30%。如果血压下降且心跳速率上升,可能是因为其他损伤导致低血容量休克引起。高血压和心搏过缓则可能是因为颅内压上升所致。③Cushing 三联征与脑疝综合征。Cushing 三联征是颅内压上升和脑疝发生的早期征象,包括心搏过缓、高血压、缓慢不规则的呼吸。当颅内压进一步升高,脑组织受压向下移行形成脑疝,出现脑疝综合征,表现为昏迷、瞳孔扩大、眼球向受伤侧的外下方向凝视、受伤大脑对侧肢体偏瘫或去大脑强直。脑疝综合征常发生于急性硬脑膜外或硬膜下血肿后。

(5) 肢体运动与感觉功能。评估患者运动和感觉反应可了解患者神经传导通路是否正常,可进行损伤定位分析。①感觉评估。如果患者是清醒合作的,护理人员可在患者身体某处给予触觉的刺激,并评估其对此的反应。让患者说出刺激的部位和类型。②运动评估。请患者执行某些肌肉群的活动,然后评估患者的反应,包括上肢和下肢,以及比较双侧肢体的差异。无意识的患者无法进行运动强度的测验,但应记录自发性的活动或对于无害的刺激所做出的反应活动。肌肉群的肌力,用 0～5 级予以评估。③瘫痪。如果患者上运动元受损,出现痉挛性瘫痪,肌张力增高,病理反射阳性。如果严重颅脑损伤导致大脑皮质广泛损害,患者可出现去皮质综合征,呈上肢屈曲,下肢伸直。如果损伤在中脑水平,常表现为反射性的伸肌紧张性亢进,呈四肢强直性伸展,颈后伸,甚至角弓反张。

2. 颅内压与脑灌注压

(1) 颅内压。颅内容物对颅腔壁产生的压力称为颅内压。正常颅内压是 5～15mmHg,轻度增高为 15～20mmHg,21～40mmHg 为中度增高,>40mmHg 为重度增高并大脑血流灌注减少,>60～70mmHg 为极度增高并大脑血流灌注停止。一般 20mmHg 作为降颅压的临界值,25mmHg 时可出现脑疝。颅内压升高常出现头痛、呕吐、视盘水肿,进一步发展可出现 Cushing 三联征或脑疝综合征。重症颅脑损伤、GCS<9 分、CT 扫描异常的患者都需要监测颅内压,以观察变化、指导干预。临床多采用有创颅内压监测,其中脑室内颅内压监测被称为颅内压监测的金标准。建议使用脑室内导管进行监控。对于有脑室导管留置的高颅内压患者,可进行脑脊液的引流。

(2) 血二氧化碳。持续的血液供应为大脑神经元提供必需的氧和葡萄糖。这个不间断的脑血流依赖足够的脑灌注压和自动调节机制。自动调节机制主要依赖于血液中的二氧化碳。血二氧化碳分压正常范围是 35～45mmHg。通气不足会引起血二氧化碳增加,导致脑血管扩张及颅内压增加;过度通气使血二氧化碳降低,导致脑血管收缩及脑血流减少。两者都会导致脑缺氧,增加死亡率。因此,维持良好的通气及充足氧供非常重要,不推荐过度通气治疗。成年人呼吸频率维持在 8～10 次/min。但当患者颅内压>30mmHg,并且脑灌注压<70mmHg时,或脑灌注压>70mmHg并且颅内压>40mmHg,或出现脑疝综合征时,可以使用过度通气治疗降低颅内压。此时,成年人呼吸频率维持在20次/min,维持呼气末二氧化碳分压为30~35mmHg。

(3)脑灌注压。颅脑损伤后血管自动调节机制受损,脑组织灌注主要决定于脑灌注压。脑灌注压定义为通过脑组织的血流压力,数值上等于平均动脉压减去颅内压的差值,通常为70~80mmHg。当脑水肿或颅内出血时,引起颅内压增加及脑灌注压下降,最终导致脑缺氧。脑组织缺氧时间>4~6分钟,将出现不可逆的损伤。因此,颅脑损伤的患者不能耐受低血压,低血压会使死亡率增加150%。治疗低血压成为外伤性脑损伤管理的重要组成部分。院前环境中采取积极措施,辅以液体复苏,最好保持收缩压≥110~120mmHg,维持脑灌注压60~70mmHg以上,对于减轻继发性损伤非常重要。如果脑灌注压<50mmHg,预示结局不良。

(三)专科护理重点

1. 颅内压增高的护理

(1)摆放正确体位。患者的头置于正中位,避免扭曲;在脊柱评估和妥善固定后,抬高床头30°;避免颈部侧屈、头低足高、髋关节过度屈曲等体位,有利于静脉回流和脑脊液循环。

(2)防治护理操作引起瞬间颅内压增高。每次吸痰管吸痰进出气道时间应控制在10秒以内,连续进出气道吸痰不超过2次;最好采用闭合式吸痰方法。体位移动、翻身前中后、振动排痰时需要观察颅内压的变化,当颅内压<15mmHg,可进行体位改变或翻身,要求动作轻柔。

(3)保持水电解质平衡。使用甘露醇、高渗盐水脱水时,留置尿管,准确记录24小时尿量和出入量;密切观察动脉血压和中心静脉压,观察水电解质平衡和血液渗透压情况,有无高血钠和肺水肿等。

(4)控制颅内高压。影响颅内压变化的因素,常见的有呼吸道梗阻、尿道梗阻、高热、翻身、扣背、尿潴留、引流管阻塞、患者躁动、脑脊液漏等。动态监测颅内压,并观察头痛、呕吐、视盘水肿、意识状态、瞳孔、呼吸改变情况,及时发现颅内高压征象。采取镇痛、镇静、脱水、利尿、脑室引流、去骨瓣减压术、血管内低温治疗、镇静等措施降低颅内压。

(5)做好有创颅内压监测的护理。测压系统应连接紧密,确保无漏气、漏液发生;保持管道通畅。为确保监测的准确性,检测前应调整记录仪与传感器的零点。零点参照点一般位于外耳道水平的位置。监测时间一般为3~5天,不宜过长。感染一般发生于监测的3~5天后,操作必须严格遵守无菌操作原则。监测中观察患者体温、血象、脑脊液颜色及其红细胞和白细胞数值等变化,如患者出现头痛、呕吐、嗜睡、持续高热、脑脊液浑浊、脑脊液中白细胞数增高、脑膜刺激征阳性,即为颅内感染,立即停止监测。

2. 冬眠低温治疗的护理 低体温可以降低颅内压(40%)和大脑血流(60%);冬眠低温治疗是利用药物和物理手段相结合的方式使患者体温降低,具有降低脑组织耗氧量、保护脑细胞膜结构和血脑屏障、减轻大脑的继发性损伤。

(1)序贯实施。遵医嘱给予冬眠药物,待患者逐渐进入冬眠状态后,方可对患者进行物理降温。降温过程中降温速度不宜太快,以每小时降1℃为宜,先滴入冬眠合剂半小时让患者由烦躁转为安静后,再开始头部及全身的降温,避免患者出现寒战和心律不齐,增加耗氧量。

(2)严密监测体温。将温度传感器放于直肠内及后鼻孔内,妥善固定。理想的降温目标为直肠温度32.5~33℃,脑温或中心温度33~34℃。低温治疗维持时间24小时,最长5~7天。

(3)缓慢复温。复温时药物和物理降温不宜同时撤除,先停止物理降温,然后逐渐减少药量或延长注射间隔时间,维持1~2天后再撤除药物。每4~6小时复温1℃,在12~20小时以上使其体温恢复至36.5~37.5℃,撤去冰毯,让其体温自然恢复至正常水平。

3. 引流管的护理 重点是保持引流管功能正常、引流通畅,避免引流液返流,严格无菌操作,预防颅内感染。

(1)脑室引流。引流袋高于患者头部10~15cm处,即患者额骨到引流袋的高度。引流速度不能过快,引流量<500ml/d。术后 3～4 天拔管。拔管前 1 天试行抬高引流袋或夹闭引流管 24 小时,了解颅内压情况。若出现头痛、呕吐等症状者应重新放低,继续观察;如果无症状出现可夹管 2 天,无不适者可拔除引流管。

(2) 创(术)腔引流。引流管早期高度与头部创(术)腔一致,术后 2～4 天拔管,48 小时后根据引流液性质决定高度;若引流液为血性色深时,引流袋低于创(术)腔;如引流液量多、色浅,应适当抬高引流袋。

(3) 硬膜外/下引流。硬膜外引流袋低于创术腔,术后 1～2 天拔管,可适当给予负压引流。硬膜下引流袋低于创术腔 30cm,术后 3～5 天拔管,头低足高,必要时让患者吹气球。

(4) 脓腔引流。引流袋低于脓腔 30cm,待脓腔闭合时拔除;术后 24 小时后,创口周围初步形成粘连后,方可进行囊内冲洗。

(5) 腰穿持续引流。引流袋悬吊于床下 20cm,术后 7～10 天拔管,控制引流速度每分钟不超过 5 滴,每日引流 200～300ml。

4. 脑脊液漏的护理　　多数外伤性脑脊液漏经非手术治疗在 1～2 周内可自行愈合,在此期间加强鼻咽及口腔的护理,防止逆行感染。

(1) 体位。患者可抬高床头 15°～30°,患侧卧位,借重力作用使脑组织移向颅底,贴附在硬膜漏孔区,促使局部粘连而封闭漏口。

(2) 预防感染。及时清理鼻道、耳道处的流出液,注意一定要用消毒的棉垫或小纱布块,也可用消毒的棉球或纱布置于鼻道口或外耳道口处,发现浸湿后及时更换,以保持外耳道和鼻腔清洁,但切忌填塞、冲洗和滴药。鼻部流出脑脊液,以及熊猫眼都是经鼻胃管安置或经鼻气管插管或吸痰的禁忌证,因为导管可能从破裂的筛板进入颅腔内,损坏脑组织和引起感染。避免擤鼻、打喷嚏、鼓气等动作,以免导致颅内积气或感染。

5. 创伤后癫痫的护理　　早期癫痫多为脑组织缺氧、大脑皮层运动区受刺激所致;晚期(伤后 1 年内)常由脑瘢痕引起,多见于子弹损伤、凹陷性骨折、颅内血肿、早期癫痫发作者。平时备好急救物品,出现先兆症状时立即停止活动,平卧,将患者头偏向一侧,保持呼吸道通畅;加大吸氧流量,必要时吸痰;禁食,防止误吸;使用开口器或以软物垫塞上下齿之间,以防舌和脸颊部咬伤;保护大关节,防止坠床。癫痫发作时,遵医嘱缓慢推注安定,控制发作。不建议使用抗痉挛药物治疗预防创伤后晚期出现的癫痫。

6. 其他重要的专科护理措施

(1) 护理并发症预防。颅脑损伤的患者更容易发生深静脉血栓、呼吸机相关性肺炎、压力性损伤等,要做好相应的预防。

(2) 早期营养。在伤后 48 小时内开始早期肠内营养、伤后 7 天达到目标能量喂养可以降低死亡率。经胃空肠喂养可以降低呼吸机相关性肺炎发生率。

(3) 早期康复。当患者脑水肿、高颅内压、感染等问题解决后,尽早早期康复能改善患者近期和远期结局。例如,针对患者神经功能受损情况尽快实施神经心理治疗、物理治疗、语言训练以及作业治疗等康复方案。

二、胸部交通伤的护理

胸部创伤可由交通事故、高处跌落、枪击、刀剑、殴打或挤压等钝伤或穿透伤造成。所有胸部损伤案例中只有 10%～15%需要胸廓切开术,85%的胸部损伤只需进行相对较简单的干预措施即可妥善管理,例如通气支持、镇痛及放置胸腔引流管等。但胸部损伤可能非常严重,如心脏和大血管的破裂常导致现场即刻死亡;张力性气胸、出血或心脏压塞常导致数小时内死亡。所有因创伤死亡的患者中有 20%～25%与胸部创伤有关。尽快评估及处理威胁生命的伤情、高流量吸氧、必要时辅助呼吸,做好患者伤情、呼吸和循环功能监测,做好液体管理和呼吸管理是护理的重点。

(一)早期评估和处置

胸部外伤的主要症状是气短和胸痛。在视诊时,可以发现以下体征:胸部淤伤、开放伤口、皮下气肿、咯血、颈静脉怒张、气管位置偏移、不对称的呼吸运动、发绀和休克等。在触诊时，可能发现触痛、胸壁不稳定和骨摩擦音。听诊时，需要注意呼吸音是否存在和对称、心音是否低钝。在初步评估中应立即发现威胁生命的胸部损伤，如气道阻塞、连枷胸、开放性血胸、大量血胸、张力性气胸、心脏压塞等。进一步评估或院内评估要注意患者有无心肌挫伤、创伤性主动脉破裂、气管或者支气管损伤、膈肌破裂、肺挫伤等。对于钝性胸部创伤的患者要考虑脊柱损伤的可能，需要对脊柱进行固定。

1. 气道　首先评估呼吸道有无阻塞，现存和潜在引起阻塞的危险因素，以及需要的干预。继发于气道阻塞的缺氧是常见的可预防的创伤致死原因。患者能说话则呼吸道通畅。当听诊呼吸音粗糙或有喘鸣，表示呼吸不畅。对于意识不清楚的患者，异物或舌后坠可能导致呼吸阻塞。可通过仰头抬颏法或前推下颌法徒手打开呼吸道，通过抽吸清除阻塞呼吸道的固体或较黏稠的液体保持呼吸道通畅。当患者无法维持呼吸道的通畅、丧失保护气道的能力时应积极建立确定性气道。例如，GCS≤8分、有误吸和气道阻塞高风险的患者。操作时切记颈部制动保护颈椎，除非能明确排除颈椎损伤。

2. 呼吸　充分暴露患者胸部，评估呼吸的频率、规则度和幅度；注意胸壁的完整性，是否存在穿透性或吮吸性伤口，胸壁是否有反常运动、擦伤、安全带印记等。必须在早期就确定是否存在张力性气胸、张力性血胸、连枷胸、开放性气胸等问题。

（1）连枷胸。是邻近≥2根肋骨导致胸壁受累部位不稳定或自主呼吸时的反常呼吸。后胸壁由于有较为发达的肌肉覆盖，连枷胸较为少见。连枷胸患者有发生气胸和血胸的风险，而且均伴有肺挫伤，可能引发通气障碍和呼吸窘迫。骨折的疼痛可以加重呼吸困难。敷料加压包扎、气管插管正压通气可以收到较好疗效。

（2）开放性气胸和张力性气胸。继发于有开放性伤口或吮吸性伤口（直径＞3cm）的穿透性损伤的胸膜积气。持续开放的胸部伤口会使胸膜腔内压和大气压平衡从而导致部分甚至全部的肺塌陷。气体优先进入无效腔，从而造成严重的通气不足和低氧血症。处理时首先用戴手套的手封闭伤口，然后放置带出气活瓣的胸壁封闭器，或者用消毒的敷料封闭伤口的3个边形成一个活瓣。切记不能封闭伤口的所有边缘，以免开放性气胸变为张力性气胸。张力性气胸是气体积聚在胸膜腔，造成患侧胸膜腔内压升高致肺萎陷和上下腔静脉受压，临床表现为呼吸困难、焦虑、心动过速、颈静脉怒张和气管偏移。如果出现失代偿表现时，需要紧急减压。

（3）大量血胸。每侧胸膜腔可容纳约3 000ml血液，大量血胸时指胸膜腔内积血超过1 500ml。大量血胸时，失血、心脏和大静脉受压、肺压缩可表现为循环和呼吸功能受损；一旦出现张力性血胸需要紧急减压。

不管是张力性气胸还是张力性血胸都需要及时患侧胸膜腔减压。穿刺减压是暂时性急救措施，可立即将14号针头插入患侧锁骨中线的第二肋间隙。入院后行胸腔闭式引流。对于胸部损伤患者，还要注意评估患者的腋窝，并将患者翻转，察看背部。如果是钝性损伤时，采用滚木法翻转患者。对胸部创伤患者的持续生理观察非常重要。注意在寒冷、低血容量、寒战、被污物覆盖时，患者的脉搏血氧测定可能出错。发绀在创伤患者中通常出现较晚，所以，没有发绀并不代表没有低氧血症。所有胸部创伤患者均给予高流量氧疗。当患者无法维持自主呼吸时，给予人工辅助呼吸。

3. 循环　遭受胸部创伤的患者，有可能存在心脏和大血管的损伤。对循环的评估，可以通过神志、脉搏、血压、血管充盈情况、皮肤颜色和温湿度等进行综合判断。判断时考虑创伤患者的具体特征。①心脏压塞：即心脏损伤导致血液在心包和心脏之间迅速积聚，导致舒张期充盈受阻和心排血量下降。心包内积聚少量血液（50ml）即可出现心脏压塞的症状。颈静脉怒张、心音低钝、低血压，即贝克三联征可以见于近50%的心脏压塞患者。随着病情进展，脉压进一步减小，可出现奇脉，即吸气时桡动脉不能触及。心包穿刺可以挽救心脏压塞患者生命。②心肌挫伤：当胸前壁遭受钝性损伤、心脏受挤压时，常导致右心房和右心室的心肌挫伤，可同急性心肌梗死一样导致胸痛、心律失常和心源性休克。在受伤时可能并不明显，但是在伤后逐渐显现。③创伤性主动脉破裂：指主动脉壁撕裂，80%的患者现场死亡。主要是由于急剧减速的损伤机制，例如高速汽车相撞致伤引起。患者可能没有特别主诉，也可以表现为胸痛或者肩胛骨部位疼痛。怀疑心脏和大血管损伤的患者,有条件时应进行 12 导联心电图检查、心电监测,以及循环功能监测。

创伤患者可能由于疼痛和焦虑,即使在没有严重损伤的情况下,心率也会增快。相反,如果患者使用了 β 受体阻滞剂,心率会相对变慢。而年轻人血管弹性好,尽管血管内血流量显著减少,仍可以通过血管收缩保持相对正常的血压。通常认为失血量少于 30%,血压降低并不明显。如果血压不能常规检测时,可以通过在重要解剖部位触诊脉搏来估计血压。当触诊到桡动脉存在有力的搏动时,表示收缩压≥80mmHg;如果触诊到非有力的股动脉,表示收缩压≥70mmHg;如果只能触到颈动脉,估计收缩压≥60mmHg。如果患者肢体发冷苍白、毛细血管再充盈时间>2 秒,高度怀疑休克;但由于低血容量、低体温、儿茶酚胺作用都可能使皮肤的灌注减少,影响结果判断,毛细血管再充盈时间不适用于早期休克和神经源性休克的判断。

(二)专科护理重点

1. **液体管理**　患者同时有失血性休克、心、肺损伤或颅脑损伤时,对输液管理是极大的挑战,需要根据患者血压、尿量、中心静脉压等情况不断平衡、精细调整,否则可出现严重不良后果。对于容量复苏,院外首选在两肘窝建立 2 条大号静脉通道,予以补液,也方便后期血液标本的采集。所有液体必须加温,而且不能过量,保持血压能维持周围脉搏即可,即收缩压 80～90mmHg,以免加重肺间质水肿和出血;为了维持颅脑损伤患者的脑灌注压,血压不能低于 90mmHg,最好维持在 110～120mmHg。对于输入液体,应详细记录,分类统计,每班小结出入量,有条件时最好运用输液泵和微量注射泵控制液体和药物的输入。

2. **胸腔闭式引流护理**　许多胸部创伤在紧急情况下都需要安置以一根或多根胸腔引流管,目的是通过引流出胸膜腔内容物,恢复胸膜腔内的负压而使肺复张。护理胸腔引流管道需要注意:管道的置入、维护、拔除均应严格执行无菌技术。安置时需要选择大号胸腔导管,例如 36～40F,以有效引流空气、血液和组织碎片。保持管道的密闭性和通畅性。管道不成圈,以免影响气体的引流。通常情况下不夹闭胸腔引流管。夹闭引流气体的胸腔引流管会导致张力性气胸。吸引的负压一般保持－20cmH$_2$O。机械通气的患者需要低压吸引,以避免呼吸道正压和胸膜腔内负压差太大导致延迟愈合、增加额外的空气溢出或支气管胸膜瘘的可能。在创伤患者中,严重漏气需要负压吸引以预防症状性气胸的发生。如果没有漏气,引流管通常置于水封瓶中,观察 6～24 小时后拔管。液体引流 24 小时少于 200ml 可考虑拔管。在吸气末或呼气末拔管产生气胸的风险是相等的。最大限度吸气后屏气拔管,此时没有空气继续吸入肺内,胸膜腔内的压力恒定不变,可减轻疼痛。快速拔管后需用凡士林纱布封闭置入部位。以上拔管技术也适用于正压通气的患者,可以使用吸气暂停键达到同样的目的。

3. **呼吸道护理**　创伤患者,特别是胸部损伤的患者,需要清除肺内呼吸道积聚的分泌物,预防坠积性肺炎,使肺泡膨胀并保持膨胀。拍背、震动、体位引流三者可以松动、引流聚集肺内的分泌物,辅以咳嗽和吸痰可以促进肺内分泌物有效清除。拍背是用杯形手有节奏的直接叩击胸壁,在骨折或疼痛区域需要小心、轻柔的拍击,必要时使用止痛药。胸廓震动法,当患者呼吸时,可手或排痰机快速震动胸壁,促进排痰。体位引流是需要通过摆放体位使受累的段支气管处于高位,利用重力使分泌物排出。咳嗽是清理呼吸道最快速和有效的方法。当创伤患者存在吸气或呼气力量减弱、声门功能变弱、神经功能缺损、恐惧或疼痛时,会有意或无意的抑制咳嗽反射。

在解除咳嗽抑制和治疗病因的同时,指导性咳嗽技巧非常重要。例如,用密闭的敷料封闭气管切开插管拔管后留下的切口,咳嗽时用手轻压伤口处敷料。尽管许多患者在咳嗽时会自然地支持伤口或术后区域,在指导性咳嗽伊始,示范和指导支持技巧有助于患者理解如何有效咳嗽。短时间的指导性咳嗽和休息交替进行。避免重复长时间用力咳嗽引起支气管痉挛。吸痰在清除肺部分泌物、保持呼吸道通畅、预防 VAP 方面具有重要意义。但吸痰常引起低氧血症、误吸、肺不张、黏膜损伤、高血压和严重的心律不齐等不良反应。鼓励患者早期床上、床边及床旁活动,深呼吸、吹气球或使用肺功能训练仪等方法训练患者的肺功能;保证患者充分的水分摄入,对气道进行加温、加湿,有规律的使用黏液溶解药是有效防治痰

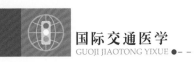
液黏稠的方法。

4.体位治疗 体位治疗是肺治疗的另一种形式,是利用重力依赖性肺段或区域的灌注最佳的原理,调整体位让功能完好的肺段成为重力依赖性肺段,改善特定肺段通气/灌注比(V/Q),以达到最大程度的通气和氧合。对于创伤患者合并 ARDS 患者,俯卧位是一项重要的治疗措施,能改善背侧肺泡的塌陷,但要注意胸部骨折部位的妥善固定。骨牵引器、下肢外固定器并不阻碍俯卧位的实施。临床试验显示俯卧位能改善 70%～80% 的早期急性呼吸窘迫综合征患者的氧合情况。体位治疗时需要密切观察患者生命体征、静脉或动脉管道有无脱落,避免造成新的物理创伤;对于烦躁的患者,采取适当的约束、镇痛和镇静。

三、腹部交通伤的护理

钝性损伤是腹部创伤最常见的发病机制,死亡率在 10%～30%。大出血是腹部严重创伤早期死亡的主要原因。腹部创伤的评估在现场和医院都比较困难,常导致腹部损伤诊断和治疗的延误。任何患者只要有直接的躯干钝性伤或穿透伤,都要考虑腹部内脏或血管受损的可能性。没有出现局部体征和症状并不能排除腹部损伤的可能性,要时刻做好准备,以救治由于隐性出血导致的失血性休克。因此,快速评估和早期抗休克治疗,及时转运到院内进行确定性救治是腹部创伤救治的关键环节。

(一)护理观察要点

1.出血观察 通过对受伤现场和患者的评估,可为判断患者是否存在腹腔内损伤提供重要信息。由于所有腹部损伤的患者都有出血的可能性;另外,由于腹腔的空腔效应,在积存大量出血之后才会产生填塞作用,即使严重、致命的腹部创伤也不一定产生明显的症状和体征,尤其是钝性伤。因此,护理人员对患者的密切观察和持续评估至关重要。

(1)受伤现场评估。查看车辆受损的情况,如乘客的位置、乘客座位受损的情况、车窗是否受损、方向盘或驾驶杆是否变形等,以判断车祸的能量级别和患者可能的致伤机制。查看患者安全带的位置:肩带是位于腋下还是肩部以上?腰带放置的位置是否超过了骨盆而失去保护作用?安全带不恰当的使用,其产生的压力使腹腔实质性脏器被压至后方的脊柱,导致钝性损伤。

(2)患者评估。对腹部、胸部进行视诊、触诊,观察胸腹部是否有畸形、挫伤、擦伤和刺伤伤口、脏器脱出和膨隆等。乳头连线以下的胸部损伤,高度怀疑胸腹联合伤。肋骨骨折可能会导致肝、脾和膈肌的损伤。脾损伤疼痛可放射至左肩部后方(Kehr 征),肝损伤疼痛可放射至右肩部后方。视诊患者有安全带征,即腹部出现大片的擦痕或淤肿,通常提示腹部有钝性损伤;脐周淤肿(Cullen 征)通常提示后腹膜腔出血,但多在损伤后数小时才会出现;腹部膨隆常提示严重的腹腔内损伤,多伴有出血。触诊腹壁有压痛或肌紧张,提示腹腔内损伤,多是由于内出血引起腹膜刺激征所致。双侧髂嵴和耻骨的压痛、骨擦音或不稳定,通常提示存在骨盆骨折。

(3)监测指标。在有条件时,持续评估出血的体征和症状,监测患者生命体征和意识状态,反复检验血红蛋白(Hb)和血细胞比容(HCT)、血乳酸水平,记录每小时尿量。敏锐捕捉患者脉搏、血压、尿量、皮肤黏膜、意识的细微变化,结合各项监测指标的发展趋势,及时发现病情变化。运用 FAST 超声检查帮助诊断腹腔内出血;做好抗休克治疗的一切准备,协助医生及时纠正失血,适当补液,维持患者的有效循环血容量。

2.体温 严重创伤后患者常出现低体温,严重度与术前创伤评分和休克状态呈正相关。低体温可抑制凝血反应、影响正常氧代谢,加剧创伤患者内环境紊乱,显著增加患者死亡率。监测创伤患者体温,正确采取各种措施保温、复温,有助于改善患者的预后。在患者的转运途中,应注意对患者进行保温。在患者复苏过程中,体表复温有可能引起外周血管扩张,出现循环衰竭,常以加温输液、输血,呼吸道复温等中心复温法为主,辅以复温毯、暖风机、加热毯等措施。严重创伤患者通常置入肺动脉导管以指导复苏,这也可用于体温监测,还可通过外耳道、直肠内等测温法监测体温。

3. 血流动力学 非侵入性和侵入性血流动力学监测有助于评估循环和组织氧合情况。如果患者病情不复杂,情况稳定,可采用心脏功能、脉搏血氧饱和度、中心静脉压(CVP)和动脉血压监测。如果需要加大监测力度,则进行肺动脉置管或中心静脉置管监测中心静脉血氧饱和度($ScvO_2$),或应用 PiCCO 技术对血流动力学进行监测。

(二)专科护理重点

1. 妥善固定 胸腹部钝伤的患者,应给予适当的脊柱运动限制,在 X 线片排除脊柱损伤前,保持身体成直线,使用颈托等措施防止颈部过度屈曲和伸展。如果腹部或胸部是穿透伤,也没有神经系统损伤的症状和体征,则不需要进行脊柱运动限制。不能移动刺入腹部的异物,可用纱布、胶带或其他材料妥善固定刺入物。在固定的过程中,牢记不能试图拔除或调整异物,以免加重对内部组织的损伤。固定的过程至少两人参与,一人用手把持异物于原位,另一位进行固定。

2. 积极复苏 建立 2 条大号静脉通道,留取血标本行实验室基线化验。根据医嘱输入乳酸盐林格溶液或 0.9% 的氯化钠溶液,必要时输血,积极准备手术。静脉通道一般建立在上肢,避免腹部创伤致血管损伤,液体积聚在腹腔。实施大容量复苏时,当输入 2~3L 晶体液后,应考虑输注血液。注意加温输注的液体;注意调整液体输注方案,维持收缩压 80~90mmHg。以免过度输液,导致体内凝血因子的稀释以及保护性血凝块的不稳定,加重出血。

3. 留置导尿 留置导尿可减少尿液漏入腹腔或周围组织,便于持续观察尿管内尿液的性质和量。在没有尿道损伤的情况下,选择经尿道留置尿管。如怀疑尿道损伤,例如肉眼血尿,或直肠指检发现前列腺位置上移,有浮动感,禁止经尿道留置尿管。如对患者实施直肠指检,待指检后再决定尿管置入方式。尿道损伤的患者可实施耻骨上膀胱造瘘。留取尿液标本时注意首次引流的尿液可能生成于患者受伤前,血尿有可能跟尿管置入有关,留取随后的尿液标本化验。

4. 胃肠减压 安置胃管进行胃肠减压,可减少呕吐、预防误吸,减少胃内容物进入肠道或污染腹腔,预防胃扩张刺激迷走神经引起心动过缓,便于留取胃内容物标本行潜血试验等。假如患者颜面骨严重骨折或颅底骨折时,胃管应经由口腔置入,避免胃管由筛状板进入颅内。

5. 感染防治 用无菌敷料覆盖腹部开放性伤口。如果内脏脱出,原则上不可将内脏推回腹腔,用生理盐水或清水浸湿的无菌敷料覆盖。如果转运时间较长,可以用塑料袋或铝箔等不粘连材料覆盖,以免肠道水分丢失导致不可逆性损伤。若有大量肠管脱出,经无菌生理盐水冲洗后,可将其还纳入腹腔,以免伤口收缩引起肠管受压或肠系膜过度牵拉加重休克。根据医嘱积极预防破伤风感染;空腔脏器破裂的患者,及时使用抗生素防治细菌感染。血流动力学稳定的患者取半坐位,双手抬高过头部,可利于呼吸和腹腔引流。

6. 营养支持 创伤后提倡早期肠内营养。早期肠内营养能更好地保护肠屏障功能,减轻全身炎症反应,减少感染并发症的发生,并且能更好地满足患者的营养需求。过去认为严重腹部创伤患者剖腹术后不适合肠内营养,然而近年研究发现肠切除术、肠吻合术并不是早期肠内营养的禁忌证。腹部创伤大手术后 12 小时内即开始肠内营养,86% 的患者能够耐受,术后感染并发症、脓毒症发生率显著低于肠外营养。创伤后如果胃排空功能异常,可在早期术中或在床旁 X 线引导下放置小口径的十二指肠或空肠营养管,以推进患者肠内营养的实施。

四、四肢骨盆/脊柱脊髓交通伤的护理

相对于躯干损伤,四肢损伤较常发生,在多发伤中占 60%~90%,但很少直接危及生命。骨盆骨折往往由严重的外伤造成,与受到碾压性损伤或高能量的撞击有关,约占所有骨折患者的 25%,在交通伤中骨盆骨折的发生率高达 42%。正常健康的脊柱可承受很重的压力以保持自身的完整性。当机动车事故使脊柱过伸、过曲、压缩和旋转,常造成脊柱和脊髓的损伤。脊髓损伤最常发生于男性,约为 82.1%,好发年龄段在 16~30 岁。脊髓损伤常导致损伤节段以下肢体严重功能障碍,是一种可威胁生命的损伤。

（一）四肢骨盆交通伤的护理

1. 评估要点

（1）初次评估与二次评估。当患者遭受多处伤时，早期处置一定牢记创伤评估流程。首先集中注意力处理危及生命的损伤，不要被明显的肢体畸形、软组织损伤等转移注意力，进而耽误处理气道、呼吸和循环的问题。初步评估要注意患者有无危及生命的大出血，有的话立即处理。当初步评估完成后，二次评估期间，重要的是评估并及时恰当地处理肢体的损伤，以保存肢体、减少失能和截肢。当评估患者肢体损伤程度时，特别重要的是获取病史，这样可以帮助判断损伤机制、预测损伤严重程度。例如，急刹车时，坐位状态下膝部受损，往往提示髋关节也可能受损；髋关节的损伤也可能将疼痛投射到膝部；高处坠落足部着地，足部损伤也时常伴随脊柱的损伤。

通过视诊、触诊等观察四肢和骨盆受伤的情况。检查骨关节是否畸形、是否有骨擦音；观察局部软组织肿胀、撕裂、擦伤的情况。对四肢远端脉搏进行触诊，检查手指或足趾毛细血管再充盈时间；让患者握拳、活动足趾，询问患者是否有异常感或麻木感，测试患者是否能感受到评估者触碰肢体的具体部位等判断肢体灌注、运动和感觉功能受损情况。

（2）骨折的临床表现。按骨折处表面皮肤的完整性可分为开放性骨折和闭合性骨折。开放性骨折是骨的连续性破坏，而且有部分骨经过浅表的皮肤穿出或曾经穿出。骨折临床表现包括局部表现和全身表现。局部一般表现为出血、疼痛、肿胀和功能障碍，活动时疼痛加剧；局部特有表现是畸形、异常活动、骨擦音或骨擦感。不要反复检查骨擦音和骨擦感，以免加重损伤。骨折全身表现有出血引起的休克，以及血肿吸收引起的低热或感染引发的高热。骨盆骨折休克的发生率高达 30%～58%。需要注意的是闭合性骨折和开放性骨折一样危险，可能引发严重的内出血，一侧股骨的闭合式骨折可能会有 1～2L 的出血。

（3）骨折的并发症。

1）周围脏器和神经血管的损伤：由于骨折端非常锐利，骨折常伴随周围重要神经血管和脏器损伤。例如不稳定型骨盆骨折常合并尿道、膀胱、直肠的损伤。患者出现滴尿、血尿、排尿困难或无尿、指肛检查有血迹等临床表现；肱骨干中、下段骨折、肱骨髁上骨折、股骨干下 1/3 骨折、股骨髁上骨折常并发伴行神经、血管的损伤，出现损伤神经所支配的肌肉麻痹、腱反射消失，皮肤感觉丧失或减退，皮肤无汗或少汗；后期肌肉逐渐萎缩，出现神经性营养障碍。开放性血管损伤易于发现；闭合性血管损伤临床表现较隐蔽，出现肢体缺血性疼痛、皮肤青紫、局部搏动性肿块、肢体远端动脉搏动减弱或消失、肢体苍白、变冷、指（趾）麻木等现象。

2）脂肪栓塞综合征：系各种原因导致脂肪滴或脂肪微球进入血液循环，形成栓子，引起肺、脑脂肪栓塞，死亡率高；可能在骨折后 24～48 小时内发生，多见于多发性骨折、四肢长管状骨折、广泛软组织损伤合并严重创伤性休克的患者。脂肪滴进入血循环多少与损伤轻重、血肿大小、局部组织压力高低成正比。若伤后无急性感染因素，患者突然发热，体温高至 38～41℃，继而脉搏可达 120 次/min 以上，以及咳嗽、胸痛、呼吸困难、发绀等呼吸系统症状，以及头痛、烦躁、神志变化、昏迷等神经系统症状，应高度警惕脂肪栓塞综合征。

3）骨筋膜室综合征：骨、骨间膜、肌间隔和深筋膜形成许多封闭的空间。一旦外部受压、内部组织损伤出血或水肿引起腔室内压力增加，继而造成肌肉、神经血供减少；如果未予及时减压，静脉回流和动脉血供被阻断，发生组织缺血坏死等症状；通常在伤后 6～8 小时内发生。机体任何软组织的腔室均可能发生，但最常发生在前臂和小腿，多见于挤压伤和使用止血带时间较长者。典型症状为"5P 征"，即疼痛（pain）、苍白（pallor）、无脉（pulselessness）、感觉异常（paresthesia）、麻痹瘫痪（paralysis）。早期典型的表现是和损伤程度不相匹配的有节律的阵痛和感觉异常，用止痛药无法缓解，肢体被动伸展时，疼痛加剧。后期局部 3 个典型迹象为脉搏消失、肤色苍白、瘫痪，表明肢体已面临肌肉坏死（坏疽）的危险；全身可出现横纹肌溶解的中毒症状，如烦躁不安、恶心、呕吐、肌红蛋白尿、肾功能衰竭、心律不齐等。

4）挤压综合征：挤压综合征也称为创伤性横纹肌溶解征，其典型的临床表现是，经历严重的肌肉创伤过后,患者因肾衰竭死亡。系机体长时间受挤受压,肌肉群发生挤压性创伤,血流被阻断,组织无氧代谢;当压迫解除后,血液重新灌注受伤的肢体,受损肌组织释放的肌红蛋白、钾、磷、乳酸等进入血液循环引发全身性代谢性酸中毒。其中,高浓度的钾会引发威胁生命的心律失常,而游离肌红蛋白由于其较大的颗粒导致肾脏过滤受阻,引起肾小管堵塞、坏死和急性肾功能衰竭。一般来说,建筑坍塌、交通工具碰撞会导致身体长时间受挤受陷,从而引发挤压综合征。老年人摔倒后长时间被迫躺在同一位置,整个身体的重量长时间压在肌肉上导致肌肉分解,也会发生创伤性横纹肌溶解。

2. 护理要点

(1)常规护理。对于四肢和骨盆损伤的患者,护理重点聚焦在3个方面:挽救生命、伤情处置、并发症防治。早期应对患者进行初步评估和二次评估。在了解伤情的基础上,妥善处理全身情况和伤肢局部。损伤局部给予制动、止血、包扎、固定,软组织损伤48小时内给予间歇性冷敷。同时给予患者保温和适当的止痛。所有创伤患者均给予高流量面罩吸氧,密切监测生命体征、血氧饱和度、尿量等。如果有条件,尽早监测呼吸末二氧化碳和各器官功能状态。早期及时有效的诊断和处理,可以显著降低晚期并发症的发生率。护理重点预防坠积性肺炎、下肢深静脉血栓、感染、压力性损伤、骨关节功能障碍等。

(2)止血。出血必须在院前给予紧急处理。对外出血进行最初救治时,医护人员可以尝试使用直接压力。直接压迫或加压包扎大多能止血。如果压迫不能有效止血的话,及时使用止血带。如果不能通过压迫及止血带止血,如躯干与四肢交界处的腋窝、颈部、腹股沟区,要局部应用止血药。止血药直接用在出血血管而非伤口,以发挥最佳效果。使用局部止血药最少要压迫2分钟或压迫至出血停止。出血停止后,最好用纱布进行加压包扎。离断伤会导致大量出血,但通常可以通过止血带和残端直接加压止血。由于止血带的作用是通过压迫组织控制出血,要特别注意使用时间,最好在2小时内,以免造成肢体坏死。因此,使用止血带必须明确标注时间,不要覆盖止血带,并尽快将患者送至创伤中心。

(3)早期固定。骨折固定可以减轻疼痛,避免骨折端在搬运过程中对周围重要组织造成损伤。凡是疑有骨折者,不管是否有骨折存在,都要用夹板固定。常见的夹板有非可塑夹板、可塑夹板以及牵引夹板。夹板固定要能同时固定损伤处上下2个关节;在皮肤有损伤或有骨性突起时,要确保衬垫充分。通常,骨折和脱位要固定在原来发现时的位置。如果肢体远端动脉搏动消失,则不要求夹板固定在原来的位置,可沿患肢轴向实施轻微的牵引,以最大限度地改善血液循环。肘关节、髋关节、膝关节脱位时要小心进行夹板固定并迅速复位,以防止严重残疾。在肢体移动、应用夹板或牵引前后都要检查并记录肢体循环、运动、感觉功能。如果夹板或牵引导致了功能障碍,可重新固定或者取消固定。伤情较重的患者在快速转运之前只需要脊柱固定(长脊板)。情况紧急时,四肢固定可以在转运途中进行。开放性损伤在使用夹板固定之前用湿润的无菌敷料覆盖伤口和骨折断端,不要试图将外露的骨折端回复到皮肤内。骨盆骨折时,床单包裹和骨盆带被广泛用于临时固定,尽量减少搬动,避免加重出血;搬运时使用铲式担架。对于不稳定性骨盆骨折的患者,不应该进行整体翻身,翻身使他们的体重压在骨盆上可能会加重损伤,而是应该用4个或更多的救援人员小心将患者抬到长脊板上。铲式担架也可用于将不稳定的骨盆骨折患者转移到长脊板上。

(4)止痛。疼痛是骨折的最常见的症状,可使患者晕厥或休克加重。医护人员首先应该尝试基本的有效镇痛护理措施,例如固定、冷敷等。骨折早期处理的同时最好应用一些镇静镇痛药。药物使用应该有明确的适应证和禁忌证。可接受的药物包括硫酸吗啡、芬太尼、氯胺酮、非甾体消炎药(NSAIDs)等。如果患者是单独的关节、肢体或髋部骨折,可以考虑使用镇痛药,但一般不适用于多发伤患者。麻醉止痛药也是血管舒张剂,可能导致严重低血压,因此,不用于有休克或有休克迹象的患者。对于夹板固定后疼痛明显减轻的患者也不必使用止痛药。如果患者神志受药物或乙醇的影响,不建议使用麻醉镇痛药,以免妨碍对全身情况的观察。使用镇静镇痛药前后,需要监护患者神志、脉搏、呼吸频率、血压及脉搏血氧等;备用纳洛酮,以便逆转麻醉镇痛的不良反应。

(5)感染防治。开放性损伤除了外出血,还增加了污染的风险和感染的可能。开放性骨折处理的总体原则是及时清理创口,尽可能地防治感染,力争将开放性骨折转化为闭合性骨折;根据需要追加注射破伤风疫苗、破伤风类毒素或免疫球蛋白。创口用无菌敷料或清洁布类予以包扎,以减少污染。任何骨折端周围皮肤破损都要假定可能伴随骨折端污染。戳出伤口的骨折端,又未压迫重要血管、神经者,不应将其复位,以免将污物带到伤口深处;送至医院经清创处理后,再行复位。污染的伤口应该用生理盐水冲洗,以去除泥土、碎屑、杂草等物质。如果转运时间超过 2 个小时,且情况允许,有专业人员在场的情况下,对开放性骨折患者可以使用抗生素。污染严重的创面,清创后应放置合适的引流。引流管应置于伤口内最深处,从正常皮肤处穿出体外,并接负压引流。

(6) 特殊情况的处理。

1) 异物穿刺伤:不要轻易拔除刺入肢体的异物,用大的敷料稳定异物并及时转移患者。但是阻塞呼吸道的异物或面颊上的异物例外。拔除异物会引起大量出血,因此,在拔除时要做好应对准备。小心按压伤口并且联合应用止血药。面颊上的刺入物可以安全拔除,因为可以在面颊部内、外两侧同时按压伤口。

2) 骨筋膜室综合征:当怀疑有骨筋膜室综合征时,特别是在长途转运途中,要时常再次评估及测量筋膜室的压力,评估患肢是否有疼痛和紧实坚固感,移除太紧的夹板和医用敷料,重新检查评估末端灌注。有条件时及早行筋膜切开术,以减轻和预防进一步损伤。

3) 挤压综合征:改善挤压综合征预后的关键是早期对患者进行大量的液体复苏以及保证充足的尿量。成功救治的策略是在解救出肢体前,先行液体复苏。如果在解救被压迫的肢体之前无法进行输液或用药,可以考虑在距离肢体损伤处最近使用止血带。尽早联系外科医生进行手术治疗。液体复苏采用生理盐水,避免使用含有钾的乳酸林格氏液,直到尿量足够(150~200ml/h);用碳酸氢钠碱化尿液、甘露醇利尿保护肾功能;也可采用静脉滴注葡萄糖加胰岛素等方法降低高血钾,或者行血液透析。

(二) 脊柱、脊髓交通伤的护理

1. 评估要点

(1) 脊柱脊髓损伤机制评估。在处理完危及生命的损伤后,进行详细的再次评估,脊柱脊髓评估是其中一部分。任何对头部、颈部、躯干或骨盆造成剧烈撞击的钝性机制,对颈部或躯干产生突然的加速、减速或侧向弯曲力的事件,高处坠落,从机动运输设备上弹射出来或跌落,跳水意外,存在轴向负荷机制引起的损伤等都可能发生脊柱脊髓损伤。棘突部位的肿胀、畸形和压痛是脊柱损伤的标志。

(2) 脊髓损伤分级评估。详细的神经学检查是评估脊髓功能的关键。根据美国脊髓损伤学会残损分级对脊髓损伤的神经平面进行评定,包括感觉、运动功能,分为 ABCDE 级。A 级为完全性损伤,骶部无任何感觉或运动功能;BCD 均为不完全性损伤:B 级无运动功能,有感觉残留;C 级有感觉功能,核心肌力<3 级;D 级有感觉,核心肌力>3 级;E 级所有感觉运动都正常。在感觉平面的确定中,只有针刺和触觉都正常的节段才认为是正常节段。因为肌肉为多节段神经支配,只有 3 级以上的肌力才认为是正常节段。运动功能包括上肢及下肢肌力评级,通过直肠检查看肛门括约肌是否有自主收缩。感觉检查:感觉检查包括 28 个皮节的轻触觉及针刺觉(骶 4、5 另外检查)。

(3) 脊髓休克与神经源性休克。脊髓损伤末端的脊髓功能暂时丧失的现象称为脊髓休克,表现为损伤平面以下反射消失,感觉和运动功能暂时丧失,肌肉松弛,肢体瘫痪等。脊髓休克结束后才能准确判断脊髓损伤和功能丧失的程度。脊髓损伤可能继发神经源性休克,主要系颈髓或上段胸髓损伤后,大脑调节肾上腺素分泌儿茶酚胺的能力受到影响,自主神经系统调节血管张力和心排血量的功能出现障碍而导致。约 20% 的颈髓损害患者发生神经源性休克,而胸 4 以上的脊髓损伤均可能发生神经源性休克。典型的表现是低血压,但皮肤颜色和温度正常,没有心动过速或皮肤血管收缩的表现。

2. 护理要点

(1) 应用脊柱运动限制。患者在早期救治搬运过程中极易造成脊髓二次损伤,据统计约有 25% 的患者因现场不良的制动及处理导致脊髓损伤加重。因此,需要对疑似脊柱损伤的患者进行运动限制,以最大限度地减少脊柱活动。脊柱运动限制适应证:适用于院前急救的创伤患者,他们的致伤机制可能会造成脊髓损伤,或有意识状态改变、有其他引起剧烈疼痛的损伤(如四肢长骨骨折)、神经功能缺损、脊柱疼痛或压痛的患者。脊柱运动限制操作方法:基于致伤机制,在第一次评估患者时,应该将患者头部和颈部摆放在中央位置,用双手或双膝制动颈椎。注意避免牵引,因为牵引会牵拉脊髓或加重原有损伤。当完成气道评估后,可以给患者戴上一个尺寸合适的解救颈托,可以防止颈部有大的活动。当患者头和身体被绑在长脊板上,并附带一个头部固定装置时,救援人员的手才可以移开。中立位是脊柱运动限制的最佳位置,因为在中立位上脊髓的空间最大。当施行脊柱运动限制时,往往需要用合适的枕垫或衬垫以获得和保持颈椎中立位。成年人通常需要垫枕垫。老年患者由于颈部自然屈曲,会需要更多的衬垫。儿童的头相对较大,通常需要在肩下垫上衬垫,以防止颈部屈曲。对于胸腰椎骨折,滚动式轴线翻身可以保持脊柱的稳定。对于存在明显脊柱畸形的患者,维持患者自身保护位置可能是更好的选择。总的来说,脊柱运动限制后,要达到转运途中避免患者在长脊板上左右上下移动的目的。

(2)保持气道通畅。当患者头部和躯干被固定后,实际上解除了患者保护气道的能力,因此,救援人员应全程陪同,确保患者气道通畅。这一点对于儿童尤其重要,因为他们在创伤后更有可能发生呕吐和误吸。如果患者出现呕吐,应立即将患者和长脊板翻向一侧。当有不可控制的出血进入气道、存在严重的面部或颈部外伤时、运送有呼吸道问题但没有插管的患者或运送未插管的昏迷患者时,长脊板应当向一侧倾斜。在院前不选用沙袋固定头部,因为当患者偏向一侧时,沙袋的重量会增加头部移动的危险性。颈3以下的损伤,因为肋间肌及膈肌功能减弱,可能存在迟发性通气障碍,必须预测到这种可能性,并进行呼吸功能监测。

(3)控制血压。脊髓损伤后对全身低血压特别敏感,为避免脊髓发生二次缺血性损害,应尽量避免低血压的发生。如果患者出现低血压,必须尽快纠正。脊髓损伤的患者通常还伴有躯干损伤。出现低血压首先应考虑出血性并发症,首先按照低血容量休克进行处理。失血性休克经过液体复苏后仍血压过低,提示继续出血或神经源性休克。如系神经源性休克,可以使用多巴胺、去甲肾上腺素提高血管紧张性、阿托品提高心率,必要时使用临时起搏器。

(4)早期康复训练。脊柱脊髓损伤除了尽早手术复位,达到及早减压和固定的目的,也可通过高压氧治疗、局部低温液灌洗等改善缺血缺氧状况,还要高度重视脊髓损伤的康复锻炼。康复锻炼对于脊髓损伤功能恢复及预防肌萎缩、足下垂、深静脉血栓、压力性损伤、肺部/泌尿系感染等各种并发症非常重要。康复训练遵循早期实施、循序渐进、从被动到主动、力所能及、科学合理的原则。术后卧床早期以被动康复运动为主,如推拿、按摩、针灸、四肢气压治疗;使用关节活动仪加强肢体关节训练,协助患者做髋膝关节伸屈活动等;术后病情平稳后即可在协助下行主动康复训练,如上肢、胸背肌肉和下肢训练等;协助患者尽早坐起,离床活动;教会患者使用助步器、拐杖、支具,下地练习站立和挪步,逐步恢复生活自理能力。

(5)防治并发症。①肺部并发症:颈4以上脊髓损伤患者,出现呼吸机麻痹,咳嗽反射减弱或消失,痰液增多,排痰不畅,容易并发肺部感染。早期行常规气管切开术,雾化吸入,体位引流,纤支镜吸痰。对于呼吸困难者,给予呼吸机辅助呼吸。②深静脉血栓:是脊髓损伤后的常见并发症,与伤后瘫痪、活动减少、尤其是交感神经系统损害导致血管调节功能受损引起静脉血流淤滞有关,常发生在脊髓损伤后2周内。据统计,有临床症状发生率为16.3%,通过B超及静脉造影等,其发生率为79%。最常见于小腿,但大腿和腹股沟处的深静脉血栓更为危险。伤后早期使用机械物理方法进行预防,如循环驱动式气压泵、踝泵运动等。患者血流动力学稳定后,建议采用低分子肝素等药物进行预防。③神经源性膀胱:是指控制膀胱的中枢或周围神经发生病变后引起的排尿功能障碍,是脊髓损伤后常见及严重的合并症。尿不畅或尿潴留是其最常见的症状之一,尿路感染是神经源性膀胱最常见的并发症。根据患者排尿困难的具体原因,如是膀胱逼尿肌无力,还是膀胱出口阻力太大,给予针对性的处置。可以采取间歇性导尿,避免膀胱过度膨胀及残余尿量过多;定时排空膀胱以训练反射性排尿,同时配合理疗,争取早日形成自主性或反射性膀胱。保持大小便通畅,保持会阴部和尿道口的清洁,防止逆行感染等。

(王亚玲 何海燕)

参 考 文 献

［1］黄艺仪,李欣,张美芬,等.临床急诊急救护理学[M].2版.北京:人民军医出版社,2015,15-30.

［2］蒋耀光,范士志,王如文,等.门诊外科学[M].2版.北京:人民军医出版社,2010,2-46.

［3］Norman E McSwain.院前创伤生命支持[M].赵铱民,译.8版.北京:人民军医出版社,2017,141-162.

［4］李洁.严重创伤患者的急诊急救护理[J].中国伤残医学,2016,24(5):138-139.

［5］张红兵.149例交通伤院前急救处理方法[J].中外医学研究,2013,27(215):122.

［6］朱英华.617例交通伤急救护理体会[J].检验医学与临床,2010,7(12):1252-1253.

［7］杨桂溶.道路交通伤的院前急救护理进展[J].当代护士,2012,4:23-24.

［8］汤中飞,李兵,阮海林,等.规范化救治模式在严重交通伤救治中的应用[J].中华灾害救援医学,2016,4(4):186-189.

［9］文亮,蒲友敏.交通伤的救治[J].中华急诊医学杂志,2008,17(5):559-560.

［10］徐德成,邹德峰,吴波.交通伤一体化救治4 395例分析[J].中国误诊学杂志,2007,7(7):1561.

［11］王蓓.交通伤院前急救的护理研究[J].全科护理,2009,7(2):471-472.

［12］张颖,张吉新,高秀芬,等.交通伤院前死亡的发生特点及护理对策[J].解放军护理杂志,2007,24(2):60-61.

［13］张关媛,张金海,周仲浩,等.缩短确定性治疗时间在严重交通伤救治中的作用[J].中国急救复苏与灾害医学杂志,2009,4(11):871-873.

［14］白祥军,高伟,李占飞.推进创伤中心建设与分级救治提升创伤救治水平[J].中华急诊医学杂志,2013,22(6):567-569.

［15］周继红,王正国.我国创伤急救治疗几点问题的探讨[J].中华创伤杂志,2009,25(2):100-103.

［16］王颉,章福彬,王琼,等.绿色通道在救治高速公路批量交通伤中的体会[J].临床急诊杂志,2015,15(5):387-390.

［17］郜斌.群体性交通伤的院外急救程序[J].中国急救复苏与灾害医学杂志,2011,6(9):803-804.

［18］王小亭,刘大为,张宏民,等.重症右心功能管理专家共识[J].中华内科杂志,2017,56(12):962-973.

［19］李晖,黄青青,苏美仙,等.脑电双频谱指数监测重症监护室机械通气患者镇静水平的准确性[J].中华麻醉学杂志,2009(5):443-445.

［20］江淦,龚如,江基尧.高热和亚低温对颅脑创伤后血脑屏障的影响及其机制[J].中华创伤杂志,2012,28(3):225-226.

［21］陈水红,王飒,王萍,等.创伤性低体温患者复温的循证实践[J].中华护理杂志,2018,53(5):577-580.

［22］杨文群,周健,何海燕,等.一例严重多发伤伴致死性三联征患者的护理[J].中华创伤杂志,2014,30(9):952-956.

［23］彭宗银,龙国利,方婷婷,等.递减式调整VSD负压对软组织严重损伤创面愈合的影响[J].护理学杂志,2019,34(13):42-44.

［24］刘继海,于学忠,王仲,等.无创超声心输出量测定对急诊感染性休克患者血流动力学状态评价的临床研究[J].中国急救医学,2011,31(3):193-196.

［25］黄燕,张亚梅,李世琪,等.PiCCO指导液体复苏联合前列地尔治疗脓毒性休克致急性肾损伤的临床研究[J].重庆医科大学学报,2019(6):825-829.

［26］张亚丽,汪正权,俞夏娣,等.改良版SBAR在抢救室严重创伤患者管理中的应用[J].中华急诊医学杂志,2019,28(8):1050-1052.

［27］文爱清,张连阳,蒋东坡,等.严重创伤输血专家共识[J].中华创伤杂志,2013,29(8):706-710.

［28］艾山木,祁海峰,敬慧丹,等.创伤救治中早期低分子肝素钠抗凝治疗预防静脉血栓栓塞的有效性及安全性[J].中华创伤杂志,2016,32(8):730-734.

［29］艾山木,蒋东坡.中央导管相关血流感染"零宽容"的实践[J].肠外与肠内营养,2017,24(3):132-134.

［30］王磊,雷晋,冯军峰,等.神经外科重症监护病房患者呼气末与动脉血二氧化碳分压的相关性[J].中华创伤杂志,2015,31(9):814-819.

［31］吴权辉,王耿,李孝虎,等.中西医结合治疗下肢深静脉血栓形成后综合征的临床观察[J].血栓与止血学,2019(2):218-220.

［32］GHAFFARI-FAM S, SARBAZI E, DAEMI A, et al. The Epidemiological Characteristics of Motorcyclists Associated Injuries in Road Traffics Accidents: A Hospital-Based Study. Bull Emerg Trauma. 2016,4(4):223-229.

［33］NORMAN E MCSWAIN.院前创伤生命支持[M].黎檀实,姜保国,吕发勤,译.北京:人民军医出版社,2017.

［34］约翰·E.坎贝尔. 国际创伤生命支持教程［M］. 国际创伤生命支持中国分部（120），译. 北京：科学出版社，2018.

［35］王雪霞. 临床创伤照护手册［M］. 台北：台湾爱思唯尔，2011.

［36］王朔，韩如泉. 颅脑损伤患者围术期液体管理的研究进展［J］. 临床麻醉学杂志，2015，31（2）：204-207.

［37］D DEMETRIADES. 创伤急救评估与治疗手册［M］. 张连阳，简立建，译. 北京：科学出版社，2018.

［38］袁方，田恒力. 正确认识与评价颅脑损伤的伤情和预后［J］. 上海医学，2017，40（11）：642-645.

［39］李庆印，陈永强. 重症专科护理［M］. 北京：人民军医出版社，2018.

［40］VARGHESE R，CHAKRABARTY J，MENON G. Nursing management of adults with severe traumatic brain injury：A narrative review［J］. Indian J Crit Care Med，2017，21：684-697.

［41］MCQUILLAN KA，MAKIC MBF，WHALEN E. Trauma nursing：from resuscitation through rehabilitation［M］. 4ed. Missouri：Elsevier，2009.

［42］HICKEY JV. The Clinical Practice of Neurological and Neurosurgical Nursing［M］. 7th ed. Philadelphia，PA：Wolters Kluwer/Lippincott Williams & Wilkins，2014.

［43］王正国. 现代交通医学［M］. 重庆：重庆出版社，2011.

［44］徐如祥. 现代交通事故伤救治［M］. 北京：人民卫生出版社，2013.

［45］中国康复医学会康复护理专业委员会. 颅脑损伤临床康复护理策略专家共识［J］. 护理学杂志，2016，31：（18）：1-6.

［46］何海燕，张方征，曾登芬. 腹部创伤护理［J］. 创伤外科杂志，2015，17（4）：382-385.

［47］何海燕，曾登芬，张连阳，等. 胸部创伤护理［J］. 创伤外科杂志，2014，16（6）：572-574.

［48］张连阳，白祥军，张茂. 中国创伤救治培训［M］. 北京：人民卫生出版社，2019.

［49］罗小波，王子明，王爱民. 骨盆骨折大出血的处理方法回顾［J］. 中华急诊医学杂志，2008，17（3）：332-333.

［50］尹万红，王小婷，刘大为，等. 重症超声临床应用技术规范［J］. 中华内科杂志，2018，6（17）：397-417.

［51］ESPEN guidelines on clinical nutrition in the intensive care unit. Clin Nutr. Clin Nutr. 2019，38（1）：48-79.

［52］急诊危重症患者院内转运共识专家组. 急诊危重症患者院内转运共识：标准化分级转运方案［J］. 中华卫生应急电子杂志，2017，3（5）：257-261.

第三十四章　交通伤康复

Abstract

Traffic injuries may result in severe body functional impairments and disabilities. High rate injuries resulting from traffic crashes lead to multiple traumas including brain injury, spinal cord injury, limbs fractures, motor and peripheral nerve injury, etc. These injuries cause patients severe body dysfunctions such as cognitive deficits, swallowing and speech problems, motor and sense losses, bladder and bowel movement disorders, etc. The dysfunctions affect the patients' independent activities of daily living and quality of life.

Physical medicine and rehabilitation is a branch of medicine that aims to enhance and restore functional ability and quality of life for those people who have been disabled as a result of a disease, disorder, or injury. Physical medicine and rehabilitation provides integrated, multidisciplinary care emphasis on recovery of the whole person by addressing the individual's physical, emotional, medical, vocational, and social needs. Specifically, the rehabilitation approaches include medication, physical therapy, occupational therapy, speech therapy, psychotherapy, and assistive devices. The goal of the rehabilitation is to maximize physical functioning, foster independence, and improve the quality of life.

康复是指应用各种有用的措施以减轻残疾的影响和使残疾人重返社会。康复的目的是通过一切努力使残疾人和健全人一样平等地重新参与社会生活,即重返社会。康复的内容范围涵盖各种有效措施,这些措施包括医学的、工程的、教育的、社会的、职业的一切手段,分别称为医疗康复、康复工程、教育康复、社会康复、职业康复,从而构成全面康复。

康复针对病、伤、残者的功能障碍,以提高功能水平为主线,以整体的人为对象,以提高生活质量最终回归社会为目标。康复使病、伤、残者所丧失或削弱的身、心、社会功能尽快地、尽最大可能地恢复或重建,以达到最佳状态,使病、伤、残者能担负起他们能负担、应负担的社会职能。

随着社会生活的发展,交通伤致残人数的增多,这部分残疾人迫切需要积极的康复治疗,使他们残而不废。康复不仅仅是训练残疾、残障者提高其功能,以适应环境。还需要环境和社会作为一个整体来参与,以利于他们重返社会。要求残疾、残障者本人,其家庭及所在社区,均参与康复服务计划的制订和实施。许多严重交通伤致残患者经过康复,不仅没有成为社会和家庭的负担,而且还能以不同的方式为社会继续做出贡献,这也是康复医学能使消极因素变为积极因素而日益受到社会重视的原因之一。

第一节　康复与康复医学

一、康复与康复医学的主要内容

(一) 康复

世界卫生组织给康复的定义:"康复是指应用各种有用的措施以减轻残疾的影响和使残疾人重返社会。"康复的目的是通过一切努力使残疾人和健全人一样平等地重新参与社会生活,即重返社会。

康复的内容范围涵盖各种有效措施,这些措施包括医学的、工程的、教育的、社会的、职业的一切手段,分别称为医疗康复、康复工程、教育康复、社会康复、职业康复,从而构成全面康复。

康复针对着病、伤、残者的功能障碍,以提高功能水平为主线,以整体的人为对象,以提高生活质量最终回归社会为目标。康复工作应尽早进行。使病、伤、残者所丧失或削弱的身、心、社会功能尽快地、尽最大可能地恢复或重建,以达到最佳状态,使病、伤、残者能担负起他们能负担、应负担的社会职能(角色)。

康复不仅仅是训练残疾、残障者提高其功能,以适应环境.还需要环境和社会作为一个整体来参与,以利于他们重返社会。要求残疾、残障者本人,其家庭及所在社区,均参与康复服务计划的制定和实施。康复作为一种概念、指导思想,必须渗透到整个交通伤医疗过程中去,包括早期预防、门诊、住院和出院后的病人的医疗计划。把独立生活、提高生活质量作为康复医学的整个目标。

(二) 康复医学

康复医学是医学的一个重要分支,它研究有关功能障碍的预防、评定和处理(治疗、训练)等问题。它利用医学的措施,治疗患者因外伤或疾病而造成的功能障碍,使其功能恢复到可能达到的最大限度,为他们重返社会创造条件。康复医学是促进病、伤、残者康复的医学学科。

康复医学的对象主要是由于损伤以及急、慢性疾病和老龄造成的功能障碍者。功能障碍是指身体、心理不能发挥正常的功能,这可以是潜在的或现存的、可逆的或不可逆的、部分的或完全的,可以与疾病并存或者成为后遗症。因此康复医学实际上涉及临床各专科。康复介入的时间,不仅在功能障碍出现以后,而且应在出现之前,形成早期康复、预防康复,这是一个重要的医疗思想。康复医学着眼于整体康复,因而具有多科性、广泛性、社会性,充分体现生物、心理、社会的医学模式。

交通伤救治是伤损主导,康复医学是以功能障碍为主。功能障碍又分为器官水平、个体水平和社会水平三个层次。针对不同层次的障碍,康复的对策也不同。对于形态功能障碍要促进功能恢复,对并发症、继发症要进行预防和治疗。对高级神经功能障碍,要使其复原,对于个体能力障碍,采取适应和代偿的对策。为了发挥瘫痪肢体残存的功能,可利用辅助器、自助具以提高日常生活活动能力,可给需要代偿的功能装备矫形器、假肢、轮椅等用品。对社会活动发生障碍的对策是改善环境,对家庭、单位、社区进行改造工作,确保对残障者的照顾,改造公共设施(如房屋、街道、交通等)和社会环境,使残障者能方便地活动。对成年人应促使其参加工作;对儿童、少年应确保其受教育;对老年人,要使其过有意义的生活,老有所为。

随着社会生活的发展,交通伤致残人数的增多,这部分残疾人迫切需要积极的康复治疗,使他们残而不废。许多严重交通伤致残患者经过康复,不仅没有成为社会和家庭的负担,而且还能以不同的方式为社会继续做出贡献,这也是康复医学能使消极因素变为积极因素而日益受到社会重视的原因之一。

二、交通伤康复的流程与实施

现代医学要求对疾病早期诊断、早期治疗,同时早期康复。康复医疗应贯穿在整个临床工作中。交通伤康复医学流程与实施,在强调交通伤救治与康复的特殊性同时,遵循创伤康复的共同规律。康复医学的工作包括康复预防、康复评定和康复治疗。

(一)康复预防

康复预防是指预防伤病的产生;在已发生伤病时防止产生永久性的残疾、防止伤病成为残疾;在轻度残疾或缺损发生后,要积极矫治,限制其发展,避免产生永久性严重的残障,即防止残疾成为残障。

(二)康复评定

康复评定是客观地、准确地评定功能障碍的性质、部位、范围、严重程度、发展趋势、预后和转归,为康复治疗计划打下牢固的科学基础。

(三)康复治疗

完整的康复治疗方案应当有机地、协调地运用各种治疗手段。在康复治疗方案中常用的治疗方法有以下几种。

1. 物理治疗 物理治疗包括运动治疗。物理治疗是使用电、光、声、磁、水、蜡、压力、体操等物理因子治疗。由于我国的习惯,既往的物理疗法多指电、光、声、磁、水、蜡、压力等物理因子治疗。物理治疗对炎症、疼痛、瘫痪、痉挛和局部血液循环障碍有较好效果;压力可以防止瘢痕的增生;局部冷疗对一些关节病和急性运动损伤有效。

2. 作业治疗 针对患者的功能障碍,从日常生活活动、手工操作劳动或文体活动中,选出一些针对性强、能恢复患者功能和技巧的作业,让患者按照指定的要求进行训练,以逐步复原其功能的方法。对于活动困难者,作业治疗人员还要为他们制作一些有利于他们克服困难的自助具。对于装配假肢、矫形器和特殊轮椅(气动、电动、颏控等)的患者,要训练他们学会操纵和使用。对于认知能力有障碍的患者,要对他们进行认知的再训练。

3. 言语治疗 通过评价、鉴别出言语障碍是声音异常、构音异常、言语异常或流畅度异常,选用发音器官练习、单音刺激、物品命名练习、读字练习、会话练习、改善发音等方法恢复患者交流能力。

4. 心理治疗 通过观察、谈话、实验和心理测验法(智力、人格、神经心理等)对患者的心理异常进行诊断后,采用精神支持疗法、催眠疗法、行为疗法、松弛疗法、音乐疗法和心理咨询等对患者进行治疗。

5. 康复工程 应用现代工程学的原理和方法,恢复、代偿或重建患者的功能。常设计制造假肢、矫形器、自助具与进行环境改造等以适应康复需要。

6. 中国传统治疗 祖国传统医学中,数千年来已有按摩、针灸、体育锻炼等康复治疗的方法,中国传统康复治疗就是将上述治疗方法应用于康复。

7. 康复护理 除治疗护理手段外,采用与日常生活活动有密切联系的运动治疗、作业治疗的方法,帮助残疾者自理生活的护理方法。如在病房中训练患者利用自助具进食、穿衣、梳饰、排泄等,不少内容是治疗护理所没有的。

(四)康复医学的工作方式

由于康复医学由多个专业组成,所以为解决患者的功能障碍常采用多专业联合作战的形式,共同组成康复治疗组,组的领导为康复医师,其他成员由物理治疗师、作业治疗师、言语治疗师、心理治疗师、假肢与矫形器师、文体治疗师、社会工作者等组成。按照完整的计划,分阶段进行治疗,治疗结束时,给出出院后的康复意见。

三、交通伤的康复评定

康复医学评定又称康复评定,是用客观的方法有效和准确地评定残疾者功能障碍的种类、性质、部位、范围、严重程度和预后。康复评定是康复医学的重要组成部分,是正确的康复治疗的基础。康复医疗过程中可能重复多次康复评定,且往往以康复评定开始,又以康复评定结束。

康复评定的内容甚广,它包括躯体功能、精神状态、言语功能和社会功能等方面,它涉及单向评定、个体评定和全面评定等不同层次。临床常用的评定方法有肌力评定、关节活动度评定、上肢功能评定、行走与步态评定、日常生活活动能力评定、生活质量评定等。

（刘宏亮　汪　琴　余洪俊）

第二节　颅脑损伤的康复

颅脑交通伤是一种常见的交通伤,发病率仅次于四肢交通伤。损伤原因为暴力直接或间接作用于头部。损伤分闭合性和开放性两种。损伤引起的症状多种多样,颅脑交通伤常伴发或遗留严重功能障碍,闭合性颅脑损伤的功能障碍主要表现在认知(记忆、注意、思维等)、行为、情绪、言语、知觉、运动等方面。康复治疗对颅脑损伤患者是必不可少的。

一、颅脑损伤功能障碍的特征

(一)功能损害的不确定性

脑不仅生理功能重要,而且一旦受损无论是神经元结构的修复或功能障碍的恢复都相当困难。颅脑损伤患者可因损伤部位和伤情轻重不同而出现多种多样、程度不同的神经功能障碍和精神异常,轻者如头痛、眩晕、失眠、烦躁、记忆力减退,重者如意识障碍、智能障碍、运动障碍、感觉障碍、语言障碍和精神心理异常。有些患者甚至昏迷不醒,或呈植物状态生存。颅脑损伤所引起的神经功能障碍和精神异常有些可以逆转,通过适当治疗能获得不同程度的改善,甚至完全恢复;但也有些则因不能逆转而长期存在,成为永久性障碍。颅脑损伤急性期过后,病人意识缺损的程度与颅脑损伤的程度并不完全一致。

(二)功能损害的多样性

1. 昏迷和植物状态　初期昏迷在重度颅脑损伤病人很普遍。持续无反应2～4周以上的病人发展成植物状态,即觉醒的无反应状态,表现为自发性睡眠-觉醒周期但无动作判断性的皮层活动。在植物状态1个月的病人中,约50%的机会重新获得某种程度的意识恢复。

随着对颅脑损伤发病机制研究的逐步深入和临床诊治水平的不断提高,重型颅脑损伤的死亡率已有所下降,恢复良好率有所上升,但重度残疾和植物生存率则未见明显改善。

2. 精神、心理和情感障碍　颅脑损伤后除产生神经功能障碍,还可以出现各种类型的精神异常、情感障碍。

(1)精神障碍。颅脑损伤后精神障碍多见于广泛脑挫裂伤、脑干损伤等重型颅脑损伤患者。有些病例在急性期就可以出现精神异常症状,经过治疗常能在短期内逐渐恢复。恢复期和慢性期的精神障碍则多伴有器质性损害的病理基础,表现为各种妄想、幻觉、癔症样发作、人格改变和性格改变,亦可出现记忆减退、语言含糊、语调缓慢。重症患者可表现为智能严重减退、反应迟钝或狂躁兴奋,出现攻击破坏行为,成为外伤性痴呆,此种精神障碍因为具有器质性损害的病理基础,恢复困难,并影响躯体障碍的康复治疗和效果。

(2)心理和情感障碍。颅脑损伤患者的心理和情感异常的表现形式多种多样,而且在病程的不同阶段还可有所不同。如对伤病往往不能加以正确认识,伤后初期对治疗和预后可表现为过度的期望和乐观,而面对神经功能恢复的缓慢进程又可能转变为悲观、消极和失望。有些患者出现抑郁症表现。反之,有些患者则表现为莫名欣快。不少患者因感觉输入异常和大脑皮质功能紊乱而使情感释放失去控制,情感表达不能按正常方式进行,表现为情绪不稳定、不合作、紧张、易激动,甚至无端哭泣或傻笑。

3. 认知和智能障碍　颅脑损伤患者出现认知和智能障碍相当常见,而且是影响颅脑损伤康复治疗效果的重要原因之一。颅脑损伤时大脑皮质常常受累,因而是导致认知功能障碍的重要原因,可出现意识改变、记忆力障碍、听力理解异常、失用症、失认症、忽略症、体像障碍、智能障碍等情况,其临床表现可随损伤部位不同而有所差别。如果大脑皮质广泛受损则可能导致全面智能减退,成为外伤性痴呆。认知和行为问题是颅脑损伤后的主要问题,并导致高水平的社会孤立和低水平的就业,存活者可能终身需要社会心理干预。

4. 运动功能障碍　颅脑损伤后可因两方面原因导致运动功能障碍:脑器质性损害造成的运动功能障碍和由并发症造成的继发性运动功能障碍。包括痉挛、挛缩、偏瘫、截瘫或四肢瘫、共济失调、手足徐动、基底节综合征。

二、颅脑损伤的康复治疗特点

颅脑损伤常引起的功能障碍有运动障碍、认知障碍、言语吞咽障碍、情绪及心理障碍、行为情绪障碍、社会技能障碍等。由于障碍多种多样,康复治疗必须整体考虑,将综合的方法交叉使用,并且最好有家属参与,保证康复治疗效果。患者的康复应是全面康复。从急诊外科手术、ICU 阶段开始,直到康复中心、社区康复和患者家庭康复治疗。应帮助患者安排从康复机构到社区的过渡。在每个阶段均应帮助患者及家庭面对伤病现实、精神和社会能力方面的变化。因此,患者的康复是长时间的,轻症患者恢复较易,中度患者要重返社会常需几年,重症患者的康复是终身的。因而中、重度患者的治疗如无家庭参与,不易坚持到底。

颅脑损伤的康复治疗可以分为 3 个阶段进行:急性期、恢复期和后遗症期康复治疗。临床康复治疗主要是痉挛和挛缩的处理,神经源性直肠和膀胱的处理,睡眠紊乱的矫正,颅脑损伤后行为异常并发症的适当处理。继发性问题的处理包括神经内分泌问题、静脉血栓形成等。文献报道:颅脑损伤的老年人比没有颅脑损伤的同龄人有更多的内分泌和泌尿系统的问题,颅脑损伤的年轻人比颅脑损伤的老年人有更多的睡眠困难问题。

三、颅脑损伤急性期的康复治疗

颅脑损伤后,无论手术与否,在病情允许的情况下康复治疗应尽早介入。

1. 康复目标　提高觉醒能力,预防并发症,促进功能康复。

2. 康复治疗

(1) 保持呼吸道通畅。术后仍昏迷的病人要注意吸痰、给氧。每次翻身时用空掌从患者背部肺底部顺序向上拍打至肺尖部,帮助患者排痰;指导患者做体位排痰引流。

(2) 促醒治疗。严重颅脑损伤的恢复,首先从昏迷和无意识开始,功能恢复的大致顺序为:自发睁眼→觉醒周期性变化→逐渐能听从命令→开始说话。可以应用各种神经肌肉促进和刺激方法加速其恢复的进程,帮助患者苏醒、恢复意识。应有计划地让患者接受自然环境发出的刺激,让家庭成员参与并对其教育和指导,定期和患者语言交流。肢体按摩和被动运动以及电刺激,对大脑有一定的刺激作用。

(3) 保持良好姿位。让患者处于感觉舒适、对抗痉挛、防止挛缩的体位。头的位置不宜过低,以利于颅内静脉回流;患侧上肢保持肩胛骨向前、肩前伸、肘伸展、腕指伸展,下肢保持髋、膝微屈、踝中立位。要定时翻身、变换体位,预防压疮、肿胀和挛缩。

(4) 维持肌肉和软组织的弹性、防止挛缩或关节畸形。进行被动关节活动范围练习,对易于缩短的肌群和软组织进行伸展练习,每天两次,保持关节、软组织和肌肉的柔韧性。

(5) 防止瘫痪肢体肿胀。抬高患肢,肢体气压治疗或用压力泵、肌肉按摩等,促进血液和淋巴循环,预防肢体肿胀和血栓形成。

(6) 尽早活动。一旦生命体征稳定、神志清醒,应尽早帮助患者进行深呼吸、肢体主动运动、床上活动(床上翻身、床上桥式运动)和坐位、站位练习。

(7) 其他物理治疗。对弛缓性瘫痪患者,可利用低频脉冲电刺激疗法增强肌张力、兴奋支配肌肉的运动或感觉麻痹的神经,以增强肢体运动功能。

(8)矫形器的应用。踝靴和夹板的应用,使关节固定于功能位,防止挛缩。

四、颅脑损伤恢复期的康复治疗

脑是高级神经中枢所在的部位,是学习的重要器官。不同程度的颅脑损伤后,出现不同程度的认知障碍,以致学习困难。随着损伤的修复,经过训练,仍可以学习新的东西。

(一)康复目标

减少患者的定向障碍和言语错乱,提高记忆、注意、思维、组织和学习能力;最大限度地恢复感觉、运动、认知、语言功能和生活自理能力,提高生存质量。

(二)康复治疗

颅脑损伤是一种弥漫性、多部位的损伤,因此在躯体运动、认知、行为和人格方面的残损,因损伤方式、范围和严重程度差异而有很多不同,而认知和行为的相互作用,更增加其复杂性。

1. 运动障碍的治疗

(1)异常姿势。常是一些原始的反射释放的结果,常影响活动和护理,因此需用神经生理学疗法中的反射抑制性运动模式(reflex inhibiting pattern,RIP)处理。

(2)痉挛。很常见,是中枢神经损伤的表现,某些姿势常有抑制痉挛的作用,如仰卧屈髋常可抑制,坐位亦可抑制。侧卧屈髋可暂时抑制痉挛的原因是原始的运动模式在此位置上受到的刺激最小。

在药物方面丹曲林钠(dantrolene sodium)最有效。用法为每日25mg,每2周可增加25mg,最大剂量可用100mg,一日4次,6周无效停用。巴氯芬(baclofen)对脊髓损伤引起的痉挛很有效,但对颅脑损伤性的痉挛有诱发癫痫的危险,降低癫痫发作阈值,因此不宜应用。地西泮(diazepam)、苯安定(benzodiaze-pam)等对颅脑损伤易引起错乱,亦应慎用。

药物不能控制或药物不良反应妨碍继续使用时,可用苯酚或肉毒毒素做神经或运动点阻滞,效果好,一次注射可维持3~6个月。鞘内注射巴氯芬(baclofen)可用于继发于颅脑损伤的痉挛。

系列性夹板或支具对顽固痉挛亦有一定效果,手术是迫不得已的最后选择。

(3)偏瘫、截瘫或四肢瘫的治疗。包括:关节活动度训练,上肢功能训练,翻身起坐及坐位平衡训练,运动控制训练,站立及站立平衡训练,步行训练,协调性训练,肌力训练,轮椅操纵训练,日常生活活动训练等。

2. 言语和吞咽障碍的治疗

(1)言语障碍的治疗。是通过各种手段对有言语障碍的病人进行针对性治疗,提高残存的语言功能,改善实际交流能力。治疗方法有:①言语构音的训练;②听理解训练;③语句表达训练;④针对找词困难的语词表达训练;⑤完全性失语病人代偿手段的训练;⑥阅读理解与朗读训练;⑦书写训练等。

(2)吞咽障碍的治疗。方法包括基础训练和摄食训练。

1)基础训练:包括感官刺激和肌肉训练。①感官刺激。触觉刺激,如用手指、面签、压舌板等刺激面颊部内外、唇周、整个舌部等,以增加这些器官的敏感度。②咽部冷刺激与空吞咽。咽部冷刺激系使用棉棒蘸少许冷水,轻轻刺激腭、舌根及咽后壁,然后嘱病人做空吞咽动作。③味觉刺激:用棉棒蘸不同味道果汁或菜汁(酸、甜、苦、辣等),刺激舌面部味觉,增强味觉敏感性及食欲。④口、颜面功能训练。包括唇、舌渐进式肌肉训练,屏气—发声运动训练等。

2)摄食训练:经过基础训练过后,逐步进入摄食训练。首先选择适合病人进食的体位,一般选择半卧位或坐位下配合头颈部运动的方式进食,严禁在水平仰卧及侧卧位下进食。食物的性状应根据吞咽障碍的程度及阶段,本着先易后难的原则来选择,容易吞咽的食物其特征为密度均一,有适当的黏性,不易松散且爽滑,通过咽及食管时容易变形,不在黏膜上残留。要培养良好的进食习惯,最好定时、定量,能坐起来不要躺着,能在餐桌上就不要在床边进食。

3. 认知障碍的治疗

感知障碍训练：

（1）单侧忽略训练法。包括：环境改变，阅读训练，加强患侧感觉输入，躯干旋转及双手十字交叉活动等。

（2）视觉空间失认训练法。包括：颜色失认训练，面容失认训练，形状分辨失认训练，空间关系失认训练等。

（3）人体意识障碍训练法。包括：身体失认训练，手指失认训练等。

（4）失用症的训练。包括：意念性运动失用和意念失用训练，结构性失用训练等。

五、颅脑损伤后遗症期的康复治疗

患者经过临床处理和正规的早期和恢复期的康复治疗后，各种功能已有不同程度改善，大多可回到社区或家庭，但部分患者仍遗留有不同程度的功能障碍。

1. 康复目标　使患者学会应付功能不全状况，学会用新的方法代偿功能不全，增强患者在各种环境中的独立和适应能力，回归社会。

2. 康复治疗

（1）日常生活活动能力的训练。强化患者自我照料生活的能力；逐步与外界直接接触，学习乘坐交通工具、购物、看电影等。

（2）职业训练。颅脑损伤患者中大部分是青壮年，其中不少在功能康复后尚需重返工作岗位，部分可能要转变工作。应尽可能对患者进行有关工作技能的训练。

（3）矫形器和辅助器具的应用。有些患者需要应用矫形器改善功能；对运动障碍患者可能需要使用各种助行工具、轮椅；自理生活困难时，可能需要各种自助具等。

六、对患者家人的教育

中、重度颅脑损伤患者的康复往往是长期的，甚至是终身的。在这种情况下，无论从人力上、从经济上都不可能长期或终生求助于医护人员，一些日常的、不复杂的辅助和训练，由亲人继续执行是最为现实、可靠的，因此现代颅脑损伤康复的观点，认为必须要有家人的参与。有报道认为直接对颅脑损伤病人及家人进行有关颅脑损伤后存在认知、行为和情感后遗症的教育，有助于病人的恢复。

（刘宏亮　汪　琴　余洪俊）

第三节　脊髓损伤康复

交通伤致脊柱骨折或错位易引起脊髓损伤。脊髓损伤致残率极高，伤后多遗留截瘫或四肢瘫以及大小便和性功能障碍，并发症也多种多样。现代医学在脊髓损伤的药物、手术治疗方面尚无重大突破，但在康复治疗方面却有重大进展，除高位颈髓损伤的康复比较困难外，借助高新技术及健存的肌肉、神经及运动功能，采取积极的康复训练，脊髓损伤患者能做到不同程度的生活自理，重返工作岗位、重返社会已成为现实。

一、脊髓损伤的功能障碍与并发症

（一）运动功能障碍

完全性横贯性损伤时在脊髓休克期消失后损伤节段以下的运动功能完全消失，但肌张力逐渐增高，反射亢进。

（二）感觉功能障碍

在损伤平面以下各种感觉均丧失。需待脊髓休克恢复后，不完全性脊髓损伤患者感觉才能逐渐出现。

（三）排尿排便障碍

排尿功能障碍表现为神经源性膀胱的尿潴留或尿失禁，排便功能障碍主要表现大便排出困难。排尿障碍会影响患者的生活自理能力，并由此引起一系列严重并发症。在脊髓休克期中表现为无张力性膀胱。脊髓休克逐步恢复时，表现为反射性膀胱和间歇性尿失禁。处置不当晚期会表现为挛缩性膀胱。

（四）性功能障碍

脊髓损伤患者常伴有性功能障碍，研究脊髓损伤患者的性功能障碍，探寻改善性功能和生育能力的治疗方法，对提高患者的生活质量有重要意义。

（五）自主神经系统功能紊乱

常见自主神经功能紊乱包括：①阴茎的异常勃起，见于胸中段以上的完全性脊髓损伤；②颈交感神经麻痹（Horner）征群，见于胸 1 节段的脊髓损伤；③内脏功能紊乱，由于内脏神经的功能丧失，内脏失去感觉，肠胃道蠕动受抑制，出现麻痹性肠梗阻症状，并可有肛门括约肌的痉挛或收缩；④立毛反应及出汗反应在损伤节段以下消失；⑤血压下降，见于高位颈段完全性损伤病例，主要由于周围血管的收缩功能丧失所致。

（六）常见并发症

脊髓损伤的常见并发症包括：泌尿系统并发症（尿路感染、泌尿系结石、膀胱输尿管反流、肾衰）、压疮、关节挛缩、痉挛、疼痛、骨质疏松、异位骨化、深静脉血栓等，这些并发症不仅影响患者的救治及康复进程，有些并发症会导致患者的死亡。

二、脊髓损伤的康复评定

脊髓损伤的评定包括损伤平面的评定、损伤程度（完全性与不完全性）评定、运动功能评定、感觉功能评定、整体功能评定（日常生活活动能力评定）、特殊仪器评定（临床神经电生理检测）等。系统全面的评定能准确评估脊髓损伤的状况并为康复治疗及预后提供指导。

（一）损伤平面的评定

神经损伤平面是指脊髓损伤后在身体两侧有正常的感觉和运动功能的最低脊髓节段。例如 C_6 损伤，意味着 C_6 及以上仍然完好，C_7 以下即功能障碍。

按美国脊柱损伤协会（American Spinal Injury Association，ASIA）提出的《脊髓损伤神经学分类国际标准》（*International Standards for Neurological Classification of Spinal Cord Injury*）（6 版，2006），通过对关键性的肌肉和关键性的感觉点的检查，可迅速确定损伤平面。评定方法见表 34-1。

（二）完全性与不完全性损伤的确定

骶残留（sacral sparing）：是骶部神经传导束幸免于损伤之意，是不完全性损伤的重要特征。骶残留的原因是由于不完全性损伤多属挫裂伤，容易引起出血，而脊髓中央灰质血运丰富，容易发生出血性坏死，但皮质脊髓束下行到骶部的纤维最靠近外侧，因而常能幸免。骶残留的证明是骶反射的存在，主要有球海绵体肌反射、肛黏膜皮肤反射、肛指诊反射。

按 American Spinal Injury Association（美国脊柱损伤协会，ASIA）标准：根据最低骶节（$S_4 \sim S_5$）有无残留功能为准。残留感觉功能时，刺激肛门皮肤与黏膜交界处有反应或刺激肛门深部时有反应；残留运动功能时，肛门指诊时肛门外括约肌有随意收缩。完全性损伤：$S_4 \sim S_5$ 既无感觉也无运动功能。不完全性损伤：$S_4 \sim S_5$ 有感觉（或）运动功能。

表 34-1　损伤平面（以具有正常功能的最尾端节段为准）的确定

运动平面（Ⅲ级及以上的肌力）	感觉平面（针刺、轻触）
C_2	枕骨粗隆
C_3	锁骨上窝
C_4 膈肌	肩锁关节的顶部
C_5 屈肘肌（肱二头肌、肱肌）	肘窝桡侧
C_6 伸腕肌（桡侧伸腕长和短肌）	拇指近节背侧皮肤
C_7 伸肘肌（肱三头肌）	中指近节背侧皮肤
C_8 中指末节指屈肌（指深屈肌）	小指近节背侧皮肤
T_1 小指外展肌	肘窝尺侧
T_2	腋窝顶部
T_3	第 3 肋间（锁骨中线）
T_4	第 4 肋间（乳线）
T_5	第 5 肋间（在 T_4～T_6 的中点）（锁骨中线）
T_6	第 6 肋间（剑突水平）
T_7	第 7 肋间（在 T_6～T_8 的中点）锁骨中线
T_8	第 8 肋间（在 T_6～T_{10} 的中点）锁骨中线
T_9	第 9 肋间（在 T_8～T_{10} 的中点）锁骨中线
T_{10}	第 10 肋间（脐）
T_{11}	第 11 肋间（在 T_{10}～T_{12} 的中点）锁骨中线
T_{12}	腹股沟韧带中点
L_1	T_{12} 与 L_2 之间的 1/2 处
L_2 屈髋肌（髂腰肌）	大腿前中处
L_3 伸膝肌（股四头肌）	股骨内髁
L_4 踝背伸肌（胫前肌）	内踝
L_5 趾长伸肌（踇长伸肌）	足背第 3 跖趾关节
S_1 踝跖屈肌（腓肠肌和比目鱼肌）	足跟外侧
S_2	腘窝中点
S_3	坐骨结节
$S_{4～5}$	肛门周围（作为 1 个平面）

注：C 表示颈段（cervical segments）；T 表示胸段（thoracic segments）；L 表示腰段（lumbar segments）；S 表示骶段（sacral segments）。

三、脊髓损伤康复的目标及功能预后

不同脊髓水平损伤的患者，经过康复训练，可以达到不同程度的生活自理能力（表 34-2）。康复治疗以此为目标进行各项综合康复处置。

表 34-2　不同损伤水平的完全性脊髓损伤患者的康复目标

康复目标	C_4	C_5	C_6	C_7	C_8～T_2	T_3～T_{12}	L_1～L_2	L_3～L_5
生活完全不能自理，在轮椅上仍完全依赖	√							
生活基本上不能自理，在轮椅上仍需大量帮助		√						
生活能部分自理，在轮椅上仍需中等量帮助			√					

续表

康复目标	C₄	C₅	C₆	C₇	C₈～T₂	T₃～T₁₂	L₁～L₂	L₃～L₅
生活基本上能自理,在轮椅上只需小量帮助,步行可能性较少				√				
生活能自理,在轮椅上能独立,但不能行走,只能做治疗性站立					√			
生活能自理,在轮椅上能独立,但只能做治疗性步行						√		
生活能自理,在轮椅上能独立,能做家庭功能性步行							√	
生活能自理,在轮椅上能独立,能做社区功能性步行(用踝足矫形器加手杖能独立步行)								√

注:C 表示颈段(cervical segments);T 表示胸段(thoracic segments);L 表示腰段(lumbar segments)。

四、脊髓损伤的康复治疗

(一)急性期的康复治疗

1. 时间　在临床抢救告一段落,患者生命体征基本平稳,脊柱稳定即可开始康复治疗。一般是伤后 8 周以内。

2. 训练方法　急性期主要采取床旁治疗。

3. 康复目的　主要防止卧床并发症,为后续的康复治疗创造条件。

4. 训练内容

(1)呼吸及排痰训练。颈髓损伤的四肢瘫患者,由于呼吸肌麻痹,易发生呼吸道感染。深呼吸技术、震动、叩击、辅助咳嗽技术、体位排痰训练均可适当应用。

(2)肢体良好位置。患者卧床时应保持肢体处于功能位,以防止肌腱及关节挛缩。如采用踝托使双踝关节保持于背屈 90°的功能位,以防跟腱挛缩、足下垂,影响日后行走功能。四肢瘫患者采用手功能位夹板使腕、手保持于功能位。大转子处放毛巾卷可以维持髋于中立位,避免外展、外旋位。

(3)定时翻身。一般 2 小时翻身 1 次,以防压疮形成。

(4)保持关节活动度。患者卧床时,每天应轻柔、缓慢地进行全范围各生理轴向的关节活动度训练。

(5)起坐及起立训练。为了防止直立性低血压,一旦 X 线检查确定骨折已趋稳定或早期对骨折进行充分的内固定后,患者应尽早(内固定术后 1 周左右)开始坐位训练。

(6)物理治疗。①石蜡疗法:双下肢石蜡治疗,每次 20 分钟,蜡饼法,每日 2 次。可改善双下肢血循环,预防肌萎缩,促进肌肉功能恢复。②体外循环促进装置:应用于双下肢或四肢,可改善四肢血循环。③针灸。

(二)恢复期的康复治疗

1. 时间　伤后 8 周以后。

2. 训练方法　患者主要在运动疗法室或/和作业疗法室训练。

3. 康复目标　在急性期治疗的基础上,让患者获得各种转移能力、姿势控制及平衡能力,尽量取得日常生活活动的独立。

4. 康复治疗方法　以完全性脊髓损伤为例:

(1)生活完全不能自理的 C₄ 患者。此类患者四肢肌、呼吸肌、躯干肌完全瘫痪,需依赖呼吸机维持生命。

这类患者四肢无功能,需应用环境控制系统(ECU)来提供生活服务。可训练患者用口棒、额控或气控操纵使用 ECU。训练患者用额控或气控操纵电动轮椅代步。

(2) 基本上不能自理生活,需大量帮助的 C_5 患者。此类患者膈肌有功能可不用呼吸机而自主呼吸。但因肋间肌瘫痪,呼吸储备能力下降,身体耐力差。躯干和下肢完全瘫痪无功能。上肢三角肌、肱二头肌尚有功能,可完成部分运动动作,但缺乏伸肘关节以及前臂、腕、手的活动功能。

治疗方法:①训练患者利用辅助工具进食;②训练患者利用手的粗大移动功能拨动电动轮椅扶手上的杆式开关,手控操纵电动轮椅。

(3) 能部分自理生活,需中等量帮助的 C_6 患者。此类患者可屈肘、伸腕,但伸肘功能不良,不能屈腕、屈指和抓握。手功能丧失。躯干和下肢完全瘫痪。肋间肌瘫痪,呼吸储备下降,身体耐力差。患者主要是轮椅上活动,自己不能步行。

治疗方法:①训练患者自己穿简单的改制过的衣服;②将上肢屈肘勾在头上方的三角框架或横木上,悬起臀部再转移到他处;③训练患者使用加大手轮圈摩擦力的轮椅,并学会轮椅上减压方法;④训练患者使用手驱动抓捏支具,做抓捏动作,可抓物、写字和完成一些日常生活动作;⑤手功能重建手术后训练患者上肢和手的功能,如伸肘、拇食指对捏、手抓握等功能。

(4) 能自理生活、在轮椅上能独立活动,但不能走路,只能做治疗性站立的 $C_7 \sim T_2$ 患者。此类患者上肢肘关节屈伸活动良好,但手指功能仍较差(C_8 以上水平)或上肢功能完好。躯干控制无力。下肢完全瘫痪。呼吸储备不足。可从事在家中能够进行的工作或轮椅可以靠近的坐位工作。

治疗方法:①坐位或在轮椅中的减压动作训练;②训练使用滑板做各种转移活动,如利用滑板做轮椅与床之间的转移;③肌力增强训练,训练三角肌、胸大肌、肱三头肌,尤其背阔肌是骨盆和下部脊柱相连的重要桥肌更要着重训练;④抓握力弱的患者,训练使用腕驱动抓握支具;⑤训练患者斜床站立;⑥训练和增强上肢与手的功能,提高生活自理能力。

(5) 能自理生活,在轮椅上能独立,并能进行治疗性步行的 $T_3 \sim T_{12}$ 患者。此类患者上肢功能完全正常。肋间肌无瘫痪,故呼吸正常,身体耐力增强。躯干部分麻痹,下肢完全瘫痪。能独立进行轻的家务活动,可以从事坐位的职业。

治疗方法:此类患者训练重点在于站立及治疗性步行。①患者穿戴膝踝足矫形器、腰背矫形器及使用双腋拐,在步行双杠内训练站立平衡及重心移动和迈步行走;②双杠外训练站立及步行;③训练外侧踏步及后踏步。

(6) 能自理生活,在轮椅上独立,并能进行家庭性功能步行的 $L_1 \sim L_2$ 患者。此类患者上肢运动功能完全正常。躯干稳定。呼吸肌正常,身体耐力好。下肢大部分肌肉麻痹。用 AFO 和肘拐或手杖可进行家庭性功能性步行。但在做长久户外活动时,为减少体力消耗及行动方便,仍常使用轮椅代步。

治疗方法:①做双杠内站立及行走训练,训练时佩戴踝足矫形器及使用肘拐或手杖;②双杠外训练站立及行走;③训练外侧踏步及后踏步;④在不平的地面上练习行走,提高步行能力;⑤训练上下楼梯及上下斜坡,跨过马路镶边石,越过门槛;⑥在垫上练习安全跌倒及爬起,然后过渡到在平地上练习同一动作。

(7) 能自理生活,在轮椅上能独立并能做社区功能性步行的 L_3 及 L_3 水平以下的患者。此类患者上肢及躯干功能完好,但下肢仍有部分麻痹,使用手杖及穿戴踝足矫形器或者不用任何辅助用品可做社区性较长距离的自由步行。

治疗方法基本上同 $L_1 \sim L_2$ 水平的患者。但行走功能更好,步态近似常人。

5. 生物反馈 肌电生物反馈使用表面电极将来自肌肉的输入转换为视觉或听觉信号,患者可使用这些信号来指导肌肉训练。它可使患者增加已经在随意控制下的运动单位的数目,使增加肌纤维力量的训练得到更好的进行。

6. 脊髓损伤患者的社会心理变化和康复 脊髓损伤导致患者体格、功能、社交、经济、地位和世界观的变化,患者伤后的心理过程及调整和适应常需要几年的时间。康复的目的是帮助患者重新回到尽可能正常的生活中去。康复工作包括提供必需的社会支持和帮助他重塑自身的形象,形成新的生活方式和对世界的重新认识,重新设计未来,帮助患者在社会中找到自己应有的位置。

五、脊髓损伤并发症的处理

（一）呼吸系统问题

肺不张、肺部感染、呼吸衰竭是脊髓损伤患者最常见的呼吸系统并发症，是脊髓损伤患者早期死亡的主要原因。

1. 治疗　包括胸部物理治疗和体位引流，辅助咳嗽，支气管扩张药和（或）黏液溶解喷雾剂，合适的抗生素等，并且注意肺部卫生。

2. 预防　包括深呼吸练习、咳嗽排痰练习、姿位引流、适宜的物理因子治疗、吸气肌抗阻力训练等。

（二）心血管并发症

脊髓损伤可致患者出现直立性低血压、休息时低血压、日间血压变化消失、反射性心动过缓、心血管运动反射减弱等。

直立性低血压最常见，可由从卧位到直立位的运动过程中所诱发，常伴随着心率的增加。通常见于较高脊髓损伤水平的患者。主要表现为头昏眼花或突然失去知觉。

预防和治疗方法：休息时抬高下肢。护理者应在早晨患者采取坐位前慢慢抬高床头。患者双下肢和腹部穿弹力衣。无论患者是否有症状，均要利用摇床进行坐位及站立训练，循序渐进地进行，逐渐达到90°坐位及站立位。发生直立性低血压时，应迅速将患者置于平卧位，并可适当补充盐和液体。

（三）泌尿系统并发症

1. 泌尿系感染　脊髓损伤患者的常见并发症之一，主要是由于脊髓损伤引起排尿障碍和常需导尿所致，其中以留置尿管引起泌尿系感染的危险最大。

（1）处理。①全身治疗：必须增强全身抵抗力，给予足够营养，补充液体，维持每天尿量在 1 500ml 以上；②抗菌治疗：根据尿培养结果及细菌对抗生素的敏感试验，应用抗菌药物，至少维持到症状消失，体温正常，尿液细菌培养阴性 1～2 周。

（2）预防。①合理饮水，保证全天尿量在 1 500ml 以上；②充分排空膀胱，控制残余尿量在 80ml 以下；③尽早拔除尿管，行间断清洁导尿。

2. 尿路结石　预防主要在于正确处理神经源性膀胱，改善排尿机制，使残余尿量少于 80ml。足量饮水可使血钙和尿钙浓度迅速下降，同时尿量增加，起到尿路冲洗作用，也是预防尿路结石的重要措施。

3. 神经源性膀胱的排尿训练

（1）定时排尿。留置导尿时应每 4～6 小时开放导尿管排尿，在间断导尿时，开始每 4～6 小时导尿 1 次，以后逐渐延长至 8 小时 1 次，以减少导尿对尿道的刺激。要调节饮水量，使每次排尿的尿量不超过 500ml，以免膀胱过度膨胀，通过定时排尿刺激膀胱舒缩，以逐渐形成排尿反射。留置导尿并发症多、疗效差，一般不采用。

（2）排尿意识训练。每次排尿时应进行排尿意识训练，做正常排尿动作，使协同肌配合以利于排尿反射的形成。损伤在脊髓圆锥以上者，脊髓中低级排尿中枢存在，反射弧完整，较易形成反射性膀胱。而圆锥及马尾损伤，低级排尿中枢的反射弧中断，易形成尿失禁，其排尿训练更为困难。

（3）反射性触发排尿训练。膀胱反射触发包括患者和陪护人员用各种手法刺激腰骶皮肤神经节段以诱发逼尿肌收缩，尿道外括约肌松弛，这种反射有时足以排空膀胱。能诱发膀胱反射的方法很多，如节律性耻骨上叩击，牵拉耻骨上、会阴部、大腿内侧毛发，反复挤压阴茎，搔刮大腿，肛-直肠刺激等。适应证为骶髓上神经病变引起的排尿困难。

（4）体位。卧姿排尿残留尿量可能较多，而且长期卧姿排尿者，膀胱内尿沉淀较多，常需冲洗才能排出。站立位排尿则由于体位关系，易于将膀胱内沉淀排出，残留尿相对减少，有利于膀胱感染的引流。

（5）间歇性导尿。这是目前认为最有效的尿液引流方法，有无菌导尿法和清洁导尿法。前者是按常规无菌导尿术进行，后者并不按严格的无菌要求进行导尿，对自理能力强者可行自我清洁导尿。其目的是排空膀胱,避免膀胱的过度膨胀,从而减少尿路感染等并发症,改善尿路状况。主要适应证为神经病变引起的膀胱排空不能。由于患者的神经源性膀胱功能障碍常常会持续相当长的时间,通过对患者的卫生教育和训练,让患者掌握自我清洁导尿方法,可减少患者的依赖和减轻其经济负担。因此间歇性导尿和自我清洁导尿已成为神经源性膀胱功能障碍治疗的主要选择。患者应保持规律的饮水习惯,4~6次/d的导尿频率为最佳。

(6)停止间歇性导尿的方法和指征。残余尿量在200ml左右时每日导尿2次;100ml时每日导尿1次;残余尿量如在80ml以内,即可改为每周1次,连续两周后停止导尿。停止间歇导尿后,每周还需测残余尿量1次。

(7)其他。如饮水指导,外集尿器、阴茎夹及尿垫使用、会阴部皮肤护理等。

(四)自主神经反射亢进

胸6平面以上的脊髓损伤患者往往会发生自主神经反射亢进。其特点是突然出现的血压升高、面部潮红、头痛、心动过缓和过度出汗,常伴有焦虑。自主神经反射亢进是由于损伤平面的伤害性刺激引起自主活动亢进所致。这些伤害性刺激常见的有膀胱、直肠胀满,膀胱感染和大便填塞。其他如肌肉痉挛、压疮、嵌甲等亦可引起。严重的自主神经反射紊乱可引起高血压脑病、意识丧失、癫痫发作、视网膜出血、呼吸暂停、失语、脑血管意外等。

处理:①排查和消除诱因。首先检查膀胱是否充盈,导尿管是否通畅,直肠内有无过量粪便充填,有无嵌甲、压疮、痉挛,局部有无感染等。然后检查衣着、鞋袜、矫形器有无压迫或不适,并立即予以解决。②患者应采取直坐位,使静脉血集中于下肢,降低心排血量。③降血压,用快速降压剂如肼屈嗪10~20mg静注或肌注等。

(五)压疮

压疮是由于局部长期受压,导致局部血液循环障碍,引起局部不同程度的缺血性损伤。其主要诱发因素有局部过度的压力、潮湿、血循环障碍、营养不良等。好发部位依次为骶骨、坐骨结节、足跟、肩胛、足、大转子。对于压疮,预防比治疗更为重要,包括避免由压力造成的损伤,避免由于剪力、摩擦力、钝力造成的损伤,避免碰到热源造成烫伤。

(六)下肢深静脉血栓形成

脊髓损伤后下肢深静脉血栓(deep vein thrombosis,DVT)形成的发生较为普遍。不同文献报道在47%~72%,一般在伤后12周内形成,大部分在7~10天形成。血栓脱落则可导致肺栓塞,其发生率在8%~14%,致死率在1.7%~4.7%,所以在脊髓损伤的急性期和康复期必须注意预防DVT的发生。

对所有脊髓损伤患者均应考虑到深静脉血栓的预防。①避免术后在小腿下垫枕以影响小腿深静脉回流;②减少平卧时间,睡眠时稍抬高下肢;③鼓励患者经常主动活动足趾,并多做深呼吸及咳嗽动作,下肢完全瘫痪患者应加强被动活动;④采用下肢体外循环促进装置治疗、干扰电、电体操等物理疗法使下肢静脉回流加速;⑤右旋糖酐静滴,潘生丁、肠溶阿司匹林联合应用;⑥使用长筒弹力袜或弹力绷带;⑦在邻近四肢或盆腔静脉周围的操作应轻巧,避免血管内膜损伤。

(刘宏亮)

第四节　四肢骨折康复

一、四肢骨折与功能障碍

四肢骨折是交通伤中较常见的损伤之一。骨折愈合需要良好的固定、充足的血供和有利的力学环境,复位、固定是骨折愈合的先决条件,但是卧床及长时间制动,不仅可能造成患者的心血管、呼吸、消化、泌尿、中枢神经系统、皮肤、代谢与内分泌等系统的功能下降,还可能导致骨质疏松,骨折愈合延迟,肌肉失用性萎缩,肌力、耐力下降,组织粘连以及关节功能障碍等并发症,给患者的日常生活活动带来不便,其中有些功能障碍甚至是不可逆的。康复治疗的早期介入能预防上述并发症的发生或减轻功能障碍的程度。

四肢骨折后长时间的制动会导致关节功能障碍,原因有 3 个方面:①骨折部位持续的肿胀是造成功能障碍的主要原因之一,水肿液含血液和蛋白,水肿持续 1~2 周,发生机化,最后形成纤维瘢痕组织,肌肉、肌腱、关节囊、韧带、筋膜层等实体组织纤维化导致这些组织的活动受限。②骨折后关节长时间的固定是另一主要原因,关节固定使局部渗出增加,导致软组织、软骨纤维化,胶原纤维增生,关节内粘连,进而造成关节功能障碍,且制动后结缔组织的水和透明质酸减少,透明质酸的减少使胶原间的接触更加紧密,从而减少肌腱和韧带的滑动性。③关节及其周围软组织损伤也是骨折后功能障碍的主要原因之一,尤其是邻近关节的骨折。

二、四肢骨折的康复评定

四肢骨折的康复评定包括:①骨折邻近关节的活动度,包括主动关节活动范围和被动关节活动范围;②骨折部位的相关肌力情况,常用手法肌力检查法(manual muscle testing,MMT),检查时注意与健侧对比,对因固定而无法采取常规体位的,应在检查记录中注明;③骨折肢体的长度及周径,与健侧对比,了解肌肉萎缩的情况;④日常生活活动能力评定,对上肢骨折患者重点评估生活自理能力情况,例如穿衣、漱洗、清洁卫生、进餐、写字等。下肢骨折患者重点是评估步行、负重等功能,对步行障碍患者进行步态分析。

三、四肢骨折康复治疗的目标及原则

整复(复位)、固定和功能锻炼是治疗骨折的 3 个基本步骤,也是骨折康复应遵循的基本原则。骨折康复治疗的目的是:①消除肿胀,促进创面修复;②减少肌萎缩,防止肌力减退,防止关节僵硬、粘连和挛缩;③促进骨折愈合以恢复其支架作用。

治疗骨折的正确观点是:固定与运动结合,骨与软组织并重,局部与全身兼治,医疗措施与患者主观能动性密切配合。功能锻炼是骨折康复的重点,治疗原则以促进骨折愈合为前提,进行使骨折断端能够紧密接触的活动,避免引起骨折断端旋转、成角、分离的活动;以恢复和改善生理功能为中心,如上肢的主要生理功能是手的运用,训练时以手的使用为目标,下肢的生理功能是负重和行走,训练以保持踝关节背伸、膝关节的活动为目标;功能训练要循序渐进,贯穿于治疗的全过程。

四、四肢骨折康复的治疗方法

骨折康复介入的时机:康复治疗在不影响骨折固定的前提下,应尽早开始,防止并发症的发生,同时配合局部物理治疗,消肿止痛,为骨折愈合创造条件。

(一)促进骨折愈合的康复治疗

1. 骨折早期(固定期) 临床特征主要表现为患肢局部肿胀、疼痛,肌肉痉挛,骨折端不稳定容易发生再移位,软组织处于修复阶段。康复治疗的目的是改善局部血液循环,减轻肿胀与粘连,促进骨折愈合,预防并发症的发生。

具体治疗方法如下:

(1)姿势体位治疗。抬高患肢,有助于促进静脉回流,减轻肿胀,需注意肢体的远端要高于近端,近端要高于心脏平面。

(2)物理治疗。①电疗:骨折早期应用高频电疗,可消肿,止痛,预防感染,改善血液循环,促进骨折愈合。②热疗:热疗(辐射热、蜡疗、水疗、泥疗、沙疗、红外线等)可改善肢体血液循环,镇痛,消除肌痉挛,促进骨折愈合。功能训练前辅以热疗可增加软组织的柔顺性,增强功能锻炼的效果。③其他:激光、超声等治疗也可减轻患者疼痛与肿胀。

(3) 主动活动。四肢骨折早期,在不影响骨折稳定性的前提下,主动活动要遵循以下原则:活动范围由小到大,活动次数由少到多,活动速度由慢到快;伤肢近端和远端未被固定关节的各个轴位上的主动运动,必要时给予助力;骨折固定部位进行等长收缩练习,防止失用性肌萎缩;四肢关节面骨折,在固定 2～3 周后,如有可能应每日短时取下外固定,在保护下进行受损关节不负重的主动运动,并逐步增加关节活动范围,运动后继续维持固定,若固定时无特殊需要,关节应置于功能位;健肢应尽可能维持正常活动,应尽早起床,必须卧床的患者,尤其是年老体弱者,应每日做床上保健操,以改善全身情况,防止压疮、呼吸系统疾患等并发症的发生。

2. 骨折后期　临床特征主要表现为关节功能障碍。康复治疗的目的是促进骨折愈合,防止和减轻肌肉萎缩和关节功能障碍等并发症的发生。

具体治疗方法如下:

(1) 物理治疗。电疗可以促进骨折愈合;功能训练前辅以热疗可增加软组织的柔顺性,增强功能锻炼的效果;激光、超声、直流电碘离子导入、音频等治疗可减轻粘连及瘢痕形成。

(2) 运动疗法。肌肉等长收缩运动的时间逐渐延长,收缩的力量逐渐增大,以患者不感到过度疲劳为度;非固定关节的主动和被动活动逐渐增大强度和延长时间,部分相关肌肉可进行抗阻运动;保持健肢的正常活动,延长离床时间,加大全身的活动量。

(3) 按摩。进行肌肉的放松按摩,以增加局部的血液循环,促进骨折愈合。

(4) 负重。情况允许时尽早负重,根据病程、骨折的类型以及固定的方式,个性化地选择负重方式,分为部分负重及整体负重。应力可促进骨痂生长,但需注意避免剪切力。

(二)保持关节活动度的康复治疗

早期的关节功能障碍是可逆的,能够通过康复训练得到纠正,若得不到及时、正确的康复治疗和康复指导,会逐渐演变为不可逆的关节挛缩。因此,预防挛缩的意义重于治疗,但早期活动的时机取决于骨折愈合的状况。

1. 被动活动　被动活动是最基本也是最有效的预防和治疗关节功能障碍的方法,包括持续被动运动(continuous passive motion,CPM)和间歇性被动运动。间歇性被动运动由治疗师手法进行,早期予轻柔、缓慢的关节活动,以不引起病情加重和不能耐受的疼痛为前提。而对于已有明显挛缩的患者,关节活动的范围尽可能达到最大,但以不引起严重疼痛为限。

骨折早期运动的目的主要是预防,此时不宜施加较大的力,允许有轻微的疼痛;已发生关节活动障碍的患者,因挛缩组织的弹性较小,脆性较大,注意避免用力过大而造成新的损伤。运动时机:在骨折修复稳定性的前提下,越早越好,内固定的患者术后即可,外固定的患者早期行固定范围以外的关节活动,选择运动时机要考虑骨折部位、距离关节的远近、病程、损伤方式及手术方式等。

2. 主动活动　主动运动可有效地预防关节僵硬,需视骨折类型及手术方式决定是否采用,不能在早期进行,过早的主动活动可能导致再次损伤,尤其不适宜关节炎症或肿胀时,对新愈合的骨折要在骨折部位和发生运动的关节间加以固定保护。受累关节进行各运动轴方向的主动运动,轻柔牵伸挛缩、粘连的组织,运动疗法结合水疗,利用水的温度作用和机械作用(静水压作用、浮力作用、水流冲击作用),进行患肢的主动、被动活动,可增加运动疗法的效果。每天 1 次,每次 20 分钟。

3. 体位保持　体位保持目的是为了减轻挛缩的后果,保持关节在功能位。功能位是完成日常生活所需各种活动的最佳体位,也是维持各肌群间肌力相对平衡的体位。如果肢体功能恢复不良时,至少维持功能位以利完成日常生活活动,如上肢的适度屈曲位,下肢的伸直位和踝关节的中立位即为最基本的上、下肢功能位。除必要的治疗时间外,功能位需长时间连续进行,卧床患者可用枕头、毛巾卷等软性针织物保持关节的固定;有挛缩倾向的患者使用夹板、系列塑形、矫形器等。

(三)增强肌力的康复治疗

主动活动能够保持肌肉的弹性和收缩性,保持肌力和耐力,防止肌肉萎缩;给肌肉、韧带、关节囊的感受器机械刺激,以反馈运动控制的能力;增强心肺功能。主动活动在不增加或减弱骨折端应力活动的情况下进行,等长收缩常用于骨折早期的功能锻炼。

抗阻训练(人工或器械),进行受累关节各个方向的主动活动,包括等速训练、渐进抗阻训练,短暂最大负荷等长收缩等训练方式。

(四)日常生活活动能力训练

日常生活活动能力是指人们在每日生活中,为了照料自己的衣、食、住、行,保持个人卫生整洁和独立的社区活动所必需的一系列基本活动的能力。日常生活活动能力包括运动、自理、交流及家务活动等方面。四肢骨折的日常生活活动训练主要包括运动方面(床上运动、轮椅上运动和转移、室内或室外行走、公共或私人交通工具的使用);自理方面包括更衣、进食、如厕、洗漱、修饰(梳头、刮脸、化妆)等;交流方面(打电话、书写、使用电脑等)和家务劳动方面(购物、备餐、洗衣、使用家具等)。针对四肢骨折患者具体的功能障碍,从日常生活活动、手工操作劳动和文体活动中,选出一些有助于患肢功能和技能恢复的作业进行治疗,以改善患者的动作技能技巧,增强体能,从而完全或部分恢复患者伤前的 ADL 能力。

上肢的主要功能是手的运用,通过手完成各种复杂的劳动及生活活动。上肢骨折后,往往会影响相邻关节的运动,影响手的作用的发挥。因此,恢复手的灵活性是上肢骨折康复治疗的主要目标,日常生活活动训练应以精细运动为主,如手指的对指运动、抓握运动、手指侧捏等,具体如患手抓握杯子、患手拿笔写字等活动。在康复训练中,除注重损伤局部所属关节的功能恢复外,其他未受损伤的部位都应进行康复锻炼,以预防发生功能障碍,例如前臂骨折患者在治疗过程中除手部的功能锻炼外,还需注意肩部的活动。上肢骨折病人还应注意肩关节外展、外旋与手掌指关节屈伸运动及手的功能位保持。

下肢的主要功能是负重和行走,因此保持下肢各关节充分的稳定是下肢骨折康复治疗的主要目标,应注意踝关节背屈运动及背屈位保持,以训练站立和肢体负重为主。若下肢骨折影响步行能力,则进行平衡功能训练、减重步行训练、步态训练等。

(刘宏亮)

第五节　周围神经损伤的康复

周围神经损伤是指周围神经丛、神经干或其分支受外力作用而发生的损伤。交通伤中的周围神经损伤常常合并其他损伤,如骨折、严重软组织损伤等。周围神经损伤部位以桡神经、尺神经、正中神经、坐骨神经、腓神经最多见。

周围神经损伤后,肌肉失去神经支配,将发生一系列变化:肌纤维皱缩,直径缩小,含水量迅速下降,伸展性下降;损伤前 3 个月内肌肉动脉变厚,静脉淤血;3 个月至 1 年内,肌质进一步皱缩,结缔组织增生;1 年末横纹变得不清楚;3 年之内,血管改变和结缔组织增生持续进行;3 年以后肌纤维连续性亦开始丧失。

因此,若在 1 年内神经支配恢复,预后较好;3 年后预后则不好。康复治疗能有效地促进周围神经损伤的修复。

一、周围神经损伤的功能障碍与康复评定

1. 周围神经损伤的功能障碍

(1)感觉障碍。主要表现为局部麻木、刺痛、感觉过敏、感觉缺失等。

（2）运动障碍。表现为弛缓性瘫痪，肌张力减弱或消失，肌力减退，肌肉萎缩。

（3）自主神经功能障碍。表现为局部皮肤发红或发绀、无汗、少汗或多汗，指（趾）甲粗糙脆裂等。

2. 周围神经损伤的康复评定

（1）感觉评定。①基本检查：包括4个标准的皮肤感觉功能（疼痛、热、冷、触-压觉）检查及振动觉检查。②功能性检查：为感觉质量的评价，包括静态两点辨别觉，动态两点辨别觉、定位觉等。

（2）肌力及关节活动度评定。①肌力检查：包括徒手肌力检查、器械检查，如握力计、捏力计、拉力器、背力计、等速测量仪等；②关节活动度检查：晚期病例检查是否出现继发的关节挛缩。

（3）神经电生理评定。肌电图检查和神经传导速度检查可进一步判定周围神经损伤的范围、性质和程度，并及时发现神经再生，正确判定预后。

二、周围神经损伤的康复治疗

周围神经损伤的康复治疗无论在损伤的早期与恢复期还是在手术前后均应进行。康复治疗主要针对以下几个方面。

（一）促进神经再生

1. 药物　神经营养药。

2. 超短波疗法　可使局部微血管持久性扩张、血流加快，有助于水肿消退，炎性产物的吸收和改善局部营养状况，有利于神经的再生。

3. 热疗　蜡疗、红外线、干热等热疗可改善组织血液循环，提高组织氧分压，从而促进髓鞘再生，为轴突生长提供营养、支架和通道。

4. 弱激光　可增强神经元的代谢，增加周围神经轴突的再生率。

5. 高压氧　可使组织血氧张力和细胞外氧张力增高，使神经组织有氧代谢顺利进行，产生较多的三磷酸腺苷（ATP），从而加速了神经轴突的再生。

（二）消除水肿

由于周围神经是混合神经，当其受损后，必然导致血管神经的障碍，循环失常，加之受损组织的组织液渗出增多，淋巴反流受阻，发生不同程度的水肿。可采用抬高患肢，弹力绷带压迫（由远端向近端缠绕），向心性按摩，主动与被动运动，热疗、水疗、冰疗、体外反搏等治疗方法消肿。

（三）预防或延缓肌肉萎缩

损伤的周围神经恢复后必须有良好的效应器。因此必须使肌肉功能尽可能保持良好，否则肌肉将完全纤维化。

1. 热疗　一切热疗作用于麻痹肌，均可改善血液循环，维持肌肉营养。

2. 按摩与压力治疗　向心性按摩可明显改善组织的供血与营养。现在多以间歇性压力治疗仪代替，如体外反搏治疗机、单肢交替性压力治疗机等。

3. 电体操　电体操能保持较好的肌肉功能，使神经再生后肌力较易恢复。

（四）松解粘连或软化瘢痕

可采用石蜡疗法、音频电疗、直流电碘离子透入疗法、超声波疗法、电按摩、手法按摩等治疗方法。

（五）保持关节活动度，预防挛缩畸形

由于水肿、疼痛、肢位不当、受累肌与拮抗肌之间失去平衡等因素的影响，往往容易出现肌肉、肌腱挛缩，进而导致关节功能受累。挛缩一旦发生，不仅难以治疗，而且影响运动并助长畸形的发展。因此，预防极为重要，方法有以下几种。

1. 夹板或支具　如腓神经损伤后需用足踝托，使踝关节保持在背屈90°功能位，以预防跟腱挛缩。桡神经损伤后，因伸腕、伸指肌瘫痪而出现"垂腕"，应使用支具使腕背伸30°，指关节伸展、拇外展，以避免屈

肌腱挛缩。尺神经腕部损伤应用夹板防止环、小指掌指关节过伸,允许所有指关节全部屈曲活动。

2. 被动运动　每个不能主动活动的关节都应进行被动活动治疗。

3. 主动运动　鼓励患者尽可能使用一切未受损的肌肉活动,带动受累关节的运动。

4. 被动牵伸　如已出现挛缩,则应进行挛缩肌肉、肌腱的被动牵伸。进行被动牵伸时,动作应缓慢,着力应适当,范围逐渐增大,切忌粗暴,以免引起新的损伤

(六) 肌力训练

训练中应根据受损神经所支配肌肉的肌力而采用不同的训练方法与运动量。还可以采用各种作业活动进行治疗。

(七) 促进感觉功能的恢复

周围神经损伤后,出现的感觉障碍主要有局部麻木、灼痛、感觉过敏、感觉缺失。对不同症状应采用不同的治疗方法。

1. 局部麻木、灼痛　可采用药物(镇静剂、维生素)、交感神经节封闭、物理疗法(TENS、干扰电疗法、超声波疗法、磁疗、激光照射)等治疗。对非手术疗法不能缓解者,可以选择手术治疗。

2. 感觉过敏　采用脱敏疗法。方法:①教育患者使用敏感区;②在敏感区逐渐增加刺激,方法有旋涡浴、按摩、用各种不同质地不同材料的物品进行适应性刺激。

3. 感觉丧失　采用感觉重建方法治疗效果较好。即用不同物体放在患者手中而不靠视力帮助,进行感觉训练。开始让患者识别不同形状、大小的木块,然后用不同织物来识别和练习,最后用一些日常生活用品,如硬币、纽扣、手表、钥匙、别针、汤匙、铅笔等来练习。

(刘宏亮)

参 考 文 献

[1] DEBORAH G STEWART, MICHELLE A MILLER, DAVID X CIFU. The role of subacute rehabilitation services after brain injury[J]. NeuroRehabilitation,1998,10(1):13-23.

[2] ZADOR PL, CICCONE ME. Automobile driver fatalities in frontal impacts:airbags compared with manual belts[J]. Am J Public Health, 1993,83(5):661-666.

[3] HART T, SHERER M, WHYTE J, et al. Awareness of behavioral, cognitive, and physical deficits in acute traumatic brain injury[J]. Arch Phys Med Rehabil, 2004,85(9):1450-1456.

[4] 燕铁斌,窦祖林. 实用瘫痪康复[M]. 北京:人民卫生出版社,1999.

[5] 缪鸿石. 康复医学理论与实践[M]. 上海:上海科学技术出版社,2000.

[6] BREED ST, FLANAGAN SR, WATSON KR. The relationship between age and the self-report of health symptoms in persons with traumatic brain injury[J]. Arch Phys Med Rehabil, 2004,85(4 Suppl 2):S61-S67.

[7] MEYTHALER JM, DEVIVO MJ,HADLEY M. Prospective study on the use of bolus intrathecal baclofen for spastic hypertonia due to acquired brain injury[J]. Arch Phys Med Rehabil, 1996,77(2):461-466.

[8] 南登崑. 康复医学[M]. 北京:人民卫生出版社,1993.

[9] 卓大宏. 中国康复医学[M]. 北京:华夏出版社,2003.

[10] MARK SHERER, KATHRYN ODEN, PAULA BERGLOFF, et al. Assessment and treatment of impaired awareness after brain injury:implication for community re-integration[J]. NeuroRehabilitation,1998,10(1):25-23.

[11] 缪鸿石. 康复医学理论与实践(下册)[M]. 上海:上海科学技术出版社,2000.

[12] 中华人民共和国卫生部医政司. 中国康复医学诊疗规范(下册)[M]. 北京:华夏出版社,1999.

[13] 美国脊柱损伤协会,国际脊髓学会. 脊髓损伤神经学分类国际标准[J]. 李建军,周红俊,孙迎春,译. 中国康复理论与实践,2008,14(7):693-698.

[14] MURAKI S, TSUNAWAKE N, HIRAMATSU S, et al. The effect of frequency and mode of sports activity on the psychological status in tetraplegics and paraplegicsy[J]. Spinal Cord, 2000, 38: 309-314.

[15] 燕铁斌,窦祖林. 实用瘫痪康复[M]. 北京:人民卫生出版社,1999.

［16］张世民. 骶神经前根电刺激排尿的研究进展［J］. 国外医学·物理医学与康复学分册，1999，19：145-148.

［17］金锡御，宋波. 临床尿动力学［M］. 北京：人民卫生出版社，2002.

［18］BRINDLEY GS. The first 500 patients with sacral anterior root stimulator implants：general description［J］. Paraplegia，1994，32：795-805.

［19］DELISA JA，GANS BM. Rehabilitation Medicine Principles and Practice［M］. 3rd ed. Philadelphia：Lippincott-Raven Publishers，1998，1269-1273.

［20］DONOVAN WH，DIMITRIJEVIC MR，DAHM L，et al. Neurophysiological approaches to chronic pain following spinal cord injury［J］. Paraplegia，1982，20：135-146.

［21］CORREA GI，ROTTER KP. Clinical evaluation and management of neurogenic bowel after spinal cord injury［J］. Spinal Cord，2000，38：301-308.

［22］BARNES MP，JOHNSON GR. Upper motor neurone syndrome and spasticity：Clincal management and neruophysiology［M］. Cambridge：Cambridge University Press，2001.

［23］宋凡，励建安，周士枋，等. 直肠电刺激缓解脊髓损伤后痉挛状态的机理［J］. 中国康复医学杂志. 1999，14：60-64.

［24］LIM PA，TOW AM. Recovery and regeneration after spinal cord injury：a review and summary of recent literature ［J］. Ann Acad Med Singapore，2007，36(1)：49-51.

［25］SAVIC G，BERGSTROM，FRANKEL HL，et al. Inter-rater reliability of motor and sensory examinations performed according to American Spinal Injury Association standards［J］. Spinal Cord，2007，45(6)：444-451.

［26］ZINCK ND，DOWNIE JW. Plasticity in the injured spinal cord：can we use it to advantage to reestablish effective bladder voiding and continence［J］. Pog Brain Res，2006，152(2)：147-162.

［27］黄晋. 四肢骨折损伤的运动康复训练［J］. 中国康复理论与实践，2002，8：222-223.

［28］郭德芷，缪鸿石. 康复医学与实践［M］. 上海：上海科学技术出版社，2000.

［29］BEAUPRE LA，CINATS JG，SENTHILSELVAN A，et al. Does standardized rehabilitation and discharge planning improve functional recovery in elderly patients with hip fracture？［J］. Archives of Physical Medicine and Rehabilitation，2005，86：2231-2239.

［30］DOYLE ND. Rehabilitation of fractures in small animals：Maximize outcomes，minimize complications［J］. Clinical Techniques in Small Animal Practice，2004，19：180-191.

［31］OGAWA H，OSHITA H，ISHIMARU D，et al. Analysis of muscle atrophy after hip fracture in the elderly［J］. Archives of Physical Medicine and Rehabilitation，2008，89：329-332.

［32］SMITH DW，BROU KE，HENRY MH. Early active rehabilitation for operatively stabilized distal radius fractures ［J］. Journal of Hand Therapy，2004，17：43-49.

第三十五章　道路交通事故的深度调查与分析

Abstract

The in-depth investigation and analysis on road traffic accidents are performed from three respects: human, vehicle and road. This aims to make a comprehensive, meticulous and deep analysis on the traffic accident information, to reconstruct the scene of accident, and furthermore, to analyze the essential cause of the accident and also the site and degree of injury. It is a combinatorial result of automotive engineering and medical engineering.

This chapter mainly expounds the factors involved in traffic accidents from two respects, the concrete contents and the methods. It analyzes the information including the background of the traffic accident scenes, the situation at the moment, the accident results and so on. Then the accident scene is reconstructed to identify responsibilities of all factors: first, drivers, hoping to amend the Road Traffic Regulations and Legislation and regulate the behavior of drivers; second, vehicles, hoping to find active safety techniques to decrease traffic accidents and passive safety techniques to reduce injury degrees of victims; third, roads, hoping to improve traffic facilities such as lights and signs. At the same time, based on the results of Accident Reconstruction Analysis, researches on the mechanisms of injury, development of the first aid techniques and hospital treatments can be performed. At the same time, this can promote the insurance companies to make reasonable insurance claims to improve the benefits of the insured and ensure an efficient operation.

道路交通事故深度调查,无论是目标还是方法,不同于交通管理部门进行的事故责任调查,也不同于司法部门进行的交通事故鉴定调查,它是对道路交通事故信息进行更全面、更细致、更深入的系统性和准确性调查,并利用所收集的事故信息进行事故再现,进而分析事故发生的根本原因和事故造成的人员伤害后果,是汽车工程、交通工程与医学工程结合的产物。同时,还可以利用统计学的方法对某一地区在某一时期发生的交通事故进行深度研究,找出事故的重点或典型类型和形态,为交通安全管理、汽车安全设计、道路交通安全设计、交通伤现场救治和院内快速诊断治疗提出有针对性的改进措施。

道路交通系统是由人员、车辆和道路环境三方组成,事故的深度调查与分析是基于人-车-路三方面。研究发生前的背景、发生时的情况和发生后的状态,据此基于事故过程的重构进行全面而深入的分析。寻找驾驶者的安全问题,以此修订道路交通管理条例和道路交通法,使得驾驶操作规范和道路交通有序,减少交通冲突和危险的发生;寻找车辆的安全问题,以此研究采取什么样的主动安全技术来最大限度地避免事故的发生,又采取什么样的被动安全技术来最大限度地降低对交通参与者的伤害程度,保护交通参与者的生命安全;寻找道路交通的安全问题,以此科学地规划道路,配备交通标志、信号和道路设施,提升道路安全设计性等。同时,还可以根据事故再现分析的结果,研究伤者的致伤机制,提高救治技术;研究精准保险理赔方案,提高投保人的得益率,使保险公司高效运作。

第一节　道路交通事故深度调查内容

一、道路交通系统与安全性因素

道路交通安全研究涉及到参与人、车辆以及道路环境,如图 35-1 所示。

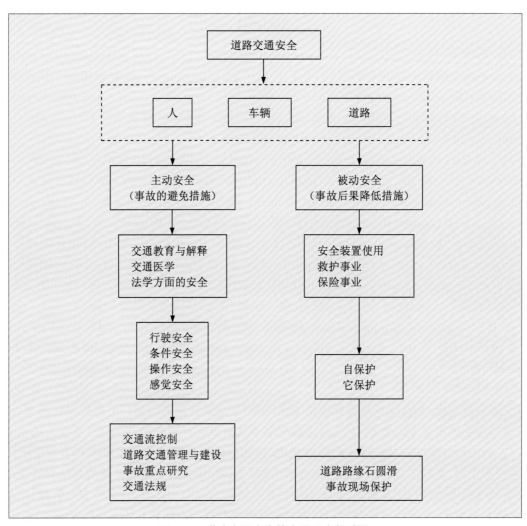

图 35-1　道路交通安全的主要研究领域图

安全因素通常根据事故发生的时间顺序分为碰撞前预防为主的主动安全,以及碰撞后以保护为主的被动安全,如图 35-2 所示。

(一)主动安全

1. 人员的主动安全　交通教育程度指交通参与者接受安全教育的多少和时间,它决定了人的安全意识和及早发现发生事故的可能性。

交通医学状态指影响驾驶员感受信息的界限值,例如,疲劳驾驶的监测和预警,它可以确定人的生理状态和接受信息的程度。

交通法律安全包括血液酒精浓度检验,兴奋剂、麻醉剂、安定、吸毒检验,及法律裁决。

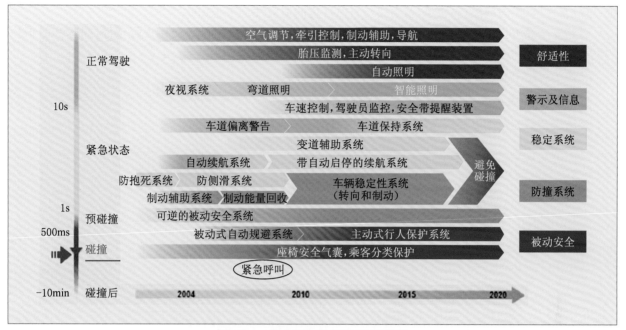

图 35-2　道路交通安全的技术路线图

2.车辆的主动安全　主要指车辆上配备的发生碰撞之前起作用的防止事故发生的安全装置。这些装置有自动检测路况、判断危险和执行避让的功能,它以各种方式介入人的驾驶动作,保持车辆的稳定状态,最大限度地避免事故发生。

目前车辆上配备的主动安全装置主要有稳定行驶系统、警示及信息系统和预防碰撞系统等三类,如图 35-3 所示。

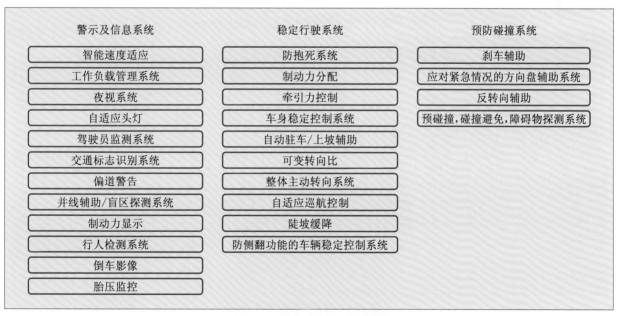

图 35-3　车辆主动安全系统举例

3.环境的主动安全　交通冲突控制指车流诱导系统、车速监测装置、红绿灯智能控制、道路标志、交叉/丁字路口的信号灯装备率、限速系统等。

道路管理与建设指道路设计安全性,雾、雨、风、冰雪、动物经常出没等区域的警示或预告(预报)系统;事故常发区(黑段或黑点)警示,及道路与自然环境的适应性。

道路安全设施指缓和的路肩,弯路或交叉路口以及丁字路口绿化符合交通视野条件,树木和防护栏的设立应该避免妨碍交通视线。

交通法规指单意无矛盾的交通管理规则、先行权规则等等。

(二) 被动交通安全

被动安全研究范围以及概念如图 35-4 所示。

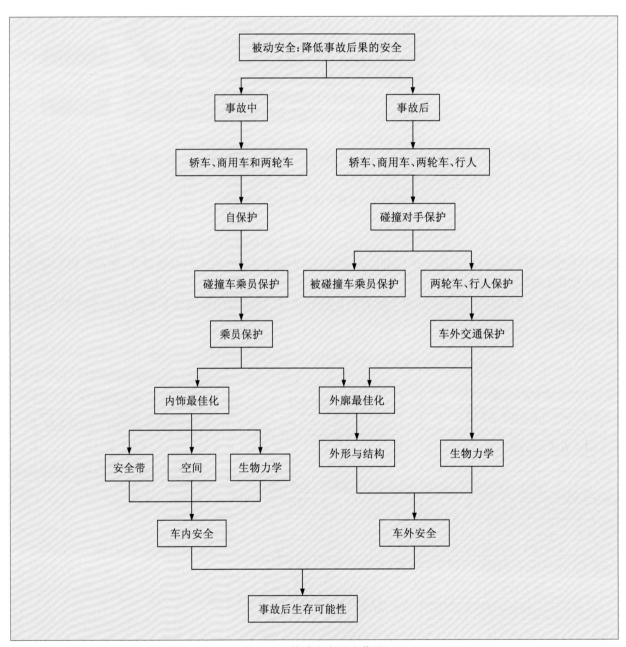

图 35-4　被动安全研究范围

1. **人的被动安全**

(1) 安全带的佩戴率。指车内乘员自觉佩戴安全带的意识。

(2) 儿童座椅使用率。指车内乘员对儿童安全的保护意识。

(3) 现场救护水平。指进行现场救护速度和程度,以及伤员运送医院抢救的过程时间和水平。包括交通事故通信水平、事故救护专业人员培训水平,以及运输工具的先进水平。

(4)保险赔付率。指对事故受害者进行治疗和生活抚恤的程度。

2. 车辆的被动安全　主要指碰撞不可避免发生之后起到对车内人员保护作用的安全装置,包括安全车身结构、安全带、安全气囊、主动头枕、儿童座椅等。

以上装置都是自保护措施(相对碰撞对手而言),车辆的被动安全也要考虑对碰撞对方的保护,主要是汽车对车外交通参与者,或大车对小车的安全保护措施。例如,柔性车头、伸缩式保险杠、埋藏式刮雨器、主动抬升式发动机罩、车外安全气囊、卡车侧防护装置或后防栏等。

车辆的自保护和它保护的研究范围如图 35-5 所示。

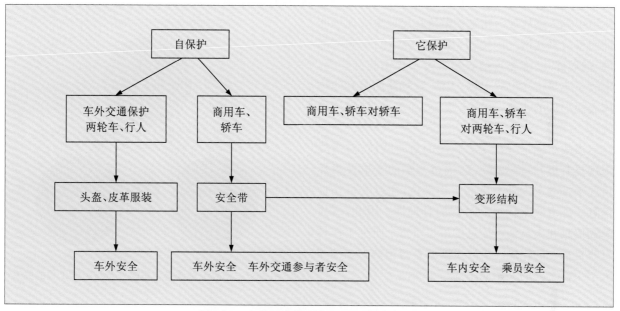

图 35-5　车辆的自保护和它保护的研究范围

3. 环境的被动安全　主要指事故现场保护,包括交通流控制、避让与疏散,事故信息采集,防止诱发次生事故的措施等。

二、道路交通事故深度调查内容

道路交通事故深度调查需要采集的事故信息有人、车、路三个方面,这三个方面又可分成 11 个大类,具体如图 35-6 所示。

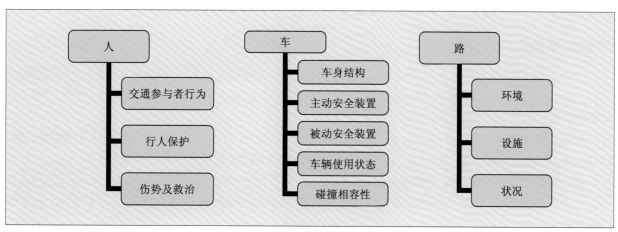

图 35-6　交通事故深度调查内容

第二节　道路交通事故深度调查方法

　　道路交通事故深度调查的技术目标是实现事故再现,事故再现的任务是尽可能清楚地描述事故的运动学过程,其重要依据是事故现场的各种物证。因此,事故现场的取证就是一项非常细致而重要的工作。

　　交通事故物证主要分为事故附着物、事故散落物和事故痕迹三类。事故附着物是指附着在事故车辆、人体及其他物体表面,且能证明事故真实情况的物质,如油漆、油脂、塑料、橡胶、毛发、纤维、血迹、人体组织等。事故散落物是指散落在交通事故现场能证明事故真实情况的物质,如损坏脱落的车辆零部件、玻璃碎片、涉事者的衣物鞋帽及车辆装载物等。事故痕迹是指在事故车辆、人体、现场路面及其他物体表面形成的印迹,如撞击痕迹、刮擦痕迹、碾压痕迹等。

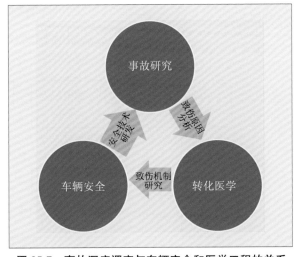

图 35-7　事故深度调查与车辆安全和医学工程的关系

　　事故车辆是分析受力状况的重要载体,对事故重现具有极其重要的意义,通过车辆的变形及损坏情况来推测车内外人员的受伤部位,通过人员伤亡信息验证事故车辆运动过程的合理性。因此,事故车辆信息和人员伤亡信息的采集对整个研究工作具有非常重要的作用。事故深度调查与车辆安全性和医学工程之间的关系如图 35-7 所示。

一、事故现场

　　对事故现场的调查,主要任务是对事故现场各种事故参与方及其散落物进行标记,对事故现场进行拍照,对事故现场各参与方位置、痕迹及其道路宽度等进行测量和记录。

　　对事故现场进行拍照对于事故现场的重建工作有着很重要的作用,在分析事故时能提供一个很直观的现场情景。一般对现场拍照主要从现场整体状况、车辆状况、车辆位置、驾驶员视野状况、现场细节状况以及其他一些细节几个方面展开描述。

　　对事故现场各种因素进行测量,主要是为了能够画出现场图进行事故再现,为以后的事故分析做准备。事故现场要测量的要素主要有车辆最终位置、散落物的位置、人员的最终位置、车胎印痕、道路宽度、坡度及道路弧度和碰撞点的位置等,所画出的事故现场如图 35-8 所示。

二、事故车辆

　　对于事故车辆,需要进行仔细的分析、测量和信息记录,以便确定事故中各个参与方的碰撞位置和损坏情况,从而更直观地分析事故车辆的碰撞角度及速度,对于事故再现和人员伤亡情况的预估具有极其重要的作用。

　　事故车辆的测量用于分析事故中各个车辆的碰撞过程,为之后的事故重建提供依据。所测量的量主要包括事故车轮胎参数、最大变形量、第一碰撞位置、车辆外形参数等几个方面。

　　事故车辆的拍照一般按照整体到局部的顺序进行,即车辆外部及内部整体拍照,车辆外部到内部局部损坏情况细节描述,以及其他相关细节描述。照片能将事故车辆的损坏情况作出详细的记录,为事故原因和致伤机制分析提供证据。

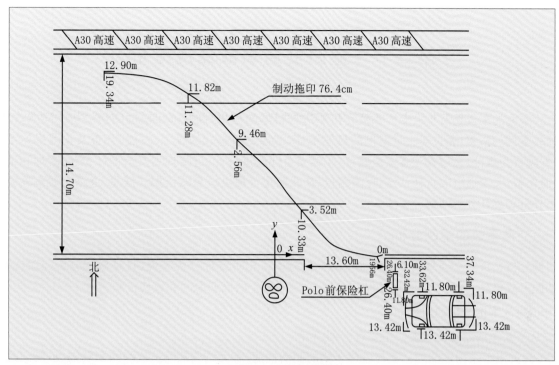

图 35-8　事故现场图

三、伤亡人员

对于事故现场的伤亡人员情况信息通常通过两种途径得到：询问目击证人或者对伤员进行采访，以及验伤验尸报告。伤情调查主要是当直接对伤员进行采访不方便时，比如伤员已经撤离或者重伤等，所采用的方法，可以询问目击者或者自己仔细观察。采用多种记录手段，比如拍照、录音、录像等，对伤员的伤情以及简要的救治信息进行记录。现场采访是在对伤员采访可行的情况下使用的，主要是将伤员状态和施救过程记录下来。对于医护人员到现场的情况，要准确记录下医护人员到达现场的时间和所采取的伤情判别与急救措施。

在大多数情况下，仅靠在现场进行伤员的调查是远远不够的，要想得到更多的伤员信息，还需进行事故后调查。调查通常有 3 种途径：档案查阅、医院采访和事后回访。档案查阅是请求警方协助提供事故档案，如验伤通知单就可提供人员伤亡的大致诊断结果和收治信息。医院采访是去医院找到负责的医生协助提供病例及出院小结，收集具体的伤势和诊断治疗信息。事后回访是指对伤者或家人进行采访，尽可能详细地记录下伤员的状态、感觉、救治时的其他信息以及恢复状况。具体流程如图 35-9 所示。

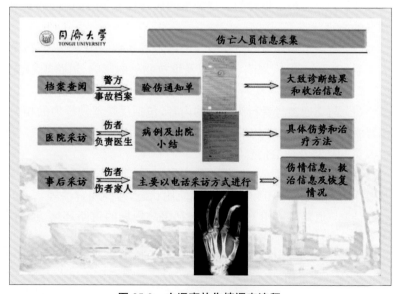

图 35-9　交通事故伤情调查流程

第三节 道路交通事故深度分析

事故研究的根本是对事故原因和致伤机制进行科学的分析,即交通事故的案例分析。同时,也可以基于事故案例的积累,通过对大量案例的科学统计,掌握交通事故的发生、发展、分布及其因果关系的规律,为驾驶行为规范、交通参与者安全教育、车辆安全性改进设计、道路规划安全设计、交通管理和事故防范、交通伤救治、交通事故责任认定、保险赔付、伤残鉴定等提供可靠的依据。据此,道路交通事故分析分为案例分析和统计分析两部分。

一、交通事故的案例分析

案例分析是针对交通事故个案所进行的具体分析。相对统计分析来说,它是微观分析,其目的在于全面掌握事故信息,再现事故的全过程,寻找交通事故发生的确切原因和致伤机制。

(一)事故案例分析的内容

1. 从事故工程学角度来看 主要有下列内容:

(1)有关汽车结构性能的。参与碰撞车辆的制动性能,有无结构缺陷造成瞬间制动失灵,转向系是否灵活、可靠,悬挂断裂的原因,车身结构吸能盒的作用等。

(2)有关速度和制动效能的。紧急制动前的车速,按制动印迹推算驾驶员采取紧急制动的地点到碰撞的时间,停车距离,车辆损坏变形量与碰撞车速的关系等。

(3)有关事故因果关系的。依据车辆损坏情况,鉴别碰撞参与者的行驶方向和接触部位,碰撞作用力与被碰撞车的速度变化,碰撞时乘员身体的响应运动轨迹和伤害部位,受害人的致死原因等。

(4)有关酒驾、毒驾、药驾的。血液中酒精、毒物、药物的浓度及随时间的变化,浓度与驾驶功能的关系,浓度检测的准确性,以及事发时驾驶员的精神状态等。

(5)有关视认性的。如风、雨、雪、雹、雾等天气情况,以及黑夜、黎明、黄昏、炫目等的能见度,看清车辆前方障碍物的距离和提前的时间;超车时的视野遮蔽;驾驶员的视线盲区;速度造成的视野狭窄等。

(6)有关人机工程学的。驾驶员的疲劳程度,出车前的心理状态,碰撞前有无精神不集中,碰撞后驾驶员的心理状态等。

(7)有关道路环境的。事故与道路附着系数的关系,纵坡与横坡对事故形成的影响,弯道半径与视距的关系,路面的坑洼、塌陷、施工以及堆放物等的影响,道路规划设计及交通标志标线的影响等。

2. 从交通事故深度调查分析的角度而言 除以上内容外,还有人-车-路三方面:

(1)与交通参与者行为相关的内容,包括反映驾驶行为的相关信息,反映车内乘员和车外交通参与者位置状态的信息,所有约束与保护装置的使用信息,反映事故参与者自身安全意识的信息,以及对事故伤亡人员的伤势及救治信息等。

(2)与事故车辆安全性相关的内容,包括车身结构和外形几何尺寸,主动安全装置和被动安全装置及其效用,两轮车的结构和尺寸,车辆使用状态,碰撞相容性等。

(3)与道路环境相关的内容,包括事故现场的道路环境、道路状况、道路设施在内的诱发事故的所有因素。

3. 从事故案例分析方法来讲 事故案例分析的主要步骤为:收集信息(采集数据),整理资料(处理数据),事故过程重构,再现分析和计算,事故原因和致伤机制分析。

(二)事故现场情况分析

了解事故的基本信息,作出事故概况,也就是尽量详细定性描述事故过程。可根据现场信息,完整描述下述 4 个方面的因素,并且增加一些对现场解情况适当的分析和推论:①车道、照明和路面环境,以及参与方视野等;②重要的、对事故可能有影响的道路设计和交通标志;③各事故参与者最终位置;④散落物和痕迹及各自归属。根据这些判断依据,初步对碰撞点作出推论。

(三)车辆损坏情况和人员损伤情况分析

首先明确车辆碰撞关系,对碰撞部位的进行对比,以说明两车碰撞的相容性。结合碰擦痕迹对车与车、车与人的相对运动关系进行分析。其次,对于车辆损坏整体情况需要用文字、照片来说明和描述。若有必要的话,可加上碰撞时的车辆自重、载货重量、货物类型等。

车辆的外部损坏情况分析,目的是为了挖掘分析与碰撞对方物体是如何碰撞导致了该车的哪些部位的损坏,主要关注车身结构是否有变形,最大变形量和位置,是否侵害了乘员的生存空间。

车辆的内部损坏情况分析,目的是为了了解驾乘人员在碰撞过程中的响应运动,与车内哪些零部件发生了多次碰撞,分析致伤机制需要明确下列指标。

(1)前后排乘员空间是否有变形;如果有损坏,且驾驶员存在与方向盘碰撞可能,并且最好说明方向盘至座椅靠背的距离,如图 35-10 所示。

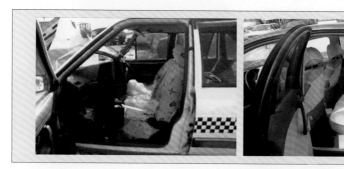

图 35-10　乘坐空间的碰撞变形

(2)方向盘圆周方向、方向盘平面内是否有变形,如图 35-11 所示。

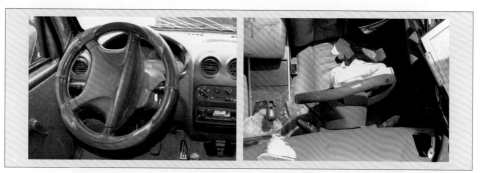

图 35-11　方向盘的碰撞变形

(3)踏板是否有变形或向后移动影响了腿部空间,如图 35-12 所示。

主要关注与乘员有接触并可能对其造成伤害的损坏部分。通过这些可以分析出对于车内乘员造成伤害的装置、结构、材料和形状,研究致伤机制和损伤程度。

对于事故中的伤员,要根据验伤报告或医院病例来伤情分析其致伤或致死原因。如果涉及多人受伤,需结合"乘车位置"判断车内或车外的什么物体造成人员的何种伤亡。对事故中的死者,根据尸检报告和医疗信息,确认当事人于事发后多少分钟救治无效而死亡或是当场死

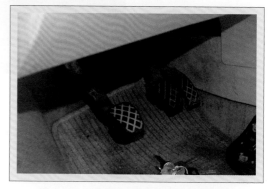

图 35-12　踏板和腿部空间的碰撞变形

亡。对头面部、躯干、四肢等要做出相应的尸检描述。另外,人员伤害的情况还可以结合车辆损坏碰撞情况等做些分析。比如:驾驶员胸口的"安全带伤";因踏板后移而造成的腿部伤害等。

例如,如图 35-13 所示的事故案例,可做如下的分析说明:

前挡风玻璃上有两处蜘蛛网状裂纹:①挡风玻璃左侧的裂纹为驾驶员因未系安全带,碰撞后向前飞出,头部撞击挡风玻璃所致;②挡风玻璃右侧的裂纹为气囊弹开时撞击挡风玻璃所致;③内后视镜脱落推测为驾驶员撞击所致。

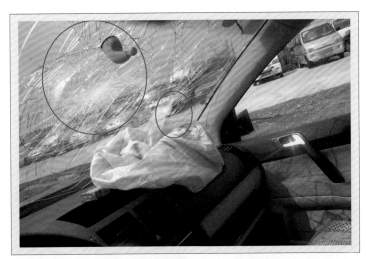

图 35-13　伤情与车辆损坏状况相关性分析

(四) 事故再现分析

为了更形象、准确地表现事故形态和现场车辆、物体、痕迹,可根据现场材料,按规范图形符号和一定比例绘制交通事故现场的平面图,即事故现场图。它是我们以后对事故案例进行分析的重要资料。如图 35-14 所示。

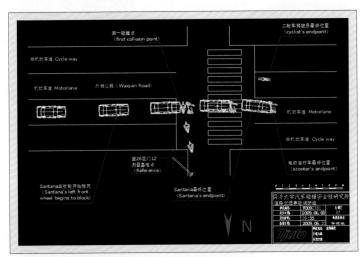

图 35-14　事故现场图

通过事故现场图,对事故参与方最终位置、事故道路形态、信号灯、交通标志标线,以及与事故有关的各种物体的位置,比如与参与方发生接触的一些树桩,用来作标定物的电线杆,挡住司机视线的广告牌,血迹、刹车印、散落物分布位置和范围的精确定位等信息,再现事故现场全貌,定性分析事故过程和发生的原因。

对交通事故进行深入调查研究,能够分析事故发生的具体原因以及详尽的碰撞过程,为车辆安全性的改进、事故鉴定提供依据。同时通过对不同类型的事故进行特征分析,可以为车辆主动安全装置的研发、交通法规的制定、道路规划设计和交通设施的改进等提供参考数据。事故再现是事故研究的重要组成部分,是获知碰撞车速、碰撞前的避让措施等数据的核心方法。当前的事故再现其着重点在于车辆的运动状态再现,对于事故过程中人员的运动响应研究的较少,而人员保护是事故中最值得关注的地方,也是车辆安全性的直接评价指标。因此结合乘员的伤情的事故再现是十分有必要的。

1. 分析方法　PC-Crash 是奥地利 Steffan 公司开发的一种事故再现软件。该软件可根据碰撞车辆的参数、事故现场的道路环境状况、事故参与方的运动轨迹、损坏痕迹或伤情、碰撞点位置和最终停止位置等,重构出事故参与方在碰撞前、中、后的整个运动过程中的运动形态。基于运动学和动力学理论,PC-Crash 能够建立多组数学和物理模型来反映车辆碰撞过程中的多种参数相互作用和相对运动等关系。但是它无法模拟车内人员的运动响应,也不能直接得到伤情评价指标。

Madymo 是一个基于多刚体理论的对乘员的运动响应和伤情进行分析的软件。在 Madymo 中能够建立包括人员在内的车体模型,加载车辆加速度曲线后能够模拟车辆的运动来考查车内乘员或车外行人的响应运动,并可以利用伤情评价指标直接分析对人员造成的伤害程度。但它重构车辆运动的前提是加载车辆的三维加速度曲线。

PC-Crash 与 Madymo 耦合计算可以有效地再现事故过程,这方面的研究已有很多,但是大都集中在不同正面直线碰撞减速度或者不同的乘员舱参数对车内乘员运动响应与碰撞损伤的影响分析方面。对于利用 PC-Crash 与 Madymo 耦合再现车辆的旋转,并考虑车辆的旋转作用对乘员运动响应的影响研究较少。

(1) 碰撞加速度的获取。利用 PC-Crash 软件对事故进行再现时,可采用刚度碰撞模型和经典碰撞模型。对于刚度碰撞模型,是将车辆等效为整车具有平均刚度。该方法虽然可以直接得到碰撞加速度波形,但是对于碰撞,尤其是偏置碰撞,车身变形较大,叠加旋转后,再现的精度不高;而经典碰撞模型则不考虑车辆的变形,默认碰撞力的交换发生在无限小的时间内,导致车辆碰撞前后的速度是突变的,它无法直接输出有效的车辆加速度波形。H Steffan 提出"平均加速度"理论,对 PC-Crash 输出的车辆速度曲线进行处理,即采用一段平均加速度值的矩形波作为车辆在事故过程中的加速度曲线。平均加速度值的大小取决于碰撞持续时间,矩阵波的时间长度应为实际碰撞时间的 60%。然而由于碰撞速度、碰撞类型的不同,实际碰撞持续时间很难确定。刘学术等人总结了碰撞过程中的碰撞持续时间的变化规律,碰撞持续时间一般为 40～80 毫秒,与车速之间的关系如表 35-1 所示。因此基于经典碰撞模型的碰撞加速度曲线的获取得以实现。

表 35-1　碰撞速度和碰撞持续时间关系

碰撞相对速度	60km/h	70km/h	80km/h	120km/h
碰撞持续时间	80ms	70ms	50ms	40ms

(2) 碰撞加速度波形验证。选取国内某品牌 A 级车,以相对运动速度 64km/h、40%偏置碰撞的试验工况对上述两种加速度获取方法进行验证。在 PC-Crash 中重建碰撞试验工况如图 35-15 所示,A 车为事故车辆,B 车为模拟碰撞刚墙,将它的质量定义为无限大。基于刚度碰撞模型和经典碰撞模型分别再现碰撞过程,导出 A 车的加速度波形,并与试验的加速度波形进行对比,如图 35-16 所示。其中基于平均加速度法的碰撞持续时间约为 46 毫秒,碰撞速度突

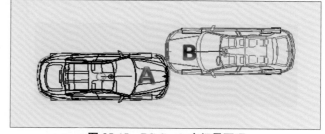

图 35-15　PC-Crash 中场景再现
A. 事故车辆　B. 模拟碰撞刚墙车辆

变从 PC-Crash 碰撞模型中获取。可见,平均刚度法获得的加速度曲线与试验碰撞加速度曲线更为吻合;而平均加速度法得到的加速度曲线积分值更接近实际加速度的积分值,表明两者的消耗内能相似。

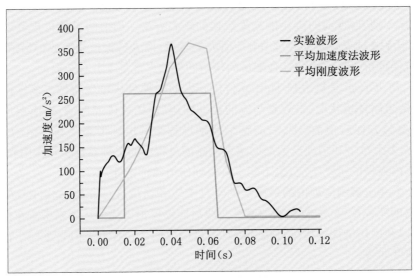

图 35-16 加速度波形图

在 Madymo 中调用系统自带的正碰模型。在模型中分别加载试验三维加速度波形以及基于平均刚度和基于平均加速度获得的加速度与角速度波形,计算得到假人的主要伤害指标(表 35-2),以及假人头部加速度波形(图 35-17)。对比分析可以得知,平均加速度法相较于平均刚度法获得的假人头部与胸部伤害误差更小。因此带有一定角度或者一定覆盖率的偏置碰撞运用平均加速度法对事故进行再现可以获得更精确的仿真结果。下文将结合具体的事故再现案例对这一方法进行进一步的分析。

表 35-2　假人的主要损伤指标

伤情指标	真实试验波形	平均加速度法波形	平均刚度波形
HIC36	462.67	576.04	668.36
头部 3ms 加速度(m/s²)	544.4	648.96	685.71
胸部 3ms 加速度(m/s²)	406.06	442.36	538.29

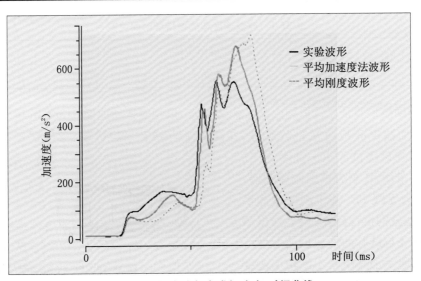

图 35-17　假人头部合成加速度-时间曲线

2. 事故再现

（1）事故案例描述。轿车由东北向西南直行，与正在通过路口的电动自行车相撞后，车辆的右前方再次与交通信号灯杆发生碰撞，并顺时针旋转约 45°，前排气囊点爆，驾驶员系安全带未受伤。采用 PC-Crash 和 Madymo 耦合计算的方法，对事故过程中驾驶员的运动响应以及伤害情况进行模拟分析。

（2）车辆碰撞运动响应速度计算。基于经典碰撞模型在 PC-Crash 中建立具有事故车辆几何特征的车辆模型，并根据事故深度调查信息，设置事故现场的道路环境、道路摩擦因数、碰撞位置、碰撞角度、车辆最终位置等参数，使得计算模型中的事故车辆与真实情况具有相同的运动轨迹，并保证仿真计算中事故车辆的最终停止位置与实际事故采集到的信息相吻合。图 35-18 为真实事故现场的照片，图 35-19 为 PC-Crash 再现的事故过程图。

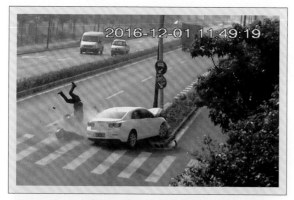

图 35-18　真实事故现场

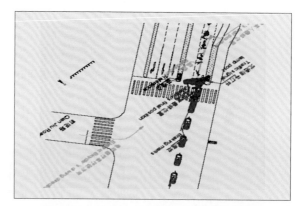

图 35-19　PC-Crash 再现的车辆碰撞过程图

输出事故车辆质心处 x 方向的速度-时间曲线，以及质心处绕 z 轴的横摆角速度-时间曲线，如图 36-20 所示。可知，速度与加速度都存在速度突变，并且发生在同一时间步长内。

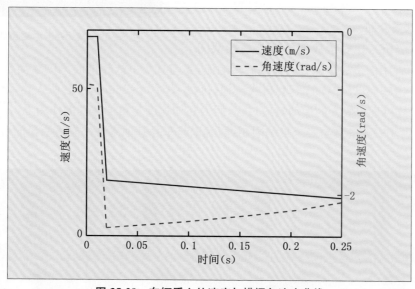

图 35-20　车辆质心处速度与横摆角速度曲线

（3）碰撞持续时间确定。根据 PC-Crash 的计算结果，车辆与交通信号灯杆发生碰撞时的速度大约为 70km/h，根据表 35-1 确定碰撞持续时间为 70 毫秒，则加速度矩阵波的时间长度应为 70×60％＝42 毫秒。通过对仿真与视频的分析，设定加速度与角加速度发生在同一持续时间内。计算得到碰撞 x 方向加速度与横摆角加速度的平均加速度曲线，如图 35-21 所示。

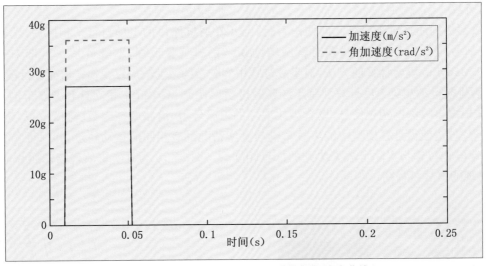

图 35-21　车辆质心处加速度与横摆角加速度曲线

（4）驾驶员运动响应计算。在 Madymo 中建立乘员约束系统模型，主要包括简易车体、假人、安全带和气囊等（图 35-22）。简易车体模型包括车门、座椅、方向盘、仪表板、地板等；调用 Madymo 人体模型库中的 Hybrid Ⅲ 型第 50 百分位男性假人，并以 SAE 的相关标准对假人进行定位，使得假人坐姿与事故中乘员坐姿基本相同。将获得的加速度波形加载在 Madymo 中，输出假人的运动响应、头部加速度曲线以及身体各部的损伤值，并将仿真结果与实际事故信息对比，分析仿真的有效性。

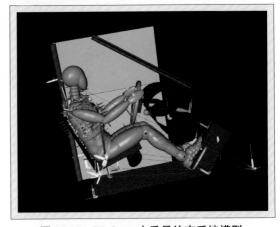

图 35-22　Madymo 中乘员约束系统模型

3. 事故再现结果分析

（1）响应过程分析。比对事故的仿真与视频截图（图 35-23)可知，再现中的事故车辆有明显的旋转响应，并与真实事故相同时刻的运动状态基本吻合，160毫秒之后假人的冲击响应已经减弱，不会再次碰撞，因此只对 0～160 毫秒的假人运动响应过程进行分析。图 35-24 是事故再现中假人的运动响应过程，假人在加速度与角加速度的作用下，身体前倾的同时出现明显的右倾，但由于安全气囊与安全带的限制，假人未与车身其他零部件发生明显的碰撞。

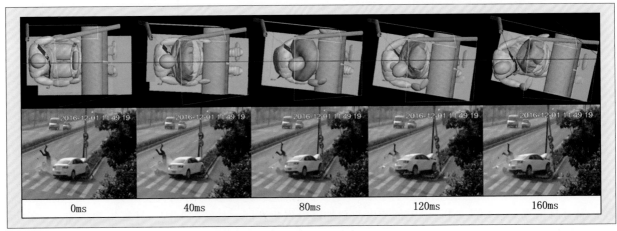

图 35-23　事故过程的仿真与视频截图对比

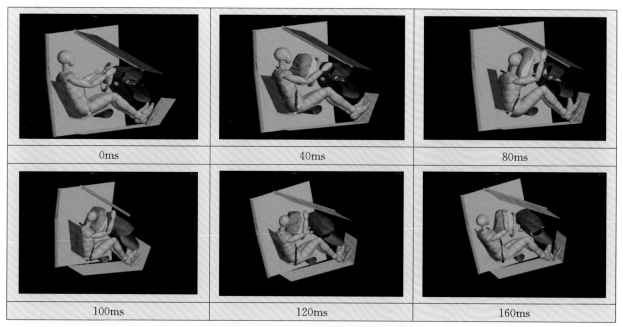

0ms	40ms	80ms
100ms	120ms	160ms

图 35-24　Madymo 中假人的运动响应过程

（2）伤情分析。仿真得到的假人头部合成加速度-时间曲线如图 35-25 所示，头部加速度峰值大约出现在 70 毫秒时，此刻假人身体前倾并右倾，头部与安全气囊的右侧接触。HIC36＝466，小于人体头部耐受值 1 000。根据 AIS 和 HIC 值的关系曲线（图 35-26），对应的头部 AIS≤1，这与驾驶员头部实际无伤的情况（AIS0）吻合。

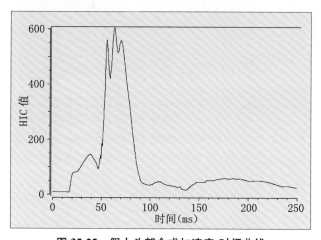

图 35-25　假人头部合成加速度-时间曲线

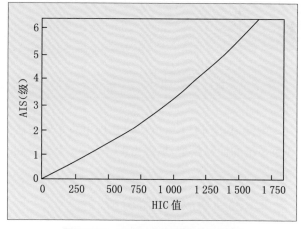

图 35-26　AIS 和 HIC 值的关系曲线

计算得到的 3 毫秒累积最大加速度值为 41g，小于人体耐受极限 60g；胸部最大压缩量为 32.4mm，小于人体耐受极限 50mm，如图 35-27 和图 35-28 所示；胸部黏性指数为 0.2，也小于 1 的耐受极限，与驾驶员胸部伤情（AIS0）吻合。

驾驶员的大腿轴向压缩力为 3.8kN，小于 C-NCAP 低性能限值 9kN；小腿压缩力为 5.4kN，小于 C-NCAP 低性能限值 8kN。根据计算公式（35-1）驾驶员大腿 AIS2＋伤害的概率为 5％，这与驾驶员下肢未受伤的实际情况（AIS0）也是吻合的。

$$P = \frac{1}{1 + e^{5.794\,9 - 0.519\,6F}} \tag{35-1}$$

式中，P 为大腿 AIS2＋损伤概率；F 为股骨轴向力（kN）；e 为欧指数，e＝2.718 28。

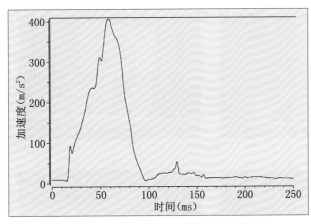

图 35-27　胸部合成加速度-时间曲线

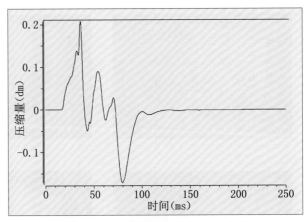

图 35-28　胸部最大压缩量-时间曲线

假人伤情与驾驶员实际伤情的对比如表 35-3 所示,可见 Madymo 中再现的伤情与驾驶员实际的伤情比较接近,由此也可以验证假人的运动响应真实再现了驾驶员的实际运动响应。

表 35-3　假人伤情与驾驶员实际伤情的对比

身体部位	伤害指标	仿真结果	耐受极限/C-NCAP 低性能限值	再现对应AIS 评分	实际AI 评分
头部	HIC36	466	1 000	≤1	0
胸部	3ms 累积加速度值(g)	41	60	<3	0
	胸部最大压缩量(mm)	32.4	48		
	VC(m/s)	0.2	1		
下肢	大腿压缩力(kN)	3.8	9	<2	0
	小腿压缩力(kN)	5.4	8		
	TI	0.78	1.3		

可见,基于 PC-Crash 可以再现事故车辆在碰撞过程中的速度和加速度,利用 Madymo 可建立车辆和约束系统的简易模型,加载由 PC-Crash 重构得到的车辆运动学参数,从而模拟计算可得到驾驶员的伤情指标。

二、交通事故的统计分析

事故统计分析主要是根据交通事故深度调查采集的信息,利用统计学方法进行的宏观分析。对事故进行统计的目的是利用统计方法对事故数据进行整理和加工,进而总结事故。道路交通事故的统计评价可以揭示事故的重点,从而做到有的放矢,并确定碰撞事故中乘员受伤与事故严重程度的相互关系。

(一) 交通事故统计分析的内容

交通事故统计分析研究的内容相当广泛,但大体有如下内容。

1. **与交通事故有关的基础数据的统计分析**　如针对某地区的逐年人口数、汽车保有量、道路总长度、道路密度、农用车及拖拉机保有量、主干道交通流量、事故类型(如直行事故、转弯事故和十字路口事故等)、事故形态(正面碰撞、侧面碰撞等)、事故分类(可分为轻微事故、一般事故、重大事故、特大事故)、交通事故次数、死亡人数、受伤人数、直接经济损失等。

2. **以特定的道路区间为研究对象的线路事故统计分析**　如调查路段事故发生的状态、次数、时间和空间分布规律,进行因果分析,研究事故多发区段和多发点,为交通安全治理、交通管理、道路改造、安全设施的设置提供决策的依据。

3. 地域性事故调查统计分析 主要是针对全国、省、市、县及某些特定区域所进行的各种统计分析。它对制定国家交通安全政策和法规,确定交通治理的投资、交通管理机构及研究机构的设置等有重要作用。

4. 时间序列事故分布规律的研究 如按年、月、日、时所进行的各种事故统计分析。

5. 空间序列事故分布规律的研究 如按全国、省、市、县、地区,以及按不同道路、路段等所进行各种事故统计分析。

6. 道路环境与事故有关的统计研究 如道路的几何尺寸、线型等与事故发生次数的统计分析。

7. 事故因果关系的统计分析 如对事故发生的各种影响因素的相关分析。

8. 人的心理、生理特性与事故有关的规律的研究 如驾驶员行为、性别差异、年龄差异、饮酒、疲劳等。

9. 与人的伤害有关的各种统计分析 如受伤部位、类型等。

10. 与具体交通参与者有关的各种统计分析 如轿车事故、货车事故、大客车事故、自行车事故、摩托车事故、行人事故、儿童事故、老年人事故等的各种统计分析。

11. 交通安全评价指标的研究 如绝对指标、相对指标、静态指标、动态指标等。

总之,交通事故统计分析所包括的内容非常多。在实践中,人们需要根据交通安全的研究目的,来确定调查、统计分析的内容及范围。

(二) 事故统计的方法

交通事故统计方法,有 4 种常见的分类形式。

1. 按地区分类 即按交通事故的发生地区进行分组统计和汇总,全国性的统计资料多按省、市分组;省一级按市(地)、县分组;国际性统计资料则按国别分组。

2. 按时间分类 即按交通事故的发生时间进行分组统计和汇总,从按时间分类的统计结果中可明显看到交通事故随时间而变化的情况,所以统计结果具有动态性质。

3. 按质别分类 即按交通事故统计对象的属性不同进行分组统计和汇总,如按车辆类型、事故原因、伤亡人员类型、道路状况、天气条件、事故形态等分组统计和汇总。

4. 按量别分类 即按统计对象的数值大小进行分组统计和汇总,如按事故直接经济损失的数额、肇事驾驶员的年龄、车速、道路坡度等分组。

除上述 4 种分类统计汇总方法外,在实际应用中还经常采用复合分类汇总方法,常见的形式有时间与地区的复合(如各地不同月份的事故统计)、质别与地区的复合(如各地不同路面上的事故统计)、量别与地区的复合(如各地不同年龄驾驶员事故统计)等。

为了更全面地反映交通事故的本质和规律,揭示各种影响因素对事故的作用及其相互关系,以交通事故的深度调查为特色的统计分析还应从相关部门(如统计部门、交通部门等)收集人口、交通工具拥有状况、道路交通状况等大量相关资料进行多因素综合分析。

可以说追溯性、地区性的多学科的大规模事故深度调查是交通事故多因素统计分析的基础。它通过大量数据,全面地考虑与事故相关的各种工程技术、医学和心理学因素的影响。这种事故研究方法是依据大样本统计原理实施事故调查的,借此得到能够代表所调查地区的结果,并且总结出典型规律应用于全国范围。

这些数据的统计结果对下述事故研究具有很高的说服力和很强的针对性,其作用如下:①发现事故的重点(即多发区或黑点)和事故参与人的典型违章行为;②描述事故运动学;③准确地确定造成受伤后果的汽车部位;④描述典型受伤原因、模式和种类,为改善医疗器械和手段提供可靠依据;⑤检验和改进事故再现方法;⑥对典型事故形态用模拟假人进行试验模拟。

可见,对事故信息进行统计和分析,不仅有利于对事故资料的管理和查询,而且对交通事故总体进行的调查研究活动,为交通管理提供统计资料,查明交通事故总体的分布状况、发展动向及各种影响因素对事故总体的作用和相互关系。为制定交通法规、政策和交通安全措施提供重要依据,也可以从宏观上定量地认识事故现象的本质和内在的规律性。

(三)交通事故统计实例

从上海联合道路交通安全科学研究中心的数据库,筛选出 2005 年 5 月到 2013 年的 191 例行人碰撞事故。事故信息主要包括事故现场信息、事故车辆信息、事故重建信息和行人伤亡信息等。

作为事故数据采集区域的上海市嘉定区位于长江口南岸、上海市的西北部,全区面积 45 万 km²。东与宝山、普陀两区接壤;西与江苏省昆山市毗连;南襟吴淞江(苏州河),与闵行、长宁、青浦三区相望;北依浏河,与江苏省太仓市为邻。区域内主要公路除高速公路外,还有主要干道。这些主干公路承担着上海市区、嘉定与苏州三地之间繁重的客运、货运任务。其共同特点:跨度长、交叉路口多、车流量大且车速都较快;道路多是双向四车道的水泥路面,中间以水泥墩、绿化带或双黄线隔开,两旁是路肩隔开的非机动车道。此外,由于是城乡接合部,还存在着乡间土路、村级公路等,因此道路类型较复杂。

从基本数据来看,嘉定区平均每月发生事故 200 多起(不包括快速处理事故),其中重特大交通事故约占 3.4%,死亡率为 3.6%。从 1990 年至 2004 年,嘉定区事故总量在上海市一直处于前 3 位,是上海市道路交通事故最严重的区域之一。因此,选择嘉定区作为数据采集区域,保证了样本的数量及多样性。

1. **样本筛选的标准及原则**

(1)车辆与行人发生的事故。必须是发生在机动车和行人之间的碰撞。轿车与推行自行车的行人之间的碰撞事故不被列入样本范围。

(2)事故参与方数目界定。车辆参与方严格控制为单车辆参与,因为涉及到两辆及以上的车辆参与时,与行人发生碰撞的对应关系无法分清;事故中必须只有一个行人参与,并且行人的姿态为站立,行人躺、蹲等姿态不被列入样本范围内。

(3)事故前参与方状态。与行人事故无关的任何其他碰撞都不予考虑。因此,事故发生前车辆和行人均是正常驾驶和行走的状态,如事故发生前车辆与其他车辆或固定物发生碰撞后又与行人发生碰撞的事故均不被列入样本范围内。

(4)事故重构。所选样本案例需要能够根据事故采集信息、调查信息等进行事故重建。

按照以上的样本案例筛选标准及原则,对筛选到的事故案例进行分析后,共有 49 个样本案例。

2. **行人碰撞事故特征分析** 行人与汽车碰撞后运动响应复杂,影响因素众多。当从事故发生的道路特征、行人与车辆的相对位置和碰撞车速等方面进行事故特征分析,以探索行人保护措施的有效性。

(1)车辆类型划分。根据文献资料显示,车头的几何参数对于行人碰撞伤害有影响。如图 35-29 所示为近 20 年来德国的事故分析研究报告中列出的 3 种不同时期的车型与其相应的行人事故损伤数据,研究认为 3 种不同时期的车型对行人造成的损伤是不同的。比如,车头形状的改变,使得行人膝关节的损伤明显减少;因为 A 型车具有典型窄而高的前伸保险杠,发动机罩前端较高、较硬;C 型车具有圆滑、光顺、较软的前部结构,前保险杠宽而低,发动机罩前端高度较低,且采用流线型设计。事

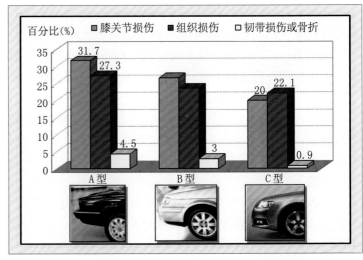

图 35-29 不同年代车型前部结构对行人膝关节的影响

故统计分析数据表明,在行人与 A 型车发生碰撞时,行人膝关节损伤占 31.7%;而在与 C 型车发生碰撞时,行人膝关节损伤减少为 23.0%。

为了考虑车辆头部形状对行人碰撞伤害的影响,我们主观地将事故车辆按车型前部形状分为两类,一类为有明显伸出保险杠的类似于上述 A 型和 B 型车,定义为 F1 型(图 35-30);另一类为车头前部形状圆滑,保险杠伸出不明显的类似于上述 C 型车,定义为 F2 型,如图 35-31 所示。样本中共有 F1 车型 22 个、F2 车型 27 个。

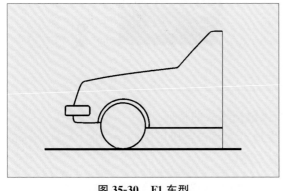

图 35-30　F1 车型

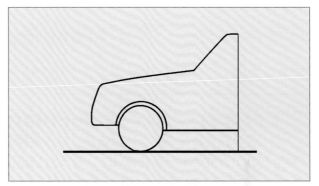

图 35-31　F2 车型

(2) 碰撞位置区域划分。根据被撞行人的运动响应,其主要伤害发生于小腿与保险杠的碰撞、大腿或臀部与发动机罩的碰撞,以及头部与发动机罩或风窗玻璃及其周边区域等位置碰撞。我们将车头前端、发动机罩、挡风玻璃参考欧盟的行人保护标准进行划分:根据大灯位置自左向右划分为 1、2、3 区;将发动机罩板自前向后划分为 A、B、C 区;将挡风玻璃自下向上划分为 D、E、F 区,如图 35-32 所示。

(3) 人体伤害部位划分。行人碰撞事故中,行人的小腿、膝关节、大腿、臀部、上肢及头部等身体部位最易发生伤害,我们将行人不同部位用不同颜色的符号表示,如图 35-33 所示。

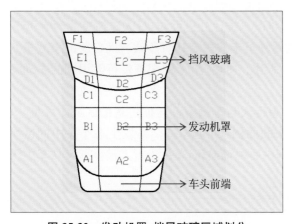

图 35-32　发动机罩、挡风玻璃区域划分

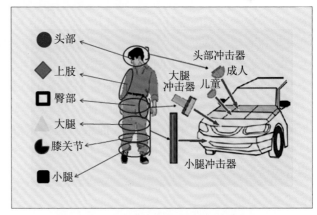

图 35-33　行人身体易受伤害部位表示形式

(4) 统计内容。行人碰撞事故信息按照表 35-4 所示内容对 49 个案例分别进行统计,并按照 F1 和 F2 两种不同车型分别列举。

碰撞事故案例统计内容主要包括事故编号、车速、第一碰撞点高度与车头最突出点的高度值、行人身体伤害部位、对应的车辆损坏位置、事故涉及车辆的情况、车辆损坏区域及人体伤害部位示意图等。其中,行人的伤害部位与车辆损坏位置是一一对应的,损坏区域示意图中,包括了行人的不同身体部位与车辆的相应位置的接触,从中可以看出行人的碰撞后的运动响应,以及碰撞前行人的运动姿势和行走方向。

表 35-4　行人碰撞事故统计内容

编号	车速	第一碰撞点高度/车头最突出点高度(cm)	行人伤害部位	对应的车辆损坏位置	事故车辆损坏情况	损坏区域示意图
TO***	80	42/54	小腿 臀部 手肘 头部 (颅脑损伤死亡)	保险杠 右前翼子板 挡风玻璃		
…	…	…	…	…	…	…

3. 行人碰撞事故特征分析　经过统计分析可以得到行人碰撞事故的特征。

(1) 发生行人碰撞事故的路段特征。行人碰撞事故常发地点的路口路段可以归结如图 35-34 所示的 3 种类型:R1 为机动车行驶路段,R2 为行人过街路段,R3 为叉路口。

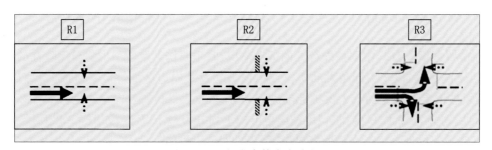

图 35-34　行人事故常发路段
虚线箭头表示行人,实线箭头表示车辆

为了便于案例的统计,将 R1 和 R2 统一归结为非路口路段。统计分析可知:行人碰撞事故约有 76% 是发生在非路口路段处,主要是由于行人随意横穿马路或驾驶员未按规定让行所致。叉口路的事故量约占 16%,主要是由于行人闯红灯或车辆未按规定礼让行人所致。所以,给车辆配备带行人识别的主动安全系统,对于多行驶在城市道路上的轿车是十分必要的。

(2) 行人与车辆初始碰撞位置特征。如图 35-35 所示为行人与车辆第一碰撞位置的区域。可见,人车碰撞中,约 73.5% 的车辆与行人的第一碰撞点位于车头的两侧(36 起),26.5% 发生在车头中间区域(13 起)。其中,12 个案例中翼子板参与发生碰撞,8 个案例中后视镜损坏,是由于行人被掀起又从车上滚翻落地所致。

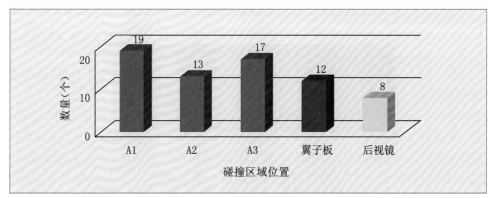

图 35-35　行人与车辆第一碰撞位置区域

对比我国不同百分位的人体尺寸和车头最突出点高度尺寸,中国人体的膝关节高度为460～480mm,而车头最突出点的高度为520～540mm,因此,大部分车辆对行人的第一撞击点是大腿位置。

如表35-5所示为行人与车辆第一碰撞位置高度与车头最突出点高度之间的关系。表中数据,分子表示统计对象数目,分母表示对应车型设计的事故案例总数。对F1类车型,63.6%的事故中的行人的第一碰撞点均低于车头最突出点高度,即膝关节以下小腿部位;对F2类车型,63.0%的事故中的行人的第一碰撞点却高于车头最突出点高度,即膝关节以上大腿或臀部。因此可以看出,车头形状圆滑的车型可使行人的第一碰撞点位置提高,伤害部位从小腿变为大腿或臀部,这为研发具有行人保护的汽车前部造型提供了参考依据。

表35-5　第一碰撞位置高度与车头最突出点高度特征

车型	第一碰撞点高度高于车头最突出点高度所占比例	第一碰撞点高度低于车头最突出点高度所占比例	未知
F1 车型	5/22	14/22	3/22
F2 车型	17/27	6/27	4/27

如图35-36所示为行人与车辆碰撞关系分布特征。约有93.9%的事故为车撞击行人侧面;行人从车辆左侧穿行的约占57.1%,从右侧穿行的约占36.8%;与车头中间部位相撞的案例均是从车辆左侧的穿行者,这为车辆的主动安全系统探测范围的设定提供了重要线索。

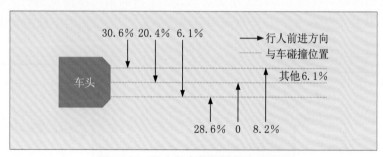

图35-36　行人与车辆碰撞关系分布图

(3)行人碰撞事故车速特征。将碰撞车速分为小于30km/h(针对城市中心的低速行驶工况)、30～50km/h(针对城市二级公路限速40km/h的情况)、50～70km/h(针对城市一级公路限速60km/h的情况)、70～90km/h(针对城郊路况下部分车辆超速行驶的情况),以及90km/h(针对高速公路行人违规穿越的情况)。

如图35-37所示为行人碰撞的车速分布特征。碰撞车速一般为30～90km/h,尤其是30～50km/h范围内居多。这为行人保护的主动安全系统的启动车速的确定提供了依据。

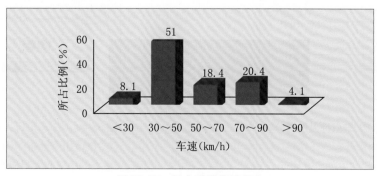

图35-37　行人碰撞车速分布

（4）行人伤情特征。由图 35-38 可以看出，事故造成的行人损伤部位的特征，其中头部伤害最多，其次为大腿、臀部、小腿，并且大腿和臀部的伤害比例要大于对小腿的伤害比例。因此，在行人碰撞保护法规中非常有必要考虑对大腿和臀部的保护。

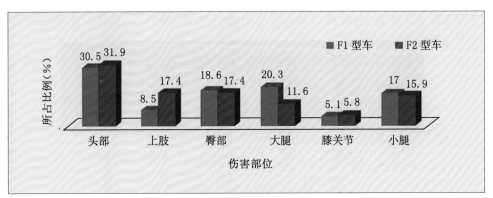

图 35-38　不同车型碰撞中行人身体各部位损伤比例分布

图 35-39 和图 35-40 分别为 F1 车型和 F2 车型造成的行人伤情分布特征。可以看出，无论是什么样的车型，行人头部落点大多在风窗玻璃的两侧或发动机罩与风窗玻璃的接合部位；臀部落点多在两侧大灯上方处；对大腿的撞击基本是发动机罩边缘处；对小腿的撞击多在保险杠两侧。两种车型对行人伤害的唯一不同是，F1 车型的第一碰撞点为行人小腿居多，F2 车型的第一碰撞点为行人大腿居多。因此，行人头部落点与车头形状的关联不大，但保险杠无明显伸出的车型，会使得对下肢的伤害部位明显提高。

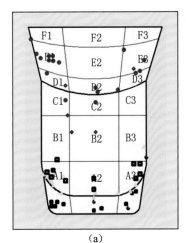

（a）

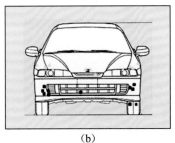

（b）

图 35-39　F1 车型行人伤情分布
（a）整体伤情分布　（b）第一碰撞点的小腿和大腿伤情分布

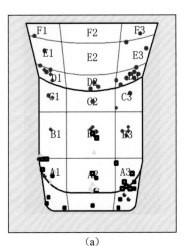

（a）

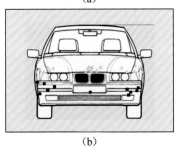

（b）

图 35-40　F2 车型行人伤情分布
（a）整体伤情分布　（b）第一碰撞点的小腿和大腿伤情分布

如图 35-41 所示为行人伤情等级分布特征,约 83.7% 的事故中行人受伤严重或死亡,死亡比例高达 55.1%。而在死亡案例中,绝大部分行人的致死原因是颅脑损伤(21 例),约占 77.8%,都是与车辆的发动机罩铰链及挡风玻璃两侧 A 柱附近和下端碰撞所致。并且,与地面的第二次碰撞导致的颅脑损伤死亡案例极少。

如图 35-42 所示是行人的头部落点分布特征,可见,A 柱、风窗玻璃、雨刮轴、发动机罩铰链等部位,是造成行人严重伤害的危险零部件,所有的行人保护措施应从行人与这些零部件的隔离入手。

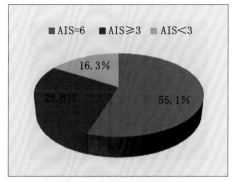

图 35-41　行人伤情等级分布

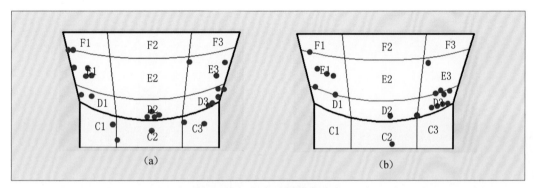

图 35-42　行人头部落点分布

(a)致行人死亡的头部落点分布　(b)致行人受伤的头部落点分布

4. 总结　通过对 49 个真实行人碰撞事故案例的深度研究,以行人的运动响应为基础,致伤机制为导向,得出了行人碰撞事故的一系列的客观的规律特征。根据事故特征的分析结果,可以得到的结论是:

(1)行人保护法规的出台非常有必要,可以使得中国的道路交通安全水平有比较明显的改善。

(2)行人保护法规中除了头部、小腿外,对大腿和臀部的保护也是必要的,这是适应中国国情的。

(3)行人保护的主动安全技术是非常有必要应用的,但系统的探测范围和启动速度必须根据我国的事故特征加以分析确定。

总之,事故统计研究的任务是借助于已有的数据进一步回答事故的原因,探讨降低事故后果的措施,从中可获得进一步的理论和经验(诸如工程技术、医学、心理学),从而为改善道路交通安全提供决策依据。

(王宏雁　何宇桐)

参 考 文 献

[1] 刘开第,庞彦军,郝继梅,等.驾驶员道路安全感受模糊评判的算法改进[J].公路交通科技,2009,26(4):124-127,132.

[2] 许洪国.汽车事故工程[M].2 版.北京:人民交通出版社,2009.

[3] 黄中荣,郑祖丹.Euro-NCAP 对汽车被动安全性能设计的影响[J].上海汽车,2008,11:38-40.

[4] 裴玉龙.道路交通安全[M].北京:人民交通出版社.2007.

[5] 魏朗,陈荫三,石川,等.车辆碰撞过程的试验分析研究[J].汽车工程,2000,22(4):256-258.

[6] 潘婷.基于深度事故研究的中国正面碰撞强制性标准研究[D].上海:同济大学,2009.

[7] 邹铁方,李华,赵冬,等.区间痕迹下汽车事故再现结果不确定性问题的求解策略[J].汽车工程,2017,39(08):900-906.

[8] STEFFAN D. PC-Crash Operating Manual[J]. Macinnis Engineering Associates,2005.

［9］ GEIGL B C，HOSCHOPF H，STEFFAN H，et al. Reconstruction of occupant kinematics and kinetics for real world accidents［J］. International journal of crashworthiness，2003，8(1)：17-27.

［10］刘学术，宋振寰，于长吉. 汽车碰撞基本规律研究［J］. 天津汽车，2004(03)：22-25.

［11］Association for the Advancement of Automotive Medicine. Abbreviated injury scale：1990 revision：update 98［M］. AAAM,1998.

［12］MORGAN R M，EPPINGER R，MARCUS J，et al. 1990. Human cadaver and Hybrid Ⅲ responses to axial impacts of the femur［C］//Proceedings of the 1990.

［13］YASUHIRO MATSUI，MASAHITO HITOSUGI，TSUTOMU DOI，et al. Features of Pedestrian Behavior in Car-to-Pedestrian Contact Situations in Near-Miss Incidents in Japan［J］. Traffic Injury Prevention. 2013 (14)：S58-S63.

［14］代超，陈君毅，何宇桐. 基于深度事故研究的行人碰撞事故的特征分析［C］. 中国汽车工程学会第十六届汽车安全技术会议论文集,2013：587-593.

第三十六章　交通伤的法医学鉴定

Abstract

Forensic expertise of traffic injuries plays a very important role in the practice of forensic medicine and provides medical evidences for investigation and treatment of traffic accidents. It mainly includes surveying the mechanism of injury, clearing responsibilities through reconstruction of the traffic accident crime scene, investing the causes of death, clearing how the accident happens (accident, suicide, simulation or homicide), identifying the victims (driver, passengers or the pedestrians), confirming the source of the nameless corpses, determining the degree of impairment, labor incapacity and disability, collecting physical evidences, etc. Therefore, it is important that the examiners do legal and reasonable identifications through the available information and write correct reports with fair conclusions. The expertise can provide clues for the detection of the vehicles and it is helpful to solve problems of the cases and prevent recurrence of similar accidents.

第一节　概　　述

一、交通伤法医学鉴定的目的和意义

现代社会交通伤非常多见,有的情况还很复杂。伤亡人员可以是驾驶员、乘客、行人。造成伤亡的原因和方式可以因意外事故、违反交通法规而发生,也可以是自杀或他杀,或肇事逃逸,甚至有他杀后伪装成车祸死亡的情况。因事故参与各方在事故中的法律关系不同而在事故处理时适用的法律也有所不同。交通伤的法医学鉴定为交通事故的调查、处理提供医学证据,其目的及意义在于:明确伤亡机制,通过对交通事故现场重建明确事故责任;明确死亡原因;明确事故性质是意外、自杀、他杀或诈伤;鉴定死者是驾驶员还是乘客;无名尸身源的确认;确定受伤人员损伤程度,明确受伤人员伤残等级;收集各种物证,为侦查肇事车辆提供线索,协助侦破案件;总结教训,预防事故的发生。

二、交通伤法医学鉴定的项目

(一)受伤人员伤残等级评定

交通事故绝大多数属民事案件,伤亡人员均涉及赔偿问题。受伤人员在治疗终结后,往往遗留有不同程度的残疾,包括精神的、生理功能的和解剖结构的异常及其所导致的生活、工作和社会活动能力的不同程度丧失,处理交通事故时应对受伤人员的伤残等级进行评定,为受伤人员的赔付提供依据。伤残等级评定应由具有法医学鉴定资格的人员依据最高人民法院、最高人民检察院、公安部、国家安全部、司法部联合发布的《人体损伤致残程度分级》进行评定。

《人体损伤致残程度分级》是适用于道路交通事故受伤人员伤残评定的标准,该标准依据日常生活能力、各种活动能力、工作能力及社会交往能力四方面,将人体颅脑、脊髓及周围神经、头面部、脊柱胸段、颈部、腹部、肢体、皮肤、盆部、会阴部、外阴及阴道 11 个部位损伤的后遗残疾划分为 10 级伤残,从第 Ⅰ 级(100%)到第 Ⅹ 级(10%),每级相差 10%。

对属于工伤范畴的受伤人员,原《职工工伤与职业病致残程度鉴定》(GA/T 16180－1996)标准废止,依据《劳动能力鉴定 职工工伤与职业病致残等级》(GA/T 16180－2014)进行工伤残疾程度评定。

(二)受伤人员损伤程度鉴定

交通事故绝大多数属民事案件,但当肇事人有构成交通事故罪的嫌疑时,需明确事故造成财产损失的大小及受害人人身损伤程度。此时需对受伤人员的损伤程度进行法医临床学鉴定,为案件的审判提供定罪、量刑的医学证据。依据交通事故伤对人体造成的不同程度损害,损伤程度可以分为重伤、轻伤和轻微伤,按照最高人民法院、最高人民检察院、司法部、公安部公布的最新《人体损伤程度鉴定标准》进行鉴定,原司发〔1990〕070 号《人体重伤鉴定标准》、司发〔1990〕6 号《人体轻伤鉴定标准(试行)》及中华人民共和国公共安全行业标准(GA/T 146－1996)《人体轻微伤的鉴定》等标准废止。

(三)死亡人员鉴定

对交通事故中死亡人员应进行法医学尸体检验。法医学尸体检验是法医学死因鉴定获得医学证据的重要手段,包括尸体外表检验和尸体解剖两部分。其目的是确定死亡原因、判断死亡方式及案件性质、推测死亡或损伤后经过的时间,为事故侦破提供线索,为事故处理提供依据。我国先后制定和实施了一系列法医学国家和部门行业标准,与法医学尸体检验有关的有《道路交通事故尸体检验》(GA268－2009)、《法医学尸体解剖》(GA/T147－1996)、《法医学尸体解剖规范》SFZ JD0101002－2015 等。

1. 尸体外表检验 尸体外表检验包括衣着情况、皮肤表面及尸体各外部器官的检验,重点检查损伤的特点和尸体现象。按顺序依次进行检查并记录尸体现象的分布、位置、程度,和损伤的形态、数目、分布、位置、程度,结合案情调查情况,做出诊断,明确致伤机制、死亡原因,推断死亡方式。

2. 尸体解剖 尸体外表检验不能明确死亡原因的尸体,需要进行尸体解剖才能明确其死亡原因,依据《道路交通事故尸体检验》(GA268－2009)、《法医学尸体解剖》(GA/T147－1996)、《法医学尸体解剖规范》(SFZ JD0101002－2015)、《中毒尸体检验规范》(GA/T167－1997)等标准进行,结合案情进行死亡原因分析,明确其死亡原因,判断死亡方式,排除他杀可能,为案件的处理提供法医学证据。

3. 无名尸体检验 不知姓名的、暂时无人认领的、身份不明的尸体即称无名尸体。无名尸体检验属特殊类型尸体检验,与法医学一般尸体检验方法基本相同,但是检验时要特别注意个人识别,包括死者的衣着情况及尸体外表、内部特征、DNA 特征、指纹等,以利于死者身源的确认。

(四)医疗终结与续医费用的鉴定

交通事故受伤人员均应到医院进行治疗,并于治疗终结后进行伤残等级评定。但有些伤者在临床治疗效果稳定后仍长期住院或多次入院治疗,增加了医药费、误工费等经济开支,更增加了案件的处理难度,办案单位因此需要委托法医临床工作者对医疗终结时间进行鉴定。由于伤者身体状况、伤者的伤情以及各地医疗水平的不同,损伤治愈的时间不同,目前全国尚无统一的医疗终结时间的评定标准。在法医临床实践工作中,多以临床治愈或临床效果稳定作为判断医疗终结的依据。

交通事故受伤人员在治疗一段时间后,伤者病情已经稳定,但遗留有后遗症或需要再次或多次入院治疗的,存在后续治疗以及护理费用等问题,并且医疗时间很长甚至需要终身治疗,案件的处理又不可能等到医疗终结后再处理。当事双方在达成就目前情况进行事故处理的协议后,往往需委托法医工作者对其后续费用和(或)护理依赖程度及护理费用进行评估。法医临床工作者受委托后可以根据当地医疗费用平均水平对其后续治疗的费用、护理费进行评估,既要保证受伤人员能够有足够的费用顺利地进行下一步治疗,又要避免医疗费用的过度开支。

（五）驾驶员饮酒、吸毒、疲劳鉴定

《中华人民共和国道路交通安全法》（2011）第二十二条规定：饮酒、服用国家管制的精神药品或者麻醉药品，或者患有妨碍安全驾驶机动车的疾病，或者过度疲劳影响安全驾驶的，不得驾驶机动车。

酒后驾车已成为我国一个普遍性问题，近年来醉酒驾车酿成的重大事故呈增加趋势，造成了巨大的伤亡和经济损失。酒精可以影响人的正常精神、心理和生理活动，驾驶员饮酒后产生视觉障碍、注意力障碍、平衡失调、疲劳、心血管系统的变化、精神亢奋等症状，降低了交通安全性，增加了交通事故发生的概率。目前我国实施的《车辆驾驶人员血液呼气酒精含量阈值与检验》（GB19522－2010）3.3条规定：车辆驾驶人员血液中的酒精含量大于或者等于20mg/100ml，小于80mg/100ml的驾驶行为为饮酒驾车；3.4条规定：车辆驾驶人员血液中的酒精含量大于或者等于80mg/100ml的驾驶行为为醉酒驾车。

近年来在我国的交通事故中，已开始出现因应用国家管制的精神药品或者麻醉药品而造成的交通事故的情况，尤其是使用毒品。《中华人民共和国刑法》第三百五十七条规定：毒品是指鸦片、海洛因、甲基苯丙胺（冰毒）、吗啡、大麻、可卡因以及国家规定管制的其他能够使人形成瘾癖的麻醉药品和精神药品。常见的麻醉药品有吗啡、海洛因、可卡因、哌替啶等；精神药品有催眠镇静剂如巴比妥类、苯二氮䓬类、安眠药等，兴奋剂如苯丙胺、古柯叶、利他灵等，致幻剂如四氢大麻酚、二乙麦角酰胺等；另外还有人工化学合成的致幻剂、兴奋剂类新型毒品。毒品能改变人的精神和心理状态，并容易产生依赖性，干扰驾驶员的中枢神经系统的正常功能，产生幻觉，降低其正常的操作控制行为能力，使交通安全性下降。2009年7月28日公安部部长办公会议通过《吸毒检测程序规定》，于2010年1月1日起施行，对涉嫌吸毒的人员进行生物医学检测，为认定吸毒行为提供了科学依据。

疲劳驾驶是造成交通事故的另一重要原因。驾驶员由于各种原因或长时间驾驶，中间没有足够的休息，出现驾驶功能低落的现象，呈现无力感、注意功能失调、知觉功能减退、操作技能下降、记忆和思维能力差等临床表现形式，以致行车中困倦瞌睡、四肢无力，不能及时发现和准确处理路面交通情况导致交通事故发生。据统计与疲劳有关的交通事故占事故总数的20%左右，占特大交通事故的40%以上。目前国内外学者运用现代科技手段，采用生理学、心理学、运动生理学等医学指标对疲劳检测做了很多研究，利用脑电图、心电图、人眼图像等技术对疲劳进行检测，但在实际应用中还没有普及。

驾驶员饮酒、吸毒、疲劳驾驶是交通事故的高危因素，对驾驶员进行饮酒、是否吸毒，以及是否疲劳驾驶等测试，可以防患于未然，减少事故的发生；在事故发生后及时进行检测亦可明确其责任，作为量刑处罚的依据。

（六）伤-病关系鉴定

在交通伤的处理中常常碰到伤者在受伤以前自身就存在某种（些）疾病或伤后患有某种（些）疾病的情况，此时需判明损伤与疾病有无因果关系，损伤是否是疾病的加重或促进因素，有时疾病与损伤的关系极为复杂，影响伤残等级评定或其他方面鉴定的结论。其结论直接关系到事故各方的利益。因此需要法医工作者对伤者的伤-病关系做出科学的鉴定。

（七）诈伤鉴定

诈伤就是为了达到某种目的用各种方法故意损害自己，造成反映虚假的病情。在交通事故中常见于有些受伤人员故意夸大伤情，以获取更高赔偿，有些人甚至自伤而诈称交通事故来诈骗钱财，此时需要法医临床工作者认真检查和识别，对其是否诈伤要通过科学客观的方法进行鉴定。

（八）驾驶员的鉴定

在交通事故中遇有车辆坠崖、翻滚，驾驶员死亡且被抛出车外时，法医学鉴定人需根据死亡人员头顶部、胸腹部、肢体的挫裂创、擦挫伤等损伤特征结合驾驶室黏附的血痕、毛发、纤维等检验比对结果和案情调查资料，确定谁是驾驶员。

第二节　伤　残　评　定

一、评定标准

（一）伤残标准与伤残等级

1. **伤残标准**　近年来,随着道路交通运输业的迅猛发展,机动车辆的急剧增长,道路交通事故的发生率迅速增长,造成严重的人身伤害和经济损失,越来越引起社会各界及有关部门的高度重视。正确、及时、科学地做好道路交通事故受伤人员的伤残评定,加强道路交通事故的处理,保护当事人的合法权益,对维护社会的安定有着重要的意义。最高人民法院、最高人民检察院、公安部、国家安全部、司法部联合发布的《人体损伤致残程度分级》(简称新残标)是目前进行道路交通事故受伤人员伤残评定工作的主要依据,该分级已于 2017 年 1 月 1 日起正式实施,原《道路交通事故受伤人员伤残评定标准》正式废止。新残标运用现代医学和法医学的理论知识和技术,依据国家现行法律法规,结合我国的基本国情而制定。该标准的制定有利于充实和完善道路交通事故伤残评定工作,有利于道路交通事故的正确、及时、科学的处理。

(1)新残标的编制体系。该标准一共有 5 章,第一章至第三章主要是关于伤残评定的范围、规范性引用文件和术语及定义;第四章为总则,具体包括鉴定原则、鉴定时机、伤病关系处理、致残等级划分和判断依据;第五章为伤残程度具体分级(Ⅰ级至Ⅹ级)。

(2)新残标的主要内容。主要涉及两个部分,一是有关评定原则的内容,二是有关人体伤残等级的内容,前者是后者顺利执行的保证,后者是前者的具体体现。因此,该标准主要以评定总则和伤残等级作为编制的主干体系,并充分地考虑到其中的细节问题。

(3)新残标的主要应用范围。主要用于解决道路交通事故受伤人员的经济赔偿问题,包括对事故受伤人员治疗后其伤残程度的评定原则、方法和具体内容,适用于交通事故损伤所致的伤残等级评定;适用于公安交通管理部门处理、人民法院审理、保险机构理赔的各个阶段。

(4)新残标规定的评定总则。该标准对评定的程序性技术问题进行了标准化,通常称为评定总则,是保障伤残评定正常开展的基础。

2. **伤残等级**　伤残等级划分直接涉及当事人的利益和标准本身的科学性和可操作性,其划分的原则、方法、依据及其与事故处理的关系是伤残等级划分的重要问题。

(1)伤残等级划分原则。伤残程度等级划分原则要体现科学性和实用性的原则,即既要充分体现现代医学、法医学和赔偿医学的基本理论和技术,体现现代医学关于健康、伤残的基本内涵,同时又要符合社会、经济、科技发展水平和民族文化习惯,能为广大人民群众普遍接受,还要有利于伤残评定的实践操作,有利于人身伤害赔偿的计算。

(2)伤残等级划分依据。伤残程度等级划分的依据,是衡量伤残程度等级划分方法科学性、先进性的重要标志,也是伤残程度等级划分方法研究的重点问题之一。世界卫生组织(WHO)在 ICIDH 中已明确指出了伤残的内容包括精神的、生理的、解剖结构的以及能力低下和社会不利,这是确定伤残程度等级划分依据的重要基础。

解剖结构和生理功能的伤残划分依据较为简单和明确,能力低下和社会不利的划分依据则比较复杂。能力低下、社会不利几乎包括与个人相关的各方面能力的丧失和个体与周围环境的不适应。在人身伤害赔偿中,这些内容是否应当全部或部分予以考虑,或者这些内容还不足以满足人身伤害赔偿的需要,与人身伤害赔偿的立法和伤残程度等级划分直接相关。

日本学者根据 ICIDH,提出了能力低下和社会不利的赔偿问题的解决办法。美国学者 Bride 自 1936年提出能力低下评价方案以来,经过近 60 年后,仍然被美国学术界和法律所采用。苏联的劳动能力丧失情况划分依据是劳动数量特征、劳动工作职能范围、劳动时间长短、劳动残废性质。我国《职工工伤与职业病致残程度鉴定》伤残程度等级划分的依据主要是功能障碍、医疗依赖、护理依赖三个方面。这些划分依据中,有的很好地体现了作为一个完整的、具有社会属性的人的观念,这也是 WHO 50 年前所倡导的关于健康概念的体现。

(3)伤残等级划分方法。有关伤残等级划分的方法研究不多。在 ICIDH 中分为障碍、能力低下和社会不利三类。但这是一个疾病分类的补充件,是指因疾病、损伤的后果所引起的如同疾病一样的需要护理、疗养、工作照顾、享受劳保以及作为社会统计对象等,而不是伤残等级划分的方法,与侵权损害赔偿无关。ICIDH 中对能力低下和社会不利进行了详细分类,而对伤残及有关的赔偿分类,目前尚无一致的分类方法。但近年来国内外许多专家都对此进行了深入的研究和探讨,形成了一些理论,但有待进一步完善。

该标准根据道路交通事故受伤人员的伤残状况,将受伤人员的伤残程度划分为 10 级,伤残等级从Ⅰ级到Ⅹ级进行编排,从第Ⅰ级(100%)到第Ⅹ级(10%),每级相差 10%。每一级以颅脑、脊髓及周围神经损伤、头面部损伤、脊柱损伤、颈部损伤、胸部损伤、腹部损伤、盆部损伤、会阴部损伤、肢体损伤和全身皮肤损伤为顺序编排。附则对有关的问题进行了补充说明,以利于实施。

(4)该标准伤残等级划分与赔偿的关系。本标准的目的是为了解决事故伤残者的经济赔偿,为事故处理工作服务,因此,其等级划分必须同赔偿建立一种切实可行的、科学的联系。根据伤残等级的 10 级划分,并考虑到交通伤中多发伤和复合伤多的特点,从第Ⅹ级到第Ⅰ级,其赔偿指数是从 10%(0.1)～100%(1.0)。见式(36-1):

$$C = C_t \times C_1 \times (I_h + \sum_{i=1}^{n} I_{a,i}) \quad (\sum_{i=1}^{n} I_{a,i} \leqslant 10\%, i = 1, 2, 3, \cdots, n, 多处伤残) \quad (36\text{-}1)$$

式中,C——伤残者的伤残实际赔偿额(元);

C_t——伤残赔偿总额(元);

C_1——赔偿责任系数,即对造成事故负有责任的程度,$0 \leqslant C_1 \leqslant 1$;

I_h——最高伤残等级的赔偿指数(%),即多等级伤残者最高伤残等级的赔偿比例;

I_a——伤残赔偿附加指数(%),即增加一处伤残所增加的赔偿比例,$0 \leqslant I_a \leqslant 10\%$;

$I_h + \sum_{i=1}^{n} I_{a,i} \leqslant 100\%$。

(二)评定时机与评定原则

该标准对评定的程序性技术问题进行了标准化,通常称为评定总则,是保障伤残评定的正常开展的基础,包括评定原则、评定时机等。在评定过程中鉴定人应准确把握评定时机与评定原则。

1. 评定原则 评定原则应该以交通事故受伤者伤后治疗效果为依据,认真分析残疾与事故、损伤之间的关系,实事求是地评定。

评定原则是伤残评定中最为重要的问题,它涉及伤残评定的准确性。评定原则的规定奠定了整个伤残评定体系的基础,是与国家道路伤残赔偿和国家民事法律制度相一致的。其主要是针对受伤人员经治疗后遗留下来的后遗障碍程度。评定中对受伤当时的损伤部位、程度等要给予甄别,这是判明事故与损伤及后遗障碍之间因果关系的重要依据,是排除伤残者原有伤病的重要依据。

2. 评定时机 评定时机应以事故直接所致的损伤或者确实因损伤所致的并发症治疗终结为准。对治疗终结意见不一致时,可以由办案机关组织有关专业人员进行鉴定,确定其是否治疗终结。

评定时机是伤残评定中的又一个重要问题,它涉及该评定的公正性。对于伤者因原有伤病因事故而诱发的症状加重,不应作为评定时机的限制条件。评定时机不可以提前也不可以延后或者实行分段评定

（当双方另有协议时除外），否则会损害某一方的利益，同时给事故的处理造成极大的难度。近年来很多学者努力探索想通过医学知识来解决准确判断治疗时限的问题，但到目前为止，还没有一个统一的办法。损伤和疾病的发生、发展、转归是一个连续渐进的过程，此过程受损伤的性质、严重程度、伤者的身体条件及当地的医疗水平等影响，因此要人为给伤残评定时机一个精确或者数字化的时间十分困难。在评定过程中，可能会出现当事人各方、医院等对治疗终结的认识有差异，此时应提请法医临床学专家根据伤者损伤治疗恢复的具体情况做出是否治疗终结的判断。

二、评定书

评定书是法医学鉴定人依照法律规定的条件和程序，运用法医学和医学的知识及技能对诉讼过程中所涉及的法医学问题进行鉴别和判定后制作的规范化文书的总称。评定人评定结束之后，应该制作评定书并且签名同时注明技术职称或职业资格情况。评定书一般包括伤者的一般情况、事故案情介绍、资料摘抄、检验记录、分析意见和结论等内容。评定书是具有一定法律效力的文书，因而对其形式和结构需要有一个明确、固定的要求，以保证其统一和规范，避免评定人的随意性，为保证评定质量打下基础。

一般情况是指派聘请机关、评定目的、当事人的基本情况（如姓名、性别、年龄、职业、籍贯、住址、工作单位等）、鉴定事项等。

事故案件介绍是指事故发生的时间、地点、经过或诊治情况等，案情是来自委托单位所提供的材料还是被鉴定人的陈述应加以注明，并应注意避免出现矛盾。

资料摘抄是指对送检材料进行客观全面的摘录，内容应该包括：伤后的主要症状、体征，临床检查和辅助检查结果，临床诊断、治疗经过及既往鉴定情况等。

检验结果记录是指伤残评定时的检验结果记录，要求全面、细致、科学、客观。

分析意见是评定书的关键部分，是评定人根据检验结果，结合临床资料，按照鉴定事项要求，运用科学技术专门知识，结合该标准进行系统、全面、科学的分析，最后得出科学、符合逻辑的评定结论，语言要求通俗易懂、精炼严谨。

评定结论是根据检查结果和分析说明做出的结论。

鉴定文书应该加盖鉴定机构司法鉴定专用章，各页间应加盖骑缝章，需要更正的应该在更正处加盖更正章。

三、鉴定人的权利与义务

为保障公民的合法权益，提高司法鉴定的公正性、准确性，鉴定人和被鉴定人都应赋予一定的权利和义务，两者应该起到相互监督相互促进的作用，只有这样才能全面了解掌握伤者损伤伤残的真实情况，保障评定工作顺利进行，确保评定质量，避免错案的发生。

（一）鉴定人的权利和义务

1. 鉴定人的权利　①有权了解检阅与鉴定事项有关的情况和资料，询问与鉴定事项有关的当事人、证人等；②有权要求鉴定委托人无偿提供鉴定所需要的鉴材、样本；③有权进行鉴定所必需的检验、检查和模拟实验，依照医学原则对道路交通事故受伤人员进行身体检查和要求进行必要的特殊仪器检查等；④有权拒绝接受不合法、不具备鉴定条件或者超出登记的职业类别的鉴定委托；⑤有权拒绝及解决、回答与鉴定无关的问题；⑥鉴定意见不一致时，有权保留不同的意见；⑦有权接受岗前培训和继续教育；⑧获得合法报酬；⑨有权享受法律、法规规定的其他权利。

2. 鉴定人的义务　①受所在鉴定机构指派按照规定时限独立完成鉴定工作，并出具鉴定意见；全面、细致、科学、客观地对道路交通事故受伤人员进行检验和记录；②对鉴定意见负责；③依法回避；④妥善保管送鉴的鉴材、样本和资料；⑤保守在执业活动中知悉的国家秘密、商业秘密和个人隐私；⑥依法出庭作证，回答与鉴定有关的询问；⑦自觉接受司法行政机关的管理和监督、检查；⑧参加司法鉴定岗前培训和继续教育;⑨法律、法规规定的其他义务。

（二）被鉴定人的权利和义务

1. 被鉴定人权利　①被鉴定人对鉴定结论有异议的,可以提出申请要求补充鉴定或重新鉴定,办案单位或上一级公安机关应当进行补充鉴定或重新鉴定;②被鉴定人对重新鉴定结论有异议的,经同级公安机关负责人批准,可以向更上一级公安机关的法医学鉴定部门提出复核鉴定,并以复核鉴定结论为准;③交通事故当事人对伤残评定结论有异议的,按照公安部《道路交通事故处理程序规定》,可向上一级公安机关交通管理部门申请重新鉴定,重新鉴定的结论为最终结论;④鉴定文书出具后,鉴定结论应依法向被鉴定人宣布;⑤双方当事人均有权索取鉴定文书的复印件。

2. 被鉴定人义务　①被鉴定人应当到场,并积极配合鉴定人员的工作,主动提供相关的伤情资料、物证、检材等,如实接受鉴定人员的询问、调查和检验;②被鉴定人在鉴定过程中不得弄虚作假、提供伪证,如果提供伪证,要承担相应的民事法律责任;构成犯罪的,还将被追究刑事责任;③被鉴定人不得私自更改司法鉴定书的内容,否则该鉴定书无效;④鉴定结束后,被鉴定人应对返还的有关资料、物证、检材妥善保管,以备后用。

第三节　死亡人员的尸体检验

一、法医学尸体外表检查

尸体外表检查在尸体检验中非常重要,是尸体检查的首要程序。包括接受委托,了解案情;搜集和登记相关资料;衣着、皮肤及外部器官的检查等。用文字、照相作为主要记录方式并根据检查结果得出结论。

（一）死者衣着检查

由外至内、由上装至下装逐一检查,记录死者所穿的衣物,其主要内容如下:

(1) 衣着特征、标记。包括颜色、款式、面料、质地、生产厂家、型号、图案、补丁、纽扣、饰物、拉链等。

(2) 衣服附着物检查。有无泥土、印痕、血痕、分泌物及其他异物附着。

(3) 着装有无异常。有无反穿衣服、衣服不合体或衣服有无纽扣脱落、破口及破口位置、大小等特殊情况。

(4) 衣物口袋里有无可以证明死者身份的证件或其他物品等。

(5) 其他对案件有证据价值的,可供认领或辨别尸体来源的物品。

(6) 肢体穿戴物品的检查、记录。

对于以上物品应提取、编号并妥善保管。

（二）尸体的一般性检查

对于事故性质明确、案情清楚的尸体,只需进行一般性尸体表面检查。

1. 一般情况　包括死者的姓名、性别、年龄、种族、身长、发育及营养状况,有无畸形、皮肤颜色、文身、疤痕、水肿、出血、黄疸等。

2. 死亡特征　观察早期死后现象及晚期死后现象,记录角膜透明度、尸体直肠温度及环境温度、尸斑的分布及颜色、尸僵出现部位和强度,腐败程度等。

3. 尸体各部位的检查　尸体各部位的检查大致遵循由上至下,先头部、颈部、胸部、腹部,后四肢的顺序,方法一般为:望(观察外观、形态、颜色等)、量(测量长度、宽度、深度等)、扪(检查反常活动)及穿刺等。

(1) 头部。

1) 头发:观察发型、颜色、分布和数量,测量头发长度,检查有无染发、烫发及是否假发,观察和检查头发上有无附着物及其种类、数量和分布特点;观察眉毛、胡须颜色,长度及分布特点。

2）头皮:依次分开头发暴露头皮,检查头皮有无损伤和病变,必要时剃去头发再仔细检查。

3）头颅:观察头颅有无变形,用双手挤压头颅前后左右,检查有无骨折及骨折类型,可用钢尺叩击头颅,听是否有破罐音。

4）眼:眼眶有无肿胀、青紫;眼睑颜色,有无水肿和皮下出血;睑结膜、球结膜和穹隆部结膜是否有充血及出血斑点,巩膜有无黄染,角膜是否透明及其浑浊程度,瞳孔大小,是否等大等圆;有无义眼等。

5）鼻:鼻外形是否对称、偏位、塌陷;鼻孔周围有无分泌物及其性状和颜色,鼻腔有无异物、出血和分泌物。

6）耳:观察耳郭性状、有无损伤、有无佩戴饰物的孔道及位置和数目;检查外耳道内有无异物、出血和分泌物。

7）口腔:观察口唇黏膜颜色;口角及周围皮肤有无流注的腐蚀痕;口腔有无异物、血液及特殊气味;口腔黏膜有无溃疡、出血及损伤;牙齿有无松动、脱落,磨损情况及有无义齿、龋齿、汞线;齿垢的色泽和性状;齿痕有无破损及色素沉着;舌尖在口腔内的位置,舌有无咬伤、溃疡及舌苔情况;口腔有无血迹或分泌物等。

（2）颈部。观察颈部是否对称,甲状腺及颈部淋巴结是否肿大,有无肿块及颈静脉怒张;如有创口要检查创口的部位、数目、方向、深度及有无试切创、创腔内有无异物;检查颈部有无索沟、扼痕、表皮脱落、皮下出血及其走行方向,以及颈椎有无脱位或骨折。

（3）胸腹部。检查胸腹部是否平坦、对称,有无表皮损伤,有无瘢痕,有无肋骨骨折或其他异常,腹部有无波动感及妊娠纹,必要时可做胸膜腔穿刺或腹腔穿刺检查,以推断死者是否有血气胸或腹腔脏器出血。

（4）腰背臀部。检查腰背部有无外伤和压痕,脊柱有无脱位、骨折或畸形;检查臀部有无异常,有无注射针眼等。

（5）会阴部及肛门。观察会阴部及外生殖器的发育状况、有无畸形、有无损伤和病变,阴毛情况,及有无异物附着;女性尸体要观察外阴部有无血痕、精液及分泌物附着;阴道内有无异物,必要时采取阴道内容物备检。

（6）四肢。观察肢体的形态、位置,检查四肢有无软组织损伤、骨折、关节脱位、针孔等;手中是否握有物品;指甲是否发绀,甲缝有无毛发、血痕及异物等。

（三）损伤检查

尸体表面的损伤,必须检查和记录下列各点。

1. 部位　记录损伤所在的正确解剖位置。损伤距足底的距离。

2. 类型　根据损伤的基本形态分擦伤、挫伤、创伤、骨折和肢体离断等。

3. 数量　可按不同部位或不同种类的损伤来确定损伤的数目。对损伤要用明确肯定的数目标明,如一处或三条等;若为集群性、广泛性或散在性的损伤,应注明其范围。

4. 形状　可用几何学名词记述,如圆形、卵圆形、线形、弧形等;若为不规则形,无法描述的,应配合摄像或绘图,并注明其轮廓。

5. 大小　以"cm"或"mm"记录损伤的长度、宽度、凸出于皮肤的高度和凹陷的深度等。

6. 损伤形态学特征　仔细观察损伤的形态学改变,如创的创口、创角、创缘、创腔及创底的特征,骨折的类型及骨折线的走向,擦伤及擦挫伤的特征及方向,如板状或梳状等,皮瓣的方向;损伤周围的特点,尤其是有无生理反应;血液流注的方向等。根据对以上损伤形态学特征的观察,可推断暴力作用的方向;同时还可以推断损伤物性质。

7. 颜色　对于表皮剥脱、皮下出血、组织坏死、炎症反应等,要注明其颜色,常常根据颜色变化可推断损伤后经过时间。

8. 其他　损伤部位附着的异物,如火药、烟灰、泥沙、凶器碎片、弹头、铁锈、头发、布片、组织碎片等,应详细检查并记录,然后取样逐一进行检查,为推断致伤物及致伤机制提供证据。

二、尸体解剖

交通事故中的死亡人员经尸体表面检验不能明确死因者需要进行尸体解剖,以明确死因,主要有:

(1) 根据案情怀疑是因驾驶员突发疾病、中毒造成的事故,驾驶员已死亡,需对驾驶员进行尸体解剖,明确其死亡原因及是否为此次事故的原因。

(2) 死者本身有潜在疾病,死亡原因系疾病与外伤共同作用所致,伤病关系难以鉴定,事故责任难以划分者。

(3) 怀疑他杀后伪装交通事故者多为将打昏、打死或中毒的受害者置于公路上让车碾压,或将受害者置于驾驶位上,然后让汽车从斜坡滑落发生翻车或坠崖等,以掩盖犯罪事实。此类属刑事案件,尸体上多有不符合交通事故的损伤,需由公安机关强制进行尸体解剖。

(4) 其他有必要做尸体解剖的案件。

死亡人员的尸体解剖应按《解剖尸体规则》进行,应有家属签字同意进行尸体剖验的证明,刑事案件根据《刑事诉讼法》强制执行。交通事故中死亡人员的尸体解剖的方法与步骤与常规尸体解剖大致相同。

三、无名尸体检查

无名尸体是指不知姓名、暂时无人认领、不能确定死者身份的尸体。无名尸的检查重点应对死者进行个人识别。除上述尸表检验外,应重点检验记录衣着特征、个人外表特征、内部特征、DNA、指纹,为查找尸源及认定死者提供线索和证据。

详细检查死者衣着服饰及随身携带物品,查找是否有证明其身份的物品;其个人的外表特征,如有无文身、陈旧性瘢痕及佩戴饰物等;解剖中应注意胃内容物的种类、性状及消化程度等;采取血液等生物性检材做血型及 DNA 鉴定;采取指纹备用等。最后,根据案情调查、现场勘查、尸体检验和辅助检查的结果做综合分析,确定死因,推测死者年龄和死亡时间,死者个人特征。

四、群体性交通事故尸体检验

群体性交通事故因其情况复杂、伤亡人数多,法医学尸体检验的目的在于明确死因,为及时辨认尸体提供证据。除一般的尸体外表检验外,重点检查记录死者的衣着特征、个人外表及内部特征、提取生物检材备检。

(1) 详细了解案情,收集与案件相关的资料;了解交通事故的种类、时间、地点等基本案情;了解该起事故的伤亡人员、数量、性别、年龄、种族及国籍等;尸体是否有转移。

(2) 现场勘查时应仔细观察现场的类型、大小范围及伤亡人员的分布特点。

(3) 尸体检验时,应为每具尸体编号,且该编号为该具尸体及其有关物品、检材等的唯一标识,并做好个人识别工作。如果仅为尸块,应按解剖部位查对拼接。若尸块遗留较多,或难以拼接时,应分别包装、编号,注明发现的地点,以便进一步检查。

(4) 采取并收集生物学检材,特别应注意与交通损伤性质相关的检材。

五、交通事故中烧死尸体的检验

近年来,道路交通群死群伤事故时有发生,烧车事故群死尸体的法医学鉴定尤为重要。交通事故中烧死尸体的检验要注意几点:一是对案情的调查要着重了解任何一个死者生前在车上的依据;二是运用多种方法进行个人识别;三是仔细清理现场,严格认真检验尸体,确定生理反应,重点检测尸体气管、支气管内是否有吸入的烟尘和炭灰,以明确是否为生前烧死,区别死后焚尸,做好记录、照相;四是全面收集失踪者特征;并对尸检资料和失踪资料进行审查比对,寻求一致依据;五是组织家属代表前往停尸场所实地确认,查实特征,认定签字。

六、驾驶员血中乙醇浓度的检测

酒后驾车及醉酒驾车已成为我国现阶段一个普遍而严峻的问题。据不完全统计,我国酒后驾车发生的交通事故,占全部交通事故的 3%～5%,发生死亡事故的占全部死亡事故的 9%～12%,1994—2004年,全国因酒后驾车而导致的死亡人数,平均每年以 7.3% 的速度增长,社会危害非常大。

(一)酒精对汽车驾驶安全性的影响

1. 视觉障碍 饮酒后视轴明显变长,视力受损,出现景物深浅不清、视像变得弥散和不稳,视像融合范围受到明显抑制,暗适应延长并受到干扰、视物不清;醉酒时可出现辨色力障碍,有时出现视动性眼震。

2. 平衡失调 酒精可致前庭功能障碍,出现肌肉协调障碍,口齿不清,跟跄摇晃,运动失调。

3. 注意力障碍 血中酒精含量达 0.8% 时,对光、声的反应时间延长 1～2 倍,当血中酒精含量达 1.0% 时,出现注意力障碍,不能保持注意力集中。

4. 心理变化 过高估计自己、轻率、肆无忌惮,不计后果,如超车绕行、蛇形曲线行驶,甚至离道行驶。

5. 疲劳 饮酒后驾驶易发生疲劳和困倦,表现为偏离车道,多数偏左,行驶无规律,常无故加速或减速等。

6. 酒精具有扩张血管,增加血管内血液充盈和抑制凝血机制等作用 故饮酒后脑血管处于一种特殊的临界状态,一旦有轻微的外力作用极易发生破裂形成颅内出血导致死亡。

(二)血酒精浓度标准

针对酒精对驾车带来的危害,世界上一些国家制定了驾驶员血中酒精浓度容许标准,如美国为 0.5～1.5g/L,超过 1.5g/L 被禁止驾驶;英国为 0.4g/L。《中华人民共和国道路交通安全法》第二十二条明文规定:"严禁酒后开车。"有一系列的处罚措施,并实施了全国统一的驾驶员饮酒和醉酒时的血液中酒精浓度标准,饮酒驾车为 0.2g/L,醉酒驾车为 0.8g/L,为交通法规的顺利实施提供了客观、准确的依据。

(三)检测方法

1. 呼气酒精含量检验 在交通事故现场,对怀疑饮酒的驾车者一般都利用呼出气体酒精含量探测器,可对被测者呼出的肺部排出的气体进行酒精的快速定性、定量的检测。要求呼气酒精含量检验结果应记录并签字。

(1)红外线比色法。原理是含有乙醇的呼出气体,可使试剂中的重铬酸离子($Cr_2O_7^{2-}$)还原成绿色的铬离子(Cr^{2+}),表明乙醇已被氧化成乙酸,利用红外线比色计分析吸光值,可求出呼出气中每升所含乙醇量。能简便快速地检测呼气中的乙醇,但检测结果可靠性不高,因为影响检测结果的因素较多(如是否是肺部深处呼出的气体;另外每个人的肺活量不一样),检测上限低(小于 0.22mg/100ml)。此法属于乙醇测试筛选法,主要用于交通警察定性检测驾驶员是否酒后驾车。

(2)电池法。原理是呼吸气体中的氧气在催化剂的作用下将乙醇氧化成乙酸,再转化成水和二氧化碳。燃料电池将氧化作用中释放的化学能转化为可测量的电压,电压越高,样品中乙醇含量越大。此法与红外线比色法一样属于乙醇测试筛选法,主要用于酒后驾驶交通违规者的定性检测。

2. 血液酒精含量检验 对需要检验血液中酒精含量的,应及时抽取血样。抽取血样应由专业人员按要求进行,不应采用酒精或者挥发性有机药品对皮肤进行消毒;抽出血样中应添加抗凝剂,防止血液凝固;装血样的容器应洁净、干燥,装入血样后不留空间并密封,低温保存,及时送检。其检测多用顶空色谱法。

顶空色谱法是指用气相色谱法分析封闭系统中与液体(或固体)样品相平衡的气体,达到分析样品成分的目的。用顶空色谱法分析血乙醇浓度,是将含乙醇的样品装入顶空取样瓶,用瓶盖密封,放入顶空自动进样器中,载气携带乙醇样品在固定相中移动,由于乙醇样品中各组分在固定相中溶解度不同,因而随载气移动的速度不同,在柱内停留的时间也不同,从而使乙醇得到分离,然后对分离的乙醇再进行检测。

顶空气相色谱法作为乙醇浓度分析的参考标准方法,分离效率高,能把乙醇从性质相近较难分离的同系物(如甲醇、乙烯乙二醇、异丙醇)和异构体中分离出来,检测灵敏度高,可以检测出 10^{-6} 甚至 10^{-9} 级的乙醇含量;还有分析速度快(一般在 3~4 分钟完成一个乙醇样品分析)、准确度较高、精密度高等显著优点。

(四)注意事项

根据公安部《交通事故处理程序规定》、《道路交通安全违法行为处理程序规定》、《法医学物证检材的提取、保存与送检》(GA/T 169－1997)和《车辆驾驶人员血液、呼气酒精含量阈值与检验》(GB19522－2010)的有关规定,应注意以下几点:

(1)检验程序合法化。对涉嫌酒后驾车的驾驶人,抽取血样应在接到报案后及时进行,并做好交通事故发生时间及抽血时间的记录。由医疗机构进行抽血;对于交通事故中驾驶员已死亡者,一般情况下应抽取外周静脉血或心血备检。在采集后的一个工作日内将血样送达具有检验鉴定资格的检验鉴定机构进行检验;检验结果应书面告知委托机关及当事人。

(2)送检样品的送检与保存。由于乙醇性质不稳定性,送检、分析都应及时。根据药代动力学原理,乙醇在人体的代谢过程中易氧化水解,代谢速率较快,所以在代谢过程的不同阶段采样送检,检测结果可能不同。故抽血时应同时抽取两份样本,各 3~5ml,分别标记为 1 号及 2 号血样,做好详细登记、密封(不得留有空腔),冷冻保存。1 号血样立即送检,2 号血样由办案单位保存以备重新检验使用。血样应做好登记、标记:驾驶人姓名、性别、年龄;交通事故(交通违法)发生时间、地点;抽血时间、地点;抽血医务人员姓名,见证人签字,消毒液名称;血样盛装容器的名称及编号等。

(3)对死亡人员若穿刺方法无法提取而需要进行局部解剖取血者,应征得其家属的同意。

七、疲劳驾驶的检测

疲劳驾驶是发生严重交通事故的重要原因。疲劳的主要表现:①反应时间变慢。遇到紧急情况时,不能及时做出反应。随着睡觉时间的减少,反应时间也会相应地延长,如果 40 小时不睡眠,反应时间可能延长大于 50%,在凌晨时,反应时间大约延长 20%。②注意力不能集中,长时间做同样的操作,容易分神,警惕性降低。③肌肉放松。眼皮下垂,甚至闭眼,同时手部和全身的肌肉收缩力减小。④信息处理的能力降低。大脑收集和处理信息的能力降低,短时间的记忆能力降低,操作变慢。

目前比较多的疲劳检测传感器有以下几种。

(一)头部位置传感器(head position sensor)

由 ASCI(Advanced Safety Concepts Inc)研制开发的用来测量头部位置的传感器,设计安装在司机座位上面的一个相邻的电极电容传感器阵列,每个传感器都能输出司机头部距离传感器的位置,利用三角代数算法就可以计算出头在 x、y、z 三维空间中的位置,也能够实时跟踪头部的位置,同时利用各个时间段头部位置的变化特征,可以表现出司机处于清醒还是瞌睡状态。该传感器物理特点基于传感器电极的屏蔽之间的电容,通过人这个高导体可以改变电极之间的电容。通过测量电压计算头部与传感器之间的距离。当人进入电容区域时,临近的电容改变同距离之间的关系是 $1/R^2$。利用 3 个传感器,就可以利用三角代数计算出头的 x、y、z 坐标。其特点是:实时操作,可以预测司机打瞌睡,便宜和容易安装。

(二)眼睛闭合监视器(PERCLOS monitor)

眼睛闭合监视器是最早报道的能自动测量和跟踪被测者的睁闭眼情况,并且能检测到疲劳现象出现的装置,它连续跟踪测量眼睑的睁闭,并且根据相应的阈值提醒可能发生的瞌睡,并能够检测到慢性瞌睡和急性瞌睡两种瞌睡方式。PERCLOS(percentage of eyelid closure over the pupil over time)为眼睛闭合占特定时间的百分率。

(三)瞳孔测量计

瞳孔测量计最初研究目的是测量人是否饮酒和吸毒,在研究的过程中,发现利用这种装置来测量瞳睡或者疲劳也是一个很好的工具,因此,这也是测量疲劳的一种方法。瞳孔测量计是实时地测量眼睛的瞳孔尺寸变化的装置,根据瞳孔的变化关系来评测疲劳度。利用瞳孔计,测量了人在24小时发生疲劳的节律,人在上午10时左右最清醒,而下午2时最易发生瞌睡。

(四)脑电图(EEG)

测量睡眠的"金标准",瞌睡时,脑电图从清醒到瞌睡会有很明显的变化。

综上所述,测量疲劳驾驶的方法多种多样,各种测量方法都对检测疲劳驾驶有很大的帮助。

八、尸体外表检验报告书

法医学尸体外表检验报告书一般由标题与编号、基本情况、案情摘要、病历摘抄、检查和检验记录、分析说明、鉴定结论、结尾与附录等部分组成。

(一)标题与编号

标题应简单扼要表明本次检验的主要内容;编号包括鉴定机构名称、年份、编号和鉴定性质。如:×××法医司法鉴定中心法医学尸体表面检验报告书(法检2009-××号)。

(二)基本情况

包括鉴定的委托人(法人或自然人)名称;鉴定目的;被检查者的姓名、性别、年龄、籍贯、职务、职业、文化程度、婚姻状况和住址;死亡日期;委托日期;鉴定地点;鉴定在场人员姓名和单位;鉴定地点。

(三)案情摘要

案情是法医学检查和鉴定的重要组成部分,在交通事故中,尤其注意与交通事故相关的案情调查。一般情况下,案情摘要来源于委托书的附件,其中包括简要案情及鉴定事由。案情摘要也可来源于案卷,案卷是在公安、司法机关中立案的某一案件的全部文件。根据案件的不同,其中对法医学鉴定有意义的包括:立案机关综合的案情材料,现场勘查报告等。

(四)病历摘抄

病历摘抄比较重要,有些病例材料很长,需加以筛选,去粗取精。交通事故伤者经医院抢救无效死亡,经尸体表面检查后,应结合检查情况和治疗情况,编写报告书。报告书应对病历做如下摘抄:

(1)掌握病人主诉与案情发展变化的指征,尤其是自身疾病与损伤的关系。

(2)注意治疗措施与病情发展变化的关系。

(3)注意一切客观检查的结果,如体征,化验、各类仪器检查结果等。

(4)注意医生的诊断、阶段小结、出院诊断、死亡诊断及总结等。

(5)对于病历中记载的案情相关的内容,切勿照搬照抄。

(五)检查和检验记录

这是检查报告和鉴定书的核心部分,直接关系到结论的准确性。检查和检验记录要求客观准确描述,用语规范,只记载检查所见,不做任何分析和诊断。检查记录应保证是检查当时所做的记录:

(1)检查记录应该有明确的顺序性:尸体外表的检查应该遵循头部、颈部、胸腹部、腰背部、外生殖器及四肢的顺序描述,每个部分也应遵循相应的顺序。

(2)对损伤的描述应准确、全面。

(3)对主要发现除文字描述外应附照片佐证。

(六)分析说明

分析说明是最关键部分,也是检验法医学报告书和鉴定书质量好坏的标志之一。对于法医学尸体外表检验而言,其说明部分可由以下各项组成:

(1)尸体外表检查的主要发现、疾病或损伤的性质。

（2）致命伤与非致命伤的判断。

（3）根据外表检查所见，结合案情调查资料，推断损伤的时间，推断致伤物、损伤的机制、损伤的程度和死亡原因。

（七）结论或意见

主要明确死者死亡原因，是否由此事故所致。

（八）结尾与附录

《中华人民共和国民事诉讼法》第七十二条规定："鉴定部门和鉴定人应当提出书面鉴定结论，在鉴定书上签名或盖章。鉴定人鉴定的，应当由鉴定人所在单位加盖印章，证明鉴定人身份。故无论报告书还是鉴定书结尾应注明鉴定人的技术职务和姓名，并亲笔签名。在鉴定机构名称上要相应盖章，注明文书完成日期。附录应包括鉴定机构及鉴定人的鉴定资格证明、必要的照片等。

第四节 伤、病关系鉴定

一、损伤、疾病与死亡的关系

（一）死亡系损伤所致

损伤引起的死亡，其死亡原因按照损伤后死亡发生可能性不同分为绝对致命伤和相对致命伤。绝对致命伤一般是指脑、心、肺等重要生命器官遭到致命性损伤所致的死亡，死者虽然患有某种疾病，但是疾病并不参与构成死因，此种损伤称为绝对致命伤。相对致命伤指损伤单独不能导致死亡，只有伤者患有某种疾病或在某种条件下才引起死亡，此种损伤义称为条件致命伤。

1. 绝对致命伤　在任何条件下，对任何人都无一例外的足以致死的损伤。例如交通事故所致的胸腔或腹腔爆裂，大脑连同脑干挫碎，躯干离断，心及大血管破裂，颈椎折断及颈髓挫碎等。还有一些虽然不是生命重要器官损伤但是多处损伤联合致死，如多处动脉血管离断致急性失血性休克死亡。

2. 条件致命伤　只有在某种条件下才能致命的损伤称为条件致命伤。其中又分为两点：

（1）个体致命伤。由于个体的内在条件，使损伤成为致命伤，例如年龄特点（儿童或者高龄老人）、疾病（严重冠心病、高血压、肝脾肿大、凝血障碍等）、畸形、酒精中毒、高度疲劳或者全身虚弱等。

（2）偶然致命伤。由于某些外在条件，使损害成为致命伤。例如损伤后得不到及时的救治，或者由于治疗措施不当带来感染或引起某些并发症等。有时既有内在条件也有外在条件，共同促使损伤成为致命伤。

判断某一具体损伤是否是致命伤时，须谨慎从事，既要看到损伤的严重性，也要看到个体的差异性。

（二）死亡系疾病所致

对患病时间长、病情较重、有明显病理形态改变的疾病死亡，一般是不会引起争议的。但那些身体貌似健康，自身疾病隐匿，因自身潜在疾病发作引起的死亡，而死前又有某种损伤时，易被怀疑为损伤致死，甚至因此要追究致伤者的法律责任，所以必须进行法医学鉴定。

此类常见的致命性疾病有冠状动脉粥样硬化及并发症（心肌梗死、心室壁瘤破裂）、高血压性心脏病、心肌炎、原发性心肌病，心传导系统致死性疾病、脑血管硬化或畸形等。这些疾病常常是引起死亡的原因，此时损伤轻或损伤虽重但不足以致命。

二、损伤、原有伤病与残疾的关系

在交通伤伤残评定中损伤、原有伤病与残疾的关系十分复杂，多数情况下三者关系明确易于判断，残疾是交通伤所致或残疾是原有伤病所致,但当交通伤、原有伤病与残疾均有关系时,应准确判断损伤或者原有伤病与残疾的因果关系。许多学者采用损伤参与度分析三者的关系。按照损伤、原有伤病与残疾的因果关系可以大致分为无因果关系、直接因果关系、间接因果关系、"临界型"因果关系。

1. **无因果关系** 即残疾完全由原有伤病构成,与交通伤无关,损伤参与度为0。

2. **直接因果关系**

(1)完全因果关系。残疾完全由交通伤或与其有直接联系的并发症、后遗症引起,与原有伤病并无联系。损伤参与度为100%。

(2)主要因果关系。残疾主要由交通伤造成,原有伤病也起一定的作用。损伤参与度为75%。

3. **间接因果关系**

(1)诱因。交通伤促发了原有伤病的发作而致残。损伤参与度为12.5%。

(2)辅助因素。交通伤加重了原有伤病的发展,在致残的发展过程中起辅助作用,损伤参与度为25%。

4. **"临界型"因果关系** 交通伤与原有伤病共同致残,损伤参与度为50%。

交通伤所致伤残案件中,在交通伤、原有伤病、残疾三者关系的分析中,准确地判断损伤或者原有伤病与伤残因果关系是非常关键的,这直接影响到当事人双方的经济利益,也往往引起纠纷,因此鉴定人一定要全面掌握分析伤者的情况及整个案件的发生、经过、结果、治疗恢复情况及目前的残疾程度等,以防错案发生。其中涉及疑难疾病及其他的复杂关系时,在专科医师指导下判定伤、病关系。

第五节　诈伤(病)鉴定

一、概念及特点

诈伤(病)即被鉴定人为了达到某种目的,故意反映虚假的病情。其主要特点为:第一,诈伤的主体是因某种法律纠纷而需要鉴定的人;第二,称诈的被鉴定人主观上是故意的;第三,其动机是为了逃避法律责任,或者加重当事另一方的法律责任或者为了获得某种经济或其他利益等;第四,所反映的伤情不真实,可以是无病装病,或者夸大已有的伤病症状、体征,或者隐匿伤病。具体到某一人是属于哪一种情况,要视其法律关系的实际情况而确定。

二、诈伤的常见表现及其法医学鉴定

诈伤的逼真程度与诈伤者的文化知识、医学知识、经验、学习能力、心理状态等有密切关系。几乎人体所有的系统、器官和组织都可能发生诈伤,其表现形式多种多样,最常见的有以下几个方面。

(一)伪装疼痛

伪装疼痛最多见,且不容易确诊。诈伤者可表现为全身各部位疼痛:假装头痛、胸痛、心绞痛、胃痛、坐骨神经痛等。由于疼痛没有很好的检验办法,仅凭主诉作为诊断的主要依据,对诈伤者有利,给鉴定造成一定的困难。

伪装疼痛者常在鉴定人面前呻吟,看似痛苦,但经检查发现其无发热、无高血压、无任何损伤痕迹或损伤不明显,且用药效果不明显。注意观察发现,伪装者远离检查者时谈笑风生,毫无痛苦。

(二)伪装发热

诈伤者常采用人工办法使所用温度计所示温度增高,趁检查者不注意时,假装测量体温,伪装正在发热。对此,检查者加强监察,可防止。

(三)伪装视觉、听觉和语言功能障碍

1. 诈盲　诈伤者伪装视力减退或失明,并故意制造盲人碰物的假象或手持拐杖而行,也有测定视力时不合作伪装视力下降。故鉴定人对于头部、眼部损伤后,主诉失明或者视力障碍者,要检查眼球是否有结构破坏、屈光介质、眼底和视觉传导通路及视觉中枢异常等损伤基础。若未能发现解释盲的原因者,需考虑是否诈盲。对伪装视力障碍者,要仔细分析各种检查结果,特别是使用镜片矫正视力法,改变不同度数的镜片,使受检者造成判断错误来识别是否诈盲。

2. 诈聋　对伪装耳聋者,常见于头部或耳部损伤后,仅有轻微损害或轻度的听力减退,但为了诉讼或获得经济利益等目的,有意伪装或夸大病情。常表现单耳聋或双耳聋,单耳聋伪装容易,不易被识破,故较常见,一般采用电测听和声阻抗两项检查即可判别是否耳聋。

3. 伪装失语　对伪装失语症者,被检者神志清,体表损伤轻微,神经系统包括视觉、听觉及吞咽反射无异常。面肌、咀嚼肌运动正常,伸舌无障碍、偏斜,声带活动正常。脑电图、头部 CT 扫描无异常。其检查多不配合。由于失语的原因较多,应做精神、意识和神经系统等相关的详细检查,如果均无异常可排除器质性失语,认定为功能性失语,进一步排除癔症性失语后,可初步认定为伪装失语。这需要长时间的观察,也可向周围群众进行调查即可以了解真实情况。

(四)伪装运动功能障碍

诈伤者伪装肢体瘫痪,故意使肢体屈曲或伸直,保持一种特殊的姿态或"偏瘫"样步态,但是检查显示其神经系统并无病理性阳性体征。诈伤者伪装双手震颤,表现为双手无节律而抖动幅度不大,因为这种震颤由意志控制,检查者观察受检者主动拿物时的表现,可以辨别真假。对伪装跛足者,检查肢体长度及关节情况即可辨别。

(五)伪装内脏受伤(疾病)

对伪装呼吸道出血、咳嗽、胸痛、痰中带血者,通过认真检查口、鼻腔黏膜有无破损出血以及 X 线检查可识破;伪装心脏病者主要造成心动过速,让其安静休息后可以明确诊断;伪装呕吐者用手指刺激咽部引起呕吐,检查时诈伤者有无脱水等临床体征;对伪装胃出血、便血者,通过住院观察及检查可识破。

(六)伪装肾炎、遗尿、糖尿病

诈伤(病)者将肾炎患者的尿化验单或者肾炎患者的尿冒充是自己的;或者尿中掺入蛋白质或血液伪装蛋白尿或血尿;或在尿中加蔗糖或葡萄糖后送检,伪装有糖尿病。通过体格检查、住院观察、反复验尿可识别。

(七)伪装癫痫

典型的癫痫发作不容易伪装,如故意伪装成痉挛性发作,突然意识丧失、四肢抽搐、口吐白沫,易被识破。在法医学实践中常遇有头部受伤伤者自己或家属诉说有癫痫样发作,此时法医学鉴定人应详细了解其"发作"表现、"发作"时间、"发作"场合、"发作"时有无跌倒受伤等情况,结合头部的原发损伤、脑电图检查结果、治疗情况等加以识别。

(八)伪装精神病

伪装精神病在交通伤的法医学鉴定中相对少见。常见于轻微颅脑损伤的交通事故伤者,在损伤治愈后缺乏明显神经精神功能障碍情况下,故意伪装精神病而丧失劳动能力,期望得到更多的经济赔偿,获取非法利益。伪装者多在以往的日常生活中对精神疾病症状有一定的感性认识,但缺乏系统的精神病学知识。交通事故伤者伪装精神病常有以下特点:①多有轻微颅脑损伤史,但无明显、严重的器质性损害证据;②精神病样症状最初发作的时间常在临床治愈后,伤残鉴定之前,而住院期间精神行为表现正常;③症状表现怪异、夸张,常为简单的精神障碍,如兴奋发作、装疯卖傻、胡言乱语,或聋哑、痴呆、木僵状态等,发病前无初期症状,发作时表现往往不自然,多为突然发作,并多在发作后短时间内表现安静或症状消失,间歇出现,自相矛盾,没有规律,为制造真实、深刻的印象,常在鉴定人员检查时出现所述的典型精神病样症状发作,但伪装的常是某种精神病的支离破碎的夸张片段,情感与思维活动无分离,不符合某种精神疾病的规律,无法进行临床分类;④伪装的逼真程度常与其文化程度、个人素质以及对精神病学知识的了解程度有一定关系;⑤各种精神病学物理检查缺乏阳性发现。伪装精神病的认定必须由司法精神病专业鉴定人员或在精神病学专家的指导和帮助下进行。

三、鉴定时应注意的问题

(一)了解案情

仔细阅读案情,了解损伤情况,如必要,可调查当时目击证人及就诊医生。

(二)掌握病情,慎重对待临床资料

耐心听取被鉴定人陈述受伤经过的同时,观察其表情、态度、不经意的细微动作,发现其互相矛盾的证据。对其提供的病历资料,应注意其真实性,观察是否有伪造、涂改的痕迹。

(三)应用多种检查方法

除了常规检查外,根据不同的表现,选用特殊的检查方法,尤其是客观方法检查的结果,如 X 线、CT检查、脑干诱发电位检查结果、听觉诱发电位等,作为鉴定结论的依据。

(邓世雄)

参 考 文 献

[1] 李琼,谢国明,徐华建,等. 血乙醇浓度分析方法及其评价[J]. 分析仪器,2005,35(3):57-59.
[2] 周玉彬,俞梦孙. 疲劳驾驶检测方法的研究[J]. 医疗卫生装备,2003,24(6):25-28.
[3] 赵子琴. 法医病理学[M]. 4 版. 北京:人民卫生出版社,2009.
[4] 赵新才. 法医学伤残评定[M]. 成都:四川大学出版社,2003.
[5] 秦启生. 临床法医学[M]. 3 版. 北京:人民卫生出版社,2005.

第三十七章　道路交通人员的安全防护

Abstract

Vehicle brings convenience to public transport, and it also brings a lot of traffic accidents, a direct threat to the safety of road participants. According to statistics, thousands of people around the world are killed or injured in road traffic accidents every day. How to reduce the incidence of traffic accidents and resulting casualties has become the world's concern. Practice has shown that strengthening the security protection of road participants can reduce the incidence of traffic accidents and the rate of casualties. This chapter focuses on road traffic safety protection measures of road participants, including active and passive measures.

Active safety protection measures include creating good road traffic environment, improving the vehicle's active safety performance and strengthening education and management of traffic participants. Road traffic environment include roads, traffic signs, traffic safety facilities, pedestrian crossing street facilities, and intelligent transportation system. Vehicle active safety features include anti-lock braking system, electric brake-force distribution system, traction control system, acceleration slip regulation system, electronic stability program, braking assist system, electronic differential locking traction control, hill-start assist control system, hill descent control system and auto brake differential system. Education and management of traffic participants include driver training, pedestrian safety awareness education, and driving adaptive detection.

Passive safety protection measures include improving the vehicle's passive safety performance and constructing road safety protection facilities. Vehicle passive safety features include bumpers, anti-collision beams, seat belts, airbags, safety glass, safety seats, child safety seats, whiplash protection system, car body structure, truck protection device, crumpling steering column and pedal, safety interior devices and rescue calling system. Road safety protection facilities include vehicle parapet and hedge lane.

车辆在给人们带来交通方便的同时也带来了大量的交通事故,直接威胁着道路交通参与人员的安全,据统计全世界每年约有120万人死于道路交通伤,受伤人数为3 000万~5 000万人。因此,如何降低交通事故发生率及其导致的人员伤亡率已成为全世界关注的问题。

加强道路交通人员的安全防护是降低交通伤发生率的重要手段之一。本章主要介绍从主动防护和被动防护两个方面来介绍道路交通人员的安全防护措施,包含了道路设计、安全教育和管理、交通控制、车辆安全技术等方面的内容。

主动安全防护措施包括创建良好的道路交通环境、改善车辆的主动安全性能和加强对交通参与人员的教育管理。道路交通环境包括道路、交通标志、交通安全设施、人行过街设施以及智能交通系统等;车辆主动安全设施包括防抱死制动系统、电子制动力分配系统、牵引力控制系统、驱动防滑系统、电子稳定装置、制动力辅助系统、电子差速锁、坡道起步控制系统、坡道控制系统以及自动制动差速器等;交通参与

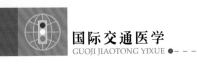

人员的教育管理包括驾驶人培训、行人交通安全意识教育以及驾驶适性检测等。

被动防护措施包括提高车辆被动安全性能和建设道路安全防护设施。车辆被动安全设施包括保险杠、防撞梁、安全带、安全气囊、安全玻璃、安全座椅、儿童安全座椅、乘员头颈保护系统、车体结构、货车防护装置、可溃缩的转向柱和踏板、安全的内饰以及救援呼叫系统等;道路安全防护设施包括护栏和避险车道等。

第一节 主动安全防护

影响道路交通安全的因素是多方面的,主要包括人、车辆、道路和环境等。预防事故发生所采取的措施,从另一个角度来讲就是进行主动安全防护,主要内容包括创建良好的道路交通环境、改善车辆的主动安全性能以及加强对交通参与人员的教育管理。

一、创建良好的道路交通环境

道路交通环境对交通安全的影响是不容忽视的一个重要环节,据统计,有 60%～80% 的交通事故与道路条件有直接或间接的关系。因此,良好的道路交通环境对预防和减少交通事故具有十分重要的意义。

(一) 道路设计

为了预防和减少交通事故发生,道路设计人员必须系统地考虑道路线形、坡度、曲线组合、车道宽度以及抗滑性能,让车辆在道路上行驶顺畅,使驾驶人在道路上驾驶时适应性好,在紧急情况下能及时避免车祸的发生。

1. 道路线形 一般情况下,直线段的事故率要低于曲线段,平曲线段的平均事故率高出直线段的 3 倍,平曲线段驶出公路的事故率则高出直线段的 4 倍。但是,长直线路段也会引发事故,在长直线路面上行驶,驾驶行为单一,易使驾驶人疲劳和精神松弛,从而反应迟钝;长直线道路还容易导致高速行车、眩光、车辆灯光相互干扰等。因此,在道路设计时,在条件允许的情况下,应尽量选取较高的线形指标,且小半径曲线的前后路段平面半径相差不应过大,减小速度差值,在不可避免的长直线路段添加绿化或设置交通安全设施,以利于行车安全。

2. 纵坡度和竖曲线 纵坡度和竖曲线对事故有很大影响,事故率和严重程度都会随坡度的增大而增加,凸形竖曲线受视距限制会产生较大安全问题。纵坡度过大时,车辆下坡会打滑,上坡会爬坡吃力,甚至可能造成车辆倒滑、翻覆等事故。凸形竖曲线半径过小时,会使驾驶人的视距变小,易酿成事故;凹形竖曲线半径过小时,由于汽车下坡行驶,车速变快,引起车辆左右摆动,若汽车在夜间行驶,车灯照距过短,也易造成交通事故。通常坡度高于 6% 时,会由于制动失灵或受视距影响产生较高的事故率,坡度为 2.5%～4.0% 的道路的事故发生率就会比一般水平路段高出 10%～20%。

3. 平、竖曲线组合 平、竖曲线组合得当可以很大程度降低事故率。平、竖曲线组合对安全的影响要远远大于单个平、竖曲线的影响,因此要考虑其组合的均衡性。一个孤立的小半径平曲线放在前后均为较长直线或大半径平曲线的路段内,则可能形成事故多发点,但如果将其放入类似的平曲线路段内,则不一定会形成事故多发点。平、竖线形相结合时,应在视觉上能自然地诱导驾驶人的视线,并保持视觉的连续性;平、竖纵曲线形的技术指标应大小均衡,使线形在视觉上、心理上保持协调;合成坡度的控制应与线形组合设计相结合,一般最大合成坡度不宜大于 8%,最小合成坡度不小于 0.5%;应避免急弯与陡坡相重合的线形。平曲线与竖曲线应相互重合,且平曲线应稍长于竖曲线,平竖曲线顶点错开 1/4 为宜;司机能在路上任一点所看到的空间线形,以平曲线 2 个,竖曲线 3 个为限;竖曲线起点和终点最好分别位于平曲线两端的缓和曲线上,不能放在缓和曲线以外的直线段上,也不能放在圆弧之内。

4. 车道宽度 车道宽度设置得当可以减少事故的发生。美国科学院交通研究委员会(Transportation Research Board,TRB)研究认为,高速公路的车道宽从 2.7m 拓宽到 3.4m,普通公路车道宽度从 3m 拓宽到 3.7m,交通事故发生率可减少 22%。当然,并不是车道越宽越好。过宽的车道会让驾驶人产生可随意超车的错觉,反而会增加事故发生的可能性。

5. 路面抗滑性能 路面抗滑性能是指车辆在路面上行驶,轮胎受到制动时沿路表面滑移所产生的抗滑能力,一般是通过行驶车辆的车轮和路面表面之间所具有的摩擦系数或车辆的制动距离来表征。摩擦系数的定义为:

$$\mu = \frac{f}{mg} \tag{37-1}$$

式中,μ——摩擦系数;

f——作用于路面的摩擦力(N);

m——垂直于路表面的载荷(kg);

g——重力加速度(m/s²)。

车辆在路面的制动距离定义为:

$$s = \frac{v^2}{2\mu g} \tag{37-2}$$

式中,s——制动距离(m);

v——制动初速度(m/s);

μ——纵向摩擦系数;

g——重力加速度(m/s²)。

由此可以看出,具有良好抗滑性能的路面,可以增大车辆的制动力,减少车辆的制动距离,提高车辆横向稳定性能,从而避免车辆发生追尾碰撞、侧滑、翻覆等交通事故。

总的来说,通过系统地而不是孤立地选取设计标准设计道路,合理设置车道宽度,增强路面的抗滑性能,使路面具有良好的车辆通行条件,可以很好地降低事故的发生率。

(二)交通标识

完善合理的交通标志、标牌、标线的设置可为驾驶人提供充足的道路交通信息和预判处置时间,从而提高交通的安全性和行车的舒适性。其中,交通标线对交通渠化、分道行驶及交通流引导起到重要作用。标线线型的流畅程度、与道路路线的一致性、几何尺寸的规范性、夜间的可视性等,会对驾驶员的操作行为产生较大影响。交通警示标志的信息与道路实际情况的匹配程度也会影响道路状况的了解,如连续弯、车辆出入口等标志对驾驶员控制车速会产生良好的作用。另外,设置不合理的绿化带和防护栏可能阻挡驾驶员的视线,间接导致交通事故发生。

(三)交通安全设施

在一些特殊路段设置交通安全设施可以很好地预防交通事故,比如在长陡下坡路段的起始端前应设置试制动车道,在风、雪、沙、坠石等危及公路安全的路段应设置防风栅、防雪栅、防沙栅、防落网等交通安全设施。

(四)人行过街设施

设置合理的、人性化的人行过街设施是在城市道路上保障行人交通安全的重要举措。目前我国许多城市的交通设施的规划还不完善,人行过街设施设置得很不合理,比如设置间隔过长,给行人过街带来不便,引发了一些行人横穿马路的交通违法行为。另外,缺乏行人过街指示标志或指示不明,使行人难于找到过街设施,客观上增加了行人的交通违法行为的发生,增大了行人引发交通事故的概率。

在快速路上设立人行过街设施时,要考虑到快速路上车速快、车流量大、平面交叉少等特点,因此要

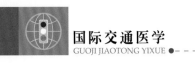

采用立交设施,如人行过街天桥或地下通道。

在主干路设置人行过街设施时,要考虑到主干路车流量大、车速较快、需要保证畅通等特点,因此在含主干路的交叉路口和路段上可以用行人过街安全岛、行人过街天桥、行人过街地下通道、行人触发式交通信号控制等方式为行人过街提供安全的设施。

在支路及小区内道路上设立人行过街设施时,要考虑这些路段行人和非机动车较多的特点,主要是设置一些减速装置使机动车强制减速,以降低行人的交通安全隐患。

另外,在设置人行过街设施时还要考虑到一些特殊人群的需求。对残障人士应有特殊的设施,比如应为盲人设置声音提示,应在上下人行天桥和地下通道处为坐轮椅的残障人士设置斜坡。在学校门口处应设置警示标志、标线,提醒驾驶人注意,以保障学生过街的安全。

(五) 智能交通系统

智能交通系统(intelligent transportation systems,ITS)是将先进的信息技术、数据通信传输技术、电子传感技术、电子控制技术以及计算机处理技术等有效地集成运用于整个交通运输管理体系,而建立起的一种在大范围内、全方位发挥作用的,实时、准确、高效的综合运输和管理系统。ITS可用于机场和车站客流疏导、城市交通智能调度、高速公路智能调度、运营车辆调度管理和机动车自动控制等方面。ITS通过人、车、路的和谐,密切配合,提高交通运输效率,缓解交通阻塞,提高路网通过能力,减少交通事故,降低能源消耗,减轻环境污染。可见ITS在交通人员主动防护方面起着非常重要的作用。

ITS是一个复杂的综合性的系统,从系统组成的角度可分成以下一些子系统。

1. 先进的交通信息服务系统(advanced traffic information system,ATIS) 先进的交通信息服务系统是建立在完善的信息网络基础上的。交通参与者通过装备在道路上、车上、换乘站上、停车场上以及气象中心的传感器和传输设备,向交通信息中心提供各地的实时交通信息;ATIS得到这些信息并通过处理后,实时向交通参与者提供道路交通信息、公共交通信息、换乘信息、交通气象信息、停车场信息以及与出行相关的其他信息;出行者根据这些信息确定自己的出行方式、选择路线。更进一步,当车上装备了自动定位和导航系统时,该系统可以帮助驾驶人自动选择行驶路线。

2. 先进的交通管理系统(advanced traffic management system,ATMS) 先进的交通管理系统有一部分与ATIS共用信息采集、处理和传输系统,但是ATMS主要是给交通管理者使用的,用于检测控制和管理公路交通,在道路、车辆和驾驶人之间提供通信联系。它将对道路系统中的交通状况、交通事故、气象状况和交通环境进行实时的监视,依靠先进的车辆检测技术和计算机信息处理技术,获得有关交通状况的信息,并根据收集到的信息对交通进行控制,如信号灯、发布诱导信息、道路管制、事故处理与救援等。

3. 先进的公共交通系统(advanced public transportation systems,APTS) 先进的公共交通系统的主要目的是采用各种智能技术促进公共运输业的发展,使公交系统实现安全便捷、经济、运量大的目标。如通过个人计算机、闭路电视等向公众就出行方式和事件、路线及车次选择等提供咨询,在公交车站通过显示器向候车者提供车辆的实时运行信息。在公交车辆管理中心,可以根据车辆的实时状态合理安排发车、收车等计划,提高工作效率和服务质量。

4. 先进的车辆控制系统(advanced vehicle control systems,AVCS) 先进的车辆控制系统的目的是开发帮助驾驶人实行本车辆控制的各种技术,从而使汽车行驶安全、高效。AVCS包括对驾驶人的警告和帮助,障碍物避免等自动驾驶技术。

5. 货运管理系统(freight management system,FMS) 这里指以高速道路网和信息管理系统为基础,利用物流理论进行管理的智能化的物流管理系统。综合利用卫星定位、地理信息系统、物流信息及网络技术有效组织货物运输,提高货运效率。

6. 电子收费系统(electronic toll collection system,ETC) 电子收费系统是目前世界上最先进的路桥收费方式。通过安装在车辆挡风玻璃上的车载器与在收费站ETC车道上的微波天线之间的微波专用短程通信,利用计算机联网技术与银行进行后台结算处理,从而达到车辆通过路桥收费站不需停车而能交纳路桥费的目的,且所交纳的费用经过后台处理后清分给相关的收益业主。在现有的车道上安装电子不停车收费系统,可以使车道的通行能力提高 3～5 倍。

7. 紧急救援系统(emergency medical service system,EMSS) 紧急救援系统是一个特殊的系统,它的基础是 ATIS、ATMS 和有关的救援机构和设施,通过 ATIS 和 ATMS 将交通监控中心与职业的救援机构联成有机的整体,为道路使用者提供车辆故障现场紧急处置、拖车、现场救护、排除事故车辆等服务。EMSS 是 ITS 的一个子系统,同时也是被动交通安全的一个部分,将在本章第二节中详细叙述。

ITS 目前世界上应用最为广泛的地区是日本,如日本的道路交通情报通信系统(vehicle information and communication system,VICS)相当完善和成熟,其次美国、欧洲等地区也普遍应用。在我国受技术条件限制,仅在北京、上海等地方有部分应用。为了减少交通事故、提高交通效率、节约资源和降低污染,必须大力推广 ITS 的应用。

二、改善车辆主动安全性能

随着汽车技术的不断进步,人们对汽车的要求不仅仅只作为一种交通工具,更要求其具有很高的安全性、舒适性和可操控性。其中,安全性包括了车辆在驾驶操控上的安全装置以及在发生事故时对乘员的保护装置,而增强车辆的主动安全性能是预防事故发生的首要环节。为此,现代车辆逐步配备了相关的主动安全装置。

(一)防抱死制动系统

防抱死制动系统(anti-lock brake system,ABS)是一种具有防滑、防锁死等优点的汽车安全控制系统。ABS 是常规刹车装置基础上的改进型技术,它既有普通制动系统的制动功能,又能防止车轮锁死,使汽车在制动状态下仍能转向,保证汽车的制动方向稳定性,防止产生侧滑和跑偏,是目前汽车上最先进、制动效果最佳的制动装置。德国博世(BOSCH)公司在 1936 年第一个获得了用电磁式车轮转速传感器获取车轮转速的制动防抱系统的专利权。

如果没有 ABS,紧急制动通常会造成轮胎抱死,这时,滚动摩擦变成滑动摩擦,制动力大大下降,制动的距离会变长。而且如果前轮抱死,车辆就失去了转向能力;如果后轮先抱死,车辆容易产生侧滑,使车行方向变得无法控制。特别是在积雪路面,当紧急制动时,更容易发生上述的情况。

ABS 防抱制动系统由汽车微电脑控制,当车辆制动时,它能防止车轮抱死,从而帮助驾驶人安全控制车辆。ABS 用速度传感器检测车轮速度,然后把车轮速度信号传送到微电脑里,微电脑根据输入车轮速度,通过重复地减少或增加在轮子上的制动压力来控制车轮的打滑率,保持车轮转动,其工作过程实际上是抱死—松开—抱死—松开的循环工作过程,使车辆始终处于临界抱死的间隙滚动状态。在制动过程中保持车轮转动,不但可保证控制行驶方向的能力,而且,在大部分路面情况下,与抱死(锁死)车轮相比,能提供更高的制动力量。

(二)电子制动力分配系统

电子制动力分配系统(electric brake-force distribution,EBD)能自动调节前、后轴的制动力分配比例,提高制动效能,在一定程度上可以缩短制动距离,并配合 ABS 提高制动稳定性。

EBD 的工作原理就是在汽车制动的瞬间,高速计算出 4 个轮胎由于附着不同而导致的摩擦力数值,然后调整制动装置,使其按照设定的程序在运动中高速调整,达到制动力与摩擦力(牵引力)的匹配,以保证车辆的平稳和安全。汽车制动时,如果四只轮胎附着地面的条件不同,比如,左侧轮胎附着于干燥路面,而右侧轮胎附着于湿滑路面,4 个轮子与地面的摩擦力不同,在制动时如果 4 个轮子的制动力相同就容易产生打滑、倾斜和侧翻等现象。

(三)牵引力控制系统

牵引力控制系统(traction control system,TCS)又称循迹控制系统,是根据驱动轮的转数及传动轮的转数来判定驱动轮是否发生打滑现象,当前者大于后者时,进而抑制驱动轮转速的一种防滑控制系统。

它与 ABS 作用模式十分相似,两者都使用传感器及刹车调节器。

TCS 的工作原理是,当传感器感应到车轮打滑的时候,首先会经过引擎控制电脑改变引擎点火的时间,降低引擎扭力输出或是在该轮上施加制动以防该轮打滑,如果在打滑很严重的情况下,就再控制引擎供油系统进一步降低引擎扭力输出或是在该轮上施加制动。

TCS 在运用的时候,变速箱会维持较高的挡位,在油门加大的时候,会避免突然下挡而造成的更厉害的打滑。TCS 最大的特点是使用现有 ABS 系统的电脑、速度感知器和控制引擎与变速箱电脑,即使换上了备胎,TCS 也可以准确地应用。

TCS 与 ABS 的区别在于,ABS 是利用感测器来检测轮胎何时要被抱死,再减少该轮的刹车力以防被抱死,它会快速的改变刹车力,以保持该轮在即将被抱死的边缘,而 TCS 主要是使用引擎点火的时间、变速箱挡位和供油系统来控制驱动轮打滑。

TCS 对汽车的稳定性有很大的帮助,当汽车行驶在易滑的路面上时,没有 TCS 的汽车,在加速时驱动轮容易打滑,如果是后轮,将会造成甩尾,如果是前轮,车子方向就容易失控,导致车子向一侧偏移,而有了 TCS,汽车在加速时就能够避免或减轻这种现象,保持车子沿正确方向行驶。在 TCS 应用时,可以在仪表板显示出地面是否有打滑的现象发生,它有一个控制旋钮,如果想要享受一下自己控制的快感,在适当的时机可以将系统关掉,车子重新启动时 TCS 就会自动放开。

(四)驱动防滑系统

驱动防滑系统(acceleration slip regulation,ASR)是一种牵引力控制系统,防止车辆尤其是大功率车在起步、再加速时驱动轮打滑现象,以维持车辆行驶方向的稳定性。

ASR 是 ABS 的升级版,它在 ABS 上加装可膨胀液压装置、增压泵、液压压力筒、第四个车轮速度传感器,复杂的电子系统和带有其自身控制器的电子加速系统。在驱动轮打滑时 ASR 通过对比各轮子转速,电子系统判断出驱动轮打滑,自动立刻减少节气门进气量,降低引擎转速,从而减少动力输出,对打滑的驱动轮进行制动。

ASR 的功能是提高牵引力和保持汽车的行驶稳定。行驶在易滑的路面上,没有 ASR 的汽车加速时驱动轮容易打滑,如果是后驱动的车辆容易甩尾,如果是前驱动的车辆容易方向失控。有 ASR 时,汽车在加速时就能够减轻甚至不会出现这种现象。在转弯时,如果发生驱动轮打滑会导致整个车辆向一侧偏移,这在山路上是极度危险的,有 ASR 的车则一般不会发生这种现象。

(五)电子稳定装置

电子稳定装置(electronic stability program,ESP)是一种牵引力控制系统,与其他牵引力控制系统比较,ESP 不但控制驱动轮,而且可控制从动轮。如后轮驱动汽车常出现的转向过多情况,此时后轮失控而甩尾,ESP 便会刹慢外侧的前轮来稳定车子;在转向过少时,为了校正循迹方向,ESP 则会刹慢内后轮,从而校正行驶方向。

ESP 系统包含 ABS 及 ASR,是这两种系统功能上的延伸。因此,ESP 称得上是当前汽车防滑装置的最高级形式。ESP 系统由控制单元及转向传感器(监测方向盘的转向角度)、车轮传感器(监测各个车轮的速度转动)、侧滑传感器(监测车体绕垂直轴线转动的状态)、横向加速度传感器(监测汽车转弯时的离心力)等组成。控制单元通过这些传感器的信号对车辆的运行状态进行判断,进而发出控制指令。有 ESP 与只有 ABS 及 ASR 的汽车,它们之间的差别在于 ABS 及 ASR 只能被动地做出反应,而 ESP 则能够探测和分析车况并纠正驾驶的错误,防患于未然。ESP 对过度转向或不足转向特别敏感,例如汽车在路滑时左拐过度转向(转弯太急)时会产生向右侧甩尾,传感器感觉到滑动就会迅速制动右前轮使其恢复附着力,产生一种相反的转矩而使汽车保持在原来的车道上。

ESP 是德国博世公司的专利,因此只有博世公司的车身电子稳定系统才可称之为 ESP。在博世公司之后,也有很多公司研发出了类似的系统,如日产研发的车辆行驶动力学调整系统(vehicle dynamic control,VDC)、丰田研发的车辆稳定控制系统(vehicle stability control,VSC)、本田研发的车辆稳定性控制系统(vehicle stability assist control，VSA)、宝马研发的动态稳定控制系统(dynamic stability control，DSC)等。

（六）制动力辅助系统

据统计，在紧急情况下有90%的汽车驾驶人踩刹车时缺乏果断，不能迅速而有力地采取制动措施，制动系统的最佳性能不能得到发挥，制动的距离会明显延长。因此，梅赛德斯-奔驰公司研制了制动力辅助系统(brake assist system，BAS)。从1997年开始，这个系统成为所有梅赛德斯-奔驰轿车的标准装配。

BAS为有效的制动提供了必要的支持。通过持续地比较踩下刹车踏板的速度，系统就会识别出紧急制动情况。如果驾驶者受惊吓反应踩下制动踏板时速度比在控制单元中储存的正常值要快，那么制动辅助系统就自动起作用，建立最大的制动压力，使刹车减速度很快上升到最大值。自从发明以来，BAS已经上百万次证明了它的可靠性。该系统不仅可避免碰撞事故，而且也能对行人起到有效的保护。

和ABS一样，BAS也集成在ESP中，使用了ESP技术。一个传感器持续记录刹车踏板被踩下的速度，并把这些数据传送给电子控制单元。由于ABS还一直在精确地计量制动力，并与打滑极限值做着比较，因此在自动辅助紧急制动情况下，车轮也避免了抱死，使汽车可保持在控制之下。如果驾驶者把脚从制动踏板上移开，那么自动助力装置就立即断开。

梅赛德斯-奔驰公司对BAS的功能和作用方式做了详尽的试验。在干燥的路面上，如果没有使用BAS，要把速度为100km/h的汽车完全停下来，大多数测试者最多需要达73m的制动距离。而利用BAS，仅仅经过40m汽车就能完全停下来。

（七）电子差速锁

电子差速锁(electronic differential system，EDS或者electronic differential locking traction control，EDL)是ABS的一种扩展功能。当电子控制单元判断出某一侧驱动轮打滑时，EDS/EDL通过液压控制单元对该车轮进行适当强度的制动，从而提高另一侧驱动轮的附着利用率，提高车辆的通过能力。

EDS/EDL为ABS的附加系统，作用与ABS相反，即ABS与EDS/EDL不会同时起作用。没有EDS/EDL的车辆，车辆急加速或路面湿滑不平，轮胎附着力下降，驱动轮产生打滑现象，此时不但丧失动力影响操控，而且会加速轮胎损耗。有EDS/EDL的车辆，当加速时EDS/EDL系统比较左右轮胎转速，当转速差异超过一定限值时表明产生打滑，电脑控制使转速较高侧的车轮刹车，以降低其转速至左右相等，以防止打滑。EDS/EDL在车辆起步时开始运行，当车速达到40km/h时停止运行。

（八）坡道起步控制系统

坡道起步控制系统(hill-start assist control，HAC)可以防止车辆在坡道上起步时往后退而引发交通事故。HAC使用霍尔效应式车速传感器感知车速和转子的旋转方向，当挡位位于前进挡，而车轮产生后退趋势时，此系统自动给车轮施加制动力，当车轮又向前运动时制动力自动释放。此系统可以帮助驾驶人提高在坡路驾驶时的安全操作。

（九）坡道控制系统

坡道控制系统(hill descent control，HDC)能主动感测坡道的斜度及路面状况，自动控制抓地力、制动力及速度，以便在前进、后退时完全控制速度、稳定性及安全性，驾驶者无须分心斟酌加速及刹车，只要操纵好方向盘即可安全通过险恶地形。HDC陡坡缓降控制系统在陡峭的坡段上可以维持最佳的速度控制。对新手驾驶人而言，让越野的驾驶变得更简单而安全。

（十）自动制动差速器

自动制动差速器(auto brake differential system，ABD)是制动力系统的一个新产品，它的主要作用是缩短制动距离，和ABS、EBD等配合适用。当紧急制动时，车会向下点头，车的重心前移，而相应的车的后轮所承担的重量就会减少，严重时可以使后轮失去抓地力，这时相当于只有前轮在制动，会造成制动距离过长。而ABD可以有效防止这种情况，它可以通过检测全部车轮的转速发现这一情况，相应地减少后轮制动力,以使其与地面保持有效的摩擦力,同时将前轮制动力加至最大,以达到缩短制动距离的目的。

ABD 与 ABS 的区别在于:ABS 是保证在紧急制动时车轮不被抱死,以达到安全操控的目的,并不能有效地缩短制动距离;ABD 是通过 EBD 在保证车辆不发生侧滑的情况下,允许将制动力加至最大,以有效地缩短制动距离。

三、加强交通参与人员的教育管理

虽然技术的发展可以提高驾驶主动安全性的系数,但是交通参与人员,尤其是驾驶员的安全意识和良好的精神状态才是保证汽车安全行驶的关键。因此,机动车驾驶员应当接受全面的培训,以提高驾驶技能和安全素质,并增强法规意识和道德意识;非机动车驾驶人和行人也应当增强法规意识和安全意识,遵守交通规则;交通管理部门要加强交通参与人员的教育管理,对机动车驾驶人适时进行驾驶适应性检测,以杜绝疲劳驾驶、酒后驾驶等影响驾驶安全的行为。

(一) 驾驶人培训

驾驶人通过培训,应当在交通法规、驾驶技能、安全意识、心理素质和应变能力等方面达到标准。

1. **驾驶技能模拟培训**　研究表明,驾驶人的驾驶技能是引发交通事故的重要因素之一,特别是对低驾龄驾驶人这一因素更为突出,因此驾驶技能培训非常重要。传统的驾驶技能培训模式存在培训效率低、心理培训少、教学功能不足等缺点,且实车驾驶培训受条件限制无法完成特殊交通环境的训练,因此可借助模拟培训的方式来弥补上述不足。

模拟驾驶培训是指受训者在仿真汽车物理结构和模拟器上模拟汽车驾驶的一种训练方法,它可以不受时间、地点的限制,缩短培训周期,可以通过特殊场景的模拟训练提高驾驶人处理危险情况的心理素质,从而提高驾驶人预防交通事故的能力。

通过模拟驾驶培训来提高驾驶技能主要表现在 5 个方面:①使用统一的标准化的视景教材使驾驶技能训练规范化;②不受天气、车辆故障、教练员时间等限制而能保证驾驶训练时间;③可对同一动作反复操练;④可模拟雨雪天气、高速公路等特殊环境严格培训;⑤可模拟训练处置紧急情况的操作以提高应急处置能力。

驾驶技能模拟培训可先进行分解动作培训,分解动作熟练之后进行连贯动作的培训,然后进行动作协调的培训,最后进行动作熟练的培训,从而循序渐进地提高驾驶技能。

2. **驾驶心理素质培训**　驾驶人在驾驶中需对交通信息进行感知、判断、决策和处理,这就是一个驾驶心理过程。驾驶人通过车窗、后视镜、仪表盘、交通标识、声音、光线等获取交通信息,经过大脑处理后做出判断和决策,最后发出有效的操作指令。因此,驾驶心理培训的主要内容要从感知、判断、决策、处理等方面进行,多采用驾驶模拟器进行心理模拟培训。在感知方面,主要训练驾驶人的运动感知、危险感知和车体感知等;在判断方面,主要训练驾驶人对速度的判断、对距离的判断、对地形的判断和对车体的判断等;在决策和处理方面,主要训练驾驶人面对各种复杂情况时的变速、变道、转弯、避让和停车等。

安全意识是驾驶心理素质的一个重要组成成分,没有好的安全意识就不能准确避免交通事故发生。安全意识包括行车礼让的安全意识、遵守法规的安全意识、操作规范的安全意识、预见性的安全意识,还包括对冒险性、冲动性、自信心等的认识。驾驶人必须有良好的驾驶作风,不能开快车,开车时不能逞英雄,不能斗气。

3. **交通法规培训**　交通法规是规范道路交通参与人员权利义务关系的法律、法规、规章的总称。它包括全国人大常委会通过的《中华人民共和国道路交通安全法》,国务院颁布的《中华人民共和国道路交通安全法实施条例》,以及公安部、各省(区、市)根据《中华人民共和国道路交通安全法》和《中华人民共和国道路交通安全法实施条例》制定的相应的规章。交通法规对车辆、驾驶人、道路通行条件、道路通行规定、交通事故的处理、执法监督等都做出了明确规定,体现了以人为本的生命至上的交通安全理念。通过培训,驾驶人应当牢记行车安全的重要性和必要性,遵守道路交通安全法规,达到预防和减少交通事故、保护人身安全、保护财产安全、提高通行效率的目的。另外,驾驶员也应注意在车辆长期行驶所在地的地方性交通法规的学习和掌握,如高原、高寒、边境地区,这对特殊道路环境的安全行驶有十分重要的作用。

4. 驾驶技能实车培训 驾驶技能模拟培训弥补了实车培训的一些不足,但驾驶模拟器与实际环境存在一定差异,特别是对人的心理感受存在较大差异,驾驶人只有通过实车驾驶培训,才能真正提高驾驶技能,正确处置实际驾驶中遇到的各种情况。

驾驶实车培训包括场地培训和道路培训。场地培训主要训练驾驶人对车体、车轮位置的判断,在坡道、起伏路面、连续曲线路面、连续障碍路面、直角弯道的驾驶技能,快速准确加减挡的技能,以及车辆移库、侧方位停车技能。道路培训主要训练驾驶人在实际交通环境中对道路、其他车辆、行人、交通标识等的感知、判断、决策和处理能力,以及对车辆的操控能力。下面简要介绍道路培训中驾驶人应当掌握和注意的情况。

(1)平路行车。在平路上行车,要注意观察道路上的各种情况,选择正确的行驶路线,控制车速,正确处理会车、让车、超车、转弯和停车等情况,注意与前车保持安全的行车距离以避免前车紧急制动引发追尾事故。

(2)坡道行车。上坡时,起步要防止汽车后溜,换挡要及时、准确,与前车保持30m以上的距离以防止前车后溜引发事故;下坡时,起步要注意离合器、驻车制动器、行车制动器的配合,换挡要迅速、准确,选择合适的挡位,注意控制车速,在制动失灵时可通过"抢挡"降低车速;坡道上尽量不要停车,若必须停车要选择路面宽、视距远的路段,停稳后要拉紧驻车制动并挂上挡位,上坡挂一挡,下坡挂倒挡。

(3)桥梁行车。公路上的桥梁结构、承重能力各不相同,当车行近桥梁时,要注意观察交通标志,遵守桥梁的限载规定,限速通过桥梁。

(4)隧道和涵洞行车。汽车通过隧道和涵洞前,要注意观察交通标志,看其允许通行的高度;通过单车道隧道或涵洞前,要先减速观察,确认对向无来车时方可鸣号缓慢通过;通过双车道隧道或涵洞时,应开启位置灯或近光灯,按照限定速度通过隧道;隧道或涵洞内不能停车,也不宜超车。

(5)城市道路行车。城市道路错综复杂,路上行人、自行车、摩托车、汽车较多,会车、超车、让车、制动、停车、换挡、排队缓行等情况较多,因此在城市道路驾驶,要遵守当地的交通管理规定,根据标志标线和交通信号各行其道,控制车速,随时注意避让行人和车辆,在夜间行驶要正确使用灯光。

(6)夜间行车。夜间能见度低,驾驶人要根据灯光的变化准确判断识别道路的线形、坡度、路障、路坑和积水等;夜间在起步、会车、跟车、超车、停车时要正确使用和变换灯光;夜间行车速度应比白天速度低。

(7)山路行车。山路坡陡、路窄、弯多,驾驶人一定要集中精力,会车时要选择安全的地点礼让,行车时要控制车速,注意观察和避让塌方、滑坡、泥石流等险情;遇狂风、暴雨、暴雪、山洪、雷电、浓雾等恶劣天气和自然灾害,应驶向就近的食宿站点或安全地点停车,切不可冒险前行。

(8)泥泞路行车。泥泞路上汽车滚动阻力增大,轮胎与地面附着系数减小,汽车容易发生空转或侧滑,因此应尽量保持在道路中间匀速直线行驶,尽量避免使用行车制动,必要时可使用防滑链。

(9)雨天行车。雨天车辆制动效能下降,行车应控制车速、增大跟车距离防止车辆侧滑或追尾;遇行人时要注意行人的动态,降低车速随时准备停车,尽量避免泥水溅污行人;有积水的地方要准确估计积水深度,被大水浸过的路面要准确估计路面和路基是否损坏,在能通过的情况下用低挡位匀速缓慢通过,不能通过时不能冒险前行。

(10)雾天行车。雾天视距缩短,行车时应降低车速,多鸣喇叭,开启防雾灯,听到来车喇叭声时要鸣喇叭回应;遇到特大浓雾时,应靠边停车,开启小灯,待浓雾散去后再继续行车。

(11)大风天行车。大风天气行车易受飞舞的尘土、树叶、杂物等影响视线,驾驶人必须仔细观察,降低车速行驶,警惕抱头行走或奔跑的行人;高速行车时,车辆受侧风影响易发生转向失控的情况,驾驶人应当紧握方向盘,减速行驶。

(12)冰雪路行车。在有冰雪的路面上起步时,可用半联动和缓慢踩下油门踏板的方式起步,或用正常起步挡的高一级挡位,缓慢抬起离合器踏板,缓慢踩下油门踏板,避免车辆因起步过快而发生车轮打滑空转;汽车在行驶中要均匀低速平稳,切不可突然加减速,严禁空挡滑行,不要使用紧急制动,防止发生侧滑;应选择宽敞、平坦的地点会车;尽量不要超车,如任务紧急,要选择宽敞、平坦、冰雪较少的路段,并得到前车同意时再行超车;必要时要运用防滑装置,如安装防滑链,或在轮胎上缠绳索等;转弯时车速要慢,适当增大转弯半径,切不可急转方向盘,以免发生侧滑;与前车要增大跟车距离,防止发生追尾事故。

(13)涉水行车。涉水前应准确判断水深、水速、水底情况,在能通过的情况下用低速挡平稳驶入水中;涉水途中应避免停车、换挡和急打方向;如果车轮打滑空转应立即停车等待救援,不可猛踏加速踏板或勉强进退,以防越陷越深;车辆涉水后应反复间断轻踏制动踏板,逐渐恢复制动效果。

(14)高速公路行车。上高速公路之前要对车辆进行全面的检查,包括油量、轮胎气压、制动效果、机油、冷却液、转向和灯光等,若发现异常,要修好后才能上高速公路;车辆从匝道入口进入高速路时,必须在加速车道提高车速,并打开左转向灯,在不影响行车道上车辆正常行驶时,从加速车道进入行车道,尔后关闭转向灯;车辆高速行驶中,同一车道内的后车必须与前车保持足够的安全距离;若遇雨、雪、雾等不良天气,需加大行车间隙,同时也要适当降低车速;需超车时,首先应注意观察前、后车状态,同时打开左转向灯,确认安全后,再缓慢向左转动方向盘,使车辆平顺地进入超车道,超越被超车辆后,打开右转向灯,待被超车辆全部进入后视镜后,再平滑地操作方向盘,进入右侧行车道,关闭转向灯,严禁在超车过程中急打方向。高速公路上行车,使用紧急制动是非常危险的,因为随着车速的提高,轮胎对路面的附着能力下降,制动跑偏、侧滑的概率增大,使汽车的方向难以控制,同时,若后车来不及采取措施,将发生多车相撞事故。行车中需制动时,首先松开加速踏板,然后小行程、多次轻踩制动踏板,这样点刹的做法,能够使制动灯快速闪亮,有利于引起后车的注意,避免发生追尾碰撞事故;需随时注意标线、标牌和警告信号,按规定行车。

5.应急处理措施培训　汽车在行驶途中可能会出现一些异常情况,比如车轮爆胎、制动失效、转向系统失控、侧滑、碰撞、火灾等,驾驶人应当掌握紧急处理这些异常情况的知识和技能,以避免异常情况出现时造成更大的人员伤亡事故。

(1)车轮爆胎。车轮爆胎一般发生在车辆行驶途中,爆胎后汽车会出现跑偏现象,可能会引发碰撞、翻覆等事故,此时驾驶人应采取以下措施:双手紧握转向盘,极力抵住方向盘自行转动,保持车辆直线行驶;反复轻踏制动踏板;车速降低后立即将车驶向停车道上或路边停车。

(2)制动失效。汽车由于制动液或气压不足等原因会出现制动失效,此时驾驶人应采取以下措施:控制好方向,躲避障碍时应先避人后避物;液压制动汽车可反复踩制动踏板,以增加制动效果;下坡路段制动失效时应迅速逐级或越一级减挡,利用发动机的牵制作用降低车速;可根据实际情况用前保险杠撞击软的物体将车停下;车速降低后可逐渐拉紧驻车制动将车停下。

(3)转向失控。汽车会由于转向杆断裂等原因造成转向失控,此时驾驶人应采取以下措施:快速轻踩制动踏板,轻拉驻车制动,缓慢将车停下来;若车辆将撞击物体时,可反复踩制动踏板尽快降低车速以降低事故损失,切不可在高速行驶时紧急制动,这样容易造成翻车。

(4)侧滑。汽车在湿滑路面行驶、快速行驶急转方向等情况会发生侧滑,此时驾驶人应采取以下措施:不可踩制动踏板,若是因为制动造成的侧滑应快速松抬制动踏板;湿滑路面造成的侧滑应向侧滑一侧适当修正方向;高速行驶中制动造成的侧滑应快速向侧滑方向转方向盘,然后修正方向。

(5)碰撞。若车辆不可避免即将发生碰撞时,为减轻碰撞带来的损失和人员损伤,驾驶人应采取以下措施:即将发生正面碰撞时,应先向右稍转方向,随即适量修正,并迅速踩制动踏板,尽量将正面碰撞改为刮擦碰撞;若已不可避免地发生正面碰撞时,应紧急制动,减小撞击力,且要尽量避免侧面碰撞;若发生碰撞的位置不在驾驶人一侧或撞击力量较小时,应紧握方向盘,双腿向前蹬,身体向后紧靠座椅;若碰撞的撞击力量较大时,应迅速将双手从方向盘上拿开,身体向右卧于右侧座椅上,避免身体与方向盘接触。

(6)火灾。汽车由于电线短路、油路漏油、油箱被撞等可能会引起火灾,当车辆发生火灾时,驾驶人应采取以下措施扑救和组织乘员逃生:应立即切断电源,关闭油箱开关;如果车辆油路着火只能用灭火器材、沙土、棉衣覆盖灭火而不能用水灭火;如果发动机着火,应迅速关闭发动机,用灭火器材、沙土、棉衣覆盖灭火,不能打开发动机罩灭火;当汽车车厢货物发生火灾时,驾驶人应将汽车驶向安全空旷地带停下,并迅速报警,同时应及时取下随车灭火器扑救火灾,以免发生爆炸;当汽车加油发生火灾时,驾驶人应立即停止加油,迅速将车开出加油站,用灭火器将油箱上的火焰扑灭,如果地面有流散的油料燃烧,应用灭火器或沙土将地面火扑灭;当汽车被撞倒后发生火灾时,应设法打开车门或车窗将乘员救出,并配合消防队救人灭火,如果火焰封住车门可用衣物蒙住头部从车门冲出;当汽车在停车场发生火灾时,应快速采取扑救措施和疏散周围车辆措施;当汽车在修理过程中发生火灾时,修理人员应迅速离车或钻出地沟并切断电源,用灭火器灭火;当公共汽车发生火灾时,由于车上人多,应视着火的具体部位来确定扑救和逃生方法,如果车上线路被烧坏,车门开启不了,乘客可从最近的窗户下车,如果火焰封住了车门而不易从车窗出去,可用衣物蒙住头部从车门冲出;当驾驶人或乘员衣服着火时,若时间允许可迅速脱下衣服用脚将火踩灭,若时间不允许,乘客之间可以互相用衣物拍打或用衣物覆盖灭火,也可就地打滚使火焰熄灭。

(二)行人交通安全意识教育

机动车数量的迅速增长,道路建设的飞速发展,给行人交通带来了越来越多的问题,这需要行人具备更高的交通安全意识。然而,在我国行人交通安全意识普遍非常淡薄,对横穿公路的危险性认识不足,更有甚者为走捷径横穿高速公路或在高速公路上行走,构成极大的交通安全隐患。只有提高行人的交通安全意识和法律意识,才能从根本上改变行人的交通陋习。因此,交通管理部门应当定期组织人员到学校、机关、企事业单位、医院、街道、社区等场所进行行人交通安全常识教育和宣传,让行人提高安全意识,遵守交通法规,从而达到主动预防行人交通事故的目的。

儿童是行人中的特殊群体,由于儿童在生理上和心理上不成熟,对交通安全的认识严重不足,在公路边或横穿公路时不注意观察路况,在公路上随意玩耍、打闹,存在极大的安全隐患。因此,对儿童的交通安全意识教育要从小抓起,让儿童关心日常生活中自己身边与交通安全有关的各种事物,养成注意交通安全的习惯和态度。

老年人的视力、听力等感知能力和运动能力下降,对机动车有恐惧感,不能正确判断车速。通过对老年人的交通安全意识教育,使得他们在参与交通活动时提高对交通环境的适应能力,准确判断车速,遵守交通信号,在没有交通信号的人行横道能准确利用车流间隙横穿公路。

(三)驾驶适性检测

有关研究认为,决定一个人是否适合开车除了体格、体力、感官能力、身体内部器官等生理因素外,驾车人还应有健康的心理素质。驾驶适性检测就是针对驾车人的生理与心理进行相应检测。

驾驶适性是指驾驶人有效、安全驾驶车辆所必备的能力和素质。根据事故倾性理论,运用当代心理学的研究成果,利用先进的科学仪器与设备,可对驾驶适性进行检测。驾驶适性检测可以筛选出不适合从事驾驶职业者,还可以检测出驾驶人在生活中是否受到一些不稳定因素的影响而违规驾驶,比如疲劳、酗酒、情绪等。

驾驶适性检测内容包括速度估计、复杂反应判断、操纵功能、深视力、夜视力、动视力、人格、危险感受性和安全态度等的测试。下面主要介绍速度估计、复杂反应判断和操纵功能测试的基本原理。

1. 速度估计测试　速度估计测试是检测人对物体运动速度快慢的估计能力,估计偏高或偏低都会影响判断的准确性。

速度估计测试原理如图37-1所示,一个光点在平面上由明区往暗区做匀速直线运动,在运动一段时间后进入暗区,让被试者判断光点移出盲区的时刻,并在该时刻按键应答,仪器记录反应时间与标

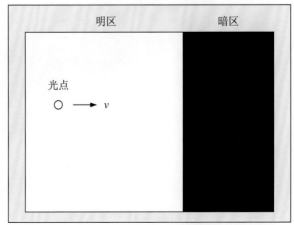

图 37-1　速度估计测试原理

准时间的差值,取多次测量结果的平均值。

2. 复杂反应判断测试　复杂反应判断测试是检测人体受到外界复杂刺激后在一定时间内做出正确应答的判断能力。

复杂反应判断测试的基本原理是:在屏幕(或面板)上出现 3 种不同的交通图标(↑、←、→),同时随机出现蜂鸣器的响声,被试者看到图标后按相应的键("上"键、"左"键、"右"键),听到响声后按相应的键("下"键),如果同时出现两种刺激信号则同时按下相应的两个键,仪器记录多次测试的反应时间和按键错误的次数。

3. 操纵功能测试　操纵功能测试是检测人注意稳定性和遇随机事件的反应和操控能力。

操纵功能测试的原理如图 37-2 所示,红色球体在屏幕上随机运动,被试者通过按上、下、左、右键控制白色十字光标紧跟球运动,间隔一定的时间记录这两者之间的距离,最后求取距离的平均值。

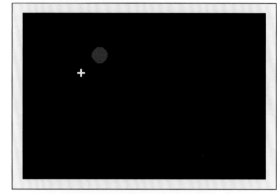

图 37-2　操纵功能测试原理

四、事故现场防护

作为道路交通的执法者同时也是参与者,交警在交通事故现场处置时,同样面临着安全防护的问题。据公安交通管理部门统计,2015—2016 年,全国路面执勤执法时被撞牺牲的交警、辅警近 30 人,其中 1/3 是在处理交通事故时发生二次事故牺牲的。因此,制订合理的防护程序、采取有效的防护措施是预防此类事件发生的必要手段。

(一)交通事故现场安全防护规范

"十一五"期间,公安部交通管理科学研究所通过国家科技行动计划制定了公安部行业标准《GA/T 1044.1—2012 道路交通事故现场安全防范规范 第 1 部分:高速公路》,其中确定了交警在事故现场处置的一般要求和两级安全防范区域。

所谓"防范区域",就是在处置现场道路具备通行条件或者短暂处置后能够恢复交通的交通事故时,设置警戒区和设置预警区的方式来保证交警及其他人员在事故现场的安全,如图 37-3 所示。

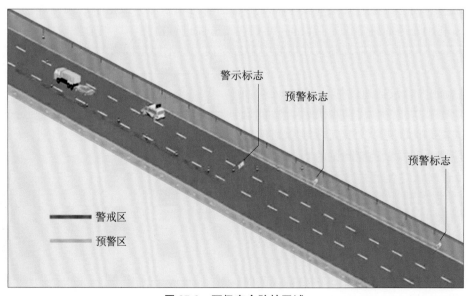

图 37-3　两级安全防护区域

（1）应在事故现场周围使用警戒带或符合 GA/T 415 反光锥形交通路标等设备，设置隔离警戒区域，警戒区内禁止无关车辆及人员进入。

在警戒区前端从左侧（或右侧）护栏处至事故占用车道外侧车道分隔标线，沿约 45°斜线，每隔 1.5～2m 放置 1 个锥形交通路标至占用车道外侧车道分隔标线。占用车道外侧车道分隔标线上应从来车方向起，每间隔 10～20m 放置一个锥形交通路标。在警戒区前段，锥形交通路标后 2～3m 处，面向来车方向，设置警示标志，对临时通行车道限速。

（2）为防止高速行驶的车辆闯入警戒区，应在警戒区上游一定距离设置预警标志，设定限速行驶的预警区。预警区前方及警戒区上游 100m 处应设置预警标志，预警标志设置在预警区相应位置的应急车道内，面向来车方向。夜间（日落后 15 分钟至日出前 15 分钟）、雨雪、雾霾天气等能见度不良天气条件下，预警标志应开启主动发光装置。

（二）交通事故现场安全防护装置

为提高事故现场的防护水平，应具备相应的警示和引导装置，以及人员防护装备。

在预警区中，为了使在路面高速行驶的车辆能够提前发现道路前方情况而减速行驶，并按预警标志提示的限速安全通过事故现场，应设置拖车式大型荧光屏，保证可视距离在 500m 以上。在紧急情况下，也可使用随车携带的便携式发光警示牌，但布置的距离应相应加长。

除此之外，可在预警区内布置防撞入预警装置。该装置不仅可利用顺序闪烁的黄色灯光引导车辆低速绕行通过，而且可用齐闪的红光灯光警示车辆停在警戒线外。如果车辆意外闯入警戒区，则该装置发出声光报警并发出无线报警信号，通知现场人员及时撤离躲避。

现场防护装备主要是指专用防护服。公安部交通管理科学研究所制定了《GA/T 1045—2012 道路交通事故现场防护服》行业标准来规范该服装的生产质量。服装采用多种复合材料，可保证外部雨水等在一定压力下不会浸透织物，而汗液可以水蒸气的形式排出，从而保持皮肤的干爽。同时，为了提高衣物的可视性，增大被发现距离，采用了大面积的荧光材料和逆反射材料。

第二节 被 动 防 护

通过主动防护可以预防和减少交通事故的发生，从而减少交通人员的伤亡数量。然而道路交通涉及人、车辆、道路和环境等多个方面，是一个复杂的系统工程，通过主动防护技术只能降低而不能杜绝交通事故的发生。当交通事故无法避免时，需要运用被动安全防护措施，以减小交通事故对人员的伤害。

一、提高车辆被动安全性能

车辆利用被动安全防护结构和被动安全防护装置，可在交通事故中一定程度上减轻驾乘人员和行人所受到的伤害。这些安全防护结构和装置包括保险杠、防撞梁、安全带、安全气囊、安全座椅、儿童安全座椅、乘员头颈保护系统等。

（一）保险杠

汽车保险杠分为前保险杠和后保险杠，分别位于汽车的最前端和最尾端，是吸收和缓冲撞击能量，以防护车身前后部、保护驾乘人员以及保护行人的安全装置。目前大多数轿车都使用塑料保险杠，设计成圆弧形，且保险杠内衬有可变形泡沫塑料，碰撞时可吸收更多的能量，减少对行人小腿部的碰撞力；与此同时可分散碰撞时的冲击载荷，防止对驾乘人员造成的减速度伤。

（二）防撞梁

汽车防撞梁分为前防撞梁、后防撞梁和侧防撞梁。前、后防撞梁的作用是当车辆发生速度和能量较小的正碰或后碰时,通过梁的变形、溃缩吸收碰撞能量,最大限度地阻止能量传到车架和驾驶室,以减轻碰撞对车架和车内人员造成的损伤;侧防撞梁的作用是当发生侧面碰撞时,通过梁的变形吸收碰撞能量,同时通过梁的高强度性能防止车门向内产生过大变形使车内乘员空间变小而对车内人员造成伤害。

大多数汽车的前、后防撞梁采用矩形或扁平的钢梁结构,分别横向固定于车架前、后两端,部分汽车还增加了纵向的防撞钢梁,以增加碰撞时吸收能量的能力。

侧防撞梁位于车门内部结构中,用以加强车辆侧面的结构强度,进而提高侧面撞击时的防撞抵抗力,以提升车辆侧面的安全性能。侧防撞梁的形状一般分为管状和帽状两种,管状防撞梁主要是圆管,也有矩形管、梅花形管、椭圆形管等,帽形防撞梁主要有单帽形状(U 形)和双帽形状(M 形)。侧防撞梁的布置方式多为对角线形和垂直形,其材料强度越大、厚度越大对人员的保护效果就越好。

(三)安全带

大多数汽车采用三点式安全带,其 3 个固定点分别位于肩部车体、腰部一侧车体和腰部另一侧的锁舌扣套,通过一条连续的织带保护肩部和腰部,带扣的锁舌套在织带上并可沿织带滑动,在肩部固定点附近装有一个织带长度调节件。

当汽车受到强烈撞击或紧急制动而突然停车时,由于惯性,驾乘人员的身体向前快速移动,此时安全带便会及时收紧,尽力将驾乘人员的身体往后拉,然后适度放松,待冲击力峰值过去,或人已能受到气囊的保护时,即适当放松安全带,避免因拉力过大而使人肋骨受伤。有了安全带的束缚,使驾乘人员的身体不至于撞到方向盘、仪表板和风窗玻璃上,避免乘员发生二次碰撞;同时避免驾乘人员在车辆发生翻滚等危险情况下被抛离座位。

目前一些高级豪华轿车使用预紧式安全带。预紧式安全带的特点是当汽车发生碰撞事故的瞬间,乘员尚未向前移动时它会首先拉紧织带,立即将乘员紧紧地绑在座椅上,然后锁止织带防止乘员身体前倾,有效保护乘员的安全。预紧式安全带中起主要作用的卷收器与普通安全带不同,除了普通卷收器的收放织带功能外,还具有当车速发生急剧变化时,能够在 0.1 秒左右加强对乘员的约束力,因此它还有控制装置和预收紧装置。控制装置分为两种,一种是电子式控制装置,另一种是机械式控制装置。预拉紧装置则有多种形式,常见的预拉紧装置是爆燃式的,由气体引发剂、气体发生剂、导管、活塞、绳索和驱动轮组成。

预紧式安全带的工作原理:当汽车发生碰撞时,预拉紧装置受到激发,密封导管内底部的气体引发剂立即自燃,引爆同一密封导管内的气体发生剂,气体发生剂立即产生大量气体膨胀,迫使活塞向上移动拉动绳索,绳索带动驱动轮旋转使卷收器卷筒转动,使卷筒上的织带被回拉,最后卷收器会紧急锁止织带,固定乘员身体,防止身体前倾与方向盘、仪表板和风窗玻璃相碰撞。

(四)安全气囊

汽车安全气囊系统(supplemental inflatable restraint system,SRS)是汽车被动安全中一项技术含量很高的产品,当汽车发生碰撞时,它可将撞击力均匀地分布在头部和胸部,防止驾乘人员与车身产生直接碰撞,大大减少人员受伤的可能性。1970 年有厂家开始研制可以减轻碰撞事故中乘员伤害程度的安全气囊;20 世纪 80 年代,汽车生产厂家开始逐渐装用安全气囊;进入 90 年代,安全气囊的装用量急剧上升;而进入 21 世纪以后,汽车上普遍都装有安全气囊。

安全气囊系统由碰撞传感器、缓冲气囊、气体发生器及中央控制器等模块组成,其工作原理是:汽车行驶过程中,传感器系统不断向中央控制器发送汽车加速度信息,由中央控制器对这些信息加以分析判断,如果所测的加速度、速度变化量或其他指标超过预定值(即真正发生了碰撞),则中央控制器向气体发生器发出点火命令或传感器直接控制点火,点火后发生爆炸反应,产生气体或将储气罐中的压缩气体释放出来,在 10 毫秒之内充满气囊。驾乘人员与气囊接触时,通过气囊上排气孔的阻尼吸收碰撞能量,以达到保护驾乘人员的目的。

安全气囊分布在车内前方(正副驾驶位)、侧方(车内前排和后排)、车顶和车外前方(保险杠位)等部位。车内前方的安全气囊安装在方向盘的中间位置、副驾驶位正前方的平台内部、驾乘人员膝盖正前方等部位,在意外发生的瞬间可以有效地保护驾驶人和副驾驶位乘员的头部、胸部和膝部,防止人员与方向盘、仪表板及前挡风玻璃发生碰撞;侧面气囊系统是保护汽车遭侧面碰撞以及车辆翻滚时驾乘人员的安全,一般安装于车门上,可以有效地保护车内驾乘人员来自侧面撞击导致的腰部、腹部、胸部外侧以及手臂的伤害;一些高档豪华车在车顶的两侧会配有两条管状气囊,在意外情况发生时能够有效地缓解来自车顶上方向下的压力,配合侧面气囊能够有效地保护乘客的头部和颈部;车外前方的安全气囊又叫保险杠内藏式气囊,用于保护行人,当汽车正面碰撞行人时,气囊迅速向前张开并向两侧举升,托起被撞行人同时防止行人跌向两侧。

安全气囊必须与安全带配合才能发挥其应有的作用,据调查,单独使用安全气囊可使事故死亡率降低 18% 左右,单独使用安全带可使事故死亡率下降 42% 左右,而当安全气囊与安全带配合使用时可使事故死亡率降低 47% 左右。如果碰撞之前没有系好安全带,那么安全气囊将反而会对驾乘人员造成伤害。由于没有了安全带的束缚,不仅一部分冲击能量无法从驾乘人员身上缓冲下来,而且正在快速充气的安全气囊将与快速移动的驾乘人员正面相撞,气囊快速膨胀所发出的巨大冲击力,将撞向驾乘人员的头部及胸部,此时安全气囊反而会伤害驾乘人员。

(五)安全玻璃

汽车安全玻璃是汽车被动安全设施之一,它必须具有良好的视线和足够的强度,在意外事故时能对驾乘人员起到保护作用。常见的汽车安全玻璃有 3 种:调质玻璃、局部调质玻璃、层压玻璃。

(1)调质玻璃。是将普通玻璃板加热与淬火而成,使其内部存有内应力,这种内应力使玻璃具有很高的抵抗物理冲击的能力,这种抗力比普通玻璃高出 4 倍。当受到强大冲击时,将碎成粒状,不致对人产生伤害。

(2)局部调质玻璃。是调质玻璃的一种,与调质玻璃一样坚固,当它破裂时,会形成特殊形状和大小的碎片,可提供驾驶人一些能见度和额外的安全。

(3)层压玻璃。是由两层或两层以上玻璃胶合而成的,在玻璃之间有一层聚乙烯醇缩丁醛(polyvinyl butyral,PVB)胶片,它是一种黏合性、柔韧性很强的高分子材料。当层压玻璃碎裂时,PVB 胶片会把玻璃碎片粘在一起,使玻璃碎片不致散落飞溅而伤人,并保证司机有一定的视野来处理紧急情况。另外,加入 PVB 胶片后的夹层玻璃柔韧性、抗穿透能力增强了,这在一定程度上能防止司机在紧急制动时由于惯性太大而将头部冲出前挡风玻璃外,也可防止石块或其他抛掷物件穿透前挡风玻璃进入车内。目前大多数汽车前挡风玻璃使用的是层压玻璃。

(六)安全座椅

在汽车碰撞中,座椅起到非常重要的缓冲作用,所以各个厂家在设计座椅的时候,除了要保证足够的舒适性和包裹性之外,如何能为驾乘人员起到更好的缓冲作用也至关重要。有的座椅配有"溃缩式"安全头枕,当受到猛烈撞击的时候会向后溃缩,这样来吸收一部分驾乘人员头部的能量来减少伤害。

(七)儿童安全座椅

儿童安全座椅是一种系于汽车座位上、供儿童乘坐、有束缚设备并能在发生交通事故时束缚着儿童以保障儿童安全的座椅。儿童在成长过程,身体各部位的功能尚未发育健全,而汽车安全带、安全气囊等防护措施均按照成人身体标准设计制造,对儿童乘员的安全构成极大隐患。目前,世界上有超过 50 个国家和地区已经出台了相关的法规,强制儿童乘车必须使用儿童安全座椅,同时也有相应的生产和检测标准。

许多家长乘车时喜欢把幼儿抱在怀中,这是很危险的。实验表明,一辆以 50km/h 速度行驶的汽车,如果发生碰撞,一个 9kg 的幼儿产生的冲击力相当于一个 275kg 的物体的重力,此时幼儿就会脱离家长的束缚像子弹一样飞出去,如果家长未系安全带,家长身体迅速往前移动会对幼儿造成挤压伤害。

应根据儿童的年龄、体重、身高选择合适的儿童安全座椅和固定方式。对于体重 9kg 以下的儿童,应该使用面向后的安全座椅,且在安全气囊正常工作时不能将面向后的安全座椅放置在前排座位;对于体重 9~18kg 的儿童,应该使用前向的儿童座椅,并将座椅调整到合适高度,系好安全带,保持安全带贴在儿童身上;对于稍大一些的儿童而言,最好使用加高坐垫并使用安全带,并将安全带紧贴前胸系在肩部以上,腰部安全带不应高过肚子,要确保安全带不会卡在儿童脸部、颈部以及胳膊上;对于那些身高在 1.5m 以上的儿童来说,最好使用腰部和肩部安全带,肩部安全带应刚好穿过胸前系在肩部,腰部安全带应系在稍低一些的位置,贴紧儿童的大腿,不应高过肚子。

(八) 乘员头颈保护系统

乘员头颈部保护系统(whiplash protection system,WHIPS)是一种集成在前座椅中的保护系统,可以在车辆发生后部碰撞时支撑乘坐者的整个后背和头部,同时缓冲碰撞能量,以减小颈部和脊柱的受力。

当车辆的后部受到撞击时,人由于惯性会向后倾,此时头颈保护系统迅速充气膨胀,整个座椅靠背随着乘员一起后倾,乘员的整个后背和座椅靠背安稳地贴在一起,座椅靠背后倾则会最大限度地降低后部向前甩的力量,座椅的椅背和头枕会向后水平移动,使身体的上部和头部得到轻柔、均衡的支撑和保护,以减轻颈椎和颈部所承受的冲击力。

(九) 车体结构

车体结构的重要性容易被忽视,然而它却是最重要的被动安全配置。一辆汽车即使拥有安全气囊和安全带,但如果没有好的车体结构,在碰撞中乘员空间得不到保证,那么乘员将会因为挤压造成伤害甚至死亡。

好的车体结构的设计理念是用高强度的钢形成一个坚固的笼型结构框架,使车辆在碰撞中能保证乘员舱不会产生过大变形。

(十) 货车防护装置

由于货车车身较高,当轿车或摩托车与货车发生追尾碰撞或侧面碰撞时,极易钻入货车底部,造成人员伤亡,因此货车应安装后下部和侧下部防护装置。

货车防护装置具有阻挡功能和缓冲吸能功能,可以防止追尾或侧面碰撞时车辆钻入货车下部而造成车内人员伤害,还可以缓冲吸收碰撞能量,减轻碰撞对车内人员的伤害。

我国对货车防护装置的安装有强制规定,对总质量大于 3 500kg 的货车和挂车应安装侧面防护装置,货车列车的货车和挂车之间应安装侧面防护装置,除半挂牵引车和长货挂车以外的总质量大于 3 500kg 的货车和挂车的后下部必须装备符合规定的后下部防护装置。

(十一) 可溃缩的转向柱和踏板

可溃缩的转向柱和踏板是汽车被动安全技术之一,当发生碰撞时,转向柱和踏板可按预先设计而溃缩变形,以减少驾驶人胸部和脚踝受伤的可能性。

在汽车发生剧烈的正面碰撞时,驾驶人往往会因为惯性向前倾,人体的胸部会和方向盘发生碰撞,同时离合器踏板、制动踏板、加速踏板易变形而卡住驾驶人的脚部。为了减小驾驶人胸部所承受的转向柱冲击力,可把转向柱设计成在撞击时发生二到三段的溃缩折叠,可以分散由转向柱传递到人体的冲击力。同样,为了减小汽车碰撞导致踏板变形夹住驾驶人脚部,可将踏板设计成在碰撞受力时自行溃缩折叠,以防止脚滑到踏板与地板之间导致脚部受伤。

(十二) 安全的内饰

安全的内饰即在汽车碰撞中不会对车内驾乘人员带来伤害的车内装饰及物品。

汽车内饰的材料特性是其安全性的首要关注点。在汽车碰撞中,乘员身体可能会与车内中控台、车门、车顶、门柱等部位发生碰撞,如果这些部位的材料或装饰材料足够柔软,可以对人员身体的碰撞能量进行缓冲,将会减小碰撞中人员受伤的可能性。

除了材料之外,汽车内饰的设计也是很重要的安全因素。内饰不能有突出的部分,也不能有棱角,以避免人员碰撞内饰时造成损伤。此外,环抱式的设计不仅能给驾乘人员带来安全感,在碰撞中也能有效地把乘员限制在车辆内部。

另外,一些粘贴或悬挂在车内的装饰物品,也要注意其安全性。车内装饰物不能妨碍行车安全,不能影响驾驶人的视线,如车内顶部吊物不宜过长、过大、过重,后挡风玻璃上的装饰物不能影响倒车视线等。粘贴的装饰物在车辆转弯或经过减速带时因粘贴不牢而易发生滑落,会扰乱驾驶人的注意力,如果驾驶人边开车边捡装饰物,则会给行车带来很大危险。

(十三)救援呼叫系统

交通事故发生后,快速救援是十分重要的,这关系到驾乘人员的生命。而在交通事故中,驾乘人员的手机可能被损坏,或者被撞飞而短时间内无法找到,或许此时车辆正处于荒山野岭,那么专业的救援服务就显得十分重要了。

目前已有专业的救援呼叫系统应用于汽车。当发生交通事故后,只需按下按钮便可通过救援呼叫系统与救援中心取得联系,救援中心会自动分析汽车的确切位置,然后主动联系最近的医疗机构和救援机构。

二、建设道路安全防护设施

当发生交通事故时,通过车内的被动安全设施缓冲和吸收碰撞能量以避免驾乘人员受到伤害非常重要,同时如何使失控的车辆停驶在安全地带而不至于发生侧翻、翻滚、坠崖、坠桥等重大人员伤亡事故也很重要,这就需要建设完善的道路安全防护设施。

(一)护栏

护栏是交通安全的必要保证,当发生交通事故车辆冲向护栏时,通过护栏和车辆的弹塑性变形、摩擦、车体变位来吸收车辆碰撞能量,并迫使失控车辆改变方向,回复到正常的行驶方向,防止车辆冲出路外,以保护车辆和乘客,减少事故造成的损失。根据我国《公路工程技术标准》,高速公路的中间带必须连续设置中央分隔带护栏,桥梁与高路堤路段必须设置路侧护栏;一级公路和二级公路作为干线公路时其中间带必须连续设置中央分隔带护栏,桥梁与高路堤路段必须设置路侧护栏;一级公路和二级公路作为集散公路时其桥梁与高路堤路段应设置路侧护栏;三级公路和四级公路的路侧有悬崖、深谷、深沟、江河湖泊等路段应设置路侧护栏。

世界各国在护栏设计标准上各有侧重。日本在除高速公路外的主要国道和主要地方道路上的护栏的设计标准是防止 14 000kg 大货车以 40km/h 速度、15°角撞击后冲出路面;法国的公路护栏设计标准是防止 10 000kg 车辆以 20km/h 速度、20°角撞击后冲出路面;我国的公路护栏设计标准是防止 10 000kg 车辆以 50~80km/h 速度、15°~20°角撞击后冲出路面,比如我国高速公路上的波形梁护栏能有效防止 10 000kg 车辆以 60km/h 速度、15°角撞击后冲出路面。

高速公路路侧护栏根据其构造形式可分为 3 类:半刚性护栏、刚性护栏和柔性护栏。

1. 半刚性护栏　半刚性护栏是一种连续的梁柱结构护栏,具有一定的刚度和韧性,主要通过土基、立柱和横梁的变形来吸收碰撞能量,部件容易更换,具有一定的视线诱导作用,外形美观。常见的半刚性护栏有波形梁护栏、管梁护栏、箱梁护栏等数种,其中波形梁护栏在我国的应用最广泛。

2. 刚性护栏　刚性护栏是一种基本不变形的护栏结构,通过车轮转动角的改变、车体变位、变形和车辆与护栏、车辆与地面的摩擦来吸收碰撞能量。刚性护栏主要设置在需严格阻止车辆越出路外,以避免引起二次事故的路段。刚性护栏对乘员安全性的保护比半刚性护栏差。

3. 柔性护栏　柔性护栏是一种具有较大缓冲能力的韧性护栏结构。缆索护栏是柔性护栏的一种,它是以数根施加初张力的缆索固定于立柱上而组成的护栏,依靠立柱和缆索的拉力来抵抗车辆的碰撞,吸收能量。

（二）避险车道

避险道是道路上为失控车辆所设置的紧急避险通道，一般设置在较易发生事故的长陡下坡路段。避险车道应具有两个作用：一是使失控车辆从主线中分流，避免对主线车辆造成干扰；二是使失控车辆平稳停车，不应出现人员受伤、财产损失、车辆严重损坏的现象。

一条完善的避险车道应当由避险车道引道、避险车道、服务车道及其他附属设施组成。避险车道引道起着连接主线与避险道的作用，可以给失控车辆驾驶人提供充分的反应时间，足够的空间沿引道安全地驶入避险车道，减少因车辆失控给驾驶人带来的恐慌；避险车道上铺有厚厚一层碎石，以增加轮胎摩擦力，并在入口处及尽头堆着可减震的轮胎，可使失控车辆停下来；服务车道为水泥路面或沥青路面，与避险车道并行排列，是专门为救险服务车辆预留的通道；附属设施包括诱导、预告、警示标志标线和护栏等。

如果避险车道使用不当就不能发挥其应有的作用，比如车辆刹车失效后错驶入服务车道后冲向坡顶，当车辆速度降为零后立即开始后退下滑，下滑的过程中车辆由于刹车失效还是无法控制，方向盘稍有偏差就会造成翻车。正确使用避险车道的方法是：车辆失控后，驾驶人应控制好方向盘，首先将车驶入避险车道引道，然后将车驶入砂石路面的避险车道，待车冲坡到一定高度开始后退下滑时，驾驶人应抓紧方向盘，使车辆缓慢下滑，直到车辆下滑到避险车道底部完全停止为止。

避险车道一般位于地形复杂的路段，而平稳地将快速行驶的车辆停下来需要较长的避险车道，因此建设难度较大。对此，多种改进型的避险车道被提出并开始应用，网索式避险车道就是其中一种。网索式避险车道在普通避险车道的基础上进行了一些改进，增加了阻尼器和多道拦截网索，可以增大车辆冲击避险车道的阻力和稳定性，减小避险车道的长度。

（明健雄　杨光瑜　尹志勇）

参 考 文 献

［1］中华人民共和国交通部．公路工程技术标准：JTG B01—2003［S/OL］．中华人民共和国行业标准，2003．
［2］中国智能交通网．智能交通系统组成及子系统简介［EB/OL］．http://www.zhinengjiaotong.com/2009/0802/1503.shtml.
［3］王正国．道路交通伤的近况［J］．中华创伤杂志，2001，17（8）：453-455．
［4］叶新娜，黄海波，周廷萱，等．货车后下部防护装置的改进与仿真［J］．西华大学学报（自然科学版），2007，26（3）：27-30．
［5］何宏宇，冯浩．车辆碰撞护栏事故车速分析的方法［J］．中国司法鉴定，2009，9（5）：43-45．
［6］李东江，於海明．汽车途中故障应急处理［M］．北京：机械工业出版社，2003．
［7］李江．浅谈道路线形因素对公路交通安全的影响［J］．中国高新技术企业，2007，14：154-155．
［8］杨光瑜，尹志勇，王正国．基于 GBA 的驾驶不稳定性检测装置开发［J］．交通与计算机，2004，22（4）：17-19．
［9］金会庆．道路交通事故防治工程［M］．北京：人民交通出版社，2005．
［10］荆坤，周应新，岳瑞强，等．蒙新高速公路网索式避险车道的网索拦截系统组成及施工工艺探讨［J］．交通标准化（上半月刊），2009，37（11）：188-193．
［11］WHO. The world report on road traffic injury prevention：Summary［R］. Geneva：World Health Organization，2004：33-34.
［12］公安部交通管理科学研究所．GA/T 1044.1—2012 道路交通事故现场安全防范规范 第 1 部分：高速公路［S］．北京：中国标准出版社．2013．
［13］马庆，周显臻．高速公路交通事故现场安全防护［J］．无锡道路交通管理，2013（4）：38-39．
［14］公安部交通管理科学研究所．GA/T 1045—2012 道路交通事故现场防护服［S］．北京：中国标准出版社，2013．

第三十八章　交通事故预防策略与措施

Abstract

Road traffic injuries have become a global public health crisis，bringing tragic disasters to countless families. Because of the high incidence of traffic accidents and the severity and cruelty of the death rate，and closely related to everyone，it needs the attention of the whole society. China is one of the most serious traffic accidents country in the world. Summing up the history，combining with the current situation and based on the national conditions，we propose some accident prevention strategies that should be advocated in the future：①people-centered prevention strategy；②active prevention strategy；③multi-sectoral collaborative comprehensive prevention strategy. Based on the above strategies，we put forward the main measures of traffic accident injury prevention：①improving and strengthening passive accident prevention led by traffic management；②developing active accident prevention with traffic participants as the core；③strengthening scientific research to improve the level of accident prevention technology.

如前所述，交通事故伤的早期复苏和临床救护对降低交通事故伤的死亡率确实起着重要作用，也涌现出诸多交通事故伤救治的先进方法及技术，然而，仅仅依靠事故后的交通医学临床救护是很难达到交通医学"零死亡"的崇高目标。若要从根本上降低交通事故伤的死亡率，则应把重点放到交通事故伤的预防上，从源头上减少交通事故的发生，才能够真正运用交通医学工程来维护交通参与者的生命安全，惠及人类。

交通事故伤如同疾病一样，有其危险源（病因）、发生机制及其发生结局，其发生具有内在必然性和规律性，因此是可知、可防、可控的。为此，中国政府早已制定并一直贯彻"安全第一，预防为主"的交通安全工作方针，依靠科技进步，动员全社会参与，使中国的交通事业安全、快速稳步发展。理论与实践均证明，交通事故伤预防工作是一项复杂的社会系统工程，应将医学与工程相结合，顶层设计，整体规划，既讲究预防策略，又讲究预防措施和手段，二者有机结合，才能达到全方位全过程的预防效应。

第一节　交通事故预防历史与发展

交通事故伤是交通事故的直接后果，救治交通事故伤理应归结到防止交通事故的发生，然而过去人们一直认为事故尤其交通事故是不可预防的，认为事故是"不可抗拒的"，是一种"恶行"的报应！在"事故是天意（acts of god）"的宿命论的主导下，过去相当长的一段时期内，人们一直被事故所慑服。虽然大家都意识到事故问题日益严重，应该引起注意，但一直苦于没有济世良方，原因之一可能是受某些神话传说的影响，加上某些昂贵代价的预防措施很少能取得理想的预防效果，从而给大众造成"事故是无法抗拒的"认知。然而，时至今日，随着科学技术的不断发展和事故预防研究成果及预防实践的扩展，事故是可以预防的理念已逐渐被现代科学所证实并被人们所接受。今天，我们坚信交通事故可防可控！

（1）交通事故原因机制可知。交通事故实质上是人、车、路不相协调所致的交通事件，多发而又常见。过去认为交通事故是天灾人祸，神秘而不可抗拒，其原因之一在于对事故认知缺陷，认为事故都是偶然发生的，且不可重复无法知悉真相，是不可知的。在不可知论的意识下人们只能对事故坐以待毙，束手无策，任其肆虐。随着社会的进步与科学的发展，人们对事故的认识逐步提升，交通事故的面纱也渐现明晰，从事故的危险源（病因）、事故过程机制及事故的结局预测都不断进入可知的视野：如传统的交通事故现场勘察、痕迹鉴定分析可以获知事故的直接与间接原因；交通事故再现及计算机模拟仿真技术可以实现事故过程的机制分析；通过对交通事故的生物力学碰撞试验可以获知各类型事故可能的损失部位及损伤波及的范围，以指导交通伤临床救治；正在普及的机器视觉技术应用于交通监测（交通流、交通行为、交通安全设施动态状况等）可以实现交通事故的提前报警及预告。依托科学技术使交通事故原因可知、机制可知、结局可知，这为交通事故预防提供了可见的依据并打下了可靠的基础。

（2）交通事故有章可循。交通事故发生并非纯偶然，其发生、发展及结局演变同样遵循内在规律，通过流行病学、心理学、交通工程等相关学科的努力已基本揭示出其内在的规律性，如时间规律：一年四季何时期会多发事故、一天当中什么时点容易发生事故等；空间规律：什么路段事故高发、何种车在什么环境下易发事故等；人群规律：何种驾驶人易发事故、什么年龄人群事故多发等等，这些规律说明交通事故同样有章可循，只要针对交通事故发生的规律积极地改变事故发生的环境和条件就有可能阻止事故的发生，这为我们开展事故预防提供了强有力的科学依据。

（3）事故预防行之有效。尽管交通事故难以准确预测，但是人们总是在不断尝试各种科学防范手段，最初人们围绕车、路所做的经验性安全防范措施曾经也起到了有效作用，如车轮上加防滑链、山路急弯道处设反光镜、路边加防护栏等，在此经验性手段启发之下，人们不断扩展安全防范手段及方法，直至延伸到人、车、路、环境和管理各方面，如人的安全教育、安全培训、人行护栏等；车的安全气囊、安全带、ABS 装置等；路的交通分流（如立交、渠化、隔离墩等）、防滑路面、减速丘（垄）设置等；还有改善照明、反光标识、交通监控、交通管制等等，尤其是道路交通安全生命保障工程的实施与推广，这些事故预防实践对减少交通事故发生确实发挥了积极作用，这些实践成果强有力地证明事故预防行之有效。只要科学预防事故，事故伤便会显著减少。虽然现有的事故预防手段不可能将事故发生的各种条件和环境改变到"零事故"的理想状态，但我们有足够的理由坚信：交通事故可以预防！

一、交通事故预防历史进程

自从 1896 年第一起交通事故发生以来，人类就一直与交通事故进行不懈抗争。经过一个多世纪的努力，人们通过人、车、路、管理各方面开展一系列预防措施，交通事故现已基本得到有效控制。纵观交通事故预防进程，借鉴疾病预防模式可将交通事故预防历史划分为 3 个阶段（图 38-1）。

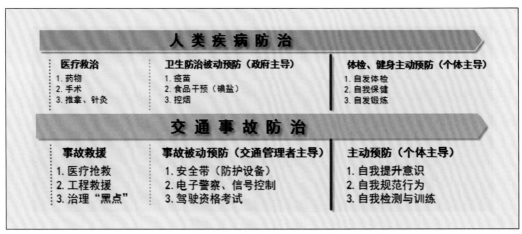

图 38-1　人类疾病与交通事故预防历史进程演化趋势

第一阶段为事故现场救援阶段。此阶段没有完善的预防体系,以工程救援和医疗抢救等事故发生后对伤员的急救措施为主,如同疾病的早期防治一样主要是对症处理,依托各地医疗服务机构创伤修复和抢救。由于各地区经济发展的不平衡,医疗发展水平、速度不一致,导致交通事故现场急救能力参差不齐,总体来说,与发达国家相比,中国交通伤急救水平仍显不足,救援工作还存在差距。

　　第二阶段是由交通管理主导的事故被动预防阶段。与第一阶段相比,这一阶段在技术和管理层面上呈现质的飞跃。不同国家实施各自的应对措施,如美国侧重于应用智能交通控制技术,强化道路环境工程建设及道路安全设施建设,日本通过交通信息引导和路面环境预告技术来减少交通事故的发生等。中国基于国情创新性提出"以人的因素为防治主体"的事故预防理念,重点对交通事故的主要原因——驾驶人进行事故预防与控制,为此提出道路交通事故"三道防线"防治理论,并开发成套技术与装备在全国推广应用。交通事故"三道防线"内容包括:第一道防线为驾驶人安全素质筛检,第二道防线为驾驶人安全驾驶能力训练及行为矫正,第三道防线为高危驾驶环境综合治理。道路交通事故"三道防线"综合防治体系在中国济南市"联合国交通安全示范城市"项目中应用取得了显著成效,联合国在墨尔本会议上向全世界推介交通安全"济南模式"。此阶段类似疾病预防中的卫生防疫工作一样,政府强制居民打疫苗预防疾病,强制碘盐干预地方病,强制区域禁止吸烟预防肺部疾病等,此阶段开展的政府主导下的被动预防模式对遏制交通事故长期高发的态势、大幅度减少交通伤亡发挥了积极作用。

　　第三阶段是以交通参与者为核心的交通事故主动预防阶段。在车辆安全性能、道路设施和交通管理手段不断提升的基础上,以强制执行为特征的被动预防虽然取得显著成效,但是,交通事故预防最终必须依赖交通的主体——交通参与者,即交通参与者将交通事故预防作为自我需求,从个体行为动机上来预防事故,而不是依靠组织上强制外力,这也诠释了目前交通事故防治效应进入高位平台期的本质原因。随着经济发展及生活水平的提高,人们对健康和安全的需求日益迫切,人们逐渐意识到交通事故被动预防已不能满足人们对美好生活的向往,必须要突出交通参与者自身对交通事故的预防作用,变强制性的被动预防为满足交通参与者安全需求的自我主动预防,类似疾病预防的自我体检、自我锻炼身体、自我保健一样,从此,人们开始迈入交通事故主动预防时代!

二、交通事故预防的新进展

(一)全球高度关注

　　自21世纪开始,人类正式意识到交通事故已成为危害人类健康与安全的公害之一。据WHO统计,每年全球约130万人死于道路交通事故,5000万人受伤,道路交通伤害是15~29岁青壮年群体的第1位死因,青壮年是社会的主要劳动力,也是家庭的支柱,因此,交通伤害严重影响着经济发展和社会的稳定。基于全球共识,2004年4月14日,联合国召开第58届联合国大会首次以道路交通安全为主题举行特别会议,呼吁各国重视交通安全并及时采取有效措施减少交通事故。2005年10月26日,联合国大会通过了第60/5号决议,呼吁各国政府将每年11月第三个星期日作为世界道路交通事故受害者纪念日。2008年3月31日,联合国大会就加强全球道路安全问题召开全体会议并通过决议,呼吁对道路安全投入更多资源。2010年3月联合国宣布了2011年至2020年为道路安全行动十年,拟订《道路安全十年行动计划》作为支持实施十年目标的指导性文件,并邀请所有会员国根据该行动计划制定出本国将在十年结束时实现的减少道路交通伤亡的目标。在联合国《可持续发展目标》中围绕交通安全管理、基础设施、车辆、人和碰撞后的急救五大支柱提出了到2030年之前需要完成的12个目标。从联合国召开专题大会并发布报告到各国政府的积极响应倡议,使得交通事故预防工作首次纳入各国政府的主体工作视野中。中国政府积极响应联合国的倡议,于2004年开始实施由15个部委共同组成的"全国道路交通安全工作部际联席会议制度";同年全国人大常委会首次颁布了《中华人民共和国道路交通安全法》,并于2004年5月1日正式实施,这为进一步改善中国道路交通安全环境、提高公众道路安全意识、强化相关部门责任、保证各项措施落实起到了积极的促进作用。2005年在十届全国人大国务院政府工作报告中,首次将交通事故下降作为政府工作目标之一。2012 年 11 月 18 日,国务院正式批复自 2012 年起,将每年 12 月 2 日设立为"全国交通安全日"。政府的上述系列行动旨在呼吁全社会为改善交通安全状况,减少道路交通伤害事故尽一份力,使全社会动员起来共同预防交通事故的发生。至此,事故预防工作从此由局部上升到全局、由部门升格到全社会,事故预防工作史无前例地受到全球全社会高度关注。

(二)交通事故处于历史高发时期

根据世界卫生组织《2015 年全球道路安全现状报告》,尽管道路安全条件有所改善,但每年仍有大约 125 万人死于道路交通事故(图 38-2)。

如不采取措施,交通事故伤害将更为严重,尤其在发展中国家。据预测,至 2030 年,交通事故伤害极可能上升为全球第五大死因。与发达国家相比,发展中国家在 21 世纪上半叶是机动化社会快速发展的历史阶段,以中国为例,截至 2017 年,中国汽车保有量达 2.17 亿辆,且每年平均以不低于 10% 的速度递增,中国已进入汽车社会化时代,随着机动车的普及,道路交通伤这一问题可能会恶化,成为一个全球性的公共健康危机。根据中国近五年交通事故数及死亡人数的统计分析可见(图 38-3、图 38-4),交通事故发生总数中机动车交通事故所占比重最大,死亡人数最多,且主要为汽车交通事故。统计数据表明,机动化程度的不断提高与公路交通死亡人数之间存在着显著的正相关。许多低收入和中等收入国家的机动化程度也在迅速提高,意味着这些国家没有很多时间来应对越来越多的公路交通伤问题,以及减轻这些问题所造成的不良后果。因此,尽管中国在公安交通管理部门主导下通过全国上下共同努力,交通事故死亡人数比 10 年前有所下降(图 38-5),但必须清醒地认识到,交通事故仍处于历史高位水平,每年仍有超过 6 万以上人死于交通事故,我们希望通过努力将交通事故高发历史阶段尽可能提前结束,并向其他国家提供中国经验。

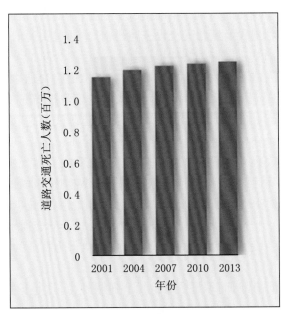

图 38-2　2001—2013 年全球道路交通死亡人数
(数据来源于《2015 年全球道路安全现状报告》)

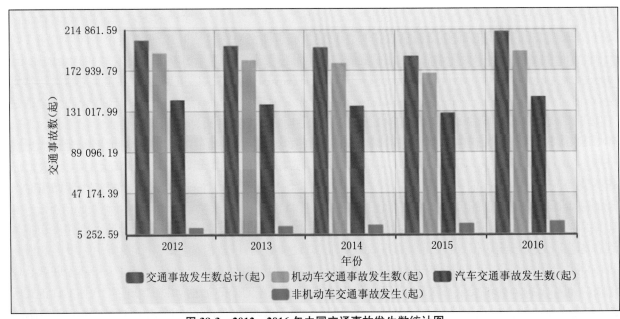

图 38-3　2012—2016 年中国交通事故发生数统计图
数据来源于《中国国家统计年鉴》)

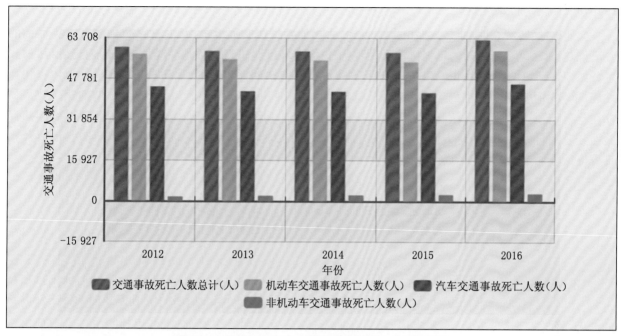

图 38-4　2012—2016 年中国交通事故死亡人数统计图

数据来源于《中国国家统计年鉴》)

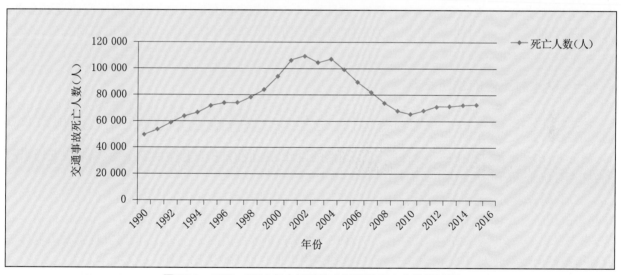

图 38-5　1990—2016 年中国道路交通事故死亡人数统计图

(三) 交通事故预防技术日新月异

交通运输业的快速发展伴随交通事故态势日益严峻,引起各国政府及学术界的高度关注,各地纷纷开展不同规模不同等级的交通安全专项研究,加大交通安全研究及应用的投入,相互合作,相互借鉴,交通事故预防出现前所未有的欣欣向荣的局面。如利用互联网、大数据、人工智能、云计算、高精度卫星定位、便携移动终端等新技术,为出行者提供高质量图像的直观交通安全信息,为交通管理提供更精准地交通安全宏观/微观特征和变化规律的实时交通数据;利用车载设备的检测识别技术,开展驾驶行为监测、驾驶行为分析和事故风险预警,如车辆碰撞预警技术、车道偏离警告技术、疲劳预警技术等;利用基于车联网的汽车主动安全控制技术可以建立车辆与道路、车辆与车辆之间的信息交互,融合车载传感采集技术、图像处理技术、模式识别技术与网络通信等技术,可以实现车辆危险状态实时监测,实现人-车-路协同式安全控制,这些日新月异新技术的涌现,不仅能够有效减少交通事故的发生,还能够提高交通系统的便

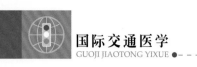

捷性和舒适性。

交通事故"零死亡"一直是人们追求的目标,人类能否征服交通事故魔咒,这是长期摆在人类面前的一道难题,过去基于对事故的认识比较肤浅,以致仅凭主观经验进行事故预防尝试,其效果自然难尽如人意。如今,人们对事故的认识发生深刻转变,对事故的研究不断深入,现代预防理论与预防技术也在快速发展,事故预防效果随之也得到大大提升。这也激励着人们继续努力探索,尽管距离预期的预防效果仍存在差距,但人们对此充满信心,尤其现在,交通事故预防迎来历史性发展机遇,事故预防手段有望从经验性分散性向智能化系统化方向转变,事故预防成效将会发生划时代变化,交通事故"零死亡"的时代指日可待!

第二节　交通事故预防策略

"不谋全球者,不足谋一国,不谋百年者,不可谋一时",交通事故预防工作应谋定而后动,否则将仍然走"头疼医头,脚疼医脚"的老路,策略谋划在前,措施落实其后,二者相辅相成,尤其在交通需求急速增长的今天,若要实现人要安全、车要有序、路要畅通、行要高效的和谐交通,交通事故预防工作必须顶层设计,加强事故预防策略研究与制定。

交通事故预防在过去已取得的成果基础上,针对当前交通事故现状及问题,基于各国的国情应在科学正确的策略指导下,整合资源,落实长期性、系统性、针对性的事故预防措施。结合国际交通发展态势,交通事故预防今后一段时期应强化以人为主体、主动预防以及综合预防策略,以期真正实现安全、高效、便捷、舒适、无公害的交通环境。

一、以人为主体的预防策略

道路交通事故涉及人、车、路、环境等多因素,长期以来,交通事故防治重点都集中在车辆、道路及交通环境领域,通过强化车辆、道路的安全设计标准,在不断吸纳先进科学技术成果的条件下提高车辆的设计、制造、使用和维护过程中的安全性能,以及道路的设计、建造和维护过程中的安全性,以减少交通事故的发生率,从而达到预防交通事故的目的。

然而,研究表明交通事故的主要原因是"人",不是车、路或环境,为此,20世纪后期人们逐渐意识到应该将事故预防重心转移到"人"的方面,突出以人为防治主体的预防策略。中国通过开展车祸流行病学研究,率先发现人是交通事故的主要原因,其中驾驶人因素占事故原因的70%以上,同时发现驾驶人群体中存在事故倾向性驾驶人,其比例为6%～8%,这些人因生理心理等原因比另外一些人更容易发生事故,其发生的事故占群体事故比例的30%～40%。针对交通事故主因驾驶人提出了交通事故"三道防线"防治理论,开发"三道防线"防治技术及成套装备,在中国全面推广应用,尤其在"联合国交通安全城市"示范工程中应用取得显著效果。因此中国开展的以人为主体的防治模式逐渐高度关注。例如,日本东京大学开始研制疲劳测试器,可自动检测出驾驶人体内的乳酸氨和酒精含量,然后将数据传送到研究中心,及时地判别出驾驶人的疲劳状态,并及时发出警告。德国也在开发一种自动刹车装备,避免驾驶人打瞌睡的不安全状态的发生。部分国家也在致力于开发功能完善的汽车仪表,以使驾驶人随时掌握车辆各系统的工作状况,在驾驶室仪表板上安装有各种指示仪表和报警装置,为驾驶人提供一个全方位的立体监视器,以增强驾驶人的视觉搜索能力和危险感知能力,等等,这些成果均体现交通事故预防应强化以人为防治主体。

此外,随着科学技术和系统工程的不断发展,人的因素成为复杂系统的新兴研究方向。从20世纪后期开始,系统安全中人的因素备受关注。根据调查统计,在各种复杂系统中发生重大事故或故障的60%～90%都是由人的差错(human error)造成的,因此,人们把提高系统安全的努力,从重点研究机器设备故障转移到重点研究人的失误上,道路交通安全系统的发展亦是如此,正在研究建立的道路交通事故预防体系体现了该发展趋势。尤其智能交通系统(intelligent transportation system,ITS)技术的快速发展,将安全驾驶支援系统、行人支持系统及紧急车辆支援系统等融入 ITS 中,强化了人的重要性,具体体现在:①提供交通安全信息,向驾驶人提供驾驶信息和道路条件等信息,以避免疏忽性造成的交通事故;②车辆辅助驾驶系统,通过辅助系统的设备限制驾驶人相关的执行性差错;③车辆自动驾驶系统,可以有效地减少人的疲劳驾驶、误操作驾驶等行为差错;④行人支持系统,为行人提供交通设施、线路诱导、警报提示等,控制行人的违章行为,这些技术发展旨在突出人的安全性。

因此,减少交通事故发生,保障交通安全必须从驾驶人源头抓起。通过对人的不安全行为的管控,尤其是对驾驶人的管控,是预防交通事故的根本途径之一,要加强由道路、车辆为主体的交通事故预防向以人为主体的交通事故预防模式转变。

二、主动预防策略

长期以来,交通事故防治基本是以交通管理部门牵头按照交通法规强制交通参与者必须执行交通规则来组织实施的,交通参与者必须遵照执行,这种以管理为主导的被动预防模式对遏制交通事故高发确实发挥了极其重要的作用,尤其在车辆和驾驶人都是职业性运输的历史阶段,通过单位组织形式开展事故预防,执行力度和效果显而易见。但是,随着社会机动化程度提升及汽车家庭化普及,非职业运输比例快速递增,交通组织形式及结构发生变化,这种被动事故预防模式面临着新的困难与挑战:①道路交通事故死亡水平进入高位平台期。过去以政府为主导的一些诸如车辆安全检测、驾驶人体检、交通监控、电子警察、违章处罚等被动预防措施已经发挥了重大作用,但事故预防成效很难再有新的突破,死亡人数仍处于高位历史水平难以再次大幅下降(图 38-5)。②道路交通安全管理及风险防控难以应对越来越庞大的交通体系。面对人民生产、生活的快节奏,以及交通运输专业性、技术性的不断进步,客货运输交通流量的高速增长,道路规模快速扩张,交通安全风险越来越突出,道路交通安全管理的任务更加繁重,安全风险防控的难度更加增大。③非职业驾驶人剧增。据统计,发展中国家,尤其中国,非职业驾驶人平均每年以 10%～30% 的速度递增,结合城市道路及城镇公路快速延伸,现有交通管理警力配置、装备状况、科技水平、管理水平、管理能力等多方面难以适应非职业驾驶人剧增及非等级道路扩增的需求(图 38-6)。因此被动式交通事故预防已远远不能满足交通形势的发展与变化,与之相适应的应是注重交通参与者自身对交通事故的主动预防作用,变强制性的被动预防为满足交通参与者个体自我需求的主动预防。

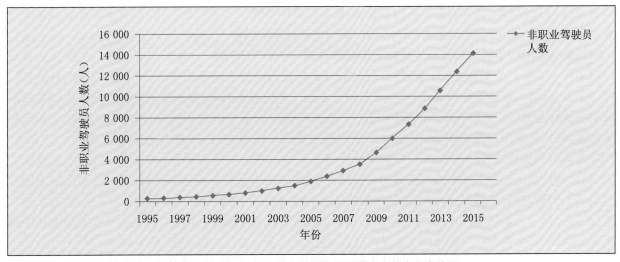

图 38-6　1990—2016 年中国非职业驾驶人人数变化曲线图

交通事故主动预防主要包含两个方面:一是自我提高安全意识,二是自我培养安全行为。只有人人都有强烈的交通安全的意识,并形成良好的行为习惯,才能从内在动机上根本解决交通事故的发生。实际上,人们早已认识到交通安全意识提升和行为培养的重要性,只是没有从动机上提升到自我需求的高度。如一直作为制度长期开展的交通安全宣传教育,部分地区建立的交通主题公园,指导孩子们如何驾驶自行车、摩托车等,让他们在实践中掌握交通安全知识;以及日本建立的1.3万多个"儿童俱乐部",针对中小学生提出简明易记的交通行为"原则",一方面帮助他们迅速了解自己在交通安全中最需要注意的内容,另一方面也能反复强化他们的安全行为。这些都是通过组织管理形式来强制实施的,不是交通参与者自发自愿的内在行为。

值得注意的是,目前正在兴起的增强现实(augmented reality,AR)、虚拟现实(virtual reality,VR)等技术在安全教育方面广泛应用,让参与者能体验感受危险驾驶,以此来提升参与者安全意识。这种技术的趣味性能吸引交通参与者自发自愿的接受体验教育,而不是强制参与,可谓是事故主动预防的雏形。交通事故主动预防策略就是以安全作为自我需求通过强烈的安全意识及良好的行为习惯对事故预防发挥作用,相信随着科技的发展,人工智能技术的逐步应用,交通事故主动预防的新时代即将到来。

三、综合预防策略

道路交通安全的本质属性决定了交通事故预防工作是一项复杂的社会系统工程,它涉及社会体系中建设、规划、财政、运输、执法、宣传教育等多个部门,不是任何一个机构或部门可以独立完成的。此外,任何某一单项预防措施也难以阻止所有交通事故发生,因此,交通事故预防必须采取综合预防策略,包括组织管理上的多部门协同综合预防、交通要素的综合预防以及预防动机上的被动与主动相结合的综合预防。

1. 多部门协同综合预防　21世纪之前,大多数国家或地区,交通事故预防工作一直由公安交通管理部门独自承担,从认知上就一直缺乏多部门协同的顶层设计,如道路规划部门负责城市道路和公路规划设计工作,确保城市交通定位准确,公路路网规划合理;市政和公路部门则负责提供质量优良的道路系统,保障其处于良好的技术状态;驾驶人的培训质量,以及驾驶技能和职业道德的提高由交通部门负责,确保提高驾驶人素质;公民法人的交通安全宣传教育以及提高交通参与者的交通安全法制意识则由司法、教育、新闻媒体等部门负责;机动车驾驶人考核、机动车技术管理、交通安全宣传教育、维护交通秩序、处理交通事故等交通安全基础工作由公安交管部门负责;交通安全行政管理失职者的责任追究,促进相关职能部门尽职尽责由安监部门负责。这些部门的统筹协调则是政府的职责,政府可以整合内部交通安全管理资源,统一指挥,制定预防交通事故工作目标和中、长期工作规划,根据交通安全管理实际制定并部署阶段性工作计划,协调内部各部门关系,监督各项预防措施工作计划的落实,指导下级开展预防交通事故工作等。因此,必须建立政府牵头多部门协同的综合预防机制。

可是,多年来,中国的交通事故预防工作现状却是:①管理部门单一,尚未形成合力。中国交通事故预防工作一直是以公安交通安全管理部门担当,既要处理纷杂的交通事故本职工作,又要协调与外部门之间关系、沟通与政府的联系等,结果心有余而力不足,"种了别人的田,荒了自家的地",自然难以胜任事故预防的社会重任。同时各地普遍未形成统一、权威的交通安全管理领导机构,加之交通安全工作机制不健全,使得各部门职能不明确,对交通安全问题缺乏统一的认识,在预防交通事故上尚未形成合力。②工作落不到实处,管理流于形式。预防交通事故工作是一项公共管理和公益性活动,需投入大量的人力、物力、财力,由于投入后不能迅速得到直接回报,致使预防事故工作措施落不到实处,许多部门不愿意过多参与管理,揽权怕揽责、管理工作流于形式。③对交通安全认识不足。一些地方政府一味追求经济建设高速增长,只重视生产环节的安全,而对交通运输环节重视不够,对占各类非正常死亡人数主体的交通事故认识不足,没有切实履行行政领导责任,致使交通安全管理工作抓不实、推不动。

因此,政府应该担起交通事故防治的职责,保障道路交通安全管理工作与经济建设和社会发展相适应,指导各职能部门协同作战,各职能部门发挥各自专业特长,在职责范围内科学、有序地开展预防交通事故工作,健全完善"政府牵头、部门司职、社会参与"的交通事故综合预防新机制。

2. 主动与被动综合预防　随着交通运输业的快速发展及非职业化交通体的扩张,结合人们生活水平及生活质量的不断提升,健康和安全的自我需求日益强烈,因而开展交通事故主动预防成为历史必然的选择。但是,这并非意味着主动预防可以完全代替被动预防,过去由组织机构开展的以管理为主导的强制实施的交通事故被动预防虽然不再适应新形势下的交通运输结构性变化,但是,这些被动预防在特定的时期仍然具有可靠的应用价值,如发达国家长期开展的交通安全"4E"措施(education,教育;enforcement,执法;engineering,工程;emergency,急救);中国开展的交通事故"三道防线"防治工程;包括早期开展的一些经验性预防方法等,实践证明,这些被动防治措施对交通事故预防行之有效,且在实践中又得到不断发展与完善,在历史上曾经发挥了巨大作用。尽管今后可能不必强制执行,但是仍然可以因时因地选择性应用。只是在新的历史时期需要一种更加匹配的模式相适应,即以主动预防为主导,被动预防为依存,二者有机结合,相辅相成,综合预防,真正实现交通事故全方位全过程全员预防的局面。

3. 交通要素综合预防　交通系统是由人、车、路、环境等要素组成,交通事故预防也必须相应对每个要素可能存在的事故隐患或危险源进行控制。既往各个要素也分别从各自专业角度独自开展单因素事故预防或安全管控,如道路系统治理事故多发地段的"黑点",车辆管理系统防止病车上路的车辆定期检验,对人的因素开展的全民交通安全教育等,这些各要素预防措施都在一定程度上发挥了积极作用,但是没有形成合力,各交通要素几乎各自为政,导致信息分散、信息孤岛,如道路要素中,道路设计未充分考虑人的生理心理特性(如上下坡道长度设计,不能依地理地形而定),隧道入口的安全设计不能以工程预算来设计,平直路段的安全设计不能以施工难易而定,等等;车辆要素中,侧重动力性能和行驶性能设计,未全面考虑驾驶人安全操作的设计及车路匹配的安全设计,如人车交互的人性化设计,驾驶操作的静态作业防疲劳设计,舒适性设施的个性化设计,等等;环境要素中,最有代表性的是交通安全标志及附属安全设施的设计与设置,如形状、颜色、位置等侧重于满足工程施工需求,并未考虑符合人性化需求,更没有全面吸收第三方安全信息或外地区的事故教训,造成信息不对称,存在诸多不尽如人意之处。虽然现有互联网应用,此种不利因素有所改善,但是仍然有提升空间。因此,要强化交通要素之间的信息整合,从交通系统整体上开展综合预防。

预防交通事故是一项复杂、长期的社会系统工程,既需要一个强有力的指挥机构统揽全局、运筹帷幄,也需要政府各部门的全力配合以及全社会、各阶层人士全方位参与,全社会尽职尽责,同心协力,坚持以人为主体策略、主动预防策略、综合预防策略,并实施配套的预防措施,才能将交通事故对人类的危害降低到最低程度,减少事故,造福人类。

第三节　交通事故预防措施

针对交通事故的危害,人们一直在尝试各种减少交通事故伤的预防措施和手段,总结过去实践经验,结合上述预防策略,我们认为今后各国可以根据实际情况选择下列相匹配的系列事故预防措施。

一、继续加强由交通管理者为主导的事故被动预防措施

世界各个国家开展的交通事故被动预防措施可谓多种多样,纵观已经开展的还是正在开展的预防措施,都存在一定程度的某种缺陷,因此,理应继续不断完善与发展。交通事故被动预防大多数以组织机构通过规章制度或法规的形式整体实施,具有典型的规模性、组织性、强制性,其中,覆盖面最广且最有代表性的被动预防措施应该是"4E"工程,即 education(教育)、enforcement(执法)、engineering(工程)、emergency(急救)。这些措施已经被实践证明效果显著。

(一)教育(education)

交通安全教育是指从思想、观念入手运用各种方式进行深入广泛的宣传说教,使交通参与者对交通

法规和安全常识由知之不多到知之较多,由理解认识不深到理解认识较深,把安全隐患和事故苗头消除在萌芽状态,以达到防患于未然的交通事故预防目的。通过交通安全教育,可以强化交通参与者的交通安全意识,提高全民"自我保护、自我管理、自我教育"的能力。交通安全教育也是事故预防的重要支撑之一,它既是安全管理科学化的"开路先锋",又是良好安全环境形成的基础。如何搞好交通安全教育工作同样关系到交通事故预防工作的成败。

1. 交通安全教育从儿童抓起 人的一生中在幼儿和少儿阶段是意识形成的黄金时期,此时通过系统的交通安全教育,使儿童从小就认识到关爱生命、遵守交通法规的重要性,随着时间的推移,全社会的交通参与者的素质将会显著提高。通过在小学设立交通安全教育必修课、组织和建立中、小学生交通安全管理队伍、建立交通安全教育基地和儿童交通公园等手段,使小学生从小就知道应遵守基本的交通行为规范,从小树立交通安全意识,养成良好的交通安全习惯,既有利于自我管理,又可以服务于社会。

2. 健全交通安全教育学校的组织机制 通过健全和完善交通安全教育学校的管理机制,形成理论与实践相结合且结构合理的良性教学运行机制,设立交通安全教育学校的授课中心、驾驶技能训练中心、电教中心、教研中心,强化一支服务于交通安全教育学校的专职和兼职师资队伍等手段,提高教学效果,使学校成为设施齐全、教学规范、手段先进的社会化大学校。

3. 推行安全教育责任制 通过将交通安全教育工作纳入交通安全责任制,完善责任制的考核体系,健全责任制法规,同时加强交通安全管理业务培训,使各单位、各级领导的交通安全教育工作具有一定的法律责任,促进社会方方面面都来参与和承担交通安全教育工作,更好落实基层的日常交通安全教育。动员社会各界不断地开展社会性与规模性的交通安全教育活动,营造良好的安全氛围。

4. 增强交通安全教育阵地 首先要加强交通宣传民警队伍建设,不断增强战斗力。其次要强化科技手段,运用信息化技术和互联网技术为交通安全宣传教育提供技术保障。第三要增强媒体宣传力度,使交通宣传教育进入千家万户、车间和地头。第四要增强交通安全教育针对性,重点抓好农村机动车驾驶人和中小学生的交通安全宣传教育,对重点时期、重点人群、重点地区加强交通安全宣传教育,并要常态化、规范化。

（二）执法（enforcement）

交通法规是交通参与者在交通社会中的行为准则,是交通事故预防的强制性措施,是正确处理交通参与者之间关系的重要依据。交通法规制定后,只有通过执行者行使职能的执法过程才能体现其应有的效应。交通执法是交通法规运作的具体手段,执法的基本准则是公正严明,若执法失准,不仅不能预防事故,甚至会继发报复性次生事故,往往会出现执法者无形中成为肇事者,因此,交通执法的方式、执法程度都将影响交通事故预防效能。交通执法应遵循一定的原则。

1. 执法必严 这是保证交通法规的实施与作用,促使人们把交通法规作为交通行为规范的关键。若交通法规不严格执行,会导致法规的失效。执法严明就是执法如山,公正不偏,正确运用法规。执法必严,不能简单地理解为"严刑峻罚",更不是随意的加重处罚,而是指要采取严格依法办事的认真态度,决不允许背离法规而乱"司"其法。

2. 违法必究 它是指对交通违法行为必须依法追究法律责任,不同违法者承担不同的法律责任,受到不同的法律制裁。

3. 教育和处罚相结合 这一原则包括教育和处罚两个方面,教育是指对交通参与者进行宣传、说教,揭示违法行为的危害性,处罚是指对违法者实行行政制裁,即依照交通管理法规的规定,给予违法者以相应的行政处罚和经济处罚。交通执法时,应将教育和处罚相结合,两者不可偏废。教育是目的,处罚是手段。如果不教只罚,势必脱离群众,收不到良好的效果。只教不罚则会使交通法规失去严肃性,也不足以教育大多数人,甚至助长违法者今后产生冒险和有机可乘之心理。

（三）工程（engineering）

道路交通事故预防的工程干预是指基于工程设计,通过系统化、工程化手段消除潜在的事故隐患来预防事故,已经取得成效的如道路安全工程、车辆安全工程、人因工程等。道路安全工程是指以道路为对象对道路存在的不安全因素进行的规划、设计、施工、养护与管理的全过程及其所实施的工程实体,例如路网规划、线形设计、路面养护、道路防护设施、事故多发点治理等。车辆安全工程是指车辆在设计、制造、使用养护过程中避免车辆不安全因素引发事故而开展的安全控制技术和安全规则的应用系统,如车辆自主安全设计、车辆安全防护装置、车辆防碰撞系统、车辆安全辅助驾驶系统、车辆安全检测制度和车辆日常安全检查等。人因工程是研究如何使人-机-环境系统的设计符合人的身体结构和生理心理特点,以实现人、机、环境之间的最佳匹配,使处于不同条件下的人能有效地、安全地、健康和舒适地进行工作与生活的科学,主要研究人的能力、行为、限制和特点等相关因素,并将之用于产品、操作程序及使用环境的设计和制造中,体现以人为本,着眼于提高人的工作绩效(human performance)、防止人的失误(human error)。目标是使人工作更安全、更有效、更舒适。道路安全工程、车辆安全工程已经基本普及,在此不再赘述。人因工程是一门刚刚兴起的工程技术手段,不同的国家或地区会采取不同的工程干预技术,现着重介绍人因工程干预的事故预防措施。

如前所述,交通事故的主体是人,在交通事故预防中"人"的因素起主导作用,我们应该将事故预防的重心放在"人"的因素上,因此,人因工程备受关注和推广。目前全球比较成熟的人因工程干预技术是在中国开展的交通事故"三道防线"防治工程。

交通事故"三道防线"防治工程是中国安徽三联学院金会庆教授创新性提出的经典的人因工程,他从中国国情出发,率先在中国运用流行病学方法对道路交通事故的成因和防治对策开展系统研究而提出的。"三道防线"防治工程是以机动车驾驶人为重点防治对象,以驾驶人安全素质筛检为第一道防线,驾驶人安全驾驶能力训练考评为第二道防线,高危驾驶环境综合治理为第三道防线,通过三道防线实现三级风险过滤机制阻断事故成因链,保证驾驶人具备基本的身体素质条件、提升驾驶人安全驾驶能力,塑造安全的驾驶环境,达到预防道路交通事故发生的目的,是一种以人为防治主体的防治方法。解决了交通事故"以人为本、源头预防"的技术难题,创建"以人的因素预防为主"的预防模式。

1. 驾驶人安全素质筛检——第一道防线　驾驶人安全素质是机动车驾驶人保障安全驾驶首先要具备的最基本的身体条件,机动车驾驶人的身体素质应该符合安全驾驶汽车的要求,即应具备驾驶适性。所谓驾驶适性是职业适性的一种,是指驾驶人安全、有效地驾驶汽车所必须具备的最基本的心理、生理素质特征,包括职业训练前已具备的天生的、潜在的素质和由后天经验或学习所形成的整体能力。流行病学研究发现,大量的道路交通事故是由少数事故倾向性驾驶人引起,筛检安全素质不良的事故倾性者是第一道防线的基本目的。因为事故倾性者,不仅仅生理条件可能存在缺陷,更多的是缺乏良好的心理素质,如驾驶人的感知觉、注意力、反应能力、夜视力、情绪、性格和气质等都应有相应的要求,安全驾驶不是随意开车,因此,在岗前开展驾驶适性检测剔除不符合驾驶适性要求的人,达到纯洁源头安全性的预防目的。

驾驶适性检测是通过一系列仪器和心理问卷,对被检测者的一些心理、生理素质进行检测,进而对其驾驶机动车的整体能力进行评价,剔除不合格者。对此,中国制定了国家标准《机动车驾驶人身体条件及其测评要求》(GB18463-2001),标准将速度估计、复杂反应、操纵机能、夜视力、深视力和动视力等心理学指标纳入驾驶适性筛检指标体系,这样从理论上来说,通过科学的驾驶适性检测有效地查出不适宜职业驾驶者,就能预防不符合驾驶适性要求的人,尤其是事故倾性者可能导致的道路交通事故。

2. 安全驾驶能力训练与测评——第二道防线　符合驾驶适性标准的人,具备了安全驾驶最基本的生理与心理素质条件,但并一定就能成为安全驾驶人。要达到安全驾驶的目的,还要经过规范的安全驾驶培训和严格的测试,使其具备合格的驾驶技能和安全驾驶行为。此为第二道防线。

安全驾驶能力主要来源于驾驶训练,因此,应提供规范的训练组织机构或相应的训练保障措施,制定规范的驾驶培训大纲和教学质量要求,运用新技术新方法开展安全驾驶能力训练,严格驾驶能力测评考核,在第一道防线保证驾驶人具备最基本的身体素质基础上,通过规范驾驶培训内容和质量、改进驾驶培训方法和手段、严格驾驶考试制度和方法等措施,保证驾驶人具备安全驾驶能力,尽可能减少人的因素引发的事故,进一步预防道路交通事故的发生。

3. 高危驾驶环境治理——第三道防线 即使通过第一道防线和第二道防线保证了驾驶人具备了基本的身体素质条件和安全驾驶能力,仍难以彻底地预防驾驶人引发道路交通事故的可能,因为学员通过驾驶适性检测以及驾驶考试拿到驾驶执照以后,驾驶过程中面对的是人、车、路、环境构成的复杂的道路交通状况,这些因素有较大的不确定性和变化性,决定了道路交通事故的随机性和偶然性,控制道路驾驶环境中的事故诱发因素为第三道防线。研究证实,约70%的道路交通事故发生在混合交通路面,中国混合交通情况严重,混合交通带来交通秩序的混乱,各种交通工具之间有较大的速度差,发生冲突的危险性大,也导致事故诱发因素控制的复杂性。因此,交通事故防治工程的第三道防线目标是通过制约驾驶人的不安全驾驶行为,保持道路畅通,塑造安全驾驶的交通环境。

塑造安全驾驶的交通环境,主要可以采用以下技术措施:一是驾驶行为监控记录技术,如车辆行驶记录仪、驾驶行为视频记录系统、机动车违法自动记录系统、驾驶人违法记分管理系统等;二是交通秩序管理技术,如交通信号控制系统、交通视频监控系统、交通诱导系统、交通信息发布系统等;三是交通事件快速反应技术,如公安、卫生"四警合一"综合接处警联动系统、交通事件现场勘测指挥系统、公路车辆监测记录系统等;四是交通管理信息综合集成技术,如公安交通指挥中心、公安道路安全执法系统等。

"三道防线"防治工程是对人因事故风险递进控制的系统过程,并且是相互依赖、相辅相成的。其中第一道防线是基础和核心,因为只有在保证了整个驾驶人群体的身体素质符合安全驾驶要求,第二道防线和第三道防线的作用才能凸现出来,否则第二道防线和第三道防线的作用将淹没在为数不多的事故倾向性驾驶人可能引发的大量道路交通事故中;第二道防线和第三道防线则是对第一道防线预防效果的进一步巩固和提高,没有第二道和第三道防线,第一道防线的效果也大为降低。

在此,值得一提的是未来无人驾驶技术的应用与事故预防问题。安全是拉动无人驾驶技术需求的增长点,因为每年因驾驶人因素发生的事故占70%以上。汽车制造商们自然要集中精力设计出代替驾驶人确保汽车安全的系统,无人驾驶技术便应运而生。无人驾驶主要依靠车内的以计算机系统为主的智能驾驶仪来实现无人驾驶的目的,它是集自动控制、体系结构、人工智能、视觉计算等众多技术于一体,从技术角度分类,无人驾驶分为L1~L5共5个等级,目前,正在试用的产品大多数为L3级,即有人操作的半自动驾驶,如美国的特斯拉电动汽车等,正在努力实现的是L4级,即有人监护的全自动驾驶,类似飞机自动驾驶系统,这是今后即将普及的无人驾驶汽车,L5级是真正的无人驾驶,据推测,L5级无人驾驶汽车虽然很理想,但是难以实现应用,技术能否实现及能否广泛应用值得进一步探讨。不管无人驾驶技术如何发展,最终还是为了解决人因事故预防问题,所以,无人驾驶技术并非削弱事故预防,而是进一步提升驾驶安全,强化事故预防的职能,最终难以完全代替人,因此,我们必须坚持以人为主体的原则。

4. 急救(emergency care and first aid) 交通急救是"四E"科学中的补救措施,是交通事故预防体系中的最后一道屏障。加强交通事故快速救援与急救可以减少交通事故伤的伤死率和伤残率。大量车祸流行病学研究均已表明,车祸发生后有三个死亡高峰。第一死亡高峰发生在事故现场半小时内,约占50%,第二死亡高峰发生在车祸后1~2小时,约占35%,第三死亡高峰发生在住院后30天之内,约占15%。可见,车祸发生后早期抢救、快速就诊、正确而且合理救护,将大大提高伤员的生存率,防止伤情恶化,减少伤残。美国等发达国家交通事故致死率低的主要原因在于建立了一个立体型、全方位、快速反应的交通事故救援机制。中国交通事故快速救援机制尚未完善,有必要尽快建立与完善公安、交通、医疗、消防、保险等部门联合参加的综合救援机构或专门的交通事故急救中心,运用交通事故快速勘察、快速救援、快速抢救一体化技术手段,多部门配合联动,确保在交通事故发生后伤员在"黄金时间"段均能得到救助。为此,建议推行如下措施:

(1)普及车祸现场急救知识。车祸发生后现场的基础急救或路边急救关系着伤员整个救护过程的成败,而执行现场急救的人员大多是车祸现场的目击者,这就要求全体交通参与者都应掌握车祸现场急救常识,以便自救和救人。因此,开展车祸急救知识普及活动有着十分重要的意义。普及的重点首先应是警察、驾驶人、学生和军人,因为这些人都是有文化、有知识和有组织的群体,培训起来易于组织和接受。

一旦发生车祸,他们会自觉参与抢救,其中驾驶人的急救知识普及尤为重要,世界诸多国家均明确规定,每个驾驶人必须接受急救的基本训练,直至培训合格后方可取得驾驶许可证从事驾驶工作。另外,以社区为单位普及居民的交通急救常识不应忽视,因为居民往往多是车祸现场目击者,且当地居民对当地的急救组织也比较熟悉。因此,对居民进行急救知识普及必将有利于推行和改善基础急救和路边急救制度的实施。

(2) 建立交通急救网络,完善交通急救体制。急救组织是急救工作的前提,各地应该建立健全急救网络组织,一个完善的急救网络组织应该是以一个交通事故急救中心为核心,向四周辐射,设立三级急救站,形成卫星状急救网络,只有各地形成急救网络系统才能真正做到事发 10 分钟内赶到现场,实行早抢救,早存活,减少伤亡。至于急救组织的急救人员目前大多是由医院医生承担,但是国外部分国家则培训了专门的急救人员和急救队伍。针对中国现状,各城市应健全和完善一个急救指挥控制中心,应用交通事故快速救援一体化技术设施,按照急救半径设立急救分站,无急救分站区域可以以社区为单位设立急救工作站,各急救分站与急救指挥控制中心开设热线电话,以形成一个畅通的区域性急救体系,该体系由卫生部门负责管理,卫生部门与其他行业部门(公安、邮电、交通等)由交通安全委员会理顺关系,明确职能,相互配合,建立管理责任制,完善中国的急救网络和急救体制。

(3) 推行急救技术规范。交通事故发生后急救工作的成败主要在于及时运送、基础救治和合理抢救,依据急救医学理论,建立并实施急救操作规范,必将大大提高伤员生存率、减少伤残。一个合理的急救程序应包括目击者对伤员的现场基本救治(BLS)、呼叫急救、伤员的营救、急救现场处理、及时运送以及入院后的高级生命支持(ALS)和长期生命支持(prolong life support,PLS)。中国由医师协会制定的《道路交通事故受伤人员临床诊疗指南》对交通事故紧急救援发挥了一定指导作用,但是距离实际应用还有待完善。根据国外部分国家的急救程序,结合国内多年来急救工作的成败经验,并依据现有的医疗技术和设备,制定一个合乎国情的标准化急救规范已势在必行。

二、发展以交通参与者为主体的事故主动预防措施

交通事故主动预防是交通参与者出于自我需求,将正确的交通行为规范渗透到潜意识并自发地执行以防止交通事故发生的应对措施(主要研究内容如图 38-7 所示)。它的研究对象是人,即交通参与者,涵盖个体幼儿到中老年整个生命周期,包含两个方面:①提高安全意识,是指个体对交通事故预防从认知到行为的一种本能需求。意识(consciousness)是一种复杂的生物现象,哲学家、医学家、心理学家对于意识的概念各不相同,迄今尚无定论。安全意识属于意识领域,是事故预防中源动机要素,它是人对安全生产技术和一系列安全生产规章制度的一种有目的的反应。有学者指出安全意识实际上包含三个方面,即安全认知、安全情感和安全行为。安全意识可以决定人的安全行为,安全意识可以通过安全态度来映射。态度是个人对某一现象特有的评价与行为倾向。人们会对一个对象做出赞成或反对、肯定或否定的评价,同时还会表现出一种反映的倾向性。人们的态度不同,所决定出的行为会有明显的差异。因此,一个人的态度会对他的行为具有指导性和动力性的影响。在交通系统中的交通安全意识,就是道路交通参与者的态度和认知对其在交通活动中行为的规范意识。人的安全意识支配着人们的安全行为,成为实现安全目的的重要因素。而交通安全教育是形成并加强交通安全意识的重要手段。②培养安全行为,是指从有意识到无意识的固定模式的习惯性行为。习惯是长期养成的不易改变的动作、生活方式、社会风尚等。道路交通安全事关人的生命,维系千家万户的幸福,遵守交通法规就好比每天都要刷牙洗脸一样,应该成为我们生活中的一个好习惯。

交通事故主动预防区别于以车为研究对象的主动安全。它是通过多样化且有针对性的教育手段来帮助交通参与者实现交通安全意识的自我提升,通过自我训练来规范交通参与者尤其是驾驶人的行为,实现交通安全习惯的自我养成。主要预防技术措施如下。

1. 学龄前儿童的交通安全认知系统　目前,社会对于儿童早期教育(0~6岁)的重要性有了广泛的认同,幼儿期是人生智力发展的关键期,加强早期教育,可以提高基本认知。学龄前儿童交通安全认知系

统是以儿童为对象,基于习得理论和主动预防理论,通过适当的方式包括传统(接收式学习)和新技术(如采用 AR 技术等)等手段,在强化儿童认知过程中增加趣味性和易学性,使学龄前儿童可以有效地获取交通知识,认识交通标识,了解简单的交通规则的过程。该过程将使得参与对象终身受益,即对象在幼儿期的认知过程中就开始逐步导入交通安全意识,这些为交通参与者整个生命周期内的交通安全意识和行为奠定良好的基础。

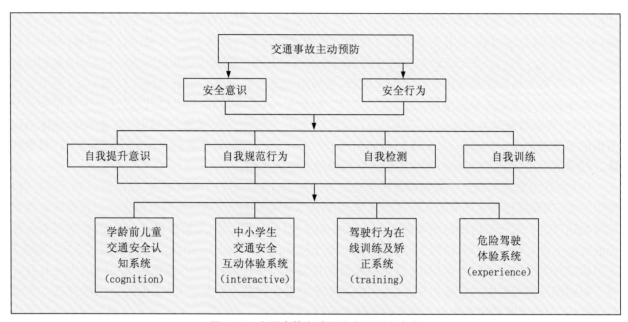

图 38-7　交通事故主动预防主要研究内容

2. 中小学生交通安全互动系统　研究表明,中小学生所处的年龄段(6～18 岁)认知能力处于一个快速发展和上升的阶段,这期间记忆能力、学习能力、空间计算能力、推理能力和加工速度都在向顶峰发展,在 20～30 岁阶段保持相对稳定,30 岁之后缓慢衰退。基于此,中小学生交通安全互动体验系统的研究是以中小学生认知能力水平为基础,展开多种形式的互动体验为手段,目的是为了提高中小学生的危险预知及判断能力从而降低该年龄段的交通事故发生率。交通安全教育是中小学生安全教育内容中的极其重要部分,每天学生们要上学、放学,在交通道路上穿梭,学生必须养成遵守交通规则的习惯,具有较好的安全意识,在道路中安全行车、行走,避免人身伤亡或财物损失。在交通安全教育中,需要向学生们介绍交通安全的有关概念,如信号灯、斑马线、车辆常识、交通标志、交通规则等,要让中小学生掌握交通安全的基本常识;要帮助中小学生了解在道路上安全骑车的规则,掌握正确的骑车方法;要帮助中小学生认识交通中错误行为的危险性,如在上学放学途中不能游戏、打闹、翻越护栏等危险行为,更多向他们传达交通规则的重要性。

3. 驾驶模拟在线训练系统　在交通事故的成因中人的因素是最主要的,机动车驾驶人是造成事故的主体,驾驶人的过失行为、违章行为是引起交通事故的突出原因,包括驾驶技能生疏、操作不当、疲劳驾驶、超速等,这些都属于不安全行为。驾驶模拟及行为矫正在线训练系统旨在将虚拟现实技术应用于驾驶模拟专项训练和不良驾驶行为矫正,实现受训者从固定的驾校训练迁移到灵活的自我模拟训练,通过虚拟训练对汽车各个操纵机构和仪表获得感性认识,并进行基本驾驶技能的强化训练。此外该系统的另一个功能是提高参与者驾驶行为的可靠性,矫正不良驾驶行为。基于互联网技术搭建的在线训练系统,不仅性能比传统的驾驶模拟训练系统有显著提高而且功能更加多样化,最重要的是受训者可以利用碎片化时间并结合自身安全缺陷情况,个性化开展驾驶能力训练及不良驾驶行为矫正。

4. 危险驾驶体验系统　危险驾驶是驾驶人为了某种意图故意对车辆实施非常规操作造成事故概率

较大的不良驾驶行为,如飙车驾驶、饮酒驾驶、吸毒驾驶、逼车驾驶、花样驾驶、道路竞技驾驶等,危险驾驶的本质原因在于驾驶人缺乏安全认知,无视安全,自视清高,要想从根源上逐渐杜绝危险驾驶现象,必须对驾驶人的交通安全意识进行正确引导和强化训练,提高驾驶人的主动预防意识。危险驾驶体验系统就是基于认知理论和行为修正理论,通过身体感知觉体验危险训练后产生的强刺激记忆远期效应来干预危险行为预防事故的,即一方面强调驾驶认知是个循环迭代的过程,循环中有交互;另一方面通过行为发生后给予的强刺激而改变行为的发生频率,内化人的行为与紧急事件行为之间的联系。运用虚拟现实技术让参与人亲身体验超过正常控制范围的驾驶状态,感受这种危险驾驶所引起的不良生理反应,该系统训练可有效提升参与者的安全意识,强化主动避免危险驾驶的动机。

三、加强科学研究,提升事故预防科技水平

交通事故预防并非朴素思维所想象的那么简单,其间不仅包含诸多技术问题,同时还有深度的科学问题,因为科学预防交通事故,涉及事故原因真相的探索,事故机理的演绎,甚至包括个体易发事故行为基因的鉴别等一系列科学问题,工程实践中涉及各种技术的融合及新技术新方法的尝试和完善,随着物联网技术的发展,未来交通出行模式的创新,交通事故预防措施必将随之发生巨大变革,这些都迫切需要加强交通事故的科学研究。此外,依靠传统的经验性预防、人工预防已经远远难以控制交通事故高发态势,且大多数发展中国家现有交通安全管理队伍的警力警情与正在兴起的城镇建设及道路建设规模很不匹配,这些势必依靠科技强警,通过提升事故预防技术水平来解决人力不足的现实难题。因此,各国应根据各自的国情,研究制定相应的交通事故预防对策与措施。

近30多年来,全球有关事故预防研究,无论广度还是深度,都取得巨大发展。但各国研究水平参差不齐,纵观事故预防研究现状,仍显活力不足,且研究力量和研究水平与全球交通快速发展不匹配。主要体现在:①研究力量分散。与交通关联的高等院校和科研院所几乎都曾经开展过交通事故预防或交通安全方面的研究,数量上大幅上升,遍布全球各国,但这种零散的研究难以形成合力,低水平重复研究普遍,造成资源浪费且关键问题研究力量薄弱。②研究不持久。现有交通事故预防研究或交通安全研究项目的机构大多数是非专门研究机构,这些机构随研究项目的起止而起落,缺乏持续性,结果导致研究不持久,队伍不稳定,问题未彻底解决。③研究不系统。交通事故预防研究涉及人、车、路、管理、环境等多方面,是一个复合的交叉学科,现有研究人员多数都从自己的背景专业特长角度开展单方面研究,研究难免存在局限性。此外,受地区、经济、兴趣等因素干扰,断断续续的研究局面从广度和深度上都缺乏系统性。④研究内容上不均衡。现有研究涉及车辆方面研究最多,有关人因研究较少;单因素研究较多,整体系统研究较少;事故表面原因的研究较多,本质原因的研究较少;低水平重复研究较多,关键问题创新性研究较少;甚至包括事故描述性统计分析也存在缺陷,如事故结局的统计分析较多,而事故过程和事故诱因信息统计的较少且残缺。此外,有关交通安全监测、交通安全评价、人因工程技术等方面研究更是寥若晨星,这些统计的不科学、分析不全面、研究不均衡导致交通事故伤预防缺乏一定的科学性、系统性和针对性,自然难以看到事故预防的预期效果。

根据联合国的道路安全行动计划建议要求,结合事故预防研究现状,各国政府及学术组织应评估各国道路交通事故问题、政策和防治现状,以及预防道路交通事故的能力,制定相应的交通事故防治研究计划。加强道路交通事故防治领域的系统研究。为了促进事故预防研究引领效应,倡议各国或地区尽可能成立国家级的专门研究机构或组织,如英国的"交通与道路研究实验室"(TRRL)、美国的"中央科学院公路研究所"、德国的"联邦公路研究所"(BAST)、瑞典的"国家道路交通研究所"(VTI)、日本的"日本警察厅科学研究所"等,中国也设立了一些科研机构,如中国公安部交通安全研究中心、国家车辆驾驶安全工程技术研究中心、国家交通安全产品质量监督检验中心等,这些组织机构可以专门负责有关交通安全问题的科学分析和交通计划、交通方案的评估及安全产品的质量检测。通过这些机构还可以建立国家和地区的交通事故及其相关信息的大数据系统,负责对交通事故资料的收集、分类、分析和解释。并能够对公安、交通、保险、医疗和康复等部门进行协调,建立国家交通事故监测系统,形成合力,制定交通事故伤预

防的国家计划和保障措施,承担国家交通事故伤预防的重大问题的研究与关键技术的开发,组织研究项目实施与推广,推动全国交通事故伤预防的学术研究和工程技术研究,促进研管用结合,为交通事故预防提供符合实际的决策依据。其次,应大力促进交通事故预防多学科交叉融合与协同创新。交通事故防治不是某单一学科所能包罗万象的,它涉及诸多学科交叉,如研究道路交通事故发生规律及其预防对策和措施时涉及车祸流行病学、预防医学、交通心理学、交通工程学、交通急救等多学科;开展交通事故原因探索时还涉及一些基础科学如数学、物理学、化学及其分支学科、生物学及其分支学科等;开展交通事故智能控制技术开发时涉及电子技术、大数据、云计算、物联网、软件工程、图像处理、流媒体、卫星定位等各种信息处理加工技术,因此,交通事故防治必须要融合多学科的新理论新技术,组织多学科所在的相应的组织机构、人才团队一起联合攻关,相互启发,取长补短,协同创新,这样才能不断提升事故防治水平。再次,应加强国际合作与数据共享交流。21世纪之前,交通事故因受某些行政因素干扰,部分国家对交通事故信息限制于保密,一定程度上影响了事故预防的研究及科学防治。随着全球交通运输的快速发展及发展中国家机动化程度不断提升,汽车已经逐渐进入每个家庭,交通事故不再成为遥远的神秘事件,而是如同疾病一样成为人们生活工作中非常普遍又常见的事件。因此,交通事故可以不作为一种保密信息,而应对外社会公开,信息共享。既然交通事故已经成为公认的威胁人类健康与安全的全球性公害,我们必须携起手来,共同应对事故危机,各国或地区应开放交通事故信息,开展各种形式合作和共享交流,共同寻求对策与措施,为共同构建和谐的人类命运共同体做贡献。

上述交通事故预防策略及措施仅仅是一管之见,因各国或地区交通发展情况各不相同,不能详细概全,有望相互借鉴。总之,多年来通过全球各方面的努力,交通事故预防已经取得巨大成就。在全球,2010—2013年全球人口增加4%和机动化程度增加16%的情况下,道路交通死亡人数处于稳定水平,表明这三年期间开展的道路安全努力挽救了大量生命。在中国也初见成效,中国国家安全监管总局负责人在2017年首届国际交通运输安全博览会上表示,近年来中国交通运输领域安全生产形势持续向好,事故总量大幅下降,特别是一次死亡10人以上的重大事故由2004年的55起下降至2016年的11起,民航实现运输航空持续安全飞行87个月,创造了历史上最好安全纪录。可见,交通事故并非可怕,它是可防可治的,只要按照科学的预防策略和防治措施,交通事故预防前景非常广阔。同时,随着科学技术发展和人们安全意识的增强,主动预防也将进一步深入人心和深度发展,结合人工智能、无人驾驶技术的突破与广泛应用,交通事故预防的模式及措施将会发生巨大变革。在国际机构及非政府组织的高度关注及大力支持下,各国学术机构广泛合作与交流,交通事故预防必将在全球呈现一个从广度和深度上全方位全过程控制的新局面,交通安全的"零死亡"目标及联合国交通安全行动计划宗旨必将实现!

(金会庆　张树林)

参 考 文 献

[1] 金会庆. 车祸流行病学研究[J]. 安徽医科大学学报,1987,22(1-4):81-82.

[2] 王陇德,金会庆. 道路交通事故防治对策[M]. 北京:高等教育出版社,2013.

[3] 王正国. 道路交通安全[J]. 交通医学,2013,27(2):107-109.

[4] 金会庆. 车祸流行病学[M]. 北京:人民卫生出版社,2001.

[5] 高天柱. 中国道路交通事故特点规律及预防研究[D]. 西安:长安大学,2014.

[6] RICHARD STONE. Car-crash epidemiologist pushes systemic attack on bad driving[J]. Science, 2011, 332
(6030): 657.

[7] 张茜,杨佩钊,严慈磊. 中国道路交通事故人因分析[J]. 汽车实用技术,2016,(6):7-8.

[8] JIN HUIQING, SHUNICHI ARAKI, WU XIKE, et al. Psychological performance of accident-prone automobile drivers in China: a case-control study[J]. International Journal of Epidemiology. 1991,20(1):230-233.

[9]《中国公路学报》编辑部. 中国交通工程学术研究综述[J]. 中国公路学报,2016,29(6):1-161.

[10] 金会庆. 道路交通事故防治工程[M]. 北京:人民交通出版社,2005.

[11] JIN HUIQING, SHUNICHI ARAKI, WU XIKE,et al. Neurobehavioral study on accident-prone motor-vehicle driv-

ers in China[J]. Industrial Health, 1991,29:23-26.

[12] 张庆年,李赵龙,田猎. 道路运输企业如何构建人因事故预防体系[J]. 交通企业管理,2011,26(9):59-61.

[13] 金会庆,王国军. 中国机动车驾驶员事故倾向性研究[J]. 中华流行病学杂志,1994,15(增2):35-41.

[14] 李松,李百川. 日本交通安全的4E策略[J]. 中国道路运输,2005,12(6):41-42.

[15] 田玉国. 基于道路交通事故预防的城市道路交通管理规划研究[D]. 天津:天津大学,2011.

[16] 金会庆,张树林,戴平,等. 机动车驾驶员心理素质综合评价的研究[J]. 中华流行病学杂志,2000,21(5):369-371.

[17] 梁伟. 研究道路交通事故的预防措施:提前识险定理[J]. 低碳世界,2016,6(3):147-149.

[18] ZHANG SHULIN, JIN HUIQING, et al. Genetic Study Identifies CBLN4 as a Novel Susceptibility Gene for Accident Proneness[J]. Frontiers of engineering management,2016,3(1):30-38.

[19] 刘志强,赵艳萍,倪捷. 道路交通事故分析与预防[M]. 镇江:江苏大学出版社,2014.

[20] 周瑞,金会庆,张树林. 基于"三道防线"干预后驾驶员事故发生概率的数学模型[J]. 道路交通与安全,2016,16(5):12-16.

[21] 李鹏昊. 论现阶段如何做好道路交通事故预防工作[J]. 中国人民公安大学学报(自然科学版),2002,7(4):60-62.

[22] 金会庆,宋扬,周瑞,等. 机动车驾驶人不良驾驶行为诱发机制模型构建[J]. 人类工效学,2013,19(4):72-76.

[23] 张勇刚. 道路交通事故再现及预防关键技术研究[D]. 广州:华南理工大学,2015.

[24] 金会庆,张树林,赵艳林,等. 职业驾驶人不良驾驶行为特征及其影响因素分析[J]. 人类工效学,2013,19(4):47-50.

[25] 田玉国. 中美道路交通事故预防措施对比与分析[J]. 交通运输研究,2011,33(18):36-41.

[26] 金会庆,周瑞,王江波. 基于DEVS的交通事故主动预防系统模型构建[J]. 公路交通科技,2018,35(12):114-121.

[27] 张勇刚. 道路交通事故再现及预防关键技术研究[D]. 广州:华南理工大学,2015.

[28] 官阳. 从事故鉴定技术覆盖面看道路交通事故预防[J]. 汽车与安全,2017,22(1):72-73.

[29] 闫蓬. 面向高速公路的交通事故主动预防技术研究[D]. 十堰:湖北汽车工业学院,2017.

[30] 韩卓峰. 公路工程技术在交通事故预防中的意义探讨[J]. 建筑知识,2017,37(11):142.

[31] 黄闽杭. 谈公路工程技术在交通事故预防中的作用[J]. 浙江警察学院学报,2005,8(1):57-59.

[32] 曾祥凯,陈鹏,范贤涛. 道路交通事故预防工作新机制初探[J]. 道路交通与安全,2016,17,(4):34-37.

[33] 邱辉朝. 浅谈加强儿童交通安全教育问题[J]. 交通与运输,2013,29(5):75-76.

[34] 周志强,王雪松. 中国中小学生交通安全教育状况分析[J]. 汽车与安全,2014,19(11):94-98.

[35] 黄合来,许鹏鹏,马明道. 道路交通安全规划理论研究前沿[J]. 中国公路学报,2014,27(9):12.

[36] 徐鑫. 中国道路交通事故规律特点及预防对策分析[J]. 中国安全科学学报,2013,23(11):120.